基础与临床药理学

BASIC & CLINICAL PHARMACOLOGY

第 13 版

人民卫生出版社

图书在版编目（CIP）数据

基础与临床药理学/（美）伯特伦·G. 卡琼
（Bertram G. Katzung）主编；金有豫，唐玉，张殿增主
译. —北京：人民卫生出版社，2020
　　ISBN 978-7-117-29261-0

　　Ⅰ.①基… Ⅱ.①伯…②金…③唐…④张… Ⅲ.
①临床医学-药理学 Ⅳ.①R969

　　中国版本图书馆 CIP 数据核字（2019）第 273549 号

人卫智网	www.ipmph.com	医学教育、学术、考试、健康，购书智慧智能综合服务平台
人卫官网	www.pmph.com	人卫官方资讯发布平台

图字：01-2017-0392

基础与临床药理学
第 13 版

主　　译：金有豫　唐玉　张殿增
出版发行：人民卫生出版社（中继线 010-59780011）
地　　址：北京市朝阳区潘家园南里 19 号
邮　　编：100021
E - mail：pmph @ pmph.com
购书热线：010-59787592　010-59787584　010-65264830
印　　刷：中农印务有限公司
经　　销：新华书店
开　　本：889×1194　1/16　　印张：61
字　　数：2688 千字
版　　次：2020 年 1 月第 1 版　2020 年 1 月第 1 版第 1 次印刷
标准书号：ISBN 978-7-117-29261-0
定　　价：428.00 元
打击盗版举报电话：010-59787491　E-mail：WQ @ pmph.com
质量问题联系电话：010-59787234　E-mail：zhiliang @ pmph.com

基础与临床药理学

BASIC & CLINICAL PHARMACOLOGY

第 13 版

主　编　Bertram G. Katzung
　　　　Anthony J. Trevor

主　译　金有豫　唐　玉　张殿增

副主译　刘启兵　史丽敏　汤　韧
　　　　邢俊平　张　阳　张永鹤

人民卫生出版社

译者名录（按汉语拼音排序）

曹　清　北京大学医学部基础医学院药理学系
曹永孝　西安交通大学基础医学院药理学系
褚燕琦　首都医科大学附属宣武医院药学部
崔翔宇　北京大学医学部基础医学院药理学系
董亚琳　西安交通大学第一附属医院药学部
封卫毅　西安交通大学第一附属医院药学部
韩纯洁　陕西省食品药品检验所药理室
何厚文　四川省药品检验所药理部
贾　丹　首都医科大学附属宣武医院药学部
姜德春　首都医科大学附属宣武医院药学部
李瑞祥　西安交通大学第一附属医院干部病区
李卫东　北京大学医学部基础医学院药理学系
李文运　美国加利福尼亚大学药理学系
李宇航　首都医科大学基础医学院药理学系
刘启兵　海南医学院药理教研室
龙丽辉　西安医学院附属医院药剂科
罗　璇　国家电网陕西省电力公司经济技术研究院
邱培伦　西安交通大学基础医学院药理学系
沈　芊　首都医科大学附属宣武医院药学部
沈　素　首都医科大学附属友谊医院
史丽敏　首都医科大学附属友谊医院
孙丽娜　首都医科大学基础医学院药理学系

汤　韧　国家药品监督管理局药品评价中心
唐　静　首都医科大学附属宣武医院药学部
唐　玉　首都医科大学基础医学院药理学系
王博雅　浙江大学医学院附属邵逸夫医院药学部
温爱萍　首都医科大学附属友谊医院
邢俊平　西安交通大学第一附属医院泌尿外科
杨　娥　西安交通大学基础医学院病病原生物学与免疫学系
姚鸿萍　西安交通大学第一附属医院药学部
易建华　西安交通大学公共卫生学院劳动卫生与环境卫生学系
于　斌　北京大学医学部基础医学院药理学系
余俊先　首都医科大学附属友谊医院
曾　艳　首都医科大学附属宣武医院药学部
张殿增　西安交通大学医学部环境与疾病相关基因教育部重点实验室
张二娟　北京大学医学部基础医学院药理学系
张青霞　首都医科大学附属宣武医院药学部
张雪琼　北京大学医学部基础医学院药理学系
张　阳　西安交通大学基础医学院教学实验中心
张永鹤　北京大学医学部基础医学院药理学系
赵新汉　西安交通大学第一附属医院肿瘤内科
朱晓虹　首都医科大学附属北京佑安医院药学部

编者名录

Michael J. Aminoff, MD, DSc, FRCP
Professor, Department of Neurology, University of California, San Francisco

Allan I. Basbaum, PhD
Professor and Chair, Department of Anatomy and W.M. Keck Foundation Center for Integrative Neuroscience, University of California, San Francisco

Neal L. Benowitz, MD
Professor of Medicine and Bioengineering & Therapeutic Science, University of California, San Francisco, San Francisco

Italo Biaggioni, MD
Professor of Pharmacology, Vanderbilt University School of Medicine, Nashville

Daniel D. Bikle, MD, PhD
Professor of Medicine, Department of Medicine, and Co-Director, Special Diagnostic and Treatment Unit, University of California, San Francisco, and Veterans Affairs Medical Center, San Francisco

Nabeel H. Borazan, MD
Department of Medicine, University of California, Los Angeles

Homer A. Boushey, MD
Chief, Asthma Clinical Research Center and Division of Allergy & Immunology; Professor of Medicine, Department of Medicine, University of California, San Francisco

Adrienne D. Briggs, MD
Clinical Director, Bone Marrow Transplant Program, Banner Good Samaritan Hospital, Phoenix

Hakan Cakmak, MD
Department of Medicine, University of California, San Francisco

Lundy Campbell, MD
Professor, Department of Anesthesiology and Perioperative Medicine, University of California San Francisco, School of Medicine, San Francisco

George P. Chrousos, MD
Professor & Chair, First Department of Pediatrics, Athens University Medical School, Athens

Edward Chu, MD
Professor of Medicine and Pharmacology & Chemical Biology; Chief, Division of Hematology-Oncology, Deputy Director, University of Pittsburgh Cancer Institute, University of Pittsburgh School of Medicine, Pittsburgh

Robin L. Corelli, PharmD
Clinical Professor, Department of Clinical Pharmacy, School of Pharmacy, University of California, San Francisco

Maria Almira Correia, PhD
Professor of Pharmacology, Pharmaceutical Chemistry and Biopharmaceutical Sciences, Department of Cellular & Molecular Pharmacology, University of California, San Francisco

Charles DeBattista, MD
Professor of Psychiatry and Behavioral Sciences, Stanford University School of Medicine, Stanford

Daniel H. Deck, PharmD
Associate Clinical Professor, School of Pharmacy, University of California, San Francisco; Infectious Diseases Clinical Pharmacist, San Francisco General Hospital

Cathi E. Dennehy, PharmD
Professor, Department of Clinical Pharmacy, University of California, San Francisco School of Pharmacy

Betty J. Dong, PharmD, FASHP, FCCP
Professor of Clinical Pharmacy and Clinical Professor of Family and Community Medicine, Department of Clinical Pharmacy and Department of Family and Community Medicine, Schools of Pharmacy and Medicine, University of California, San Francisco

Kenneth Drasner, MD
Profesor of Anesthesia and Perioperative Care, University of California, San Francisco

Helge Eilers, MD
Professor of Anesthesia and Perioperative Care, University of California, San Francisco

Garret A. FitzGerald, MD
Chair, Department of Pharmacology; Director, Institute for Translational Medicine and Therapeutics, Perelman School of Medicine at the University of Pennsylvania, Philadelphia

Daniel E. Furst, MD
Carl M. Pearson Professor of Rheumatology, Director, Rheumatology Clinical Research Center, Department of Rheumatology, University of California, Los Angeles

Joshua M. Galanter, MD
Department of Medicine, University of California, San Francisco

Augustus O. Grant, MD, PhD
Professor of Medicine, Cardiovascular Division, Duke University Medical Center, Durham

John A. Gray, MD, PhD
Assistant Professor, Department of Neurology, Center for Neuroscience, University of California, Davis

Francis S. Greenspan, MD, FACP
Clinical Professor Emeritus of Medicine and Radiology and Chief, Thyroid Clinic, Division of Endocrinology, Department of Medicine, University of California, San Francisco

Nicholas H. G. Holford, MB, ChB, FRACP
Professor, Department of Pharmacology and Clinical Pharmacology, University of Auckland Medical School, Auckland

John R. Horn, PharmD, FCCP
Professor of Pharmacy, School of Pharmacy, University of Washington; Associate Director of Pharmacy Services, Department of Medicine, University of Washington Medicine, Seattle

Joseph R. Hume, PhD
Emeritus Chairman of Pharmacology and Professor of Pharmacology & Physiology; University of Nevada School of Medicine, Reno, NV 89557

Harlan E. Ives, MD, PhD
Professor Emeritus of Medicine, Department of Medicine, University of California, San Francisco

Samie R. Jaffrey, MD, PhD
Associate Professor of Pharmacology, Department of Pharmacology, Cornell University Weill Medical College, New York City

John P. Kane, MD, PhD
Professor of Medicine, Department of Medicine; Professor of Biochemistry and Biophysics; Associate Director, Cardiovascular Research Institute, University of California, San Francisco

Bertram G. Katzung, MD, PhD
Professor Emeritus, Department of Cellular & Molecular Pharmacology, University of California, San Francisco

Gideon Koren MD, FRCPC, FACMT
Director, The Motherisk Program
Professor of Pediatrics, Pharmacology, Pharmacy and Medical Genetics The University of Toronto; Professor of Medicine, Pediatrics and Physiology/ Pharmacology and the Ivey Chair in Molecular Toxicology The University of Western Ontario

Michael J. Kosnett, MD, MPH
Associate Clinical Professor of Medicine, Division of Clinical Pharmacology and Toxicology, University of Colorado Health Sciences Center, Denver

Marieke Kruidering-Hall, PhD
Academy Chair in Pharmacology Education; Associate Professor, Department of Cellular and Molecular Pharmacology, University of California, San Francisco

Douglas F. Lake, PhD
Associate Professor, The Biodesign Institute, Arizona State University, Tempe

Harry W. Lampiris, MD
Professor of Clinical Medicine, UCSF, Interim Chief, ID Section, Medical Service, San Francisco VA Medical Center

Paul W. Lofholm, PharmD
Clinical Professor of Pharmacy, School of Pharmacy, University of California, San Francisco

Christian Lüscher, MD
Departments of Basic and Clincial Neurosciences, Medical Faculty, University Hospital of Geneva, Geneva, Switzerland

Daniel S. Maddix, PharmD
Associate Clinical Professor of Pharmacy, University of California, San Francisco

Howard I. Maibach, MD
Professor of Dermatology, Department of Dermatology, University of California, San Francisco

Mary J. Malloy, MD
Clinical Professor of Pediatrics and Medicine, Departments of Pediatrics and Medicine, Cardiovascular Research Institute, University of California, San Francisco

Susan B. Masters, PhD
Associate Dean, School of Medicine; Professor of Pharmacology
Department of Cellular & Molecular Pharmacology, University of California, San Francisco

Kenneth R. McQuaid, MD
Professor of Clinical Medicine, University of California, San Francisco; Chief of Gastroenterology, San Francisco Veterans Affairs Medical Center

Brian S. Meldrum, MB, PhD
Professor Emeritus, GKT School of Medicine,
Guy's Campus, London

Ramana K. Naidu, MD
Department of Anesthesia and Perioperative Care,
University of California, San Francisco

Roger A. Nicoll, MD
Professor of Pharmacology and Physiology, Departments
of Cellular & Molecular Pharmacology and Physiology,
University of California, San Francisco

Martha S. Nolte Kennedy, MD
Clinical Professor, Department of Medicine, University of
California, San Francisco

Kent R. Olson, MD
Clinical Professor, Departments of Medicine and
Pharmacy, University of California, San Francisco;
Medical Director, San Francisco Division, California
Poison Control System

Achilles J. Pappano, PhD
Professor Emeritus, Department of Cell Biology and
Calhoun Cardiology Center, University of Connecticut
Health Center, Farmington

Roger J. Porter, MD
Adjunct Professor of Neurology, University of
Pennsylvania, Philadelphia; Adjunct Professor of
Pharmacology, Uniformed Services University of the
Health Sciences, Bethesda

Ian A. Reid, PhD
Professor Emeritus, Department of Physiology, University
of California, San Francisco

David Robertson, MD
Elton Yates Professor of Medicine, Pharmacology and
Neurology, Vanderbilt University; Director, Clinical &
Translational Research Center, Vanderbilt Institute for
Clinical and Translational Research, Nashville

Dirk B. Robertson, MD
Professor of Clinical Dermatology, Department of
Dermatology, Emory University School of Medicine,
Atlanta

Philip J. Rosenthal, MD
Professor of Medicine, University of California,
San Francisco, San Francisco General Hospital

Stephen M. Rosenthal, MD
Professor of Pediatrics, Associate Program Director,
Pediatric Endocrinology; Director, Pediatric Endocrine
Outpatient Services, University of California,
San Francisco

Sharon Safrin, MD
Associate Clinical Professor, Department of Medicine,
University of California, San Francisco; President,
Safrin Clinical Research

Alan C. Sartorelli, PhD
Alfred Gilman Professor of Pharmacology, Department of
Pharmacology, Yale University School of Medicine,
New Haven

Mark A. Schumacher, PhD, MD
Professor, Department of Anesthesia and
Perioperative Care, University of California, San Francisco

Don Sheppard, MD
Associate Professor, Departments of Microbiology and
Immunology and Medicine, McGill University; Program
Director, McGill Royal College Training Program in
Medical Microbiology and Infectious Diseases, Montreal

Emer M. Smyth, PhD
Associate Professor, Department of Pharmacology,
University of Pennsylvania School of Medicine,
Philadelphia

Daniel T. Teitelbaum, MD
Adjunct Professor of Occupational and Environmental
Health, Colorado School of Public Health, Denver,
Colorado; and Adjunct Professor, Civil and Environmental
Engineering, Colorado School of Mines, Golden,
Colorado

Anthony J. Trevor, PhD
Professor Emeritus, Department of Cellular & Molecular
Pharmacology, University of California, San Francisco

Candy Tsourounis, PharmD
Professor of Clinical Pharmacy, Medication Outcomes
Center, University of California, San Francisco School of
Pharmacy

Mark von Zastrow, MD, PhD
Professor, Departments of Psychiatry and Cellular &
Molecular Pharmacology, University of California,
San Francisco

Lisa G. Winston, MD
Associate Professor, Department of Medicine, Division of
Infectious Diseases, University of California, San Francisco;
Hospital Epidemiologist, San Francisco General Hospital

Spencer Yost, MD
Professor, Department of Anesthesia and Perioperative
Care, University of California, San Francisco; Medical
Director, UCSF-Mt. Zion ICU, Chief of Anesthesia,
UCSF-Mt. Zion Hospital

James L. Zehnder, MD
Professor of Pathology and Medicine, Pathology Department,
Stanford University School of Medicine, Stanford

译者的话

《基础与临床药理学》是一本后起之秀的长版经典药理学教材。其第1版于1982年问世，其后每2~3年修订一次，其第7版曾有中译本于2000年出版，本书为其第13版的中译本。

药理学是一门桥梁性学科，它对其他医学基础学科、对基础与临床学科，以及它在医学学科和药学学科的关系中均起到了重要的桥梁作用。

有鉴于此，经过原作者30多年与时俱进的耕耘，《基础与临床药理学》一书日益完善。

本版中，在大多数章内均遵循以下编排模式：首先，每章之首均有"案例思考"引导出有关本章在学习时应该注意思考的问题，并在章末附有答案。其次，为了能更好地理解药理学理论以及将其运用于临床实践，先简述所涉及的与其他基础学科及临床学科紧密相关的信息。再者，在章尾以系统而全面的表格形式推出了与开写处方和用药有关的药物制剂信息。最后，所有的信息都反映出时代的特征。例如本版中新增了一章"药物基因组学"，详述了它的理论和具体运用。

综上所述，《基础与临床药理学》之所以受到医学教育和医疗实践领域的读者们，特别是受到医学生、药理学教师和实习医师的欢迎和热爱，就不难理解了。也因此本书被译为多国文字出版。

有鉴于此，我们组织将本版翻译出版以飨国内读者。在组织本书的翻译工作中，王育琴主任付出了辛勤劳动，在此表示感谢！

鉴于我们的翻译水平有限，欢迎读者提出批评和建议！

译者
2019年11月

前　言

《基础与临床药理学》第 13 版延续了第 11 版开创的重要变革,广泛使用彩色插图以及扩大了转运蛋白、药物基因组学和新药的信息。大多数章节均附有案例思考,其中提出的问题的答案也列于每章末尾。与以前的版本一样,本书旨在为保健科学的学生提供全面、权威和易读的药理学教科书。本书还具有一个特色,那就是它对实习医生和执业医师也是一本有用的参考书。

书中的内容是按照多数药理学课程和综合课程采用的顺序而组织的:基本原理;自主神经药物;心血管-肾脏药物;对平滑肌有重要作用的药物;中枢神经系统药物;用于治疗炎症、痛风和血液疾病的药物;内分泌药物;化疗药物;毒理学;其他专题。这一顺序已收纳了经编者透彻理解并讲解的新信息。例如,早期授予的自主神经系统药理学使学生能够将他们在别处学到的生理学和神经科学知识与他们正在学习的药理学结合起来,并使他们为理解其他药物的自主神经作用做好准备。这对心血管和中枢神经系统药物尤其重要。对于一些讲授顺序不同的课程,本书的章节也依然适用。

在每一章中,重点放在一类药物和原型的讨论上,而不是提供关于个别药物的重复乏味的细节。我们根据对成千上万名医学、药学、牙科学、足病学、护理和其他保健科学的学生进行讲授该内容后所积累的经验,来选择主要内容和编排顺序。

本书对于综合课程特别有用的主要特点在于专门讲解的、针对患者进行临床药物选择和使用,以及对其疗效的监测等部分——换句话说,临床药理学是本书不可分割的一部分。每一章的末尾都提供了可获得的商品制剂的商品名称和通用名称表,以便于实习医生或执业医师写医嘱或处方时参考。

本版的重大修订在于:

- 增加了一章药物基因组学,它在药理学的所有方面是日益重要的领域。以往的第 5 章的有关药物研发和管理的资料则纳入了第 1 章。

- 在大多数章的结尾处列有一张药品的商品名称-通用名称对照表,提供了对这些名称的快速参考。

- 经过修订的彩色插图能明显地提示关于药物机制和作用的信息,因而使一些重要概念更清晰易懂。

- 重大修订的章节有:拟交感神经药、利尿药、抗精神病药、抗抑郁药、抗糖尿病药、抗炎药、抗病毒药、前列腺素类、一氧化氮、下丘脑和垂体激素、中枢神经系统神经递质、免疫药理学和毒理学。

- 继续扩展了一些与新发现的受体、受体机制和药物转运蛋白相关的一般概念。

- 截止于 2014 年 8 月所发布的重要新药的介绍。

本书的出版标志着《基础与临床药理学》已有 32 岁了。前12 版被广泛采用,表明这本书满足了读者的需求;我们相信,第13 版将更成功地满足读者的需求。本书还有西班牙语、葡萄牙语、意大利语、法语、印度尼西亚语、日语、韩语、土耳其语和乌克兰语的翻译版。翻译成其他语言版本的工作也正在进行中。

我谨感谢我的撰稿人以及 Lange 医学出版社、Appleton & Lange 出版社和 McGraw-Hill 出版社的工作人员,以及本版编辑 Donna Frassetto 和 Rachel D'Annucci Henriquez 的不懈努力和重大贡献,我也要感谢 Alice Camp 和 Katharine Katzung 的专业校对贡献。

欢迎对《基础与临床药理学》提出建议和意见。

Bertram G. Katzung, MD, PhD

旧金山

目 录

扫描二维码获取本书完整参考文献。

绪论：药物的性质和药物的研发与管理

第1章

Bertram G. Katzung, MD, PhD

案例思考

一位 26 岁的男子，因为他行为古怪好几天，由朋友带他来到城市医院的急诊室。大家都知道他是一位甲基苯丙胺（冰毒）的服用者，已经不吃不睡 48 小时了。他威胁说要打死他的一个朋友，因为他认为他的朋友密谋暗算他。入院时，这位男子非常激动，体重低下，不能提供相关的病史。为防止他走出急诊室，在交通繁忙的街道上发生事故，不得不对他实行行为管制。他的血压 160/100mmHg，心率 100 次/min，体温 39℃，呼吸 30 次/min。胳膊上显示有多次静脉注射的痕迹。其他体检没有发现有明显的异常。对诊断结果评估以后，对该男子静脉注射镇静剂、液体、利尿剂和氯化铵。这里使用氯化铵的目的是什么？

药理学是研究某些物质通过化学过程，与生物调节分子特异性的结合，兴奋或抑制正常机体生命活动过程而与生命活体系统相互作用的科学。这些物质常是化学物质，它可通过对患者某些过程的影响，或对患者感染的寄生虫的某些调节过程的影响，而产生其有益的治疗作用。这种深思熟虑的治疗应用被认为是适当的医学药理学的作用。**医用药理学**是研究某些用于预防、诊断和治疗疾病的物质，主要阐明药物的治疗应用和用途。**毒理学**是药理学的分支学科，从分子水平到整个生态系统研究化学物质对生物系统的不良反应（图 1-1）。

药物的性质，即它们的物理性质及其与生物系统相互作用的性质，在本章的第一部分讨论。药物的研发以及政府机构对新药开发的管理在本章的第二部分讨论。

药理学史

史前的人们确实曾发现了许多动物、植物药物的治疗作用和毒性作用。在最早的文字记载中，收录了许多种不同类型的治疗方法，其中包括少数迄今仍认为有效的药物，但大多数是无用的或者实际上是有毒的。在过去 1 500 多年以及现时的 50 年内，人们不时地试图将理性的方法引入医学，但没有一个是成功的，因为支持它们的主要思想系统认为，在解释生命现象和疾病过程时没有实验和观察的必要。这些学校散布一些稀奇古怪的想法，认为疾病是由于体内的胆汁或者血液过多而引起的；有些人还将膏药贴在引起创伤的武器上，认为这样就可以治愈伤口。凡此种种，无奇不有。

约在 17 世纪末，人们仿效物理学的研究手段，开始用实验和观察的方法取代纯理论化的医学思想。这些方法在研究疾病中的价值确立后，英国及欧洲的医生开始用其观察他们在临床实践中所用的传统药物的作用。从此，药理学的前身——**药物学**开始出现，它主要研究药物制剂及其应用的方法。然而，由于当时没有提取生药有效成分的方法，也没有与检验药物作用本质有关的假说，阻碍了人们对药物作用机制的理解。在 18 世纪末

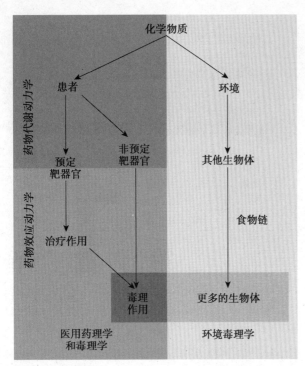

图 1-1 药理学研究的主要领域。化学品的作用可分为两个大的领域。第一个领域(左侧)是医用药理学和毒理学,旨在了解化学药物对单个生物体,特别是人类和家畜的作用,包括有益和有害的影响;药动学涉及药物的吸收、分布和消除。药效学研究化学品对生物体的作用;第二个领域(右侧)是环境毒理学,这与化学品对所有生物及其群体和物种生存的影响

19 世纪初,Fransois Magendie 和他的学生 Claude Bernade 开创了**实验生理学**和**实验药理学**方法。在 18 世纪、19 世纪和 20 世纪早期,化学的进展和生理学的进一步发展,为在器官和组织水平了解和观察药物的作用奠定了基础。在此时,基础药理学取得了实质性的进展,但与之相伴随的却是爆发了药品制造商和销售商以不正当手段,推销毫无价值的"专利药品"。约 60 多年前,合理的治疗学概念,特别是**有对照的临床试验**重新进入医学领域,使人们能够准确地评价药物的治疗效果成为可能,也使药品的不正当制售有所收敛。

约在同一时期,生物学各个领域的研究取得了许多重大的进展,为药理学研究引入了许多新理念、新技术和新方法。关于药物作用及其作用的生物底物——**药物受体**的信息和资料不断积累和增加。在过去的半个世纪里,出现了许多新型药物,许多老药也增添了不少新的成员。过去 30 年里,药物信息的增长更为迅速,人们对药物作用的分子基础的理解更为清楚。许多药物作用的分子机制已经被确定;大量的药物受体已经被分离和克隆,并能够详细阐明其结构。事实上,运用受体鉴别方法(第 2 章),发现了许多**孤儿受体**——即无配体受体,孤儿受体的功能只能靠猜测。对受体分子局部环境的研究表明,受体和效应器相互分离时不显示功能,但其他受体及其相伴随的调节蛋白对其可以产生强烈地影响。

药物基因组学——主要研究个体的基因组成和他或她对某种药物的反应性之间的关系——很快就要成为治疗学的重要的一部分(第 5 章)。从细菌到人类,许多物种的基因组解码后,使人们认识到了受体家族与受体蛋白进化方式之间所存在的关系。短小 RNA 可以极具选择性地干扰蛋白质合成的发现,导致小干扰 RNA(siRNAs)和微小 RNA(microRNA)作为治疗药物而进行研究。同样,被称为反义寡核苷酸链(ANOs)的短核苷酸链被合成为与天然 RNA 或 DNA 互补的核苷酸链,用以干扰基因的读出和 RNA 的转录。这些细胞内的靶点可能为治疗学的下一波重要进展提供帮助。

虽然广大患者要接触到大量不准确的、不完善的,甚至不科学的关于化学物质的药理作用的信息,但时刻用科学的原理和理论指导日常临床医疗实践,仍然很重要。否则,会导致随意使用价格昂贵、不起作用的、有时甚至有害的药物之风盛行,促使"医疗保健品"产业的发展。遗憾的是,对美国立法程序的操纵使得许多物质作为保健品而促销,而不是作为"药物"被推广,从而逃避了在本章第二部分所述的食品和药物管理局(FDA)标准的监管。相反,缺乏对生物学和统计学科学原理的了解,对公共卫生问题缺乏批判性的思考,随意而不科学地用药,导致部分公众对医学科学持有排斥的态度,认为所有的药物不良反应都是治疗不当而引起的结果。

学生应该记住的两个基本原则是:①所有物质在特定情况下是有毒的,植物中的化学物质(草药和植物提取物、"保健品")与制造药物的化学物质没有差异,除了植物中的较大比例的杂质;②所有膳食添加剂和为增进健康而推广的治疗方法应该符合与常规药品相同的有效性和安全性标准。也就是说,不应该人为地将科学的药品和"保健品"或"补药"的分开来对待的现象。理想的情况是,所有的营养品和植物药都应该通过与合成药物同样的随机对照试验(RCTs)测试。

■ I 药理学的一般原理

药物的性质

从最普遍的意义上讲,药物是通过其化学作用而使生物学功能发生改变的任何物质。在多数情况下,药物分子作为**激动药**(激活剂)或**拮抗药**(抑制剂)与生物系统起调节作用的特定分子相互作用,这种靶分子被称作**受体**。受体的本质将在第 2 章详细讨论。在极少数情况下,可以与其他药物直接产生作用的药物被称为**化学拮抗药**,而有些药物(渗透剂)几乎完全只与水分子作用。药物是可以在身体内合成(例如:**激素**)或是在体内不能合成的化学物质(例如:**外源性物质**,来自希腊字 xenos,意思是"陌生人")。**毒物**是只产生有害作用的药物。然而,Paracelsus(1493—1541)曾说:"剂量决定毒性",意思是说,如果服用的剂量不正确,任何物质都是有害的。**毒素**通常定义为生物源毒物,例如:植物或动物合成的有毒物质,是相对于无机毒物而言的,如铅和砷。

为了与其受体发生化学作用,药物分子必须有适当的尺寸、电荷、形状和原子构成。此外,给药部位常常远离预期作用的部位。例如:口服片剂药物以消除头痛。因此,有效的药物必须具有从给药部位把药物输送到其作用的部位的特性。最后,药物应该被失去活性或从体内排泄而消除,并维持一个合

理的比例,使其作用维持在适当的时间内。

药物的物理性质

在室温下,药物可以是固体(例如阿司匹林、阿托品)、液体(例如:烟酸、乙醇)或气体(例如一氧化氮)。药物的这些物理性质决定其最佳给药途径。例如:一些液体药物容易汽化,可采用吸入的方法给药(如:氟烷、亚硝酸异戊醋)。常见的给药途径在第 3 章中介绍。各类有机化合物——碳水化合物、蛋白质、脂质及其成分——都在药理学中有所体现。

许多有用的或危险的药物是无机元素,比如锂、铁、重金属。很多有机药物是弱酸或弱碱。了解这一点有很重要的意义,由其可以知道机体处理药物的途径。因为机体各个房室内的 pH 不同,药物在其中的解离度会发生改变,从而影响其吸收和排泄(见随后的内容)。

药物在室温下可以使固体(如:阿司匹林、阿托品)、液体(如:尼古丁、乙醇)以及气体(如:一氧化氮)。这些因素常决定着最佳的给药途径。最常用的给药途径在表 3-3 中介绍。各种各样的有机化合物——碳水化合物、蛋白质、脂质以及它们的成分——都是在药理学中体现出来的。如上所述,以小 RNA 片段形式出现的寡核苷酸已进入临床试验阶段,并正在进入治疗学的门槛。

许多有用的或危险的药物是无机元素,如锂、铁和重金属。许多有机药物是弱酸或弱碱。这对于机体对药物的处理方式有着重要的意义,因为机体各个部位的 pH 的差异可能会改变这些药物的离子化程度(见下文)。

药物分子的大小

药物分子的大小有所不同,从非常小(锂离子,其分子量仅为7)至非常大[如阿替普酶(t-PA),是分子量为 59 050 的蛋白质]。但绝大多数药物的分子量(MW)在 100~1 000 之间。在这个狭窄的范围内,分子量的下限决定药物的特异性作用。为了只与一种类型的受体结合,药物分子的形状、电荷分布等必须与其完全相对应。为达其选择性结合之目的,其分子量大小至少应为 100MW 单位。药物分子量大小的上限,主要由药物在体内是否能够转运的要求来决定(即从给药部位向作用部位转运)。当药物的分子量大于 1 000 时,将不能很容易地在体内扩散。因此,分子量大的药物(常是蛋白质),必须直接给至其作用的部位。tPA 是一种溶栓酶,就是经静脉滴注或动脉内给药,直接进入血管腔内,通过血液循环达到其作用部位。

药物活性和药物-受体结合

药物通过化学力或键结合的方式与受体相互作用,主要包括**共价键、静电**和**疏水键**三种形式。共价键结合非常牢固,许多情况下,在生物体内呈现不可逆性结合。阿司匹林的靶点是血小板,它的乙酰基与环氧合酶之间形成的共价键不容易折断,游离的阿司匹林在血流中消失(大约 15 分钟)后,阿司匹林阻止血小板聚集的作用则长时间持续。只有新的血小板合成新的酶后,阿司匹林阻止血小板聚集的作用才消失,这个过程需要几天的时间。另外一个高活性的、形成共价结合的例子是DNA-烷化剂,此类药物用于癌症化疗,破坏肿瘤细胞分裂。

在药物-受体的相互作用中,静电结合比共价键结合更为常见。静电结合的强度依次为:带电离子间的结合>氢键结合>范德华力等的偶极子相互作用。静电结合比共价键结合的强度弱。疏水键结合是非常弱的,在高脂溶性药物与细胞膜脂质的相互作用可能有很重要的意义,与药物和受体口袋内壁相互作用有关。

详细的药物-受体结合的特性几乎无什么实际意义,因为以弱键与其受体结合的药物,对其受体的选择性比以强键结合的药物高。因为以弱键结合时,需要药物与其受体精确配合后,才能引起效应。只有少数几种类型的受体与有特殊结构的药物间具有如此精准的配合。因此,欲设计对受体有高度选择性、且作用时间短的药物,就应该避免使用形成共价键结合且具高活性的药物分子,应选择能形成弱键结合的药物分子。

从化学结构和化学性质来看,有少数几种物质,几乎完全无活性,但却有明显的药理作用。如氙气,是一种"惰性气体",只有升高其压力时才能产生麻醉作用。

药物的形状

药物分子的形状必须允许它通过上述的键,与它的受体部位结合。药物的最佳形状是对其受体部位的补充,正如钥匙与锁孔的关系那样。因此,化合物的**手性**结构(**立体异构体**)现象在生物学上非常普遍,差不多一半以上的药物分子都是手性分子,即药物是以镜像对映体的形式存在的。具有两个不对称中心的药物有四个不对称的立体异构体。例如拟交感神经能药物麻黄碱。在绝大多数情况下,以某种镜像立体形式存在的药物,它的作用比其对映体要强得多。这也反映了药物分子结构与其受体分子非常吻合的情况。假如受体部位像手套一样,药物分子必须与其完全吻合才能产生效应,这也说明为什么左旋体的药物与左旋体的受体结合比其与右旋体受体结合更有效的原因。

受体结合部位在结构的差异性,决定药物作用的强弱及其选择性。对某种类型的受体有作用的药物镜像异构体,对另一种类型的受体不一定会有相同效果,即受体类型的不同是产生其他反应的原因。例如:作用于肾上腺素能受体的卡佛地罗有一个手性中心、两个对映体(表 1-1),其中(S)(−)异构体是一个强效 β-受体阻断药,而(R)(+)异构体的作用则比它弱 104 倍;但两者阻断 α-受体的作用强度却几乎相等。氯胺酮是静脉麻醉药,其(+)异构体比(−)对映体的麻醉作用强,且毒性小,但临床上仍然用其混旋体。

表 1-1　对映体及其消旋体的解离常数(K_d)

卡佛地罗结构	α-受体 (K_d,nmol/L[1])	β-受体 (K_d,nmol/L)
R(+)对映体	14	45
S(−)对映体	16	0.4
R,S(±)混旋体	11	0.9

[1] K_d 是受体达 50%饱和度时的药物浓度,与药物受体的亲和力成反比

最后,酶是具有立体结构选择性的蛋白质。药物的某种异构体比其对映体较易于为药物代谢酶灭活,而其他对映体则不然。结果,不同对映体的作用时间有所不同。同样,药物转运也具有立体异构体选择性。

但是,在人体研究药物的临床效果及其清除速率时,所用的药物大多是混旋体,而不是分离的对映体。目前市售的手性药物中,仅有少数药物是有活性的同分异构体,其余都是混旋体。所以,许多患者接受的药物剂量中,50%以上是低效的、无效的,或实际上是有毒的。目前用的有些药物是混旋体和纯的有活性异构体形式。遗憾的是,给予纯的、有活性的对映体的副作用相对于混旋体会减少很多,这一期望还没有得到确认。

药物的合理设计

药物的合理设计是在了解和掌握药物的生物学受体结构和性质的基础上,预先设计适当的药物分子结构的过程。以前,人们对受体分子的结构和性质了解的程度,还不足以允许人们进行这样的药物设计。然而,大多药物的产生,都是通过对化学物质的随机筛选,或对已知有某些作用的药物结构进行改造和修饰。在过去的20年里,已经分离出了许多受体,并阐明了其特征。现在所用的少数新药,就是根据已知的受体部位的三维结构,通过分子设计而产生的。现在,应用计算机程序设计出来的药物分子结构,能与已知的受体呈最佳结合。随着人们对受体结构的了解越来越多,越来越深入,药物的合理设计将会更加容易,更加普遍。

受体命名法

随着新的、更有效的鉴别和表征受体的方法取得引人注目的进展(第2章),出现了许多不同的受体命名方法,使受体名称容易产生混淆,为以后的研究和应用带来许多麻烦和不便。后来,有人提出了不少有关受体合理命名的建议。有兴趣的读者可以详细参阅国际药理学联合大会(IUPHAR)的受体命名方法和药物分类委员会的工作(在各期 *Pharmacological Reviews* 以及其他杂志上发表过) 和 Alexander SPH, Mathie A, Peters JA: Guide to receptors and channels. (GRAC), 5th edition. *Br J Pharmacol* 2011:164(Suppl 1):S1-S324。本书各章中所用的受体名称均主要来自这两方面。

药物-机体相互作用

药物与机体之间的相互作用通常可分为两类:药物对机体的作用,称作**药物效应动力学**过程(图1-1),主要在第2章内详细介绍。药物的分类就是根据药物对机体作用的性质进行的;在对某些特殊症状或疾病进行合理治疗的过程中,药物的分类常有其重要的作用。机体对药物的作用称作**药物代谢动力学**(**药动学**)过程,主要在第3、4章内介绍。药动学过程包括机体对药物的吸收、分布、代谢和排泄,它在对特殊病例选择和应用药物时有非常重要的实际意义。例如:患有肾功不全的患者用药时,应避免使用损害肾脏的药物,或对经肾脏排泄的药物应适当调整剂量,以免因肾脏受损害后,使药物排泄受阻或减慢而易引起蓄积中毒。下述各段简要介绍药效学和药动学的基本概念及其原理。

药物效应动力学原理

如上所述,多数药物必须与其受体结合后才能产生效应。在分子水平,药物与受体的结合,仅仅是药物引起生物效应的一系列复杂步骤中的第一步。

- 药物(D)+受体-效应器(R)→药物-受体-效应器复合物→效应
- D+R→药物受体复合物→效应器分子→效应
- D+R→D-R复合物→激活偶联分子→效应器分子→效应
- 抑制内源性激活物代谢→增加激活物对效应器分子的作用→增加效应

注:最后在功能上的改变是通过**效应器**机制完成的。效应器可以是受体分子的一部分,也可以是单独的分子。大量受体与其效应器通过偶联分子而产生作用,如在第2章中介绍的那样。

A. 药物-受体相互作用的类型

激动剂药物以某些方式与受体结合,并激活受体,直接或者间接地产生药理效应(图1-2A)。在一些情况下,受体活化涉及其构型的变化,这个已经在分子结构水平研究。有些受体和效应器装置装配在同一分子中,使药物与受体结合后,即可直接产生作用,如打开某个离子通道或者激活某个酶。有些受体则通过一个或多个中间插入的偶联子而与每个效应器连接。在第2章中将讨论药物-受体-效应器偶联系统的5种主要类型。**药理学拮抗剂**药物阻断药物与受体结合,阻止其他药物分子与受体结合,从而抑制了后者的效应。例如胆碱能受体阻断药阿托品就是受体阻断药,因为它与受体结合后,阻止了体内乙酰胆碱及其类似的激动剂药物进入胆碱能受体结合部位,使受体稳定在无活性状态(或其他非乙酰胆碱激活状态的一些状态),这样减弱了乙酰胆碱及其体内类似分子的效应(图1-2B)。但它们的效应可以被增加激动药而翻转。有些拮抗药能以不可逆地、或假性不可逆的方式与受体部位紧密结合,增加激动药浓度不能被置换。能与受体部位结合,但不能阻止激动药结合的药物被称作**别构效应**。别构效应会增强(图1-2C)或抑制(图1-2D)激动药分子的作用,但增加激动药的浓度不会翻转别构效应的抑制作用。

B. 抑制其结合分子的激动药

有些药物通过抑制负责终止内源性激动药作用的分子而模拟激动药药物。例如乙酰胆碱酯酶抑制药,通过减少内源性乙酰胆碱的破坏,产生酷似胆碱能受体激动药分子的拟胆碱能效应,即使胆碱酯酶抑制药没有结合或只是偶然与胆碱能受体结合(第7章)。因为它们放大了生理性释放的激动药配基的效应,它们的作用有时比外源性激动药的选择性更强,毒性更低。

C. 激动药、部分激动药和反向激动药

图1-3描述了一个有用的药物与其受体相互作用的模式。如上所述,假设受体存在的形式有两种:无活性、无功能的形式(R_i)和在活性形式(R_a)。热力学因素表明,即使在没有任何激

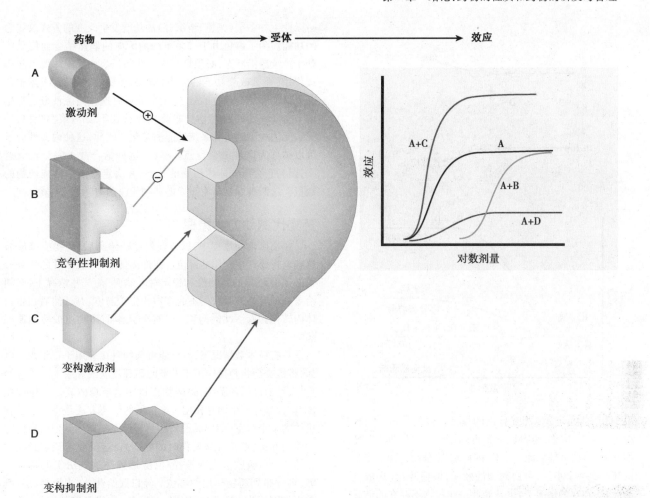

图 1-2　药物与体作用的几种方式。这些相互作用产生的影响用图像显示在剂量反应曲线的右边。改变受体激动药（**A**）反应的药物可能作用于激动药结合位点，与激动药（竞争性抑制剂 **B**）竞争；还可能作用于不同（变构）的位点，增加（**C**）或减少（**D**）对激动药的反应。变构激活剂（**C**）可提高该激动药的亲和力或效能。该曲线显示的结果反映了效能的增加；亲和力增加将导致曲线左移

动药存在的情况下，一些受体池必须以 R_a 构型存在时，可能产生与激动药引起的生理活性相同的效应。在没有激动药存在的情况下发生的这种效应称**构成性活性**（**constitutive activity**，即基本活性）。激动药是这样一些药物，对 R_a 构型有非常高的亲和力，并能稳定其构型，以至于总池内 R_a-D 部分占大部分比例，并产生较大的效应。识别构成性活性主要取决于受体的密度、偶合分子的浓度（如果是偶合系统的话）以及系统中的效应器的数量。

以足够使受体池饱和的浓度给药时，许多激动药能在它们的系统中所具有的最大程度激活它们的受体-效应器系统，也就是说，它们几乎使所有的受体池转移到 R_a-D 池。这种药物称**完全激动药**。有些药物称**部分激动药**。这些药物能与完全激动药相同的受体结合，并以相同的方式激活它们，但不能引起完全激动药那么大的效应，无论其浓度有多高。在图 1-4 的模型中，部分激动药没有像完全激动那么充分地剂稳定 R_a 的构型，从而使相当一部分受体池以 R_i-D 形式存在。据说这种药物的**内在效能**（**intrinsic efficacy**）低。因此，β-肾上腺素受体部分激动药吲哚洛尔，既可以作为激动药（如果没有完全激动药存在时），也可以作为拮抗药（如果完全激动药肾上腺素存

在时）（第 2 章）。内在效能与受体的亲和力无关。

在相同的模型中，常用的拮抗药作用可以解释为，药物与 R_i 和 R_a 结合的比例固定不变，其相对量与没有任何药物存在时相同。在这种情况下，没有观察到生理功能发生任何变化，因此药物不会产生作用。然而，在受体部位有拮抗药存在时，会妨碍受体激动药接近受体，阻止产生一般的激动药效应。这种阻滞作用可称为**中性拮抗作用**。

如果药物对 R_i 状态的亲和力远大于 R_a 状态，并且使大部分 R_i-D 池稳定时，会发生什么情况呢？这种情况下药物会减少任何构成性活性，因此而产生的效应与该受体的传统激动药产生的效应相反。这样的药物称**反向激动药**（图 1-3）。证明此系统最好的例子是神经系统的 γ-氨基丁酸（GABA$_A$）受体-效应器（一种氯离子通道）。这种受体被内源性递质 GABA 激活，产生突触后细胞抑制作用。常用的外源性激动药，如苯二氮䓬类药物，也能易化 GABA 受体-效应系统，引起 GABA 样抑制，而产生治疗性镇静作用。这种抑制作用能被常用的中性拮抗药（如氟马西尼）阻断。此外，业已发现反向激动药可以引起与镇静作用相反的焦虑和激动（第 22 章）。同样，也发现了 β-肾上腺素能受体、组胺 H1 和 H2 受体以及其他受体系统的反向激动药。

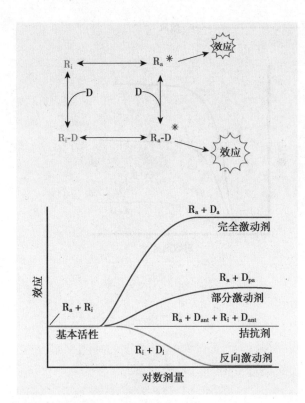

图 1-3 药物与受体相互作用的模型。假定受体有两种构型。在 R_i 构象，药物是失活的，不产生作用，即使与药物分子结合，也是如此。在 R_a 的构象，受体可以激活下游机制产生一个小的、可观测的效应，即使药物（构成性活性）不存在的情况下，也是如此。在药物不存在的情况下，两个亚型是平衡的，R_i 形式受青睐。传统的完全激动药药物对 R_a 构型有更高的亲和力，因此，质量作用支持 R_a-D 复合物的形成，而产生更大的、可观察到的效应。部分激动药对 R_i 与 R_a 两种形式有中等度的亲和力。根据这一假说，传统的拮抗药，对两种受体形式有相同的亲和力，而将构成性活性维持在相同的水平。另一方面，反向激动药对 R_i 形式有更高的亲和力，而减少构成性活性，可能会产生截然不同的、相反的生理结果。

D. 药物作用时程

药物作用的终止只是其中一个过程的结果。在某些情况下，药物效果持续的时间与药物占领受体时间相同，药物与受体解离后，其作用会自动地终止。然而，在许多情况下，药物与受体解离后，其作用可能会持续存在。例如有些偶合分子仍以激活形式存在。如果药物与受体部位以共价键形式结合，其作用可能持续存在，直到受体复合物被破坏、新的受体或酶类被合成，如前所述的阿司匹林。此外，许多受体-效应器系统具有脱敏机制，以防止激动药分子持续长时间存在时而引起受体过度激活（第 2 章）。

E. 受体与惰性结合位点

作为受体，它是一种内源性分子，它的功能首先必须在选择配体（药物分子）时具有**选择性**；其次，它必须在与药物结合

时以使生物系统（细胞、组织等）的功能发生改变的方式**改变它的功能**。为了避免由于许多不同的配体的偶然结合而使受体处于持续激活状态，必须具有选择性特征。如果配体要引起药理作用，那么改变功能的能力显然是必要的。然而，人体中含有大量能够结合药物的分子，而并非所有这些内源性分子都是调节分子。将一种药物与非调节分子结合，如血浆白蛋白，将导致无法检测到生物系统功能的变化。因此，这种内源性分子可以被称为惰性结合位点。然而，这种结合并不完全没有意义，因为它会影响体内药物的分布，并决定血液中游离药物的数量。这两种因素具有重要的药物代谢动力学意义（第 3 章）。

药物代谢动力学原理

在临床治疗过程中，以方便的途径给药后，药物应该能够达到它将要产生作用的部位。在许多情况下，有活性的药物分子必须有足够的脂溶性和稳定性。然而，在某些情况下，必须给予一种容易被吸收的不起作用的化学前体物质，然后在生物体内转化为有活性的药物。这样的化学前体物质被称为**原型药物**。

只有极少数情况下，有可能将药物直接应用于靶组织。例如，将抗炎药物直接应用于发炎的局部皮肤或黏膜上。静脉给药后，可通过循环系统，将药物直接转运至身体其他部位的靶器官，在该处产生治疗作用。最常见的给药方法是将药物给到机体的某个房室（如胃肠道），然后转运至机体内其他房室内它的作用部位（如精神病发作时的脑部）。这就要求药物必须从其给药部位**吸收**进入血液循环，**穿透**隔离这些房室的各种屏障，再**分布**到药物作用的部位。经口服给药，在中枢神经系统产生作用的药物所要穿透的屏障包括：构成肠壁的组织、灌注肠壁的毛细血管壁和灌注脑的毛细血管壁——"血-脑脊液屏障"。最后，药物产生作用后，应该通过代谢而灭活、从体内排泄，或两者结合，以适当的速率被**消除**。

A. 渗透作用

药物渗透性转运的基本过程包括几种机制。最常见的是在水溶性或脂溶性介质中被动扩散，但主动扩散过程在许多药物的转运过程中有重要作用，特别是分子量太大而不易扩散的药物（图 1-4）。在易化转运和渗透性转运过程中药物的载体是非常重要的，例如将活性剂封装在脂质体内调节释放，如缓释制剂。将药物偶合进纳米颗粒而促进药物转运的新方法正在研究之中。

1. 水溶性扩散　水溶性扩散发生在机体内较大的水溶性房室中（间质间隙、胞液等）。药物通过水溶性孔道跨越血管外膜的致密区和内皮而分布到它产生作用的靶组织内，这些孔道容许分子量约 20 000～30 000 的药物通过[*]（图 1-4A）。

药物分子的水溶性扩散由药物的浓度梯度驱动。Fick 定律介绍了下山运动的情形（见下文）。与血浆蛋白（清蛋白）结合的药物分子不能透过这些水溶性膜孔道。如果药物是带电荷

---

[*] 大脑、睾丸以及其他一些组织的毛细血管的特点是缺乏允许水扩散的孔道。它们也含有高浓度的药物输出泵（MDR 泵，见正文）。因此这些组织阻止许多循环中的药物进入或是其"避难所"部位。

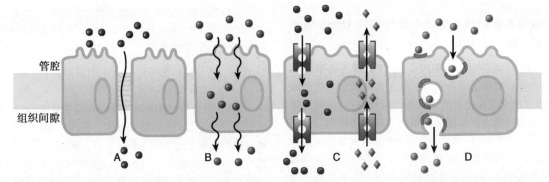

图 1-4 药物渗透的机制。药物可通过细胞间结合处（如紧密连接 **A**）的水通道或通过细胞的脂质膜（**B**）而被动扩散；有适当特色的药物可用载体具运进或运出细胞（**C**）；非常不易于渗透的药物可以结合到细胞表面的受体（黑色的结合位点），被细胞膜吞噬膜（胞饮作用），然后释放在细胞内；或通过细胞膜限制的囊泡排出细胞而进入细胞外空间（胞吐作用，**D**）

的，它的透膜流量则受电场的影响（如膜电位和——在部分肾单位的——跨小管电位）。

2. 脂容性扩散 由于分隔机体房室的大量脂溶性屏障的存在，脂溶性扩散是药物渗透性扩散的最大影响因素。由于脂质屏障将水溶性房室隔开，因而药物的脂：水分布系数，决定药物分子在脂溶性和水溶性介质之间转运的难易程度。大部分药物都呈弱酸性或弱碱性，此时，改变溶媒的 pH，可以使药物从脂质介质中转运至水溶性介质中，或者相反。因为带电的分子能吸引水分子，弱酸性或弱碱性药物的脂溶形式与水溶性形式之比，可以用 Henderson-Hasselbalch 方程表示（下文，图 1-4B）。

3. 特殊载体 某些物质对于维持细胞功能非常重要，但因其分子量太大，或在脂质中难溶（如肽类物质、氨基酸、葡萄糖等）而不能被动转运。然而，在细胞膜上有运载这些物质的特殊载体分子。这些载体参与药物的主动转运和易化扩散过程。与被动扩散不同的是，载体转运存在有饱和限速和竞争抑制现象。许多药物都是或者类似于这些天然的肽类、氨基酸或者糖类物质，因此它们也可利用这些特殊载体进行跨膜转运（图 1-4C）。

许多细胞还含有较少的选择性的、专门排除外来分子的膜载体。这样一个转运蛋白大家族与三磷酸腺苷（ATP）结合，并被称为 ABC（ATP 结合盒）家族。这个系列包括在大脑、睾丸和其他组织和一些耐药肿瘤细胞发现的 **P-糖蛋白**或 **1 型多药耐药（MDR1）**转运蛋白（表 1-2）。与 ABC 家庭转运分子一样，**多药耐药相关蛋白（MRP）**转运蛋白，对某些药物或其代谢排泄到尿液和胆汁，对一些肿瘤对化疗药物产生耐药性有重要的作用。其他几个不结合 ATP、而把离子梯度作为能源的转运蛋白家族

已经确定，其中一些[溶质载体（SLC）家族]对神经末端膜吸收递质特别重要。后一载体将在第 6 章中更详细的讨论。

4. 胞饮作用和胞裂外排 少数药物的分子非常大或者不可渗透，只能通过胞饮作用进入细胞内。其过程是，物质与细胞表面的受体结合，细胞膜将药物吞噬，包在由细胞膜形成的囊泡内；在细胞内，这个新形成的囊泡与细胞膜断离，破裂的囊泡膜将药物释放至胞浆中（图 1-4D）。维生素 B_{12} 就是经过这样的过程而转运的。维生素 B_{12}-蛋白质（内因子）复合物，通过这个过程跨过肠壁进入血液。同样，铁也是通过这一过程与转铁蛋白一起转运至合成血红蛋白的红细胞前体细胞内的。这个过程必须在转运蛋白特有的受体存在时才能运转。

与胞饮过程相反，胞裂外排是从细胞分泌许多物质的过程。例如，许多神经递质都被贮存于神经末梢内膜结合的囊泡内，防止它们被胞浆内的酶代谢而破坏或灭活。当神经末梢兴奋时，囊泡膜破裂，将其内容物释放到细胞外间隙内（第 6 章）。

B. Fick 扩散定律

药物分子顺浓度梯度被动转运的过程，可用 Fick 定律表示：

$$单位时间内的分子流量 = (C_1 - C_2)\frac{面积 \times 通透性系数}{厚度}$$

式中 C_1 是高浓度；C_2 是低浓度；面积是指药物扩散路径的横截面积；通透性系数指药物在扩散媒介中运动的能力；厚度指扩散路径的长短。在脂溶扩散时，脂：水分布系数就是药物运动性的主要决定因素，因为该系数决定药物从水溶性媒体进入脂溶媒体的难易程度。

表 1-2 药理学中一些重要的药物转运分子

运载蛋白	生理功能	药理学意义
NET	参与突触对去甲基肾上腺素的重吸收	可卡因和三环类抗抑郁药的靶点
SERT	参与突触对五羟色胺的重吸收	选择性五羟色胺重吸收抑制药和三环类抗抑郁药靶点
VMAT	参与多巴胺和去甲肾上腺素向肾上腺素能经末梢内囊泡的转运	利舍平的靶点
MDR1	参与许多有害异物转运出细胞的过程	表达增加时，对某些抗癌药物产生抗药性；抑制作用增加时可以提高地高辛的血液水平
MRP1	参与白三烯的分泌	对某些抗癌药物和抗真菌药物产生抗药性

C. 弱酸性和弱碱性药物离子化作用和 Henderson-Hasselbalch 方程

药物分子的静电荷吸引水偶极子后,使其成为有极性的水溶性和脂溶性复合物。因为脂溶扩散主要依赖于药物的脂溶性,药物分子的离子化使其脂溶性明显降低,故而明显地降低了药物的膜通透能力。临床上所用的大部分药物都是弱酸或者弱碱。表1-3列举了一些例子。弱酸性药物最好定义为能可逆地解离成一个阴离子(带阴电荷的分子)和一个质子(氢离子)的中性分子,例如:阿司匹林可解离成阿司匹林阴离子和质子:

$$C_8H_7O_2COOH \Longrightarrow C_8H_7O_2COO^- + H^+$$
中性阿司匹林　　阿司匹林阴离子 质子

弱碱性药物可以定义为能与质子结合形成阳离子(带阳性电荷的分子)的中性分子。例如:抗疟疾药物乙胺嘧啶经历的结合-解离过程就是如此:

$$C_{12}H_{11}CIN_3NH_3^+ \Longrightarrow C_{12}H_{11}CIN_3NH_2 + H^+$$
乙胺嘧啶阳离子　　中性乙胺嘧啶　质子

但应注意,弱酸性的质子化形式是中性的,其脂溶性更强;而弱碱性的非质子形式是中性的。质量作用定律要求:在酸性环境中(低 pH 时,存在过多的质子),这些反应向左移动;在碱性环境中,这些反应移向右方。而 Henderson-Hasselbalch 方程将解离和非解离的弱酸性药物或弱碱性药物的比值与其 pK$_a$ 和溶媒的 pH 联系起来:

$$\log \frac{(质子化形式)}{(非质子化形式)} = pKa - pH$$

表 1-3　常用药物的解离常数

药物	pK$_a$[1]	药物	pK$_a$[1]	药物	pK$_a$[1]
弱酸性药物		**弱碱性药物**		**弱碱性药**	
对乙酰氨基酚	9.5	沙丁胺醇	9.3	异丙肾上腺素	8.6
乙酰唑胺	7.2	别嘌呤醇	9.4,12.3[2]	利多卡因	7.9
氨苄西林	2.5	烯丙洛尔	9.6	间羟胺	8.6
阿司匹林	3.5	阿米洛利	8.7	美沙酮	8.4
氯噻嗪	6.8,9.4[2]	胺碘酮	6.56	甲基苯异丙胺	10.0
氯磺丙脲	5.0	苯丙胺	9.8	甲基多巴	10.6
环丙沙星	6.1,8.7[2]	阿托品	9.7	美托洛尔	9.8
色甘酸	2.0	丁哌卡因	8.1	吗啡	7.9
依他尼酸	2.5	氯氮䓬	4.6	烟碱	7.9,3.1[2]
呋塞米	3.9	氯喹	10.8,8.4	去甲肾上腺素	8.6
布洛芬	4.4,5.2[2]	氯苯那敏	9.2	喷他佐辛	7.9
左旋多巴	2.3	氯丙嗪	9.3	去氧肾上腺素	9.8
氨甲蝶呤	4.8	可乐定	8.3	毒扁豆碱	7.9,1.8[2]
甲基多巴	2.2,9.2[2]	可卡因	8.5	毛果芸香碱	6.9,1.4[2]
青霉胺	1.8	可待因	8.2	吲哚洛尔	8.6
苯巴比妥	8.1	赛克利嗪	8.2	普鲁卡因胺	9.2
戊巴比妥	7.4	地昔帕明	10.2	普鲁卡因	9.0
苯妥英	8.3	苯二氮䓬	3.0	异丙嗪	9.1
丙硫氧嘧啶	8.3	二氢可待因	8.8	普萘洛尔	9.4
水杨酸	3.0	地芬诺酯	7.1	伪麻黄碱	9.8
磺胺嘧啶	6.5	麻黄碱	9.6	乙胺嘧啶	7.0~7.3[3]
磺胺吡啶	8.4	肾上腺素	8.7	奎尼丁	8.5,4.4[2]
茶碱	8.8	麦角胺	6.3	东莨菪碱	8.1
甲苯磺丁脲	5.3	氟奋乃静	8.0,3.9[2]	士的宁	8.0,2.3[2]
华法林	5.0	肼屈嗪	7.1	特布他林	10.1
		丙咪嗪	9.5	甲硫哒嗪	9.5

[1] pK$_a$ 是解离和非解离药物浓度相等时的 pH;[2] 有一个以上离子基团的药物;[3] 等电点

这个方程适用于酸性和碱性药物。实验观察结果肯定,pH低于pKa时,质子化形式的药物的成分就越多。因为不带电荷的药物形式脂溶性强,弱酸性药物在酸性环境下不易分解,其脂溶性就强;弱碱性药物在碱性环境中不易分解,其脂溶性就强。

这个原理用于控制肾脏排泄药物的过程中最为重要。几乎所有的药物都要经过肾小球过滤,如果一个药物以脂溶形式流经肾小管时,它的大部分将以简单的被动扩散的形式被肾小管重吸收。如果要求有目的的加速药物的排泄(如过量用药时),阻止肾小管重吸收显得非常重要。可通过改变尿液 pH,使大部分药物解离成离子形式,降低其脂溶性,减少肾小管的重吸收作用(图 1-5)。结果,这种 pH 分离作用使大部分药物浓聚于尿液中。因此,弱酸性药物在碱性尿中排泄得较快;弱碱性药物在酸性尿中排泄得较快。当其他体液,如,胃和小肠的内容物、乳汁、房水以及阴道和前列腺的分泌物等的 pH 和血液的 pH 不同时,也会引起药物在其中聚积或重吸收。

如表 1-3 所示,大部分药物呈碱性。这些碱性药物中的大多数分子中都含有胺。中性胺的氮原子有与之结合的三个原子和一对非配对电子(如下图所示)。三个原子中由一个碳(用 R 表示)和两个氢构成时,称伯胺;两个碳和一个氢称仲胺;三个碳称叔胺。在这三种形式的胺中的每一个,均能可逆性地用其非配对电子结合一个质子。有些药物有第四个炭-氮键,这些都称之为季铵。季铵是永远带电荷的,且没有能够可逆性地结合质子的非配对电子。而伯、仲、叔胺则可以可逆性的质子化,且能因环境中 pH 的不同而改变其脂溶性。但季铵总是以难溶于脂质的离子化形式存在。

伯胺	仲胺	叔胺	季铵
H	R	R	R
R:N:	R:N:	R:N:	R:N:⁺R
H	H	R	R

药物分类

本书中介绍的药物有上千种,对每个药物相关的细节都详细了解这是不切合实际的,也不是本书的目的,即使有幸完全掌握,也没有必要。目前可用的药物大约有数几千种,它们大体上可以分成约 70 多个类别。每一类别中有许多药物,它们在药效学特性以及药动学特性都极为相似。在大多数药物类别中都有一个或多个**代表药物**能代表此类药物最重要的特征。对于大多数类别的药物,有一个或更多的**原药**可以代表每类药物的最重要的特性,以便详细了解和重点掌握代表性药物,其余的药物只了解其与代表性药物作用的差别,这样可以做到重点掌握,全面了解。

■ II 药物开发与管理

一种真正的新药(一种不只是简单地模仿现有药物的结构和作用的药物)要求发现新的药物**靶点**,即疾病的病理生理过程或导致疾病发生的物质。此类发现通常是在公共部门机构(大学和研究机构)中进行的,而对这些靶点有益影响的分子往往在同一个实验室中发现。然而,新药的**开发**通常发生在工业实验室,因为对一类新药的优化需要艰苦而耗资巨大的化学、药理学和毒理学研究。事实上,最近在药物治疗问题上取得的进展很大程度上归功于制药行业,包括"大型制药公司",这些价值数十亿美元的制药公司专门从事药品的研发和市场营销。这些公司在将基本发现转化为商业上成功治疗突破方面具有独特的技能。

然而,这样的突破是有代价的,而且不断上涨的药物成本已经成为导致医疗费用上涨的一个重要因素。新药的开发成本非

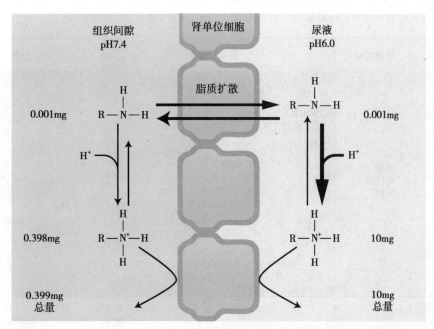

图 1-5 在尿液比血液酸时,尿液会俘获弱碱性药物(甲基苯丙胺)。如假设的案例所示,不带电形式的药物扩散存在跨细胞膜平衡的问题,但尿液(超过 10mg)中的药物总浓度(带电荷的加上不带电荷的)为血液(0.4mg)的 25 倍

常昂贵,但药品定价方面存在相当大的争议。批评人士称,营销活动、广告和其他促销活动的成本非常高,因为营销活动、广告和其他促销活动的成本可能高达公司预算的25%或更多。此外,大型制药公司的利润率相对较高。最后,许多药品的定价计划因国家和国家的不同而有很大的差异,甚至在一些国家,大的组织可以协商有利的价格,而小的则不能。一些国家已经解决了这些不公平现象,似乎所有国家在未来几十年都将不得不这样做。

新药开发

新药开发中最常见的第一步是发现或合成一种新药,或对新药的新靶点进行说明。当一种新的药物分子被合成或发现时,随后的步骤将是了解药物与其生物靶点的相互作用。重复应用这种方法会发现一个效能、效价和选择性提高的化合物(图1-6)。在美国,药品的安全性和有效性必须在依法进入市场之前确定。除体外研究外,相关的生物效应、药物代谢、药物代谢动力学特性以及相关的药物安全性,必须在人体药物试验开始前在动物体内进行表征。在得到监管部门的批准后,人体试验(通常分三个阶段)可能会在药物被批准普遍使用之前进行。第四阶段的数据采集和安全监测正变得越来越重要,并在批准上市之后进行。一旦获得批准,绝大多数的药物都可以被任何有执照的医生使用。在致命疾病中被认为有价值的高毒性药物可能会被批准那些经过特殊培训并保持详细记录的从业人员限制使用。

药物发现

大多数新的药物或药物产品都通过以下方法发现和开发:①识别或说明一种新药的靶点;②基于对生物机制和药物受体结构的理解合理的设计新分子;③对大量的天然产物的生物活性、之前发现的化学实体库或肽、核酸和其他有机分子的大型数据库进行筛选;④对已知的活性分子进行化学修饰而得到一个“仿制的”类似物。步骤①和②通常在学术研究实验室中进行,但是步骤③和④的成本较高,通常要在企业内执行。

一旦确定了新的药物靶点或有前景的分子,从基础科学实验室转移到临床的过程就开始了。这一转移研究涉及下述的临床前和临床步骤。

药物筛选

药物筛选涉及在分子、细胞、器官系统和整体动物水平进行的的各种各样的试验,以确定药物的药理特征,即药物的活性和选择性。初始筛选试验的类型和数量取决于药物的药理学和治疗目标。例如:抗感染药物要针对各种各样的感染性生物体进行测试,其中一些对标准药物具有耐药性;降血糖药物则测试其降低血糖的能力。

此外,还研究了该分子的一系列其他的作用,以确定药物的作用机制和选择性。这样也可以揭示预期的和意想不到的毒性作用。在这些实验中仔细的观察者偶尔也会意外地发现一个意想不到的治疗作用。选择用于开发的化合物最有效的方法是在人类疾病的动物模型中进行。凡是有好的临床前模型(如抗细菌、高血压或血栓性疾病)的疾病,我们通常会有好的或优秀的治疗药物。对于那些临床前模型很差或没有的疾病,比如自闭症和阿尔茨海默氏症来说,明显缺乏良好的药物或突破性的改进,或是进展缓慢。

在分子水平上筛选化合物对靶点的活性,例如:与包含同源动物受体(或可能,在克隆的人类受体上)的细胞膜的受体结合亲和性。早期的研究是为了预测可能会导致不理想的药物代谢或毒性并发症的效应。例如:对肝细胞色素 P450 酶的研究是为了确定这有趣的分子是否可能是这些酶的底物或抑制剂,或者干扰其他药物的代谢。

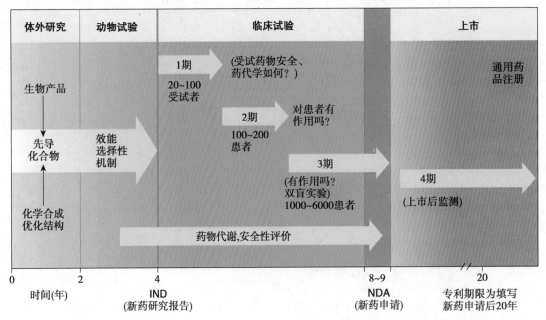

图1-6　在美国把一种药物推向市场所需要的开发和实验过程。对于一些用于致命性疾病的药物,其要求有所不同

对细胞功能的影响决定该药物是激动剂、部分激动剂、反向激动剂，还是相关受体的拮抗剂。与参考化合物相比，离休组织可用于描述新化合物的药理活性和选择性。与其他药物的比较也会在各种体内研究中进行。在这一过程的每一个步骤中，化合物都必须满足特定的性能和将要进一步执行的选择性标准。

为了确定药物对器官系统和疾病模型的影响，整体动物研究通常是必要的。新药物的心血管和肾功能研究一般都在正常动物中进行。对疾病模型的研究，如果有的话，就必须执行。对于候选的抗高血压药物，用它治疗有高血压的动物以观察血压的降低是否与剂量相关，并描述该化合物的其他作用。在口服和注射给药后，收集有关药物作用持续的时间和疗效的证据。如果该药剂具有有用的活性，将进一步研究对其他主要器官可能产生的不良影响，包括呼吸系统、胃肠道、内分泌系统和中枢神经系统。

这些研究可能表明进行进一步的化学修饰（化合物优化）的必要性，以达到更理想的药物代谢动力学或药物效应动力学特性。例如：口服给药研究可能表明，该药物吸收差或被肝脏迅速代谢，提示需要化学修饰以改善生物利用度。如果要长期服用这种药物，就需要对耐药性的发生进行评估。对于与那些已知会导致身体或心理依赖的药物，也会研究被滥用的可能性，并检验药物相互作用。

这个筛选过程（可能要用原分子的类似物或同源物重复几次）的理想结果是获得一种**先导化合物**，即成为新药的主要候选物。为新的有效化合物申请专利（物质成分专利），或为已知的化学实体申请新的特殊治疗用途（实用专利）申请专利。

临床前安全性和毒性试验

所有药物在一定的剂量范围内都有毒性。在临床试验前及其期间，对初步筛选过程中生存下来的候选药物，必须对其潜在的风险进行仔细评估。根据建议的药物用途，选择临床前毒性试验内容，包括表 1-4 所示的大部分或所有试验内容。虽然没有完全"安全"（零风险）的化学品，药物毒性试验的目的

是评估接触候选药物的风险，并考虑在治疗需求和药物使用期间可能产生的风险。

临床前毒理学研究的目的包括，确定药物对人体潜在的毒性；设计进一步确定毒性作用机制的试验方法；研究和预测临床试验监测的特异性及其最相关的毒性反应。除了表 5-1 中所示的研究内容外，几项定量评估很令人满意，包括无效剂量——没有出现指定毒性作用所需要的最大剂量；最小致死剂量——导致实验动物死亡的最小的剂量。如有必要，测定半数致死剂量（LD_{50}）——导致 50% 动物死亡的剂量。目前可以用尽可能少的动物数量估计药物的 LD_{50}。用这些剂量计算用于人体的药物初始剂量，通常采用动物无效剂量的百分之一到十分之一。

认识临床前试验的局限性很重要。临床前毒性试验的内容包括：

1. 毒性试验是一件费时花钱的事情。在考虑进行人体药物试验之前，需要 2~6 个月时间收集和分析毒性资料，估计治疗指数。治疗指数是引起理想治疗效应需要的剂量与引起毒性效应的剂量之比。

2. 获得有效的临床前数据可能需要大量的动物。科学家们要正确地关注这个情况，在减少所需的数据，同时还获得有效数据方面取得了进展。离体细胞和组织培养方法和计算机模拟正越来越多地使用，但其预测价值仍然有限。不过，部分持有毫无根据信念的公众认为动物试验没有必要，而企图废止所有动物试验。

3. 从动物试验获得的治疗指数和毒性数据外推到人类能合理的预测很多毒性作用，但不能预测所有的毒性。在寻求改进的过程中，由美国国内五个最大的制药公司合办的"预测安全检验协会"，以共享内部开发实验室的方式，对美国食品和药物管理局（FDA）提供咨询，在新疗法用于人体之前，对其安全性进行预测。2007 年，这个协会给 FDA 提交了一套早期肾损害的生物标志物。

4. 由于统计学上的原因，一些罕见的副作用并不易于在临床前试验中检测到。

表 1-4　安全性试验

试验类型	方法和目的
急性毒性	常用两种动物和两种给药途径，确定受试药物的无效剂量和最大耐受量。在有些情况下，需要确定引起 50% 动物死亡的毒性剂量
亚急性和亚慢性毒性	在临床试验开始前进行必要的两种剂量、两种动物、试验周期为两周或三个月的试验，对于临床使用周期较长的药物，延长亚急性毒性试验的时间，以确定其生化和生理效应
慢性毒性	对于人体使用周期较长的药物，用啮齿类和非啮齿类动物，进行 ≥6 月的试验。对于人体使用周期较长的药物，要求此项试验，常与临床试验同时进行。检测项目与亚急性毒性试验相同
对生殖能力的影响	两种动物，常用啮齿类动物和兔子。检测药物对动物交配行为、妊娠、生殖、分娩、子代、出生缺陷、出生后发育的影响
致癌倾向	用两种动物试验两年。对于人体使用周期较长的药物，要求此项试验，检测大体病理学和组织病理学
致突变倾向	用细菌和哺乳动物细胞培养方法检验药物对遗传稳定性和基因突变（Ames 试验）的影响。用小鼠进行显性致死试验和哺乳细胞基因片段分析
毒理学研究	确定毒性作用发生的顺序和机制，发现所涉及的基因、蛋白、途径。建立计算机辅助模型，开发评价毒性作用的方法

在人体评价

只有极少部分先导化合物可以进入临床试，而不到三分之一批准的药物能通过临床试验并进入市场。美国联邦法律规定和伦理学方面要求，新药的人体试验研究必须遵守严格的指导原则。但简单地执行政府法令并不能保证能获得科学有效地的研究结果。临床试验的合理设计和顺利执行需要诸多跨学科的研究人员包括基础科学家、临床药理学家、临床专家、统计学家及其他相关专业人员。认真设计和严格执行临床试验指导原则是根据任何人体药物试验研究中固有的三大主要混合因素而制订的。

临床试验中的影响因素

A. 多变的病史

许多疾病的严重程度变化莫测。一些可随时间的推移而自行消失，甚至恶性肿瘤也会偶然自行消退。好的实验设计应认真研究所观察疾病的自然史，用充足的时间对大量的人群进行调查研究，寻找其发病-转归的规律。用交叉设计进一步避免由于疾病症状波动而导致试验结果描述出现的偏差或错误。交叉试验设计时，交替更换受试药组、安慰剂组（对照组）和标准治疗组（阳性对照组）给药周期，可能的话，可以对个别受试者进行调整。系统的改变用药顺序，以便不同的受试者接受每种不同的、可能的治疗顺序。

B. 其他病症和风险因子的存在

已知的或未知的病症和风险因素（包括患者的生活方式）都可能影响临床研究结果。如有些疾病可改变药物的代谢动力学过程（第3、4章）；监测血药浓度或组织成分是观察新药作用的手段之一，但血药浓度常受某些疾病或其他药物的影响。欲避免这些不利因素的影响，可能时采用十字交叉设计，将患者分组做适当选择，即将各观察组的患者进行适当调整或选择，使各

组患者在症状学及一般状况等各方面不存在影响新药疗效的因素，要求详细调查患者的医疗状况和用药史（包括消遣性药物）；用有效的统计学方法将各组患者的分布随机化。人们对遗传变异分析越来越感兴趣，把它也作为可能影响个人对药物反应性试验的一部分。

C. 受试者和观察者的偏见及其他因素

由于患者对各种治疗措施都感兴趣，对自身病患的关心，或者为了鼓励医务人员积极工作，对于各种治疗干预都会以积极合作的方式做出反应。对患者来讲，这是一种**安慰剂反应**（拉丁语的意思是：我会好起来的）。这种现象的出现，与患者生理、生化方面及对疾患痛苦抱怨情绪的改变等有密切关系，从而影响了药物疗效的观察。常用安慰剂对患者的安慰性反应进行定量。安慰剂是内容物无活性的，但其形状、颜色、气味、硬度等与受试药物完全相同的一种制剂。虽然患者对安慰剂的反应不很相同，但安慰性反应的发生率基本相同。如在所有临床研究中，安慰剂反应的发生率几乎在20%~40%的范围内。安慰剂也会发生副作用和"毒性"反应，常见的主观症状有胃部不适、失眠、镇静等。

用单盲设计方法对患者的主观偏离反应进行定量，以便从新药疗效反应中去掉，使观察结果真实、准确。如上所述，为同一个患者分别给予安慰剂和受试药，观察其反应。可能的话，可以另设安慰剂对照组。用双盲试验排除试验观察者的偏见。即由第三者掌握患者编号和分组况，患者和医师无需知道他所服用或观察的制剂是安慰剂还是受试药。直到临床试验结束，再公开患者分组和编号、统计分析试验结果。

在临床试验中看到的药物效应常明显受患者服用药物的剂量和次数的影响。在最近的Ⅱ期临床试验中，三分之一的患者说他们正在服用药物，但血液分析发现他们并没有服用药物。方法学的顺应性肯定是要考虑的必要因素。

各种类型的研究和结论在相应的文本框中描述（药物研究——证据的类型）。

药物研究——证据的类型[*]

如本章所述，药物以多种方式研究，从用离体酶和受体进行的30分钟试管实验到长达数十年的患者人群观察。从这些不同类型的研究中得到的结论可以概括如下。

基础研究的目的是在严格控制的实验室条件下回答特定的问题，通常是单个问题。例如，药物x抑制酶y吗？然后基本的问题可能会被扩大，例如：如果药物x抑制酶y，那其量效关系是什么？这些实验通常是可以重复的，常常会在其中发现可靠的药物作用机制。

首次人体研究包括1~3期试验。一旦药物获得FDA批准用于人类，病例报告和病例系列包括临床医生观察药物（或其他）治疗对一个或多个患者的效果的观察。这些结果常常揭示不可预知的好处和毒性，但一般不测试指定试验假

说，并不能证明因果关系。

分析流行病学研究包括用来测试指定的假设的观察。例如噻唑烷二酮类抗糖尿病药物与不良心血管事件相关联。队列流行病学研究利用有（暴露组）和没有（对照组）暴露于在研药物的患者人群，回答暴露组产生效应的发生率是高还是低的问题。病例流行病学研究利用在研究中已经显示研究终点的患者人群，询问他们是否暴露于相关药物。这样的流行病学研究增加了推测的权重，但不能控制所有混杂的变量，因此不能确切证明因果关系。

荟萃分析对相同的研究进行严格的评估和分组，以增加受试者的数量，因此从多个已发表的研究中得到的结果可以提高统计学的效率。尽管荟萃分析极大地增加了受试者的数

---

[*] 感谢 Ralph Gonzales 博士的有益评论。

量,个别研究仍然遭受因方法和终点的不同所带来的困惑,荟萃分析不能证明因果关系。

大型随机对照试验(RCTs)是为了回答药物对临床终点或重要替代终点的影响的特定问题,使用足够大的患者样本,用严格的随机化方法将他们分配到对照组和实验治疗组。随机化是分析所有预见的混杂因素以及未知的混杂因素最好的方法,使实验组和对照组之间的数据相等。正确执行时,这些研究很少出现无效的结果而被认为是评估药物的黄金标准。

评估新药数据时的一个关键因素是访问所有数据。遗憾的是,许多大型研究的结果从来不会发表,因为结果是阴性的,即新药的治疗作用并不优于标准治疗。这种缺失数据的现象错误地夸大了新药的好处,因为隐藏了阴性结果。

美国联邦食品与药品管理局

FDA 是美国负责监督药物评价过程和批准新药产品上市的行政机关。为了使销售获得 FDA 的批准,研发机构或公司(几乎总是后者)必须提交药品安全性和有效性的证据。在美国之外,监管和药物审批过程通常与美国类似。

顾名思义,FDA 还负责食品安全的某些方面,共同承担美国农业部(USDA)的一个角色。食用动物使用药物(如抗生素)出现问题时,分担处理并发症的问题。当发现所谓的食品添加剂中含有活性药物时(例如:能量食品添加剂西地那非类似物)会发生不同类型的问题。FDA 根据法律规定而行使其药品管理权(表 1-5)。如果药物通过充分地有对照的试验证明在一个特定的使用中不是"安全有效"的,它将不能在州际商业系统流通销售[*]。

表 1-5　美国药品管理的主要法律条例

法　　　律	目的和作用
纯净食品与药品法(1906 年)	禁止销售虚假伪劣药品
禁运鸦片法(1909 年)	禁止进口鸦片
纯净食品与药品法修正案(1912 年)	禁止虚假、煽动性广告宣传
Harrison 麻醉品管理条例(1914 年)	关于阿片、阿片类和可卡因的使用管理办法(1937 年 Marijuana 增加了可卡因)
食品、药品和化妆品管理法(1914 年)	要求新药必须安全纯净(但不要求有关的证据),由 FDA 执行
Durham-Humphrey 法(1952 年)	授权 FDA 确定哪些产品可无处方销售
食品、药品和化妆品管理法 Kefauver-Harris 修正案(1962 年)	要求对新药和自 1938 年以来颁布的药物的有效性和安全性的证明,实行药物副作用报告制度、临床试验和新药广告指南
全面防止和控制药物滥用法(1970 年)	严格控制和管理成瘾性药物的制造、销售和处方,制定用药计划和预防和治疗药物成瘾计划
孤儿药品管理办法修正案(1983 年)	对开发用于治疗在美国患者数少于 20 万人的疾病的药物提供奖励
药品价格竞争和专利保护办法(1984 年)	减少常用药物的申报,要求生物等效性资料,延长新药专利保护时间为 FDA 评审过程花费的时间,但不能超过 5 年,或 NDA 申请后 14 年
对处方药使用者付费法(1992 年颁布,2007 年重新颁布)	制造商为使用某些新药的人付费
食品强化剂的卫生和教育法(1994 年)	建立食品强化剂标准,禁止 FDA 将强化剂和植物性治疗药物全部当做药品评价。要求建立特种成分和营养信息的标签,标明食品强化剂的含量,并作为食品供应,不能进行非法广告宣传
生物恐怖主义法(2002 年)	加强对危险生物制剂和毒素的控制,保证食品、水和药品供应安全
食品和药品管理法修订案(2007 年)	授予 FDA 对药物销售、标签、对消费者直销广告以更大的管理权力,要求售后研究、建立主动检测系统、管理临床试验过程,为公众提供更多的可视化资料

[*] 虽然 FDA 并没有直接控制各州的药品交易,但是各州和联邦法律都控制着州际药品的生产和销售。

遗憾的是，"安全"对患者、医生和社会的含义不同。证明完全没有风险是不可能的，但公众可能不理解这个事实，他们常常以为，FDA批准出售的任何药物，应该没有任何严重的"副作用"。这种认识上的混乱是对药品和医疗服务方面产生不满而发起诉讼的一个主要因素。

美国药品管理史（表1-5）反映了引起公众观点改变的几起公共卫生事件。例如，1938年颁布的《联邦药品、食品和化妆品法》主要是对使用未经充分测试而上市销售的磺胺类药物及其赋型剂有关的死亡案的一种反应。同样，1962年的Kefauver-Harris修正案，在一定程度上是由于沙利度胺（反应停）引起的致畸性药物灾难的结果。这种药剂在1957—1958年引入欧洲，并被作为一种"无毒"的催眠药而推销，在怀孕期间特别有用。1961年，有报道称，沙利度胺导致的一种罕见的先天缺陷——"短肢畸形"的发病率急剧增加，这种疾病包括短小或完全缺如的手臂和腿。流行病学研究提供了强有力的证据，证明这一缺陷与妇女在怀孕后前3个月使用沙利度胺有关，并且该药物在全球范围内迅速退出市场。据估计，有1万名儿童由于母亲接触这一药剂而发生出生缺陷。这一悲剧导致了要求更广泛的测试新药物的致畸性作用，并刺激了1962年Kefauver-harris修正案的通过。尽管当时该药物还未被批准在美国使用。虽然它对胎儿的毒性和对妊娠的影响是灾难性的，但沙利度胺对人类来说还是一种相对安全的药物，除了胎儿。即使是最严重的毒性风险，如果被理解，也可以避免或管理。尽管有毒性，FDA现在批准沙利度胺为一种有限使用的强效免疫调节剂，用于某些类型的麻风病治疗。

临床试验：IND和NDA

一旦一种药物被确定准备进行人体试验，首先必须与FDA为新药签署**新药研究报告**（Notice of Claimed Investigational Exemption for a New Drug，IND，图1-6），IND的内容包括：①关于新药的成分和材料的来源；②研制材料；③动物研究资料；④制定临床研究计划；⑤执行临床试验研究医师的姓名和证书；⑥对研究人员和他们的机构审查委员会提供的关于人类药物研究的关键临床前数据的汇编。

临床试验常要经过4年的时间，积累和分析全部要求的资料。在充足的急性、亚急性动物毒性试验完成之后，人体临床试验才能开始。动物长期毒性试验，包括致癌性研究，通常与临床试验同时进行。在3期正式临床试验的每一期内，自愿受试者或患者必须了解新药的研究状况及可能出现的危险；必须允许病患者拒绝或者自由参加和接受该药治疗。这些规定都是根据赫尔辛基宣言的伦理学原则制订的。对于临床试验计划，除了发起人机构和FDA，由参与临床试验单位的跨学科机构审查委员会（IRB）对其进行讨论和批准人体试验的科学和伦理计划。

在**第Ⅰ期**临床试验中，用少量健康自愿受试者（20~100例）确定新药的有效剂量。虽然Ⅰ期临床试验的目的是发现最大耐受量，但研究的目的是防止严重的毒性反应。如果预期受试新药有明显的毒性，如用于治疗癌症或艾滋病的药物，Ⅰ期临床试验应选用患病的自愿受试者，而不是正常的健康受试者。第Ⅰ期临床试验的目的是确定临床用药剂量的安全范围。第Ⅰ期临床试验有非盲法或开放性试验，即研究者和受试者都知道给的是什么药。另外，有时也有盲法或安慰剂对照试验。试验

设计根据药物、疾病和研究者的目的以及伦理学考量而进行。在本期试验中，能发现许多预知的毒性反应；同时测定药物的吸收、半衰期和代谢情况等药代学参数。Ⅰ期试验常在研究中心由经过特殊训练的临床药理学家执行。

在第Ⅱ期临床试验中，第一次在患有目的疾病的患者身上进行，以观察其可能的疗效。用少量（100~200）患者进行非常详细的研究。常采用单盲法，除了受试新药外，还用无药理活性的安慰剂及已知活性（阳性对照）的药物进行对比观察试验。Ⅱ期试验常在专门的临床中心（如大学医院）内进行。此期内可以了解新药更广泛的毒性作用。Ⅱ期临床试验有很高的药物失败率，创新药物中只有25%能够进入Ⅲ期试验。

在第Ⅲ期临床试验中，应用大量的患者，有时要达数千人，进一步确定新药的安全性和有效性。根据Ⅰ期和Ⅱ期试验期间所收集的资料，认真设计试验，消除或减少由安慰效应和多变的病因所引起的误差。因此，常采用双盲法和十字交叉法设计试验。Ⅲ期试验中，患者的用药方法类似于常规药物治疗学方法。本期试验难于设计，难于执行，而且费用昂贵，因为涉及的患者人数巨大，收集和分析的资料甚多。所使用药物剂型与上市的剂型一样，本期的临床研究者都是治疗某种疾病的专家。某些难以发现的毒副作用，特别是由免疫反应过程所引起的不良作用，在本期试验都可明显观察到。

经过第Ⅲ期临床试验达到预期目的的，遂为新药上市提出申请。销售证书需要向FDA提交《新药申请书》（NDA）——对于生物制品，提交《生物学证书申请》（BLA）。新药申请书的内容包括适合于在评药物的全部临床前和临床研究资料，常多达数百卷。新结构（新化学分子）新药的临床试验观察患者数已经有所增加，平均为5 000多名。FDA对NDA进行反复评审、论证，最后决定批准（拒绝）上市，常需要数月到数年时间不等。若出现问题，如意外的但可能严重的毒性，这需要进行额外的研究，批准的时间会延长数年。

在迫切需要的情况下（例如：癌症化疗药物），临床前和临床试验的过程和FDA审查可能会加速。对于严重的疾病，FDA可能允许在第Ⅲ期研究完成之前对新药进行广泛而有控制的销售；对于危及生命的疾病，它可能允许在第Ⅱ期研究完成之前进行有控制的营销。"快速通道"、"优先审批"和"加速批准"都是FDA的计划，适当地加快新药进入市场的速度。在2012年，另一种特殊类别的"突破性"产品（如治疗囊性纤维化的药物）在扩大Ⅰ期试验后被批准用于限制销售（表1-5）。在第Ⅲ期试验中，大约50%的药物涉及早期的、受控的市场营销。这样的加速批准通常要求仔细监测药物的有效性和毒性，并及时向FDA报告。遗憾的是，FDA对这一要求的执行并不总是适当的。

一旦药品获得批准上市，即开始**第Ⅳ期**临床试验。在实际使用条件下，用大量的患者不断检查新药的安全性。医师认真而完整地报告上市后药物毒性的重要性，是由于注意到，许多重要的药物作用只有万分之一或更少的发生率；只有长期服用后，一些副作用才变得更加明显。对于一些非常罕见的药物副作用，要揭示药物引起的事件或毒性，所需要的样本量非常巨大。例如：平均发病率为1/万时，在第一个毒性反应出现之前，需要暴露数十万的患者。因此，在Ⅳ期以前，低发生率的药物效应一般都不易于检出，无论多么仔细的研究。Ⅳ期研究没有固定的

时间限制。

从填写专利申请书开始到批准新药上市需花费 5 年或更长的时间。在美国,专利的有效期限为 20 年。NDA 批准以后,专利持有者(常是制药公司)拥有新药销售权的时间十分有限。由于 FDA 新药审评过程相当长(NDA 的评审时间为 300~500 天),有时将审评过程所耗时间加到专利期内,也就是说,专利期限可以延长约 5 年左右。但专利期延长的总时间不能超过 NDA 批准后 14 年。2010 年颁布的《患者保护与平价医疗法》为新药提供 12 年的专利保护期。专利期过后,任何公司都可以生产该药,填写简短的新药申请(ANDA),证明对该产品的权利平等,由 FDA 批准的,以非专利药品销售,而无需向原专利持有者付专利费。目前,美国市场上有一半以上的处方药是非专利药物。甚至生物技术为基础的药物,如抗体和蛋白质都有使用非专利药的资格,但已引发一些法律问题。欲了解更多的有关药物专利的信息请登入 FDA 网站 http://www.fda.gov/Drugs/DevelopmentApprovalProcess/ucm079031.htm。

商标是药物的专有商品名称,通常要经过注册才能拥有,而且注册的这个名称受法律保护,保护的期限与其使用的时间一样长。通常的等价产品不能以商标名称出售(除非特别授权),往往通过官方的通用名称命名。通用药物的处方在第 65 章介绍。

利益冲突

药物开发和市场营销中的几个因素导致了利益冲突。利用制药业的资金支持 FDA 的批准过程,这增加了 FDA 内部利益冲突的可能性。支持这一政策的人指出,美国政府长期以来对 FDA 的资助不足,几乎没有其他选择。另一个重要的利益冲突来源是 FDA 对外部专家小组的依赖,这些专家来自科学界和临床社区,他们为政府机构提供关于药品批准或退出的问题的建议。这些专家通常接受那些生产这些问题药物的公司的资助。新药申请对有利数据的需求导致了 Ⅱ 期和 Ⅲ 期临床试验,新药只与安慰剂对照,而不与较老的、有效的药物比较。因此,当新药首次投放市场时,有关新药相对于已知的、有效的药物的疗效和毒性的数据可能无法获得。

制造商推广新药时可能会付钱给医生,让他们更愿意使用更熟悉的老药。在批准上市后,制造商赞助小的、设计差的临床研究,帮助有利数据的发表,妨碍不利结果的发表。为了维持他们的执照,医生们需要满足持续的医学教育(CME)的要求,鼓励制造商赞助一些会议和课程,这些会议通常是在极具吸引力的度假场所召开,而新药物往往在此类课程中占重要的地位。最后,向执业医师免费发放新药的习惯做法既有积极的影响,也有消极的一面。这些样本允许医生在不收取患者任何费用的情况下尝试新药。另一方面,新药通常比老药贵得多,而且当免费样品用光时,患者(或保险公司)可能会被迫支付更多的治疗费用,而不是使用更老、更便宜、也可能同样有效的药物。最后,当一种药品的专利即将到期时,持有专利的制造商可能会试图通过向非专利制造商支付专利费来扩展其独家销售特权,而不是引入一个通用的版本("延迟支付")。

药物不良反应

药物不良事件(adverse drug event,ADE)是一种有害的或意外的反应。药物不良反应是四大死亡原因之一,超过肺病、艾滋病、事故和车祸的死亡人数。FDA 进一步估计,30 万可预防的不良事件发生在医院,许多是由于医疗信息混乱或缺乏信息造成的。一些不良反应可能发生在任何人,如过量、重叠效应、药物相互作用。只在敏感患者中出现的不良反应包括耐受性低、特质(经常来自遗传的)、过敏(通常是免疫介导的)。在 IND 和 Ⅰ~Ⅲ 期临床试验阶段和 FDA 的批准之前,必须报告所有的不良事件(严重的、危及生命的、致残的、合理用药有关的或意外发生的)。FDA 批准上市后的药物,必须继续监测、评价和报告其对患者的任何不良反应,与药物使用有关的反应包括过量、事故、没有预期的作用、停药发生的事件和标签中未列出的意外事件。严重的和意外的事件必须在 15 天内报给美国 FDA。预测和避免药物不良反应、优化药物的治疗指数是药物基因组学和个性化医疗越来越重视的焦点。希望加大使用电子健康记录的力度会减少这些风险的发生(见第 65 章)。

孤儿药和罕见疾病治疗

罕见疾病用药品——所谓的孤儿药——可能很难研究、开发和销售。孤儿药的安全性和有效性必须在少数人群中证明,但这样做是一个复杂的过程。此外,因为罕见疾病的病理生理机制和基础研究很少引起人们的注意,在学术和工业生产中的资金可能会很少,合理的药物作用靶点很少认识。此外,开发药物的成本极大地影响了目标人口相对较少,资助罕见疾病药物或者忽视不接受有限考虑的疾病已经越来越多地得到哲学以及来自非盈利基金的支持,如囊性纤维化基金、美国亨廷顿病学会和盖茨基金会等。

1983 年的《孤儿药修正案》,对定义为"(a)在美国影响人口少于 200 000 人的任何疾病或症状;(b)在美国其影响的人口超过 200 000 人,但对开发和制造在美国可用的这样一种药物的费用没有合理成功的预期,而在美国销售这种药物使这种疾病或症状得到恢复。"的罕见疾病和症状用药品的开发提供奖励。自从 1983 年以来,美国 FDA 已批准和销售 300 多种治疗超过 82 种罕见疾病的孤儿药物。

■ 资料来源

对于准备参加考试复习的学生,可参考由 Trevor、Katzung 和 Masters 编写的《药理学考试复习提题》(*Pharmacology:Examination and Board Review*,McGraw-Hill,2013)。该书以美国执业医师考试(USMLE)格式提供了 1 000 多个试题和答案。一本短期学习指南是 Katzung 和 Trevor 编写的《USMLE 路线图:药理学》(*USMLE Road Map:Pharmacology*,McGraw-Hill,2006),其中含有大量的图、表、记忆方法和 USMLE 格式的临床病例。

本书每章后所选用的参考文献是针对这些章节提供的评论或经典出版物和资料。关于基础或临床研究的更详细的问题,最好的答案在一些涉及一般药理学和临床专业的期刊内。对于学生和医生,推荐参考三种学术期刊,作为了解现行药物信息的特别来源。《新英格兰医学杂志》(*The New England Journal of Medicine*):发表了大量与药物临床研究有关的原始文献以及对药理学热点的经常性评论;《药物与治疗学医学通讯》(*The Medical Letter on Drugs and Therapeutics*):发表了大量新老治疗方法,主要是关于药理学的简短评论;《药物学》(Drugs):发表了大量关于药物学和药物类别的综述。在英特网/万维网上,特别推荐两种来源:Cochrane Collaboration 和 FDA 网站(见后面的参考文献)。与美国相关的其他信息来源也在这里简单介绍。"包装说明书"是要求药品制造商放置在处方销售药包装内的简短信息资料;《医师案头参考》(Physicians' Desk Reference,PDR)是一种汇编药品说明书的出版物,每年修订两次,在书店销售,或免费赠送执业医生,简要说明产品的药理学。这本小册子包含了许多实用的信息,它也可作为制造商将药物不良反应的责任转移给医生的途径和手段。因此,制造商通常会在产品说明书中详细列出曾经报道过的有关该产品的各种毒副作用,无论是多

么稀少罕见,都尽列其中。Micromedex 是由汤姆森公司维护的广泛订阅的药品信息的网站(www.micromedexsolutions.com)。它为个人数字助理设备提供了下载在线药物剂量和药物毒性及药物相互作用资料的功能。一个有用的和客观介绍药物毒性及药物相互作用信息的手册(每季度一册):药物相互作用:分析与管理(Drug Interactions:Analysis and Management)。最后,FDA维护的网站上传递最新药品的审批、停止销售、警告等的消息。欲了解这些信息,可登录 http://www.fda.gov/。MedWatch 药物安全计划是一个免费的电子邮件通知通报服务系统,提供药物的警告和停止销售的消息,可在 https://service.govdelivery.com/service/user.html?code=USFDA 上订阅。

案例思考答案

在案例研究中,患者自己静脉注射过量的甲基苯丙胺,一种弱碱。这种药物可以在肾小球中自由过滤,但可以迅速在肾小管中被吸收。用氯化铵可以使尿液酸化,将大部分的药物转化为质子化的、带电的形式,而这种形式药物的吸收很差,因而被迅速地消除了。注意,并不是所有的专家都建议在过量使用甲基苯丙胺类药物后,服用强利尿和改变尿液 pH,因为有造成肾损伤的危险(图 1-5)。

(张殿增 张磊 译 邱培伦 校 金有豫 审)

参考文献

扫描本书二维码获取完整参考文献。

药物受体与药效学

Mark von Zastrow, MD, PhD*

第 2 章

案例思考

一位 51 岁男子因呼吸困难来到医生的诊所。患者不发烧,血压正常,但呼吸急促。胸部听诊显示弥漫性啰音。医生暂时诊断为支气管哮喘,并肌肉注射肾上腺素,患者的呼吸得到几分钟的改善。随后拍片得到了一个正常的胸部 X 线片,有轻度高血压的病史,只是最近服用普萘洛尔治疗。医生让患者停止使用普萘洛尔,患者的抗高血压药改成维拉帕米。为什么医生停止普萘洛尔是正确的? 为什么维拉帕米是高血压患者更好的选择?

药物的治疗作用和毒性作用是药物与患者体内的分子相互作用的结果。大多数药物通过与特殊的大分子结合、改变大分子的生物化学或生物物理活性而产生作用。约一个多世纪以来,这种设想一直包含在称作**受体**的概念之中。受体是指能与药物产生相互作用、启动导致药物产生观察得到的效应的一系列活动的细胞或微生物的组成部分。

受体已成为研究药物效应及其作用机制(药效学)的焦点中心。业已证明,受体的概念已经扩展到内分泌学、免疫学和分子生物学等诸多领域,已经成为解释生物调节作用的许多方面所必不可少的理论基础。许多药物受体已被分离并详细阐明,从而为更准确地了解药物作用的分子基础打开了通路。

受体的概念对药物开发和临床实践中制定治疗决策具有重要的实际影响。这些影响形成了理解几乎本书中每个章节描述的药物的作用及其临床应用的基础。受体的实际意义可以简单地概括为如下几点:

1. 受体在很大程度上决定药物的剂量或浓度与其药理作用的定量关系。受体结合药物的亲和力决定形成药物-受体复合物所需的药物浓度,而受体的总数会限制药物可能产生的最大效应。

2. 受体是药物选择性作用的基础。药物的分子大小、形状及其所带电荷量的多少决定它是否或以多大的亲和力与特定的受体结合,而它结合的这个受体仅仅是细胞、组织以及患者体内所配置的一系列众多不同的化学结合部位中的一种。因此,药物化学结构的变化可以显著增加或减少一种新药对不同类别受体的亲和力,而改变其治疗作用和毒性作用。

3. 受体介导药理学性激动药和拮抗药的作用。有些药物和许多天然配体(如激素和神经递质)作为激动药而调节受体大分子的功能,这意味着激活受体是它们与受体直接结合的信号。有些激动药只激活一种受体,而产生其所有的生物学功能;有些激动药只选择性的提高一种受体的功能,而对其他受体的功能则影响较小。

作为药理学性拮抗药的其他药物,它们能与受体结合,但不激活受体和产生信号,因此而干扰了能激活受体的激动药的作用。对细胞或患者产生所谓"纯粹"的拮抗作用,完全取决于其阻止激动药分子与受体结合并阻断其生物学作用的能力。此外,有些拮抗药除了阻止激动药与受体结合外,还抑制受体的基本信号转导("构成性")活性。在临床医学中最有用的药物是药理学性拮抗药。

药物受体的大分子性质

大多数与临床相关的药物的受体和在本章讨论的所有受体都是蛋白质。传统上,用药物结合的方法识别或纯化组织提取物中的受体;随后,在与受体结合的药物之后,发现了许多受体。在分子生物学和基因组测序取得进展的今天,已经扭转了这种局面。现在,通过预测其他(已知)受体的结构或同源序列的方法发现受体,利用化学药物筛选方法开发与他们结合的药物。这一努力已显示,对于许多已知药物,他们结合的受体多样性比预期的还要多。用这种方法还确定了大量所谓的"**孤儿**"**受体**。之所以这样称呼它们,因为它们的配体目前还尚未知。业已证明,"孤儿"受体的发现可能为新药开发提供了有用的目标。

* 感谢 Henry R. Bourne 博士对本章的主要贡献

有些药物受体是**调节蛋白**,对此类受体的特点阐明得最为充分。这些调节蛋白参与内源性化学信号物质(如神经递质、自体有效物质和激素)生物效应的调节。这一类受体介导许多最有用的治疗药物的效应。这些调节性受体的结构和生物化学机制在随后的"信号转导机制与药物作用"一节中介绍。

已经被明确鉴定为药物受体的其他蛋白质包括:常被所结合的药物抑制(或较少激活的)的**酶类**(如二氢叶酸还原酶为抗肿瘤药甲氨蝶呤的受体)、**转运蛋白**(如 Na^+-K^+-ATP 酶为洋地黄苷类作用于心脏的膜受体)和**结构蛋白**(如微管蛋白为消炎药秋水仙碱的受体)。

本章根据药物受体的复杂程度,从三个方面论述药物受体的功能:①药物受体具有决定药物浓度与药物的药理效应之间的定量关系;②受体是为重要的药物提供靶点、引起化学信号转导机制的调节蛋白和组分;③受体是药物对患者产生治疗作用和毒性作用的决定因素。

药物浓度和效应之间的关系

药物剂量和临床上所观察的效应之间的关系可能很复杂。但是,在认真控制的体外系统,药物浓度与其效应之间的关系往往很简单,可以用数学进行精确的描述。这种理想化的药物剂量-效应关系是给患者用药后出现的更加复杂的药物剂量与效应之间关系的基础。

浓度-效应曲线与激动药的受体结合

对于正常动物或患者,低剂量时,药物反应的增加通常与剂量成正比;随着剂量的增加,药物效应的增量减少;最后,剂量虽然增加,但效应却不进一步提高。药物浓度与效应之间的关系可根据下面的公式,用双曲线描述(图 2-1A):

$$E = \frac{E_{max} \times C}{C + EC_{50}}$$

这里 E 是在浓度 C 时所观察到的效应,E_{max} 是药物产生的最大效应,EC_{50} 是药物产生 50% 最大效应时的药物浓度。

这种双曲线关系与质量作用定律相似,质量作用定律描述的是亲和性一定时两个分子之间的关系。这种相似性认为,激动药物通过与具有药物受体亲和力特点的不同类别的生物分子结合(占领)而产生作用。放射性受体配体已被用来证实药物-受体系统的这个占领假设。在这些系统中,与受体(B)结合的药物和游离(未结合)药物(C)浓度的关系如图 2-1B 描述,也可用下面的公式表示:

$$B = \frac{B_{max} \times C}{C + K_d}$$

其中 B_{max} 表示受体部位的总浓度(即在游离药物浓度无限高时可以与药物结合的受体部位),K_d 是平衡解离常数,表示 50% 最大结合率时游离药物的浓度。这个常数与受体结合药物的亲和力成反比例关系。K_d 小的时候,亲和力高,反之亦然。EC_{50} 与 K_d 成正比,但如下述,没有必要。剂量-反应关系常用药物效应与(纵坐标)药物对数剂量或浓度(横坐标)的图表示。这种数学表示方法可以将图 2-1 的双曲线转换成中间为线性的 S 形曲线(图 2-2)。这样的转换很方便,因为它使低浓度的横坐标(此时效应变化快速)的刻度放大,而使高浓度(此时效应变化缓慢)的刻度压缩,但没有特殊的生物学或药理学意义。

受体-效应器偶联和储备受体

当激动药占用受体时,受体的构型发生改变,代表受体活化的基本基础,而且仅仅是产生药理效应所需的许多步骤中的第一步。链接药物占领受体和药物反应的整个转换过程通常被称为偶联作用。占领-效应偶联作用的相对效率部分地取决于受体本身。完全激动药的效应可以被认为是它能比部分激动药更有效地偶联和占领受体(见下文)。偶联也取决于将受体占领转换成细胞效应的"下游"生化反应过程。对于一些受体,如配基门控的离子通道,延误占领和反应之间的关系可能很简单,药物调节离子通道的受体,因为由药物产生的离子电流与结合的受体(离子通道)数量成正比。对于其他受体,如酶催化的信号转导级联反应联系的受体,占领-反应关系纠纷复杂,因为在全部受体完全被占领之前,生物效应达到最大值,也就是说,生物效应与药物占据受体的数量不成比例。

许多因素可以促进非线性占领-反应偶联,而且人们对这些影响因素往往只理解其中的一部分。了解这方面问题的一个有用的概念是"**受体保留**"或**储备受体**。对于某一特定的药物效应,如果激动药在不占领全部可用受体补充物的浓度下即可

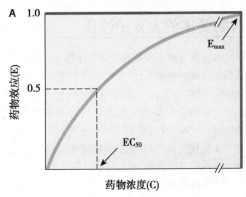

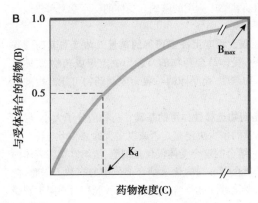

图 2-1　药物浓度和药物效应(**A**)及其受体结合率(**B**)之间的关系。EC_{50} 指药物效应为最大效应的 50% 时所需药物浓度;K_d 指受体结合率为最大时所需药物浓度

产生最大的生物反应,此时,出现了受体剩余,"多余"的受体就是所谓的储备受体。人们可以用实验来证明储备受体的存在。如用不可逆性拮抗药阻止激动药与一定比例的可用受体结合,高浓度的激动药仍然可以产生最大效应(图 2-2)。例如:即使 90% 的 β 肾上腺素受体被不可逆转拮抗药占领时,儿茶酚胺仍然可以产生同样的最大心肌变力反应。因此,可以说心肌细胞含有大量的 β 肾上腺素能储备受体。

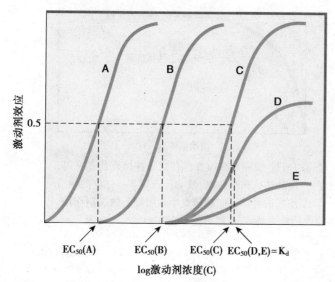

图 2-2 剂量轴的对数转换和用不同浓度不可逆性阻断药证明贮备受体的存在。曲线(**A**)表示无阻断药存在时激动药的效应;用低浓度阻断药处理后,曲线右移,最大效应还仍然存在,说明还有剩余受体存在(曲线 **B**);用大剂量阻断药处理后,不再有储备受体存在,但所剩受体数还足以产生最大药理效应并未衰减(曲线 **C**);再提高阻断药的用量(曲线 **D** 和 **E**),进一步减少了可用受体的数目,使最大效应降低。此时,曲线(**D**)和(**E**)中激动药的表观 EC_{50} 接近可以说明激动药与受体亲和性的 K_d 值图

如何解释储备受体的现象呢?在某些情况下,受体可能只是简单地相对于存在于细胞内的下游信号传导介质的总数在数量上的储备,所以发生最大反应没有占用所有的受体。在其他情况下,受体的"储备"只是暂时的。例如:β-肾上腺素能受体激动剂活化,促进三磷酸鸟苷(GTP)与活化的信号转导中间产物三聚体 G 蛋白结合,而 G 蛋白的生命周期大大地超过了激动剂-受体作用(下文中的"G 蛋白和第二信使"一节)的时间。因此,激活相对少的受体就可以产生最大的反应。因为个别配体-受体结合引起的反应所持续的时间比结合过程本身所消耗的时间长。

不考虑受体保留,细胞或组织对某一特定浓度的激动药的敏感性不仅取决于受体对激动药的亲和力(用 K_d 值描述),而且还取决于受体储备的程度——受体的总数与产生最大的生物反应实际所需的受体数量之比。

储备受体的概念在临床上非常有用,因为它允许人们精确地考虑药物剂量产生的影响,而无需考虑信号转导过程中生化反应的细节。描述激动药-受体相互作用的 K_d 值决定了在某一游离浓度(C)下,激动药能占领多大比例(B/B_{max})的受体,

而与受体浓度无关:

$$\frac{B}{B_{max}} = \frac{C}{C + K_d}$$

想象一下,一个效应细胞有四个受体和四个效应器。在这里,效应器的数量不影响最大效应的大小,也没有储备受体存在。因此,在浓度等于 K_d 值时,激动药可以占领 50% 的受体,激活一半效应器,产生的效应为最大效应的一半(即两个受体激活两个效应器)。现在想象,受体数量增加 10 倍,即有 40 个受体,效应总数保持不变。储备受体数量占人多数。结果,低浓度的激动药足以占领 40 个受体中的 2 个(5% 的受体),同样低浓度的激动药能引起 50% 最大反应(激活四分之二的效应器)。因此,通过改变储备受体的数量可以改变组织对激动药的敏感性。

竞争性和不可逆性拮抗药

受体拮抗药能与受体结合,但不能激活受体。拮抗药的主要作用是降低激动药(其他药物或内源性调节分子)正常激活受体的效应。而拮抗药是传统上认为在激动剂不存在时没有功能效应的,有些拮抗剂显示"反向"激动剂效应(第 1 章),因为在完全缺乏任何激动剂时观察到,它们也能使受体活性降低到基础水平以下。根据与同时存在的激动药的作用方式,将拮抗药分为两类:竞争性拮抗药和不可逆性拮抗药。

在激动药浓度不变时,不断增加**竞争性拮抗药**的浓度,会逐渐抑制激动药的效应。高浓度的拮抗药可以完全拮抗激动药的效应。相反,拮抗药的浓度不变,足够高的激动药可以反转拮抗药的效应。也就是说,在任何拮抗药浓度下,激动药的 E_{max} 都是一样的(图 2-3A),因为拮抗药是竞争性的。因此,在拮抗药存在时,增加激动药的浓度才能产生一定程度的效应,这样,激动药的浓度-效应曲线移向右边。

在拮抗药的浓度([I])不变时,激动药产生某一效应所需要的浓度(C')比没有拮抗药存在时产生相同效应所需要的浓度(C)高,这两个激动药浓度的比率(剂量比)与拮抗药的解离常数(K_i)的关系用 Schild 方程表示:

$$\frac{C'}{C} = 1 + \frac{[I]}{K_i}$$

药理学家常用这种关系测定竞争性拮抗药的 K_i 值。即使不了解激动药的受体占有率与效应之间的关系,也能简单而准确地测定 K_i。如图 2-3 所示,在固定浓度的拮抗药存在与不存在时所得到的浓度-效应曲线,与在两种情形下产生相同药理效应所需要的激动药浓度比较,求出拮抗药的 K_i。例如:如果 C' 是 C 的二倍,那么[I] = K_i。

对于临床医生,这种数学关系有两个重要的治疗学意义:

1. 竞争性拮抗药产生的抑制效应强度取决于拮抗药的浓度。竞争性 β-肾上腺素受体拮抗药普萘洛尔就是一个很好的例子。由于普萘洛尔的清除率存在明显的个体差异,患者接受固定剂量的普萘洛尔时,其血药浓度会出现明显的不同。结果,对去甲肾上腺素和肾上腺素(内源性肾上腺素受体激动药)生理反应的抑制效应也会出现明显的变化。因此,要对普萘洛尔的剂量做相应的调整。

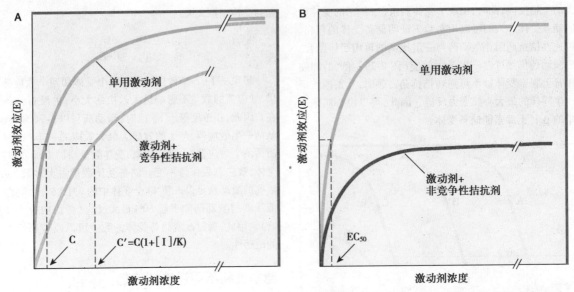

图2-3　竞争性阻断药(**A**)和不可逆阻断药(**B**)产生的激动药的剂量-效应曲线改变。在竞争性拮抗药存在时，达某一强度的效应所需要的激动药浓度较高。因此，在浓度为[I]的拮抗药存在时，激动药产生某一强度的效应时的浓度(C')增加，使激动药的量效曲线右移(如图所示)。高浓度的激动药能翻转竞争性阻断药的抑制作用。不可逆性(或非竞争性)拮抗药的情形则不同，它可减小激动剂的最大效应，虽然不能改变其 EC_{50}

2. 竞争性拮抗药的临床效应还取决于与之竞争性结合受体的激动药的浓度。普萘洛尔再一次提供了一个有用的例子。当以中等剂量给予普萘洛尔时，足以抑制基础水平的神经递质去甲肾上腺素的效应，使静息状态下的心率降低。但在运动状态下，如体位变化、情绪激动时，则足以克服普萘洛尔的竞争性拮抗作用。因此，在这些情形下，相同剂量的普萘洛尔会产生非常小的效应，而改变了其治疗效果。

非竞争性拮抗剂的作用是不同的，因为一旦这样的药物与受体结合，激动剂就不能克服其抑制作用，而无论浓度有多高。在许多情况下，非竞争性拮抗剂以不可逆性或接近不可逆性的方式与受体结合，有时候与受体形成共价键，使受体不能与激动药结合。一定比例的受体被这种拮抗药占领以后，为激动药(即使在高浓度时)剩余的未被占领的受体数目可能太少了以至于不能产生与原来的最大效应可比较的效应(图 2-2B)。如果有储备受体存在，低剂量的不可逆拮抗药可能会为激动药留下足够的受体去占领，而使激动药能产生最大效应，但需要提高激动药浓度(图 2-2B 和 C，见"受体-效应器和储备受体"一节)。

这样的不可逆拮抗药在治疗上有明显的优点和缺点。一旦受体被不可逆拮抗药占领，并不需要以未结合的形式抑制激动药的效应。因此，不可逆拮抗药的作用时程相对不取决于其消除速率，而更多的是取决于受体分子的更新率。

酚苄明是一种不可逆性 α-肾上腺素受体拮抗剂，主要用于治疗(肾上腺髓质瘤)嗜铬细胞瘤释放的儿茶酚胺类物质引起的高血压。给予酚苄明降低血压后，即使嗜铬细胞瘤释放大量儿茶酚胺类物质时，其受体阻断作用也会持续很久，血压也不会再升高。在此情况下，为了防止酚苄明效应引起的变化，使用高浓度的激动药是其治疗优势。可是，过量使用酚苄明会引起肾脏问题。如果 α-肾上腺素受体阻断作用无法克服，必须采取生理性拮抗方法减少过强的酚苄明作用，即不通过 α-肾上腺素受体类升压药物而升高血压。

拮抗药还可以用不同的方式产生非竞争性拮抗作用，即结合到与激动药结合部位不同的受体蛋白部位，用这种方式，药物可以不阻断激动药结合而改变受体活性(图 2-2C 和 D)。虽然这些药物产生的是非竞争性的作用，若不与受体产生共价键结合，它们的作用会是可逆的。因此称这样的药物为变构调节剂，因为它们结合于受体蛋白的、相对不同(即"变位")于激动剂结合的经典("正位")的部位，不使受体失活而改变受体的功能。不是所有的变构调节剂都可以产生拮抗药的作用，有些结合于变构部位但不抑制受体活化，而是增强受体活化。例如：认为苯二氮䓬类药物是正性变构调节剂，因为它们非竞争性结合神经递质 γ-氨基丁酸(GABA)活化的离子通道，提高了 GABA 对通道电导激活作用的净值。这种变构机制是苯二氮䓬类过量使用相对安全的一个原因；它们对自己的离子电导影响甚微，甚至在高剂量，它们增加离子电导的能力受释放内源性神经递质限制。

部分激动药

受体全部被占领时，药物的反应最大。根据这一原理，激动药可分为两大类：受体被占领，但产生的效应却比**完全激动药**低，此类激动药为**部分激动药**。部分激动药的浓度-效应曲线类似于(阻断一些受体部位的)不可逆拮抗药存在时的完全激动药的曲线[比较图 2-2(曲线 D)和图 2-4B]。重要的是要强调，部分激动药不能产生最大效应的原因不是由于降低了其结合受体的亲和力。事实上，部分激动药没有引起最大药理效应的能力，即使在使受体结合饱和的高浓度时。这种现象可以用事实来说明：部分激动药竞争性抑制(图 2-4C)完全激动药产生的效应。部分激动剂的这种混合的"激动剂拮抗剂"性质在临床上有利有害。例如：μ-阿片受体部分激动药丁丙诺啡是一个比吗啡更安全的镇痛药，因为它过量使用时很少产生呼吸抑制。与作用更强的吗啡联合给药时，丁丙诺啡是有效地镇痛药，但对吗啡依赖患者有诱发药物戒断综合征的可能。

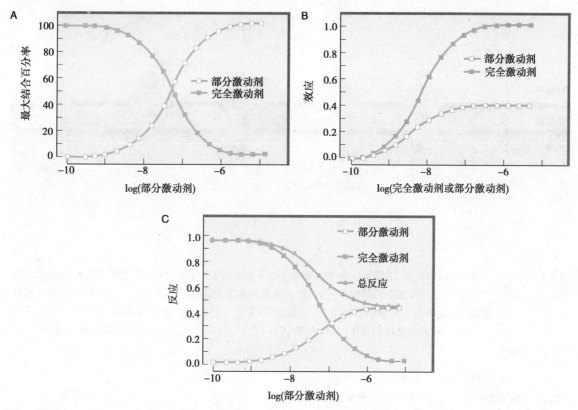

图 2-4 **A.** 增加部分激动药的浓度时完全激动（一种剂量）占领受体的百分比。由于部分激动药和完全激动药竞争性与同一受体部位结合，部分激动药占领的位点增加时，完全激动药占领的位点就减少；**B.** 两药分别应用后，测量其各自的反应。部分激动药占领全部受体后，其最大效应较完全激动药为小；**C.** 同时用一个浓度的完全激动药和增加部分激动药的浓度产生的反应图。随着部分激动药浓度的增加（与受体竞争结合的量亦增加），完全激动药的效应降低；一次高浓度完全激动药（实心方块）引起的效应百分比低于增加部分激动药浓度时与受体竞争结合的成功率，同时，部分激动药（空心）引起的效应增加。而总的效应（两药效应量相加）则逐渐下降（实心三角形），最后达到部分激动药单独使用时的百分比（与 B 比较）

药物拮抗作用的其他机制

不是所有的拮抗作用机制都涉及药物或内源性配体与单一类型受体的相互作用。有些类型的拮抗作用与受体无关。例如：鱼精蛋白是一种在生理 pH 值下带正电荷的蛋白质，临床上用于抵消肝素（一种带负电荷的抗凝血剂）的作用。在这种情况下，一种药物作为其他药物的**化学拮抗药**，仅仅通过简单的离子结合，使其他药物不能与血液凝固相关蛋白相互作用。

另一种类型的拮抗作用是不同受体介导的内源性调节通路之间的**生理性拮抗作用**。例如：糖皮质激素的一些分解代谢作用导致血糖升高，就是一种与胰岛素相关的生理性作用。虽然糖皮质激素和胰岛素作用的受体-效应器系统截然不同，临床医生有时必须注射胰岛素来对抗皮质激素的高血糖作用，无论后者是由内源性合成（例如：对肾上腺皮质肿瘤）升高或糖皮质激素治疗的结果。

一般来说，生理拮抗药产生的作用比受体特异性拮抗药差，也不容易控制。例如：治疗增加迷走神经末梢释放乙酰胆碱引起的心动过缓，医生会用 β-受体激动药异丙肾上腺素，通过模拟心脏交感神经兴奋来提高心率。然而，使用这种生理性拮抗药不合理，会比使用受体特异性拮抗药如阿托品（一种竞争性乙酰胆碱减慢心率的受体拮抗药）可能更危险。

信号转导机制和药物作用

到目前为止，我们已经用数学方程式以及浓度-效应曲线考虑受体相互作用和药物作用之间的关系。我们还必须明白药物作用的分子机制。我们还应该不同结构的受体蛋白家族，使我们提出一些具有重要临床意义的基本问题：

- 为什么某些药物产生的效应可以在药物不再存在后持续数分钟、数小时，甚至数天？
- 为什么药物长期或重复给药会减少其他药物的反应？
- 如何用放大外部化学信号的细胞机制解释储备受体的现象呢？
- 为什么化学性质类似的药物的作用往往表现出非凡的选择性？
- 这些机制能为开发新的药物提供靶点吗？

大多数跨膜信号转导是由少数不同的分子机制完成的。每种类型的机制通过独特的蛋白家族的演变，以适应许多不同的信号转导。这些蛋白家族包括细胞表面和细胞内的受体以及酶和细胞质中的第二化学信使产生、放大、协调和终止受体后信号转导的其他成分。本节首先讨论化学信息跨越细胞浆膜的机制，然后概述细胞质第二信使的主要功能。

现已完全明确的跨膜信号转导的基本机制有五种（图 2-5），

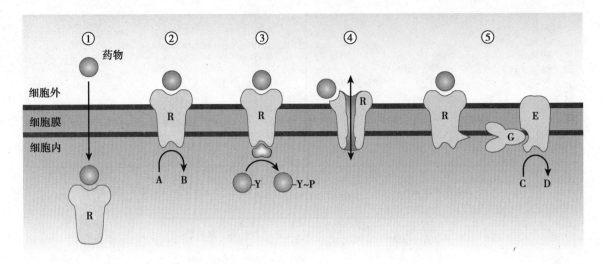

图 2-5 已知的跨膜信号转导机制:①脂溶性化学信号跨过浆膜并作用于细胞内受体(可能是一种酶或基因翻译的调质);②化学信号结合于跨膜蛋白的细胞外区后,激活细胞内胞浆区的酶;③信号结合于跨膜受体的细胞外区,而该受体的细胞内区能与蛋白酪氨酸激酶结合,并激活它;④信号结合于并直接调节开放离子通道的;⑤信号通过结合于 G 蛋白与效应器酶连接的受体(A,C:底物;B,D:产物;G:G 蛋白;E:酶的效应器或离子通道;Y:酪氨酸;P:磷酸)

每种机制代表不同的受体蛋白家族,分别采用不同的策略规避细胞脂质双层浆膜构成的障碍。这些策略包括①跨越细胞膜、对细胞内受体产生作用的脂溶性配体;②跨膜受体蛋白,其胞内酶的活性由配体与该蛋白质的细胞外域结合而进行变构调节;③结合和兴奋蛋白酪氨酸激酶的跨膜受体;④由配体结合诱导开启或关闭的配体门控跨膜离子通道以及⑤兴奋 GTP 结合的信号转导器蛋白(G 蛋白)、随后又参与细胞内第二信使产生的跨膜受体蛋白的调节。

然而,这五种机制不能阐明所有的化学信号跨细胞膜转导的形式,但它们确实阐明了药物治疗中遇到的许多最重要的信号转导过程。

脂溶性药物的细胞内受体

几种生物学配体有足够的脂溶性而跨过细胞浆膜,作用于细胞内的受体。这些配体中的一类包括类固醇(糖皮质激素、性激素和维生素,D)、甲状腺激素,它们的受体与其表达被调节的基因附近的特异性 DNA 序列(称作**效应元件**)结合而刺激基因转录。

这些"基因活化"的受体属于一种从共同前体进化而来的蛋白质家族。用重组 DNA 技术详细研究受体为洞察其分子机制奠定了基础。例如:糖皮质激素与其正常受体蛋白的结合缓解了对蛋白质转录刺激活性的抑制。图 2-6 示意性描绘了糖皮质激素作用的分子机制:在没有激素存在的情况下,受体与热休克蛋白 hsp90 结合,hsp90 是一种蛋白质,它能阻止受体几个结构域的正常折叠。激素与配体结合域结合后触发 hsp90 的释放,使受体与 DNA 结合,受体的转录-激活域折叠成其活性功能构象,这样可以使激活的受体启动靶基因的转录。

激素通过调控基因表达而产生作用的机制在治疗上的重要意义有两方面:

1. 这些激素产生的所有效应都在其特征性滞后期(30 分钟到几个小时)以后发生,因为新的蛋白质合成需要时间。这

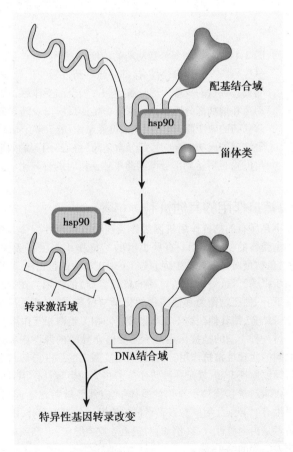

图 2-6 糖皮质激素作用机制。糖皮质类生物素受体多肽示意性地描绘为具有三个不同结构域的蛋白质。热休克蛋白 hsp90 在没有激素的情况下与受体结合,并阻止受体折叠成活性构象。激素配体(类固醇)的结合引起 hsp90 稳定剂的解离并允许其转化为活性构型

意味着,有基因活性的激素,不能指望在几分钟内改变病理状态(如糖皮质激素不会立即减轻急性气管哮喘的症状)。

2. 这些药物的效应可以在激动药浓度已降低到零后持续几小时或几天。其效应持久的原因主要是由于大多数酶和蛋白质更新缓慢,这些蛋白质被合成以后,它们的活性可以在细胞内保留几小时或几天。因此,它意味着基因活性激素的有益(或有毒)效应,通常会在停止给药后缓慢下降。

包括受体酪氨酸激酶的配基调节的跨膜酶

此类受体分子介导胰岛素、表皮生长因子(EGF)、血小板衍生生长因子(PDGF)、心房利钠肽(ANP)、转化生长因子-β(TGF-β)以及许多其他营养素的信号转导过程的第一个步骤。这些受体是构成胞外激素结合域和胞质酶域的多肽,它可能是一种蛋白酪氨酸激酶(一种丝氨酸激酶)或鸟苷酸环化酶(图 2-7)。在所有这些受体中,这两个域由跨越细胞脂质双层膜的多肽的疏水部分连接。

受体酪氨酸激酶信号转导通路从配体(通常是多肽激素或生长因子)与受体的胞外域结合开始,造成受体构象变化,引起两个受体分子彼此结合(二聚体),将酪氨酸激酶域汇聚在一起,而激活酪氨酸激酶,使该酶的不同区域彼此发生磷酸化以及额外的下游信号蛋白质磷酸化。活化的受体催化不同信号转导蛋白上的酪氨酸残基磷酸化,从而活化一种受体可以调节许多生化反应过程(一些受体酪氨酸激酶形成低聚物的复合物比配体激活的二聚体大,但这样的高级复合物的药理学意义目前还不清楚)。

例如:胰岛素利用一类酪氨酸激酶受体触发使葡萄糖和氨基酸的吸收增加,也能调节细胞内糖原和甘油三酯的代谢。激活特定靶细胞类的受体可以启动复杂的细胞事件程序,范围从改变离子和代谢产物的跨膜转运到改变许多基因的表达等。

已经发现,受体酪氨酸激酶抑制药在恶性病中的使用越来越多,这些恶性疾病涉及生长因子信号过度转导。这些抑制药中,有些是单克隆抗体(如曲妥珠单抗、西妥昔单抗),它们能与某个特定受体胞外域结合,干扰生长因子结合。其他抑制药是具有膜通透性的"小分子"化学物质(如吉非替尼、埃罗替尼),它们抑制细胞质中受体激酶的活性。

EGF、PDGF 和能通过受体酪氨酸激酶作用的其他药物的作用强度和持续时间久暂,常受受体向下调节过程的限制。配体与受体结合后,加速了细胞对细胞表面受体的胞饮过程和受体(及其所结合配体)的降解过程。当这个过程发生的速度比新受体从头合成快时,细胞表面受体的总数就会减少(向下调节),细胞对配体的反应性随之减弱。一个众所周知的例子是 EGF 受体酪氨酸激酶,EGF 与之结合后,迅速被细胞内吞,并被转运至溶酶体,干扰这个过程的基因突变引起生长因子诱导的细胞过度增殖,与增加某些类型的癌症的易感性有关联。其他受体酪氨酸激酶的内吞作用,尤其是神经生长因子受体,提供了一个非常不同的功能。内化后的神经生长因子受体不是被迅速降解,而是从轴突远端将内化的囊泡移位至细胞体,在轴突远端神经支配的组织释放神经生长因子而激活受体。在细胞体,生长因子信号被转导至调节控制细胞存活基因表达的转录因子。这个过程有效地将重要的细胞存活信号从其释放的部位转运至产生信号转导效应的部位,需要经历一个相当长的距离——某些感觉神经元的这个距离长达 1 米。

许多细胞生长和分化调节蛋白(包括转化生长因子-β[TGF-β])则作用于另一类磷酸化丝氨酸和苏氨酸残基的跨膜受体酶。心房利钠肽(ANP)是调节血容量和血管张力的一种重要的蛋白,它作用于细胞跨膜受体的细胞内区域鸟苷酸环化酶,催化产生 cGMP(下文)。这两类受体,与受体酪氨酸激酶一样,它们的活化形式为其二聚体。

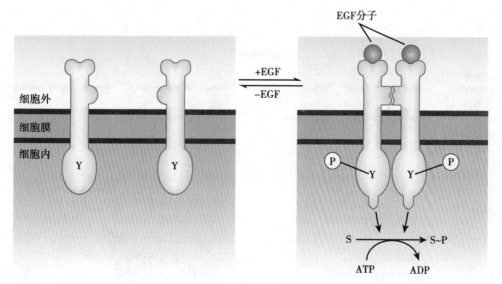

图 2-7 激活表皮生长因子(EGF)受体机制。EG,F 受体是典型的受体酪氨酸激酶。该受体多肽有细胞外和胞浆两个域,分别分布在膜的内、外。与 EGF 结合后,该受体由无活性的单分子态(左)转化成有活性的二聚体(右),此时两受体多肽在膜平面以非共价形式结合,胞浆域的特异性酪氨酸残基(Y)被磷酸化(P),激活其酶的活性,催化其底物蛋白的磷酸化

细胞因子受体

细胞因子受体是对各种异源性肽类配体起反应的受体,包括生长激素、促红细胞生成素、几种干扰素和其他调节细胞生长和分化的调节蛋白。最近发现,这些受体的作用机制与受体酪氨酸激酶非常相似(图 2-8),除了蛋白酪氨酸激酶不是受体分子内在的东西外。相反,独立于 Janus-激酶(JAK)家族的蛋白酪氨酸激酶与受体以非共价键形式结合。与 EGF 受体一样,细胞因子受体与激活配体结合后,也以二聚体的形式与 JAK 结合而被激活,使受体的酪氨酸残基磷酸化。然后,受体胞浆表面残端上磷酸化的酪氨酸残基与另一套蛋白质[称作信号转导和转录激活因子(STAT)]结合,结合的 STAT 本身被 JAK、两分子 STAT 二聚体(依附于另一些磷酸酪氨酸)磷酸化,最后,STAT/STAT 二聚体与受体分离而运动到细胞核附近,参与特异性基因转录过程的调节。

配体和电压门控的离子通道

临床医学中许多最有用的药物通过模拟或阻断调节浆膜离子通道流量的内源性配体而产生作用。这种受体的天然配体包括乙酸胆碱、5-羟色胺、GABA 和兴奋性氨基酸(甘氨酸、天门冬氨酸、谷氨酸等)。所有这些药物(配体)都是神经突触的递质。

每一种它们的受体通过增加相关离子的跨膜电导、改变跨膜电位来传递它们的跨浆膜信号。例如:乙酰胆碱使尼古丁一胆碱能受体(nAChR)中的离子通道开放,使 Na$^+$ 顺浓度梯度进入细胞内,产生局部兴奋性突触后(去极化)电位。

AchR 是激素或神经递质(图 2-9)存在于细胞表面的最具特性的受体之一。这个受体的一种形式是 5 个多肽亚单位构成的五聚体(即两个 α 链加上一个 β 链、一个 γ 链和一个 δ 链,

它们的分子量均在 43 000~50 000 之间),这些肽的每个侧链跨膜 4 次,形成直径约 10nm 的缸体结构。当乙酰胆碱与受体的 α 亚单位结合后,其构型发生改变,受体中央直径约 0.5nm 的液体通道短暂开放,细胞外的 Na$^+$ 穿过该通道流入细胞内,局部细胞膜除极化,产生动作电位,使上一级神经冲动的信号通过突触间隙传至下一级神经元。

胆碱能受体激动药与配体门控的离子通道结合、产生细胞反应之间所需时间以毫秒计,信号转导之迅速,对瞬间信息跨突触传导至关重要。配体-门控的离子通道可以通过多种机制调节,包括磷酸化和胞饮作用。在中枢神经系统,这些机制有助于提高与学习和记忆有关的突触可塑性。

电压-门控的离子通道不直接与神经递质结合,而由膜电位调控。这样的离子通道也是非常重要的药物靶点。例如:维拉帕米抑制心脏和平滑肌上的电压门控的钙离子通道,产生抗心律失常和降血压作用,而不模拟或拮抗任何一支的内源性递质。

G 蛋白和第二信使

许多细胞外配体通过增加细胞内第二信使的浓度而产生作用,如**环化腺苷-3',5'-磷酸(cAMP)**、钙离子以及**磷酸肌醇**等。多数情况下,这些第二信使利用三种各自独立的跨膜信号转导系统转导信号。首先,用细胞表面受体选择性检测细胞外配体;其次,受体激活位于浆膜胞质面的 GTP 结合蛋白(G 蛋白);最后活化的 G 蛋白改变效应器元件(通常是一种酶或者离子通道)的活性,效应器元件改变细胞内第二信息的浓度。cAMP 的效应器酶是腺苷酸环化酶,即能将细胞内的三磷酸腺苷(ATP)转化成 cAMP 的跨膜蛋白。激素和神经递质通过专门的 G$_s$-偶联受体激活后,与之相对应的 G 蛋白(称作兴奋性 G 蛋白,G$_s$)兴奋腺苷酸环化酶。这样的受体例子有很多,包括

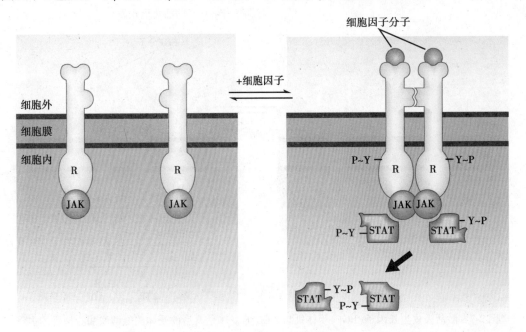

图 2-8　与受体酪氨酸激酶一样,细胞因子受体有细胞外和细胞内两个域,并能形成二聚体。被适当的配体激活后,激活分开的、非固定的蛋白酪氨酸激酶分子(JAK),导致信号转导和转录激活因子(STAT)分子磷酸化,然后,STAT 二聚体移动到细胞核,在那里调节基因转录

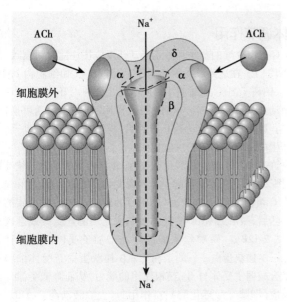

图 2-9　N-乙酰胆碱能受体是一种由配体门控的离子通道。如图中所述，该受体被包在处于细胞外液和胞浆的矩形浆膜接合内，后者由 5 个亚单位组成（两个 α 亚单位，一个 β 亚单位，一个 γ 亚单位，一个 δ 亚单位）。当 ACh 与其 α 亚单位的细胞外部分结合时，钙受体打开中央跨膜离子通道

白一样，GTP 结合 G_s 的活性能保持几十秒，极大地放大了原始信号。这种机制也有助于解释如何通过 G 蛋白转导信号产生储备受体的现象。G 蛋白家族包含几种功能多样性的亚型（表 2-1），每个亚型介导一套特定受体对不同效应器群的效应。请注意，内源性配体（如去甲肾上腺素、乙酰胆碱、5-羟色胺和其他在表 2-1 中未列出的许多内源性配体）结合、刺激与不同 G 蛋白亚型偶联的受体，而出现明显混乱的配体结合方式。这种配体结合方式可以对不同类型的细胞引起不同的 G 蛋白依赖性反应。举例来说，机体对儿茶酚胺（去甲肾上腺素和肾上腺素）引起的危险反应分别通过 G_s 偶联的 β-肾上腺素受体和 G_q-偶联的 $α_1$-肾上腺素受体而增加心率和皮肤血管收缩。配体结合混乱还为药物开发提供了许多不可多得的机会（下文"受体分类与药物开发"）。

β-肾上腺素受体、胰高血糖激素受体、甲状腺刺激激素受体和多巴胺和某些 5-羟色胺亚型。

在与 ATP 结合时，G_s 和其他 G 蛋白激活其下游效应器，也有水解 ATP 的能力（图 2-10）；这种水解反应使 G 蛋白失去活性，但以相对较慢的速度发生，激活的（GTP-结合的）G 蛋白在细胞内有比激活受体本身更长的寿命，有效地放大了信号转导。例如：神经递质去甲肾上腺素与其膜受体只有几毫秒的遭遇，但是，在这个遭遇过程中生成 GTP-结合的 G_s 分子，激活的腺苷酸环化酶持续的时间取决于 GTP 结合 G_s 分子的持续时间，而不是受体对去甲肾上腺素的亲和力。事实上，与其他 G 蛋

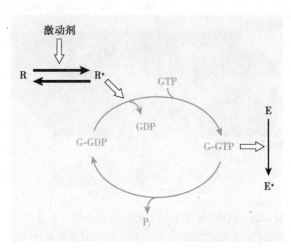

图 2-10　鸟核苷酸依赖性活化—失活 G 蛋白的过程。激动药激活受体（R→R*），而促使 G 蛋白（G）释放 GDP，并进入核苷酸结合部位，当 G 蛋白处于 CTP 结合态（G CT′P）时，G 蛋白调节效应器酶或离子通道（E→E*）的活性。GTP 水解后，信号转导终止，随后系统返回非兴奋状态。空心箭头指调节作用（P_i：无机磷酸盐）

表 2-1　G 蛋白及其受体和效应器

G 蛋白	作为何受体	效应器/信号转导通路
G_s	β-肾上腺素能胺类、胰高血糖素，组织胺，5-羟色胺和其他许多激素	↑腺苷酸环化酶 → ↑ cAMP
G_{i1}, G_{i2}, G_{i3}	$α_2$-肾上腺素能胺类、乙酰胆碱（毒蕈碱）、阿片、5-羟色胺及其他许多化合物	有几种，包括： ↓腺苷酸环化酶 → ↓ cAMP 开放心脏 K^+ 通道 → ↓ 心率
G_{olf}	气味（嗅觉上皮）	↑腺苷酸环化酶 → ↑ cAMP
G_o	大脑中的神经递质（尚未确定）	尚不清楚
G_q	乙酰胆碱（毒蕈碱），铃蟾肽（蛙皮素）5-羟色胺（5-HT_2）和许多其他化合物	↑磷脂酶 C → ↑ IP_3，二酰基甘油、胞浆内的 Ca^{2+}
G_{t1}, G_{t2}	光子（在视网膜圆柱细胞和圆锥体细胞内的视网膜紫质细胞和色视蛋白）	↑ cGMP 磷酸二酯酶 → ↑ cGMP（光转导）

cAMP：环化—磷酸腺苷；cGMP：环化—磷酸鸟苷

通过 G 蛋白传递信号的受体通常被称为"G 蛋白偶联的受体"（GPCRs）。GPCRs 构成了最大的受体家族，也称为"七次跨膜"（7-TM）受体家族或"蛇形"受体家族。之所以这样称呼，是因为该受体的多肽链如"蛇"一样跨越细胞膜七次（图 2-11）。肾上腺素胺类、5-羟色胺、乙酰胆碱（是毒蕈碱而不是烟碱）、许多多肽类激素、气味、甚至视觉感受器（视网膜杆状细胞和视锥细胞）的受体都属于 GPCR，都是进化自同一个的祖先。少数 GPCRs（如 GABA$_B$ 亲代谢性谷氨酸受体）需要装配成稳定的同二聚体（两个相同的 GPCRs 多肽的复合物）和异二聚体（不同异构体的复合物）才有活性。然而相反，酪氨酸激酶、细胞因子受体、许多 GPCRs 认为以单聚体形式即有活性。

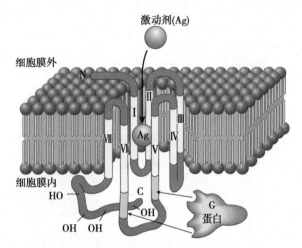

图 2-11　典型"蛇形" GPCR 的跨膜拓扑学。受体的氨基酸（N）末端在细胞外（膜平面上部），而其羧基（C）末端在细胞内。两个末端由跨膜七次的"蛇形"多肽链连接。疏水跨膜段（浅色）用罗马数字（Ⅰ～Ⅶ）表示。激动剂（Ag）从细胞外液接近受体，结合于受体蛋白跨膜区所环绕的部位。G 蛋白与受体胞浆区相互作用，特别是第 Ⅴ 和 Ⅵ 跨膜区之间的第三胞浆环部分。在激活过程中，这些螺旋体的横向运动暴露了另一种被掩埋的受体的细胞质表面，它促进了鸟嘌呤核苷酸在 G 蛋白上的交换，从而激活了 G 蛋白，正如文中所讨论的那样。受体的胞浆末端尾部含有大量的丝氨酸和苏氨酸残基，其中的羟基（-OH）能被磷酸化。该磷酸化过程可能减少受体 G 蛋白偶联，并能促进受体内吞

GPCRs 可以以不同的方式与激动剂结合，但它们都以类似的方式跨浆膜转导信号。激动剂结合（如儿茶酚胺或乙酰胆碱，如图 2-11 所示）稳定了受体构象状态，在细胞质跨膜螺旋末端相对于失活状态分开约 1nm，在受体的结合 G 蛋白关键调节表面的胞质表面打开一个空腔，降低了核苷酸对 G 蛋白的亲和力，GDP 分离，用 GTP 取代它（这是因为通常存在于细胞质中的 GTP 浓度远高于 GDP）。然后，GTP 结合形式的 G 蛋白与受体分离，而参与下游的调节过程。因此 GPCR-G 蛋白耦合涉及协调两种蛋白的构象变化，使激动剂与受体结合而有效地"驾驭"核苷酸交换反应，从失活形式（GDP 结合）到活化形式（GTP 结合）"开关"G 蛋白活性（图 2-11）。

受体调节作用

G 蛋白介导的药物和激素激动药反应往往随时间衰减（如图 2-12A）。在达到最初的高水平后，其反应（如细胞内 cAMP 蓄积、钠离子内流、收缩性）在几秒或几分钟内开始减少，甚至在激动药持续存在时。这种"脱敏作用"往往是快速可逆的。在终止第一次接触激动药几分钟后，再第二次接触激动药，受体产生的反应与初期的反应相似。

许多 GPCR 通过磷酸化调节，如 β-肾上腺素受体的快速脱敏（图 2-12）。激动药引起受体构象变化使之结合、激活和作为称作 G 蛋白偶联受体激酶（GRKs）的特定受体激酶家族的底物。然后，激活的 GRK 使受体羧基末尾端的丝氨酸残基磷酸化（图 2-12B）。磷酸丝氨酸的存在增加了受体对第三种蛋白——β-捕获蛋白——的亲和力。β-捕获蛋白与受体细胞质池结合减弱了受体与 G$_s$ 互相作用的能力，从而降低了激动药的反应（即腺苷酸环化酶兴奋作用）。去除激动药后，GRK 激活终止，通过细胞磷酸酶逆转脱敏过程。

对于 β-肾上腺素受体和许多其他 GPCR，与 β-捕获蛋白结合还加速了质膜对受体的内吞作用。受体内吞作用促进（以高浓度存在于内吞体膜内）受体磷酸酶对受体的去磷酸化，然后，受体返回到质膜。这个过程有助于解释激动药诱导的脱敏化后，细胞非常有效的恢复受体介导的信号转导反应能力。包括 β-肾上腺素受体在内的几种 GPCR，如果持续活化，而不是内吞后移动到溶酶体被降解。这一过程有效地降低了细胞的反应，类似于上述表皮生长因子受体下调的过程。因此，根据特定受体及其激活的时间，内吞作用可以灵活的调节内源性激动剂以及药物的效应（图 2-12）。

获得确认的第二信使

A. 环化—磷酸腺苷（cAMP）

作为细胞内的第二信使物质，cAMP 介导的一些激素样反应包括：储能动员作用（通过 β-肾上腺素能拟交感胺使肝内碳水化合物或细胞内的脂肪甘油三酯降解）、肾脏的保水作用（通过升压素调节）、Ca^{2+} 平衡（由甲状旁腺激素调节）、增加心率和心肌收缩力（β-肾上腺素能拟交感胺），还调节肾上腺和性腺甾体激素（在对促皮质激素或卵泡刺激素的反应）的分泌、松弛平滑肌和许多其他内分泌及神经体液反应过程。

cAMP 通过刺激 cAMP 依赖性蛋白激酶（图 2-13）而发挥它的大部分作用。这些激酶是由 cAMP-结合的调节性（R）二聚体和两个催化（C）链构成。当环磷酸腺苷与 R 二聚体结合，激活的 C 链被释放并扩散到细胞质和细胞核，在那里他们把 ATP 的磷酸转移到适当的底物蛋白（经常是酶）。cAMP 对不同细胞中表达的激酶的不同蛋白质底物有特异性调节作用。例如：肝脏里由丰富的磷酸激酶和糖原合成酶，cAMP 依赖的磷酸化对这些酶彼此相反的调控，而支配碳水化合物的储存与释放。

当激素的刺激停止，细胞内 cAMP 的作用也通过一系列复杂的酶的作用而被终止。cAMP 刺激酶底物的磷酸化由一些不同类别的特异性和非特异性磷酸酶迅速扭转。cAMP 本身被环核苷酸磷酸二酯酶降解为 5′-AMP（PDE，图 2-13）。甲氰吡酮

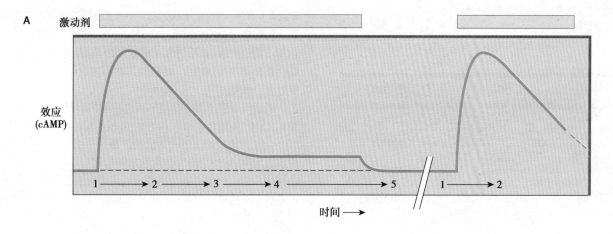

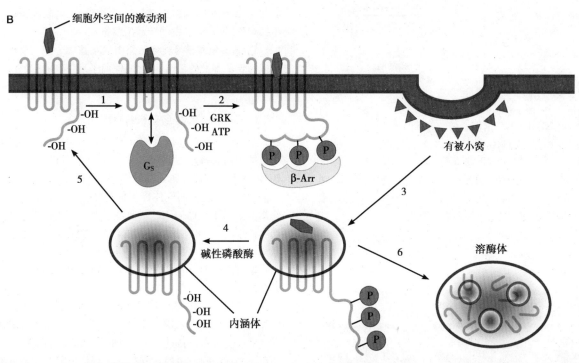

图 2-12　β 肾上腺素受体脱敏、再敏化和下调作用。**A.** β 肾上腺素受体激动药(纵坐标)的时间(横坐标)效应(参考 B 中的受体功能相的数字)。激动药与细胞接触(浅色线标示)产生环化 AMP 反应。拮抗药持续存在时观察到的 cAMP 反应减少;这种"脱敏化作用"常在数分钟内发生。如果在短时间后(数分钟到数 10 分钟,在横坐标断开部分表示)去除激动药,随后加入激动药,细胞的反应性完全恢复;**B.** 与受体结合,促进受体与位于胞浆(图中的第一步)的 G 蛋白(G_s)相互作用而启动信号转导。激动药-激活的受体被 G 蛋白-偶联的受体激酶(GRK)磷酸化,阻止受体与 G_s 相互作用,促进其与不同的蛋白(捕获蛋白,β-Arr)用结合(第二步);受体-捕获蛋白复合物结合于内陷的小窝,促进受体内化(第三步);激动药与内化的受体脱离,降低 β-Arr 的亲和性,受体由磷酸酶(P′ase)去磷酸化(第四步),受体返回到浆膜(第五步);总之,这个过程导致有效的细胞反应性再敏化。重复或者延长细胞与激动药接触有助于内化的受体释放到溶酶体(第六步),则促进受体下调,而不是使受体再敏化

是(表达在心肌细胞上的)3 型磷酸二酯酶的选择性抑制剂,已经用作治疗急性心衰的辅助药物。竞争性抑制 cAMP 的降解是咖啡因、茶碱和其他甲基黄嘌呤类化合物产生作用的一种方式(第 20 章)。

B. 磷酸肌醇和钙

另一个被充分研究的第二信使系统涉及激素刺激的磷酸

肌醇水解作用(图 2-14)。一些触发此通路的激素、神经递质和生长因子与 G 蛋白受体结合,而另一些与受体酪氨酸激酶结合。在所有情况下,关键的一步是刺激位于细胞膜的酶——磷脂酶 C(PLC),它把细胞膜较小的磷脂组分磷脂酰肌醇-4,5 二磷酸(简称 PIP_2)分解成两个第二信使**甘油二酯(DAG)**和肌醇-1,4,5-三磷酸肌醇(**IP_3** 的或 **InsP_3**)。甘油二酯只局限于膜,它激活磷脂和钙离子敏感的、称为蛋白激酶 C 的蛋白激酶。

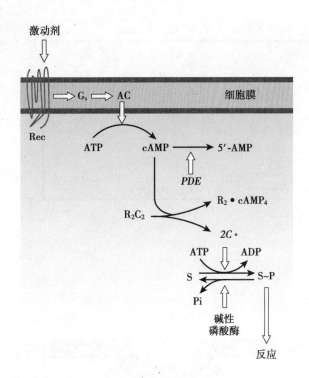

图 2-13 cAMP 第二信使通路。关键的蛋白质包括激素受体（Rec）、兴奋性 G 蛋白（G_s）、起催化作用的腺苷环化酶（AC）、水解 cAMP 的磷酸二酯酶（PDE）、具调节（R）和催化（C）亚单位的 cAMP-依赖性蛋白激酶、该激酶的底物蛋白（S）、磷酸酶（P'ase），它可以去掉底物蛋白上的磷酸。空心的箭头指调节作用

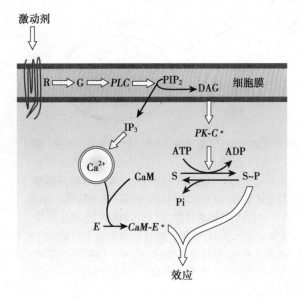

图 2-14 Ca^{2+}-磷酸肌醇信号转导通路。主要蛋白包括激素受体（Rec）、G 蛋白（c）、磷酸肌醇特异性磷脂酶 C（PLC）、蛋白激酶 C（C）、激酶的蛋白激酶 C 底物（S）、钙调蛋白（CaM）和钙调蛋白结合酶（E），包括各种激酶、磷酸二酯酶等（PIP_2：磷脂酰肌醇-4,5-二磷酸；DAG：二酰甘油；IP_3：肌醇三磷酸。星号指激活状态；空心箭头指调节作用）

IP_3 呈水溶性，通过细胞质扩散，与位于内部存储囊泡的限制性膜上的配体门控的钙通道结合，触发 Ca^{2+} 释放。三磷酸肌醇促进 Ca^{2+} 通道开放，胞质钙离子浓度随之升高，而促进 Ca^{2+} 与钙结合蛋白钙调蛋白结合，而调节其他酶的活性，包括钙离子依赖性蛋白激酶。

由于涉及多个第二信使和蛋白激酶，磷酸肌醇信号转导通路比 cAMP 通路复杂得多。例如：各种不同类型的细胞可能含有一个或更多的专门化的钙依赖性蛋白激酶和钙调蛋白依赖性蛋白激酶，这类激酶的特异性底物有限（如肌球蛋白轻链蛋白）；而一般的钙或钙调蛋白依赖性蛋白激酶能对大量各种不同的底物蛋白进行磷酸化。此外，目前已经发现至少有九种不同结构类型的蛋白激酶 C。

与 cAMP 系统一样，磷酸肌醇信号转导过程的减弱或终止需要多种机制参与。IP_3 去磷酸化而很快失活；二酰基甘油磷酸化后，或生成磷脂酸而被转化成磷脂，或被脱酰基而生成花生四烯酸；钙由钙泵主动转运出细胞浆。

钙-磷酸肌醇信号转导通路中的某些成分或非受体元件现已成为新药开发的靶位。例如：锂离子治疗双极（躁狂抑郁）症的作用，可能是通过调节磷酸肌醇的代谢过程（第 29 章）。

C. 环化一磷酸鸟苷（cGMP）

与无处不在各种信息的万能载体 cAMP 不同，cGMP 只在少数细胞内发挥信号转导作用。在肠黏膜和血管平滑肌，以 cGMP 为基础的信号转导机制与 cAMP 参与的信号转导机制完全平行。由细胞表面受体检测的配体促使膜结合的鸟苷酸环化酶产生 cGMP，而 cGMP 则通过兴奋 cGMP 依赖性蛋白激酶产生作用。cGMP 对这些细胞的作用通过酶降解环化核苷酸和激酶底物去磷酸化而终止。

通过激酶参与的肌球蛋白轻链去磷酸化机制（见图 12-2），升高血管平滑肌细胞内的 cGMP 浓度，导致血管平滑肌松弛。在平滑肌细胞内，利用两种不同鸟苷酸环化酶的两种跨膜信号转导机制可以提高 cGMP 合成的水平。心房肽是一种维持血容量的肽类激素，与跨膜受体的细胞外域结合而激活受体，遂使位于受体细胞内域的鸟苷环化酶激活。另一机制是介导一氧化氮的反应。一氧化氮由血管内皮产生，对天然扩血管药物（如乙酰胆碱和组织胺）起反应。进入靶细胞后，一氧化氮结合和激活胞浆内的鸟苷酸环化酶（见图 19-2）。许多有用的血管扩张药，如用于治疗心肌缺血和急性高血压的硝酸甘油和硝普钠，通过产生和模拟一氧化氮而产生作用。有些药物通过抑制特异性磷酸二酯酶、干扰 cGMP 的代谢和降解，而产生血管扩张作用。一种这样的药物是用于治疗勃起功能障碍和肺动脉高压的西地那（第 12 章）。

信号转导机制中的相互作用

对于一些细胞，Ca^{2+}-磷酸肌醇和 cAMP 信号转导通路的作用是互相拮抗的，而对另一些细胞，其作用则是相互补充的。例如：升压素通过 IP_3-调节的 Ca^{2+} 动员而收缩平滑肌；而舒张平滑肌的药物则通过提高细胞内 cAMP 水平而扩张血管。相反，作为第二信使，cAMP 和磷酸肌醇一起作用而刺激肝细胞释放葡萄糖。

磷酸化作用：共同的主题

在进行信号转导过程中，几乎所有的第二信使都通过可逆性磷酸化作用，执行两个主要的信号转导功能：放大作用和灵活调节作用。在**放大作用**中，恰恰与 GTP 结合相 G 蛋白反，磷酰基被吸附到丝氨酸、苏氨酸或酪氨酸残基，通过记录被活化通路的分子记忆，非常强烈的放大了最初的调节信号；去磷酸化作用则终止记忆，它花费的时间长于分离变构培基所需的时间。在**灵活调节作用**中，第二信使调节的多重蛋白激酶的底物专一性为信号传导提供了独立调节的分支点，以这种方式，cAMP、Ca^{2+} 以及其他第二信使能利用特异性激酶活激酶底物对不同类型的细胞产生完全不同的作用。蛋白激酶抑制药作为治疗药物的巨大潜力，特别是恶性肿瘤样疾病。曲特珠单克隆抗体（拮抗生长因子受体信号转导）是一种有用的乳腺癌由治疗用药物。另外一个这种普通治疗途径的例证是一种胞浆酪氨酸激酶 Ab1 的小分子抑制药伊马替尼。Ab1 由生长因子的信号转导通路激活。伊马替尼对慢性骨髓性白血病非常有效。慢性骨髓性白血病由造血细胞产生 Bcr/Ab1 主动融合蛋白的染色体移位活动所致。

受体分类和药物开发

某一特定药物受体的存在，常常是根据模拟或拮抗该受体的效应，研究一类结构相似的同族药物的**结构-活性关系**的过程推断出来的。这样，如果一系列相关的激动药在产生两种截然不同的效应时表现为相对一致的倾向性，那么，这两种效应是由相似的、或同一种受体调节的。另外，如果同一受体介导两种效应，那么，竞争性拮抗药将以相同的 K_i 值抑制这两种效应；第二个竞争性拮抗药会以它特有的 K_i 值抑制这两种效应。所以，研究一系列激动药和拮抗药的构效关系，能够发现参与一系列药理反应的受体。

确切地说，用实验可以显示药物作用的性质和强度。一个药物可以作用于不同的受体，不同的受体可产生相同的药理作用。在这种情况下，不同受体所产生的作用，激动药可用其效价强度来区分；竞争性阻断药可用其不同的 K_i 值加以鉴别。

无论我们看到了什么，生物进化创造了许多不同的受体，这些受体对任何独特的化学信号具有反应的功能。在某些情况下，相同的化学物质作用于结构完全不同的受体类别。例如：乙酰胆碱利用配体-门控的离子通道（烟碱 AChRs）引起节后神经元产生快速的（以毫秒计）兴奋性突触后电位（EPSP）。乙酰胆碱也激活 G 蛋白偶联的受体（毒蕈碱能乙酰胆碱受体），它对同一神经元介导缓慢（秒到分钟）的调节效应。此外，每个结构不同的受体通常包括多个受体亚型，这些受体亚型显示着不同的信号转导功能和调节性质。例如：如前面所述（表2-1），许多生物胺（如去甲肾上腺素、乙酰胆碱和 5-羟色胺）激活多个受体，每一个受体可能激活不同的 G 蛋白。同一类内源性配体存在许多受体类别和亚型，这种现象为药物开发创造了许多重要的机会。例如：β-肾上腺素受体的选择性拮抗药普萘洛尔，能减少心率加快，而不阻断交感神经系统 α_1-受体介导的血管收缩作用。

药物的选择性作用原理，甚至适用于表达在不同细胞的相同结构的受体，如雌激素的类固醇受体（图 2-6）。不同类型的细胞表达不同的辅助蛋白，后者与类固醇受体的相互作用，改变药物受体相互作用的功能效应。例如：他莫昔芬对乳腺组织中表达的雌激素受体是拮抗药，但对骨雌激素受体则是激动药。因此，他莫昔芬不仅对治疗和预防乳腺癌有用，而且可以增加骨质密度而预防骨质疏松症（第 40、42 章）。但是，他莫昔芬也可能对绝经后妇女产生并发症，通过对子宫产生激动药作用，刺激子宫内膜细胞增殖。

新药的开发并不局限于作用于细胞外化学信号的受体的药物。越来越多的药物化学家正在测定远离受体信号转导通路的元件是否也可作为选择性和有用药物的靶点。我们已经讨论了作用于磷酸二酯酶和一些细胞内激酶的药物。目前不但有一些其他的激酶抑制剂正在临床试验中，而且还在开展开发 G 蛋白抑制剂的临床前期工作。

药物剂量和临床效应的关系

在本章，我们把受体看做是一个分子，表明如何用受体概念定量地说明药物剂量或浓度与药理学反应之间的关系，至少在理想化的系统内是可以做到的。但是，面对需要药物治疗的患者，医生就必须从许多不同可能应用的药物中进行选择，并且，要设计药物的剂量范围，保证产生最大疗效，尽量减少毒副作用。患者又不是理想化的系统，医生不知道药物受体的理化性质、受体的数量以及受体对药物的亲和性等详细资料。为了制定和做出合理的治疗决策，医生必须了解药剂量和患者反应之间的关系中的药物-受体相互作用、各种药理反应的本质和原因、药物选择性作用的临床意义。

用药剂量和患者的反应

A. 量反应量-效关系

为了正确选择用药，确定恰当的药物剂量，医生必须知道所用药物的**效应强度**和**最大效能**与理想的治疗效果之间的关系。这两个常为学生和临床医生所混淆的重要术语，可用图 2-15 来解释。图中描述了四种药物与其特殊治疗效应的量有关的量反应量-效曲线。

1. 效价——根据 A、B、C、D 四种药物的量效曲线在图 2-15 中**剂量轴**的位置不难发现，A、B 两药的作用比 C、D 两药强。药物的效应强度是指引起等效反应（一般用 50% 效应量表示）所需的药物浓度或剂量，即药物效应达 50% 最大效应量时所需要的药物浓度（EC_{50}）或剂量（ED_{50}）。图 2-15 中的 A 药的药理效价比 B 药（部分激动药）小，因为 A 药的 EC_{50} 比 B 药的大。药物的效价一部分取决于药物对受体的亲和力（K_d），一部分取决于药物-受体相互作用与效应偶联的效率。但应注意，某些剂量下 A 药的效应比任何剂量下 B 药的效应都大，尽管我们称 B 药的药理效应较强。其主要原因是 A 药的最大效能较大（如下所述）。

为达治疗目的,一个药物效价应用剂量单位陈述,通常根据特定的治疗终点[如50mg为轻度镇静,1μg/(kg·min)增加心率25bpm]确定。相对效价为一种药物与另一种药物的同等有效剂量(0.2、10等)的比率。

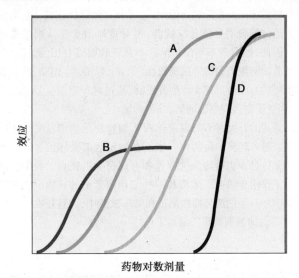

图 2-15　四种药物的反应剂量-效应曲线。描述了不同的药理效价和不同的最大效能

2. 最大效能——这个参数在**效应轴**上反映药物剂量-效应关系的极限。在图2-15中,药物A、C和D的最大效能相等,且都比B药大。为达治疗目的,需要药物产生较大的药理效应时,一个药物的最大效能(有时简称效能)对制定治疗方案显得非常重要。最大效能取决于药物-受体相互作用的方式(如部分激动药*)或有关受体-效应器系统的特性。

因此,作用于肾脏某一部位的利尿药使液体和电解质排出的量比作用于其他部位的药物要大得多。另外,为达治疗终点(如增加心肌收缩力),药物的效能常受药物引起毒性作用的倾向性(如致命性心律失常)所限制,即使药物还能产生较强的治疗作用。

B. 量-效曲线的形状

虽然图2-15中的所描述的药物效应曲线A、B、C近似简单的Michaelis-Menten关系(转换成对数剂量图),某些临床反应却不能做到这一点。如果曲线的上部分代表不希望的效应强度(如镇静催眠药引起的昏睡),斜率非常陡的曲线(如曲线D)可能有重要的临床意义。对于患者,较陡的曲线可能是药物几个不同作用相互协同的结果(如对脑、心脏和外周血管某一部位产生作用,都可使血压降低)。在任何效应出现之前,大多数受体都被占领时,受体-效应器系统的作用也可反映在较陡的量-效曲线上。

---

* 请注意,在治疗环境中使用的"最大功效",在本章前面描述的药物受体交互作用的更专业的语境中,并没有完全相同的含义。在一个理想化的体外系统中,效能表示了激动剂和部分激动剂对同一个受体作用而产生的相对最大效能。在治疗学中,效能指的是在完整的患者身上所能达到的效应的范围或程度。因此,治疗效能可能会受到特定药物受体相互作用的特性的影响,但这也取决于文本中所提到的其他因素。

C. 质反应剂量-效应曲线

上述的量反应量-效曲线在临床决策中应用具有一定的局限性。例如:如果药物反应是一种非此即彼(定量)的事件,就像预防惊厥、心律失常或死亡,那么这种曲线可能是不可能构建的。此外,对于单个患者,无论如何精确的定义,定量的剂量-反应关系的临床相关性在应用于其他患者方面可能是有限的,因为患者在疾病严重程度和药物反应能力方面有巨大的潜在差异。

通过在大量患者或实验动物中确定产生一定程度的效应所需的药物剂量,并绘制出反应者与对数剂量的累积频率分布(图2-16),可以避免其中的一些困难。

通过限定所要求的用药剂量,以便在大量独特的患者或实验动物中产生特有的效应量,绘制效应者的累积频率分布与对数剂量的曲线图(图2-16),可以避免其中一些困难。根据临床应用中的可靠性(如头痛的缓解率),或保护受试者的安全性(如用小剂量心脏兴奋药,使心率增加20bpm作为定量反应),或试验中固有的质反应事件(如实验动物死亡率),选择效应特异的质反应。大多数药物,对每个个体产生特有的质效应时所需的剂量的对数都呈现正态分布,即用药物效应的频率分布与对数剂量作图时,得到高斯正态分布曲线(图2-16)。将这些效应量累加起来,结果得到一个由累加频数分布构成的质反应剂量-效应曲线(或剂量-效应百分比曲线),曲线中每个效应点是对数剂量的函数。

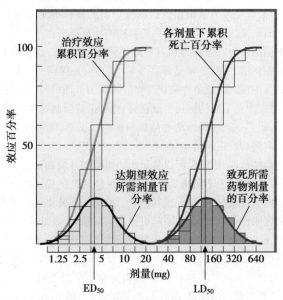

图 2-16　质反应剂量-效应图。阴影区(与之相伴的钟样曲线)表示产生特异性效应的所需药物剂量的频率分布,即显示该效应所需特定剂量的动物百分比。虚线(与之相应的彩色线)表示反应的累积频数分布,表示为对数分布

质反应剂量-效应曲线的特点往往是能说明**半数有效剂量**(ED_{50}),半数有效剂量是指50%的人出现指定量效应时所需要的剂量(注意,缩写的ED_{50}在量反应剂量-效应曲线和质反应剂量-效应曲线中的含义是不相同的)。同样,50%的动物出现特别毒性反应所需要的剂量被称为**半数中毒剂量**(TD_{50})。

如果因毒性作用使动物死亡一半,此时的剂量为**半致死剂量**(**LD**$_{50}$),这个数值可能是一个实验定义。这些数值为比较实验和临床药物效价提供了一个方便的方法。因此,如果两种药物产生特定质反应的 ED$_{50}$ 分别是 5mg 和 500mg,那么可以说,第一个药物比第二个药物强 100 倍。同样,人们可以在人群中比较两个不同质反应(例如:阿片类药物的咳嗽抑制与镇静作用)的 ED$_{50}$,获得某种药物作用选择性的有价值的指标。

质反应剂量-效应曲线还可用于获得有关药物安全范围的信息,如通过特定药物产生特殊效应来预测药物的安全剂量范围。用药物产生预期效应的剂量与产生毒副作用的剂量表示**治疗指数**(TI)。在动物实验中,治疗指数是 TD$_{50}$ 与表示一些治疗相关效应的 ED$_{50}$ 的比率。用从动物实验中所得到的治疗指数可以评价药物对人体的安全性。治疗指数一般由动物实验获得,药物在人体的治疗指数无法求得,但是,根据药物试验和积累的临床经验,常可发现药物的有效剂量范围及可能发生毒性作用的不同(但有时重叠)剂量范围。最小中毒剂量和最小治疗剂量之间的距离称为**治疗窗口**,在为患者选择剂量时具有更大的实用价值。临床上可接受的毒性作用风险完全依赖于所治疗疾病的严重程度。例如:在绝大多数患者中,缓解一般头痛所需要的剂量比其产生严重毒性作用所需的剂量要小得多,即使在极少数患者中发生毒性作用,但对治疗就像霍奇金淋巴瘤这样的致死性疾病时,所需药物的治疗剂量和产生毒性作用的剂量间的差异可能会小一些。

最后,对图 2-15 和图 2-16 进行比较,虽然两图都表现为"S"形半对数图,但质反应剂量-效应曲线和量反应剂量-效应曲线所表达的含意有所不同。每个曲线可提供与制订合理治疗决策有关的重要信息。如药物的**效价强度**和药物的**选择性**。量反应剂量-效应曲线提示了药物的**最大效能**;质反应剂量-效应曲线提示群体药物反应的**差异性**。

药物反应性的变化

每个人对药物的反应性可能明显不同。在治疗过程中,在不同时间内,每个人对同一药物的反应性可能不尽不同。偶然有些人还会发生不常见的或**特异质**药物反应,这种反应在大多数患者中并不多见,特异质反应常由药物代谢的遗传差异或由异常免疫反应(包括变态反应)所致。

药物反应量的差异更为常见,且具有重要的临床意义。与大多数人比较,某些患者对药物反应的强度发生改变,表现为**低敏性**或**高敏性**。也就是说,在某一剂量下,患者对药物反应的强度减少或增加(注:高敏性常指药物的变态反应或其他免疫反应)。有些药物的效应在治疗过程中会发生改变。由于连续给药,药物的效应强度降低,产生**耐受性**。给药后,药物的效应迅速降低的现象称为药物的快速耐受性或称**快速免疫性**。

显然,药物效应的个体差异具有重要的临床意义,医生应根据患者对药物的反应情况,随时调整处方和用药剂量。在第一次使用一个药物前,医生应考虑有助于预测药物反应可能发生改变和严重程度的某些因素,这些因素包括药物产生耐受性或快速耐受性的可能性以及年龄、性别、体重、疾病状态和应用其他药物对药物作用的影响。

患者或某些个体在不同时间内对药物反应发生改变的一般机制包括以下四个方面。

A. 到达受体部位的药物浓度的改变

如第 3 章中介绍,每个患者对药物吸收的速率不同,机体各部分的药物分布以及从血液清除的过程都存在有明显的差异,使药物到达受体部位的浓度发生改变。这样的药动学差异会改变其临床效应。一些药物反应的差异性能根据患者的性别、年龄、体重、患病状态及肝肾功能和检测源于功能独特的药物代谢酶补充物(第 45 章)引起的遗传上的差异而预测到,另外一个影响药物利用度的重要机制是药物从胞浆的主动转运过程,这个过程由多药耐药性(MDR)基因编码的膜转运蛋白介导。例如:MDR 编码的转运蛋白表达上调是肿瘤对抗肿瘤药产生抗药性的主要机制。

B. 内源性受体配基浓度的改变

用这个机制可以说明对药理阻断药反应差异的原因。例如:β-肾上腺素受体阻断药普萘洛尔能明显地降低内源性儿茶酚胺升高(嗜铬细胞瘤)患者心率的作用,但对训练有素的马拉松长跑运动员的基础心率无影响。部分激动药的临床反应差异更加明显。例如:弱的血管紧张素 II 受体激动药沙拉辛,能降低由血管紧张素 II 升高引起的高血压患者的血压,而使血管紧张素合成正常的患者的血压升高。

C. 药物受体数目或功能的改变

实验研究证明,增加或减少受体的数目或改变受体效应器偶联效率,会导致药物反应性的改变。虽然这种改变在人体尚未实现,同样,它也可以更多地说明某些个体对某些药物反应存在差异的原因,特别是作用于受体的激素、生物胺类、神经递质等。在某些情况下,受体数目的改变是其他激素所致,例如:甲状腺素使大鼠心肌的受体数目增加,提高了心脏对儿茶酚胺的敏感性,这可能是用 β-肾上腺素受体阻断药普萘洛尔改善甲状腺中毒症患者的心动过速症状时显得无效的原因。

在其他情况下,激动药配体本身可使受体"下调"而减少其数量,或使受体效应器的偶联作用降低。假设受体脱敏化是生理性调节过程,细胞为适应某种环境,激素或神经递质刺激速率的改变,受体数目呈特异性"下调"或脱敏感化。这些机制(如"信号转导机制和药物作用"中所述)有两方面的临床意义:第一,对某些药物(如生物胺类及其同类化合物)的快速免疫或耐受性;第二,某些药物停药后的"反跳"现象。激动药和拮抗药都会发生这些现象。阻断药可防止内源性激动药引起的血压体下调,而增加细胞或组织中的受体数目。停用阻断药时,受体数目的增多,会使生理浓度下降激动药的反应性放大。相反,停用激动药时会发生严重的有危险性的停药综合征。此时由于药物的下调作用,使受体数目减少得较多,不能满足内源性激动药产生有效刺激的需要。例如:停用可乐定(通过兴奋 α$_2$-受体而降低血压的药物)后,由于药物的下调作用,使 α$_2$-受体数目减少(第 11 章),产生严重的高血压危象。

遗传因素在改变特定受体数量和功能方面也有重要作用。例如:α$_{2C}$-肾上腺素受体的遗传变体当与 α$_1$-肾上腺素受体的特异性变体一起遗传时,会增加产生心脏衰竭的风险,但可以通过早期静脉使用拮抗药干预使其风险降低。如在第5章中讨论的,发现这种遗传因素,是药物基因组学领域迅速发展的一部分,为临床诊断带来希望。在未来,可能帮助医生设计最适合个体患者的药物治疗方案。

另一种关于遗传测定影响药物反应的有趣的例子是在治疗与生长因子信号过度转导有关的癌症发现的。体细胞突变与表皮生长因子受体的酪氨酸激酶结构域受累有关,通过这个机制使该激酶抑制药(如吉非替尼)对某些肺癌的敏感性增加,这种效应增强了这个药物的抗肿瘤作用,因为体细胞突变有肿瘤特异性,宿主细胞则不存在这种特异性,而且这些药物对存在这种突变的患者的治疗指数明显提高。

D. 受体远端响应元件的改变

虽然药物通过与受体结合而产生其药理效应,但患者对药物的反应性则取决于细胞生化过程和器官生理调节功能的完整性。在临床上,这些受体后过程的改变,是影响药物治疗效果的最大而最重要的机制。

在开始药物治疗以前,开药者应注意观察患者本身影响药物反应的因素,包括患者的年龄、健康状况及所患病症的严重程度及其(最重要的)病理生理机制。一旦开始药物治疗,不能达到满意的治疗效果的最重要的潜在原因是诊断错误或患者的生理功能不完善。例如:如果导致充血性心力衰竭的原因是二尖瓣狭窄而不是心肌功能不全,医生没有认识到这一点,盲目使用增加心肌收缩力的强心药,当然不会取得满意的治疗效果。相反,如果针对疾病发生的病理生理机制准确用药,就会达到成功的治疗目的。

如果诊断正确,用药恰当,仍不能取得理想的治疗效果时,应查出患者对药物治疗作用的补偿机制,发现这些补偿机制是对药物的有益效应的响应还是对抗。例如:补偿性增加交感神经张力,提高肾脏的水钠潴留功能,是对扩血管类抗高血压药物作用的补偿,提高患者对扩血管类抗高血压药物的耐受性和生存质量。此时,应合用其他药物以期达到合理、满意的治疗结果。

临床选择性:药物的有益作用与毒性作用

虽然我们按照药物的主要作用对进行药品分类,很显然,没有任何药物只引起仅仅一种特异性的作用。为什么会这样呢?任何一种药物分子只会与单一类型的受体分子结合,这是极其不可能,如果仅仅是因为每个患者潜在的受体数量有天文数字那么大。即使药物化学结构使它只能与一种类型的受体结合,由该受体控制的生化过程会在多种类型的细胞发生,可以与许多其他的生化功能产生联系。这样一来,患者和开处方的人感知到的药物的效应可能会超过一种以上。因此,药物的作用只有选择性,而没有特异性,因为它们与一种或几种类型受体的结合比其他受体更加紧密,因为这些受体控制的过程是导致不同效应的离散过程。

药物之所以对临床医学有用,正是因为它们的选择性作用。药物的选择性可以通过比较一个药物对不同受体的亲和力或在体内比较不同的不同药物效应的ED_{50}来衡量。在药物开发和临床医学,通常认为选择性是的将药物效应分为两类来考虑的:有益的或治疗作用与毒性或不良反应。药品广告和开

处方者偶尔也使用副作用这个词,其含义是药物的不明显作用,或药物主要作用的一个方面。这种说法常会招致许多错误。

A. 相同受体-效应器介导的有益作用和毒性作用

在临床实践中,许多严重的药物毒性反应大部分是药物治疗作用的直接延伸。在一些这样的案例中(如抗凝血药治疗引起的出血,胰岛素引起的低血糖昏迷),通过明智的管理用药剂量、仔细检测药物效应(测量凝血时间或血清葡萄糖)的指导、通过配套措施(避免可能导致出血的组织创伤,调节碳水化合物的摄入量)支援,可以避免药物毒性作用的发生。在另一些情况下,尽量不使用药物治疗,如治疗适应证较弱或者其他治疗措施可用而无需用药,也可以避免毒性作用的发生。

在某些情况下,在给予可以产生最佳有益作用的剂量下(即加大用药剂量),药物治疗显然是必要的和有益的,但会产生不可接受的毒性。在这种情况下,可采用加用另一种药物的治疗方案。例如:在治疗高血压,通常按照允许的处方剂量给予第二种药物,以减少第一种药物(第11章)的毒性。

B. 由不同组织上的同一受体或不同效应器通路调节的治疗作用和毒性作用

通过对不同组织的相同类型受体的作用而产生它们想要的作用和副作用。在本书中讨论的例子包括洋地黄毒苷(通过抑制细胞膜上的Na^+-K^+-ATP酶作用)、甲氨蝶呤(通过脱氢叶酸还原酶作用)和糖皮质激素等。

避免和减轻这种毒性作用的治疗战略有三种:第一,坚持以低剂量给药,在这个剂量下能产生可接受的有益作用;第二,合用通过不同受体机制作用、产生不同毒性的药物,降低第一种药物的剂量,限制其毒性(如在治疗免疫性疾病时,使用其他免疫抑制药加上糖皮质激素);第三,调整身体不同受体部位的药物的浓度,增加药物的选择性。例如:使用气溶糖皮质激素至哮喘患者的支气管。

C. 不同类型受体介导的有益作用和毒性作用

如本章前面提到并在以后的章节中将要详细描述的那样,改进受体选择性的新化学本质可以带来治疗学上的优势。这些药物包括α-和β-肾上腺素受体激动药和拮抗药、H_1和H_2抗组胺药、烟酸和胆碱能阻断剂、受体选择性的类固醇激素。所有这些药物都按照其功能家族分类,每个受体都对一小类内源性激动药起反应。通过检测分析生理化学信号——儿茶酚胺、组胺、乙酰胆碱和糖皮质激素的效应,也可以发现受体及其相关的治疗用途。

通过临床观察化学结构类似药物的治疗或毒性作用开发了几种其他药物。这种例子包括奎尼丁、磺脲类抗菌药、噻嗪类利尿药、三环抗抑郁药、阿片类药物、抗精神病药物吩噻嗪等。通常情况下,新的药物与转而与内源性物质的受体相互作用,如分别作用于内源性阿片类和多巴胺受体阿片类药物和酚噻嗪类药物。将来很可能用同样的方法发现其他新药,也许还能为未来药物开发发现心的受体和内源性配体。

因此,药物与不同类型的受体位点结合的倾向性,不仅是对患者潜在的棘手问题,同时还代表了对药理学的持续挑战,并为开发新的、更有效的药物提供了机会。

案例思考答案

普萘洛尔是一种非选择性的 β-肾上腺素能受体阻滞剂，它是一种有用的抗高血压药，因为它能降低心脏的输出量，也可能降低血管的阻力。然而，它也阻断了 $β_2$-受体诱发的支气管扩张，并可能在易感人群中引发支气管收缩。钙通道阻滞剂，如维拉帕米，也可以降低血压，但不会引起支气管收缩或阻止支气管扩张。为一些病症选择最合适的药物或药物类别，需要了解患者可能有的其他病症以及可获得的药物的受体选择性。

（张殿增　张磊 译　邱培伦 校　金有豫 审）

参考文献

扫描本书二维码获取完整参考文献。

第 **3** 章

药动学和药效学:合理用药及药物作用时程

Nicholas H. G. Holford, MB, ChB, FRACP

案例思考

　　一位 85 岁,体重 60kg 的妇女的血清肌酐 1.8mg/dl,患有心房纤颤。已经决定使用地高辛控制过快的心率。地高辛治疗心房纤颤的目标浓度是 2ng/ml。地高辛片的含量为 62.5μg 和 250μg。你推荐的维持剂量是多少?

　　治疗的目的是实现所期望的有益作用,同时使不良反应最小。为患者选定某种药后,医师须确定合适的、最能接近这个目的用药剂量。达到这个目的的理想方法是将药动学原理和阐明药物量-效关系的药效学相结合(图 3-1)。药效学阐明相互作用的浓度-效应部分问题,而药动学则阐明相互作用的剂量-浓度部分的问题(Holford & Sheiner, 1981)。药物在体内的吸收,分布和消除等药动学过程决定了药物在靶器官出现的快慢、持续时间的久暂。药效学概念中的最大效应和敏感性反映了药物在特定浓度下所产生效应的大小(第 2 章中的 E_{max} 和 EC_{50};C_{50} 也称 EC_{50})。

　　图 3-1 描述了药理学的一种基本学说,即药物浓度与其治疗作用或毒性反应之间所存在的关系。该学说已被表 3-1 中多种药物的效应浓度和毒性浓度关系所证实。有些药物明显缺乏效应和浓度之间的这种关系,但并不能削弱这个基本学说地位,而应指出,在产生药理效应的实际位点也需考虑药物浓度随时间变化的因素(见下文)。

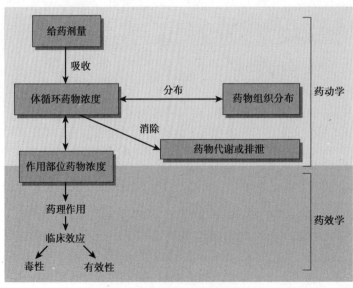

图 3-1　剂量与效应之间的关系可被划分为药动学(剂量-浓度)和药效学(浓度-效应)两个部分。浓度是连接药动学和药效学的纽带,并且是合理用药的达到靶浓度的核心。药动学的三个主要过程为吸收、分布和消除

表 3-1 药物药动学及药效学参数选录

药物	口服生物利用度（F）(%)	尿液排泄[1]（%）	血浆蛋白结合（%）	清除率 $[L/(h \cdot 70kg)]^2$	分布容积（L/70kg）	半衰期（h）	靶浓度	中毒浓度
对乙酰氨基酚	88	3	0	21	67	2	15mg/L	>300mg/L
无环鸟苷	23	75	15	19.8	48	2.4	…	…
阿米卡星	…	98	4	5.46	19	2.3	10mg/L[3]	…
阿莫西林	93	86	18	10.8	15	1.7	…	…
两性霉素	…	4	90	1.92	53	18	…	…
氨苄西林	62	82	18	16.2	20	1.3	…	…
阿司匹林	68	1	49	39	11	0.25	…	…
阿替洛尔	56	94	5	10.2	67	6.1	1mg/L	…
阿托品	50	57	18	24.6	120	4.3	…	…
卡托普利	65	38	30	50.4	57	2.2	50ng/ml	…
卡马西平	70	1	74	5.34	98	15	6mg/L	>9mg/L
头孢氨苄	90	91	14	18	18	0.9	…	…
头孢噻吩	…	52	71	28.2	18	0.57	…	…
氯霉素	80	25	53	10.2	66	2.7	…	…
氯氮䓬	100	1	97	2.28	21	10	1mg/L	…
氯喹	89	61	61	45	13 000	214	20ng/ml	250ng/ml
氯磺丙脲	90	20	96	0.126	6.8	33	…	…
西米替丁	62	62	19	32.4	70	1.9	0.8mg/L	…
环丙沙星	60	65	40	25.2	130	4.1	…	…
可乐定	95	62	20	12.6	150	12	1ng/ml	…
环孢霉素	30	1	98	23.9	244	15	200ng/ml	>400ng/ml
地西泮	100	1	99	1.62	77	43	300ng/ml	…
地高辛	70	67	25	9	500	39	1ng/ml	>2ng/ml
地尔硫䓬	44	4	78	50.4	220	3.7	…	…
丙吡胺	83	55	2	5.04	41	6	3mg/ml	>8mg/ml
依那普利	95	90	55	9	40	3	>0.5ng/ml	…
红霉素	35	12	84	38.4	55	1.6	…	…
乙胺丁醇	77	79	5	36	110	3.1	…	>10mg/L
氟西汀	60	3	94	40.2	2 500	53	…	…
呋塞米	61	66	99	8.4	7.7	1.5	…	>25mg/L
庆大霉素	…	90	10	5.4	18	2.5	…	…
肼屈嗪	40	10	87	234	105	1	100ng/ml	…
丙米嗪	40	2	90	63	1 600	18	200ng/ml	>1mg/L
吲哚美辛	98	15	90	8.4	18	2.4	1mg/L	>5mg/L
拉贝洛尔	18	5	50	105	660	4.9	0.1mg/L	…
利多卡因	35	2	70	38.4	77	1.8	3mg/L	>6mg/L
锂盐	100	95	0	1.5	55	22	0.7mmol/L	>2mmol/L
哌替啶	52	12	58	72	310	3.2	0.5mg/L	…

续表

药物	口服生物利用度(F)(%)	尿液排泄[1](%)	血浆蛋白结合(%)	清除率[L/(h·70kg)][2]	分布容积(L/70kg)	半衰期(h)	靶浓度	中毒浓度
甲氨蝶呤	70	48	34	9	39	7.2	750μM-h[4,5]	>950μM-h
美托洛尔	38	10	11	63	290	3.2	25ng/ml	…
甲硝达唑	99	10	10	5.4	52	8.5	4mg/L	…
咪达唑仑	44	56	95	27.6	77	1.9	…	…
吗啡	24	8	35	60	230	1.9	15ng/ml	…
硝苯地平	50	0	96	29.4	55	1.8	50ng/ml	…
去甲替林	51	2	92	30	1 300	31	100ng/ml	>500ng/ml
苯巴比妥	100	24	51	0.258	38	98	15mg/L	>30mg/L
苯妥英	90	2	89	浓度依赖性[5]	45	浓度依赖性[6]	10mg/L	>20mg/L
哌唑嗪	68	1	95	12.6	42	2.9	…	…
普鲁卡因胺	83	67	16	36	130	3	5mg/L	>14mg/L
普萘洛尔	26	1	87	50.4	270	3.9	20ng/ml	…
吡斯的明	14	85	…	36	77	1.9	75ng/ml	…
奎尼丁	80	18	87	19.8	190	6.2	3mg/L	>8mg/L
雷尼替丁	52	69	15	43.8	91	2.1	100ng/ml	…
利福平	?	7	89	14.4	68	3.5	…	…
水杨酸	100	15	85	0.84	12	13	200mg/L	>200mg/L
磺胺甲噁唑	100	14	62	1.32	15	10	…	…
他克莫司	20	…	98[7]	3[8]	133[8]	28	10μg/L	…
特布他林	14	56	20	14.4	125	14	2ng/ml	…
四环素	77	58	65	7.2	105	11	…	…
茶碱	96	18	56	2.8	35	8.1	10mg/L	>20mg/L
妥布霉素	…	90	10	4.62	18	2.2	…	…
托卡尼	89	38	10	10.8	210	14	10mg/L	…
甲苯磺丁脲	93	0	96	1.02	7	5.9	100mg/L	…
甲氧苄啶	100	69	44	9	130	11	…	…
筒箭毒碱	…	63	50	8.1	27	2	0.6mg/L	…
丙戊酸	100	2	93	0.462	9.1	14	75mg/L	>150mg/L
万古霉素	…	79	30	5.88	27	5.6	20mg/L[3]	…
维拉帕米	22	3	90	63	350	4	…	…
华法林	93	3	99	0.192	9.8	37	…	…
齐多夫定	63	18	25	61.8	98	1.1	…	…

[1] 假定肌酐清除率为100ml/(min·70kg)

[2] 乘以16.6,转变成ml/min

[3] 随浓度变化

[4] 单次给药后在浓度时间曲线上显示的有效浓度

[5] 可以用 $CL=V_{max}/(K_m+C_p)$ ；$V_{max}=415mg/d$，$K_m=5mg/L$ 测量的 C_p 估算，见正文介绍

[6] 因浓度依赖性清除率而变化

[7] 全血(%)

[8] 基于红细胞比容45%的标准化全血

患者处在不同病理和生理状态下,对药物的反应也有很大差异。了解药物浓度和反应之间的关系,可为医师给不同状态下患者的用药提供参考。因此,在患者接受治疗时,应用药动学和药效学原理,对提高疗效和减少毒性具有重要的意义。

药动学

一个药物的"标准"剂量是建立在健康自愿者及患者身上试验的基础之上(第1章中的临床试验:IND和NDA),包括对药物吸收、分布和消除水平平均值的检测。该剂量并非适合于每个患者。在某些生理状态(如婴儿的体重)脏器功能成熟程度)和病理状态(如心、肾衰竭时)下,则需对不同患者的用药剂量进行调整,在这些状态下,药动学参数值需要修正。药动学中的两个基本参数为清除率和分布容积。清除率是衡量机体对药物消除能力的指标,分布容积则是衡量机体可容纳药物表现空间的指标。图3-2以图解的形式示意出这两个指标,在图3-2B中药物扩散进烧杯的容积代表其分布容积和排泄的量,在3-2D中则代表清除率。

分布容积

药物分布容积(V)与体内药量以及血液或血浆中药物浓度(C)有关:

$$V = \frac{\text{体内药量}}{C} \quad (1)$$

根据等式(1)确定血液、血浆或水(未结合药物)的药物分布容积($C = C_b$, C_p, or C_u)。等式(1)计算的。

用方程(1)计算的V是表观分布容积,可以将药物(如地高辛和氯喹)(表3-1)的分布容积与机体的某些物理容积比较而加以鉴别。分布容积远远超过躯体容积,这是因为V_d是机体内药物的量以血液、血浆或水中的浓度均匀分布时所必需的表观的容积。分布容积非常大的药物在血管外组织的浓度比血管房室高得多,也就是说药物在体内的分布很不均匀。另一方面,完全滞留在血管房室内的药物分布容积可能最小,等于药物所分布的血液组分。例如:仅分布于血浆房室内的药物的分布容积为0.04L/kg或2.8L/70kg(表3-2)。

清除率

药物清除率原理与肾脏生理学中的清除率概念相似。药物清除率是预测与药物浓度(C)有关的消除率的因子:

$$CL = \frac{\text{消除速率}}{C} \quad (2)$$

与分布容积一样,清除率也可根据测量得是哪里的和谁的浓度而确定为血液清除率(CL_b)、血浆清除率(CL_p)或水分中非结合药物清除率(CL_u),即取决于所测定组织或部位的药物浓度。

在此指出清除率的另外一些特性很重要。体内药物的消除与肾脏、肺脏、肝脏及其他组织器官的功能状态有关。每个器官的药物消除率的除以该器官药物浓度等于该器官的药物清除率。每个器官各自的清除率加在一起等于全身总的清除率:

$$CL_{肾} = \frac{\text{消除速率}_{肾}}{C_{肾}} \quad (3a)$$

$$CL_{肝} = \frac{\text{消除速率}_{肝}}{C_{肝}} \quad (3b)$$

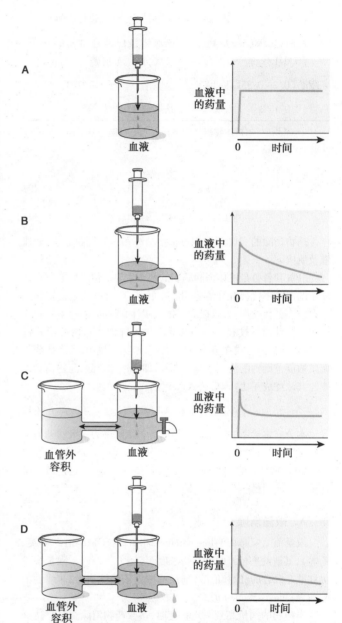

图3-2　药物分布和消除的模型。将已知量的药物加入烧杯中,代表将药物经静脉快速注入体内。图右显示烧杯中药量变化的时间过程。模型1(**A**):没有药物移出烧杯,因此,图形陡峭上升至最高点后,产生一个平台;模型2(**B**):代表药物消除的途径。图形快速到达最大值以后,缓慢降低。烧杯中物质的水平降低,驱动消除的"压力"降低,曲线的斜率也降低,曲线呈指数衰减;模型3(**C**):置于第一房室(血液)中的药物迅速与第二房室(血管外容积)中药物相平衡,血液中的药量以指数形式衰减至新的稳态;模型4(**D**):描述了消除机制和血管外平衡之间的更为理想的结合。其图形表现为在一个早分布相后,紧接着为慢消除相

表 3-2　药物分布于机体某些房室的物理容积[L/kg(体重)]

房室及容积	药物示例
水	
机体总水分(0.6L/kg[1])	水溶性小分子:如酒精
血管外水分(0.2L/kg)	水溶性大分子:如甘露醇
血液(0.08L/kg);血浆(0.04L/kg)	与血浆蛋白结合紧密的分子及大分子;如肝素
脂肪(0.2~0.35L/kg)	高脂溶性分子:如 DDT
骨(0.07L/kg)	某些离子:如铅、氟

[1] 为平均值,年青体瘦男性的体内总水分可能为 0.7L/kg;肥胖女性则为 0.5L/kg

$$CL_{其他} = \frac{消除速率_{其他}}{C_{其他}} \quad (3c)$$

$$CL_{系统} = CL_{肾} + CL_{肝} + CL_{其他} \quad (3d)$$

药物消除的"其他"组织可包括肺脏和其他代谢部位,如血液及肌肉。

肝脏和肾脏是机体消除药物的两个主要部位。原形药物在尿中的清除率代表肾脏清除率。在肝脏,药物可经生物转化为一种或多种代谢产物,或以原形排入胆汁,或同时通过生物转化或排入胆汁两种过程。药物在肝脏的消除即以这两种形式进行,生物转化的方式在第 4 章中讨论。临床环境中,大多数药物血浆浓度范围内的清除率是恒定的,即非饱和消除,药物消除速率与其浓度成正比[调整公式(2)]后得:

$$消除率 = CL \times C \quad (4)$$

本公式常参考一级动力学消除。当清除率为一级的动力学清除时,可以通过计算给药后的时间-浓度曲线下面积(**AUC**)来估计。清除率等于剂量除以 AUC。注意,这样做只是计算上方便而已——而不是消除率的定义。

A.　限量消除

限量消除(capacity-limited elimination)的药物(如:苯妥英、乙醇),其清除率依当时的药物浓度而变化(表 3-1)。限量消除也称顺序混合的、饱和消除、剂量或浓度依赖性消除、非线性消除和 Michaelis-Menten 消除。

当药物的剂量高到一定程度时,多数药物消除途径将达到饱和状态。当流向器官的血液不限制消除时(下文),消除速率和浓度(C)之间的关系可用数学等式表示为:

$$消除速率 = \frac{V_{max} \times C}{K_m + C} \quad (5)$$

最大消除速率为 V_{max},K_m 为消除速率等于 50% V_{max} 时的药物浓度。与 K_m 密切相关的高浓度区域,消除速率几乎与浓度无关——一种"假零级"动力学消除状态。如果给药剂量增加速度超过了消除能力,则不会出现稳态浓度:随着不断给药,药物浓度会持续上升。这种限量消除形式对三种常用药物具有重要意义:乙醇、苯妥英和阿司匹林。清除率对限量消除的药物没有实际意义。AUC 不能用于计算这种药物消除的过程。

B.　血流量依赖性消除

与限量消除药物相对应,有些药物则非常容易被体内消除器官清除。因此,在任何临床上的实际浓度,组织器官血流中的大部分药物在首次通过组织器官时即被消除。这些药物的消除将主要依赖于流经消除器官的血流量。由于这些药物通过消除器官时几乎全部从血中萃取出,因此可称为"高萃取"药(表 4-7 中所列的药物)。器官血流量决定给药方式,而血浆蛋白结合和血细胞分割对于广泛结合的高萃取药物也可能有很重要的意义。

半衰期

半衰期($t_{1/2}$)是指在消除过程中(或恒速静脉滴注时),体内药量下降一半时所用的时间。设计用药剂量最简单而实用的办法是将机体看作一个与分布容积(V)相等的单一房室(图 3-2B),体内药物消除的时程取决于分布容积和清除率:

$$t_{1/2} = \frac{0.7 \times V}{CL} \quad (6)$$

因为药物消除过程可以用指数过程描述,所用的时间减半可以证明与 2 的自然对数成正比的。方程(6)中的常数 0.7 是 2 的自然对数的近似值。

半衰期非常有用,因为它可以表明给药速度发生改变后,达到 50% 药物稳态浓度或从稳态浓度衰减 50% 时所需的时间。图 3-3 显示了恒速静脉滴注期间药物蓄积的时间过程和达到稳态浓度而停止给药后药物消除的时间过程。

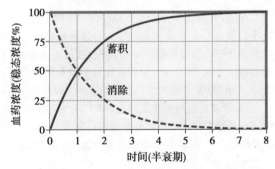

图 3-3　药物蓄积和消除的时间过程。实线:显示恒速静脉滴注时药物蓄积的血浆药物浓度变化过程。一个半衰期后可达 50% 稳态浓度,两个半衰期后达 75% 稳态浓度,四个半衰期后则可达 90% 以上稳态浓度。点线:显示恒速静脉滴注药物浓度达稳态后,药物消除时的血浆药物浓度变化过程。一个半衰期后,药物浓度降低 50%,两个半衰期降低 75%,等等。根据药物浓度达 90% 以上稳态浓度时的蓄积曲线显示,从开始给药起,至最大效应的产生必须经过 4 个半衰期

疾病状态影响两种与生理过程相关的主要药动学参数:分布容积和清除率。半衰期的改变对药物消除的变化没有必要。例如:慢性肾衰患者降低了地高辛的清除率,但也减少了其分布容积;增加地高辛的半衰期,对所期望的肾功能的改变并不

重要。分布容积的减少是由于减少了肾脏和骨骼肌的质量,导致地高辛与 Na^+-K^+-ATP 酶的组织结合率减少。

许多药物表现为多房室药动学(图 3-2C 和图 3-2D)。此时,"真实的"终点半衰期,如表 3-1 所示,将大于等式 6 计算的数值。

药物蓄积

多次重复给药时,体内药量就会蓄积,直到停止给药为止。这是由于要完全消除某一剂量的药物,理论上需要无限长的时间。实际上,这意味着如给药经间隔时间小于四个半衰期,药物蓄积的量会是可测的。

药物蓄积量与每个给药间隔期间药量减少的比值成反比。1 减去下次给药前体内残留药量即为药物减少的比值。残留药物比值可通过测定给药间隔时间和半衰期来预测到。测定药物蓄积量的一个简便的指标是**蓄积系数**(accumulation factor):

$$蓄积系数 = \frac{1}{一个给药间期药量减少的比值}$$
$$= \frac{1}{1-剩余药物的比值} \qquad (7)$$

对一种药物来说,如每个半衰期给药一次,其蓄积系数等于 1/0.5。蓄积系数可以预示稳态药物浓度与首次给药后同一时间看到的药物浓度的比值大小。因此,间歇给药到达稳态后的药物峰浓度等于首次给药后的峰浓度乘以蓄积系数。

生物利用度

生物利用度是指经任何途径给药后,进入体循环的原形药量与给药量之比(表 3-3)。如果药物是按照一级动力学消除,那么血液浓度-时间曲线下面积(AUC)与给药剂量成比例,也是药物生物利用度的范围(图 3-4)。对于静脉给药来说,生物利用度为 100%。对于口服药物来说,其生物利用度可能小于 100%,原因有两点:跨肠壁吸收的程度和首关消除。

表 3-3 给药途径、生物利用度及其一般特点

途径	生物利用度(%)	特点
静脉注射(IV)	100(从定义上讲)	起效最迅速
肌内注射(IM)	75 至 ≤100	通常可大量吸收,但可能出现痛苦
皮下注射(SC)	75 至 ≤100	吸收量小于肌肉注射,且可能出现痛苦
口服(PO)	5 至 <100	最为方便,可能有显著的首关消除作用
灌肠	30 至 <100	首关消除作用小于口服
吸入	5 至 <100	通常起效非常迅速
经皮	80 至 ≤100	吸收通常很缓慢;用于首关消除作用不明显时;延长作用时间

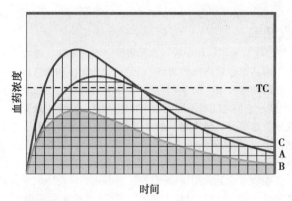

图 3-4 血液药物浓度-时间曲线,描述了以三种剂型、相同总量给药时吸收速率和生物利用度如何影响药物的作用时程及其有效性。点线显示血液中药物的靶浓度(TC)

A:吸收迅速且完全可利用

B:吸收速率等于A模式,但生物利用度仅为A模式的一半

C:吸收速率仅为A模式的一半,但完全可利用

A. 吸收程度

口服给药后,药物的吸收可能不完全。例如:口服地高辛后,仅 70% 的药物进入体循环。这主要是由于肠吸收缺乏和部分地高辛在肠内被细菌代谢所致。其他一些药物由于亲水性过强(如阿替洛尔)或亲脂性过强(如阿昔洛韦),亦难以被吸收。此外,吸收不全也是造成这些药物利用低的原因。亲水性过强,药物不能透过脂质细胞膜;亲脂性过强,药物则溶解不充分而不能通过与脂细胞毗邻的水分层。由于 P-糖蛋白有关的反向转运,将药物从肠细胞泵到肠腔内,使药物不能吸收。抑制 P-糖蛋白和肠壁代谢,如葡萄柚汁,可能与增加药物吸收有关。

B. 首关消除

药物从肠道吸收后,在进入体循环前往门静脉进入肝脏。药物在肠壁(如由 CYP3A4 酶系统)甚至门静脉血液被代谢,且在进行体循环前,肝脏是绝大多数药物代谢的主要场所。此外,肝脏还将药物排泄入胆汁。上述任何一个环节均可降低药物的生物利用度,而整个环节被称为首关消除(first-pass elimination)。肝脏首关消除,对药物生物利用度的影响可用**萃取率**(extraction ratio, ER)表示:

$$ER = \frac{CL_{肝}}{Q} \qquad (8a)$$

式中的 Q 代表肝血流量,体重 70 公斤的成年人的 Q 值通常为 90L/h。

药物的系统生物利用度(F)可由吸收程度(f)和萃取率(ER)求出:

$$F = f \times (1-ER) \qquad (8b)$$

象吗啡这样的药物几乎全部被吸收(f=1),其肠损失部分可忽略不计。然而,吗啡的肝萃取率为吗啡清除率除以肝血流量[90L/(h·70kg)]或 0.67。因此吗啡的口服生物利用度(1-ER)预计约为 33%,该数值接近于临床观察值(表 3-1)。

吸收速率

图 3-4 显示了药物吸收速率和程度之间的差别。吸收速率取决于给药部位和药物的剂型。药物的吸收速率和给药量都影响药物的临床效果。图 3-4 描述了 3 种不同剂型药物的吸收状况,预期示它们之间有不同的临床效应强度。剂型 B 需要给药两次才能达到与剂型 A 相同的血药浓度,吸收速率对于单次给药剂量很重要,如催眠药诱导睡眠,只需一次给药,即可以诱导睡眠,但睡眠时间的长短则取决于给药剂量。此时,剂型 A 药物早于剂型 C 达到靶浓度;剂型 A 还可以达到更高的水平且高于靶浓度,并维持较长时间。多次给药后,剂型 A 和剂型 C 可以产生相同的平均血药浓度,虽然剂型 A 的最大浓度较高,最小浓度较小。

药物的吸收速率与肠道剩余药量无关时,如吸收速率取决于胃排空速率或使用控释剂型的药物时,其吸收机制被称为 0 级动力学模式。相反,当药物完全被溶解于胃肠道液体内时,药物的吸收速率与胃肠道液体药物的浓度成正比,其吸收机制被称为一级动力学模式。

药物的萃取率和首关效应

药物利用度不影响药物的系统清除率。但是,药物的清除率药物的生物利用度有明显的影响,因为清除率决定萃取率〔等式(8a)〕。当然,如果给药剂量较大,口服用药也可以达到药物的治疗血液浓度。但在这种情况下,与静脉给药比较,药物代谢产物的浓度会明显增加。利多卡因和维拉帕米都只用于治疗心律失常的药物,它们的生物利用度小于 40%,但利多卡因不能口服给药,因为利多卡因的代谢产物有明显的中枢神经系统毒性。在肝脏有较高萃取率的其他药物包括吗啡(上文)、异烟肼、普萘洛尔、维拉帕米和一些三环类抗抑郁药(表 3-1)。

对于萃取率高的药物,患者之间的生物利用度因肝脏功能和血流量的不同而产生明显的差异。这些差异可以解释接受高萃取率药物患者发生药物浓度一些变化的原因。对于肝脏高萃取率的药物,绕过肝脏消除的部位(如肝硬化时的门脉系统分流),会明显增加药物的生物利用度。而肝脏萃取率低的(进入肝脏和存在于肝脏内量小的)药物,对通过肝脏血流进行分流,对药物的生物利用度影响很小。表 3-1 内肝脏萃取率低的药物包括华法林、地西泮、苯妥英、茶碱、甲苯磺丁脲和氯磺丙脲。

改变给药途径和首关效应

在临床上采取不同给药途经(表 3-3)的原因有:为了方便(如口服给药)、使作用部位的药物浓度最大或减少其他部位的药物浓度(如局部给药)、延长药物吸收的时间过程(如经皮给药)以及避免首关效应(舌下或直肠)。

采用舌下含片和经皮给药可以在最大程度上避免肝脏的首关效应,采用直肠栓剂能较小程度上减少肝脏的首关效应。药物经舌下吸收可以直接进入体循环,而不经过门静脉进入肝脏,减少了肝脏对药物的首关效应。经皮给药具有同样的优点。直肠栓剂经低位直肠吸收,进入下腔静脉,绕过肝脏而减少了首关效应。但是,直肠栓剂也会向直肠的上段移动,经直肠上段吸收,只有约 50% 的药物绕过肝脏,另外一部分则进入门静脉而

产生首关效应,减少了药物的生物利用度,降低了药物效应。虽然经吸入给药绕过了肝脏的首关效应,但肺脏是药物排泄的途径,并可能是经非胃肠道(胃肠道外)所给药物的代谢途径,所以也是产生首关效应的部位。

药物效应的时程

药动学(在本章讨论)原理和药效学(在第 2 章中讨论;Holford & Sheiner, 1981)原理为了解药物效应的时程(the time course of drug effect)提供了一个框架。

即时效应

在最简单的情况下,药物效应直接与血浆浓度有关,但未必药物效应与其浓度时间进程简单地平行。因为药物浓度和效应之间的关系不成线性(回忆在第 2 章描述的 E_{max} 模型),药物效应通常与浓度不成线性比例。

观察一下血管紧张素转换酶(ACE)抑制剂(如依那普利)对 ACE 的影响,就可以了解药物浓度与效应之间的关系。依那普利的半衰期约 3 小时,一次口服 10mg 后,在 3 小时达峰浓度约 64ng/L。通常依那普利每天给药一次,从峰浓度到下次给药间期末需要消耗 7 个半衰期,在这段时间内,药物几乎全被消除。每个半衰期后,依那普利的浓度和相应的 ACE 抑制程度如图 3-5 所示。用 E_{max} 模型计算 ACE 的抑制程度,计算出的最大抑制强度 E_{max} 是 100%,50% 最大效应时的药物浓度 EC_{50} 约 1ng/ml。

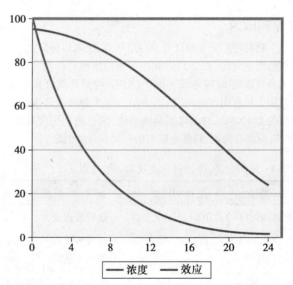

图 3-5　血管紧张素转换酶(ACE)抑制剂的血药浓度和效应的时间(小时)过程。蓝线显示单次口服给药后血浆依那普利浓度(ng/ml)。红线显示对靶点 ACE 抑制的百分比。注意浓度-时间过程(呈指数降低)和效应-时间过程(中间部分呈线性降低)的不同形状

值得注意的是药峰浓度后约 12 小时(4 个半衰期),依那普利的血浆浓度值变为 16ng/ml,而其抑制作用仅降低 20%。由于在此期间,依那普利的浓度比 EC_{50} 要大许多,所以对 ACE 的抑制作用几乎不变。24 小时后,其抑制作用仍可达 33%。

这就是为什么半衰期短的药物可一天给药一次,而药效可维持整天的原因。关键的因素在于初始浓度要大于 EC_{50}。尽管血浆药物浓度在 24 小时时不到峰浓度的 1%,但仍可达 EC_{50} 的一半。对于作用于酶的药物(如 ACE 抑制剂)或竞争性受体拮抗剂(如普萘洛尔)来说,一天给药一次非常普遍。

当浓度处在 EC_{50} 的 4 倍和 1/4 之间时,药物的时效关系基本是时间的线性函数。当药物浓度的降低使效应从 E_{max} 的 80% 降低至 20% 时需要花费 4 个半衰期的时间。这个范围内,每过一个半衰期,药效降低 15%。当浓度低于 EC_{50} 的 1/4 时,药效几乎完全与浓度成正比,且药物效应随之间呈指数衰减。这就是说,仅当浓度低于 EC_{50} 时,"药物效应半衰期"的概念才有意义。

延迟效应

药物效应强度的变化常滞后于血浆药物浓度的改变。这种延迟可能反映了药物从血浆分布到作用位点需要一段时间,几乎所有的药物都存在这种情况。由于分布而导致数分钟至数小时药效上的延迟可被解释为一种药动学现象。药物分布的延迟现象可用以解释快速静脉注射 CNS 激动剂(如硫喷妥)后药效短期滞后的原因。

一些药物与受体紧密结合,它的离解半衰期决定延迟效应,如地高辛。请注意,这是控制受体平衡时间的解离过程。控制积累时间消除过程和恒速注射给药稳定状态与是完全一样的原理(图 3-3)。

对于药物产生延迟作用——特别是那些要等上数小时甚至数天才产生药起效的药物——的一个共同理由是机体内与药效表达有关的生理物质周转缓慢而引起的。例如:抗凝血药华法林,其作用机制是抑制肝脏中的维生素 K 环氧化酶。华法林的这种作用能迅速发生,对酶的抑制作用与华法林的血浆药物浓度密切相关。华法林的临床疗效,如按照《国际标准化率》,反映了凝血药物浓度密切相关。华法林的临床疗效(如对凝血酶原时间的影响)反映了由凝血因子形成的凝血酶原复合物浓度降低的情况。维生素 K 环氧化酶受抑制后,凝血因子合成减少,但该复合物的半衰期长约 14 小时,正是该半衰期决定了凝血因子的浓度到达新稳态需要多长时间,同时也决定了血浆中华法林产生抗凝血作用所需时间。

蓄积效应

有些药物效应的蓄积作用明显强于递减作用。氨基苷类抗生素(如庆大霉素)持续静脉给药时肾毒性要比间歇给药时大。一般认为这是由于氨基苷类在肾皮质的蓄积而引起肾损害。尽管两种给药方案产生相同的平均稳态浓度,但间歇给药时药峰浓度远高于持续给药,并可使肾皮质的摄取达到饱和,总的氨基苷类蓄积量减少。毒性上的差别可通过推断浓度变化形式和摄取机制饱和程度来预测。

许多抗癌药在药效上也存在蓄积作用。例如:某药和 DNA 的结合与浓度成比例,且属不可逆结合,因此该药与 DNA 的蓄积结合量也就决定了其对肿瘤生长的抑制作用。药物蓄积量的测定(如浓度时间曲线下面积,AUC),已显示出作为效应预计及靶 AUC 预计的优点,也为个体化治疗提供了一种手段。

设计合理用药方案的靶浓度方法

合理的用药方案是基于**靶浓度(target concentration,TC)**假设,这个靶浓度会产生我们所希望的疗效。通过研究那些决定剂量-浓度关系的药动学因素,使实现个体化靶浓度给药方案成为可能。表 3-1 所示的有效浓度范围是当患者获得有效治疗时所测的数值。初始靶浓度通常应选取该浓度范围的下限。在某些情况下,靶浓度还根据特殊性治疗目的选取,如用地高辛控制房颤时所需要的靶浓度常为 2ng/ml,而治疗心衰期时所使用的靶浓度通常为 1ng/ml,即可获得满意的疗效。

维持剂量

在大多数临床情况下,用药方案均以维持机体稳态浓度为基准,即每次的给药量取代前一次给药后机体消除的量。因此,首要目标是计算恰当的维持剂量。在确定理想的稳态用药方案时,消除率是应考虑的最重要药动学指标。稳态(SS)时,给药速度(进入的速度)应等于消除速度(输出的速度)。在等式(4)中,用靶浓度(TC)取代浓度(C)后,可预测出维持给药速度:

$$给药速度_{SS} = 消除速度_{SS}$$
$$= CL×TC \quad\quad (9)$$

因此,知道了所期望的靶浓度,就可用患者的清除率计算出给药速度。如果通过生物利用度低于 100% 的途径给药,那么(9)式中的给药速度就需要修正。对口服药物来说:

$$给药速度_{口服} = \frac{给药速度}{F_{口服}} \quad\quad (10)$$

若采取间歇方式给药时,用下式可以求得维持剂量:

$$维持剂量 = 给药速度×给药间隔时间 \quad\quad (11)$$

(见文本框,例:维持剂量计算)

应注意的是,持续静脉给药时所获得的稳态浓度或间歇给药所获得的平均浓度只与清除率有关。用某一给药速度确定预期的平均血浆浓度,或预知获得某一靶浓度时所需的给药速度,并不需要知道药物的分布容积和半衰期。图 3-6 表明,给药间隔时间不同时,浓度时间曲线中的最大值和最小值也会不一样,尽管平均浓度水平均一直为 10mg/ml。

估计给药速度及平均稳态浓度时不需要任何特殊的药动学模型,用清除率即可求得。然而,在确定稳态浓度最大值和最小值时,需要借助有关的药动学假说模型。蓄积系数[等式(7)]假设药物符合一室机体模型(图 3-2B),而在推算峰浓度值时,我们也假设吸收速度远快于消除速度。对于临床计算稳态浓度最大值和最小值来说,这些假说通常是合乎情理的。

负荷剂量

给药后,药物浓度达稳态的时间是可以预知的,正如半衰期长的药物,采用负荷剂量迅速将血浆药物浓度提高到靶浓度,可以活的满意的治疗效果。理论上只有负荷剂量的给药量需要计算,取其首近似值,而给药速度则不需要计算,实际情况也大致如此。分布容积是相对于体内总药量和血浆药物浓度(C_p)的比例系数。如果给负荷剂量是为了获得靶浓度,那么从等式(11)可得:

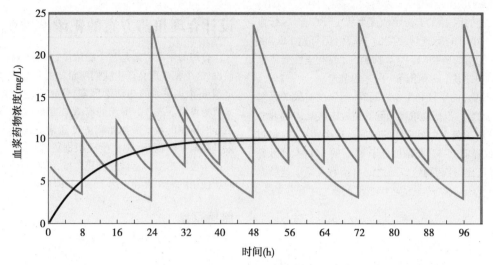

图3-6 茶碱稳态血浆浓度的希望值为10mg/L时,给药次数与血浆最高和最低浓度之间的关系。平滑上升的黑线显示,以28mg/h速度静脉注射时的血浆浓度。橙色线显示,给药8小时的剂量为224mg;24小时为672mg。三种情况中的血浆平均稳态浓度为10mg/L

负荷剂量=给负荷剂量后体内的即时药量=V×TC   (12)

以文本框中所示的茶碱为例,体重70kg的人,负荷剂量应为350mg(35L×10mg/L)。对大多数药物来说,负荷剂量可通过所选给药途径确定单次给药剂量。

一直到现在,我们忽略了这样一个事实,即有些药物遵循更为复杂的多房室药动学模型。如图3-2所示的二房室模型分布过程。在绝大多数情况下,这是符合情理的。在某些情况下,分布相不应被忽略,特别是在计算负荷剂量时。如果药物的吸收速度快于分布速度(快速静脉注射总是如此),用表观分布容积 V_d 计算出给予适当负荷剂量后所得到的血浆药物浓度最初要比希望值大许多,尽管持这个浓度持续的时间很短暂,但仍可能会引发严重的毒性反应。这一点在使用抗心律失常药利多卡因时极为重要,其急性毒性反应几乎在给药后立即产生。因此,在防止药物浓度过高上,虽然估算负荷给药量可能十分准确,给药速度有时也起关键作用。静脉缓慢给药(用几分钟而不是几秒钟时间)总是最稳妥的措施。静脉给予茶碱时,初始注射时间应大于20分钟,以避免在分布相造成血浆药物浓度过高的可能性。

间歇给药时,用等式(12)计算出的负药剂量仅能获得平均稳态浓度,而不会达到峰稳态浓度(图3-6)。要想获得稳态峰浓度值,负荷剂量可从下述等式(13)中求出:

负荷剂量=维持剂量×蓄积因数   (13)

靶浓度干预:个性化给药中的药动学和药效学原理

以上概述的基本原理可用于解释在临床上测量的药物浓度数值,其基础为三个主要药动学变量:吸收、清除率、分布容积(以及推导出的半衰期)。此外,很有必要考虑这两个药效学参数:药物在靶组织引起的最大效应和组织对药物的敏感性。疾病状态可以改变所有这些参数。预测疾病状态对药动学参数的影响,对正确调整用药剂量具有重要的意义(文本框:靶浓度战略)。

例:维持量计算举例

缓解患者的急性支气管哮喘时,茶碱的理想有效血浆浓度为10mg/L。如果患者不吸烟,除了哮喘外,其他方面正常,我们可以使用表3-1中的平均清除率,即2.8L/(h·70kg),因为静脉给药时,F=1。

给药速度=CL×TC
=2.8L/(h·70kg)×10mg/L
=28mg/(h·70kg)

因此,这个患者的合理静脉滴注的速度应该是28mg/(h·70kg)。

如果哮喘发作缓解,医生欲口服茶碱维持这个血浆浓度,需要使用近似于连续静脉注射的茶碱延时制剂,每12小时给药一次。根据表3-1,茶碱的 $F_{口服}$ 为0.96。若给药间隔时间为12小时,每次给药的维持量应该是:

$$维持量=\frac{给药速度}{F}×给药间隔$$
$$=\frac{28mg/h}{0.96}×12小时$$
$$=350mg$$

每隔12小时,开些理想剂量350mg的片剂或胶囊剂,如果给药间隔时间为8小时,理想的剂量应为233mg;如果一天给药一次,剂量则为700mg。因为F接近于1,实际计算时可以忽略不计。

药动学参数

A. 输入

　　进入体内的药量取决于患者是否执行规定的用药方案及药物从给药部位转运至血液的速度和程度。

　　监测药物浓度是否偏离预期值,常常可发现给药剂量是否高于或低于规定的剂量——执行失败的两个方面。如果完全按照规定用药,小肠吸收不规律则可能是造成药物浓度异常降低的原因。制剂生产不规范所造成的药物生物利用程度上的变化极为少见,而吸收过程中药物代谢所引起的生物利用度变异则很普遍。

B. 清除率

　　当肾脏、肝脏或心脏功能严重受损时,可以预见清除率出现异常。肌酐清除率常是反映肾功能的一个有用的定量指标。与之相对应是,药物清除率在反映心脏、肾脏或肝脏功能受损方面可能也是一项有用指标,且常常比临床检查或其他实验室检验方法更为准确。例如:当肾功能迅速发生变化时,测定氨基苷类抗生素的清除率对于检查肾小球滤过率来说可能是一项比测定血清肌酐清除率更为准确的指标。

　　现已证明,肝脏疾病可降低药物清除率,延长许多药物的半衰期。然而,还有许多已知经肝脏处理并消除的药物,当肝脏出现同样的疾病时,其清除率或半衰期并没有发生任何变化。这表明肝脏疾病不一定总是影响肝脏的内在清除率。目前,还没有一种可靠的肝药物代谢功能指标,用于预测肝清除率变化,能够类似于用肌酐清除率表示肾脏药物清除率所采用的方法一样,简单明了,易于操作。

C. 分布容积

　　表观分布容积反映了药物及其与组织结合之间的一种平衡状态。药物与组织结合后,降低了血浆浓度,使表观分布容积增大;药物与血浆蛋白结合,血浆浓度增加,使表观分布容积变小。药物与组织或血浆蛋白的结合率发生变化时,由血浆浓度所测出的表观分布容积也会发生改变。老年人的骨骼肌组织减少,因此,老年人的地高辛表观分布容积往往较小。像地高辛这样的药物不易进入脂肪组织,如根据体重计算肥胖患者的表观分布容积则可能会估计过高。而茶碱的表观分布容积与体内水分量相近,由于脂肪组织中所含水分几乎和其他组织一样。因此,茶碱的表观总分布容积与体重成比例,即使是肥胖患者也是如此。

　　体液异常蓄积(如水肿、腹水及胸膜积液等)可显著增加类似妥布霉素这样亲水性强的药物的分布容积,异常蓄积的体液消退后,会使分布容积减小。

D. 半衰期

　　在确定疾病状态影响药物处置的机制时,清除率和半衰期之间的差别具有重要的意义。例如:地西泮的半衰期随患者年龄增长而增加,虽然药物的清除率与年龄有关,但发现地西泮的清除率并不随年龄的变化而变化。地西泮的半衰期增加实际上是由于分布容积随年龄变化而产生的;而负责药物消除的代谢过程则是恒定不变的。

药效学参数

A. 最大效应

　　所有药理学反应均有最大效应(E_{max})。无论药物浓度有多高,当它超过某一点时,反应的量不再增加,此时的药物效应为其最大效应。在给一患者用药时,如增加剂量后临床疗效不再增加,此时有可能是已达到了最大效应。认识药物的最大效应,对避免发生因无效地增加药物剂量所伴随的毒性反应的危险很有帮助。

B. 敏感性

　　半数有效浓度 EC_{50} 反映靶器官对药物浓度的敏感性。测定与治疗作用有关的药物浓度即可发现,给药后病情没有改善,这是因为患者对药物的敏感性降低而造成的反应性减退。生理状态异常或拮抗药物可造成患者对药物的敏感性降低。如高血钾时,机体对地高辛的反应性会降低,而钙通道阻滞剂则可减弱地高辛对心肌收缩力的影响。

　　机体对药物敏感性增高的征兆,通常是以给适度剂量的药物后产生了超常的反应为标志。测量低于所观察效应的药物浓度可以确认药效学敏感性的性质。

药物浓度测量结果的解释

清除率

　　清除率是决定药物浓度的最重要的一个因素。用药剂量、血流量、肝脏或肾脏的内在功能均可影响清除率,对这 3 种因素的清晰认识关系到药物浓度测量数值的分析。在分析由药物浓度测量结果所估算出的清除率时,均应考虑这 3 种因素。此外,还应认识到,药物与蛋白结合情况发生变化时可能会导致我们轻率地认为清除率发生了改变,而此时药物清除率并未改变(见文本框:血浆蛋白结合重要吗?)。影响血浆蛋白结合的因素包括如下几个方面:

1. 清蛋白浓度 诸如苯妥英、水杨酸类和多巴酚丁胺等药物能够大量与血浆蛋白结合。许多疾病状态时,白蛋白水平降低,而导致药物总浓度下降。

2. α_1-酸性糖蛋白浓度 α_1-酸性糖蛋白是一种与诸如奎尼丁、利多卡因和普萘洛尔等药物具有结合位点的重要蛋白。急性炎性疾病时,其含量增加,并可引起上述药物的总血浆浓度发生较大改变,即使是在这些药物的消除情况并未改变时,也是如此。

3. 限量蛋白结合 药物与血浆蛋白的结合是一种限量结合,即药物与蛋白的结合存在饱和的问题。水杨酸类、多巴酚丁胺及泼尼松的治疗浓度与蛋白结合之间具有浓度依赖性关系。由于给药速度和清除率所决定非结合药物的浓度,而这些排出率低的药物,其清除率并不受蛋白结合的影响。因此,增加给药速度,将会引起在药效上具有重要意义的非结合浓度发生相应的改变。相反,总药物浓度增加的速度会低于给药速度,提示在较高浓度时药物与蛋白的结合已经趋近饱和。

4. 红细胞结合 环孢霉素和他克莫司等药物广泛结合于红细胞内。通常情况下,测量全血浓度,结果比血浆浓度高出 50 倍。降低红细胞浓度(反映在比容)将导致全血浓度下降,而没有药物活性浓度的变化。浓度标准化为标准比容有助于解释浓度效应关系。

用药史

假如药物浓度测量结果为最大值时,用药史的准确性就显得非常重要。实际上用药史是一片空白或不完整的话,药物浓度测量结果则失了去了所有可预见性价值。

测量药物浓度的采样时间

患者对药物的吸收速度和程度的信息,在临床上很少具有重要意义。药物吸收通常发生在给药后的第一个 2 小时内,并随患者的姿势、活动及食物摄取情况而发生改变。因此,在吸收没有完成前(口服药物后约 2 小时内),避免采集血样是很重要的。口服给药后不久即试图测定药峰浓度通常不会成功,同时也有损测量结果的准确性。原因在于此时并不能确定吸收是否已经完成。

有些药物(如地高辛和锂剂)要花费数小时才能分布到组织中。地高辛的血液样本采集时间应该是末次给药 6 小时以后,而锂剂的采样时间应在下次给药前(通常在末次给药后 24 小时)。氨基苷类药物在体内分布的相当快,但为了慎重起见,仍应在给药后过 1 小时再采样。

用给药速度和平均稳态浓度能很容易地估算出其清除率。估算稳态浓度时,应在适宜的时间采集血液样本。达到稳态后(恒速给药时最少需 3 个半衰期),在一次给药间隔时间中点附近所采集的样品通常接近平均稳态浓度。

分布容积和清除率的初步预测

A. 分布容积

患者的分布容积通常是从体重求出的(表 3-1 所列值均以 70kg 为假定标准体重)。对不易透过脂肪组织的药物(如:庆大霉素、地高辛、他克莫司、吉西他滨),身体肥胖患者应采用下面的无脂肪质量(FFM)公式求出的分布容积:

$$妇女:FFM(kg)=\frac{37.99\times HTM^2\times WT}{35.98\times HTM^2+WT} \quad (14a)$$

$$男士:FFM(kg)=\frac{42.92\times HTM^2\times WT}{30.93\times HTM^2+WT} \quad (14b)$$

水肿、腹水及胸膜积液患者体内氨基苷类(如吉西他滨)的分布容积大于由体重所估测出的值。这些患者的体重值应按如下方法修正:估测体重后,减去多出的蓄积体液,用得出的

血浆蛋白结合重要吗?

血浆蛋白结合是经常被提及的、在药代学、药效学和药物相互作用中起作用的重要因素。但没有由于早期血浆蛋白结合变化而改变药物处置和药物效应的临床例证(Benet & Hoener,2002)。一个概念:如果药物被从血浆蛋白取代,会增加未结合药物的浓度而提高药效或产生毒性,似乎是一个简单明了的机制。遗憾的是,这仅仅只是一个适合于试管检验、在体内不起作用的简单理论,因为机体是一个能消除未结合药物的开放系统。

首先,在表面上看来,将不到体内药物总量的 5% 释放到未结合药物池,未结合药物会发生 1%~10% 的明显变化,因为体内不到三分之一的药物与血浆蛋白结合,即使在最极端的情况下也是如此,如华法林。从血浆蛋白取代的药物当然会分布在整个分布容积内。因此,体内未结合药物增加 5%,有药理活性的未结合药物在作用部位最多也只能增加 5%。

第二,当血浆未结合药物的量增加时,药物的消除速率也会增加(如果未结合药物的清除率没有变化)。4 个半衰期后,未结合药物的浓度会返回到原来的稳态浓度。当药物相互作用和蛋白结合取代相关,对临床上的重要作用有做过研究,发现取代用药也可以抑制清除率,并且未结合药物清除率的改变也是解释药物相互作用的主要机制。

血浆蛋白结合的意义在于解释药物浓度,当血浆蛋白低于正常值时,总药物浓度就会降低,而不影响未结合药物的浓度。

"正常"体重值计算正常分布容积。最后,假定多出的蓄积体液每 kg 代表 1L 容积,用求出的正常分布容积再加上多出体液的容积。由于氨基苷类的分布容积相对较小,因此,上述修正就显得十分重要。

B. 清除率

经肾脏清除的药物的清除率与肾功能的好坏成比例,常需对其清除率进行修正。肾脏的功能可以很方便地由单次血清肌酐测定值及所预测的肌酐生产率来估测肌酐清除率的测定值(Bjornsson,1979)。

女性的肌酐生产率预计值为计算值的 85%,因为女性每 kg 体重中的肌组织含量较少,而体内肌酐的生成量正是由肌组织量的多少决定。肌肉组织占体重的比例随年龄的增长减少,这就是为什么 Cockcroft-Gault 方程*中出现年龄的原因。

与年龄有关的肾功能下降与肌酐产生减少无关。由于难以获得全部收集的尿液,以这种方式计算肌酐清除率至少与基于尿液收集估计的值是一样可靠的。对于肥胖患者应该考虑使用无脂质质量[方程(14)],而不是用其的总体重,对于重症肌肉萎缩患者应该使用校正的体重。

个体分布容积和消除率估测值的修正

药物浓度分析的常识性方法是将药动学参数指标和浓度的预测值与实际所测值进行比较。如果患者的实测浓度值与预测值相差超过 20%,则应采用等式(1)或等式(2)算出该患者的 V 或 CL 修正估测值。当算出的 V 或 CL 修正估测值变化较大,增加量超过 100%或减少量超过 50%时,则应严格仔细地检查采样时间和用药史。

例如:某一患者每天服用地高辛 0.25mg,医师希望地高辛的浓度约为 1ng/ml。这个数值是根据生物利用度为 70%、总清除率为 7L/h(肾脏清除率 4L/h,非肾脏清除率 3L/h)的标准值计算出来的。如果患者患有心衰,由于肝脏充血和缺氧等因素,非肾途径(肝脏)清除率可能要减半,因此清除率会变成 5.5L/h,此时地高辛浓度预计约为 1.3ng/ml。假定实际所测浓度值为 2ng/ml,通常是将日剂量减半即可获得地高辛的靶浓度 1ng/ml。该方法意味着清除率的修正值为 3.5L/h。与预计值相比,地高辛的清除率变小,可能是由于心衰引起肾功能受损所致。

如果在没有达到稳态浓度前就采用这种修正方法,常常会产生误导。在隐含的地高辛预测方法明确可信前,最少要花费一周的时间定期用药(4 个半衰期)。

(张殿增 张磊 译 邱培伦 校 金有豫 审)

参考文献

扫描本书二维码获取完整参考文献。

---

* Cockcroft-Gault 方程见第 60 章。

第 4 章

药物生物转化

Maria Almira Correia，PhD

案例思考

　　一位 40 岁的妇女向当地医院的紧急部门报告说自己有点迷失方向，抱怨胸中部胸骨疼痛、腹痛、颤抖，并呕吐 2 天。她承认 2 天前服用了"少量"Lorcet（氢可酮/对乙酰氨基酚/非阿片类镇痛药复方）、Soma（卡利普多，作用于中枢神经系统的肌肉松弛剂）和欣百达[盐酸度洛西汀（抗抑郁药物）/抗纤维肌痛药]。在体检时，她眼睛的巩膜显示有黄色污点。在她入院的一小时内抽取的血液化验结果显示，增加的指标显示肝功能异常：碱性磷酸酶 302（41~133）、丙氨酸氨基转移

酶（ALT）351（7~56）、天冬氨酸氨基转移酶（AST）1,045（0~35）、胆红素 3.33mg/dl（0.1~0.2）和凝血酶时间为 19.8 秒（11~15）。此外，血浆碳酸氢盐降低，她的肾小球滤过率比她这个年龄的正常值低了约 45%，血清肌酐和尿素氮升高，血糖显著降低 35mg/dl，血浆 APAP 浓度为 75μg/ml（10~20）。她对丙型肝炎病毒（HCV）的血清滴度显示强阳性。应如何积极处理这种情况？

　　在日常生活中，人类每天要广泛地接触**外源性物质**——通过肺脏、皮肤，更普遍的是无意间出现在食物中的，或是谨慎的用作治疗的药物或出于"娱乐"目的而有意识地摄入体内的物质。与环境中外源性物质的接触，可能是粗心大意所致，也可能是不期而遇，或不可避免——当它们作为空气、水和食物的成分出现时。有些外源性物质是无害的，当许多可以引起生物反应。有些生物反应常常是根据将吸入的物质转换成为有活性的代谢产物。下面讨论的是一般适用于外源性物质和一定程度上的内源性化合物。

药物生物转化的必要性

　　哺乳动物的药物生物转化系统最初认为是出于解毒和消除植物和细菌的生物制品和毒素需要而进化的，后来扩展到药物和其他环境外来物。肾脏排泄在终止一些药物的生物活性上发挥非常重要的作用，特别是对那些分子量小或具有极性特征，如在生理 pH 条件下被充分离子化的功能基团。大多数药物不具有这样的生物化学性质。具有药理活性的有机分子常常是亲脂性的，同时在生理 pH 条件下处于非离子化状态，或仅部分被离子化。有些请自行化合物能与血浆蛋白非常紧密的结合，而不易被肾小球滤过。因此，如果终止药物作用仅仅依赖于肾排泄，那么多数药物在体内的作用会延长。另外一种导致药物作用终止或生物活性改变的过

程是代谢。一般情况下，亲脂性外来物经转化后成为极性更强、更易排泄的产物。代谢作用在脂溶性药物的失活过程中非常明显。例如：亲脂性的巴比妥类药物，如硫喷妥和苯巴比妥，倘若不被代谢转化成水溶性较强的化合物，它们的半衰期会非常长。

　　代谢产物的药效学活性往往比母体药物小，甚至是无活性的。然而，一些生物转化产品的活性或毒性会增强。

　　值得注意的是，内源性物质的合成，如类固醇激素、胆固醇、活性维生素 D 和胆酸，都涉及许多与外来物代谢相关的酶催化途径。

　　最后，药物代谢酶可用于无药理学活性、在体内可以转化成活性分子的前药的设计。

生物转化在药物处置过程中的作用

　　大多数代谢性生物转化过程发生在药物吸收进总循环与肾消除之间的某些时间点上，还有少数生物转化发生在肠壁或肠腔内。一般情况下，所有这些生物转化反应主要分为Ⅰ相反应和Ⅱ相反应（图 4-1）。

　　Ⅰ相反应常通过引入或暴露一个功能集团（—OH，—NH$_2$，—SH）将原形药物转化为极性更强的代谢产物。这些代谢产物常没有活性，尽管在某些情况下，这些代谢产物的活性被改变或被增强。

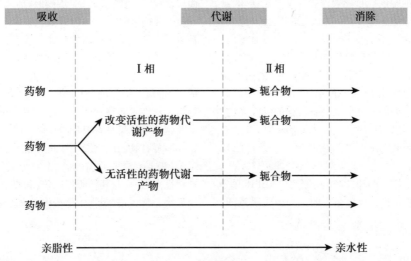

图 4-1 药物处置中的 I 相和 II 相反应以及直接消除。II 相反应有可能会先于 I 相反应

如果 I 相的代谢产物极性充分强的话,它们会被很容易地被排泄。然而,许多 I 相的代谢产物物消除的并不快。在其随后进行的反应中,诸如葡糖醛酸、醋酸、硫酸或氨基酸这样一种内源性酶解物与新形成的功能基团结合后,生成极性极强的轭合物,这些轭合反应或合成反应为 II 相反应的标志。尽管在某些情况下,原形药物可能已经具有直接形成轭合物的功能基团,但大多数各种各样的药物都会经历这些有顺序的生物转化反应。例如:异烟肼的酰肼部分在 II 相反应中形成乙酰基轭合物,此轭合物却为 I 相反应的酶解物,即水解所产生的异烟酸(图 4-2)。因此,II 相反应实际可能先于 I 相反应发生。

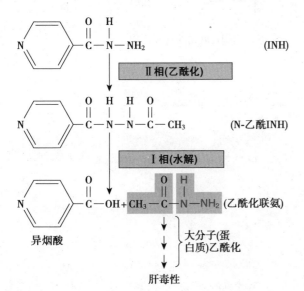

图 4-2 II 相活化将异烟肼代谢成对肝脏有毒性的代谢产物

药物生物转化发生的部位

虽然各种组织均可代谢药物,但肝脏是药物代谢最主要的器官。其他代谢活力强的组织有胃肠道、肺脏、皮肤和肾脏。口服给药后,许多药物(如异丙肾上腺素、哌替啶、喷他佐辛、吗啡等)从小肠完整吸收后经门脉系统先被转运至肝脏,然后在肝脏被大量代谢。这一过程被称为**首关效应**(第 3 章)。有些口服药物(如氯硝西泮、氯丙嗪、环孢素)在肠中的代谢程度远高于肝脏;而其他药物(如咪达唑仑)在肠道的代谢也很明显(约 50%);肝脏功能不全的患者对药物的消除会越来越多地依赖小肠代谢。因此,肠代谢也应属于整个首关效应的一部分。肝脏患病的人的药物消除可能会越来越多地依赖于这样的小肠代谢。某些药物(如非洛地平、环孢素)的肠道代谢过程遭到破坏也会提高它们的血浆水平以及临床上的药物-药物相互作用(如 DDIs,下文)。首关作用可能会严重影响口服药物的生物利用度(如利多卡因),以至于有时必须采用其他途径给药采取得有效治疗的血药浓度。肠腔下段寄居的肠道微生物也能进行许多生物转化反应。此外,药物还可被胃酸(如青霉素)、消化酶(如胰岛素这样的多肽)或肠壁上的酶(如拟交感儿茶酚胺类)等所代谢。

尽管药物在体内的生物转化可通过自发及非催化形式的化学反应来进行,但绝大多数生物转化需要特殊的细胞酶来催化。在亚细胞水平,从内质网、线粒体、胞液、溶酶体、甚至核膜或质膜中均可能测出这些酶。

微粒体混合功能氧化酶系统与 I 相反应

肝脏和其他组织内质网的亲脂膜中存在着多种药物代谢酶。通过细胞均化和分段作用,这些网状膜被分离出来,并重新形成囊状小体,这些囊状小体即为**微粒体**。微粒体保留了原网状膜的大部分形态和功能特性,包括粗面内质网(嵌有核糖体)和光面内质网(无核糖体)的粗糙和光滑表面特征。粗面微粒体主要与蛋白的合成有关,而光面微粒体含有较为丰富的药物氧化代谢酶。尤其特别的是,这些微粒体中含有被称为**混合功能氧化酶**(MFO)或**单加氧酶**的一些重要的酶类。这些酶的激活同时需要还原剂(烟酰胺腺嘌呤二核苷酸,NADPH)和分子氧。在典型的反应中,一分子底物消耗(还原)一分子氧,分子氧的一个氧原子加到底物上,另一个氧原子则被氢还原成水。

在这一氧化-还原反应过程中,两种微粒体酶起着关键性的作用。第一种为 **NADPH-细胞色素 P450 还原酶**,即黄素蛋白。1mol 的这种酶含有黄素单核苷酸(FMN)和黄素腺嘌呤二核苷酸（FAD）各 1mol。由于细胞色素 C 能够作为一个电子受体，第二种微粒体酶是被称为**细胞色素 P450** 的血红素蛋白，为终端氧化酶。实际上，微粒体膜上含有多种形式的这种血红素蛋白，且随着外源性化学药物（下文）的重复接触和给予，其形式的多样性也会增加。细胞色素 P450（简称 P450 或 CPY）的名称源于这种血红蛋白的光谱特性，其还原状态（亚铁状态）与一氧化碳结合后生成的复合物在 450nm 波长处具有最强的吸收光谱。相对来说，肝脏中细胞色素 P450 的含量较还原酶丰富，有助于使 P450 亚铁血红素还原作用在肝脏药物氧化反应发挥限速作用。

微粒体药物氧化反应需要 P450、P450 还原酶、NADPH 和分子氧的存在。图 4-3 所显示的是氧化循环的一个简明示意图。

简单地说，氧化的（Fe^{3+}）P450 和作为底物的药物结合后形成二元复合物（步骤 1）。NADPH 提供一个电子给黄素蛋白还原酶，黄素蛋白还原酶再还原处在氧化状态的细胞色素 P450-药物复合物（步骤 2）。紧接着，通过相同的 P450 还原酶再从 NADPH 引入第二个电子，此外黄素蛋白还原酶用于还原分子氧，同时形成"活性氧—细胞色素 P450——底物"复合物（步骤 3），此复合物再将活性氧转移到药物底物，形成氧化产物（步骤 4）。

这个活化氧具有很强的氧化作用，使大量的底物发生氧化，这些酶复合物的底物专一性非常低。高脂溶性是各种作为这个系统（表 4-1）的底物、在结构上毫无关系的药物和化合物的共同特征。然而，与其他酶相比较（包括 II 相酶），P450 的催化作用显得非常弱，其药物生物转化速率也很缓慢。

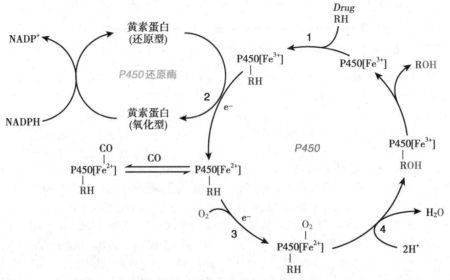

图 4-3　药物氧化作用中的细胞色素 P450 循环。RH：原形药物；ROH：氧化的代谢产物；e^-：电子

表 4-1　I 相反应

反应类别	结构变化	药物底物
细胞色素 P450 依赖性氧化作用：		
芳香环羟化作用		乙酰苯胺、普萘洛尔、苯巴比妥、苯妥英、苯基丁氮酮、华法林、17α-乙炔雌二醇、溴樟脑、苯并芘
脂肪族羟化作用	$RCH_2CH_3 \longrightarrow RCH_2CH_2OH$ $RCH_2CH_3 \longrightarrow RCHCH_3$ 的OH	异戊巴比妥、戊巴比妥、司可巴比妥、氯磺丙脲、布洛芬、氨甲丙二酯、苯乙哌啶酮、苯基丁氮酮、地高辛
环氧化作用	$RCH=CHR \longrightarrow R-C-C-R$	阿尔德林
氧化脱烃基作用		
N-烃基作用	$RNHCH_3 \longrightarrow RNH_2+CH_2O$	吗啡、乙酰吗啡、苯并芘
O-烃基作用	$ROCH_3 \longrightarrow ROH+CH_2O$	氨基比林、咖啡因、茶碱、可待因、p-硝基茴香醚

续表

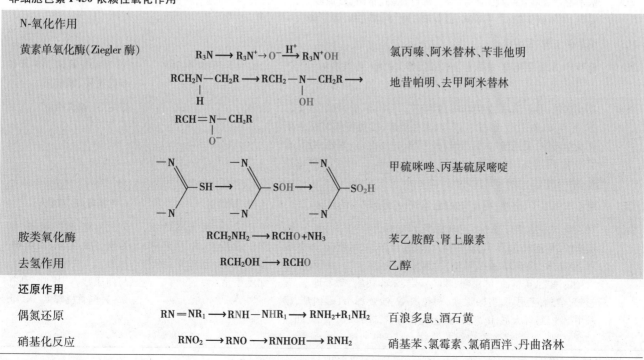

反应类别	结构变化	药物底物
S-烃基作用	$RSCH_3 \longrightarrow RSH+CH_2O$	6-甲基巯嘌呤
N-氧化作用		
伯胺	$RNH_2 \longrightarrow RNHOH$	苯胺
仲胺		对氯苯丁胺
叔胺		尼古丁,甲喹酮
S-氧化作用		噻嗪美,西咪替丁,氯丙嗪
脱氨作用		苯丙胺,地西泮
脱硫作用		硫喷妥钠
		对硫磷
脱氯作用	$CCl_4 \longrightarrow [CCl_3^{\cdot}] \longrightarrow CHCl_3$	四氯化碳

非细胞色素 P450 依赖性氧化作用

N-氧化作用		
黄素单氧化酶(Ziegler 酶)	$R_3N \longrightarrow R_3N^+ \to O^- \xrightarrow{H^+} R_3N^+OH$	氯丙嗪、阿米替林、苄非他明
	$RCH_2N-CH_2R \longrightarrow RCH_2-N-CH_2R \longrightarrow$	地昔帕明、去甲阿米替林
	$RCH=N-CH_2R$	
		甲硫咪唑、丙基硫尿嘧啶
胺类氧化酶	$RCH_2NH_2 \longrightarrow RCHO+NH_3$	苯乙胺醇、肾上腺素
去氢作用	$RCH_2OH \longrightarrow RCHO$	乙醇

还原作用

偶氮还原	$RN=NR_1 \longrightarrow RNH-NHR_1 \longrightarrow RNH_2+R_1NH_2$	百浪多息、酒石黄
硝基化反应	$RNO_2 \longrightarrow RNO \longrightarrow RNHOH \longrightarrow RNH_2$	硝基苯、氯霉素、氯硝西泮、丹曲洛林

续表

反应类别	结构变化	药物底物
羧化反应	$\underset{O}{\overset{\|}{RCR'}} \longrightarrow \underset{OH}{\overset{\|}{RCHR'}}$	甲吡酮、美沙酮、纳洛酮
水解作用		
酯类	$R_1COOR_2 \longrightarrow R_1COOH+R_2OH$	普鲁卡因、琥珀酰胆碱、阿司匹林、氯贝丁酯苯哌啶醋酸甲酯
氨基化合物	$RCONHR_1 \longrightarrow RCOOH+R_1NH_2$	普鲁卡因胺、利多卡因、吲哚美辛

人体肝脏的 P450 酶类

用基因芯片技术结合免疫印迹方法以及相关选择性功能标记物和选择性细胞色素 P450 抑制药分析微粒体的制剂产品,已经在人类肝脏找到许多细胞色素 P450 亚型(CYP:1A2、2A6、2B6、2C8、2C9、2C18、2C19、2D6、2E1、3A4、3A5、4A11 和 7)。其中,**CYP1A2、CYP2A6、CYP2B6、CYP2C9、CYP2D6、CYP2E1 和 CYP3A4** 是最重要的形式,分别约占人体肝脏总细胞色素 P450 含量的 15%,4%,1%,20%,5%,10% 和 30%。总之,它们是催化肝代谢药物和非生物物质(表 4-2,图 4-4)的主力军。

表 4-2　人类肝脏 P450 酶(CYP)和一些被代谢的药物(底物)、诱导药及选择性抑制药

CYP	底物	诱导药	抑制药
1A2	对乙酰氨基酚、安替比林、咖啡因、氯丙咪嗪、非那西汀、他克林、他莫西芬、茶碱、华法林	吸烟、烧焦的食物、十字花科蔬菜、奥美拉唑	高粱姜素、弗拉茶碱、氟伏沙明
2A6	香豆素、烟草、亚硝胺、烟碱(转化成可替宁和 2'-羟基烟碱)	利福平、苯巴比妥	苯环丙胺、薄荷呋喃、加氧沙林
2B6	青蒿素、安非他酮、环磷酰胺、依法韦伦、异环磷酰胺、氯胺酮、*S*-普罗米那、*S*-美芬妥因(*N*-脱甲基转化成为苯乙基内酰脲)、美沙酮、奈韦拉平、异丙酚、司来吉兰、舍曲林、噻氯吡啶	苯巴比妥、环磷酰胺	噻氯吡啶、氯吡格雷
2C8	紫杉醇、全反式视黄酸	利福平、巴比妥类药物	甲氧苄啶
2C9	塞来考昔、地西泮、氟比洛芬、环己烯巴比妥、布洛芬、氯沙坦、苯妥英、甲苯磺丁脲、三甲双酮、磺胺苯吡唑、*S*-华法林、替尼酸	巴比妥类药物、利福平 B	替尼酸、磺胺苯吡唑
2C18	甲苯磺丁脲、苯妥英	苯巴比妥	
2C19	地西泮、*S*-美芬托因、萘普生、尼凡诺、奥美拉唑、普萘洛尔	巴比妥类药物、利福平	*N*3-苄基尼诺、*N*3-苄基苯巴比妥、氟康唑
2D6	丁呋洛尔、布拉洛尔、氯丙咪嗪、氯氮平、可待因、异喹胍、右美沙芬、恩卡胺、氟卡尼、氟西汀、瓜生、氟哌啶醇、二氢可待因酮、4甲氧基苯丙胺、美托洛尔、美西律、羟考酮、帕罗西汀、苯乙双胍、普罗帕酮、丙氧芬、利培酮、司来吉兰(deprenyl),司巴丁、甲硫达嗪、噻吗洛尔、三环类抗抑郁药	未知	奎尼丁、帕罗西汀
2E1	对乙酰氨基酚,氯唑沙宗,安氟醚,氟烷,乙醇(较小的通路)	乙醇、异烟肼	4-甲基吡唑、双硫仑
3A4[1]	对乙酰氨基酚,阿芬太尼,胺碘酮,阿司咪唑,西沙必利,可卡因,皮质醇,环孢素,氨苯砜,地西泮,二氢麦角胺,二氢吡啶,地尔硫草,红霉素,炔雌醇,孕二烯酮,茚地那韦,利多卡因,洛伐他汀,大环内酯类,美沙酮,咪康唑,咪唑安定,米非司酮,硝苯地平,紫杉醇,孕酮,奎尼丁,雷帕霉素,利托那韦,沙奎那韦,螺内酯,磺胺甲恶唑,舒芬太尼,他克莫司,他莫昔芬,特非那丁,睾酮,四氢大麻,三唑仑,醋竹桃霉素,维拉帕米	巴比妥酸盐,卡马西平,糖皮质激素,吡格列酮,苯妥英钠,利福平,圣约翰麦芽汁	阿扎木林,地尔硫草,红霉素,克拉霉素,氟康唑,西柚汁(呋喃香豆素),伊曲康唑,酮康唑,利托那韦,醋竹桃霉素

[1]CYP3A5 有相同的底物和抑制药,除了少数药物的活性一般比 CYP3A4 小

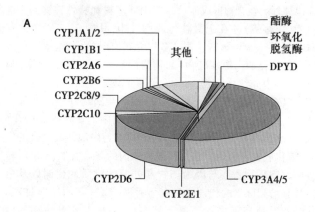

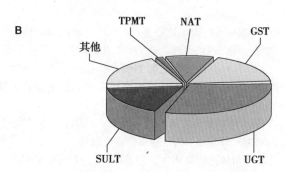

图 4-4 各种细胞色素 P450 亚型（A）和不同的 Ⅱ 相途径（B）对临床药物代谢的相对贡献。许多药物通过这些途径中的两个或两个以上途径代谢。注意，经 CYP3A4/5 和 UGT 两个途径代谢的药物占现用药物的 75% 以上。DPYD：二氢吡啶脱氢酶；GST：谷胱甘肽-S-转移酶；NAT：N-乙酰转移酶；SULT：磺基转移酶；TPMT：硫嘌呤甲基转移酶；UGT：UDP-葡萄糖醛基转移酶

值得注意的是，仅仅 CYP3A4 一种细胞色素 P450 就可以使 50% 以上的处方药由肝脏代谢。用选择性功能标记、选择性化学色素 P450 抑制药和 P450 抗体的方法就可以在体外对参与代谢给定药物的单个 P450 进行筛选。在体内，这种筛选可利用相关非侵入性选择性标记来完成，其中包括利用呼吸测试、尿分析等方法测试给予选择性 P450 探针后的特定代谢产物。

酶诱导作用

一些化学性质不同的药物底物中，一种有趣的特性是在重复给药后，有些底物通过细胞色素 P450 增加本身的合成速度或降低本身的降解速度"诱导"细胞色素 P450 的生成，结果导致代谢加速，通常也会使诱导药及其合用药的药理作用强度减小。然而，当药物被代谢转变成活性代谢产物时，酶诱导反应可能会增加代谢产物所介导的组织毒性。

不同的底物看来似乎可诱导出不同形式的细胞色素 P450，这些不同形式的细胞色素 P450 具有各自不同的分子量、光谱特征和免疫化学特性，同时也呈现出不同的底物专一性。

环境中的化学物质和污染物也对细胞色素 P450 酶有诱导作用。接触诸如香烟中的苯[α]并芘及其他多环芳香烃类、烧焦的肉和其他高温分解的有机产物，均被认为可诱导 CYP1A

酶而改变实验动物和人体中药物代谢的速度。现已知环境中可诱导特异性细胞色素 P450 的其他化学物质有多氯联苯类（PBC）和 2,3,7,8-四氧二苯-对二噁英（二噁英，TCDD）。前者在工业中被广泛用作绝缘材料和增效剂，后者为脱叶剂 2,4,5-T 化学合成的微量副产品（第 56 章）。

CYPZBI（细胞色素 P_{450} ZBI，旧称 P_{450} b）及 CYPIAI（细胞色素 P450IAI，旧称细胞色素 $P_1$450 或 P448）是其中两种研究最广泛的类型。CYPZBI 由苯巴比妥诱导所产生，而 CYP1A1 则是被多环芳香烃类（PAHs）诱导后形成的，多环芳香烃类中苯甲酸 α-并芘和 3-甲胆蒽为原形。此外，糖皮质激素类、大环内酯类抗生素、抗惊厥药及一些留类化合物可诱导被称为 CYP3A 的一类特殊形式的细胞色素 P450。异烟肼或长期使用乙醇可诱导生成一种不同形式的细胞色素：CYPZEI，它可氧化乙醇并激活致癌物亚硝胺。降 VLDL 药氯贝特能诱导 CYP4A 族中与白三烯、前列腺素及多脂肪酸 W-羟化作用有关的其他不同类型酶。

增加 P450 的合成需要增强血红素的转录和翻译，增加其非烷基辅助因子的合成。多环芳烃[例如：苯并(a)芘，二噁英]的胞质受体（称为 AhR）已被确定。该诱导药的受体复合物转位至细胞核，由配体诱导与核蛋白密切相关的芳香烃受体核转运蛋白（Arnt）二聚体化，导致 CYP1A 基因的调控元件激活，产生其诱导作用。这也是十字花科蔬菜和质子泵抑制药奥美拉唑诱导 CYP1A 的机制。最近证明，类固醇-类视黄醇-甲状腺激素受体家族的成员——孕烷 X 受体（PXR）介导各种化学物质（地塞米松、利福平、米非司酮、苯巴比妥、阿托伐他汀和 St. John 麦芽汁的主要成分冠叶金丝桃素）肝脏及肠黏膜 CYP3A 的诱导作用。类似的受体，雄烷的构成受体（CAR）已经被确定为相对较大、结构不同的 CYP2B6、CYP2C9 和 CYP3A4 的苯巴比妥诱导药。过氧化物酶体增殖受体 α（PPARα），又一种肝脏和肾脏中高度表达的核受体，它的配体是一些降血脂药（如非诺贝特和吉非贝齐），与其调节脂肪酸代谢的主要作用一致，PPARα 因介导 CYP4A 酶的诱导作用，参与如花生四烯酸及其有明显生理活性的衍生物等脂肪酸的代谢过程。值得注意的是，在与其特定的配体结合时，PXR、CAR 和 PPARα 各自与其他核受体[如维 A 酸 X 受体（RXR）]结合，并形成自己的异二聚体；其次，这个异二聚体又与其特异的 P450 基因启动子区域内的反应元件结合，诱导基因的表达。

底物稳定化（如减少降解）也能诱导细胞色素 P450 酶，醋竹桃霉素或克霉唑介导的 CYP3A 的酶诱导作用、乙醇介导的 CYP2E1 诱导作用以及异黄樟脑-介导的 CYP1A2 诱导诱导作用等。

酶抑制作用

某些药物底物具有抑制细胞色素 P450 酶活性（表 4-2）的作用。含有咪唑的药物（如西咪替丁、酮康唑）能与 P450 血红蛋白铁紧密结合，通过竞争性抑制，有效地减少了内源性底物（睾酮）或其他合用药的代谢。大环类酯类抗生素，如醋竹桃霉素、红霉素及其衍生物表面上通过 CYP3A 代谢，其代谢产物能与细胞色素 P450 的血红蛋白铁结合而致使该酶失去催化活性。通过这个机制作用的其他化合物有抑制药普

罗地芬(供研究用的 SKF-525-A)。普罗地芬能与血红蛋白铁紧密结合,使这个酶呈接近不可逆性失活,因而抑制了潜在底物的代谢。

有些化合物通过共价键与代谢产生的活性中间产物相互作用,这些中间产物能与 P450 脱辅基蛋白或血红蛋白部分起反应、或使血红蛋白成为破碎以及不可逆的修饰脱辅基蛋白。抗生素氯霉素通过 CYP2B1 代谢,一些修饰 P450 蛋白的某些药物,也能使该酶失活。**自杀抑制药**的种类越来越多,这些抑制药主要袭击 P450 酶的血红蛋白或蛋白质部分,其中包括某些甾体类化合物(如乙酰雌酚、炔诺酮、螺内酯)、氟乙烯醚、双稀丙巴比妥、镇痛镇静类药物(烯丙异戊酰脲、diethylpentenamide、乙氯维诺)、二硫化碳、葡萄柚呋喃香豆素类化合物、司来吉兰、苯环己哌啶、噻氯吡啶和绿吡格雷、利托那韦、丙基硫氧嘧啶等。另一方面,巴比妥类药物司可巴比妥通过 CYP2B1 代谢而失去活性,但它可以通过改变 CYP2B1 的血红蛋白和蛋白部分而使之失去活性。其他还没有完全明了经代谢活化的药物的 P450 失活机制的有米非司酮、曲格列酮、雷洛昔酚和他莫昔酚。

Ⅱ相反应

原形药物或其 I 相代谢产物(含有适宜化学基团)常常与内源性物质发生耦合或轭合反应而生成**药物轭合物**(表 4-3)。一般情况下,轭合物分子带有极性,常常没有活性,也易于被排泄出体外。轭合物形成涉及高能中间产物和特殊转移酶。这些酶(**转移酶**)存在于微粒体或胞液中,其中 **5′-二磷酸尿苷(UDP)-葡萄糖醛酸转移酶(UGT)** 是最有时的酶,这些微粒体酶催化活化的内源性底物(如葡萄糖醛酸的 UDP 衍生物)与药物(或内源性化合物,如血红蛋白的终产物胆红素)耦合,19 种 *UGT* 基因(*UGTA1* 和 *UGT2*)编码与药物和外源性物质代谢有关的 UDP 蛋白。同样,11 中人类磺基转移酶[**SULT**]以 3′-磷酸腺苷 5′-磷酰硫酸[**PAPS**]作为内源性硫酸盐的供体,催化底物磷酸化。胞浆和微粒体内的谷胱甘肽[**GSH**]转移酶[**GST**]也都参与因为药物和外源性物质的代谢以及白三烯和前列腺素的代谢。含有芳香胺或联氨(如异烟肼)的化学物质都是胞浆 N-乙酰转移酶的底物,N-乙酰转移酶由 *NAT1* 和 *NAT2* 基因编码,并利用乙酰辅酶 A 作为内源性辅因子。

它们可催化活性内源性物质(如尿苷二磷酸葡萄糖醛酸的衍生物与药物(或内源性化合物)之间或者活性药物(如苯甲酸 S-CoA)与内源性底物之间的偶合作用。由于内源性底物来源于饮食,营养因素在药物轭合反应的调控上起着关键性作用。

药物轭合作用曾经被认为代表着终点站未"纯化"结果和"真正的解毒"反应。然而,这种概念应予以修正。现已知某些轭合反应(非甾体类抗炎药的酰基葡萄糖醛酸化、异烟肼的乙酰化及羟酰基氨基芴的 O-硫酸盐化作用)可形成引起药物肝毒性的活性物质。

表 4-3 Ⅱ相反应

结合类型	内源性反应物	转移酶(场所)	底物类型	实例
葡萄糖甘酸化作用	UDP 葡萄糖醛酸	UDP 葡萄糖醛酸基转移酶(微粒体)	酚、醇、羧酸、羟胺、磺胺类药物	硝基酚、吗啡、对乙酰氨基酚,地西泮、N-羟氨苯砜、磺胺噻唑、甲丙氨酯、洋地黄毒苷,地高辛
乙酰化作用	乙酰-CoA	N-乙酰转移酶(胞液)	胺类	磺胺类药物、异烟肼、氯硝西泮、氨苯砜、甲氧苯乙胺
谷胱甘肽轭合作用	谷胱甘肽(GSH)	GSH-S-转移酶(胞液、微粒体)	环氧化合物、芳香烃类氧化物、硝基类化合物、羟胺类	对乙酰氨基酚、依他尼酸、溴化苯
甘氨酸轭合作用	甘氨酸	乙酰-CoA、甘氨酸转移酶(线粒体)	乙酰-CoA、羧酸衍生物	水杨酸、苯甲酸、烟酸、肉桂酸、胆酸、脱氧胆酸
硫化作用	磷酸腺苷酰基磷酸硫酸	磺基转移酶(胞液)	酚类、乙醇、芳香胺类	雌酮、苯胺、苯酚、三羟基香豆素、对乙酰氨基酚、甲基多巴
甲基化作用	S-腺苷甲硫氨酸	转甲基酶(胞液)	儿茶酚胺类、酚类、胺类	多巴胺、肾上腺素、吡啶、组胺、硫脲嘧啶
水轭合作用	水	环氧化物水解酶(微粒体)	芳烃氧化物,顺式取代和单原子取代环氧乙烷	苯并芘 7,8-环氧化物、苯乙烯 1,2-氧化物、环氧卡马西平
		(胞液)	烯烃氧化物、环氧脂肪酸	白三烯 A_4

S-腺苷酰-L-蛋氨酸[SAMe;AdoMet]介导的由甲基转移酶[MTs]对药物和外来物质的 *O-N-*和 S-甲基化,也会在Ⅱ相反应中发生。最后,生物内生物质、药物和外源性物质通过细胞色素P450 催化的氧化反应生成的环氧化物水解,也可以由微粒或胞浆的环氧化物酶[EH]水解。一个活性药物(如苯甲酸的 S-辅酶 A 衍生物)与内源性底物(如甘氨酸)的轭合作用也会发生在Ⅱ相反应中,由于起源于饮食、营养中的内源性底物在调节药物轭合作用中起着重要的作用。

Ⅱ相反应相对快于 P450 的催化反应,从而有效地促进药物的生物转化。

药物轭合作用曾经被认为是终端灭活事件的代表,并因此而被称为"真正的排毒"反应。然而,这种观念必须修改,因为现在已经知道,某些共轭反应(非甾体抗炎药的乙酰葡萄糖醛酸化、*N-*羟乙酰氨基芴的 *O-*硫酸化以及异烟肼的 *N-*乙酰化)会导致产生毒性的活性物质形成。此外,硫酸化是众所周知的激活口服米诺地尔成为一个非常有效的血管扩张药,吗啡-6-葡萄糖苷酸是比吗啡本身的作用更强。

药物轭合作用曾经被认为是终端灭活事件的代表,并因此而被称为"真正的排毒"反应。然而,这种观念必须修改,因为现在已经知道,某些共轭反应(非甾体抗炎药的乙酰葡萄糖醛酸化、*N-*羟乙酰氨基芴的 *O-*硫酸化以及异烟肼的 *N-*乙酰化)会导致产生毒性的活性物质形成。此外,硫酸化是众所周知的激活口服米诺地尔成为一个非常有效的血管扩张药,吗啡-6-葡萄糖苷酸是比吗啡本身的作用更强。

药物代谢所形成的有毒产物

不断增加的证据表明,药物和其他外源性化学物质的代谢并不总是一种化合物减毒和消除的无害生物化学过程。事实上,如前所述,不少化合物的代谢中间产物已被证明对多种组织器官具有毒性。少量接触这些母体化合物,由于机体可供选择的减毒机制还未受到损害或仍可发挥作用,同时,内源性有减毒作用的物质(谷胱甘肽、葡萄糖醛酸及硫酸盐等)的能力尚未受限制,因此毒性反应可能还不明显。然而,当各种减毒机制作用丧失时,毒性作用则取得优势,结果会导致器官明显受损或发生癌变。这种药物诱发毒性的特殊证据正在迅速增加。对乙酰氨基酚诱发的肝毒性(图 4-5)就是其中的一个例子,在治疗剂量(成人 1.28g/d)下,这种解热镇痛药相当安全。正常情况下,经过葡萄糖醛酸化及硫酸化后生成的相应轭合物,占其总排出代谢产物的 95%,依赖于细胞色素 P450 的谷胱甘肽(GSH)轭合反应产物占其余的 5%。当对乙酰氨基酚的摄取量远超过治疗量时,葡萄糖醛酸化和硫酸盐化途径饱和,依赖于细胞色素P450 的代谢途径则显得格外重要,此时只要有可供轭合的谷胱甘肽,肝毒性则极小或不会发生。然而,随着时间的推移,肝脏中谷胱甘肽的消耗速度超过其再生速度时,有活性的毒性代谢产物则会在体内产生蓄积。细胞内亲核物质如谷胱甘肽缺少时,该活性代谢产物(一般认为是一种 *N-*羟化产物或 *N-*乙酰苯并亚胺醌)不仅仅与像蛋白质这样的细胞大分子亲核基团发生反应而直接引起肝毒性,而且还参与氧化还原反应,因此产生活性氧(ROS)而引起氧化应激,大大地增强了 APAP 引起的肝脏毒性。

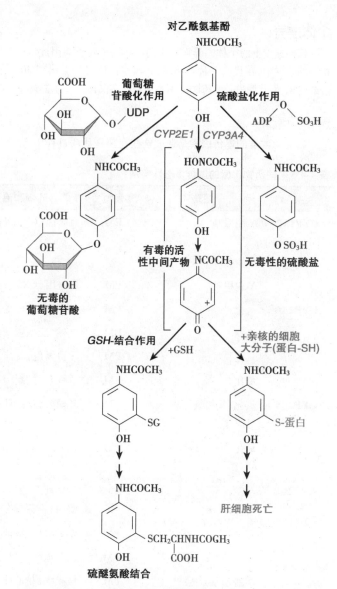

图 4-5 对乙酰氨基酚被(顶部中间)代谢成有肝毒性的代谢产物。GSH:谷胱甘肽;SG:谷胱甘肽部分

对乙酰氨基酚的活性代谢产物具有亲电子特性,这种化学和毒理学表征导致了有效解毒药——半胱胺和乙酰基胱氨酸的产生。对乙酰氨基酚用药过量后 8~16 小时内,使用乙酰基胱氨酸(两种解毒药中较安全者),已经表明可防止患者出现暴发性肝毒性和死亡(第 58 章)。使用 GSH 则没有解读作用,因为 GSH 不易于跨过细胞膜。

药物代谢的临床相关性

对不同的患者来说,由于体内药物分布、代谢和消除的速度存在着个体差异,因此获取有效血液和组织的药物浓度时所需的给药剂量及给药频率也不尽相同。个体差异是由遗传因素和非遗传因素决定,如共生肠道菌群、年龄、性别、肝脏大小、肝功能状况、生物节律、体温、营养以及环境,如用药的同时是否接触药物代谢诱导药或抑制药。下面将概括性的讨论临床上与药物代谢有关的一些重要参数。

个体差异

代谢速度上的个体差异取决于药物本身的特性。因此,在相同的人群中,在代谢一种药物时,其血浆浓度可能会出现30倍的变化,而代谢另一种药物时,其血浆浓度会仅有2倍的差异。

遗传因素

影响酶浓度的遗传因素是造成这些在药物代谢过程中产生"基因多态性"差异的原因(第5章)。发现受遗传多态性影响的药物的第一个例子是肌肉松弛剂琥珀胆碱、抗结核药物异烟肼和抗凝华法林,导致表达或功能活性基因产物或两者改变的频率在>1%人口中出现时即为真正的基因多态性。在Ⅰ相和Ⅱ相药物代谢酶中存在充分确定的和临床相关的、导致药物治疗或药物不良反应(ADR)改变的基因多态性。后者常常必须调整剂量(表4-4),这对治疗指数低的药物尤为重要。

表4-4　一些药物代谢的遗传多态性实例

相关酶	缺陷	表型	药物和治疗用途	临床后果[1]
CYP1A2	N-脱甲基	EM	咖啡因(CNS 兴奋剂)	由于基因诱导性增加而降低对 CNS 的兴奋,从而增加吸烟者和经常摄入奥美拉唑酯的人的代谢/清除能力
	N-脱甲基	PM	咖啡因(CNS 兴奋剂)	提高 CNS 兴奋
CYP2A6	氧化	PM	烟碱(胆碱能受体兴奋剂)	烟碱毒性。降低频繁吸烟的欲望
	氧化	EM	烟碱(胆碱能受体兴奋剂)	烟碱的代谢增加。提高频繁吸烟的欲望
	氧化	PM	香豆素(抗凝药)	增加出血的风险
	氧化	EM	香豆素(抗凝药)	清除率增加,提高血栓形成的风险
CYP2B6	氧化,N-去氯乙基	PM	环磷酰胺、异环磷酰胺(抗癌药)	清除率增加,提高 ADR 的风险
	氧化	PM	依非韦伦、奈韦拉平(抗 HIV 药)	清除率增加,提高 ADR 的风险
CYP2C8	羟基化	PM	瑞格列奈、罗格列酮、吡格列酮(抗糖尿病药)	清除率增加,提高 ADR 的风险
	羟基化	PM	紫杉醇(抗癌药)	清除率降低,提高 ADR 的风险(骨髓抑制)
	N-脱乙基/N-脱烷基	PM	阿莫地喹、氯喹(抗疟药)	清除率增加,提高 ADR 的风险
	N-脱乙基	PM	胺碘酮(抗心律失常药)	清除率增加,提高 ADR 的风险
CYP2C9	羟基化	PM	塞来昔布、双氯芬酸、氟比洛芬、S-布洛芬(非甾体抗炎药)	清除率增加,提高 ADR 的风险
	羟基化	PM	S-华法林、S-醋硝香豆素(抗凝药)	增加出血的风险,临床相关度高,需调整剂量
	羟基化	PM	甲苯磺丁脲抗糖尿病药	心脏毒性
	羟基化	PM	苯妥英(抗癫痫药)	眼球震颤,复视,共济失调
CYP2C19	N-脱甲基	PM	阿米替林、氯丙咪嗪(抗抑郁药)	清除率增加,提高 ADR 的风险。需调整剂量
	氧化	PM	吗氯贝胺(MAOI)	
	N-脱甲基	PM	西酞普兰(SSRI)	胃肠道副作用的风险提高
	O-脱甲基	PM	奥美拉唑(PPI)	治疗效果提高
	羟基化	PM	美芬妥英(抗癫痫药)	过量毒性
	N-脱甲基	EM	艾司西酞普兰(抗抑郁药)	增加基因转录导致活性增加,从而降低治疗效果
	O-脱甲基	EM	奥美拉唑(PPI)	治疗效果降低

相关酶	缺陷	表型	药物和治疗用途	临床后果[1]
	羟基化	**EM**	它莫昔芬(抗癌药)	增加代谢性激活,提高治疗效果;降低复发风险。需调整剂量
	氧化环化	**EM**	氯丙胍(抗疟药)	增加代谢性激活,提高治疗效果;降低复发风险。需调整剂量
	氧化	**EM**	氯吡格雷(抗血小板药)	增加代谢性激活,提高治疗效果;降低复发风险。需调整剂量
CYP2D6	氧化	**PM**	丁夫洛尔(肾上腺素能受体阻断剂 r)	加剧 β 阻滞,恶心
	O-脱甲基	**PM**	可待因(镇痛药)	减少对吗啡的代谢激活而降低镇痛效果
	氧化	**PM**	异喹胍(降压药)	体位性低血压
	N-脱甲基	**PM**	去甲替林(抗抑郁药)	清除率增加,提高 ADR 的风险
	氧化	**PM**	司巴丁	流产症状
	O-脱甲基	**PM**	右美沙芬(止咳药)	清除率增加,提高 ADR 的风险
	O-脱甲基	**PM**	曲马多(镇痛药)	增加癫痫发作的风险
	羟基化	**PM**	他莫昔芬(抗癌药)	减少对有治疗活性的他莫昔芬的代谢性激活而降低治疗效果
	O-脱甲基	**UM**	可待因(镇痛药)	增加对吗啡的代谢激活而提高呼吸抑制的风险
	N-脱甲基	**UM**	去甲替林(抗抑郁药)	由于清除率增加而治疗效果降低
	O-脱甲基	**UM**	曲马多(镇痛药)	由于清除率增加而治疗效果降低
CYP3A4		**PM?**	该酶代谢的所有药物都可能受到影响	清除率增加,为了避免药物相互作用,需要调整剂量
CYP3A5		**PM?**	沙奎那韦和其他 CYP3A 底物	催化活性通常低于 CYP3A4。非洲人的 CYP3A5 * 1 等位基因频率比高加索人高,后者通常携带有缺陷的 CYP3A5 * 3 等位基因。这可能显著影响 CYP3A5 * 1 或 CYP3A5 * 3 纯合子个体中 CYP3A 底物的治疗效果
ALDH	醛脱氢	**PM**	乙醇(消遣性毒品)	面部潮红,低血压,心动过速,恶心,呕吐
BCHE	酯质水解	**PM**	琥珀酰胆碱(肌松药)	窒息时间延长
			美维库铵(神经肌肉阻断剂)	肌肉麻痹时间延长
			可卡因(CNS 兴奋剂)	血压升高,心动过速,室性心律失常
GST	GSH-共轭	**PM**	对乙酰氨基酚(镇痛药)、白消安(抗癌药)	由于基因缺失,破坏了与 GSH 的结合
NAT2	N-乙酰化	**PM**	肼苯哒嗪(降压药)	红斑狼疮样症状
	N-乙酰化	**PM**	异烟肼(抗结核药)	外周神经病
TPMT	S-甲基化	**PM**	6-巯基嘌呤类药物(抗癌药)	骨髓毒性
UGT1A1	葡萄糖醛酸结合	**PM**	胆红素(血红素代谢产物)	高胆红素血症
			伊立替康(抗癌药)	清除率降低。需调整剂量,以避免毒性(胃肠道功能紊乱、免疫抑制)

[1] 已观察到的或可以预期的

ADR:药物不良反应;EM:强代谢者(extensive metabolizer);PM:弱代谢者(poor metabolizer);UM:超速代谢者(ultrarapid metabolizer);GSH:谷胱甘肽

A. I相酶的多态性

从基因上确定的药物I相氧化代谢的缺陷业已报道(表4-4),这些缺陷经常以常染色体隐性传播,并且可以在任何一种化学物质可能经历的多种代谢转化中表达。人类肝脏P450s、3A4、2C9、2D6、2C19、1A2和2B6占所有临床相关I相药物代谢的75%(图4-4),约占所有生理性药物生物转化和消除的60%。因此,通过显著影响第I期药物代谢,这些酶的遗传多态性可以改变它们的药动学以及药物反应和相关事件的量或持续时间。

三种P450的基因多态性特别得到充分表征,对一些可能的分子机制提供了一些的见解,具有一定的临床价值,因为他们需要治疗剂量的调整。第一种是**异喹胍——司巴丁氧化型多态**,它发生在3%~10%的高加索人,并以常染色体隐性遗传。

在受影响的个体中,其异喹胍和其他药物的**CPY2D6**依赖的氧化受损(表4-4,图4-6)。这些在药物氧化代谢方面的缺陷很可能是遗传。该缺陷的精确分子基础似乎是P450蛋白的错误表达,由于有缺陷的信使RNA拼接或蛋白质折叠,导致极少或没有任何形式催化的药物代谢,从而导致了一个**很差的代谢物(PM)**基因型。这种PM基因型与用他莫昔芬治疗的乳腺癌患者的高危复发有关,因为他莫昔芬依靠它的CPY2D6依赖的代谢激活成英多昔芬才有效。然而,最近有报道说,另一种多态基因型已经报道,由于有13个基因拷贝的CYP2D6等位基因变体的出现,导致了相关药物的**超速度代谢**。这种超速代谢物(UM)基因型在埃塞俄比亚人和沙特阿拉伯人中最常见,最多可达三分之一的人口。因此,这些受试者每天需要服用两倍到三倍剂量的去甲替林(一种抗抑郁药和CYP2D6的底物)才能达到治疗血浆水平。UM基因型表现出的抗抑郁药物也与临床上较高的自杀率相关,与因自然原因导致的死亡人数相关。相反,在这些UM人群中,原药可待因(另一种CYP2D6底物)的代

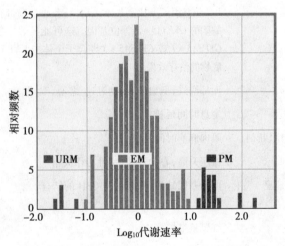

图4-6   高加索人群中CYP2D6在异喹胍4-羟基化的基因多态性。口服12.8mg硫酸异喹胍(等于10mg游离的异喹胍碱)后收集的8小时尿中代谢率的半对数频率分布图(MR:以原形异喹胍排泄的剂量百分比除以4-羟基异喹胍形式排泄的剂量百分比)。根据文献报道的具有来自CYP2D6基因遗传放大的多拷贝等位变体个体的MR值(0.01~0.1),MR值>12.6者为不良代谢者表型(PM,红线);0.2<MR值<12.6者为快速代谢者表型(EM,蓝线);MR值<0.2者为超快代谢者(URM,绿线)

谢速度快于吗啡,通常会导致吗啡的不良副作用,如腹痛。事实上,一位超速代谢型的母亲服用了高剂量的可待因,导致她的母乳喂养的婴儿因吗啡而死亡。

第二种被充分研究的遗传药物多态性涉及由CYP2C19催化的抗惊厥药美芬妥英的立体选择性**芳香(4)-羟基化**。这种多态性也以常染色体隐性遗传,它发生在3%~5%的高加索人和18%~23%的日本人群。它在基因上独立于异喹胍-司巴丁多态性。在正常的"广泛代谢者"(EMs)中,在葡萄糖醛化和尿快速排泄之前,(S)-美芬妥英由CYP2C19催化,在苯环的4个位置上被广泛地羟基化,而(R)-美芬妥英则缓慢地N-脱甲基,转化为一种有活性的代谢物尼凡诺。然而,PM总体上缺乏立体特异性(S)-美芬妥英羟化酶活性,因此(S)-和(R)-美芬妥英对映体被N-甲基化成有活性的代谢产物尼凡诺,它可以蓄积到非常高的浓度。因此,在给予正常代谢者耐受良好的剂量后,美芬妥英的PM显示明显的镇静和共济失调症状。两种有缺陷的CYP2C19变体等位基因(CYP2C19*2和CYP2C19*3),主要负责PM基因型,后者在亚洲占优势,其分子基础包括导致一个截断的非功能蛋白质。CYP2C19负责各种临床相关药物的代谢(表4-4)。因此,在临床上很重要的一点是要认识到这些药物的安全性在那些代谢不良的人身上可能会严重降低。另一方面,在胃溃疡和胃食管反流疾病中,PM显型能显著增加奥美拉唑的治疗效果(第5章,进一步讨论CYP2C19多态性)。

另一种CYP2C19变种等位基因(CYP2C19*17)与转录增加有关,因此比携带的EM的野生型CYP2C19有更高的CYP2C19表达,甚至有更高的功能活性。携带这种CYP2C19*17等位基因的个体队前药具有较高的代谢激活作用,如乳腺癌药物他莫昔芬、抗疟药氯丙胍和抗血小板药物氯吡格雷。前者与降低乳腺癌复发的风险有关,而后者则与增加出血的风险有关。CYP2C19*17等位基因的携带者也被认为可以促进新陈代谢,从而提高诸如抗抑郁药物艾斯西酞普兰和伊米普明以及抗真菌的伏立康唑的代谢与消除。这就会损害这些药物的治疗效果,因此需要进行临床剂量的调整。

第三种相对充分表征的遗传多态性是CYP2C9。这种酶的两种变体的特征很明显,每一种都有氨基酸突变,从而导致代谢的改变。CYP2C9*2型等位基因编码了一个Arg144Cys突变,表现为与POR相互作用的功能减少。另一种等位基因变体CYP2C9*3编码了一种带有Ile359Leu突变的酶,这种突变降低了它与许多底物的亲和力。例如:显示CYP2C9*3表现型的个体极大地减少了对抗凝的华法林的耐受力。在CYP2C9*3纯合子中,华法林的清除量约为正常值的10%,而这些人对药物的耐受性要比正常野生型等位基因纯合子的低得多。这些人对华法林(如出血)和其他CYP2C9底物,如苯妥英、氯沙坦、甲苯黄丁脲和一些非甾体类抗炎药也有更高的副作用(表4-4)。但是请注意,尽管CYP2C9在华法林清除中的主导作用(尤其是它的药效更强S-异构体),华法林维持剂量很大程度上取决于VKORC1基因的多态性,这个基因负责华法林的特定细胞靶点——环氧维生素K还原酶的表达,而不是CYP2C9*2/*3(第5章)。

有关CYP3A4的等位基因变异也有报道,但它们对众所周知的药物代谢的个体差异的贡献显然是有限的。另一方面,对另一种人肝内的亚型**CYP3A5**的表达有明显的多态性,占全肝

脏 CYP3A 含量的 0%～100%。这种 CYP3A5 蛋白的多态性目前已知是内含子 3 的单核苷酸多态性(SNP)所引起的结果,这种多态性可以在 5% 的高加索人,29% 的日本人,27% 的中国人,30% 的韩国人,73% 的非裔美国人中正常剪接 CYP3A5。因此,对 CYP3A5 的优先底物(如咪唑安定)的代谢产生明显的个体差异。大家知道还有两种导致 PM 基因型的其他 CYP3A5 等位基因变种。

最近,对 CYP2A6 基因多态性的特点也已经充分阐明,它们的流行明显与种族有关。CYP2A6 主要负责对尼古丁的氧化,而吸烟者的 CYP2A6 活性较低,减少吸烟可以使肺癌的发病率降低。最近发现,CYP2A61B 等位基因变异型与尼古丁代谢速率提高有关的。是否具有更快变种的患者是增加吸烟行为和肺癌的发病率的反面范例,这还有待进一步确定。

业已发现,另外一些与上述遗传无关的药物代谢遗传多态性。其中 CYP2B6 的基因作为最有名的多态性 P450 基因之一而受到人们的关注,表达 CYP2B6 基因的个体间存在 20～250 倍的差异。尽管它对肝脏 P450 的贡献很低(1%～5%),这些 CYP2B6 多态性对 CYP2B6 依赖代谢的临床相关药物(如环磷酰胺、美沙酮、依非韦伦、司来吉兰和异丙酚)的代谢产生明显的影响。其中的临床关系,妇女(拉丁裔美国人)在肝脏表达的 CYP2B6 蛋白水平明显高于男人。这可能会对若干临床相关药物同卵和异卵双胞胎对茶碱代谢的研究(其中包括各个家庭的谱系分析)人员透露,这个药物的代谢可能存在独特的基因多态性,并以隐性遗传特质遗传。药物代谢的遗传多态性似乎也发生在对氨基比林和羧甲司坦的氧化反应。对人类细胞色素 P450-多态性的定期更新的信息可参阅 http://www. cypalleles. ki. se/。

虽然药物氧化的遗传多态性往往涉及具体的 P450 酶,但这种遗传变异也可能发生在其他酶类。450 种酶,这种基因变异也可以在其他酶中发生。最近报道了 POR 的多态性、基本的 P450 电子供体的基因多态性。

特别是报道了一种等编码 POR A503V 突变的等位基因变体(28% 的频率),导致 CYP17 相关的性类固醇合成和 CYP3A4-和 CYP2D6-依赖的药物代谢损害,它涉及临床相关药物的代谢,虽然可以预测,但仍有待确定。介绍了三甲胺氧化的多态性,认为主要由**黄素单加氧酶(Ziegler 酶)**代谢,导致慢代谢者产生"鱼臭综合征",从而表明,其他非 P450 依赖的氧化酶的遗传变异型可能对这种多态性有贡献。

B. Ⅱ相酶的多态性

在具有正常功能酶的人中,琥珀胆碱的代谢速度仅为遗传上确定有假胆碱酯酶(现在通常被称为丁酰胆碱酯酶,BCHE)缺陷人的一半。不同的突变,常染色体隐性性状遗传是酶缺乏症的原因。用外科肌肉松弛剂琥珀胆碱治疗有缺陷的个体,可能会容易产生长时间的呼吸麻痹(琥珀胆碱的呼吸暂停)。在异烟肼的乙酰化过程中也发现了类似的药物遗传学差异。慢性乙酰化酶(异烟肼和类似胺)的缺陷是由于合成了较少的 NAT2 酶,而不是它的异常形式。以常染色体隐性性状遗传,在美国大约 50% 的黑人和白人中出现了慢性乙酰化的表现型,发生率高的是生活在高纬度地区的欧洲人,而在亚洲人和因纽特人中则更少。

缓慢乙酰化表型也与异烟诱导的外周性神经炎、药物引起

的自身免疫性疾病以及双环芳胺诱导的膀胱癌有关。

在欧洲人(频率 1:300)基因中发现了一种重要的 TPMT(硫代嘌呤甲基转移酶)基因,导致了一种迅速降解的突变酶,从而它们解毒需要的导致芳香性和杂环硫化合物的-甲基化缺陷,其中包括抗癌药硫尿嘧啶、6-巯基嘌呤、硫鸟嘌呤和阿唑嘌呤。作为一种常染色体隐性性状的患者,将这种多态的遗传基因作为一种常染色体隐性性状,具有很高的危险性。

另一种Ⅱ相酶(UGT 和 GST)在表达上也发生了基因多态性。因此,UGT 多态性(UGT1A1 * 28)与高胆素性疾病(吉尔伯特综合征)以及毒性作用有关,因药物接合和/或消除(如抗癌药物伊诺替康)受损。同样,GST(mu1 等)表达的基因多态性(GSTM1)表达可导致依赖于 GSH 结合来消除的药物严重产生副作用和毒性作用。

C. 药物基因组测试在临床安全有效药物治疗中的作用

尽管我们对药物代谢酶的药物遗传缺陷的分子基础有了更好的理解,它们对药物治疗和 ADRs 的影响以及有效的药物基因生物标记物识别处于危险中的患者,但是这些临床相关的信息并没有被有效地转化为患者的护理。因此,除了少数几种具有相对较低的治疗指标(如华法林)的药物外,人们大肆宣传的个性化药物的潜力仍未得到实现。尽管 98% 的美国医生都清楚地意识到这样的遗传信息可能会对治疗产生很大的影响。这在一定程度上是由于在将这些知识转化为医疗实践方面缺乏足够的培训,部分原因是由于基因检测的后勤和成本效益的问题。据了解,严重的 ADR 每年造成 10 万名美国人死亡,约占所有住院治疗的 7%,住院时间平均延长。基因型信息可以通过剂量调节或替代药物治疗大大增强安全性和有效的临床治疗,从而抑制不断上升的 ADR 发病率及其相关成本(在第 5 章进一步讨论)。

共生的肠道微生物群

人们越来越认识到,人类肠道菌群也能显著影响药物反应。因此,它可以作为治疗不当和药物-药物相互作用的另一个相关来源。已经确认了 1 000 多种肠道微生物,包括专性厌氧菌和各种在动态的、通常是共生的生态平衡中共存的酵母菌。它们的生物转化过程是不氧化的,尽管它是非常多才多艺的,从主要的还原和水解反应到脱羧基、脱羟基、脱烷基、脱卤和脱氨基。值得注意的是,这种介导心脏药物地高辛还原的细菌显著地促进了它的新陈代谢和消除。红霉素或四环素等抗生素的联合治疗使地高辛的血清浓度增加了两倍,增加了心脏毒性的风险。同样,在肝脏中主要与葡萄糖醛酸结合的药物通过胆汁排泄进入肠道,然后通过肠道微生物葡糖醛酸酶(水解酶)脱葡糖化。有药物活性的原药苷糖配基随后被重新吸收进入门脉循环,其药理作用随之扩大,肝脏的Ⅱ相重结合,随后产生肝循环再生。

饮食及环境因素

饮食及环境因素对药物代谢中发生的个体变异现象也会产生影响。现已知烧焦食物和十字花科蔬菜对 CYP1A 酶有诱导作用,而葡萄柚汁可抑制 CYP3A 对合用药物底物(表 4-2,下文)的代谢。吸烟者对某些药物的体内代谢速要快于非吸烟者,其原因是发生了酶诱导反应(前一节)。与杀虫剂接触的产

业工人体内某些药物的代谢速度要比未接触的个体迅速。由于上述种种个体差异的原故,对治疗指数小的药物来说,确定有效而安全的用药剂量则成为一件困难的事情。

年龄和性别

有关报道指出,对药物所引起的药理作用或毒性反应,儿童和老年人的敏感程度较青年成年人要高(第59、60章)。这可能反映了不同年龄的人对药物的吸收、分布和排泄等方面存在着差异。不同年龄层次的人对药物代谢存在差异的可能性也不应被排除。对其他哺乳类动物的研究结果表明,在青春期前和衰老期,对药物代谢的速度减慢。这一结果为人体药物代谢可能受年龄影响的推论提供了支持。动物体内药物代谢速度减慢,可能因为是酶活性降低或一些内源性辅助因子的可利用量减少所致。在人体内也已观察到了相似的变化趋势,但目前尚未获得确凿的证据。

除大鼠外,药物代谢的性别差异在其他啮齿类动物实验上尚未得到充分证实。青春期雄性大鼠体内药物代谢明显快于成年雌性大鼠或青春期前期雄性大鼠。药物代谢上的这些差异显然与雄性激素有关。据少数临床报道,乙醇、普萘洛尔、苯二氮草类、雌激素及水杨酸盐等在人体药物代谢上也存在着类似的性别差异。

代谢过程中药物-药物(DDIs)相互作用

许多底物凭借其相对较高的脂溶性,不仅可停留在酶的活性位点上,还可与内质网的脂质膜呈非特异性结合。在这种情况下,底物不但可诱导微粒体酶,酶的活性位点上残留的底物浓度较高时还可竞争性抑制合用药物的代谢。

具有诱导酶作用的药物包括各种镇静催眠药、抗精神病药、惊厥药、抗结核药利福平及杀虫剂(表4-5)。按常规摄取巴比妥类、其他镇静-催眠药以及抗精神病药的患者,同时采用口服抗凝血药华法林进行治疗时,可能需要大幅度地增加华法林的剂量才能维持其延长凝血酶原时间的作用。相反,停用镇静药则可能会导致这种抗凝血药的代谢降低,血浆药物浓度升高而产生毒性作用,甚至大出血。多种合用方式,如抗精神病药或镇静药与避孕药合用、镇静药与抗惊厥药合用、甚至乙醇与降糖药(甲苯磺丁脲)合用,均已观察到上述类似情况的药物之间相互作用。其中的一个最著名的诱导剂是圣约翰草(贯叶连翘),它是一种受欢迎的非处方药物,用于治疗轻度到重度抑郁症。由于其对肝CYP3A4的显著诱导,对CYP2C9和CYP2C19的诱导程度小,圣约翰草麦芽汁可以与大量的DDIs联系在一起。大多数这样的DDIs来自于圣约翰草麦芽汁的P450诱导,并需要加速P450依赖联合摄取药物(如阿普唑仑、避孕雌激素、华法林、洛伐他汀、地拉夫定、利托那韦)的代谢。与此相反,圣约翰草麦芽汁介导的CYP2C19诱导可以加速抗血小板药物氯吡格雷转化为活性代谢物,从而增强其活性。最后,一些受圣约翰草麦芽汁影响的DDIs可能会导致由于竞争性抑制而减少的P450依赖的代谢,从而增加血浆水平和临床效果(如:哌替啶、氢化可酮、吗啡、氧可酮)。的其他的DDIs还包括血清素水平的协同增加(由于MAO抑制),并相应地增加了5-羟血胺的张力和副作用(如:帕罗西汀、舍曲林、氟西汀、芬氟拉明)。

表 4-5　部分增强人体药物代谢的药物

诱导药	代谢被增强的药物
[a]苯并芘	茶碱
卡马咪嗪	卡马西平,氯硝西泮,伊曲康唑
氯环嗪	甾体激素
乙氯维诺	华法林
苯乙哌啶酮	安替比林、苯乙哌啶酮、华法林
灰黄霉素	华法林
苯巴比妥和其他巴比妥类药物[1]	巴比妥类药物,氯霉素,氯丙嗪,皮质醇,香豆素抗凝血剂,去甲基丙咪嗪,洋地黄毒苷,阿霉素,雌二醇,伊曲康唑,苯基丁氮酮,苯妥英钠,奎宁,睾酮
苯基丁氮酮	氨基比林、可的松、地高辛
苯妥英	皮质醇,地塞米松,洋地黄毒苷,伊曲康唑,茶碱
利福平	香豆素抗凝血剂、洋地黄毒苷、糖皮质激素、伊曲康唑、美沙酮、美托洛尔、口服避孕药、泼尼松、普萘洛尔、奎尼丁、沙奎那韦
利托纳韦[2]	米达唑仑
圣约翰麦芽汁	阿普唑仑、环孢素、地高辛、茚地那韦、口服避孕药、利托那韦、辛伐他汀、他克莫司、华法林

[1] 司可巴比妥除外(见表4-6和正文)
[2] 长期(重复)给药;利托那韦是一个剧烈而强的CYP3A4抑制药/灭活药

还必须注意的是,诱导药不但可增加其他药物的代谢,还可能会促进其自身的代谢。因此连续使用某些药物时,由于药物自身代谢的增强,可能会引起机体对药物产生耐受性,即一种药效逐渐降低的药动学型**耐药**现象。

相反,两种或多种药物同时服用时,可能还会导致代谢慢的药物消除减退,药理效应增大,作用时间延长(表4-6)。底物之间的竞争性抑制作用及底物介导的酶非可逆性失活均可使血浆药物浓度升高,并导致治疗指数小的药物产生毒性作用。实际上,特非那丁(第二代抗组胺药)与CYP3A4底物抑制药(酮康唑、红霉素以及葡萄柚汁)的这种急性相互作用会导致致命性心律失常(尖端扭转型),而要求从市场上撤出。CYP3A4底物抑制药(如抗生素红霉素和克拉霉素、抗抑郁药奈法唑酮、抗真菌药伊曲康唑和酮康唑和HIV蛋白酶抑制药印地纳韦和利托那韦)因发生同样药物-药物相互作用,而要求从市场上撤出,或限制应用5-HT₄激动剂西沙比利。同样,别嘌呤醇通过竞争性抑制黄嘌呤氧化酶,延长了巯基嘌呤的作用时间,增强了其化疗作用及其毒性作用。结果,为了减少巯基嘌呤的骨髓毒性,接受别嘌呤醇治疗的患者必须减少巯基嘌呤的用药剂量。西咪替丁是一种用于治疗胃溃疡的药物,已经证明,西咪替丁可增强抗凝药物和镇静药物的药理作用。单次使用西咪替丁后,可以使镇静药甲氨二氮草的代谢减少63%,停止使用西咪替丁后48小时,这个作用才能完全消除。

表 4-6 部分抑制人体药物代谢的药物

抑制药[1]	代谢被抑制的药物
别嘌呤醇,氯霉素,异烟肼	安替比林、双香豆素、丙磺舒、甲苯磺丁脲
氯丙嗪	普萘洛尔
西咪替丁	氯氮䓬、地西泮、华法林及其他药物
双香豆素	苯妥英
二乙基戊酰胺	二乙基戊酰胺
双硫仑	安替比林、乙醇、苯妥英、华法林
乙醇	氯氮䓬(?)、地西泮(?)、甲醇
葡萄柚汁[2]	阿普唑仑、阿托伐他汀、西沙必利、环孢素、咪达唑仑、三唑仑
伊曲康唑	阿芬太尼、阿普唑仑、息斯敏、阿托伐他汀、丁螺环酮、西沙必利、环孢素、地拉韦、地西泮、地高辛、非洛地平、茚地那韦、氯雷他定、洛伐他汀、咪唑安定、尼索地平、苯妥英、奎尼丁、利托那韦、沙奎那韦、西地那非、辛伐他汀、西罗莫司、他克莫司、三唑仑、维拉帕米、华法林
酮康唑	阿司咪唑、环孢素、特非那丁
去甲替林	安替比林
口服避孕药	安替比林
苯基丁氮酮	苯妥英、甲苯磺丁脲
利托那韦	胺碘酮、西沙比利、伊曲康唑、咪达唑仑、三唑仑
沙喹那韦	西沙必利、麦角衍生物、咪达唑仑、三唑仑
司可巴比妥	司可巴比妥
螺内酯	地高辛
醋竹桃霉素	茶碱、甲泼尼龙

[1] 虽然一些抑制药对某一细胞色素 P450 酶有选择性,而其他抑制药的作用更普遍,并同时能抑制几个 P450

[2] 葡萄柚汁中的活性成分包括呋喃香豆素如 6',7'-双羟基佛手柑素(即肠和肝脏 CYP3A4 失去活性)以及其他未知的成分抑制 P-糖蛋白介导的肠道药物外排,从而进一步提高某些药物的生物利用度,如环孢素

当同时合用药物中的一种药能够使其共同代谢酶非可逆性失活时,也会发生代谢障碍,司可巴比妥或二乙基戊烯酰胺用药过量时情况即此。这些化合物在被细胞色素 P450 代谢的过程中使该酶失活,并造成其自身及其他底物的代谢出现障碍。这实际上是葡萄柚汁中的呋喃双豆素,如 6',7'-二羟薄荷素和佛手柑素,导致小肠黏膜上的 CYP3A4 失活,增加其蛋白水解作用的例证。破坏小肠第一关卡上的 CYP3A4 依赖性代谢作用,会明显提高药物(如麦角胺、非洛地平、硝苯地平、特非那丁、维拉帕米、炔雌醇、洛伐他丁、沙喹那韦和环孢素)生物的利用度,与临床相关的药物-药物和食物-药物之间的相互作用有关。

涉及西柚汁 DDI 的药物清单很广泛,其中包括许多药物,这些药物的治疗指标非常狭窄,而且有很高的致命性不良反应。然而,心中必须记住的是,并不是所有的商业上的西柚汁都是同样有效的,因为 CYP3A4 的激活能力完全依赖于从葡萄柚皮(最高)、核和果肉中提取的呋喃果酸。此外,这些相互作用的恢复依赖于 CYP3A4 的再合成,因此可能是缓慢的。

药物与内源性化合物之间的相互作用

有些药物需要同诸如 GSH、葡萄糖醛酸及硫酸盐等内源性底物发生共轭作用而失活。因此,不同药物可能会竞争相同的内源性底物,快反应药物可有效地同内源性底物结合并使之损耗,结果会使慢反应药物会因内源性底物的缺少而产生代谢障碍。如果后者有陡峭的量效曲线图或狭窄的安全范围,则会导致其治疗作用和毒性反应增加。

影响药物代谢的疾病

影响肝脏结构或功能的急性或慢性疾病可明显干扰某些药物的肝代谢。这些疾病包括酒精性肝炎、活动或非活动性酒精性肝硬化、血色素沉积症、慢性活动性肝炎、胆汁性肝硬化、急性病毒性或药物诱发的肝炎等。疾病严重时,可减损肝脏对药物代谢酶,特别是微粒体氧化酶,因而明显干扰了药物的消除受。例如:肝硬化或急性病毒性肝炎患者,氯氮䓬和地西泮的半衰期显著延长,药物作用也相应增强。因此,肝病患者在使用了正常剂量的这些药物后,可能会出现昏迷。

已有报道指出,肝癌患者的肝脏药物代谢能力降低。例如:恶性肝脏肿瘤患者体内氨基比林的代谢较正常对照者要慢,同时氨基比林的消除率也明显减小。肝细胞癌患组织活检结果也表明肝脏氧化代谢药物的能力受损,其原因细胞素 P450 含量相应减少有关。

有些药物代谢的如此容易,以致肝脏功能明显降低时也不会延长其作用时间。然而,患有心脏病时,肝脏的血流量减少,可能会影响这些药物的处置。因为这些药物的代谢受肝血流量的影响(表 4-7)。这些药物很容易被肝脏代谢,以致它们的肝消除率基本上与肝血流量相当。与重金属中毒或卟啉症有关的酶活性受损以及酶形成缺陷结合减少肝脏对药物的代谢。呼吸系统疾病也可影响药物的代谢,如慢性呼吸功能不全患者体内普鲁卡因胺和普鲁卡因的水解反应受损,而肺癌患者体内安基比林(P450 功能探针)的半衰期延长。

表 4-7 因肝清除率受血流量限制而迅速代谢的药物

阿普洛尔	利多卡因
阿米替林	哌替啶
氯美噻唑	吗啡
地昔帕明	喷他佐辛
丙咪嗪	丙氧芬
异烟肼	普萘洛尔
拉贝洛尔	维拉帕米

虽然内分泌功能不全对药物代谢的影响已经在实验动物模型上进行了充分的探索,有关人体内分泌病的相关资料

还缺少。甲状腺功能不全与一些药物和一些内源性化合物的代谢改变有关。甲状腺功能减退时，使安替比林、地高辛、甲硫咪唑、和一些 β-受体拮抗药的半衰期延长，而甲状腺功能亢进时，则产生相反的作用。少数对糖尿病患者的研究结果表明，糖尿病对药物代谢没有明显的影响，虽然一些影响在糖尿病大鼠上已经发现。在这些发现的基础上，可能会假设糖尿病对人体药物代谢有明显的影响。可是，在对患者的临床研究没有获得充分的证据之前，这种推断只能是一种假设。

最后，释放炎症介质、细胞因子和与细菌或病毒感染、癌症或炎症相关的一氧化氮，已知通过激活 P450 和增强它们的降解作用，从而损害药物代谢。

案例思考答案

对乙酰氨基酚（APAP）是一种相对安全的药物，只要按照推荐的治疗剂量服用。正如在上文中所讨论的，在正常摄入的剂量中，95% 的 APAP 会被 Ⅱ 相酶转化为毒性更小、更能溶于水的 APAP-葡糖苷酸和 APAP-亚硫酸盐，两者都通过尿液清除（图 4-5）。5% 的原型 APAP 是由 Ⅰ 相 P450 酶转化为一种毒性反应产物，该产物与 GSH 结合，在尿液中排泄，因此被解毒。然而，APAP 的安全性可能在混合的药物过量的情况下会受到严重的影响。例如：当与其他药物一起服用时，如氢可酮、度洛西汀和卡异多尔，这些药物与 APAP 竞争 Ⅱ 相依赖性消除或涉及这些过程的细胞辅因子（GSH，UDPGA，PAPS）。因此，更多的 APAP 被转移到肝毒性反应代谢途径，导致肝细胞损伤。此外，丙型肝炎病毒感染确实可能进一步损害肝功能，包括药物代谢。APAP 的半衰期是 2 小时，治疗和有毒的血液水平 15μg/ml，分别 > 300μg/ml（第 3 章）。鉴于在摄入后 48 小时（即 24 个半衰期后），患者的血液 APAP 水平是 75μg/ml。很明显，她最初的 APAP 水平即在有毒范围以上，达到危险的水平。从而 ED 承认，她的肝脏功能测试符合持续性肝衰竭。她应该给予 N-乙酰半胱氨酸，这是一种 APAP 的特异性解药（Mucomyst，Mucomyst；第 58 章），连续静脉输入葡萄糖，为生成 APAP 葡糖苷所需的 UPGA 因子以及产生尿液提供前体物质葡萄糖），并加速代谢物的消除。

（张殿增 张磊 译 邱培伦 校 金有豫 审）

参考文献

扫描本书二维码获取完整参考文献。

药物基因组学

Jennifer E. Hibma, PharmD, & Kathleen M. Giacomini, PhD

第 **5** 章

案例思考

一位 72 岁患有转移性结肠直肠癌的男性患者，用了一种抗癌药伊立替康 180mg/m²，静脉注射，每两周重复一次，以及一些其他化疗药物。肝功能和肾功能都是正常的。采集血液样本。在第一个治疗周期后，患者经历了严重的中性粒细胞减少和腹泻。伊立替康的活性代谢物 SN-38 的血浆水平比大多数患者高了 4 倍。伊立替康的剂量减少了 50%（至 90mg/m²）。

血浆中 SN-38 的剂量降低，但仍是正常水平的两倍以上。然而，在第二次周期之后，并没有出现中性粒细胞减少的症状，只有一级的腹泻。计算机断层扫描和磁共振成像扫描显示了对化疗的部分反应。这是 UGT1A1-28 的多态性导致的不良反应吗？

引言

药物基因组学是现代遗传药理学的一个术语，它主要研究药物反应变异的遗传因素。药物基因组学意味着一种认识，不止一种基因变异可能导致药物反应的变异。从历史上来看，这一领域始于对某些人的严重不良药物反应的观察，这些人被发现在药物代谢酶中存在基因变异。作为一个科学领域，自从人类基因组测序以来，药物基因组学已经取得了飞速的进展。

在过去的十年中，强大的基因研究协会（GWA）的研究发现，基因组中数以万计的基因变异被测试与药物反应有关，这导致了许多其他重要的多基因变异，这些基因在治疗和药物反应中都有变化。除了编码药物代谢酶基因的多态性外，现在我们还知道，编码转运蛋白、人类白细胞抗原（HLA）位点、细胞因子和各种其他蛋白质的基因多态性也能预测治疗和药物反应的变化。除了已经发现的新发现之外，过去的十年还引入了"**基因医学**"，也就是所谓的"**个性化医疗**"，在这个过程中，基因信息被用来指导患者在医疗实践中的药物和剂量选择。

临床药物遗传学实施协会（CPIC）发表了一系列的指导方针，用于在选择药物和剂量时使用遗传信息。这些高信息量的指导方针正被医生们用于处方药物，以更有效地治疗患者。在这一章中，我们从一个案例研究开始，然后描述基因变异是药物反应中的决定因素。在适当的情况下，CPIC 建议被包括

在治疗医学中，提供关于如何正确使用遗传变异数据的信息。在生殖系 DNA 序列的 DNA 序列变化的这一章中，描述了许多术语，描述了变异的性质及其在基因组中的位置。词汇表中列出了常用的术语。下文中描述了一些更为常见和重要的变体。

词汇表

术语	定义
等位基因	由突变产生的两种或多种不同形式的基因的一种，在相同的遗传位点上发现。CYP2D6＊3 是一种药物代谢酶 CYP2D6 的重要变体
等位基因频率	是特定等位基因的比例或百分比，与可能发生在染色体上特定位置的所有可能等位基因的总数成比例
编码单核苷酸多态性（cSNPs）	编码区内发生的碱基对替换
拷贝数变异（CNVs）	一段 DNA 片段中发现的可变数目
单倍体型	在染色体上的一个连接位点上发现的一系列等位基因

续表

术语	定义
Hardy-Weinberg 平衡原理	在没有进化影响的情况下,代与代之间等位基因频率保持不变
插入或删除(indel)	插入或删除碱基对,这可能发生在编码和非编码区域
连锁不平衡	在两个或多个位点上的等位基因的非随机联系,这些位点来自于一个单一的祖先染色体
非编码区多态性	在3′和5′未翻译的区域、内部区域或基因间区域发生的多态性现象
非同义 SNPs(nsS-NPs)	碱基对在编码区域内进行替换,从而导致氨基酸的变化
多态性或变异任何	在 DNA 序列中的遗传变异,这些术语可以互换使用
PM、IM、EM 或 UM	差、中等、广泛或超快速代谢型的表现型
SNPs	单核苷酸多态型:在基因组中发生的碱基对替换
同义 SNPs	在编码区域内的碱基对替换不会导致氨基酸发生变化

■ 酶的遗传变异

Ⅰ 相酶

如第 4 章所述,由 P450 的 Ⅰ 相酶介导的生物转化反应通常会改变内源性和异生物化合物的功能基团(—OH、—SH、—NH2、—OCH$_3$),从而导致化合物的生物活性发生改变。Ⅰ 相的酶参与了超过 75% 的处方药的生物转化;因此,这些酶的多态性可能会显著地影响血液水平,而这反过来又会改变对许多药物的反应。药物代谢酶的多态性在药物基因组学领域占据了许多年的主导地位,代谢表型,如广泛代谢物(EM),反映了一种特定药物的代谢率,这是一种特定酶的已知底物,被用来描述药物代谢的遗传效应。在有了基因型信息之后,一个新的命名法被用来描述一个人的代谢率。特别是由一个母亲和一个父等位基因组成的二倍体使用了星号(*)命名等位基因的。每一颗星(*)等位基因都由基因位点中的特定序列变异来定义。例如:单核苷酸多态性(SNPs),在描述功能特征时,可能会被分配一个功能活性分数,例如:0 为无功能,0.5 为功能减弱,1.0 为功能完全。一些基因,例如:CYP2D6,会受到整个基因敲出,例如:CYP2D6 * 5,以及整个基因的复制或倍增,例如:* 1xN、* 2xN,其中 N 是拷贝数。

如果检测到该基因的多个副本,那么活性分数就会乘以观察到的拷贝数。酶活性通常是一种共显性或附加性特征。例如:如果一个人携带一个正常的功能等位基因和一个非功能性等位基因,他将会有一个中间代谢活动,或者被认为是一个中间代谢物(IM)。等位基因活性得分的总和通常在 0 到 ≥3.0 之间,通常被用来定义表型类型:0 = PM(代谢差),0.5 = IM,EM = 1.0~2.0 和 UM = 2.0(超速代谢)。

CYP2D6

正如第 4 章所述,细胞色素 P450 2D6 涉及临床使用的所有药物的四分之一,包括阻滞剂、抗抑郁剂、抗精神病药物和阿片类止痛药。在 CYP 酶中,CYP2D6 显示了人群和人群之间的代谢能力的最大变化。与其他多态酶相似,临床的代谢表型定义为四种,即 PM、IM、EM 和 UM,用于预测给予 CYP2D6 底物后的治疗和不良反应。

编码 CYP2D6 的基因的多态性高,确定等位基因超过 100 个(www. cypalleles. ki. se/cyp2d6. htm);然而,大于 95% 的表型只有九个等位基因,即 CYP2D6 等位基因 * 3、* 4、* 5 和 * 6 是没有功能的;等位基因 * 10、* 17 和 * 41 的功能减少;等位基因 * 1 和 * 2 的功能齐全。

与许多多态性一样,等位基因的频率在种群中各不相同(表 5-1)。一些基因变异在相似的等位基因频率人群中共享,而其他的变异则有很大的差异。例如:最常见的非功能等位基因 CYP2D64,在欧洲人的频率约为 20%,而亚洲人几乎没有(1%)(表 5-1)。基于 Hardy-Weinberg 原理(术语表),在 CYP2D6 * 4 等位基因中,在母系和父系染色体上都携带 * 4 等位基因的人是 4%,而那些杂合子的比例是 32%,具有纯合子的欧洲人的比例是 4%。

这种平行降低了 PM 数(定义为有两个非功能等位基因,例如:PMs 是 * 3、* 4、* 5、* 6,或任何非功能等位基因的组合,如 4/5),欧洲人口(5%~10%)与亚洲人口中(~1%)比较(表 5-2)。

相比之下,基因 * 5 的缺失在欧洲、非洲和亚洲的人群中发现的频率相同(3%~5%),这表明这种突变可能发生在超过 10 万年前的三次主要种族分离之前。在临床上,由于一些基因型的平台是针对单一种族的,所以确保所有的等位基因都能被检测出来是很重要的。值得注意的是,很少或以前未被发现的变体通常不包含在商业测试中,因此,新颖的或罕见的多态性,显示功能改变的多态性可能会被遗漏。

例:可可因是一种菲林衍生物,可用于轻度到中度疼痛的治疗(第 31 章)。像它的活性代谢物吗啡一样,可可因与中枢神经系统(中枢神经系统)的阿片受体结合。作为一种兴奋剂,吗啡的效力比可可因要高 200 倍。可可因可转换成吗啡,这对可可因的止痛效果至关重要。负责 O-脱甲基化转化可可因为吗啡的酶是 CYP2D6。CYP2D6 活性正常(例如:EMs)的患者将可可因充分转化为吗啡(约 5%~10% 的服用剂量),以产生所需的止痛效果。PMs 和 IMs 更有可能体验到疼痛缓解不足的痛苦,而由于较高的系统吗啡浓度,它们的副作用更大,比如嗜睡和呼吸性抑制症。有趣的是,胃肠道不良反应,如便秘,在 PMs 中减少,而中枢副作用,如镇静和眩晕,在 PM 和 EM 之间没有区别。与可待因相关的镇咳特性不会受到 CYP2D6 活性的影响。根据 CPIC 的指导方针,通过密切的观察,特别是 IM,为 EM 和 IM 推荐了标准的起始剂量,特别是在 IMs;CPIC 建议在 PM 和 UM 使用另一种药物(表 5-2)。

表 5-1　主要的等位基因及其在非洲、亚洲和欧洲人群中的频率

基因	等位基因(s)	dbSNP[1] 数	氨基酸	功能	活性	在非洲人群中的比例	在亚洲人群中的比例	在欧洲人群中的比例
CYP2D6								
	*1	参考	—	正常	1.0	0.39	0.34	0.52
	*1xN	基因复制或倍增	表达 增加	提高	1.0×N	0.014	0.003 1	0.007 7
	*2	rs16947, rs1135840	R296C, S486T	正常	1.0	0.20	0.12	0.27
	*2xN	复制或倍增	表达 增加	提高	1.0×N	0.015	0.004 2	0.013
	*3	rs35742686	移码	无变化	0.0	0.000 30	0.00	0.013
	*4	rs1065852, rs3892097	P34S, 剪切 缺陷	无变化	0.0	0.033	0.004 5	0.18
	*5	—	无酶	无变化	0.0	0.060	0.058	0.028
	*6	rs5030655	移码	无变化	0.0	0.00	0.000 2	0.009 1
	*10	rs1065852, rs1135840	P34S, S486T	降低	0.5	0.067	0.42	0.028
	*17	rs28371706, rs16947, rs1135840	T107I, R296C, S486T	降低	0.5	0.19	0.000 2	0.002 7
	*41	rs16947, rs1135840, rs28371725	R296C, S486T, Splicing defect	降低	0.5	0.10	0.022	0.092
CYP2C19								
	*1	参考	—	正常	—	0.68	0.60	0.63
	*2	rs4244285	剪切 缺陷	无变化	—	0.15	0.29	0.15
	*3	rs4986893	W212X	无变化	—	0.005 2	0.089	0.004 2
	*17	rs12248560	表达 增加	提高	—	0.16	0.027	0.21
DPYD								
	*1	参考	—	正常	—			
	*2A	rs3918290	剪切 缺陷	无变化	—	0.00	0.001 5	0.008 6
	*13	rs55886062	I560S	无变化	—	n/a	0.00	0.001 0
	—	rs67376798	D949V	无变化	—	n/a	n/a	0.011
UGT1A1								
	*1	参考	—	正常	—			
	*28	rs8175347	表达 减少	降低	—	0.43	0.16	0.39
TPMT								
	*1	参考	—	正常		0.94	0.98	0.95
	*2	rs1800462	A80P	无变化		0.000 87	0.00	0.001 9
	*3A	rs1800460, rs1142345	A154T, Y240C	无变化		0.002	0.000 12	0.035

续表

基因	等位基因(s)	dbSNP[1] 数	氨基酸	功能	活性	在非洲人群中的比例	在亚洲人群中的比例	在欧洲人群中的比例
	*3B	rs1800460	A154T	无变化	—	0.00	0.00	0.000 46
	*3C	rs1142345	Y240C	无变化	—	0.048	0.016	0.004 2
	*4-*26	多种	多种	降低	—	Various	Various	Various
G6PD								
	B	参考	—	正常	IV	—	—	—
	A	rs1050829	N126D	正常	IV	—	—	—
	A-(rs1050829,rs1050828)	(N126D,V68M)	降低	III	0.00~0.30	n/a	n/a
	A-(rs1050829,rs137852328)	(N126D,R227L)	(5%~				
	A-(rs1050829,rs76723693)	(N126D,L323P)	10%)				
	Mediterranean(rs5030868)	S188P	降低 (<1%)	II				
	Canton(rs72554665),Kaiping	R459L/R463H	降低	II				
	马希隆	G163S	降低 (5%~ 32%)	III	n/a	0.00-0.31	n/a
	中国-5,高河	L342F H32R	降低	III				
SLCO1B1								
	*1A	参考	—	正常	—	0.17	0.27	0.50
	*1B	rs2306283	N130D	正常	—	0.78	0.60	0.22
	*5	rs4149056	V174A	降低	—	0.00	0.00	0.01
	*15,*16,*17	rs4149056,其他	V174A 其他	降低	—	0.03	0.13	0.14
HLA-B								
	*57:01	—	—	"阳性"		0.010	0.016	0.068
IFNL3								
		参考	—	不利	—	—	—	—
	—	rs12979860	—	有利	—	0.39	0.87	0.63
CYP2C9								
	*1	参考	—	正常	—			
	*2	rs1799853	R144C	降低	—	0.03	0.00	0.13
	*3	rs1057910	I359L	降低	—	0.02	0.04	0.07
VKORC1								
	-1639G	参考	—	正常				
	-1639A	rs9923231	表达 减少	降低	—	0.11	0.91	0.39

[1] 单核苷酸数据库(dbSNP)是由国家生物技术信息中心(NCBI)建立的在线基因组变异公共数据库 https://www.ncbi.nlm.nih.gov/SNP/

表 5-2　基于基因的药物剂量建议

基因	药物	双倍型[1]	可能的表型 （活性分数）	剂量推荐	建议来源
CYP2D6					
	可待因	＊1/＊1×N，＊1/＊2×N	UM(>2.0)	• 可替代的镇痛剂，如吗啡或非阿片类药物：随着可可因给药量的增加，吗啡的生成会导致更高的毒性风险	CPIC[2]
		＊1/＊1，＊1/＊2，＊2/＊2，＊1/＊41，＊2/＊5	EM(1.0~2.0)	• 标准起始剂量	
		＊4/＊10，＊5/＊41	IM(0.5)	• 标准起始剂量；由于减少吗啡的形成而对缺乏镇痛反应进行密切监测 考虑替代止痛药，如吗啡或非阿片类	
		＊3/＊4，＊4/＊4，＊4/＊5，＊5/＊5，＊4/＊6	PM(0.0)	• 替代剂，如吗啡或非阿片类镇痛药，可在可可因给药后大大减少吗啡的生成，导致疼痛缓解不完全。避免高剂量，因为中枢副作用在 PMs 中没有差异	
CYP2C19					
	氯吡格雷	＊1/＊17，＊17/＊17(UM)，及＊1/＊1(EM)	UM,EM	• 标准剂量	CPIC
		＊1/＊2，＊1/＊3，＊2/＊17	IM	• 替代的抗血小板药物，如：普拉格雷或替格瑞洛	
		＊2/＊2，＊2/＊3，＊3/＊3	PM	• 替代的抗血小板药物，如：普拉格雷或替格瑞洛	
DPYD					
	氟嘧啶	＊1/＊1	正常	• 标准剂量	CPIC
		＊1/＊2A，＊1/＊13，＊1/rs67676798	活性降低	• 根据毒性或药物测试结果（如果有的话）减少初始剂量 50% 和滴定	
		＊2A/＊2A，＊2A/＊13，＊13/＊13，rs67376798/rs67376798	完全缺乏	• 不同的非氟嘧啶类抗癌药	
UGT1A1					
	伊立替康	＊1/＊1，＊1/＊28	正常	• 标准起始剂量	
		＊28/＊28	降低	• 减少至少一个剂量的起始剂量。或者	药物标签
				• 剂量 250mg/m²：减少起始剂量 30%，并增加中性粒细胞计数的反应。不调整剂量	DPWG[3]

续表

基因	药物	双倍型[1]	可能的表型 （活性分数）	剂量推荐	建议来源
TPMT					
	别嘌呤硫醇	*1/ * 1	正常,高活性	• 标准起始剂量	CPIC
		*1/ * 2, * 1/ * 3A, * 1/ * 3B, * 1/ * 3C, * 1/ * 4	中间 活性	• 以 30% ~ 70% 的目标剂量为起点,每 2~4 周对耐受性进行密切的临床监测,如白细胞计数和肝功能检查	
		3A/ * 3A, * 2/ * 3A, * 3C/ *3A, * 3C/ * 4, * 3C/ * 2, * 3A/ * 4	低活性	• 恶性疾病:大量减少硫代嘌呤的剂量,如每周服用三次,而不是每天服用 • 非恶性疾病:可替代非巯基嘌呤类免疫抑制剂	
G6PDX-linked trait		基因型对表型的预测仅限于雄性和纯合雌性			
	拉布立酶	B,A	正常	• 标准剂量	药物标签
		A-	中等缺陷	• 替代药:拉布立酶禁用于 G6PD 缺乏症的患者	
		Mediterranean, Canton	严重缺陷	• 替代剂:在 G6PD 缺乏症患者中,拉伯金是禁用药	
SLCO1B1					
	辛伐他汀 40mg	*1/ * 1	正常 活性	• 标准剂量	CPIC
		* 1/ * 5, * 1/[* 15, * 16, or * 17]	中间 活性	• 考虑低剂量和常规的 CK 监控或替代他汀	
		* 5/ * 5, * 5/[* 15, * 16, or * 17],[* 15, * 16, or * 17]/ [* 15 * 16, or * 17]	低活性	• 处方低剂量和常规的 CK 监控或替代他汀	
HLA					
	阿巴卡韦	*其他/ *其他	阴性	• 标准剂量	CPIC
IFNL3					
		* 其他/ * 57:01, * 57:01/ * 57:01	阳性	• 推荐不同制剂	
	PEG-IFN- α/RBV	rs12979860/rs12979860	有利	• 在开始治疗前考虑治愈率:在治疗 48 周后,SVR[4] 的几率为 70%	CPIC
		参考/rs12979860	不利	• 在开始治疗之前,考虑一下治愈率:在 48 周的治疗后,SVR 有 30% 的机会	

续表

基因	药物	双倍型[1]	可能的表型 （活性分数）	剂量推荐	建议来源
	PEG-IFN-α/ RBV 蛋白酶抑 制剂	rs12979860/rs12979860	有利	• 建议：在 24～48 周的治疗后， 　SVR 有 90% 的机会，80%～90% 　的机会缩短治疗时间	
		参考/参考或参考/rs12979860	不利	• 在开始治疗前考虑治愈率：在 　24～48 周的治疗后，SVR 有 　60% 的机会，50% 的机会缩短治 　疗时间	
CYP2C9,VKORC1					
	Warfarin	*1/*1，*1/*2，*2/*2， *2/*3，*1/*3，*3/*3， 1639GG,1639GA,1639AA	多种	• 应用有效的剂量算法，如：www. 　warfarindosing.org（或 IWPC[5]） 　国际标准化比率目标（2～3）或 　fda 批准的每个制造商标签的 　剂量表	CPIC

[1] 双基因型被显示为染色体对的两个成员，例如：1/1 表示这两个染色体包含该基因的 1 个等位基因，而 1/17 表示有 1 个等位基因和 1 个 17 个等位基因的杂合子

[2] CPIC：临床药理学执行联盟：完整的药物具体建议可在线查找：http://www.pharmgkb.org/page/cpic

[3] DPWG：荷兰药物遗传学工作组：全面的药物具体建议可在线查找：https://www.pharmgkb.org/page/dpwg

[4] SVR：持续性病毒反应

[5] IWPG：国际华法林药物基因学财团。根据患者的临床特点，必须仔细选择替代药物。必须根据患者的临床特点，仔细选择替代药物

CYP2C19

众所周知，细胞色素 P450 CYP2C19 可以优先代谢酸性药物，包括质子泵抑制剂、抗抑郁药物、抗癫痫药物和抗血小板药物（第 4 章）。与 CYP2C19 活性有关的四种临床表型（PM、IM、EM 和 UM）与遗传生物标记密切相关，这些生物标记可以帮助指导个性化治疗剂量策略。编码 CYP2C19 的基因高度多态性，．确定的等位基因有 30 多个（www.cypalleles.ki.se/cyp2C19.htm）。但四个等位基因可以占大多数的表型变化，即 CYP2C19 等位基因 *2 和 *3 为非功能性，CYP2C19 基因 *1 功能齐全，CYP2C19 *17 的功能增加。表型的范围从有两个缺陷的等位基因 PM，如 *2/*3、*2/*2 或 *3/*3 到增加 CYP2C19 蛋白肝脏表达水平，由于 *1/*17 或 *17/*17 等位基因（表 5-2）。值得注意的是，*17 增加的功能等位基因不能完全补偿非功能性等位基因，因此，*17 等位基因与非功能等位基因的结合会被认为是 IM 表型（表 5-2）。PM 表型在亚洲人（约 16%）比在欧洲人和非洲人（约 2%～5%）更常见，可以预计基于变异的等位基因在种群的遗传模式，如最常见的非功能性等位基因，即 CYP2C19 *2，与非洲人和欧洲人（约 15%）相比，经常在亚洲人观察到大约两倍（约 30%），在功能明显的 *17 等位基因在亚洲人很少观察到（约 3%），但在欧洲人和非洲人更频繁（16%～21%）（表 5-1）。

例：氯吡格雷是一种用于预防动脉粥样血栓形成的噻吩吡啶类抗血小板药物。它的活性代谢物选择性和不可逆转的抑制二磷酸腺苷诱导地血小板聚集（第 34 章）。氯吡格雷是体内通过两个主要代谢机制之一代谢；大约 85% 的服用剂量是由肝酯酶迅速水解成无活性的羧酸衍生物，而其余 15% 是通过 CYP 介导的硫醇氧化反应（主要是 CYP2C19）两个相继转换成有活性的抗血小板活性代谢物。

CYP2C19 基因的遗传多变性能减少活性代谢物的形成，从而减少药物的抗血小板活性，与氯吡格雷的反应变化有关。CYP2C19 2 等位基因功能减少的携带者增服用氯吡格雷加了严重不良心血管事件的风险，尤其是在经皮冠状动脉介入治疗（PCI）的急性冠脉综合征中；与非携带者相比，*2/*2 基因型的危险比（HR）为 1.76 为，*2 型异合子的危险比为 2。支架血栓形成的风险更大（与非携带者相比，*2/*2 基因型的 HR 为 3.97，*2 型异合子的危险比为 1.55）。然而，对于其他的症状，如心房纤维性颤动和中风，CYP2C19 *2 型等位基因的影响没有那么显著。因此，CPIC 目前针对有 PCI 的急性冠脉综合征的临床建议标准：在 EM 和 UM 患者中推荐标准的起始剂量，CPIC 推荐使用另一种抗血小板药物，例如：在 PM 和 IM 中使用另一种抗血小板药物，如：普拉格雷尔或替格瑞洛（表 5-2）。

二氢嘧啶脱氢酶（DPD）

双氢嘧啶脱氢酶（DPD，由 DPYD 基因编码）是嘧啶代谢中的第一个和速度限制步骤，也是氟吡啶化疗药物的主要消除途径（第 54 章）。在 DPD 酶活性在群体间和群体内中存在相当大的变异。许多在 DYPD 基因中发现的等位基因要么非常罕见，要么没有足够的特征，要么表现出与 DPD 活动相冲突的关联。已经确定了三个非功能性的等位基因，如 *DPYD *2A*、*13 和 rs67376798。

然而,所有这三个变体是罕见的; * 2A 等位基因是最常观察到的等位基因,往往是商业基因分型平台唯一测试的变体(美国国立卫生研究院的基因测试注册中心,http://www. ncbi. nlm. nih. gov/gtr/conditions/C2720286/, 或 http://www. ncbi. nlm. nih. gov/gtr/conditions/CN077983/)。在大多数欧洲、非洲和亚洲的人口中, * 2A 等位基因的频率范围从低于 0. 005 到瑞典人口的 3. 5%(表 5-1)。

　　例:三个氟吡啶药物在临床上使用,即 5-氟尿嘧啶(5-FU)、卡培他滨和嘧氟啶(仅在欧洲得到批准)。5-FU 是每一种药物的药理活性化合物,所有药物都被批准用于治疗包括结直肠癌和乳腺癌在内的实体肿瘤(第 54 章)。5-FU 必须在静脉内注射,而卡培丁和特立弗昔是口服药物,在体内迅速转化为 5-FU。只有 1% ~ 3% 的原药被转化为活性细胞毒性代谢物,即 5-氟色啶 5-1-磷酸(5-FUMP)和 5-氟-2-脱氧核糖核酸(5-FDUMP),有效地瞄准快速分裂癌细胞并抑制 DNA 合成。大部分的服用剂量(80%)是通过 DPD 来进行嘧啶分解代谢,并在尿中排泄。DPD 的完全或部分缺乏可显著减少 5-FU 的清除,毒性代谢物 F-UMP 和 F-dUMP 的半衰期增加,从而增加了严重依赖于氟吡啶毒素的风险,如:髓膜炎、黏膜炎、神经毒性、手足综合征和腹泻。关于治疗方案的 CPIC 建议见表 5-2。

Ⅱ 相酶

　　如第 4 章所述,Ⅱ 相酶生物转化反应通常会将内源性的分子,如硫酸、葡萄糖醛酸和乙酸,加入到各种各样的底物中,以增强它们从身体中清除的能力。因此,多态性的 Ⅱ 相酶可能减少药物的消除,增加毒性的风险。在这一节中,我们将描述多态性 Ⅱ 相酶的关键例子以及所选处方药的药理作用。

尿苷 5′-二磷酸葡萄糖醛酸转移酶 1(UGT1A1)

　　尿苷 5′-二磷酸(UDP)葡萄糖苷酸转移酶 1A1(UGT1A1)是由 UGT1A1 基因编码的酶与葡萄糖醛酸轭合成亲脂性的小分子,如胆红素和各种治疗药物底物,这样他们可能会更容易分泌到胆汁。UGT1A1 基因位点(第 4 章)定义了 30 多个等位基因,其中一些导致 UGT1A1 功能降低或完全废除。大多数 UGT1A1 基因位点上减少的功能多态性基因是相当罕见的;然而, * 28 个等位基因在三个主要的少数民族群体中是常见的(表 5-1)。大约 10% 的欧洲人是 28 个等位基因的纯合子携带者,即 UGT1A1 * 28/ * 28 基因型,并且在临床上被公认为有吉尔伯特综合征。28 个等位基因的特征是在近端启动子区域中额外增加了一个 TA 重复,并且与 UGT1A1 酶的表达减少有关。在临床上,吉尔伯特征的症状通常是良性的;然而,受影响的个体可能有 60% ~ 70% 提高了循环不接合的胆红素,这是由于 UGT1A1 活性减少了 30%。因此,有 UGT1A1 * 28/ * 28 基因型的个体,由于减少胆道消除而产生的不良药物反应的风险增加。

　　例:伊立替康是一种拓扑异构酶 1 抑制剂的前药,并作为一线化疗药与 5-FU 和甲酰四氢叶酸联合治疗转移性结肠癌(第 54 章)。伊立替康被肝脏羧酸酯酶水解为其细胞毒性代谢物,SN-38,它能抑制拓扑异构酶 1,最终导致终止 DNA 复制和细胞死亡。活性的 SN-38 代谢产物主要负责治疗作用以及剂量限制的骨髓和胃肠道毒性的大部分。通过多态性 UGT1A1 酶失活 SN-38,而 UGT1A1-28 变异的携带者则会增加严重威胁生命的毒性,如中性粒细胞减少和腹泻,这是由于 SN-38 代谢产物清除率减少(本章案例思考)。

硫代嘌呤甲基转移酶(TPMT)

　　硫代嘌呤甲基转移酶(TPMT)以共价键的形式连接一个甲基芳烃和含巯基的杂环化合物,负责巯基嘌呤类药物的失活(第 4 章)。绝大多数(86% ~ 97%)的人口继承了有两个功能的 TPMP 等位基因而有高的 TPMT 活性,大约 10% 的欧洲人和非洲人继承了只有一个功能的等位基因,被认为有种等活性。此外,约有 0. 3% 的欧洲人继承了两个有缺陷的等位基因,而且他们的基因活性非常低(表 5-1)。在基因编码 TPMT 的遗传变异中,可能导致三种临床 TPMT 活性表现型,即高、中、低活性,这与硫尿类药物的失活率不同有关,并改变了毒性的风险。超过 90% 的 TPMT 表型跨人群变异可以仅由四个非功能性等位基因确定,即 TPMT * 2、 * 3A、 * 3B 和 * 3C(表 5-2)。大多数商业基因型测试平台对这四种常见的遗传生物标记进行测试,因此能够识别出 TPMT 活性减少的个体。

　　例:临床上使用的硫尿嘧啶有三种,如阿唑硫嘌呤、6-巯基嘌呤(6-MP)和 6-巯基嘌呤(6-TG)。三者都有相似的代谢途径和药理学。阿唑硫嘌呤(一种 6-MP 的药物)和 6-MP 用于治疗免疫疾病,6-MP 和 6-TG 是重要的抗癌药物(第 54 章)。

　　6-MP 和 6-TG 可能由救助途径酶激活次黄嘌呤鸟嘌呤转磷酸核糖激酶(HGPRTase)形成 6-硫鸟嘌呤核苷酸(TGN,负责大部分的治疗效果以及骨髓毒性。

　　另外,6-MP 和 6-TG 可能被多态性 TPMP 酶和黄嘌呤氧化酶这样的酶失活,留下少部分底物由 HGPRT 酶活化,TPMT 是硫代嘌呤代谢的主要决定因素,并暴露于细胞毒性 6-TGN 代谢物和硫代嘌呤相关的毒性。推荐剂量见表 5-2。

其他酶

G6PD

　　葡萄糖 6-磷酸脱氢酶(G6PD)是戊糖磷酸途径的第一步和速度限制步骤,并在体内提供了大量的 NADPH。在不存在线粒体的红细胞(RBC)中,G6PD 是 NADP 和还原型谷胱甘肽的唯一来源,它在预防氧化损伤方面起着至关重要的作用。在正常情况下,RBC 内的 G6PD 能够为不稳定的自由氧解毒,而工作在其理论能力的 2%。在暴露于外源性氧化应激源,如感染、蚕豆和某些治疗药物后,G6PD 的活性会按比例增加,以满足 NADPH 的要求,并最终保护血红蛋白免受氧化。根据世界卫生组织的分类(表 5-3),有 G6PD 缺乏症的人,由于在氧化压力下的抗氧化能力降低,会增加不正常红细胞破坏,即溶血的风险。

　　编码 G6PD 酶的基因位于 X 染色体上,具有高度多态性,有超过 180 个导致酶缺乏症基因变异体。超过 90% 的变异是在编码区域内产生氨基酸变化的单碱基替换,从而导致酶活性降低的不稳定蛋白质。与大多数 X 染色体相关的特征一样,有一个参考 X 染色体的男性和两个参考 X 染色体的女性将有相同的"正常"G6PD 活性。同样,半合子缺乏的男性(在他们的单 X 染色体上有缺陷的 G6PD 基因副本)和纯合子缺陷的女性(有两个缺陷副本)表达了活性表型的减少(表 5-1)。然而,对于杂合子的雌性(有一个不足的等位基因和一个正常的等位基因),由于 X 染色体的镶嵌性,基因型对表型的预测不太可靠,也就是说,每个雌性细胞中的一个 X 染色体被随机激活,导致 G6PD 的活性范围可能从全功能到严重缺乏。因此,G6PD 酶活性表现型对杂合雌性的估计可以通过互补的 G6PD 活性测试得到改善。

表 5-3 G6PD 缺乏症分类(WHO 工作小组,1989)

世界卫生组织分类	缺乏水平	酶活性	临床表型
I	严重	10%	慢性(非球形红细胞)溶血性贫血
II	严重	10%	急性溶血性贫血的风险;间歇性溶血
III	中度	10%~60%	急性溶血性贫血的风险;有应激源的溶血
IV	无	60%~150%	正常
V	无	150%	活性增加

G6PD 酶缺乏症影响了全世界超过 4 亿人,世界卫生组织将 G6PD 活性分为 5 类(表 5-3)。大多数多态性的 G6PD 基因型与严重缺乏(酶的活性<10%)的二类和中度缺乏(酶的活性在 10%~60%)有关。G6PD 的功能等位基因减少的大多数人,在世界的地理区域与疟疾流行地区相对应。多态性等位基因随着时间的推移而增加,因为它们对疟疾的死亡提供了一些好处。在疟疾流行国家中,G6PD 缺乏症的估计频率约为 8%,在非洲流行轻度的 *G6PD-A*(-A)等位基因,而在西亚(沙特阿拉伯和土耳其到印度)的 *G6PD* 地中海等位基因则更为严重。有更多的异构变异等位基因分布在东亚和亚太地区,这使 G6PD 风险预测更加复杂化;然而,在亚洲最常发现的形式包括更严重的二类等位基因,如地中海、开平、广州以及一些第三类等位基因,如马希隆、中国-5 和高河(表 5-1)。

例:拉布立酶,一种重组的尿酸盐氧化酶,适合于初期处理接受化疗的癌症患者的尿酸水平。通过将尿酸转化为尿囊素,一种更容易溶解的、容易排出的分子,可以减轻经常伴随肿瘤溶解疗法的尿酸负担。在将尿酸转化为尿囊素的过程中,形成了一种高度氧化活性的过氧化氢。为了防止自由基的形成和氧化破坏,必须通过谷胱甘肽减少过氧化氢。患有 G6PD 缺乏症的患者获得严重的溶血性贫血和甲氧蛋白血症的风险大大增加。制造商建议高危患者(非洲或地中海血统的患者)在治疗开始前筛查 G6PD 缺乏症患者中不能使用拉布立酶的病例(表 5-2)。

■ 转运蛋白的遗传变异

质膜转运蛋白位于许多组织的上皮细胞中,如肠、肾、肝膜,可调节内源性化合物的选择性吸收和排出,包括许多药物产品。转运蛋白通常与药物代谢酶协同工作,在决定药物的血浆和组织浓度以及它们的代谢物方面起着重要作用。转运蛋白基因的遗传差异极大地改变了药物的处置和反应,从而增加了毒性的风险。在这一节中,描述了多态性吸收转运蛋白的一个关键例子及其对抑制素毒性的药理作用。

有机阴离子转运蛋白(OATP1B1)

OATP1B1 转运蛋白(由 *SLCO1B1* 基因编码)位于肝细胞的正弦曲线膜(面对血液)上,主要负责肝脏对弱酸性药物和内源性化合物的吸收,如他汀类药物、甲氨酯和胆红素。已经发现这个转运蛋白中有超过 40 个非同义变异体(nsSNPs),其中一些导致转运功能的下降。一种常见减少功能的多态性,rs4149056,已经被证明可以在体外减少 OATP1B1 的底物的转运,同时在体内也可以改变药动学和临床后果。这种变体编码了氨基酸的变化,Val174Ala,并且与减少膜的表达有关,很可能是由于转运能力的削弱。等位基因 ＊5 相对少见(rs4149056 单独:约 1%),但其他各种功能减少的等位基因(＊15、＊16、＊17;含有 rs4149056 的单倍型)在大多数欧洲和亚洲人群中很常见(5%~15%)(表 5-1)。

例:HMG-辅酶 A(CoA)还原酶抑制剂(他汀类药物)是一种非常有效的药物,广泛用于降低血脂,预防心血管事件(第 35 章)。目前使用的 7 类他汀类药物通常是安全且耐受性良好的,但骨骼肌毒性可以限制它们的使用。已知的危险因素包括他汀类药物的高剂量、相互作用的药物、高年龄和代谢并存病。此外,常见的变体,在 *SLCO1B1* 中的 rs4149056,增加系统性暴露辛伐他汀[rs4149056 变异的纯合子患者的血浆曲线下面积增加 221%,如 *SLCO1B1* ＊5/＊5;＊5/(＊15、＊16 或＊17);或(＊15、＊16 或＊17)/(＊15、＊16 或＊17)],并基因组关联分析确认与辛伐他丁引起的肌病有单独最强关系。对于接受辛伐他汀、OATP1B1 的功能减少(至少一个非功能性的等位基因)的人,CPIC 建议降低辛伐他汀的剂量,或者使用其他他汀类(表 5-2)。

■ 免疫系统功能基因变异

对药物反应和毒性的遗传倾向并不局限于与药物代谢过程相关的基因,如药物代谢酶和药物转运蛋白。变异的其他遗传源可能包括药动学基因,如药物受体和药物靶标,以及药动学过程中涉及的其他基因。例如:HLA 位点的多态性与药物毒性的倾向有关。

药物引起的过敏反应

对各种药物的过敏反应可以从轻微的皮疹到严重的皮肤毒

性。最严重的过敏反应包括肝脏损伤、毒性表皮坏死(TEN)和Stevens-Johnson综合征(SJS),在严重反应中,药物和/或它们的代谢物形成抗原。与超敏反应相关的药物包括磺胺类药物、非甾体类消炎药(NSAIDs)、抗生素、类固醇、抗癫痫药物和甲氨蝶呤类药物。阿巴卡韦是一种用于治疗HIV的核苷反转录酶抑制剂,它涉及皮肤的超敏反应,而氟氯西林则与药物引起的肝损伤有关。

过敏反应在不同的种族和民族中有不同的患病率。

例如:在东亚人群中,卡马西平诱发的皮肤毒性增加。

基于人群的超敏反应被认为是HLA系统和主要的组织相容性复合体(MHC)的遗传多态性(第55章)。

其中几个HLA形式,HLA-B,HLA-DQ和HLA-DR多态性与许多药物引起的超敏反应有关,包括对异嘌呤醇、卡马嗪、阿巴卡韦和氟氯西林的反应(表5-4)。

表5-4 与Stevens-Johnson综合征、毒性表皮坏死以及药物引起的肝损伤相关的HLA基因多基因型

HLA基因变异	药物和副作用
HLA-B * 57:01	阿巴卡韦引起的皮肤毒性
HLA-B * 58:01	别嘌呤醇引起的皮肤毒性
HLA-DRB1 * 15:01, DRB5 * 01:01, DQB1 * 06:02 单体型	阿莫西林-克拉维酸引起的肝损伤
HLA-B * 15:02	卡马咪嗪引起的皮肤毒性
HLA-B * 57:01	氟氯西林引起的肝损伤
HLA-DQB1 * 06, * 02, HLA-DRB1 * 15, * 07	各种药物,对胆碱或其他肝损伤的亚群分析
HLA-DRB1 * 07, HLA-DQA1 * 02	西米纳坦, ALT 提高

ALT:丙氨酸转氨酶

许多HLA-B多基因型具有不同的特征,并且有不同的等位基因频率,这取决于种族和民族的人群。HLA-B中的多态性可能会导致HLA分子中的抗原结合位点发生改变,进而可能识别不同的多肽。某些HLA-B多态性产品的选择性识别特殊的药物结合肽,导致人群选择性的药物超敏反应。

例1:阿巴卡韦与超敏反应有关,特别是SJS,多年来它似乎是一种特殊的机制,即不为人知的机制。虽然在阿巴卡韦超敏中涉及的药物肽段没有被分离或识别出来,但它似乎与HLA-B * 57:01的产物有一定的联系,在欧洲人(表5-1)中发现的HLA-B多态现象更为普遍。其他的HLA-B多态性则与阿巴卡韦诱导的超敏性反应无关。然而,值得注意的是HLA-B * 57:01,尽管对SJS或与阿巴卡韦有关联的TEN的必要性不够充分。也就是说,许多具有多态性的个体并没有得到超敏反应。这种缺乏特异性的情况尚不清楚,而且显然需要进一步研究。

阿巴卡韦超敏反应的频率在不同的种群中是不同的,这与在不同种群中HLA-B * 57:01的等位基因频率一致。作为一种前药,阿巴卡韦被激活为一种活性分子,它可能与阿巴卡韦的免疫原性有关。由于细胞毒性CD8 T细胞的激活,可能介导阿巴卡韦诱导的超敏反应。事实上,在阿巴卡韦超敏反应患者的皮

肤中,CD8 T细胞的数量增加了。实验表明,CD8阳性T细胞可以通过表达HLA-B * 57:01的淋巴细胞细胞系来刺激,但不是HLA-B * 57:01或HLA-B * 58:01,表明hla-b 57:01蛋白质可以识别并结合一个与阿巴卡韦相关的肽,而其他的多态性基因则不能识别。或者,hla-b 57:01基因产物复合体可以在细胞表面呈现一种结构上不同的结构,这种结构是由细胞毒性T细胞识别的。

由于阿巴卡韦在治疗方面的重要性,与阿巴卡韦超敏性相关的HLA-B * 57:01生物标志物的基因检测已经被迅速纳入临床实践,比典型的基因测试快得多(图5-1)。基于基因型结果的CPIC建议在表5-2中显示。

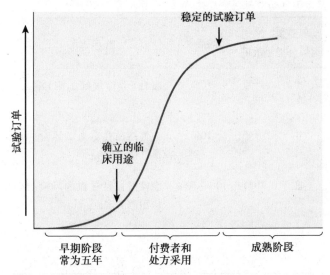

图5-1 随着时间的推移,对药物代谢的基因变异的测试不断增加。在临床医学中采用的测试通常要经历3个阶段。对HLA-B * 5701的测试很快被采用

例2:氟氯西林过敏反应可能导致药物引起的肝脏毒性。特别是在51例氟氯西林肝毒性的病例中,发现了与HLA-B * 57:01(图5-2)相关的多态性。HLA多态性也会导致其他药物的肝脏损伤(表5-4)。例如:对抗凝药物西拉加特兰的反应与HLA-B * 57:01的等位基因有关。一些用于治疗结核病的药物,包括异烟肼、利福平和乙胺丁醇,也会引起肝损伤,这似乎与HLA多态性有关。

IFNL3(IL-28B)

干扰素-lambda-3(IFN-λ3,也称为白介素-28B),由IFNL3(或IL28B)基因编码,属于Ⅲ型IFN-λ3细胞因子家族。Ⅲ型IFN与Ⅰ型IFN,如IFN-α,共享许多治疗效果(第55章),例如:直接由病毒诱导,通过JAK-STAT信号转导通路(通过明显不同的异二聚受体信号复合物)在细胞中产生抗病毒活性。Ⅲ型IFN在丙型肝炎病毒(HCV)感染中起作用。发现IFNL3基因附近的基因变异与聚乙二醇-IFN-α(PEG-IFN-α)联合利巴韦林(RBV)治疗HCV的反应最显著相关。在具有良好基因型的患者中观察到大约有两倍的治愈率。虽然该相关性的机制尚未完全阐明,但IFNL3附近的rs12979860变异基因被认为是即接受PEG-IFN-α/RBV治疗的HCV-1型患者治愈的最有力的基线预测因子。这种有利的等位基因,rs12979860变异,在亚洲人

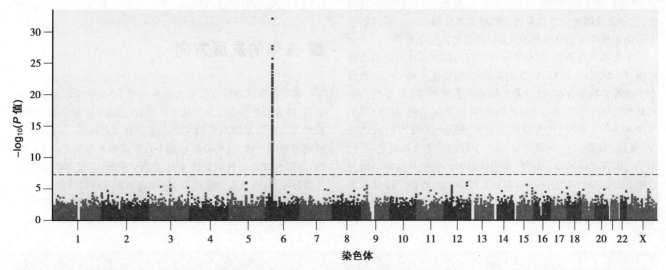

图 5-2 氟氯西林药物引起的肝损伤研究结果。每一个点代表一个在全基因组分析中的 SNP。横轴代表 SNP 在染色体上的位置。纵轴代表在一个包括 51 例肝损伤病例和 282 例对照的病例对照研究中，与肝脏损伤相关的每个 SNP 的量（Cochran-Armitage 趋势"P"值）。位于 MHC 区域 6 号染色体的高信号峰，表明与 SNP 的损伤非常紧密。水平虚线表示这类研究中普遍接受的最低水平

（约 90%）中最常见，在非洲人（表 5-1）中是最少见的。这一频率分布非常类似于在三个族群中对 HCV PEG-IFN-α/RBV 治疗的反应率。

聚乙二醇化的干扰素与利巴韦林：慢性 HCV 在全球范围内影响了 1.6 亿人，是导致肝硬化和肝癌的主要原因。HCV 抗病毒治疗的目标是解决感染的问题，在临床上定义为持续的病毒学反应（SVR）的完成，即在完成治疗 6 个月后检测时检测不到 HCV RNA。对于接受 PEG-IFN-α/RBV 疗法的患者来说，这与许多副作用和不良反应有关，是否开始治疗的临床决定很大程度上取决于 SVR 的可能性。SVR 的预测因素包括病毒因素以及患者因素。此外，与不适宜的基因型（IFNL3 参考/参考，或/参考/rs12979860；分别是 SVR：33% 和 27%）相比，欧洲人有利基因型（IFNL3rs12979860/rs12979860；SVR：69%）的纯合子，更有可能实现 SVR，在非洲患者中也有类似的比率。根据 CPIC 的指导方针在表 5-2 中显示。

■ 多基因效应

在上面的例子中，单基因位点的变化与改变了的药物反应或毒性有显著的联系。然而，可以预料到多基因影响，即多基因对药物反应的组合效应，可能更准确地描述个体差异与临床结果的差异。随着新发现的药物遗传学的生物标记物与治疗反应或不良结果之间的联系不断增加，充分有力的临床研究认为，在先前已确定的基因生物标记的环境中新发现的基因所产生的影响，对于做出强有力的临床建议是至关重要的。这是华法林最好的例证，在这里，两种基因——CYP2C9 和 VKORC1——对剂量要求的影响已经得到了明确的定义。

CYP2C9&VKORC1

CYP2C9 酶是一个是 I 相药物代谢酶，主要作用于酸性药物，包括 S-华法林、苯妥英和非甾体抗炎药（第 4 章）。编码的 CYP2C9 基因呈高度多态性，定义了 50 多个等位基因（www. cypalleles. ki. se/cyp2c9. htm）。然而，CYP2C9 底物代谢清除的大部分变化可能只考虑两个经过充分研究的等位基因，CYP2C9 * 2 和 * 3。等位基因 CYP2C9 * 2 编码了位于 CYP2C9 酶外表面的一种氨基酸变化（Arg144Cys），它破坏了与微粒体 P450 氧化还原酶的相互作用，并导致 CYP2C9 底物的代谢减少，包括 S-华法林代谢减少了 30%～40%。等位基因 CYP2C9 * 3 在酶的内部编码一种氨基酸变化（Ile359Leu），从而降低了对许多 CYP2C9 底物的亲和力，并使 S-华法林的代谢减少了 80%～90%。与非洲和亚洲人相比，*2 和 *3 的等位基因在欧洲人中更常见（分别为 7%～13% 和 <5%），因此解释 CYP2C9 在欧洲人（表 5-1）中的变化是非常有用的。额外减少的其他功能等位基因，例如：CYP2C9 * 5、* 6、* 8 和 * 11，在非洲人口中更频繁地出现，随着证据的积累，它们的加入可能会提高我们解释非洲人变异性的能力。

维生素 K 环氧化合物还原酶复合物亚单位 1（VKORC1）由 VKORC1 基因编码，是抗凝的华法林的靶点，是维生素 K 再循环过程中的一种关键酶（第 34 章，图 34-6）。激活的维生素 K 是激活凝血因子 Ⅱ、Ⅶ、Ⅷ、Ⅹ 以及内生抗凝蛋白 C 和 S 的一个重要的辅助因子，VKORC1 编码地区罕见的遗传变异可能导致出血失调，如 Ⅱ 型多种凝血因子缺乏症或华法林耐受。在所有主要的种族中，一个多态性常位于多态分布转录因子的结合部位 VKORC1-1639G>A 中，这导致肝脏中 VKORC1 的表达减少。

VKORC1 多态性最重要的结果是对华法林的敏感性增强（下面讨论）。VKORC1-1639G>A 多态性在亚洲人（~90%）中发生的最频繁，而在非洲人（10%）中不常见。这在一定程度上解释了主要民族群体的剂量需求差异（表 5-1）。

例：Warfarin 是一种维生素 K 的拮抗剂，是世界上最古老和最广泛的口服抗凝剂。在狭窄的治疗范围内，华法林对预防和治疗血栓栓塞症（第 34 章）是非常有效的。尽管如此，在药物剂量要求的患者之间的差异（高达 20 倍）常常导致许多并发

症,从辅助治疗治疗抗凝和凝血到凝血或辅助治疗抗凝血和出血,这是在美国进行急诊室就诊的最常见原因之一。了解影响个体华法林维持剂量变化的因素可能会改善治疗效果。

华法林剂量算法,包括临床和已知的对华法林剂量的遗传影响,即 CYP2C9 和 VKORC1 的多形性,明显优于基于人口平均水平的经验剂量方法,以及基于临床因素的剂量(表 5-2)。华法林的药理作用是通过 VKORC1 的失活来调节的,自 2004 年发现 VKORC1 基因后,大量研究表明,VKORC1 基因的表达减少,例如:-1639 G>A 的携带者,在给予标准的华法林剂量后,会增加过度抗凝的风险。此外,华法林是 R-S-华法林的外消旋混合物,而携带减少功能的 CYP2C9 基因型的患者由于降低了更有效的 S-华法林对映体的代谢清除率而增加出血的风险。据预测,基于基因的剂量可能有助于优化华法林的治疗管理,并将药物不良反应的风险降到最低。

■ 未来的发展方向

随着获取药物反应信息和获取患者 DNA 样本的速度不断加快,随着新的基因型分型技术的发展,药物基因组学的发现也在增加。药物基因组学的发现将越来越多地从单一的 SNP 转移到多重的 SNP,这将会影响到不良反应和治疗反应。人们希望,可以开发出一种对处方友好的预测模型,包括 SNP 和其他生物标记物,以及人口统计学、并存病和伴随药物的信息,以帮助药物和剂量选择。CPIC 指导方针、食品和药物管理局刺激产品标签的变化将有助于加快将发现转化为临床实践。

案例思考答案

伊立替康被代谢为有活性的细胞毒性分子 SN-38,它也是产生毒性的原因。通过多态性 UGT1A1 酶使 SN-38 失活,而 UGT1A1 * 28 变种的携带者使酶的活性降低。基因型显示,该患者对 UGT1A1 * 28 等位基因多态性是杂合型的。这可能导致了高水平的 SN-38 和随后出现的腹泻和中性粒细胞减少的药物反应。

（张殿增　张磊　译　邱培伦　校　金有豫　审）

参考文献

扫描本书二维码获取完整参考文献。

自主神经系统药理学概论　第 **6** 章

Bertram G. Katzung, MD, PhD

案例思考

　　一位 49 岁有先天性心脏病史的男性患者在 6 个月前成功地进行了心脏移植手术。他现在因严重地心神不安被收治入院。体检发现他的血压是 170/110mmHg,心率 130 次/min,呼吸 35 次/min,出汗,皮肤血管收缩。他承认在 4 小时以前自己注射了冰毒。甲基苯丙胺如何增加血压? 通常情况下,由于这种药物引起的高血压,心率会大大降低。为什么这个患者的心率会升高?

　　按照惯例,神经系统分为中枢神经系统(CNS,包括脑和脊髓)和外周神经系统(PNS,即 CNS 以外的神经元组织)。神经系统的运动(传出)神经部分被细分为两大亚类:自主神经系统(Autonomic Nervous System, ANS)和躯体运动神经系统。**自主神经系统**,它的活动在很大程度上不受意识的控制,能够独立完成。这些活动与维持机体生存的各种内脏功能息息相关,如心脏泵血、血流分布、消化等功能。越来越多的证据表明,ANS,尤其是迷走神经,也会影响免疫功能和某些中枢神经功能,如癫痫发作。值得注意的是,最近的证据表明,自主神经也会影响前列腺癌的发生和发展。**躯体运动神经**则是非自主的,而与受意识控制的各种功能如运动、呼吸、姿势调整等密切相关。这两个系统都有重要的传入(感觉)和传出神经,其中传入神经为 CNS 输入与外部环境以及内部环境相关的信息,传出神经则通过各种不同大小和复杂程度的反射弧输出调节运动活动的信息。

　　神经系统与内分泌系统有许多共同的特性,包括大脑的高级别整合、对身体各部位功能的影响及广泛的负反馈调节。这两个系统都利用化学物质传递信息。在神经系统,化学传递通过神经末梢向突触间隙释放少量的递质发生于神经细胞之间和神经细胞与效应细胞之间。递质在突触间隙内弥散,与突触后膜特异性受体结合,产生兴奋或抑制作用。在少数情况下,可能发生突触后向突触前神经末梢的**反向**传递,而改变它的后续活动。

　　通过药物模拟或阻断化学递质的作用,我们可选择性地调节各种自主神经的功能,这些功能涉及各种效应组织,如心肌、平滑肌、血管内皮、外分泌腺和突触前神经末梢。自主神经系统药物临床用途广泛;遗憾的是,大量应用于其他目的的药物对自主神经功能可以产生有害的副作用(案例思考)。

自主神经系统的解剖学结构

　　根据解剖学结构,自主神经系统可分为**交感神经系统(胸、腰部)**和**副交感神经系统(颅、骶部分)**(图 6-1)。这两个系统的节前纤维都起源于 CNS 内的核团,起于脑干和脊髓的神经节前传出纤维,终止于运动神经节。交感神经节前纤维从胸、腰段的脊神经离开中枢神经系统,故又称"胸腰段自主神经系统"。副交感神经节前纤维从颅神经(特别是动眼神经、面神经、舌咽神经、迷走神经)和第 3、4 骶神经根离开中枢神经系统,故又称"颅底自主神经系统"。

　　大部分交感神经节前纤维较短,终止于脊柱两侧的**椎旁交感链神经节**,其他交感神经节前纤维终止于椎骨前面的**椎前神经节**(常位于主动脉的腹侧面)。交感神经节后纤维从

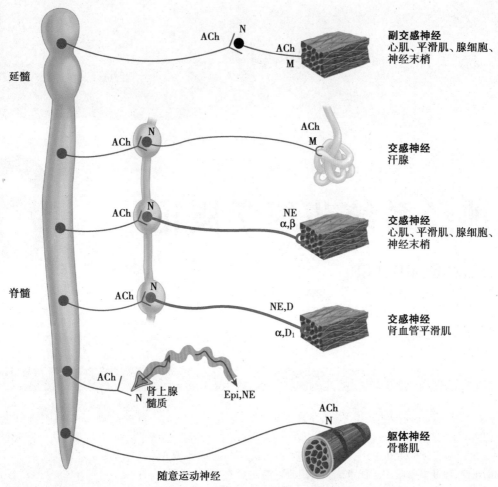

图 6-1　自主神经和躯体运动神经的解剖与神经递质特性示意图。图中只显示主要的递质，没有显示副交感神经节，因大多数副交感神经节位于器官旁或器官壁内。胆碱能神经用蓝色表示，去甲肾上腺素用红色。注意：有些交感神经节后纤维释放乙酰胆碱，而不是去甲肾上腺素。在应激状态下，肾血管和肾脏的交感神经释放多巴胺以及去甲肾上腺素。肾上腺髓质可视为一个特殊的交感神经节，接受交感神经节前纤维支配，释放肾上腺素和去甲肾上腺素入血液。ACh：乙酰胆碱；D：多巴胺；Epi：肾上腺素；NE：去甲肾上腺素；N：烟碱型受体；M：毒蕈碱型受体

神经节发出，到达所支配的组织。有些副交感神经的节前纤维终止于所支配器官旁的神经节：如**睫状神经节、翼腭神经节、下颌下神经节、耳神经节**和几个**盆腔神经节**。大多数副交感神经节前纤维终止于弥散地或呈网状分布于所支配的器官的壁内神经节细胞。值得一提的是，"交感神经"和"副交感神经"是根据解剖结构定义的，并不是根据神经末梢释放的化学递质，也不是根据神经活动引起的效应（兴奋或抑制）区分的。

自主神经系统除这些明确肯定的传出纤维外，尚有大量的传入纤维从外周进入整合中枢，包括肠神经丛、自主神经节和中枢神经系统。许多进入中枢神经系统的感觉神经元终止于下丘脑和延髓，通过上述传出纤维到达效应细胞，引起反射活动。越来越多的证据表明，有些感觉纤维也有重要的外周运动功能。

肠神经系统（Enteric Nervous System，ENS）由位于胃肠（GI）系统壁内大量的、密集成簇的神经元组成（图 6-2），有时被看作自主神经系统的第三大支系。肠神经系统被发现于从食管到远端大肠的胃肠道壁内，与胃肠道的肌动和分泌活动有关，对大肠的肌动活动特别关键。肠神经系统包括**肌间神经丛**（奥尔巴赫神经丛）和**黏膜下神经丛**（迈斯纳神经丛）。这些神经元网络接受副交感神经系统的节前纤维和节后交感神经轴突支配，还接受来自肠壁内的感觉传入。这些神经丛的神经元细胞体发出的纤维来回穿梭、以循环方向到达肠道平滑肌和黏膜分泌细胞，调节它们的运动和分泌。感觉神经纤维将黏膜和牵张感受器的信息传递给神经丛的运动神经元和交感神经节的节后神经元。肠神经丛神经元突触的副交感神经和交感神经纤维好像对胃肠道有调节作用，正如研究表明的那样：阻断来自交感神经和副交感神经的传入冲动，既不能取消神经丛的活动，也不能取消它们所支配的平滑肌活动和腺体分泌。事实上，选择性去神经支配会引起肌动活动增强。

肠神经系统以半自动的方式利用自主神经系统肌动传出的输入冲动调节胃肠道的活动，并将感觉信息传回中枢神经系统。例如：肠神经系统提供了必要的同步化冲动，以确保肠壁收缩时括约肌松弛、肠内容向前而不是向后推进。

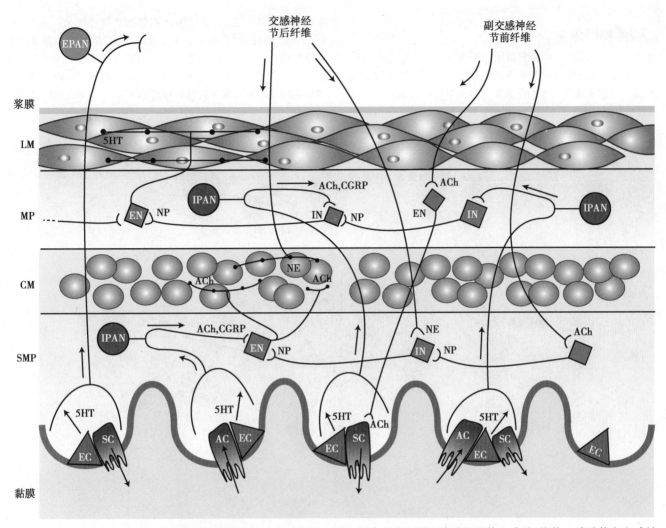

图 6-2 高度简化的肠壁和一些肠神经系统（ENS）环路示意图。ENS 接受交感和副交感系统的传入冲动,将传入冲动传向交感神经节和中枢神经系统。已证明许多递质和神经调质与肠神经系统有关（表 6-1）。ACh:乙酰胆碱;AC:吸收细胞;CGRP:降钙素相关基因肽;CM:环形肌层;EC:肠嗜铬细胞;EN:兴奋性神经元;EPNA:外在初级传入神经元;5HT:5-羟色胺;IN:一致性神经元;LM:纵行肌层;MP:肌间神经丛;NE:去甲肾上腺素;NP:神经肽;SC:分泌细胞;SMP:黏膜下神经丛

自主神经突触和接头的解剖结构决定了神经末梢递质的效应和定位。经典的突触（如哺乳动物的神经肌肉接头和大多数神经元-神经元突触）相对"紧凑",像个小纽扣,在小纽扣内的神经末梢与其支配的组织靠得非常近,致使从神经末梢释放的递质扩散到突触后受体的路径非常短。因此,产生效应相对迅速并局部化。与此相反,自主神经元和效应细胞（平滑肌、心肌、腺体）之间的连接不同于经典突触,在其中,递质常从平滑肌细胞区域节后神经纤维曲张体链释放,而不是从小箭头内释放,而且自主神经的突触间隙比躯体神经突触间隙宽大,因此,产生效应缓慢,而单个运动纤维的饭店常常激活或抑制许多效应细胞。

自主神经系统递质的化学

自主神经传统分类的一个重要方法是根据它们从终扣和曲张体释放的主要神经递质（乙酰胆碱或去甲肾上腺素）。大量外周自主神经系统纤维合成和释放乙酰胆碱（Acetylcholine,Ach）,这些神经纤维称作**胆碱能**纤维,也就是说它们通过释放乙酰胆碱而起作用。如图 6-1 所示,这些纤维包括所有自主神经节前纤维和支配躯体（非自主性）骨骼肌运动的纤维。因此,几乎所有由中枢神经系统发出的外周传出纤维都属于胆碱能纤维。另外,所有副交感神经节后纤维和少量交感神经节后纤维也属于**胆碱能**纤维。许多副交感神经节后神经元利用一氧化氮或肽类作为主要递质或共存递质。

大多数释放去甲肾上腺素的交感神经节后纤维（图 6-1）,称为**去甲肾上腺素能**（常简称为"肾上腺素能"）纤维,也就是说,它们通过释放去甲肾上腺素而起作用。上面已提到,一些交感神经节后纤维释放乙酰胆碱。多巴胺在中枢神经系统是一个非常重要的神经递质,在某些环境下,它由一些外周交感神经纤维释放。肾上腺髓质细胞从胚胎发生来看类似于交感神经节后神经元,释放肾上腺素和去甲肾上腺素的混合物,近年来人们认识到,大多数自主神经除了释放主要递质以外,还可释放其他递质,称为共存递质（将在随后介绍）。

神经递质功能为药物治疗提供潜在靶点的五个主要特征为:递质的**合成、贮存、释放、作用的终止和受体效应**。这些过程将在下面叙述。

胆碱能神经传递

胆碱能神经的末梢和曲张体内包含大量与膜结合的小囊泡和少量含致密中心的大囊泡。小囊泡集中于突触细胞膜附近(图6-3),大囊泡位于距突触膜较远的部位。大囊泡含有高浓度的肽类递质(表6-1),小囊泡主要含乙酰胆碱。囊泡最初在神经元胞体合成,并通过轴索被转运至神经末梢。它们可能会在末梢内重复利用多次。囊泡备有囊泡相关膜蛋白(VAMPs),这些膜蛋白调节神经元细胞内释放部位,参与启动递质释放。神经末梢膜内面的释放部位含有与VAMP相互作用的突触体神经相关蛋白(SNAPs),VAMP和SNMP统称为融合蛋白。

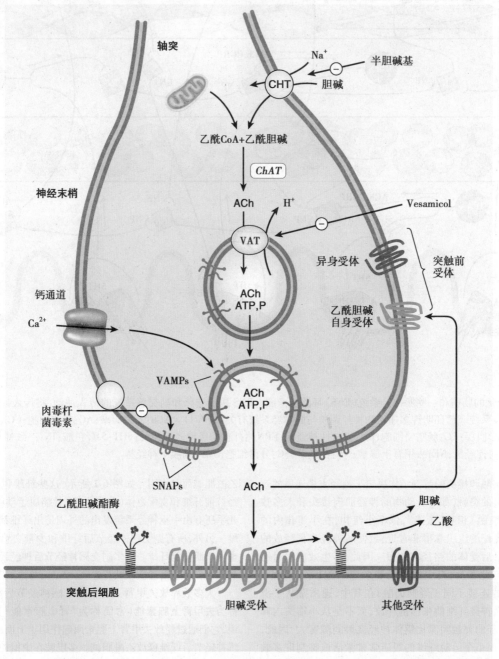

图6-3 胆碱能突触(不按比例)的广义示意图。胆碱由钠依赖性转运体(CHT)转运进入突触前神经末梢。在胞浆内,这种转运可被密胆碱类药物抑制。在胞浆内,在胆碱乙酰转移酶(ChAT)的催化下,将胆碱和CoA(AcCoA)合成为乙酰胆碱。然后,乙酰胆碱(ACh)被囊泡相关转运体(VAT)转运至囊泡内,这种转运可被vesamicol抑制。肽类(P)、三磷酸腺苷(ATP)、蛋白多糖也被贮存于囊泡中。当神经末梢终膜上的电压敏感性钙通道开放,允许钙内流时,细胞内钙增加,促使囊泡与突触前膜融合,通过胞吐作用将ACh与其他共存递质排入突触间隙(正文),这一过程可被肉毒杆菌毒素阻断。ACh由乙酰胆碱酯酶分解,其作用即被终止。神经末梢的突触前受体可调节递质的释放。SNAPs:突触体相关蛋白;VAMPs:囊泡相关膜蛋白

表 6-1　一些自主神经系统(ANS)-肠道神经系统(ENS)和非肾上腺素能、非胆碱能神经元的递质[1]

递质	可能作用
乙酰胆碱(ACh)	在 ANS 神经节、躯体神经肌肉接头以及副交感神经节后神经末梢的主要递质。平滑肌肉和 ENS 分泌细胞的主要兴奋性递质。大概也是绝大多数 ENS 神经元-神经元("神经节")的递质
三磷酸腺苷(ATP)	许多 ANS 效应突触的递质或共存递质
钙调蛋白基因相关肽(CGRP)	为一种心脏兴奋药,与 P 物质一起发现于心血管感觉神经纤维。存在于一些促进分泌的 ENS 神经元和中间神经元
胆囊收缩激肽(CCK)	可能是一些 ENS 新分型神经肌肉神经元的共存递质
多巴胺	一些神经节和 ENS 的调节性递质。可能是肾血管的节后交感神经递质
脑啡肽及其相关的阿片样肽 E	存在于 ENS 的一些促进分泌的神经元和中间神经元,抑制 Ach 释放,因而抑制肠蠕动,也可能兴奋肠分泌
甘丙肽	存在于促进分泌的神经元,可能在食欲饱胀机制中起作用
GABA(γ-氨基丁酸)	可能新分型神经末梢有突触前作用。有一些松弛肠道的作用,可能不是 ENS 的主要递质
胃泌素释放肽(GRP)	极强的胃泌素细胞的兴奋性递质,对哺乳类也称作蛙皮素
神经肽 Y(NPY)	发现于许多去甲肾上腺素神经元。存在于一些 ENS 的促进分泌的神经元,抑制肠道的水和电解质分泌,能引起储蓄性血管收缩,也是一些副交感神经节后神经元的递质
一氧化氮(NO)	一种 ENS 和其他神经肌肉接头的共存递质,可能对括约肌特别重要。一氧化氮合成需要一氧化氮合酶(NOS),不能储存(第 19 章)
去甲肾上腺素(NE)	多数交感神经节后神经末梢的主要递质
5-羟色胺(5-HT)	ENS 的兴奋性神经元-神经元接头的一种重要的递质或共存递质
P 物质(及其相关的速激肽)	Substance P 物质是 ENS 及其他部位的重要的分泌性神经元的递质。速激肽是 ENS 神经肌肉接头与 Ach 有关的兴奋性共存递质,与 CGRP 仪器发现于心血管的感觉神经元。P 物质是一种血管扩张剂(可能通过释放一氧化氮)
血管活性肠肽(VIP)	ENS 兴奋性分泌运动神经元的递质,也可能是肠神经系统神经-肌肉接头共存递质的抑制剂,可能是许多胆碱能神经元的共存递质,一种血管扩张剂(于许多血管周围神经元)和心脏兴奋药

[1] 中枢神经系有发现的递质(第 21 章)

乙酰胆碱是在**胆碱乙酰化酶**(Choline Acetyltransferase, ChAT)的催化下,由胞浆中的乙酰辅酶 A 和胆碱合成,乙酰辅酶 A 在线粒体合成,并大量存在于神经末梢。胆碱通过钠依赖性**膜胆碱转运体**(CHT,图 6-3)从细胞外液进入神经末梢。CHT 是一种同向载体,它可被研究用药物**密胆碱类**阻断。乙酰胆碱一旦合成,即通过质子外流驱动的**囊泡相关转运体**(VAT)由胞浆转运至囊泡内(图 6-3)。VAT 是一种逆向转运体,它可被科研药品 **vesamicol** 阻断。乙酰胆碱合成速度很快,支持递质的高速释放。乙酰胆碱的储存由乙酰胆碱分子"量子"包装完成(一般每个囊泡有 1 000~50 000 个乙酰胆碱分子)。大部分囊泡内的乙酰胆碱(ACh)与带负电荷的**囊泡蛋白聚糖**(VPG)结合。

囊泡集中在神经末梢面向突触的内表面和终端细胞膜内,与囊泡的 SNARE 蛋白相互作用,其中前者的 SNARE 蛋白为一种称作 v-SNARE 的 VAMP 的亚型,尤其是**小突触泡蛋白**;后者的 SNARE 蛋白为称作 t-SNARE 的 SNAP,尤其是**突触融合蛋白**和 **SNAP-25**。囊泡释放递质发生在动作电位到达终端时,并依赖于细胞外钙离子,由通过 N 型钙通道涌入足够的钙离子触

发。钙与囊泡膜上的 VAMP **突触结合蛋白**相互作用,触发囊泡膜与终端膜融合,开放进入突触的孔道。打开孔道,涌入阴离子,使乙酰胆碱从聚糖蛋白释放,通过胞吐作用将乙酰胆碱排入突触间隙。躯体运动神经去极化一次可释放数百个量子进入突触间隙。自主神经节后神经曲张体或终端去极化一次可释放少量乙酰胆碱,而且释放的范围较大。除乙酰胆碱外,还有几个递质在同一时间释放(表 6-1)。**肉毒杆菌毒素**通过酶去掉一个或多个融合蛋白的两种氨基酸,而阻断囊泡释放乙酰胆碱的过程。

从突触前终端释放后,乙酰胆碱分子结合并激活乙酰胆碱受体(胆碱受体)。最终(而日常十分迅速),所有释放的乙酰胆碱分子扩散在**乙酰胆碱酯酶**(AChE)的范围内。乙酰胆碱酯酶非常有效地将乙酰胆碱分解为胆碱和醋酸,而且胆碱和醋酸都没有明显的递质效应,从而使递质的作用终止(图 6-3)。大部分胆碱能神经突触供应有丰富的乙酰胆碱酯酶,因此突触内乙酰胆碱分子的半衰期非常短暂(几分之一秒)。其他组织也存在乙酰胆碱酯酶,如红血球。在血浆、肝、神经胶质以及许多其他组织发现了一种对乙酰胆碱的特异性较低的胆碱酯酶,包括丁酰胆碱酯酶(伪胆碱酯酶)。

肾上腺素能传递

肾上腺素能神经元(图6-4)将前体氨基酸分子(酪氨酸)转运至神经末梢,合成儿茶酚胺递质(图6-5),贮存于与膜结合的囊泡内。在大多数交感神经节后神经元内,去甲肾上腺素是终产物,在肾上腺髓质和某些脑组织内,一部分去甲肾上腺素被进一步转化成肾上腺素。多巴胺能神经元内的递质用多巴胺合成。这些神经末端的几个过程是药物作用的潜在部位。这些过程之一,通过酪氨酸羟化酶将酪氨酸转化成多巴,是合成儿茶酚胺类递质的限速步骤。这个步骤能被酪氨酸类似物甲基酪氨酸阻断。位于囊泡壁内对儿茶酚胺有高度亲和力的逆向转运体(囊泡单胺转运体,VMAT)能被利舍平生物碱阻断。利舍平能使储存的递质耗竭。另外一个转运体(去甲肾上腺素转运体,NET)将去甲肾上腺素及其类似物从突触间隙转运回细胞浆(图6-4,NET)。NET还称作摄取1或重摄取1,对终止突触活动起部分作用。可卡因和某些三环类抗抑郁药能抑制NET,导致突触间隙内的递质活动增加(文本框:神经递质的摄取载体)。

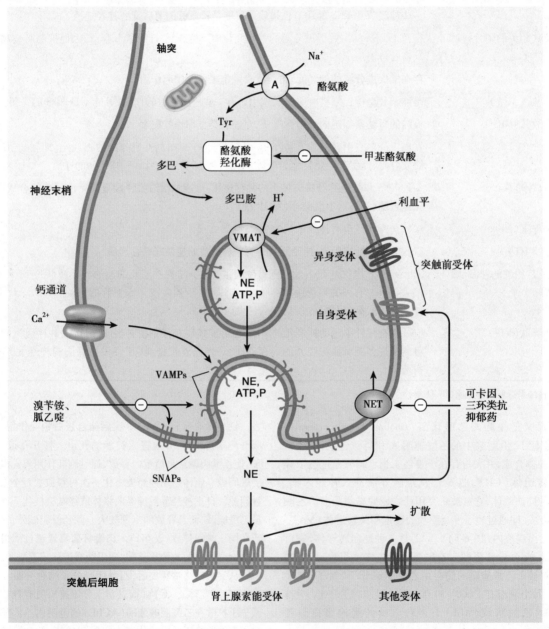

图6-4　去甲肾上腺素能突触的广义示意图(不按比例)。酪氨酸通过钠依赖的载体(A)转运进去甲肾上腺素能末梢或曲张体,而被转化为多巴胺(图6-5),后者进一步通过囊泡单胺转运体(VMAT)转运进囊泡,这个过程可被利舍平阻断;VMAT也能将去甲肾上腺素(NE)和几种相关的胺类物质转运进囊泡。多巴胺在囊泡内经多巴胺-β-羟化酶催化转化为NE。当动作电位使电压敏感的钙通道开放,细胞内钙增加时,即引起递质释放,这时囊泡与突触前膜融合,使去甲肾上腺素与其共存递质和酪氨酸-β-羟化酶排出,这个过程可被胍乙腚和溴苄铵类药物阻断。释放出的去甲肾上腺素有些弥散至突触间隙外,有些通过去甲肾上腺素转运体(NET)被重摄取入神经末梢的胞浆中(这个过程能被可卡因、某些抗抑郁药阻断),有些进入结合前或结合后细胞。另外,突触前末梢也存在调节性受体。SNAPs:突触体相关蛋白;VAMPs:囊泡相关膜蛋白

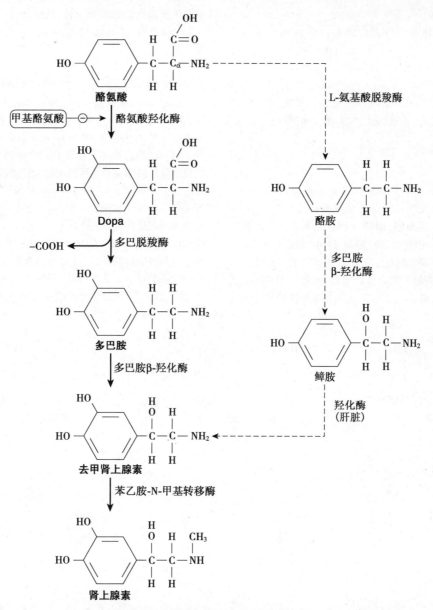

图 6-5 儿茶酚胺的生物合成。其中酪氨酸转化成多巴为限速步骤,可被甲基酪氨酸(α-甲基酪氨酸)抑制。虚线所示在人类没有生理意义的通路,对于单胺氧化酶抑制剂处理的患者,可产生酪胺和鳝胺蓄积

去甲肾上腺素能神经末梢递质释放囊泡储存递质的过程与胆碱能神经末梢的钙-依赖性过程相似。除了主要的递质(去甲肾上腺素)外,去甲肾上腺素能神经末梢还将 ATP、多巴胺-β-羟化酶和某些肽类共存递质释放入突触间隙。间接作用的和混合作用的拟交感神经药物,如:酪胺、苯丙胺和麻黄碱,也能促使去甲肾上腺素能神经末梢释放递质。这些药物是肾上腺素受体的弱效激动剂(有些没有活性),但它们是单胺转运体很好的底物,能通过 NET 被肾上腺素能神经末梢摄取。在神经末梢,这些药物通过 VMAT 被转运入囊泡,取代囊泡中贮存的去甲肾上腺素,使之由逆向转运体通过 NET 排入突触间隙。苯丙胺还抑制单胺氧化酶以及增强突触中去甲肾上腺素活性的其他作用,它们的作用不需要囊泡的胞吐作用,没有钙依赖性。

神经递质吸收载体

正如第 1 章所述,几个大型转运蛋白家族已经确定。其中最重要的是 ABC(ATP-结合盒)和 SLC(溶质载体)转运家族。顾名思义,ABC 载体利用 ATP 进行转运。SLC 蛋白是共转运蛋白,在大多数情况下,利用钠离子浓度梯度作为能量源。在某些情况下,他们还以一种不依赖钠的方式反向转运递质。

NET,SLC6A2,去甲肾上腺素转运蛋白,是 SLC 家族的一员,同样的转运蛋白负责将多巴胺(DAT,SLC6A3)和 5-HT(血清素,SLC6A4)重吸收进释放这些递质的神经元中。这些转运蛋白是在外周组织和中枢神经系统中发现的,位

于这些部位的神经元利用这些递质。

NET 对可卡因和苯丙胺类药物的外周作用很重要。在中枢神经系统中,NET 和 SERT 是集中抗抑郁类药物总要的靶点(第 30 章)。中枢神经系统中最重要的抑制递质,γ-氨基丁酸(GABA),至少是三种 SLC 转运体的底物:GAT1、GAT2 和 GAT3。GAT1 是抗癫痫药物的靶点(第 24 章)。其他 SLC 蛋白转运谷氨酸,主要的兴奋中枢神经系统递质。

如图 6-6 所示,去甲肾上腺素和肾上腺素能被多种酶分解。由于神经末梢的线粒体中单胺氧化酶的活性很高,对去甲肾上腺素的转化作用很强,即使在静息状态下。儿茶酚胺代谢产物随尿液排泄,因此可通过测量 24 小时尿样中所有相关代谢产物[有时指 3-甲氧-4-羟基扁桃酸(VMA)和 3-O-甲基肾上腺素]了解儿茶酚胺的转化速度。但是,分解代谢并不是去甲肾上腺素能神经生理性释放的去甲肾上腺素作用终止的主要机制。终止去甲肾上腺素能递质传递有两种途径:(与血浆和肝脏的最终代谢产物一起)从受体位点简单扩散、通过 NET(图 6-4)重摄取(摄取 1)入神经末梢或突触周围神经胶质细胞和其他细胞。

胆碱能和肾上腺素能神经的共存递质

如前所述,胆碱能和肾上腺素能神经末梢囊泡除含主要递质外,还含有其他共存递质,有些在同一个囊泡内,有些在分开的囊泡群。至今发现的一些共存递质见表6-1,这些物质中许多也是下面要讲到的非肾上腺素能、非胆碱能神经的主要递质。它们对释放乙酰胆碱和去甲肾上腺素的神经的功能有几方面的作用。在某些情况下,它们通过加快或减慢作用而对主要递质的效应起一种补充和调节作用,也可能参与同一神经末梢和邻近神经末梢的反馈性抑制作用。

神经元的生长和特定神经元对递质的表达是一个动态过程。例如:从目标组织释放的神经营养因子会影响神经元的生长和突触的形成。此外,从特定的神经元群中释放出来的递质也会随着环境因素的变化而改变,比如昼-夜周期。

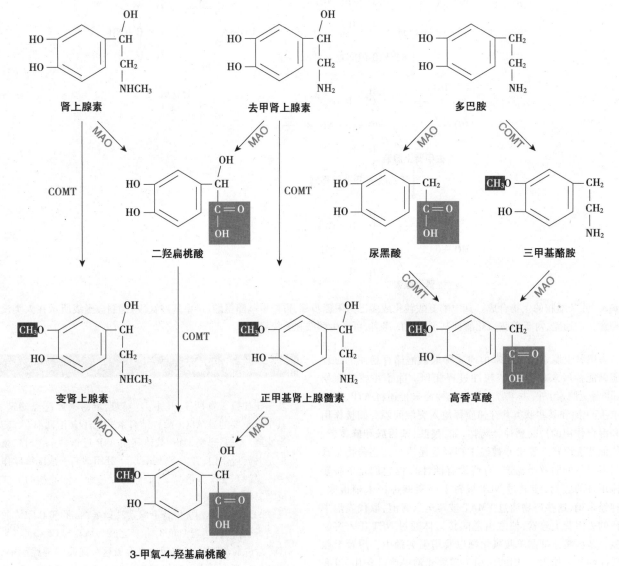

图6-6 儿茶酚胺通过儿茶酚氧位甲基移位酶(COMT)和单胺氧化酶(MAO)代谢

自主神经受体

以前,通过结构-活性分析,仔细比较一系列自主神经激动药和拮抗药及其类似物的效价强度,确定了不同的自主神经受体亚型,包括毒蕈碱型、烟碱型胆碱受体和 α、β、多巴胺型肾上腺素受体(表6-2)。随后,用同位素-配基结合法纯化和描述了几种受体分子的特征。现在,用分子生物学技术发现和表达编码这些受体亚型的有关基因(第2章)。

胆碱受体亚型是根据最初用来鉴别它们的生物碱(即毒蕈碱和烟碱)命名的,即**毒蕈碱型**和**烟碱型受体**。而对去甲肾上腺素能神经有关的受体来说,不能简单地用其激动剂(去甲肾上腺素、去氧肾上腺素、异丙肾上腺素等)的名称命名,因而**肾上腺素受体**这一名称泛指对儿茶酚胺如去甲肾上腺素起反应的受体。同样,**胆碱受体**指的是可对乙酰胆碱起反应的受体(包括毒蕈碱型和烟碱型)。在北美,根据支配受体的神经为受体命名,即**肾上腺素(或去甲肾上腺素)受体**和**胆碱受体**。在激动剂和拮抗剂的选择性和基因组的基础上,把肾上腺素受体进一步细分为 **α-肾上腺素受体、β-肾上腺素受体**和**多巴胺受体**。

随着选择性阻断药物的发展,这些主要的受体类型又可进一步分为不同的亚型,如肾上腺素受体的 α_1 和 α_2 受体对其激动剂和拮抗剂的选择性不同,这种选择性药物的例子在随后的章节中详述。

非肾上腺素、非胆碱能(NANC)神经元

自主神经效应组织器官(如肠道、呼吸道、膀胱)含有既没有胆碱能也没有肾上腺素能神经纤维组的织化学特性而闻名多年。运动神经和感觉神经的确存在 NANC。虽然在NANC 神经末梢最常见的递质是肽类物质,但在许多神经末梢还存在其他物质,如一氧化氮合酶和嘌呤类(表6-1)。另外,从红辣椒中提取的神经毒性物质辣椒素能引起这类神经元释放递质(特别是 P 物质);如果给予高浓度辣椒素,还能破坏这类神经元。

肠壁中的肠神经系统(图6-2)是研究得最广泛的除了含有胆碱能和肾上腺素能纤维以外的还含有非肾上腺素非胆碱能神经元的系统。例如:在小肠中,这些神经元含有一种或多种下述物质:一氧化氮合酶能产生一氧化氮(NO)、降钙素基因相关

表 6-2 重要的传出神经受体

受体名称	典型部位	与配体结合后的效应
胆碱受体		
毒蕈碱型 M_1	中枢神经系统、交感神经节后纤维、某些突触前膜	产生 IP_3 和 DAG,增加细胞内钙浓度
毒蕈碱型 M_2	心肌、平滑肌、某些突触前膜、CNS 神经元	开放钾通道,抑制腺苷酸环化酶
毒蕈碱型 M_3	外分泌腺、血管(平滑肌和内皮)、CNS 神经元	与 M_1 受体结合配基后相同
毒蕈碱型 M_4	CNS 神经元、可能是迷走神经末梢	与 M_2 受体结合配基后相同
毒蕈碱型 M_5	血管内皮(特别是脑血管)、CNS 神经元 CNS	与 M_1 受体结合配基后相同
烟碱型 N_N	节后神经元、某些胆碱能突触前末梢	开放 Na^+、K^+通道,去极化
烟碱型 N_M	骨骼肌神经-肌接头终板	开放 Na^+、K^+通道,去极化
肾上腺素受体		
α_1	突触后效应细胞,特别是平滑肌	产生 IP_3 和 DAG,增加细胞内钙浓度
α_2	肾上腺素能神经突触前末梢、血小板、脂肪细胞、平滑肌	抑制腺苷酸环化酶,降低 cAMP
β_1	突触后效应细胞,特别是心脏、脂肪细胞、脑、肾上腺素能和胆碱能神经突触前末梢、肾小管的近球装置、睫状体上皮	兴奋腺苷酸环化酶,增加 cAMP
β_2	突触后效应细胞,特别是平滑肌和心肌	兴奋腺苷酸环化酶,增加 cAMP。在一些情况下激活心脏 G_i
β_3	突触后效应细胞,特别是脂肪细胞、心脏	兴奋腺苷酸环化酶,增加 cAMP[1]
多巴胺受体		
$D_1(DA_1)$,D_5	脑、效应组织,特别是肾血管床的平滑肌	兴奋腺苷酸环化酶,增加 cAMP[1]
$D_2(DA_2)$	脑、效应组织,特别是平滑肌,神经末梢突触前膜	抑制腺苷酸环化酶,提高钾电导
D_3	脑	抑制腺苷酸环化酶
D_4	脑、心血管系统	抑制腺苷酸环化酶

[1] 心脏 β_3 受体的功能还不是很清楚,但激活后不能增加心率和心肌收缩力

肽、缩胆囊素、强啡肽、脑啡肽、促胃泌素释放肽、5-羟色胺(5-HT)、神经肽 Y、生长激素抑制素、P 物质、血管活性肠肽,有些神经元甚至含有五种之多不同的递质。

非肾上腺素非胆碱能系统中的感觉纤维称作"感觉-传出"或"感觉-局部效应器"纤维可能更好,因为当这些纤维被感觉传入神经激活时,能够从感觉末梢本身、局部轴突分支和终止于自主神经节的旁系释放肽类递质,这些肽类对许多自主神经的效应组织都是极强的激动剂。

自主活动的功能组织

从中枢神经系统到效应细胞,自主神经功能被多层次集成和调节。使用最多的是负反馈调节,但一些其他的机制也已被确定。在 ANS 对自主神经药物的反应中,负反馈尤其重要。

中枢整合

在高级中枢——中脑和延髓,自主神经系统和内分泌系统感觉神经相互整合,并对感觉传入信息以及较高一级中枢神经系统(包括大脑皮层)的信息进行整合。如早期的研究者曾把副交感神经系统的这些相互作用称为用于"休息和消化"的**营养性系统**(有保护机体,贮存能量,促使生长的功能);交感神经系统的这些相互作用称为**强化作用**(即可以动员机体许多器官的潜在能力,促使能量消耗,以适应环境变化),在"撕斗或飞行"时激活。从这方面看来,这样的说法对理解所涉及的机制提供了一些帮助,同时提供了简单实用的描述这些系统活动的方法(表 6-3)。例如:心率减慢、消化活动增强属于典型的副交感神经系统保存和储备能量的活动。相反,心脏兴奋、血糖升高、皮肤血管收缩是交感神经适合于撕斗或受到攻击时的活动。

表 6-3 自主神经活动一些器官的直接影响,自主神经药物的效应与之类似,但不完全相同(见正文)

器官	效应				器官	效应			
	交感神经活性		副交感神经活性			交感神经活性		副交感神经活性	
	作用[1]	受体[2]	作用	受体[2]		作用[1]	受体[2]	作用	受体[2]
眼					壁层	松弛	α_2,[6]β_2	收缩	M_3
虹膜辐射状肌	收缩	α_1	—	—	括约肌	收缩	α_1	松弛	M_3
虹膜环状肌	—	—	收缩	M_3	分泌	—	—	增加 s	M_3
睫状肌	[松弛]	β	收缩	M_3	**泌尿生殖系平滑肌**				
心脏					膀胱壁	松弛	β_2	收缩	M_3
窦房结	加速	β_1,β_2	减慢	M_2	括约肌	收缩	α_1	松弛	M_3
异位起搏点	加速	β_1,β_2	—	—	妊娠子宫	松弛	β_2		
收缩力	增加	β_1,β_2	降低(心房)	M_2		收缩	α	收缩	M_3
血管					阴茎、精囊	射精	α	勃起	M
皮肤、内脏血管	收缩	α	—	—	**皮肤**				
骨骼肌血管	松弛	β_2	—	—	竖毛肌	收缩	α	—	—
	[收缩]	α			汗腺				
	松弛[3]	M[3]			外分泌腺,温度调节	增加	M		
内皮(药物作用)			释放 EDRF[4]	M_3,M_5[5]	顶泌腺(应激),分泌	增加	α		
					代谢功能				
细支气管平滑肌	松弛	β_2	收缩	M_3	肝脏	糖原异生	β_2,α		
胃肠道					肝脏	糖原分解	β_2,α		
平滑肌					脂肪细胞	脂肪分解	β_3		
					肾脏	肾素释放	β_1		

[1] 括弧内表示的作用不大重要

[2]特异性受体类型:α:α-受体;β:β-受体;M:毒蕈碱受体,即 M-受体

[3]骨骼肌内的血管平滑肌有交感神经胆碱能扩张纤维

[4]大多数血管内皮细胞释放 EDRF(内皮衍的舒张因子),对毒蕈碱刺激的反应,EDRF 能导致明显的血管扩张。然而,与骨骼肌血管的交感胆碱能纤维支配的受体不同,这些毒蕈碱受体没有神经支配,只对循环中的毒蕈碱受体激动剂起反应

[5]激活 M_5 能扩张脑血管

[6]可能是通过抑制副交感神经活动

在脑干、延髓、脊髓各水平更精细的相互作用中,副交感神经和交感神经系统之间有重要的协同作用。某些器官的感觉纤维与副交感神经系统相联系,通过反射活动控制交感神经系统的传出作用。譬如,舌咽神经中颈动脉窦压力感受器的感觉纤维对血管运动中枢的交感传出有很大的影响。同样,膀胱壁内的副交感神经中的感觉纤维明显影响交感神经对这一器官的抑制性传出效应。在肠神经系统内,来自肠壁的感觉纤维与自主神经节前和节后运动神经元均有突触联系,控制小肠平滑肌和分泌细胞(图 6-2)。

心血管功能的整合

自主神经反射对于理解自主神经药物的心血管效应有特别重要。如图 6-7 所示,反映心血管功能的主要参数是**平均动脉压**,改变平均动脉压(如药物引起的外周血管阻力增加)引起极强的继发**自我平衡**反应,对直接引起的变化进行补偿。这个自我平衡反应足以减少平均动脉压变化,并逆转药物对心率产生的影响。最典型的例子就是缓慢注入去甲肾上腺素,去甲肾上腺素对血管和心肌有直接兴奋作用,使血管强力收缩,通过增加外周血管阻力提高平均动脉压。在缺乏减压反射的情况下,比如心脏移植的患者,去甲肾上腺素还可以对心脏产生兴奋效应,使心率增加,心肌收缩力增强。但在反射

完整的受试者,平均动脉压增高启动减压反射,降低心脏的交感神经张力,明显增加心脏起搏细胞的副交感神经(迷走神经)活动。这个反应由增加颈动脉窦和主动脉弓压力感受器神经的兴奋性介导。增加压力感受器的活动导致中枢交感神经和迷走神经的传出发生改变,结果,使用能使血压增加剂量的去甲肾上腺素对正常人血压的净效应是,外周血管阻力明显增高,平均动脉压中度增高,同时心率减慢。去甲肾上腺素诱发的补偿性反射性心动过缓,正好与这种其直接作用相反。然而,如果熟悉了自主神经系统对心血管功能的整合作用,这种结果是完全可以预知的。

突触前调节

自主神经功能的突触前水平也存在负反馈调节机制,早在减压反射还没有搞清楚之前,已经证实去甲肾上腺素能纤维存在重要的突触前反馈性抑制活动,研究得最清楚的是存在于神经末梢的 α_2 受体,这种受体能被释放入突触间隙中的去甲肾上腺素和类似物质激活,反馈性引起去甲肾上腺素释放减少(表 6-4)。相反,突触前 β 受体可以促进去甲肾上腺素的释放。突触前受体调节神经末梢释放递质称为**自身受体**,一般是抑制性的,但有些胆碱能纤维,特别是躯体运动纤维,可能有乙酰胆碱的兴奋性自身受体。

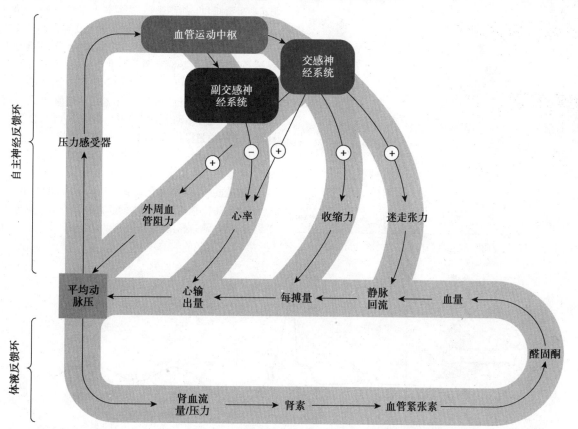

图 6-7　自主神经系统和激素系统对心血管功能的调控。其中有两个反馈环路:自主神经系统环路和激素环路。交感神经系统直接影响四个主要参数:外周血管阻力、心率、心脏收缩力、静脉张力,也调节激素生成(未显示)。副交感神经直接影响心率。除了刺激醛固酮分泌外,血管紧张素 II 直接增加外周血管阻力和促进交感神经效应(未显示)。每个反馈环路的最终效应代偿动脉血压的变化,如失血导致血压下降,引起交感传出效应增加,肾素释放。相反,血管收缩剂使血管升高,导致交感传出效应降低,肾素释放减少,副交感神经(迷走神经)传出效应增加

表6-4　自身受体、异身受体以及对外周突触的调节作用[1]

递质/调质	受体类型	发现的神经元末梢
抑制效应		
乙酰胆碱	M_2	肾上腺素能、肠神经系统
去甲肾上腺素	α_2	肾上腺素能
多巴胺	D_2,少量证实为D_1	肾上腺素能
5-羟色胺(5-HT)	$5\text{-}HT_1$,$5\text{-}HT_2$,$5\text{-}HT_3$	胆碱能节前纤维
ATP和腺苷	P_2(ATP)P_1(腺苷)	肾上腺素能自主神经和ENS胆碱能神经元
组胺	H_3,也可能是H_2	H_3型见于中枢神经系统,肾上腺素能和5-羟色胺能
内啡肽	δ(还有μ,κ)	肾上腺素能,ENS胆碱能
神经肽Y	Y_1,Y_2(NPY)	肾上腺素能、某些胆碱能
前列腺素E_1,E_2	EP_3	肾上腺素能
兴奋效应		
肾上腺素	β_2	肾上腺素能、胆碱能躯体运动神经
乙酰胆碱	NM	胆碱能躯体运动神经
血管紧张素II	AT_1	肾上腺素能

[1] 暂时性表,随着研究的深入,递质和作用部位的数目无疑将增加

递质释放并不局限于由递质本身调节,神经末梢也可能存在对其他物质起反应的调节性受体(异型受体),这种受体可能由神经调质或其他配体激活,也就是说,配体可以通过血液或邻近组织弥散到受体。有些已被证实的递质和受体列于表6-4,所有的神经纤维可能均存在突触前调节。

突触后调节

突触后调节分两种情况:通过主要受体活动的历史调节(突触后膜受体数目上调或下调,第2章)或者由其他同时发生的事件机制调节。

第一种机制已被许多受体-效应系统证实,刺激减弱或增强将分别引起受体上调或下调。最典型的受体上调形式见于某些失去神经支配的组织,导致去神经支配组织对涉及受体的激活剂**"去神经超敏化"**。如骨骼肌受躯体运动神经支配,正常时烟碱型受体局限于终板区。切除或创伤运动神经后,肌纤维各部烟碱型受体数目都增多,包括以前与运动神经纤维无任何突触联系的部位。在自主神经系统可出现类似现象,利用药物使神经末梢囊泡中贮存的递质耗竭,使突触后受体有足够长的时间不能被激活,即可产生药理性去神经超敏现象。例如:长时间、大剂量使用去甲肾上腺素耗竭药利舍平,使交感神经纤维储存的去甲肾上腺素耗竭,而使去甲肾上腺素能纤维支配的效应细胞(如平滑肌和心肌细胞)对去甲肾上腺素敏感性增加。

第二种机制是,作用于不同突触后受体的同一递质或其他递质产生的作用对主要递质-受体活动的调节,最典型的例子就是神经节传递(图6-8)。节前纤维释放的乙酰胆碱激活节细胞膜上的烟碱型受体(N_N受体),使节细胞兴奋(去极化),出现快速兴奋性突触后电位(EPSP),如果达到阈值,即爆发可扩布的动作电位。这一活动之后常常紧跟着一个小的、缓慢形成的、持续时间较长的超极化后电位——慢抑制性突触后电位(IPSP),这种超极化与通过胆碱能M_2受体引起的钾通道开放有关。IPSP之后是一个小的、慢兴奋性突触后电位,很明显是由胆碱能M_1受体造成的钾通道关闭所致。最后出现的晚时相、非常慢的EPSP可能是由其他纤维释放的肽类物质引起。这些慢电位能够调节突触后细胞对随后到来的兴奋性突触前神经活动的反应性(第21章其他的例子)。

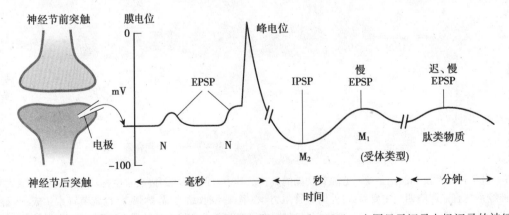

图6-8　自主神经节细胞的兴奋性和抑制性突触后电位(EPSP和IPSP)。左图显示记录电极记录的神经节细胞膜电位变化,反应以烟碱(N)型受体兴奋引起的两个EPSP开始,第一个EPSP没有达到阈电位。第二个为阈上EPSP,引起一个跟随IPSP的动作电位,可能通过激活M_2受体(激活多巴胺受体可能也参与)引起,而IPSP之后是一个慢的、M_1受体依赖性EPSP,有时后面还有一个肽类物质引起的更慢的EPSP

自主神经功能的药理学调节

由于自主神经系统不同节段的传递机制不同,因而有些药物引起高度特异性的效应,而有些药物的选择性就很差。表6-5总结了从中枢神经系统到自主神经系统效应细胞各个阶段冲动传递的步骤。由于阻断动作电位扩布的药物(局部麻醉药和一些天然毒素)的作用的过程是所有神经元共有的,所以它们的选择性很差;另一方面,由于肾上腺素能传递的生化过程

与胆碱能传递的截然不同,所以作用于与递质合成和贮存有关的生化过程的药物选择性较高。激活或阻断效应细胞受体对效应对现有药物的效应具有最大的灵活性和选择性,因此肾上腺素受体与胆碱受体很容易被认出来,而且每个主要类型内的每个亚型受体也常被选择性激活或阻断。一些例子见文本框:眼药理学。更大的选择性可能是在未来使用针对后受体过程的药物,例如第二个信使的受体。

在下面四章内将提供更多关于各种自主神经控制过程多样性的例子。

表 6-5 自主神经传递的步骤:药物的作用

受影响的过程	代表药物	位点	作用
动作电位的扩布	局麻药,河豚毒素[1] 石房蛤毒素[2]	神经轴突	阻断钠通道,阻断传导
递质合成	密胆碱化合物	胆碱能神经末梢:膜	阻断胆碱的摄取和减慢合成速度
	α-甲基酪氨酸	肾上腺素能神经末梢和肾上腺髓质:胞浆	抑制酪氨酸羟化酶阻断合成
递质贮存	Vesamicol	胆碱能末梢:囊泡	阻碍贮存,耗竭
	利舍平	肾上腺素能末梢:囊泡	阻碍贮存,耗竭
递质释放	多种[3]	突触前膜受体	调节释放
	ω-芋螺毒素 GVIA[4]	突触前膜钙通道	减少递质释放
	肉毒杆菌毒素	胆碱能纤维:囊泡	制止释放
	α-蜘蛛毒素[5]	胆碱能和肾上腺素能纤维:囊泡	引起爆发性递质释放
	酪胺、苯丙胺	肾上腺素能神经末梢	促进递质释放
递质释放后重摄取	可卡因,三环类抗抑郁药	肾上腺素能神经末梢	抑制摄取,增强递质对突触后受体的作用
受体的激活或阻断	去甲肾上腺素	肾上腺素能接头处的受体	结合 α 受体;引起收缩
	酚妥拉明	肾上腺素能接头处的受体	结合 α 受体;阻止激活
	异丙肾上腺素	肾上腺素能接头处的受体	结合 β 受体;激活腺苷酸环化酶
	普萘洛尔	肾上腺素能接头处的受体	结合 β 受体;阻止激活
	烟碱	烟碱型胆碱受体(自主神经节,神经-肌接头终板)	与烟碱型受体结合,开放突触后膜的离子通道
	筒箭毒碱	神经-肌接头终板	阻断激活
	氨基甲酰甲基胆碱	受体、副交感神经效应细胞(平滑肌、腺体)	结合并激活毒蕈碱型受体
	阿托品	受体、副交感神经效应细胞	与毒蕈碱型受体结合,并阻断激活
递质酶失活	新斯的明	胆碱能突触(乙酰胆碱酯酶)	抑制酶激活,延长和加强递质作用
	反苯环丙胺	肾上腺素能神经末梢(单胺氧化酶)	抑制酶作用,增加递质池的贮存

[1] 河豚毒素,加利福尼亚水蜥毒素;[2] 膝沟藻(赤潮生物体)毒素;[3] 去甲肾上腺素、多巴胺、乙酰胆碱、血管紧张素Ⅱ,各种前列腺素等;[4] 芋螺属海螺毒素;[5] 黑寡妇蜘蛛毒

眼药理学

眼睛是一个典型的、具有多种自主神经系统(ANS)、由几种自主神经受体调节的器官的例子。如图 6-9 所示,前房是多

个自主神经效应组织的部位,这些组织包括三种肌肉(瞳孔开大肌、瞳孔括约肌和睫状肌)和有分泌作用的睫状体上皮。

副交感神经活动和毒蕈碱能胆碱受体介导瞳孔环状括约肌和睫状肌的收缩。瞳孔括约肌收缩使瞳孔缩小，即缩小瞳孔的直径。瞳孔缩小通常见于大量服用或局部使用小剂量拟胆碱药，特别是有机磷胆碱酯酶抑制药。睫状肌收缩调节焦距以看清近物。常常见于胆碱酯酶抑制药中毒的睫状肌的明显收缩，称为调节痉挛。睫状肌收缩也增加小梁网的紧张度，使滤帘开放，加速房水从虹膜静脉窦流出。房水流出增多使眼内压下降，

这对青光眼患者有利，M-受体阻断药阿托品可翻转上述作用。

α-肾上腺素受体介导虹膜辐射状瞳孔扩大肌纤维收缩，使瞳孔开大。当交感神经活动或将 α-肾上腺素受体激动药如去氧肾上腺素用于结膜囊时会出现这种反应。睫状体上皮的 β-肾上腺素受体被激动而促进房水的生成，拮抗这类受体（用 β-受体拮抗药）可减少房水生成，降低眼内压，而提供了另一种治疗青光眼的方法。

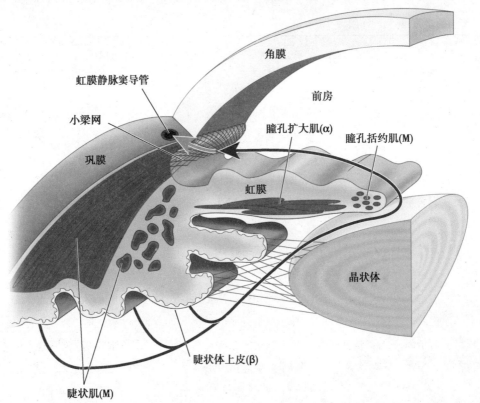

图 6-9　眼睛前房的结构。在这个示意图中显示了明显与自主神经功能的组织及其 ANS 相关的受体。睫状体上皮分泌的房水流入虹膜前空间，经小梁网，由巩膜静脉窦流出（箭头）。阻断睫状体上皮的 β-肾上腺素受体导致房水分泌减少。巩膜血管（未显示）也受自主神经支配，并影响水房水排出

案例思考答案

甲基苯丙胺被转运至肾上腺素能神经末梢，并导致储存的去甲肾上腺素释放。因此，除了中枢神经系统所受的影响外，它还会导致与之相关的血管收缩。它也可能导致心动过速，这取决于释放到心脏或者是到达血液循环中的去甲肾上腺素的量。血管收缩引起的高血压通常会引起迷走神经兴奋，而导致心动过缓（图 6-7）。在接受心脏移植的患者中，心脏神经支配可能被完全切断，这样迷走神经冲动就不会到达心脏起搏点。在这样的患者中，在大多数情况下，心率保持在固有的窦房结频率，通常是 100～110bpm。如果血管收缩药还有 β-激动剂的活性（如去甲肾上腺素），心率可能会进一步增加。移植心脏的神经再生需要几个月到几年的时间，而且可能永远都不会完全恢复。

（张殿增　罗璇　译　邱培伦　校　金有豫　审）

参考文献

扫描本书二维码获取完整参考文献。

胆碱受体激活药和胆碱酯酶抑制药

Achilles J. Pappano, PhD

在午后 3 点钟左右,一位同事把 43 岁的 JM 带到急诊室,因为他不能继续采摘蔬菜。他的步态蹒跚,需要同事扶着才能走路。JM 说话和吞咽都很困难,视力模糊,眼睛充满了泪水。

他的同事说,JM 工作的区域早上曾喷洒过有硫磺气味的东西。开始工作后 3 小时,JM 抱怨他胸闷、呼吸困难、快要迷失方向时,他大声呼救。你将如何评估和治疗 JM? 他的同事应该怎样做?

乙酰胆碱受体兴奋药和胆碱酯酶抑制药一起组成一大类模拟乙酰胆碱作用的药物(拟胆碱药)(图 7-1)。胆碱受体兴奋药的药理学分类是根据它们的作用范围、激活的受体类型——毒蕈碱型还是烟碱型。拟胆碱药物还可以根据它们的作用的机制进行分类,因为有一些拟胆碱药可直接结合(并激活)胆碱受体,而另一些药物则是通过抑制内源性乙酰胆碱的水解而间接产生作用。

拟胆碱药的作用范围

副交感神经系统的早期研究表明,类生物碱**毒蕈碱**模拟副交感神经发放冲动的作用,也就是说,毒蕈碱的这种作用是**拟副交感神经作用**。将毒蕈碱应用于神经节和自主神经效应组织(平滑肌、心脏、外分泌腺)后显示,该生物碱的拟副交感神经作用是通过效应器细胞上的受体,而不是神经节上的受体。因此,乙酰胆碱本身和其他拟胆碱药在自主神经效应器接头处的作用称作拟副交感神经药物效应和通过**毒蕈碱受体**(M-受体)介导的作用。相反,小剂量的类生物碱烟碱则兴奋自主神经节和骨骼肌神经肌肉接头,而不兴奋自主神经的效应细胞。因此,神经节和骨骼肌的受体称作**烟碱受体**。后来发现乙酰胆碱是毒蕈碱和烟碱受体的生理性递质时,这两个受体才被认作是胆碱受体的亚型。

根据跨膜信号转导机制,胆碱受体或者是 G 蛋白偶联受体家族(毒蕈碱)或者是离子通道(烟碱)受体家族的成员。毒蕈碱受体含有七次跨膜域,其中的第三个环与具有传感器功能的 G 蛋白偶联(图 2-11)。这些受体通过它们的 G 蛋白调节细胞内第二信使的产生,并调节某些离子通道。激动药的选择性取决于毒蕈碱受体亚型和特定细胞内的 G 蛋白(表 7-1)。毒蕈碱

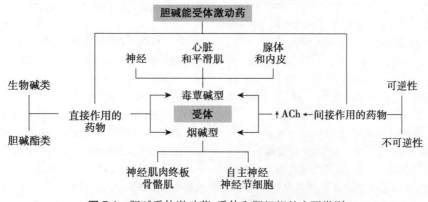

图 7-1 胆碱受体激动药、受体和靶组织的主要类别

表 7-1　胆碱受体的亚型及其特征

受体类型	别名	分布	结构特征	受体后机制
M_1		神经	与 $G_{q/11}$ 蛋白连接的七次跨膜段	IP_3，DAG 级联反应
M_2	心脏 M_2	心脏、神经、平滑肌	与 $G_{i/o}$ 蛋白连接的七次跨膜段	抑制 cAMP 生成，激活 K^+ 通道
M_3		腺体、平滑肌、内皮	与 $G_{q/11}$ 蛋白连接的七次跨膜段	IP_3，DAG 级联反应
M_4		CNS	与 $G_{i/o}$ 蛋白连接的七次跨膜段	抑制 cAMP 生成
M_5		CNS	与 $G_{q/11}$ 蛋白连接的七次跨膜段	IP_3，DAG 级联反应
N_M	肌型，终板受体	骨骼肌神经肌肉接头	五聚体 $[(\alpha1)_2\beta1\delta\gamma]$	Na^+，K^+ 除极化离子通道
N_N	神经元型，神经节受体	CNS 节后神经细胞体，树突	只有 α 和 β 亚单位的五聚体[1]，如 $(\alpha4)_2(\beta2)_3$（CNS）或 $\alpha3\,\alpha5(\beta2)_3$（神经节）	Na^+，K^+ 除极化离子通道

[1] 电鳐电器官和哺乳动物胎肌肉的五聚体结构中有两个 $\alpha1$ 亚单位和各一个 $\beta1$、δ 和 γ 亚单位，其化学计量学写在以下注释，即 $[(\alpha1)_2\beta1\delta\gamma]$。在成年人的肌肉中，其中的 γ 亚单位由 ε 取代。十二种神经元烟碱型受体含有 9 个 α（$\alpha2\sim\alpha10$）亚单位和三个 β（$\beta2\sim\beta4$）亚单位。不同的哺乳动物组织中的亚单位构成不同。DAG：二酰甘油；IP_3：三磷酸肌醇

受体在细胞中表达时形成二聚体或寡聚体，这两种聚合物在受体于内质网和质膜之间运动和信号传导中起作用。毒蕈碱受体位于中枢神经系统和自主神经节细胞的浆膜（图 6-8），并分布于副交感神经支配的器官以及不通过这些神经支配的一些组织如血管内皮细胞（表 7-1）、节后交感神经胆碱能神经支配的组织。

烟碱受体是跨膜多肽的一部分，这种多肽构成了阳离子选择性通道（图 2-9）。烟碱受体分布于所有自主神经节的节后细胞、躯体运动神经支配的肌肉和一些中枢神经系统神经元（图 6-1）。

足量的非选择性胆碱受体激动药对器官系统功能可产生非常分散而明显的改变，因为乙酰胆碱有产生兴奋和抑制效应的多个作用位点。幸运的是，药物都有一定程度的选择性，通常可以达到预定的效果，同时避免或尽量减少不良反应。

选择性作用基于几个因素。有些药物既能选择性地激动毒蕈碱受体，也能选择性地激动烟碱受体。一些药物优先兴奋神经肌肉接头处的烟碱受体，而对神经节烟碱受体的影响较小。采用适当的途径给药，也可以实现器官选择性（"药代学选择性"）。例如：毒蕈碱型局部激动药可以局部用于眼睛表面而改变视觉功能，同时最大限度地减少全身效应。

拟胆碱药物的作用模式

直接作用的拟胆碱药物结合并激活毒蕈碱或烟碱受体（图 7-1）。间接作用的拟胆碱药物通过抑制乙酰胆碱酯酶产生它们的主要作用，乙酰胆碱酯酶能将乙酰胆碱水解成胆碱和乙酸（图 6-3）。通过抑制乙酰胆碱酯酶，间接作用的药物增加了突触间隙内和神经效应接头处的内源性乙酰胆碱浓度。多余的乙酰胆碱因而刺激胆碱受体引起更多的反应。这些药物主要作用于生理性释放乙酰胆碱的地方，因而是内源性乙酰胆碱的放大器。

有些胆碱酯酶抑制药也抑制丁酰胆碱酯酶（假胆碱酯酶）。然而，抑制丁酰胆碱酯酶对间接作用的拟胆碱药物的作用影响不大，因为这种酶对生理性终止突触的乙酰胆碱作用不重要。一些季铵类胆碱酯酶抑制药也有轻度的直接作用，如新斯的明，除了抑制胆碱酯酶外，还能直接激活神经肌肉接头处的烟碱型胆碱受体。

■ 直接作用的胆碱受体激动药的基础药理学

根据化学结构，直接作用的拟胆碱药物可分为胆碱的酯类（包括乙酰胆碱）和生物碱类（如毒蕈碱和烟碱），其中许多药物对两种受体都有影响，乙酰胆碱是其中的代表；其中少数对毒蕈碱型或烟碱性受体有高度选择性。然而，临床上使用的药物还没有一个对任一类受体的亚型有选择性。

化学结构与药代学

A. 化学结构

四种已被广泛研究的胆碱酯类化合物如图 7-2 所示，由于它们的结构中含有持久带有电荷的季铵基团，因而相对不溶于脂类。许多天然存在的或合成的拟胆碱药并不具有胆碱酯类的结构，其中一些如图 7-3 所示。毒蕈碱受体有很强的立体选择性：(S)-氨酰甲基胆碱的效能大约是(R)-氨甲酰甲基胆碱的 1 000 倍。

B. 吸收、分布和代谢

胆碱酯类由于亲水性强而吸收差，很少分布于中枢神经系统。胆碱酯类几乎全部在胃肠道被水解（而口服很少有活性），但它们对胆碱酯酶水解的敏感性明显不同。乙酰胆碱在体内能很快被水解（第 6 章），为达到足以产生能够观察到的药物作用的浓度，必须静脉输入大剂量乙酰胆碱。大剂量单次注射乙酰胆碱仅仅产生短暂的作用，常只持续 5~20 秒。因此，肌内或皮下注射乙酰胆碱，仅产生局部作用。乙酰甲胆碱对抗胆碱酯酶水解作用的能力较乙酰胆碱至少强 3 倍，因而皮下注射能产生全身性作用。氨基甲酸酯、卡巴可和氨甲酰甲胆碱对胆碱酯酶

乙酰胆碱

甲基乙酰胆碱
（乙酰-β-甲基胆碱）

氨甲酰胆碱
（氨基甲酰基胆碱）

氨甲酰基甲胆碱
（氨甲酰基-β-甲基胆碱）

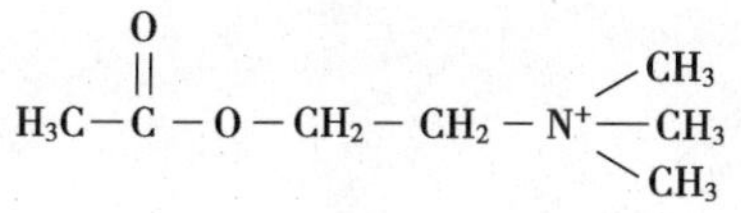

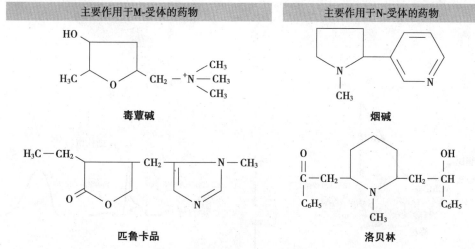

图 7-2　四种胆碱酯类药物的分子结构。乙酰胆碱和氨基甲酸酯类分别是胆碱和 β-碘甲胆碱的乙酸酯。卡巴可和氨甲酰甲胆碱是其相应醇类的氨基甲酸酯类

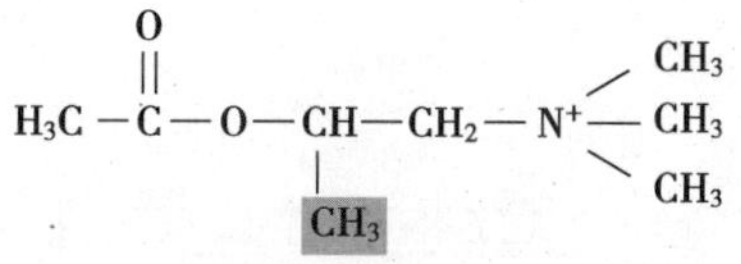

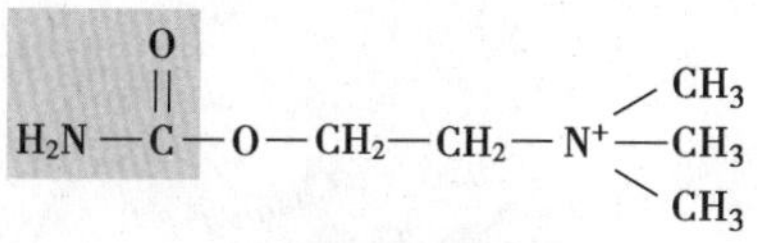

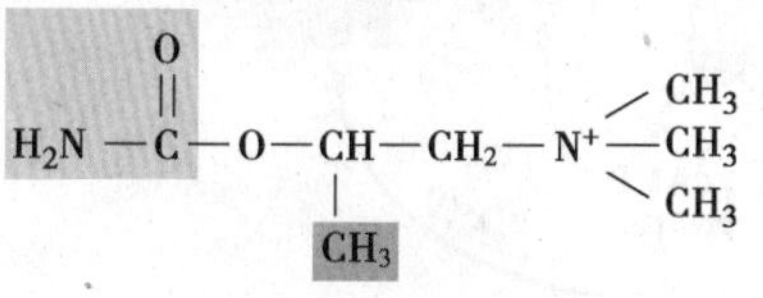

的水解作用耐受性强，因而相应的作用时间较长。β-甲基（乙酰甲胆碱、氨甲酰甲胆碱）减少了这些药物对烟碱受体的作用强度（表 7-2）。

表 7-2　胆碱酯的性质

胆碱酯	对胆碱酯酶的敏感性	毒蕈碱样作用	烟碱样作用
氯化乙酰胆碱	++++	+++	+++
氯化乙酰甲胆碱	+	++++	无
氯化氨甲酰胆碱	可忽略不计	++	+++
氯化氨甲酰甲胆碱	可忽略不计	++	无

天然叔胺类拟胆碱能生物碱（匹鲁卡品、烟碱、洛贝林，图 7-3）从多种给药部位吸收都很好。尼古丁是一种液体，它有足够的脂溶性而被穿过皮肤吸收。毒蕈碱是一种季铵，与叔胺类药物相比，很少能被胃肠道完全吸收，但摄入（如某些蘑菇）时还是有毒的，而且它甚至能进入大脑。洛贝林是一种植物衍生的尼古丁类似物。这些叔胺类化合物主要由肾脏排出体外。酸化尿液能加速叔胺类的清除（第 1 章）。

药效学

A. 作用机制

激活副交感神经系统改变器官的功能通过两种主要机制。首先，从副交感神经释放的乙酰胆碱激活效应细胞上的毒蕈碱

主要作用于M-受体的药物　　**主要作用于N-受体的药物**

毒蕈碱

烟碱

匹鲁卡品

洛贝林

图 7-3　一些拟胆碱能生物碱的结构

受体而直接改变器官功能。其次，从副交感神经释放的乙酰胆碱与神经末的梢毒蕈碱受体相互作用，抑制其神经递质的释放。通过这种机制，释放的乙酰胆碱和循环中的毒蕈碱受体激动剂间接通过调节副交感神经和交感神经系统以及也许还有非肾上腺素能、非胆碱能（NANC）系统的作用而改变器官的功能。

如第 6 章所述，毒蕈碱受体亚型的特点已经用同位素结合研究和克隆技术阐明。毒蕈碱受体被激活时会发生一些细胞活动，其中一个或多个活动是毒蕈碱受体激活的第二信使。所有的毒蕈碱受体都是 G 蛋白偶联型受体（见第 2 章，表 7-1）。毒蕈碱型激动药与 M_1、M_2 和 M_5 受体结合后激活三磷酸肌醇（IP_3）、二酰甘油（DAG）级联反应。一些证据表明，DAG 开放平滑肌钙离子通道；IP_3 促使钙从内质浆和肌网浆释放。毒蕈碱受体激动药还增加细胞内的 cGMP 浓度。激活毒蕈碱受体能增加心肌细胞膜的钾通量（图 7-4A），而降低神经节及平滑肌细胞膜的钾通量。这种效应是激活的 G 蛋白 βγ 亚基直接与通钾道结合介导的。最后，激活 M_2 和 M_4 受体抑制组织（如心脏、小肠）的腺苷酸环化酶活性。此外，毒蕈碱受体激动药降低腺苷酸环化酶的活性，调节激素如儿茶酚胺诱导的 cAMP 水平提高。毒蕈碱对

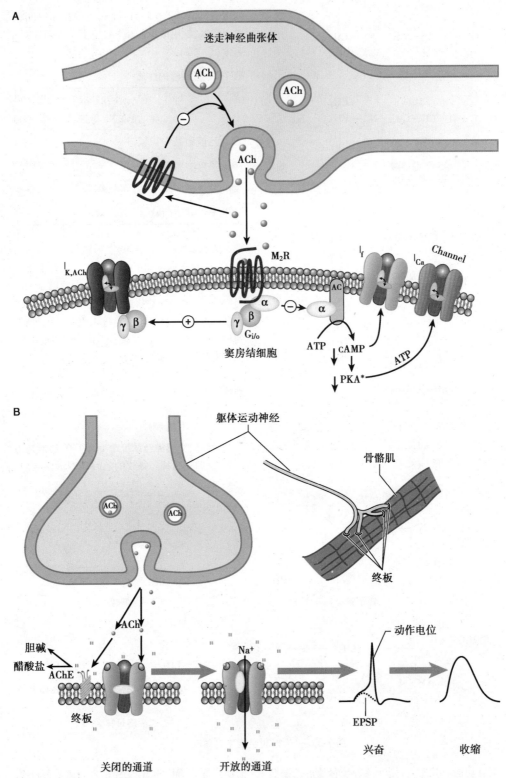

图 7-4   毒蕈碱和烟碱能神经的信号转导示意图。**A.** 毒蕈碱输送到心脏的窦房结,从节后胆碱能神经轴突膨体释放的乙酰胆碱(Ach)与通过 $G_{i/o}$、K^+-通道连接的窦房结细胞上的毒蕈碱受体相互作用(M_2 受体),从而导致超极化,抑制 cAMP 的合成,减少的 cAMP 转移到电压依赖性的开放起搏点钠电流通道(I_f)而使电位更负,并减少磷酸化和 L-型钙通道(I_{Ca})的利用度。释放的 Ach 还作用于轴索的毒蕈碱受体(自受体,图 6-3),引起 Ach 释放抑制(自抑制)。**B.** 骨骼神经肌肉接头处的烟碱能神经传递。运动神经终端释放的乙酰胆碱与五聚体烟碱受体的亚基相互作用并打开它,使钠离子以产生兴奋性突触后电位(EPSP 的)。EPSP 使肌膜除极,产生动作电位,而引发肌肉收缩。在细胞外基质内的乙酰胆碱酯酶(AChE)水解乙酰胆碱

cAMP 生成的作用降低了器官对兴奋性激素的生理反应。

烟碱受体激活的机制已经被研究得非常详细,并利用了三种因素:①受体以极其高的浓度存在于电鱼的电器官膜;②α-银环蛇毒素是某些蛇毒的成分,它能与受体紧密结合,并很容易标记而作为一个分离过程中的标志;③激活受体使有关细胞的电变化及离子变化更容易测量。肌肉组织中的烟碱受体是四种糖蛋白亚型的五聚体(一个单体出现两次),总分子量约 25 万(图 7-4B)。神经元烟碱受体只由 α 和 β 亚单位组成(表 7-1),每个亚基有 4 个跨膜区段。烟碱受体在由两个 α 亚基和两个相邻亚基(β、γ、ε)形成的交界面上有两个激动剂结合位点。激动剂与受体位点结合导致蛋白质构象发生改变(通道开放),允许钠和钾离子依浓度梯度向下迅速扩散(钙离子也可以通过烟碱受体的离子通道携带电荷)。激动剂分子结合一个受体位点仅使通道开放的概率略有增加,同时结合两个受体位点则使通道开放的概率大大提高。烟碱受体激活引起神经细胞膜或神经肌肉终板膜去极化。对于骨骼肌,去极化发起一个跨肌肉膜传播的动作电位,导致肌肉收缩(图 7-4B)。

延长占用烟碱受体的时间会消除效应器的反应,也就是说,节后神经元放电停止(神经节效应),骨骼肌细胞松弛(神经肌肉终板效应)。此外,持续存在的烟碱受体激动剂还阻止神经肌肉接头后膜的电恢复。因此,"去极化阻断"状态最初发生在激动剂占用受体的持续期。激动剂持续占领受体与膜电压恢复到静息水平有关,受体对激动剂的作用变得不敏感,而且这种状态很难被其他激动剂逆转。如第 27 章所述,这种效应可以被用于肌肉麻痹。

B. 器官系统效应

毒蕈碱型胆碱受体激动药对器官系统的直接作用可以用副交感神经兴奋性效应和毒蕈碱受体分布的知识预知(表 6-3)。典型药物如乙酰胆碱的作用列于表 7-3。烟碱受体激动药的作用同样可以用自主神经节和骨骼肌运动终板的生理知识预测。

1. 眼睛 毒蕈碱受体激动剂徐徐滴入结膜囊引起虹膜括约肌(缩小瞳孔)和睫状肌(曲光度调节)的平滑肌收缩。因此,虹膜被脱离前房角,睫状肌根部的小梁网打开,促进房水流进巩膜静脉,而使房水从前房排出。

2. 心血管系统 毒蕈碱受体激动药对心血管的作用主要是降低周围血管阻力和改变心率的。如第 6 章中所述和图 6-7 所示,在表 7-3 中列出的直接作用可以被重要的自我平衡反射改变。静脉输注入的最低有效剂量乙酰胆碱(如 20 ~ 50μg/min)导致血管扩张,血压降低,常伴有反射性心率增加。大剂量乙酰胆碱除了降低血压外,还产生心动过缓和降低房室结传导速度。

毒蕈碱能兴奋药对心脏的直接作用包括:①增加窦房结、房室结、浦肯野细胞以及心房和心室肌细胞的钾电流($I_{K(ACh)}$);②减少心脏细胞的慢内向钙电流(I_{Ca});③减少舒张期除极(图 7-4A)超极化激活的电流(I_f)。所有这些作用都是由 M_2 受体介导的,并有助于减慢心脏起搏点的节率。其中作用①和②能引起超极化,缩短动作电位时程,减少心房和心室肌细胞的收缩力。可以预言,敲除 M_2 受体基因消除了迷走神经兴奋引起的心动过缓和卡巴可对窦房结的负性变时作用。

表 7-3 胆碱受体直接激动药的效应 *

器官	效应
眼	
虹膜括约肌	收缩(缩瞳)
睫状肌	收缩,调节近视
心脏	
窦房结	心率减慢(负性变时)
心房	收缩力降低(负性变力),不应期缩短
房室结	传导速度降低(负性变导),不应期延长
心室	收缩力轻度减少
血管	
动脉	扩张(通过 EDRF)。收缩(大剂量直接作用)
静脉	扩张(通过 EDRF)。收缩(大剂量直接作用)
肺脏	
支气管肌肉	收缩(支气管收缩)
支气管腺体	兴奋
胃肠道	
活动	增加
括约肌	松弛
分泌	兴奋
膀胱	
逼尿肌	收缩
三角区和括约肌	松弛
腺体	
汗腺、唾液腺、泪腺、鼻咽部腺体	分泌

EDRF:内皮衍生的松弛因子

* 只表示直接作用;对这些直接作用的平衡反应非常重要(正文)

由毒蕈碱受体激动剂直接产生的窦房结节率降低和房室传导速度减慢,往往被血压降低引起的反射性交感神经兴奋抵消(图 6-7)。由此产生的交感神经-副交感神经相互作用是复杂的,因为毒蕈碱受体激动药对交感神经的调制影响是通过抑制去甲肾上腺素释放和接头后细胞效应而产生的。节后副交感神经节神经末梢的毒蕈碱受体允许神经系统释放乙酰胆碱以抑制自身的分泌。神经元的毒蕈碱受体并不需要它的效应细胞上存在同一亚型。因此,对心率的净影响取决于心脏、血管局部激动剂的浓度和反射性反应的程度。

副交感神经对心室的支配远没有心房那么广泛,激活心室

M-受体引起的生理效应远低于在心房看到的效应。然而,在交感神经兴奋时,毒蕈碱受体激动药对心室功能的影响显然是由于毒蕈碱对交感神经作用的调制("增强性拮抗作用")。

在整体水平,血管内注射毒蕈碱受体激动药产生明显的血管舒张作用。然而,早期在离体血管上的研究中,血管对这些激动药却常显示收缩作用。人们现在了解到,乙酸胆碱产生血管舒张作用起因于 M_3 受体激活,而且需要有完整的内皮存在(图 7-5)。毒蕈碱受体激动药促使内皮细胞释放内皮衍生的舒张因子(EDRF)一氧化氮(NO)。NO 扩散到邻近的血管平滑肌,激活鸟苷酸环化酶,提高 cGMP 水平,导致血管松弛(图 12-2)。在保留内皮的离体血管标本上可以复制与整体动物一致的血管松弛作用。乙酰胆碱的最大血管松弛作用的浓度为 3×10^{-7} M(图 7-5)。在无内皮血管,乙酰胆碱的血管松弛作用消失,而且乙酰胆碱的浓度高于 10^{-7} M 时,还引起血管收缩。这是乙酰胆碱对血管平滑肌的直接作用的结果。在这个作用中,乙酰胆碱激活血管平滑肌上的 M_3 受体、增加 IP_3 形成和细胞内钙释放。

自主神经对胸、腹部内脏血管床上的小动脉动脉张力有调节作用。如前所述,节后副交感神经释放的乙酰胆碱通过 NO/cGMP 途径使人的冠状动脉平滑肌松弛。破坏血管内皮细胞,如动脉粥样硬化发生的,则使这个作用消除,那么乙酰胆碱能使血管平滑肌收缩,而产生血管收缩作用。副交感神经刺激也会引起脑血管的血管扩张,然而,这种影响通常是从 NANC(硝基能)神经元,或者作为递质从胆碱能神经释放 NO 的结果。胆碱能和神经元对副交感神经刺激的血管效应的相对贡献在大多数内脏中都不知道。骨骼肌受交感神经胆碱能血管舒张神经的支配,但是,乙酰胆碱引起的冠状血管床的血管舒张的观点并没有得到实验验证。此外,神经元可释放一氧化氮,而不是乙酰胆碱。然而,冠状血管床对外源性胆碱酯类有反应,由于血管内皮细胞及平滑肌细胞存在 M_3 受体。

胆碱酯类对心血管系统的所有影响与乙酰胆碱相同,其主要差别是作用的强度和时间。由于乙酰甲胆碱、卡巴可和氨甲酰甲胆碱能够对抗乙酰胆碱脂酶的水解作用,因而小剂量静脉给药就足以产生与乙酰胆碱相似的作用,而且,这些合成的胆碱酯类的作用时间较长。大多数具有拟胆碱作用的天然生物碱及合成的类似物,也能产生与乙酰胆碱相似的心血管系统作用。

匹鲁卡品是上述的一个有趣的例外。如果静脉给药(试验性练习),出现开始的短暂降压反应后,会产生高血压。这种长时间的血压升高作用追溯到由神经节后细胞膜 M_1-受体激活后引起的交感神经的神经节放电,使钾通道关闭并引发缓慢的兴奋性(除极)突触后电位。匹鲁卡品的降压和升压作用均可被 M-受体阻断药阿托品拮抗。

3. 呼吸系统　M-受体激动药可收缩支气管树的平滑肌。此外,还兴奋支气管黏液的腺体而使其分泌增加。这些作用的组合偶尔会引起明显的临床症状,尤其是哮喘患者。毒蕈碱受体激动药引起的支气管狭窄在 M_3 受体突变的基因敲除动物消失。

4. 胃肠道　应用 M-受体激动药后,与副交感神经兴奋时一样,会引起胃肠活动增强,分泌增加。对唾液腺和胃腺体的兴奋最明显,胰腺和小肠腺体次之。肠道蠕动全面增加,大多数括约肌松弛。胃肠系统收缩性的增加与平滑肌细胞膜除极化和钙内流增加有关。M-受体激动药不能引起缺乏 M_2 和 M_3 受体突变小鼠的回肠收缩。直接激活平滑肌收缩需要 M_3 受体。相反,拟交感神经药引起 M_2 受体激活,减少 cAMP 形成,胃肠道平滑肌松弛。

5. 生殖泌尿道　M-受体激动药可促使逼尿肌收缩,膀胱三角区和括约肌松弛,因而有利于排尿。膀胱的 M_2 和 M_3 受体功能与肠道平滑肌相同。人子宫对 M-受体激动药的敏感性不是很明显。

6. 各种分泌腺　M-受体激动药可兴奋调节体温的汗腺、泪腺和鼻咽部腺体。

7. 中枢神经系统　中枢神经系统存在毒蕈碱和烟碱受体。大脑中 M-受体分布相对较多,而脊髓中则以烟碱受体占优势。这些受体的生理功能将在第 21 章中讨论。

在中枢神经系统可以检测到全部五种毒蕈碱受体亚型。用试验方法分析了敲除小鼠 M_1、M_2 和 M_3 受体的功能。M_1 受体在与认知功能有关的脑区表达丰富。敲除 M_1 受体破坏了前脑神经元的可塑性,匹鲁卡品不能引起 M_1 受体突变小鼠癫痫发作。合成的毒蕈碱受体激动药氧化震颤素(颤动、体温过低、抗伤害感受)对 M_2 受体纯合子突变小鼠没有中枢神经系统作用。中枢神经系统缺乏 M_3 受体的动物,特别是下丘脑,食欲降低、体内脂肪含量减少。

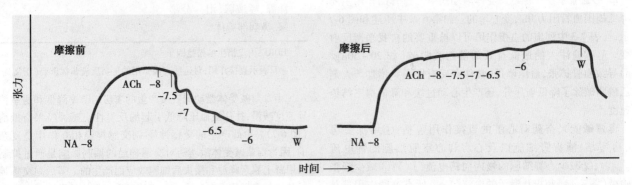

图 7-5　乙酰胆碱(Ach)激活血管内皮细胞毒蕈碱受体释放内皮源性舒张因子(一氧化氮),导致 10^{-8} M 去甲肾上腺素收缩的血管平滑肌松弛。通过摩擦去掉血管内皮使乙酰胆碱的血管松弛作用消除,而显示乙酰胆碱直接作用于血管平滑肌引起的血管收缩反应。NA:去甲肾上腺素。数字表示在所表示时间处得对数浓度 W:冲洗,数字表示所用时间内所用的摩尔浓度

尽管大脑中烟碱受体的分布较毒蕈碱受体少,但烟碱和洛贝林(图 7-3)在脑干和大脑皮层仍具有重要的药理作用。烟碱受体的活化出现在突触前和突触后位点。突触前的烟碱受体允许乙酰胆碱和烟碱调节几种递质(谷氨酸、5-羟色胺、GABA、多巴胺和去甲肾上腺素)的释放。乙酰胆碱通过海马 α3β4 受体调节去甲肾上腺素的释放,并抑制海马和皮层神经元释放乙酰胆碱。α4β2 低聚物是大脑中分布最丰富的烟碱受体。长期暴露烟碱,对烟碱受体可以产生双重作用:活化(除极)后脱敏,前者的作用与中脑边缘系统释放多巴胺增多有关。这个作用认为是从烟草吸收的尼古丁造成的轻度改变作用和成瘾的原因。在重组之严重敲除 β2 盐单位时,乙酰胆碱的结合减少。后者的尼古丁受体脱敏作用伴随着高亲和力激动剂结合增加,烟碱结合位点向上调节,特别是与 α4β2 低聚物的结合。持续的脱敏可能有助于尼古丁替代疗法在戒烟治疗中的效果。在高浓度时,烟碱引起震颤、呕吐和呼吸中枢系统兴奋。在较高水平,烟碱还能引起痉挛性抽搐,而这种抽搐会终止于致命性昏迷。对中枢神经系统的致命作用和易于吸收的事实,为烟碱用作杀虫剂奠定了基础。

在中枢神经系统和周围神经系统中发现了 7 种烟碱受体(α7 nAChR)的亚型,它可能在认知和疼痛感知中发挥作用。这种烟酸受体亚型是一种在亚单位界面上有 5 个激动剂结合位点的同型五聚体(α7)5。在治疗精神分裂症的过程中,正在开发 α7 受体的正变构调节因子(第 1 章),以在治疗痴呆症症改善认知功能。在免疫系统的非神经元细胞中存在 α7 nAChR,被认为是它有抗炎作用的基础。乙酰胆碱、尼古丁或迷走神经兴奋可以通过 α7 nAChR 减少巨噬细胞和其他细胞因子生成细胞释放炎性细胞因子。在人类志愿受试者中,经皮使用尼古丁减少了脂多糖类引起的炎症。胆碱能抗炎途径已经获得了这些数据的支持。

8. 周围神经系统——自主神经节是烟碱样突触作用的重要部位。在图 7-3 所示的所有烟碱受体激动药可明显激活烟碱受体,引起节后神经元产生动作电位(图 6-8)。烟碱本身对神经元细胞烟碱受体的亲和力比对骨骼肌要强一些。α3 亚型在自主神经节中发现,它负责快速的兴奋性传导。β2 和 β4 亚单位通常与 α3 个亚单位存在于副交感神经和交感神经节的中。α3 或 β2 和 β4 亚单位的缺失会引起广泛的自主功能障碍,并阻断尼古丁对实验动物的作用。α3 亚单位缺的人患有膀胱微小(膀胱发育不全)、微结肠、小肠蠕动迟缓症、尿失禁、膀胱扩张和肌病。

烟碱所引发的反应与交感神经系统和副交感神经系统同时兴奋相类似。因此最初的作用常常类似于交感和副交感神经系统同时放电。对于心血管系统,烟碱的作用主要是拟交感神经作用。注射烟碱后可产生明显的血压升高作用,交感神经性心率加速可能与迷走兴奋介导心率减慢一起出现。在胃肠道和泌尿道系统,一般主要表现为副交感神经兴奋样作用:恶心、呕吐、腹泻和排尿。随着药物作用时间的延长,则有可能产生神经节除极化阻断。

神经元烟碱受体在感觉神经末梢——特别是冠状动脉、颈动脉体和主动脉体以及主动脉体的血管球细胞。烟碱能激动药激活这些受体和毒蕈碱激动药激活血管球细胞毒蕈碱受体可以引起复杂的脊髓反应,包括呼吸改变和迷走神经兴奋。

9. 神经肌肉接头——神经肌肉终板的烟碱受体与自主神经节上的烟碱受体相似,但不完全一样(表 7-1)。对乙酰胆碱和烟碱有两种类型的反应(如第 8 章所述,这两种受体的差别

在于对 N-受体阻断药的结构要求不同)。直接给予烟碱受体激动药时(通过离子渗透或动脉注射),会产生由钠离子和钾离子的通透性增加引起的运动终板迅速除极化(图 7-4)。所有肌肉终板同步除极,使各自独立运动的运动单元的无序、自发性收缩转变为整个肌肉的同步而有力的收缩。不能被迅速水解的除极化型烟碱受体激动药(如烟碱本身)可迅速产生除极化型阻断,甚至复膜复极时神经传递阻断仍然持续存在(将在第 8 章和第 27 章进一步讨论)。对于骨骼肌,这种阻断作用会表现为肌肉松弛。在神经传递阻断后期表现为骨骼肌松弛型麻痹。

■ 间接作用的拟胆碱药物的基础药理学

自主神经和躯体运动神经释放的乙酰胆碱由于酶水解的作用而终止。这个水解过程由以高浓度存在于胆碱能神经突触内的乙酰胆碱酯酶完成。间接作用的拟胆碱药的主要作用是影响乙酰胆碱酯酶的活性部位,虽然有些此类药物也对烟碱受体有直接作用。这类化合物最重要的用途是用作杀虫剂(从生产量来看),少数一些具有治疗学用途。这类药物各药之间的差别主要是它们的化学结构和药动学方面,但它们的药效学性质几乎都相同。

化学结构和药动学

A. 结构

根据化学结构的不同,常用的胆碱酯酶抑制药可分为三类:①具有季铵基团的简单醇类,如腾喜龙;②含有季铵或叔胺基团的醇类的氨基甲酸酯(氨基甲酸酯类,如新斯的明);和③有机磷酸酯类衍生物(有机磷酸酯,如异氟磷)。前两类药物的代表药可见图 7-5。腾喜龙、新斯的明、溴吡斯的明是临床应用的合成的季铵类药物。毒扁豆碱(依色林)是用于临床的脂溶性大的叔胺类化合物。胺甲萘是一大类氨基甲酸酯类杀虫剂的代表,它的脂溶性非常好,因此易于被昆虫吸收,并能很快分布于其中枢神经系统。

图 7-6 中显示了大约 50 000 多种有机磷酸化合物中的少数几种。许多有机磷酸酯类都是脂溶性的液体,异氟磷是最早合成并研究最多的有机磷酸酯之一,虽还在临床应用,但已被依可碘酚等药物取代。临床上对依可碘酚这类化合物之所以感兴趣,是因为其具有非常长的作用时间,而且在水溶液中很稳定。梭曼是一种作用极强的"神经毒气"。对硫磷和马拉硫磷这两种杀虫剂虽无活性,但在动植物体内却能转化为有机磷酸衍生物而产生作用,由于比异氟磷和梭曼这些化合物更稳定,因此适合于用作杀虫剂。

B. 吸收、分布和代谢

含有季铵基团的氨基甲酸酯类从结膜、皮肤和肺部吸收比预期差,因为它们永久带电荷性而相对不溶于脂肪。因此,口服剂量要比注射剂量高得多,进入中枢神经系统的量很小,可以忽略不计。相比之下,毒扁豆碱在各种给药部位吸收良好,可外用于眼部(表 7-4),毒扁豆碱可分布到中枢神经系统,因此比其他极性更强的氨基甲酸酯类毒性更大。氨基甲酸酯类杀虫剂在水溶液中相对稳定,能被体内的非特异性酯酶以及胆碱酯酶代谢。但是,它们的作用时间主要取决于抑制药-酶复合物的稳定性(下文"作用机制"),而不是取决于它们的代谢或排泄速度。

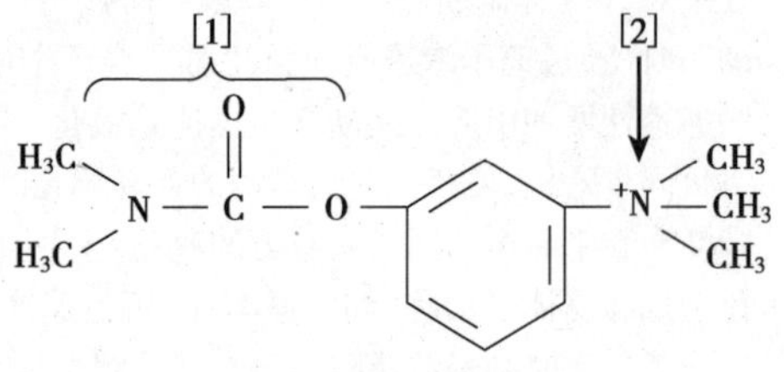

新斯的明

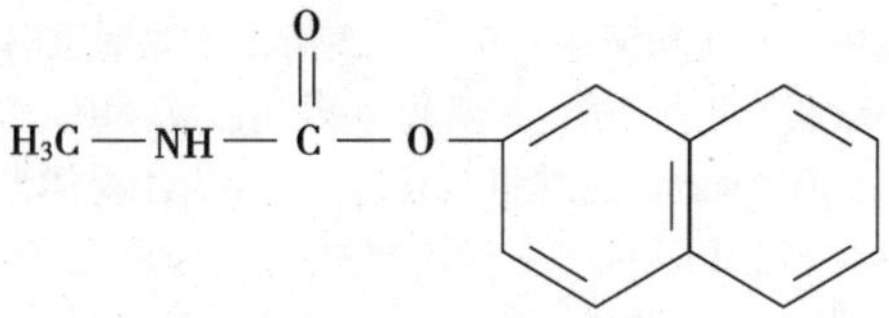

卡巴立

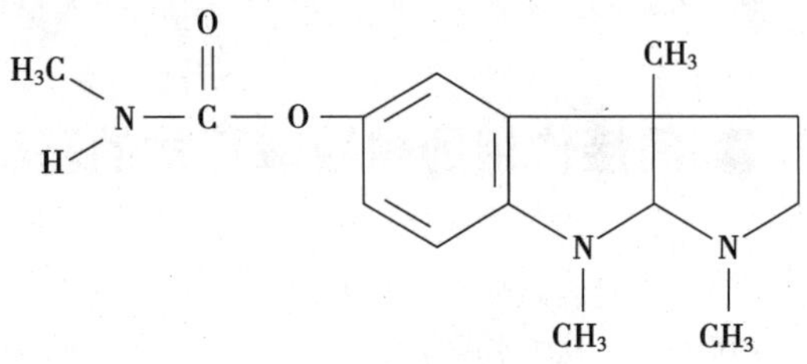

毒扁豆碱

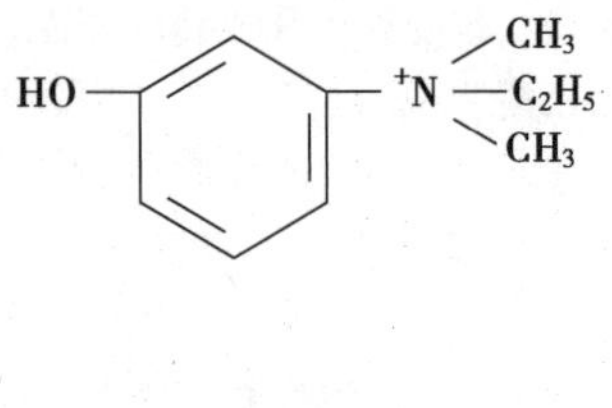

腾喜龙

图 7-6　胆碱酯酶抑制剂,新斯的明是代表由氨基甲酸[1]和连接季铵盐[2]的苯酚组成的典型酯类的例子,新斯的明是一种天然的氨基甲酸酯,是一种季铵。腾喜龙不是酯类,但可以与胆碱酯酶的活性部位结合。卡巴立被用作杀虫剂

表 7-4　胆碱酯酶抑制药的治疗用途和作用时间

	用途	大约作用时间
醇类		
腾喜龙	重症肌无力、肠梗阻、心律失常	5～15min
氨基甲酰酯类及其相关药物		
新斯的明	重症肌无力、肠梗阻	0.5～2h
溴吡斯的明	重症肌无力	3～6h
毒扁豆碱	青光眼	0.5～2h
安贝氯铵	重症肌无力	4～8h
地美铵	青光眼	4～6h
有机磷		
依可酯	青光眼	100h

有机磷胆碱酯酶抑制药[依可酯(echothiophate)除外]易于从皮肤、肺、肠和黏液吸收,因此对人体有很大的危险性,但作为杀虫剂则很有效。在水溶液中,该类化合物比氨基甲酸酯类稳定性差,在环境中存留的半衰期有限(主要与其他类的卤代烃类杀虫剂如滴滴涕相比)。依可碘酚的极性很强,但比其他大多数有机磷酸酯类化合物更稳定,因此将其制成眼科用的溶液时,其作用能够维持数周。

硫代磷酸酯类杀虫药(对硫磷、马拉硫磷和相关的化合物)具有较强的脂溶性,易于经多种途径吸收,但必须经过体内转化成含氧的类似物(图 7-7),此过程在昆虫和脊椎动物体内均能快速进行。对于鸟类和哺乳动物,马拉硫磷和其他一些有机磷酸酚杀虫剂能够通过其他途径很快被代谢为无活性的产物,而昆虫却不能。因此,这些药物被认为非常安全而面向一般公众出售。不幸的是,鱼类不能解除马拉硫磷的毒性,因而在水中或靠近水的地方大量使用这种药物,会造成鱼类的大量死亡。对硫磷不能被脊椎动物有效解毒,考虑到其对人畜的毒性较马拉硫磷要大,因此不对一般公众出售。

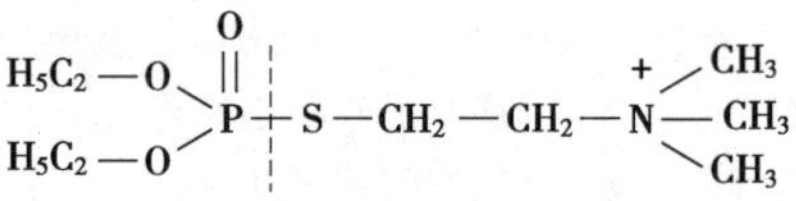

依可酯

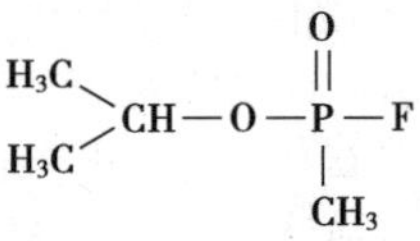

索曼

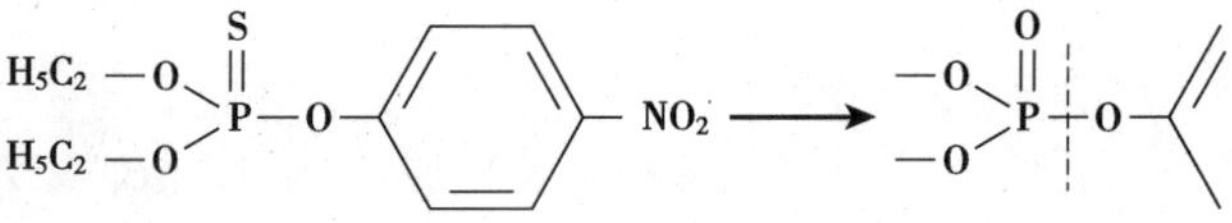

对硫磷　　对氯磷

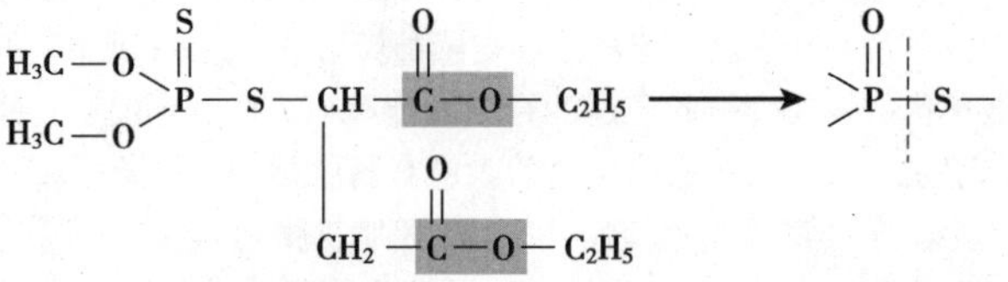

马拉硫磷　　马拉氧磷

图 7-7　一些有机磷酸酯酶抑制剂的结构。虚线表示与酶结合时水解的键。结合在马拉硫磷带阴影的酯代表哺乳动物和鸟类的分子解毒点

除依可碘酚外,所有的有机磷酸酯类化合物均能完全分布于机体的所有部位,包括中枢神经系统,因此,中枢神经症状是构成这类化合物中毒症状的重要部分。

药效学

A. 作用机制

乙酰胆碱酯酶的是这些药物的主要靶点,但也抑制丁酰胆

碱酯酶。乙酰胆碱酯酶是一个非常活跃的酶。在最初的催化步骤,乙酰胆碱与酶的活性部位结合而被水解,产生乙酰化酶和游离的胆碱。在第二步,乙酰化酶的共价键加入水分子(水合作用)而被分解。整个过程的发生大约需要 150 微秒。

所有的胆碱酯酶抑制药通过抑制乙酰胆碱酯酶而提高胆碱受体处的内源性乙酰胆碱浓度。然而,它们与酶相互作用的分子细节视上述三种化学亚类而不同。

第一类胆碱酯酶抑制药由四元醇类构成,其中的腾喜龙就是例了。此类药物以静电和氢键与酶的活性中心形成可逆性结合,从而阻止乙酰胆碱与之结合。这种酶-抑制药复合物不涉及共价键,存在的时间相应短暂(约 2~10 分钟)。第二类胆碱酯酶抑制药由氨基甲酸酯类组成,如新斯的明和毒扁豆碱。此类药物经历类似于乙酰胆碱的两步水解过程。然而,氨基甲酰化酶共价键对第二步反应(水合作用)有明显的抗性,而这一步持续的时间也相应延长(约 30 分钟至 6 小时)。第三类由有机磷酸酯类组成。此类药物也经历最初的酶结合和水解过程,在活性部位形成磷酸化。以共价键结合的酶-磷复合物非常稳定,在水中的水解速度非常缓慢(几百个小时)。在最初的结合-水解步骤以后,磷酸化酶复合物可能经历一个叫做**老化**的过程。在这个过程中,抑制药的一个氧-磷键断裂,使磷-酶键进一步巩固。每个有机磷酸酯类化合物的老化速不同。例如:化学战剂梭曼的老化发生在 10 分钟内;VX 的老化在 48 分钟后。如果在老化发生前,给予能够打断磷-酶键的强亲核试剂解磷定,可以使磷酰化的胆碱酯酶复活,人们常称此类药物为"胆碱酯酶复活药",并用于有机磷农药中毒的解救(第 8 章)。一旦老化发生,酶抑制药-复合物更加稳定,形成的共价键更不易断裂,即使使用肟类复活化合物,也无济于事。

有时称有机磷抑制药为"不可逆"胆碱酯酶抑制药,而腾喜龙和氨基甲酸酯类被认为是"可逆性"胆碱酯酶抑制药,因为作用持续时间存在明显差别。然而,三类药物作用的分子机制不支持这种简单的描述。

B. 器官效应

胆碱酯酶抑制药最突出的药理效应是对心血管和胃肠道系统、眼睛和骨骼肌神经肌肉接头(如案例思考中的描述)。由于它们的主要作用是对内源性乙酰胆碱的简单放大,因此其效应与直接作用的拟胆碱激动药相似(但不完全一致)。

1. 中枢神经系统 在低剂量时,脂溶性胆碱酯酶抑制药引起脑电图弥漫性激活和主观警觉反应;在较高浓度,它们可引起普遍性抽搐,随后昏迷和呼吸抑制。

2. 眼睛、呼吸道、消化道、泌尿道 胆碱酯酶抑制药对这些器官系统影响的性质与直接作用的拟胆碱药物(表 7-3)非常相似,因为这些器官都受副交感神经系统支配。

3. 心血管系统 胆碱酯酶抑制药可增强心脏交感神经与副交感神经神经节和接受胆碱能神经支配的神经效应细胞乙酰胆碱受体(心脏和血管平滑肌肉)的活性。

在心脏,副交感神经臂支的作用占主导地位。因此,如氯化腾喜龙、毒扁豆碱、新斯的明等胆碱酯酶抑制药可以模仿心脏迷走神经激活的影响,产生负性变时、负性变导、负性肌力

作用和心排出量下降。心排出量下降是由于心动过缓、心房收缩力下降以及部分心室收缩性降低。后一效应的发生是由于突触前抑制去甲肾上腺素释放以及突触后交感神经作用抑制的结果。

胆碱酯酶抑制药对血管平滑肌的直接影响最小,因为大部分血管床(冠状动脉血管是个例外)缺乏胆碱能神经支配。在中等剂量,胆碱酯酶抑制药引起全身血管阻力增加和血压升高,这是季铵氮化合物在交感神经节以及脂溶性药物在中枢交感神经中心引发的作用。阿托品作用于中枢神经系统和周围神经系统,可以阻止血压升高和血浆去甲肾上腺素水平增加。

因此,中等剂量胆碱酯酶抑制药的净心血管效应包括温和的心动过缓、心排出量下降、并增加血管阻力、血压上升(因此,对患有高血压的阿尔茨海默病用胆碱酯酶抑制药治疗时要求监测血压以调整降压治疗)。在高(中毒)剂量,胆碱酯酶抑制药能引起明显心动过缓、心排出量显著降低以及随后的低血压。

4. 神经肌肉接头 胆碱酯酶抑制药对骨骼肌的神经肌肉接头有重要的治疗和毒性作用。低(治疗)浓度胆碱酯酶抑制药能适度延长和强化生理性释放的乙酰胆碱的作用,增加肌肉收缩力,特别是箭毒样神经肌肉阻断剂引起的肌无力和重症肌无力。在高浓度,乙酰胆碱的积累可能导致肌肉纤维颤动;也可能出现运动神经元逆行放电,使整个运动单元发生束颤。随着乙酰胆碱酯酶的明显抑制,发生去极化神经肌肉阻滞,并随后出现琥珀胆碱看到的非除极化阻滞(表 27-2 和图 27-7)。

一些季铵类氨基甲酸酯胆碱酯酶抑制药,如新斯的明,对神经肌肉接头还有直接的烟碱受体激动剂效应。这可能有助于这些药物对重症肌无力的治疗。

■ 拟胆碱药物的临床药理学

拟胆碱药物的主要治疗学用途是对眼(青光眼、调节性内斜视)、胃肠道、泌尿道(术后张力缺乏、神经原性膀胱功能障碍)、神经肌肉接头(重症肌无力、箭毒引起的神经肌肉麻痹)和心脏(某些房性心律失常)疾病的治疗,并用于治疗阿尔茨海默病。胆碱酯酶抑制药偶尔也用于治疗阿托品过量。用于治疗某些房性心律失常非常罕见。

临床应用

A. 眼睛

青光眼是一种以眼内压升高为特征的疾病。毒蕈碱能受体激动药和胆碱酯酶抑制药通过收缩睫状体、促进房水回流以及也可能减少房水分泌速度而降低眼内压(图 6-9)。在过去,选用 M-受体直接激动药(匹鲁卡品、乙酰甲胆碱、卡巴胆碱)或胆碱酯酶抑制药(毒扁豆碱、依可酯、异氟磷等)治疗青光眼。对慢性青光眼,这些药物大部分被外用的 β-受体拮抗药和前列腺

素衍生物取代。

急性闭角型青光眼是急性发作的疾病。发病初期一般用药物治疗,但要长期纠正常需要手术治疗。最初的治疗常常采用M-受体激动药(如匹鲁卡品)以及其他药物组合治疗。一旦眼内压得到控制,失明的危险性减少,就可以为患者准备矫正手术治疗(激光虹膜切除术)。开角型青光眼和一些继发性青光眼属于慢性疾病,不适合于传统手术治疗,尽管较新的激光技术可能有效。有关青光眼的其他治疗方法在专栏"青光眼治疗"中介绍,青光眼的治疗在第 10 章介绍。

儿童的调节性内斜视(起因于远视调节错误的斜视)的诊断和治疗有时用拟胆碱药。常用剂量与治疗青光眼时相似或略高。

B. 胃肠和泌尿道

与平滑肌活动抑制有关的非梗阻性功能障碍性疾病,应用直接或间接作用 M-受体激动药很有效。这些疾病包括术后肠梗阻(术后胃肠蠕动迟缓或麻痹)和先天性巨结肠。术后或产后可产生尿潴留,继发于脊髓损伤之后或某些疾病(神经原性膀胱功能障碍)也可发生尿潴留。拟胆碱药有时也用于反流性食道炎患者以增加食道下部括约肌张力,但更适用于质子泵抑制剂的治疗(第 62 章)。其中胆碱酯类药物,氨甲酰甲胆碱是治疗这些疾病应用最广泛的药物。对于胃肠道疾病,一般口服 10~25mg,每天 3~4 次。尿潴留患者可皮下注射氨甲酰甲胆碱 5mg。必要时,30 分钟后再重复给药。胆碱酯酶抑制药中,新斯的明是治疗以上疾病应用最多的药物。对于麻痹性肠梗阻或膀胱收缩无力患者,可皮下注射新斯的明 0.5~1.0mg。如果患者可以口服给药,可一次给予新斯的明 15mg。在以上的所有应用中,医生必须肯定,用药前应确保肠道无机械性梗阻存在,否则有可能使病情恶化,甚至由于压力增加而导致穿孔。

匹鲁卡品一直被用于增加唾液的分泌。奎宁环衍生物西维美林是一种新的直接作用的毒蕈碱受体激动药,常用于治疗 Sjögren 综合征有关的口干和辐射损害唾液腺造成的口干。

C. 神经肌肉接头

重症肌无力是一种影响骨骼肌神经肌肉接头的疾病。对于这种病,产生针对主免疫原区烟碱受体-通道复合物 α_1 亚单位的抗体。85%重症肌无力患者可以检测到这个抗体。通过①与受体交联,刺激受体中和和降解;②引起突触后膜溶解;以及③与烟碱受体结合并抑制其功能,这个抗体降低烟碱受体的功能。常见的结果是眼睑下垂、复视、说话和吞咽困难、肌肉极端无力。严重时可影响到所有的肌肉,包括呼吸肌。此病与 d-筒箭毒碱及作用相似的非除极化型肌松药所引起的神经肌肉麻痹(第 27 章)相似。肌无力患者对于类箭毒碱样作用的药物和其他干扰神经肌肉传递的药物如氨基糖苷类抗生素的作用极其敏感。

胆碱酯酶抑制药(而不是直接作用的胆碱受体激动药)对肌无力治疗非常有用。眼肌无力患者只需要胆碱酯酶抑制药单独治疗(图 7-4B)肌无力。更广泛的患者还需要用免疫抑制

药(甾体激素、环孢素、咪唑硫嘌呤)治疗。对一些患者,需要切除胸腺。极严重的患者需要使用免疫球蛋白和血浆去除术治疗。

腾喜龙有时用于肌无力的诊断。测定肌肉的基础收缩力后,静脉注射 2mg 腾喜龙,如果 45 秒后仍无反应,再追加注射 8mg。如果患有重症肌无力,通常能观察到持续约 5 分钟的肌肉收缩力改善。

严重的肌无力症(肌无力性危机)必须与过度的药物治疗(胆碱能危机)区分开来,这通常发生在非常虚弱的患者中,并且必须在医院里得到适当的紧急支持系统(如机械呼吸机)。腾喜龙还用于估计长效胆碱酯酶抑制药在治疗重症肌无力时的剂量是否合适。如果胆碱酯酶抑制药使用过量,患者则会因为除极性阻断运动终板 N 受体反而变得无力。

这些患者也会出现毒蕈碱受体过度激动时的症状(腹部绞痛、腹泻、唾液增多、支气管分泌过剩、瞳孔缩小、心动过缓)。如果患者接受了过量的胆碱酯酶抑制药,小剂量的腾喜龙(1~2mg 静脉内注射)不能减轻重症肌无力症状,甚至还会使症状加重;相反,如果患者的症状已经被腾喜龙改善,则说明应该再增加胆碱酯酶抑制药的用量。

重症肌无力的长期治疗一般应用溴吡斯的明完成。根据肌强度将剂量精确调整到最佳水平。这些药物的作用时间相对较短,因此需要反复用药(溴吡斯的明每隔 6 小时给药一次,新斯的明每隔 4 小时一次,表 7-4)。缓释制剂虽然可用,但只能在晚上或需要时应用。不能使用长效胆碱酯酶抑制药,如有机磷酸酯类,因为这种疾病对药物的剂量要求变化太快,以至于长效药物不能平稳控制症状。

如果治疗过程毒蕈碱样作用很明显,可用毒蕈碱受体阻断药如阿托品对抗。患者对胆碱酯酶抑制药的毒蕈碱样作用常常会产生耐受性,因此,一般不需要阿托品治疗。

非除极化型肌松药如泮库溴铵和一些较新的药物(第 27 章)产生的神经肌肉阻断作用常用作外科麻醉辅助药。手术结束后,常希望尽快终止这种神经肌肉阻断的药理作用。一般用胆碱酯酶抑制药就可以很容易地完成,选用的药物有新斯的明、腾喜龙等,通过静脉或肌肉给药以迅速起效。一些蛇毒血清具有类似的效果,并且使用新斯的明作为鼻喷剂,以防止呼吸停止。

D. 心脏

短效胆碱酯酶抑制药可用于治疗室上性心动过速,特别是阵发性室上性心动过速。对于这种用途,腾喜龙已经被其他较新、具有不同作用机制的药物(腺苷以及钙通道阻断药维拉帕米和地尔硫䓬)取代(第 14 章)。

E. 毒蕈碱受体阻断药中毒

阿托品中毒对儿童具有潜在的致命性危险(第 8 章),也可引起成年人产生长时间严重的行为障碍和心律失常。过量使用三环类抗抑郁药(通常具有自杀意图)也会引起严重的毒蕈碱受体阻断作用(第 30 章)。这些药物能竞争性阻断毒蕈碱受体,因此可通过增加神经效应接头处内源性乙酰胆碱的

量加以克服。在理论上,可应用胆碱酯酶抑制药翻转这些作用。由于毒扁豆碱能够进入中枢神经系统,改善中枢症状,同时也可改善外周毒蕈碱受体阻断所引起的一系列症状。因此,常选用毒扁豆碱进行处理。然而,如下一章所述,毒扁豆碱本身也会产生危险的中枢神经系统作用。因此,这种治疗仅仅用于危险性体温升高或非常快的室上性心动过速患者(第58章)。

F. 中枢神经系统

他克林是第一个具有抗胆碱酯酶和其他拟胆碱作用的药物,已经被用于治疗轻中度阿尔茨海默病。他克林的作用较弱,而且有明显的肝毒性。多奈哌齐、加兰他敏和雷沃斯的明是较新的、选择性更强的胆碱酯酶抑制药,治疗阿尔茨海默病患者的认知障碍的临床效果与他克林相同。多奈哌齐一天只需给药一次,因为它的半衰期长,且没有他克林的肝毒性。但是,还没有这些较新的药物与他克林比较的试验报道。在第60章讨论这些药物。

毒性

胆碱受体激动药潜在的毒副作用因吸收以及进入中枢神经系统的难易程度和被代谢的程度而明显不同。

A. 直接作用的毒蕈碱受体激动药

匹鲁卡品和胆碱酯类药物使用过量,会引起可以预见的、毒蕈碱样作用过剩体征,包括恶心、呕吐、腹泻、尿急、流涎、出汗、皮肤血管舒张和支气管收缩。这些作用可被阿托品及其同类物竞争性阻断。

某些蕈类蘑菇,尤其丝盖伞属,含有毒蕈碱类生物碱。摄入这些蕈类,在15~30分钟内会出现典型的毒蕈碱样作用。这些症状非常不舒服,但很少引起死亡。常用阿托品治疗,1~2mg肠道外给药(捕蝇蕈是毒蕈碱的第一个来源,其中含此种生物碱的浓度很低)。

B. 直接作用的烟碱受体激动药

烟碱本身是此种类型中毒唯一共同原因。(伐尼克兰的毒性在本章的其他地方讨论的)。此种生物碱的急性毒性已经很明确,但远没有吸烟引起的慢性作用重要。除烟草外,许多杀虫剂中也含有烟碱。**新烟碱类化合物**是一种合成的化合物,其结构与尼古丁部分类似。作为烟碱受体的激动剂,新烟碱类化合物对昆虫的毒性比脊椎动物的毒性更大。这种优势导致了他们广泛的农业使用来保护农作物。然而,新烟碱类是在蜜蜂中引起蜂群衰竭失调的原因之一。正因为如此,欧盟委员会在2013年对某些性烟碱类(氯噻尼丁、吡啶酮、硫甲氧)颁布了为期两年的禁令。

1. 急性毒性　烟碱的致死剂量大约为40mg或1滴纯液体,这是两根香烟所含的烟碱的量。幸运的是,香烟中的烟碱绝大多数被燃烧破坏或通过"侧流烟"(指从香烟或雪茄烟燃端飘出的烟)散失掉了。婴儿或儿童摄入含烟碱的杀虫药或烟草后,一般会出现呕吐,而限制烟碱吸收的量。

大剂量烟碱的毒性作用是前面描述的效应的简单延伸,最危险的是①中枢兴奋作用,其可引起惊厥并可能发展成昏迷和呼吸停止;②骨骼肌终板除极化,可引起除极化型阻滞和呼吸麻痹;③高血压和心律失常。

急性烟碱中毒的救治主要是对症治疗。副交感神经节兴奋引起的毒蕈碱样作用可用阿托品控制。中枢兴奋症状常用非肠道抗惊厥药处理,如安定。神经肌肉接头阻断对药物治疗无反应,可能需要采取机械呼吸。

幸运的是,烟碱的代谢和排泄相对迅速,如果没有发生缺氧和大脑损伤,前4小时存活下来的患者常可完全恢复。

2. 慢性烟碱中毒　吸烟对吸烟者造成的健康损失以及对公众造成的社会经济损失还没有被人们完全理解。1979年"促进健康和疾病预防的美国卫生总署报告"规定,"在美国,吸烟显然是引起疾病和早逝的一个可预防的最大的原因。"这一观点后来得到无数研究结果的支持。不幸的是,大多数重要的烟草相关疾病都发病很迟这个事实减少了鼓励戒烟的积极性。

显然,香烟成瘾的能力与其尼古丁含量有直接关系。但目前还不知道烟碱本身对长期吸烟产生的其他证据充分的副作用有多大帮助。看来烟碱极有可能对增加吸烟有关的血管疾病和冠心病猝死的风险有帮助。另外,烟碱可能有助于提高消化性溃疡吸烟患者的溃疡复发率。

有几种方法可以帮助患者戒烟。一种方法是,用含有烟碱的口香糖、贴片、鼻腔喷雾以及烟碱吸入等形式替代吸烟的治疗方法。所有这些形式被滥用的倾向都很低,并对有戒烟动机的吸烟患者很有效。他们的作用源于缓慢吸收的烟碱占据中枢神经系统 α4β2 受体,降低吸烟的欲望,减少吸烟的愉悦感受。

另一种相当有效的戒烟药物是伐尼克兰,一种合成的、对烟碱 α4β2 受体有部分激动作用的药物。因为半衰期长和高的受体亲和力,伐尼克兰还有持续性拮抗作用的性质,这样,伐尼克兰会阻断烟碱对能引起释放多巴胺的突触前 α4β2 受体的兴奋作用。然而,由于能引起恶心和失眠,恶化精神病的症状如焦虑、抑郁。据报道,不良神经精神疾病和心血管事件发生率较低,但上市后监测仍在继续。伐尼克兰的效能优于抗抑郁药安非他酮(第30章)。一些安非他酮在戒烟治疗中的效能主要来自于它对烟碱受体的非竞争性拮抗作用以及对一些神经元亚型的选择性。

C. 胆碱酯酶抑制药

与直接作用的药物一样,胆碱酯酶抑制药的急性毒性作用是对其药理作用的直接扩展。引起这种中毒的毒物来源主要是在农业和家庭使用的杀虫药。在美国,大约有近100种有机磷酸酯类和20种氨基甲酸酯类胆碱酯酶抑制药用于农业杀虫药和兽医驱虫药。农业用胆碱酯酶抑制药可导致缓慢或迅速发展、可以持续几天的症状,如病案研究中介绍的症状。作为化学战剂的使用胆碱酯酶抑制药(梭曼、沙林、VX 毒剂)因为高浓度而能迅速产生作用。

对严重暴露的重急性中毒患者必须尽快确诊并及时治疗。

中毒患者的突出体征是毒蕈碱过剩的症状:呕吐、瞳孔缩小、流涎、出汗、支气管收缩和腹泻。通常随之迅速累及中枢神经系统(认知障碍、抽搐、昏迷),并伴随着外周烟碱样作用,特别是去极化神经肌肉阻滞。胆碱酯酶抑制药急性中毒的治疗通常包括:①维护生命体征,特别是可能受到损害的呼吸;②去除毒物以防止进一步的吸收,这可能需要脱去所有衣物,清洗接触尘和喷雾剂皮肤;③肠道外使用大剂量阿托品,常根据控制毒蕈碱过剩体征的需要确定给药剂量。对中毒患者的救治通常还包括解磷定治疗,如第8章所述,并给予苯二氮䓬类药物以控制癫痫发作。

对用作化学战剂的胆碱酯酶抑制药的预防性治疗方法已经发展成为保护士兵和平民的措施。对相关人员配备含有氨基甲酸酯类、溴吡斯的明和阿托品的自动注射器。用溴吡斯的明为相关人员提供保护。溴吡斯的明预先与胆碱酯酶结合,而阻碍有机磷酸酯类与之结合,从而防止机磷酸酯类对胆碱酯酶的长时间抑制作用。这种保护仅限于周围神经系统,因为溴吡斯的明不易进入中枢神经系统。溴吡斯的明的酶抑制作用在数小时内消除(表7-4),在这个时间内,允许人们从体内清除有机磷酸酯类。

长期暴露于某些有机磷酸酯类化合物,包括一些有机磷酸醋类胆碱酯酶抑制药,可引起与轴突髓鞘脱失有关的迟发性神经病变,润滑油的添加剂**磷酸三邻甲苯酯**就是此类机磷酸酯类一个典型的原型药,它的作用不是通过抑制胆碱酯酶,而是通过神经病靶酯类(NTE)抑制,在暴露1~2周后出现的症状(上下肢无力,步态不稳)。另外一个称作中间期症候群的神经毒性发生在暴露有机磷酸酯类杀虫药后1~4日,它的症状也以肌肉无力为特征,其发生机制还不清楚,但与胆碱酯酶抑制有关。

摘要:用于拟胆碱效应的药物

亚类	作用机制	效应	临床应用	药代学、毒性、相互作用
直接作用的胆碱酯类				
• 氨甲酰甲胆碱	毒蕈碱样激动作用 • 对烟碱样受体的作用可忽略	通过周围组织内的 M_3 受体 • 激活 M_1 受体,增加分泌、平滑肌收缩(除血管平滑肌舒张外)和心率变化	术后和神经性肠梗阻、尿潴留	口服和非肠道,作用时间~30min • 不能进入中枢神经系统(CNS) • 毒性:过多的拟副交感神经效应,特别是哮喘患者的支气管痉挛 • 相互作用:与其他拟副交感神经药物有相加
• 卡巴可:非选择性毒蕈碱样和烟碱样激动作用,其他类似于氨甲酰甲胆碱,几乎只用于青光眼				
直接作用的毒蕈碱样生物碱或合成药				
• 匹鲁卡品	同氨甲酰甲胆碱,部分激动药	同氨甲酰甲胆碱	青光眼,Sjögren 综合征	口服片剂和外用 • 毒性和相互作用:同氨甲酰甲胆碱
• 西维美林:合成的 M_3-选择性激动药;同匹鲁卡品				
直接作用的烟碱样激动药				
• 烟碱	激动 N_N 和 N_M 受体	激活自主神经节后(的交感和副交感)神经元和骨骼肌神经肌肉终板 • 进入 CAN 激活 N_N 受体	用于药物戒烟 • 非医疗用途为吸烟和杀虫药	戒烟用口香糖、贴片 • 毒性:增加胃肠道(GI)活动、恶心、呕吐、急性腹泻 • 升高血压 • 大剂量引起癫痫发作 • 长期的胃肠和心血管风险因子 • 相互作用:与 CNS 兴奋药物有相加作用
• 伐尼克兰烟碱型:α4β2 受体的选择性部分激动药,专门用于戒烟				
短效胆碱酯酶抑制药				
• 腾喜龙	醇类,主要与乙酰胆碱酯酶(AChE)的活性部位结合,阻止乙酰胆碱(ACh)进入	放大了 Ach 的所有作用 • 增加副交感神经活动和躯体神经肌肉传递	重症肌无力的诊断和紧急处理	非肠道 • 季铵 • 不能进入 CNS • 毒性:拟副交感神经作用过多 • 相互作用:与拟副交感神经药物有相加作用

续表

亚类	作用机制	效应	临床应用	药代学、毒性、相互作用
间接作用的胆碱酯酶抑制药（氨基甲酸酯类）				
• 新斯的明	与 AchE 形成共价键，但能被水解和释放	与腾喜龙相同，但作用时间长	重症肌无力 • 术后和神经源性肠梗阻和尿潴留	口服和非肠道；季铵，但不能进入 CNS • 遮阳时间 2~4h • 毒性和相互作用：同腾喜龙
• 溴吡斯的明：同腾喜龙，但作用时间长（4~6h）；用于肌无力				
• 毒扁豆碱：同腾喜龙，但属于天然叔胺类；能进入 CNS				
长效胆碱酯酶抑制药（有机磷酯类）				
• 乙磷硫胆碱	同新斯的明，但释放的更慢	同新斯的明，但作用时间长	已经不用 • 曾用于青光眼	只外用 • 毒性：额部疼痛，葡萄膜炎、视力模糊
• 马拉硫磷：杀虫药，对哺乳动物类和鸟类相对安全，由于可以被其他酶类代谢成无活性的产物，一些医疗用途是杀灭体外寄生虫				
• 对硫磷和其他有机磷药物：杀虫药，对所有动物都有危险，由于农业使用和农民接触，毒性作用明显（正文）				
• 沙林毒气及其他类：专门用于战争和恐怖行为的"神经毒气"				

制剂

通用名	制剂	通用名	制剂
直接作用的拟胆碱药		眼科（滴剂）1,2,4,6	仿制药，Isopto Carpine
乙酰胆碱	Miochol-E	眼科缓释插片	Ocusert Pilo-20，Ocusert Pilo-40
氨甲酰甲胆碱	通用药，Urecholine	口服	Salagen
卡巴可		伐尼克兰	Chantix
眼科（局部）	Isopto Carbachol，Carboptic	**胆碱酯酶抑制药**	
眼科（眼内）	Miostat，Carbastat	多奈哌齐	仿制药，Aricept
西维美林	仿制药，Evoxac	依可酯	Phospholine
烟碱		腾喜龙	仿制药，Tensilon
透皮剂	仿制药，Nicoderm CQ，Nicotrol	加兰他敏	仿制药，Reminyl，Razadyne
吸入剂	Nicotrol Inhaler，Nicotrol NS	新斯的明	仿制药，Prostigmin
口香糖剂	仿制药，Commit，Nicorette	毒扁豆碱	仿制药，Eserine
匹鲁卡品			

案例思考答案

患者的陈述是有机磷酸酯酶抑制剂的中毒的特征。询问他的同事是否可以识别使用过的药品。通过脱去衣物和清洗受影响的区域来净化患者。确保呼吸道开放，并提供氧气。对于毒蕈碱过量，静脉内注射阿托品(0.5~5mg)，直至毒蕈碱过量的体征(呼吸困难，流泪，意识不清)消退。为了治疗烟碱过量，静脉输入 2-PAM(一开始用 1%~2% 的溶液 15~30 分钟内)，然后输入 1% 的溶液(200~500mg/h)直到肌束震颤停止。如果需要，清除同事的污染，隔离所有被污染的衣物。

（张殿增　张磊 译　邱培伦 校　金有豫 审）

参考文献

扫描本书二维码获取完整参考文献。

胆碱受体拮抗药

Achilles J. Pappano，PhD

JH 是一位 63 岁的建筑师,他对他的家庭医生抱怨,诉说他的泌尿系统症状。他有高血压 8 年了,他一直用噻嗪类利尿剂和血管紧张素转换酶抑制剂控制血压。在同一时期,JH 产生了良性前列腺增生的迹象,最终需要前列腺切除术以减轻症状。现在,他抱怨说,他的尿急、尿频的症状,已经破坏了他的日常生活方式。你推测 JH 问题的原因是什么? 你会收集哪些信息以确认你的诊断? 你开始的处理步骤会是什么?

正如胆碱受体激动药一样,根据药物对受体的特异性亲和力,将胆碱受体拮抗药分为毒蕈碱(M)样作用拮抗药和烟碱(N)样作用拮抗药两种类型,烟碱样作用拮抗药包括神经节阻断药和神经肌肉接头阻断药。神经节阻断药在临床上很少应用,在本章后面讨论,神经肌肉接头阻断药在第 27 章讨论。本章的重点介绍是毒蕈碱样作用拮抗药,即 M-受体拮抗药。

人们依据配体结合和 cDNA 克隆的实验资料,已经发现 5 种 M-受体亚型(第 6,7 章)。目前常用的这些亚型的标准专业术语($M_1 \sim M_5$),以及选择性激动药和阻断药的许多证据显示,其中几种亚型间存在有功能上的差异。

利用结合到受体的反向激动剂或拮抗剂报道了毒蕈碱受体 M_2 和 M_3 雅兴的 X 射线晶体衍射结构。这两种亚型在结构上有微妙的但重要的差异,特别是在结合配体的口袋区域。更详细的结构数据会大大促进开发对这些亚型有选择性的正位和变构结构的药物。M_1 亚型受体位于中枢神经系统(CNS)神经元、自主神经节后细胞体和许多突触前部位。M_2 受体位于心肌、平滑肌器官和一些神经元位点。M_3 受体大部分位于效应细胞膜,尤其是腺体和平滑肌细胞。M_4 和 M_5 不大重要,它们在 CNS 的作用似乎比外周的大。

■ M 受体拮抗药的基础药理学

M-受体拮抗药有时候被称为副交感神经阻断药,这是由于能够阻断副交感神经自主放电的作用。然而,用"M-受体拮抗药"这个术语更为合适。

具有 M-受体拮抗作用的天然化合物已经众所周知,而且被用做药物、毒物和化妆品已有上千年的历史。阿托品是这些药物的原型,许多相似植物的生物碱已为人们所熟知,而且有数百种 M-受体拮抗药已经由人工合成。

化学结构和药动学

A. 来源和化学结构

阿托品及其天然同系物均为托品酸的叔胺生物碱酯(图 8-1)。阿托品[atropine,莨菪碱(hyoscyamine)]发现于植物颠茄(*Atropa belladonna*, deadly nightshade)和曼陀罗[*Datura stramonium*, 还称 jimson-weed(Jamestown weed)、神圣的曼陀罗(sacred Datura)或刺苹果(thorn apple)、带刺的苹果]。**东莨菪碱**(**Scopolamine**, hyoscine)以 *l*(-)立体异构体的形式存在于天仙子[*Hyoscyamus niger*, henbane]。天然存在的阿托品为 *l*(-)莨菪碱,但这个化合物很容易消旋化。因此,阿托品的商用原料是消

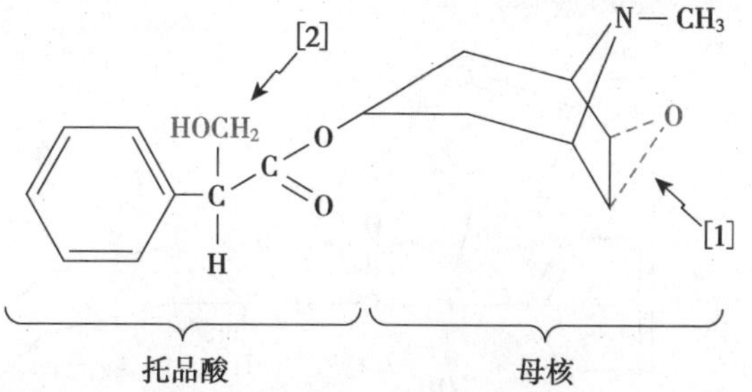

图 8-1 阿托品([1]位无氧[红色])以及莨菪碱([1]位有氧)的结构。后马托品[2]位的羟甲基被羟基取代,而且在[1]位没有氧原子

旋 d,1-莨菪碱。阿托品和东莨菪碱这两种生物碱的 $l(-)$ 异构体的作用强度至少是 $d(+)$ 异构体的 100 倍。

各种半合成和全合成的莨菪碱类分子均有抗毒蕈碱的作用。其中叔胺类抗毒蕈碱药物(图 8-2)常使用其对眼睛和 CNS 的有作用。许多抗组胺药(第 16 章)、抗精神病药(第 29 章)和抗抑郁药(第 30 章)均有类似的结构和不出所料的、明显的抗 M 受体作用。季铵类抗毒蕈碱药物(图 8-2)具有更强的外周作用和较弱的 CNS 作用。

B. 吸收

天然生物碱和大多数叔胺类 M-受体拮抗药都易于从胃肠道吸收,也易于透过眼结膜。选用合适的载体,有些药物(如东莨菪碱)甚至能透过皮肤吸收(经皮吸收)。季铵类 M-受体拮抗药口服仅有 10%~30% 被吸收,表明带电荷分子的脂溶性降低。

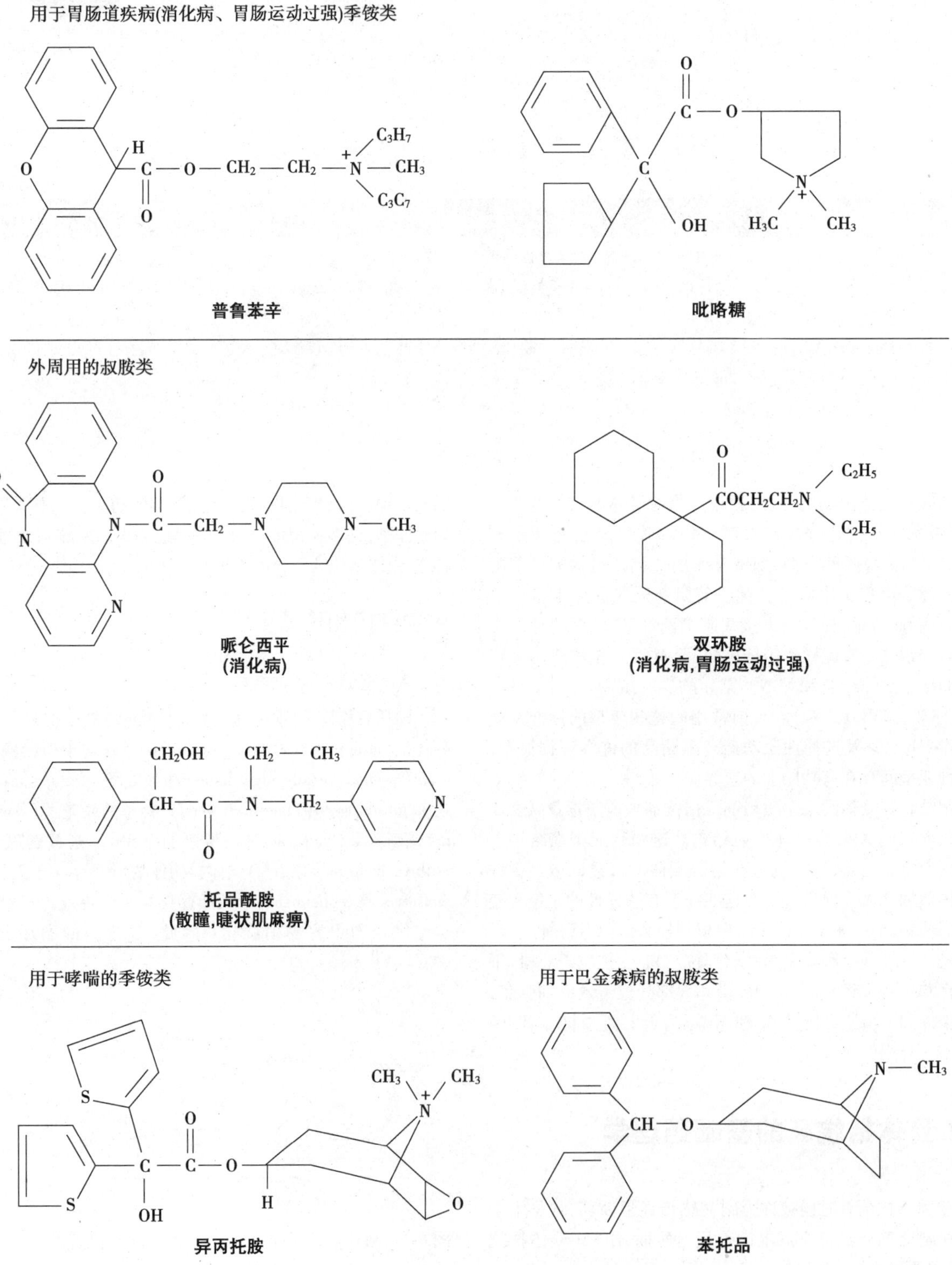

用于胃肠道疾病(消化病、胃肠运动过强)季铵类

普鲁苯辛

吡咯糖

外周用的叔胺类

哌仑西平
(消化病)

双环胺
(消化病,胃肠运动过强)

托品酰胺
(散瞳,睫状肌麻痹)

用于哮喘的季铵类　　　　　　用于巴金森病的叔胺类

异丙托胺　　　　　　苯托品

图 8-2　一些合成的和半合成的抗毒蕈碱类药物的结构

C. 分布

阿托品和其他叔胺类药物吸收后可在体内广泛分布,在 30 分钟到 1 个小时之内在中枢神经系统能达到明显的水平。在治疗外周疾病服用这些药物时,其 CNS 效应会降低它们的耐受剂量。东莨菪碱能快速、完全地分布于中枢神经系统,并具有较其他大多数 M-受体拮抗药更强的中枢神经系统作用。相反,季铵类衍生物则很少进入中枢,小剂量时几乎没有中枢神经系统作用。

D. 代谢和排泄

给药后,阿托品从血液中消除时出现快速消除和缓慢消除两个时相:快速消除的 $t_{1/2}$ 为 2 小时,缓慢消除的 $t_{1/2}$ 近 13 小时。大约 50% 以原型从尿中排出。其余的大部分在尿中以水解和结合产物的形式存在。除眼睛外,药物对所有器官的副交感功能的影响迅速降低,对虹膜和睫状肌的影响可持续 72 小时以上。

药效学

A. 作用机制

阿托品能可逆性(可克服的)阻断拟胆碱药对 M-受体的作用(第 2 章),也就是说,大剂量乙酰胆碱或等量 M-受体激动药能翻转小剂量阿托品的阻断作用。突变实验表明,七螺旋跨膜受体第三段中的天冬氨酸与乙酰胆碱的氮原子形成离子键。抗毒蕈碱药与 M-受体结合时也需要这个氨基酸。阿托品与 M 受体结合,能阻止三磷酸肌醇(IP3)释放,抑制 M-受体激动药活化的腺苷酸环化酶(第 7 章)。传统观点认为,M-受体拮抗药被视为是占领受体、阻止激动药结合的中性化合物。最近的证据表明,M 受体有基础活性,阻断乙酰胆碱作用的大部分药物是一种能使受体向失活状态平衡的反向激动药(第 1 章)。阻断 M-受体的药物都是反向激动药,包括阿托品、哌仑西平、苯海索、AF-DX 116、4-DAMP,异丙托胺、吡咯糖和东莨菪碱的甲基衍生物(表 8-1)。

M-受体拮抗药的效力随其作用的组织和药物的来源不同而有所不同。对阿托品最敏感的组织有唾液腺、支气管和汗腺。对胃壁细胞分泌胃酸的功能的影响最小。对于大多数组织,M-受体拮抗药阻断外源性胆碱受体激动药的作用比内源性释放的乙酰胆碱更有效。

阿托品对 M-受体有高度选择性,对 N-受体的作用强度远比 M-受体低,对非 M-受体的作用在临床上检测不到。

阿托品对 M_1、M_2 和 M_3 三种受体亚型的作用没有明显区别,而其他 M-受体拮抗药则对这些亚型中的一个或其他亚型有一定的选择性(表 8-1)。大多合成的 M-受体拮抗药与阿托品相比,其 M-受体选择性要差一些。例如:一些季铵类 M-受体拮抗药有明显的神经节阻断作用,有些还是有效的组胺受体拮抗药。其他药物,如抗组胺药和抗抑郁药,也有 M-受体阻断作用,它们对 M-受体各亚型的相对选择性还未被确定。

B. 系统器官作用

1. 中枢神经系统 在一般常用的临床剂量下,阿托品对

表 8-1 毒蕈碱受体及其拮抗药

性质	亚型		
	M_1	M_2	M_3
主要部位	神经	心脏、神经、平滑肌	腺体、平滑肌、内皮
系统优势效应	↑IP_3,↑DAG	↑cAMP,↑ K^+ 通道电流	↑IP_3,↑DAG
拮抗药	哌仑西平,替仑西平,双环维林[2],苯海索[3]	加拉明[1],美索曲明,AF-DX 116[4]	4-DAMP[4],达非那新,索菲纳新,奥昔布明,托特罗定
近似解离常数[5]			
阿托品	1	1	1
哌仑西平	25	300	500
AF-DX 116	2 000	65	4 000
达非那新	70	55	8

[1] 临床上用作阻断剂
[2] 临床上用作肠道抗痉挛药
[3] 临床上用于治疗帕金森病
[4] 只用于研究的化合物
[5] 相对于阿托品,解离常数与亲和力成反比

AF-DX 116:11-({2-[(二乙氨基)甲基]-1-哌啶}乙酰基)-5,11-二氢-6H-吡啶并-[2,3-b](1,4)苯二氮-6-酮 DAG:二酰甘油;IP_3:三磷酸肌醇;4-DAMP:4-二苯乙酰氧基-N-甲基哌啶

中枢神经系统,尤其延髓副交感神经中枢,有轻微的激动作用;对大脑有缓慢而持久的镇静作用。东莨菪碱的中枢神经系统作用更明显,在常用量下可以产生困倦嗜睡,对敏感个体还可产生健忘症。在中毒剂量下,东莨菪碱,在较小程度下阿托品,能引起兴奋、激动、幻觉以及昏迷。

具有中枢作用的 M-受体拮抗药能够减少帕金森综合征的震颤症状。含有阿托品的颠茄流浸膏是最早用来治疗这种病的药物之一,如第 28 章所述,帕金森病的震颤症状和僵硬状态可能是由于基底纹状体多巴胺能神经活动不足和胆碱能神经活动相对过剩的结果。因此,M-受体拮抗药和多巴胺的前体药物(左旋多巴)联合应用,有时能提供比单独应用其中任何一种药物更有效的治疗。

前庭功能紊乱,特别是晕动病,与 M-胆碱能神经传递有关。东莨菪碱能有效地阻止和逆转这些障碍。

2. 眼睛 瞳孔括约肌(图 6-9)发挥作用有赖于 M-受体活化,这些作用可被阿托品和其他叔胺类 M-受体拮抗药阻断,导致交感神经支配的扩大肌占优势而使**瞳孔散大**(图 8-3),在文艺复兴时期,扩大瞳孔被认为是一种满足美容的需要,也是将颠茄类植物及其有效提取物命名为 belladonna(意大利语:漂亮女士)的缘故,当时用其浸出物作为滴眼液。

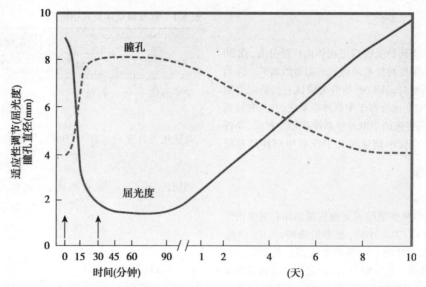

图 8-3　局部使用莨菪碱滴剂对正常人眼睛瞳孔直径（mm）和适应性调节（屈光度）的影响。第一滴 0.5% 的眼药在 0 时使用，第二滴在 30 分钟（箭头）时使用。反应为 42 眼的平均值。由图可见恢复得很慢

M-受体拮抗药的对眼睛的第二个重要作用是降低睫状肌的收缩性（或称睫状肌麻痹），睫状肌麻痹可以导致睫状肌调节能力丧失；完全阿托品化后，眼睛就不能聚焦于近物上（图 8-3），而视近物模糊。

瞳孔散大和睫状肌麻痹在眼科都很有用，但也有潜在的危险，因为瞳孔散大和睫状肌麻痹使前房角狭窄的患者产生急性青光眼。

M-受体拮抗药对眼睛的第三个重要作用是减少泪腺分泌，接受大剂量抗毒蕈碱药物后，患者偶尔会抱怨眼睛干涩或"沙"眼。

3. 心血管系统　窦房结对 M-受体拮抗药的非常敏感。中到高治疗剂量的阿托品，通过降低心迷走神经张力，自发搏动心脏的心率加快。然而，如前所述，小剂量阿托品常在外周迷走神经阻断作用出现之前，常先引起心动过缓（图 8-4），其原因是阿托品阻断了迷走神经节后纤维上的接头前 M_1 受体，限制

窦房结和其他组织释放乙酰胆碱。同样的机制对房室结也起作用，在迷走神经张力高的情况下，阿托品，通过阻断房室结的 M-受体，能明显缩短心电图的 PR 间期。心房肌上的 M-样作用同样能被阻断，但没有明显的临床意义，除了心房扑动和心房纤颤。在治疗剂量水平，抗毒蕈碱药物对心室的影响较小，因为心室受迷走神经调节的程度较小。在中毒剂量下，抗毒蕈碱药物能引起心室内传导阻滞，这可能是其局麻作用引起的。

大多数血管，除了胸腹部内脏的血管，几乎不直接受副交感神经的支配。然而，副将感神经兴奋能扩张冠状动脉，交感神经的胆碱能神经可引起骨骼肌，血管床的血管扩张（第 6 章），这种血管舒张作用可被阿托品阻断。几乎所有的血管内皮细胞都分布有介导血管舒张的 M-受体（第 7 章）。这些受体不受神经支配，且很容易被抗毒蕈碱药物阻断。在中毒剂量下，一些个体在正常剂量下，抗毒蕈碱药物引起皮肤血管扩张，特别是身体上部，但其作用机制不详。

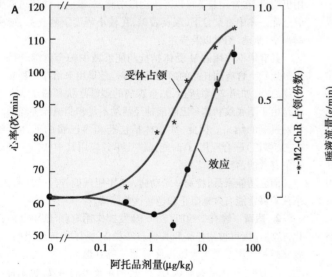

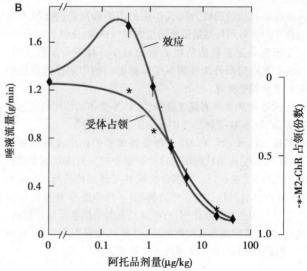

图 8-4　与受体占领比较增加阿托品剂量与受体占领对人心率（**A**）和唾液分泌（**B**）的影响。低剂量阿托品的拟副交感神经作用归因于阻断抑制乙酰胆碱释放的突触前毒蕈碱受体

阿托品对血流动力学正常患者心血管的净影响不是很明显,可能发生心动过速,但对血压影响很小。然而,直接作用型毒蕈碱激动药的心血管效应很容易终止。

4. 呼吸系统　呼吸道平滑肌和分泌腺受迷走神经支配,且含有 M-受体。给予阿托品后。甚至在正常人也能引起支气管的扩张和腺体分泌减少。对于患有呼吸道疾病的患者,这种作用会更明显,尽管在治疗哮喘时 M-受体拮抗药没有 β-肾上腺素能受体激动药那么有效(第 20 章)。非选择性抗毒蕈碱药对慢性阻塞性肺病(COPD)的有效性非常有限,因为它们阻断了节后副交感神经上的自体抑制性 M₂ 受体,对抗了通过阻断呼吸道平滑肌 M₃ 受体引起的支气管扩张。不过,对 M₃ 受体有选择性的看毒蕈碱药科用于部分哮喘和许多 CODP 的患者。

M-受体拮抗药依然具有一定的价值。此外,在吸入性麻醉剂使用之前,经常应用 M-受体拮抗药减少气管分泌物和防止喉部痉挛的发生或哮喘。但是,抗毒蕈碱药物对一些哮喘或 COPD 患者是有价值的。

在使用吸入性麻醉药之前,常用抗毒蕈碱药物减少气管分泌物蓄积以及发生喉痉挛的可能性。

5. 胃肠道　阻断 M-受体药对肠蠕动和一些分泌功能具有显著的影响。然而,由于胃肠功能还受局部激素和肠道神经丛的非交感神经元(第 6、62 章)调节,即使完全阻断 M-受体,也不能彻底消除胃肠系统的活动。与其他组织一样,M-受体拮抗药阻断外源性 M-受体激动药的作用比副交感神经(迷走神经)活动的作用更有效。自体抑制作用是一种负反馈机制,神经系统的乙酰胆碱通过这个机制抑制自身的释放。取消自体抑制作用可能解释抗毒蕈碱药物对内源性乙酰胆碱抑制效率低的原因。

抗毒蕈碱药物对唾液分泌有明显的影响,服用抗毒蕈碱药物治疗帕金森症或泌尿系统疾病的患者经常出现口干(图 8-5)。这些药物阻断胃液分泌的作用不太明显:胃酸、胃蛋白酶、黏蛋白分泌的量和总量都减少了,但需要使用大剂量的阿托品。阻断胃基础分泌的作用比阻断食物、尼古丁或酒精刺激的胃分泌更有效。哌仑西平和一个作用更强类似物替仑西平降低胃酸分泌的副作用比阿托品及其他选择性差的药物少。认为这是选择性阻断支配胃的迷走神经节细胞上的兴奋性 M₁ 毒蕈碱受体的结果,如它对 M₁ 的亲和力高于 M₃ 表明的那样(表 8-1)。不过,发现卡巴胆碱对敲除 M₁ 受体在动物的胃酸分泌有兴奋作用,说明这个作用涉及 M₃ 受体,而且哌仑西平对抗了卡巴胆碱的这种作用,表明哌仑西平是有选择性的,但对 M₁ 受体没有特异性。迷走神经对胃酸分泌的调节机制可能涉及多个毒蕈碱受体依赖性途径。哌仑西平及替仑西平正在美国研究。阿托品对胰腺和肠道分泌的影响不大,因为这些分泌过程主要由激素调节,而不是迷走神经。

M-受体拮抗药对胃到结肠的胃肠道平滑肌运动功能都有影响。一般能使内脏壁松弛,张力和推进性运动都减弱,因而胃排空时间延长,小肠的传送时间也相应延长;能平稳消除副交感神经拟似药过量所引起的腹泻,甚至非自主神经作用药物引起的腹泻也可被暂时控制。M-受体拮抗药引起的小肠"麻痹"是暂时的,小肠神经丛的局部调节机制一般在抗毒蕈碱药物治疗 1~3 天后至少可以重新建立起一些蠕动。

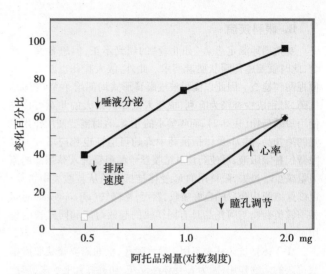

图 8-5　皮下注射阿托品对正常成年人唾液分泌、排尿速度(排空)、心率和眼调节的影响。注意:唾液分泌最敏感,眼调节最不敏感

6. 泌尿生殖道　阿托品及其他类似药物 M-受体阻断作用能使输尿管和膀胱壁的平滑肌松弛,排尿减慢(图 8-5)。这一作用对治疗由轻度炎症、手术或某些神经病变所引起的痉挛很有用,但对于患有前列腺增生的老年男性患者,则会加重尿潴留的症状(下一节:M-受体拮抗药的临床药理学)。M-受体拮抗药对子宫无明显影响。

7. 汗腺　阿托品抑制调节温度的出汗活动。受交感神经的胆碱能纤维支配外分泌汗腺,它们的 M-受体易于受 M-受体拮抗药的影响。对成年人,只在给予大剂量 M-受体拮抗药时才能使体温升高,但对于婴儿和儿童,甚至在普通剂量下也可能引起"阿托品热"。

■ M-受体拮抗药的临床药理学

治疗应用

M-受体拮抗药已经用于几个主要器官系统和治疗 M-受体阻激动药中毒。

A. 中枢神经系统

1. 帕金森病　如第 28 章所描述,治疗帕金森病(第 28 章)常应用多种药物进行治疗,因为还没有一种药物能单独对此病的整个过程都完全有效。被用于治疗帕金森病的大多数 M-受体拮抗药都是在使用旋多巴之前开发的,用以增加这种治疗的效果(表 28-1)。这些药物的应用伴随着如后面所述的诸多副作用,但这些药物仍然用于一些患者的辅助治疗。

2. 晕动病　某些前庭功能紊乱患者对 M-受体拮抗药(和具有 M-受体阻断作用的抗组胺药)有反应。东莨菪碱是最早用于防治晕船的药物之一,但依然和任何一种最新推出的此类药物一样有效,它可口服或注射给药,或透皮贴剂给药。贴剂可维持 24~48 小时的有效血药浓度水平。但以任何途径给药,在任何途径的有效剂量下一般都会引起明显的镇静和口干症状。

B. 眼科疾病

要精确地测定患者（如儿童）的屈光不正，但患者又不配合，此时就要施行睫状肌麻痹术。此外，散大瞳孔也能大大方便视网膜检查。因此以滴眼液或眼膏形式局部给予 M-受体拮抗药，对完成检查极为有利，成年人或年龄稍大的儿童可优先使用短效药物（表 8-2），而年龄小的儿童，有时需要使用作用较强的阿托品，但 M-受体拮抗药中毒的可能性也相应增加。以眼膏代替滴眼液，可使药物从结膜囊经鼻泪管进入鼻咽部的流失量减少。过去，眼科用的 M-受体拮抗药是从叔胺类中选择，以确保结膜用药后的良好吸收，然而，格隆铵（glycopyrrolate）这种季铵类药物与阿托品具有同样快的起效时间和同样长的作用时间。

M 受体拮抗药从来不用于散大瞳孔，除非需要睫状肌麻痹或持久的药物作用，因为 α-受体激动药，如去氧肾上腺素，所产生的短时扩瞳作用，足以满足眼底镜检查的要求（第 9 章）。

M 受体拮抗药在眼科的第二种用途是防止眼色素层炎和虹膜炎患者的粘连的形成。长效制剂，尤其如后马托品对此适应证有治疗作用。

表 8-2　用于眼科的抗毒蕈碱类药物

药物	作用时间（天）	常用浓度（%）
阿托品	5~6	0.5~1
东莨菪碱	3~7	0.25
后马托品	1~3	2~5
环苯妥	1	0.5~2
托品酰胺	0.25	0.5~1

C. 呼吸系统疾病

当用乙醚等进行麻醉时，阿托品被用作常规术前给药的一部分，因为麻醉药物的刺激会引起呼吸道分泌物明显增多，并且经常伴有喉痉挛。麻醉前应用阿托品或东莨菪碱可以预防这些危险的作用。东莨菪碱在外科手术或产科分娩过程中应用时，还会引起记忆缺失，被认为是一种非常可取的副作用。另一方面，手术后应用 M-受体拮抗药，会明显加重尿潴留和胃肠运动不足。随着新的高效、无刺激性的吸入麻醉药如氟烷和氟甲氧氟烷的出现，麻醉前使用 M-受体拮抗药已经没有必要。

COPD 是一种常发生在老年患者中的疾病，特别是长期吸烟者，大多数这样的患者得益于支气管扩张药，特别是抗毒蕈碱受体药物**异丙托铵、噻托溴铵和阿地溴铵**（图 8-2）等合成的阿托品类药，都被用于 COPD 的吸入性药。气溶胶最大的优势是能提高支气管靶组织浓度，减少系统性影响。此种应用在第 20 章详细讨论。与异丙托铵相比较，噻托溴铵和克利溴铵扩张支气管的作用更长，因为它们从 M_3 受体上节日的速度较慢，它们的消除半衰期为 5~6 天；每天给药一次，达到削减稳态浓度的时间约 25 天。噻托溴铵能降低慢性阻塞性肺病恶化的发生率，而且在运动耐受性增加时对辅助肺功能康复很有用。在大多数

哮喘患者中出现的极度活跃的神经支气管收缩反射是由作用于支气管平滑肌细胞毒蕈碱的受体的迷走神经介导的。异丙托铵和噻托溴铵也用作吸入性哮喘药物。

D. 心血管病

明显的迷走神经兴奋有时伴随心肌梗死性疼痛（如血管迷走神经发作），并可能抑制窦房结或房室结功能，使心排血量下降。对于这种情况，经非胃肠道途径给予阿托品或类似的 M-受体拮抗药进行适当的治疗。偶尔有的人没有其他可察觉到的心脏疾病，但颈动脉窦反射增强，并出现虚弱甚至昏厥，这是由于压迫了颈部，如紧扣衣领压迫颈动脉窦，引起反射性迷走神经兴奋的结果。对这些人应该明智地选用阿托品或相关的 M-受体拮抗药治疗。

其他方面的病理生理学也会影响毒蕈碱受体的活性。在一些与特发性扩张型心肌病患者和由原生物克氏锥虫引起的 Chagas 病困扰的患者的循环中已发现了对心脏 M_2 胆碱受体的第二胞外环有作用的自身抗体。Graves 病（甲状腺功能亢进）患者也有可能引起心房纤颤的自身抗体。这些抗体对心脏产生的拟副交感神经作用可以用阿托品预防。对于用 M_2 受体第二胞外环肽抗体免疫的动物，这个自身抗体是一种 M_2 受体的变构调节物质。虽然还不知道它们在心脏病病理学中的作用，这些抗体应该能为 M_2 受体活化的分子基础提供线索，因为它们的作用位点不同于乙酰胆碱结合的立体结构位点（第 2 章）。

E. 胃肠疾病

M-受体拮抗药现在在美国很少用于消化性溃疡并的治疗（第 62 章）。在治疗一般的旅行性腹泻和其他轻微的或自限性胃肠运动过度状态时，M-受体拮抗药能够缓解一些症状，但常常与一种极有效的鸦片样止泻药合用。然而，在这种联合应用中，使用剂量非常小的 M-受体拮抗药的作用主要是为了达到不鼓励鸦片样物质滥用的目的。经典的办法是以将阿托品与哌替啶的同类物地芬诺酯合用，其片剂和液体剂形式有许多商品名（如 Lomotil）（第 62 章）。

F. 泌尿系统病

阿托品和其他 M-受体拮抗药在治疗轻度的膀胱炎症引起的尿急时被用于缓解症状（表 8-3）。对于细菌性膀胱炎，特异性的抗菌药治疗很有必要。人类的膀胱优势表达 M_2、M_3 受体，而 M_3 亚型介导激活膀胱收缩。与胃肠道平滑肌一样，M_2 亚型直接抑制去甲肾上腺素和肾上腺素介导的膀胱松弛。

尿道上皮（尿路上皮里衬的）、传入神经以及膀胱逼尿肌的乙酰胆碱受体为抗毒蕈碱药物治疗膀胱过动症提供了广阔的基础。奥昔布宁对 M_3 受体有选择性，它可用于缓解泌尿外科手术后的膀胱痉挛，如前列腺切除术，对减少神经系统疾病患者的无意识排尿非常有价值，比如儿童脊髓脊膜突出症。对这类患者口服或膀胱导管灌输奥昔布宁可以提高膀胱容量和自制力，并减少感染和肾脏损伤。经皮给予奥昔布宁或口服其缓释剂可以减少每天的用物药次数。**托斯氯胺**是一种非选择性 M 受体拮抗药，已经批准用于临床，它的疗效和副作用与奥昔布宁相当。最近批准的**达非那新和索利那新**对 M_3 受体的选择性比托斯氯胺或奥昔布宁更强。达非那新和索非纳新的优点是半衰期

长,每天只需给药一次。托特罗定和非索罗定对 M_3-受体有选择性,都可以用于成年尿失禁患者,它们有很多索非纳新和达非那新的优点,而且可制成缓释片。新的和作用时间长药物的方便不再需要改进其整体有效性或减少副作用,如口干。**丙哌维林**是一种较新的抗毒蕈碱药,在欧洲已经批准用于治疗尿失禁,而在美国还没有。另一种治疗对 M-受体拮抗药无反应的尿失禁的药物是膀胱导管注射肉毒杆菌毒素 A。据报道,肉毒杆菌毒素 A 治疗一次,通过干扰神经元乙酰胆碱和 ATP 的共同释放,可以减少尿失禁几个月(图6-3),通过 ATP 阻断尿道上皮感觉神经的活动可能是这种效应的大部分原因。肉毒杆菌毒素目前已经批准用于对抗毒蕈碱药物不能耐受或者无效的患者。

表8-3 用于胃肠道和泌尿生殖系统的抗毒蕈碱药物

药物	常用剂量
季铵类	
甲溴辛托品	50mg tid
可利啶	2.5mg tid~qid
胃长宁	1mg bid~tid
异丙胺	5mg bid
甲哌佐酯	25~50mg qid
甲基东莨菪碱	2.5mg qid
奥芬铵	5~10mg qid
丙胺太林	15mg qid
曲司氯铵	20mg bid
叔胺类	
阿托品	0.4mg tid~qid
达非那新	7.5mg qd
双环维林	10~20mg qid
奥昔布宁	5mg tid
东莨菪碱	0.4mg tid
索利那新	5mg qd
托特罗定	2mg bid

三环类抗抑郁药**丙咪嗪**具有很强的抗毒蕈碱作用,它被长期用于减少习惯性老年尿失禁患者,具有中等的作用强度,但有明显的 CNS 毒性。

抗毒蕈碱药物还被用于尿石症,以缓解尿石通过时引起的尿道平滑肌痉挛所致的疼痛。

G. 胆碱能中毒

严重胆碱能药物过量是一种医疗紧急事故,尤其在广泛使用胆碱酯酶抑制剂杀虫剂和传统上经常食用野生蘑菇的农村地区。此外,胆碱酯酶抑制剂就是化学武器"神经毒气",由于在战争中有使用的潜在可能,因此,对于此类化合物急性中毒的解救方法应该有所了解(第58章)。

1. M-受体拮抗药治疗——胆碱酯酶抑制药的 N 样作用和 M 样作用都可危及生命。不幸的是,还没有直接阻断胆碱酯酶抑制药 N 样作用的方法。因为 N 受体激动药和拮抗药都可引起传导阻滞(第27章)。至于逆转 M 样作用,则必须使用叔胺(而不是季铵)类药物(首选阿托品),以治疗有机磷酸酯类抑制药的中枢神经系统作用及外周作用。对抗作用极强的对硫磷和化学战神经毒气这类化合物的 M 样作用需要用大剂量阿托品;静脉给予 1~2mg 阿托品硫酸盐,每间隔 5~15 分钟给药一次,直到有效体征(口干和瞳孔缩小逆转)出现。必须多次重复给药,因为胆碱酯酶抑制药的急性效应作用可持续 24~48 小时或更长。在这种危及生命的时刻,阿托品的用量在理论上没有限制。为了完全控制 M-受体激动药过量所产生的症状,每天需要使用 1g 阿托品,并长达 1 个月。

2. 胆碱酯酶复活药——第二类能够使胆碱酯酶从有机磷-胆碱酯酶复合物中复活的、由取代肟基组成的化合物也可以用于救治有机磷酸酯中毒。这些肟类化合物包括**解磷定**(PAM)、丁酮肟(DAM)等。

有机磷类引起胆碱酯酶活性部位丝氨酸 OH 磷酸化。肟基(=NOH)对磷原子有非常高的亲和力,因此它与可以竞争丝氨酸 OH。如果有机磷-胆碱酯酶复合物没有发生"老化",这些肟类化合物就能够水磷酸化得胆碱酯酶解,从磷酸-胆碱酯酶复合物恢复酶的活性(第7章)。解磷定和双复磷不能反转有机磷中毒的中枢效应,因为它们都是带阳性电荷的、阻止进入中枢季铵基团。是在人体研究最广泛的药物,并且是在美国唯一用于临床上的药物。解磷定恢复骨骼肌神经肌肉接头有关的胆碱酯酶的活性最有效,但不能恢复有机磷中毒的中枢作用,因为带有正电荷,解磷定不能进入 CNS。另一方面,动物实验研究结果显示,丁酮肟能够通过血脑屏障,而复活中枢神经系统的胆碱酯酶。

解磷定　　　　丁酮肟

解磷定可经静脉输入,每 15~30 分钟给予 1~2g。尽管有机磷酸酯——胆碱酯酶复合物有可能老化,但最近的研究显示,连续数天多次使用解磷定可能还对中毒严重者有效。超剂量应用解磷定时,可能产生神经肌肉无力以及其他的一些副作用。解磷定不能用于逆转氨基甲酸酯类胆碱酯酶抑制药引起的中毒症状。有关胆碱酯酶抑制药中毒更详细的处理在第58章讨论。

第三种对抗胆碱酯酶抑制药过量中毒的方法是,预先用中效胆碱酯酶抑制药防止更长效胆碱酯酶抑制药与胆碱酯酶结合。这种预防性给药方法可由吡啶斯的明完成,但只用于预期可能会有致命性中毒存在的情况下,如化学战时(第7章)。同时还应使用阿托品控制过多的 M-样效应。

毒蕈中毒在传统上有两种类型:速发型和迟发型。速发型中毒常在食入毒蕈后 30 分钟至 2 小时内发生,可以由各种毒素引起,其中一些只是简单地上腹部不适,另一些可能会有戒酒硫样效应,有些引起幻觉,少数蘑菇(如丝盖伞属)可以产生毒蕈碱过多样症状：恶心、呕吐、腹泻、血管扩张、出汗、流涎，有时还出现支气管痉挛。非胃肠道给予阿托品 1~2mg，可以有效地处理这样的中毒。尽管它的名字好听，捕蝇蕈（*Amanita muscaria*）中不仅含有毒蕈碱（以蕈类名称命名的生物碱），而且还有许多其他生物碱，包括具有 M-受体阻断作用的一些化合物。摄入捕蝇蕈常产生阿托品中毒样症状，而不是毒蕈碱过多的症状。

迟发型毒蕈中毒一般是由鹅膏毒蕈（*Amanita autumnalis*）、毒芹（*A virosa*）、秋生盔孢子（*Galerina autumnalis*）以及扁乳节藻（*G marginata*）引起，进食后 6~12 小时出现最初症状，尽管最初症状一般包括恶心、呕吐，然而最主要的毒性来自于鹅膏毒蕈肽抑制 RNA 聚合酶所产生的肝脏和肾脏的细胞损伤。这种形式的毒蕈中毒，阿托品无治疗价值（第 58 章）。

H. 其他应用

M-受体拮抗药有时会用于多汗症（过度出汗）的治疗，但最多只是对症状的不完全缓解，这可能是由于通常涉及大汗腺（顶浆分泌腺）比（外分泌腺）小汗腺更多的缘故。

副作用

由于 M-受体拮抗药的作用很广泛，用阿托品及其同类药物治疗某一器官的疾病时，几乎常常引起对其他系统器官产生不希望有的作用。因此，当用 M-受体拮抗药减少胃肠道分泌或运动时，瞳孔散大和睫状肌麻痹就是其副作用，虽然这种副作用在眼科应用中是所需要的治疗作用。

在较高浓度，阿托品可阻断所有副交感神经功能，这可从前面述及的器官系统作用所预知。但对于成年人，阿托品也是非常安全的。自杀企图是阿托品中毒的一个原因，但多数中毒是由于试图用其诱发幻觉而发生的。中毒的个体表现为口干、瞳孔散大、心率加快、烘热和皮肤潮红、焦虑不安、精神错乱，并可持续长达一周，体温常被升高。这些症状可用一个谚语记忆：干（口干）如干旱、盲（散瞳、视力模糊）如蝙蝠，红（血管舒张、潮红）如甜菜，神态（迷茫谵妄）如疯狂[1]。

不幸的是，儿童尤其是婴儿对阿托品的体温升高作用极其敏感。尽管有偶然给予超过 400mg 剂量也曾有被救治康复的记录，但也有给予少至 2mg 就引起死亡的教训。因此，对于婴儿或儿童，超剂量使用阿托品时，被认为是极其危险的事情。

超量使用阿托品或其他同类药物后，一般应根据症状进行处理（第 58 章），在过去，毒物控制专家鼓励使用毒扁豆碱和其他胆碱酯酶抑制药扭转阿托品过量的影响，因为对症处理更有效，而且没有危险性。当毒扁豆碱被认为很有必要时，应小剂量缓慢静脉注射（成人 1~4mg，儿童 0.5~1mg）。对症治疗可能需要冷敷以控制体温，用安定控制癫痫发作。

大剂量季铵类 M-受体拮抗药引起的中毒与副交感神经阻断产生的所有外周作用有关，但很少或没有阿托品的中枢神经系统作用。然而，这些极性更强的药物可能还会引起明显的神经节阻断，并产生直立性低血压（下文）。如果有必要，治疗时可选用季铵类胆碱酯酶抑制药如新斯的明处理 M-样作用。控制低血压可能会需要给予类交感神经药，如去氧肾上腺素。

---

[1] 原文为 dry as a bone, blind as a bat, red as a beet, mad as a hatter，中文翻译时为方便理解略做修改

最近的证据表明，一些具有中枢抗毒蕈碱作用的药物（三环类抗抑郁药、选择性五羟色胺重吸收抑制药和抗抑郁药）损害了老年患者的记忆与认知能力。

禁忌证

M-受体拮抗药的禁忌证是相对的，而不是绝对的。M 样作用过多，特别是由胆碱酯酶抑制药所引起的 M 样作用，一般用阿托品治疗。

M-受体拮抗药禁用于光眼患者，尤其是闭角型青光眼。甚至中等剂量全身应用也可能加重前房较浅患者的角度闭合（和急性青光眼）。

对于老年男性，使用 M-受体拮抗药时应该小心谨慎，避免用于有前列腺增生史的患者。

由于 M-受体拮抗药能延长胃排空时间，有可能加重胃溃疡患者的症状。因此，治疗胃溃疡时应选用 H₂ 组胺受体拮抗药和其他药物（第 62 章），而非选择性 M-受体拮抗药从来不用于治疗胃酸分泌过多类疾病。

■ 神经节阻断药的基础与临床药理学

神经节阻断药能阻断乙酰胆碱及其类似于对交感和副交感自主神经节神经元烟碱受体的激动药作用。其中有些药物也阻断由 N-受体控制的离子通道。由于能够阻断所有自主神经的传出，因此，神经节阻断药依然很重要，并且在药理学和生理学研究中广为应用。然而，由于缺乏选择性，神经节阻断药可产生一些广泛地、不需要的药理作用，因而限制在临床上应用。

化学和药动学

所有重要的神经节阻断药都是合成的胺类化合物。首先发现被认为有神经节阻断作用的是**四乙铵**，它的作用时间很短暂。**六甲双铵（"C6"）**是第一个被开发并引入临床的有效的抗高血压药物。如图 8-6 所示，N-受体激动药乙酰胆碱与 N-受体拮抗药四乙铵和六甲双铵的结构之间存在明显的相关性。有趣的是，六甲双胺的类似物十烃季铵，即"C10"，是一个有效的除极化型神经肌肉拮抗药。

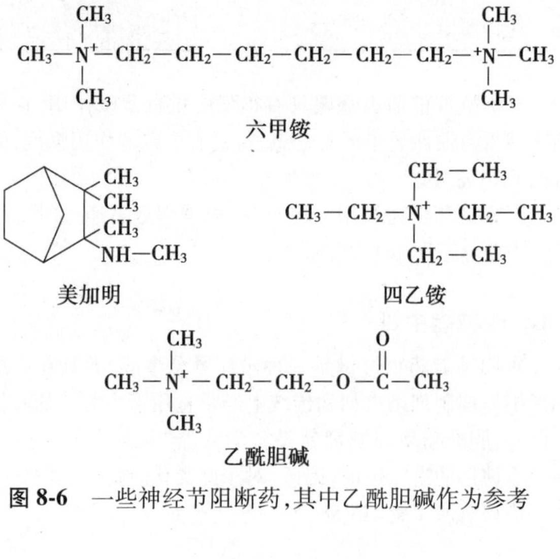

图 8-6　一些神经节阻断药，其中乙酰胆碱作为参考

美加明是一种仲胺，它被开发用于提高胃肠道吸收的程度和范围，由于季铵类神经节阻断化合物口服吸收差，且不稳定。**咪噻酚**是一种作用时间短的极性神经节阻断药，在临床上不能长期使用。

药效学

A. 作用机制

与骨骼神经肌肉接头一样，神经节的 N 受体易于产生除极化型和非除极化型阻断（第 7、27 章）。烟碱本身、氨甲酰胆碱，甚至乙酰胆碱（如果被胆碱酯酶抑制药将其作用放大）都能够产生除极化型神经节阻断。

现在用作神经节阻断药被分为非去极化竞争性拮抗剂。增加激动剂的剂量如乙酰胆碱，可以克服其作用。然而，六甲双铵产生的大部分阻断作用实际上是通过占领部位或在烟碱例子通道，而不是占领胆碱受体本身。

B. 器官系统作用

1. 中枢神经系统——与季铵类药物和咪噻酚不同，美加明能透过血脑屏障脑屏，易于进入中枢神经系统。据报道，美加明能产生镇静、震颤、舞蹈样运动和精神错乱。

2. 眼——由于睫状肌主要受副交感神经系统支配。神经节阻断药可引起睫状肌麻痹，使其失去调节适应能力。而虹膜由于同时接受交感神经（瞳孔放大）和副交感神经（瞳孔缩小）支配，因此，对瞳孔的作用不易预测。一般情况下，副交感神经在这一组织占优势。因此，神经节阻断药通常可引起瞳孔适度扩大。

3. 心血管系统——血管主要由交感神经系统的血管收缩纤维支配。因此，神经节阻断可引起小动脉和静脉血管张力的降低，使血压迅速下降，因为外周血管阻力减小，回心血量也减少（图 6-7）。由于体位反射被阻断，低血压症状在直立时表现尤其明显（直立性或体位性低血压）。

神经节阻断药对心脏的影响包括心脏收缩力降低，并出现中等程度的心动过速，因为窦房结通常受副交感神经系统支配。

4. 胃肠道——胃酸分泌减少，但不足于有效地治疗消化性胃部疾病。胃肠道运动明显被抑制，而出现明显的便秘。

5. 其他系统——泌尿生殖系统平滑肌的正常功能部分依赖于自主神经的支配。因此，神经节阻断药能引起小便不畅，使前列腺增生患者的尿潴留加重。中等剂量的神经节阻断药妨碍射精和勃起，使性功能减退。

神经节阻断药减少体温调节性出汗，降低发汗的体温调节功能。但除了环境温度过高会使体温升高以外，神经节阻断药产生的体温过高并不会对身体产生明显影响，由于皮肤血管扩张常不足以维持正常体温。

6. 对传出神经系统药物作用的影响——接受神经节阻断药治疗的患者对作用于 M-受体、α-、β-肾上腺素能受体的传出神经药物的作用完全有反应，因为这些效应细胞的受体没有被阻断，因此，应用神经节阻断药后，作用于自主神经系统的药物作用不受影响。实际上，其作用可被放大，甚至出现相反的作用（如去甲肾上腺素可引起心动过速而不是心动过缓）。因为正常情况下，通过对自主神经系统进行反射性平衡调节的机制被阻断。

临床应用和毒性

由于选择性更强的自主神经拮抗药的应用，神经节阻断药已经不再被使用。美加明能阻断中枢的 N-受体，并可能提倡用作烟碱透皮贴剂的佐剂，以减少企图戒烟患者对烟碱的欲望。神经节阻断药的毒性限于前面所述的自主神经系统作用。对大多数患者来说，这些作用一般均难以忍受，除非紧急应用。

摘要：具有抗胆碱作用的药物

亚类	作用机制	效应	临床应用	药代学、毒性、相互作用
抗运动病药物				
● 东莨菪碱	对 CNS 的作用机制不明	减少眩晕、术后恶心呕吐	预防晕车和术后恶心呕吐	用于晕车的贴剂 ● IM 注射用于术后 ● 毒性：心动过速、视物模糊、口干、精神错乱 ● 相互作用：与其他抗毒蕈碱药物有相互作用
胃肠道病				
● 双环维林	竞争性拮抗 M_3 受体	减少内脏平滑肌和分泌腺的活动	过敏性肠道综合征和轻度痢疾	可用于口服和非肠道形式 ● $t_{1/2}$ 短，但作用能持续 6h 以上 ● 毒性：心动过速、意识模糊、尿潴留、增加眼内压 ● 相互作用：与其他抗毒蕈碱药物有相互作用

续表

亚类	作用机制	效应	临床应用	药代学、毒性、相互作用
● 莨菪碱:作用时间较长				
● 胃长宁:与双环维林相似				
眼科				
● 阿托品	竞争性拮抗所有 M 受体	引起瞳孔散大和睫状肌麻痹	视网膜检查,防止术后粘连	用作滴剂 ● 作用时间长(5~6d) ● 毒性:提高闭角型青光眼的眼压 ● 相互作用:与其他抗毒蕈碱药物有相互作用
● 后马托品:作用时间短(12~24h)				
● 环苯妥:作用时间短(3~6h)				
● 托品酰胺:作用时间最短(15~60分钟)				
呼吸系统[哮喘,慢性阻塞性肺病(COPD)]				
● 异丙托铵	竞争性、非选择性拮抗 M 受体	减少和预防支气管痉挛	预防和缓解急性支气管痉挛发作	气溶罐,一日四次 ● 毒性:口干、咳嗽 ● 相互作用:与其他抗毒蕈碱药物有相互作用
● 噻托铵:作用时间长;每天一次				
泌尿系统				
● 奥昔布宁	非选择性 M 受体拮抗药	降低逼尿肌张力、痉挛	严重尿失禁;术后痉挛	口服、静脉注射、贴剂 ● 毒性:心动过速、便秘、增加眼内压、口干 ● 贴剂:瘙痒症 ● 相互作用:与其他抗毒蕈碱药物有相互作用
● 达非那新、索利那新、托特罗定:对 M_3 受体有相对高选择性的叔胺类药物				
● 托司氯铵:较少 CNS 作用的季铵类药物				
胆碱能药物中毒				
● 阿托品	非选择性、竞争性拮抗中枢和外周的所有 M 受体	阻断毒蕈碱类药物进入外分泌腺,心脏和平滑肌	严重胆碱酯酶抑制剂中毒的强制解毒药	静脉滴注,直至抗毒蕈碱体征出现 ● 只要必要,可以连续用药 ● 毒性:只要 AChE 抑制作用存在,其毒性作用无关紧要
● 解磷定	对磷原子有非常高的亲和力,但不能进入中枢	恢复 AChE 活性;能缓解骨骼肌和终板阻滞	常用于 AChE 抑制剂中毒的早期解毒(48h)	每 4~6h 静脉注射一次 ● 毒性:过量能引起肌无力

AChE:胆碱酯酶;CNS:中枢神经系统;COPD:慢性阻塞性肺病

制剂

通用名	制剂	通用名	制剂
抗毒蕈碱样抗胆碱能药*		甲基东莨菪碱	仿制药,Pamine
阿托品	仿制药	奥昔布宁	仿制药,Ditropan
颠茄生物碱,提取物或酊剂	仿制药	丙胺太林	仿制药,Pro-Banthine,其他
肉毒杆菌毒素 A	保妥适	莨菪碱	
可利定	仿制药,Quarzan,其他	口服	仿制药,
环苯妥	仿制药,Cyclogyl,其他	眼部	Isopto Hyoscine
达非那新	Enablex	经皮	Transderm Scop
双环维林	仿制药,Bentyl,其他	索非纳新	Vesicare
非索罗定	Toviaz	噻托溴铵	Spiriva
黄酮哌酯	仿制药,Urispas	托特罗定	仿制药,Detrol
胃长宁	仿制药,Robinul	托品酰胺	仿制药,Mydriacyl Ophthalmic 其他
后马托品	仿制药,Isopto Homatropine,others	托司氯胺	仿制药,Spasmex,Sanctura
l-莨菪碱	Anaspaz,Cystospaz-M,Levsin,others	**神经节阻断药**	
异丙阿托品	仿制药,Atrovent	美甲明	Inversine
甲哌唑酯	Cantil	**胆碱酯酶复活药**	
		解磷定	仿制药,Protopam

* 用于抗帕金森病的抗毒蕈碱类药物列于第 28 章

案例思考答案

JH 的症状常见于前列腺切除术以缓解膀胱尿流梗阻的患者。急迫性尿失禁常发生在前列腺肥大引起的逼尿肌不稳定的患者。应告知他,尿失禁和尿频问题可随着前列腺切除术后的时间推移、膀胱逼尿肌失稳消除而减轻。JH 还可以每日服用一次延时释放剂妥特罗定(4mg/d)或奥昔布宁(5~10mg/d)帮助他缓解症状。也可以用含奥昔布宁(3.9mg/d)透皮片。

(张殿增 罗璇 译 邱培伦 校 金有豫 审)

参考文献

扫描本书二维码获取完整参考文献。

第 9 章

肾上腺素受体激动药和拟交感神经药

Italo Biaggioni,MD,& David Robertson,MD*

案例思考

一位 68 岁的老人主诉说他站立时头晕目眩,在饭后和炎热的环境中常加重。这个症状大约开始于 4 年前,而且一直在缓慢地发展,以至于发展到残障的程度。他曾经突然昏倒了好几次,但跌倒后意识总是很快就恢复。症状回顾显示,他的便秘症状轻微加重,尿潴留与前列腺大小不成比例,并且出汗减少了。他原本是健康的,无高血压、糖尿病、帕金森氏症等病史。因为有尿潴留,医生给他使用了 α_1 拮抗药坦索罗辛,但他因为日渐恶化的直立性低血压而不能耐受。体格检查发现他的仰卧位血压为 167/84mmHg,站立位为 106/55mmHg。

考虑到直立性低血压的程度代偿性心率增加(84~88bpm)明显不足。其他体格检查没有发现明显的周围神经病变或帕金森病的体征。实验室检查结果为阴性,除了血浆去甲肾上腺素水平低(98pg/ml,以他的年龄,正常值应该在 250~400pg/ml)外。根据临床表现,缺乏能够诱导直立性低血压的药物和与自主神经病变相关的一般疾病(如糖尿病、帕金森病),诊断为单纯性自主神经衰竭。对这个患者使用拟交感药物时应该注意什么?这类药物可以用于他的治疗吗?

交感神经系统几乎是所有器官系统的一种重要调控器,对血压的调节特别明显。如前所述示的案例研究,自主神经系统对维护正常的血压至关重要,即使在相对小的应激急情况下(比如站立位的重力应激),也是如此。

交感神经兴奋的最终效果是由神经终端释放的去甲肾上腺素所介导,然后,释放的去甲肾上腺素激活神经节后位点的肾上腺素受体(第 6 章)。同时,对各种各样的刺激(诸如应激)的反应,肾上腺髓质释放肾上腺素,经血液输送到目标组织而产生作用。换句话说,肾上腺素是一种激素,而去甲肾上腺素是一种神经递质。

模仿肾上腺素和去甲肾上腺素作用的药物通常称作**拟交感神经药物**。根据拟交感神经药物作用的模式以及激活受体的范围对其进行分类。一些拟交感药物(如去甲肾上腺素和肾上腺素)是肾上腺素受体的直接激动药,就是说,它们能直接作用于肾上腺素受体,并激活这些受体。一些拟交感神经药物是肾上腺素受体的间接激动药,因为它们的作用依赖于它们增加内源

儿茶酚胺作用的能力。这些间接作用的拟交感神经药物可能有两种不同的机制:或者是①置换肾上腺素能神经末梢已储存的儿茶酚胺(比如酪胺的作用机制);或者是②通过或者(2a)抑制已经释放的儿茶酚胺的在摄取或者(2b)组织去甲肾上腺素的代谢(单胺氧化酶和儿茶酚胺-O-甲基转移酶抑制剂)而减少已经释放的儿茶酚胺的清除(比如可卡因和三环类抗抑郁药的作用机制)。有些药物具有直接作用和间接作用两种方式。这两种类型的拟交感神经药物(与受体直接作用和间接作用)终究会激活肾上腺素受体,导致一些或全部具有内源性儿茶酚胺特征的作用。

直接作用于受体的激动药的药理作用取决于其给药途径、它们与肾上腺素受体亚型的相对亲和力以及相应受体亚型在目标组织的表达量。间接作用的拟交感神经药物的药理作用取决于交感神经的活性和去甲肾上腺素储存和释放的状况。

---

* 作者感谢 Vsevolod Gurevich 和 Randy Blakely 博士的评论

■ 拟交感神经药物作用的分子药理学

细胞表面的受体介导儿茶酚胺的作用。肾上腺素受体是典型的 G 蛋白偶联受体(GPCRs,第 2 章)。该受体蛋白有一个细胞外 N-末端和一个细胞内的 C 端,穿越细胞膜七次(跨膜区)形成三个胞外环和三个胞内环(图 9-1)。它们与调节各种效应蛋白的 G 蛋白偶联。每个 G 蛋白是一种由 α、β 和 γ 亚基组成的异三聚体。G 蛋白的分类基于其独特的 α 亚基。对肾上腺素受体功能特别重要的 G 蛋白包括腺苷酸环化酶的兴奋性 G 蛋白 Gs、腺苷酸环化酶的抑制性 G 蛋白 Gi 以及 α 受体与磷脂酶 C 偶联的 G 蛋白 G_q 和 G_{11}。儿茶酚胺活化的 G 蛋白偶联受体促进二磷酸鸟苷(GDP)与同族 G 蛋白的 α 亚基分离。然后,三磷酸鸟苷(GTP)与这个 G 蛋白结合,α 亚单位与 β-γ 亚基解离。被激活的结合有 GTP 的 α 亚基调节其效应器的活动。肾上腺素受体激活的 α 亚基的效应器包括腺苷酸环化酶、cGMP、磷酸二酯酶、磷脂酶 C 和离子通道。与 GDP 和磷酸盐结合的 GTP

水解后,α 亚基被灭活。随后,α 亚基与 β-γ 亚基重新结合。β-γ 亚基有更多的独立的作用,作用于不同的效应器,如离子通道和酶。

最初用药理学方法鉴别肾上腺素 α 受体的特征,得到的效价强度依次为肾上腺素 ≥ 去甲肾上腺素 ≫ 异丙肾上腺素;对 β 受体的效价强度依次为异丙肾上腺素>肾上腺素 ≥ 去甲肾上腺素。选择性拮抗药的开发显示,这些受体有亚型存在,并最终通过分子克隆鉴别。我们现在知道的由独特基因编码的受体亚型列于表 9-1。

同样,内源性儿茶酚胺多巴胺可以产生各种它与特定的多巴胺受体相互作用而介导的生物效应(表 9-1)。这些受体与 α、β 受体截然不同,而且在大脑中以及内脏和肾血管特别重要(第 21、29 章)。分子克隆已经发现了几种不同的编码五种多巴胺受体亚型的基因:两种 D_1-样受体(D_1 和 D_5)和三个 D_2-样受体(D_2、D_3、D_4)。更多的复杂性是由于 D_2-样受体基因的编码区域内存内含子,使这个重要受体亚型的外显子进行选择性剪接。人类的 D_4 受体基因有着广泛的多态性变异。这些受体亚型对于了解新型抗精神病药的疗效和副作用有重要的意义(第 29 章)。

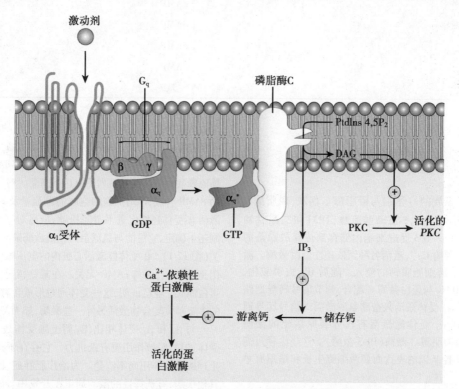

图 9-1　激活 α_1 受体的反应。儿茶酚胺激活 α_1 受体导致 Gq-偶联蛋白活化。这个 G 蛋白活化的 α 亚基(αq*)激活效应器磷脂酶 C,导致磷脂酰环己六醇 4,5 二磷酸(PtdIns 4,5 P_2)释放 IP_3(肌醇 1,4,5-三磷酸)和 DAG(二酰甘油)。IP_3 刺激隐藏储存的钙释放,导致细胞质内 Ca^{2+} 浓度增加。Ca^{2+} 再激活 Ca^{2+} 依赖性蛋白激酶,从而使其底物磷酸化。PKC,DAG 激活蛋白激酶 C。GTP,三磷酸鸟苷;GDP,二磷酸鸟苷。激活 α_1-受体的其他效应见正文

表 9-1　肾上腺素能受体的类型和亚型

受体	激动药	拮抗药	G 蛋白	效应	染色体上的基因
α₁ 型	去氧肾上腺素	哌唑嗪	Gq	↑IP₃、DAG 通用于所有 α₁ 型受体	
α₁ₐ		坦索洛新			C8
α₁ᵦ					C5
α₁ᴅ					C20
α₂ 型	可乐定	育亨宾	Gi	↓cAMP 通用于所有 α₂ 型受体	
α₂ₐ	羟甲唑啉				C10
α₂ᵦ		哌唑嗪			C2
α₂ᴄ		哌唑嗪			C4
β 型	异丙肾上腺素	普萘洛尔	Gs	↑cAMP 通用于所有 β 型受体	
β₁	多巴酚丁胺	倍他洛尔			C10
β₂	沙丁胺醇	布托沙明			C5
β₃					C8
多巴胺型	多巴胺				
D₁	非诺多泮		Gs	↑cAMP	C5
D₂	溴隐亭		Gi	↓cAMP	C11
D₃			Gi	↓cAMP	C3
D₄		氯氮平	Gi	↓cAMP	C11
D₅			Gs	↑cAMP	C4

受体类型

A. α 受体

α 受体通过 G_q 家族的 G 蛋白与磷脂酶 C 偶联,磷脂酶 C 水解多磷酸肌醇,形成 **1,4,5-三磷酸肌醇(IP3)** 和二酰甘油(**DAG**,表 9-1,图 9-1)。IP3 促进细胞内储存部位释放隐蔽的 Ca^{2+},提高胞浆内的游离 Ca^{2+},激活各种钙依赖性蛋白激酶。激活这些受体也会增加跨细胞膜钙的流入。随后 IP₃ 去磷酸化,形成游离的肌醇。DAG 与蛋白激酶 C 配合,调节信号转导通路的许多活动。此外,α₁ 受体激活兴奋酪氨酸激酶的信号转导通路。例如:已经发现 α₁ 受体能激活有丝分裂原活化的激酶(MAP 激酶)和聚磷酸肌醇-3-激酶(PI-3-激酶)。这些途径可能对 α₁-介导的通过调控基因的表达而刺激细胞生长和增殖有重要的意义。

α₂ 受体与抑制腺苷环化酶活性的抑制性调节蛋白 G_i(图 9-2)偶联,使细胞内环化—磷酸腺苷(cAMP)的水平降低。同样,不仅 α 亚单位,G_i 的 β-γ 亚单位也有助于抑制腺苷酸环化酶。α₂ 受体还利用其他信号转导通路,包括调节离子通道活性和与信号转导有关的重要酶的活性的一些通路。事实上,一些 α₂ 受体的作用与它们抑制腺苷酸环化酶的能力无关。例如:α₂-受体激动药导致血小板聚集,降低血小板内 cAMP 的水平。但尚不清楚 α₂-受体引起的血小板聚集是血小板内 cAMP 的水平降低的结果,还是与 Gi-调节的效应器有关的其他机制。

B. β 受体

激活三种 β 受体亚型(β₁、β₂、β₃)都能激活腺苷酸环化酶,增加 AMP(表 9-1,图 9-2)。腺苷酸环化酶的活化是由兴奋性偶联蛋白 Gs 介导的。cAMP 是 β-受体激活后的主要第二信使。例如:在许多物种的肝脏内,β-受体活化的 cAMP 合成导致激活糖原磷酸化酶时的一系列反应达到高潮。对于心脏,β-受体活化的 cAMP 合成,能增加跨细胞膜的钙流量及其在细胞内的封存。激活 β-受体还能促进平滑肌松弛,虽然对平滑肌作用的这个机制还不确定,它可能与肌球蛋白轻链激酶磷酸化成非活化形式有关(图 12-1)。β 受体能激活心脏内的电压敏感性钙通道,这个作用是通过 G_s,而与 cAMP 无关。在某些情况下,β₂ 受体能与 G_q 蛋白偶联。业已证明,这些受体通过形成含有多个信号转导分子的多亚单位复合物激活另外一些激酶,如 MAP 激酶。

与 β₁ 和 β₂ 受体相比,β₃ 肾上腺受体是一种亲和力较低的受体,但对脱敏作用更有抵抗力。它存在于几个组织中,但它的生理或病理作用尚不清楚。为治疗肥胖症、糖尿病、心脏衰竭和其他疾病,有选择性的激动剂正在开发中。β₃ 个受体在膀胱的逼尿肌中表达,并诱导其放松。米拉贝隆是一个选择性 β₃ 个激动剂,最近批准用于治疗过度活跃的膀胱(尿急和频率)的症状。在临床试验中观察到服用米拉贝隆的患者的血压轻微升高;这一发现的长期意义尚不清楚。

C. 多巴胺受体

D₁-受体的特色是腺苷酸环化酶兴奋有关(表 9-1),例如:D₁-受体诱导的平滑肌松弛大概是由于 cAMP 在血管床的平滑肌中蓄积,而对于这些血管床,多巴胺是一种血管扩张剂。业已发现,D₂ 受体则抑制腺苷酸环化酶的活性,开放钾通道,减少钙流入。

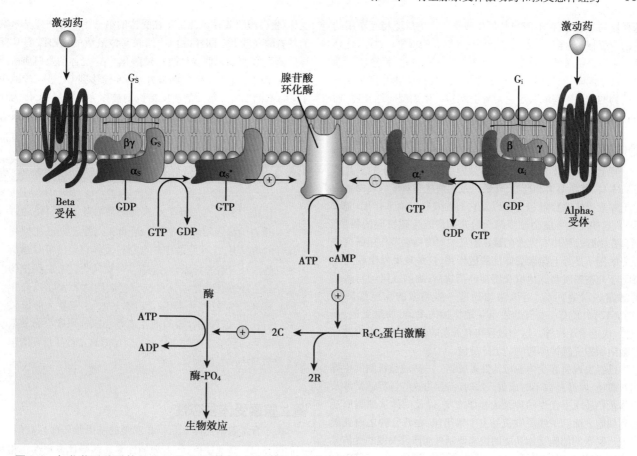

图9-2 与儿茶酚胺受体结合的激动药激活和抑制腺苷酸环化酶的作用。与β肾上腺素受体结合,通过激活兴奋性G蛋白 G_s,使腺苷酸环化酶活化,导致其GTP链接的α亚基解离。这个激活的 α_s 亚基直接激活腺苷酸环化酶,造成cAMP的合成速度增加。 α_2-肾上腺素受体被其配体激活后,将抑制性G蛋白 G_i 解离成两个亚单位(即一个活化的链接GTP的 α_i 亚单位和一个 βγ 亚单位)而抑制腺苷酸环化酶的活性。通过这一机制,这些亚基是否对腺苷酸环化酶有抑制作用,目前还不确定。cAMP与cAMP依赖性蛋白激酶的调节性亚基(R)结合,导致有活性的催化亚单位(C)释放,使其特异性底物蛋白磷酸化,并改变它们的活性。这些催化单位还能使cAMP反应元件结合蛋白(CREB)磷酸化,而改变基因表达。β 和 α_2 肾上腺素受体的其他作用见正文

肾上腺素受体亚型的受体选择性和生理功能:借鉴基因敲除小鼠

由于用来评估肾上腺素能受体亚型功能的药理学工具有一定的局限性,科学家们已经开发出了许多敲除一个或多个肾上腺素能受体基因而丧失其功能突变的小鼠,如第1章所述(专栏:药理学和遗传学)。这些模型都有其自身的复杂性,而且用老鼠的实验结果推测人类机体的功能可能会有其不确定性。尽管如此,这些研究还是得出了一些新颖的见解。例如:α-肾上腺素能受体亚型在心脏反应中发挥重要的作用; α_{2A}-肾上腺素能亚型受体在转导 α_2-受体激动剂控制血压的效应中至关重要; β_1 受体在直接增加老鼠心脏的心率发挥主导作用

受体选择性

在表9-2中列举了临床上常用的拟交感神经药物及其对 α_1、α_2 和 β-受体的相对选择性,并与非选择性药物进行了比较。

表9-2 相对受体亲和力

	相对受体亲和力
α 激动药	
去氧肾上腺素,甲氧明	$\alpha_1 > \alpha_2 >>>>> \beta$
可乐定,甲基去甲肾上腺髓素	$\alpha_2 > \alpha_1 >>>>> \beta$
α、β 混合激动药	
去甲肾上腺素	$\alpha_1 = \alpha_2 ; \beta_1 >> \beta_2$
肾上腺素	$\alpha_1 = \alpha_2 ; \beta_1 = \beta_2$
β 激动药	
多巴酚丁胺[1]	$\beta_1 > \beta_2 >>>> \alpha$
异丙肾上腺素	$\beta_1 = \beta_2 >>>> \alpha$
沙丁胺醇、特布他林、奥西那林、利托君	$\beta_2 >> \beta_1 >>>> \alpha$
多巴胺激动药	
多巴胺	$D_1 = D_2 >> \beta >> \alpha$
非诺多泮	$D_1 >> D_2$

[1] 详见正文

选择性的意思是,在不能与其他亚型受体产生广泛相互作用的低浓度下,药物能与一种亚型受体优先结合的现象。然而,选择性通常不是绝对的,(近似于绝对选择性者称之为"特异性",而在较高浓度时,药物也会与相关类型的受体产生相互作用。一个药物的作用不仅取决于它对肾上腺素受体类型的选择性,而且还取决于特定组织对受体亚型的相对表达。

受体调节

肾上腺素受体介导的反应不是固定不变的、静止的。儿茶酚胺本身、其他激素和药物、年龄以及疾病状态对细胞表面上的肾上腺素受体的数量和功能以及它们的效应有调节作用(第2章)。这些变化可能会改变组织对儿茶酚胺生理反应的幅度,而且在治疗过程中有重要的临床意义。对受体调节作用研究做充分的例子是肾上腺素受体的**脱敏作用**,这种现象发生在受体暴露于儿茶酚胺和其他拟交感神经药物后,细胞或组织与激动药暴露一段时间后,对该激动药进一步刺激的反应性降低(图2-12)。还有一些其他表示脱敏作用的术语,如耐受性、不应性、快速耐受性等。这个过程具有潜在的临床意义,因为这可能会限制拟交感神经药物的治疗反应。

已经发现引起受体脱敏的许多机制。一些脱敏机制发生得相对缓慢,要经过数小时或数天的时间,因为这些过程通常涉及受体蛋白质水平发生的转录或翻译改变,以及受体从细胞质迁移到细胞表面。一些脱敏机制发生得迅速,在几分钟之内就能完成。脱敏的细胞受体功能的快速调制可能涉及关键的受体共价修饰,特别是对特定氨基酸残基的磷酸化,这些受体与其他蛋白质结合,或它们的亚细胞定位发生改变。

G蛋白偶联受体介导反应的脱敏有两大类。**同源脱敏**是指受体被激动药反复暴露或持续激活而丧失其独特的反应性。**异源脱敏**是一个过程,在这个过程中,一种受体被它的激动药脱敏后,也会导致另一个没有被相关激动药直接激活的受体脱敏。

一种迅速发生的脱敏的主要机制涉及 **G 蛋白偶联受体激酶**(**G protein-coupled receptor kinase,GRK**)家族成员有诱导的受体磷酸化作用,GRK 有 7 个成员。只有特定的肾上腺素受体与一种激动药结合的时候才会成为这些激酶的底物。这个机制是同源脱敏的一个例子,因为它显然只与激动药占领的受体有关。

这些受体的磷酸化增强了它们对 **β-抑制蛋白**(β-arrestins)的亲和力。β-抑制蛋白是一种有四个蛋白的家族,其中有两个不可视抑制蛋白亚型广泛表达。与抑制蛋白结合后,受体激活G蛋白的能力明显钝化,大概是由于空间位阻(图2-12)的结果。然后,β-抑制蛋白与网格蛋白和网格蛋白适配器 AP2 作用,而导致受体被内吞。

除了使 G 蛋白调节的激动药反应脱敏之外,这些抑制蛋白还能触发与 G 蛋白无关的信号通路。

对 G 蛋白耦合受体可以通过 G 蛋白耦联和 G 蛋白无关的途径发出信号的认识,这就提出了开发**偏性激动剂**的概念,即有选择性地激活这些抑制蛋白偶联的信号通路(框:Beta 受体偏性激动剂的治疗潜力)。

第二信使反馈也可能介导受体的脱敏作用。例如:β 肾上腺素受体刺激 cAMP 的蓄积,而导致蛋白激酶 A 活化,蛋白激酶 A 可以使 β 受体得残基磷酸化,导致受体功能抑制。对于 β₂

受体,蛋白激酶 A 磷酸化发生在受体的第三胞浆环和羧基末端的丝氨酸残基上。同样,由 G_q 偶联受体激活的蛋白激酶 C 能导致此类 G 蛋白偶联受体蛋白磷酸化。β₂-受体的蛋白质激酶 A 磷酸化也会将其 G 蛋白的偏好从 Gs 转移到 Gi,进一步减少了 cAMP 的反应。第二信使反馈机制被称为异源脱敏,因为活化的蛋白激酶 A 和蛋白激酶 C 能磷酸化任何结构相似的、具有能被这些酶磷酸化位点的受体。

β 受体偏性激动剂的治疗潜力

传统的激动剂如肾上腺素能激活心脏 β₁-受体,通过与 G 蛋白的耦合增加心率和心脏负荷。在诸如心肌梗死这样的情况下,这可能是有害的。β₁-受体也通过与 G 蛋白独立的信号通路进行耦合,这是一种被认为是心脏保护的途径。一种"偏性"激动剂可能只会激活 β-抑制蛋白介导的心脏保护信号(和不与 G-蛋白偶联的、引起更大心脏负荷的信号)。这种偏性激动剂在诸如心肌梗死或心力衰竭等情况下具有很大的治疗潜力。能达到这个治疗目标的偏性激动剂还没有被开发出来。

肾上腺素受体多态性

由于肾上腺素受体 α₁、α₂、β 亚型的基因编码序列被阐明,人们已经很清楚地认识到,人类的许多这些受体亚型存在相对共同的遗传多态性。其中有些可能导致关键地、有重要药理学意义的氨基酸序列改变。通常,不同的多态性发生在称为**单体型**的特定组合上。其中有些多态性已明确显示改变了疾病的易感性,如心脏衰竭;另一些改变了受体脱敏的倾向性;还有一些改变了疾病对药物的反应性,如哮喘。肾上腺素受体亚型的多态性研究仍然是一个活跃的领域,因为关于一些多态性的病理生理学意义,许多研究报告的结果不一致。

去甲肾上腺素转运蛋白

当去甲肾上腺素被释放到突触间隙时,与突触后肾上腺素能受体结合,并产生预期的生理效应。然而,正如神经递质释放是那么严密调节的过程,神经递质清除的机制也必须高效。去甲肾上腺素转运蛋白(NET)是清除突触间隙去甲肾上腺素的主要途径,尤其是心脏,有多达 90% 释放的去甲肾上腺素由 NET 清除,突触间隙内剩余的去甲肾上腺素可能逃逸到突触外空间,并进入血液或被神经元外细胞吸收,而被儿茶酚-O-甲基转移酶代谢。在其他组织,如血管,神经突触的结构不太发达,大约 60% 释放的去甲肾上腺素经 NET 途径清除。NET 常位于神经元的突触前膜,将释放的去甲肾上腺素泵回神经元细胞胞浆。在细胞体内,这些去甲肾上腺素可能重新进入囊泡,或经单胺氧化酶代谢成脱氧苯乙醇醛(DHPG)。身体其他部位类似的转运蛋白以去除多巴胺(多巴胺转运蛋白,DAT)、5-羟色胺(5-羟色胺转运蛋白,SERT)和其他神经递质。意外的是,NET 对多巴胺的亲和力大与去甲肾上腺素相等,它有时会清除脑区的多巴胺,因为脑区的 DAT 较低,如皮质。

阻断 NET,如由非选择性的精神兴奋药可卡因或 NET 选择性药物托莫西汀或瑞波西汀,破坏清除去甲肾上腺素的主要部位,使突触间隙内的去甲肾上腺素水平上升,而对 α 和 β 肾上腺素受体产生更多的刺激。在外周,这种作用可能产生交感神经激活的临床景象,但它往往被脑干中同时兴奋的 α_2 肾上腺素受体所抵消,兴奋脑干中 α_2 肾上腺素受体可以降低外周交感神经的活性。

然而,去甲肾上腺素和多巴胺转运蛋白的功能很复杂,药物与 NET 的作用实际上反转了神经元内神经递质转运的方向。

这一点在图 9-3 有所描述。在正常情况下(图 A),突触前 NET(红色)失活,释放的甲肾上腺素(NE,红色)通过囊泡融合而被回收。图 B 中,安非他明(黑色)作为 NET 的底物和再摄取抑制药,引发了反向转运,阻断了神经突触对去甲肾上腺素的正常摄取,从而使突触间隙内的去甲肾上腺素水平增加。图 C 中,哌甲酯和可卡因(六边形)阻断 NET-介导的去甲肾上腺素

再摄取,增强了 NE 信号转导。

■ 拟交感神经药物的药物化学

苯乙胺是衍生拟交感神经药物的母体化合物(图 9-4)。这种化合物含有一个具有乙胺侧链的苯环。在①苯环;②末端氨基;③乙氨基链的 α 和 β 碳原子上有可以取代的基团。苯环的 3、4 位被-OH 取代,可以产生统称为儿茶酚胺拟交感神经药。修饰苯乙胺的作用是改变药物对 α 和 β 受体的亲和力,范围涵盖几乎单纯的 α 活性(甲氧明)和几乎单纯的 β 活性(异丙肾上腺素),以及对激活受体的内在活性的影响。

化学结构除了决定药物对受体亚型的相对亲和力外,也决定了这些分子的药代动力学性质和生物利用度。

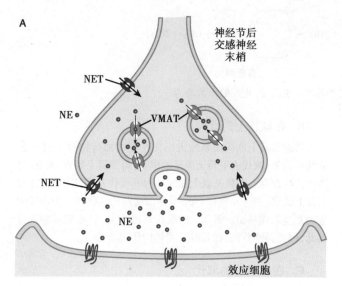

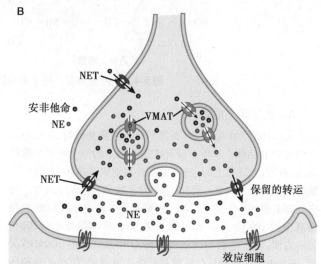

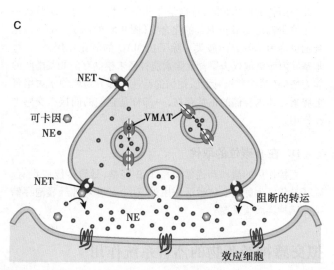

图 9-3 单胺转运体药理靶点。常用的抗抑郁药,如安非他明和可卡因,对单胺(去甲肾上腺素、多巴胺和 5-羟色胺)转运体的作用强度不同。**A** 显示神经元通过去甲肾上腺素转运体(NET)再摄取去甲肾上腺素(NE)的机制,通过囊泡单胺转运体(VMAT)再摄取的量与突触神经元的量有一定比例;**B** 和 **C** 显示苯丙胺和可卡因对这些途径的影响

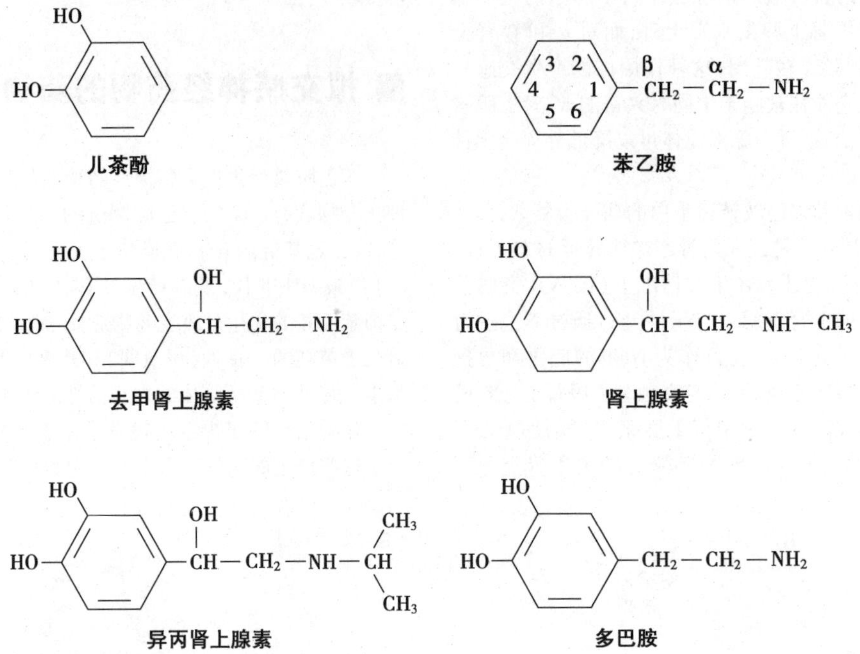

儿茶酚

苯乙胺

去甲肾上腺素

肾上腺素

异丙肾上腺素

多巴胺

图 9-4　儿茶酚胺和一些儿茶酚胺类物质。这里以儿茶酚作为参考

A. 在苯环上的取代

在苯环的 3、4 位有-OH 基团的儿茶酚胺类药物,发现有最大的 α 和 β 活性。苯环上没有这些基团中的一个或多个取代基团,特别是 C3 位上的羟基,也没有其他取代基团,可能会大幅降低该药物的效力。例如:去氧肾上腺素(图 9-5)的效应强度比肾上腺素小许多,事实上,去氧肾上腺素对 α-受体的亲和力减少约 100 倍,β 活性可以忽略不计,除非浓度非常高时。另一方面,儿茶酚胺均能被儿茶酚-O-甲基转移酶(COMT)灭活,而且由于这种酶是在肠道和肝脏中发现的,因而儿茶酚胺类药物口服无效(第 6 章)。苯环上缺失一个或两个-OH 基团时,可以提高口服的生物利用度,并延长其作用时间。此外,苯环上缺失-OH 基团的情况下往往会增加药物分子在中枢神经系统(CNS)的分布。例如:麻黄碱和安非他明(图 9-5)口服有效,作用时间长,并产生儿茶酚胺常观察不到的中枢神经系统作用。

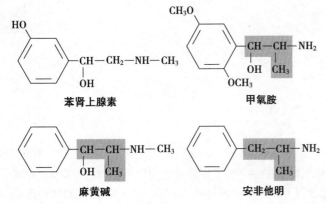

图 9-5　非儿茶酚胺类拟交感神经药的一些代表药,灰色表示异丙基

苯肾上腺素　　　甲氧胺

麻黄碱　　　安非他明

B. 在氨基上的取代

增加氨基上取代烷基的大小往往会增加药物对 β-受体的活性。例如:取代去甲肾上腺素的甲基,得到肾上腺素,对 β_2 受体的活性提高。在氨基氮上加入异丙基取代基团使 β 活性(异丙肾上腺素)进一步提高。β_2-受体激动药的选择性一般需要大量的氨基取代基团。氨基上的取代基团越大,对 α 受体的活性越低,例如:异丙肾上腺素对 α 受体的作用非常弱。

C. 在 α 碳位的取代

在 α 碳位的取代能阻断单胺氧化酶(MAO)的氧化作用,延长此类药物的作用时间,特别是非儿茶酚胺类药物。麻黄碱和安非他明就是 α-碳位取代的化合物(图 9-5)的例子。α-甲基化合物也称为苯基异丙胺类。除了抗 MAO 的氧化作用外,一些苯基异丙胺类取代去甲肾上腺素能神经末梢储存的儿茶酚胺的能力增强(第 6 章)。因此,他们的活性一部分是依赖于去甲肾上腺素在体内存储的正常存在,一部分是它们的间接拟交感神经作用。

D. 在 β 碳位的取代

直接作用的激动药通常有一个 β-羟基,尽管多巴胺没有。除了易化肾上腺素受体激活作用外,这个羟基对神经囊泡存储拟交感神经胺很重要。

拟交感神经药物的器官系统作用

心血管系统

表 6-3 和表 9-3 概述了拟交感神经药物对细胞的作用。拟交感神经药物有显著的心血管作用,因为心脏、血管和肾脏以及涉及血压的调节的神经体液系统广泛分布有 α 和 β 肾上腺素

受体。

　　拟交感神经药物对血压的影响可以根据它们对心率、心肌功能、周围血管阻力、静脉回流的影响的基础上加以解释（图 6-7 和表 9-4）。内源性儿茶酚胺、去甲肾上腺素和肾上腺素对心血管系统的影响很复杂，因为它们能激活 α 和 β 受体。首先了解拟交感神经药物对给定肾上腺素受体的选择性心血管作用，就可以比较容易地理解它对心血管系统的作用。

表 9-3　肾上腺素能受体亚型的分布

类型	组织	作用	类型	组织	作用
α_1	大多数神经支配的血管平滑肌	收缩		一些血管平滑肌	收缩
	瞳孔扩张肌	收缩（散瞳）		脂肪细胞	抑制脂肪分解
	竖毛平滑肌	竖立毛发	β_1	心脏、近肾小球细胞	增加收缩力和速度；增加肾素释放
	前列腺	收缩	β_2	呼吸道、子宫和血管平滑肌	促进平滑肌舒张
	心脏	增加收缩力		骨骼肌	促进钾离子吸收
α_2	CNS 突触后肾上腺素受体	可能有多重作用		人类肝脏	激活肝糖原分解
	血小板	聚集	β_3	脂肪细胞	激活脂肪分解
	肾上腺素能和胆碱能神经末梢	抑制递质传递	D_1	平滑肌	扩张肾脏血管
			D_2	神经末梢	调节递质释放

表 9-4　心脏对拟交感胺的反应

	去氧肾上腺素	肾上腺素	异丙肾上腺素
血管阻力（张力）			
皮肤、黏膜（α）	↑↑	↑↑	0
骨骼肌（β_2,α）	↑	↓或↑	↓↓
肾脏（α,D_1）	↑	↑	↓
内脏（α,β）	↑↑	↓或↑[1]	↓
总外周阻力	↑↑↑	↓或↑[1]	↓↓
静脉张力（α,β）	↑	↑	↓
心脏			
收缩性（β_1）	0或↑	↑↑↑	↑↑↑
心率（β_1 占优势）	↓↓（迷走反射）	↑或↓	↑↑↑
每搏量	0,↓,↑	↑	↑
心排出量	↓	↑	↑↑
血压			
平均压	↑↑	↑	↓
舒张压	↑↑	↓或↑[1]	↓↓
收缩压	↑↑	↑↑	0或↓
脉压	0	↑↑	↑↑

[1] 小剂量降低内脏血管阻力，大剂量增加内脏血管阻力

　　↑=增加；↓=降低；0=无变化

A. 激活 α_1 受体的作用

α_1 受体广泛分布于血管床,它们的活化会导致动脉和静脉血管收缩。α_1 受体对心脏功能的直接效应相对不太重要。一个相对单纯的 α 肾上腺素受体激动药,如去氧肾上腺素,可以增加外周动脉阻力,降低静脉容量。提高动脉阻力通常会导致血压呈剂量依赖性的升高(图9-6)。在正常的心血管反射存在的情况下,血压上升会引起压力感受器介导的迷走神经张力升高,使心率降低,而且非常明显(图9-7)。然而,心排出量的减少与心率的降低不成比例,因为静脉回流量增加可能会增加每搏量。此外,直接兴奋心脏的 α-肾上腺素受体可能会产生适度的正性肌力作用。留意这一点很重要,这些药物对血压的任何影响可以被意在回复平衡的补偿性自主神经压力反射机制所抵消,而且这种压力反射效应的幅度相当明显。如果预先用神经节阻滞剂咪噻酚处理去除反射功能,去氧肾上腺素的升压作用会增加约10倍,而且不会出现心动过缓(图9-7),确认了去氧肾上腺素引起血压升高有关的心率降低本质上是一种反射性作用,而不是激活 α_1-受体产生的直接影响。

患有自主神经功能不全的患者(如本章开头的病案研究中的单纯自主神经衰竭和更常见的症状如糖尿病自主神经病变)对大多数升压药和降压药的刺激,包括药物治疗,极为敏感。在很大程度上这是由于压力反射缓冲失败所造成的结果。在分别服用有 β-和 α-肾上腺素能活性的拟交感神经药物时,这些患者心率增加或血压上升会被放大。不过,这种作用可作为其治疗的优势。α 受体激动药米多君常用于改善这些患者的体位性低血压。

血管床对各种受体类型的表达存在明显的差别(表9-4)。

皮肤血管对 α 受体的表达占优势,对肾上腺素和去甲肾上腺素的反应是血管收缩,内脏血管也是如此。骨骼肌血管的收缩或扩张取决于激活的是 α 还是 β 受体。鼻黏膜的血管主要表达 α 受体,由拟交感神经药物引起的局部血管收缩可以说明它们减少鼻充血的作用("拟交感神经药物的治疗用途")。

B. 激活 α_2-受体的作用

α_2-受体都分布在血管床,激活 α_2-受体会导致血管收缩。但是,这种效果只有局部给予、快速静脉注射或口服非常高的剂量的 α_2-受体激动药时才能观察得到。全身给药时,由于中枢 α_2-受体的作用,这些血管效应不明显。中枢 α_2-受体激活后会降低交感神经张力和血压。因此,α_2-受体激动药作为交感抑制药而被用于高血压治疗(第11章)。对于以节后去甲肾上腺素能神经纤维变性为特点的单纯性自主神经衰竭患者,可乐定会提高血压,因为可乐定的中枢抑制交感的作用变得无关紧要,而周边血管收缩保持不变。

C. 激活 β-受体的作用

对 β-肾上腺素受体激动药的血压反应取决于其心脏和血管的相对影响。兴奋心脏的 β 受体,由于兴奋收缩性而使心排出量增加,并由于直接兴奋窦房结而使心率增加。β 受体激动药也可通过兴奋 β_2-受体、促使某些血管床的血管舒张而降低外周阻力(表9-4)。异丙肾上腺素是一种非选择性 β 肾上腺素受体激动药,它能同时激活 β_1-和 β_2-受体,最终的结果是保持或稍微增加收缩压、降低舒张压,使平均血压下降(图9-6)。

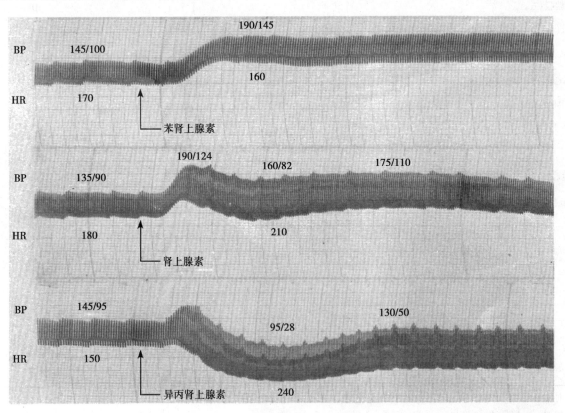

图9-6 α 选择性(去氧肾上腺素)、β 选择性(异丙肾上腺素)和非选择性(肾上腺素)的拟交感神经药物对麻醉犬血压的影响。以上药物均为静脉大量注射。反射反应迟钝,但这个麻醉动物的反射反应并没有消除。BP,血压;HR,心率

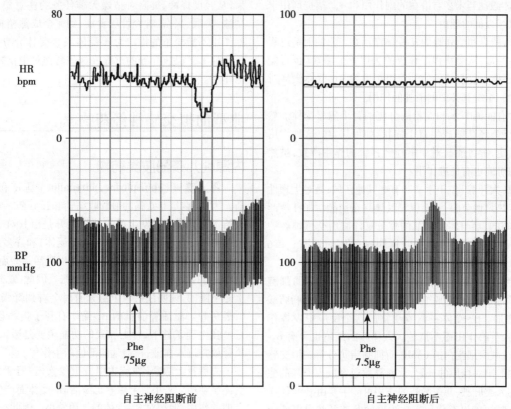

图 9-7　自主神经阻断对人体去氧肾上腺素反应（Phe）的影响。**左**：选择性 α-受体激动药去氧肾上腺素大量静脉注射对自主反射功能完整受试者的心血管作用。请注意，血压（BP）升高伴有压力反射介导的补偿性心率（HR）下降；**右**：在同一受试者，用神经节阻滞剂咪噻酚阻断自主神经反射。注意：咪噻酚取消交感、副交感神经反应后，使静态血压下降，心率增加。在没有压力反射缓冲的情况下，要产生类似的血压升高，去氧肾上腺素的剂量大约要减少到十分之一。还要注意，缺乏代偿性心率下降

β-肾上腺素受体对心脏的直接影响在很大程度上取决于 $β_1$-受体，虽然 $β_2$-受体和 α-受体也参与其中，尤其是在心脏衰竭时，但 α-受体参与的程度较小。激活 β-受体会导致心肌细胞钙离子内流增加，从而产生电和机械效应，使起搏点的活性——正常（窦房结）和异常（如浦肯野纤维）——增加（**正性变时作用**），房室结传导速度加快（**正性变导作用**），不应期缩短，内在收缩性增加（**正性变力作用**），舒张速度加快。因此，离体心肌抽搐反应时的收缩张力增加，收缩时间缩短。在完整心脏，心室内压力上升和下降得更加迅速，射血时间明显缩短。这些直接的影响很容易通过没有血压变化引起的反射活动存在的情况下得以证明，例如：离体心脏和神经节阻滞患者就没有血压变化引起的反射活动。在正常反射活动存在时，对心率的直接影响可通过血压的变化引起的反射反应调控。儿茶酚胺对心脏的生理刺激往往倾向于增加冠状动脉血流量。在人类心脏上已经检测到了 $β_3$-肾上腺素受体的表达，而且在疾病状态时可以上调。有关 $β_3$-肾上腺素受体的关联正在研究之中。

D. 激活多巴胺受体的作用

静脉注射多巴胺可以通过激活 D_1 受体而促进肾脏、内脏、冠状动脉、脑、也许还有其他阻力血管舒张。激活肾血管的 D_1 受体的也可诱导尿钠排泄。多巴胺的对肾脏的影响在临床上已用于改善少尿情况下（尿量异常低）的肾脏血流灌注。激活突触前的 D_2 受体能抑制去甲肾上腺素的释放，但目前还不清楚这个作用是否有助于多巴胺的心血管效应。此外，多巴胺能激活心脏上的 $β_1$-受体。在低剂量时，多巴胺可能会降低外周阻力。在输注速率较高时，多巴胺能激活血管上的 α-受体，导致血管收缩，包括在肾脏的血管床。因此，高速度输注多巴胺输注可能会模拟肾上腺素的作用。

拟交感神经药物的非心脏效应

肾上腺素受体实际上几乎在所有的器官系统都有分布。本节的重点是激活肾上腺素受体产生的治疗作用，或解释它们的副作用。在本章后面更详细的描述拟交感神经药物的治疗用途。

激活**支气管平滑肌**上的 $β_2$ 受体能导致支气管扩张，因此，$β_2$ 受体激动药治疗哮喘很重要（第 20 章，表 9-3）。

在眼睛，虹膜的瞳孔径向扩张肌含有 α 受体，药物，如去氧肾上腺素，激活这个 α-受体可导致瞳孔散大（图 6-9）。$α_2$-受体激动药增加眼内的房水外流，临床上常用于降低眼内压力。与此相反，β-受体激动药的影响不大，但 β-受体拮抗药能降低房水的产生，并用于治疗青光眼（第 10 章）。

在**泌尿生殖系统**的器官，膀胱底部、尿道括约肌和前列腺含有介导收缩、促进尿闭的 α 受体。这个作用解释了为什么尿

潴留是 α_1-受体激动药米多君潜在的副作用和 α_{1A} 拮抗剂用于治疗尿流梗阻综合征的理由。

在输精管、精囊和前列腺的 α-受体激活在正常的射精过程中产生作用。通常，从交感神经释放的去甲肾上腺素（也可能是神经肽 Y）还能引起射精后的勃起组织消肿。α-受体激活对雌性动物的勃起组织有类似的消肿的作用。

唾液腺含有能调节水和淀粉酶分泌的肾上腺素受体。然而，某些拟交感神经药能产生口干症状，如可乐定。这种作用的机制还不确定，很可能是对中枢神经系统的作用所致，虽然对外周的作用可能也有促进作用。

顶泌汗腺（大汗腺）位于手掌和有些其他区域，是对生理性应激反应的非热量调节腺，肾上腺素受体兴奋剂能增加汗液产生[弥漫性分布的、参与体温调节的外分泌汗腺由交感神经的胆碱能节后神经通过激活毒蕈碱样胆碱受体而调节（第 6 章）]。

拟交感神经药物对中间**代谢**有重要影响。激活脂肪细胞的 β-受体导致脂肪分解增加，而使释放进入血液的游离脂肪酸和甘油脂肪增加。β_3-受体在调节动物的这个反应中发挥作用，但它们对人类的作用还不清楚。人体脂肪细胞也含有 α_2-受体，它们通过减少细胞内的 cAMP 而抑制脂肪分解。拟交感神经药能增加肝脏对糖原的分解，从而导致通释放入循环的葡萄糖增加。在人类肝脏，儿茶酚胺的作用可能主要由 β 受体介导，虽然 α_1-受体可能也有作用。高浓度的儿茶酚胺也可能会导致代谢性酸中毒。由内源性肾上腺素或拟交感神经药物激活 β_2 肾上腺素受体能促进细胞对钾的吸收，导致细胞外液钾的水平下降。因此，激活 β_2-肾上腺素受体可能会导致应激过程中的血浆钾浓度下降，或防止在运动过程中血浆钾浓度上升。阻断激活 β_2-肾上腺素受体可能加剧运动时血浆中钾水平上升。另一方面，肾上腺素已被用来治疗某些疾病状态下的高钾血症，但更为常用的是它的替代品。表达在胰岛细胞上的 β 受体和 α_2-受体分别有增加或降低胰岛素分泌的趋势，虽然调节胰岛素释放的主要是血糖浓度。

儿茶酚胺是许多分泌的腺体的重要的内源性调节激素。如上所述，β-受体兴奋胰岛素分泌，而 α_2-受体则抑制激胰岛素分泌。同样，β_1-刺激肾素分泌，而 α_2-受体则抑制肾素分泌。事实上，β-受体拮抗药物降低高血压患者的血压，至少一部分是降低血浆肾素水平的结果。肾上腺素受体也调节甲状旁腺激素降钙素、甲状腺素、胃泌素的分泌。但是，这些调节机制的生理意义可能是有限的。在高浓度时，肾上腺素及其相关药物能引起白细胞增多，其部分作用是通过促进隐退至循环中的白细胞去边缘化。

拟交感神经药物对 CNS 的作用不尽相同，主要取决于它们穿越血-脑脊液屏障的能力。儿茶酚胺类药物几乎完全被血-脑脊液屏障排除，它们的主观 CNS 作用只有在最高输液速度时才能注意到。在最高输液速度时，儿茶酚胺类药物产生的这些作用被形容为"神经质"、"激情奔放"或"灾难即将到来的感觉"。此外，β-肾上腺素受体激动药外周作用，如心动过速、震颤、类似于焦虑的躯体症状。与此相反，间接作用的非儿茶酚胺类药物，如安非他明，很容易从循环进入中枢神经系统，而产生性质完全不同的神经系统作用。这些作用可以产生不同的效果，从轻度提醒，提高对枯燥无聊任务的注意集中力，到情绪高涨、失眠、兴奋、神经性厌食症，到完全成熟精神的行为。这些作用不能简单的指定为 α-受体或 β-受体介导的作用，可能是增强了多巴胺介导的过程或这些药物对中枢神经系统的其他作用。

典型的拟交感神经药物

内源性儿茶酚胺类药物

肾上腺素（epinephrine，adrenaline）是 α-和 β-受体激动药。因此，它是非常强的血管收缩药和强心药。肾上腺素释放或给予肾上腺素后发生的收缩压上升是由其对心脏的正性肌力作用和正性变时作用（主要是 β_1-受体）和许多血管床血管收缩（α-受体）引起的。肾上腺素还可以激活某些血管（如骨骼肌血管）上的 β_2-受体，从而导致其扩张。因此，总外周阻力实际上是下降的，说明注射肾上腺素有时会看到舒张压下降（图 9-6，表 9-4）。激活骨骼肌的 β_2-受体有利于提高运动时的血流量。在生理条件下，肾上腺素的功能主要是激素；从肾上腺髓质释放并进入血液，在遥远的部位产生作用。

去甲肾上腺素（左旋去甲肾上腺素，正肾素）是 α_1-和 α_2-受体激动药。去甲肾上腺素也激活 β_1-受体而产生与肾上腺素类似的作用，但相对 β_2-受体的作用较小。因此，去甲肾上腺素能增加外周阻力以及舒张压和收缩压。激活补偿性压力反射易于克服去甲肾上腺素的直接正性变时作用，但不影响其对心脏的正性肌力作用。

多巴胺是直接合成去甲肾上腺素的（图 6-5）前体物质，它对心血管的作用前面已经介绍。内源性多巴胺调节钠排泄和肾功能中游更加重要的作用。在中枢神经系统，多巴胺是一个重要的神经递质，并与成瘾有关在奖励性刺激有关。在基底神经节缺乏多巴胺时会导致帕金森氏症，帕金森氏症可以用它的前体左旋多巴治疗。多巴胺受体也是抗精神病药物作用的靶点。

直接作用的拟交感神经药物

去氧肾上腺素在前面介绍相对单纯 α_1-受体激动药的行动时讨论过（表 9-2）。因为它不是儿茶酚胺衍生物（图 9-5），而不能被转移酶灭活，它的作用持续时间比儿茶酚胺长。它是一种有效的扩瞳药和抗充血药，并可用于提高血压（图 9-6）。

米多君这是一种前体药物，经酶水解成去甘氨酸米多君，后者是一种选择性 α_1-受体激动药。口服米多君约 1 小时后，去甘氨酸米多君达到峰浓度。米多君的主要适应证是治疗由于自主神经系统功能受损引起的体位性低血压。虽然该药物对减少患者站立时的低血压有效，它可能提高致患者仰卧位的血压。

α_2 受体选择性激动药有一个重要的作用，即通过对中枢神经系统的作用而降低血压，尽管它直接应用于血管能引起收缩血管。这类药物（例如：**可乐定、甲基多巴、胍法辛、胍那苄**）治疗高血压的（和其他一些疾病状态）非常有用，并将在第 11 章中讨论。镇静作用是这些药物公认的副作用，新的 α_2 激动剂

（还具有咪唑林受体活性）的 CNS 作用少，在美国以外的地区用于治疗高血压（莫索尼定、利美尼定）。另一方面，**右美托咪定**的主要适应证是重症监护时或麻醉前的镇静作用它也能减少在阿片类药物控制疼痛的用量。最后，**替托尼定**被用作中枢性肌松药。

　　羟甲唑啉是直接作用的 α 受体激动药。这些药物已被用于减少局部充血，因为他们有促进鼻腔黏膜收缩的作用。当大剂量服用时，羟甲唑啉可引起低血压，大概是因为其可乐定样中枢作用（第 11 章）。羟甲唑啉对 α_{2A} 受体有显著的亲和力。

　　异丙肾上腺素（异丙去甲肾上腺素）是一种非常有效的 β-受体激动药，对 α-受体的影响不大。异丙肾上腺素有正性变时和正性变力作用，强心剂，因为异丙肾上腺素几乎专门激活 β 肾上腺素受体，因而是一个强效血管扩张药。这些作用导致与舒张和平均动脉压下降相关的心排出量明显增加，使收缩压较小降低或略有增加（表 9-4，图 9-6）。

　　β 受体亚型选择性激动剂非常重要，因为 β_1 和 β_2 效应分离（表 9-2），虽然不完全，但足以在几个临床应用中减少不良反应。

　　由于分离了 β_1 和 β_2 的影响，**β-受体选择性激动药**非常重要（表 9-2），虽然分离得不完全，但足以减少几个临床应用中的副作用。

　　β_1 受体选择性药物（图 9-8）可以增加心排出量，引起反射性心动过速的作用比非选择性 β 激动药小，如异丙肾上腺素，因为它们对激活扩张血管的 β_2 受体很少有效。**多巴酚丁胺**最初被认为是相对 β_1 受体选择性激动药，但它的作用更为复杂。多巴酚丁胺的化学结构类似于多巴胺，但其作用以激活 α 和 β 受体介导的作用为主。临床上使用的多巴酚丁胺制剂是一种（−）和（＋）异构体的消旋混合物，每个异构体对 α_1 和 α_2 受体的活性明显不同。（＋）异构体是一种强效的 β_1 受体激动药和 α_1 受体拮抗药。（−）异构体是一种强效的 α_1-受体激动药，单独给药时能产生明显的血管收缩。多巴酚丁胺对心血管最后影响反映了这一复杂的药理学作用。多巴酚丁胺的正性肌力作用主要是通过有 β-受体活性的异构体引起的。与异丙肾上腺素比较，它的正性变力作用比正性变时作用强。多巴酚丁胺激活 α_1-受体的作用可以解释它降低外周阻力不明显的原因。

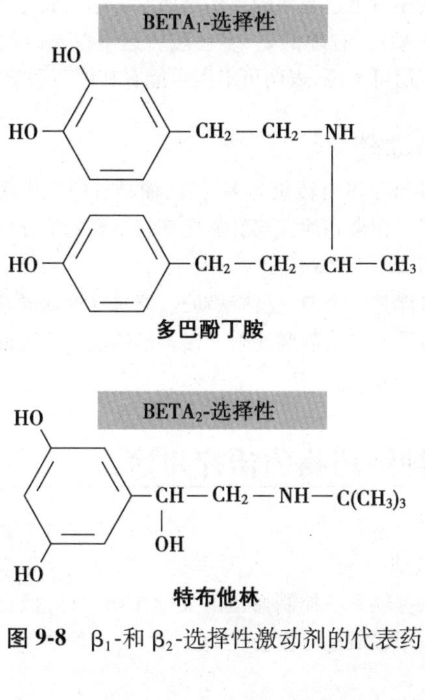

　　β_2-受体选择性药物在治疗哮喘方面已经取得了一个重要的地位，将在第 20 章讨论。

混合作用的拟交感神经药物

　　麻黄碱存在于多种植物，并已在中国使用了 2 000 多年。在 1924 年，它作为第一个口服有效的拟交感神经药物而被引入西药。它被发现于一种民间流传的草本药物——麻黄（第 64 章）。除了麻黄碱，麻黄还含有多种麻黄碱类生物碱。由于麻黄碱是一种非儿茶酚类苯基异丙胺（图 9-4），它具有较高的生物利用度和较长的作用时间——长达数小时而不是数分钟。如同许多其他苯基异丙胺一样，麻黄碱有相当一部分以原形在尿液中排出。因为是一种弱碱，酸化尿液可加速它的排泄。

　　麻黄碱还没有在人体得到广泛地研究，尽管它使用的历史很悠久。麻黄碱能够激活 β 受体可能是其早期应用于治疗哮喘的原因。因为能够进入中枢神经系统，它是一种弱的兴奋剂。由于安全方面的担忧，美国食品和药物管理局已经禁止销售含有麻黄的膳食添加剂。

　　苯丙醇胺是一种常见的非处方食欲抑制剂，它也被从市场中撤销，因为它的使用与年轻女性的出血性脑卒中有关。摄入含有麻黄碱类生物碱产生了一些重要的安全问题。四种麻黄碱异构体之一**伪麻黄碱**已经被用作许多非处方类抗充血合剂的主要成分。然而，伪麻黄碱是非法制造甲基安非他明的先导化合物，因而限制其销售。

间接作用的拟交感神经药物

　　如前所述，间接作用的拟交感神经药物可以有两种不同的机制之一（图 9-3）。首先，它们可能进入交感神经末梢，取代存储的儿茶酚胺递质。这种药物被称为安非他明类或其"代用品"。其次，它们可能通过干扰去甲肾上腺素转运蛋白（NET）的作用而抑制已经释放的神经递质的再摄取。

A. 安非他明样药物

　　安非他明是一种苯基异丙胺的消旋混合物（图 9-5），因为它的中枢神经系统兴奋作用而被使用和滥用（第 32 章）。它的药代学类似于麻黄碱，但安非他明更容易进入中枢神经系统，它对情绪和警觉性具有明显的兴奋作用和食欲抑制作用。其 D-异构体的作用比 L-异构体更强。安非他明的作用是通过促进去甲肾上腺素的释放而产生的，在一定程度上也可通过促进多巴胺的释放。

　　甲基苯丙胺（N-甲基安非他明）非常的作用与安非他明非常相似，在中枢的分布比外周更高。**芬美曲秦**是一种具有安非他明样作用的苯基异丙胺的变体。它已被作为一种食欲抑制药而促销，也是一种流行的滥用药物。**哌醋甲酯**是一种安非他明的变体，其主要药理作用和滥用的倾向于安非他明相似。哌醋甲酯可能与某些儿童多动症有效（拟交感神经药物的治疗用途）。**莫达非尼**是一种精神兴奋药安非他明，其结构、神经化学

图 9-8 β_1-和 β_2-选择性激动剂的代表药

性质和对行为的影响与安非他明不同,其作用机制尚不完全清楚,它能抑制去甲肾上腺素和多巴胺转运蛋白,不仅能增加突触内的去甲肾上腺素和多巴胺浓度,而且能提高血清素和谷氨酸的水平,同时降低氨基丁酸的水平。它主要用于改善发作性嗜睡症的觉醒和其他一些疾病状态,它往往与提高血压和增加心率有关,虽然这些作用通常是轻微的(拟交感神经药物的治疗用途)。

酪胺(图 6-5)是酪氨酸在体内代谢的正常副产品,而且在一些富含蛋白质的食品(在发酵期间酪氨酸脱羧基)中也发现有高浓度的酪胺(表 9-5)。它很容易肝脏内的 MAO 代谢,因为有非常高的首过效应,一般口服无效,即口服后的生物利用度低。如果胃肠外给药,它能促进储存的儿茶酚胺的释放而产生间接的拟交感神经作用。因此,酪胺的作用谱与去甲肾上腺素相似。对于用 MAO——特别是 MAO-A 亚型——抑制药治疗的患者,酪胺的作用会被大大加强,从而导致血压显著增加。这是因为增加了酪胺的生物利用度,增加了神经元对儿茶酚胺的储存。服用 MAO 抑制药的患者必须避免食用含酪胺的食品(老化的乳酪、腌制的肉类和样子的食品)。不同 MAO 抑制药对酪胺生物利用度的影响明显不同,亚型特异性的或可逆的酶拮抗药可能会更安全(第 28、30 章)。

表 9-5　酪胺和拟交感胺含量高的食物

食物	每份食物中酪胺的平均含量
啤酒	(无资料)
蚕豆	微量(但含有多巴胺)
天然或陈化的奶酪	0~130mg[英国产的切达(cheddar)干酪、格律耶尔(Gruyère)干酪和斯提尔顿(Stilton)干酪的含量特别高]
鸡肝	0~9mg
巧克力	微量(但含有苯乙胺)
酿造香肠[如:意大利蒜味腊肠(salami)、意大利辣味香肠(pepperoni)和夏令香肠(summer sausage)]	0~74mg
熏制的或腌制的鱼(如:腌制的鲱鱼)	0~198mg
海螺	(无资料)
红酒	0~3mg
酵母(如食用啤酒酵母添加剂)	2~68mg

注:患者在一餐的食物中摄入单胺氧化酶(MAO)的不可逆抑制药酪胺 20~50mg 会使血压明显升高(第 30 章:抗抑郁药)。值得注意的是,只有奶酪、香肠、咸鱼和酵母添加剂内含有足够的、持续有危险的酪胺,但不排除这种可能性:其他一些食品内的酪胺含量可能高于平均水平

B. 儿茶酚胺再摄取抑制药

许多对去甲肾上腺素、多巴胺和 5-羟色胺的胺转运蛋白抑制药已经用于临床。虽然特异性不是绝对的,有些对其中的一种转运蛋白有高度选择性。许多抗抑郁药,特别是老的三环类抗抑郁药,能在不同程度上抑制去甲肾上腺素和 5-羟色胺的再摄取。一些此类抗抑郁药,特别是丙咪嗪,能引起体位性低血压,大概是其可乐定样作用,或通过阻断 α_1-受体,但其机制仍不清楚。

托莫西汀是一种去甲肾上腺素再摄取转运蛋白选择性抑制药。因此,它的作用是通过提高去甲肾上腺素能神经元突触内的去甲肾上腺素水平而介导的增强作用,被用于注意力缺陷症的治疗(见下文)。托莫西汀只有很少的心血管作用,因为它在中枢神经系统有可乐定样作用,降低交感神经传出,而在同一时间增强外周的去甲肾上腺素的作用。但是,它可能会增加一些患者的血压。去甲肾上腺素再摄取,对心脏特别重要,尤其是交感神经兴奋时,这就解释了为什么托莫西汀和其他去甲肾上腺素再摄取抑制药往往导致体位性心动过速的原因。**瑞波西汀**具有托莫西汀类似的特征。**西布曲明**是一种 5-羟色胺和去甲肾上腺素再摄取抑制药,唯一被 FDA 批准的抑制食欲药,用于肥胖症的长期治疗。它已经在美国和其他几个国家的市场上被撤下,因为它与心血管疾病发病率的小幅增加有关,包括心血管疾病史上的脑卒中,这比适度减轻体重所带来的好处更重要。**度洛西汀**也是一种广泛使用的抗抑郁药物,平衡五羟色胺和去甲肾上腺素再摄取抑制作用(第 30 章)。没有杜洛西汀增加心血管疾病的风险的报道。度洛西汀和另一种血清素和去甲肾上腺素转运抑制剂米那普仑,被批准用于治疗纤维肌痛(第 30 章)。

可卡因是一种通过抑制去甲肾上腺素能突触再摄取而产生外周拟交感作用的局部麻醉药(图 9-3)。它很容易进入中枢神经系统并产生与安非他明类似的心理效应,但持续时间更短,作用比安非他明更强。可卡因在中枢神经系统的主要作用是抑制大脑"快乐中心"的神经元再摄取多巴胺。这些性质和它可以吸入鼻腔或注射迅速起效的事实已使它实际上成为严重滥用的药物(第 32 章)。有趣的是,多巴胺转运蛋白基因敲除小鼠仍然能自我使用可卡因,表明可卡因可能有其他药理学靶点。

多巴胺激动药

左旋多巴在体内转化为多巴胺,而具有中枢作用的**多巴胺受体激动药**对帕金森病和泌乳素血症有重要的治疗价值。这些药物将在第 28 和 37 章讨论。

非诺多泮是一个 D_1 受体激动药,能选择性地导致一些外周血管床的血管扩张。静脉注射非诺多泮的主要适应证是严重的高血压(第 11 章)。

拟交感神经药物的治疗用途

心血管系统

与交感神经系统控制血压的关键作用一样,拟交感神经药物的主要应用领域是心血管疾病。

A. 急性低血压的治疗

急性低血压可能发生于各种状态,如严重出血、血容量减少、心律失常、神经系统疾病或意外事故、降压药的不良反应或药物过量和感染。如果脑、肾、心脏的血液灌注能维持得住,通常低血压本身并不需要直接治疗。而是将患者以斜卧位放置,并确保足够的液体量,同时确定原发病,并积极治疗,这通常是正确的治疗过程。使用拟交感神经药物只是为了提升血压,而此时直接威胁患者的问题并不是是否升高血压时,通常可能会增加发病率。

休克是一种复杂的急性心血管综合征,它可导致重要组织的血流灌注减少,并对多系统产生大范围的影响。休克通常伴有低血压、精神状态改变、少尿和代谢性酸中毒。如果不及时治疗,休克通常会发展成难治性恶性状态,并导致死亡。休克的三种主要形式是败血症、心源性和低血容量。恢复血容量和治疗相关疾病是治疗休克的主要措施。尽管有专家一致认为,在治疗几乎所有形式的休克的过程中,都应该使用具有拟交感作用的药物,但它们的疗效并没有得到严格的检验,而且理论上它们可以收缩微循环,并使组织灌注更加恶化。

无论使用哪种血管加压素,似乎总生存率并没有什么不同,但去甲肾上腺素引起的心律失常发生率似乎比多巴胺的较低,即使是在心源性休克中。虽然拟交感神经药已经用于治疗几乎所有形式的休克,但目前对其疗效还不十分清楚。

B. 慢性体位性低血压

站立时,因重力作用使静脉血液汇集,导致静脉回流减少。一般来说,反射性活化交感神经增加心率及外周动脉和静脉血管收缩可以防止血压下降。调节血压的自主神经反射受损可能会导致慢性体位性低血压。发生体位性低血压更多的原因是因为使用干扰自主神经功能的药物(例如:丙咪嗪、三环抗抑郁药、治疗尿潴留的 α-受体拮抗药和利尿药)、糖尿病和其他引起外周自主神经病变的疾病,以及较少见的原发性退化自主神经系统变性性疾病,如这一章开头的病案研究中描述的情形。

增加外周阻力是治疗慢性体位性低血压的策略之一,激活α-受体的药物可用于这一目的。米多君是一种口服有效的α_1-受体激动药,经常用于此适应证。其他拟交感神经药物,如口服麻黄碱或去氧肾上腺素,也可以尝试。一种治疗直立性低血压的新方法是屈西多巴,一种合成的(L-苏氨酸-二氢苯基丝氨酸,L-DOPS)分子,最近被美国食品和药物管理局批准用于治疗神经原性直立性低血压。它是一种通过芳香 L-氨基酸脱羧酶(多巴-脱羧酶)转化为去甲肾上腺素的前药,这种酶可以将 L-多巴转化为多巴胺。

C. 心脏病应用

肾上腺素是在心搏骤停时使用的。目前的证据表明,它改善了回归自然循环的可能性,但尚不清楚它是否改善了生存或长期的神经系统的结果,这是一个积极的研究领域。

多巴酚丁胺被用于是药理学的心脏应激测试。多巴酚丁胺能促进心肌收缩,促进冠状动脉和全身血管扩张。这些作用可以提高心率,增加心肌工作,并能揭示心肌图或核医学技术所检测到的心肌缺血的区域。因此,多巴胺可以用于在应激试验中不能进行锻炼的患者。

D. 诱导局部血管收缩作用

在外科手术中为了止血、为了减少局麻药从注射部位扩散、减少局部黏膜充血,常需要减少局部或某些区域的血流量。在每一种情况下,需要激活 α-受体,并根据所需要的最大效能、作用时间以及给药途径而选择适当的药物。

在进行面部、口腔、鼻咽部手术时通常需要有效的止血药,而且必须是高效能、可以局部以高浓度应用的药物。肾上腺素通常局部用于鼻填塞(用于鼻出血)或牙龈线(牙龈切除术)。可卡因有时还用于鼻咽癌手术,因为它有局部麻醉和止血作用。有时候,为了最大的止血和局部麻醉效果,常将肾上腺素与可卡因混合使用。

α-受体激动药与一些局部麻醉药联合应用大大延长了浸润性神经阻滞作用的时间,因此可以减少局部麻醉药的总剂量(和产生毒性的概率)。1∶200 000 肾上腺素是这种用途青睐的药物,也可以使用去甲肾上腺素、肾上腺素和 α 受体激动药。对心脏和外周血管的系统作用可能发生,虽然局部用药,但可能会出现对心脏和外周血管的系统影响,但这些影响通常很小。由于对缺血性坏死的恐惧,没有建议局部血管床(手指、鼻子和耳朵)麻醉使用肾上腺素。最近的研究表明,这一适应证可以(谨慎地)使用。

α-受体激动药作为抗黏膜充血药,可以降低过敏性鼻炎的不适,并在较小程度上,因能减少鼻黏膜体积而用于感冒。这些影响可能是α_1-受体介导的。不幸的是,使用这些药物后,会引起黏膜充血反弹,局部应用高浓度的药物可能会因营养性动脉血管收缩而导致黏膜缺血性改变。这些血管收缩作用可能涉及α_2受体的激活和去氧肾上腺素或者长效羟甲唑啉是常用的非处方抗鼻充血药喷剂。口服麻黄碱或其异构体之一——伪麻黄碱作用的时间较长,但付出的代价是,局部浓度低,对心脏和中枢神经系统潜在的影响却很大。

肺病应用

拟交感神经药最重要的用途之一就是治疗支气管哮喘。他的两种选择药物(沙丁醇胺、间羟喘息定、特布他林)都是用于这个目的。

短效制剂只能用于急性哮喘症状的急性治疗。

对于成人慢性哮喘治疗,两种长效 β_2 激动剂只能与类固醇结合使用,因为它们在单一治疗中的使用与增加死亡率有关。一旦获得了哮喘控制,是否停止两个长效 β_2 激动剂,没有取得一致的意见。长效性 β_2 激动剂也被用于慢性阻塞性肺病(COPD)患者。在慢性阻塞性肺病的应用中,茚达特罗、奥达特罗和维兰特罗,新的超长效 β_2 激动剂,美国食品和药物管理局批准一天一次用于治疗 COPD。它们的安全性和有效性尚未在哮喘中得到确定。非选择性药物现在很少被使用,因为它们可能比选择性药物有更多的副作用。在第 20 章中讨论了使用激动剂治疗哮喘和慢性阻塞性肺病的方法。

用基础药理学解决临床上的问题

霍纳综合征是交感神经面部中断而引起的一些症状，通常是单侧发病，包括受累侧的血管扩张、眼睑下垂、瞳孔缩小、无汗。神经节前或节后病变，如肿瘤，也可引起霍纳综合征。了解病灶的部位（节前还是节后）对确定最佳治疗方法很有帮助。

认识去神经支配对神经递质代谢的影响，可以让临床医生在病灶局部使用药物。在大多数情况下，局部神经病变可导致神经纤维远端部分退化，变性的神经纤维末梢的神经递质内容物丢失，但对神经支配的神经元没有影响。因此，神经节前发生病变，节后的肾上腺素能神经元的功能完好无损。而节后病变会导致肾上腺素能神经末梢退化，其中储存的儿茶酚胺丢失。由于间接产生作用的拟交感药物需要正常储存的儿茶酚胺，因而这种药物可用于测试肾上腺素能神经末梢的功能是否正常。由于虹膜对局部应用的拟交感药物的效应很容易识别和响应，因此虹膜也是检测患者很方便的组织。

如果霍纳综合征的病变发生在节后，间接产生作用的拟交感药物（如可卡因、羟基苯丙胺）不会使异常收缩的瞳孔扩张，因为虹膜神经末梢的儿茶酚胺已经丢失。与此相反，去氧肾上腺素直接作用于虹膜平滑肌的 α 受体而扩张瞳孔。另一方面，节前病变的患者对这两种药物的反应正常，由于在这种情况下节后纤维和儿茶酚胺储存仍然完好无损。

过敏症

过敏性休克和相关的速发型（I 型）IgE 介导的反应均可影响呼吸系统及心血管系统，非胃肠道给予**肾上腺素** 0.3~0.5mg（0.3~0.5ml 1∶1 000 肾上腺素溶液）就会迅速处理支气管痉挛、黏膜充血、血管神经性水肿和严重低血压等症状。肌内注射是首选的给药途径，因为低血压患者的皮肤血流量（和系统对皮下注射药物的吸收）是不可预测的。对于一些心血管功能不全的患者使用肾上腺素时要求静脉注射。大量的实验和临床上使用抗过敏药物的经验支持肾上腺素作为可供选择的药物，大概是由于肾上腺素能激活 α、$β_1$ 和 $β_2$ 受体，激活这些受体对于扭转过敏症的病理生理过程有重要的意义。对于严重过敏患者，推荐使用供自我使用的含有肾上腺素的自我注射器（EpiPen Auvi-Q）。

眼科应用

去氧肾上腺素是一种有效的散瞳药，常用于帮助视网膜检查。它也是一种有效的抗充血药物，用于轻度过敏性结膜充血和结膜瘙痒。拟交感神经药亦可用作眼科滴剂治疗霍纳综合征的局部病变，使眼损伤局限化（第 10 章文本框：用基础药理学解决临床中的问题）。

青光眼对各种拟交感神经药和抗高血压药对有反应（第 10 章框：青光眼的治疗）。肾上腺素和及其前体肾上腺素异戊酯

现在很少使用，但 β 受体拮抗药最重要的治疗药物之一。**阿可乐定**和**溴莫尼定**是 $α_2$ 激动药，也能降低眼内压，已经批准用于治疗青光眼。

泌尿生殖系统应用

如上所述，$β_2$-受体选择性药物能松弛孕妇的子宫。**利托君**、**特布他林**以及类似的药物被用来抑制早产，目的是推迟分娩时间，使孕期足够长以确保胎儿足够的成熟。这些药物可能会将分娩推迟数天，这样，会给使用类固醇药物赢得时间，类固醇药物能降低新生儿呼吸窘迫综合征的发病率。然而，对以前试验的汇总分析和随机试验研究表明，β-受体激动药治疗对围产期婴儿的死亡率没有显著的好处，并可能增加产妇的发病率。因此，利托君不可用，首选其他药物（如 NSAID、钙通道阻滞药）。

中枢神经系统应用

安非他明有提高情绪（安乐药）的作用，它的这个作用是此类药物（第 32 章）普遍滥用的基础。在安非他明也有提高警觉性、推迟睡眠的作用，表现为改进对重复的任务注意力、加速和脑电图并使之去同步化。这方面的作用可用于猝睡症的治疗。**莫达非尼**是一种新的安非他明替代品，已经被批准用于嗜睡症治疗，并宣布用于治疗嗜睡症时，莫达非尼的缺点（过度情绪变化、失眠和滥用的潜力）比安非他明少。实验动物实验证明，这些药物抑制食欲的效果是很明显的。对于肥胖的人，能观察到一个令人鼓舞的最初反应，但目前并没有证据证明单用安非他明能长期改善体重控制，特别是服药时间相对较短时。对中枢神经系统拟交感神经药的最终应用是注意力缺乏性多动症（ADHD），ADHD 是一种注意力持续时间短，多动的身体行为与学习问题组成的行为综合征。有些患有此综合征的患者对低剂量**哌醋甲酯**以及相关药物的反应良好。哌醋甲酯缓释制剂可以简化给药方案，提高坚持治疗的可能性，特别是学龄儿童。$α_2$ 受体激动剂**可乐定**和**胍法辛**的缓慢或持续释放制剂对 ADHD 儿童也有效。去甲肾上腺素再摄取抑制剂**阿托西汀**也用于 ADHD。临床试验表明，莫达非尼也对多动症有用，但由于对儿童的安全性尚未确定，对于此适应证的治疗还没有获得美国 FDA 批准。

其他治疗应用

虽然 $α_2$-受体激动药可乐定的主要用于高血压的治疗（第 11 章），已经发现，可乐定对伴有自主神经病性糖尿病腹泻的治疗有效，也许是因为它能够提高盐和水从肠道吸收。此外，可乐定减少戒除毒品过程中对毒品和酒精的渴求有效，并可能有利于停止吸烟。可乐定还被用于减少更年期的潮热症状，并正在试验用以减少全身麻醉时血流动力学不稳定。**右美托咪定**是一种 $α_2$-受体激动药，用于重症监护情况下和麻醉过程中的镇静（第 25 章）。它减弱了患者对手术的反应，这可能对某些疾病状态有益。它减少了疼痛控制时对阿片类药物的需求量，而且对呼吸没有抑制作用。可乐定有时也用作麻醉前用药。**替扎尼定**是一种 $α_2$-受体激动药，常作为肌肉松弛剂使用（第 27 章）。

摘要：拟交感神经药物

亚类	作用机制	效应	临床用途	药动学、毒性、相互作用
α_1 激动药				
• 米多君	激活磷脂酶 C，提高细胞内钙浓度，而增加血管收缩	血管平滑肌收缩，血压（BP）升高	直立性低血压	口服 • 前体药物被转化成活性药物，1h 达峰效应 • 毒性：引起仰卧位高血压、竖毛（鸡皮疙瘩）、尿潴留
• 去氧肾上腺素：短期静脉给药用于维持急性低血压患者的血压，鼻内给药以收缩血管，消除鼻充血				
α_2 激动药				
• 可乐定	抑制腺苷环化酶，与其他细胞内途径相互作用	血管收缩作用被中枢神经交感阻滞作用（降压作用）掩盖	高血压	口服 • 经皮 • 1~3h 峰效应 • 口服后的半衰期~12h • 口干和镇静
• α-甲基多巴、胍法辛和胍那苄：也用作中枢交感神经阻断药				
• 右美托咪定：有明显的镇静作用，用于麻醉				
• 替扎尼定：用作肌松药				
• 阿可乐定和溴莫尼定：用于青光眼，降低眼内压				
β_1 激动药				
• 多巴酚丁胺[1]	激活腺苷酸环化酶，增加心肌收缩力	正性肌力作用	心源性休克、急性心衰	IV • 需要调整点滴速度以达满意的疗效
β_2 激动药				
• 沙丁胺醇	激活腺苷酸环化酶	扩张支气管平滑肌	哮喘	吸入 • 作用持续 4~6h • 毒性：震颤、心动过速
• 第 20 章内的其他 β_2 激动剂				
β_3 拮抗药				
• 米拉贝隆	激活腺嘌呤环化酶	降低膀胱张力	尿急	口服 • 作用持续 50h • 毒性：可出现高血压
多巴胺				
D_1 激动药				
• 非诺多泮	激活腺苷酸环化酶	扩张血管平滑肌	高血压	需要调整点滴速度以达满意的疗效
D_2 激动药				
• 溴隐亭	抑制腺苷酸环化酶，与其他血管内途径相互作用	重建中枢神经系统的多巴胺的作用	巴金森病、泌乳素血症	口服 • 毒性：鼻塞、头痛、直立性低血压
• 第 28、37 章中的其他 D_2 激动药				

---

[1] 除了 β_1 激动作用外，多巴酚丁胺还有其他作用，详见正文

制剂*

通用名	制剂	通用名	制剂
苯丙胺,外消旋混合物	仿制药	羟基苯丙胺	Paremyd(包括 0.25%托品酰胺)
硫酸苯丙胺、天冬氨酸苯丙胺、硫酸右旋苯丙胺和右旋苯丙胺蔗糖酸的 1:1:1:1 混合物	Adderall	异丙肾上腺素	仿制药,Isuprel
		间羟胺	Aramine
		甲基苯丙胺	Desoxyn
		哌醋甲酯	仿制药,Ritalin,Ritalin-SR
阿普尼定	Iopidine	米多君	ProAmatine
阿莫达非尼	Nuvigil	米拉贝隆	Myrbetriq
布莫尼定	Alphagan	莫达非尼	Provigil
右美托尼定	Precedex	萘甲唑啉	仿制药,Privine
右哌甲酯	Focalin	去甲肾上腺素	仿制药,Levophed
右旋苯丙胺	仿制药,Dexedrine	奥达特罗	Striverdi respimat
多巴酚丁胺	仿制药,Dobutrex	羟甲唑啉	仿制药,Afrin,Neo-Synephrine12 Hour,Visine LR
多巴胺	仿制药,Intropin		
屈西多巴	Northera	去氧肾上腺素	仿制药,Neo-Synephrine
麻黄碱	仿制药	伪麻黄碱	仿制药,Sudafed
肾上腺素	Generic, Adrenalin Chloride, Primatene Mist,Bronkaid Mist, EpiPen,Auvi-Q	四氢唑林	仿制药,Visine
		替托尼定	Zanaflex
非若多泮	Corlopam	丁苄唑啉	仿制药,Otrivin

*用于治疗高血压的 α_2 激动剂列于第 11 章。用于哮喘的 β_2 激动剂列于第 20 章。去甲肾上腺素转运抑制剂列于第 30 章

案例思考答案

　　临床影像显示自主神经系统衰竭,其最佳指征是直立性血压下降,由于没有足够的补偿性心率增加,单纯的自主神经衰竭是一种选择性影响外周自主神经纤维的神经退行性疾病。患者的血压严格依赖于他所具有的残余的交感神经张力。因此,当给患者使用 α 阻断剂坦索罗辛时,直立性低血压的症状恶化;相反,这些患者对 α 受体激动药和其他拟交感药的升压作用极其敏感。例如,在对正常人没有作用的剂量下,α 激动剂米多君可明显地升高这些患者的血压。

（张殿增　张阳 译　邱培伦 校　金有豫 审）

参考文献

　　扫描本书二维码获取完整参考文献。

肾上腺素受体拮抗药

第 10 章

David Robertson, MD, & Italo Biaggioni, MD*

案例思考

一位 46 岁的女子因为心悸和头疼而看她的医生。1 年前她很健康,但开始发生阵发性心悸。后来更严重了,伴有搏动性头痛,大汗淋漓。体检显示,血压 150/90mmHg、心率 88 次/min。在体检时,腹部按诊诱发突然而典型的发作,血压 210/120mmHg、心率 122 次/min、面色苍白、伴有严重的头痛,并大量出汗。会是什么导致她发病?体检期间是什么引起血压、心率上升至如此之高?有哪些治疗方法可以帮助这个患者?

正如第 19 章中介绍的,儿茶酚胺类物质参与体内的许多生理、病理反应,因而阻断儿茶酚胺类物质受体的药物具有重要的作用,其中有些药物具有极高的临床价值。药物对 α 和 β 受体的选择性不同,其产生的效应也明显不同。肾上腺素受体可分为 α_1、α_2 和 β 三种亚型,激活这些受体后产生的效应已经在本书第 6 章和第 9 章中讨论。阻断外周多巴胺受体的药物目前的临床价值有限,而阻断中枢神经系统多巴胺受体却非常重要,作用于这些受体的药物将在本书第 21 章和第 29 章讨论。本章主要讨论肾上腺素受体拮抗药的药理学意义,这些阻断药的主要作用是占领中枢神经系统以外的 α_1、α_2 和 β 受体,而阻断儿茶酚胺类物质或相关激动药所产生的效应。

药理学研究中使用的 α_1-和 α_2-受体拮抗药一直是探索自主神经系统功能非常有用的工具药,在临床治疗中,非选择性 α-受体拮抗药用于治疗嗜铬细胞瘤(分泌儿茶酚胺的肿瘤),α_1-受体选择性阻断药用于原发性高血压和良性前列腺增生。β-受体拮抗药的临床应用非常广泛,它们已经有确切疗效的疾病包括高血压、缺血性心脏病、心律失常、内分泌和神经系统疾病、青光眼以及其他病症。

■ α-受体拮抗药的基础药理学

作用机制

α-受体拮抗药与其受体的相互作用既是可逆的,也可以是

不可逆的。可逆性受体拮抗药可从受体上解离下来,激动药的浓度足够高时才能克服其阻断作用;不可逆性阻断药则不能从其受体上解离下来,且其阻断作用也不能被激动药克服。酚妥拉明和妥拉唑啉属于可逆性 α-受体拮抗药的例子(图10-1)。这些药物和拉贝洛尔(主要用其抗高血压作用)以及麦角碱类(第 16 章)都是可逆性 α-受体拮抗药或部分激动药。酚苄明的中形成的有活性的中间产物乙烯亚胺(图10-1)与 α-受体形成共价键结合,对 α-受体产生不可逆性阻滞。图10-2 比较了可逆性 α-受体拮抗药和不可逆性 α-受体拮抗药的作用。

如在第 1、2 章讨论的,可逆性拮抗药的作用的持续时间很大程度上取决于药物在体内的半衰期和从其受体上解离的速度。药物在体内的半衰期越短,药物作用持续的时间越少。与此相反,不可逆性 α-受体拮抗药的作用,在药物已经从血浆中清除后,还能持续很长时间。如:酚苄明广泛阻滞 α-受体后,组织反应性的恢复依赖于新受体的合成,这可能需要数天的时间。对 α_1-肾上腺素受体反应性恢复的速率可能对有突发性心血管疾患的患者或急于手术的患者特别重要。

药理学效应

A. 心血管效应

因为小动脉和小静脉的张力在很大程度上取决于血管平滑肌上的 α 受体。所以,α-受体拮抗药可通过降低外周血管阻力而降低血压(图 10-3),也可阻断常用剂量下的 α-受体激动药的升压效应。事实上,对具有 α-和 β_2-受体效应的激动药(如肾上

* 作者感谢前几版本章作者 Brian B. Hoffman 博士的工作,我们对他原来的内容做了修改和更新。同时也感谢 Brett English 和 Suzanna Lonce 改进了本章中的表格,以及 Randy Blakely 对我们很有帮助的评论

腺素)来说,α-受体拮抗药可将其升压作用转变为降压作用(图10-3),这种反应上的变化称作**翻转肾上腺素作用**,它描述了激活血管上的 α-和 β-受体如何产生相反的作用。α-受体拮抗药可引起直立性低血压和反射性心动过速;非选择性($\alpha_1 = \alpha_2$,表10-1)阻断药常会使血压降至正常值以下,而引起明显的心动过速。产生直立性低血压是由于 α-受体拮抗药阻断了交感神经

系统对血管平滑肌 α-受体的兴奋作用。静脉收缩是直立位血容量维持血压的重要因素,因为静脉收缩减少了外周静脉中血液的淤积量。腿部小动脉的收缩有助于正常体位性血压反应。阻断心脏将感神经末梢突触前膜上的 α_2-受体,会出现更加明显的心动过速,因为增加去甲肾上腺素释放会促进心脏上 β-受体兴奋而使心率加快。

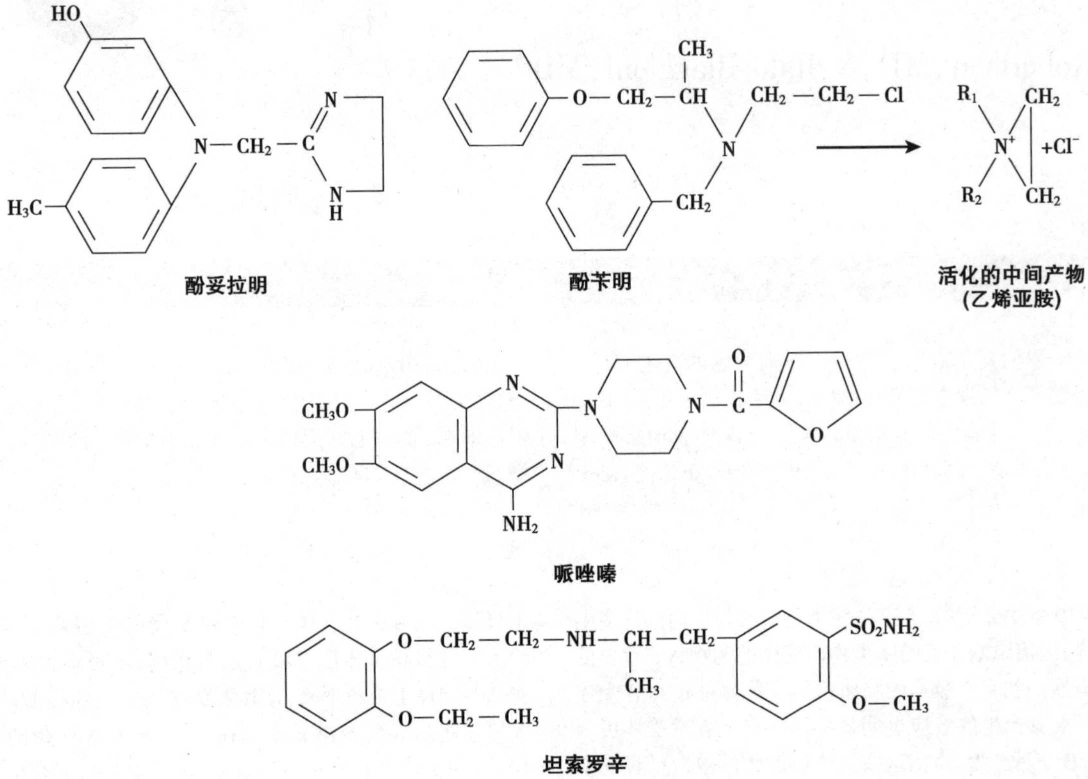

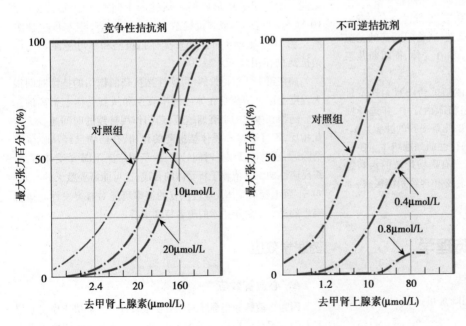

图 10-1 几种 α-受体拮抗药的结构

图 10-2 两种 α-肾上腺素受体拮抗药存在时,去甲肾上腺素的量-效曲线。猫的脾脏组织内富含 α-肾上腺素受体。逐渐增加去甲肾上腺素的剂量时测定离体猫脾脏组织条的张力变化。**左**:可逆性 α-受体拮抗药妥拉唑林,在 10μmol/L 和 20μmol/L 浓度下,使去甲肾上腺素的量-效曲线右移,但不减少最大效应;**右**:酚妥拉明类似物氯乙双苄胺,对 α-肾上腺素受体有不可逆阻断作用,所用的两种浓度均可降低最大效应

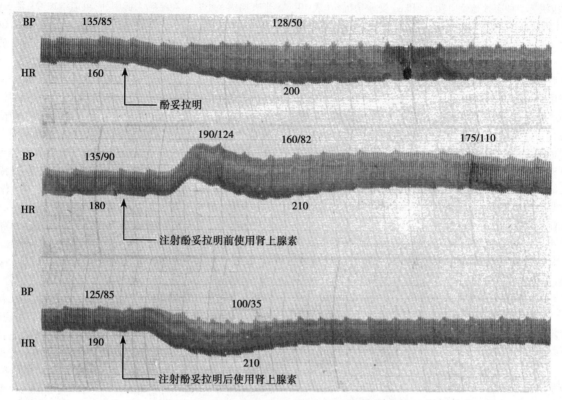

图 10-3　上方：α-受体拮抗药酚妥拉明对麻醉犬血压的影响。酚妥拉明给药前(中)后(下)，肾上腺素产生的效应证明了肾上腺素的翻转作用。所有药物均静脉给药。BP：血压；HR：心率

B. 其他效应

阻断其他组织中的 α-受体常会引起瞳孔缩小(小瞳孔)、鼻塞等。阻断表达在膀胱和前列腺的 α-受体可降低尿道阻力。因此，α-受体拮抗药常用于治疗前列腺增生(下文)而出现的尿潴留。个别药物还有 α-受体阻断作用以外的其他重要作用(下文)。

典型药物

酚苄明与 α 受体形成共价键结合，对 α-受体产生长时间的不可逆性阻断作用(14~48 小时)。酚苄明对 α_1 受体有些选择性，但比哌唑嗪差(表 10-1)。酚苄明还抑制肾上腺素能神经末梢对去甲肾上腺素的重吸收，酚苄明对组胺(H1)、乙酰胆碱受体、5-羟色胺受体以及 α 受体有拮抗作用(第 16 章)。

酚苄明的药理作用主要与阻断 α 受体介导的活动有关。最主要的作用是减弱了儿茶酚胺引起的血管收缩作用。对于正常仰卧位，酚苄明引起的血压下降相对较小；而对交感张力高者(例如：直立位或血容量减少时)，则血压降低得多。增加心排出量是由于反射性作用和阻断心脏交感神经突触前 α_2 受体。

酚苄明口服吸收，但生物利用度低，它的其他药动学性质还不是很清楚。酚苄明常口服给药，开始剂量为 10mg/d，渐渐增加剂量，直至达到预期的效果。通常每天的剂量少于 100mg 足以实现充分的 α-受体拮抗作用。酚苄明主要用于嗜铬细胞瘤的治疗(下文)。

表 10-1　肾上腺素受体拮抗药的相对选择性

药品	受体亲和力
α 受体拮抗药	
哌唑嗪、特拉唑嗪、多沙唑嗪	$\alpha_1 >>>> \alpha_2$
酚苄明	$\alpha_1 > \alpha_2$
酚妥拉明	$\alpha_1 = \alpha_2$
育亨宾、妥拉苏林	$\alpha_2 >> \alpha_1$
α、β 拮抗药	
拉贝洛尔、卡维洛尔	$\beta_1 = \beta_2 \geqslant \alpha_1 > \alpha_2$
β 受体拮抗药	
美托洛尔、醋丁洛尔、阿普洛尔、阿替洛尔、倍他洛尔、塞利洛尔、艾司洛尔、奈必洛尔	$\beta_1 >>> \beta_2$
普萘洛尔、卡替洛尔、喷布罗尔、吲哚洛尔、噻吗洛尔	$\beta_1 = \beta_2$
布托沙明	$\beta_2 >>> \beta_1$

酚苄明的大部分不良反应源于其 α-受体拮抗作用，最重要的不良反应是体位性低血压和心动过速，也发生鼻塞和射精困难。由于酚苄明可以透过血-脑脊液屏障而进入中枢神经系统，可能会产生非特异性的作用，包括疲劳、镇静、恶心等。由于酚苄明是一种烷化剂，可能还有其他还没有发现的不良反应。

　　酚妥拉明是一种有效地竞争性 α_1 和 α_2 受体拮抗药(表10-1)。酚妥拉明通过阻断血管平滑肌上的 α_1 和 α_2 受体,而降低外周阻力。它的心脏兴奋作用是由于阻断交感神经末梢突触前膜 α_2 受体(导致交感神经释放的去甲肾上腺素增加)和压力反射机制激活交感神经反应。酚妥拉明对 5-羟色胺受体也有抑制作用,但较弱。对毒蕈碱受体和组织胺 H_1、H_2 受体有激动作用。酚妥拉明的不良反应主要是补偿性心脏兴奋作用,可能会引起严重的心动过速、心律失常和心肌缺血。酚妥拉明已经被用于治疗嗜铬细胞瘤。此外,它有时用于逆转软组织部位的局部麻醉;局部麻醉剂常与血管收缩药一起使用,以减缓它们的移除。局部使用酚妥拉明在手术结束后可以逆转这个过程。遗憾的是,在美国一直没有供应酚妥拉明的口服和静脉注射制剂。

　　哌唑嗪是一种竞争性哌嗪基喹唑啉类化合物,治疗高血压药有效(第11章),对 α_1 受体有高度选择性,对 α_1 受体的选择性常比 α_2 受体强 1 000 倍左右。这可能部分解释了哌唑嗪比酚妥拉明和酚苄明相对不引起心动过速的原因。由于 α_1 受体阻断作用,哌唑嗪有松弛动脉和静脉血管平滑肌以及前列腺平滑肌的作用。哌唑嗪在人体内广泛代谢;因为经肝脏代谢而降解,口服后的生物利用度只有约 50%。半衰期一般约 3 个小时左右。

　　特拉唑嗪是另一种对高血压有效的、可逆性 α_1 受体选择性拮抗药(第11章);它也被批准用于男性良性前列腺增生(BPH)引起的排尿困难。特拉唑嗪的生物利用度高,在肝脏广泛代谢,只有一小部分原形药物经尿液中排出。特拉唑嗪的半衰期为 9~12 小时。

　　多沙唑嗪治疗高血压和 BPH 有效。它与哌唑嗪和特拉唑嗪不同的是有一个较长的半衰期,约 22 小时。生物利用度中等,在体内广泛代谢,只有很少一部分原形药物经尿液或粪便排泄。多沙唑嗪有活性代谢产物,但他们的活性很可能较小。

　　坦索罗辛是一个竞争性 α_1-受体拮抗药,但其结构与其他大多数 α_1-受体拮抗药完全不同。它的生物利用度较高,半衰期为 9~15 小时。在肝脏广泛代谢。坦索罗辛对 α_{1A}-和 α_{1D}-受体的亲和力比 α_{1B} 亚型高。有证据表明,与其他 α_1 受体选择性拮抗药比较,坦索罗辛抑制前列腺平滑肌的效能比抑制血管平滑肌收缩更强。它对 BPH 的疗效表明,在介导前列腺平滑肌收缩中,α_{1A} 受体可能是最重要的 α 亚型。此外,与其他拮抗药比较,坦索罗辛对患者直立位的血压影响较小。然而,对交感神经系统功能减退的患者使用任何 α 拮抗药时,须谨慎小心。最近的流行病学研究表明,在治疗开始后不久,直立性低血压的风险就会增加。

　　在接受白内障手术的患者中,最近发现的一种可能严重的副作用是术中虹膜失张力综合征(IFIS),其特点是出现了一种松弛的虹膜,有虹膜下垂的倾向以及术中进行性瞳孔收缩。

　　这些影响增加了白内障手术的风险,如果患者服用这些药物,术后 14 天内发生并发症的可能性更大。

其他 α-肾上腺素受体拮抗药

　　阿夫唑嗪是一种 α_1 受体选择性喹唑啉衍生物,已经被批准用于 BPH。它的生物利用度约 60%,在体内被广泛代谢,消除

半衰期约 5 小时。在易感人群中,它可能增加 QT 延长的风险。**西洛多辛**在阻止 α_{1A} 受体的过程中就像坦苏洛一样,也被用于治疗 BPH。**吲哚拉明**是另一个 α_1 选择性拮抗药,也是一种有效的抗高血压药物,但在美国没有使用。**乌拉地尔**是一种 α_1 受体拮抗药(它的主要作用),还具有弱的 α_2 受体和 5-羟色胺 1A 受体激动作用以及弱的 β_1 受体拮抗作用。在欧洲用作抗高血压药和治疗良性前列腺增生症。**拉贝洛尔**同时具有 α_1-受体和 β-受体选择性拮抗作用,将在下文讨论。抗精神病药物**氯丙嗪**和**氟哌啶醇**是有效的多巴胺受体拮抗药,对 α 受体也有拮抗作用。对 α 受体的拮抗作用可能是它们的不良反应,特别是低血压。同样,抗抑郁药**曲拉唑酮**有阻断 α_1 受体的作用。麦角衍生物,如**麦角胺**及**二氢麦角胺**,可产生可逆性 α-受体阻断作用,可能还具有部分激动药作用(第16章)。**育亨宾**是一种 α_2 受体选择性拮抗药。它有时用于治疗体位性低血压,因为它阻断了中枢神经系统和外周的 α_2 受体,这样它提高了中枢神经系统活性,促进外周增加释放去甲肾上腺素。育亨宾曾经被广泛用于治疗男性勃起功能障碍,但已被磷酸二酯酶-5 抑制剂西地那非(第12章)取代。育亨宾可逆转 α_2-肾上腺素受体激动药药(如可乐定等)的降压作用。它被用作兽药,用来逆转由木拉嗪产生的麻醉,这是一种用来安抚动物的 α_2 受体激动剂。虽然育亨宾已经在美国市场上被撤下,但仅仅是出于财务上的原因,它可以作为一种"营养品",也可以通过混合药店获得。

■ α-受体拮抗药的临床药理学

嗜铬细胞瘤

　　嗜铬细胞瘤是一种肾上腺髓质或交感神经节细胞瘤,这种肿瘤分泌儿茶酚胺,尤其是去甲肾上腺素和肾上腺素。在本章开头的"病案研究"中的患者,影像学检查发现她的左肾上腺有一个嗜铬细胞瘤。此外,她的血浆和尿中的去甲肾上腺素、肾上腺素及其代谢物 3-甲氧基去甲肾上腺素和 3-甲氧基肾上腺素的水平均升高。

　　嗜铬细胞瘤的诊断通过检测血浆或尿中去甲肾上腺素、3-甲氧基肾上腺素和去甲 3-甲氧基-去甲肾上腺素(见第 6 章)水平升高的基础上进一步肯定。一旦经过生化检查确诊,对嗜铬细胞瘤定位的技术包括计算机断层扫描和磁共振成像扫描以及放射标记物 [131] 碘-间-碘代苄胍(^{131}I-meta-iodobenzylguanidine,MIBG)扫描,MIBG 是肿瘤细胞摄取的去甲肾上腺素转运蛋白的底物,因此是识别嗜铬细胞瘤部位的一个有用的显影剂。

　　酚苄明的主要临床用途是治疗嗜铬细胞瘤。患者表现有许多儿茶酚胺过剩的症状和体征,包括间歇性或持续性高血压、头痛、心悸、多汗等。

　　挤压身体、化学刺激会使嗜铬细胞瘤储存的儿茶酚胺释放,或自发地释放。嗜铬细胞瘤手术操作过程中发生儿茶酚胺释放时所产生的高血压可用 α-受体拮抗药或硝普钠控制,其中硝普钠为其首选药物,因为硝普钠的作用时间很短暂,通过调节静脉点滴的速度就可以很容易地控制它的降压效果。

　　α-受体拮抗药经常用于嗜铬细胞瘤患者的术前血压控制(图 10-4)。在手术前给予酚苄明有助于控制高血压,往往也能

扭转儿茶酚胺分泌过多造成的长期变化,如血浆体积减少。此外,使用酚苄明也会简化患者的手术过程。酚苄明的口服剂量为 10mg/d,每隔数天,增加一次剂量,直到高血压得到控制。一些医生在术前 1~3 周就为嗜铬细胞瘤患者使用酚苄明。外科医生更加喜欢不给患者使用酚苄明治疗的情况下进行手术,而用现代麻醉技术来控制手术过程中的血压和心率。酚苄明也常用于无法手术治疗或转移性嗜铬细胞瘤的长期治疗,虽然用其他药物治疗的经验较少,嗜铬细胞瘤患者的高血压也可能对可逆性 α₁ 选择性拮抗药或钙通道阻滞剂有反应。α-受体拮抗后,常需要用 β-受体拮抗药扭转儿茶酚胺过多对心脏的影响。在有效的 α-受体拮抗作用确立之前,不应使用 β-拮抗药,因为从理论上讲,未经对抗的 β-受体拮抗作用可以增加血管收缩而使血压升高。

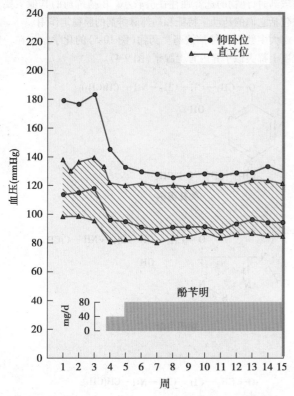

图 10-4 酚苄明(Dibenzyline)对嗜铬细胞瘤患者血压的影响。第 4 周开始用药(图中条形阴影表示)。仰卧位的收缩压和舒张压用圆点表示,直立位的收缩压和舒张压用三角和斜线区域表示。从图中可观察到,α-受体拮抗药能显著降低血压。治疗前非常显著的直立性低血压,用药后得以改善,可能与血容量恢复正常有关。在长期经受嗜铬细胞瘤性高血压折磨的患者,血容量是一个经常显著变化的参数

有时用酪氨酸的 α-甲基类似物**甲酪氨酸**(α-甲基酪氨酸)治疗嗜铬细胞瘤,甲酪氨酸是酪氨酸羟化酶的竞争性抑制剂。酪氨酸羟化酶是多巴胺、去甲肾上腺素、肾上腺素合成过程中的限速酶(图 6-5)。甲酪氨酸对不能手术治疗的或转移性嗜铬细胞瘤症状的患者非常有效。甲酪氨酸能进入中枢神经系统,可能导致中枢的多巴胺水平下降而引起锥体外系反应。

高血压危象

α-肾上腺素受体拮抗药限制用于在高血危象的处理,但拉贝洛尔一直用于治疗高血压危象(第 11 章)。从理论上讲,当血压升高时,α-肾上腺素受体拮抗药最有效,反映了循环中 α 受体激动药药浓度过高。例如嗜铬细胞瘤、拟交感神经药物过量以及停止使用可乐定,都可以引起血压升高。然而,一般不使用 α-肾上腺素受体拮抗药治疗高血压危象,而优先使用其他药物。因为在这种情况下,安全使用 α-肾上腺素受体拮抗药还需要积累相当多的、很有必要的经验。

慢性高血压

α₁-受体选择性拮抗药家族的哌唑嗪对轻、中度高血压的治疗是一种有效药物(第 11 章),它们大都有良好的耐受性,但通常不建议将它们单独用作治疗高血压的药物,因为其他类别的抗高血压药物能更有效地预防心脏衰竭。此类药物的主要副作用是体位性低血压,而且在开始的几次给药时,其症状会很严重,但其他药物却很少见。非 α-受体选择性拮抗药不用于原发性高血压。哌唑嗪和相关药物也可引起头晕。对接受高血压治疗的患者应该经常检查体位性血压的变化。

有趣的是,已经发现 α-肾上腺素受体拮抗药,如哌唑嗪,或不改变血脂水平,或增加高密度脂蛋白(HDL)浓度。提高 HDL 浓度这可能是一个有利的作用,但目前对此作用的机制尚不清楚。

周围血管病

α-受体拮抗药对周围血管阻塞性疾病无效,这些疾病的特点是血管的形态学发生改变,限制了血液流量。偶尔,对有雷诺氏症状或可逆性周围血管过度痉挛的患者使用哌唑嗪或酚苄明有效,但对大多数患者优先使用的是钙通道阻滞剂。

尿路阻塞

前列腺增生症多见于老年男性患者。许多外科手术治疗可以缓解前列腺增生引起的泌尿系统症状。然而,药物治疗对许多患者也非常灵验。药物改善尿流量的作用机制一部分是松弛肥大前列腺的平滑肌,一部分是松弛膀胱底部的平滑肌。有人认为,一些 α₁-受体拮抗药可能对前列腺细胞有其他另外的作用,对改善症状很有帮助。

哌唑嗪、多沙唑嗪、特拉唑嗪都对前列腺增生患者有效。这些药物尤其适用于伴有高血压的患者。人们将相当大的兴趣都集中在对前列腺平滑肌收缩有重要作用的 α₁-受体亚型上:α₁ₐ 亚型受体选择性拮抗药可提高对这种疾病治疗的疗效和安全性。如前所述,坦索罗辛对 BPH 也有效,而且在低剂量时对血压的影响相对较小。此药可能会被使用其他 α₁-受体拮抗药而产生体位性低血压的患者首选。

勃起功能障碍

西地那非和其他 cGMP 磷酸二酯酶抑制剂是治疗勃起功能障碍的药物(第 12 章)。

其他有效但现在基本上被放弃的方法包括酚妥拉明与非特异性平滑肌松弛药罂粟碱合用,直接注射到阴茎,可使勃起功能障碍男性的阴茎勃起。长期应用可能有导致阴茎纤维变形反应

的危险,全身吸收可能导致直立性低血压;异常勃起可能需要α-肾上腺素受体激动药治疗,如去氧肾上腺素。治疗勃起功能障碍的替代药物包括前列腺素(第18章)和阿扑吗啡。

α₂-受体拮抗药的用途

α₂-受体拮抗药的临床应用相对较少。他们对男性勃起功能障碍的治疗已经确定但很有限。目前的实验热点是开发治疗Ⅱ型糖尿病(α₂-受体抑制胰岛素分泌)和精神抑郁症的高选择性α₂-受体拮抗药。同样,更好地理解α₂-受体的亚型,开发临床上有用的、亚型选择性受体α₂拮抗药。

■ β-受体拮抗药的基础药理学

β-受体拮抗药的共同特点是拮抗儿茶酚胺对β肾上腺素受体的作用。β-阻断剂占领β受体,竞争性地减少儿茶酚胺和其他β受体激动药占领β受体。在临床上使用的大多数β-拮抗药物可以分为两类,一类是纯粹的拮抗药,也就是说,这样的药物只占领β受体,但对β受体没有激活作用。一类是部分激动药,也就是说,它们能激活部分受体,尽管比完全激动药异丙肾上腺素激活的受体数目少。如第2章所述,在高浓度儿茶酚胺存在时,部分激动药抑制其对β受体的激活作用;但在内源性激动药缺乏时,部分激动药使受体适度激活。最后,有证据表明,一些β受体拮抗剂(如倍他洛尔、美托洛尔)是反向激动药——减少一些组织中β受体固有活性的药物,此种性质的临床意义尚不清楚。

β-受体拮抗药对β₁和β₂受体的亲和力有所不同(表10-1),有些β-受体拮抗药对β₁受体亲和力比β₂高,这种选择性可能具有重要的临床意义。由于临床上所用的β-受体拮抗药都不对β₁受体显示绝对地特异性,而且选择性具有剂量相关性,浓度较高时,药物的选择性往往会较小。β拮抗药的其他主要分歧包括它们的药动学特征和局部麻醉剂的膜稳定作用。

大多数β-受体拮抗药类药物(图10-5)的化学结构在一定程度上都类似于异丙肾上腺素(图9-4)。

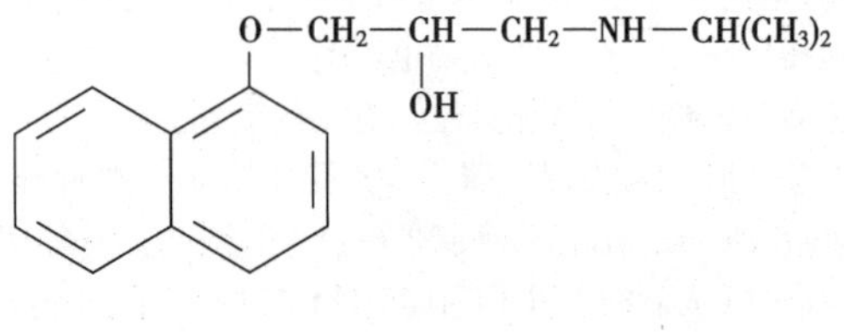

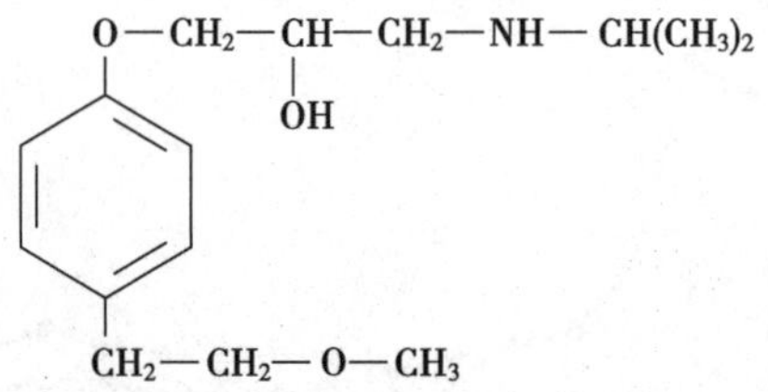

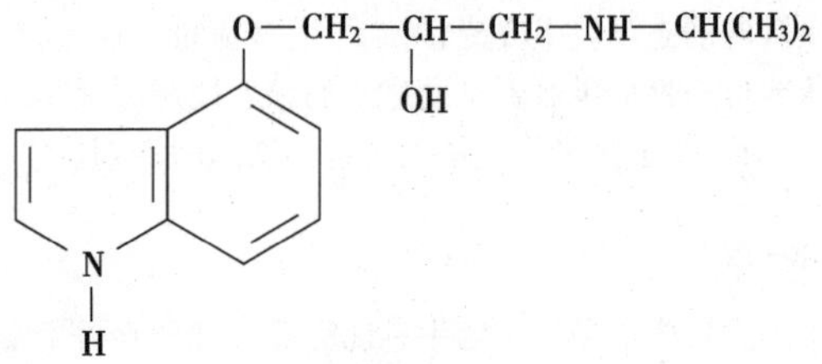

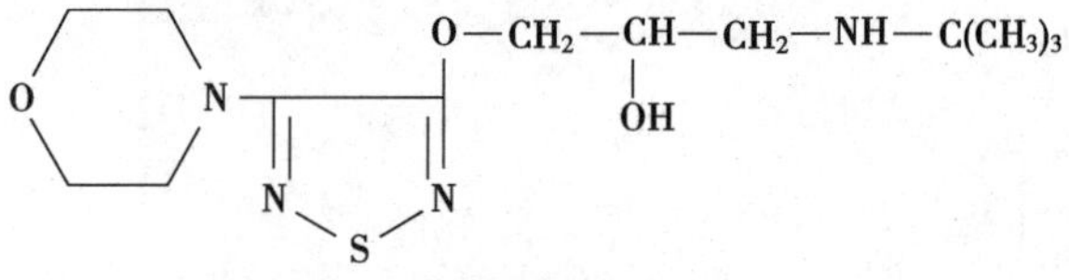

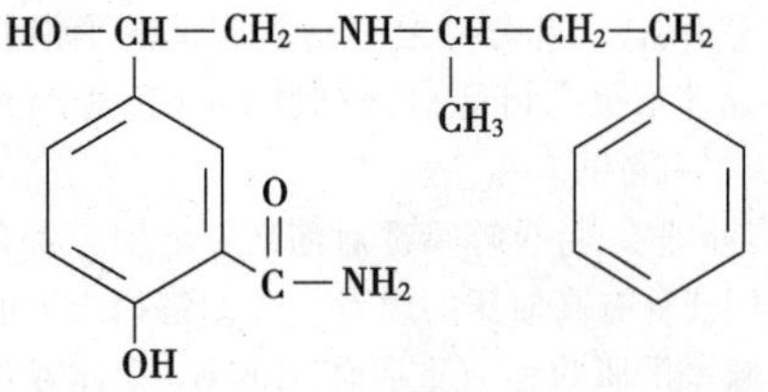

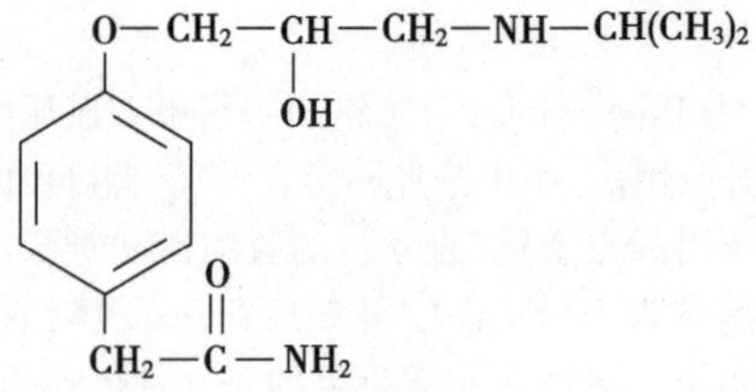

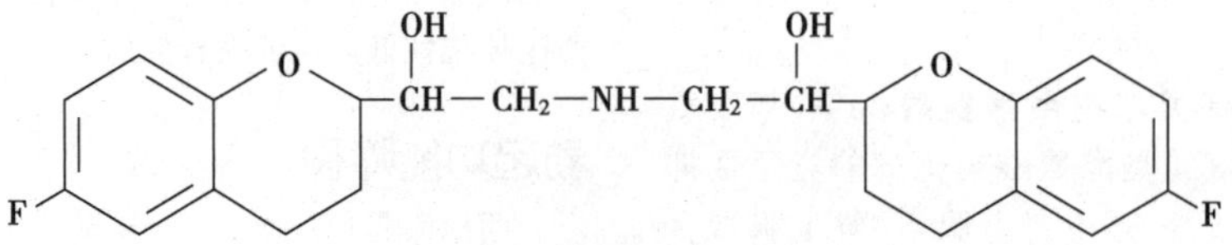

图 10-5 一些 β-受体拮抗药的结构

β-受体拮抗药的药动学性质

A. 吸收

此类药物中的大多数口服后吸收都很好；在服用后 1~3 小时出现峰浓度。普萘洛尔和美托洛尔常用其缓释制剂。

B. 生物利用度

普萘洛尔在肝内被广泛代谢（首关效应），其生物利用度相对较低（表 10-2）。增加药物的剂量，到达全身循环的比例也随之增加，表明肝脏萃取机制可能趋于饱和。普萘洛尔生物利用度低的主要影响是，口服药物达到的血药浓度远比相同剂量静脉注射后低得多。由于首过效应因人而异，口服普萘洛尔后的血药浓度有很大的个体差异。出于同样的原因，大多数 β 受体拮抗药的生物利用度的变异程度很有限，除倍他洛尔、喷布罗尔、吲哚洛尔和索他洛尔以外。

C. 分布和清除率

β 拮抗药的分布迅速，并有较大的分布容积。普萘洛尔和喷布罗尔的亲脂性相当强，易于通过血脑障壁（表 10-2）。大多数 β 拮抗药的半衰期为 3~10 小时不等。一个主要的例外是艾司洛尔，它能被迅速水解，半衰期仅约 10 分钟。普萘洛尔、美托洛尔在肝脏被广泛地代谢，在尿液中很少有原型药物出现。CYP2D6 的基因型是美托洛尔血浆清除率存在个体差异（第 4、5 章）的主要决定因素。给予美托洛尔后，由于代谢不佳，其血药浓度比快代谢型药物存在 3~10 倍的差异。阿替洛尔、塞利洛尔和吲哚洛尔的代谢不太完全。纳多洛尔以原型经尿液排出，其半衰期比任何可用的 β 阻断剂都长（长达 24 小时）。肾衰竭可以使纳多洛尔的半衰期延长。在肝脏疾病的存在时，由于肝脏的血流量减少或肝药酶抑制，普萘洛尔消除的时间可能会延长。值得注意的是，这些药物的药效学效应有时远远超过半衰期数据预测的时间。

β-受体拮抗药的药效学

这些药物的大多数作用是由于占领和阻断 β 受体。然而，有些作用可能是由于其他影响，包括对 β 受体的部分激动活性和局部麻醉作用（表 10-2），这些作用在 β 受体拮抗药中存在差异。

表 10-2　几种 β 拮抗药的性质

	选择性	部分激动药作用	局麻作用	脂溶性	消除半衰期（h）	生物利用度（近似值）
醋丁洛尔	β_1	有	有	低	3~4	50
阿替洛尔	β_1	无	无	低	6~9	40
倍他洛尔	β_1	无	轻度	低	14~22	90
比索洛尔	β_1	无	无	低	9~12	80
卡替洛尔	无	有	无	低	6	85
卡维洛尔[1]	无	无	无	中	7~10	25~35
赛利洛尔	β_1	有	无	低	4~5	70
艾司洛尔	β_1	无	有	低	10min	0
拉贝洛尔[1]	无	有	有	低	5	30
美托洛尔	β_1	无	有	中	3~4	50
纳多洛尔	无	无	无	低	14~24	33
奈必洛尔	β_1	?[2]	无	低	11~30	NF[3]
喷布罗尔	无	有	无	高	5	>90
吲哚洛尔	无	有	有	中	3~4	90
普萘洛尔	无	无	有	高	3.5~6	30[4]
索他洛尔	无	无	无	低	12	90
噻吗洛尔	无	无	无	中	4~5	50

[1] 卡维洛尔和拉贝洛尔还有 α_1-肾上腺素受体拮抗作用

[2] 未确定

[3] 未见

[4] 生物利用度呈剂量依赖性

A. 对心血管系统的影响

长期给予 β-拮抗药可以降低高血压患者的血压(第 11 章),其所涉及的机制尚未完全阐明,但可能包括抑制肾素释放和对中枢神经系统的影响。这些药物通常不会降低血压正常的健康人的血压。

β-受体拮抗药对心脏有明显的影响(图 10-6),对治疗心绞痛治疗(第 12 章)和慢性心力衰竭(第 13 章)及心肌梗死(第 14 章)很有价值。负性肌力和负性变时效应反映了肾上腺素受体对这些功能有调节作用。减慢房室传到、增加 PR 间期是阻断房室结肾上腺生能受体的相关结果。在血管系统中,β-受体拮抗剂对抗 β₂ 介导的血管扩张作用,可能会由于心排出量减少、血压下降、α-受体介导的交感神经反应性增强,而导致外周阻力急剧增加。非选择性和 β₁-拮抗剂可拮抗由交感神经系统引起的肾素释放。

总体而言,虽然这些药物的严重副作用可能包括增加外周阻力,但长期给药会降低外周阻力,使高血压患者的血压降低。

B. 对呼吸道的影响

呼吸道支气管平滑肌上的 β₂ 受体被拮抗可能会增加气道阻力,特别是哮喘患者。但需要阻断心脏上的 β₁ 受体,而不需要阻断 β₂ 受体时,β₁ 受体拮抗药,如美托洛尔和阿替洛尔,可能比一些非选择性 β 受体拮抗药更有优势。但是,当前的 β₁ 选择性拮抗药还没有是足够的特异性以完全避免与 β₂ 肾上腺素受体的相互作用。因此,这些药物一般应避免用于哮喘患者。另一方面,慢性阻塞性肺病(COPD)的患者对 β₁ 受体拮抗药的耐受,也有治疗作用。例如,对伴有缺血性心脏病患者的好处可能大于风险。

C. 对眼睛的影响

β 拮抗药能降低眼压,特别是青光眼。降低眼压的机制通常认为是减少房水的产生(文本框:青光眼的治疗)。

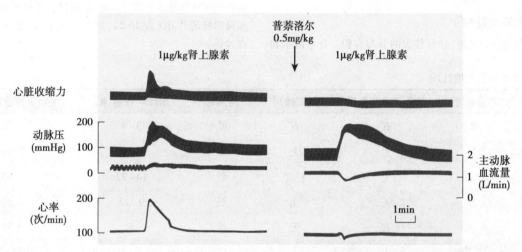

图 10-6 注射普萘洛尔前后肾上腺素对麻醉犬的影响。在 β-受体阻断剂的存在时,肾上腺素不再增加心肌收缩力(用连接到心室壁的应变计测量),也不增加心率。因为没有阻断血管收缩反应,肾上腺素仍然能升高血压

青光眼的治疗

青光眼是致盲的主要原因之一,又需要长期药物治疗,因而引起药理学界的极大兴趣。青光眼的主要表现是眼内压增高,但与最初的症状无关。如果不进行治疗,眼内压力增加会损害视网膜和视神经,而引起视野限制,并最终失明。眼压很容易测量,是眼科常规检查的一部分。青光眼主要有两种类型:开角型和闭角(或窄角)型。闭角型青光眼的前房浅,在前房浅的情况下,膨胀了的虹膜使角膜和虹膜睫状体之间形成的房角变窄,堵塞了房水流出的途径(图 6-9),引起眼内压力急剧升高,眼睛疼痛,对此种青光眼必须用药物紧急控制,或手术切除一部分虹膜(虹膜切除术)预防。开角型青光眼是一种慢性病,主要用药物治疗。由于眼内压力是眼球内房水产生与排出之间平衡的一种功能,因此,开角型青光眼的治疗策略有两种:减少房水分泌和加速房水流出。目前发现有五类药物可用于降低眼内压:拟胆碱能药物、α 受体激动药、β-受体拮抗药、前列腺素 F₂ₐ 类似物和利尿药,这五种药物对青光眼的治疗策略如表 10-3 所示。表 10-3 中列出的五类药物中,前列腺素衍生物、β 受体拮抗药最受欢迎。服用方便(每天服药 1 次或 2 次)和相对缺乏不良反应(对于 β 受体拮抗药,患有哮喘和安装心脏起搏器或传导通路疾病的患者除外)。也有用其他药物降低眼压的报告,如前列腺素 E₂ 和大麻。急性闭角型青光眼使用的药物仅限于拟胆碱能药物、乙酰唑胺,以及手术前的渗透性药物,而这种情况下,其他药物的起效过于缓慢。

表 10-3　用于开角型青光眼的药物

药品	作用机制	给药方法
拟胆碱药物		
毛果芸香碱,卡巴,毒扁豆碱,乙硫磷胆碱,地美溴铵	睫状肌收缩,小梁网开放,增加房水流出	局部滴剂或凝胶;塑料薄膜缓释剂插件
α 激动药		
非选择性	增加房水流出	局部滴眼
肾上腺素,地匹福林		
α$_2$-选择性	减少房水分泌	
阿可乐定		局部,仅用于激光治疗后
溴莫尼定		局部
β-拮抗药		
噻吗洛尔,倍他洛尔,卡替洛尔,左布诺洛尔,美替洛尔	减少睫状体上皮分泌房水	局部滴剂
碳酸酐酶抑制药		
多佐胺,派立明	由于缺乏 HCO$_3^-$ 而减少房水分泌	局部用药
乙酰唑胺,双氯非那胺,醋甲唑胺		口服
前列腺素类		
拉坦前列素,比马前列素,曲伏前列素,乌诺前列酮	增加房水流出	局部

D. 对代谢和内分泌的影响

β-受体拮抗药,如普萘洛尔,可以抑制交感神经系统兴奋引起的脂肪分解。对碳水化合物代谢的影响还很少了解,但给予 β$_2$-受体拮抗药后,至少可以部分抑制人体肝脏糖原的分解。胰高血糖素主要是用来对抗低血糖的激素,但还不清楚 β-拮抗药对低血糖状态恢复的损害有多大,对胰岛素依赖型糖尿病患者应该慎用,这可能对胰高血糖素储备不足的糖尿病患者和胰腺切除患者特别重要,因为儿茶酚胺是低血糖反应时刺激肝脏释放葡萄糖的主要因素。β$_1$-受体选择性药物没有抑制低血糖恢复的倾向。β-受体拮抗药对没有低血糖症发作的 Ⅱ 型糖尿病患者是非常安全的。

长期使用 β-肾上腺素受体拮抗药可以使血浆中的极低密度脂蛋白(VLDL)浓度增加,HDL 胆固醇浓度降低。这两种变化对心血管疾病的风险有潜在的不利影响。虽然 β-肾上腺素受体拮抗药一般不改变低密度脂蛋白(LDL)的血浆浓度,但可以使 HDL 胆固醇/LDL 胆固醇的比例下降,使患冠状动脉疾病的危险增加。选择性和非选择性 β 受体拮抗药往往会引起这些改变,而具有内在拟交感活性(部分激动药)的 β 受体拮抗药不太可能发生这种情况。虽然对 β-受体拮抗药引起这些变化的机制还不完全了解,但这些改变可以改变胰岛素敏感性的作用。

E. 与 β-受体阻断无关的作用

部分 β-受体激动药活性考虑了防止不良反应发生愿望,如突发哮喘或过度心动过缓。吲哚洛尔和其他部分激动药如表 10-2 所示。然而,这些药物可能不会像心肌梗死二级预防用的纯拮抗药那么有效。部分 β-受体激动药对高血压的临床试验还没有确定增加什么益处。

局部麻醉作用,也称为"膜稳定"作用,是几种 β 受体拮抗药(表 10-2)的突出效应。这个作用是典型的局部麻醉性阻断钠离子通道(第 26 章)的结果,而且这种作用可以用离体神经细胞、心肌、骨骼肌膜上的实验来证明。但全身给药后,这些药物的这种作用并不重要,因为通过这些途径给药后所达到的血药浓度太低,产生的麻醉效果不明显。这些有膜稳定作用的 β 受体拮抗药不能用于眼睛局部,因为角膜局部麻醉是非常不可取的,因为会引起保护性角膜反射。索他洛尔是一种没有麻醉作用的非选择性 β-受体拮抗药,但有明显的 Ⅲ 类抗心律失常作用,说明它有钾通道阻滞作用(第 14 章)。

典型药物(表 10-2)

普萘洛尔是典型的 β-拮抗药。如上所述,它具有低的、剂量依赖生物利用度。普萘洛尔可制成长效制剂,使药物吸收的时间延长达 24 小时以上。药物对 α-和毒蕈碱受体的影响可以忽略不计。它能阻断大脑中的某些 5-羟色胺受体,但其临床意义尚不清楚,目前还没有检测到普萘洛尔对 β 受体有部分激动作用。

美托洛尔、**阿替洛尔**和一些其他药物(表 10-2)均是 β$_1$ 选择性拮抗药家族的成员。对使用普萘洛尔有支气管收缩反应的患者,此类药物可能会更安全。由于它们对 β$_1$-受体的选择性相当弱,对有哮喘病史的患者使用应该非常谨慎。然而,选定的患者患有慢性阻塞性肺病,对他们使用此类药物的好处可能会超过风险,例如心肌梗死患者。在需要用 β 受体拮抗药治疗时,糖尿病或周围血管病患者可以首先选用 β_1-受体选择性拮抗药,因为 β_2 受体对肝脏(从低血糖恢复)和血管(血管扩张)很重要。

　　奈必洛尔(nebivolol)是对 β_1-肾上腺素受体有高度选择性拮抗作用的药物,虽然它的一些代谢产物没有这种程度的特异性。奈必洛尔有额外的舒张血管作用。这可能是由于它对内皮细胞产生一氧化氮的作用。奈必洛尔可能会增加胰岛素敏感性,不会对血脂水平产生负面影响。这种类型的药物有时被称为第三代阻断药物,因为它们激活了一氧化氮合酶。对于患有代谢综合征的患者来说,奈必洛尔和美托洛尔降低血压和心率的效应相等,美托洛尔,但不是奈必洛尔,降低了胰岛素的敏感性,增加了氧化应激。

　　噻吗洛尔是一种没有局部麻醉作用的非选择性 β_1-肾上腺素受体拮抗药。眼部局部给药时,它具有优良的降眼压作用。**纳多洛尔**非常长的作用时间没有价值,其作用谱类似于噻吗洛尔。**左布诺洛尔**(非选择性)和**倍他洛尔**(β_1 选择性),也可局部用于治疗青光眼,后者比非选择性拮抗药更不易于诱发支气管收缩。**卡替洛尔**是一种非选择性 β-受体拮抗药。

　　吲哚洛尔、**醋丁洛尔**、**卡替洛尔**、**波吲洛尔**＊、**氧烯洛尔**＊、**塞利洛尔**＊和**喷布罗尔**都是有趣的、有部分 β-受体激动作用的药物。对于需要用 β-拮抗药治疗的心血管疾病(高血压和心绞痛),它们都很有效。虽然这些部分激动药药比完全拮抗药较少引起心动过缓和血脂异常,但其内在拟交感活性的临床意义尚不明确。吲哚洛尔,或许是对 5-羟色胺信号转导的作用,会增强传统抗抑郁药物的作用。塞利洛尔是一个选择性 β_1 拮抗药。

　　有限的证据表明,**塞利洛尔**对哮喘的支气管收缩副作用很少,甚至可能有支气管扩张作用。

　　拉贝洛尔是一个可逆性肾上腺素受体拮抗药,是两对手性异构体(分子中有两个不对称中心)的消旋混合物。它的 (S, S)-和 (R, S)-异构体几乎没有活性,(S, R)-异构体是一个强有力的 α-受体拮抗药,(R, R)-异构体是一种强效 β 受体拮抗药。拉贝洛尔对 α 受体的亲和力比酚妥拉明小,但拉贝洛尔有 α_1-选择性。它的 β-拮抗效价略低于普萘洛尔。拉贝洛尔引起的低血压伴随着心动过速比 α 拮抗药酚妥拉明及其类似的 α-受体拮抗药少。

　　卡维地洛、**美沙洛尔**、**布新洛尔**＊是具有阻断 α_1-肾上腺素受体作用的非选择性 β-受体拮抗药。卡维地洛拮抗儿茶酚胺 β 受体的作用比对 α_1-受体的作用强。这种药物的半衰期为 $6 \sim 8$ 小时。在肝脏广泛代谢,已经发现了它的两种立体选择性异构体的代谢产物。由于 (R)-卡维地洛的代谢受 CYP2D6 活性多态性和抑制这种酶活性的药物[如奎尼丁、氟西汀(第 4 章)]的影响,可能发生药物的相互作用。卡维地洛还减轻氧自由基引发的脂质过氧化和抑制血管平滑肌有丝分裂。而与肾上腺素受体拮抗作用无关。这些作用可提高治疗慢性心力衰竭(第 13 章)药物的临床效果。

　　艾司洛尔是一种超短效 β_1-肾上腺素受体选择性拮抗药。艾司洛尔的结构中含有酯键,红血细胞中的酯酶迅速将艾司洛尔代谢为对 β 受体的亲和力低的代谢产物。因此,艾司洛尔的半衰期很短(约 10 分钟)。连续输注艾司洛尔,能很快达到稳态浓度。停止输液,这种药物的治疗作用随即迅速终止。对需

要 β-肾上腺素受体拮抗药治疗的危重疾病患者,使用艾司洛尔比长效拮抗药更安全。艾司洛尔对控制阵发性室上性心律失常、甲状腺功能亢进症有关的心律失常、围手术期高血压病和急性心肌缺血很有用。

　　布托沙明是一种用于实验研究的 β_2-受体选择性拮抗药。人们一直没有主动地寻找 β_2-受体选择性拮抗药的原因是因为此类药物没有明显的临床用途,也没有发现临床上使用它们。

■ β-受体拮抗药的临床药理学

高血压

　　业已证明,许多 β-肾上腺素受体拮抗药是治疗高血压的有效药物,且患者对它们有良好的耐受性。尽管许多高血压患者单独使用 β-受体拮抗剂,但经常与利尿药或血管扩张药联合使用。尽管许多 β-拮抗药的半衰期短暂,需要每天服用 1 次或者 2 次,但仍然有足够的治疗效果。竞争性 α-和 β-受体拮抗药拉贝洛尔对高血压有效,但其作用仍有待最终确定。这些药物的用法将在第 11 章更详细地讨论。有一些证据表明,此类药物对老年人和非洲裔人的治疗效果欠佳,但这些差异相对较小,可能不适合用于个别患者。事实上,因为血压的变化很易于测量,在任何患者身上都可以很容易地发现 β-受体拮抗药的治疗效果。

缺血性心脏病

　　β-受体拮抗药能降低心绞痛发作的频率,提高心绞痛的患者运动耐量(第 12 章)。这些与阻断心脏 β-受体有关的作用,导致心脏作功减少,心肌的氧需求量降低,而且减慢和恢复正常心率也有助于提高临床疗效(图 10-7)。大规模前瞻性研究表明,长期使用**噻吗洛尔**、**普萘洛尔**以及**美托洛尔**可以延长心肌梗死患者的生存时间(图 10-8)。目前,除上述三个 β-肾上腺素受体拮抗药外,用于此适应证的其他药物的资料很少引起人们的注意。值得注意的是,许多人口调查表明,β-受体拮抗药未得到充分利用,导致不必要的发病率和死亡率。此外,β-肾上腺素受体拮抗药非常适用于心肌梗死的急性期。在这种背景下,相对的禁忌证包括心动过缓、低血压、中度或重度左心衰竭、休克、心脏传导阻滞和活动性呼吸道疾病。有人建议,急性冠脉综合征发生后,β_2-肾上腺素受体的某些基因多态性可能会影响接受 β-受体拮抗药治疗患者的生存时间。

心律失常

　　Beta-受体拮抗药对室上性和室性心律失常(第 14 章)的治疗常常有效。有人认为,β-受体拮抗药能提高心肌梗死患者的生存率(图 10-8)是由于其抗心律失常作用,但并没有得到证实。通过增加房室结不应期,β-受体拮抗药减少了心房扑动和心房纤颤时的心室颤动反应率。这些药物也可以减少心室异位搏动,特别是由儿茶酚胺引起的异位活动。对于急性围手术期心律,艾司洛尔特别有用,因为它有很短的时间,而且可以非胃肠道给药。索他洛尔的抗心律失常作用涉及离子通道阻断,而与它的 β-拮抗作用无关,这些将在第 14 章讨论。

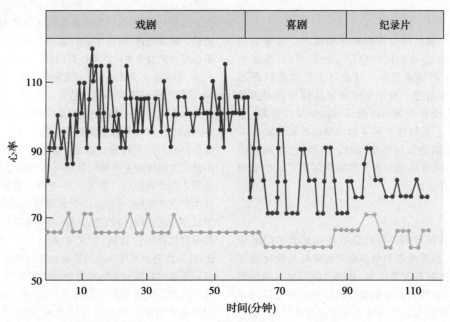

图 10-7　用遥测技术测量的缺血性心脏病患的心率。接受安慰剂(上线,红色)或 40mg 氧烯洛尔(下线,蓝)后开始测量,一种具有部分激动药活性的非选择性 β-拮抗药。本试验条件下,氧烯洛尔不仅降低心率,也对刺激的反应变化很小

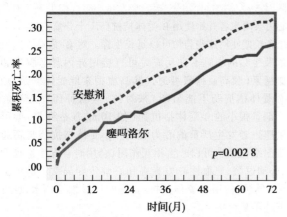

图 10-8　β-拮抗药治疗对 1 884 名存活的心肌梗死患者中存活 6 年以上患者寿命表累积死亡率的影响。患者被随机分成两组:接受安慰剂治疗组(红色虚线)和噻吗洛尔治疗组(蓝色实线)

心力衰竭

临床试验表明,至少有三个 β-受体拮抗药——美托洛尔、比索洛尔、卡维地洛——能有效地降低慢性心力衰竭患者的死亡率。虽然这些药物可能会恶化急性充血性心力衰竭,但对这几种药物可耐受的患者,逐步递增剂量,长期谨慎的使用,可以延长他们生命。虽然这些药物的作用机制还不明确,但他们对心肌重构患者存在有益作用,并减少了心脏猝死的风险(第 13 章)。

其他心血管疾病

已经发现,β-受体拮抗药增加了一些梗阻性心肌病患者的心搏量。这种有益作用认为与减慢心室射血速度、减少心脏排血阻力有关。对于主动脉夹层动脉瘤患者,β-受体拮抗药可以降低收缩压的发展速度。预防非心脏手术造成的心血管不良影响时,β-受体拮抗药也可以选择性地用于处于危险中的患者。

青光眼

对其他适应证全身使用时偶然发现,β-拮抗药可以降低青光眼患者的眼压。后来人们发现,局部应用 β-拮抗药也可以降低眼压。降低眼压的机制是通过生理性激活 cAMP 而减少睫状体产生房水。噻吗洛尔和其他有关的 β-受体拮抗药没有局部麻醉作用,适合于局部应用于眼睛。对于开角型青光眼,β-受体拮抗药的效果堪与肾上腺素或毛果芸香碱比拟,而且大多数患者的耐受性远比这两种药物好。虽然局部用药的最大日剂量(1mg)比用于治疗高血压或心绞痛(10~60mg)的全身用药剂量小,从眼部吸收的噻吗洛尔足以对乙肝患者造成严重的心脏和呼吸道副作用。局部应用噻吗洛尔能与口服的维拉帕米产生相互作用,增加心脏传导阻滞的危险。

倍他洛尔、卡替洛尔、左布诺洛尔和美替洛尔是已经被批准用于治疗青光眼的 β-受体拮抗药。倍他洛尔有 β_1 选择性的潜在优势,这种潜在的优势减少全身性不良反应的程度如何,仍有待确定。该药物已经显然造成一些患者的肺部症状恶化。

甲状腺功能亢进

甲状腺功能亢进症的重要病理生理学是过多的儿茶酚胺作用,尤其是与心脏有关的作用(第 38 章)。β-受体拮抗药对这种疾病有益。β-受体拮抗药对甲状腺功能亢进症的作用可能与 β-肾上腺素受体阻断有关,部分原因可能是阻止外周的甲状腺素转化为三碘酪氨酸。后一作用在不同的 β-受体拮抗药之间有所不同。普萘洛尔已被广泛用于甲状腺素分泌剧增(重度甲状腺功能亢进症)患者,而谨慎地用于控制甲状腺功能亢进症患者的室上性心动过速,防止心衰发生。

神经病

普萘洛尔降低了偏头痛发作的频率和强度。其他对偏头痛有预防作用的 β-受体拮抗药包括美托洛尔,可能还有阿替洛尔、噻吗洛尔和纳多洛尔。目前对 β-受体拮抗药治疗偏头痛的机制尚不清楚。由于交感神经活性可以增强骨骼肌肉的颤动,已发现 β-受体拮抗药可以减少某些震颤(第28章),这并不奇怪。低剂量普萘洛尔对焦虑的躯体症状有非常明显的疗效,特别是预防性服用时。例如:已发现对表演焦虑症("怯场")的音乐家有效。普萘洛尔用于某些酒精戒断症状患者的对症治疗。

其他

现已发现 β-受体拮抗药可以降低肝硬化患者的门静脉压力。有证据表明,普茶洛尔和纳多洛尔可降低肝硬化患者食管静脉曲张大出血的首次发作率,并减少由出血引起的死亡率。近期发现,纳多洛尔和亚硝酸异山梨醇合用可以防止已发生过食管静脉曲张大出血的肝硬化患者再次出血,而且比硬化治疗更有效。静脉曲张套扎术合用 β-受体拮抗药的效果会更好。

当前是重新定位耐受性良好药物的时代,可能会出现意想不到的好处。婴儿血管瘤是婴儿期最常见的血管瘤,它可破坏或损害重要功能。研究发现,以 $2mg/(kg \cdot d)$ 给药,发现普萘洛尔可降低 6 个月以下婴儿和 5 岁以下儿童的婴儿血管瘤的体积、颜色和高度,可能会取代更多的毒性药物,如全身糖皮质激素、长春新碱和干扰素-α。

β-受体拮抗药的选择

普萘洛尔是比较和衡量新开发全身用 β-受体拮抗药的标准拮抗药。长期广泛的应用已经证实,普萘洛尔能安全有效地治疗多种临床适应证。因为 β-受体拮抗药的一些作用与药物的其他效应有关,所以在临床应用中,这类药物的所有用途不能相互改变。例如:用于治疗甲状腺功能亢进或心肌梗死的预防的已知的 β-受体拮抗药,只能用于这些适应证,而不能用于其他适应证;在这种情况下很有可能某种药物对这些病症产生有利效应,而另一种同类药物则不能。在临床应用中,β-受体部分激动药的优点和缺点还未明确规定,尽管目前的证据认为,它们对心肌梗死后的继发性预防效果不及单纯的拮抗药。

β-受体拮抗药的临床毒理学

普萘洛尔的许多不良反应已见报道,但都大部分都很轻微。心动过缓是 β-受体拮抗药最常见的不良反应。有时患者在冬天使用 β-受体拮抗药后感觉到手足发冷。β-受体拮抗药的中枢神经系统效应有轻度镇静、多梦和罕见的抑郁。在临床上可行的情况下,对产生抑郁症状的患者应该认真考虑停止使用 β-受体拮抗药。可以断言,脂溶性低的 β-受体拮抗药对中枢神经系统的不良反应的发生率比脂溶性高的低(表 10-2)。在作出特别推荐之前,需要进一步研究和比较各种药物对中枢神经系统的不良反应,尽管对使用其他 β-受体拮抗药而产生中枢神经系统不适反应的患者试用亲水性药物纳多洛尔和阿替洛尔是合理的。

β-受体拮抗药的主要不良反应是可以预见的,一般都与 β-受体阻断后产生的效应有关。非选择性 β-受体拮抗药有关的 β-拮抗效应可加重哮喘或其他呼吸道阻塞性疾病的症状,但对正常人则没有影响。事实上,β-受体被拮抗后,相对轻的哮喘会成为严重的哮喘。但是,由于 β-受体拮抗药对心血管患者有抢救生命的作用,应该考虑对一些患者实行个性化治疗试验,即患有慢性梗阻性肺病,而又有 β-拮抗药适应证的患者。虽然 $β_1$-选择性药物对呼吸道的影响比非选择性 β-拮抗药少见,但对患有活动性呼吸道病的患者使用时要求非常谨慎。患有轻、中度周围血管病的患者一般对 $β_1$-选择性药物的耐受性很好,但对严重周围血管病或血管痉挛性疾病的患者使用时还需小心慎用。

β-受体拮抗药抑制心肌的收缩性和兴奋性。对心功能异常的患者来说,心脏的泵血功能依赖于交感神经的驱动,如果这一刺激因 β-受体拮抗而消失,接着会发生心脏代偿失调。对代偿性心力衰竭患者开始使用 β-受体拮抗药应十分慎重,尽管对一些患者长期使用这些药物可以延长生命。对 β-受体拮抗药发生危及生命的心脏不良反应时可直接用异丙肾上腺素和胰高血糖素(胰高血糖素可通过胰高血糖素能受体刺激心脏,但 β-受体拮抗药不能阻断)来对抗,但两种药物均有危险性。剂量很小的 β-受体拮抗药(如 10mg 普萘洛尔)即可引起敏感患者发生严重的心力衰竭。β-受体拮抗药与钙通道阻滞剂维拉帕米可以产生相互作用,合用时会发生重症低血压、心动过缓、充血性心力衰竭和心脏传导异常。敏感患者局部(眼部)使用 β-受体拮抗药,同时口服维拉帕米,也可产生上述不良反应。

如果缺血性心脏病或肾性高血压患者突然停止 β-受体拮抗,可能会增加风险,这种作用的机制可能与 β 受体数向上调节有关。关于评估风险大小的更好的证据出现之前,决定停止使用 β-受体拮抗药时,应该谨慎地逐渐减少剂量,而不能突然停药,特别是半衰期短的药物,如普萘洛尔、美托洛尔。

目前还不清楚 β-拮抗药加剧糖尿病患者低血糖症状的发生率。不过,对频繁发生低血糖反应的胰岛素依赖性糖尿病患者不宜使用 β-拮抗药,可用其他药物替代。$β_1$-选择性拮抗药则对这些患者有一些优势,因为它恢复糖尿病患者低血糖的速度比接受非选择性 β-肾上腺素受体拮抗药更快。有相当多的心肌梗死后的糖尿病患者受益于这些药物,因此,必须对每个患者的风险利益进行评估,权衡利弊,规避风险,获取更好的临床治疗效果。

摘要:交感拮抗药

亚型	作用机制	效应	临床应用	药动学毒性相互作用
α-肾上腺素受体拮抗药				
• 酚苄明	不可逆性拮抗 α_1 和 α_2 • 间接激活压力感受器	降低血压 • 但由于激活压力感受器而提高心率	嗜铬细胞瘤 • 高儿茶酚胺状态	不可逆性拮抗药 • 半衰期>1 天 • 毒性:体位性低血压 • 心动过速 • 心肌缺血
• 酚妥拉明	α_1 和 α_2 拮抗药	阻断 α 介导的血管收缩,降低血压,增加新绿(压力感受性反射)	嗜铬细胞瘤	IV 注射后半衰期约 45min
• 哌唑嗪 • 多沙唑嗪 • 特拉唑嗪	拮抗 α_1,但不拮抗 α_2	降血压	高血压 • 良性前列腺肥大	首剂效应很大,易于引起体位性低血压
• 坦索罗辛	坦索罗辛对 α_{1A} 有轻度选择性	α_{1A} 拮抗,对前列腺平滑肌的选择性大于血管平滑肌	良性前列腺肥大	此种亚型很少见体位性低血压
• 育亨宾	拮抗 α_2 • 引起中枢神经系统交感活性 • 增加去甲肾上腺素释放	提高血压和心率	男性勃起功能不全 • 低血压	可能引起焦虑 • 阻断去甲肾上腺素转运,产生过度抑制效应
• 拉贝洛尔(下面的卡维洛尔)	拮抗 $\beta>\alpha_1$	降低血压伴随有限的心率增加	高血压	口服,胃肠道外给药 • 毒性:比 α_1 拮抗药的心动过速少
β-肾上腺素受体拮抗药				
• 普萘洛尔 • 纳多洛尔 • 噻吗洛尔	拮抗 β_1 和 β_2 受体	降低心率和血压减少肾素	高血压 • 心绞痛 • 心律失常 • 偏头痛 • 甲状腺功能亢进	口服,非肠道内给药 • 毒性:心动过缓 • 加重哮喘 • 疲劳 • 多梦 • 四肢发冷
• 美托洛尔 • 阿替洛尔 • 倍他洛尔 • 奈必洛尔	拮抗 $\beta_1>\beta_2$	降低心率和血压减少肾素 对哮喘可能较安全	心绞痛 • 高血压 • 心律失常	心动过缓 • 疲劳 • 多梦 • 四肢发冷
• 布托沙明[1]	拮抗 $\beta_2>\beta_1$	增加外周阻力	没有临床适应证	毒性:引起哮喘
• 吲哚洛尔 • 醋丁洛尔 • 卡替洛尔 • 波吲洛尔[1] • 氧烯洛尔[1] • 赛利洛尔[1] • 喷布罗尔	拮抗 β_1,β_2,有内在拟交感(部分激动药)作用	降血压 • 适当地降低心率	高血压 • 心律失常 • 偏头痛 • 不会加重心动过缓	口服 • 毒性:疲劳 • 多梦 • 手指冰冷

续表

亚型	作用机制	效应	临床应用	药动学毒性相互作用
• 卡维洛尔	拮抗 β>α₁		心衰	口服,半衰期长 • 毒性:疲劳
• 美沙洛尔[1]				
• 布新洛尔[1]（见上文的拉贝洛尔）				
• 艾司洛尔	β₁>β₂	非常短暂的心脏 β 拮抗	快速控制手术期间的血压和心律失常、甲状腺功能亢进和心肌缺血	只用于非肠道内 • 半衰期 10 分钟 • 毒性 • 心动过缓 • 低血压
酪氨酸强化酶抑制药				
• 甲酪氨酸	阻断酪氨酸羟化酶 • 减少多巴胺、去甲肾上腺素和肾上腺素合成	减低血压 • 在中枢神经系统可能产生锥体外系效应（由于减少多巴胺）	嗜铬细胞瘤	锥体外系综合征 • 体位性低血压 • 尿结晶

制剂[*]

通用名	制剂	通用名	制剂
ALPHA-阻断药		眼科	仿制药,Ocupress
阿夫唑嗪	Uroxatral	卡维洛尔	Coreg
多沙唑嗪	仿制药,Cardura	艾司洛尔	Brevibloc
酚苄明	Dibenzyline	拉贝洛尔	仿制药,Normodyne,Trandate
酚妥拉明	仿制药,	左布诺洛尔	Betagan Liquifilm,others
哌唑嗪	仿制药,Minipress	美替洛尔	OptiPranolol
西洛多辛	Rapaflo	美托洛尔	仿制药,Lopressor,Toprol
坦索罗辛	Flomax	纳多洛尔	仿制药,Corgard
特拉唑嗪	仿制药,Hytrin	奈必洛尔	Bystolic
妥拉唑林	Priscoline	喷布洛尔	Levatol
BETA 阻滞药		吲哚洛尔	仿制药,Visken
醋丁洛尔	仿制药,Sectral	普萘洛尔	仿制药,Inderal
阿替洛尔	仿制药,Tenormin	索他洛尔	仿制药,Betapace
倍他洛尔		噻吗洛尔	
口服	Kerlone	口服	仿制药,Blocadren
眼科	仿制药,Betoptic	眼科	仿制药,Timoptic
比索洛尔	仿制药,Zebeta	**酪氨酸羟化酶抑制药**	
卡替洛尔		甲酪氨酸	Demser
口服	Cartrol		

[*] 在美国

案例思考答案

患者患嗜铬细胞瘤。这种肿瘤分泌儿茶酚胺内化合物，特别是去甲肾上腺素和肾上腺素，导致血压升高（通过 α_1 受体）和心率（通过 β_1 受体）。嗜铬细胞瘤在左侧肾上腺，通过标记细胞表面上有去甲肾上腺素转运蛋白的组织，用 MIBG 成像识别（见正文）。此外，她还增加了血浆和尿去甲肾上腺素、肾上腺素以及其代谢产物去变肾上腺素和变肾上腺素。儿茶酚胺使血压升高，心率增加，在她的检查过程中产生了一个典型的发作，也许是由于医生在触诊时按压腹部时的外部压力引起的。她的大量出汗是典型的，部分是由于 α_1 受体，尽管嗜铬细胞瘤患者大汗淋漓的原因没有得到充分的解释。治疗将包括术前药物控制血压和血流量正常化（如果减少的话），然后手术切除肿瘤。在手术过程中，控制血压可能是必要的，可能需要硝普钠。

（张殿增　张阳 译　邱培伦 校　金有豫 审）

参考文献

扫描本书二维码获取完整参考文献。

抗高血压药

Neal L. Benowitz, MD

第 11 章

案例思考

一位 35 岁的男性患者,血压 150/95mmHg,一般情况尚可。每天有久坐的习惯,不吸烟,但每日饮酒数杯。有高血压家族史,其父 55 岁时死于心肌梗死。体检中除了有中度肥胖外,其他均正常。总胆固醇 220mg/100ml,高密度脂蛋白胆固醇 40mg/100ml,空腹血糖值 105mg/100ml。胸部 X 光片正常。心电图显示左心室扩大。该患者如何治疗?

高血压是最常见的心血管系统疾病。2009 年进行的一项调查发现,28% 美国成年人和 60% 65 岁以上的老年人患有高血压,且随着年龄、种族、教育以及其他一些因素的改变而有所不同。研究显示,无论男性还是女性,到 80 岁时,约有 60%~80% 的人有患高血压的可能性。持续性动脉高压会造成肾、心、脑等重要脏器的血管损伤,并会增加肾脏衰竭、冠脉疾病、心力衰竭、卒中和痴呆症的发生率。通过药物降低血压,可防止高血压造成的血管损伤,明显降低并发症的发生率和死亡率。令人遗憾的是,一系列的调查显示,在美国仅有三分之一到二分之一高血压患者的血压得到了适当的控制。临床上有效的抗高血压药有许多种,掌握这些抗高血压药物的作用机制和作用部位,能够精确预知其作用和毒副反应。因此,对于大多数高血压患者来说,无论是单药治疗还是联合用药,合理地使用这些药物,既可降低血压,又可减少严重毒性的发生。

高血压和血压的调节

诊断

高血压的诊断基础是反复测量、再现升高的血压(表 11-1)。诊断的根本是对患者最后结果的一种预测,而不能说明高血压产生的原因。

表 11-1 根据血压水平进行的高血压分类

收缩压/舒张压(mmHg)	分类
<120/80	正常
120~135/80~89	高血压前期
≥140/90	高血压
140~159/90~99	I 级
≥160/100	II 级

流行病学研究表明,肾、心和脑损伤的风险与血压升高的程度有直接关系,无明确原因的高血压称作特发性或原发性高血压。甚至轻度高血压(血压 140/90mmHg)最终也会增加末梢器官损伤的风险。从 115/75mm Hg 开始,血压每增加 20/10mmHg,心血管系统的风险就会增加两倍。舒张期高血压和收缩期高血压均与末梢器官的损伤有关,因而单纯的收缩期高血压也并非无害。危险增加的程度与血压升高的程度成比例,这也是急于对高血压进行治疗的动因。无论在何种血压水平,无论年龄大小,器官损伤的程度在非洲裔美国人中均较为严重,而绝经前妇女则较男性要轻。其他的危险因素包括肥胖、脂代谢异常和糖尿病等代谢综合征、吸烟、诊断时已出现末梢器官损伤以及有家族性心血管系统病史。

值得注意的是,诊断高血压应根据血压测定的结果来判定,而不是依据患者的症状。实际上,直到终末器官损伤已经产生或即将发生时,高血压也常常并无明显的临床症状。

高血压的病因学

仅有 10%~15% 的患者可找到引起高血压的确切原因。无特殊原因的高血压患者说他患有特发性或原发性高血压,有具体原因的高血压患者说他患有继发性高血压。找出每一例高血压发生的特定原因很重要,因为其中一些可用外科手术的方法根治,如肾动脉狭窄、主动脉狭窄、嗜铬细胞瘤、库兴氏病和原发性醛固酮增多症。

在大多数情况下,血压升高与血流通过小动脉时的阻力增加有关,而心排出量一般正常。通过对自主神经系统功能、压力感受器反射、肾素-血管紧张素-醛固酮系统和肾脏进行细致的研究后发现,无法确定外周血管阻力增加是原发性高血压的唯一原因。显然,血压升高一般是由多种不正常因素(多因素)共同引起的。流行病学证据表明,遗传因素、精神压力、环境和饮食因素(增加钠的摄入,减少钾或钙的摄入)可能会增加高血压的发病率。在日常低钠摄入的人群中,并不出现血压随年龄增加的现象。与正常对照相比,血压不稳定的患者在高盐负荷时更易于发生血压增加。

原发性高血压大约有 30% 遗传的可能性。一些基因突变已经和多种罕见的高血压起因有联系,血管紧张素原、血管紧张素转换酶(ACE)、β_2 肾上腺受体和 α 内收蛋白(一种细胞骨架蛋白)基因功能的改变与一些原发性高血压的发生有关。

血压的正常调节

根据液压方程,动脉血压(BP)的高低直接与血液流量(心排出量,CO)和血液通过毛细血管前小动脉阻力(外周血管阻力,PVR)的乘积成正比:

$$BP = CO \times PVR$$

生理状态下,正常人或高血压患者的血压水平均通过心排出量和外周血管阻力的瞬时调节来维持,这些调节发生在三个解剖学部位(图 11-1):小动脉、毛细血管后静脉(容量血管)和心脏。解剖学上的第四个调节部位是肾脏,通过调节血管内液体的容量来维持血压。由自主神经系统介导的压力反射机制与包括肾素—血管紧张素—醛固酮系统在内的体液调节机制一起,整合上述四个调节部位,而维持正常的血压。最后,血管内皮局部释放的血管活性物质也参与了血管阻力的调节。例如,内皮素-1(第 17 章)引起的血管收缩,一氧化氮(第 19 章)引起的血管扩张。

高血压患者的血压调节机制与正常人相同。与健康人的不同之处是,高血压患者的压力感受器和肾血容量——压力调控系统被设定在了较高的血压水平。如后所述,所有的抗高血压药物均通过影响这些调节机制发挥作用。

A. 体位性压力反射

压力反射负责快速、瞬时的血压调节,例如从卧位到直立体位时的血压变化(图 11-2),会增强延髓血管运动神经区域发出的中枢交感神经元的活性,血管内压力(动脉血压)引起的血管壁张力刺激颈动脉压力感受器,活化的压力感受器可抑制中枢

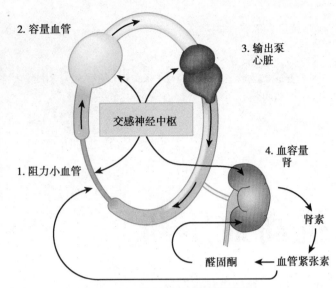

图 11-1　控制血压的解剖学部位

交感神经放电。相反,血管壁张力减小可减弱对压力感受器的刺激而降低颈动脉压力感受器的活性。因此,在由卧位向直立位的转变过程中,由于低于心脏水平的静脉贮血增加,使压力感受器感受到的动脉血压降低,反射性增加交感神经的活动,使外周血管阻力(小动脉压力)和心排出量增加(直接兴奋心脏并收缩容量血管,使回心血量增加),从而使血压维持正常。相同的压力反射过程可对任何降低动脉压力的活动做出反应,包括外周血管阻力减小(如由血管扩张药引起)或血容量的减少(如由于出血或水、盐经肾的流失所引起)。

B. 肾脏对血压降低的反应

通过控制血容量,肾脏主要负责血压的长期调节。肾脏灌注压的降低,可引起肾内血流的重新分布,使盐、水的重吸收增加。此外,肾小动脉压的减小以及交感神经活动(通过 β-肾上腺素受体)均可促进肾素的生成。肾素可增加血管紧张素 II 的产生(图 11-1 和第 17 章)。血管紧张素 II 可:①直接收缩阻力血管;②刺激肾上腺皮质合成醛固酮,增加肾脏对钠的吸收,使血容量增加。脑垂体后叶释放的抗利尿激素通过调节肾脏对水的重吸收,在维持血压方面也起着调节作用(第 15、17 章)。

■ 抗高血压药的基础药理学

所有的抗高血压药物都是通过对图 11-1 所示的四个解剖学控制部位中的一个或多个环节的作用,并通过干扰正常的血压调节机制而发挥作用。根据药物作用的主要机制和调节部位,对这些药物进行分类(图 11-3)。每类药物的作用机制相同,产生的毒性也相似。抗高血压药物包括以下几类:

1. 利尿药　通过排钠和减少血容量降低血压,也可能通过其他的机制而产生降低血压的作用。

2. 交感神经阻断药　通过降低外周血管阻力、抑制心功能、增加静脉容量血管对血液的储存量(后两种作用可减少心排出量)降低血压。根据这些药物在交感神经反射弧中的作用部位不同,可将其进一步分类(下文)。

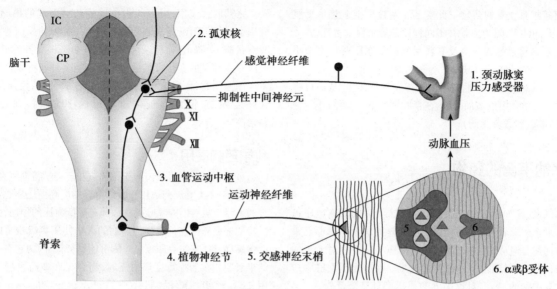

图 11-2　压力感受器反射弧。IC：下丘脑；CP：小脑脚

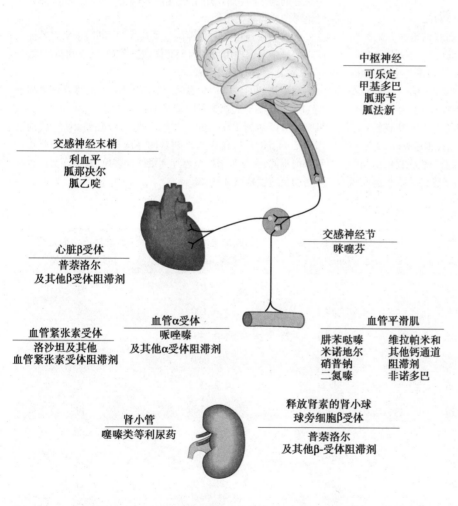

图 11-3　各类抗高血压药的作用部位

3. 直接扩张血管的药物   此类药物通过松弛血管平滑肌而降低血压,可扩张阻力血管并不同程度地舒张容量血管。

4. 阻断血管紧张素产生及其作用的抗高血压药   可减小外周血管阻力并(潜在地)减小血容量而降低血压。

这些不同类别的药物通过不同的机制发挥作用,从而可将两种或多种药物合用以增加疗效,在某些情况下,还可减小毒性(顽固性高血压和联合用药)。

改变水钠平衡的药物

多年以来,人们早就知道限制钠的摄入可以降低高血压患者的血压水平。随着利尿药的出现,限钠曾被认为不再那么重要。然而现在普遍认为,通过饮食控制血压是一个相对无害的治疗方法,并且可以预防多种事件的发生。在高血压人群中适度控制饮食中钠的摄入,对许多人的血压都具有降低作用(尽管程度不同)。

利尿药的作用机制和血流动力学效应

利尿药主要通过减少体内的钠贮存而降低血压。最初阶段,利尿剂通过减少血容量和心排出量降低血压,而外周血管阻力有可能会增加。6~8周后,心排血量恢复到正常水平,同时外周血管阻力下降。钠被认为可通过增加血管的刚性和神经反应性而增加血管阻力,这可能与钠-钙交换增加而提高细胞内钙水平有关。这些作用可被利尿药或通过限制饮食钠所逆转。

对于大多数患者,利尿剂可有效降低血压10~15mmHg。单独应用利尿剂通常可为轻度或中度原发高血压患者提供适当的治疗。对于较为严重的高血压,利尿剂与交感神经阻断药及血管扩张药联合应用,可以纠正由这些药物引起的钠潴留倾向。应用交感神经阻断药和血管扩张药后,血管的反应性(如收缩或舒张能力)降低,血管系统的状态有如一根无弹性的管子,使血压对血容量的变化极其敏感。所以当多种药物联合应用治疗重度高血压时,血容量为正常血容量的95%时,血压可能会被很好地控制,但当为正常血容量的105%时,血压则可能非常高。

利尿药的使用

各种利尿药在肾脏内的作用部位和药动学特性将在第15章中讨论,噻嗪类利尿药适用于大部分轻中度高血压和心肾功能正常的患者。虽然所有噻嗪类利尿药有降低血压的作用,大型临床试验的证据支持在首选其他药物的人中使用氯噻酮可以减少心血管事件。比双氢克尿噻氯噻酮可能更有效,因为它有一个更长的半衰期。在治疗重度高血压时,当存在许多药物与保钠药合用、或者肾功能障碍(肾小球滤过率少于30ml/min 或 40ml/min)、或者心力衰竭或心源性肝硬化等情况时,则有必要应用作用更强的利尿药(如作用于亨利祥的药物),如呋塞米,因为此时钠滞留变得较突出。

保钠利尿药用于防止钾的过量流失,也可用于增强其他利尿药的排钠利尿作用。醛固酮受体拮抗药对心脏功能有良好的作用,尤其是心力衰竭患者。

利尿药的一些药动学参数、初始剂量和一般维持剂量列于表11-2中。尽管在高剂量时噻嗪类利尿药的排钠利尿作用(氢氯噻嗪可以达到100~200mg)更强,但当单独应用时,低剂量(25~50mg)的降压作用与高剂量的降压作用相同。与噻嗪类利尿剂不同,在剂量增加至治疗剂量的许多倍时,血压对髓祥利尿药的反应性依然会增加。

表 11-2   口服抗高血压药的药动学特点和剂量

药物	半衰期(h)	生物利用度(%)	建议初始剂量(mg/d)	通常维持剂量范围(mg/d)	肾功能不全时是否需要调整剂量[1]
氨氯地平	35	65	2.5	5~10	否
阿替洛尔	6	60	50	50~100	是
贝那普利	0.6[2]	35	5~10	20~40	是
卡托普利	2.2	65	50~75	75~150	是
可乐定	8~2	95	0.2	0.2~1.2	是
地尔硫草	3.5	40	120~140	240~360	否
胍乙啶	120	3~50	10	25~50	可能
肼屈嗪	1.5~3	25	40	40~200	否
氢氯噻嗪	12	70	25	25~50	否
赖诺普利	12	25	10	10~80	是
氯沙坦	1~2[3]	36	50	25~100	否
甲基多巴	2	25	1 000	1 000~2 000	否
美托洛尔	3~7	40	50~100	200~400	否

续表

药物	半衰期(h)	生物利用度(%)	建议初始剂量(mg/d)	通常维持剂量范围(mg/d)	肾功能不全时是否需要调整剂量[1]
米诺地尔	4	90	5~10	40	否
奈必洛尔	12	Nd[4]	5	10~40	否
硝苯地平	2	50	30	30~60	否
哌唑嗪	3~4	70	3	10~30	否
普萘洛尔	3~5	25	80	80~480	否
利舍平	24~48	50	0.25	0.25	否
维拉帕米	4~6	22	180	240~480	否

[1] 肌酐清除率≥30ml/min。如果肌酐清除率低于30ml/min,大多数药物需要调整剂量

[2] 贝那普利的活性代谢物半衰期为10h

[3] 氯沙坦的活性代谢物半衰期为3~4h

[4] Nd,无法测定

利尿药的毒性

在治疗高血压时,利尿药(除保钾利尿药外)最常见的不良反应是体内钾的流失。尽管许多患者对轻微的低血钾的耐受性很好,然而,对同时应用洋地黄的慢性心律失常、急性心肌梗死或左室功能障碍的患者,低血钾依然很危险。钾流失可伴随着钠的重吸收,限制饮食中钠摄入可使钾损失减少。利尿药也可引起镁流失,降低糖耐量,提高血脂水平。利尿药还可以增加血液中的尿酸浓度并导致痛风。使用小剂量利尿药既可减少不利的代谢影响,而且不降低抗高血压的效果。保钾利尿药有可能引起高血钾,尤其对肾功能不全和那些服用了 ACEI 或血管紧张素受体拮抗药的患者。螺内酯(一种类固醇)有可能导致男子发生女性型乳房。

改变交感神经功能的药物

对于许多患者,高血压至少是由交感神经活化引起和维持。对于中、重度高血压患者,最有效的药物治疗包括应用抑制交感神经系统功能的药物。依据药物对交感神经反射弧的作用部位不同,对此类药物进行分类(图 11-2)。这种神经解剖学的分类方法,可以解释药物对心血管系统的作用存在明显差别的原因,并能够预测这些药物相互之间以及与其他类药物之间的相互作用。

最重要的是,不同类药物存在不同的潜在毒性。作用于中枢神经系统的降压药物可引起镇静和中枢抑制作用,并产生睡眠紊乱,包括噩梦等。抑制自主神经节传导的药物,除可产生有关交感神经传导阻滞的一些反应外,还可产生与抑制副交感神经有关的毒性,这些药物已不再使用。主要通过减少交感神经末端去甲肾上腺素释放而产生降压作用的药物,可引起与外科交感神经切除术后相似的作用,包括抑制射精、直立或运动后加重的低血压。阻断突触后膜肾上腺素受体的药物可产生更强的选择性作用,这有赖于其作用的受

体类型。

最后,应该注意到,所有通过改变交感神经功能降低血压的药物,都能激发不依赖于肾上腺素能神经机制的补偿功能。因此,单独应用任何一个此类药物进行高血压治疗时,都会受限于肾脏的钠潴留和血容量扩张。因此,阻断交感神经系统功能的抗高血压药与利尿药合用最有效。

中枢交感神经阻断药

中枢交感神经阻断药曾经广泛应用于高血压的治疗,现在除了可乐定,其他药物已很少应用。

作用机制和作用部位

这些药物降低脑干血管压力中枢交感神经的兴奋性,但不影响甚至还会增加对压力感受器调节的敏感性。相应地,与直接作用于外周交感神经元的药物相比较,这些药物的抗高血压作用和毒性一般较少依赖于体位因素。

甲基多巴(L-α-甲基-3,4-二苯基丙氨酸)是 L-多巴的同系物,它可被转化为 α-甲基多巴胺和 α-甲基去甲肾上腺素,这个转化的路径与图 6-5 中多巴合成去甲肾上腺素相平行。α-甲基去甲肾上腺素定量取代去甲肾上腺素并贮存于肾上腺素能神经囊泡中,在神经兴奋时被释放并作用于突触后膜的肾上腺素受体。但在外周神经的这种替换,并不是甲基多巴产生降压作用的原因,因为释放的 α-甲基去甲肾上腺素是一个有效的 α-肾上腺素受体激动药,其可使外周交感神经支配的小动脉、小静脉收缩。事实上,甲基多巴类降压药作用好像是由于 α-甲基去甲肾上腺素或 α-甲基多巴胺刺激了中枢的肾上腺素受体。

可乐定是一种 2-咪唑啉类化合物,它的降压作用是在试验鼻血管收缩药物的过程中发现的。

静脉注射可乐定后,首先产生一个短暂的血压升高过程,随后是更长时间的血压降低。升压反应是由于直接激动小动脉的 α-肾上腺素受体所致。此药之所以被归类于 α 受体部分激动药,是由于它也阻断其他 α 受体激动药的加压效应。

相当多的证据显示,可乐定作用于延髓 α 受体而产生降压作用。对于实验动物,可乐定的降压作用可被 α 受体拮抗药阻断。可乐定可降低交感神经紧张性、增加副交感神经张力,而产生血压下降和心动过缓的效果。血压下降伴随着循环中儿茶酚胺水平的降低。这些观察结果提示,可乐定可敏化压力感受器对脑干压力中枢的抑制作用。

因此,对可乐定和甲基多巴的研究显示,血压的正常调节涉及调节压力感受器反射的中枢肾上腺素能神经元。这两个药物对 α_2 受体的亲和力较 α_1 受体强。如第 6 章所述,α_2 受体位于肾上腺素能神经元突触前膜,也分布于一些突触后膜。可乐定和 α 甲基去甲肾上腺素可能减少脑中作用于相关受体的去甲肾上腺素的释放,也可能作用于突触后膜上的 α_2 肾上腺素受体,从而抑制某些神经元的作用。另外,可乐定也可以与非肾上腺素受体的咪唑啉受体结合,从而介导降压作用。

甲基多巴和可乐定的血流动力学作用稍有差别:可乐定的减慢心率作用和降低心排出量作用较甲基多巴强。这种差别说明这两种药物的作用部位不完全相同,可能主要作用于对脑干血管运动中枢的不同神经元。

胍那苄和胍法辛是具中枢活性的抗高血压药物,它具有可乐定激活中枢 α-肾上腺素受体的作用,但不具有任何超越可乐定的优势,故很少使用。

甲基多巴

α-甲基多巴(甲基以灰度标注)

过去,甲基多巴的使用很广泛,但现在主要用于妊娠高血压的治疗。甲基多巴主要通过减少外周血管阻力而降低血压,并伴有心率和心排出量的不确定性降低。

使用甲基多巴后,心血管的条件反射保留良好,血压的降低程度与体位的关系不大。但有时也发生体位性低血压,尤其对血容量减少的患者。应用甲基多巴后的一个潜在益处是可减少肾血管阻力。

药动学和剂量

甲基多巴的药动学特点见表 11-2。甲基多巴经转运芳香族氨基酸的泵而进入脑内。单剂量口服甲基多巴在 4~6 小时可产生最大降压效果。降压作用可持续 24 小时。由于降压作用依赖于神经末梢囊泡内的一种代谢产物(α-甲基去甲肾上腺素)的累积。其作用可持续到原形药物从循环系统中消失之后。

毒性

甲基多巴最常见的不良反应是镇静作用,尤其在开始治疗阶段。在长期治疗过程中,患者会出现持续的精神涣散、注意力

不集中等症状。有时也会产生多梦、精神抑郁和眩晕,也可发生锥体外系反应,但不常见。与催乳素分泌增加有关的泌乳作用既可发生于用甲基多巴的女性患者,也可发生于男性患者。这一现象可能与下丘脑多巴胺能神经的抑制作用有关。

其他重要的毒性有:增加库姆斯试验的阳性发生率(在治疗时间超过 12 个月的患者中为 10%~20%),这有时会增加输血前交叉配血试验的困难;偶尔会产生溶血性贫血、肝炎和药物热。停药后这些不良反应会消失。

可乐定

可乐定

可乐定的降压作用是由于其可减慢心律、扩张容量血管引起的心排出量减小,同时也会伴有外周血管阻力的降低。

可乐定在降低动脉血压的同时,减小肾脏血管阻力,但肾血流维持不变。与甲基多巴一样,可乐定可降低卧位的血压,且很少引起体位性低血压。口服治疗剂量的可乐定后无血压升高现象,但在超剂量时会产生严重的高血压。

药动学和剂量

可乐定典型的药动学参数见表 11-2。

可乐定为脂溶性,能迅速由循环系统进入脑内。可乐定的抗高血压作用与血药浓度直接相关,由于它的半衰期相对较短,口服给药时,必须每天给药两次(或作为贴片给药)才能平稳维持血压。不同于甲基多巴的是,可乐定的剂量-效应曲线呈现剂量增加作用也增加的趋势(但毒性也增加)。

一种可乐定的透皮制剂可单次使用后其降压效果可维持 7 天。与可乐定口服片剂相比较,这种制剂较少产生镇静作用,但常产生局部皮肤反应。

毒性

通常会产生口干和镇静作用,均为其中枢作用所致,并与剂量有关,短时间内与药物的抗高血压作用相一致。

可乐定不宜用于有精神抑郁倾向的患者,在治疗期间如果发生精神抑郁症状则应该停药。合用三环类抗抑郁药能够拮抗可乐定的降压作用。发生药物相互作用的原因是由于三环类药物具有 α-肾上腺素受体拮抗作用。

长期应用,尤其是大剂量(超过每日 1mg)长期应用可乐定后停药,由于交感神经活性增加,可产生危及生命的高血压危象。停止一次或两次用药后,患者会出现神经质、心动过速、头痛和流汗等症状。突然停药会发生严重的高血压危象。使用可乐定的患者应该警惕这种可能性的发生。如果必须停药,应该逐渐减量,同时用其他抗高血压药物替代治疗。高血压危象的治疗包括重新应用可乐定或给予 α-和 β-肾上腺素受体拮抗药。

神经节阻断药

阻断乙酰胆碱对节后自主神经节产生激动作用的药物,是历史上最早应用于高血压治疗的药物之一。由于此类药物具有难以忍受的毒性(下文),大多数已不再应用于临床。

神经节阻断药可竞争性阻断交感神经和副交感神经节后神经元的烟碱(N)类胆碱能受体。此外这些药物可以直接阻断烟碱类乙酰胆碱通道,与作用于神经肌肉接头处的 N 受体拮抗药相似。

神经节阻断药的毒性是由于其药理学作用过于广泛所致。这些作用包括交感神经作用(过度的体位性低血压和性机能障碍)和拮抗副交感神经作用(便秘、尿潴留、加重青光眼、视力模糊、口干等)。放弃应用神经节阻断药治疗高血压的主要原因正是由于其具有严重的毒性。

肾上腺素能神经阻断药

此类药物通过阻止节后交感神经对去甲肾上腺素的生理性释放而产生降压作用。

胍乙啶

在足够的剂量下,胍乙啶能够产生深度的交感神经阻断作用。多年来,这种药物对门诊重度高血压的治疗主要是依靠其强大的降压作用。胍乙啶的这种"药物去交感神经作用"同样也伴随着其所有的毒性,包括明显的体位性低血压、腹泻和射精困难等。由于这些毒性的存在,胍乙啶现在已很少在临床应用。

胍乙啶的极性强,不易进入中枢神经系统。因此,胍乙啶不具有本章所介绍的许多其他药物的中枢作用。

胍那决尔是一种类似于胍乙啶的药物,在美国还在应用。**苄二甲胍**和**异喹胍**的抗高血压作用机制相似,在美国已不再作为抗高血压药物而用于临床。

A. 作用机制和部位

胍乙啶抑制交感神经末梢释放去甲肾上腺素(图 6-4),这可能是交感神经大多被阻断的原因。胍乙啶以与去甲肾上腺素相同的方式被转运并通过交感神经细胞膜(摄取 1)摄取是其发挥作用的前提基础。胍乙啶一旦进入神经细胞内,则取代去甲肾上腺素聚集于交感神经末端的囊泡中,从而引起神经末梢贮存的去甲肾上腺素逐渐耗竭。

胍乙啶被神经组织摄取是其产生降压作用的必要过程,因此,凡能阻滞儿茶酚胺摄取过程或能够置换神经末端胺类化合物的药物均能阻滞其作用。这些药物包括可卡因、苯丙胺、三环类抗抑郁药、酚噻嗪类和酚苄明。

B. 药动学和剂量

由于胍乙啶的半衰期(5 天)很长,如果连续用药数天,阻滞交感神经的作用才会逐渐产生(最大作用在 1~2 周后出现)。停止治疗后,阻滞交感神经的作用可持续一段时间。通常用药剂量增加的间隔应不少于 2 周。

C. 毒性

用胍乙啶治疗时,常会产生体位性低血压和运动后低血压。尤其在大剂量应用时,更容易出现。对于成年男性,胍乙啶所产生的交感神经阻断作用,可发生射精延迟或逆行射精(进入膀胱)。这是由于副交感神经在肠道平滑肌分布占优势,使胃肠道的运动增加的结果。

药物之间的相互作用可使胍乙啶的治疗复杂化。治疗感冒的非处方药中所含的拟交感药,在正常剂量下,可使应用胍乙啶的患者产生高血压。同样,胍乙啶可使患有嗜铬细胞瘤的患者释放大量儿茶酚胺,从而产生高血压危象。应用胍乙啶的患者服用抗抑郁药时,会减弱药物的抗高血压作用,并可能引起重度高血压。

利舍平

利舍平(reserpine)是印度植物印度萝芙木(Rauwolfia serpentina)的根中提取的一种生物碱,曾是广泛用于高血压治疗的一线药物。由于其不良反应,现在已经很少应用。

A. 作用机制和部位

利舍平阻止去甲肾上腺素能神经末梢对递质的摄取和储存。这种作用可能是通过干扰囊泡膜的相关转运。由于发生于整个机体,因而导致中枢和外周的去甲肾上腺素、多巴胺和5-羟色胺耗竭。对肾上腺髓质嗜铬颗粒的儿茶酚胺的影响虽比神经元囊泡小,但其中的儿茶酚胺也会被消耗。利舍平对肾上腺素囊泡的作用是不可逆的,微量的药物可结合于囊泡膜许多天。

虽然利用外周胺类耗竭的学说基本上可以解释利舍平大多有益的抗高血压作用,但在中枢却不能。利舍平易于进入脑部,可耗竭中枢的胺贮存,引起镇静、中枢抑制和帕金森病的症状。

在治疗轻度高血压的较低剂量,利舍平通过降低心排出量和减小外周血管阻力而降低血压。

B. 药动学和剂量

见表 11-2。

C. 毒性

一般小剂量应用利舍平,很少产生体位性低血压。利舍平的大多数毒性来源于其脑部或胃肠道作用。

大剂量利舍平可产生明显的镇静、倦怠、多梦和严重的精神抑制。这些作用偶尔发生于小剂量应用的患者(0.25mg/d)。在更少见的情况下,一般小剂量的利舍平可产生类似帕金森病的锥体外系反应,这可能是纹状体多巴胺耗竭所致。尽管这些中枢作用不常见,但应该受到重视,因为这些作用可发生于任何时候,甚至是数月的正常治疗之后。具有精神抑郁史的患者不应该接受利舍平治疗,一旦出现精神抑郁就应该停药。

利舍平常产生轻微的腹泻和胃肠道痉挛,以及胃酸分泌增加。其不应该用于胃溃疡病史的患者。

肾上腺素受体拮抗药

α-和β-肾上腺素受体拮抗药的药理学作用在第 10 章论述。

β-肾上腺素受体拮抗药

在大量的 β-受体拮抗药中,大部分显示出降血压的作用,这些药物中个别的药理学性质不同,可能给临床的某些情况带来有益的治疗。

普萘洛尔

普萘洛尔是第一个对高血压和心肌缺血有作用的 β-受体拮抗药。普萘洛尔现在已被心脏选择性 β-受体拮抗药取代,如美托洛尔和阿替洛尔。对于轻中度高血压,所有 β-肾上腺素受体拮抗药都能降低血压。尤其对于重度高血压,β-受体拮抗药对防止血管扩张药引起的心动过速的反射作用有益。β-受体拮抗药可降低心肌梗死和心力衰竭患者的死亡率,因而对治疗此类高血压患者有益(第 13 章)。

A. 作用机制和部位

普萘洛尔治疗高血压的作用和毒性都是由非选择性的 β-受体拮抗作用的结果。其降低血压的作用主要是减少心排出量的结果。其他 β-受体拮抗可不同程度的降低心排出量或减少外周血管阻力,这取决于其对心脏的选择性和内在拟交感活性等。

普萘洛尔可抑制儿茶酚胺对肾素生成的刺激(通过 $β_1$-受体)。普萘洛尔的作用可能部分是由于抑制了肾素-血管紧张素-醛固酮系统。虽然普萘洛尔对高肾素活性的患者最为有效,但对正常或低肾素活性的高血压患者也有效。β-受体拮抗药也可能作用于突触前膜 β-肾上腺素受体,降低交感神经的正反馈,使交感神经活动减弱。

在轻中度的高血压中,普萘洛尔可明显的降低高血压患者的血压,却无明显的体位性低血压。

B. 药动学和剂量

见表 11-2。静息状态下的心动过缓和运动过程中心率减慢的程度是判断普萘洛尔 β-受体拮抗作用的指标,这些参数的变化可被用于剂量的调整。普萘洛尔每天用药 1~2 次,并有一日一次的缓释制剂。

C. 毒性

普萘洛尔的主要毒性来源于对心脏、血管或支气管的 β-受体的拮抗(第 10 章)。尤其重要的是这些可预知的 β-受体拮抗所引起的毒性会发生于心动过缓或传导性疾病和使用 $β_2$ 阻滞剂的哮喘患者、外周血管机能不全和糖尿病患者。

长期规则地应用 β 受体阻滞剂停药后,有些患者会发生停药反应症状,表现为神经过敏、心动过速、心绞痛加重或血压升高等。据报道,也有少数患者会出现心肌梗死。尽管发生这些并发症的概率可能很小,但应用 β 受体阻滞剂进行治疗时也不应该突然停药。停药症状的发生与 β-受体活性上调或敏感性增加有关。

美托洛尔和阿替洛尔

美托洛尔和阿替洛尔是心脏选择性药物,在临床治疗高血压的药物中运用最为广泛。美托洛尔阻断 $β_1$-受体的作用强度与普萘洛尔相似,但其 $β_2$-阻断受体的作用强度比普萘洛尔弱 50~100 倍。由于其具有较强的心脏选择性,因此对患有哮喘、糖尿病或外周血管疾病的高血压患者治疗有利。尽管心脏选择作用不完全,但在哮喘患者上产生与普萘洛尔相同的 $β_1$-受体拮抗作用剂量下,美托洛尔很少会引起支气管收缩。美托洛尔通过 CYP2D6 被广泛代谢,并且有比较高的首过效应。该药物的半衰期相对较短,大约 4~6 小时,缓释制剂每天一次(表 11-2)。缓释美托洛尔可有效地降低心力衰竭的死亡率,尤其是高血压伴有心力衰竭的患者。

阿替洛尔在机体内的代谢作用不明显,主要通过尿排出,半衰期为 6 小时,常用剂量为每天一次。最近的研究发现阿替洛尔在预防高血压并发症方面不如美托洛尔。一个可能的原因是每天一次的剂量不能维持阿替洛尔足够的血药浓度。通常剂量是 50~100mg/d。肾功能不良患者应用阿替洛尔的剂量应相应地减少。

纳多洛尔、卡替洛尔、倍他洛尔和比索洛尔

非选择性 β-受体拮抗药纳多洛尔和卡替洛尔在机体内的代谢作用不明显,在相当程度上是由尿排出。倍他洛尔和比索洛尔是选择性 $β_1$-受体拮抗药,主要在肝脏被代谢,但是半衰期较长。由于这些药物半衰期相对较长,因此可以每天只用药一次。纳多洛尔起始剂量一般为 40mg/d,卡替洛尔 2.5mg/d,倍他洛尔 10mg/d,比索洛尔 5mg/d。为获得满意疗效需增加剂量时,其时间间隔不应少于 4~5 日。肾功能不良患者在应用纳多洛尔和卡替洛尔时的剂量应相应减小。

吲哚洛尔、醋丁洛尔和喷布洛尔

吲哚洛尔、醋丁洛尔和喷布洛尔是部分激动药即具有内在拟交感活性的 β-受体拮抗药,其通过降低血管阻力而降低血压,并显示出较其他 β-受体拮抗药要轻的抑制心排出量和减慢心率作用,这些作用可能与其较其他 β-受体拮抗药具有明显强的 $β_2$-受体激动作用有关。这对于患有心力衰竭、心动过缓或外周血管疾病的患者尤其有利。吲哚洛尔的起始剂量为 10mg/d,醋丁洛尔 400mg/d,喷布洛尔 20mg/d。

拉贝洛尔、卡维地洛和奈必洛尔

这些药物有 β-受体拮抗和血管扩张的作用。拉贝洛尔是由四种异构体组成的外消旋混合物(其具有两个不对称中心),其中两个异构体(S,S-和 R,S-)无活性,第三种(S,R-)是一种强效的 α-受体拮抗药,另外一种(R,R-)是强效的 β-受体拮抗药。口服拉贝洛尔产生的阻断作用 β:α 为3:1。系统血管阻力下降(通过 α-受体拮抗)引起血压下降,但心率和心排出量并无明显的改变。由于同时具有 α-和 β-受体拮抗作用,因此在治疗嗜铬细胞瘤性高血压和高血压急症时非常有利。拉贝洛尔的口服剂量为 200~2 400mg/d。治疗高血压急症时,可静脉反复注射拉贝洛尔,每次 20~80mg

像拉贝洛尔一样,卡维地洛也是以外消旋混合物应用的。S(-)异构体是非选择性 β-肾上腺素受体拮抗药,而 S(-)和 R(+)都具有强度大体相等的拮抗 α-受体作用。这些异构体在肝脏的代谢有立体选择性,这意味着其消除半衰

期可能不同,平均半衰期为 7~10 小时。卡维地洛用于普通高血压的起始剂量一般为 6.25mg,每天用药两次。卡维地洛降低心力衰竭的死亡率,因此对高血压伴有心力衰竭的患者很有用。

奈必洛尔是 β_1-受体选择性拮抗药,且有拮抗 α 受体不能介导血管扩张的作用的。D-奈必洛尔有很强的 β_1 受体拮抗作用,然而 L-型异构体引起血管舒张,因此被作为外消旋的混合物来推广。血管舒张作用可能是由于增加了内皮细胞通过诱导一氧化氮合酶增加一氧化氮的释放。因此奈必洛尔的药效学不同于单纯的 β 受体阻滞剂,它引起外周血管阻力急剧降低,而与(老的)药物引起的急剧上升相反。奈必洛尔被广泛地代谢,而且有活性代谢产物。它的半衰期是 10~12 小时,但可以一日给药一次。起始剂量一般为 5mg/d,如果必要,剂量可以逐渐提高至 40mg/d。奈必洛尔的效能与其他抗高血压药相同,但几个研究报道了少量的副作用。

艾司洛尔

艾司洛尔是选择性 β_1-受体拮抗药,其很快被血细胞中的酯酶水解代谢。艾司洛尔的半衰期很短(9~10 分钟),一般通过静脉滴注给药。艾司洛尔通常给一个负荷剂量(0.5~1mg/kg),然后持续的静脉滴注。为了达到理想的治疗效果,静脉给药开始 50~150μg/(kg·min),并且每 5 分钟增加一次剂量,直至达到所需要的治疗效果,最高可达 300μg/(kg·min)。艾司洛尔用于手术中和手术后的高血压治疗,有时也用于高血压急症,尤其是对伴有心动过速的高血压的治疗,或有对于如严重心衰恶化的毒性的担心,对于这种病例,可及时中断给药的短效药物有其优点。

哌唑嗪和其他 α_1-受体拮抗药

作用机制和部位

哌唑嗪、特拉唑嗪和多沙唑嗪通过阻断小动脉和静脉 α_1-受体产生降压效果。这些药物较非选择性-受体拮抗药(酚妥拉明)很少产生反射性心动过速。由于其具有受体选择性,因此不影响去甲肾上腺素对自身释放的负反馈机制(通过突触前膜 α_2-受体)(第 6 章)。相比之下,酚妥拉明可同时阻断突触前膜和突触后膜的 α-受体,结果导致交感神经反射性兴奋,使作用于 β-受体的递质释放增加,相应的心率加快。

α-受体拮抗药可同时舒张阻力和容量血管,产生降压效果。可以预见,直立体位较卧位血压下降更多。不用利尿药时,此类药物会产生水钠潴留。与其他药物如 β-受体拮抗药和利尿药合用时,效果比单独应用时更好。由于它们对前列腺增生和膀胱障碍症状的改善有利,在男性中,这些药物主要用于高血压并伴有良性前列腺增生的患者。

药动学和剂量

哌唑嗪的药动学性质见表 11-2。虽然特拉唑嗪在机体内也可广泛被代谢,但几乎没有首过效应,体内半衰期为 12 小时。多沙唑嗪的生物利用度介于二者之间,半衰期为 22 小时。

特拉唑嗪一般每天给药 1 次,用量为 5~20mg/d。多沙唑嗪一般开始每天服用 1mg,单次用药。可根据需要增加至 4mg/d 或更多。尽管长期应用这些 α-受体拮抗药治疗时,发生体位性低血压的可能性相对较少,但许多患者在第一次用药后,会很快发生直立体位的血压快速下降。因此,第一次使用的剂量要小,且应在睡觉前服用。这种首剂现象发生的机制还不清楚,在盐和血容量损失较多的患者中的发生则更为常见。

除首剂现象外,α_1-受体拮抗药的毒性相对较少且较轻,主要有头晕、心悸、头痛和倦怠。有些患者应用哌唑嗪治疗时血清抗细胞核因子呈阳性,但这与风湿病的症状无关。α_1-受体拮抗药对血脂不会产生不利的影响,甚至还引起有益的变化,但是这种作用在临床中未能显现出来。

其他 α-肾上腺素受体拮抗药

酚妥拉明和酚苄明是非选择性的 α-肾上腺素受体拮抗药,可被用于治疗、诊断嗜铬细胞瘤以及临床上其他与儿茶酚胺释放大量增加有关的疾病(如前所述,酚妥拉明可与 β 阻滞剂合用于治疗可乐定停药综合征),其药理作用在第 10 章介绍。

血管扩张药

作用机制和部位

在这类口服的血管扩张药中,肼屈嗪和米诺地尔被用于门诊高血压患者的长期治疗。非胃肠道应用的硝普盐、二氮嗪和非诺多泮则被用于高血压急症的治疗。钙通道阻滞剂在这两种情况下都有应用。硝酸酯类被用于治疗心绞痛(表 11-3)。

表 11-3 血管扩张药的作用机制

机制	实例
药物或内皮细胞释放一氧化氮	硝普钠,肼屈嗪,硝酸盐[1],组胺,乙酰胆碱
减少钙的流入	维拉帕米,地尔硫䓬,硝苯地平
开放钾离子通道引起平滑肌细胞超极化	米诺地尔,二氮嗪
多巴胺受体激活	非诺地泮

[1] 第 12 章

在第 12 章论及了血管扩张药。用于高血压治疗的所有血管扩张药均可松弛小动脉平滑肌,使系统血管阻力降低。硝普钠和硝酸盐类还可松弛静脉血管。动脉血管阻力和平均动脉压的降低,可通过压力感受器和交感神经(图 11-4)以及肾素-血管紧张素-醛固酮系统诱发机体的补偿机制。由于交感神经反射不受影响,因此应用血管扩张药治疗高血压时不会引起体位性低血压或性机能障碍。血管扩张药与可阻断心血管系统补偿反应的抗高血压药合用效果最好(文本框:顽固性高血压和联合用药)。

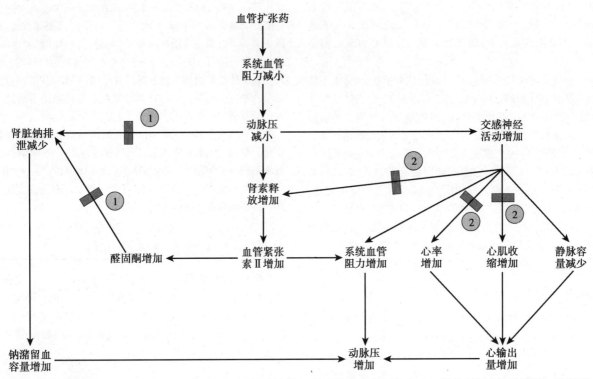

图 11-4 应用血管扩张药后的代偿反应及与 β-受体拮抗药和利尿剂联合应用的基础。①作用被利尿剂阻断;②作用被 β-受体拮抗药阻断

肼屈嗪

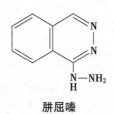

肼屈嗪

肼屈嗪为一种肼衍生物,可舒张小动脉,但对静脉血管无影响。肼屈嗪已被应用许多年,在最初应用肼屈嗪治疗高血压时,由于很快产生耐受性,因此曾被认为不会有特殊的治疗效果。由于联合用药的好处已被人们所认识,肼屈嗪可被更有效地用于重度高血压的治疗。肼屈嗪与硝酸盐类合用对心力衰竭有效,可考虑用于同时患有高血压和心力衰竭的患者,特别是非裔美国人。

药动学和剂量

肼屈嗪口服吸收良好,但由于首关效应,生物利用度却较低(平均25%),且个体差异较大。在人体内,肼屈嗪部分经过乙酰化代谢,根据代谢速度的明显不同可分为两类(第4章)。快速乙酰化首过效应较为严重,血中浓度低,相同剂量时的抗高血压效果较慢速乙酰化要差。肼屈嗪的半衰期为 1.5~3.0 小时,对血管作用的持续时间较血中药物的有效浓度持续时间长,这与试验中所观察到的药物可与血管组织紧密结合的现象相一致。

肼屈嗪一般应用剂量为 40~200mg/d。较大剂量时可能有少数患者会出现红斑狼疮样症状。然而必要时仍可使用较大剂量以产生较强的血管扩张作用。每日用药 2~3 次就可以平稳控制血压。

毒性

肼屈嗪最常见的毒性是头痛、恶心、畏食、心悸、流汗和面赤。对于缺血性心脏病患者,反射性心动过速和交感神经兴奋可诱发心绞痛或缺血性心律失常。当剂量为 400mg/d 或更高时,有 10%~20% 的患者发生类似于红斑狼疮的特征性症状:关节痛、肌痛、皮疹、发烧。这些症状与肾损伤无关,停药后可消失。其他严重但少见的毒性还有外周神经病变和药物热。

米诺地尔

米诺地尔

米诺地尔是一个非常有效的血管扩张药。米诺地尔的代谢产物硫酸米诺地尔具有促进平滑肌细胞膜钾通道开放的作用,钾通透性的增加可使细胞膜稳定于静息电位并减弱平滑肌细胞的收缩力。像肼屈嗪一样，米诺地尔可舒张小动脉，但米诺地尔对静脉血管不具有舒张作用。由于米诺地尔的抗高血压作用更强，因此，当使用最大剂量的肼屈嗪不能取得满意效果，或者对用肼屈嗪不能很好发挥作用的肾衰竭和重度高血压患者，可选用米诺地尔替换肼屈嗪。

药动学和剂量

米诺地尔的药动学参数列于表 11-2。服用米诺地尔产生反射性交感神经兴奋和水钠潴留的程度比肼屈嗪甚至更为严重。米诺地尔必须与 β-受体拮抗药和髓袢利尿药联合应用。

毒性

当 β-受体拮抗药和利尿药剂量不足时，可见到心动过速、心悸、心绞痛和水肿等症状。相对较常见的有头痛、出汗和多毛，这对于女性患者来说尤为讨厌。但米诺地尔的例子却正好说明了这样一个事实，即对某个人的毒性则有可能成为另一个人的治疗作用。米诺地尔（如 Rogaine）现在作为促进头发生长的药物被局部应用治疗秃顶。

硝普钠

硝普盐

硝普钠经非胃肠道途径给药具有很强的血管扩张作用，可用于高血压急症和严重心力衰竭的治疗。硝普盐可舒张动脉和静脉血管，使外周血管阻力降低，静脉回心血量减少。硝普盐通过释放一氧化氮或直接作用，激活鸟苷酸环化酶，使细胞 cGMP 增加，松弛血管平滑肌（图 12-2）。

在无心力衰竭症状的患者，血压的降低是血管阻力减小的结果，此时心排血量不变或轻微减少。对于心力衰竭和低心排出量的患者，则可通过减小后负荷使心排血量增加。

药动学和剂量

硝普盐是由金属离子、氰基和亚硝基组成的络合物。随着一氧化氮和氰化物的释放，它被摄入红细胞快速代谢。在供硫体存在时，氰化物又被线粒体内的硫氰酸酶转化为硫氰酸盐。硫氰酸盐分布于细胞外液，通过肾脏缓慢消除。

硝普盐可快速降低血压，停药 1～10 分钟后作用消失。硝普盐需静脉注射给药。硝普钠水溶液对光敏感，因此必须在临用前配制，并用不透明纸遮光。静脉注射的溶液放置数小时后就应该更换。开始用药时的剂量通常为 0.5μg/（kg·min），必要时可增加到 10μg/（kg·min）以达到控制血压的目的。如果快速连续滴注超过 1 小时，则可能导致中毒。由于硝普盐的作用快速、有效，因此药物应通过输液泵给药，并应该连续监测动脉血压。

毒性

除使血压极度降低外，最严重的毒性与体内氰化物蓄积有关：代谢性酸中毒、心律失常、过度低血压和死亡。有些患者，由于对氰化物代谢有缺陷，相对较小剂量的硝普盐就可导致中毒。用硫代硫酸盐作为硫供体可使氰化物代谢易于进行。羟钴胺与氰化物结合，可形成无毒的氰钴胺。这两种方法均提倡用于预防和治疗硝普钠滴注过程的氰化物中毒。用药后，硫氰酸盐一般可在体内蓄积超过一周或更长时间。对于肾功能不全的患者，由于硫氰酸盐不能以正常速度排出，蓄积时间可能会更长。硫氰酸盐中毒表现为虚弱、定向障碍、精神病、肌肉痉挛和惊厥。偶尔会发生迟发性甲状腺机能减退，这是由于硫氰酸盐抑制甲状腺对碘的摄取所致。也曾有报道硝普盐滴注过程中发生高铁血红蛋白血症。

二氮嗪

二氮嗪

经非胃肠道途径给药，二氮嗪可产生持续时间较长的小动脉扩张作用，可用于高血压急症的治疗。使用减少提示它可能被撤出市场。二氮嗪注射给药可使全身血管阻力和平均动脉压快速下降。对其机制的研究显示，二氮嗪可促进钾离子通道的开放，稳定平滑肌细胞的膜电位与静息电位水平，从而阻止血管平滑肌的收缩过程。

药动学和剂量

二氮嗪与噻嗪类利尿药的化学结构相似，但却无利尿活性。二氮嗪在体内可广泛与血清蛋白和血管组织结合。其既可被代谢转化，具体代谢途径尚有待确定，同时也有部分以原形形式排出。体内半衰期大约为 24 小时。血药浓度与降压作用之间无很好的相关性。快速注射给药 5 分钟即可产生降压效果并能持续 4～12 小时。

最初上市时，二氮嗪的推荐用法为每次 300mg，快速注射给药。开始时使用较小的剂量（50～150mg）可以避免过度低血压的发生。如果有必要，可每隔 5～15 分钟给予 150mg，直至血压降至满意程度为止，几乎所有的患者都会在给药 3～4 次后产生最大效应。二氮嗪也可用 15～30mg/min 的速度静脉滴注给药。慢性肾衰竭患者由于蛋白结合减少，应使用较小剂量。为防止反射性心率加快和心排出量增加，如果预先应用了 β-受体拮抗药，心排出量也会增加。

毒性

二氮嗪最明显的毒性是由于对所有患者均采用300mg的最初推荐剂量所产生的低血压症。这种低血压可导致休克和心肌梗死的发生。反射性交感神经兴奋可诱发缺血性心脏病患者的心绞痛、心电图上的缺血迹象以及心力衰竭。在这种情况下，应避免应用二氮嗪。

二氮嗪能抑制胰腺对胰岛素的释放（可能通过促进β细胞钾通道的开放），可被用于治疗继发于胰岛瘤的低血糖。应用二氮嗪偶尔会致高血糖，尤其在肾功能不良患者中多发。

与噻嗪类利尿药形成对比的是二氮嗪可引起水钠潴留，但由于只是短时间应用，因此很少会产生此类问题。

非诺多泮

非诺多泮是一种外周小动脉扩张剂，可用于高血压急症和术后高血压。它是一种多巴胺 D_1 受体激动药，具有扩张外周小动脉和利尿作用。其药理活性来源于(R)-同分异构体，上市的产品是一种外消旋混合物。

非诺多泮主要通过结合而被快速代谢。半衰期为10分钟。通过连续的静脉滴注给药。非诺多泮的起始剂量要低[$0.1\mu g/(kg \cdot min)$]，每隔15或20分钟滴定增加一次剂量，直至最大剂量 $1.6\mu g/(kg \cdot min)$ 或达到血压降低的期望值。

与其他的血管扩张剂相比，非诺多泮主要的毒性是反射性心动过速、头疼、脸红。非诺多泮也可使眼内压升高，患青光眼的患者禁用。

钙通道阻滞剂

除了具有抗心绞痛（第12章）和抗心律失常作用外（第14章），钙通道阻滞剂也具有减小外周阻力和降压的作用。抗高血压（和部分的抗心绞痛）作用的机制为抑制钙向动脉平滑肌细胞内的流动。

维拉帕米、地尔硫草和二氢吡啶类（氨氯地平，非洛地平，伊拉地平，尼卡地平，硝苯地平，尼索地平）均具有相同的降压作用，在美国目前已有很多制剂被批准用于高血压的治疗。氯维地平是这一组中的新成员，仅供静脉应用。

钙通道阻滞剂之间存在的血流动力学特性上的差别，可影响对某个特定药物的选择。由于硝苯地平和其他的二氢吡啶类药物的心脏抑制作用较维拉帕米、地尔硫草要轻，因此作为血管扩张药更多地被用于高血压的治疗。应用二氢吡啶类药物后，交感神经活动反射性增加，心率轻微加快，心排血量维持不变或轻微增加。维拉帕米对心脏的作用最强，可引起心率减慢、心排出量下降。地尔硫草的作用介于两者之间。这些药物的药理作用和毒性在第12章进行详细讨论。钙通道阻滞剂用于高血压治疗的剂量与治疗心绞痛或冠状动脉痉挛时的剂量相似。一些流行病学研究显示，接受短时间硝苯地平治疗的高血压患者中，发生心肌梗死和死亡的危险性增加。在有关其因果关系问题还存在争论时，建议不要应用短效的硝苯地平治疗高血压。钙通道阻滞剂的缓释型或具有长半衰期的钙通道阻滞剂可达到平稳控制血压的目的，这对于慢性高血压的治疗有利。在不适合口

服给药的情况下可应用供静脉注射用的尼卡地平和氯维地平，经非胃肠道途径给予的维拉帕米、地尔硫草也可用于高血压的治疗。尼卡地平的滴注速度通常为 $2 \sim 15mg/h$。氯维地平开始的滴注速度为 $1 \sim 2mg/h$，逐渐增加到 $4 \sim 6mg/h$。由于起作用较快，被用于手术过程发生的急性高血压。口服短效的硝苯地平可用于重症高血压的紧急处理。

■ 血管紧张素抑制药

肾素-血管紧张素-醛固酮系统至少对部分原发性高血压患者的高血压有重要意义。大约有20%的原发性高血压患者的血浆肾素活性偏低，另有20%的原发性高血压患者的血浆肾素活性偏高。高肾素活性高血压患者的血压对作用于这一系统的药物反应良好，从而也说明了在这部分人群中超过正常水平的肾素和血管紧张素在高血压发生中的作用。

作用机制和部位

降低肾动脉压、兴奋交感神经、减少远端肾小管的钠的转运或增加钠浓度均可刺激肾皮质对肾素的释放（第17章）。血管紧张素原可在肾素的作用下产生无活性的十肽血管紧张素 I。血管紧张素 I 在内皮血管紧张素转化酶的作用下水解，生成具有动脉血管收缩作用的八肽，即血管紧张素 II（图11-5），血管紧张素 II 又可在肾上腺被转化为血管紧张素 III。血管紧张素 II 具有收缩血管和保钠作用。血管紧张素 II 和血管紧张素 III 均可刺激醛固酮释放。在与高血清肾素活性有关的高血压状态中，如肾动脉狭窄、某些类型的肾脏疾病、恶性高血压及经过限钠、利尿和扩张血管药治疗后的原发性高血压，血管紧张素可能参与了高血管阻力的维持。尽管如此甚至在低肾素的高血压状态，这些药物也可以降低血压（下文）。

血管紧张素的生成系统同时也存在于其他组织（如心脏）中，并可能与营养学变化如心肌肥大等有关。涉及存在于组织中进行血管紧张素 II 合成的转换酶也可被血管紧张素转换酶（angiotensin converting enzyme，ACE）抑制药所抑制。

有三类特异性作用于肾素-血管紧张素系统的药物：ACE 抑制药；血管紧张素受体竞争性拮抗药包括洛沙坦和其他非肽类拮抗药；阿利吉仑一种口服肾素拮抗剂（第17章）。第四类药物醛固酮受体抑制药（如：螺内酯、依普利酮）与利尿药一起讨论。另外，如前所述，β拮抗药能够减少肾素的分泌。

血管紧张素转换酶抑制药

卡托普利和血管紧张素转换酶抑制药（angiotensin converting enzyme inhibitor，ACEI）的其他药物一样，可抑制转化酶肽基二肽水解酶，此酶可水解血管紧张素 I 为血管紧张素 II，并可在血浆激肽酶作用下使具有很强血管扩张作用的缓激肽水解失活，缓激肽的扩血管作用至少部分是通过刺激一氧化氮和前列环素的释放而发挥作用。卡托普利的降压作用可能是通过抑制肾素-血管紧张素系统作用和刺激缓激肽释放酶-激肽系统作用共同产生的结果（图11-5）。缓激肽受体拮抗药艾替班特（第17章）可通过后一种机制削弱卡托普利的降压作用。

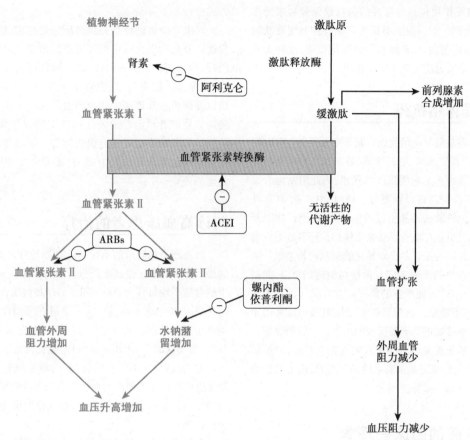

图 11-5　干扰肾素-血管紧张素-醛固酮系统药物的作用位点。ACEI:血管紧张素转换酶抑制药;ARBs:血管紧张素受体拮抗药

依那普利是一个口服前体药物,其在体内可以通过水解转变为一个与卡托普利作用相似的转化酶抑制药依那普利拉。依那普利拉本身只有静脉给药可产生降压效果,主要用于高血压急症的治疗。赖诺普利是依那普利拉的赖氨酸衍生物。**贝那普利、福辛普利、莫西普利、培哚普利、喹那普利、雷米普利和群多普利**等同类其他的长效药物和依那普利一样都是前体药物,主要在肝脏通过水解转变为活性形式发挥作用。

血管紧张素Ⅱ抑制药主要是通过减小外周血管阻力产生降压作用。心排血量和心率无明显变化。与直接扩张血管的药物不同,此类药物不会反射性增加交感神经活性,可安全地用于缺血性心脏病患者。不产生心率反射性加快的原因可能是由于调低了压力感受器或增加了副交感神经的活性。

尽管转换酶抑制药对有关高血浆肾素活性的高血压最有效,但在血浆肾素活性与降压效果之间没有较好的相关性。因此,了解有关肾素的存在情况也就没有多大必要。

ACE 抑制药在糖尿病性肾病的治疗中尤其具有优势,可降低蛋白尿和稳定肾功能(甚至在血压没有下降时也具有此作用)。这一作用尤其对糖尿病患者有效,这些药物被推荐用于对非高血压糖尿病患者的治疗。此类作用可能通过降低肾小球出球小动脉阻力和肾小球内毛细血管压力,从而提高了肾内血流动力学特性而产生的效果。ACE 抑制药在充血性心力衰竭和心肌梗死发生后的治疗中也非常有用,最近证明 ACE 抑制药能减少伴有高心血管风险糖尿病患者的发病率(第 13 章)。

药动学和剂量

卡托普利的药动学参数和推荐剂量见表 11-2。服用依那普利后 3~4 小时,其活性代谢产物依那普利拉在血中达到最大浓度。依那普利拉的半衰期大约 11 小时。一般依那普利的使用剂量为 19~20mg,每天服药 1~2 次。赖诺普利半衰期为 12 小时。对于大多数患者的有效剂量为 10~80mg,每天用药 1 次。除福辛普利和莫西普利外,其他所有的 ACE 抑制药主要通过肾脏消除,对于肾功能不良的患者,应该减少用药剂量。

毒性

对于使用利尿药、限钠或经胃肠道体液流失所引起的低血容量患者,在首次应用任何一种 ACE 抑制药后,都有可能出现严重的低血压。ACE 抑制药共同的毒性包括:急性肾衰竭(尤其对于双侧或单侧肾动脉狭窄的患者)、高血钾、伴有喘息的干咳以及血管水肿。肾功能不良和糖尿病患者更易于发生高血钾。缓激肽和 P 物质可能是 ACE 抑制药引起咳嗽和血管水肿的原因。

ACE 抑制药禁用于 3~9 个月的孕妇,因为存在发生胎儿低血压、无尿、肾衰竭的风险,有时也与胎儿畸形和死亡有关。最近有迹象显示,前三个月暴露于 ACE 抑制药会增加致畸的风险。卡托普利可引起中性粒细胞的减少或蛋白尿,尤其在肾功能不全患者大剂量应用时。次要的毒性常见有味觉改变、过敏性皮疹和药物热,发生率平均为 10%。

主要的药物相互作用包括与补钾的药物或保钾利尿药作用,结果会产生高血钾。非类固醇类抗炎药能够抑制缓激肽的扩张血管作用,因此可削弱 ACE 抑制药的降压作用,这种血管扩张作用至少部分是通过前列腺素发挥作用。

血管紧张素受体拮抗药

氯沙坦和缬沙坦是最早应用的血管紧张素Ⅱ受体(AT1)阻断药。坎地沙坦、依普罗沙坦、厄贝沙坦、替米沙坦和奥美沙坦也都已上市。此类药物不影响缓激肽的代谢,因此阻断血管紧张素的作用比 ACE 抑制药选择性更好。同时,由于除 ACE 外还存在其他可促使血管紧张素Ⅱ生成的酶,因此此类药物阻断血管紧张素的作用也更强。血管紧张素受体拮抗药对心力衰竭和慢性肾炎患者的作用与血管紧张素转化酶抑制药相类似。洛沙坦的药代动力学参数列于表 11-2。毒性与前述的 ACE 抑制药相似,包括孕妇应用时可能产生的危害。有咳嗽和血管水肿等不良反应发生,但不常见。血管紧张素受体阻滞剂最常用于对血管紧张素转换酶抑制剂有不良反应的患者。血管紧张素转换酶抑制剂和血管紧张素受体阻滞剂或阿利克仑组合,曾经被认为更完全地抑制肾素-血管紧张素系统是有用的,由于最近的临床试验证明有毒性而不推荐使用。

■ 抗高血压药的临床药理学

高血压的发生为治疗学提出了一个独一无二的问题。这是因为,高血压一般是一个终身性疾病,直至最后阶段之前,其很少表现出症状。对高血压进行有效治疗的花费昂贵而且必须考虑减少毒性。因此,医生必须确立这样一个观点,即高血压是一种顽固并需要治疗的疾病,必须排除可产生高血压的继发性原因,因为其有可能通过外科学方法得到最佳的治疗。对于高血压的诊断,尤其对血压轻微升高的患者,至少应该在诊所检查三次均发现有血压升高现象之后才能被确定。移动血压监测设备是预测高血压危险的最好方法,因而对轻度高血压患者很必需,并且在一些国家的指导原则中加以用于所有患者的初期评价。单纯的收缩期高血压和老年高血压患者也可以从治疗中获益。

一旦确定患有高血压,则应该考虑是否接受治疗以及需要选用哪种药物治疗。同时还要考虑血压的水平、患者的年龄、血压升高所引起的器官损伤程度以及存在的心血管危险因素等。对肾功能和尿蛋白的评估有利于抗高血压药物的选择。治疗阈值和目的在表 11-1 中介绍。在这一阶段,必须让患者了解高血压的本质和治疗的重要性,以便于他或她对于治疗能够做出一个正式的决定。

当确定治疗时,则应该制订治疗方案。药物的选择取决于血压水平、末端器官的损伤程度以及患有其他疾病的情况。对伴有致命性并发症的重度高血压患者,需选用具有较强作用的药物迅速予以治疗。大多数原发性高血压患者的血压已经升高了数月或数年,对这些患者的治疗在开始时最好以循序渐进的

方式进行。

对患者应该进行有关高血压发展过程、治疗的重要性、并发症以及药物潜在的毒性等方面的教育。对肥胖症应该进行治疗,尽可能停掉那些可使血压升高的药物(拟交感神经解充血药、非甾体抗炎药、口服避孕药及一些草药)。应该经常随访以便使患者知道医生认为高血压是一个严重的疾病。每次随访应使患者对治疗重要性的认识得以加强,并解答患者有关剂量和药物不良反应方面的问题。可增加患者依从性的其他因素还包括简化用药方案、让患者在家中对自己的血压进行监测等。

门诊高血压患者的治疗

高血压最初阶段的治疗是非药物治疗。如前所述,限制钠的摄入对于许多轻度高血压患者的治疗都有效。美国人的饮食中钠含量平均每日为 200mmol。治疗高血压合理的控制目标是每日摄入 70~100mmol 钠,这可通过在烹调食物时不加盐或避免可带入大量钠的处理过程来达到。多吃水果、蔬菜及低脂乳制品、节制饮酒(一天不超过两杯)也能使血压降低。

对于,甚至在不限盐的情况下,单纯减轻体重就可使多达 75% 超重的轻度到中度高血压患者的血压恢复到正常水平。部分研究但并非所有的研究显示,有规律的运动锻炼具有一定的降压作用。

对轻度高血压的药物治疗,许多患者选用单一药物即可将血压控制到正常水平。然而大多数中度到严重高血压患者需要选用两种或更多的抗高血压药(文本框:顽固性高血压和联合用药)。噻嗪类利尿药、血管紧张素转换酶抑制药、血管紧张素受体拮抗药、钙通道阻滞剂均被证明可以减少高血压的并发症,可用于高血压最初阶段的治疗。然而利尿药可通过影响血脂的组成或降低葡萄糖耐受,使冠心病发生的风险增加,抵消降压作用产生的益处。然而,一个大型临床研究对比了各类药物在高血压初始阶段治疗的疗效,结果发现氯噻酮(噻嗪类利尿药)与其他药物在减少冠心病死亡率和降低非致死性心肌梗死发生上一样有效,且预防心力衰竭的效果优于氨氯地平,预防脑卒中的效果优于赖诺普利。β 阻滞剂降低心血管风险的作用很少,现在不建议作为简单高血压一线治疗药物。

如果同时还患有其他的疾病,则会影响到抗高血压药物的选择,因为两种疾病都有可能受益于同一种药物。例如:同时患有糖尿病或伴有蛋白尿的慢性肾病患者可选择抑制肾素——血管紧张素系统的药物;对同时患有心绞痛的高血压患者可选择β-受体拮抗药或钙通道阻滞剂;对伴有心力衰竭的患者可选用利尿药、血管紧张素转换酶抑制药、血管紧张素受体拮抗药、β-受体拮抗药或合用肼屈嗪和硝酸盐类;伴有良性前列腺增生的患者可选用 α₁ 阻滞剂。不同人种之间也存在差异:黑人对利尿药和钙通道阻滞剂反应良好,而对β-受体拮抗药和血管紧张素转换酶抑制药反应则稍差。中国人对β-受体拮抗药更加敏感,剂量要稍低。

如果药物单独应用不能较好地控制血压,可联合应用不同作用机制的药物以有效控制血压,并可减少毒性的发生(阶梯

治疗）。如果开始时没有使用利尿药，一般可再加上利尿药。如果需要三药合用，一般选择利尿药、ACE 抑制剂或血管紧张素受体阻滞剂和钙通道阻滞剂常是有效的。如果需要四种药物联合使用，可以考虑使用交感神经抑制药，如 β 阻滞剂或可乐定。在美国，固定剂量的联合应用制剂有以下几种：一种 β-受体拮抗药加一种 ACE 抑制药，或者一种血管紧张素受体拮抗药加一种噻嗪类利尿药，或者一种钙通道阻滞剂加一种血管紧张素转换酶抑制药。固定剂量的复合制剂的缺点在于无法滴定个别药物的剂量，但是具有服药种类少、可增加患者依从性的优点。

在对患者的血压进行测定时，应包括躺、坐和站立时的血压。应努力使患者的血压在日常习惯的姿势或活动水平保持正常。最近的大型高血压优化治疗研究结果建议，最佳的血压控制目标是 138/83mmHg，达到更低的血压水平不能产生额外的益处。收缩期高血压（>140mmHg，舒张压正常）是年龄大于 50 岁人群的一个强心血管危险因素，应当接受治疗。在门诊治疗的最新进展包括药剂师病例管理的家庭血压远程监测系统，已经显示可以改善血压控制。

除患者的依从性外，可引起药物治疗失败的原因还包括血容量过大时对钠的摄取过量和利尿药的不适当使用，以及同时应用三环抗抑郁药、非类固醇抗炎药、具拟交感神经作用的非处方药、滥用兴奋剂（苯丙胺或可卡因）或过量用咖啡因和口服避孕药，这些药物可干扰某些抗高血压药的作用或者具有直接升高血压的作用。

高血压急症的处理

尽管慢性高血压患者人数众多，但高血压急症却并不多见。血压大幅或突然升高，可能严重危及到生命，因此需要迅速降低。高血压急症最常见于没能很好控制的重度高血压患者，以及突然中断抗高血压治疗的患者。

临床表现和病理生理

高血压急症包括与血管损伤有关的高血压（被称为恶性高血压）和血流动力学方面的并发症如心力衰竭、脑卒中或主动脉夹层动脉瘤等有关的高血压。恶性高血压的病理学基础是伴有小动脉炎症和坏死的进行性动脉病。肾血管损伤可释放出肾素，肾素又刺激血管紧张素和醛固酮的生成，从而进一步使血压升高。

高血压脑病是恶性高血压的典型特征。其临床表现为：剧烈的头疼、精神混乱和忧虑。一般会出现视物模糊、恶心、呕吐和局灶性神经功能缺损。如果超过 12~48 小时未进行治疗则这些症状会进一步发展为惊厥、意识模糊、昏迷，甚至死亡。

高血压急症的治疗

高血压急症的处理需要在重症监护室对患者的动脉血压进行连续的监测记录。对摄入和排出的液体量要求仔细监测，治疗期间每天测定体重，将其作为衡量体内液体总量的指标。

经非胃肠道途径给予抗高血压药以迅速降低血压（在数小时内）。一旦血压达到合理的范围，则用口服抗高血压药进行替代治疗，以利于取得长期、平稳的治疗效果。最初几小时或几天的治疗目标不是使血压直接降低到正常水平，因为慢性高血压与中枢血流的自身调节变化有关，快速地使血压降低到正常水平，会导致中枢的血液灌流不足并引起脑损伤。可降低血压约 25%，维持舒张压不少于 100~110mmHg 水平；随后可口服降压药，用数周时间使血压降低到正常水平。治疗高血压急症最常用的非胃肠道药物包括硝普钠、硝酸甘油、拉贝洛尔、钙通道阻滞剂、非诺多泮和肼屈嗪。艾司洛尔用于术中和术后高血压。应用利尿药如呋塞米防止使用强效血管扩张药等引起的血容量扩张。

顽固性高血压和联合用药

单药治疗高血压是很受欢迎的，因为患者依从性可能更好，价格更低，并且在某些情况下毒性相对要少。然而，大多数高血压患者需要联合使用两种或者两种以上的药物，最好这些药物通过不同的作用机制发挥作用。据估计，多达 40% 的患者即使联合使用两种药物效果也不明显，这些被认为是"顽固性高血压"。有些患者是继发性高血压并已错过了治疗，但大多数患者没有错过，在治疗中三种或更多种的药物是需要的。

高血压联合用药合理性的原因之一在于多数药物可通过触发血压的补偿机制而明显降低其疗效。例如，血管舒张药中的肼屈嗪可明显降低外周血管阻力，但也会引起强烈的反射性心动过速和水钠潴留（图 11-4），导致肼屈嗪作用几乎完全逆转。联合使用 β 受体拮抗药防止心动过速，应用利尿剂（例如：氢氯噻嗪）防止水钠潴留。结果这三种药物都相互增加了对心血管系统作用的敏感性。

其二，有些药物仅有中等程度的最大效应，但可降低远期的发病率，因而联合进行应用。许多研究显示，血管紧张素转换酶（ACE）抑制药最大降压力幅度小于 10mmHg。对于 2 级高血压（压力>160/100mmHg）患者，这不足以防止高血压的所有后遗症，但 ACE 抑制药在预防或减少糖尿患者的肾脏疾病以及在减少心衰方面可使患者长期获益。

最后，一些有效的降压药物的毒性妨碍了其最大有效剂量的使用。由于几个大型临床试验显示，某些 β 受体拮抗药如美托洛尔和卡维地洛比其他药物如阿替洛尔的临床获益要多，因而引起了普遍的滥用而饱受批评。然而，所有的 β 受体拮抗药在减少心肌梗死死亡率上都有相似的获益，因而这些药物被用于伴有心肌梗死的高血压患者。

在实际应用中，当应用一种药物治疗高血压的效果不理想时，可以加上不同种类具有不同的作用机制和不同毒性的其他类药物。如果效果仍然不理想时，而且患者的依从性较好，就可以用第三种药物。如果第三种药物（通常包括利尿药）的疗效还是不够好，就需要考虑控制饮食中的钠盐的摄入和加大药物剂量。

摘要：用于高血压的药物

分类	作用机制	效应	临床应用	药动学、毒性、相互作用
利尿药				
• 噻嗪类： 氢氯噻嗪，氯噻酮	阻断钠/氯在肾远曲小管转运	降低血容量和其他尚不清楚的血管效应	高血压，轻度心衰	
• 髓袢利尿药： 呋塞米	阻断 Na/K/2Cl 在亨利氏袢转运	与噻嗪类相似，作用更强	重度高血压，心力衰竭	第 15 章
• 螺内酯，依普利酮	阻断肾集合管内的醛固酮受体	增加钠、钾排泄，减少心衰死亡率	醛固酮增多症，心力衰竭，高血压	
中枢交感神经抑制药				
• 可乐定，甲基多巴	激活 α₂ 肾上腺素受体	降低中枢交感神经的兴奋，降低肾上腺素神经末梢去甲肾上腺素的释放	高血压，可乐定也用于戒毒	口服 • 可乐定贴剂 • 毒性：镇静作用 • 甲基多巴溶血性贫血
交感神经末梢抑制药				
• 利舍平	阻止去甲肾上腺素神经末梢囊泡对胺的转运，使递质耗竭	降低所有交感神经作用，尤其是心血管并降低血压	高血压但很少用	口服 • 长效（数日）• 毒性：利舍平：精神科抑郁，胃肠功能紊乱
• 胍乙啶	干扰胺的释放，替代去甲肾上腺素	同利舍平	同利舍平	毒性：严重直立性低血压 • 性功能障碍
α-受体拮抗药				
• 哌唑嗪 • 特拉唑嗪 • 多沙唑嗪	选择性阻断 α₁-肾上腺素受体	阻止交感神经血管收缩，降低前列腺平滑肌的张力	高血压，良性前列腺增生	口服 • 毒性：体位性低血压
β受体拮抗药				
• 美托洛尔，其他 • 卡维地洛 • 奈必洛尔	阻断 β₁ 受体；卡维地洛还可阻断 α 受体	阻滞心脏交感神经兴奋，减少肾素分泌	高血压，心力衰竭	第 10 章
• 普萘洛尔：非选择性 β 受体拮抗药				
• 阿替洛尔：广泛应用的 β 受体拮抗药；据称中枢神经毒性低				
血管扩张药				
• 维拉帕米 • 地尔硫䓬	非选择性阻断 L-钙通道	降低心率和心排出量，降低血管阻力	高血压，心绞痛，心动过速	第 12 章
• 硝苯地平 氨氯地平 其他二氢吡啶	阻滞血管钙通道 > 心脏钙通道	降低血管阻力	高血压	第 12 章
• 肼屈嗪	引起一氧化氮释放	扩血管，减小血管阻力，小动脉比静脉敏感，反射性心动过速	高血压，米诺地尔也用于治疗脱发	口服 • 毒性：心绞痛，心动过速 • 肼屈嗪：系统性红斑狼疮综合征 米诺地尔：多毛症
• 米诺地尔	代谢物开放血管平滑肌的 K 通道			

续表

分类	作用机制	效应	临床应用	药动学、毒性、相互作用
非胃肠道给药				
• 硝普盐 • 非诺多泮 • 二氮嗪 • 拉贝洛尔	释放一氧化氮 激活 D_1 受体 开放 K 通道	强大的扩血管作用	高血压急症	非胃肠道给药 • 短效毒性：严重低血压、休克
血管紧张素转化酶抑制药				
• 卡托普利和其他	抑制血管紧张素转换酶	降低血管紧张素 II 水平，降低血管收缩和醛固酮分泌，增加缓激肽释放	高血压、心力衰竭、糖尿病	口服 • 毒性：咳嗽 • 血管性水肿 • 致畸
血管紧张素受体拮抗药				
• 氯沙坦和其他	阻断 AT_1 血管紧张素受体	同 ACEI 一样但不增加缓激肽	高血压，心力衰竭	口服 • 毒性：同 ACEI 但无干咳
肾素抑制药				
• 阿利克伦	抑制肾素酶活性	降低血管紧张素 I、II 和醛固酮	高血压	口服 • 毒性：高血钾，肾损伤 • 潜在的致畸作用

制剂

通用名	制剂	通用名	制剂
β-肾上腺素受体拮抗药		胍那苄	仿制药, Wytensin
醋丁洛尔	仿制药, Sectral	胍法辛	仿制药, Tenex
醋丁洛尔	仿制药, Tenormin	甲基多巴	仿制药, Methyldopate HCl
倍他洛尔	仿制药, Kerlone	**神经节后交感神经末端阻滞剂**	
比索洛尔	仿制药, Zebeta	胍那决尔	Hylorel
卡维地洛	仿制药, Coreg	胍乙啶	Ismelin
艾司洛尔	仿制药, Brevibloc	利舍平	仿制药
拉贝洛尔	仿制药, Normodyne, Trandate	**选择性 $α_1$ 肾上腺素受体阻滞药**	
美托洛尔	仿制药, Lopressor, Toprol-XL	多沙唑嗪	仿制药, Cardura
纳多洛尔	仿制药, Corgard	哌唑嗪	仿制药, Minipress
奈必洛尔	Bystolic	特拉唑嗪	仿制药, Hytrin
喷布洛尔	Levatol	**神经节阻断剂**	
吲哚洛尔	仿制药, Visken	美甲明	仿制药（用于妥瑞综合征的孤儿药）
普萘洛尔	仿制药, Inderal, Inderal LA	**用于高血压治疗的血管扩张药**	
噻马洛尔	仿制药, Blocadren	二氮嗪	Hyperstat IV, Proglycem（口服用于胰岛瘤）
中枢抗交感药			
可乐定	仿制药, Catapres, Catapres-TTS	非诺多泮	Corlopam

续表

通用名	制剂	通用名	制剂
肼屈嗪	仿制药,Apresoline	卡托普利	仿制药,Capoten
米诺地尔	仿制药,Loniten	恩拉普利	仿制药,Vasotec,Enalaprilat(parenteral)
局部用	Rogaine	福辛普利	仿制药,Monopril
硝普盐	仿制药,Nitropress	赖诺普利	仿制药,Prinivil,Zestril
钙通道阻滞剂		莫西普利	仿制药,Univasc
氨氯地平	仿制药,Norvasc	培哚普利	仿制药,Aceon
氯维地平	Cleviprex	喹那普利	仿制药,Accupril
地尔硫草	仿制药,Cardizem,Cardizem CD,Cardizem SR,Dilacor XL	雷米普利	仿制药,Altace
非洛地平	仿制药,Plendil	群多普利	仿制药,Mavik
伊拉地平	仿制药,DynaCirc,Dynacirc CR	**血管紧张素受体抑制药**	
尼卡地平	仿制药,Cardene,Cardene SR,Cardene IV)	阿齐沙坦	Edarbi
		坎地沙坦	仿制药,Atacand
硝苯地平	仿制药,Adalat,Procardia,Adalat CC,Procardia-XL	依普沙坦	仿制药,Teveten
		伊贝沙坦	仿制药,Avapro
尼索地平	仿制药,Sular	洛沙坦	仿制药,Cozaar
维拉帕米	仿制药,Calan,Isoptin,Calan SR,Verelan	奥美沙滩	Benicar
		替米沙坦	仿制药,Micardis
		缬沙坦	Diovan
血管紧张素转换酶抑制药		**肾素抑制药**	
贝那普利	仿制药,Lotensin	阿利吉仑	Tekturna

案例思考答案

　　患者患有 JNC I 期高血压(表 11-1)。要处理的第一个问题是治疗高血压有多紧急。这个人的心血管疾病的风险因素包括早期冠状动脉疾病和高胆固醇血症家族史。影响终末器官的证据包括心电图显示左心室扩大。强大的家族史表明,这个患者有原发性高血压。然而,患者应该进行常规筛查,包括肾功能、甲状腺功能、血清电解质测量。如果怀疑是高血压,应该用超声心动图确定患者是否有继发于瓣膜和其他结构性心脏病的左心室肥大。

　　对这个患者的最初处理是行为上的改变,包括改变饮食和有氧运动。然而,大多数这样的患者需要药物治疗。低剂量噻嗪类利尿剂便宜,副作用相对较少,对许多轻度高血压患者是有效的。其他一线药物包括血管紧张素转换酶抑制剂、血管紧张素受体阻滞剂、钙通道阻滞剂。如果患者有冠状动脉疾病或不稳定高血压,可以考虑使用 β 受体阻滞剂。应该使用单药处方,但患者在一个月内需重新评估。如果需要加用另一个药物,两个药物中应该是噻嗪类利尿剂。血压一旦控制,应定期随访患者,加强对遵循改变生活方式和药物治疗的规定。

(封卫毅 译　张殿增 校　邱培伦 审)

参考文献
　　扫描本书二维码获取完整参考文献。

血管扩张药与心绞痛的治疗

第 **12** 章

Bertram G. Katzung, MD, PhD[*]

案例思考

　　一名52岁的男子近期在慢跑或游泳时出现了胸部不适的病史。疼痛在胸骨下,并放射到他的下颌,但在休息了10～15分钟后就消失了。他有高脂血症的病史(一年前,他的总胆固醇水平为245mg/dl,低密度脂蛋白为160mg/dl),并承认他没有遵循饮食建议。他的父亲在55岁时经历了一次"心脏病发作",而他的叔叔在60岁时死于心脏病。在体检时,患者的血压是145/90mmHg,心率是80bpm。除了轻微的左心室肥大外,体检没有其他重大的发现,心电图是正常的。如果诊断稳定的心绞痛是正确的,那么应该采取什么样的治疗措施减少疼痛的急性发作,预防未来的发作,减少凝血的机会呢?

　　缺血性心脏病是发达国家最常见心血管疾病之一。心绞痛是心肌缺血常见的症状,常用血管扩张药治疗。心绞痛是心肌缺血时引起的代谢产物累积可导致胸痛,有机硝酸酯类,如**硝酸甘油**是缓解心绞痛的主要治疗途径。另一类血管扩张剂即**钙通道阻滞剂**,尤其对于预防也很重要;**β-受体阻滞剂**虽不是血管扩张剂,但对预防心绞痛也很有效。目前,一些新药也在研发中,包括改变心肌代谢和选择性的心率抑制药。

　　至今,心绞痛常见的病因是大的冠状动脉(冠心病,CAD)血管粥样硬化引起的血管阻塞。在CAD中出现的血流不足导致**劳力型心绞痛**,也称典型性心绞痛。然而,即使这些血管仅出现局部痉挛,通常也和潜在的动脉粥样硬化有关,并会引起严重的心肌缺血和疼痛(即血管痉挛或变异型心绞痛)。变异型绞痛也称作 **Prinzmetal** 心绞痛。

　　心绞痛的病因是经冠状动脉血管供给心脏的氧存在供需不平衡所致。对于劳力型心绞痛,这种不平衡发生在心肌耗氧量增加时,特别是运动时,冠状动脉血流量不能相应增加,导致局部缺血进而引起疼痛。据说当心绞痛发作时,胸痛的特点、频率和持续时间都有变化,而以前稳定的心绞痛患者也会增加。

　　不稳定型心绞痛,一种急性冠脉综合征,是先前有稳定型心绞痛的患者在安静状态下出现的心绞痛发作,且在严重程度、频率和胸痛持续时间上有所增加和延长。不稳定型心绞痛可因发作性心

外膜冠状动脉阻力增加或动脉粥样硬化斑块附近发生的小的血小板凝块引起。大多数情况下,在有裂缝或溃疡斑块区域,不稳定型部分梗阻的血栓的形成是血流减少的原因。炎症可能是一个危险因素,因为接受肿瘤坏死因子抑制剂的患者似乎可降低心肌梗死的风险。不稳定型心绞痛有多种原因和预后,但急性冠脉综合征这一亚类与心肌梗死和死亡高度相关,也是临床的紧急事件。

　　理论上,氧供给和心肌耗氧量之间的不平衡可以通过降低耗氧量或增加氧供给(通过增加冠脉血流量)来纠正。对劳力型心绞痛,通过降低心脏作功来减少耗氧量,或者如目前研究所示,通过改变心肌代谢的底物,它每产生一个三磷酸腺苷(ATP)单位需要更少量氧。对变异型心绞痛,冠状静脉血管痉挛可被硝酸盐类或者钙通道阻滞药逆转。降血脂药物,尤其是"他汀类"在动脉粥样硬化患者长期治疗中尤为重要(第35章)。对不稳定型心绞痛,需要采取强有力的措施来增加氧供给(通过医学或物理干预)和降低耗氧量。

心绞痛的病理生理学

心肌耗氧量的决定因素

　　主要决定心肌耗氧量的因素如表12-1所示。动脉血压和静脉压的影响可通过其对血管壁上的压力调节。由于心脏的连续性活动,心脏耗氧量相对较高,它摄取了约75%的有效氧,甚至在缺乏应

---

[*]感谢本章上一版的合著者 Dr. Kanu Chatterjee, MB, FRCP 的贡献

163

激时也是如此。当心率、收缩压、动脉压或心室容积增加时,心肌耗氧量增加。当体力劳动和交感神经兴奋时,血流动力学常发生改变。伴有阻塞性冠状动脉疾病的患者常发生急性心绞痛。

表 12-1 心肌耗氧量的决定因素

壁张力
　心室内压
　心室半径(体积)
　壁厚度
心率
收缩力

　　减少心脏大小、减慢心率的药物能减少心肌耗氧量,因此,血管扩张剂、β-受体拮抗药和钙拮抗药对心绞痛有明显的益处。一个小的、晚期的钠电流有助于保持长时间稳定和延长心肌动作电位的钙流。阻滞这种迟发性钠电流的药物可以间接减少钙内流,因此也能降低心脏收缩力。心脏更易于以脂肪酸作底物获取能量,然而,脂肪酸的氧化产生一单位 ATP 比碳水化合物需要更多氧,因此,改变心肌代谢的药物更倾向于利用葡萄糖(脂肪酸氧化抑制药)这种潜在的、至少在理论上能减少耗氧量而不改变血流动力学的药物。

冠状动脉血流量和心肌供氧量的决定因素

　　正常心脏中,心肌对氧需求量的增加可以通过增加冠脉血流量来满足,因为在收缩期冠状动脉血流量降到很低时,冠脉血流量直接与主动脉舒张压和舒张期长短有直接关系。因为心脏收缩时冠脉流量减少到可忽略的程度,心脏舒张期成为心动过速时心肌灌注的限制因素。冠脉血流量与冠脉血管阻力成反比。阻力主要由内在因素(包括代谢产物和自主神经活动)和各种有药理作用的物质决定。已经证实冠状血管内皮损伤可改变其扩展的能力和增加冠状血管阻力。

血管张力的决定因素

　　外周小动脉和小静脉的张力(平滑肌紧张肌)在心肌壁张力中有一定作用(表 12-1),小动脉张力直接控制外周血管阻力和动脉血压。在心脏收缩期,心室压必须大于主动脉压才能射血;因此动脉血压决定收缩期心室壁张力。静脉张力决定静脉循环血容量并且控制由静脉回到心脏的血量,因此静脉的张力决定舒张压。

　　药物对平滑肌收缩和舒张的调节作用如图 12-1 所示。主要类型的血管扩张剂的作用机制见表 11-2。如图 12-1 和图 12-2 所示,这些药物通过几个途径松弛平滑肌:

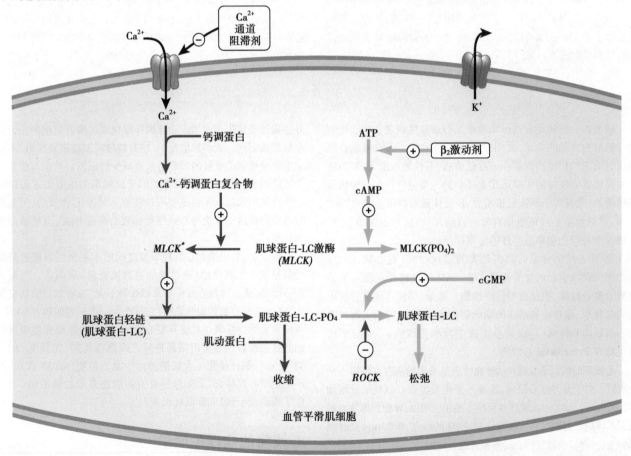

图 12-1　控制平滑肌收缩和钙通道阻滞药的作用位点。通过跨膜钙通道引起钙内流(可被钙通道阻滞药阻断)而激发收缩(红箭头)。钙与钙调蛋白形成复合物使肌浆球蛋白轻链激酶转变为活性结构(MLCK*)。后者磷酸化肌浆球蛋白轻链,因此,初始肌球蛋白与肌动蛋白相互作用。其他蛋白,包括钙调蛋白和钙介素(未列出),在平滑肌松弛时抑制肌球蛋白的 ATP 酶活性。在收缩循环时 Ca^{2+}-钙调蛋白复合物相互作用能减少它们与肌球蛋白的相互作用。β₂-受体激动药(和其他能增加 cAMP 的物质)通过促使 MLCK(黑箭头)的失活和促进钙从细胞中释放(未列出)而引起平滑肌松弛(蓝箭头)。cGMP 促进松弛的机制(图 12-2)。ROCK:Rho 激酶

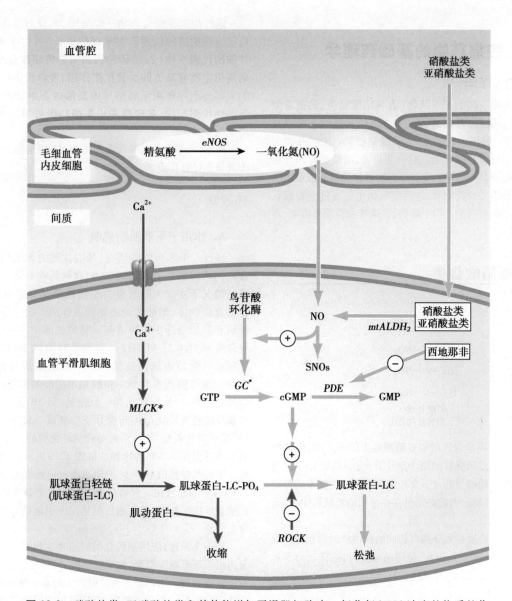

图 12-2　硝酸盐类、亚硝酸盐类和其他能增加平滑肌细胞中一氧化氮(NO)浓度的物质的作用机制。引起松弛的步骤以蓝箭头示。MLCK*:活化的肌球蛋白轻链激酶(图 12-1)。亚硝基硫醇类(SNO)对钾通道和 Ca^{2+}-ATPase 有非 cGMP 依赖性作用。GC*:活化的鸟苷酸环化酶;PDE:磷酸二酯酶;eNOS:内皮一氧化氮合酶;mtALDH$_2$:线粒体醛脱氢酶-2;ROCK:Rho 激酶

1. 增加环磷酸鸟苷酸(cGMP)　图 12-1 和图 12-2 提示,cGMP 加速肌浆球蛋白轻链脱磷酸化,阻止肌浆球蛋白和肌动蛋白间的相互作用。一氧化氮是有效的可溶性鸟苷酸环化酶激活剂,并且主要通过这种机制起作用。重要的一氧化氮供体包括硝普钠(第 11 章)和治疗心绞痛的**有机硝酸盐类**(第 11 章和第 19 章)和硝酸盐类。动脉粥样硬化可能减少内源性内皮合成一氧化氮,这样使血管平滑肌更多地依赖于外源性一氧化氮。

2. 减少细胞内 Ca^{2+}　钙通道阻滞药可引起血管舒张,因为它们能减少细胞内 Ca^{2+},Ca^{2+} 是平滑肌肌球蛋白轻链激酶激活的主要调节剂(图 12-1)。β-受体拮抗药和一些钙通道阻滞药减少 Ca^{2+} 进入心肌细胞,因此多数情况下能减慢心率、收缩力和减少耗氧量。

3. 稳定或阻止血管平滑肌细胞膜除极　可兴奋细胞的跨膜电位通过增加钾的通透性而稳定附近的静息电位。cGMP 可增加 Ca^{2+} 激活的 K^+ 通道的通透性,钾通道开放药,例如硫酸米诺地尔(第 11 章),增加 K^+ 通道的通透性,可能是 ATP 依赖型 K^+ 通道。一些用于治疗心绞痛的、正在研究的药物,如**尼可地尔**,可能部分通过这种机制起作用。

4. 增加血管平滑肌细胞内 cAMP　如图 12-1 所示,增加 cAMP 也能增加肌浆球蛋白轻链激活酶失活的速率,此酶负责激发细胞中肌球蛋白和肌动蛋白间的相互作用,这可解释 β$_2$ 受体激动药(因为它们易引起心脏兴奋)和非诺多泮(一种用于高血压危象的 D$_1$ 激动药)能引起血管平滑肌舒张而不能用来治疗心绞痛的机制。

■ 治疗心绞痛药物的基础药理学

心绞痛药物的作用

传统上治疗心绞痛的三类药物（有机硝酸盐类、钙通道阻滞药和β-受体拮抗药）都是通过减少心肌耗氧量的决定因素（心率、心室容积、血压和收缩力）来降低氧耗量。硝酸盐类也能对心室容积引起有益的作用。对一些患者，硝酸盐类和钙通道阻滞药可引起冠脉血流量的重新分布和增加局部缺血组织的氧供给。对变异型心绞痛患者，这两类药物也能通过逆转冠状动脉痉挛增加心肌氧供给。两个新药，雷诺嗪和伊伐布雷定，将在下面讨论。

硝酸盐和亚硝酸盐类

化学

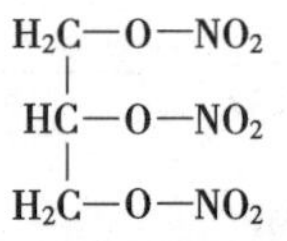

$$H_2C-O-NO_2$$
$$|$$
$$HC-O-NO_2$$
$$|$$
$$H_2C-O-NO_2$$

硝酸甘油
（三硝酸甘油酯）

本类药物都是简单含氮的和亚硝酸盐类的多元醇，**硝酸甘油**是其代表药。虽然硝酸甘油用于制作炸药，但其成分作为药用时没有爆炸性。硝酸甘油舌下含片会随着药物的挥发或塑料表面吸附其作用会降低，因此必须保存在密闭的玻璃瓶中，硝酸甘油对光不敏感。

硝酸盐类的治疗活性成分都有相同的作用机制和相似的毒性，虽然耐受的程度不同。因此，使用硝酸盐时，药代动力学对药物的选择和治疗方式起主导作用。

药动学

肝脏中有丰富的有机硝酸盐还原酶，它可逐步以母体药物和最终灭活药物来消除硝酸盐，因此，传统的有机硝酸盐类（如**硝酸甘油和硝酸异山梨酯**）口服生物利用度很低（仅<10%~20%）。因此，舌下含片能避免首过消除，迅速达到治疗血药浓度。硝酸甘油和硝酸异山梨醇酯的舌下含片均能有效吸收并在几分钟内达到治疗浓度。这种途径给药时，要限制给药剂量，以避免过度效应，因此作用时间短暂（15~30分钟）。当需要延长作用时间时，必须口服含有足量药物的制剂才可维持其母体药物和活性代谢产物持久的血药浓度。季戊四醇（PETN）是另一个有机硝酸盐类，它作为长效口服硝酸盐类（>6小时）推广。硝酸甘油的其他给药途径有经皮吸收或颊部吸收的缓释剂（见下文）。

亚硝酸异戊酯和相关的亚硝酸盐是极易挥发的液体，亚硝酸异戊酯应置于易碎的玻璃安瓿中然后再装入布袋中，安瓿很容易捏碎而使液体快速通过布挥发出可吸入的气体，这种作用方式吸收迅速，与舌下含服类似，可避免肝脏首过效应。由于气味不佳和作用时间短暂，亚硝酸异戊酯已不用于治疗心绞痛。

硝酸盐类原型化合物一经吸收，半衰期仅为2~8分钟，局部清除硝酸的代谢产物半衰期更长（可达3小时）。硝酸甘油的代谢产物（二硝基甘油和两个单硝酸盐形式）1,2-二硝基衍生物有显著的血管扩张作用，可以提供口服硝酸甘油的大部分治疗作用。硝酸异山梨酯的5-单硝酸盐代谢产物是活性代谢产物，**单硝酸异山梨酯**口服可吸收利用，生物利用度为100%。

排泄，主要以去硝基代谢产物的葡萄糖醛酸衍生物的形式，大部分经肾脏排泄。

药效学

A. 作用于平滑肌的机制

经过一个多世纪的研究，硝酸甘油的作用机理仍未完全被人们所理解。人们普遍认为，这种药物必须在释放**一氧化氮**的情况下才有生物活性。不像硝基氢氰酸盐和其他一氧化氮直接供体，硝酸甘油需要酶的作用。硝酸甘油可以在平滑肌和其他细胞中被谷丙基转移酶分解。一种线粒体酶，醛脱氢酶异构体2（ALDH2），可能是异构体3（ALDH3），似乎是硝酸甘油和四氧化二氮四硝酸酯的激活和释放的关键。不同的酶可能会参与异山梨酸和单硝酸的脱氮过程。释放出游离亚硝酸盐，然后转化为一氧化氮（第19章）。另一种未知的酶反应会直接从母体药物分子中释放一氧化氮。一氧化氮（可能是半胱氨酸）与可溶性鸟苷酸环化酶的血卟啉环结合，激活该酶并引起cGMP的增加。如图12-2所示，cGMP的形成是血管平滑肌松弛的第一步，可能也涉及前列腺E或前列环腺I2（PGI2）和膜超极化。没有证据表明自主受体参与了主要的镍硝酸盐反应。然而，在低血压的情况下引起的自主反射反应是常见的。

如下文所述，应用硝酸盐类时应考虑耐受性。尽管耐受部分由组织巯基减少引起，如半胱氨酸，但它只能由巯基再生剂部分阻止或逆转。用硝酸盐治疗时产生的氧自由基的增多也许是产生耐受的另一个重要原因，近期证据表明降钙素基因相关肽（CGRP，一种有效的血管扩张药）有效性的减少也与硝酸盐耐受相关。

尼可地尔和一些其他抗心绞痛药都在美国没有使用，可能是结合了钾通道的开放和NO的释放的活性。因此，又提供了一条舒张血管的作用机制。

B. 器官系统的作用

硝酸甘油松弛所有类型的平滑肌，与引起原有的平滑肌肌张力的原因没有相关性（图12-3），对心肌和骨骼肌无直接作用。

1. 血管平滑肌　硝酸甘油通过扩张大静脉来影响大动脉血管。大部分反应呈现出一种梯度，即在最低浓度时静脉就有反应，动脉在稍高浓度时才有反应。心外膜冠状动脉很敏感，但动脉粥样硬化的集中能显著阻止扩张。另一方面，在硝酸盐类的副作用可从损伤部位松弛平滑肌，偏心损伤血流量可以增加。小动脉和毛细血管前括约肌最小限度的扩大，部分因为反射反应，部分因为不同的血管从药物中释放一氧化氮的能力不同。

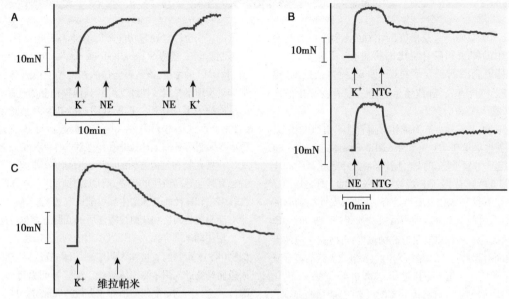

图 12-3　体外研究血管扩张剂对人类静脉血管段收缩的影响。**A.** 肾上腺素（NE）和钾离子（K⁺）两种血管收缩药引起的收缩反应；**B.** 4μmol/L 硝酸甘油（NTG）对血管的舒张作用，起效快；**C.** 2.2μmol/L 维拉帕米的舒张作用，舒张作用缓慢但持久。mN：毫牛顿，力的测量单位

硝酸甘油有效剂量的主要影响是显著地松弛静脉血管，降低前负荷，静脉容量增加，肺血管压力和心脏体积显著减小。无心衰存在的情况下，心输出量减少。由于静脉容量增加，可导致直立性低血压和晕厥。由于血管顺应性增加，一些大的心外膜冠状动脉在偏心动脉粥样瘤或侧枝血管存在时可改善氧的供应。颞动脉搏动和搏动性头痛与脑膜动脉搏动都与硝酸甘油和亚硝酸异戊酯有关。心力衰竭时，前负荷异常升高，在这种情况下硝酸盐和其他血管扩张药通过降低前负荷改善心输出量（第13 章）。

硝酸甘油的间接作用包括压力感受器和对减少动脉压有关的激素所引起的代偿性反应（图 6-7），这些反应可致心动过速和心肌收缩力增加。水、钠潴留也很显著，尤其是中效、长效硝酸盐类制剂，这些补偿反应有助于耐受性的形成。

没有冠状动脉疾病的正常受试者，硝酸甘油能显著地使总的冠状动脉血流量瞬间一过性的增加。与此相反，由动脉粥样硬化造成冠状动脉狭窄引起的心绞痛的患者，未证明总冠脉流量的增加。然而，一些研究表明冠脉流量从正常区到缺血区的重新分配可能对硝酸甘油的治疗效果有影响。硝酸甘油通过一氧化氮对心脏也发挥了负性肌力作用。

2. 其他器官平滑肌　硝酸盐类对支气管、胃肠道（包括胆道系统）平滑肌，以及泌尿生殖道的平滑肌松弛作用已经被证实，因为它们持续时间短暂，所以临床应用价值很小。近十年来，亚硝酸异戊酯和亚硝酸异丁酯（不是硝酸盐类）作为娱乐（性加强）药［recreational（sex-enhancing）drugs］使用已在一些人群中流行起来。与血管平滑肌和活化鸟苷酸环化酶一样，在勃起组织中亚硝酸盐类易释放一氧化氮，cGMP 增多，肌球蛋白轻链脱磷酸和松弛，可加强勃起。用

于勃起功能障碍的药物在文本框中讨论：用于治疗勃起功能障碍的药物。

3. 对血小板的作用　硝酸甘油释放的一氧化氮，与在平滑肌中作用类似，可刺激血小板中的鸟苷酸环化酶，使细胞内cGMP 增加，导致血小板聚集的减少。但近年来前瞻性研究证明，硝酸甘油对急性心肌梗死患者的生存无益处。相反，静脉注射硝化甘油对不稳定的心绞痛患者可能是有价值的，部分原因是它对血小板的作用。

4. 其他作用　亚硝酸根离子与血红蛋白（含亚铁离子）的反应形成高铁血红蛋白（含三价铁离子）。因为高铁血红蛋白对氧的亲和力极低，大剂量亚硝酸盐类可引起甲发绀、组织缺氧及坏死。幸运的是服用大剂量有机、无机硝酸盐后，血浆亚硝酸盐水平很低，不会引起严重的成人高铁血红蛋白血病。对于婴幼儿，其肠内菌群将大量的无机硝酸盐（如井水中）转换成亚硝酸离子。而且，亚硝酸钠常被用作肉类的熟化剂，如腌制的牛排。因此，有时不慎食入大量亚硝酸离子会导致严重中毒。

目前，已经发现了关于亚硝酸盐对其他毒性的治疗学作用。细胞色素铁离子与 CN⁻ 络合可引起氰化物中毒，高铁血红蛋白离子与 CN⁻ 有极高的亲和力，因此，在氰化物中毒后立即给予亚硝酸钠（$NaNO_2$）可使活化的细胞素再生，产生的氰化正铁血红蛋白可进一步由静脉给予硫代硫酸钠（$Na_2S_2O_3$）去毒，形成低毒性且易于排泄的硫氰酸根离子（SCN⁻）。如果高铁血红蛋白血症严重，可以通过静脉给予亚甲蓝解救。这种解毒途径目前已被羟钴胺取代，羟钴胺是维生素 B_{12} 的另一种形式，与氰化物也有极高的亲和力，与它结合生成维生素 B_{12} 的另一种形式。

用于治疗勃起功能障碍的药物

男性勃起功能障碍一直是研究的主题(业余研究者和专家)。以前应用的物质和尚有疑虑的物质有"西班牙芫菁"(一种膀胱和尿道刺激剂)、育亨宾(一种 α_2 受体拮抗药,第10章)、肉豆蔻、和含有铅、砷或番木鳖碱的混合物。目前医生常用的草药有人参和卡瓦根。

科学研究表明,勃起需要海绵体非血管性平滑肌的松弛,这种松弛作用使血液像在动脉压下流入阴茎海绵体的窦房结,这种血压引起勃起。非肾上腺非胆碱能神经释放一氧化氮引起生理性的勃起(第6章)与副交感神经放电有关,因此,副交感神经支配应当是完整的且一氧化氮应当是有活性的(女性能勃起的组织有也有类似过程)。某些其他平滑肌松弛药——例如 PGE_1 类似物或 α 拮抗药——如果有足够高的浓度,可以充分地使大量海绵体松弛而引起勃起。如文中指出的,一氧化氮激活鸟苷酸环化酶,使 cGMP 浓度增高,引起肌球蛋白轻链去磷酸化(图12-2)和平滑肌松弛。因此,神经支配正常时,能增高 cGMP

浓度的药物也许对勃起功能障碍有益。西地那非(Viagra)可通过抑制磷酸二酯酶5(phosphodiesterase isoform 5,PDE-5)降解来增加 cGMP 的浓度,该药因能口服在市场上很成功。然而,西地那非对于精索受损或神经支配的其他损伤和男性缺乏性欲引起的潜能缺失不起作用。推荐服用硝酸盐类和西地那非应间隔6小时。西地那非对色觉有影响,引起蓝绿视觉障碍。两种PDE-5抑制药——他达拉非和伐地那非作用相似。

这些药物在其他方面的应用也有研究。临床研究显示对一些患有肺动脉高血压的患者,有明显作用。对全身性高血压、囊性纤维化和良性前列腺增生症可能也有效,临床研究表明西地那非对抑制细胞凋亡和缺血再灌注后的心脏重塑也可能有效。

应用西地那非无效的患者多用前列地尔,这是一种 PGE_1 类似物(第18章),可直接注入阴茎海绵体或以小栓剂的形式植入尿道而释放进入阴茎海绵体组织。酚妥拉明也可被注入阴茎海绵体。这些药物对应用西地那非无效的大部分男性可引起勃起。

毒性和耐受性

A. 急性不良反应

有机硝酸盐类的主要急性毒性反应多为血管舒张作用所继发,如直立性低血压、心动过速、搏动性头痛。青光眼曾认为是禁忌证,但不会使病情加重,硝酸盐类在眼内压增高时可安全应用。然而,如果颅内压升高,硝酸盐类禁用。当体外除颤器电休克应用于心室纤维性颤动患者的胸部时,很少使用经皮的硝化甘油贴片。在使用外部除颤器来预防表面烧伤之前,应该先清除这些贴片。

B. 耐受性

离体平滑肌持续暴露在硝酸盐中,会完全耐受(快速耐受),健康人在几个小时内给予长效制剂(口服、经皮)或连续静脉注射后也会逐渐发生耐受。

耐受性的机制还尚不明确。正如前面所提到的,生物活性降低减少的一氧化氮释放可能是对硝化甘油耐受的一部分。对半胱氨酸的补充可能部分地逆转其耐受性,这表明减少硫酰胺的利用可能会起作用。系统的补偿也在对完整的人的耐受性中起作用。最初,发生明显的交感神经放电,在经过一天或几天的长效硝酸盐治疗后,盐和水的潴留可能部分地逆转了由硝酸甘油引起的有利的血流动力学变化。

对所有一氧化氮供体的耐受性都不一样。例如:硝基氰酸盐会保持长期的活性。其他有机硝酸盐似乎比硝酸甘油更容易产生耐受性。在无细胞系统中,可溶的鸟苷酸环化酶被抑制,可能是由于酶的亚硝化作用,只有长时间暴露在极高的硝酸甘油浓度后才会被抑制。相比之下,用保护 ALDH2 和类似酶的抗氧化剂治疗可以预防或减少耐受性。这表明,耐受性是有机硝酸盐生物活性降低的一个功能,而在较低程度上,则是可溶性鸟苷酸环化酶对一氧化氮的反应能力的丧失。

在化工企业常发生高水平硝酸盐类持续暴露,尤其是制造业,当工作场所中有挥发性有机硝酸盐化合物严重污染时,工人

们发现,每当周一开始上班时,会感觉到头痛和暂时昏迷("周一病")。大约一天后,由于有了耐受性,症状消失。到周末时,接触这些化学物质较少,因而耐受消失,在每一个周一,这样的症状会复发。已报道了其他工业暴露的危害,包括产生依赖性。没有证据证明用于治疗心绞痛的长效硝酸盐类会产生身体依赖性。

C. 硝酸盐及亚硝酸盐衍生物的致癌性

亚硝胺是由硝酸盐和亚硝酸盐与胺结合而形成带有 R_2-N-NO 结构的小分子。一些亚硝胺类是很强的致癌物,显然是通过转变成活性衍生物。尽管没有直接证明这些药物可对人类有致癌性,但流行病学研究表明,在不同的地区食物中所含硝酸盐的量与食道癌、胃癌的发生率具有很强的相关性。烟草及吸烟产生的烟雾中也含有亚硝胺。没有证据证明小剂量硝酸酯类药物治疗心绞痛时能显著地提高机体亚硝胺水平。

临床作用机制

硝酸盐类药物引起扩张血管的作用和毒副反应汇总在表12-2。

表12-2 治疗心绞痛的硝酸盐类药物的有益和有害作用

作用	结果
潜在的有益作用	
减少心室容积	减少心肌耗氧量
降低动脉压	
减少射血时间	
舒张心外膜冠状动脉	减轻冠状动脉痉挛
增加侧支血流	提高缺血心肌的灌注
降低左心室收缩压	提高心内膜下灌注
潜在的有害作用	
反射性心动过速	增加心肌耗氧量;引起的舒张期灌注时间缩短
反射性收缩力增加	减少冠状动脉灌注

A. 硝酸盐对劳力型心绞痛的影响

硝酸盐类重要的血流动力学效应是减少静脉回心血量，减少心内容积，降低动脉压。心室压下降和左心室容积减小与心肌壁张力下降有关（拉普拉斯关系），并且可减少心肌对氧的需求。在极少数情况下，过度地反射性心动过速和心肌收缩力加强可反常性引起心肌耗氧量增加。

冠状动脉内、静脉内或舌下给予硝酸盐类，可以持续增大心外膜冠状动脉的管径，除粥样硬化斑块堵塞的血管外；冠状小动脉阻力减少，虽然其减少的程度有限。但是，当由于静脉回流减少引起的心输出量降低时以常规途径全身给药，硝酸盐类也能使所有冠脉血流量（和心肌氧耗）持续减少。耗氧量的减少是缓解劳力型心绞痛的主要机制。

B. 硝酸盐对变异型心绞痛的作用

硝酸盐对变异型心绞痛的患者主要通过松弛心外膜冠状动脉平滑肌和减轻冠状动脉痉挛而起作用。

C. 硝酸盐对不稳定型心绞痛的作用

硝酸盐类对不稳定型心绞痛的急性冠脉综合征也有效，但其准确的作用机制尚不明确。因为冠状动脉血管张力及心肌耗氧量的同时增加，使此类患者发生自发型心绞痛，硝酸盐类可通过扩张心外膜冠状动脉和同时减少心肌耗氧量起效。如前述，硝酸甘油也能减少血小板的聚集，这对治疗不稳定型心绞痛很重要。

硝酸盐的临床应用

不同剂型的硝酸甘油和它的类似物及其剂量见表 12-3。硝酸甘油舌下含片因起效快（1~3 分钟），常用于治疗急性心绞

表 12-3 治疗心绞痛的硝酸盐和亚硝酸盐类药物

药物	剂量	作用时间
短效		
硝酸甘油，舌下含片	0.15~1.2mg	10~30min
硝酸异山梨酯，舌下含片	2.5~5mg	10~60min
亚硝酸异戊酯，吸入剂	0.18~0.3ml	3~5min
长效		
硝酸甘油，口服缓释剂型	每 6~8h 6.5~13mg	6~8h
硝酸甘油，2% 软膏，经皮	每 4h 25.4~38.1mm （1~1.5 英寸）	3~6h
硝酸甘油，缓释，颊腔	每 4h 1~2mg	3~6h
硝酸甘油，缓释贴剂，透皮	每 24h 10~25mg （1 天 1 贴）	8~10h
硝酸异山梨酯，舌下含	每 2h 2.5~10mg	1.5~2h
硝酸异山梨酯，口服	每 4~6h 10~60mg	4~6h
硝酸异山梨酯，咀嚼片	每 2~4h 5~10mg	2~3h
单硝酸异山梨酯，口服	每 12h 20mg	6~10h

痛；因作用时间短（不超过 20~30 分钟），故不适用于维持治疗。硝酸甘油静脉给药起效迅速（几分钟），但血流动力学效应因停止给药而迅速逆转。因此，临床上静脉应用硝酸甘油，仅用于治疗严重的心绞痛和反复发作的心绞痛。硝酸甘油的缓释剂包括颊腔控释制剂、口服制剂和经皮贴剂，这些制剂能使一定的血药浓度维持较长时间，但易发生耐受性。

硝酸异山梨醇酯舌下或口服给药后与同种途径给予硝酸甘油后的血流动力学反应相似。尽管经皮给药也能使硝酸甘油血药浓度维持 24 小时或更长，但完整的血流动力学效应都不超过 8~10 小时，临床上用来维持治疗心绞痛的硝酸甘油缓释制剂因其严重的耐受性而受到限制。因此，单独使用硝酸盐至少应间隔 8 小时，这样才能保证减少或阻止耐受性的发生。

其他硝基血管扩张药

尼可地尔是一种烟酰胺硝酸酯，对冠状动脉具有舒张作用，但是对有心绞痛的患者作用复杂。临床研究表明它可降低前、后负荷。通过心脏 K_{ATP} 通道的激活预处理可使其也具有心肌保护作用。一项大型研究表明应用此药的患者，致死性和非致死性的冠状事件相对危险度明显降低。尼可地尔当前已批准欧洲和日本用于治疗心绞痛，但在美国还没有批准。吗多明是一种可以转化为一种释放一氧化氮代谢物的前药。据说它的功效堪比有机硝酸盐，而且没有耐受性。它在美国还没有使用。

钙通道阻滞药

18 世纪后期，人们就知道钙内流是平滑肌和心肌收缩的必要因素。在不同组织中发现一些不同类型的钙通道后，发现在心肌中也存在钙通道（表 12-4），这些通道的发现使得测量 Ca^{2+} 电流、临床应用阻滞剂成为可能。虽然目前在心血管病中使用的阻滞剂仅限于 L 型钙通道阻滞药，而其他类型的选择性钙通道阻滞剂还在积极研究之中，某些抗惊厥药认为，至少部分是通过神经元中的钙通道（特别是 L-型）阻断起效（第 24 章）。

化学和药代动力学

第一个应用于临床的钙通道阻滞药是维拉帕米，它是在合成更强活性的罂粟碱类似物的实验中发现的，因阿片是从罂粟中提取的具有扩血管作用的生物碱。从那时起，发现了几十种不同结构的产品具有相同的药理效应（表 12-5）。三种化学性质不同的钙通道阻滞药见图 12-4。硝苯地平是钙通道阻滞药家族中二氢吡啶类化合物的原型药。已经研究了这个家族中的 12 个分子。其中几个目前在美国批准用来治疗心绞痛和其他适应证。

钙通道阻滞药是口服有效的药物，具有首过效应强、血浆蛋白结合率高和代谢广泛的特点。维拉帕米和地尔硫草还可通过静脉途径给药。

表 12-4   几种已知的电压-激活的钙通道的性质

类型	通道名称	存在的位置	钙流的性质	阻断剂
L	$Ca_V1.1$-$Ca_V1.4$	心脏、骨骼、平滑肌、神经元(在视网膜中发现 $Ca_V1.4$)、内分泌细胞	长、大、高阈值	维拉帕米,DHPs,Cd^{2+}、ω-aga-ⅢA
T	$Ca_V3.1$-$Ca_V3.3$	心脏、神经元	短、小、低阈值	sFTX、氟桂利嗪、Ni^{2+}、咪拉地尔[1]
N	$Ca_V2.2$	神经元、精液[2]	短、高阈值	齐考诺肽[3],加巴喷丁[4] ω-CTXGVIA、ω-aga-ⅢA、Cd^{2+}
P/Q	$Ca_V2.1$	神经元	长、高阈值	ω-CTX-MVIIC,ω-aga-ⅣA
R	$Ca_V2.3$	神经元、精液[2]	起搏电流	SNX-482,ω-aga-ⅢA

[1] 从市场退出的抗心绞痛药物

[2] 与精液鞭毛活性有关的通道类型,可能是 Catsper1-4 的变种

[3] 合成的蜗牛肽止痛药(第 31 章)

[4] 抗抑郁药(第 24 章)

DHPs:二氢吡啶类(硝苯地平);sFTX:合成的漏斗网蜘蛛毒;ω-CTX:从一些芋螺属的海螺中提取的芋螺毒素;ω-aga-ⅢA 和 ω-aga-ⅣA:漏斗网蜘蛛的毒(Agelenopsis aperta);SNX-482:非洲狼蛛的毒(Hysterocrates gigas)

表 12-5   一些钙通道阻滞药的临床药理学

药物	口服生物利用度(%)	半衰期(h)	适应证	剂量
二氢吡啶类				
氨氯地平	65~90	30~50	心绞痛、高血压	每日 1 次,口服 5~10mg
非洛地平	15~20	11~16	高血压、雷诺现象	每日 1 次,口服 5~10mg
伊拉地平	15~25	8	高血压	每日 2 次,口服 2.5~10mg
尼卡地平	35	2~4	心绞痛、高血压	每 8h 1 次,口服 20~40mg
硝苯地平	45~70	4	心绞痛、高血压、雷诺现象	3~10μg/kg IV;每 8h 1 次,口服 20~40mg
尼索地平	<10	6~12	高血压	每日 1 次,口服 20~40mg
尼群地平	10~30	5~12	研究中	每日 1~2 次,口服 20mg
混合型				
地尔硫草	40~65	3~4	心绞痛、高血压、雷诺现象	75~150μg/kg IV;每 6h 1 次,口服 30~80mg
维拉帕米	20~35	6	心绞痛,高血压,心律失常,偏头痛	75~150μg/kg IV;每 8h 1 次,口服 80~160mg

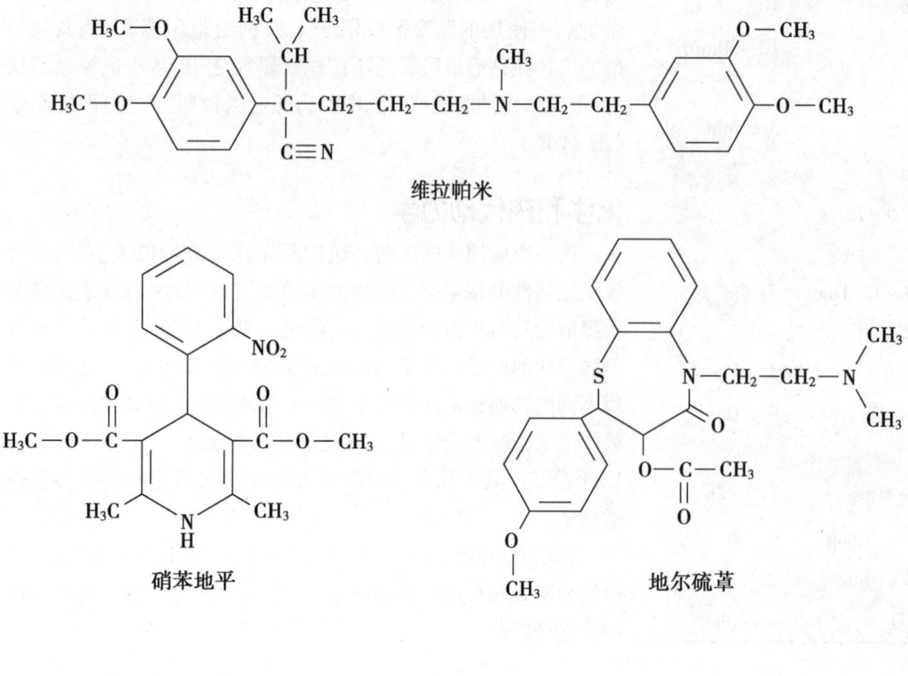

维拉帕米

硝苯地平

地尔硫草

图 12-4   几种钙通道阻滞药的化学结构

药效学

A. 作用机制

电压门控的 L 型通道在心脏和平滑肌的钙通道占主要地位,已知它含有几个药物受体,它由 α_1(较大的、孔形成亚单位)、α_2、β、γ 和 δ 亚单位组成。已证明硝苯地平和其他二氢吡啶类作用在 α_1 亚单位上的一个亚单位,而维拉帕米和硫氮草酮结合到密切相关,但在相同亚单位另一个区域的不同的受体。与维拉帕米和硫氮草酮的别构受体结合的其他药物也会影响二氢吡啶类药物的结合,这些受体有立体选择性。在研究维拉帕米、硫氮草酮的对映体及硝苯地平的光学活性时,观察到不同立体异构体间的亲和力和药理活性存在着显著差异。

这类药物的阻滞作用类似局麻药的钠通道阻滞作用(第14、26 章)。药物从膜内作用并更有效地结合开放通道和失活通道。药物的结合减少了通道在除极化反应中开放的频率,结果是明显减少跨膜钙电流,而引起平滑肌长时间松弛(图 12-3),整个心脏的心肌收缩力降低,窦房结起搏器频率和房室结传导速率[1]降低。虽然一些神经元细胞内有 L 型钙通道,但他们对药物的敏感性低,因为这些细胞中通道在开放和关闭时所用的时间很少。

这类药物也能减少平滑肌对通过配体门控钙通道的钙内流的反应,但不显著。这种阻滞作用能通过增加钙离子浓度而部分地逆转,尽管所需的钙量在患者中不易达到;这种阻滞作用还可以通过应用一些增加钙跨膜流动的药物部分逆转阻滞作用,例如:拟交感神经药。

其他类型的钙通道对这些阻滞剂并不敏感(表 12-4),因此,其他类型的这些通道起主要作用的组织——神经元和大多数分泌腺——这些药物的影响比心肌和平滑肌的影响小。米那迪尔是一种选择性的 T 型钙通道阻滞剂,用于抗心律失常,但已被撤回。除了钙离子通道之外的离子通道对这些药物的敏感度要低得多。血管平滑肌中的钾通道被维拉帕米抑制,从而限制了这种药物产生的血管舒张。苄普地尔可阻断钠通道和钙通道,这是一种淘汰的抗心律失常药物。

B. 器官系统的作用

1. 平滑肌 多数平滑肌主要依靠跨膜钙内流维持静息时的张力和收缩反应,钙通道阻滞药可使这些细胞松弛(图 12-3),血管平滑肌最敏感,对细支气管、胃肠道及子宫平滑肌也有同样的松弛作用。对血管系统,小动脉比静脉更敏感;直立性低血压不是常见的副作用。所有钙通道阻滞药有降低血压作用(第 11 章),女性比男性对地尔硫草的降压作用更敏感。钙通道阻滞药对劳力型心绞痛患者起效的作用机制是降低外周血管阻力。已证实它们的降压作用对变异型心绞痛患者具有降低动脉张力的作用。

钙通道阻滞药在血管选择性方面差异很大。二氢吡啶类比硫氮草酮和维拉帕米对血管平滑肌的作用比对心肌的

---

[1] 极低剂量和一定环境下,一些二氢吡啶增加钙内流。一些特殊的二氢吡啶类,如 Bay K 8644,在超出它们的剂量范围时,才能增加钙内流

作用比率高,维拉帕米对血管扩张的影响相对较小,可能是同时对血管平滑肌钾通道的阻断造成的。而且,二氢吡啶类的作用强度依血管床的不同而不同,如尼莫地平对脑血管的选择性特别强。α_1 通道亚单位结构中的剪接变体可能解释这些不同。

2. 心肌 心肌高度依赖钙流而维持正常功能。窦房结产生的冲动和房室结的传导——称为慢反应或钙依赖性动作电位——可被所有钙通道阻滞药降低或阻断。心肌细胞兴奋-收缩耦联需要钙内流,所以这些药物降低心肌收缩力的作用呈剂量依赖性。一些情况下,心输出量也减少。这种心脏机械功能上的减少,可能是通过钙通道阻滞药减少心绞痛患者心肌耗氧量的作用的其他机制。

现有的钙通道阻滞药它们间最主要的区别是它们对心脏离子通道的作用机理不同,如上所述,它们对相关的平滑肌和心脏的作用存在差异。维拉帕米阻滞钠通道的作用比地尔硫草弱,硝苯地平和其他二氢吡啶类对钠通道的作用可忽略。维拉帕米和地尔硫草与钙通道受体的作用与二氢吡啶类不同;它们阻断钙依赖细胞(如房室结)心动过缓的作用比二氢吡啶类选择性强(第 14 章附录)。另一方面,二氢吡啶类阻滞平滑肌钙通道的浓度低于对心脏产生明显效应的浓度;因此它们对心脏的抑制作用比维拉帕米和地尔硫草小。

3. 骨骼肌 钙通道阻滞药不抑制骨骼肌收缩,因为骨骼肌利用细胞内钙池维持兴奋-收缩耦联,不需要跨膜钙流。

4. 脑血管痉挛和蛛网膜下腔出血梗死 尼莫地平属于二氢吡啶类钙通道阻滞药,对脑血管有高度亲和性,能减少蛛网膜下腔出血的发病率。尼莫地平对出血性脑卒中患者有效,但近来有所减弱。尼卡地平也有类似效果,经静脉和大脑内动脉输注可以阻断伴有脑卒中的脑血管痉挛。维拉帕米有血管选择性,脑卒中时可用于动脉内注射。也有资料表明钙通道阻滞药也减轻血栓脑卒中后的脑损伤。

5. 其他作用 钙通道阻滞药对腺体和神经末梢刺激-分泌耦联的影响很小,因为在不同组织中钙通道的类型和灵敏度不同,已有证实维拉帕米可抑制人体胰岛素释放,但所需剂量比治疗心绞痛和其他心血管疾病的剂量大。

大量的证据认为,钙通道阻滞药在体外可干扰血小板聚集,阻滞或减少动物的动脉粥样硬化损伤的产生,但临床研究还没有证实它们对人体血栓和动脉粥样硬化的作用。

维拉帕米通过阻止 P 糖蛋白的作用,可使许多外源性药物从癌(和其他)细胞中排出(第 1 章),其他钙通道阻滞药也有类似的作用,这种作用不是立体特异性的。在体外研究中,维拉帕米可部分逆转癌细胞对多种化疗药物的耐药性,一些临床结果显示,在患者身上也有相同的效果(第 54 章)。动物实验表明,钙通道阻滞药将来有望用于治疗骨质疏松症、生育障碍、男性避孕、免疫调节及血吸虫病等。维拉帕米不能阻断二价金属离子跨膜转运蛋白,如 DMT1。

毒性

钙通道阻滞药最严重的毒性反应与其治疗作用直接相关。过度抑制钙流能引起严重的心脏抑制,包括心搏停止、

心动过缓、房室传导阻滞和心力衰竭,临床常规使用时这些反应少见。

回顾性病例对照研究报道,速效硝苯地平能增加高血压患者心肌梗死的发生率,缓释长效血管选择性钙通道阻滞药耐受良好。已有报道指出二氢吡啶类与血管紧张素转化酶(ACE)抑制药相比,能增加糖尿病和非糖尿病高血压患者的严重心脏意外的发生率,这些结果表明,短效的钙通道阻滞药,速释的硝苯地平,可能会增加严重心脏意外的发生率,故应该避免使用。接受 β-受体拮抗药的患者对钙通道阻滞药的血管抑制反应更敏感。轻微的毒性(不需中断治疗)反应表现为潮红、头昏、恶心、便秘和外周性水肿,使用维拉帕米时常发生便秘。

临床作用的机制

钙通道阻滞药可降低心肌收缩力,减少心肌耗氧量。钙通道阻滞药作用于动脉平滑肌,能降低动脉和静脉压,一些钙通道阻滞药(如维拉帕米、地尔硫草)也有非特异性的抗肾上腺素的作用,可使周围血管扩张。上述作用,可使左心室壁压力降低,减少心肌耗氧量。维拉帕米或地尔硫草可使心率减慢,进一步降低心肌耗氧量。钙通道阻滞药也能减轻或阻止包括变异型心绞痛在内的病灶冠状动脉痉挛,因此,使用这些药物治疗此类心绞痛效果最好。

主要由钙依赖、慢反应细胞组成的窦房结和房室结组织,维拉帕米对其影响明显,地尔硫草次之,二氢吡啶类最弱,因此,维拉帕米和地尔硫草减慢房室结传导,可治疗阵发性室上性心动过速,降低房颤或心动过速,降低心房纤颤或扑动引起的心室反应。硝苯地平不影响房室传导,地尔硫草非特异性交感神经的拮抗作用最强,维拉帕米次之,硝苯地平无此作用。低血压在应用硝苯地平时最易引起明显的反射性心动过速,地尔硫草和维拉帕米次之,在药理学作用中应当考虑这些差异而选择性应用钙通道阻滞药。

钙通道阻滞药的临床应用

钙通道阻滞药除用于心绞痛外,对治疗高血压(第11章)和室上性心动过速(第14章)也有效。在其他方面也显示了广泛的治疗作用,包括肥厚性心肌病,偏头痛,雷诺现象。硝苯地平治疗早产有效,但作用不如催产素拮抗药阿托西班效果好,且毒性更大(第17章)。

钙通道阻滞药的药代动力学特征见表12-5,选择特异的钙通道阻滞药应当考虑其特异的潜在的不良反应和它的药理学特征。硝苯地平不减慢房室传导,因此与维拉帕米或地尔硫草相比可更安全地用于房室传导异常。维拉帕米或地尔硫草与 β-受体拮抗药联合使用可能出现房室传导阻滞和心室功能抑制。当心衰明显时,所有的钙通道阻滞药因其负性肌力作用能进一步加强心衰,而氨氯地平不会增加心衰患者的死亡率,这是因为非局部缺血的左心室心脏收缩功能障碍,因此在这些患者中可安全应用。

对血压相对较低的患者,二氢吡啶类因其能更多降低血压而产生危害。而维拉帕米和地尔硫草较少引起低血压,在这种情况下能较好耐受。对既往有房性心动过速、心房扑动和心房纤颤的患者,因维拉帕米和地尔硫草的抗心律失常作用,使得它们有明显的优势。对使用洋地黄的患者,应慎用维拉帕米,因为它能通过药代动力学的相互作用增加地高辛的血药浓度。虽然使用地尔硫草和硝苯地平也能增加地高辛的血药浓度,但是它们的相互作用与维拉帕米相比还是比较低的。

对不稳定型心绞痛患者,短效钙通道阻滞药能增加严重心脏意外的发生率,因此是禁用的(上述毒性)。但是,对于有非Q波心肌梗死的患者,地尔硫草能降低心梗后心绞痛的发生频率,故可用。

特殊的冠状血管扩张药

在没有动脉粥样性疾病的情况下,许多血管扩张药可以增加冠状动脉的血流量。这些包括**二吡啶类药**和腺苷。事实上,双嘧达莫是一种非常有效的冠状动脉扩张药,但由于冠状动脉窃流,它并不是很有效。腺苷是一种自然发生的核苷,作用于特定的膜结合受体,包括至少四种亚型(A_1、A_{2A}、A_{2B} 和 A_3)。腺苷作用于 A_{2A} 受体,引起冠状动脉血管的短暂扩张,并被用作测量冠状动脉疾病患者冠状动脉血流量("部分血流量储备",FFR)的药物。这种药物也明显地减慢或阻断了房室(AV)传导,并被用于将 AV 节性心动过速转化为正常的窦性心律(第14章)。**热甲腺苷**是一种选择性的 A_{2A} 激动剂,已被开发用于冠状动脉循环成像。在这个应用中,它似乎比腺苷有更好的效益和风险比。腺苷受体配体也正在接受抗炎药和镇痛药和其他神经学应用的研究。

冠状动脉窃流是指冠状动脉血管部分阻塞患者的非选择性冠状动脉扩张药的作用。其结果是,在缺乏药物时,心肌缺血区域的小动脉通常会因局部控制因素而被最大地扩张,而在灌注良好的区域内的阻力血管则会随着运动的发生而进一步扩张。如果给予一个有效的小动脉扩张药,只有在功能完善的区域内的血管能够进一步扩张,所以更多的血流被从缺血区域转移到正常区域(被偷窃)。双嘧达莫部分是通过抑制腺苷的吸收而产生作用,通常会在心绞痛患者中产生这种效果。在不稳定的心绞痛患者中,短暂的冠状动脉窃流可能会导致心肌梗死。同时标记加热腺苷和腺苷是对这种效应提出警告。

β-受体拮抗药

虽然 β-受体拮抗药(第 10 章)不是血管扩张药(卡维地洛和奈必洛尔例外),但其对治疗劳力型心绞痛极其有效。β-受体拮抗药的作用与其降低心率、血压和收缩力的血流动力学作用有关,能降低静息时和运动时的心肌耗氧量,心率的降低与心脏舒张时灌注时间增加(可增加冠脉灌注)有关。但是,心率和血压的减少可减少心肌耗氧量,是减轻心绞痛和增加运动耐量的最重要的机制。β-受体拮抗药对治疗静止或流动的局部缺血也是有价值的,因为这种情况不会引起疼痛,一般可由特征性的缺血心电图来描述。长期应用 β-受体拮抗药能降低每日"缺血时间"的总量,β-受体拮抗药可减少近期发生的心肌梗死患者的死亡率,且能改善高血压患者的生存率和防止脑卒中。稳定型心绞痛患者的随机对照临床试验表明应用 β-受体拮抗药比钙通道阻滞药有更好的临床效果和症状改善的作用。

心绞痛患者应用 β-受体拮抗药的不良反应包括心脏收缩末容积增加和射血时间延长,这两者能增加心肌耗氧量,这些不良反应可通过同时应用硝酸盐类来纠正。

哮喘、支气管痉挛、严重心动过缓、房室传导阻滞、心搏徐缓-心搏过速综合征和严重的不稳定左心室衰竭是应用 β-受体拮抗药的禁忌证。其他并发症包括疲劳、运动耐量受损、失眠、噩梦、跛行恶化和勃起功能障碍。

新型抗心绞痛药物

心绞痛发生率高,治疗心绞痛的药物一直在积极的研发之中,近期研究中的一些药物见表 12-6。

表 12-6 研究中的治疗心绞痛的药物或药物类别

药物
代谢调节剂,如曲美他嗪,雷诺嗪
直接降心率药,如伊伐雷定
钾通道激活药,如尼可地尔
P 激酶抑制药,如法舒地尔
蛋白激酶 G 激活药,如 detanonoate
磺酰脲类,如格列本脲
噻唑啉二酮类
血管肽酶抑制药
一氧化氮供体,如 L-精氨酸
辣椒素
阿米洛利

雷诺嗪通过钠钙交换蛋白促进钙的进入,减少后钠电流(I_{Na})(第 13 章)而产生作用。由此导致的细胞内钙浓度而降低舒张压、心脏收缩和作功。雷诺嗪在美国批准用于治疗心绞痛。几项研究证明它在稳定心绞痛中的有效性,但并不能减少急性冠状动脉综合征的死亡发生率。雷诺嗪延长了冠状动脉疾病患者的 QT 间隔时间(但在患有长 QT 综合征的患者中缩短了时间)。它并没有与尖端扭转型心律失常联系在一起,可能会抑制地高辛和辛伐他汀的新陈代谢。

某些代谢调节剂(如曲美他嗪),由于可部分抑制心肌脂肪酸氧化,被认为是 **pFOX 抑制药**。因为局部缺血心肌中的代谢转移至脂肪酸氧化,产生每单位 ATP 的耗氧量增加了。部分抑制脂肪酸氧化需要的酶(长链 3-酮脂酰硫解酶,LC-3KAT)可能改善局部缺血组织的代谢状态(**雷诺嗪**是最早归于此类中的药物,但在临床浓度下它缺乏这样的作用)。已经证明曲美他嗪对稳定性心绞痛有效,但在美国还没有批准用于治疗心绞痛。另一种更古老的药物——**别嘌呤醇**是另一种代谢调节药。别嘌呤醇能抑制黄嘌呤氧化酶(第 36 章),这是一种导致氧化应激和内皮功能障碍的酶。最近的一项研究表明,高剂量的别嘌呤可以延长动脉粥样硬化性心绞痛患者的运动时间。

所谓减慢心率药物,相对于选择性的 I_f 钠通道阻滞药(如**伊伐雷定**),可通过抑制窦房结中超极化激活的钠通道来减慢心率,没有其他明显的血流动力学作用。与钙通道阻滞药和 β-受体阻滞药一样,伊伐雷定可明显减少心绞痛的发作。伊伐雷定的优势在于它对胃肠道和支气管平滑肌没有影响,在美国外的地区批准用于治疗心绞痛和心衰。

Rho 激酶(ROCK)组成了一个酶家族,它抑制血管松弛和其他几种类型细胞的多种功能。这些酶的过度活性与冠状动脉痉挛、肺高压、细胞凋亡和其他疾病有关。因此,针对这种酶的药物已经应用于临床应用。法舒地尔是一种平滑肌 Rho 酶的抑制剂,可以减少实验动物的冠状动脉血管痉挛。在冠心病患者的临床试验中,它改善了应激试验的表现。

■ 治疗心绞痛药物的临床药理学

冠状动脉疾病(CAD)的治疗包括药物治疗和手术治疗两种方法。难治性心绞痛和急性冠脉综合征最好通过物理再血管再形成法治疗,即经皮冠状动脉介入(PCI),插入支架或冠状动脉旁路移植(CABG)。急性冠状动脉综合征(ACS)的治疗标准是紧急植入支架。然而,在许多接受治疗的患者中,可以通过预防 ACS 和治疗慢性心绞痛。

在 CAD 的一线治疗中,要注意一些高危因素,如吸烟、高血压(第 11 章)、高脂血症(第 35 章)、肥胖和抑郁症,此外,抗血小板药物(第 34 章)也很重要。

治疗心肌梗死的药物包括抗血小板药(阿司匹林、ADP 受体阻滞剂,第 34 章)和降血脂药,尤其是他汀类药物(第 35 章)。通过运动试验和心脏疾患的发生率(包括梗死和死亡)的临床研究表明,他汀类药物的冲击疗法可以降低患者局部缺血的发生率和严重性。虽然 ACE 抑制药也能在 CAD 高风险情况下降低严重心脏意外的发生率,但是它们并未证明可发挥抗心绞痛作用。不稳定型心绞痛和非 ST 波段升高的心肌梗死患者治疗时,推荐使用冠脉支架、降脂药、肝素和抗血小板药。

治疗心绞痛和其他心肌缺血症状包括上述的纠正措施,可以阻止或缓解症状。对潜在的局部缺血心肌主要是对症治疗,通过降低心肌耗氧量和增加冠脉流量,恢复心肌氧供需间的平衡。

劳力型心绞痛

研究证明在踏车试验中,对劳力型心绞痛的患者,硝酸盐类、钙通道阻滞药及 β-受体拮抗药可增加心绞痛的发作次数及

ST 段抑制(图 12-5)。虽然运动耐量增加,但心绞痛的阈值不发生改变,如症状发生时,心率-血压乘积不变。

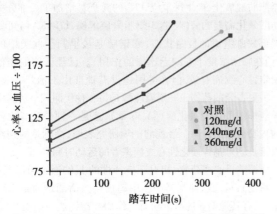

图 12-5　用标准方案对 20 例劳力型心绞痛患者进行双盲研究,观察地尔硫䓬对二项乘积(心率×心脏收缩血压)的作用。患者在进行踏车试验中,使用安慰剂和三个剂量的药物进行治疗。记录运动 180s(中线)内心率(HR)和收缩压(BP)及心绞痛发作的时间(最高点)。研究表明,药物治疗可降低运动期间的二项乘积,延长症状出现时间

对慢性稳定型心绞痛的维持治疗,长效硝酸盐类、钙通道阻滞药或 β-受体拮抗药均可选用;应根据患者的个体情况选择最佳药物。对高血压患者,较适于使用缓释或长效钙通道阻滞药或 β-受体拮抗药的单一疗法。对血压正常的患者,可选择长效硝酸盐类药物。β-受体拮抗药和钙通道阻滞药联合使用(如普萘洛尔和硝苯地平)或两种不同的钙通道阻滞药合用(硝苯地平和维拉帕米),比单一用药效果更好。如果单一用药效果不佳,应从另一类药物中选择一个使心肌作功减少最多,不良反应降至最低的药物(表 12-7)。有些患者可能需要三种药物联合应用。雷诺嗪可能对一些对传统药物无效的患者有效。

表 12-7　单独使用硝酸盐类及与 β 受体拮抗药或钙通道阻滞药合用治疗心绞痛

	硝酸盐类单用	β 受体阻断剂或钙通道阻滞药	硝酸盐类与 β 受体拮抗药或钙通道阻滞药合用
心率	反射性[1]增加[2]	降低	降低
动脉压	降低	降低	降低
心脏舒张末期容积	降低	增加[2]	不变或降低
收缩力	反射性[1]增加[2]	降低	无
射血时间	降低[1]	增加[2]	无

[1] 压力感受器反射

[2] 代表不期望的作用

血管痉挛性心绞痛

对变异型心绞痛患者,硝酸盐类和钙通道阻滞药,而不是 β 阻滞药,能有效缓解和阻止局部缺血的发生。约 70% 的患者联合使用硝酸盐类和钙通道阻滞药可使心绞痛发作完全消除;另外 20% 的患者,可观察到心绞痛发作频率明显减少。它们的作用机制是减少冠状动脉痉挛(有或没有原有的动脉粥样硬化的冠状动脉损伤)。临床应用的所有钙通道阻滞药似乎同样有效,药物的选择应根据患者的具体情况。对变异型心绞痛患者,应用血管成形术和血管再造术没有明确的指征。

不稳定型心绞痛和急性冠脉综合征

对不稳定型心绞痛患者在休息时,再生性富血小板的非封闭性血栓的形成是局部缺血反复发作的主要原因。联合应用阿司匹林和氯吡格雷可用于积极的抗血小板治疗,大部分患者还需静脉给予肝素或者皮下给予低分子肝素。如果需要经皮冠脉支架干预(大部分用支架治疗的急性冠状动脉综合征患者),就需要增加糖蛋白 Ⅱb/Ⅲa 抑制药,例如:阿昔单抗。此外,需考虑给予硝酸甘油和 β-受体拮抗药来治疗;对于难治的心绞痛,应加入钙通道阻滞药来减轻心肌缺血,也应该考虑常规给予降脂药和 ACE 抑制药。

末梢动脉疾病(PAD)和间歇性跛行的治疗

动脉粥样硬化能引起末梢肌肉局部缺血,例如冠状动脉疾病引起心肌缺血。疼痛(跛行)发生在骨骼肌,尤其在腿部,运动时发作而休息时消失。尽管跛行没有直接威胁生命,但末梢动脉疾病与致死率增加有关,能明显限制运动耐量,也会与慢性缺血性溃疡和易发生感染有关。

间歇性跛行是大动脉和中等动脉血流阻塞引起,在阻塞血管中插入支架是最常见的。指导运动治疗对减少劳累和增加无疼痛步行距离有好处。针对逆转或控制动脉粥样硬化的医学治疗需要监测和控制高脂血症(第 35 章)、高血压(第 11 章)肥胖、戒烟、如果有糖尿病也需控制糖尿病。物理疗法和运动也被证明是有益的。因为血管远端对梗死的损害通常在休息时扩大,所以常规的血管扩张剂无效。抗血小板药,如**阿司匹林**和**氯吡格雷**(第 34 章)常用于预防斑块区域的凝血,并且有文献记载,在减少心肌梗死、脑卒中和血管死亡的风险方面有好处,尽管他们对跛行的影响很小或没有影响。**西洛他唑**是磷酸二酯酶 3(PDE3)抑制药,研究较少,但有选择性的抗血小板和血管舒张作用。已证实这两种药能增加重症跛行患者运动耐量。已酮可可碱是一种黄嘌呤衍生物,在这种情况下被广泛推广使用,但不推荐使用。它被认为是通过降低血液的黏度,或者增加红细胞的可变形性,使血液在部分受阻的区域更容易流动。带支架的经皮血管成形术对治疗难治性的缺血体征和症状尚有效。

摘要:治疗心绞痛的药物

亚类	作用机制	效应	临床应用	药代动力学,毒性,相互作用
硝酸盐类				
• 硝酸甘油	在平滑肌中释放一氧化氮,激活鸟苷酸环化酶,增加 cGMP	平滑肌松弛,尤其是在血管中•其他平滑肌松弛,但不显著•血管舒张减少静脉回流和心脏体•增加变异型心绞痛的某些区域的冠脉流量	心绞痛:急性症状用舌下含片•口服和经皮给药用于预防•Ⅳ用于急性冠脉综合征	很高的首过效应,因此舌下剂量比口服剂量低很多•高脂溶性确保迅速吸收•毒性:直立性高血压,心动过速,头痛•相互作用:与磷酸二酯酶 5 型抑制药协同用于低血压(西地那非等)
• 硝酸异山梨酯:与硝酸甘油很相似,作用时间稍长				
• 单硝酸异山梨酯:二硝基盐的活性代谢物;口服用于预防				
β 受体阻断剂				
• 普萘洛尔	非选择性的竞争 β 肾上腺素能受体拮抗药	减慢心率、心输出量和血压•减少心肌耗氧量	预防心绞痛•其他用途见第 10、11 和 13 章	口服和非肠道给药,作用时间 4~6h•毒性:哮喘,房室传导阻滞,急性心衰,镇静•相互作用:所有心脏抑制药的辅助物
• 阿替洛尔,美托洛尔,其他:β₁-选择性阻滞剂,较少的支气管痉挛风险,但依然显著				
• 其他 β 受体阻断剂和其应用见第 10 章和第 11 章				
钙拮抗药				
• 维拉帕米,地尔硫草	血管和心脏中非选择性 L 型钙通道阻滞药	降低血管阻力、心率和心肌收缩力,使耗氧量减少	预防心绞痛,高血压及其他	口服,IV,持续 4-8h•毒性:房室传导阻滞,急性心衰;便秘,水肿•相互作用:心脏抑制药和降压药合用
• 硝苯地平(二氢吡啶类)	血管 L 型钙通道阻滞药>心脏通道	与维拉帕米和地尔硫草类似;心脏影响较小	预防心绞痛、高血压	口服,持续 4-6h•毒性:严重低血压•相互作用:与其他血管扩张剂合用
• 其他二氢吡啶类:与硝苯地平类似,但起效较慢、持续时间更长(12h 或更长)				
其他				
• 雷诺嗪	抑制心脏晚期钠电流•也可改变脂肪酸氧化	减少心脏耗氧量•脂肪酸氧化改变可能促进心脏氧利用的效率	预防心绞痛	口服,持续 6~8h•毒性:QT 期延长,恶心,便秘,眩晕•相互作用:CYP3A 抑制药可增加雷诺嗪浓度和作用时间
• 伊伐布雷定:研究中的窦房结起搏器抑制药;减慢心率,减少耗氧量				

制剂

通用名	制剂	通用名	制剂
硝酸盐类和亚硝酸盐类		尼卡地平(口服,口服持续释放,胃肠外)	Cardene,其他
亚硝酸异戊酯	仿制药	硝苯地平(口服,口服缓释剂)	Adalat,Procardia,其他
硝酸异山梨酯(口服,口服缓释剂,舌下含片)	仿制药,Isordil	尼索地平	Sular
单硝酸异山梨酯	Ismo,其他	维拉帕米(口服,口服持续释放,胃肠外)	仿制药,Calan,Isoptin
硝酸甘油(舌下,颊部,口腔持续释放,肠外膜,经皮修复,局部药膏)	仿制药,其他	**β受体阻断药**	
		见第10章	
钙通道阻滞剂		**钠通道阻滞剂**	
氨氯地平	仿制药,Norvasc,AmVaz	雷诺嗪	Ranexa
氯维地平(仅在高血压紧急情况下使用)	Cleviprex	**勃起功能障碍药物**	
		西地那非	Viagra,Revatio
地尔硫草(口服,口服持续释放,胃肠外)	仿制药,Cardizem	他达拉非	Cialis,Adcirca
		伐地那非	Levitra
非洛地平	仿制药,Plendil	**外周动脉疾病药物**	
伊拉地平(口服,口服控释剂)	DynaCirc	西洛他唑	仿制药,Pletal
		己酮可可碱	仿制药,Trental

案例思考答案

　　该病例描述为高脂血症患者的冠状动脉疾病。他的高脂血症应该得到积极的治疗,以减缓病情的发展,如果可能相反的话,就会出现冠状动脉病变(第35章)。

　　他急性发作的心绞痛应该包括硝化甘油舌下含片或舌下硝化甘油喷剂0.4~0.6mg。在2~4分钟内缓解不适感是可以预期的。为了防止心绞痛发作,像美托洛尔这样的β阻滞剂应该先试一试。如果联合使用β阻滞剂,那么一种中、长效钙通道阻滞剂,如维拉帕米、地尔硫草或氨氯地平可能是有效的。由于这个患者的家族史,服用低剂量阿司匹林等抗血小板药物是合适的。仔细的随访必须强制执行,重复测试血脂,重复的饮食咨询和降脂治疗;冠状动脉造影也要考虑。

（董亚琳　译　张殿增　校　邱培伦　审）

参考文献

　　扫描本书二维码获取完整参考文献。

心力衰竭用药

Bertram G. Katzung, MD, PhD

第 13 章

案例思考

男性,65 岁,在病毒感染数周后出现呼吸急促和窘迫。同时伴足部和脚踝水肿,渐进性疲乏无力。体格检查发现有轻微的呼吸困难,但直立时缓解。脉搏 105bpm,齐整;血压 110/70mmHg。两肺基底部可闻及湿啰音伴颈静脉压力升高。肝大伴脚踝和足部 3 度水肿。超声心动图显示心脏膨大,收缩力减弱且左心室射血分数为 20% 左右(正常值为 60%)。初步诊断为病毒感染继发扩张型 C 期心肌病,Ⅲ度心力衰竭。该如何治疗?

心力衰竭常发生在心排出量不足以为机体组织提供所需要的氧时。该病死亡率很高,五年的死亡率约为 50%。在美国引起心衰的最普遍的原因是冠状动脉疾病,高血压也同样是重要的危险因素。心衰的两种主要类型值得关注,大约 50% 的患者为**收缩性衰竭**,伴随心脏收缩功能降低和射血分数减小。而另外一种为**舒张性衰竭**,伴心肌硬化及舒张能力降低所致的心室充盈减少和心排出量降低;虽然每搏输出量显著减少但射血分数可能正常。舒张性衰竭的患者比例随着年龄而增加。由于其他心血管问题已有有效的治疗方案(尤其是心肌梗死),更多的心力衰竭患者存活时间显著延长,因而将心衰作为一个独立的心血管疾患领域已越来越普及。

心衰是以渐进性心功能降低为特征的进行性疾病,在许多病例中出现急性代偿失调,经常需要住院治疗。治疗目的主要有两种:①在稳定期尽量减少症状,减缓病程;②处理好急性期的心功能失代偿。此外,对心脏收缩衰竭和心脏舒张衰竭的处置方法是截然不同的。这点将在心衰的临床用药部分加以讨论。

虽然早期收缩期心衰被认为是由于心脏兴奋-收缩耦联机制障碍,但临床表现也显示许多其他生理过程和器官异常,包括压力感受器反射、交感神经系统、肾脏、血管紧张素 Ⅱ 及其他肽类,醛固酮及心脏细胞凋亡。对这些因素的认识促进了一系列心衰药物治疗策略的进展(表 13-1)。

大规模临床试验表明,在治疗充血性心衰时,从长期疗效看,采用非心脏治疗策略可能要比用传统增强心肌收缩力的药物,如强心苷(洋地黄类)更有效。多方面临床试验表明,ACEI(血管紧张素转化酶抑制剂)类、血管紧张素受体拮抗药、β-受体拮抗药、肾上腺素受体拮抗药、肼屈嗪-硝酸盐类联合治疗等

表 13-1　心衰常用药物

慢性收缩期心衰	急性心衰
利尿剂	利尿剂
醛固酮受体拮抗剂	血管扩张剂
血管紧张素转换酶抑制剂	β 激动剂
血管紧张素受体阻断剂	双吡啶类
β 受体阻断剂	利钠肽
强心苷类	左心室辅助装置
血管扩张剂	
再同步治疗	

均能延长慢性心衰患者的生命。这些治疗手段对心脏收缩和舒张衰竭均有帮助。而另一方面,正性肌力药物对于急性收缩期心衰作用明显,强心苷类对于慢性收缩期心衰也可减轻症状。在迄今为止的大规模临床试验中,其他正性肌力药物通常会减少慢性心衰患者的生存期或未见益处,其临床应用不被鼓励。

心脏正常收缩的调控

心肌收缩力由肌小节的肌动蛋白向肌球蛋白丝滑动的几个过程决定(图 13-1)在收缩期 Ca^{2+} 与肌球蛋白-肌动蛋白-原肌球蛋白系统结合后,使肌球蛋白和肌动蛋白相互作用,最终导致心肌收缩。这种"起动子" Ca^{2+} 从肌浆网(SR)中释放,释放的量取决于储存在肌浆网内的钙 Ca^{2+} 量和在动作电位平台期进入心肌细胞内的"触发" Ca^{2+} 量。

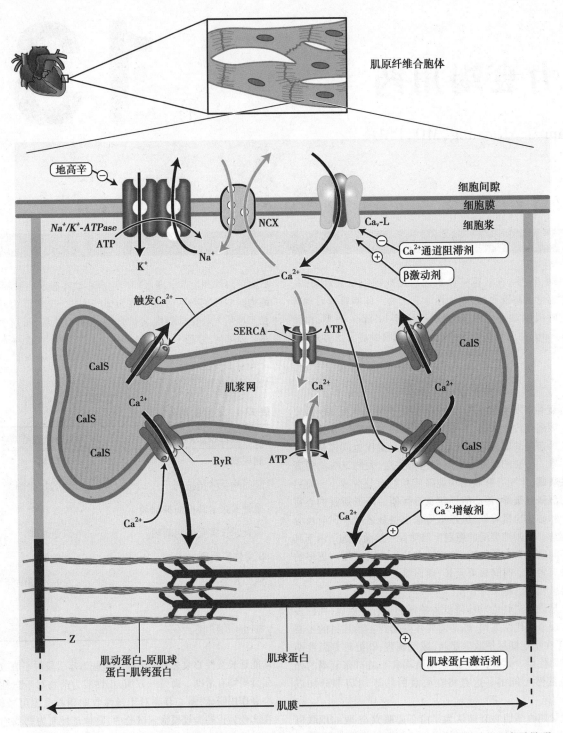

图 13-1 心肌肌小节图解及几种药物改变心肌收缩力时的作用部位示意图。Na^+/K^+ ATP 酶,即钠泵是强心苷类药物的作用靶点。NCX 为钠钙交换器。Ca_v-L 为电压门控性 L-型钙通道。SERCA(肌浆内质网 Ca^{2+}-ATP 酶)是具有 ATP 酶活性的钙转运体,可将钙泵入肌浆网(SR)。CalS 为高容量 Ca^{2+} 结合蛋白。RyR(兰尼碱 RyR2 受体)是肌浆网膜上钙激活型钙通道,触发后释放储存 Ca^{2+}。钙增敏剂作用于肌钙蛋白-肌球蛋白复合物,导致肌动蛋白和肌球蛋白的收缩。黑色箭头所示为最初的收缩过程。绿色箭头表示松弛过程

A. 收缩蛋白对钙的敏感性及其他收缩蛋白修饰

如何确定收缩蛋白对钙的敏感性,即肌原纤维的缩短程度与胞浆 Ca^{2+} 浓度之间的曲线关系,目前尚知甚少,但几种药物在离体实验显示可影响钙离子的敏感性,左西孟旦(levosimendan)是最新研制的可影响钙离子敏感性的药物(它也可抑制磷酸二酯酶)并能减轻各型心衰的症状。最近报告表明,一种实验药物 omecamtiv mecarbil(CK-1827452)改变了肌球蛋白从低肌动蛋白结合状态转变为强肌动蛋白结合状态的速率。这一作用可能会增加收缩性而不增加耗能,从而提高了效率。

B. 从肌浆网中释放的钙量

在动作电位时程中,少量钙离子流入胞浆内,使胞内游离 Ca^{2+} 突然增多,触发肌浆网膜上 Ca^{2+} 通道开放。这是一种兰尼碱敏感型钙离子通道(RyR2),分布于心肌肌浆网膜,其激活可导致大量 Ca^{2+} 流入胞浆内的肌球蛋白-肌钙蛋白-原肌球蛋白复合物附近。其释放量与储存在肌浆网内的量及通过细胞膜进入胞内的触发 Ca^{2+} 量成比例。(兰尼碱 ryanodine 是一种植物性生物碱,有负性肌力作用,能干扰 Ca^{2+} 经肌浆网膜通道的释放,但尚无药物被证实能促进 Ca^{2+} 从这些通道中释放)。

C. 肌浆网中储存的钙量

肌浆网膜上有高效 Ca^{2+} 转运蛋白,叫做肌浆内质网 Ca^{2+}-ATP 酶(SERAC)。该泵在心肌舒张期通过将大量钙离子泵入肌浆网而维持细胞质钙离子浓度在较低水平。SERAC 在生理状态下被受磷蛋白抑制,而蛋白激酶 A(如通过 β 受体激动药)磷酸化受磷蛋白可解除其抑制。故肌浆网中钙离子的量部分由该转运蛋白活性及交感神经系统兴奋性所决定。这取决于 Ca^{2+} 的流入量(主要经电压门控膜通道)和出胞量(主要经细胞膜上钠 Na^+-Ca^{2+} 交换)之间的平衡关系。肌浆网中 Ca^{2+} 的释放取决于兰尼碱敏感型钙离子通道对激发因素的反应。

D. 触发钙的量

流入细胞内的触发钙量取决于钙通道的有效程度和开放持续的时间。如第 6 章和第 9 章的描述,拟交感神经药物能够作用于这类通道,增加 Ca^{2+} 的流入量。相反,钙通道拮抗药(第 12 章)则抑制 Ca^{2+} 的内流,导致心肌收缩力减弱。

E. Na^+-Ca^{2+} 交换活动

反向转运体(NCX)是依赖 Na^+ 浓度梯度把 Ca^{2+} 逆浓度梯度从胞浆内转运至胞外。在生理状态下这些离子浓度在细胞内要比细胞外稳定得多。因此 Na^+-Ca^{2+} 交换的功能,主要取决于细胞内两者的离子浓度,尤其是 Na^+ 浓度。

F. 细胞内 Na^+ 浓度和 Na^+/K^+ ATP 酶的活性

Na^+/K^+ ATP 酶转运细胞内 Na^+,主要取决于细胞内 Na^+ 浓度。另一方面,虽然在每次动作电位期间流入细胞内的 Na^+ 量仅占细胞内钠离子总量的 1%,但 Na^+ 通过电压门控性通道流入细胞内的量也起着决定作用。Na^+/K^+ ATP 酶似乎是地高辛及其他强心苷类药物作用的主要靶点。

心力衰竭的病理生理学

充血性心衰是一个多病因综合征,可能涉及一个或两个心室。充血性心衰时心排出量常低于正常范围("低输出量"心衰)。收缩功能不全是急性心衰的典型表现,其主要为心排出量降低和射血分数剧减(EF<45%;正常>60%),特别是心肌梗死时更明显。舒张功能障碍常由心脏肥大和心肌强直引起,虽然心排出量减少,但射血分数仍可正常。增强心肌收缩力的药物对于治疗舒张功能障碍引起的充血性心衰一般不是最佳选择。

"高输出量"性心衰在心衰中较为罕见。当心排出量增加后依然不能满足机体需要时,便发生高输出量性心衰。该病可由甲状腺功能亢进、脚气病、贫血和动静脉短路所引起。增强心肌收缩力的药物对此类心衰无效,需要治疗原发病。

各类充血性心衰的基本症状和体征有:心动过速、运动耐量减少、呼吸急促、心脏肥大。外周及肺水肿(充血性心衰)较常见,但不一直出现。心排出量的减少导致骨骼肌快速疲劳,运动耐量降低。另外,内在心肌缺陷所引发的心脏代偿可表现出其他临床状状。

神经递质(内在的)代偿包括两个主要机制(图 6-7)——交感神经系统和肾素-血管紧张素-醛固酮反应系统及其他系统。图 13-2 显示了一些代偿反应的病理特征,这种代偿反应对机体有利。心衰患者的压力感受器反射性地"重新调定"(reset)后,对动脉压敏感性降低,结果甚至在正常血压情况下,压力感受器传入到血管运动中枢的信号减少,导致交感神经兴奋性增强而副交感神经则相反。交感神经兴奋最终引起心动过速,心肌收缩力增强和血管张力增加。在血管内皮细胞释放的缩血管因子血管紧张素 Ⅱ 和内皮缩血管肽的作用下,血管张力进一步增大。这就形成了心力衰竭的恶性循环(图 13-3)。血管收缩增加后负荷,可导致射血分数的进一步减少和心排出量的降低。神经递质拮抗剂和血管扩张剂可通过阻断恶性循环和减慢神经递质传递而减少心衰死亡率。

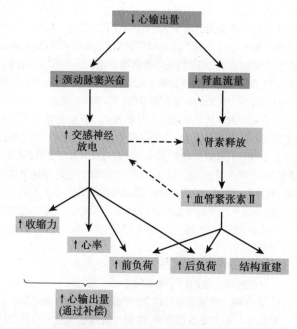

图 13-2 充血性心衰时发生的一些代偿反应。除图中所示效应外,交感神经放电导致肾素释放,血管紧张素Ⅱ作用于交感神经导致去甲肾上腺素的释放增加(虚线箭头所示)

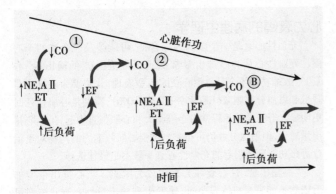

图13-3 心衰的恶性进程。心排出量(CO)的降低促进神经激素类物质(NE,去甲肾上腺素;AⅡ,血管紧张素Ⅱ;ET,内皮缩血管肽)的生成增加,进而导致血管收缩和后负荷增加。这些可进一步减少射血分数(EF)和CO及周期重复。直到CO降低和后负荷增大形成新的平衡后这一进程才得以缓解。点1,2和B反映了图13-4中所示心室功能曲线的平衡点

在增强的交感神经冲动下相对短时间暴露,可导致心肌 β_1 肾上腺素-G蛋白效应系统发生复杂的下调改变,从而导致激动效应降低。β_2-受体不发生下调改变,可增强与IP3-DAG级联反应的耦联。有人提出心肌 β_3-受体(心衰中不发生下调改变)可介导负性肌力作用。β-受体的过度激活可导致钙离子通过RyR通道从肌浆网中释放,从而引起心室张力增加和心律失常。持续的 β 受体激活还可增强介导凋亡的caspase酶的表达。血管紧张素Ⅱ的生成增加可导致醛固酮的分泌增加(可导致水钠潴留)而增加后负荷并导致心脏和血管重塑(将在后面讨论)。同时释放的激素还包括利钠肽、内皮缩血管肽和加压素(第17章)。在心衰所导致的一系列改变中,包括SERCA和受磷蛋白所介导的肌浆网钙离子转运改变;导致心肌肥大和纤维化的转录因子变化;与心脏过度负荷下能量生成起关键作用的线粒体功能改变,及引起心衰死亡主要原因的离子通道改变,尤其是钾离子通道变化所导致的致死性心律失常。动物研究表明,主要引起RyR去磷酸化的蛋白磷酸化酶1(PP1)在心衰模型中上调,可引起肌浆网中RyR受体的磷酸化增加和去磷酸化所介导的 Ca^{2+} 大量释放。这些细胞内改变为将来的药物开发提供了许多潜在靶点。

最重要的内在代偿机制为**心肌肥厚**。心肌细胞数量增多有助于维持心脏的正常功能。但经过这个有利的代偿作用后,心脏肥厚进一步将引起缺血改变,舒张期充盈量减少及心室形态改变。**"重塑"** 这个词适用于在心肌代偿过程中出现的膨胀(不同于被动牵张)和其他慢性结构改变,可能包括结缔组织细胞、异常心肌细胞和一些具有胚胎生化特性心肌细胞的增生。最终,由于心率过快而导致一部分心肌细胞的死亡,剩余的心肌细胞将承受更大的负荷。

心脏作功的病理生理学

决定心脏泵功能的四个基本因素:

1. 前负荷 当用表示左心室作功量的一些指标如心搏出量或心搏功与左心室充盈压作图,得到的曲线称为左室功能曲线(图13-4)上升支(充盈压<15mmHg)表示经典的Frank-Starling关系。大约在 15mmHg 处后有一功能平台,当前负荷大于 20～25mmHg 时,引起肺淤血。如前所述,心衰患者由于血容量和静

脉张力增加,常见前负荷增大。由于心衰患者的作功曲线降低,平台期的每搏功和心排出量维持在较低水平。心肌纤维长度和充盈压的增加也导致了心肌需氧量的增加。在治疗充血性心衰时,限钠和应用利尿药的目的是降低左室充盈压,扩血管药物(如硝酸甘油)则通过将胸廓内血液重新分布到外周血管从而降低前负荷。

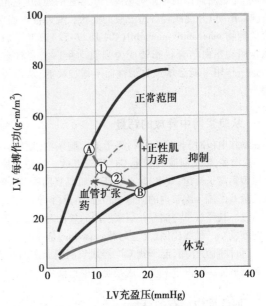

图13-4 急性心梗患者左室效能与充盈压的关系。最上面一条曲线表示正常健康个体左室效能与充盈压范围。在设定的运动水平,心脏作功处于稳定点,例如A点。心衰患者,心功能向右下降低,如图点 1 和点 2 所示,最终到达 B 点。曲线 A 表明正性肌力药物(+Ino)可使心脏搏出功增加。血管扩张剂(Vaso)可通过降低充盈压使中间曲线左移。成功的治疗可同时出现这两种效应

2. 后负荷 后负荷即心脏泵血时遇到的阻抗,用主动脉压和全身血管阻力表示。充血性心衰患者的全身血管阻力常增大。在慢性心衰心排出量减少时,则全身血管阻力反射性增大,部分由于交感神经兴奋性和循环儿茶酚胺的增加,另一部分由于肾素-血管紧张素系统的激活,且内皮缩血管肽的活化也包含其中。在充血性心衰的这个期间,需要应用降低血管张力的药物。

3. 收缩力 慢性低输出量心衰的患者心肌活检提示,主要病因是内在心肌收缩力的减弱。当心肌收缩力降低时,如急性心梗后(图13-3),心肌缩短的速率和心室压发展率(dp/dt)均减小,这由于心衰时心脏泵血功能不足所致。不过应用正性肌力药物仍能增加其收缩力。

4. 心率 心率是决定心排出量的一个主要指标。心衰时,当心脏泵功能降低和心搏量减少时,通过激活 β-肾上腺素能交感神经,引起心率增快。这是维持心排出量的首位代偿机制。

■ 治疗心衰药物的基础药理学

虽然洋地黄不是心衰的首选用药,更不是唯一用药,但由于在其他章节中已详细讨论了其他用于心衰的药物,所以我们还

是要首先介绍洋地黄这类药物。读者对于强心苷类药物的进一步了解可参照本书的早期版本。

洋地黄类

洋地黄是一个植物科的属名,其中含有大部分的药用强心苷,如地高辛。这种植物在数千年就已为人所知,但它们的使用不规则,效果也不一样。直到 1785 年,英国医生和植物学家威廉·威瑟林(Willian Wilhering)发表了一篇专论,其中描述了紫色毛地黄,提取物(毛地黄是这些药物的主要来源)的临床作用。

化学

在所有强心苷中,以地高辛为代表,其结构有一个甾核,在 C17 位上联结含五原子的不饱和内酯环,在核上 C3 位上联结一系列糖基。因为其缺乏容易离子化的基团,故溶解度并不依赖 pH 改变。地高辛来源有毛花洋地黄(Digitalis lanata,white foxglove),但其他常见植物如夹竹桃、山谷百合、乳草均含有类似强心苷类化合物。

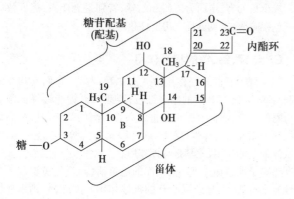

药动学

地高辛是目前美国唯一使用的强心苷类药物,口服吸收率为 65%~80%。其他强心苷类药物的吸收变异为 0~100%。一旦吸收入血,所有的强心苷类药物可迅速分布至组织,包括中枢神经系统。

地高辛在体内的代谢不广泛,几乎有 2/3 以原形从肾脏排出,其肾脏清除率与肌酐酸清除率成比例,有肾脏疾病的患者其清除时间常需要 36~40 小时,可通过方程式和列线图来调整地高辛剂量。

药物效应动力学

地高辛有多种直接或间接的心血管效应。有治疗和致毒(心律失常)两种双重作用,另外还有中枢神经系统和胃肠道的副作用及轻微的利尿作用。

在分子水平,所有强心苷类药物主要抑制 Na^+/K^+ ATP 酶,从而发挥治疗作用,这种膜结合转运蛋白常被称为"钠泵"(图 13-1)。虽然这种 ATP 酶有几种亚型并且对强心苷具有不同的敏感性,但它们在进化中是高度保守的。在各种组织中均研究过抑制该转运蛋白的剂量范围。该抑制作用很可能是该药物产生治疗作用(正性肌力作用)的原因,也是导致洋地黄中毒的部分原因。下文将讨论地高辛对心脏作用的其他分子效应。研究人员通过钠泵上存在强心苷受体这个事实,认定还有内源性类洋地黄样类固醇存在,可能是哇巴因或蟾酥。此外,已假设 Na^+/K^+-ATP 酶的额外功能涉及凋亡,细胞增殖和分化,免疫及糖代谢。从临床研究中推测出这种内源性洋地黄样活性的间接证据,显示了地高辛抗体在先兆子痫中的一些保护作用。

A. 心脏作用

1. 机械效应 强心苷通过增加收缩蛋白附近的游离钙离子浓度而加强心肌收缩。Ca^{2+} 浓度的增高由两个过程引起:第一,Na^+/K^+ ATP 酶被抑制,使细胞内 Na^+ 浓度增加;第二,细胞内 Na^+ 浓度增多,通过 Na^+-Ca^{2+} 交换,使细胞内排出 Ca^{2+} 量相对减少(图 13-1)。肌内质网中 Ca^{2+}-ATP 酶引起细胞质中钙离子的释放。其他假说尚无充分证明。

治疗浓度的强心苷显著增强心肌收缩力(图 13-5,下图),可使离体心肌的收缩和舒张速度均增加,但到达峰张力的时间

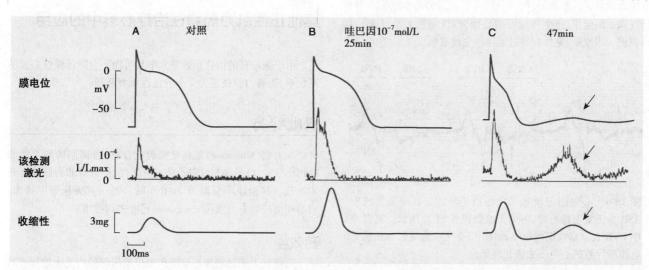

图 13-5 强心苷和哇巴因对离体心脏组织的作用。上部曲线表明在控制期(**A**)有动作电位激活,在治疗期早期(**B**)及以后,毒性有所显现(**C**)。中部曲线表明钙检测蛋白水母荧光素(与最大激发波长 L_{max} 相关)可激发一定波长的光,而且与自由进入细胞内的钙离子浓度大致成比例。哇巴因的作用早期(**B**)显示有动作电位的轻度降低及细胞内钙离子浓度和张力的增加;毒性期(**C**)与静息电位的去极化相关,可导致动作电位显著缩短、去极化改变、钙离子增加及收缩力增加(箭头所示)

变化很小或无延长。在正常或衰退的心脏都有这些作用。但在整体动物或患者，通过心血管反射和充血性心衰时的病理生理调节着这些效应。

2. 电效应　洋地黄类药物对整体心脏的电作用是直接、自主的综合效应。其直接作用于心肌细胞膜的过程很明确：一个提前出现的延长的动作电位，继之延长缩短的平台期，这个动作电位持续时间的减少，可能由于细胞内 Ca^{2+} 的增多导致 K^+ 电导的增多而引起（第 14 章），所有这些效应都能在中毒不明显时观察到。动作电位时程缩短降低了心房和心室的不应期（表 13-2）。

表 13-2　地高辛对心脏组织电生理的影响

组织或其他	治疗剂量下效应	毒性剂量下效应
窦房结	↓心率	↓心率
心房肌	↓不应期	↓不应期，心律失常
房室结	↓传导速度，↑不应期	↓不应期，心律失常
浦肯野系统，心室肌	轻度↓不应期	期外收缩，心动过速，肌颤
心电图	↑PR 间期，↓QT 间期	心动过速，肌颤，极高剂量可致停搏

随着毒性浓度的增加，钠泵抑制和细胞内 K 减少引起静息膜电位变小（负值变小）。中毒浓度的继续增加，在正常动作电位后出现振荡除极后电位（图 13-5，B），这个后电位（也称"迟后除极"与细胞内 Ca^{2+} 超载和自由 Ca^{2+} 浓度不稳定有关。当低于阈值时，由于静息电位的进一步减小，这些后电位可能会干扰正常传导，最终后电位达到阈值，引起了一个动作电位（室性早去极化或"期前收缩"）。如果在浦肯野纤维系统中后电位有规律地达到阈值，则在心电图上将记录到一个二联律（图 13-6）。随着中毒浓度进一步增加，每一个后电位引起的动作电位本身将诱发阈上后电位，产生持续性的心律失常（室性心动过速），如果再进一步发展，室性心动过速将转变成室颤。

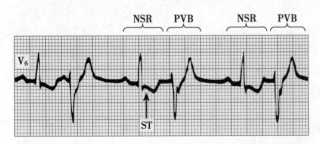

图 13-6　心电图记录显示洋地黄诱导的二联律复合波中 NSR 为正常窦性心律，可见 T 波倒置和 ST 段压低。复合波中 PVB 表示室性期前收缩，如图 13-5 所示为延迟的振荡后电位所导致的心电图去极化现象

强心苷对心脏的自主作用包括交感神经和副交感神经两个系统，在治疗剂量和中毒剂量范围均可出现。强心苷小剂量时，以拟副交感作用占优势。实际上这种阿托品阻断作用是对大剂量洋地黄类药物早期电作用的反应（表 13-2）。这种作用包括

压力感受器的敏感性和中枢迷走神经兴奋。心肌细胞膜上毒菌碱转递的易化，由于心房胆碱能神经分布非常丰富，这些作用对心房和房室结功能的影响要比浦肯野纤维和心室功能强。这种拟胆碱作用在治疗某些心律失常时很有帮助。在中毒水平，洋地黄类药物增加了交感神经兴奋性，这种作用虽然不是典型洋地黄类中毒的主要因素，但心肌对此很敏感，能扩大药物的所有毒性作用。

强心苷中毒时最常见的心脏表现有：房室交界性节律、室性期前收缩、二联律和二度房室传导阻滞。而且据称洋地黄类能引起各种心律失常。

B. 对其他器官的作用

强心苷作用于所有可兴奋组织，包括平滑肌和中枢神经系统。除心脏外，消化道是洋地黄中毒的最常见部位。其表现有畏食、恶心、呕吐和腹泻。这种毒性可能一部分是对消化道的直接作用引起，但也可能是对中枢神经系统作用的结果。

中枢神经系统效应一般包括对迷走神经和化学感受器的刺激。较少见的有：定向力障碍和幻觉，特别是老年人；迟发效应包括色视障碍；罕见男性乳房女性化现象。

C. 与钾、钙、镁的相互作用

K^+ 与强心苷的相互作用方式有二种：首先，它们互相竞争抑制与 Na^+/K^+ ATP 酶的结合部位；因此高血钾能够降低强心苷与酶的结合，而低血钾则促进强心苷与酶的结合；其次，高血钾能够抑制异位自律性（第 14 章），因此适当增加细胞外 K^+ 能降低洋地黄的作用，尤其是毒性作用。

钙离子通过加速细胞内钙库的超负荷（与洋地黄引起的自律性异常有关）而导致强心苷的毒性作用。因此，高钙血症增加一个洋地黄诱发的心律失常的风险。Mg^{2+} 的作用与 Ca^{2+} 的作用相反，因而低血镁是心律失常的一个危险因素。在洋地黄诱发的心律失常患者，这些相互作用影响着对血清电解质的评估。

其他正性肌力药物在治疗心衰中的应用

由于强心苷的治疗指数非常窄且可能不会降低慢性心衰的死亡率，正努力寻找更为安全的正性肌力药物。

双吡啶类

米力农（milrinone）是双吡啶类化合物，可抑制磷酸二酯酶 3（PDE-3）。口服和非口服给药均有活性，但只有非胃肠道给药才有效。其消除半衰期为 3~6 小时，10%~40% 从尿中排出。旧的同类药物氨力农（inamrinone）已在美国撤市。

药效学

双吡啶类通过增加心肌动作电位期间钙的内流而增加心肌收缩力；也可通过作用于肌浆网而改变细胞内钙运动。此外，它们还有重要的扩血管作用。通过抑制磷酸二酯酶可导致 cAMP 的增加和收缩力的增强及扩血管作用。

氨力农的毒性作用包括恶心、呕吐；心律失常，血小板减少，

相当多的患者还可发生肝脏转氨酶升高。许多国家已将其撤出市场。米力农对骨髓和肝脏的毒性要比氨力农小，但它们可引起心律失常。氨力农和米力农目前仅通过静脉给药疗急性心衰或严重的慢性心衰恶化。

β-肾上腺素受体激动药

这类药物一般药理已在第 9 章论述。多巴酚丁胺（dobutamine）最广泛用于治疗心衰患者的选择性 β$_1$-受体激动药。这种药物在增加心排出量的同时，能减少心室充盈压。据报道有发生心动过速和增加心肌耗氧量。因此必须考虑到严重冠心病患者可能发生心绞痛或心律失常的可能性，如在应用 β-受体激动药时也可实施快速免疫法。对于一些慢性心衰患者，间歇输注多巴酚丁胺可能有效。

多巴胺也用于急性心衰，在升高血压方面有独特作用。

在研正性肌力药物

Istaroxime 是一种研究用类固醇衍生物，通过抑制 Na$^+$/K$^+$-ATP 酶（如强心苷）增加心肌收缩力，但另外似乎可促进肌浆网的 Ca^{2+} 螯合。后一作用可使此类药物发生心律失常风险低于洋地黄。

左西孟旦（Levosimendan），是一种肌钙蛋白系统钙增敏剂，除产生正性肌力作用外似乎也能通过抑制磷酸二酯酶而引起部分血管扩张。一些临床试验表明，该药可能对心衰患者有用，目前已在一些国家上市（非美国）。

Omecamtiv mecarbil 是一种研究性肠胃外药物，可激活心肌肌球蛋白，延长心脏收缩期且不增加耗氧量。已在动物模型中显示可缓解心衰症状。小规模心衰患者 II 期临床试验表明该药可增加收缩时间和心搏量，减慢心率，降低收缩及舒张终末期容积。急性心衰患者的较大规模试验结果令人失望，但另一项针对慢性心衰的试验正在进行。

非正性肌力药物在心衰中的应用

这些非正性肌力药物是治疗慢性心衰的一线用药。最常使用的是利尿剂，ACE 抑制药，血管紧张素受体拮抗药，醛固酮拮抗药和 β 阻断药（表 13-1）。急性心衰中，利尿药和血管扩张药起着重要作用。

利尿药

利尿药是心衰的主要用药，将在第 15 章详细论述。它们对于心脏收缩力无直接效应，主要机制是降低静脉压和心室前负荷，可减轻水钠潴留和水肿症状。它还可以减小心脏体积，提高泵功能效率，这些对于改善心脏收缩性衰竭起主要作用。螺内酯（Spironolactone）和依普利酮（eplerenone）为抗醛固酮利尿剂（第 15 章），可以减少已经接受 ACE 抑制药和其他标准治疗的严重心衰患者的发病率和死亡率。对其治疗作用的可能机制是醛固酮除了其肾脏作用外，还可导致心肌和血管纤维化及压力感受器损伤。

血管紧张素转换酶抑制药，血管紧张素受体拮抗药和相关药物

血管紧张素转化酶抑制药如**卡托普利**已在第 11 章介绍，在第 17 章再次论述。这种多用途的药物降低了外周阻力，使后负荷减小；它们也减少水钠潴留（通过减少醛固酮的分泌），从而降低了前负荷。组织内血管紧张素水平的降低也减少了交感活性，可能是去甲肾上腺素的释放减少了血管紧张素的突触前作用。最终，这些药物减小了长期的心血管长期重建效应。这种作用可能与死亡率和发病率的降低有关（临床药理学）。

血管紧张素 AT1 受体拮抗药诸如氯沙坦（第 11、17 章）似乎具有类似但更有限的保护作用。血管紧张素受体拮抗药应考虑用于因长期咳嗽而不能耐受 ACE 抑制药的患者。一些试验表明，坎地沙坦和 ACE 联合使用效果更佳。

阿利吉仑（aliskiren）是最近批准用于治疗高血压的肾素抑制药，正在进行心衰治疗的临床试验。初步结果表明与 ACE 抑制药有类似效应。

血管扩张药

由于扩血管药物能降低前负荷（通过扩张静脉）或降低后负荷（通过扩张小动脉）或两者兼之，故能有效地治疗急性心衰。一些证据显示，长期使用盐酸肼屈嗪和硝酸异山梨酯也能够减轻心脏构形重建的损伤。

合成的内源性脑利钠肽（brain natriuretic peptide，BNP），如：**奈西立肽**（nesiritide）已被批准用于急性（非慢性）心衰的治疗。这一重组产品可使平滑肌细胞 cGMP 增加并减少动静脉音，也可导致多尿。这种肽类制剂半衰期大约为 18 分钟，使用时首先快速推注而后连续静脉滴注。其最常见的副反应为过度低血压。使用这种药物被告知有严重肾损伤和死亡的风险，故应慎重使用。调节利钠肽系统的新方法是抑制负责 BNP 和心房钠尿肽（ANP）降解的中性内肽酶（neprilysin）。双重血管紧张素受体阻断剂和中性内肽酶抑制剂（LCZ696，sucabitril）在心衰和高血压的 II 期临床试验初期已显示其有效性。

根据心衰的严重程度，大部分患者内源性 BNP 的浓度有所增加。在某些地区已通过测定血浆 BNP 浓度来进行心衰的诊断和预测。

相关的肽还有心房钠尿肽（atrial natriuretic peptide，ANP）和尿扩张素。它们均在肾脏合成，结构类似。卡培立肽（carperitide）和乌拉立肽（ularitide）是这些内源性肽的合成替代品，目前正进行临床试验（第 15 章）。波生坦（bosentan）和替唑生坦（tezosentan）是内皮缩血管肽（第 17 章）的口服竞争性抑制药，被证实对实验心衰动物模型有效，但临床实验结果却令人失望。波生坦被批准用于肺动脉高压，它具有显著的致畸和肝毒性作用。

几种较新的药物可稳定 RyR 通道，并可能减少 Ca^{2+} 从肌浆网泄漏。目前仅知其代码（例如：JTV519，S44121）。如果证实其可改善舒张期强直，将尤其适用于射血分数正常的舒张期心衰的患者。

β-肾上腺素受体拮抗药

尽管 β-肾上腺素受体拮抗药可导致心功能急性代偿失调（第 10 章），但大部分慢性心衰患者在服用某些 β-拮抗药后均有效。稳定的严重心衰患者服用比索洛尔、卡维地诺和美托洛尔可降低死亡率，但另一个 β 拮抗药布新洛尔未见该效应。目前尚不能完全解释 β-拮抗药的这些有益作用，但可能的机制包括减少高浓度儿茶酚胺类物质的副作用（包括凋亡），上调 β-受体，降低心率，通过抑制儿茶酚胺类物质的促有丝分裂活性而减少心脏重塑等。

■ 治疗充血性心力衰竭药物的临床药理学

美国心脏病协会/美国心脏联合会（ACC/AHA）对于慢性心衰的四个阶段有相应的指导原则（表 13-3）。处于 A 阶段的患者具有高风险，这是因为没有心衰的症状和征兆；B 阶段的患者具有心脏器质上的改变但没有心衰症状；C 阶段的患者具有心脏器质上的改变和心衰症状，并且症状对普通治疗敏感；D 阶段的心衰患者对普通治疗耐受，需要进行特殊干预（如再同步治疗和心脏移植）。

一旦到达 C 期，常用纽约心脏协会修订的标准来描述心衰的严重程度。Ⅰ级心衰不限制普通活动，仅对稍剧烈活动进行限制。Ⅱ级轻度限制引起疲乏和心悸的普通活动。Ⅲ级在安静时无症状，但轻度活动后会出现疲乏，呼吸短促和心动过速。Ⅲ级在静息状态下仍有症状。

对慢性心衰的处置

对慢性心衰的主要处置措施见表 13-3 和表 13-4。更新的 ACC/AHA 指导原则指出对于处于高风险期（A 期和 B 期）的患者，需重视控制高血压、高血脂和糖尿病。一旦出现心衰的典型症状和体征，则预示患者进入了 C 期，需要进行针对心衰的积极治疗。

排钠

对于有症状特别是有水肿的心衰患者通过限钠饮食和服用利尿剂排钠是主要的治疗措施。轻度心衰可尝试使用噻嗪类利尿剂，根据需要可更换袢利尿剂呋塞米。服用洋地黄的患者，在排钠的过程中会引起钾丢失而导致风险。可通过外源性补钾，加服 ACE 抑制药或保钾利尿剂（如螺内酯）来对抗低钾血症。中度或重度心衰均可考虑使用螺内酯或依普利酮，因为二者均似乎可减少发病率和死亡率。

ACE 抑制药和血管紧张素受体拮抗药

对于左心室功能不全不伴水肿的患者，首先应选用 ACE 抑制药。几个大型的研究清楚地表明，ACE 抑制药要优于安慰剂和血管扩张剂，所以应考虑和利尿剂一起作为慢性心衰的一线用药。但对于已经使用地高辛的患者不能用 ACE 抑制药替代，因为服用 ACE 抑制药后停用地高辛会导致症状恶化。

ACE 抑制药（如依那普利）通过减少无症状患者的前负荷和后负荷，可减慢心室膨大进程从而减慢心衰的进程。因而，ACE 抑制药对各种心衰患者均有益，包括无症状的心衰一直到严重心衰。这种治疗效应似乎是这类药物的普遍效应，因此可以说所有的 ACE 抑制药似乎有效。

血管紧张素Ⅱ AT_1 受体拮抗药（ARBs，如氯沙坦）可产生类似 ACE 抑制药的血流动力学效应。然而，大规模的临床试验表明，血管紧张素受体拮抗药仅被用于不能耐受 ACE 抑制药（经常是因为咳嗽）的患者。

血管扩张药

血管扩张药可细分为选择性微动脉扩张药，静脉扩张药及非选择性血管扩张药。这类药物的选择取决于患者的症状和体征及血流动力学测定结果。因而，如果患者因充盈压较高而主要表现为呼吸困难，使用长效硝酸盐类静脉舒张药可有效降低充盈压并改善肺充血症状。如患者因原发性左心室输出量较而导致疲乏，使用肼屈嗪这样的微动脉扩张药可增加前心排出量。

表 13-3　慢性心衰的预防和治疗步骤

ACC/AHA 阶段[1]	NYHA 分级[2]	描述	治疗手段
A	心衰前	无症状但风险因子存在[3]	控制肥胖、高血压、糖尿病、高血脂等
B	Ⅰ	剧烈运动后出现症状	ACEI/ARB 药物、β 阻断剂、利尿剂
C	Ⅱ/Ⅲ	显著症状（Ⅱ级运动）或轻度症状（Ⅲ级运动）	增加醛固酮拮抗剂、地高辛；CRT、肼屈嗪/硝酸酯[4]
D	Ⅳ	静息时症状严重	心脏移植、LVAD

[1] 美国心脏病学院/美国心脏协会分类
[2] 纽约心脏协会分类
[3] 风险因素包括高血压，心肌梗塞，糖尿病
[4] 针对特定人群，例如非裔美国人
ACEI，血管紧张素转换酶抑制剂；ARB，血管紧张素受体阻滞剂；CRT，心脏再同步治疗；LVAD，左心室辅助装置

表 13-4 收缩期和舒张期心衰的差异

疗法	收缩期心衰	舒张期心衰
心排出量	减少	减少
射血分数	降低	正常
利尿剂	↓症状;水肿存在时首选	谨慎使用[1]
ACEIs	↓慢性心衰死亡率	有助于↓LVH
ARBs	↓慢性心衰死亡率	可能有益
醛固酮抑制剂	↓慢性心衰死亡率	可能有用;正在进行大规模 RCT
β 阻滞剂[2]	↓慢性心衰死亡率	可↓HR,↓BP
Ca 通道阻滞剂	无或小益处[3]	可↓HR,↓BP
地高辛	可减少症状	极少或无作用
硝酸盐	可能对急性心衰有利[4]	谨慎使用[1]
PDE 抑制剂	可能对急性心衰有利	慢性心衰小范围研究获积极效果
正性肌力药	↓症状,住院治疗	不推荐

[1] 避免充盈压过度降低
[2] 受限于特定 β 阻滞剂(正文)
[3] 可能因血压降低获益
[4] 联合肼屈嗪对于特定患者,尤其是非裔美国人有效

ACEI,血管紧张素转化酶抑制剂;ARB,血管紧张素受体阻滞剂;BP,血压;HF,心衰;HR,心率;LVH,左心室肥厚;PDE,磷酸二酯酶;RCT,随机对照试验

在那些其他治疗措施不敏感的严重慢性心衰的患者中,面临的问题是既要升高充盈压又要降低心排出量。在这种情况下,需要同时扩张动静脉。在一组已经接受 ACE 抑制药的非洲裔美国人所进行的临床试验表明,增加肼屈嗪和硝酸异山梨酯能降低死亡率。因此,已将这两个药物做成了固定剂量的复方制剂(BiDil)并被批准用于非洲裔美国人。

β 阻滞剂和钙通道阻滞药

对心衰患者进行 β 拮抗药的临床试验是基于这样一个假说,该假说认为过度心悸和高儿茶酚胺水平导致的心脏副作用可引起心衰患者病程恶化。该试验结果表明,最初谨慎使用低剂量本品是有益的,虽然严重阻断儿茶酚胺的支持效应可使心衰恶化。在观察到改善前需进行数月的治疗,改善包括射血分数的轻度增高,心率降低及症状的减轻。如上所述,不是所有的β 阻滞剂都有效,但比索洛尔、卡维地诺、美托洛尔和奈必洛尔可减少致死率。

与此相反的是,钙通道阻滞剂对于心衰患者似乎无效。其对心脏的抑制效应可导致心衰加剧。另一方面,与伊伐布雷定(ivabradine)(If 阻断剂,第 12 章)合用减慢心率可能有益。

洋地黄

心衰和房颤是患者使用地高辛的指征。地高辛对于心脏扩大和改善第三心音也同样有益,常用于利尿剂和 ACE 抑制药不能控制症状的患者。仅大约 50% 有窦性心律的患者(常被记录有心收缩功能障碍)可通过服用洋地黄类药物改善心衰。房颤患者服用后效果更佳。如果决定使用强心苷类药物,地高辛是众多该类药物的首选(美国仅批准了地高辛)。症状较轻时,可通过每日服用 0.125~0.25mg 的缓慢疗法来达到洋地黄化是安全的,而且和快速疗法(每隔 8 小时服用 0.5~0.75mg 共 3 次,而后每日服用 0.125~0.25mg)一样有效。

决定洋地黄的最佳用量较为困难。不幸的是,当检测到治疗终点时可能发现毒性。对于可能对地高辛耐受或敏感的患者应检测其血浆药物浓度,1ng/ml 水平或更低较为适当。

由于洋地黄类药物具有中度且持续的正性肌力作用,那么理论上来说可逆转心衰的全部症状和体征。虽然该药物对死亡率无净影响,但可降低住院率与导致心脏猝死的充血性心力衰竭的死亡率。血清地高辛浓度小于 0.9ng/ml 的患者可见死亡率降低,但浓度高于 1.5ng/ml 的患者死亡率增加。

洋地黄类药物的其他临床用途

洋地黄可用于治疗房性心律失常,因其有心脏选择性拟副交感神经样效应。在房扑和房颤中,洋地黄对房室传导的抑制效应有利于降低过高的心室率。洋地黄还被用于控制突发性房室结心动过速,但目前首选的还是钙通道阻滞剂和腺苷。沃尔夫-帕金森-怀特综合征(Wolff-Parkinson-White syndrome)和房颤的患者严格禁用地高辛(第 14 章)。

毒性

虽然洋地黄类药物效果有限，风险公认，但仍被大量使用而且毒性普遍。对于洋地黄中毒，如视力改变、胃肠道功能失调的治疗，一般只需减少用药剂量。如果发生心律失常而且确实是由洋地黄引起，或许有必要进行更有效的治疗。在地高辛中毒的治疗中，常需要检测血清地高辛浓度和血清钾的水平及进行心电图监测。当电解质异常时，还应调整电解质。

当洋地黄中毒非常严重时，诊断时血清钾已升高（因为钾从骨骼肌和其他组织的细胞间隙流出）。而且自主节律常被抑制，在这种情况下给抗心律失常药可导致心跳停搏。对这样的患者最好的治疗是暂时插入心脏起搏器导管和给予洋地黄抗体（**地高辛免疫抗原结合片段**）。这种抗体能识别包括地高辛外在内的来源于其他植物的强心苷。其逆转大多数强心苷严重中毒非常有效。如前所述，它们也可用于子痫和先兆子痫。

心脏再同步化和心肌收缩力调节治疗

有正常窦性心律和较宽的 QRS 间期（例如超过 120 毫秒）的患者，心室收缩同步化已损伤。较差的左心室收缩同步化可导致心排出量减少。通过对左心室或双心室进行起搏再同步治疗，可降低已接受最佳药物治疗的慢性心衰患者的死亡率。

在心电图 QRS 偏转中，重复施加短暂电流通过心肌，将可能因促进 Ca^{2+} 释放导致未受损心脏的收缩力增加。这项心肌收缩力调节疗法的初步临床研究正在进行中。

舒张期心衰的治疗

大量临床试验在心脏收缩功能障碍的患者中进行，对于射血分数降低的心衰患者提供了药物有效或无效的相关证据。已经授权使用的药物前面已有详述（表 13-4）。SENIOR 2009 年研究表明，β-受体阻断药奈必洛尔对于收缩期和舒张期心衰均有效。其中，尤其重要的是控制血压，当有冠状动脉疾患出现时还需进行血运重建。心动过速限制了充盈时间，理论上来说，减慢心率药物或许有特别疗效。

急性心衰的治疗

慢性心衰患者常易急性发作，这种情况常在劳累过度、情感变化、饮食中盐的摄入，未坚持药物治疗或偶因发热、贫血等引起的代谢增加时发生。急性心衰的最常见且重要的病因（不管有无慢性心衰）是急性心梗。急性心梗和心衰的患者，检测动脉血压，心排出量，每搏作功指数和肺毛细血管楔压有特殊作用。急性心梗的患者最好进行紧急血管重建，包括进行冠状动脉血管成形术和使用支架，或使用溶血栓药物。而且即便血管重建，这些患者仍可能出现急性心衰。

急性心力衰竭药物治疗的通用手段是静脉给药。在利尿剂中，呋塞米最为常用。多巴胺或多巴酚丁胺是正性肌力药物，起效迅速，作用时间短；对于伴严重低血压的心衰患者作用最佳。左西孟旦已在欧洲被批准用于急性心衰，并已经通过与多巴酚丁胺的非劣效性对比。用于急性失代偿患者的血管扩张剂包括硝普钠，硝酸甘油和奈西立胺。减少后负荷通常会提高射血分数，但存活率未见改善。小部分急性心衰患者将出现稀释性低钠血症，推测是由血管加压素活性升高引起。V_{1a} 和 V_2 受体拮抗剂考尼伐坦（conivaptan）被批准用于肠胃外治疗等容积型低钠血症。几项临床试验表明，这种药物和相关的 V_2 拮抗剂（托伐普坦）可能对一些急性心力衰竭和低钠血症患者有益。迄今为止，血管加压素拮抗剂似乎并没有降低死亡率。肌球蛋白激活剂奥美卡霉素的临床试验正在进行中。

摘要：用于心衰的药物

亚类	作用机制	效应	临床应用	药代动力学、毒性、相互作用
利尿药				
• 呋塞米	袢利尿药：减少肾单位髓袢升支粗段 NaCl 和 KCl 重吸收（第 15 章）	增加盐和水分泌 • 减少心脏前负荷和后负荷 • 减少肺和外周水肿	急性和慢性心衰 • 严重高血压 • 水肿	口服和静脉 • 持续 2~4h • 毒性：血容量不足、低钾血症、直立性低血压、耳毒性、氨苯磺胺过敏
• 氢氯噻嗪	减少远曲小管 NaCl 的重吸收	和呋塞米一样，但效果略弱	轻度慢性心衰 • 轻中度高血压 • 高钙尿症	仅口服 • 持续 10~12h • 毒性：低钠血症、低钾血症、多醣症、高尿酸血症、高脂血症、氨苯磺胺过敏

• 三种其他髓袢利尿剂：布美他尼和托拉塞米与呋塞米类似；依他尼酸为非氨苯磺胺类

• 其他噻嗪类：均类似氢氯噻嗪，仅药代动力学不同

亚类	作用机制	效应	临床应用	药代动力学、毒性、相互作用
醛固酮拮抗剂				
● 螺内酯	阻断肾单位集合管细胞质醛固酮受体 ● 可能的膜效应	增加水盐分泌 ● 减少重建 ● 减少死亡率	慢性心衰 ● 醛固酮症(肝硬化,肾上腺肿瘤) ● 高血压	口服 ● 持续 24～72h(起效缓慢,有个体差异) ● 毒性:高钾血症、抗雄激素作用
● 依普利酮:与螺内酯类似;更具选择性抗醛固酮作用;无显著抗雄激素作用				
血管紧张素拮抗剂				
血管紧张素转换酶(ACE)抑制剂 ● 卡托普利	抑制 ACE ● 通过抑制 A I 向 A II 转化进而减少 A II 生成	微动脉和静脉扩张 ● 减少醛固酮分泌 ● 增加心排出量 ● 减少心脏重塑	慢性心衰 ● 高血压 ● 糖尿病肾病	口服 ● 半衰期 2～4h 大剂量给药可持续 12～24h ● 毒性:咳嗽、高钾血症、血管神经水肿 ● 相互作用:和其他血管紧张素受体拮抗剂有叠加作用
血管紧张素受体拮抗药(ARBs) ● 氯沙坦	拮抗 A II 对 AT₁ 受体的作用	类似 ACE 抑制药	和 ACE 抑制药类似 ● 用于对 ACE 抑制药不能耐受者	口服 ● 持续 6～8h ● 毒性:高钾血症;血管神经性水肿 ● 相互作用:与其他血管紧张素受体拮抗剂有叠加作用
● 依那普利,其他 ACE 抑制药:类似卡托普利				
● 坎地沙坦,其他 ARBs:类似氯沙坦				
β 阻滞剂				
● 卡维地诺	竞争性拮抗 β₁ 受体(第 10 章)	减慢心率 ● 降低血压 ● 知之甚少的影响 ● 减少心衰致死率	慢性心衰:减慢进展 ● 减少中重度心衰的致死率 ● 详见第 10 章	口服 ● 持续 10～12h ● 毒性:支气管痉挛,心动过缓,房室传导阻滞,急性心脏代偿失调 ● 其他毒性和反应(第 10 章)
● 美托洛尔,比索洛尔:选择 β 阻滞药减少心衰致死率				
强心苷类				
● 地高辛	Na⁺,K⁺ ATP 酶抑制药减少 Ca²⁺ 外排和增加肌浆网中 Ca²⁺ 浓度	增加心脏收缩力 ● 心脏拟交感神经效应(减慢窦性心律、减慢房室传导)	慢性症状性心衰 ● 房颤时心室频率加快	口服,非口服 ● 持续 36～40h ● 毒性:恶心、呕吐、腹泻 ● 心律失常
血管扩张药				
血管扩张药 ● 硝酸异山梨酯	释放(NO) ● 激活鸟甘酸环化酶(第 12 章)	血管扩张 ● 降低前负荷和血管张力	急性和慢性心衰 ● 咽峡炎	口服 ● 持续 4～6h ● 毒性:体位性低血压、心动过速、头痛 ● 相互作用:与其他血管扩张药作用相加,与磷酸二酯酶-5 抑制剂作用协同
小动脉扩张药 ● 肼屈嗪	可能增加内皮 NO 合成(第 11 章)	降低血压和后负荷 ● 增加心排出量	肼屈嗪和硝酸酯内可降低致死率	口服 ● 持续 8～12h ● 毒性:心动过速,液体潴留,狼疮样综合征

续表

亚类	作用机制	效应	临床应用	药代动力学、毒性、相互作用
动静脉扩张药 •硝普钠	自发释放 NO • 激活鸟甘酸环化酶	显著血管扩张 • 减少前负荷和后负荷	急性心脏代偿失调 • 高血压急诊（恶性高血压）	仅静脉注射 • 持续 1~2min • 毒性:过度低血压,硫氰酸盐和氰化物毒性 • 相互作用:与其他血管扩张药作用叠加
β-肾上腺受体激动药				
•多巴酚丁胺	β₁-选择性激动药 • 增加 cAMP 合成	增加心脏收缩力和输出量	急性代偿失调性心衰 • 慢性心衰间歇治疗减轻症状	仅静脉注射 • 持续几分钟 • 毒性:心律失常 • 相互作用:与其他拟交感神经药作用相加
•多巴胺	多巴胺受体激动药 • 高剂量激活 β-和 α-肾上腺素受体	增加肾血流量 • 高剂量增加心收缩力和血压	急性代偿失调性心衰 • 脑卒中	仅静脉 • 持续几分钟 • 毒性:心律失常 • 相互作用:与肾上腺素受体激动药作用相加
双吡啶类				
•米力农	磷酸二酯酶 3 抑制药 • 减少 cAMP 下降	血管扩张药降低外周血管抵抗 • 也增加心脏收缩力	急性代偿失调性心衰 • 增加慢性心衰死亡率	仅静脉 • 持续 3~6h • 毒性:心律失常 • 相互作用:与其他致心律失常药物作用相加
利尿钠肽				
•奈西立肽	激活 BNP 受体,增加 cGMP	血管舒张 • 利尿药	急性代偿失调	仅静脉 • 持续 18min • 毒性:肾损伤,低血压

制剂

通用名	制剂	通用名	制剂
利尿剂	第 15 章	**血管紧张素转换酶抑制药**	
洋地黄		贝那普利	仿制药,Lotensin
地高辛	仿制药,Lanoxin,Lanoxicaps	卡托普利	仿制药,Capoten
地高辛抗体		依那普利	仿制药,Vasotec,VasotecI. V.
地高辛免疫抗原结合片段（ovine）	Digibind,DigiFab	福辛普利	仿制药,Monopril
		赖诺普利	仿制药,Prinivil,Zestril
用于充血性心力衰竭的肾上腺素受体激动药		莫昔普利	Univasc
多巴酚丁胺	DOBUTamine	培哚普利	Aceon
多巴胺	仿制药,Intropin	喹那普利	仿制药,Accupril

续表

通用名	制剂	通用名	制剂
雷米普利	仿制药,Altace	美托洛尔	仿制药,Lopressor,Toprol XL
群多普利	仿制药,Mavik	奈必洛尔	Bystolic
血管紧张素受体阻断剂		**醛固酮拮抗剂**	
坎地沙坦	Atacand	依普利酮	仿制药,Inspra
依普罗沙坦	仿制药,Teveten	螺内酯	仿制药,Aldactone
厄贝沙坦	仿制药,Avapro	**其他药物**	
氯沙坦	仿制药,Cozaar	波生坦	Tracleer
奥美沙坦	Benicar	肼屈嗪	仿制药
替米沙坦	仿制药,Micardis	肼屈嗪加硝酸异山梨酯	BiDil
缬沙坦	Diovan		
β受体阻断剂		硝酸异山梨酯	仿制药,Isordil
比索洛尔	仿制药,Zebeta	米力农	仿制药,Primacor
卡维地洛	仿制药,Coreg	奈西立肽	Natrecor

案例思考答案

患者具有低射血分数伴收缩期心衰。给予其低钠饮食联合利尿剂(呋塞米,40mg,每日 2 次)进行治疗。治疗中,劳累性呼吸短促缓解,平躺无呼吸困难。加入血管紧张素转换酶(ACE)抑制剂(依那普利,20mg,每日 2 次),接下来的几周内,患者持续好转。由于运动后呼吸持续短促,给予 0.25mg/d 的地高辛后运动耐量进一步提高。正在考虑增加 β-受体阻滞剂和依普利酮。

(刘启兵 译　张殿增 校　邱培伦 审)

参考文献

扫描本书二维码获取完整参考文献。

第14章　抗心律失常药

Joseph R. Hume, PhD,

& Augustus O. Grant, MD, PhD

案例思考

　　一位 69 岁的退休女教师。1 个月来,她感觉心悸、间歇性呼吸短促和疲劳。有高血压病史。心电图检查显示:心房纤颤,心室率 122 次/min,有左室肥大征象。采用华法林抗凝和用美托洛尔(50mg/d)治疗 7 日后,患者的心律恢复至正常窦性心律。但是,在接下来几个月内,患者有持续的间歇性呼吸短促和疲劳,48 小时 ECG 监测发现:该患者有阵发性房颤,心率为 88~144 次/min。超声心动图检查显示:左心室射血分数为 38%,无局限性室壁运动异常。在这种情况下,你能用抗心律失常药来维持正常的窦性节律吗? 如果能,你会选择哪种抗心律失常药?

心律失常是一种常见的心脏病。接受洋地黄类药物治疗的患者中有 25%、应用麻醉药的患者中有 50%、急性心肌梗死患者有 80% 以上可发生心律失常。心律失常无论表现为心动过速、心动过缓或者是异步心律,都可降低心排出量,故应进行治疗。有些心律失常后果严重,甚至发展为致命性的心律失常,如室性心动过速可进一步发展为室性纤颤。对这些患者,抗心律失常药可抢救生命。但是,抗心律失常药也有其不利的方面,特别是可加重部分患者的心律失常。基于此,应用抗心律失常药应该谨慎,要权衡利弊。对于无症状或轻症心律失常患者应避免应用抗心律失常药。

心律失常可用抗心律失常药治疗,也可采用诸如起搏器、心脏转复律术、心导管消融以及外科等非药物治疗手段。本章只介绍直接作用于心肌细胞膜的抗心律失常药的药理学,其他治疗方法仅简单提及(文本框:心律失常的非药物治疗)。

正常心脏节律的电生理学

　　心脏节律性的收缩由窦房结(SA)产生的节律性电冲动触发(图 14-1)。窦性节律通常为 60~100 次/min。窦房结(AV)产生的冲动很快经心房传入房室结,后者一般是心房和心室之间的唯一传导通路。房室结传导速度很慢,约为 0.15 秒(传导延迟使心房有足够时间收缩,推动血液流入心室)。而后冲动经希-浦氏系统传导至心室肌各部位。心室肌在 0.1 秒内全部兴奋。因此,心室肌收缩具有正常的同步的血流动力学效应。

　　上述某一环节或多个环节出现异常除极,便会导致心律失常,即冲动发生的部位异常,心率或节律异常,以及传导异常。

细胞膜电活动的离子基础

　　心肌细胞的跨膜电位是由膜两侧许多离子不均匀分布以及膜对它们通透性不同决定的,这些离子主要是 Na^+、K^+、Ca^{2+} 和 Cl^-。这些水溶性离子对它们的电和浓度梯度做出反应时难以自由跨越脂质细胞膜,它们需要水通道(特殊的膜孔形成蛋白)。因此,离子只能在心动周期的特定时间、离子通道开放时才跨膜运动。离子跨膜运动形成的电流是形成心肌细胞动作电位的基础。每个通道具有相对的离子特异性,离子通过这些通道流动受"门"(可能是构成通道蛋白的肽链的挠性部位)控制的,每种离子通道有它自己特有类型的闸门(其中 Na^+、Ca^{2+} 以及某些钾通道可能有两种闸门)。通道主要通过跨膜电压变化开放和关闭闸门形成动作电位,也就是说,它们具有电压敏感性。大部分由离子浓度和代谢状态调节,而一些钾通道主要由配体调节,而不是电压门控。

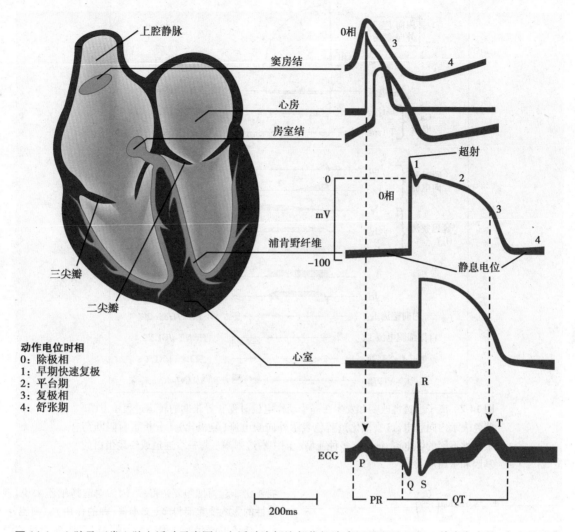

图 14-1　心脏及正常心脏电活动示意图。电活动为标注部位细胞内记录以及 ECG。其中窦房结、房室结及浦肯野细胞表现为起搏细胞电活动（4 相自动除极）。ECG 为心脏除极和复极波的体表描记：P 波代表心房兴奋，QRS 波代表心室肌除极，T 波代表心室肌复极，因此，PR 间期代表房室传导时间，QRS 波群持续时间表示所有心室肌细胞兴奋时间（即心室肌内部传导时间），QT 间期代表心室肌动作电位时程

对动作电位有贡献的离子流在图 14-2 中描述。在静息时，大多数细胞膜对 Na^+ 几乎没有通透性，但动作电位开始时，Na^+ 通透性则明显增加（下文）；用电生理学上的术语来说，快钠通道的传导率突然提高以响应去极化刺激。同样，动作电位期间 Ca^{2+} 内流，K^+ 外流。由此可见，细胞在静息时必然通过某些机制，建立并维持膜两侧一定离子梯度，这些机制中最重要的就是 Na 泵，即 Na^+/K^+ ATP 酶，这在第 13 章已作了介绍。膜两侧维持一定离子梯度是使心肌细胞兴奋时离子跨膜转运的前提，所以 Na 泵及其他离子转运机制间接参与细胞兴奋时跨膜电位形成。此外，有些 Na 泵通过交换机制产生跨膜"净离子流"（即泵出 3 个 Na^+，泵入 2 个 K^+），这称作"生电性"（"electrogenic"）机制。

当心肌细胞膜对于特定离子变得具有通透性时（如当通道选择性的对离子开放的时候），离子穿过细胞膜的运动是由欧姆定律决定：电流＝电压÷电阻，或电流＝电压×电导。电导是由特定离子通道的蛋白性质来决定。实际膜电位与逆膜电位（即使通道是开放的，但在膜电位上没有电流）所对应的电压术语是有区别的。例如：在静息时，心肌细胞膜内外存在明显的 Na^+ 浓度梯度（膜外 140mmol/L，膜内 10~15mmol/L）和电压梯度（膜外 0mV，膜内 -90mV），这样可以使 Na^+ 进入到细胞内。Na^+ 在静息时没有进入到细胞的原因是由于钠通道是关闭的。当钠通道开放时，Na^+ 大量迅速内流构成了动作电位的 0 相除极。对于 K^+ 来说，情况就完全不同了：细胞在静息时，膜两侧 K^+ 的浓度梯度（内侧 140mmol/L，外侧 4mmol/L）造成 K^+ 外流倾向，但电荷梯度促使 K^+ 内流，即内流和外流达到平衡。事实上，心肌细胞静息时一些钾通道（"内向整流性"钾通道）是开放的，只是由于上述"平衡"的存在，跨膜 K^+ 电流很小。K^+ 或 Na^+ 的这种平衡电位，或者叫逆转电位可通过 **Nernst** 方程计算：

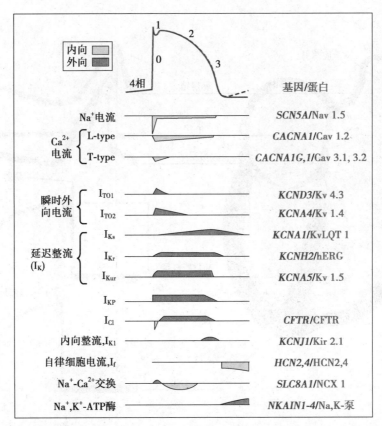

图 14-2　离子通透性改变和发生在一个动作电位时程和舒张期的转运过程示意图。黄色表示内向膜电流（去极化）；蓝色表示外向膜电流（复极化）。分析了对阻断药敏感性不同的钾电流、钙电流多种亚型。图中右边列举了每一个通道或转运蛋白的基因和蛋白质类型

$$E_{ion} = 61 \times \log\left(\frac{C_e}{C_i}\right)$$

在这个等式中，C_e 和 C_i 分别代表膜内和膜外某离子的浓度乘以它们的活动系数。值得注意的是，增加细胞外 K^+ 浓度会使 E_k 的负值变小。出现这种情况，膜便开始去极化，直到达到 E_K。因此，细胞外 K^+ 浓度大小和内向整流性钾通道的功能是决定心肌细胞静息电位的主要因素。对于非起搏点细胞，在动作电位超射时（应用 Na^+ 浓度）和静息时（应用 K^+ 浓度）可用 Nernst 公式；如果 K^+ 通透性和 Na^+ 通透性（P）都明显增加，则不宜用 Nernst 方程计算膜平衡电位，而应改为 **Goldman-Hodgkin-Katz 方程**：

$$E_{mem} = 61 \times \log\left(\frac{P_k \times K_e + P_{Na} \times Na_e}{P_k \times K_i + P_{Na} \times Na_i}\right)$$

起搏细胞（正位或异位）在舒张期（动作电位 4 相，图 14-1）产生自动除极。窦房结起搏细胞自动除极的产生，与超极化激活的离子通道（I_f 也称之为 I_h）产生的"除极电流"增加有关。I_f 最初称为"滑稽"电流，因为它有不寻常的性质，即超极化激活的内向电流。在窦房结超极化激活的通道属于超电压门控通道（HCN1-HCN4）。他们有一个环形核苷酸结合域，他们的活性受 cAMP 调节。HCN4 是窦房结表达的主要异构体，与 β_2-肾上腺素能受体同位。与 β_2-受体的密切联系可能在自主调节心率中起作用。改变细胞外 K^+ 浓度，对起搏细胞的影响要比非起搏细胞复杂得多，因为对起搏细胞来说，钾对膜通透性的影响要重要得多（文本框：钾的作用）。细胞外 K^+ 浓度升高往往可使起搏细胞，特别是异位起搏细胞自动除极减弱甚至终止。相反，低血钾常可加强异位起搏细胞的 4 期自动除极。

钾的作用

如果完全以钾电化学梯度变化来预测血清中钾的变化对心脏动作电位、起搏频率、心律失常的影响，得到的结果是相互矛盾的。但是，在心脏，血清钾浓度对改变钾传导率可产生附加效应（提高细胞外钾则可提高钾传导率）。钾传导率与电化学动力的简单改变无关，而且这种作用常占有优势。结果，实际上所能观察到的高钾血症所产生的作用有降低 APD、减慢传导、降低起搏细胞的起搏性、降低起搏细胞的节律。相反，**低血钾**产生的作用是延长 APD，提高起搏细胞起搏性，提高起搏细胞节律。而且，与窦房结细胞比较，起搏细胞的起搏性和异位起搏细胞的起搏性对血清钾浓度的变化更为敏感。血清钾对心脏的影响有助于观察钾通道阻滞药等抗心律失常药的敏感性（奎尼丁或索他洛尔）。

活跃的细胞膜

正常心房细胞、浦肯野细胞和心室肌细胞的动作电位上升相（0 相）主要是 Na^+ 内流引起。用钠通道三种功能状态解释钠内流容易理解（图 14-3）。心肌细胞钠通道蛋白已被克隆出，并且发现通道蛋白的结构差异决定其不同的功能状态。另外，通道蛋白上与特定功能有关的位点，如电压感应器、孔道结构或者失活部位均已确定，下文和图 14-3 所示的闸门就代表这些位点。

膜除极化至阈电位便使钠通道活化门（m）开放（图 14-3，中间），若失活门（h）还没有关闭，则通道开放或活化，Na^+ 通透性明显增加，超过对其他任何离子的通透性。膜外 Na^+ 随之顺其电化学梯度弥散入膜内，膜电位很快到达 Na^+ 平衡电位（E_{Na}）。当 Na_e = 140mmol/L，Na_i = 10mmol/L 时，E_{Na} ≈ +70mV。Na^+ 电流强而短暂，因为 m 门开放后 h 门很快关闭，钠通道失活（图 14-3，右边）。

钙通道激活与失活基本上与钠通道相似，只是最基本的钙通道（L 型）阈电位较钠通道更正，另外钙通道激活、关闭、失活的转变也较慢。动作电位平台期（1、2 相）反映 Na^+ 内流终止，Ca^{2+} 内流启动到停止以及复极性 K^+ 缓慢外流。

动作电位最终复极（3 相）来源于钠和钙通道完全失活和钾通透性增加，结果膜电位再一次达到了钾平衡电位。在 3 相复极过程中的主要钾电流包括快速激活的钾电流（I_K），和缓慢激活的钾电流（I_{Ks}）。这两个钾电流有时统一描述为"I_K"。值得注意的是不同的钾电流，I_{Kr} 和 I_{Ks} 可能控制着窦房结细胞的复极。这就可以解释为什么有些可以阻断 I_{Kr} 或 I_{Ks} 药物可以延长浦肯野细胞和心室细胞的复极，但是很少影响窦房结的复极（文本框：心律失常的分子和基因基础）。

静息电位对动作电位的影响

心律失常发生和抗心律失常药物发挥作用的关键在于细胞膜的静息电位和在静息电位基础上产生的动作电位（图 14-4，左）。由于膜静息电位在-75mV～-50mV 时，钠通道失活，门关闭；当从-60mV 静息电位（而不是从-80mV 静息电位）诱发动作电位时，只有少数钠通道开放和弥散钠离子；峰 Na^+ 通透性降低将引起一系列重要的变化：0 相上升速率（V_{max}，即膜电压变化的最大速率）减小，动作电位幅度降低，兴奋性下降，传导速度减慢。

动作电位平台期，大部分钠通道失活。复极后期，钠通道开始活化（h 门重新开放，见图 14-3 的术语），膜兴奋性恢复。3 相钠通道完全恢复活性后在刺激驱动下膜上可产生扩布性电位。动作电位中的 0 相到 3 相之间这段时间称作**有效不应期**。不应期的长短由通道活性恢复时间和动作电位时程决定，这对于心律失常的发生和治疗至关重要。静息电位负值变小也可使通道活化时间滞后（图 14-4，右），通道活化时间延长则有效不应期延长。

在大量失活门关闭之前，膜在短暂地、突然地除极刺激（邻近兴奋部位冲动扩布或外源性刺激）作用下，大量活化门开放；反之，当静息膜电位降低时（除极），动作电位上升时的 Na^+ 内流减少，不管是高血钾、Na^+ 泵阻断剂或在心肌缺血损伤时。如果膜电位去极化从正到-55mV，则不会有 Na^+ 电流产生，因为此时所有的钠通道失活。这种严重情况见于 Ca^{2+} 通透性增强或 K^+ 通透性减弱时的心肌细胞，也见于正常窦房结、房室结细胞，因为这些细胞的正常膜电位在-50～-70mV，0 相除极主要由 Ca^{2+} 内流构成，呈"慢反应"，即 0 相除极速率小，冲动传导速度慢。慢反应与某些心律失常发生有关。

用现代分子生物学技术和电生理学技术已可确定钙通道和钾通道的亚型，划分通道亚型的方法之一是观察其对特定工具药的敏感性，所以今后有望寻找出作用于特定通道亚型的抗心律失常药。

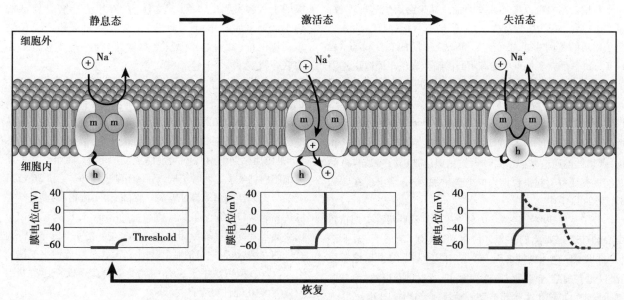

图 14-3　Na^+ 通道在心肌动作电位期间通过不同的构象状态的循环示意图。静息、激活和失活状态之间的转换依赖于膜电位和时间。m 为激活门；h 为灭活栅极。每个状态下显示了（以时间为函数的）示意电位型态。虚线表示的动作电位期间，在该期间大部分 Na^+ 通道是完全或部分失活以及对于重新复活无效

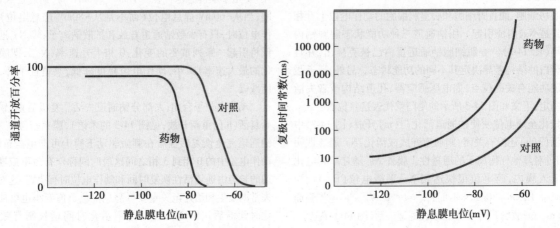

图 14-4 钠通道活性与膜电位关系。左图：钠通道开放率与刺激前膜电位关系图：对照曲线表示电位负值变小，钠通道上 h 门逐渐关闭，因而钠通道开放数目减少；用药曲线则表示使用了有膜稳定作用的抗心律失常药后钠通道开放的百分率。在动作电位平台期大多数钠通道是失活的。右图：复极后钠通道失活到复活的时间常数与膜电位的关系图：当膜电位为-85～-95mV 时，对照组中钠通道复活时间常数小于 10ms，部分除极细胞钠通道复活时间减慢（注意对数转换）；给药组中使用钠通道阻滞药后复活时间常数延长，尤其是在局部除极情况下更明显

心律失常的分子和基因基础

现在可以对先天性和获得性心律失常的分子基础做一解释了。最佳的例子就是多形性室性心动过速，如尖端扭转型心动过速（图 14-7）。人们认为尖端扭转型心动过速与 QT 间期延长（特别是心悸亢进）、晕厥、猝死有关。这表明一些心室细胞的动作电位被延长了（图 14-1）。理论上认为，动作电位平台期的内向电流增加或外向电流减少会产生这种现象。事实上，从能够产生先天性长 QT 间期综合征（LQT）的 8 个离子通道的基因已经分离出 300 个不同的突变位点（表 14-1），每一个突变位点可能有不同的临床表现。钾通道基因的功能性变异可使外向去极化电流降低，并且对 LQT 亚型 1，2，5，6，7 负责。HERG 和 KCNE2（MiRP1）基因编码快的延迟性整流钾电流（I_{Kr}）。KCNQ1 和 KCNE1（minK）编码慢的延迟性整流钾电流（I_{Ks}）。KCNJ2 编码内向整流钾电流（I_{Ki}）。相反，获得性钠通道基因（SCN5A）或钙通道基因（CACNA1c）的功能性突变可引起平台期内向电流增加，并分别出现在 3 和 8 亚型的 LQT 中。

分子基因研究已经确定为什么先天性和获得性尖端扭转型心动过速是如此的相似。许多药物（如：奎尼丁、索他洛尔）可以阻断或改变钾通道 I_{Kr}（由 HERG 基因编码），电解质异常（低钾血症、低镁血症、低钙血症）对它也有影响，而且电解质异常也可产生尖端扭转型心动过速。这样，准确地识别

不同类型 LQT 综合征所对应的分子机制就成为目前所要解决的主要问题，并且依据准确的分子异常进行个体化治疗也亟待解决。事实上，初步的研究报道认为，钠通道阻滞药美西律可以纠正先天性 LQT 亚型 3 综合征的临床表现。这就有可能说明尖端扭转型心动过速起源于早后除极的上行触发（图 14-5）。这样，在治疗上应有针对性的纠正低钾血症、去除上行触发（如 β-受体阻滞药或镁）、缩短动作电位（如通过异丙肾上腺素提高心率）或者以上办法联合进行。

近年来，确定了其他先天性猝死性心律失常的分子基础。也肯定了短 QT 综合征的类型，认为它与 3 种不同的获得性钾通道基因（KCNH2，KCNQ1，KCNJ2）功能性突变有关。儿茶酚胺依赖性室性心动过速（是由于压力或情感所引起的昏厥）是由肌浆网上两种不同蛋白突变引起的，而肌浆网控制着细胞内钙平衡。两种不同离子通道基因（HCN4 和 SCN5A）突变与先天性病窦综合征有关。伴随有 ST 段抬高、渐进性心脏传导异常（PCCD）的、以室颤特征的 Brugada 综合征和以希氏束浦肯野纤维系统传导异常和右或左束支完全传导阻滞为特征的室颤，认为均与钠通道基因 SCN5A 的功能性突变缺失有关。家族型房颤中至少有一种类型与获得性钾通道基因 KCNQ1 的功能性突变有关。

表 14-1　一些心律失常相关的分子和遗传基础

类型	相关染色体	有缺陷的基因	受影响的离子通道或蛋白	结果
LQT-1	11	*KCNQ1*	I_{Ks}	LF
LQT-2	7	*KCNH2（HERG）*	I_{Kr}	LF
LQT-3	3	SCN5A	I_{Na}	GF
LQT-4	4	Ankyrin-B[1]		LF
LQT-5	21	*KCNE1（minK）*	I_{Ks}	LF
LQT-6	21	*KCNE2（MiRP1）*	I_{Kr}	LF
LQT-7[2]	17	*KCNJ2*	I_{Kir}	LF
LQT-8[3]	12	*CACNA1c*	I_{Ca}	GF
SQT-1	7	*KCNH2*	I_{Kr}	GF
SQT-2	11	*KCNQ1*	I_{Ks}	GF
SQT-3	17	*KCNJ2*	I_{Kir}	GF
CPVT-1[4]	1	*hRyR2*	兰尼碱受体	GF
CPVT-2	1	*CASQ2*	肌集钙蛋白	LF
病窦综合征	15 或 3	*HCN4* 或 *SCN5A*[5]		LF
Brugada 综合征	3	*SCN5A*	I_{Na}	LF
PCCD	3	*SCN5A*	I_{Na}	LF
家族型房颤	11	*KCNQ1*	I_{Ks}	GF

[1] 锚蛋白类是细胞内蛋白，它与不同的转运蛋白，如钠通道，$Na^+，K^+$ ATP 酶、$Na^+，Ca^{2+}$ 交换、Ca^{2+} 释放通道有关

[2] 安德森综合征

[3] Timothy 综合征；多器官功能障碍，包括自闭症

[4] CPVT：儿茶酚胺依赖性室性心动过速；在肾上腺素能的刺激下，细胞内兰尼碱 Ca^{2+} 释放通道或 Ca^{2+} 缓冲蛋白，肌集钙蛋白上的突变可引起肌质网上 Ca^{2+} 外渗或促进 Ca^{2+} 释放，从而可引起触发性心律失常

[5] *HCN4* 编码的窦房结细胞起搏细胞电流；钠通道基因（*SCN5A*）突变可引起传导缺陷

GF，功能性获得；LF，功能性缺失；LQT，长 QT 综合征；PCCD，渐进性心脏传导紊乱；SQT，短 QT 综合征

心律失常发生的机制

许多因素可诱发或加重心律失常，如心肌缺血、低氧、酸中毒或碱中毒，电解质平衡紊乱，儿茶酚胺类物质过度释放，自发因素，药物中毒（洋地黄类药物和抗心律失常药），肌纤维受过度牵拉以及心肌受损。归根结底，心律失常的发生无非是：①冲动起源异常；②冲动传导异常；③二者兼有。

冲动形成异常

起搏细胞兴奋周期由动作电位时程和舒张期两部分组成，其中任何一部分缩短，就会引起起搏细胞兴奋次数增加。但舒张期更重要，它首先由 4 相自动除极上升速率决定。迷走神经兴奋和 β 受体阻滞药通过减小 4 相上升斜率（乙酰胆碱也可以使舒张动作电位的最大值变得更负）从而降低起搏细胞的兴奋性。低血钾、β-受体激动药、过度牵拉、酸中毒以及损伤电流引起的部分除极，通过增加 4 相上升速率，使起搏性增加。

潜在起搏细胞（即正常条件下 4 相有缓慢除极，如一些浦肯野纤维）对上述各种影响因素更敏感。不仅如此，所有心肌细胞，包括正常静息的心房肌、心室肌细胞，在类似条件下特别是低血钾时反复出现自发活动。

后除极（图 14-5）是中断 3 相（**早后除极，EADs**）或 4 相（**迟后除极，DADs**）的短暂的除极。EADs 常在心动过缓时发生，并可导致肠 QT 相关性心律失常（文本框：心律失常的分子和基因基础）。另一方面，细胞内高钙易引起 DADs（第 13 章）。后除极在心动过速时容易发生或加重，被认为多在洋地黄药物过量、血浆中儿茶酚胺水平增高及心肌缺血时出现。

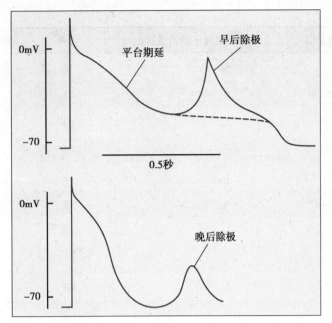

图 14-5　两种异常电活动。早后除极（上图）和晚后除极（下图）。这两个异常除极均发生在一个正常动作电位之中或之后，因此，它们又称做自发性触发，即它们需要一个正常动作电位诱发

冲动传导异常

严重的传导减慢可导致单纯性传导障碍，如房室结阻滞或束支阻滞等。由于房室传导明显受迷走神经支配，因此，阿托品对部分房室传导阻滞有治疗作用。更常见的传导异常时折返，也叫作"环路运动"（circus movement），指冲动沿心脏经传导通路折回原处反复运行的现象（图 14-6）。

折返冲动的途径可限于较小的区域，如房室结内或房室结附近，也可以在心房或心室壁内较广泛的区域形成。有些折返活动有严格的解剖基础，如预激（Wolff-Parkinson-White）综合征，其折返环

路由心房组织、房室结、心室组织以及一个辅助房室连接（Kent 束，旁路）组成；有些情况（如房颤和室颤），折返环路很多，可遍布整个心脏，这主要由心肌组织不同特性决定。更有甚者，环路中冲动常可打断"子冲动"扩布。冲动消失前，折返冲动沿环路运行次数将决定心律失常是二联律、三联律，还是持续性心动过速。

折返的形成必须同时具备以下 3 个条件（图 14-6）：①必须有不均一传导（解剖性或生理性）存在，以便形成潜在折返环路；②环路中有单向传导阻断区存在，即向一个方向传导阻滞，但可沿相反方向传导（图 14-6），随着向部分去极化越来越严重的心肌组织传导，传导速度逐渐减慢，最终导致传导阻滞，即衰减性传导（decremental conduction）；③环路上传导时间足够长，使逆行性传导沿阻断区周围漫游，而不传入阻断区不应期，即，环路上的传导时间要长于阻断区细胞的不应期。更重要的是，折返多发生在传导临界阻滞时，如心肌受损或局部缺血。如果传导速度太慢，变成双向传导阻滞而不是单向阻滞，或者逆向传导的冲动太弱，折返就难以形成，或由于冲动传导太慢，与下一次节律性冲动相抵触；如果传导速度太快，即几乎接近正常，则多发生双向传导阻滞，即使出现单向传导障碍，如果冲动逆向传导太快，落在阻断区的不应期，也难以形成折返。重要心律失常的代表性心电图在图 14-7 和图 14-8 表示。

传导减慢是由于 Na^+ 电流减弱或 Ca^{2+} 电流减弱，后者尤在房室结多发生，也可能由于两种电流均减弱。能够取消折返的药物作用的机制是通过进一步减慢房室传导阻滞（抑制 Na^+ 电流或 Ca^{2+} 电流）并引起双向传导阻滞而发挥作用的。就理论而言，通过加快传导（增强 Na^+ 电流或 Ca^{2+} 电流），抗心律失常药也是有效的，但是只有在极少的情况下，抗心律失常药才能发挥作用。

延长或缩短不应期均可取消折返，阻断区附近心肌组织不应期越长，逆向传来的冲动落入不应期的可能性就越大。另一情况是，阻断区细胞不应期越短，单向阻滞就罕能形成。可见，邻近心肌细胞不应期不均一易引起心律失常，抗心律失常药可通过取消这种不均一达到治疗目的。

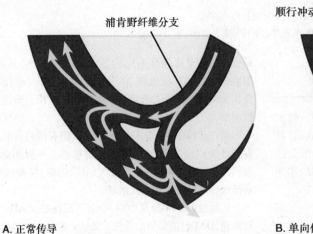
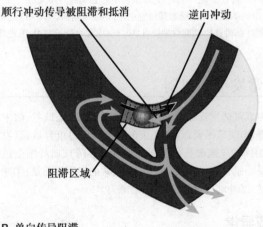

图 14-6　浦肯野系统进入心室壁的小分支处产生的折返图。**A.** 正常传导。冲动随传导道分支分两路下传，心室兴奋后这两路抵消（相互抵消）；**B.** 一个分支发生单向传导阻滞的区域。在阻滞部位，顺行冲动传导可被阻断，但是，如果冲动形成于可兴奋组织，则逆向冲动在阻滞部位传导。这样，不应期比传导时间缩短，然后冲动可再次兴奋组织，折返即可形成

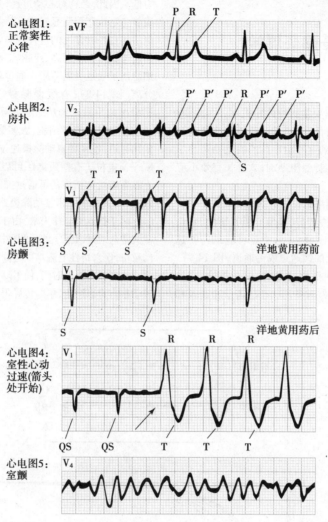

心电图1：
正常窦性
心律

aVF

P R T

心电图2：
房扑

V₂

P′ P′ P′ R P′ P′ P′

S

心电图3：
房颤

V₁

T T T

S S S

洋地黄用药前

V₁

S S

洋地黄用药后

心电图4：
室性心动
过速(箭头
处开始)

V₁

R R R

QS QS T T T

心电图5：
室颤

V₄

图 14-7　正常窦性节律和一些常见心律失常的心电图。主要的偏差(P、Q、R 和 T)在每个心电图上标出,除了第 5 道心电图,因为其中的点活动完全紊乱,而且这些偏差没有一个可以识别

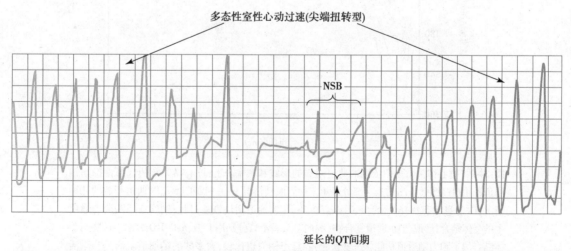

多态性室性心动过速(尖端扭转型)

NSB

延长的QT间期

图 14-8　在两次尖端扭转型心律失常发生期间的长 QT 综合征患者心电图。在心电图的开始可以看到多形型室性心动过速,并在中间自发的停止。跟着是一个具有极长 QT 间期的间隔正常的窦性心律(NSB),紧跟着是另一个尖端扭转型室性心动过速,其症状常包括晕眩和短暂性意识丧失

■ 抗心律失常药的基础药理学

作用机制

心律失常由异常起搏活动或异常脉冲传导引起。因此，心律失常治疗应通过减少异位起搏活动，通过调整传导速度或有效不应期，以取消折返活动。达到这些治疗目的的主要药理学机制为：①阻断钠通道；②心交感神经阻断剂；③延长有效不应期（ERP）；④阻滞钙通道。

抗心律失常药降低异位起搏细胞自发电活动明显强于对窦房结的抑制，也可最大程度上减慢传导、降低心肌兴奋性，延长ERP（对部分除极的心肌细胞更明显）。这主要可能是药物选择性的阻滞了部分除极细胞膜上的钠通道或钙通道（图14-9）。临床作用明显的抗心律失常药对活化的通道（即0相时）或失活的通道（即2相时）亲和力高，但对备用状态的离子通道亲和

力低。因此，药物对心动过速（单位时间通道多次激活或失活）或静息电位作用明显较强（舒张期许多通道失活）可抑制跨膜电活动。药物作用的这种现象常用**使用依赖**或**状态依赖**描述，即通道激活频率越高，或越容易失活，对药物越敏感；正常心肌细胞离子通道受阻滞后在通道处于备用状态时药物很快与受体分离（图14-9）；有缓慢除极心肌细胞（即静息电位负值在-75mV以下），药物从通道上解离的速度也较慢（图14-4）。

对于异位起搏细胞，大多数抗心律失常药通过阻滞钠通道或钙通道，使4相自动除极速率减小，结果膜电位在4相接近于K⁺平衡电位。有些药物还可以提高兴奋阈（电位更正）。β-肾上腺素能受体拮抗药可通过抑制心脏去甲肾上腺素的正性变时效应，间接减小4相自动除极速率。

对于折返型心律失常，由于与临界传导障碍有关，多数抗心律失常药通过以下一种或两种机制起作用：①减少离子通道开放的数量，使兴奋性电流难以达到阈电位（图14-4左图）；②延迟失活通道恢复活性的时间，使ERP延长（图14-4右图）。结果异常冲动根本难以产生，单向传导阻滞变为双向传导阻滞，消除折返。

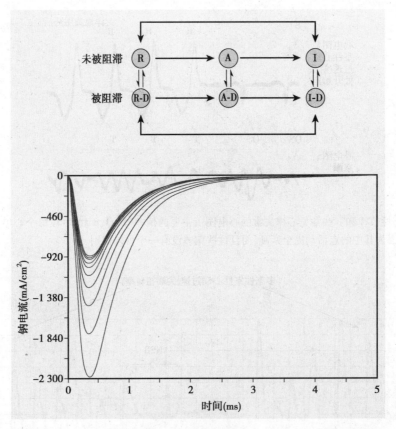

图14-9 抗心律失常药中依赖钠通道阻滞的形式和频率。上：抗心律失常药选择性抑制钠通道作用机制图解。图的上半部分表示未用阻断药情况下，心肌细胞兴奋时通道开放的几种情况：R（静息状态）→A（激活）→I（失活），I→R为通道活性恢复过程；钠通道阻滞药与通道上的受体结合，形成药物-通道复合物（纵向箭头表示），分别用R-D、A-D、I-D表示。药物与受体结合的亲和力随通道功能状态变换，与静息态钠通道比较，大多数的钠通道阻滞药与激活态和灭活态钠通道结合紧密。而且从I-D状态恢复至R-D状态比比I-R要慢，结果，静息电位的活性和去极化有助于通道阻滞和选择性地抑制心律细胞。下：在利多卡因的诱导下，内向钠电流逐渐减少。最大弯曲处是去极化电压产生的最初钠电流；由于先前的阻断和在每一个去极化期间的阻断作用，随后的钠电流振幅减少

通过以上的作用机制，抗心律失常药对发生于部分去极化细胞上的异常电活动和异常传导都有抑制作用，但是，随着剂量的提高，这些抗心律失常药物本身也可抑制正常组织的传导，从而导致药源性心律失常。更有甚者，有些心率过快的患者用药量为治疗量时可诱发心律失常，同样情况也可发生于酸中毒（从多数药物的阻滞作用中恢复缓慢）、高血钾和缺血患者中。

■ 特异的抗心律失常药

抗心律失常药习惯上按其最基本作用机制分为 4 类：

1. 钠通道阻滞药，I 类抗心律失常药可根据它们对动作电位时程的影响，或对钠通道阻滞药动力学影响的不同再分为几个亚类：I A 类，可延长动作电位时程；I B 类，可缩短动作电位时程；I C 类，无或轻度延长动作电位时程。同类药物中，I B 类药物很快与钠通道相互作用（可结合也可不结合），I C 类作用缓慢，I A 类居于 I B 类和 I C 类之间。

2. 交感神经阻滞药。此类药物主要是降低心脏 β-受体的活性而发挥作用。

3. 延长动作电位时程药。阻断延迟整流钾电流（I_{Kr}）迅速组成部分而发挥作用。

4. Ca^{2+} 阻断药，此类药物通过减慢 Ca^{2+} 依赖性心肌组织如房室结传导，延长不应期起作用。

依据抗心律失常药对细胞膜和对 ECG 的影响（表 14-2、表 14-3），药物可能有多种分类，如：胺碘酮具有上述 4 类分类方法的所有特征。但是一般我们则依据药物在这些作用中的主要作用来对药物进行分类。有些抗心律失常药，如：腺苷、镁并不适合上述分类方法，所以对它们则需分别描述。

表 14-2 抗心律失常药对心肌细胞膜的作用

药物	钠通道阻滞药		不应期		钙通道阻滞药	对起搏性影响	拟交感活性
	正常细胞	去极化细胞	正常细胞	去极化细胞			
腺苷	0	0	0	0	+	0	+
胺碘酮	+	+++	↑↑	↑↑	+	↓↓	+
地尔硫䓬	0	0	0	0	+++	↓↓	0
丙吡胺	+	+++	↑	↑↑	0	↓	0
多非利特	0	0	↑	?	0	0	0
决奈达隆	+	+++	NA	NA	+	NA	+
艾司洛尔	0	+	0	NA	0	↓↓	+++
氟卡尼	+	+++	0	↑	0	↓↓	0
伊布利特	0	0	↑	?	0	0	0
利多卡因	0	+++	↓	↑↑	0	↓↓	0
美西律	0	+++	0	↑↑	0	↓↓	0
普鲁卡因胺	+	+++	↑	↑↑↑	0	↓	+
普罗帕酮	+	++	↑	↑↑	+	↓↓	+
普萘洛尔	0	+	↓	↑↑	0	↓↓	+++
奎尼丁	+	++	↑↑	↑↑	0	↓↓	+
索他洛尔	0	0	↑↑	↑↑↑	0	↓↓	++
维拉帕米	0	+	0	↑	+++	↓↓	+
维纳卡兰	+	+	+	+	NA	0	NA

NA：无相关数据

表 14-3　抗心律失常的药理学特性

药物	对窦性节律影响	对房室结ERP影响	PR间期	QRS波宽	QT间期	抗心律失常作用		半衰期
						室上性	室性	
腺苷	↓↑	↑↑↑	↑↑↑	0	0	++++	?	<10s
胺碘酮	↓↓[1]	↑↑	可变	↑	↑↑↑↑	+++	+++	数周
地尔硫䓬	↑↓	↑↑	↑	0	0	+++	–	4~8h
丙吡胺	↑↓[1,2]	↑↓[2]	↑↓[2]	↑↑	↑↑	+	+++	7~8h
多非利特	↓(?)	0	0	0	↑↑	++	无	7h
决奈达隆					↑	+++	–	24h
艾司洛尔	↓↓	↑↑	↑↑	0	0	+	+	10min
氟卡尼	无,↓	↑	↑	↑↑↑	0	+[3]	++++	20h
伊布利特	↓(?)	0	0	0	↑↑	++	?	6h
利多卡因	无[1]	无	0	0	0	无[4]	+++	1~2h
美西律	无[1]	无	0	0	0	无	+++	12h
普鲁卡因胺	↓[1]	↑↓[2]	↑↓[2]	↑↑	↑↑	+	+++	3~4h
普罗帕酮	0,↓	↑	↑	↑↑↑	0	+	+++	5~7h
普萘洛尔	↓↓	↑↑	↑↑	0	0	+	+	5h
奎尼丁	↑↓[1,2]	↑↓[2]	↑↓[2]	↑↑	↑↑	+	+++	6h
索他洛尔	↓↓	↑↑	↑↑	0	↑↑↑	+++	+++	7h
维拉帕米	↓↓	↑↑	↑↑	0	0	+++	–	7h
维纳卡兰		↑	↑	↑		+++	–	2h

[1] 可抑制病态的窦房结

[2] 抗胆碱作用和直接抑制作用

[3] 特别见于预激综合征(Wolff-Parkinson-White)

[4] 对洋地黄引起的房性心律失常有效

钠通道阻滞药（Ⅰ类）

此类药物既具有局麻作用，也可阻断钠通道而降低钠电流 I_{Na}，是最古老和应用最广泛的一类药。

普鲁卡因胺（ⅠA类）

$$H_2N-\text{—}-C(=O)-N(H)-CH_2-CH_2-N(C_2H_5)(C_2H_5)$$

普鲁卡因胺

对心脏的影响

普鲁卡因胺可阻滞钠通道，减慢动作电位上升支，减慢传导，延长 ECG 中 QRS 持续时间，并且也可通过阻滞 K^+ 通道而延长动作电位持续时间。与奎尼丁相比，对异位起搏细胞自发电活动作用差，对部分除极细胞钠通道作用强。

普鲁卡因胺可直接抑制窦房结和房室结，而这些作用可以被药物诱导的迷走神经阻滞而抵消。

心脏外作用

普鲁卡因有神经节阻断作用，可使外周血管阻力降低，导致低血压，多见于静脉给药；但治疗浓度时其外周血管效应不及奎尼丁严重。给药速度太快或患者兼有左心力衰竭者易致低血压。

毒性

普鲁卡因胺对心脏的毒性作用有过度的动作电位延长，QT间期延长、尖端扭转型室性心动过速、过度传导减慢等。

普鲁卡因长期应用最严重的不良反应是红斑狼疮样综合征，以关节炎、关节痛为主要病理表现，有时也引起胸膜炎、心包炎、肺实质肺炎、肾狼疮罕见。长期用药，几乎所有的患者血清异常（即抗细胞核抗体滴度升高），但一般无症状，无需停药。

近 1/3 患者长期用药出现可逆性狼疮样综合征。

另有约 10% 患者会出现恶心、腹泻。近 5% 患者有皮疹、发热和肝硬化，约 0.2% 患者有粒细胞减少等其他不良反应。

药动学和剂量

普鲁卡因口服易吸收，静脉注射、肌内注射给药安全。主要代谢产物乙酰卡尼（NAPA）有 Ⅲ 类抗心律失常作用，血浆 NAPA 浓度太高特别是患者伴有肾衰竭时易诱发尖端扭转型室性心动过速。个别患者代谢快，血浆中 NAPA 升高迅速，短期用药不易出现狼疮综合征。

普鲁卡因在肝脏代谢为 NAPA，经肾排泄，半衰期为 3 ~ 4 小时；因此，需多次用药方能维持疗效，NAPA 经肾脏排泄，肾衰患者用量应酌减，充血性心力衰竭伴药物分布容积减小及肾清除下降患者也应减量应用。NAPA 半衰期较普鲁卡因胺长，血浆中浓度蓄积也较后者慢，因此，检测血浆中普鲁卡因胺和 NAPA 浓度，特别是患者循环系统和肾脏功能不全时很重要。

如病情紧急，可按 0.3mg/（kg·min）或略低速度快速静脉给药，短期内达到 12mg/kg 负荷量。此后按 2 ~ 5mg/min 维持血药浓度。普鲁卡因及其代谢产物 NAPA 血浆中浓度分别超过 8μg/ml 及 20μg/ml 可出现胃肠道（GI）不良反应或心脏毒性。

治疗室性心律失常，通常每日总量为 2 ~ 5g，个别血浆 NA-PA 浓度高的患者，给药次数应减少；对于因肾脏疾病药物清除率下降患者也如此。

临床应用

普鲁卡因胺对房性、室性心律失常均有效，但考虑到需多次用药及其狼疮综合征效应，临床上不主张长期应用。在大多数 CCU（coronary care units），普鲁卡因胺作为二线或三线药物用于治疗急性心肌梗死伴发的室性心律失常（首选利多卡因或胺碘酮）。

奎尼丁（ⅠA 类）

心脏作用

奎尼丁的作用与普鲁卡因胺相似，通过阻滞钠通道而可降低起搏性，减慢传导，延长 ECG 中 QRS 间期。也可通过阻滞几种钾通道延长不应期。它对心脏毒性主要是过度 QT 间期延长，可导致尖端扭转型心律失常。奎尼丁的毒性浓度可使整个心脏产生过度钠通道阻滞和传导减慢。它对心脏还有轻度的抗毒蕈碱作用

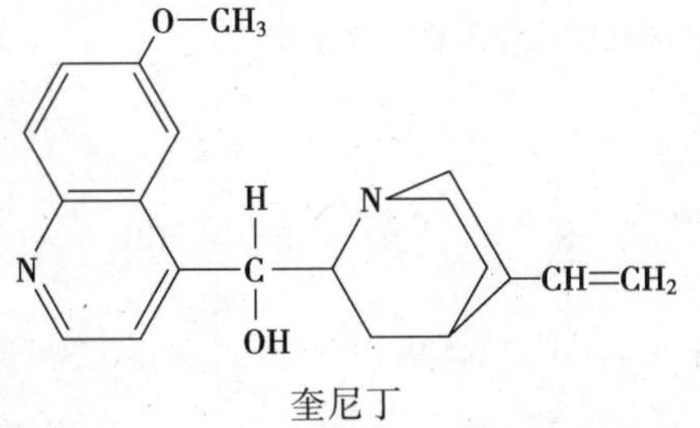

奎尼丁

心脏外作用

有 1/3 到 1/2 的患者会出现胃肠道反应，如腹泻、恶心、呕吐。在毒性剂量时可出现金鸡纳反应，如头痛、头晕、耳鸣等。而特异质反应和免疫反应如血小板减少、肝炎、血管神经性水肿、发烧则很少见。

药动学和临床应用

奎尼丁从消化道吸收并通过肝脏代谢。它在临床中应用的很少，原因主要是由于心脏和心脏外的不良反应以及有耐受性更好的抗心律失常药在临床的应用。

丙吡胺（ⅠA 类）

心脏作用

丙吡胺对心脏的作用与奎尼丁和普鲁卡因胺相似；它抗心脏迷走神经 M-受体样作用强于奎尼丁。因此，治疗房颤或房扑应与有减慢房室传导作用的药物合用。

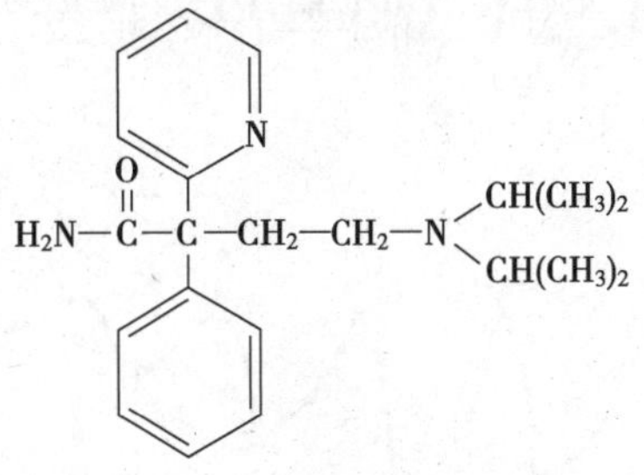

丙吡胺

毒性

丙吡胺中毒剂量可出现奎尼丁中毒的所有心脏电生理学异常；由于丙吡胺的负性肌力效应，可加重患者左心功能不全，甚至在少数患者，即使用药前心功能正常，因丙吡胺的使用可导致心力衰竭。因此，在美国，丙吡胺不作为一线药使用，丙吡胺应用于充血性心力衰竭患者应十分谨慎。

应用丙吡胺可引起阿托品样不良反应：尿潴留（大多数出现，但有前列腺增生的男性患者均可能出现）、口干、视力模糊、便秘、诱发或加重青光眼。出现这些反应应停止用药。

药动学和剂量

在美国，丙吡胺只有口服制剂。标准口服剂量为每次 150mg，每日 3 次，但也有一日服用 1g 的记载，肾功能不全患者剂量应酌减。由于可诱发心衰，目前还没有推荐其负荷剂量。

临床应用

尽管丙吡胺对多种室上性心律失常有效，但在美国，它仅推荐用于室性心律失常。

利多卡因（ⅠB 类）

利多卡因是一仅供静脉用药的抗心律失常药，毒性小，对伴

有急性心肌梗死的心律失常疗效好。

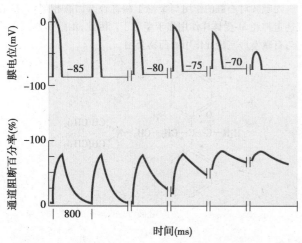

利多卡因

心脏作用

利多卡因可很快阻滞激活态和失活态的钠通道(图14-10)。对失活态钠通道的阻滞作用可对那些比心房细胞更长的动作电位如浦肯野纤维和心室肌细胞产生更强的作用。对正常静息电位的快速作用导致从动作电位和对传到无效之间的阻滞中恢复。对于除极的细胞,失活增加的缓慢释放的动力学导致选择性传导抑制,很少发现对正常窦性节律心电图的影响。

图14-10　钠通道阻断或未阻断时影响静息膜电位的计算机模拟图。**上图**:心室肌细胞上的动作电位图;**下图**:药物阻断钠通道的百分率;**左边**:在正常静息电位-85mV,药物与激活态和灭活态的钠通道结合,但是在舒张期阻断作用会很快恢复,这是因为当通道恢复至静息电位-85mV时,药物与受体亲和力低而造成的。**中间**:代谢性损伤刺激如由于冠脉阻塞引起的缺血,可引起逐渐去极化。在更负的电位情况下,更多通道处于非激活状态时,随着动作电位的产生,被阻断的通道比例也在逐渐增加(图14-4,左图)。在更小静息电位下,舒张期未被阻断的时间常数很快增高(图14-4,右图)。**右边**:这些组织上由于与药物结合、传导阻滞和刺激性减弱,从而引起这些去极化组织选择性被抑制

毒性

利多卡因是现有钠通道阻滞药中,心脏毒性最小的药物之一,利多卡因加重室性心律失常,诱发窦房结停搏或引起传导减慢的不良反应少见。大剂量时,特别是对于事先已有心力衰竭的患者,利多卡因可导致低血压,部分可能与减弱心肌收缩力有关。

与其他局麻药类似,利多卡因最常见的是神经系统不良反应,如:感觉异常、震颤、中枢性恶心、头晕、听力障碍、语言不清和惊厥。多发生于老年患者或体弱患者,用药太快也易出现,反应程度与剂量有关,静注安定可缓解,血药浓度不超过 9μg/ml 较为安全。

药动学和剂量

利多卡因口服在肝脏首过消除强、生物利用度仅为3%,因此,利多卡因多注射给药。利多卡因半衰期约为2小时,成人一般先给150~200mg负荷剂量(一次性注射或于15分钟内静脉滴注),此后按2~4mg/min给药,使血药浓度维持在2~6μg/ml的治疗浓度。给药过程中应随时监测血药浓度,患者有心肌梗死或其他原因造成病情紧急时应适当增加剂量。因上述情况下,血浆中 α_1 酸性糖蛋白增加,后者可与利多卡因结合,使游离药物减少,效应减弱。

充血性心力衰竭患者,利多卡因在体内分布容积及清除速度均减小。因此,负荷剂量和维持量也应减少,才能保证其在体内半衰期基本不变;肝功能不全患者,药物代谢缓慢,分布容积扩大,消除半衰期延长,约为正常3倍,此时负荷剂量可以不变,但维持量应减少。消除半衰期决定血浆药物达稳态浓度时间,所以,正常人或心力衰竭患者,利多卡因达稳态浓度时间为8~10小时,而肝功能不全患者则需24~36小时。凡能降低肝脏血流量的药物(如普萘洛尔、西咪替丁)可使利多卡因代谢减慢,中毒风险增加,此时利多卡因应减量。连续用药24小时以上,药物消除缓慢,血药浓度上升。肾功能不全对利多卡因消除影响不大。

临床应用

利多卡因可用于急性缺血患者心脏电复律后配合治疗室性心动过速和室颤。但是,常规将利多卡因预防性的应用此类患者中,则会使死亡率增加,这可能与增加心脏骤停有关。基于此,许多医生建议利多卡因只用于心律失常治疗。

美西律(1B)

美西律与利多卡因属同类药,可口服。美西律心脏电生理效应及抗心律失常作用与利多卡因相似[抗癫痫药苯妥因(第24章)对心脏也有相似电生理效应并有抗心律失常作用,也可用于治疗室性心律失常]。美西律用于室性心律失常,消除半衰期为8~20小时,每日可给药2~3次,美西律日用量为600~1 200mg。治疗浓度下即有不良反应,并与剂量有关,主要表现为神经系统不良反应,包括震颤、视力模糊、嗜睡等,恶心也较常见。

美西律对慢性钝痛也有明显的缓解作用,特别是糖尿病神经病变及外周神经受损引起的疼痛,常用量为口服 450~750mg/d。这一用法还未被广泛采用。

美西律

氟卡尼（1C 类）

氟卡尼有极强的阻滞钠通道和钾通道作用（注意：尽管它有阻滞钾通道的作用，但它不能延长动作电位和 QT 间期）。目前主要用于室上性心律失常，但无 M-受体拮抗作用。

氟卡尼对室性早搏也有效。但是，对室性心动过速、心肌梗死或心室肌已有病变者，正常浓度氟卡尼可加重心律失常。这可见心律失常抑制试验（Cardiac Arrhythmia Suppression Trial, CAST）。氟卡尼口服易吸收，半衰期为 20 小时，经肝、肾代谢，常用量为 100~200mg，每日 2 次。

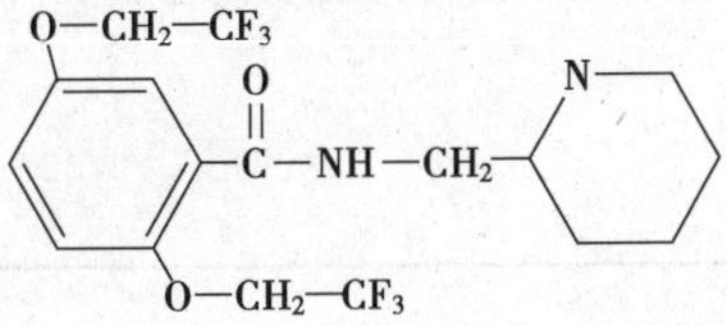

氟卡尼

普罗帕酮（1C 类）

普罗帕酮与普萘洛尔相似，有较弱的 β-受体拮抗作用，药理作用与奎尼丁相似，其钠通道阻滞作用与氟卡尼相似，在肝脏代谢，平均消除半衰期为 5 小时，一般日用量为 450~900mg，分 3 次服用，主要用于治疗室上性心律失常，最常见的不良反应为金属味及便秘，普罗帕酮也可加重心律失常。

莫雷西嗪（1C 类）

莫雷西嗪为具有吩噻嗪结构的抗心律失常药，阻滞钠通道作用较强，不延长 APD。主要用于室性心律失常。莫雷西嗪已从美国市场撤市。

β-肾上腺能受体拮抗药（Ⅱ 类）

普萘洛尔及其同类药物有抗心律失常效应，这与其 β-受体拮抗和直接稳定细胞膜有关。第 10 章已叙述，β-受体拮抗药部分选择性阻断心肌细胞膜上 $β_1$-受体，部分有拟交感活性，部分有明显的膜稳定作用，部分可延长心肌细胞 APD。β-受体拮抗药阻断 β-受体和直接稳定细胞膜作用，但何者对其抗心律失常效应起主要作用还不清楚。β-受体拮抗药不良反应少，抑制心室肌异位除极作用较钠通道阻滞药弱，但对急性心肌梗死恢复过程中梗死复发和心脏猝死有良好预防作用（第 10 章）。

艾司洛尔为短效的 β-受体拮抗药，主要用于治疗心脏手术过程中出现的心律失常或其他急性心律失常（第 10 章）。索他洛尔为非细胞选择性 β-受体拮抗药，能延长心肌细胞 APD，有 Ⅲ 类抗心律失常药特点。

通过延长动作电位延长有效不应期的药物（Ⅲ 类）

这类药物一般通过阻滞心肌细胞膜钾通道或通过钠通道促进电流内流，延长 APD。这类药物对动作电位的延长常表现出与人们意愿相反的特征：心率快时药物延长 APD 作用弱，心率慢时药物延长 APD 作用强，后一种情况容易诱发尖端扭转型室性心动过速。

虽然大多数该类药物会显著延长 QT 间隔，但是这些药物在导致心律失常并引发尖端扭转型室性心动过速方面有显著的差异性。近期研究表明仅凭 QT 延长过度可能无法很好地预测药物是否会引发尖端扭转型室性心动过速。除了 QT 延长，其他重要因素包括动作电位稳定性，三角形发展，逆转使用依赖性以及分散跨心室复极时间。

胺碘酮

在美国，胺碘酮是一种即可口服又可静脉给药的广泛用于室性心律失常药。但是，它也可以用于室上性心律失常，如：心房颤动。由于它广泛的抗心律失常作用，可广泛地用于各种心律失常。胺碘酮有独特的药动学特征和重要的心脏外不良反应。**决奈达隆**是一种不含碘原子的胺碘酮类似物，最近 FDA 批准用于治疗心房扑动和心房纤颤。**塞利瓦隆**是另一个类似决奈达隆的碘香豆酮衍生物，目前正在临床试验用于预防室性心动过速复发。

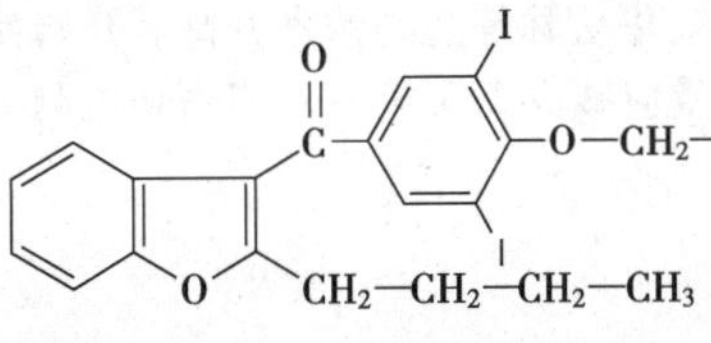

胺碘酮

心脏作用

胺碘酮通过阻滞 I_{Kr} 而延长 APD，胺碘酮有其对频率快的心肌细胞延长 APD 作用好，无反向功能性依赖作用。尽管目前该药被归至第 3 类抗心律失常药中，但胺碘酮也能明显地阻断失活态钠通道。并且对钙通道有轻度阻滞作用，并有非竞争性 β-受体拮抗作用，这些作用可减慢心率和房室结传导。尽管可显著延长 QT 间期，但其仍具有活性高、尖端扭转型心律失常发生率低的优点。

心脏外作用

胺碘酮可扩张外周血管，这种作用尤其在静脉给药时容易发生，这可能与载体的功能有关。

毒性

窦房结或房室结原有病变患者，胺碘酮可引起症状性心动过缓或心脏骤停,胺碘酮在许多组织中聚集,如心脏(心脏中药物浓度是血浆浓度的 10~15 倍)、肺、肝脏、皮肤,并可在角膜中浓集。剂量相关性肺毒性是最重要的不良反应。即使在 200mg/d 或更低剂量时,有 1% 的患者可发生致死性的肺纤维化。对于肝功能异常或过敏性肝炎患者在应用胺碘酮时应定期监测肝功能。皮肤沉积患者可引起光敏性皮炎,或皮肤发生褐色反应,局部呈灰蓝色。用药数周,几乎所有患者即可在角膜形成黄棕色沉淀-微小结晶,这种沉淀物一般不影响视力,无需停药。

胺碘酮可阻断外周 T_4 向 T_3 转换,本身含有大量的无机碘。可引起甲状腺功能低下或甲状腺功能亢进,用药前和用药过程中应注意检查甲状腺功能。由于胺碘酮可作用于每个器官系统,所以当有新的症状出现的时候应对胺碘酮进行重新评估。

药动学

胺碘酮吸收不稳定,其生物利用度为 35%~65%。主要经肝代谢,代谢产物-去乙胺碘酮也有生物活性,消除半衰期长(13~103 天)。停药后其作用仍可持续 1~3 个月。停药 1 年后,其组织浓度仍可测得。每日 0.8~1.2g 给药,即可达到 10g 负荷剂量,维持剂量为每日 200~400mg,药理学作用可通过静脉给药而快速获得,QT 间期延长的作用较弱,但对于心动过缓和房室传导阻滞患者 QT 间期延长则有很重要意义。

胺碘酮可与很多药物相互作用,在开始使用或对该药进行剂量调整时,应对该药进行评估。胺碘酮是肝酶 CYP3A4 的底物,抑制该酶的药物如西咪替丁与其合用,则可使其浓度升高。诱导该酶的药物如利福平可使胺碘酮的浓度降低。胺碘酮也可抑制几种细胞色素 P450 酶,可能会引起作为肝药酶底物的药物如地高辛、华法林等药物浓度升高。开始使用胺碘酮后,华法林的剂量应减少 1/3 到 1/2,应密切监测凝血酶原时间。

临床应用

对于房颤患者,低剂量(100~200mg/d)胺碘酮即可维持正常窦性心率,胺碘酮可用于室性心律失常的治疗。它不会提高冠脉疾病和心衰患者的死亡率。在许多中心,心脏电复率器(ICD)的植入是治疗室性心动过速的首要选择,但是胺碘酮作为辅助用药则可降低电复率器产生的不适感。胺碘酮可提高起搏和心脏电除颤的阈值,并且当胺碘酮的剂量到达维持剂量的时候,电复率器则需重新测试。

决奈达隆

决奈达隆在结构类似于胺碘酮,从甲磺酰苯基环移除碘,在香豆酮环上加甲磺基,设计的目的是消除前药对甲状腺素的代谢和修改药物的半衰期。短期研究已经报道没有甲状腺功能障碍或肺毒性。然而,肝毒性,已报道包括两例严重的病例需要肝移植。与胺碘酮一样,决奈达隆对多通道有作用,包括阻滞 I_{kr}、I_{ks}、I_{Ca} 和 I_{Na}。它还有 β 肾上腺素能受体阻断作用。药物的半衰期为 24 小时,并且可以以固定剂量 400mg,每日两次。当与食物同服,其吸收速度增加两倍到三倍,这些信息应告知患者,作为用药指南的一部分。决奈达隆不通过肾脏消除。它能抑制肾小管分泌的肌酐,导致血清肌酐增加 10%~20%;然而,由于肾小球滤过率不变,不需要调整。决奈达隆既是 CY3A4 的一种底物,也是其抑制剂,不应与强有力的 CY3A4 酶的抑制剂合用,如唑类与类似的抗真菌药物和蛋白酶抑制剂。

决奈达隆可恢复一小部分房颤患者的窦性心律(<15%)。与安慰剂相比,它使心室率减少 10-15-bpm。在一个报告中,决奈达隆使阵发性心房颤动患者心房颤动复发的时间间隔翻了一番。初步研究表明减少心房纤颤患者的死亡率或住院率。然而,永久性房颤的一项研究于 2011 年终止,因为死亡风险、脑卒中和心力衰竭增加。同样,一项进行性心脏衰竭的研究过早终止,因为死亡率的增加。这个药物携带一个"黑盒子"警告它在急性失代偿心力衰竭或进展期(四级)心衰的使用。

索他洛尔

索他洛尔是具有 β-受体拮抗作用和延长 APD 作用的药物,是含有左旋体和右旋体的外消旋混合物。其中左旋体主要是阻断 β-受体,而右旋体和左旋体主要是延长 APD。

$$CH_3SO_2NH-\!\!\bigcirc\!\!-CHCH_2NHCH(CH_3)_2$$
$$OH$$

索他洛尔

索他洛尔口服吸收好,生物利用度 100%,不经过肝脏代谢,也不与血浆蛋白结合。以原型药物由肾脏代谢,半衰期为 12 小时。因为药动学单一,很少与其他药物发生相互作用。最主要心脏不良反应:在最高推荐剂量下,6% 的患者可发生剂量依赖性的尖端扭转型心动过速,并可进一步抑制心衰患者的左心室功能。

索他洛尔用于危及生命的室性心律失常和维持房颤患者的窦性心率。它也可以用于小儿室上性和室性心律失常,并可降低心脏电除颤的阈值。

多非利特

多非利特是第Ⅲ类抗心律失常药,它能抑制滞后的外向钾电流中的快速部分,抑制低血钾症患者中 I_{Kr} 的升高。多非利特对其他钾通道和钠通道产生非相关性阻滞作用。

多非利特生物利用度为 100%,维拉帕米通过提高肠道血流量提高多非利特的血浆峰浓度。经口服给药后,80% 的多非利特以原型经肾脏排泄,其余的则以无活性代谢产物从尿中代谢。抑制肾脏分泌阳离子的药物,如西咪替丁可延长多非利特的半衰期。由于其对 QT 间期延长作用和室性心律失常与血浆浓度有关,因此多非利特的剂量则需依据肌酐清除率进行调整。住院患者中,在 QT 间期的校正值和血清电解质的数值获得后,多非利特就应开始使用。若 $QT_c \geq 450ms$(500ms 时出现心动过缓)、<50 次/min 的心动过缓、低钾血症时,多非利特禁止使用。

多非利特主要用于房颤患者中正常窦性心律的转复和维持。

伊布利特

伊布利特与多非利特一样，它通过抑制滞后的外向钾电流中的快速部分(I_{Kr})减慢心脏复极，通过激活慢钠内向电流是延长 APD 的另一个机制。静脉该药后，主要经过肝脏代谢，其代谢产物由肾脏排泄，消除半衰期为 6 小时。

伊布利特静脉给药主要用于房扑和房颤患者快速复转至正常窦性心率。其对房扑的作用要比房颤强。主要的不良反应是过度的 QT 间期延长和尖端扭转型心动过速。伊布利特注入后需对 ECG 持续监测 4 小时，或者直到 QT_c 恢复至基线水平为止。

钙通道阻断药（IV类）

这类药物，其中最早且首先是发现维拉帕米有抗心绞痛作用（第 12 章）。维拉帕米、地尔硫䓬有抗心律失常作用。二氢吡啶类钙阻断药（如硝苯地平）无抗心律失常作用并有可能引起突发性心律失常。

维拉帕米

对心脏作用

维拉帕米对激活状态和失活状态钙通道均有阻滞作用，因此，维拉帕米对电活动频繁的心肌细胞较敏感，主要包括舒张期自动除极的细胞，特别是以 Ca^{2+} 内流为主要特征的细胞如窦房结细胞和房室结细胞敏感，所以维拉帕米对这些组织作用明显，治疗浓度可延长房室结不应期，减慢房室传导。维拉帕米可直接减慢窦性节律，但其降压效应有时可反射性地使窦性节律加快。

维拉帕米可抑制心肌细胞早后除极和晚后除极，取消慢反应细胞去极化。

心脏外作用

维拉帕米可扩张外周血管，对高血压和外周血管痉挛性疾病有改善作用，维拉帕米对平滑肌的作用与许多心脏外作用有关（第 12 章）。

毒性

维拉帕米的心脏毒性与剂量有关，一般可以避免。最容易出现的失误是错把室性心动过速当做室上性心动过速，静注维拉帕米治疗，容易出现低血压和造成室颤；维拉帕米有负性肌力效应，从而限制了伴有心功能不全患者的应用（第 12 章）；剂量过大应用或患者已有轻度房室传导阻滞者易诱发或加重房室传导阻滞，可用阿托品、β-受体激动药对抗。

维拉帕米心脏外不良反应主要有便秘、乏力、精神紧张及四肢水肿等。

药动学和剂量

维拉帕米口服生物利用度仅为 20%，维拉帕米主要在肝脏代谢，半衰期约为 7 小时，肝功不全或肝灌注损伤患者应用时要谨慎。

成年患者，如不伴有心力衰竭或窦房结、房室结异常，治疗室上性心动过速可注射给药：首先于 2~5 分钟注射 5mg 维拉帕米，根据情况几分钟后可再给药 1 次（仍为 5mg），此后可每隔 4~6 小时给药 5~10mg，或者按 $0.4\mu g/(kg \cdot min)$ 持续静脉点滴。

由于存在首过消除，口服给药量比静脉注射要多，一般为 120~640mg/d，分 3~4 次服用。

临床应用

维拉帕米的主要适应证是折返型室上性心动过速。对于折返型室上性心动过速，腺苷和维拉帕米的疗效甚至要优于一些传统治疗方法（如普萘洛尔、地高辛、依酚氯铵、缩血管药和心脏复律术等）。维拉帕米也可防止房扑和房颤时发生的室性心动过速（"速率控制"），但极少使心脏恢复窦性节律。维拉帕米很少用于室性心律失常。但是，严重室性心动过速者静脉注射维拉帕米常引起血流动力学障碍。

地尔硫䓬

治疗室上性心动过速作用与维拉帕米相似，主要用于房颤，也可防止室颤发生。地尔硫䓬静脉注射制剂可用于房颤，较少发生低血压和心动过缓等不良反应。

其他抗心律失常药和其他作用于通道的药物

有些具有抗心律失常作用的药物不适合于传统的 I ~ IV 分类方法，这些药物包括洋地黄（第 13 章）、腺苷、镁、钾等。还有变得明显的一些证据表明，某些非抗心律失常药物，如作用于肾素-血管紧张素-醛固酮系统的药物、鱼油和他汀类药物可以减少冠心病或充血性心力衰竭患者心动过速和颤动的复发。

腺苷

作用机制和临床应用

腺苷是机体内自然产生的一种核苷，它在血浆中半衰期不到 10 秒。腺苷可增强钾电导，抑制钙内流，结果使细胞超极化，抑制钙依赖性动作电位。大剂量腺苷直接减慢房室传导，延长房室结不应期，但对窦房结功能作用中等。腺苷对阵发性室上性心动过速有效率高（90%~95%），作用时间短，因而是目前临床常用的药物之一，常为一次给药 6mg，如有必要，也可再给药 12mg；对室性心动过速偶有效。腺苷与腺苷受体拮抗药如茶碱或咖啡因合用无效，其作用可被腺苷摄取抑制药如双嘧达莫加强。

毒性

腺苷引起约 20% 患者出现潮红，10% 以上患者呼吸或胸部发热（可能与支气管痉挛有关）；可致严重房室传导阻滞，但持续时间短；也可诱发房颤；其他不常见毒性包括头痛、低血压、恶心及感觉异常。

伊伐布雷定

"滑稽"电流 I_f 在窦房结局部的表达和它对起搏点活动的重要作用为心率控制提供了一个有吸引力的治疗目标。伊伐布雷定是选择性 I_f 阻断剂。它通过降低舒张期窦房结细胞去极化减缓了起搏点活动。它是一个显示使用依赖阻滞的开放通道阻滞剂。不像其他降低心率的药，如 β-受体阻滞剂，它减少心率而不影响心肌收缩性、心室复极化或心脏内传导。在治疗浓度，阻滞 I_f 不完全。因此，保留自主控制窦房结起搏点的速率。

心率升高是冠状动脉疾病患者缺血阈值的一个重要的决定因素，是充血性心力衰竭患者的预后指标。伊伐布雷定的预防心绞痛的和抗缺血作用已经在冠状动脉疾病和慢性稳定性心绞痛患者中证明。对照临床试验中，证明伊伐布雷定在控制心绞痛方面与 β 受体阻滞药一样有效。在左心室功能障碍和心率大于 70bpm 的患者，伊伐布雷定减少平均心率和心血管死亡率与住院率的复合终点。

不适当的窦性心动过速是一种罕见的疾病，其特征是有多种症状，包括心悸、头晕、直立性偏执和心率升高。常规治疗包括 β 受体阻滞剂和非二氢吡啶类钙通道阻滞剂。最近的案例报告和一项临床试验表明，伊伐布雷定有效地降低了不恰当窦性心动过速患者的心率。给药剂量为 5～10mg。视觉障碍归因于视网膜上的 I_f 通道。这种副作用可通过降低血脑屏障对伊伐布雷定的渗透性而限制。伊伐布雷定在其他地方使用，而目前在美国没有批准使用。

雷诺嗪

雷诺嗪最初被开发为一种预防心绞痛药物。后来的研究证明，抗心律失常的属性依赖于对多个离子通道的阻滞。药物阻滞 Na^+ 电流 I_{NaL} 的早期 I_{Na} 和晚期部分，后者对药物有高达十倍的敏感性。对两部分钠电流的阻滞有频率和电压依赖性。雷诺嗪也阻滞延迟整流 K^+ 电流 I_{Kr} 快速部分。阻滞 I_{Na} 和 I_{Kr} 对 APD 产生相反的结果。净效应取决于 I_{Na} 和 I_{Kr} 对 APD 的相对贡献。在正常心室细胞，净效应是延长 APD 和 QT 间隔。在从长 QT 相关突变老鼠分离的细胞，净效应是 APD 缩短。在正常心房细胞，净效应是延长 APD。在心率加快时，如在心动过速期间，在心房不完全复极膜产生的动作电位导致电压依赖性 I_{Na} 减少。在治疗浓度，雷诺嗪对 I_{Ca} 和其余的 K^+ 电流的影响相对较小。

已证明雷诺嗪对心房和心室心律失常有抗心律失常的属性。它阻止诱导和可能终止房颤。目前正在临床试验联合决奈达隆抑制心房纤颤。在缺血性模型和主要冠心病临床试验中证明雷诺嗪抑制室性心动过速。该药物还没有作为抗心律失常的药物获得 FDA 批准。

镁

镁最早用于治疗洋地黄类药物引起的低血镁伴发心律失常，后发现血镁正常的心律失常注射镁也有一定疗效。镁抗心律失常具体机制不详，但已经发现镁可影响细胞膜 Na^+-K^+ ATP 酶、钠通道、特定钾通道以及钙通道。镁的临床适应证为洋地黄类药物引起的心律失常伴低血镁、血镁正常的部分尖端扭转型室性心律失常及部分急性心肌梗死伴发的心律失常。镁常用剂量为 1g（硫酸盐），静脉滴注 20 分钟以上，如疗效不显，可再给药 1 次。镁抗心律失常作用的详细机制及其适应证有待进一步研究。

钾

本章前文已介绍了膜内外 K^+ 浓度的差别。血清中 K^+ 浓度升高时将引起以下变化：①静息电位值变小；②K^+ 通透性增加，膜电位稳定。低血钾易引起早后除极或晚后除极，也易引起异位节律细胞自发电活动，特别是应用洋地黄类药物时；高血钾可抑制异位节律细胞自发电活动（严重高血钾甚至可抑制窦性节律），减慢传导。鉴于低血钾和高血钾都可能诱发心律失常，故钾治疗目的是纠正膜两侧钾浓度梯度及体内钾总量。

心律失常的非药物治疗

100 年前人们发现，阻断折返环路即可持久性的终止离体心肌（如传导组织环）上的折返活动。直到现在，仍采用这一方法治疗有解剖折返环路基础的心律失常。例如：房室折返、房室结折返、房扑和一些室性心动过速可通过射频消融术或冷冻消融术进行治疗。近期研究表明，突发性和持续性的房颤是源于肺静脉的折返，所以通过射频消融术或心脏外科手术对肺静脉进行电分离就可治愈这两种房颤。

另一种非药物治疗措施是给患者安装植入式心脏除颤器（implantable cardioverter-defibrillator, ICD），ICD 可自动探查和治疗致命性心律失常，如室颤。目前，ICD 已广泛用于有这类严重心律失常史的患者，有几项试验研究表明，ICD 可降低伴随有冠脉疾病（患者的射血分数 ≤30%）、有 2 级或 3 级心衰和无心律失常病史患者的死亡率。心律失常非药物治疗的迅速发展，既反映了相关技术的进展，也反映了人们对长期应用现有抗心律失常药物潜在危险的担心。

心房纤颤患者使用抗心律失常药物的原则

心房纤颤(房颤)是临床上最常见的一种持续性心律失常。在 65 岁以下患者中发病率为 0.5%，而当年龄>80 岁时，其发病率可上升到 10%。临床上用 ECG 可直接诊断。ECG 可也识别早期心肌梗死、左室肥厚和室性预激综合征。甲状腺功能亢进是一种可引起房颤的疾病，一旦诊断为甲状腺功能亢进就应该获得甲状腺的相关数据以排除这种可能性。通过病史和体格检查，应用无创技术如心动超声，对真正的或潜在的心脏疾病进行评估。

房颤的治疗首先是要缓解患者的症状、防止血栓栓塞性并发症、心动过速引起的心衰。初始治疗的目的是控制心室反应。这种情况下一般单独应用钙通道阻滞药或钙通道阻滞药和 β-受体拮抗药联合应用。地高辛对于心衰患者有效。其次，治疗目的是恢复并维持正常窦性心律。几项研究表明，与节律控制相比较(复转至正常窦性节律)，房颤患者的心率控制(室性心率维持在 60～80 次/min)的好处要大于风险。在美国，如果节律控制是令人满意的，则通过心脏电复律就可获得窦性节律。在一些国家，初始治疗常使用Ⅰ类抗心律失常药物。假如在开始时患者的安全性信息被记录于监护系统中，那么对于阵发性房颤患者而言，通过口服大剂量的普罗帕酮或氟卡尼即可获得正常的窦性心律。静注伊布利特可迅速获得窦性心律。因房颤与低血压或心绞痛有关，在紧急情况下为了获得窦性心律，应首选心脏复律的模式。Ⅰ类或Ⅲ类抗心律失常药常用于维持正常的窦性心律。

作用于氯通道的药物

几种类型的氯通道已确定。目前，在临床上没有用于心脏病的药物为作用于氯通道的药物。然而，参与**囊性纤维化**和其他病症的氯离子通道有重要的临床意义，而且正在积极地研究(文本框:心脏有囊性纤维化吗?)。

心脏有囊性纤维化吗?

囊性纤维化是一种严重的常染色体隐性遗传疾病导致肺中的 Cl⁻ 分泌缺陷。Cl⁻ 分泌缺陷由 CFTR(囊性纤维化跨膜电导调节物)Cl⁻ 通道突变引起，导致产生浓的和脱水的黏液和慢性细菌感染。虽然在检测基因时已确定超过 1 600 种 *CFTR* 基因突变，大部分治疗囊性纤维化肺病的方法是针对继发于 CFTR Cl⁻ 通道功能丧失相关疾病的下游后果。最近，美国食品药品管理局批准新的 CFTR 增效剂药物**伊伐卡托**治疗与特定的(G551D)突变有关的囊性纤维化患者(4%)的一个亚类。另一个 CFTR 调节剂 crofelemer 可以抑制 CFTR Cl⁻ 通道，最近 FDA 批准用于抗病毒药物引起的治疗腹泻。

令人惊讶的是，最近的研究表明心脏上也表达 CFRT Cl⁻ 通道，他们似乎调节交感神经兴奋时的动作电位持续时间和膜电位。各种心脏疾病动物模型表明，CFTR Cl⁻ 通道可能在心肌肥厚和心力衰竭中发挥作用，可能保护心缺血再灌注损伤。CFTR Cl⁻ 通道在人类心脏中的生理和病理生理作用仍有待明确。尚不清楚是否有显著的囊性纤维化患者有心脏病变，这两个新的 CFTR Cl⁻ 通道调节药伊伐卡托和 crofelemer 的可能的影响仍有待确定。

■ 抗心律失常药临床应用原则

抗心律失常药的有效治疗量和中毒量之间非常窄，所以在应用时应充分评估其风险和益处(文本框:房颤患者抗心律失常药的应用原则)。

房颤患者抗心律失常药的应用原则

心房颤动是临床上观察到的最常见的持续性心律失常。其患病率从约 0.5% 65 岁以下的人增加到 10% 80 岁以上的人。通常最简单的方法是通过心电图的诊断。心电图也可以发现之前的心肌梗死、左心室肥厚、心室期前兴奋。甲状腺功能亢进是房颤产生的一个重要的原因，诊断时应检查甲状腺功能以排除这种可能性。用临床病史和体格检查作为指导，应该评估潜在的心脏疾病的存在和程度，最好是使用非侵入性技术，如超声心动图。

治疗房颤开始以减轻患者的症状和预防血栓栓塞并发症和心动过速引起的心脏衰竭，心率长期不受控制的结果。最初的治疗目的是控制心室率。通常是单独使用钙通道阻滞剂药物或联合 β 肾上腺素阻滞剂。可能出现心力衰竭时，地高辛最有价值。第二个目标是恢复和维护正常的窦性心律。几项研究表明，在长期健康的心房颤动患者，速率控制(维持心室率在 60～80bpm)的风险-效益比要比节奏控制(转换正常窦性心律)好。如果认为节奏控制确实需要，在美国通常是通过 DC 电复律法恢复窦性心律，在一些国家使用Ⅰ类抗心律失常的药物。一次大剂量口服普罗帕酮或氟卡尼可以恢复阵发性心房纤颤患者至正常窦性心律，前提是在有监控安全环境下进行。静脉注射伊布利特可以迅速恢复窦性心律。紧急情况下恢复窦性心律，如心房纤颤与低血压或心绞痛，直流电复律法是首选方法。然后用Ⅰ或Ⅲ类抗心律失常的药物维持正常窦性心律。

治疗前评价

抗心律失常治疗前必须考虑的几个重要步骤：

1. 去除诱因　应当充分认识到诱发或加重心律失常的任何因素并尽可能消除之。这些因素不仅包括机体自稳态异常，如低氧和电解质平衡紊乱（特别是低血钾和低血镁），也包含一些药物的应用和一些其他疾病状态，如甲状腺功能亢进或心脏病。大多数心律失常是由一些触发因素引起的，如心肌缺血或急性心肌扩张时，这些心律失常通过不同的方法可以治疗，可逆转的，要注意将二者区别开来，分别对待。

2. 心律失常诊断要清楚　将室性心动过速误诊为室上性心动过速，进而用维拉帕米治疗可造成严重低血压及心搏骤停。鉴于心律失常的发生机制越来越充分地认识，人们有可能就特定心律失常发生机制选择相应药物。

3. 确定患者的基本情况　在个别患者中，潜在的心脏疾病是治疗心律失常药物选择的关键因素。关键问题是该心脏是否为结构异常。很少有抗心律失常的药物安全地应用于充血性心衰患者或缺血性心脏病患者中。事实上，一些药物在一些情况下则可引起心律失常；1C类药物应用于缺血性心脏病患者中时，可引起心律失常。一种可靠的标准应该建立起来，以判断任何抗心律失常药干预后的有效性。现在已有许多方法可供采用，使这一标准有量的概念。其中包括长期活动性监测、治疗效果电生理研究、踏车诱发心律失常试验，或有症状的偶发性心律失常电讯号监测等。

4. 询问治疗需要　仅仅是心脏节律异常不必进行抗心律失常治疗，进行保守治疗即可，而心律失常抑制试验提供了一种理想的手段。

治疗的意义与风险

坦率地说，心律失常治疗的意义难以评价。可想而知有以下两个好处：一是可缓解心律失常引起的症状，如心悸、晕厥或心搏骤停；二是长期治疗可降低无症状患者死亡率。本书介绍的抗心律失常药物中，仅β-受体拮抗药有降低无症状心律失常患者死亡率作用，其作用机制不详（第10章）。

心律失常药物治疗有许多风险，其中有些不良反应的发生及严重程度与药量或血药浓度有关，如利多卡因引起的震颤或奎尼丁导致的金鸡纳反应；有些不良反应的发生则与血药浓度无关（如普鲁卡因胺引起的粒细胞缺乏症）；有些严重心律失常的发生则与药物和心脏病变有关。

抗心律失常药可引起几种特殊的临床综合征，其中有些已经很明确，包括其病理机制和诱发因素。能够延长或部分延长心肌细胞APD和复极的抗心律失常药如奎尼丁、索他洛尔、伊布利特、多非利特等，将导致QT间期明显延长，或引起尖端扭转型室性心动过速。治疗尖端扭转型室性心律失常首先需要识别之，其次设法排除诱发因素，纠正低血钾并采取增加心率的治疗（人工起搏或用异丙肾上腺素），也可静注镁剂，即使血镁正常的患者也行之有效。

能明显减慢传导的药物，如氟卡尼或大剂量奎尼丁，可诱发折返激动，特别是患者因心肌梗死已有折返环路形成时，可引起折返型室性心动过速。而对于折返型心动过速的治疗主要步骤是识别、去除诱因、静脉注射钠盐，逆转单向阻滞。

抗心律失常治疗的执行

临床表现的紧迫性决定了药物应用的途径和频次。当需要药物作用快速发挥的时候，则需缓慢静脉给予大剂量。通过多次静脉给药，药物的治疗水平才可获得。如果心律失常得到控制（根据治疗效果评价标准判断）并且无毒性反应，就可认为药物治疗有意义；反之，如果心律失常未得到控制，药物却引起毒性反应，表明抗心律失常药治疗无意义。

血药浓度监测是控制抗心律失常药用量的有效手段。血药浓度监测对于长期用药，药物之间相互作用也至关重要，药物相互作用可能导致某些药物用量小，血药浓度高或某药用量大，而血药浓度低。

摘要：抗心律失常药

分类	作用机制	作用	临床应用	药代动力学、毒性、相互作用
ⅠA 类				
• 普鲁卡因胺	I_{Na}（首要）和 I_{Kr}（次要）被阻断	减慢传导速度和起搏细胞节律 • 延长动作电位，利用中间产物的药代动力学特征从 I_{Na} 通道上解离 • 对窦房结和房室结的直接抑制作用	大多数的房性或室性心律失常 • 对伴发有急性心肌梗死的持续性室性心律失常患者的第二选择	口服，静脉注射，肌肉注射 • 经肝脏代谢为NAPA（正文），经肾排泄 • 对于肾衰患者，NAPA可引起尖端扭转型心动过速 • 毒性：低血压 • 长期治疗可引起可逆性狼疮性症状

• 丙吡胺：与普鲁卡因胺相似，但有显著的抗M受体的作用；可促进心衰的发生

• 奎尼丁：与普鲁卡因胺相似，但毒性大（金鸡纳反应，尖端扭转性室性心动过速），已很少使用

续表

分类	作用机制	作用	临床应用	药代动力学、毒性、相互作用
ⅠB 类				
• 利多卡因	钠通道阻滞药(I_{Na})	阻断激活态和灭活态的钠通道 • 不延长和缩短 APD	抑制室性心动过速和预防心脏复律后的室颤	静脉给药 • 有首过效应 • 在有肝脏疾病和心衰患者中应减少剂量 • 毒性:神经症状
• 美西律:是利多卡的口服类似物;用于室性心律失常和慢性疼痛				
ⅠC 类				
• 氟卡尼	钠通道阻滞药(I_{Na})	通过慢的药代动力学特征而从通道中解离 • 不改变 APD	正常心脏的室上性心律失常 • 不用于局部缺血患者(心肌梗死后)	口服 • 通过肝脏和肾脏代谢 • 半衰期~20h • 毒性:可导致心律失常
• 普罗帕酮:口服有效,弱的 β-受体拮抗作用;室上性心律失常;肝脏代谢				
• 莫雷西嗪:吩噻嗪衍生物,口服有效;室性心律失常,可导致心律失常,在美国已撤市				
Ⅱ 类				
• 普萘洛尔	β-受体阻滞药	直接作用于细胞膜(钠通道阻滞作用),延长 APD • 减慢窦房结的起搏性和房室结的传导速度	用于房性心律失常,阻止折返形成和猝死	口服,不经过胃肠道 • 维持时间 4~6h • 毒性:哮喘,房室阻滞,急性心衰 • 相互作用:与其他心血管抑制剂和降压药有相互作用
• 艾司洛尔:作用时间短,仅通过静脉给药;用于术中和其他急性心律失常				
Ⅲ 类				
• 胺碘酮	阻滞 I_{Kr},I_{Na},I_{Ca-L} 通道,β-受体	延长动作电位和 QT 间期 • 减慢心率和房室结传导 • 降低尖端扭转型心律失常的发生	严重的室性心律失常和室上性心律失常	口服,静脉给药 • 可变的吸收和组织分布特征 • 肝脏代谢,消除复杂而缓慢 • 毒性:心动过缓,对心脏疾病患者可加重心脏传导阻滞,也可引起周围血管舒张,肺和肝脏毒性 • 甲减或甲状腺功能亢进 • 相互作用:很多,主要是对通过 CYP 代谢酶药物的影响
• 多非利特	I_{Kr} 阻滞作用	延长动作电位的有效不应期	维持或恢复房颤患者的窦性心律	口服 • 肾脏代谢 • 毒性:尖端扭转型心动过速(开始入院患者) • 相互作用:与其他 QT 间期延长药物有相互作用
• 索他洛尔:β-受体阻滞药,可直接延长动作电位,用于室性心律失常和房颤				
• 伊布利特:钾通道阻滞药,可激活内向电流;静脉给药用于房扑和房颤患者				

续表

分类	作用机制	作用	临床应用	药代动力学、毒性、相互作用
• 决奈达隆:临床研究阶段,胺碘酮衍生物;具有多通道的作用,降低房颤患者的死亡率				
• 维纳卡兰:临床研究阶段,在心房有多通道作用,延长心房的不应期,对房颤有效				
Ⅳ类				
• 维拉帕米	钙通道阻滞药(I_{Ca-L}型)	减慢窦房结的起搏性和房室结传导速度 • 降低心脏收缩 • 降低血压	室上性心动过速	口服,静脉给药 • 肝脏代谢 • 心脏功能障碍患者应慎用 • 毒性和相互作用:见第 12 章
• 地尔硫草:与维拉帕米类似				
其他类				
• 腺苷	活化内向整流 I_K • 阻断 I_{Ca}	作用短暂,常可完全阻滞房室结	突发性室上性心动过速	仅静脉给药 • 维持时间 $10\sim15s$ • 毒性:潮红,胸部紧迫感,眩晕 • 相互作用:较少
• 镁	了解较少 • Na^+,K^+ ATP 酶,K^+ 和 Ca^{2+} 通道可发生相互作用	升高或使血浆中的 Mg^{2+} 恢复至正常水平	用于尖端扭转型心动过速和洋地黄引起的心律失常	静脉注射 • 维持时间与剂量有关 • 毒性:过量时可引起肌肉松弛
• 钾	提高 K^+ 的通透性和 K^+ 电流	减慢异位细胞的起搏性 • 减慢心脏的传导速度	洋地黄引起的心律失常 • 伴发有低钾血症的心律失常	口服,静脉给药 • 毒性:过量时可引起再发心律失常,室颤

制剂

通用名	制剂	通用名	制剂
钠通道阻滞药		奎尼丁聚半乳糖醛酸盐(60% 奎尼丁碱基)	Cardioquin
丙吡胺	仿制药,Norpace,Norpace CR	**β-受体拮抗药的抗心律失常应用**	
氟卡尼	仿制药,Tambocor	醋丁洛尔	仿制药,Sectral
利多卡因	仿制药,Xylocaine	艾司洛尔	仿制药,Brevibloc
美西律	仿制药,Mexitil	普萘洛尔	仿制药,Inderal
普鲁卡因胺	仿制药,Pronestyl,Procan-SR	**动电位延长药**	
普罗帕酮	仿制药,Rythmol	胺碘酮	仿制药,Cordarone
硫酸奎尼丁(83% 奎尼丁碱基)	仿制药	多菲利特	Tikosyn
奎尼丁葡萄糖酸盐(62% 奎尼丁碱基)	仿制药	决奈达隆	Multaq
		伊布利特	仿制药,Corvert

续表

通用名	制剂	通用名	制剂
索他洛尔	仿制药,Betapace		作用于氯通道的药物
钙通道阻滞药		伊伐卡夫特(标记为用于囊性纤维化)	Kalydeco
地尔硫䓬	仿制药,Cardizem	Crofelemer(标记为抗 HIV 药引起的腹泻)	Fulyzaq
维拉帕米	仿制药,Calan,Isoptin		
其他			
腺苷	仿制药,Adenocard		
硫酸镁	仿制药		

案例思考答案

患者在心房纤维性颤动反复发作期间有明显的症状。峰值心率并不是特别高。在这个患者中,维持窦性节奏很重要。超声心动图显示左心室功能受损。选择一种能在心力衰竭中能耐受药物,并有记录的有转化或预防心房纤维性颤动能力,例如:多菲利特或胺碘达隆是合适的。

(姚鸿萍 译 张殿增 校 封卫毅 审)

参考文献

扫描本书二维码获取完整参考文献。

第 **15** 章

利尿药

Ramin Sam, MD, David Pearce, MD,
& Harlan E. Ives, MD, PhD

案例思考

患者,男性,65岁,有糖尿病、慢性肾病史,基础肌酐值为2.8mg/dl。尽管服用5种抗高血压药,他的血压还是在176/92mmHg,体检有2~3+的水肿。他现已经服用呋塞米一年,剂量为80mg,一日二次。运动时有轻度呼吸困难。在诊所看病时,每日加服25mg氢氯噻嗪,以更好地控制血压和体液

过多的症状和体征。两周后,患者来到急诊室,体质虚弱、畏食、全身不适。他的血压现在为91/58mmHg,两周内体重减少了15kg。他的化验结果显示肌酐值是10.8mg/dl。是什么导致急性肾脏损伤? 体重减少的原因是什么? 采取什么预防措施可以避免患者住院?

体液量和电解质成分异常是很常见而重要的临床问题,阻断肾小管特殊转运功能的药物是纠正水和电解质紊乱的重要措施。虽然自古以来就发现有许多增加尿量的药物(利尿药),但在1937年以前,碳酸酐酶抑制剂才首次发现;直到1957年,一种实用而强效的利尿药氯噻嗪才被广泛使用。从专业上说,"利尿药(diuretic)"一词是指增加尿量的药物,而"促钠排泄药(natriuretic)"则是指增加肾脏对钠的排泄。因为"促钠排泄药"通常也增加水的排泄,所以"促钠排泄药"也被称为利尿药。渗透性利尿药和抗利尿激素拮抗剂(参见"改变水排泄的药物")是不直接促肾钠排泄的排水利尿药。

本章分为三部分。第一部分讨论肾小管的主要转运机制;肾单元从结构和功能上分为几个节段(图15-1,表15-1)。还讨论了几种对肾脏生理产生多重和复杂影响的自身分泌物(腺苷、前列腺素和尿舒张肽,与心房利钠肽密切相关的肾自体活性物质)。第二部分描述了利尿药的药理学。许多利尿药通过肾小管上皮细胞的特异性膜转运蛋白而产生它们的作用,另外一些药物则通过阻止水的重吸收(甘露醇)、抑制碳酸酐酶活性(乙酰唑胺)以及干扰肾小管上皮细胞的激素受体(伐普坦类药或抗利尿激素受体拮抗剂)而产生作用。每个肾单元节段的生理学与作用于该处的药物的基础药理学密切相关。第三部分讨论了利尿药的临床应用。

■ 肾小管转运机制

近端小管

碳酸氢钠($NaHCO_3$)、氯化钠(NaCl)、葡萄糖、氨基酸及其他有机溶质由近端小管(近曲小管,PCT)初始段的特异性转运系统重吸收,钾离子(K^+)通过细胞旁途径被重吸收,水则被动地通过跨细胞通路[由一个特定的水通道,水通道蛋白-1(AQP1)调节]和细胞旁通路(可能由闭合蛋白-2调节)重吸收。重要的是PCT对水的通透性非常高。因此,近端小管液的渗透压保持在一个几乎恒定的水平,小管腔和周围间质的渗透压梯度非常小。当小管液沿近端小管的长度流动时,管腔内大部分溶质的浓度相对低于菊粉浓度。菊粉是既不能被肾小管分泌,又不能被重吸收的实验标记物。在近端小管内,大约66%被滤过的Na^+、85%的$NaHCO_3$、65%的K^+、60%的水分以及几乎所有被滤过的葡萄糖和氨基酸都会被重吸收。

在近端小管重吸收的各种溶质中,与利尿作用关系最密切的是$NaHCO_3$和NaCl。在目前所用的利尿药中,主要作用于近端小管的药物(碳酸酐酶抑制药,阻断$NaHCO_3$的重吸收)仅有一类。近端小管对$NaHCO_3$的重吸收是通过位于近端小管

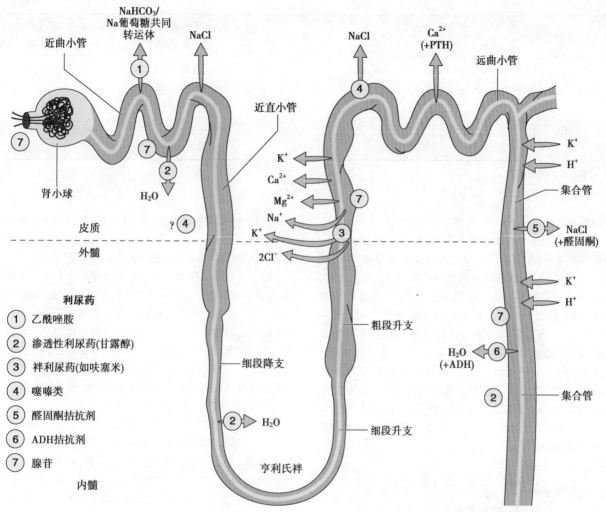

图 15-1 肾小管转运系统和利尿药的作用部位。ADH:抗利尿激素;PTH:甲状旁腺激素

表 15-1 肾单位主要节段及其功能

节段	功能	水通透性	顶端膜转运器及药物靶	主要作用的利尿药
肾小球	肾小球滤过的形成	相当高	无	无
近曲小管（PCT）	重吸收滤过液中 65% 的 $Na^+/K^+/Ca^{2+}$ 和 Mg^{2+}，85% 的 $NaHCO_3$ 及几乎 100% 葡萄糖和氨基酸。等渗重吸收水	非常高	Na/H^1（NHE3），碳酸酐酶	碳酸酐酶抑制药
近端小管直段	有机酸碱的分泌和重吸收，包括尿酸和多数利尿药	非常高	酸（如尿酸）和碱转运器	无
亨利祥细段降支	水的被动重吸收	高	水通道蛋白	无
亨利祥粗段升支（TAL）	主动重吸收滤过液中 15% ~ 25% 的 $Na^+/K^+/Cl^-$；第二次重吸收 Ca^{2+} 和 Mg^{2+}	非常低	$Na/K/2Cl$（NKCC2）	祥利尿药
远曲小管（DCT）	主动重吸收滤过液中 4% ~ 8% 的 Na^+ 和 Cl^- 及在甲状旁腺激素控制下 Ca^{2+}	非常低	Na/Cl（NCC）	噻嗪类

续表

节段	功能	水通透性	顶端膜转运器及药物靶	主要作用的利尿药
皮质集合管(CCT)	Na$^+$重吸收(2%~5%)两倍于 K$^+$和 H$^+$分泌	变异[2]	Na 通道(ENaC),K 通道,[1] H 转运器,[1] 水通道蛋白	保钾利尿药
髓质集合管	在血管加压素控制下水的重吸收	变异[2]	水通道蛋白	血管加压素拮抗药

[1] 目前没有此靶向药物

[2] 由血管加压素活动控制

上皮细胞腔面膜上的 Na$^+$/H$^+$交换器(NHE3)完成的(图 15-2)。这个转运系统允许 1 个 Na$^+$从肾小管管腔进入细胞,交换细胞内的 1 个质子"H$^+$"。与肾单位的所有部分一样,基底膜中 Na$^+$/K$^+$-ATP 酶将重吸收的 Na$^+$泵到间质内,以维持细胞内的低 Na$^+$浓度。被分泌到管腔里的 H$^+$与碳酸氢根(HCO$_3^-$)结合形成 H$_2$CO$_3$(碳酸),随后在碳酸酐酶的作用下碳酸经脱水形成 CO$_2$ 和 H$_2$O。通过 H$_2$CO$_3$ 脱水产生的 CO$_2$ 以简单扩散的方式进入近端小管细胞内,然后在细胞内的碳酸酐酶的作用下再水化为碳酸,离解后的 H$^+$又被 Na$^+$/H$^+$交换器利用,而 HCO$_3^-$则通过基底膜转运蛋白被转运到细胞外(图 15-2)。所以碳酸氢盐在近端小管的重吸收依赖于碳酸酐酶的活性,而利尿药乙酰唑胺及其他碳酸酐酶抑制药可抑制碳酸酐酶的活性。

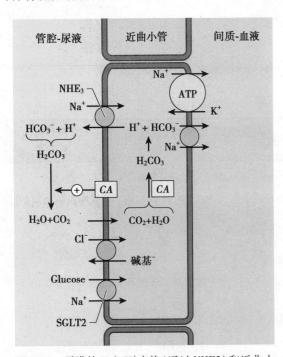

图 15-2　顶膜的 Na$^+$/H$^+$交换(通过 NHE3)和近曲小管细胞对碳酸氢盐的重吸收。在小管基侧膜上有 Na$^+$/K$^+$ ATP 酶,它的作用是将细胞内钠钾维持在正常水平。由于细胞内外的离子浓度平衡的速度很快,间液和血液中的溶质浓度几乎相等。除了小管腔膜刷状缘外,其他地方也发现有碳酸酐酶(CA)

最近,**钠-葡萄糖转运蛋白**同型 2(SGLT2;图 15-2)抑制剂已获批准用于治疗糖尿病。虽然没有表示用作利尿药,但这些药物有利尿特性,伴随着增加钠和葡萄糖的排泄(下文)。

由于缺氧和 ATP 消耗释放的腺苷是一个有四个不同的受体、在肾单位的几个节段对 Na$^+$的转运产生复杂影响的分子。尽管它通过降低肾小球滤过率(GFR)减少肾脏的能源消耗,腺苷实际上会通过兴奋 NHE3 的活性而增加近端对 Na$^+$的重吸收。最近发现,新一类药物——腺苷 A1-受体拮抗剂明显减少了近端小管 NHE3 的活性和集合管对氯化钠再吸收,并对肾微脉管系统有强有力的血管舒缩效应(下文:肾脏的自体活性物质、利尿药的药理学、心力衰竭)。

在近端小管末段,由于碳酸氢盐和有机溶质已被大量地从小管液中移除,因而残留的小管液中主要含的是 NaCl。在这些条件下,Na$^+$继续被重吸收,但通过 Na$^+$/H$^+$交换器分泌出来的 H$^+$不再与 HCO$_3^-$结合,游离的 H$^+$使管腔内的 pH 值下降,激活还没有完全确定的 Cl$^-$/碱交换器(图 15-2)。Na$^+$/H$^+$减缓和 Cl$^-$/碱交换这两种平行交换的净效应是 NaCl 的重吸收。至今,还没有一种利尿药作用于这个过程。

有机酸分泌系统位于近端小管(S$_2$ 段)直线部分的中段三分之一处,这些系统从血液将各种各样的有机酸[尿酸、非甾体类抗炎药(NSAID)、利尿药、抗生素等]分泌到小管腔的液体中。因此这些系统参与了将利尿药传送到其产生作用部位,即肾小管腔面的一侧。在近端小管还有有机碱(肌酐、胆碱等)分泌系统,它们位于近端小管的初始段(S$_1$)和中段(S$_2$)。

亨利袢

在外髓的内、外条纹之间的交界处,近端小管进入到亨利袢的细降支段。水在高渗性髓质间质产生的渗透压驱使下在亨利袢降支细段被吸收。像在近端小管一样,管腔内的非通透性溶质,如甘露醇,能阻止水的重吸收,故而有利尿作用。升支细段对水相对没有渗透性,而对一些溶质有通透性。

亨利袢的**升支粗段(TAL)**与细支相连,它能主动性地从小管腔重吸收 NaCl(占滤过钠的 25%),但与近端小管和亨利袢降支细段不同,其对水几乎不渗透。所以,盐在升支粗段的重吸收使管腔液稀释,故称为"稀释段"。升支粗段的髓质部分有助于髓质高渗压的形成,并因此在集合管尿液浓缩中起着重要作用。

在升支粗段管腔膜上的 NaCl 转运系统是 $Na^+/K^+/2Cl^-$ 共转运体（称 NKCC2 或 NK2CL）（图 15-3）。这种转运体可被"祥"利尿药选择性地阻断（下文）。尽管 $Na^+/K^+/2Cl^-$ 转运体本身为电中性（两个阳离子和两个阴离子共同被转运），但转运体的作用导致细胞内钾过多地聚集。K^+ 反扩散进肾小管的管腔（通过 ROMK 通道）内，导致肾小管呈正电位，为阳离子（包括镁和钙）通过细胞旁途径重吸收提供了动力。因此，通过祥利尿药阻断升支粗段对盐的转运，减少腔内的正电位，引起除了 NaCl 以外的二价阳离子的尿排泄增加。

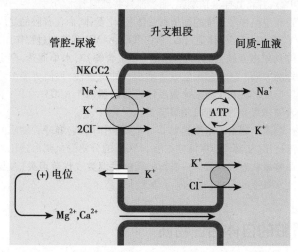

图 15-3　离子跨亨利祥粗支升段腔膜和基侧膜细胞转运的途径。K^+ 离子反扩散形成的腔内正电位驱动二价（和多价）阳离子通过细胞旁途径重吸收。NKCC2 是腔膜的主要转运途径

远曲小管

远曲小管（DCT）较粗支升段对 NaCl 的吸收更少，大约仅为滤过 NaCl 的 10% 在远曲小管被重吸收。与亨利祥的粗支升段一样，远曲小管对水也相对不渗透，因而 NaCl 的重吸收进一步使小管液稀释。远曲小管内 NaCl 的转运机制为电中性噻嗪类-敏感的 Na^+/Cl^- 共同转运体（NCC，图 15-4）。

由于 K^+ 不能像在亨利祥粗段升支那样跨远曲小管顶端膜再循环，因而在此段不形成小管内正电位，Ca^{2+} 和 Mg^{2+} 也不能依靠电位从小管内转出。然而，Ca^{2+} 可由远曲小管上皮细胞顶端 Ca^{2+} 通道及基底侧 Na^+/Ca^{2+} 交换体而主动地被重吸收（图 15-4）。这一过程由甲状旁腺激素调节。

集合小管系

连接远曲小管与肾盂和输尿管的集合小管（CCT）系统由几个连续的管段组成：连接小管、集合小管和集合管（由两个或多个结合小管连接而成）。尽管这些小管段可能在解剖学上是不同的，但生理层次的变化是比较缓慢的，而且从利尿的活动来看，更容易把这个复杂的部分看作是包含几个不同细胞类型的肾单元的一部分。

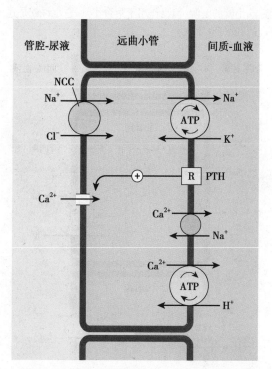

图 15-4　离子跨远曲小管腔膜和基侧膜细胞转运的途径。与所有小管细胞一样，Na^+/K^+ ATP 酶位于基侧膜。NCC 是钠和氯在腔膜上的转运子。R：甲状旁腺激素；[PTH] 受体

肾脏重吸收 NaCl 的 2%~5% 在集合小管系（CCT）重吸收，虽然这只是一小部分，但在肾脏生理学及利尿作用中有重要作用。作为 NaCl 重吸收的最后一个部位，集合小管严格控制着体液量及决定着尿液中最终的 Na^+ 浓度。此外，盐皮质激素在集合小管内发挥着显著作用。最后，集合小管是肾脏钾分泌最重要的部位。所以，在这一部位，几乎所有的利尿药都引起 K^+ 平衡的改变。

集合小管系 NaCl 重吸收的机制与其他节段肾小管不同，**主细胞**（Principal Cells）是 Na^+、K^+ 和 H_2O 转运的主要部位（图 15-5 和图 15-6）。**闰细胞**（Intercalated Cells，α 和 β）是 H^+（α）和碳酸氢盐（β）分泌的主要部位。α 和 β 闰细胞两者极为相似，除了 H^+-ATP 酶和 Cl^-/HCO_3^- 交换体在膜上的位置不一样外。与其他肾小单位节段的上皮细胞不同，集合小管系的主细胞顶膜不含 Na^+ 和其他离子的共转运系统。主细胞膜含有 Na^+ 和 K^+ 各自的离子通道。由于这些通道排斥阴离子，Na^+ 或 K^+ 的转运导致跨膜电荷的净运动。因为进入主细胞的 Na^+ 远远超过了分泌进管腔的 K^+，所以形成了 10~50mV 的腔内负电位。然后 Na^+ 与在其他肾小管节段一样，从管腔液进入主细胞的钠经基底侧 Na^+/K^+ ATP 酶转运进血液（图 15-5）。小管腔内 10~50mV 的负电位推动 Cl^- 经细胞旁路转运回血液，同时也推动 K^+ 经顶端膜的钾通道转运出细胞。所以 Na^+ 向集合小管系的传送至与其导致的 K^+ 分泌之间存在着重要的关联性。上游利尿药增加 Na^+ 向集合小管的传送，也增加了 K^+ 的分泌。如果 Na^+ 与一个不能像 Cl^- 那样易于被重吸收的阴离子（如 HCO_3^-）一起传送到集合小管系，则管腔内的负电位会增加，从而使 K^+ 的分泌增多。这个机制与由于血容量减少而使醛固酮分泌增多一起建立了大多数利尿药引起 K^+ 消耗的基础。腺苷拮抗剂作

用于近端小管的上游,但也作用于集合小管,它也许就是违反这个原理的利尿药(下文)。

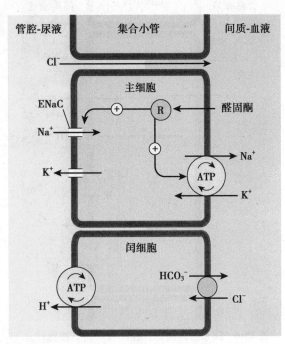

图 15-5　离子跨集合小管腔集合管膜和基侧膜细胞转运的途径。Na^+通过上皮钠通道(ENaC)向内扩散使管腔内电位变负,而促使 Cl^- 重吸收和 K^+ 流量。R:醛固酮受体

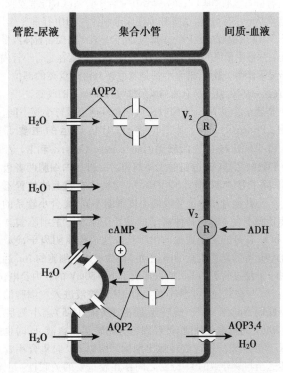

图 15-6　水跨集合管腔膜和基侧膜细胞转运的途径。上图:缺乏抗利尿激素(ADH)时水的通透性降低。下图:ADH 存在时水通道蛋白插入顶膜,水的通透性大大地增加。(AQP2:顶膜水通道蛋白的水通道;AQP3,4:基底侧水通道蛋白的水通道;V_2:加压素 V_2 受体)

Na^+通过**上皮细胞 Na^+ 离子通道**(ENaC)重吸收以及伴随的 K^+ 分泌的过程是由醛固酮调节的。这种类固醇激素通过其对基因转录的作用而增加顶端膜通道及基底侧 Na^+/K^+ ATP 酶的活性,这将导致跨上皮电位增加以及 Na^+ 重吸收和 K^+ 分泌的大幅增加。

集合小管系也是决定最终尿液的浓度的部位。除了它们在控制 Na^+ 重吸收和 K^+ 分泌中的作用外(图 15-5),主细胞还含有调节水通道的系统(图 15-6)。抗利尿激素(ADH,也称之为精氨酸加压素,AVP)通过调节预先形成的**水通道**(**水通道蛋白-2**,AQP2),并将其插入顶端膜,而控制这些细胞对水的通透性。在血管和中枢神经系统的加压素受体是 V_1 受体,而在肾脏的受体是 V_2 受体。V_2 受体通过 G_s 蛋白偶联、cAMP 调节的过程作用。在抗利尿激素缺乏时,集合小管(和集合管)对水不通透,产生稀释的尿液。抗利尿激素显著增加水的渗透性,致使更多浓缩的尿形成。抗利尿激素也激发尿素转运器(UT-A,UTA-1)分子插入髓质集合管细胞的顶端膜上。

髓质中尿素的浓度起着非常重要的作用,它维持着髓质的高渗透压,从而调节尿液的浓缩。ADH 的分泌受血浆渗透压以及血容量状态的调节。一类新的药物**伐坦类**或**伐普坦类**(参见改变水排泄的药物)是抗利尿激素拮抗药。

肾脏的自体活性物质

在肾脏内产生的许多化合物显示有生理作用,因此被称为"自体活性物质"或"旁分泌因子"。这些自体活性物质(腺苷、前列腺素和尿扩张素)对利尿药的药理学有重要影响。由于这些影响是复杂的,所以将不按照上面讨论每个肾小管段的方式介绍这些分子。

腺苷

腺苷是一种未被磷酸化的核糖核苷,它在肾脏中的作用已经得到深入地研究。正如在所有的组织中一样,在缺氧和 ATP 消耗的情况下,肾脏内的腺苷浓度上升。在大多数组织中,缺氧会导致代偿性血管扩张,如果心脏输出量足够,则会增加血流量。肾脏则有不同的要求,因为血流量的增加会导致肾小球过滤率的增加,随之有更多的溶质被输送到肾小管。这样会增加小管的工作量和 ATP 的消耗量。相反,在低氧的肾脏里,腺苷实际上会降低血流量和肾小球过滤率。由于髓质缺氧的程度比皮质更严重,所以腺苷会减少皮质中的血流量,而增加 Na^+ 的重吸收,从而使向髓质部分输送的 Na^+ 进一步减少。

腺苷有四种不同的受体(A_1、A_{2a}、A_{2b} 和 A_3),所有这些都可在肾脏中发现。然而,可能只有其中一种($A1$)对利尿药的药理作用很重要。在肾小球前的入球小动脉以及 PCT 和大多数其他的肾小管段中发现了腺苷的 A_1 受体。已经知道腺苷对近曲小管、髓内升支粗段和集合小管中的离子转运都有影响。此外,腺苷(通过入球小动脉的 A_1 受体)减少了肾小球的血液流量(和 GFR),同时也是肾小管肾小球反馈过程中的关键信号分子(下文:心力衰竭)。

除了对 GFR 的影响外,腺苷还会在几个节段中显著地改变

Na^+ 转运。在近端小管中,腺苷对 NHE3 的活性有一种双相作用:低浓度时增强,极高浓度时则抑制之。然而,通常发现腺苷受体拮抗剂一般是阻滞 NHE3 的活性,从而表现出利尿作用(下文)。特别有趣的是,不同于其他作用于收集小管上游的利尿药,腺苷拮抗剂不会造成 K^+ 的消耗。这一重要发现表明,除了对 NHE3 的影响外,腺苷酸还必须在皮质集合小管(CCT)中减少 K^+ 的分泌。在集合小管中发现了腺苷酸 A_1 受体,但对腺苷减少 K^+ 分泌的确切机制还不是很清楚。

前列腺素类

前列腺素类有利于肾的生理学以及许多其他器官的功能(第 18 章)。在肾脏中合成有 5 种前列腺素亚型(PGE、PGI、PGD、PGF 和血栓噁烷),并有它们的受体,其中一些受体还未完全了解清楚,但前列腺素 PGE 已被证明显著参与了盐的重吸收,对某些利尿药的活性也有影响,在它的很多活性中,前列腺素 E_2(PGE_2)减弱了亨利袢粗段升支 Na^+ 的重吸收以及集合小管内 ADH-介导的水的转运。现在 PGE_2 的效应已被证实有益于袢利尿药的利尿效果,因此用非甾体类抗炎药阻断前列腺素的合成可以干扰袢利尿药的活性(袢利尿药)。

肽类

人们对排钠利尿肽(ANP、BNP 和 CNP,第 17 章)的兴趣越来越浓厚,它们通过几种不同的机制来引起尿钠排泄。ANP 和 BNP 是在心脏中合成的,而 CNP 主要来自中枢神经系统。其中的一些肽会同时产生血管效应(第 17 章)以及在肾脏中的钠转运作用,参与排钠利尿过程。

尿扩张素是第四种排钠利尿肽,它在结构上与 ANP 非常相似,但只在肾脏中合成并起作用。尿扩张素在远端小管上皮细胞合成,通过对下游的集合小管系 Na^+ 吸收通道和 Na^+/K^+-ATP 酶的影响减少 Na^+ 的重吸收。此外,通过对血管平滑肌的影响,它可以减少肾小球的入球血管、增加肾小球出球血管的运动张力,这些效应会导致 GFR 增加,从而增加了排钠利尿活性。乌拉立肽是一种重组肽,它的活性与尿扩张素相同。目前正在密切的进行研究,并可能在不久的将来在临床上使用。

已经宣布心脏肽 ANP 和 BNP 有系统的血管效应。受体 ANP_A 和 ANP_B,也被称为 NPR_A 和 NPR_B,是在细胞质域中具有鸟苷酸环酶催化活性的跨膜分子。有趣的是,这两种多肽都通过对肾小球动脉血管运动的影响来增加 GFR,并表现出利尿作用。CNP 的利尿活性很小。本类药物中正在临床使用或正在研究的三个药物是:奈西立肽(BNP),卡培立肽(ANP,仅在日本可用)和乌拉立肽(尿扩张素,正在研究)。静脉注射用乌拉立肽治疗急性心力衰竭的作用已被广泛研究。它能显著改善心血管参数,促进利尿,但不减少肌酸的清除。也有证据表明,奈西立肽(模拟 BNP)可以增强其他利尿药的活性,同时有助于维持肾脏功能的稳定。然而,奈西立肽对失代偿心力衰竭的临床疗效的急性研究(ASCEND-HF)结果与常规治疗的心力衰竭患者相比并没有显示出明显地提高。

■ 利尿药的基础药理学

碳酸酐酶抑制药

在肾单位许多部位存在碳酸酐酶,但最主要的部位是在近端小管的腔面细胞膜上(图 15-2)。如前所述,在这里它催化 H_2CO_3 水解成 CO_2,在胞浆再将 CO_2 水化成 H_2CO_3。通过阻止碳酸酐酶,抑制药阻断 $NaHCO_3$ 的重吸收并引起利尿。

碳酸酐酶抑制药是现代利尿药的先驱,它们是磺胺类衍生物,发现于 1937 年,由于当时发现抑菌药磺酰胺引起碱性利尿及高氯性代谢性酸中毒。因而,随着新的利尿药的出现,碳酸酐酶抑制药现已很少应用,但是仍有几种特殊的用途(下文),代表性的碳酸酐酶抑制药是**乙酰唑胺**。

药代学

碳酸酐酶抑制药口服给药吸收良好,HCO_3^- 利尿的尿液 pH 值在给药后 30 分钟内明显增加,2 小时达到高峰,单次给药后维持 12 小时。此药的排泄在近端小管 S_2 节段的分泌。因此,在肾功能不全时必须减少剂量。

药效学

对碳酸酐酶活性的抑制严重影响近端小管对碳酸氢盐的重吸收。在最大安全剂量时,85% 近端小管表面碳酸氢盐重吸收能力被抑制。然而,在肾单位其他部位仍有一些碳酸氢盐通过碳酸酐酶非依赖性机制重吸收。乙酰唑胺最大剂量的整体效果是仅仅抑制全肾大约 45% 碳酸氢盐的重吸收。同时,碳酸酐酶抑制药引起明显的碳酸氢盐丢失以及高氯代谢性酸中毒(表 15-2),由于在肾小球滤液中碳酸氢盐的减少,而引起其余肾单位 NaCl 重吸收的增加,所以乙酰唑胺利尿作用在用药几天后明显减弱。

表 15-2　利尿药引起的尿液电解质和 pH 变化

药物类别	尿液电解质			机体 pH
	NaCl	$NaHCO_3$	K^+	
碳酸酐酶抑制剂	+	+++	+	↓
袢利尿药	++++	0	+	↑
噻嗪类	++	+	+	↑
袢利尿药与噻嗪类	+++++	0	++	↑
保钾利尿药	+	(+)	−	↓

注:+,增加;−,减低;0,无变化;↓,酸化;↑,碱化

目前,乙酰唑胺的主要临床应用涉及肾脏外组织中碳酸酐酶依赖性碳酸氢盐的转运。眼睫状体将碳酸氢盐从血液分泌到房水,同样,在脉络丛形成脑脊液(CSF)涉及碳酸氢盐的分泌。尽管这些过程是从血液中移除碳酸氢盐(这些过程与近端小管的转运方向相反),但同样能被碳酸酐酶抑制药所抑制。

临床适应证和剂量（表15-3）

表15-3　用于口服治疗青光眼的碳酸酐酶抑制剂

药物	常用口服剂量
双氯非那胺	50mg 每日 1~3 次
醋甲唑胺	50~100mg 每日 2~3 次

A. 青光眼

碳酸酐酶抑制药通过减少房水的形成而眼压下降，这一作用在治疗青光眼中具有重要价值，使其成为碳酸酐酶抑制药最常见的适应证（表10-3）。具有局部活性作用的碳酸酐酶抑制药（**多佐胺**、**布林佐胺**），同样具有降低眼压的作用，但没有肾脏和全身效应。

B. 碱化尿液

尿酸和胱氨酸相对难溶解，而且在酸性尿液中容易形成结石。因此，对于胱氨酸重吸障碍引起的胱氨酸尿，碳酸酐酶抑制药可通过增加尿液中的 pH 到 7~7.5 而增加胱氨酸的溶解度，而增加胱氨酸在肾脏的排泄。对于酸性尿液，pH 只需要提高到 6~6.5。在没有给予碳酸氢盐时，乙酰唑胺的这些作用仅仅只能维持 2~3 天。因此，延长治疗时间则需要口服碳酸氢盐。过度碱化尿液会导致钙盐结石的形成（下文）。因此，在乙酰唑胺治疗期间应该及时调节尿液 pH。

C. 代谢性碱中毒

在多数病例，代谢性碱中毒是体内总 K^+、血容量和盐皮质激素水平异常所致，一般可通过纠正这些原发病得到治疗。对于严重心力衰竭的患者，由于过多地应用利尿药而导致碱中毒时，更换血容量可能是禁忌。在这种情况下，乙酰唑胺非常有用，能纠正碱中毒，同时也能产生额外的利尿作用以纠正超负荷的血容量。乙酰唑胺也可以快速纠正呼吸性酸中毒后出现的代谢性碱中毒。

D. 急性高山病

在登山旅行者快速登上 3 000 米以上的高度时会出现乏力、头晕、恶心、呕吐及头痛等，通常这些症状很轻，只持续数天。对于严重的病例，快速进展的肺水肿或脑水肿会威胁生命。乙酰唑胺通过减少脑脊液的形成及降低脑脊液和大脑 pH 值而减轻高山病症状。乙酰唑胺可增加通气量以及减少高山病的症状。这种在中枢和脑脊液发生的轻度代谢性酸中毒在治疗睡眠呼吸停止综合征很有用。

E. 其他用途

碳酸酐酶抑制药可用做治疗癫痫、某些形式的低钾性周期麻痹及在严重高磷酸盐血症的辅助药。它们可以用于治疗脑脊液泄漏（常常由肿瘤或头部创伤引起，但常是自发性的）的患者。通过减少脑脊液形成，降低颅内压，碳酸酐酶抑制剂能明显地减慢脑脊液的泄漏速度。最后，它们可以增加严重高磷酸血症的尿磷酸盐排泄。

毒性

A. 高氯血症性代谢性酸中毒

由于碳酸酐酶抑制药引起体内贮存的碳酸氢盐逐渐减少（表15-2）会导致可以预期的酸中毒，把这些药物的利尿功效限制到了 2~3 天。然而，与利尿效应不同，只要碳酸酐酶抑制药存在，酸中毒就会持续存在。

B. 肾结石

在对碳酸酐酶抑制药的重碳酸反应中可发生磷酸盐尿和高尿钙症。当长期使用时，肾脏内可溶性因子（如枸橼酸盐）的排泄也会下降。在碱性 pH 下，磷酸钙盐相对不易溶解。也就是说，这些盐形成肾结石的可能性增加。

C. 肾钾消耗

由于集合小管内 $NaHCO_3$ 的部分重吸收，引起此段肾小管内负电位升高并增加 K^+ 排泄，因而发生钾消耗。这种作用可通过同时给予 KCl 来对抗。理论上，任何作用于近端小管的利尿药都会引起钾消耗，因为利尿药引起集合管内 Na^+ 浓度的增加。但是，现在新的腺苷 A_1 受体拮抗药（本文心力衰竭）阻止了 Na^+ 在近端小管和集合管里的重吸收，避免了这种副作用的发生。

D. 其他毒性

大剂量应用乙酰唑胺后常发生倦怠及感觉异常。这种药物在慢性肾衰竭患者体内蓄积，可表现出明显的中枢神经系统毒性，也可发生超敏反应如发热、皮疹、骨髓抑制、间质性肾炎等。

禁忌证

在肝硬化患者应避免应用碳酸酐酶抑制药，因为尿液碱化后将减少尿中 NH_4^+ 的排泄（迅速转化为可重吸收的 NH_3），从而导致**高血氨血症**及**肝性脑病**的发生。

钠-葡萄糖共转运体 2（SGLT2）抑制剂

在正常人，所有经肾小球过滤的葡萄糖都几乎被近曲小管重吸收，90%葡萄糖的重吸收发生在 SGLT2（图 15-2），但是，用现在常用的药物抑制这种在转运会导致排泄的葡萄糖只是总滤过量的 30%~50%。虽然我们对近端小管钠/葡萄糖共转运体的认识已经许多年，而这个转运通道的抑制剂的开发也是近几年的事情。现在可用的 SGLT2 抑制剂有两种（**达格列净**和**卡格列净**）。血管紧张素 Ⅱ 显示通过 AT_1 受体可诱导 SGLT2 产生。因此，阻断肾素-血管紧张素-醛固酮轴可以降低 SGLT2 的利用度。

药动学

SGLT2 抑制剂可以通过胃肠道（GI）迅速吸收。达格列净的消除期为 10~12 小时，所给剂量的 70%以与 3-O-葡萄糖醛酸结合的形式经尿液排泄(2%的药物以原型经尿液排泄)。虽然患更严重的肾衰时药物的血液水平会提高,在慢性肾病加重时葡萄糖的排泄也会减少。坎格列净的推荐剂量按照估计的 GFR 为 45~59 时不能超过 100mg/d。建议对非常严重的肾衰患者或进行性肝病患者不能使用这个药物。使用这些药物时要考虑药-药物相互作用。例如:联合使用利福平会减少达格列净 22%的暴露量。

临床适应证和不良反应

目前,这两个药物的唯一适应证是用作治疗糖尿病的三线药物。SGLT2 抑制剂会减少血红蛋白 A_{1c} 0.5%~1.0%,与其他口服降糖要相同。即使 SGLT2 抑制剂不适合于其他病症的治疗,与格列吡嗪提高体重 1.2kg 相比,SGLT2 抑制剂会引起平均体重减少 3.2kg。还没有明确这种减少体重的作用有多大程度与利尿作用有关,但很明显,SGLT2 抑制剂还能引起收缩压降低 5.1mmHg,与西他列汀开始后提高收缩压 1mmHg 相比。

SGLT2 抑制剂治疗时很少发生低血糖(3.5%,格列吡嗪可降低 40.8%)。妇女生殖道真菌感染率提高了 6 倍,稍微提高了尿道感染的风险(8.8%与 6.1%)。

腺苷 A_1 受体拮抗剂

除了防止小管肾小球反馈的潜在有益效应外(下文,心力衰竭),腺苷受体抑制剂干扰近端小管 NHE3 的激活和腺苷介导的集合小管 K^+ 分泌增加,因此,腺苷受体拮抗剂应该有非常有用的利尿作用。

长期以来人们知道,咖啡因和茶碱有弱的利尿作用,是因为它们轻度和非特异性地抑制了腺苷受体。对 A_1 受体选择性更强的拮抗剂 rolofylline,最近从研究中撤回,由于中枢神经系统毒性和对肾小球滤过率不可预期的副作用。Rolofylline 对 PRO-TECT(评估住院患者治疗效果的急性失代偿性心力衰竭和血容积超载引起的充血和肾功能)研究的充血或肾功能也没有显示任何有利的影响。然而,已经合成的更新的腺苷抑制剂的作用更大,选择性更强。其中的几个(BG9928、SLV320 和 BG9719)正在研究中,如果发现毒性比 rolofylline 小,可能成为可用的、避免 K^+ 消耗的利尿作用和小管肾小球反馈造成肾小球滤过率(GFR)下降的利尿药。

袢利尿药

袢利尿药选择性地抑制亨利袢粗支升段 NaCl 的重吸收。由于此段对大量 NaCl 重吸收的能力,这些药物的利尿作用不受酸中毒的限制。因此,与碳酸酐酶抑制剂一样,袢利尿药是目前使用的最有效的利尿药。

化学

呋塞米和依他尼酸(表 15-4)是此类药物的两个原型,这类利尿药的化学结构如图 15-7 所示。除了呋塞米外,布美他尼和托拉塞米都是氨苯磺胺为基础的袢利尿药。依他尼酸不是氨苯磺胺衍生物,它是苯氧乙醇衍生物,含有一个相邻的甲酮和亚甲基团(图 15-7)。亚甲基团(图中阴影部分)与半胱氨酸硫氢基团形成一个加合物,这半胱氨酸加合物是此药的活性部分。

表 15-4　典型的袢利尿药剂量

药物	每日口服总量[1]
布美他尼	0.5~2mg
依他尼酸	50~200mg
呋塞米	20~80mg
托塞米	5~20mg

[1] 作为单剂或分两次服用

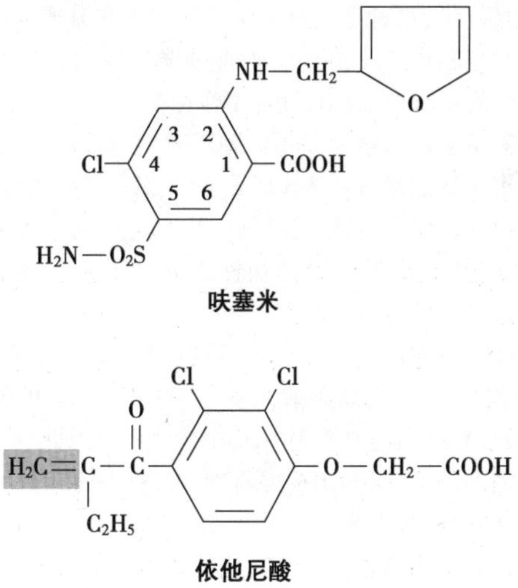

图 15-7　两种袢利尿药。依他尼酸阴影部分的亚甲基是活性基团,能与游离的硫硫基结合

有机汞利尿药也能抑制升支粗段对盐的转运,但因为它的高度毒性作用已不再应用。

药代学

袢利尿药吸收快,经肾小球滤过及肾小管分泌由肾脏消除。口服托拉塞米较呋塞米吸收更快(1:2~3 小时),几乎与静脉给药一样。呋塞米的持续时间一般为 2~3 小时,而托拉塞米的持续时间一般为 4~6 小时。袢利尿药的半衰期取决于肾功能,由于袢利尿药作用于肾小管腔面,因而其利尿活性与它们在近端小管的分泌相关。袢利尿药分泌减少可能是由于同时给予了如丙磺舒或 NSAIDs 类药物,这些药物会抑制近端小管弱酸性物质的分泌。呋塞米和依他尼酸的代谢产物已经清楚,但还不知道是否它们具有利尿活性。托拉塞米具有至少一个活性代谢产物,其半衰期比托拉塞米原型化合物还要长。由于呋塞米的生物利用度变化较大和托拉塞米与布美他尼的生物利用度更一致,这些药物的等效剂量是不可预测的,但在表 15-5 中给出了它们的估计值。

表 15-5 袢利尿药的相对效价强度

药物	等效剂量[1]
呋塞米	20mg
托拉塞米	10mg
布美他尼	0.5mg
依他尼酸	约50mg

[1]数字为近似剂量,因为呋塞米的生物利用度是可变的

药效学

袢利尿药抑制 NKCC2(在升支粗段管腔膜上偶联的 $Na^+/K^+/2Cl^-$ 转运体),通过抑制这种转运体,袢利尿药减少 NaCl 的重吸收,并且降低正常腔内来自于 K^+ 再循环的正电位(图 15-3)。正常情况下,这种正电位促使亨利袢粗支升段对二价阳离子的重吸收(图 15-3);袢利尿药通过降低腔内正电位而引起 Mg^{2+} 和 Ca^{2+} 的排泄增加。长期应用会在某些患者中引起明显的低镁血症。由于维生素 D 诱导的肠道对钙离子的吸收增加,甲状旁腺激素诱导的肾对钙离子的重吸收因而袢利尿药一般不会引起低钙血症。但是,在引起高钙血症的疾病中,生理盐水与袢利尿药的联合应用能大大地增加钙离子的排泄,这种作用在高钙血症急诊处理中具有重要意义。

袢利尿药也被证实可以诱导环氧化酶(COX-2)的表达,其参与花生四烯酸合成前列腺素的过程。其中一种前列腺素 PGE_2 抑制亨利袢粗段升支对 NaCl 的重吸收,因此参与了袢利尿药在肾内的活动。NSAIDs 类药物(如吲哚美辛),可抑制环氧化酶的活性,故减少肾内前列腺素的合成,因而影响袢利尿药的活性。这对肾病综合征及肝硬化的患者有着显著影响,而对其他正常的患者来说,这种干扰最小。袢利尿药对通过血管床的血流量有直接影响。呋塞米同感前列腺素对肾脏血管床的作用而增加肾血流量。呋塞米和依他尼酸已经被证实在它们使尿量增加前可缓解心力衰竭患者的肺充血和左心室的充盈压。这些对周围血管张力的影响能归结于利尿药诱导的肾前列腺素释放。

临床适应证和剂量

袢利尿药最重要的适应证包括**急性肺水肿**、**其他病症的水肿**及**急性高钙血症**。袢利尿药的应用在"临床药理学"部分讨论,其他适应证包括高钾血症、急性肾衰竭及阴离子过量。

A. 高钾血症

对于轻度高钾血症或用其他方法急性处理的严重高钾血症,袢利尿药能明显增加尿液中 K^+ 的排泄,同时给予 NaCl 和水能增强这种反应。

B. 急性肾衰竭

袢利尿药在急性肾衰竭时能增加尿液的排出量,并增加 K^+ 的排泄。但不能防止或缩短肾衰竭持续的时间。袢利尿药实际上能加速骨髓瘤中管型的形成,加重轻链肾病,因为远端 Cl^- 浓度的提高增加了 Tamm-Horsfall 蛋白的分泌,然后聚集了骨髓瘤 Bence Jones 蛋白。

C. 阴离子过量

溴化物、氟化物及碘化物均在亨利袢的粗支升段被重吸收,因而袢利尿药在治疗这些毒性离子摄入时很有用。同时必须给予盐水以补充尿液中 Na^+ 的丢失,并提供 Cl^-,这样可以避免细胞外液的丢失。

毒性

A. 低钾性代谢性碱中毒

袢利尿药抑制亨利袢升支粗段对 NaCl 的重吸收,增加水盐向集合管的转送,因而增加了集合管对 K^+ 及 H^+ 的分泌,引起低钾性代谢性碱中毒(表 15-2)。这种毒性作用是其利尿作用的重要功能之一,可以通过输入 K^+ 及纠正低血容量的逆转。

B. 耳毒性

袢利尿药偶尔可引起剂量相关性的听力下降,通常为可逆性。在肾功能减退或同时接受其他耳毒性药物如氨基糖苷类抗生素患者中最常见。

C. 高尿酸血症

袢利尿药可引起高尿酸血症,并促使痛风发作,这是由近端小管低血容量相关的尿酸重吸收增加所致,其可通过应用小剂量利尿药而避免低血容量的进展。

D. 低镁血症

镁的排泄是长期应用袢利尿药的结果,最常见于饮食中缺乏镁的患者,可通过口服镁制剂来纠正。

E. 过敏反应及其他反应

除了依他尼酸,其他所有的袢利尿药都是氨苯磺胺类衍生物。所以,皮疹、嗜酸性细胞增多及少见的间质性肾炎是氨苯磺胺类利尿药治疗中偶见的毒副作用。这些现象通常在停药后很快消失。依他尼酸很少引起过敏反应。

由于亨利袢可以间接地负责下游集合管对水的重吸收,所以袢利尿药可以引起严重的脱水。低钠血症较噻嗪类少见(下文)。然而,由于袢利尿药的应用,患者因低血容量诱发口渴而增加水的摄入,这可能会引起严重的低钠血症。袢利尿药可引起尿钙过多,这样会导致轻度的低钙血症和继发性甲状旁腺机能亢进。另外,袢利尿药对血容量依赖患者会产生相反的作用(高钙血症),他可能有其他之前引起高血钾症的原因,如转移性乳腺癌和鳞状细胞肺癌。

禁忌证

在对其他磺胺类药物过敏的患者中,呋塞米、布美他尼及托拉塞米可能会出现交叉过敏性反应,但非常罕见的。对肝硬化、临界状态的肾衰竭或心力衰竭的患者,过量应用任何利尿药都是非常危险的。

噻嗪类利尿药

噻嗪类利尿药发现于 1957 年,在人们努力合成更有效的碳酸酐酶抑制药时的结果。随后的研究表明,噻嗪类利尿药抑制的是 NaCl 的转运,而不是 $NaHCO_3$,而且它们的作用部位主要在远曲小管,而不是近端小管。其中的一些药物仍然保留有明显的碳酸酐酶抑制活性(如氯噻酮)。噻嗪类利尿药的典型药是氢氯噻嗪(HCTZ)。

化学及药代学

与碳酸酐酶抑制药及袢利尿药一样,所有噻嗪类利尿药都有一个未被取代的磺胺基团(图 15-8)。

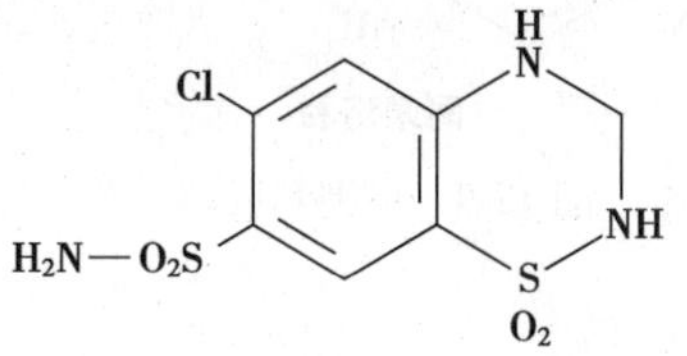

氢氯噻嗪

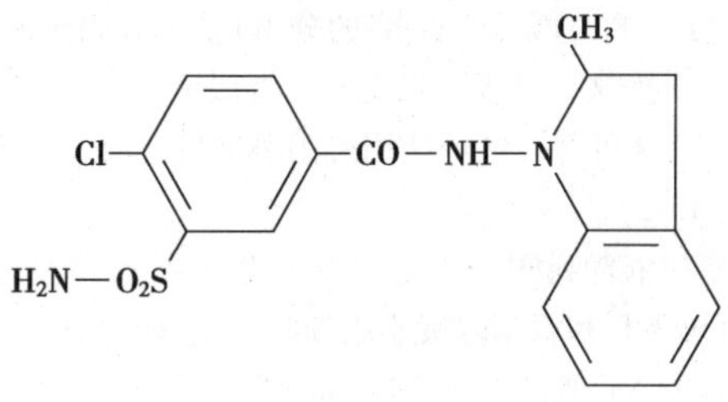

吲达帕胺

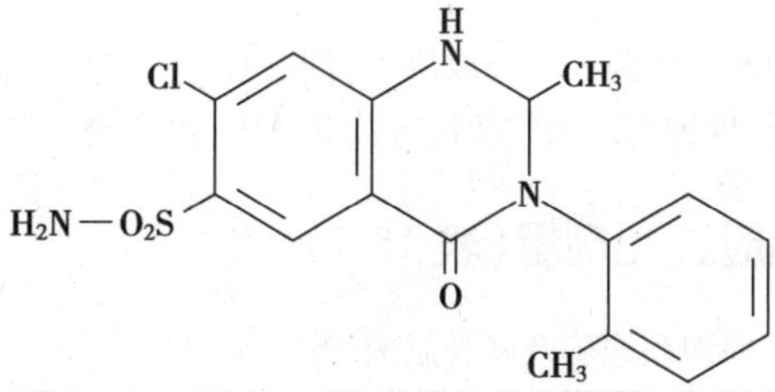

美托拉宗

图 15-8 氢氯噻嗪及其相关药物

所有噻嗪类药物都可以口服,但其代谢有差异。**氯噻嗪**是此类最基本的药物,为非脂溶性,并且给药剂量必须相对较大。它是唯一一种胃肠外使用的噻嗪类药物。HCTZ 作用强,必须以极低的剂量给药(表 15-6)氯噻酮吸收缓慢,作用时间较长。虽然吲哒帕胺主要由胆道系统排泄,但其以活性形式由肾脏排泄,从而在远曲小管发挥其利尿作用。所有的噻嗪类利尿药由近端小管的有机酸分泌系统分泌,并且与在此段上与尿酸竞争分泌,因此,噻嗪类药物的使用可使尿酸排泄减少,血清尿酸水平升高。

药效学

噻嗪类利尿药在远曲小管上皮细胞阻断 Na^+/Cl^- 的转运

(NCC),抑制远曲小管上皮细胞腔面 NaCl 的重吸收。与在亨利袢的粗支升段的情形相反,袢利尿药在此处抑制 Ca^{2+} 的重吸收,所以噻嗪类利尿药实际上是增加了 Ca^{2+} 的重吸收。这种功能现被推测认为是对近曲小管和远曲小管的影响。在近曲小管,噻嗪类利尿药引起血容量减少,导致 Na^+ 和 Ca^{2+} 的被动重吸收增加;在远曲小管,噻嗪类利尿药阻断 Na^+ 进入而致细胞内 Na^+ 浓度降低,因而增加了基底膜上 Na^+/Ca^{2+} 的交换(图 15-4),从而增加了整体上 Ca^{2+} 的重吸收。虽然噻嗪类利尿药很少由于这种 Ca^{2+} 的重吸收增加而引起高钙血症,但它可以揭示由其他原因引起的高钙血症(如甲状腺旁腺功能亢进、癌及结节病等)。噻嗪类利尿药治疗由高钙血症引起的含钙肾结石非常有用。

噻嗪类利尿药的活性部分取决于肾脏内产生的前列腺素。如在袢利尿药中所述,在一定条件下,噻嗪类利尿药的活性也可被 NSAIDs 类药物所抑制。

临床适应证和剂量(表 15-6)

表 15-6 噻嗪类及相关利尿药

药物	每日口服总量	服药次数
苄氟噻嗪	2. 5~10mg	单剂
氯噻嗪	0. 5~2g	分两次服用
氯噻酮[1]	25~50mg	单剂
氢氯噻嗪	25~100mg	单剂
氢氟甲噻	12. 5~50mg	分两次服用
吲达帕胺[1]	2. 5~10mg	单剂
甲氯噻嗪	2. 5~10mg	单剂
美托拉宗[1]	2. 5~10mg	单剂
多噻嗪	1~4mg	单剂
喹乙唑酮[1]	25~100mg	单剂
三氯甲噻嗪	1~4mg	单剂

[1] 不属噻嗪类,而是与噻嗪类性质相同的磺胺类药物

噻嗪类利尿药的主要适应证为①高血压;②心力衰竭;③由特发性高钙血症所致的肾结石;④肾性尿崩症。在各种疾病时噻嗪类利尿药的应用在利尿药的临床药理学部分讨论。

毒性

A. 低钾性代谢性碱中毒及高尿酸血症

这些毒副作用与在袢利尿药所见相同(表 15-2)。

B. 糖耐量降低

在明显的糖尿病或糖耐量试验轻度异常的患者可发生高血糖症。它发生在 HCTZ 的剂量较高时(>50mg/d),剂量在 12.5mg/d 以下时没有发生过。这种作用是由于胰岛素释放异常及组织对葡萄糖的利用下降所致。噻嗪类利尿药有一种弱的、剂量依赖性的、脱靶的效应,即可以刺激 ATP 敏感的 K^+ 通道,并引起 beta 细胞的过度极化,从而抑制胰岛素的释放。低

钾血症加重了这一效应。因此,在低钾血症的纠正中,噻嗪引起的高血糖可能会部分逆转。

C. 高脂血症

噻嗪类利尿药可引起 5%~15% 的患者血清胆固醇和低密度脂蛋白(LDL)升高,但长期用药后可恢复到基线水平。

D. 低钠血症

低钠血症是噻嗪类利尿药主要的副作用,这是由于低血容量诱发加压素升高、肾脏稀释功能下降及口渴明显共同所致,可通过减少药物剂量或限制水的摄入来预防。

E. 过敏反应

噻嗪类利尿药为磺胺类药物,与这个化学基团的其他药物有交叉反应,很少发生光敏性或全身性皮炎。严重的过敏反应相当少见,但也可出现溶血性贫血、血小板减少症及急性坏死性胰腺炎。

F. 其他毒性

与碳酸酐酶抑制药一样,应用噻嗪类利尿药可出现乏力、疲劳及感觉异常。据报道有时会出现阳痿,其可能的原因是血容量的减少。

禁忌证

在肝硬化、临界性肾衰竭及心力衰竭时,过量应用任何利尿药都是很危险的(下文)。

保钾利尿药

保钾利尿药在皮质集合小管拮抗醛固酮的作用而阻止 K^+ 的分泌。这种抑制作用的产生是通过对盐皮质激素受体直接的药理学拮抗(**螺内酯、依普利酮**)或通过抑制腔膜上离子通道的 Na^+ 内流(**阿米洛利、氨苯蝶啶**)。最后,乌拉立肽(重组的尿扩张肽)目前仍在研究之中,它可以减弱结合小管的 Na^+ 的摄取和 Na^+/K^+ ATP 酶,提高它的血管效应提高肾小球滤过率。奈西立肽只可以静脉给药,它可以提高肾小球滤过率,减少近端小管和集合小管对 Na^+ 的重吸收。

化学及药代学

螺内酯和阿米洛利的结构(图 15-9)。

螺内酯是一种合成的类固醇,醛固酮竞争性拮抗药,它的作用及作用时间取决于靶组织中的醛固酮反应动力学。大部分螺内酯在肝脏内失活。总体而言,螺内酯发生作用是一个相当缓慢的过程,需要数天才能完全达到治疗效果。依普利酮是一种螺内酯类似物,它对盐皮质激素受体的选择性作用更强的,对雄激素和孕激素受体的影响比螺内酯小几百倍,所以依普利酮的副作用更少。

阿米洛利和氨苯蝶啶直接抑制皮质集合小管内 Na^+ 内流。氨苯蝶啶在肝脏内代谢,但肾脏是其活性形式和代谢产物排泄的主要途径。由于氨苯蝶啶被广泛代谢,所以其半衰期很短,给药次数比阿米洛利(是不能被代谢的)频繁得多。

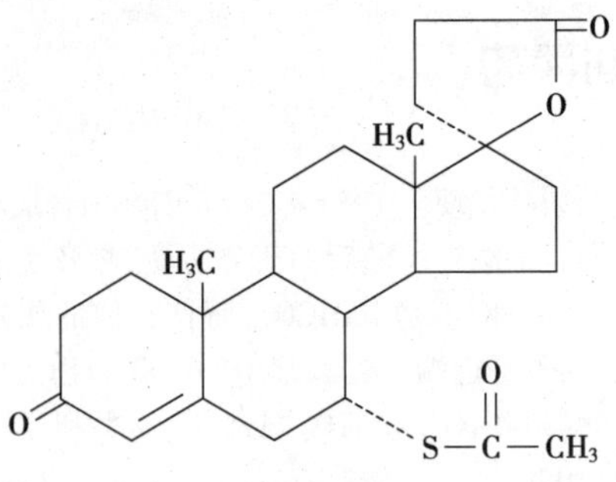

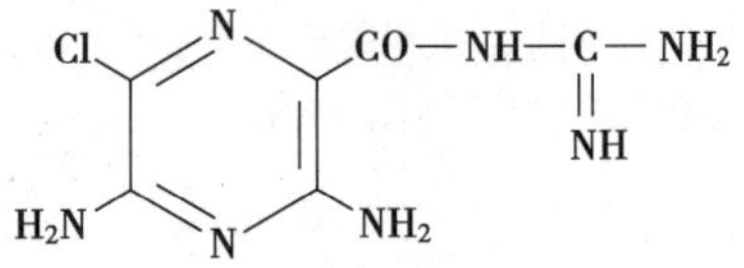

图 15-9　保钾利尿药

药效学

保钾利尿药减少集合小管和集合管中 Na^+ 的吸收。如上所述,在这一部分 K^+ 的吸收(和 K^+ 的分泌)是由醛固酮调节,醛固酮拮抗药则干扰这一过程。也观察到类似于集合小管闰细胞处理 H^+ 的效应,这可部分解释应用醛固酮拮抗药所产生的代谢性酸中毒(表 15-2)。

螺内酯和依普利酮与盐皮质激素受体结合,降低了醛固酮的活性,阿米洛利和氨苯蝶啶不阻断醛固酮,而是直接干扰集合小管顶端膜中 Na^+ 通过上皮细胞 Na^+ 离子通道(ENaC)的进入。由于在此段集合小管伴随 Na^+ 进入而 K^+ 双倍量分泌,因而这些药物也是有效的保钾利尿药。

醛固酮拮抗药的活性取决于肾脏内产生的前列腺素,在一定条件下,保钾利尿药的活性可被 NSAIDs 类药物所抑制。

临床适应证和剂量(表 15-7)

表 15-7　保钾利尿药及联合制剂

商品名	保钾利尿药	氢氯噻嗪
Aldactazide	螺内酯 25mg	50mg
Aldactone	螺内酯 25、50 or 100mg	—
Dyazide	三氨蝶呤 37.5mg	25mg
Dyrenium	三氨蝶呤 50 or 100mg	—
Inspra[1]	依普利酮 25、50 or 100mg	—
Maxzide	三氨蝶呤 75mg	50mg
Maxzide-25mg	三氨蝶呤 37.5mg	25mg
Midamor	氨氯哌嗪胺 5mg	—
Moduretic	氨氯哌嗪胺 5mg	50mg

[1] 依普利酮目前仅批准用于高血压

保钾利尿药最常用于盐皮质激素异常高状态或者醛固酮增多症,无论是原发性分泌过多(Conn 综合征,易位 ACTH 产生),还是继发性醛固酮增多症(见于心力衰竭、肝硬化、肾病综合征及其他条件引起的有效血容量减少的情况下)。其他利尿药如噻嗪类利尿药或袢利尿药的应用可引起或加重血容量减少,从而引起继发性醛固酮增多。在盐皮质激素分泌增加并继续将 Na$^+$ 大量地向远端肾单位部位传送时,则发生肾脏 K$^+$ 消耗。两类保钾利尿药均可用于此段以阻断 K$^+$ 的分泌反应。

人们还发现,小剂量(25~50mg/d)使用依普利酮可能会干扰一些醛固酮的纤维化和炎症反应,通过这样,它可以减慢糖尿病患者蛋白尿的进程。更重要的是,依普利酮已被证实可以减少心肌梗死后心肌缺血再灌注损伤。在一项临床研究中,依普利酮可以降低 15% 的心肌梗死后有轻中度心力衰竭患者的死亡率(与安慰剂相比)。

Liddle 综合征是一种罕见的常染色体显性疾病,导致皮层集合管钠通道的激活,引起肾脏对钠的重吸收和钾的分泌增加。对于这种病症,证明阿米洛利是有益的,而螺旋体则缺乏效力。

毒性

A. 高钾血症

不像其他利尿药,保钾利尿药减少尿中钾的排泄(表 15-2),引起轻度、中度甚至威胁生命的高钾血症,这一并发症的危险性在肾脏疾病(钾的排泄可能大量减少)或同时应用其他药物降低或抑制肾素(β-受体阻滞剂、NSAIDs 类药物、阿利克仑)及血管紧张素 II 的活性(ACEI、血管紧张素受体抑制药)的药物时大大增加。由于大多数其他的利尿药引起 K$^+$ 的丢失,因而保钾利尿药单独作为利尿药使用时,高钾血症更常见,尤其是在肾功能不全的患者。保钾利尿药与噻嗪类利尿药以一定剂量联合应用时,噻嗪类利尿药引起的低钾血症及代谢性碱中毒可得到改善。然而,某些固定剂量形式其生物利用度有一定差异性,与噻嗪类利尿药相关的副作用往往成为主要问题,因而,一般主张分别调节好两种药物的剂量。

B. 高氯性代谢性酸中毒

保钾利尿药通过抑制与 K$^+$ 平行分泌的 H$^+$ 的分泌,引起酸中毒,这与在 IV 型肾小管酸中毒所见的情况现实。

C. 乳房发育

合成的类固醇(如螺内酯)可能由于作用于其他类固醇受体而引起内分泌异常。有报道称螺内酯可引起乳房发育、阳痿及前列腺增生(非常罕见),而依普利酮还未见相关报道,可能是因为它对盐皮质激素受体的选择性比螺内酯更强,对雄激素及孕激素受体实际上是无活性的。

D. 急性肾衰竭

据报道,氨苯蝶啶与吲哚美辛联合应用可引起急性肾衰竭,而其他保钾利尿药还未见报道。

E. 肾结石

氨苯蝶啶溶解度差,可在尿液中沉淀引起肾结石。

禁忌证

保钾利尿药对敏感的患者能引起严重的、甚至是致命的高钾血症。慢性肾功能不全的患者特别容易受到攻击,极少应用这类保钾利尿药。同时应用其他阻断肾素-血管紧张素系统的药物(β-受体阻滞剂或 ACEI)则会增加高钾血症的可能性。肝病患者可能会影响氨苯蝶啶和螺内酯的代谢,所以给药剂量必须仔细调整。强的 CYP3A4 抑制药(红霉素、氟康唑、地尔硫䓬、西柚汁等)能显著提高依普利酮的血药浓度,但螺内酯不会。

改变水排泄的药物(排水利尿药)

渗透性利尿药

近端小管及亨利袢降支对水可自由通透(表 15-1)。由肾小球滤过而不被重吸收的任何渗透性活性药物引起水在此段保留并增加水利尿。这些药物用于降低颅内压增高和增加肾毒素排泄。原型渗透性利尿药是甘露醇。葡萄糖在临床上不作为利尿药使用,在高血糖患者中经常引起渗透利尿作用(糖尿)。

药代学

甘露醇在胃肠道吸收差,而当口服给药时可引起渗透性腹泻。对于系统作用,甘露醇必须胃肠外给药。甘露醇在体内不被代谢,而且在 30~60 分钟内通过肾小球滤过排泄,而且不被任何一段肾小管重吸收或分泌。即使是轻度肾功能不全的患者使用此类药物也必须小心谨慎。

药效学

渗透性利尿药主要作用于近端小管和亨利袢降支。这些药物也通过在集合管的渗透性效应来对抗 ADH 的作用。这些不吸收的溶质如甘露醇通过干预对抗性的渗透力而阻止水的正常吸收,结果导致尿量增加。同时,尿流量的增加减少了液体与肾小管上皮间接触的时间,从而减少 Na$^+$ 及水的重吸收。然而,尿钠排泄量较水的排泄少,因此最终导致过多的水丢失及高钠血症。

临床适应证和剂量

降低颅内压及眼压

渗透性利尿药改变 Starling 力,从而使水离开细胞并减少了细胞内体积。这种作用被神经外科用于降低颅内压和眼科手术前降低眼压。甘露醇一般经静脉给药,剂量为 1~2g/kg。降低颅内压时必须在严密监测下使用,颅内压应该在 60~90 分钟降低。

毒性

A. 细胞外液量增加

甘露醇很快分布于细胞外间隙,并吸收细胞内水分。在产生利尿作用之前,它可导致细胞外液量增加及低钠血症,从而并发充血性心力衰竭,并可引起肺水肿。在用渗透性利尿治疗时长可见患者出现头痛、恶心及呕吐。

B. 脱水、高钾血症及高钠血症

如过量使用甘露醇而又未及时适当地补充水分,则最终可导致严重缺水、游离水丢失及高钠血症。由于水从细胞中被吸出,细胞内 K^+ 浓度升高,导致细胞损失和高钾血症。通过仔细观察血清离子成分及体液平衡可避免这些并发症发生。

C. 低钠血症

对肾功能下降的患者使用甘露醇时,胃肠外给予的甘露醇在静脉内保留,并引起水从细胞内渗透性浸出而导致低钠血症。

抗利尿激素(ADH,加压素)激动药

血管加压素和去氨加压素用于中枢性尿崩症的治疗。其将在第 37 章中讨论。它们在肾脏的作用似乎主要是通过 V_2 受体介导的,尽管也可能涉及 V_{1a} 受体。

抗利尿激素拮抗药

在许多疾病状态下,包括充血性心力衰竭及异常 ADH 分泌综合征(SIADH),由于 ADH 过量分泌而引起水潴留。对于充血性心力衰竭患者频繁使用利尿药还可因为继发性 ADH 分泌过多而引起危险的低钠血症。

直到最近,两种非选择性药物锂(第 29 章)和地美环素抗菌药(四环素,在第 44 章讨论)被使用是因为它们著名的抗利尿激素干扰活性。这两种药产生这种干扰作用的机制尚未完全明确。地美环素比锂更经常使用,因为锂的许多副作用。然而,地美环素正在迅速被几个特殊的利尿激素受体拮抗剂(伐普坦类)取代,并已经取得了令人鼓舞的临床效果。

已知的抗利尿激素受体有三种, V_{1a} 、 V_{1b} 和 V_2 。 V_1 受体表达在血管和中枢神经系统, V_2 受体专门表达在肾脏。考尼伐坦(现在只用作静脉注射用药)对 V_{1a} 和 V_1 受体有活性(下文)。口服药托伐普坦、利希普坦和沙他普坦选择性拮抗 V_1 受体。利希普坦、沙伐普坦仍在临床研究中,但 FDA 已经批准的托伐普坦治疗低钠血症非常有效,并作为标准利尿剂治疗心力衰竭患者的辅助药。

药物动力学

考尼伐坦及地美环素的半衰期为 5~10 小时,而托伐普坦的半衰期为 12~24 小时。

药效学

抗利尿激素拮抗药抑制集合小管 ADH 的作用。考尼伐坦是 V_{1a} 和 V_2 受体的药理学拮抗药。锂盐和地美环素都通过尚

没有完全明确的机制减少 ADH 诱导的 cAMP 的产生。

临床适应证和剂量

A. 异常 ADH 分泌综合征(SIADH)

当限制水摄入水不能纠正这种异常时,临床上则应用 ADH 拮抗药治疗 SIADH。这种情况一般发生在门诊患者(这些患者不能强迫限水),但也发生在因其他目的而需大量静脉内输注液体的住院患者。地美环素(每日剂量为 600~1 200mg)或托伐普坦(15~60mg/d)可以用于 SIADH 的治疗。应该通过监测维持地美环素的血浆水平(2μg/ml),但托伐普坦的水平没有合理的监测。与地美环素和托伐普坦不同,考尼伐坦为静脉注射给药,因而不适合门诊患者长期用药。利希伐坦和沙伐普坦可望很快作为口服给药而得到应用。

B. 其他原因引起的 ADH 升高

在机体对有效循环血容量减少作出反应时 ADH 也升高,如在充血性心力衰竭时。当不可能用容量补充治疗时,则可导致低钠血症。像在 SIADH 一样,限制水常常是治疗选择之一。在充血性心力衰竭患者这种方法常不成功,因为其增加患者口渴及应用大量口服药物。考尼伐坦对这些患者可能特别有用,因为研究发现其阻断 V_{1a} 受体可降低外周血管阻力,并增加心输出量。

C. 常染色体显性遗传多囊肾病

多囊病肾囊肿的产生认为是通过 cAMP 介导的。后叶加压素是肾脏产生 cAMP 主要刺激物。假设抑制肾脏 V_2 受体可能延迟多囊肾病的进展。在大型多中心前瞻性试验中,为期三年的随访期间,托伐普坦能够减少肾脏的体积,减慢肾衰竭的进展。然而在这个试验中,托伐普坦导致肝功能异常的发生率 9%,而安慰剂组为 2%,这导致一些患者停止使用药物。

毒性

A. 肾性尿崩症

如果不密切监测血清 Na^+ ,任何 ADH 拮抗药都可能引起严重的高钠血症和肾性尿崩症。如果正在用锂盐治疗情绪性疾病,则肾性尿崩症可用噻嗪类利尿药或氨氯哌嗪治疗(下文,糖尿病尿崩症)。

B. 肾衰竭

据报道,锂盐和地美环素都可引起急性肾衰竭,长期应用锂盐治疗也可引起慢性间质性肾炎。

C. 其他

口干和口渴是这些药物的常见副作用,托伐普坦可能引起低血压。已经发现与锂盐治疗有关的多发性不良反应(第 29 章)。在肝病患者(第 44 章)及 12 岁以下儿童应当避免应用地美环素。托伐普坦还可以引起肝功能试验异常。

利尿药的联合应用

袢利尿药和噻嗪类

某些患者对通常剂量的袢利尿药没有反应,或在最初反应后出现抵抗。由于这些药物的半衰期短(2~6 小时),所以这种不应性可能是由于在两次给药之间过长的间隔所致。在药物不再有活性的时期内,肾脏 Na^+ 潴留可能大大增加。当袢利尿药给药期减到最小或增加到最大后,应用作用于肾单位不同部分的两种药物可表现明显的协同作用。袢利尿药和噻嗪类药联合应用时常可在两种制剂单独作用无效时引起尿钠。对这种现象有几种解释。首先,当其他部分被阻断时,升支粗段(TAL)或远曲小管(DCT)盐重吸收增加,因此二者的抑制可产生更强的相加性利尿效应;第二,噻嗪类利尿药可在近端小管产生轻度尿钠排泄,这种现象一般被升支粗段重吸收增加而掩饰。袢利尿药和噻嗪类联合用药则在某种程度上阻断所有三段肾小管对 Na^+ 的重吸收。在仅对袢利尿药抵抗的患者,常选择的噻嗪类药物为美托拉宗。而且,美托拉宗仅有口服制剂,而氯噻嗪则通过胃肠道外给药。即使在对单一药物无反应的患者,袢利尿药和噻嗪类联用都能引起大量液体丢失。因而,对这些患者密切监测血流动力学十分重要,一般不推荐作为门诊患者常规应用。此外,这两种药物联用时引起的 K^+ 耗竭相当常见,可能需要胃肠道外补充 K^+,并仔细监测水及电解质状态。

保钾利尿药和袢利尿药或噻嗪类联用

许多应用袢利尿药或噻嗪类药的患者在其治疗过程中有时会出现低钾血症。这一问题通常可通过限制饮食中盐的摄入或饮食中补充 KCl 而得到纠正。当用这种方法不能纠正时,则加用一种保钾利尿药能显著地减少钾的排泄。虽然这种方法一般来说较安全,但在肾功能不全患者及接受血管紧张素拮抗药,如ACE 抑制药的患者应避免应用,在这些患者使用保钾利尿药可能会引起致性命的高钾血症。

■ 利尿药的临床药理学

利尿药对尿液电解质排泄的作用见表 15-2。

水肿状态

使用利尿药最常见的原因是,由减少肾血流量的心脏疾病、肾脏病或血管病变引起的外周或肺水肿。这种肾血流量减少使动脉有效血容量不足并导致水、盐潴留,血容量增加,左后导致水肿形成。合理的使用利尿药可以动员这些间质水肿,而不影响血浆容量。然而,过量的利尿药治疗会降低动脉有效血容量,减少重要器官的血液灌注。所以,为消除水肿而应用利尿药时需仔细监测患者的血流动力学状态,并了解所

患疾病的病理生理学。

心力衰竭

当心力衰竭导致心输出量下降时,则随后的血压及肾血流变化提示低血容量,并引起肾脏的水盐潴留。这种生理学反应最初是增加血管内容量和静脉回心血量,这样可部分使心输出量恢复至正常(第 13 章)。

尽管血浆容量得到扩增,如果所患疾病引起心输出量减少,肾脏将持续保留水盐,然后这些水盐从小血管漏出并形成间质水肿或肺水肿。此时,则有必要应用利尿药以减轻水肿,尤其是肺水肿。用利尿药减轻肺血管充血可以迅速改善氧合作用,从而改善心肌功能。前负荷减低能减小心脏大小,使其以更有效的纤维长度作功与心力衰竭相关的水肿一般用袢利尿药来处理。在某些情况下,水盐潴留明显时则必须联用噻嗪类和袢利尿药联合处理。

在用利尿药治疗心力衰竭患者时,必须牢记这些患者的心输出量部分是由于高的充盈压维持的。所以,利尿药的过量使用可能会减少静脉回流,并进一步影响心输出量。这一点在右心室衰竭时特别重要,全身而不是肺血管充血是这种病的标志。利尿药诱发的容量血管收缩可减少静脉回流,并且如果左心室灌注压下降至 15mmHg 以下,则可能严重地减少心输出量(第13 章)。无论是左心室还是右心室功能障碍引起的心输出量减少最终都由于肾灌注压降低会导致肾衰竭。

增加向 TAL 转运的盐会导致致密斑活化,通过肾小管肾小球(TG)反馈降低肾小球滤过率(GFR)。这种反馈的机制是致密斑细胞分泌腺苷,激活不同小动脉上的腺苷受体引起入球小动脉血管收缩。从而降低 GFR。管-球反馈介导的 GFR 降低加重了最初由心输出量减少引起的 GFR 减少。最近在对腺苷受体拮抗药的研究显示,将有可能很快在心力衰竭患者通过减弱管-球反馈规避这种利尿药治疗的并发症。

利尿药诱发的代谢性碱中毒是另一个可能损害心脏功能的副作用。虽然这种作用一般可用补充钾及盐水恢复血容量,但严重的心力衰竭则严格限制盐的应用,甚至接受过多的利尿药治疗的患者。对这些患者辅助性使用乙酰唑胺可有助于纠正碱中毒。

使用利尿药的另一个严重毒性作用是低钾血症,尤其是心脏患者。低钾血症能加重原发的心律失常,并诱发洋地黄中毒。让服用利尿药患者减少 Na^+ 摄入,减少向分泌 K^+ 的集合小管输送 Na^+,可避免这一毒性作用的发生。不坚持低钠饮食的患者必须采取口服 KCl 补充品或口服保钾利尿药。

肾脏疾病和肾衰竭

各种疾病影响肾脏稳定血容量的关键作用。虽然一些肾脏疾病偶尔引起盐丢失,但多数肾脏疾病引起钠水潴留。在肾衰竭时(GFR<5ml/min),利尿药几乎没有作用,因为肾小球的过滤率过不足以维持排钠利尿反应。然而,大多数轻度肾功不全(GFR 在 5~15ml/min)患者、甚至透析患者,如果在透析治疗之间保留过多液体时可以应用利尿药治疗。利尿药治疗是否能改变急性肾衰竭的严重性或预后,这个问题很少引起人们的注意。

这是因为"非少尿型"急性肾功能不全较"少尿型"（24 小时尿量<400~500ml）的预后好。几乎所有有关这一问题的研究显示，利尿药治疗有助于这些急性肾衰竭患者短期的液体处理，但对其长期结果没有影响。

许多肾小球疾病，如与糖尿病或系统性红斑狼疮有关的肾病，可表现为肾脏对水盐的潴留。这种钠潴留的原因尚不完全清楚，但其可能涉及由于血管收缩剂、前列腺素、细胞因子及其他炎性介质释放所致的肾微循环及小血管功能调节紊乱。当这些患者出现水肿或高血压时，利尿药治疗可能非常有效。

某些形式的肾脏病，特别是糖尿病肾病，在肾衰的早期经常伴有高钾血症发生。这常常是由于Ⅳ型肾小管酸中毒。对这些病例，噻嗪类或袢利尿药可通过增加盐向分泌 K^+ 的集合小管转运而增加 K^+ 的排泄。

导致肾病综合征的肾病患者通常表现复杂的血容量处理问题。这些患者可能表现腹水或水肿等液体潴留，但由于血浆渗胶体透压下降而致血浆容量减少。这在"微小病变"肾病患者中非常常见的情况。对这些患者应用利尿药可引起血浆容量进一步减少，从而损害 GFR，并引起体位性低血压。许多其他原因引起的肾病综合征与原发性肾脏水盐潴留有关，引起血浆容量增加及高血压，尽管胶体渗透压降低可。对这些病例使用利尿药治疗对控制容量依赖性高血压中可能十分有益。

在为肾脏病患者选择利尿药时，必须牢记有许多重要限制。通常必须避免使用乙酰唑胺，因为它可以引起 $NAHCOA_3$ 排泄而加重酸中毒。保钾利尿药则可引起高钾血症。以前认为，噻嗪类利尿药一般在 GFR 下降到30ml/min 以下时是无效的。最近发现，噻嗪类利尿药在 GFR 为 5~15ml/min 的患者单独应用时几乎无效，但其能够显著减少袢利尿药所需的剂量，从而改善利尿效果。因此，高剂量袢利尿药（呋塞米 500mg/d）或美托拉宗（5~10mg/d）和更小剂量呋塞米（40~80mg/d）联用在治疗透析或透析前患者容量负荷过多时十分有用。最后，尽管过度应用利尿药可损害所有患者肾功能，而且在原发肾病患者则明显更严重。

肝硬化

肝脏疾病常出现与门静脉压升高和血浆渗透压下降有关的水肿和腹水。在这种情况下，肾脏钠潴留的机制包括由于全身血管改变所致的肾灌注下降、腹水形成所致的血浆容量下降及低蛋白血症所致的渗透压下降。此外，可能存在由于血浆醛固酮水平升高所致的肾脏原发性钠潴留。

当腹水和水肿严重时，利尿药治疗可能非常有用。然而，肝硬化患者通常可能由于药物向肾小管液分泌下降及醛固酮水平升高而对袢利尿药抵抗。相反，肝硬化性水肿常对螺内酯和依普利酮反应不敏感。袢利尿药与醛固酮受体拮抗药联用可能在某些患者更有用。然而，对甚至轻度肾功能不全的肝硬化患者使用醛固酮拮抗剂时非常谨慎是必要的，因为可能导致严重的血钾过高。重要的是应该牢记，即使在心力衰竭患者过多应用利尿药也可能相当有害。强效利尿药治疗可引起明显的血容量下降、低钾血症及代谢性碱中毒。肝肾综合征及肝性脑病是肝硬化患者过度应用利尿药的严重后果。

特发性水肿

在 20~30 岁的女性中，最常见的综合征是特发性水肿（波动性盐潴留和水肿）。尽管对特发性水肿有广泛的研究，但这一疾病的病理生理学尚不清楚。一些研究认为间断性的应用利尿药实际上也可造成这一综合征，而且在附加治疗实施前应该排除。所以如果可能的话，对特发性水肿应仅用轻度限盐的方法来治疗。压迫袜也可以使用，但疗效不是很肯定。

非水肿性疾病

高血压

噻嗪类利尿药的利尿和轻度血管扩张作用可以用于治疗所有原发性高血压患者，并且在许多患者可能是唯一需要的治疗措施（第 11 章）。虽然氢氯噻嗪是治疗高血压最广泛的利尿药，氯噻酮可能更有效是因为它非常长的半衰期。袢利尿药通常对轻度肾功能不全（GFR<30~40ml/min）或心衰患者是有保留的。原发性高血压适度限制饮食中 Na^+ 摄入（60~100mmol/d）可增强利尿作用，并减少肾脏排钾。

关于噻嗪类利尿药作为高血压的初期治疗药物存在争议，它们的轻度效能有时候限制了它们作为单药治疗的选择。然而，一项大样本研究（超过 30 000 例受试者）表明像噻嗪类这种廉价的利尿药可产生比 ACE 抑制药或钙通道阻滞剂治疗相同或更好的效果。这一重要研究结果增加了噻嗪类在高血压治疗中的重要性。

虽然利尿药单药治疗常很有效，但其在需要多种药物控制血压的患者也有重要的作用。利尿药增强许多药物的疗效，尤其是血管紧张素转换酶抑制药。用强效扩张血管药物如盐酸肼屈嗪或米诺地尔的患者通常需要同时使用利尿药，因为血管扩张剂可引起明显的水盐潴留。

肾结石

大约有 2/3 的肾结石含有磷酸钙或草酸钙。虽然有引起高钙血症的许多疾病（甲状旁腺亢进症、维生素 D 过多症、肉状瘤病、恶心肿瘤等），许多这种结石患者表现为近端小管 Ca^{2+} 重吸收缺陷。这种疾病可以用噻嗪类利尿药治疗，它可增加远曲小管中钙的重吸收，从而降低尿钙浓度。在这种情况下必须减少盐的摄入，因为饮食中过量的 NaCl 将抵消噻嗪类的降低尿钙的作用。饮食里的钙应该限制，因为它可以导致机体内的负钙平衡。钙结石也可由肠道内钙吸收增加引起，或为特发性。在这些情况下，噻嗪类也有效，但应与其他措施一起作为辅助治疗。

高钙血症

高钙血症是一种医学急症（第 42 章）。由于袢利尿药明显减少 Ca^{2+} 重吸收，因此其在促进 Ca^{2+} 排泄中相当有效。然而，袢利尿药单独应用可引起明显的容量浓缩。如果这种情况发生，则袢利尿药无效（并可能产生相反效果），因为在近端小管钙重吸收增加。所以，如果要维持有效的尿钙排泄，则在给予袢利尿药时，必须同时给予盐水。通常的方法是输注生理盐水并经静脉给予呋塞米（80~120mg）。一旦利尿开始，则盐水输注速度应与尿量相等，以免血容量减少。需要时，可在盐水加入氯化钾。

糖尿病尿崩症

尿崩症或者是由于 ADH 分泌缺乏（神经源性或中枢性尿崩症）或对 ADH 无反应[肾性尿崩症（NDI）]所致。给予补充 ADH 或其类似物之一仅对中枢性尿崩症有效。噻嗪类利尿药能减轻两种类型尿崩症患者的多尿和烦渴，这种作用不是对 ADH 补充的反应。锂，一般用于治疗躁狂型抑郁症，常会引起肾源性尿崩症，发现噻嗪类利尿药对治疗这种尿崩症非常有帮助。噻嗪类利尿药的这种表面上自相矛盾的有益作用以前认为是由血浆容量减少与之伴随的 GFR 下降、近端小管 NaCl 与水重吸收增加及液体向稀释段的转运减少等所致。然而，在锂引起的糖尿病尿崩症的情况下，现在知道 HCTZ 导致内髓质（乳头）渗透性增加，部分修正 Li$^+$ 引起的水通道蛋白 2 表达减少。HCTZ 也会导致肾单位 DCT 和 CCT 段的 Na$^+$ 转运蛋白表达增加。因此，噻嗪类能明显地降低尿崩症患者产生的最大量稀释尿液。在这种情况下，饮食钠盐限制能够增强噻嗪类对尿量的这种有益作用。必须仔细监测这些患者血清 Li$^+$ 水平，因为利尿药可能降低 Li$^+$ 的肾脏清除，并提高血清 Li$^+$ 水平至毒性范围（第 29 章）。锂引起的多尿也能用阿米洛利部分逆转，它似乎阻断 Li$^+$ 进入集合管细胞内，更像是阻断 Na$^+$ 进入。如上所述，噻嗪类利尿药还对其他形式的糖尿病尿崩症有治疗作用，但还不清楚是否这是通过与 Li$^+$ 引起的糖尿病尿崩症相同的机制。

摘要：利尿药

亚类	作用机制	效应	临床应用	药动学、毒性作、相互作用
碳酸酐酶抑制剂				
• 乙酰唑胺，其他	此酶的抑制阻碍 H_2CO_3 脱水及 CO_2 的水合作用	减少肾脏 HCO_3^- 重吸收，引起自限性利尿 • 高氯性代谢性酸中毒降低体液 pH，降低眼内压	青光眼，高山病，水肿伴碱中毒	口服和局部用药制剂作用时间 8~12h 毒副作用：代谢性酸中毒，肾结石，肝硬化高氨血症
• 布林佐胺，多佐胺：青光眼的局部用药				
袢利尿药				
• 呋塞米	抑制亨利袢升支 Na/K/2Cl 转运器	显著增加 NaCl 排泄，K 消耗，低钾性代谢性碱中毒，增加尿液 Ca 和 Mg	肺水肿、外周水肿、高血压急性高钙血症或高钾血症，急性肾功衰，阴离子过多	口服和胃肠外制剂 • 作用时间 2~4h • 毒副作用：耳毒性、低血容量、钾消耗、高尿酸血症、低镁血症
• 布美他尼，托塞米（torsemide）：像呋塞米一样的磺胺袢利尿药				
• 依他尼酸：不是磺胺但具有典型的袢活性剂某些促尿酸尿作用				
噻嗪类				
• 氢氯噻嗪	抑制远曲小管的 Na/Cl 转运蛋白	不太显著的增加 NaCl 排泄 • 一些 K 消耗 • 低钾性代谢性碱中毒 • 减少尿液 Ca	高血压、轻度心衰、肾结石、肾性尿崩症	口服 • 作用时间 8~12h • 毒副作用：低钾性代谢性碱中毒、高血糖、低钠血症
• 美托拉宗：普遍与袢利尿药应用具有协同作用				
• 氯噻嗪：仅有胃肠外给药的噻嗪类（Ⅳ）				

续表

亚类	作用机制	效应	临床应用	药动学、毒性作、相互作用
保钾利尿药				
• 螺内酯	醛固酮的药理拮抗药 • 弱的雄激素受体拮抗药	减少肾脏 Na 潴留和 K 消耗 • 对心血管醛固酮的拮抗作用了解较少	任何原因的醛固酮增多症 • 由于其他利尿药低钾血症 • 心肌梗死后综合征	作用缓慢开始和旁路 • 作用时间 24 ~ 48h • 毒副作用:高钾血症,乳腺发育(螺内酯,而不是依普利酮) • 与其他保钾药物的附加相互作用
• 阿米洛利	阻断集合管上皮钠通道	减少钠潴留及钾消耗 • 增加锂清除	其他利尿药引起的低钾血症减少锂盐诱导的多尿	口服活性 • 作用时间 24h • 毒副作用:高钾性代谢性酸中毒

• 依普利酮:像螺内酯,对醛固酮受体更具选择性

• 三氨蝶呤:像阿米洛利的机制,作用更弱,毒性更大

渗透性利尿药				
• 甘露醇	对组织水分布具物理性渗透作用,因为其保留于血管腔内	显著增加尿流,减少脑体积,降低眼内压,最初为低钠血症,随后是高钠血症	由于溶质负荷增加所致的肾功衰(横纹肌溶解症,化疗),颅内压增高、青光眼、	Ⅳ 给药 • 毒副作用:恶心、呕吐、头痛
其他制剂				
• 考尼伐坦	V_{1a} and V_2 ADH 受体拮抗药	减少水重吸收,增加血浆 Na 浓度	低钠血症	仅Ⅳ • 毒副作用:注射部位反应

制剂

通用名	制剂	通用名	制剂
乙酰唑胺	仿制药, Diamox	地美环素	仿制药, Declomycin
阿米洛利	通用名仿制药, Midamor, 复方制剂[1]	二氯磺胺	Diclofenamide
苄氟噻嗪	Naturetin, 复方制剂[1]	多佐胺(眼科疾病)	仿制药, Trusopt
布林佐胺(眼部疾病)	Azopt	依普利酮	Inspra
布美他尼	仿制药, Bumex	依他尼酸	Edecrin
卡格列净	Invokana	呋塞米	仿制药, Lasix, others
达格列净	Farxiga	氢氯噻嗪	仿制药, Esidrix, Hydro-DIURIL, 复方制剂[1]
氯噻嗪	仿制药, Diuril		
氯噻酮	仿制药, Hygroton, Thalitone, 复方制剂[1]	氢氟噻嗪	仿制药, Saluron
		吲达帕胺	仿制药, Lozol
考尼伐坦	Vaprisol	甘露醇	仿制药, Osmitrol

续表

通用名	制剂	通用名	制剂
醋甲唑胺（眼科疾病）	仿制药，Neptazane	喹乙宗	Hydromox
		螺内酯	仿制药，Aldactone，combination drugs[1]
甲氯噻嗪	仿制药，Aquatensen，Enduron	托伐普坦	Samsca
美托拉宗	仿制药，Mykrox，Zaroxolyn（Note：Bioavailability of Mykrox is greater than that of Zaroxolyn）	托拉塞米	仿制药，Demadex
		氨苯蝶啶	Dyrenium
奈西立肽	Natrecor	三氯噻嗪	仿制药，Diurese，Naqua，其他
泊利噻嗪	Renese，复方制剂[1]		

[1] 表 15-6

案例思考答案

这个患者证明了在增加噻嗪类利尿剂后长期袢利尿药治疗患者可出现明显的利尿作用。收缩压下降和体重减少与这个患者的快速利尿一致。这种作用已经导致这个先前存在严重肾脏疾病的患者出现急性肾损伤。这个案例展示，噻嗪类利尿药与长期袢利尿剂联合治疗后需要密切监测患者（特别是预先存在慢性肾脏疾病的患者）。这通常最好在住院条件下完成。

（邢俊平　译　张殿增　校　邱培伦　审）

参考文献

扫描本书二维码获取完整参考文献。

组胺、5-羟色胺和麦角生物碱

第**16**章

Bertram G. Katzung, MD, PhD

案例思考

一名健康的 45 岁的医生在度假酒店出席一次聚会,在吃饭时出现头晕、头部和胸部皮肤发红和心动过速。不久后,同桌的另一位医生表现出类似体征和症状,并出现明显的体位性低血压症状。他们的菜单包括一份绿色沙拉、煎鱼米饭和苹果派。可能的诊断是什么? 你如何治疗这些患者?

长期以来人们知道,当受到各种刺激时,许多组织会释放一些物质而引起生理学效应,如皮肤发红、疼痛、瘙痒及支气管痉挛。后来发现神经组织中也含有这些物质,并具有多种效应。组胺和血清素(5-羟色胺,5-HT)都是具有生物活性的胺类,它们的功能类似于神经递质,但也存在于许多非神经组织中。它们通常在局部组织释放,并通过多种受体亚型发挥复杂的生理和病理效应。人们习惯于将这些物质同内源性肽类(第 17 章)、前列腺素、白三烯(第 18 章)、细胞因子(第 55 章)一起称为"**自体活性物质**"。

由于广泛、多样和难以预期的外周作用,组胺和 5-羟色胺很少用于临床治疗疾病。但是,能够选择性地激活某些受体亚型或选择性地拮抗这些胺类的作用的化合物有重要的临床价值。因此本章重点讲述有激动作用的胺类的基础药理学和选择性更高的激动药和拮抗药的临床药理学。对 5-羟色胺受体及其他受体有部分激活作用的化合物——麦角生物碱,将在本章末讨论。

■ 组胺

组胺合成于 1907 年,后来从哺乳动物组织中分离。早先人

们关于组织组胺的可能生理作用的许多假想是根据静脉注射组胺的效应和过敏性休克、组织损伤症状的有相似性。在此基础上,提出了有关组织胺生理作用的种种假设。人们也观察到组胺有明显的种属差异,对于人类,组胺是速发型变态反应(如荨麻疹)和炎症反应的重要介质,虽然它在过敏反应中并不起关键作用。组胺对胃酸分泌也有重要作用(第 62 章),它还有神经递质和神经调质的功能(第 6、21 章)。此外,新的证据显示,组胺在白细胞趋化作用中也扮演着重要角色。

组胺的基础药理学

化学和药代动力学

在动物、植物组织中均发现有组胺存在,它也是某些毒液、叮咬分泌液的成分。

组胺由 L-组氨酸经脱羧作用生成,在哺乳动物体内,这个反应由组胺脱羧酶催化。一旦生成,组胺要么贮存,要么很快失活,只有极少部分的组胺以原型排泄。主要代谢途径包括转化为甲基组胺、甲基咪唑乙酸和咪唑乙酸(IAA)。某些肿瘤(系统

性肥大细胞增多症、色素性荨麻疹、胃良性肿瘤及偶发性髓性白血病等)与肥大细胞或嗜碱粒细胞的数目增加有关,也与组胺及其代谢产物的排泄增加有关。

大部分组织组胺被清除,并与肥大细胞或嗜碱性粒细胞中的颗粒(囊泡)结合;许多组织的组胺含量与其肥大细胞含量直接相关。与颗粒结合形式的组胺无生物活性,但许多刺激可激发肥大细胞释放组胺,使游离的组胺对周围组织产生作用。肥大细胞在易受损组织部位的分布特别丰富——鼻、嘴、脚、体内腔道表面、血管,尤其是血管受力点和分叉处。

在一些组织中还有非肥大细胞组胺,比如大脑,它在这里的功能是神经递质。有力地证据显示,内源性神经递质组胺具有许多大脑的功能,如神经内分泌控制、心血管调节、体温和体重调节、睡眠和觉醒调节(第 21 章)。

组胺贮存和释放的另一重要非神经元部位是位于胃底部的肠嗜铬样(ECL)细胞,ECL 细胞释放的组胺可激活黏膜层产酸壁细胞(第 62 章),是主要的胃酸分泌素之一。

$$CH_2-CH_2-NH_2$$

组胺

组胺的贮存和释放

储存在肥大细胞中的组胺可通过几种机制释放。

A. 免疫释放

免疫过程是肥大细胞和嗜碱粒细胞释放组胺的重要病理生理机制。如果这些细胞被膜表面结合的 IgE 抗体致敏,当暴露于适当的抗原时,就会脱颗粒(图 55-5,效应期)。这种释放方式需要能量和钙的参与。脱颗粒使组胺、三磷酸腺苷(ATP)及其他一起储存于颗粒中的介质同时释放。这种机制释放的组胺是速发型(Ⅰ型)变态反应的介质,如花粉症和急性荨麻疹。在 IgG 或 IgM 介导的免疫反应中释放的物质激活的补体级联反应也可以促进肥大细胞和嗜碱粒细胞释放组胺。

通过 H_2 受体介导的负反馈调节机制,组胺可调节它本身的释放和一些组织中已致敏肥大细胞对其他介质释放。对人类而言,嗜碱粒细胞及皮肤中的肥大细胞有此种负反馈机制,肺脏的肥大细胞则没有,因此,组胺可限制皮肤和血液中变态反应的强度。

内源性组胺对多种炎症反应和免疫反应有调节作用。组胺也可能参与了急性炎症反应,组织损伤时释放的组胺,可引起局部血管扩张、含有急性炎症介质(补体、C 反应蛋白)和抗体血浆外渗。组胺对炎细胞(中性粒细胞、嗜酸性粒细胞、嗜碱性粒细胞、单核细胞和淋巴细胞)有积极的趋化作用。组胺也可阻止溶酶体内容物的释放、抑制 T 淋巴细胞和 B 淋巴细胞的功能。这些作用主要是由 H_2 或 H_4 受体介导。炎症反应中神经释放肽也可能是通过作用于突触前 H_3 受体的组胺调节。

B. 化学和机械性释放

某些胺类,包括药物例如:吗啡和筒箭毒碱,可置换细胞内结合形式的组胺,使组胺游离。这种释放方式不需要能量,且与肥大细胞的损伤及脱颗粒无关。肥大细胞丢失的颗粒也释放组胺,由于细胞外液的钠离子也可快速置换此复合体中的组胺。化学性和机械性肥大细胞受损均引起脱颗粒作用和组胺释放。**化合物 48/80** 是一种试验用药物,它可在能量和钙离子作用下,通过细胞外脱颗粒方式特异性地促组织肥大细胞释放组胺。

药效学

A. 作用机制

组胺与细胞膜表面上特异性受体结合以后发挥生物效应。四种不同的组胺受体根据其特点分为 $H_1 \sim H_4$ 四型(表 16-1)。而之前描述的其他主要胺类转运受体中尚未发现受体亚型,仅提及几个受体存在剪切变异。

四种受体亚型都被克隆,它们属于含 7 个跨膜区的 G 蛋白偶联受体超家族。其中,H_1 和 H_2 受体的结构差异很大,似乎与毒蕈碱和 5 羟色胺受体的关系更为密切。H_4 受体与 H_3 受体有约 40% 的同源性,但与其他组胺受体无显著关系。所有四个组胺受体均被证实在众多系统中参与调节活动,因此,一些以前被认为是传统药物拮抗药的抗组胺药现在被认为是反相激动药(第 1、2 章)。事实上,许多第一代和第二代 H_1 的受体拮抗药(下文)很可能是反相激动药。此外,一个化合物既可能是某一组胺受体的激动药同时也是另一个受体的拮抗药。例如:clobenpropit 既是 H_4 受体的激动药,也是 H_3 受体的拮抗药(表 16-1)。

表 16-1 组胺受体亚型

受体亚型	分布	受体后机制	部分选择性激动药	部分选择性拮抗剂
H_1	平滑肌、内皮、脑	G_q, ↑ IP_3,DAG	Histaprodifen	美吡拉敏,曲普利啶,西替利嗪
H_2	胃黏膜、心肌、肥大细胞、脑	G_s, ↑ cAMP	Amthamine	西咪替丁[1]、雷尼替丁[1]、硫替丁
H_3	突触前:脑、肌间神经丛,其他神经元	G_i, ↓ cAMP	(R)α-甲基组胺,imetit,immepip	噻普酰胺 iodophenpropit,clobenpropit,[1] tiprolisant[1]
H_4	嗜酸细胞、中性白细胞、CD4 T 细胞	G_i, ↓ cAMP	Clobenpropit,imetit,氯氮平	噻普酰胺

[1] 反相激动药

cAMP,环状单磷酸腺苷;DAG,二酰基甘油;IP3,三磷酸肌醇在大脑，H_1、H_2 受体分布于突触后膜，而 H_3 受体主要位于突触前膜。存在于内皮平滑肌细胞和神经末梢的 H_1 受体激活后，通常诱发磷酸肌醇水解增加、细胞内钙升高；位于胃黏膜、心肌细胞和某些免疫细胞上的 H_2 受体激活后导致细胞内 cAMP 升高，因其类似于 β_2-肾上腺素受体与 Gs 蛋白偶联，而特定的情况下的 H_2 受体可能偶联 Gq 来激活 IP3-DAG（肌醇 1,4,5-三磷酸甘油二酯）级联反应。H_3 受体激活后，神经末梢钙离子自 N-型钙通道的内流减少，引起组胺能神经元递质和其他神经元递质释放减少。H_4 受体主要发现于骨髓和循环血液中的白细胞上。H_4 受体似乎对嗜酸性粒细胞和肥大细胞具有极为重要的影响，他们可能会参与炎症和过敏反应，也可以调节这些细胞类型的生成，这一作用与以前认识到的组胺可介导细胞因子的产生有关。

B. 组胺的组织和器官系统效应

组胺对平滑肌、心肌、某些内皮细胞、神经细胞及胃的分泌细胞作用强大，但是，对组胺的敏感性受种属差异的影响很大，其中人、豚鼠、狗、猫对组胺十分敏感，而小鼠和大鼠则差很多。

1. 神经系统　组胺对感觉神经末梢，尤其是介导痛觉和瘙痒的神经末梢有强大的刺激作用，这种 H_1 介导的效应是荨麻疹反应、昆虫叮咬和蜇刺后反应的重要组成部分。也有证据显示局部高浓度的组胺可使传出（轴索）神经末梢去极化（见"三联反应"）。在小鼠，也可能在人类中，H_1 受体调控呼吸神经元介导的吸气和呼气作用。突触前膜的 H_3 受体在调节神经系统介质释放中起着重要的作用。H_3 受体激动药可减少大脑各个部位和末梢神经中乙酰胆碱，胺类及肽类递质的释放。研究中的反向 H_3 激动剂，pitolisant（BF2649）似乎可改善发作性睡眠病患者的嗜睡症状。

2. 心血管系统　给人体静脉注射组胺，可引起收缩压、舒张压下降，心率加快，血压的急剧变化，这是由于组胺可直接舒张小动脉和毛细血管前括约肌所引起；而心率的增加则涉及组胺对心脏的兴奋作用和反射性心动过速二者效应的叠加。注射组胺，在血管舒张的同时，也会伴发面部潮红、热感及头痛等。组胺产生的血管扩张，至少有一部分是通过内皮舒张因子（第 19 章）的释放而介导的。血压降低常伴发反射性心动过速。较高剂量的组胺可通过激活 H_2 受体介导的 cAMP 途径引起血管舒张和直接心脏兴奋。单独服用 H_1 受体拮抗药常可显著改善小剂量组胺所引起的人类心血管效应。

组胺作用于微循环血管尤其是后毛细血管上的 H_1 受体，引起内皮细胞缺口致血管壁通透性增大，这样允许液体、小蛋白一样大的分子渗出至外周血管组织导致水肿。这种作用也可引起荨麻疹（风疹），表明皮肤也可释放组胺。对内皮细胞的最新研究表明这些细胞中肌动蛋白和肌浆球蛋白收缩，可使内皮细胞分离，通透性增加。

组胺对心脏的直接效应，主要由 H_2 受体来介导，可使心肌收缩力增强，起搏器频率加快。在 H_1 受体介导下，组胺也可引起人心房肌收缩力减弱。这些心脏作用的生理学意义还不清楚。肥大细胞释放的内源性组胺也可引起心血管效应。过敏反应中大部分心血管症状和体征起因于组胺的释放，当然其他介质也参与了此过程，而且似乎比人体内的组胺更为重要。

3. 支气管平滑肌　对人和豚鼠，组胺均可激动支气管平滑肌 H_1 受体，引起支气管痉挛。组胺的这一毒性效应是引起豚鼠死亡的原因，而对正常人，使用常规剂量组胺，不会引起明显的支气管痉挛。哮喘患者对组胺非常敏感，对其他刺激也反应过度，同时，组胺 H_1 受体拮抗药和神经节阻断剂均可阻断组胺的反应，说明这些患者药发生支气管痉挛，可能代表一种神经反应机能亢进（第 21 章）。对怀疑为哮喘和细胞纤维化的患者药，作诱发刺激实验，逐渐增加内源性组胺的量，对支气管功能亢进的诊断有意义，这样的个体对组胺的敏感性比正常个体高 $100\sim1\ 000$ 倍。奇怪的是，一些种属（如兔子）的支气管扩张是呼吸道 H_2 受体起了主导作用。

4. 胃肠道平滑肌　组胺激动 H_1 受体，引起肠平滑肌收缩，而它对豚鼠回肠的收缩作用是组胺标准生物活性的依据。人的肠道不如豚鼠那样敏感，但大剂量组胺可引起腹泻，部分是组胺引起肠平滑肌收缩作用的结果。组胺的这一作用通过 H_1 受体介导。

5. 其余平滑肌器官　通常，组胺对人眼部平滑肌、泌尿生殖道平滑肌作用不明显，但是，患过敏反应的孕妇，会因组胺引起子宫平滑肌收缩而流产。在某些动物，测定子宫对组胺的敏感性可用于检测其生物活性。

6. 分泌组织　长期以来，人们一直认为组胺是胃酸分泌的强大刺激物，并在一定程度上刺激胃蛋白酶和内因子的生成。这种效应是胃壁细胞上 H_2 受体激活后引起的，与腺苷酸环化酶活性增加、cAMP 浓度升高及细胞内钙离子浓度升高有关。其他的胃酸分泌刺激物如乙酰胆碱、胃泌素等不增加 cAMP 浓度，它们的最大酸排出量可被 H_2 受体拮抗药减弱，但不能完全阻断。这些作用在第 62 章进行了详细叙述。组胺也可促进小肠、大肠的分泌功能。与此相反，在某些动物中选择性的 H_3 组胺受体激动药可通过食物或五肽胃泌素刺激来抑制胃酸分泌。

在一般浓度下，组胺对其他腺体组织活动的影响不明显，浓度很高时才会促进肾上腺素释放。

7. 代谢的影响　近期 H_3 受体基因敲除小鼠的研究表明，缺乏该受体可导致动物食物摄入量增加，能量消耗减少并引起肥胖。实验结果还显示伴有胰岛素抵抗与血中胰岛素和瘦素浓度增加。目前还不知道是否 H_3 受体在人类有类似作用，但正在进行深入研究以确定 H_3 受体激动药能否用于治疗肥胖症。

8. "三联反应"　很多年前就已描述了皮下注射组胺引起一种特殊的"丘疹-红晕"反应。这一效应涉及三种独立的细胞型：微循环中的平滑肌细胞、毛细血管或微静脉内皮细胞、感觉神经末梢。首先，由于小脉管扩张，注射部位出现红斑；紧接着，由于局部水肿，红斑上形成水肿性丘疹和红晕；这个红晕被认为是轴索反射引起的。发痒也可伴随这些效应出现。

皮下注射组胺释放剂（化合物 48/80、吗啡等）或给已致敏人的皮肤注入适当抗原，可引起相似的局部效应。尽管这些局部效应大部分可被优先给入 H_1 受体拮抗药所阻断，但 H_2、H_3 受体也参与了此过程。

9. 组胺受体介导的其他可能效应　除了通过 H_3 和 H_1 受体可刺激外周疼痛神经末梢外，组胺在中枢神经系统的伤害感受方面也可发挥重要作用。布立马胺（Burimamide），为具有 H_2 受体阻断作用的早期候选化合物，对 H_1，H_2 和 H_3 受体没有直接效应，在啮齿类动物的中枢神经系统给药可产生显著的止痛作用。其镇痛作用与阿片类镇痛效果相当，但没有耐药性、呼吸抑制和便秘的相关报道。

其他组胺激动药

组胺咪唑环上作一小型替换即可明显改变化合物对组胺亚

型的选择性（表 16-1）。

组胺的临床药理学

临床应用

在肺功能实验室，组胺气溶胶已被作为一种高反应性支气管激发试验。目前组胺没有其他临床应用。

毒性与禁忌证

注射组胺带来的副反应与释放的组胺一样，与剂量有关。比较明显的副反应包括面部潮红、血压下降、心动过速、头痛、风团、支气管痉挛、胃肠功能紊乱等。食入腐败鱼肉（鲭鱼中毒）也可观察到这些反应，有证据表明，鱼肉中细菌作用产生的组胺是引起此反应的主要诱因。

哮喘患者药（严格控制下的某些肺功能试验除外）、伴活动性溃疡、胃肠出血的患者药禁用组胺。

组胺拮抗药

体内释放的组胺所引起的效应，可通过数种途径减轻。生理性拮抗药，尤其是肾上腺素，对平滑肌的作用与组胺相反，不过它们作用于不同的受体，这一点在临床上很重要。全身过敏或者其他情况下组胺与其他介质大量释放，注射肾上腺素可抢救生命。

释放抑制因子（Release inhibitors）可减少抗原-IgE 相互作用下激发的免疫应答性肥大细胞脱颗粒。色甘酸钠（cromolyn）和奈多罗米（nedocromil）似乎有此效应（第 20 章），尽管它们目前作用的分子机制仍不清楚，但可用于哮喘治疗。此外，β_2-肾上腺素受体激动药也能减少组胺释放。

组胺受体拮抗药代表了减弱组胺介导效应的第三个途径。60 年来，已发行许多化合物可竞争性阻断组胺对平滑肌的大部分作用。但是，直到 1972 年 H_2 受体拮抗药布立马胺（burimamide）发现以后，才能拮抗组胺的胃酸刺激作用。选择性 H_2 受体拮抗药的研究进展使消化性溃疡（第 62 章）得到了更有效的治疗。选择性 H_3 和 H_4 拮抗药目前尚无临床使用价值，不过 H_3 受体部分拮抗药噻普酰胺（thioperamide）和 clobenpropit 正在研发过程中。

■ 组胺受体拮抗剂

H_1 受体拮抗药

竞争性阻断组胺 H_1 受体的化合物在临床上用于过敏性疾病已多年，很多 H_1 拮抗药目前在美国市场上有售，有些属非处方药品。它们既可单独使用，也可作联合制剂如“氯丙嗪”和睡眠辅助制剂使用（第 63 章）。

H_1 受体拮抗药的基础药理

化学和药物动力学

为了方便，人们把 H_1 拮抗药分为一代和二代产品。大部分一代药物镇静作用相对较强，也很可能同时阻断了自主受体；而二代 H_1 进入中枢神经系统较少，镇静作用相对较弱。所有的 H_1 拮抗药都是稳定的胺类，图 16-1 中描述了它们的共同结构及一些亚组化合物的结构；表 16-2 则写明了这些药物的剂量。

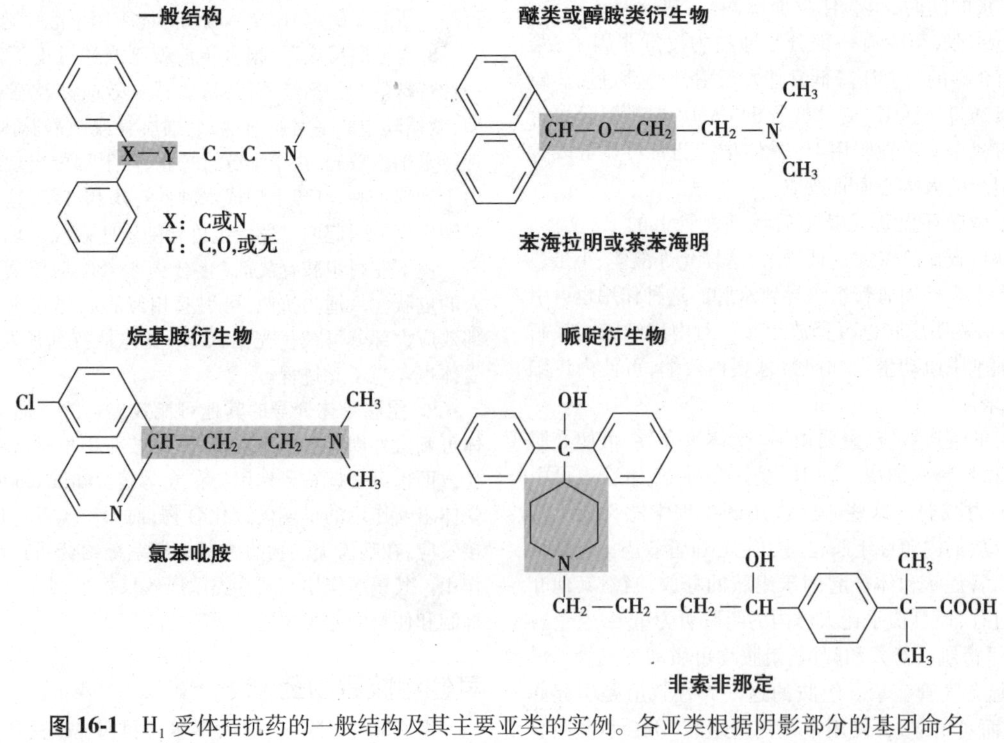
一般结构
X—Y—C—C—N
X：C或N
Y：C,O,或无
醚类或醇胺类衍生物
CH—O—CH₂—CH₂—N
CH₃
CH₃
苯海拉明或茶苯海明
烷基胺衍生物
Cl
CH—CH₂—CH₂—N
CH₃
CH₃
N
氯苯吡胺
哌啶衍生物
OH
C
N
CH₂—CH₂—CH₂—CH
OH
C—COOH
CH₃
CH₃
非索非那定

图 16-1 H_1 受体拮抗药的一般结构及其主要亚类的实例。各亚类根据阴影部分的基团命名

表 16-2　临床使用中的一些 H_1 受体拮抗药

药物	成人剂量	抗胆碱能活性	评价
第一代抗组胺药			
乙醇胺类			
卡比沙明（Clistin）	4~8mg	+++	轻至中度镇静
茶苯海明（茶苯海明的盐复合物）［也称 Dramamine）	50mg	+++	显著镇静；抗晕动症活性
苯海拉明（Benadryl,等）］	25~50mg	+++	显著镇静；抗晕动症活性
哌嗪衍生物			
羟嗪（Atarax,等）	15~100mg	未发现	显著镇静
赛克利嗪（也称 Marezine）	25~50mg	–	轻度镇静,抗晕动症活性
氯苯甲嗪（Bonine,等）	25~50mg		轻度镇静,抗晕动症活性
烷基胺类			
溴苯那敏（Dimetane,等）	4~8mg		轻度镇静
氯苯那敏（也称 Chlor-Trimeton,等）	4~8mg	+	轻度镇静,抗感冒
吩噻嗪衍生物			
异丙嗪（Phenergan,等）	10~25mg	+++	显著镇静；止吐；α 受体拮抗作用
其他			
赛庚啶（又称 Periactin,等）	4mg	+	中度镇静；也有抗 5-羟色胺活性
第二代抗组胺药			
哌啶			
非索非那定（也称 Allegra）	60mg	–	
其他			
氯雷他定（Claritin）,地氯雷他定（Clarinex）	10mg（地氯雷他定 5mg）	–	较长作用,作用持续时间更长
西替利嗪（Zyrtec）	5~10mg	–	

H_1 拮抗药口服给药吸收很快,1~2 小时血浆药物浓度达峰值,在体内分布很广泛。一代药物很快进入中枢神经系统,主要经肝微粒体酶系广泛代谢。某些二代药物可经 CYP3A4 酶系代谢,当其他药物如酮康唑（ketoconazole）抑制此 P450 酶亚型时,二者相互作用,影响疗效。一次给药,大部分药物药效维持时间 4~6 小时,而美可洛嗪（meclizine）与一些二代药物作用时间稍长一些,可达 12~24 小时。新型 H_1 制剂水溶性更低,很难甚至根本就不进入中枢神经系统。阿司咪唑、依巴斯丁（研究中）、羟嗪、氟雷他定、特非那定的代谢产物有活性,其中羟嗪和特非那定的活性代谢产物可作为药物使用（相应称为西替利嗪和非索非那定）。

药效学

中性 H_1 受体拮抗药和反向 H_1 受体激动药均能可逆性竞争结合 H_1 受体而减轻或阻断组胺的作用。几个明确的反向激动药可能通过这一机制起作用,它们对 H_2 受体的作用可以忽略,对 H_3 受体几乎无作用。例如:这类药物可完全阻断组胺引起的支气管收缩或胃肠道平滑肌痉挛作用,但它们对胃酸分泌和心脏无显著作用。

第一代 H_1 受体拮抗药有许多效应并非起因于组胺的阻断作用,大部分是由于药物的结构与组胺的一般结构相似而引起的（图 16-1）,这些药物可作用于 M 胆碱受体、α-肾上腺素受体、5-HT 受体结合位点、局麻药受体位点等。这些作用有些有临床治疗价值,有些还不可取。

1. 镇静　第一代 H_1 拮抗药的一个常见效应是镇静,不同的化学亚群、不同的患者药,这种作用的强度不同（表 16-2）。有些制剂的镇静作用很强,足可作"催眠药"使用（第 63 章）,不过不适于白天服用。有人认为这一效应与某些 M 胆碱拮抗药相似,而与镇静催眠药产生的抑制解除性镇静作用有很大区别。在一般剂量下,儿童（偶尔可见成人）经常表现兴奋,而不是镇静;剂量很大达毒性水平时,患者在昏迷之前可发生明显的兴奋、焦虑、甚至惊厥。新型的 H_1 拮抗药（或其活性代谢产物）对 H_1 受体选择性高,镇静作用小甚至无。

2. 抗恶心和止吐作用　某些第一代 H_1 拮抗药可有效预防晕动症（表 16-2）,而对已经发生的晕动症效果稍差一些。某些 H_1 拮抗药,尤其是多西拉敏过去曾广泛用于治疗妊娠恶心和呕吐（下文）。尽管镇吐灵（Bendectin）在 1983 年被撤回,但是类似的配方,联合多西拉敏和维生素 B_6（Diclegis），于 2013 年被 FDA 批准。

3. 抗帕金森效应　一些 H_1 拮抗药,特别是苯海拉明对与抗精神病药物有关的锥体外系症状有迅速、重要的阻遏作用。此药作为抗精神病药物在肠外给予,以对抗精急性张力异常反应。

4. 抗胆碱能受体作用　很多第一代 H_1 拮抗药,尤其是乙醇胺类和乙二胺类衍生物,对外周 M 胆碱受体有重要的阿托品样作用。据报道,这一作用或许对（不确定）非过敏性鼻溢有益,但也会引起尿潴留和视物模糊。

5. 肾上腺素受体拮抗作用　许多 H_1 拮抗药,尤其是酚噻嗪类衍生物,如异丙嗪,可证明有 α 受体拮抗效应,这一作用对敏感个体会引起体位性低血压。目前尚未观察到 β 受体拮抗作用。

6. 抗血清素作用　已经证明,某些第一代 H_1 拮抗药,以赛庚啶（cyproheptadine）为例,对 5HT 受体有强大的拮抗作用。这一药物被当作 5HT 拮抗药研究,在 5HT 拮抗药一章中讨论。不过,它的化学结构与酚噻嗪类抗组胺药相似,仍是一强大的 H_1 拮抗药。

7. 局麻作用　许多第一代 H_1 拮抗药是有效的局麻药,与普鲁卡因和利多卡因一样,以同样的方式阻断兴奋膜上的 Na^+ 通道。实际上苯海拉明和异丙嗪的局麻作用比普鲁卡因强,对常用局麻药过敏的患者,有时可用它们代替。一小部分这些药物也能阻滞钾通道,这种作用将在下面叙述（下文：毒性部分）。

8. 其他作用　某些 H_1 拮抗药,如西替利嗪,能抑制肥大细胞释放组胺和其他一些炎症介质。这种作用不是由于 H_1 受体拮抗,而可能是 H_4 的受体的作用（下文）。该机制尚不完全清楚,但这些药物在过敏性鼻炎等治疗中起着重要的作用。一些 H_1 拮抗药（如特非那丁、阿伐斯汀）已被证明能够抑制癌细胞、肠上皮细胞和脑毛细血管上的 P-糖蛋白转运体,其作用的意义尚不明确。

H_1 受体拮抗药的临床药理

临床应用

第一代 H_1 受体拮抗药是推广和使用最广泛的非处方药。大量应用此类药物是由于其过敏性低并相对安全。但由于其中枢镇静作用正逐渐被第二代抗组织胺药取代。

A. 过敏反应

在预防或治疗过敏反应时,H_1 受体拮抗药常作为首选。在过敏性鼻炎（花粉热）和荨麻疹中,组胺是主要介质,H_1 拮抗药是备选药物且抗原暴露前给药常常很有效。但是对支气管哮喘,H_1 拮抗药在很大程度上无效,因为支气管哮喘的发生有数种介质参与。

组胺大量释放可引起血管神经性水肿,而水肿的维持似乎是由于缓激肽的作用,且不受抗组胺剂的影响。对特异性皮炎,经常选用抗组胺药物如盐酸苯海拉明,因为其镇静副作用可减轻瘙痒感。

诸如花粉症这类过敏性疾病,常选择镇静效应较小的 H_1 抗组胺剂;在美国,广泛使用的药物是烷基胺类和第二代无镇静作用的药物。不过,不同药物的镇静作用和治疗效能的个体差异很大,因此从每一成年组中选出患者药样本,以决定对该个体而言,哪一种药物最有效而副作用又最少,这已经成为一个惯例。此外,连续用药,该组的临床效率会减小,换用另一组,药物的临床效率又可重新恢复,原因尚无法解释。

第二代 H_1 拮抗药主要用于治疗过敏性鼻炎和慢性荨麻疹,与老的制剂（如氯苯那敏）作双盲对照显示,它们的治疗效能几乎相等。但是,服用传统抗组胺药的个体,约 50% 发生镇静作用,患者药进行机械操作时不安全,而服用特非那或阿司米唑的个体,仅 7% 发生此现象。当然包括非处方药在内的新药价格均不菲。

B. 晕动症和前庭紊乱

东莨菪碱（第 8 章）和某些一代 H_1 拮抗药是最有效的预防晕动症的药物。最为有效的抗组胺药物是苯海拉明和异丙嗪。茶苯海明是苯海拉明盐,专用于治疗晕动症。噻嗪类（赛克利嗪和美克洛嗪）对晕动症预防也有重要作用,在大部分患者中引起的镇静作用弱于苯海拉明。用于过敏紊乱的剂量如表所示（表 16-2）。无论东莨菪碱还是 H_1 拮抗药与麻黄碱或苯丙胺联合使用均能更有效防治晕动症。

有人声称,可有效预防晕动症的抗组胺制剂,对美尼尔综合征也有用,不过其有效性尚未被人们接受。

C. 妊娠恶心与呕吐

有人对 H_1 拮抗药作过研究,看它们能否用于治疗"晨起恶心"。哌嗪衍生物由于对啮齿类动物有致畸效应已经退出该项研究。多西拉敏是一种乙醇胺类 H_1 拮抗药,被用于复方制剂 Bendectin 中治疗妊娠恶心与呕吐,该复方制剂还含有维生素 B_6。1978 年后,多西拉敏的潜在致畸效应因被广泛报道而众所周知,还有一些因母方服用 Bendectin 而导致胎儿畸形的报道。然而,一些大型前瞻性研究显示出生缺陷发生率并没有增加,因而重新引入此类产品被认为是正确的。

毒性

上文已描述了 H_1 型抗组胺药的众多非抗组胺效应。其中一些效应（镇静、抗 M 胆碱作用等）已被用于治疗目的,特别是一些 OTC 药物中（第 63 章）。然而,镇静和抗 M 胆碱作用也是抗组胺药物使用时最大的两类副作用。

全身用药较少见的毒性反应还有：儿童兴奋和惊厥、体位性低血压、过敏反应等。局部应用 H_1 拮抗药后常引起药物过敏。早期的抗组胺药物过量使用引起的严重全身性副作用和阿托品类过量所导致的副作用类似,处理手段也相同（第 8、58 章）。阿司咪唑或特非那定过量会诱发心律失常,这些药物已禁止在美国销售。这类药物治疗剂量下与酶抑制剂相互作用也可导致相同的副作用（药物互作用）。

药物的相互作用

某些患者在服用早期第二代药物如特非那定或阿司咪唑,

并与酮康唑(ketoconazole)、伊康唑(itraconazole)或某些大环内酯类抗生素如红霉素合用时可发生致死性室性心律失常。这些抗生素通过抑制 CYP3A4 而抑制许多药物代谢,引起抗组胺药血浆浓度显著升高。这种毒性的机制是由于心脏的钾(I_{Kr})离子通道阻滞,从而导致了潜在的复极化作用(第 14 章),其结果是动作电位延长导致心律失常。认识到以上危害后,特非那定和阿司咪唑均被撤出美国市场。如仍需使用,特非那定和阿司咪唑应禁止与酮康唑、伊康唑或大环内酯类抗生素同时服用,并不得用于肝功能不全的患者。此外,葡萄汁也可抑制 CYPA4,使血中特非那定水平显著升高。

由于 H_1 拮抗药可引起显著的镇静作用,而且与中枢神经系统抑制剂共同服用时可产生叠加效应,故禁用于司机或机械操作的人群。同样,较早的抗组胺药物由于其自主神经阻断作用可与毒蕈碱和 α-阻断剂产生叠加效应。

H_2 受体拮抗药

由于 H_1 拮抗药对组胺引起的胃酸分泌无影响,在此基础上,人们开发出 H_2 受体拮抗药。H_2 受体拮抗药可阻断组胺分子的作用,抑制胃酸分泌,而且没有 H_1 受体激动或拮抗效应。与其他组胺受体一样,H_2 受体具有内在活性,一些 H_2 受体拮抗药也是可逆性激动药。

消化性溃疡和相关胃肠不适非常常见,也使人们对 H_2 受体拮抗药的治疗潜力产生极大的兴趣。虽然他们并不是最有效的可用药物,但其极低的毒性及减少胃酸分泌的能力使它们备受欢迎,并已成为 OTC 药物。这些药物的详述见第 62 章。

H_3 和 H_4 受体拮抗药

虽然没有选择性 H_3 和 H_4 配体应用于临床,但人们对其治疗潜力仍有极大兴趣。H_3 的选择性配体在改善睡眠失调、肥胖、精神疾病和认知障碍上有一定价值。匹托利生(tiprolisant),反向 H_3-受体激动药,已被证实可以减少突变型小鼠的睡眠周期和人类嗜睡症。H_1-和 H_3-受体敲除小鼠可见肥胖增加。

在慢性炎症如哮喘中嗜酸性粒细胞和肥大细胞发挥了突出作用。H_4 阻断剂可阻断其功能,具有潜在治疗作用。目前还没有选择性 H_4 配体供人体使用,但除表 16-1 所列正在研究的化合物外,一些 H_1 选择性阻断剂(苯海拉明,西替利嗪,氯雷他定)对 H_4-受体也有一定的亲和力。一些研究表明,H_4 的受体拮抗药可能对瘙痒有一定的作用。

■ 5-羟色胺(5-HT,血清素)

在识别 5-羟色胺(5-HT)以前,人们知道,当血液凝固时,凝固物中会释放一种缩血管物质,称为血清素;另外的研究确定,肠黏膜上存在有一种平滑肌刺激物,这种物质称为肠胺。直至1951 年 5-羟色胺合成后,人们才确认血清素和肠胺是 5-羟色氨酸的同一代谢产物。

5-羟色胺是一种重要的神经递质,是肠道局部激素,血小板的凝血过程的组成部分,并且被认为在偏头痛的治疗中发挥作用。肠嗜铬细胞瘤是一种类癌瘤,可释放 5-羟色胺作为介质,引起特异性的 5-羟色胺综合征。当患者患肿瘤不能进行手术时,5-羟色胺拮抗药可发挥有效的治疗作用。

5-羟色胺的基础药理学

化学和药物动力学

与组胺一样,5-羟色胺在自然界分布广泛,动物、植物组织、毒液、叮咬分泌液中均存在。5-羟色胺是一种吲哚乙胺,在生物系中,由 L-色氨酸吲哚环上羟化、再脱羧生成(图 16-2)。其中,C5 上进行的羟化反应是限速步骤,p-氯苯丙氨酸(PCPA,3-丙氨酸)和 p-氯安非他明可阻断这一步。这些制剂在实验中用于治疗类癌综合征以减少 5-羟色胺的合成,但因其毒性较大而未在临床使用。

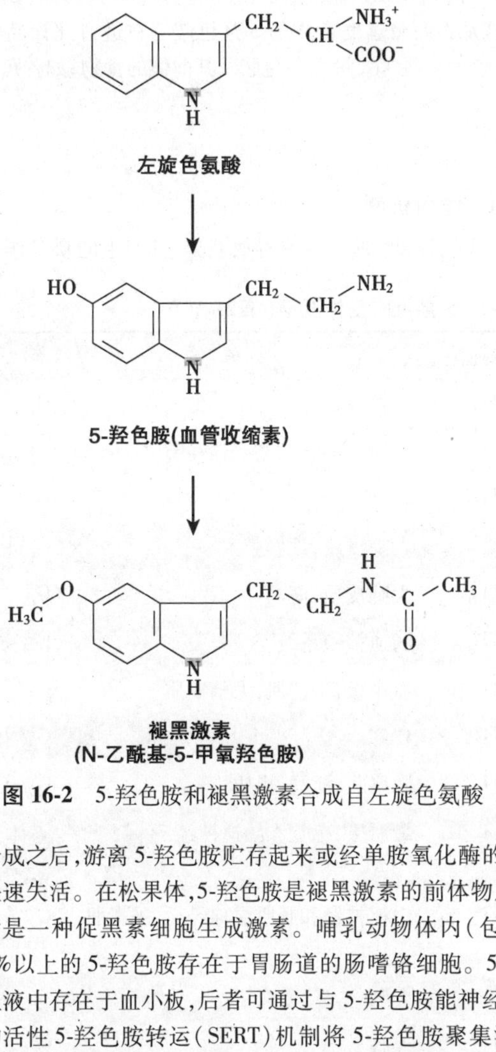

左旋色氨酸

5-羟色胺(血管收缩素)

褪黑激素
(N-乙酰基-5-甲氧羟色胺)

图 16-2 5-羟色胺和褪黑激素合成自左旋色氨酸

合成之后,游离 5-羟色胺贮存起来或经单胺氧化酶的氧化作用快速失活。在松果体,5-羟色胺是褪黑激素的前体物质,褪黑激素是一种促黑素细胞生成激素。哺乳动物体内(包括人体)90%以上的 5-羟色胺存在于胃肠道的肠嗜铬细胞。5-羟色胺在血液中存在于血小板,后者可通过与 5-羟色胺能神经末梢类似的活性 5-羟色胺转运(SERT)机制将 5-羟色胺聚集浓缩。一旦转运至血小板或神经末梢,5-羟色胺可通过囊泡相关转运体(VAT)富集于囊泡中。5-羟色胺也存在于脑干的脊核,此处包含 5-羟色胺能神经元,该神经元可合成、贮存、释放 5-羟色胺作为神经递质。储存的 5-羟色胺可被利舍平耗尽,其方式与该药物耗尽肾上腺素能神经和肾上腺髓质囊泡中儿茶酚胺的方式大致相同(第6章)。

大脑5-羟色胺能神经元参与多种功能调节,如情感、睡眠、食欲、体温调节、痛觉、血压调节、呕吐等(第21章),也可能与某些疾病如抑郁、焦虑、偏头痛等有关。胃肠道肠神经系统、血管周围也存在5-羟色胺能神经元。啮齿类动物(而非人类)的肥大细胞中含有5-羟色胺。

肠嗜铬细胞中5-羟色胺的功能不清,这些细胞合成5-羟色胺,并将其与ATP和其他物质一起贮存于颗粒中,在机械性、神经性刺激的作用下释放。这种5-羟色胺以旁分泌方式与肠道中的几种不同的5-HT受体相互作用(第62章)。某些释放的5-羟色胺弥散至血管,被血小板摄取并贮存起来。

5-羟色胺经单胺氧化酶(MAO)代谢,其中间产物是5-羟吲哚乙醛,后者在醛脱羧酶的作用下进一步被氧化。当乙醇代谢产生大量乙醛时,醛脱羧酶达到饱和,5-羟吲哚乙醛在肝脏中转化成乙醇5-羟色胺酸的部分会大大减少。正常饮食的人,5-羟色胺乙酸(5-羟HIAA)的排泄量反映了5-羟色胺合成量,因此,24小时5-HIAA排泄量可用于一些肿瘤辅助诊断,如测定肿瘤尤其是类癌瘤过度合成的5-羟色胺。在进行此诊断实验期间,应禁食一些含大量5-羟色胺及其前体的食物,如香蕉等。

药效学

A. 作用机制

5-羟色胺和组胺一样有种属差异,其产生的众多作用很难一概而论。5-羟色胺通过细胞膜上的大量受体发挥作用。表16-3中列举了5-羟色胺受体的不同特性。目前已经鉴定的5-HT-受体亚型有7个(分别用脚注1-7表示),其中6个为含七次跨膜结构的G蛋白耦联受体,剩下的一个为配体门控离子通道。后者(5-HT3)是含Na^+,K^+通道的烟碱受体家族的一员。

B. 对组织和器官的影响

1. 神经系统　5-羟色胺存在于大脑的许多部位。它作为神经递质的作用及其与作用于中枢神经系统药物之间的关系将在第21章和第30章进行讨论。5-羟色胺也是松果体褪黑激素(图16-2、文本框:褪黑激素药理学)的前体物质。Repinotan是目前正处于临床试验中的5-HT1A激动剂,似乎在较高剂量下具有一些抗感受伤害作用,同时可逆转阿片样物质诱导的呼吸抑制。

胃肠道和髓质呕吐中心的5-HT3受体参与了呕吐反射(第62章)。它们在化学触发剂如癌症化疗药物引起的呕吐中特别重要。5-HT1P和5-HT4受体在肠神经系统功能中也起重要作用。

在胃肠道和在延髓呕吐中枢5-HT3受体参与呕吐反射(第62章)。他们尤其在化学物质例如癌症化疗药物引起呕吐中发挥重要作用。5-HT1P和5-HT4受体也在肠神经系统功能中起重要作用。

和组胺一样,5-羟色胺对痛觉、瘙痒感觉神经末梢有强大刺激作用,与昆虫叮咬或植物刺扎引起的某些症状有关。此外,5-羟色胺可有力地刺激冠状血管上的化学感觉末梢,激活传入迷走神经末梢上5-HT3受体,引起**化学感受器反射**(也称为

表16-3　5-羟色胺受体亚型(第21章)

受体亚型	分布	受体后机制	部分选择性激动药	部分选择性拮抗药
5-HT$_{1A}$	脊核、海马	G_i, ↓ cAMP	8-OH-DPAT	WAY100635
5-HT$_{1B}$	黑质、苍白球、基底神经节	G_i, ↓ cAMP	舒马普坦,CP93129	
5-HT$_{1D}$	脑	G_i, ↓ cAMP	舒马普坦	
5-HT$_{1E}$	大脑皮质,硬脑膜	G_i, ↓ cAMP		
5-HT$_{1F}$	大脑皮质,海马	G_i, ↓ cAMP	LY334370	
5-HT$_{1P}$	肠道神经系统	G_o, slow EPSP	5-甲氧基色胺	伦扎必利
5-HT$_{2A}$	血小板,平滑肌,大脑皮质	G_q, ↑ IP$_3$	α-甲基-5-羟色胺	酮色林
5-HT$_{2B}$	胃底	G_q, ↑ IP$_3$	α-甲基-5-羟色胺	SB204741
5-HT$_{2C}$	脉络膜,海马,黑质	G_q, ↑ IP$_3$	α-甲基-5-羟色胺	美舒麦角
5-HT$_3$	最后区,感觉和肠道神经	受体为Na^+-K^+离子通道	α-甲基-5-羟色胺,m-亚氯苯双胍	格拉司琼,昂丹司琼,托烷司琼
5-HT$_4$	中枢神经和肠肌层神经元,平滑肌	G_s, ↑ cAMP	5-甲氧基色胺,,伦扎必利,甲氧氯普胺	
5-HT$_{5A,B}$	大脑	↓ cAMP		
5-HT$_{6,7}$	大脑	G_s, ↑ cAMP		氯氮平(5-HT$_7$)

8-OH-DPAT=8-羟基-2-(di-n-丙胺)四氢萘;CP93129=5-羟基-3(4-1,2,5,6-四氢吡啶)-4-氮杂吲哚;LY334370=5-(4-氟苯甲酰)氨基-3-(1-甲基哌啶-4-羟基)-1氢吲哚延胡索酸盐;SB204741=N-(1-甲基-5-吲哚基)-N′-(3-甲基-5-异噻唑基)尿素;WAY100635=N-叔-丁基3-4-(2-乙氧苯基)哌嗪-1-基-2-苯丙酰胺

Bezold-Jarisch 反射），包括明显的心动过缓和血压下降。心动过缓由迷走支配心脏引起，可被阿托品阻断；血压下降则是心动过缓引起心排出量减少的结果。其他药物也可激活化学感受器反射，包括 N 胆碱能受体激动药和某些强心苷，如哇巴因等。

虽然在成年脊髓损伤部位下方没有发现 5-羟色胺能神经元，但这种病变时给予 5-HT$_2$ 阻断剂后可引起 5-HT 受体激活，似乎可以减少损伤后的骨骼肌痉挛。

褪黑激素药理学

褪黑激素是 N-乙酰-5-甲氧基色胺（图 16-2），是松果体中 5-羟色胺经简单的甲氧基化和 N-乙酰化的产物。它在夜间产生和释放，长期怀疑其在动物的昼夜循环和睡眠-觉醒行为中起作用。

褪黑激素受体特征性表达于中枢神经系统和一些外周组织中。在大脑，下丘脑的视交叉上核中的神经细胞胞膜上有 MT$_1$ 和 MT$_2$ 受体，从损伤性实验发现该区域与昼夜节律相关。MT$_1$ 和 MT$_2$ 是 7 次跨膜抑制性 G 蛋白偶联受体。受体结合的结果是抑制腺苷酸环化酶。另一个受体 MT$_3$ 是一种酶；配体与此区域结合产生的生理作用尚不清楚，可能与眼内压有关。MT$_1$ 受体的激活导致嗜睡，而 MT$_2$ 受体可能与生物钟的明-暗同步相关。褪黑激素也与能量代谢和肥胖有关，某些动物模型服用该药后体重下降。然而，它在这些过程中的作用不清楚，且无证据表明褪黑激素本身对治疗肥胖患者有价值。

保健品行业将褪黑激素作为睡眠辅助食品而推广（第 64 章）。雷美尔通一种选择性 MT$_1$ 和 MT$_2$ 受体激动药，被批准用于失眠症的治疗。这一药物没有成瘾性，可自由购买，其催眠作用明显强于褪黑激素，但弱于苯二氮䓬类。它通过细胞色素 P450 酶代谢，因此，服用 CYP1A2 抑制剂者禁用。半衰期为 1~3 小时，其代谢产物仍具有活性，半衰期为 5 小时。拉米替隆可导致催乳素水平有所升高。Tasimelteon 是一种较新的 MT$_1$ 和 MT$_2$ 激动剂，被批准用于非 24 小时睡眠-觉醒障碍。阿维美林，MT$_1$ 和 MT$_2$ 激动剂和 5-HT$_{2C}$ 拮抗剂在欧洲被批准用于重症抑郁障碍。

2. 呼吸系统 5-羟色胺可能通过 5-HT$_{2A}$ 受体对正常人的支气管平滑肌有微弱刺激作用，也可能通过促进支气管迷走神经末梢释放乙酰胆碱来实现。在类癌综合征患者中，肿瘤中胺类和肽类物质的释放可导致支气管收缩。5-羟色胺也可通过化学感受器反射或支气管感觉神经末梢刺激导致过度换气。

3. 心血管系统 5-羟色胺直接激动 5-HT$_2$ 受体，引起平滑肌收缩。在人体，它是一个强大的血管收缩剂，但对骨骼肌和心脏血管却有扩张作用，这种 5-HT 诱发的血管扩张。

至少有一部分需要血管内皮细胞的参与。当内皮受损时，冠脉血管收缩。5-羟色胺激活化学感受器神经末梢的 5-HT$_3$ 受体，诱发反射性心动过缓。静脉注射 5-羟色胺，经常观察到血压的三相反应；最初，化学感受器反应引起心率减慢、心排出量减少、血压下降；紧接着，血管收缩作用引起血压升高；最后，供应骨骼肌的血管扩张，血压再次下降。肺和肾血管似乎对 5-羟色胺的血管收缩作用尤其敏感。

敲除小鼠的研究表明，5-HT 作用于 5-HT$_{1A}$，5-HT$_2$ 和 5-HT$_4$ 受体对于胎儿正常心脏发育是必需的。另一方面，成人慢性暴露于 5-HT$_{2B}$ 激动剂与心瓣膜病相关，缺乏 5-HT$_{2B}$ 受体基因的成年小鼠被保护免于心脏肥大。初步研究表明，5-HT$_{2B}$ 拮抗剂可预防动物模型中肺动脉高压的进展。

给予 5-羟色胺可观察到面部潮红现象，这是由于 5-羟色胺可收缩静脉，静脉收缩后引起毛细血管灌注增加而引起的。5-羟色胺对心脏有轻度、直接的正性变时、变力作用，不过无临床意义。血 5-羟色胺水平的持续升高（见于类癌综合征）伴发心内膜的病理改变，心内膜下纤维组织形成，引起瓣膜机能障碍，心肌电生理功能失常。

5-羟色胺激活血管表面 5-HT$_2$ 受体，引起血小板凝集，与血液凝固时的凝集相比，这种反应不伴随血小板内贮存的 5-羟色胺的释放。其生理作用还未搞清。

5-羟色胺综合征和类似综合征

突触释放过多 5-羟色胺可导致一种严重的具有潜在致死性的综合征，最近几周有服用 5-羟色胺药的病史，再结合体格检查便可确诊（表 16-4）。此综合征一些特征与抗精神病药性恶性综合征和恶性高热，但病理生理和处理差别较大。

药物的一些注意事项表明，用一种药过量或同时用几种药过量可引起 5-羟色胺综合征，导致中枢神经系统 5-羟色胺活性过高。这一综合征可以预测且非特异性的，但症状轻微时易误诊。在实验动物模型中，很多综合征的体征都可被 5-HT$_2$ 拮抗剂逆转；然而，其他 5-HT 受体也会受影响。丹曲林对其没有疗效，不像对恶性高热的治疗。

抗精神病药恶性综合征具有特异性，不能预测，似乎与某些个体对具有 D$_2$-受体阻断性抗帕金森症药效应敏感性过高有关。恶性高热与骨骼肌肌浆网的 RyR1 钙通道的基因缺陷有关，当服用触发药物时肌浆网可无控制性大量释放钙（第 27 章）。

4. 胃肠道 5-羟色胺对平滑肌上 5-HT$_2$ 受体的直接作用，加上对肠神经系统内神经节细胞的兴奋作用（第 6 章），引起胃肠平滑肌收缩、紧张性增加，并推进蠕动。肠神经系统上 5-HT$_4$ 受体激活后，促乙酰胆碱释放，从而介导选择性 5-羟色胺激动药如西沙比利（cisapride）的增强能动力或"前动力"效应，这些激动药对某些胃肠功能紊乱有用（第 62 章）。类癌瘤患者，5-羟色胺（和其他物质）生成过量，可伴发严重的腹泻，5-羟色胺对分泌几乎无影响，它所具有的效应通常是抑制。

5. 骨骼肌 骨骼肌细胞膜上有 5-HT$_2$ 受体的表达，但其生理作用还不明确。当同时服用单胺氧化酶抑制剂和 5-羟色胺激动药，尤其是具有抗抑郁功能的选择性 5-羟色胺再摄取抑制剂（SSRIs；第 30 章）时，可导致血清素综合征。虽然血清素综合征表现的高热可由过度肌肉收缩引起，但更易由这些药物（表 16-4、文本框：血清素综合征及类血清素综合征）引发的中枢神经系统效应所致。青光眼动物模型研究表明，5-HT$_{2A}$ 激动剂可降低眼内压。这一作用可被酮色林（ketanserin）和类似 5-HT$_2$ 拮抗剂阻断。

表 16-4   5-羟色胺综合征和其他高热综合征的特征

综合征类别	触发药物	临床表现	治疗措施[1]
5-羟色胺综合征	选择性 5-羟色胺再吸收抑制剂（SS-RIs），第二代抗抑郁药，单胺氧化酶抑制剂、利奈唑胺、曲马多、哌替啶、芬太尼、昂丹司琼、舒马普坦、二亚甲基双氧苯丙胺、麦角酰二乙胺、麦芽汁、人参	高血压、反射亢进、震颤、阵挛、高热、肠鸣音亢进、腹泻、瞳孔扩大、烦乱、昏迷；数小时内发作	镇静（苯二氮䓬类），瘫痪，机械通气，考虑用赛庚啶或氯丙嗪阻断 5-HT$_2$ 受体
抗精神病药恶性综合征	D$_2$-受体阻断性抗精神病药	急性重度帕金森症、高血压、高热、肠鸣音正常或减弱，超过 1~3 天发作	苯海拉明（肠胃外给药），体温很高时可降温，用苯二氮䓬类镇静
恶性高热	挥发性麻醉剂，琥珀酰胆碱	高热、肌肉僵硬、高血压、心动过速；数分钟内发作	丹曲林（dantrolene），降温

[1] 应该立即停止服用。一线药用粗体表示

MAOIs：单胺氧化酶抑制剂；MDMA：二亚甲基双氧安非他明；SSRIs：选择性 5-羟色胺再摄取抑制药

5-羟色胺的临床药理学

5-羟色胺激动药

5-羟色胺没有作为药物应用于临床。然而，一些受体亚型选择性激动药已被证明有治疗价值。**丁螺环酮**，5-HT$_{1A}$ 受体激动药，因其非苯二氮䓬类抗焦虑作用而广受关注（第 22 章）。右芬氟拉明是另一种选择性 5-羟色胺受体激动药，曾被广泛用作食欲抑制剂，但由于其毒性已撤市。其抑制食欲作用似乎与激动中枢神经系统 5-HT$_{2C}$ 受体作用相关。另一种 5-HT$_{2C}$ 激动剂氯卡色林（Lorcaserin）最近被 FDA 批准用作减肥药。

肥胖的治疗

基于统计数据显示，世界上大部分地区正经历一场"肥胖的流行"。在美国和其他许多发达国家，30%~40%的人口超过了最佳体重。体重（尤其是腹部脂肪）通常与代谢综合征相关，同时增加心血管疾病和糖尿病的风险。由于饮食行为是内分泌、神经生理和心理过程的综合表现，因此，对于肥胖的预防和治疗具有挑战性，开发治疗药物也具有显著的科学和经济利益。

虽然肥胖被定义为过量的脂肪组织堆积，但目前通常用体重指数（BMI）来判定。BMI＝体重（千克）/身高的平方（以米为单位）。使用该判断方法，正常 BMI 的范围定义为 18.5~24.9；超重为 25~29.9；肥胖为 30~39.9；及病态肥胖（即非常高的风险）≥40。一些肌肉极度发达的个体可能 BMI 高于 25，但没有过多脂肪；然而，BMI 指数通常是与肥胖和风险程度密切相关。第二项指标可能是预测心血管风险的更好指标，即腰部测量值与身高的比值。如果该比值小于 0.5，则风险较低。

虽然肥胖的原因可以简单地表示为能量摄入（食物卡路里）超过能量输出（静息代谢加运动），但体重控制的实际生理学却非常复杂，而且关于肥胖的病理生理学仍然知之甚少。一些激素和神经元机制参与调节摄入量（食欲、饱腹感），加工（吸收、转化成脂肪、糖原等）和输出（产热、肌肉工作）。许多激素减少食欲的事例似乎可以为减肥药物提供一些治疗靶标。但尽管进行了深入研究，目前依然没有药物能成功使减轻 10%以上的体重维持 1 年。再者，饮食的社会和心理因素独立于或仅部分依赖于生理控制机制的强大影响。相比之下，减肥手术更容易达到 10%~40%的持续体重减轻。此外，绕过胃和小肠上部（但不是简单的限制性温和）的手术在显著的体重减轻之前，也可快速地逆转代谢综合征的某些症状。然而，即使 5%~10%的体重下降也与血压降低和血糖控制改善有关。胃肠道菌群也影响代谢效率，小鼠研究结果表明改变菌群会导致体重增加或减少。

直到大约 15 年前，最受欢迎和成功的食欲抑制剂是非选择性 5-HT$_2$ 激动剂芬氟拉明和右芬氟拉明。与苯丁胺联合给药可产生中度疗效。然而，这些 5-HT$_2$ 激动剂被发现可导致肺动脉高压和心脏瓣膜缺损并被撤市。

美国和其他一些国家仍在使用较老的药物，包括苯丙醇胺、苯丙胺、苯丙胺、甲基苯丙胺、苯丁胺、二乙基丙酸、咪唑啉和苯吡嗪。这些药物都是苯丙胺类似物，是中枢神经系统食欲抑制剂；它们通常仅在治疗的头几周有帮助。它们的毒性很显著，包括高血压（脑出血风险）和成瘾性。

奥利司他和氯卡色林是美国目前唯一用于治疗肥胖症的单一成分非安非他明药物。此外，芬特明和托吡酯（Qsymia）的药物组合最近已被批准上市。这些药物已被充分研究，其性质列于表 16-5。临床试验和第四期报告表明，所有三种药物在治疗期间（至多 1 年）适度有效，并且比单一安非他明仿制药更安全。然而，它们不会产生超过 5%~10%的减重效应。纳曲酮和丁氨苯丙酮的组合刚获得批准，似乎同样有效。西布曲明和利莫那班已上市数年，但由于其心血管毒性的证据越来越多，因此被撤市。

鉴于可用药物的低效力和毒性，深入研究还将继续。由于参与体重控制的生理机制繁多，似乎可能需要针对多个通路的复方药物才能获得成功。

表 16-5 新型减肥药物及其效应

	奥利司他	氯卡色林	芬特明+托吡酯
靶器官	消化道	中枢神经系统	中枢神经系统
靶分子	胃肠道脂肪酶	5-HT$_{2C}$ 受体	苯丙胺样(芬特明);未知(托吡酯)
作用机制	因甘油三酯不分解而减少脂肪吸收	减少食欲	减少食欲
毒性	胃肠道:肠胃气胀,粪便,大便失禁	头痛;大鼠发生肿瘤	口干、感觉异常、便秘、上呼吸道感染
剂量	60~120mg tid	10~20mg qd	3. 75~15/23~92qd(芬特明+托吡酯)
获取	OTC	处方药	处方药

5-HT$_{1D/1B}$ 激动药和偏头痛

5-HT$_{1D/1B}$ 激动药(曲坦类,如舒马曲坦)几乎专门用于偏头痛的治疗。"经典型"偏头痛的发作有以下先兆:恶心、呕吐、视觉暗点甚至偏盲及说话异常。先兆症状后常出现持续数小时甚至 1~2 天的单侧搏动性头痛。"一般性"偏头痛缺少先兆期,但头痛症状类似。经过一个世纪的深入研究,人们对偏头痛的病理生理学仍了解很少且存在争议。虽然不同患者偏头痛的症状复杂,持续时间差异较大,但大部分病例因其严重性需给予积极治疗。

偏头痛与颅内(很可能也有颅外)分布的三叉神经动脉相关。这些神经释放肽类神经递质,特别是**降钙素基因相关肽**(CGMP,第 17 章),是一种强效血管舒张剂。除此之外可能还包括 P 物质和神经激肽 A。动物偏头痛模型和偏头痛活检患者药中可见血浆渗出物和进入血管周围间隙的血浆蛋白增多,反映了神经肽类物质对血管的作用。对血管的机械牵拉可引起周围水肿并导致痛觉神经末梢的激活。头痛的发作常伴随颞动脉搏动的显著增加;各种治疗措施导致的疼痛的缓解往往伴随颞动脉搏动的降低。

偏头痛药物的作用机制尚不明确,部分由于这些药物种类和作用各异。除曲坦类药物外还包括麦角生物碱类,非甾体抗炎药,β-肾上腺素受体拮抗药,钙通道阻滞剂,三环类抗抑郁药、选择性 5-羟色胺再摄取抑制剂及少数抗惊厥剂。此外,其中部分药物对预防有效,不能对抗偏头痛的急性发作。

这些药物的作用机制方面有两个主要假说。第一,曲坦类(triptans),麦角生物碱类和抗抑郁药可能通过激活三叉神经末梢突触前膜上的 5-HT$_{1D/1B}$ 受体来抑制血管扩张肽的释放,且抗惊厥药可抑制这些神经末梢的过度外排作用。第二,5-羟色胺直接激动药(曲坦类和麦角碱类)的血管收缩作用可防止血管扩张和末梢疼痛的蔓延。也有可能一些药同时存在上述两种机制。

舒马曲坦和其同类物是目前用于治疗急性严重性偏头痛发作的一线药物(图 16-3)。然而,它们不能用于存在冠状动脉性疾病的患者。解热镇痛药如阿司匹林和布洛芬通常可控制偏头痛。在极少情况下,难治病例可能需要使用非口服阿片类药物。非口服甲氧氯普胺可用于很严重的恶心和呕吐患者。

舒马曲坦和其他曲坦类药物是选择性 5-HT$_{1D}$ 受体和 5-HT$_{1B}$ 受体激动药,这些曲坦类的结构与 5-羟色胺母核结构类似。这些受体类型可见于大脑及脑膜,介导血管收缩。它们也见于神经元,很可能发挥着抑制性突触前受体样作用。

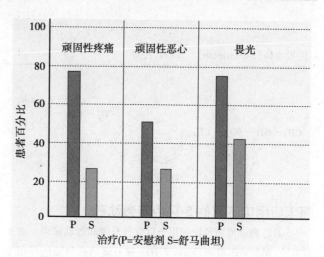

图 16-3 舒马普坦(734 名患者)6mg 皮下注射后 60 分钟或安慰剂(370 名患者)对急性偏头痛症状的疗效。安慰剂组和舒马曲坦之间的所有数据均有统计学显著差异

所有曲坦类 5-HT$_1$ 激动药治疗偏头痛的效能都等于或大于其他急性治疗药物,如非口服、口服和直肠用药的麦角生物碱。曲坦类药物的药动学差异很大(表 16-6)。不良反应轻微,包括感觉变化(刺痛和温度觉等)、眩晕、肌无力、颈痛;非口服类舒马曲坦还可有注射区反应。1%~5% 的患者可有胸部不适,也有报道可发生胸痛,很可能与这些药物可导致冠脉血管痉挛相关。因此,冠状动脉性疾病和心绞痛患者禁用。另一个不足之处是其作用持续时间(尤其是阿莫曲坦、舒马曲坦、利扎曲普坦和佐米曲坦,表 16-6)比头痛的持续时间短。结果,持续较久的偏头痛发作需要多次使用,但药物的不良反应限制了其最小安全日用量。另外,这些药很昂贵。那拉曲坦和依来曲普坦禁用于严重肝或肾损害或外周血管综合征者,夫罗曲坦禁用于外周血管综合征者,佐米曲普坦禁用于午-帕-怀三氏综合征(Wolff-Parkinson-White syndrome)患者。专利药 triptans 是非常昂贵的,因此推荐应尽可能使用仿制的舒马曲坦。

普萘洛尔,阿米替林和一些钙通道阻断药可有效预防偏头痛,但不能治疗急性偏头痛。抗痉挛药丙戊酸和托吡酯(第 24 章)也是较有效的偏头痛预防药。临床试验显示,欧洲使用的钙通道阻断药氟桂利嗪可有效降低急性发作的严重程度和防止复发。维拉帕米可适度预防偏头痛。

表 16-6　曲(普)坦类药物药动学

药物名称	给药途径	起效时间(h)	单剂量(mg)	每日最大剂量(mg)	半衰期(h)
阿莫曲坦(almotriptan)	口服	2.6	6.25~12.5	25	3.3
依来曲坦(eletriptan)	口服	2	20~40	80	4
夫罗曲坦(frovatriptan)	口服	3	2.5	7.5	27
那拉曲坦(naratriptan)	口服	2	1~2.5	5	5.5
利扎曲坦(rizatriptan)	口服	1~2.5	5~10	30	2
舒马曲坦(sumatriptan)	口服,经鼻,皮下,直肠	1.5(皮下注射0.2h起效)	25~100(口服)20(经鼻),6(皮下),25(直肠)	200	2
佐米曲坦(zolmitriptan)	口服,经鼻	1.5~3	1.25~2.5	10	2.8

$$CH_3-NH-SO_2-CH_2 \quad \text{（吲哚环）} \quad CH_2-CH_2-N\begin{smallmatrix}CH_3\\CH_3\end{smallmatrix}$$

舒马曲坦

临床应用中的其他 5-羟色胺激动药

5-HT$_4$ 激动药西沙比利用于胃食管反流和运动障碍。由于其毒性,现在美国很少使用。5-HT$_4$ 部分激动药替加色罗用于肠易激综合征伴便秘的治疗。这些药物将在第 62 章阐述。

诸如氟西汀(fluoxetine)和其他选择性 5-羟色胺再摄取抑制剂,可通过阻断 5-羟色胺递质的再摄取来调节 5-羟色胺的传递。这些药物将在第 30 章中讨论。

5-羟色胺拮抗药

与组胺一样,可通过几条不同的途径阻断 5-羟色胺的作用。很明显,对罕见的类癌瘤患者及其他特定状态,这样的阻断机制是可取的。

如上所述,ρ-氯苯丙氨酸和 ρ-氯安非他明能抑制 5-羟色胺的合成,但这些药物全身使用时毒性太大。用利舍平能抑制 5-羟色胺的贮存,但利舍平有抗交感活性(第 11 章)且由于释放的 5-羟色胺在循环中的水平过高,不能用于治疗类癌。因而,受体拮抗药是减少 5-羟色胺过量的主要治疗途径。

5-羟色胺受体拮抗药

多种作用于其他受体(α-肾上腺素受体、组胺 H$_1$ 受体等)的药物,对 5-羟色胺受体也有阻断作用。酚苄明(第 10 章)对 5-HT$_2$ 受体具有长效阻断作用。此外,此章最后一部分将要阐述的麦角生物碱是 5-羟色胺受体的部分激动药。

赛庚啶(Cyproheptadine)的化学结构与酚噻嗪类抗组胺药相似,有强大的 H$_1$ 受体和 5-HT$_2$ 受体阻断作用。赛庚啶的作用可由其与 H$_1$ 组胺受体和 5-羟色胺受体的亲和力推测出来,它可阻止组胺、5-羟色胺的平滑肌效应,而对组胺刺激引起胃酸分泌无影响,且有重要的抗 M 胆碱作用可引起镇静。

赛庚啶的临床应用主要是治疗类癌瘤的平滑肌症状和寒冷诱发的荨麻疹。成人常用量 12~16mg/d,分 3~4 次服用。赛庚啶对 5-羟色胺综合征有一定疗效,但赛庚啶只有片剂,对无意识患者药只能先碾碎再通过胃管给药。该药物似乎可减少脊髓损伤后的肌肉痉挛,其中 5-HT$_{2C}$ 受体的激活与导致痉挛的 Ca^{2+} 电流增加有关。非对照证据表明其在癌症患者中可激发食欲,但对照试验结果较为混杂。

酮色林(图 16-2)可阻断平滑肌和其他组织的 5-HT$_2$ 受体,对其他 5-HT 受体及 H$_1$ 受体的阻断活性几乎未见报道。但它可强效阻断血管 α$_1$-肾上腺素能受体,还可阻断血小板 5-HT$_2$ 受体,拮抗 5-羟色胺引起的血小板聚集。其降压作用产生的机制可能与 α$_1$ 肾上腺素受体相关,而与 5-HT$_2$ 受体关系不大。在欧洲,酮色林用于治疗高血压和血管痉挛状态,但美国并未上市。利坦色林(ritanserin)是另外一种 5-HT$_2$ 拮抗药,几乎没有 α 阻断作用。据报道,它可以改变出血时间,减少血栓形成,推测可能是因为改变血小板功能引起的。

5-HT$_3$ 拮抗药代表药昂丹司琼(ondansetron)及其类似物,用于预防手术和肿瘤化疗并发的恶心、呕吐。它们将会在第 62 章阐述。

考虑到 5-羟色胺具有许多不同的作用和 5-HT 受体的异种属性,其他选择性 5-HT 拮抗药可能在临床上被证实有效。

■ 麦角生物碱(Ergot Alkaloids)

麦角生物碱是麦角菌产生的胺。麦角菌是一种真菌,在潮湿的环境里生长、繁殖,易感染草和谷物,尤其是黑麦。麦角菌除了合成一些独特的麦角生物碱以外,还能合成组胺、乙酰胆碱、酪胺及其他生物活性物质。这些生物碱可作用于 α 肾上腺素受体、多巴胺受体、5-HT 受体及其他受体类型。相似的生物碱由寄生在许多其他草样植物上的真菌产生。

从麦角中毒流行的描述看,偶然摄入被麦角生物碱污染谷物引起的中毒可追溯到 2 000 多年以前。在麦角碱中毒最富戏剧性的效应包括伴有鲜红色幻觉的痴呆;持续的血管痉挛,会引起坏疽;兴奋子宫平滑肌,可引起孕妇流产。在中世纪时代,有一位圣人能够缓解血管痉挛性局部缺血导致的烧灼样痛,因此,人们把麦角碱中毒也称为"St・Anthony"火。可识别的麦角中毒直到现代仍有散发(文本框:麦角碱中毒:不仅仅是一种古老的疾病),因此应对谷物来源的食品进行强制性、持续的监管。因为真菌可以在牧草上生长,可导致许多区域食草动物中毒。

麦角碱中毒:不仅仅是一种古老的疾病

正如正文所述,在古代及整个中世纪,麦角中毒很普遍,由麦角碱污染的谷物引起的中毒时有发生。那个时代的人们几乎全部相信巫术、恶魔附体和自身罪行可能招致超自然惩罚,因此一旦剧烈疼痛、坏疽、幻觉、痉挛和流产同时发生,很容易导致社会混乱。现在很少有人再信这些东西了,然而麦角碱中毒却依未消失。1951 年发生在法国的一个小村庄 Pont-Saint-Esprit 的麦角碱中毒就是一个典型证据。Gabbai 等于 1951 年在英国医学杂志上报道了这一事件;1968 年 Fuller 在 *Length narrative account* 一书也做出了相关描述。几百人在吃过用麦角碱污染过的面粉制作的面包后出现了幻觉、抽搐和局部缺血症状,且有几个人死亡。甚至更近一些时候又发生了类似的事件;人们因为贫困、饥荒或无能力谋生而食用被麦角碱污染过的谷类而中毒。自行过度服用麦角制剂导致麦角碱中毒的事件仍时有报道。

除了以上所述的效应外,麦角生物碱还可产生许多其他中枢和外周神经系统效应。经详细的构-效分析和半合成修饰,合成出了大量可能有临床价值的药物。

麦角生物碱的基础药理学

化学和药动学

已经确定,结合四环麦角核的化合物主分为两大家族:胺生物碱类和肽生物碱类(表 16-7),这两组药物的治疗作用和毒性都很重要。

各类麦角生物碱的胃肠道吸收率不同。麦角胺的口服剂量比肌肉注射用药量大近 10 倍,口服给药时如果合用咖啡因,可加快麦角胺的吸收速率,升高血药峰浓度(下文)。胺生物碱类可直肠、口腔前庭吸收,雾化吸入给药也可吸收,肌肉注射吸收慢而稳定。溴隐亭(Bromocriptine)和卡麦角林在胃肠道的吸收良好。

麦角生物碱类在体内广泛代谢,最主要的代谢产物是羟化 A 环形成的。肽生物碱类也可在肽的中间位置发生改变。

药效学

A. 作用机制

麦角生物碱类可作用于多种受体。正如表 16-7 所示,儿茶酚胺和 5-羟色胺的母核都可在麦角碱中找到,对 α 肾上腺素受体和 5-羟色胺受体可产生激动作用、部分激动作用和拮抗作用(尤其是对 5-HT$_{1A}$ 和 5-HT$_{1D}$,而对 5-HT$_2$ 和 5-HT$_3$ 的作用更弱);对中枢神经系统内的多巴胺受体可产生激动作用或部分激动作用(表 16-7)。此外,麦角碱家族的一些成员与突触前受体的亲和力很高,而另外一些成员对突触后受体更具选择性。麦角生物碱对子宫的强有力兴奋,似乎与 5-HT$_2$ 受体的激动或部分激动关系更加密切。对其结构进行修饰可增加家族中特定成员对特定受体类型的选择性。

B. 器官系统效应

1. 中枢神经系统　如同传统的麦角中毒记载所显示的那样,某些天然的生物碱是强效的致幻觉药。麦角酰二乙胺(LSD,"酸")是麦角中最能清楚说明这一作用的化合物。它曾作为一种强大的外周 5-HT$_2$ 拮抗药用于实验室研究,不过,目前的资料显示,它的行为效应是由中枢神经系统内突触前 5-HT$_2$ 受体或突触后 5-HT$_2$ 受体来介导的。尽管人们对 LSD 的巨大效应作了广泛的研究,但并未发现有何临床价值。几十年来,LSD 应用的泛滥盛衰无常但现在仍很广泛,第 32 章将进一步论述。

中枢神经系统的多巴胺受体在催乳素的释放的调节和对锥体外系的运动控制起重要作用。第 28 章将讲述溴隐亭的锥体外系作用。在目前所有有用的麦角类衍生物中,溴隐亭、卡麦角林和培高利特对垂体多巴胺受体的选择性最高,它们激活调节性多巴胺受体后,直接抑制垂体细胞释放催乳素(第 37 章)。这些药物可与多巴胺自身及其他多巴胺激动药如去水吗啡竞争结合位点。

2. 血管平滑肌　麦角生物碱对血管平滑肌的效应,取决于药物、动物种属及血管本身,因此无法对其进行分代。纳摩尔的麦角胺及类似化合物可使绝大多数人血管平滑肌强烈、持续地收缩(图 16-4),这一反应可被传统的 α 阻断剂部分阻断。但是,麦角胺的效应与"肾上腺素的翻转作用"(第 10 章)以及其他 α 激动药被阻断有关。这一双重效应证实了麦角胺的部分激动作用(表 16-7)。麦角胺与 α 受体解离非常慢,因此,它对 α 受体产生持久的激动、拮抗效应。麦角胺对 β 肾上腺素受体的影响甚微或无影响。

麦角生物碱引发的血管收缩大部分起因于对 α-肾上腺素受体的部分激动效应,小部分是 5-HT 受体作用的结果。麦角胺、麦角新碱、羟甲丙基甲基麦角酰胺对血管上的 5-HT$_2$ 受体均有部分激动效应。在过去麦角衍生物显著的特异性抗胆碱作用被认为与其对血管的 5-羟色胺受体的作用有关。但是,当前的研究假设更强调它们对神经元突触后膜 5-HT 受体的作用。

如果麦角胺及同类制剂剂量过大,会引起严重、持久的血管痉挛(见下文:毒性部分),并且这种血管痉挛不能简单地被 α 拮抗药、5-羟色胺拮抗药,或二者合用逆转。

表 16-7　主要麦角类衍生物（麦角生物碱）

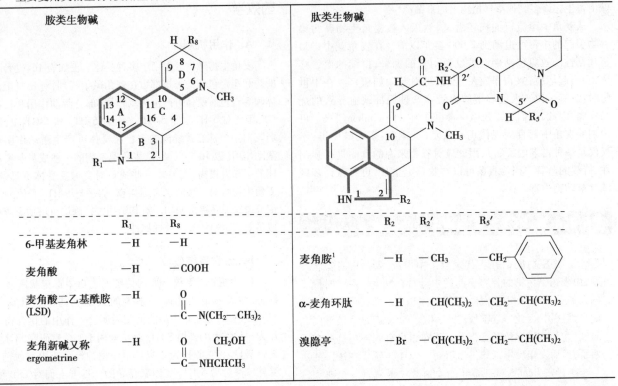

	R₁	R₈			R₂	R₂′	R₅′

胺类生物碱 / 肽类生物碱

	R_1	R_8
6-甲基麦角林	—H	—H
麦角酸	—H	—COOH
麦角酸二乙基酰胺（LSD）	—H	$-\overset{O}{\overset{\|}{C}}-N(CH_2-CH_3)_2$
麦角新碱又称 ergometrine	—H	$-\overset{O}{\overset{\|}{C}}-NHCHCH_3$　$\overset{CH_2OH}{\underset{\|}{}}$

	R_2	R_2'	R_5'
麦角胺[1]	—H	—CH₃	$-CH_2-\phi$
α-麦角环肽	—H	—CH(CH₃)₂	—CH₂—CH(CH₃)₂
溴隐亭	—Br	—CH(CH₃)₂	—CH₂—CH(CH₃)₂

注：双氢麦角胺在第 9 和 10 号碳原子之间无双键

表 16-8　麦角生物碱对几个受体的效应[1]

麦角生物碱	α肾上腺素受体	多巴胺受体	5-羟色胺受体（5-HT₂）	子宫平滑肌刺激
溴隐亭（bromocriptine）	−	+++	−	0
麦角新碱（ergonovine）	++	−(PA)	+++	++
麦角胺（ergotamine）	−−(PA)	0	+(PA)	+++
麦角酸二乙基酰胺[lysergic acid diethylamide（LSD）]	0	+++	−−++（中枢神经）	+
美西麦角（methysergide）	+/0	+/0	−−−(PA)	+/0

[1] 激动药效应用+表示，拮抗剂用−表示，无效应用 0 表示。受体的相对亲和力用+或−的数量表示。PA 表示部分激动药（激动药和拮抗剂的效应都可测定出）

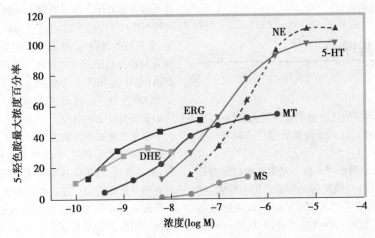

图 16-4　麦角衍生物对经手术取得的离体人基底动脉条收缩的作用影响。所有的麦角衍生物均为部分激动药，而且所有的都比完全激动药去甲肾上腺素和 5-HT 更强。DHE，双氢麦角胺；ERG，麦角胺；5-HT，5 羟色胺；MS，美西麦角；MT，甲麦角新碱；NE，去甲肾上腺素

麦角生物碱中具有强烈血管收缩作用的典型代表是麦角胺。而麦角生物碱 9、10 位上氢化后生成的二氢衍生物（表 16-6）可减弱 5-羟色胺的部分激动作用，而增加对 α 受体的阻断作用。

3. 子宫平滑肌　麦角生物碱对子宫平滑肌的兴奋作用，与它对血管平滑肌的作用一样，兼有 α 激动效应、5-羟色胺激动效应及其他效应。而且，子宫对麦角的敏感度在妊娠期间增加显著，或许是因为妊娠期 α₁ 受体占的优势有所加强的原因，孕末期子宫比孕早期子宫敏感，妊娠子宫比未孕子宫更敏感。

很小剂量的麦角制剂即可引起子宫节律性收缩和松弛；浓度较大时，这些药物引起子宫强有力的、持久的挛缩。麦角新碱对子宫的影响比其他麦角生物碱选择性更高，是产科应用的首选药物。

4. 其他平滑肌器官　麦角生物碱对绝大多数患者药的细支气管和尿道平滑肌无明显影响；另一方面，胃肠道对麦角生物碱很敏感，某些患者服用小剂量麦角生物碱就可发生恶心、呕吐、腹泻等。这一效应与中枢神经系统的催吐中枢和胃肠 5-羟色胺受体受刺激引起的效应一致。

麦角生物碱的临床药理学

临床应用

尽管麦角生物碱具有毒性，其仍广泛被用于偏头痛或垂体功能障碍者，偶尔也用于产后妇女。

A. 偏头痛

麦角衍生物对偏头痛具有高度特异性，对其他任何疼痛都无效。尽管前面提到的曲坦类药物深受临床医生和患者偏爱，在偏头痛发作前采用麦角胺的传统疗法也有效；越接近发作时给药疗效越差。酒石酸麦角胺可口服、舌下含服、直肠栓剂和吸入给药。它经常与咖啡因（每 1mg 酒石酸麦角胺与 100mg 咖啡因混合）合用以促进麦角生物碱的吸收。

麦角胺可引起血管持续收缩，且随着严重偏头痛发作时的反复给药可在体内积蓄。因此，医生要详细告知患者药，每次口服剂量不能超过 6mg，且每周不超过 10mg。对于严重的发作，可静脉或肌肉注射酒石酸麦角胺 0.25~0.5mg。对于难治性偏头痛可静脉注射双氢麦角胺 0.5~1mg。鼻内双氢麦角胺也有效。1-甲基-甲基麦角新碱在过去被用于偏头痛的预防，但由于其毒性现在已被禁用（下文）。

B. 高催乳素血症

血浆垂体前叶激素　催乳素水平的升高，与垂体前叶分泌型肿瘤有关，也与使用有中枢作用的多巴胺拮抗药，尤其是抗精神病药有关。由于负反馈调节的作用，高催乳素血症也可伴发女性闭经和不孕症，男女性均可发生溢乳。

溴隐亭（bromocriptine）可极有效地降低垂体瘤引起的体内催乳素水平过高，某些病例在应用溴隐亭后瘤体消退。溴隐亭常用量为 2.5mg，每天 2~3 次。卡麦角林与溴隐亭的作用机制类似，但作用更强。同样的剂量也可用于抑制生理性泌乳。但一些病例报道，此种应用发生了严重的产后心血管毒性反应。因此此应用被禁止。

C. 产后出血

孕末期子宫对麦角极其敏感，即使中等剂量也会使子宫平滑肌发生持久、强有力的痉挛，与自然生产过程截然不同。因此，麦角衍生物只能用于控制产后子宫出血、禁止在分娩前用。催产素首选于产后出血的控制，但如果次肽类药无效则可肌内注射 0.2mg 马来酸麦角新碱。1~5 分钟起效，比其他麦角衍生物毒性小，可在胎盘娩出时或胎盘娩出后出血严重时即刻给用。

D. 变异型心绞痛的诊断

冠状血管造影时利用静脉注射麦角新碱产生的快速血管收缩作用，如果冠脉中出现了活性物质成分可辅助诊断变异性心绞痛。

E. 老年性脑功能减退

二氢麦角碱，由双氢-α-麦角卡里碱和 3 种相同的二氢肽麦角生物碱（甲磺酰麦角碱）混合而成，多年来用于延缓衰老。近期，用它来治疗老年痴呆症，但未见明显优点。

毒性和禁忌证

麦角衍生物最常见的毒性反应是胃肠功能紊乱，出现恶心、呕吐、腹泻等，可能与延脑呕吐中枢受刺激及胃肠 5-羟色胺受体兴奋有关。由于在偏头痛治疗之前，患者就伴随这些症状，因此这些不良反应一般很少被看作是麦角的禁忌证。麦角胺和麦角新碱等过量的一个更加危险的毒性反应是持久的血管痉挛，引起坏疽，需作坏肢切断术。也有肠系膜血管痉挛引起肠梗阻的报道，这时需要切除梗死肠段。麦角引起的外周血管痉挛，多数血管扩张剂无效，而某些病例大剂量给入硝普盐或硝酸甘油已获成功。

患者若长期服用羟甲丙基甲基麦角酰胺，可伴发纤维化，好发于腹膜后、胸膜腔、心内膜组织等部位。纤维化在最初几个月呈隐匿性发展，可表现为肾盂积水（因输尿管梗阻）或心脏杂音（因心瓣膜变形）。某些病例，心瓣膜破坏严重，需作外科替换。结果，羟甲丙基甲基麦角酰胺退出了美国市场。在过去被用作减肥药 5-羟色胺激动药（如芬氟拉明和右芬氟拉明），长期使用可引起相似的纤维化。

麦角生物碱的其他毒性还包括嗜睡。用羟甲丙基甲基麦角酰胺的病例，偶见中枢兴奋和幻觉。实际上，它已经用作 LSD 的替代品。

血管阻塞性疾病，胶原蛋白病患者禁用麦角衍生物。

尚无证据表明，孕妇常规应用麦角胺治疗偏头痛会有危险，但大多数临床医师坚持对孕妇患者应限用此药。故意使用引发堕胎是禁忌的，因使用剂量大常引起危险的血管收缩。

摘要:作用于组胺和 5-羟色胺受体的药物;麦角生物碱

亚类	作用机制	效应	临床应用	药代动力学、毒性、相互作用
H₁ 受体拮抗药				
第一代				
● 苯海拉明 (diphenhydramine)	对 H₁ 受体起竞争性拮抗作用	减弱或阻止组胺对平滑肌和免疫细胞的效应 ● 也可阻断毒蕈碱和 α 肾上腺素受体 ● 镇静作用强	IgE 速发型过敏反应,尤其是花粉症,荨麻疹 ● 有些用于镇静、镇吐、抗晕动症	口服和肠胃外给药 ● 作用持续 4～6h ● 毒性:治疗花粉症时有镇静、抗胆碱症状、直立性低血压 ● 药物相互作用:和其他镇静剂如酒精联合使用可强化镇静作用 ● 一些药物可以抑制 CYP2D6,延长一些 β 受体阻断剂的作用
第二代				
● 西替利嗪 (cetirizine)	对 H₁ 受体起竞争性拮抗作用	减弱或阻止组胺对平滑肌和免疫细胞的效应	IgE 速发型过敏反应,尤其是花粉症、荨麻疹	口服 ● 作用持续 12～24h ● 毒性:过量时产生镇静和心律失常药物 ● 相互作用:很小
● 其他第一代 H₁ 受体拮抗药:氯苯那敏镇静作用更小,对自主神经作用更弱				
● 其他第二代 H₁ 受体拮抗药:氯雷他定和非索非那定与西替利嗪很相似				
H₂ 受体拮抗药				
● 西咪替丁(第 62 章)				
5-羟色胺激动药				
5-HT₁B/1D				
● 舒马普坦 (Sumatriptan)	对 5-HT₁B/1D 受体起部分激动作用	效应不完全清楚,可能减少降钙素基因相关肽和脑循环中周围血管水肿	偏头痛和丛集性头痛	口服,经鼻,肠胃外给药 ● 作用持续 2h ● 毒性:感觉异常、眩晕、冠状血管收缩 ● 药物相互作用:增强其他缩血管药物的缩血管作用
● 其他曲坦类:除药代动力学外其余都与舒马普坦相似(作用持续 2～6h 小时)				
5-HT₂C				
● 氯卡色林 (Lorcaserin)	5-HT₂C 受体激动剂	似乎可降低食欲	肥胖	口服 ● 作用持续 11h ● 毒性:眩晕,头痛,便秘
5-HT₄				
● 替加色罗(第 62 章)				
5-羟色胺拮抗药				
5-HT₂				
● 酮色林(美国未上市)	竞争性阻断 5-HT₂ 受体	阻止血管收缩和良性肿瘤综合征性支气管痉挛	高血压,良性肿瘤相关性良性肿瘤综合征	口服 ● 作用持续时间:12～24h; ● 毒性:高血压 ● 药物相互作用:尚不清楚
● 5-HT₃:昂丹司琼(第 62 章)				

续表

亚类	作用机制	效应	临床应用	药代动力学、毒性、相互作用
麦角生物碱				
血管选择性				
●麦角胺	对 5-HT$_2$ 和 α-肾上腺素受体都有部分激动作用	引起平滑肌强烈收缩但可阻断 α-肾上腺素受体激动药的缩血管作用	偏头痛和丛集性头痛	口服,肠胃外给药●作用持续时间:12~24h;●毒性:延长导致偏头痛的血管痉挛
子宫选择性				
●麦角新碱	对 5-HT$_2$ 和 α-肾上腺素受体都有部分激动作用	同麦角胺对子宫平滑肌有部分选择性	产后出血、偏头痛	口服,肠胃外给药(甲麦角新碱)●作用持续 2~4h●毒性:和麦角胺相同
中枢神经系统选择性				
●麦角酸二乙基酰胺	中枢神经系统 5-HT$_2$ 和多巴胺受体激动药;●外周 5-HT$_2$ 受体拮抗剂	●幻觉,导致精神病	没有,普遍滥用	口服●作用持续几小时●毒性:延长精神病状态,病理性重现
●溴隐亭、培高利特:用于治疗帕金森病(第 28 章)和催乳素瘤的麦角衍生物(第 37 章)				

制剂

通用名	制剂	通用名	制剂
抗组胺药(H$_1$ 受体拮抗药) *		非索非那定 Fexofenadine	仿制药,Allegra
氮草斯汀(azelastine)	仿制药,Astelin(鼻用),Optivar(眼科药)	羟嗪 Hydroxyzine	仿制药,Vistaril
溴苯那敏(Brompheniramine)	Brovex,Dimetapp 及其他	酮替芬 Ketotifen	仿制药,Zaditor
布克力嗪 Buclizine	Bucladin-S 咀嚼片	左卡巴斯汀 Levocabastine	Livostin
卡比沙明 Carbinoxamine	仿制药,Histex	左西替利嗪 Levocetirizine	仿制药,Xyzal
西替利嗪 Cetirizine	仿制药,Zyrtec	氯雷他定 Loratadine	仿制药,Claritin
氯苯那敏 Chlorpheniramine	仿制药,Chlor-Trimeton	美克洛嗪 Meclizine	仿制药,Antivert,Bonine
氯马斯汀 Clemastine	仿制药,Tavist	奥洛他定 Olopatadine	Patanol,Pataday
赛克力嗪 Cyclizine	仿制药,Marezine	苯茚胺 Phenindamine	Nolahist
赛庚啶 Cyproheptadine	仿制药,Periactin	异丙嗪 Promethazine	仿制药,Phenergan
地氯雷他定 Desloratadine	仿制药,Clarinex	曲普利啶 Triprolidine	仿制药,Zymine,Tripohist
茶苯海明 Dimenhydrinate†	仿制药,Dramamine	**H$_2$ 阻断剂**	
苯海拉明 Diphenhydramine	仿制药,Benadryl	见第 62 章	
多西拉敏 Doxylamine	Diclegis(含维生素 B$_6$,Unisom Sleep Tabs)	**5-HA 激动剂**	
依匹那丁 Epinastine	仿制药,Elestat	阿莫曲坦 Almotriptan	Axert
		依来曲普坦 Eletriptan	Relpax
		夫罗曲普坦 Frovatriptan	Frova

续表

通用名	制剂	通用名	制剂
那拉曲坦 Naratriptan	仿制药,Amerge	麦角新碱 Ergonovine	仿制药,Ergotrate
利扎曲普坦 Rizatriptan	仿制药,Maxalt,Maxalt-MLT	麦角胺混合物 Ergotamine mixtures(含咖啡因)	仿制药,Cafergot
舒马普坦 Sumatriptan	仿制药,Imitrex	酒石酸麦角胺 Ergotamine tartrate	仿制药,Ergomar
佐米曲坦 Zolmitriptan	仿制药,Zomig	甲基麦角新碱 Methylergonovine	仿制药,Methergine
5-HA 拮抗剂			
第 62 章		**减肥药**	
褪黑素受体激动剂		奥利司他 Orlistat	Alli,Xenical
拉米替隆 Ramelteon	Rozarem	氯卡色林 Lorcaserin	Belviq
麦角生物碱类		芬特明 Phentermine/topiramate	Qsymia
双氢麦角胺 Dihydroergotamine	仿制药,Migranal,D. H. E. 45		

病例答案

这些患者表现出由组胺引起的典型症状和体征。幸运的是,这一次食物中毒患者都没有显著的喉部水肿或支气管痉挛。某些类型的鱼肉如果保存不当,污染的细菌可将肌肉组织中的组氨酸转化为大量组胺。如摄入过多,可导致过多的组胺吸收,并引起上述临床表现。这种综合征被称为**鲭鱼肉中毒**。用最大剂量的组胺阻断剂,特别是 H_1 阻滞剂治疗通常足以控制症状。因为这不是过敏反应,除非发生严重低血压或气道阻塞,否则不需要使用肾上腺素。

(刘启兵 译   张殿增 校   邱培伦 审)

参考文献

扫描本书二维码获取完整参考文献。

血管活性肽

第 **17** 章

Ian A. Reid, PhD

案例思考

一位 45 岁男性在一次常规体检中发现患有高血压,165/100mmHg。在接下来的两次复查中,血压仍然很高。其主管医生最初给他开氢氯噻嗪,这是一种常用的抗高血压药。尽管他的血压有所降低,但仍然处于较高的水平(145/95mmHg),于是推荐他到大学高血压诊所接受治疗。实验室检查结果表明,该患者的肾素活性和醛固酮浓度有所升高。因此用 ACEI 类药物依那普利代替氢氯噻嗪。服用依那普利后,他的血压降低并接近正常水平。然而,几周后该患者主诉持续咳嗽。此外,还发现具有血管神经性水肿体征。依那普利是如何降低血压的?为什么有时会导致咳嗽和血管神经性水肿?还有哪些其他药物既能抑制肾素分泌或抑制肾素-血管紧张素系统并降低血压而又没有依那普利的不良反应呢?

大部分组织利用肽类完成细胞与细胞间的信息传递(见第6、第21章),这些肽类作为递质在自主神经系统和中枢神经系统有重要的作用。其中也有一些肽类对血管平滑肌和其他平滑肌有重要的直接作用,这些多肽包括血管收缩剂(**血管紧张素Ⅱ、血管升压素、内皮素、神经肽Y、尾加压素Ⅱ**)和血管舒张剂(**缓激肽及相关激肽类、利尿钠肽、血管活性肠肽、P物质、神经紧张素和降钙素基因相关肽**)。本章重点讲解上述肽类对平滑肌的作用及改变其生物合成或作用的药物。

■ 血管紧张素

血管紧张素的生物合成

图 17-1 简要概述了血管紧张素Ⅱ的生成和代谢途径,关键步骤包括血管紧张素原在肾素的作用下生产酶裂解产物血管紧张素Ⅰ,血管紧张素Ⅰ在转化酶作用下生成血管紧张素Ⅱ,血管紧张素Ⅱ在几种肽酶作用下降解。

肾素

肾素是一种天冬氨酸蛋白酶,它能特异性地催化血管紧张素原水解释放十肽血管紧张素Ⅰ。它的合成是由一种前激素原被加工成无活性的肾素原,再处理成为活性肾素——包含340个氨基酸的糖蛋白。肾素原的作用还不完全了解。

循环中的肾素来自于肾脏。有肾素样活性的酶也可分布于某些肾外组织,如:血管、子宫、唾液腺、肾上腺皮质等,但这些酶的生理作用尚未确定。肾脏内肾素在肾单位的近球小体合成并贮存。专门化的颗粒细胞即近球细胞是肾素合成、贮存、释放的部位。致密斑是肾单位的一个特殊部位,与近球小体的血管之间联系密切。近球小体的血管、管道组成,包括近球细胞,均受交感神经系统支配。

肾素释放的调节

肾脏分泌肾素的速率主要决定于肾素-血管紧张素系统的活性。在近球小体受到刺激时,活性肾素通过胞吐作用迅速释放。肾素原释放的速度通常高于活性肾素,从而构成循环中的肾素原占全部肾素的 80%~90%。肾素原在循环中的意义将在本节末讨论。许多因素可影响肾素的分泌,包括肾血管受体、致密斑、交感神经和血管紧张素Ⅱ等。

A. 致密斑

肾素的释放部分由致密斑控制,致密斑与入球小动脉具有紧密的解剖学关联。首先,通过 $Na^+/K^+/2Cl^-$ 共转运蛋白检测远曲小管中的 NaCl 浓缩功能。其次,致密斑通过近球细胞改变肾素释放的信号,因而 NaCl 转运或浓缩与肾素释放之间存在负反馈关系。调节信号传递的潜在候选物包括刺激肾素释放的前列腺素 E_2(PGE_2)和一氧化氮、抑制肾素释放的腺苷。由于普通人群的钠摄入量高,致密斑介导的肾素分泌通常在基础水平,仅当钠摄入量减少时才增加。

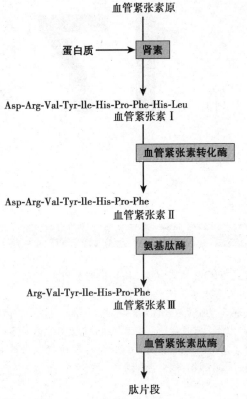

```
      1  2  3  4  5  6  7  8  9  10 11 12 13 14
Asp-Arg-Val-Tyr-lle-His-Pro-Phe-His-Leu-Val-lle-His-Asn-R
                  血管紧张素原
```

蛋白质 ——→ 肾素

```
Asp-Arg-Val-Tyr-lle-His-Pro-Phe-His-Leu
              血管紧张素 I
```

血管紧张素转化酶

```
Asp-Arg-Val-Tyr-lle-His-Pro-Phe
              血管紧张素 II
```

氨基肽酶

```
Arg-Val-Tyr-lle-His-Pro-Phe
          血管紧张素 III
```

血管紧张素肽酶

肽片段

图 17-1　肾素-血管紧张素系统的化学组成。图中显示了人血管紧张素原氨基端的氨基酸序列，R 表示该蛋白分子的残余部分。见正文中关于血管紧张素肽形成和代谢的详细步骤

B. 肾血管压力感受器

肾血管压力感受器介导肾动脉压力和肾素释放之间的负反馈调节。该机制尚不完全清楚，但似乎由于肾小球旁细胞对张力敏感，张力增加导致了肾素释放减少。这种减少可能因钙离子内流引起，这与抑制肾素释放相矛盾。旁分泌因子 PGE_2、一氧化氮和腺苷也参与了肾血管压力感受器对肾素释放的调控。在正常血压下，肾压力感受器介导的肾素分泌速度较低，低血压状态下分泌增加。

C. 交感神经系统

从肾交感神经释放的去甲肾上腺素可间接通过激活肾脏压力感受器和致密斑上的 α-肾上腺素受体，同时直接作用于近球细胞来刺激肾素释放。在人体中，这种直接作用由 $β_1$-肾上腺素受体介导。通过这一机制，低血压或低血容量反射性激活交感神经系统，导致肾素-血管紧张素系统激活。

D. 血管紧张素

血管紧张素 II 抑制肾素释放。这种抑制作用是通过肾压力感受器和致密斑机制引起血压升高以及肽对近球细胞直接作用的结果。这种直接抑制作用由提高细胞内 Ca^{2+} 浓度介导，是形成控制肾素释放的短-环路负反馈机制的基础。用抑制肾素-血管紧张素系统的药物可以阻断这一反馈而刺激肾素释放。

E. 细胞内信号途径

近球细胞释放肾素的过程由细胞内三种信使的相互作用调控：cAMP、cGMP 和胞浆游离 Ca^{2+} 浓度（图 17-2）。其中 cAMP

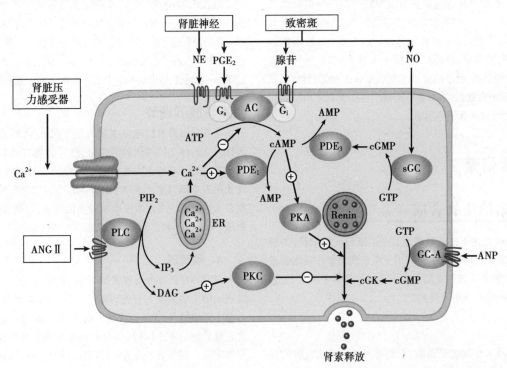

图 17-2　肾小球旁细胞分泌肾素的主要生理机制及其信号途径。AC：腺苷酸环化酶；Ang II：血管紧张素 II；ANP：利钠肽；cGK：蛋白激酶 G；GC-A：鸟甘酸环化酶颗粒；IP_3：三磷酸肌醇；NO：一氧化氮；PDE_3：磷酸二酯酶-3；PKA：蛋白激酶 A；PLC：磷脂酶 C；sGC：可溶性鸟甘酸环化酶

起主要作用。通过包括激活腺苷酸环化酶的活化,抑制 cAMP 磷酸二酯酶和实用 cAMP 类似物等方法提高 cAMP 水平可以增加肾素的释放。在实验研究中,肾小球细胞中 $G_{s\alpha}$ 的选择性缺陷与基础肾素分泌的显著减少及几种刺激肾素分泌的反应有关。

细胞内 Ca^{2+} 的增加可以由细胞外 Ca^{2+} 的内流增加或细胞内 Ca^{2+} 储库的释放引起,而 cGMP 浓度的增加可由可溶性或颗粒状鸟苷酸环化酶的活化引起。Ca^{2+} 和 cGMP 主要通过改变 cAMP 的浓度而间接改变肾素释放。

F. 药理学性改变肾素分泌

许多药理学制剂可改变肾素的分泌。刺激肾素释放的制剂包括血管扩张剂(肼屈嗪、米诺地尔、硝普钠)、β-肾上腺素受体激动药、α-肾上腺素受体阻断剂、磷酸二脂酶抑制药(如:茶碱、米力农和咯利普兰)和多数利尿药和麻醉剂,这种促进作用可由上述调控机制来解释。抑制肾素分泌的药物将在下文论述。

本章综述的许多肽类也会改变肾素释放。肾上腺髓质素、缓激肽和降钙素基因相关肽促进肾素的分泌;心房利钠肽、内皮素、P 物质和加压素抑制肾素分泌。

血管紧张素原

血管紧张素原在肝脏合成,肾素将其裂解转变为血管紧张素 I,因此它是肾素在循环中的底物。人类血管紧张素原是分子量约为 57 000 的糖蛋白。该蛋白氨基末端的 14 个氨基酸分子如图 17-1 所示。人体循环中的血管紧张素原浓度低于肾素-血管紧张素反应的 K_m,因此它是决定血管紧张素生成率的重要因素。

皮质类固醇、雌激素、甲状腺激素和血管紧张素 II 可增加血管紧张素原的生成。妇女在怀孕或服用含雌激素口服避孕药时也可提高血管紧张素原的水平。这一期间出现的高血压也很可能是由于血浆血管紧张素原浓度增加的结果。

血管紧张素 I

尽管血管紧张素 I 包含了肾素—血管紧张素系统发挥全部作用所必需的肽序列,它只有极少或无生物活性,必须在转化酶作用下转化生成血管紧张素 II(图 17-1)以后才能起作用。血管紧张素 I 在血浆或组织氨肽酶作用下,可生成去-门冬[1]血管紧张素 I,后者再经转化酶作用生成去-门冬[1]血管紧张素 II(通常称为血管紧张素 III)。

转换酶(ACE、肽酰二肽酶、激肽酶 II)

转化酶是二肽羧基肽酶,可催化特定肽类羧基末端上双肽的断裂,最重要的作用底物是血管紧张素 I 和缓激肽。在它作用下,血管紧张素 I 生成血管紧张素 II,缓激肽则失活(见下文)。转化酶也可使脑啡肽和 P 物质裂解,但这些效应的生理学意义尚未确定。倒数第二个脯氨酸残基可阻止转化酶的作用,因而,转化酶不能水解血管紧张素 II。转化酶在体内分布广泛,在大部分组织中,它位于腔血管内皮细胞表面,与循环关系非常密切。

最近,在肾脏、心脏和睾丸的血管内皮细胞中发现了高表达的转化酶的同工酶 ACE2。与转化酶不同的是 ACE2 仅有一个活性位点,其功能为羧肽酶而不是二肽羧肽酶。它将血管紧张素 I C 末端的一个氨基酸移除形成无活性的血管紧张素(1-9),后者进一步在 ACE 的作用下转化为血管紧张素(1-7)。血管紧张素(1-7)具有血管舒张作用,它显然是由异三聚体鸟嘌呤核苷酸结合蛋白偶联的孤儿受体(the orphan heterotrimeric guanine nucleotide-binding protein-coupled receptor,Mas receptor)所介导。这一作用可抵消血管紧张素 II 的血管收缩活性。ACE2 与 ACE 的差别在于它不能水解缓激肽,而且不能被转化酶抑制药(见下文)所抑制。因此,相对于转化酶而言,ACE2 更类似于血管紧张素酶。

ACE2 与心血管和肾脏疾病,糖尿病,怀孕和肺部疾病关系密切。有趣的是,它也可作为一种导致严重急性呼吸窘迫综合征冠状病毒的受体。

血管紧张素酶

血管紧张素 II 很快自循环中消除,半衰期仅 15~60 秒。在经过大多数血管床时,它被多种肽酶代谢(肺血管例外),这些肽酶统称为血管紧张素酶。血管紧张素 II 的代谢产物大部分无生物活性,而羧基肽酶作用的最初产物——(去门冬[1])血管紧张素 II,仍然有一定生物活性。

血管紧张素 II 的作用

血管紧张素 II 在机体某些部位发挥重要作用,包括血管平滑肌、肾上腺皮质、肾脏和大脑等。通过这些效应,肾素-血管紧张素系统对水、电解质平衡的调节、动脉血压的调节起关键作用。肾素-血管紧张素系统活性过高会引起高血压和体内水、电解质平衡紊乱。

血压

血管紧张素 II 是非常强大的升压剂,按克分子计算,它比去甲肾上腺素约强 40 倍。静脉给予血管紧张素 II,加压反应快速出现(10~15 秒),并在长时间静滴时保持此效应,这一反应在很大程度上是由于血管平滑肌,尤其是小动脉平滑肌的直接收缩作用引起的。此外,血管紧张素 II 作用于大脑和自主神经系统,也有助于升高血压。由于它作用于大脑以重建压力感受器反射,使心率控制在较高水平,因而血管紧张素 II 的加压反应通常不伴随反应性心动过缓。

血管紧张素 II 也可与自主神经系统相互作用,兴奋自主神经节,促肾上腺髓质释放肾上腺素和去甲肾上腺素。更为重要的是它作用于肾上腺素能神经末梢,使去甲肾上腺素释放增加,重摄取减少,强化交感传导。血管紧张素 II 对心脏亦有直接的正性肌力作用,但这一作用不太重要。

对肾上腺皮质与肾脏的作用

血管紧张素 II 直接作用于肾上腺皮质球状带,刺激醛固酮的生物合成。大剂量血管紧张素 II 也可促进糖皮质激素的生物合成。血管紧张素 II 作用于肾脏,引起肾血管收缩,增加近端肾小管钠吸收,并抑制肾素的分泌。

对中枢神经系统的作用

除了对血压中枢的效应以外,血管紧张素Ⅱ作用于中枢神经系统而促进饮水,并增加血管加压素和ACTH的释放,这些作用的生理学意义还不明确。

对细胞生长的作用

血管紧张素Ⅱ可促进血管细胞、心肌细胞的有丝分裂,参与心血管肥大的进展。它对于血管内皮细胞也有各种各样的重要影响。事实上,肾素血管紧张素系统过度活动是高血压血管病发展的最重要因素之一。现在,有相当多的证据表明,血管紧张素转化酶抑制药和ANGⅡ受体阻断药(见下文)可减缓或阻止心肌梗死时的形态学改变(重塑)。ANGⅡ对血管和心脏生长的刺激作用由其他途径介导,可能通过受体和非受体酪氨酸激酶途径,如Janus酪氨酸激酶Jak2,也可能通过增加特异性基因转录(见第2章)。

血管紧张素受体及作用机制

血管紧张素受体在体内分布非常广泛。同其他肽类激素受体一样,它位于靶细胞浆膜上,这样,血管紧张素Ⅱ的多种作用可快速启动。根据对拮抗剂的亲和力不同和对巯基还原剂的敏感性不同发现了两种不同的血管紧张素Ⅱ受体亚型,称为AT$_1$和AT$_2$,AT$_1$受体对抑制剂洛沙坦的亲和力高,对PD123117(实验用非肽类拮抗剂)的亲和力低,而AT$_2$受体与之相反。在不同组织中,两种受体亚型的相对比例不同;AT$_1$受体在血管平滑肌占优势。在血管紧张素Ⅱ已知的作用中,大部分是由AT$_1$亚型受体介导。此受体属于G-蛋白偶联的亚型受体家族。血管紧张素Ⅱ与血管平滑肌上的AT$_1$受体结合后,引起磷脂酶C介导的三磷酸肌醇和甘油二酯(第2章)生成;这些效应可在几秒钟内发生,并引起平滑肌收缩。

AT$_2$受体在结构和对血管紧张素Ⅱ的亲和力上与AT$_1$受体类似。然而,与此相反的是AT$_2$受体激活所引起的血管舒张可抵消AT$_1$受体激活所引起的血管收缩。AT$_2$受体介导的血管舒张似乎是NO依赖性的,可能包括缓激肽B$_2$受体—一氧化氮-cGMP途径。

AT$_2$受体在胎儿发育过程中的所有组织中高度表达,但在成年人中仅高度表达于肾上腺髓质、生殖组织、血管内皮细胞和部分脑组织。AT$_2$受体在心脏衰竭和心肌梗死等病理条件下上调。AT$_2$受体的功能似乎与胚胎组织发育、生长和增殖抑制、细胞分化、凋亡和血管舒张作用的关系密切。

肾素-血管紧张素系统抑制

鉴于肾素血管紧张素系统在心血管疾病中的重要性,能阻断血管紧张素Ⅱ生成过程或药理作用的许多制剂已用于临床,这些药物可抑制肾素的分泌、抑制肾素的酶促作用、阻止血管紧张素Ⅰ向血管紧张素Ⅱ的转化过程、拮抗血管紧张素Ⅱ受体等。

阻断肾素分泌的药物

干扰交感神经系统的药物可抑制肾素的释放。比如普萘洛尔和其他β肾上腺素受体阻断剂可阻断参与肾素分泌神经控制的肾内、肾外β受体。

血管紧张素转换酶抑制药

现在广泛使用的是一类重要的口服有活性的血管紧张素转化酶(ACE)抑制药,可直接对抗ACE的活性位点,代表药有卡托普利和依那普利(图17-3)。已经合成了许多强效的新型ACE抑制药。在第11章和13章中,大量的研究证实了ACE抑制药对高血压和充血性心衰的治疗价值。有证据显示,这些药物也对糖尿病或其他状态下的肾血管损伤有保护作用。

要注意的是,ACE抑制药不仅阻止血管紧张素Ⅰ转化为血管紧张素Ⅱ,也会抑制缓激肽、P物质和脑啡肽等其他物质的降解,抑制缓激肽的代谢会引起降压作用(图11-5)及明显的不良反应,包括咳嗽和血管神经性水肿等。这些药物在怀孕期间是禁忌的,因为它们会引起胎儿肾脏损伤。

血管紧张素受体阻断药

拮抗ANGⅡ作用的肽类只用于实验研究。非肽类血管紧张素Ⅱ受体阻断剂(ARBs)正引起人们更大的兴趣。氯沙坦、缬沙坦、依普罗沙坦、厄贝沙坦、坎地沙坦、奥美沙坦和替米沙坦的作用强,口服有活性,而且特异竞争AT1受体。这些药物与抗高血压的ACE抑制药的疗效相似,但它们可降低咳嗽的发病率。如同ACE抑制药,ARB类药物可延缓糖尿病肾病的发展。在机体不能耐受ACE抑制药的情况下,ARBs对心力衰竭有一定治疗效果。与ACE抑制药类似,ARBs虽然具有很好的耐受性,但禁用于非糖尿肾病患者或孕妇。

Marfan综合征是与主动脉疾病及涉及转化生长因子(TGF)-β信号传导增强的其他异常相关的结缔组织病。由于ANGⅡ增加了TGF-β水平,所以有理由认为阻断肾素-血管紧张素系统可能对Marfan综合征有益。氯沙坦已经获得了有希望的初步结果,临床试验正在进行中。

目前的ARBs对于AT1受体具有选择性。此类药物长期应用,由于其并不能抑制肾素的分泌并可增加循环血中血管紧张素Ⅱ的水平,故可能导致AT$_2$受体的兴奋型增加。这可充分证明ARBs可引起AT$_2$受体的激活,从而导致血管舒张和其他有益效果。AT$_2$受体抑制药PD 123177目前被用于研究但无临床应用。RBs类药物的临床效果与ACE抑制药相似,目前尚不清楚这种药物是否较其他药有显著优势。

肾素抑制药

血管紧张素原通过肾素的裂解而活化(图17-1),是形成血管紧张素Ⅱ的限速步骤,也是抑制肾素-血管紧张素系统的逻辑靶点。抑制肾素的药物推出已有多年,但一直受到效价低,生物利用度差以及作用时间短的限制。然而,一类新的非肽类、分子量低且具口服活性的抑制药最近已开发出来。

阿利吉仑(Aliskiren)是这类最新抑制药中第一个被批准用于高血压的药物。对于正常人,阿利吉仑可剂量依赖性减少血浆肾素活性,并降低血管紧张素Ⅰ和Ⅱ及醛固酮浓度。在高血压患者中,其中许多人血浆肾素水平偏高,阿利吉仑可以抑制血浆肾素活性,其降压效果与ACE抑制药(图17-3)类似。阿利吉仑的安全性和耐受性似乎可以与血管紧张素受体拮抗药和安慰剂媲美。因此,肾素抑制剂可能是治疗高血压的重要手段。阿利吉仑在怀孕期间禁用。

用 ACE 抑制药或 ARBs 类药物并不能完全抑制肾素-血管紧张系统,这是因为这些药物阻断了血管紧张素 II 对肾素分泌的负反馈作用而导致血浆肾素活性增加。其他降压药物,特别是氢氯噻嗪和其他利尿剂也增加了血浆肾素活性。阿利吉仑不仅可降低血浆基础肾素活性,还可消除 ACE 抑制药和 ARBs 类药物及利尿剂所导致的血浆肾素活性的升高,因而产生更大的降压效果。因此,阿利吉仑已经与 ACE 抑制剂或 ARB 联合使用。然而,这种双重阻断可能不会产生显著的临床益处,甚至可能产生与包括低钾血症在内的有关不良反应,尽管这一点尚有争议。

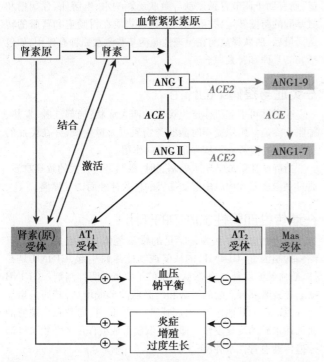

图 17-3　显示已建立的(黑色)肾素-血管紧张素系统以及最近发现的涉及肾素(原)受体(红色)和血管紧张素 1-7(蓝色)的途径。ANG,血管紧张素;ACE,血管紧张素转化酶;ACE2 血管紧张素转化酶同工酶 2;Mas,异三聚体鸟嘌呤核苷酸结合蛋白偶联的孤儿受体

肾素原受体

多少年来,肾素原被认为是肾素的非活性前体,没有自身功能。但是令人惊奇的发现肾素原在循环中处于较高水平。最近发现了可与肾素原结合的特异性受体。由于它也可与具有活性的肾素结合,所以将其称为"肾素(原)"受体。

肾素原受体由 350 个氨基酸组成,只有一个跨膜域。它与肾素原结合后发生构型改变而完全活化。当肾素(原)受体与具有活性的肾素结合时,可导致肾素本身的催化活性进一步增加。激活的肾素原和肾素与循环中的血管紧张素原反应生成血管紧张素(图 17-3)。根据细胞类型的不同,肾素原与受体的结合可激活不同的细胞内信号途径。例如:在肾小球系膜和血管

平滑肌细胞中,肾素原结合还可以激活 MAP 激酶和促纤维化因子的表达。然而,升高的肾素原水平(可在糖尿病患者中出现)能通过血管紧张素依赖和非依赖途径产生各种不同的效应。最近的研究表明,肾素原受体与空泡质子-ATP 酶(ATP6ap2)的功能相关,是干细胞生物学、胚胎学和癌症中所涉及的 Wnt 信号通路(与肾素无关)的必需因素。

受体结合形式的肾素原和肾素的活性可被阿利吉仑抑制。现在已经获得一种名为柄区肽(HRP)的合成肽,其氨基酸序列与肾素原前片段的"把手"区域一致,并可竞争性地抑制肾素原与肾素原受体结合。HRP 在糖尿病大鼠的肾脏中具有有益效果,因此对开发肾素原受体的非竞争性拮抗剂有相当大的价值。

这种新型受体在心血管和其他疾病中可能是重要的,但是目前它在人类病理学中的作用还不清楚。

■ 激肽

激肽的生物合成

激肽是一类作用强大的血管扩张肽。激肽原是一种蛋白底物,它在酶的作用下生成激肽,这些酶称为激肽释放酶或激肽原酶。从生物合成的观点来看,激肽释放酶-激肽系统与肾素-血管紧张素系统有几个共同的特点。

激肽释放酶

激肽释放酶是存在于血浆(血浆激肽释放酶)和几种器官(组织激肽释放酶)中丝氨酸蛋白酶,包括肾、胰腺、肠、汗腺和唾液腺。这两种酶以酶原的形式释放,通过蛋白水解分裂活化。血浆前激肽释放酶由活化的凝血因子 XII(FXIIa)激活。两种激肽释放酶因基因结构、分子量、底物特异性和产生的激肽不同而异。激肽释放酶可将肾素原转化为活性的肾素,但该作用的生理学意义尚不清楚。

激肽原

激肽原是激肽的前体和激肽释放酶的底物,分布于血浆、淋巴和小肠液等。已知血浆中分布有两种激肽原:一种低分子量形式(LMW 激肽原),一种高分子量形式(HMW 激肽原)。两种激肽原的 C-末端不同,都是激肽原基因的裂解产物。血浆总激肽原中约 15%~20% 是 HMW 形式。有人认为,LMW 激肽原可通过毛细血管壁,是组织激肽释放酶的底物;而 HMW 激肽原存在于血流中,是血浆激肽释放酶的底物。

激肽的形成和代谢

激肽的合成和代谢途径见图 17-4。人体内的主要激肽有两种:**缓激肽、赖氨酰缓激肽或胰激肽**。缓激肽是通过血浆激肽释放酶从 HMW 激肽原释放,而胰激肽是通过组织激肽释放酶由激肽原释放。胰激肽可以通过精氨酸氨肽酶转化成缓激肽。这两种激肽存在于血浆和尿液中。缓激肽是血浆中的主要激肽,而赖氨酰缓激肽主要是尿中的激肽。

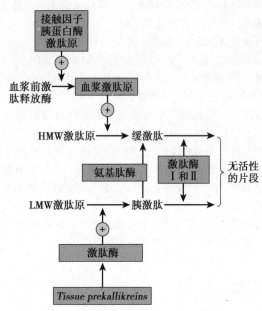

图 17-4　激肽释放酶-激肽系统。激肽酶Ⅱ与肽基二肽酶转化酶相同

激肽通过非特异性外肽酶或俗称激肽酶的内肽酶(通常称为激酶)快速代谢(半衰期<15 秒)。两种血浆激肽酶已被表征。激肽酶Ⅰ在肝脏中合成,是释放羧基末端精氨酸残基的羧肽酶。激肽酶Ⅱ存在于全身的血浆和血管内皮细胞中。与上述讨论的血管紧张素转换酶(ACE,肽基二肽酶)相同,激肽酶Ⅱ通过裂解羧基末端的二肽苯丙氨酰-精氨酸灭活激肽。与血管紧张素Ⅰ一样,在首次通过肺血管床时,缓激肽几乎完全水解。

激肽的生理和病理效应

对心血管系统的作用

激肽可引起一些血管床明显扩张,包括心脏、肾脏、肠、骨骼肌和肝脏血管等,这一作用比组胺强近 10 倍。这种血管扩张效应是激肽对小动脉平滑肌的直接抑制,也可由一氧化氮的释放或前列腺素血管舒张因子如 PE_2 和 PGI_2 的释放介导。相反,激肽直接作用于静脉血管平滑肌,并促进前列腺素血管收缩因子如 $PG_{2\alpha}$ 的产生,引起静脉收缩。激肽对大部分内脏平滑肌有收缩作用。

静脉注射激肽,由于其血管舒张作用,引起血压快速下降。缓激肽的降压反应非常短暂。静脉注入此肽,不会产生持久的血压下降;只有进行性增加注入速度才会引起持久的降压作用。由于反应性心率加快,心肌收缩力增强,心排出量增加,激肽的降压作用可快速逆转。对某些物种,缓激肽可引起血压的双向变化,最先血压下降,紧接着血压升高,且高于给药前水平。血压的升高可能由于反应性交感神经系统兴奋引起。不过在某些情况下,缓激肽也可直接促进肾上腺髓质释放儿茶酚胺类,并兴奋交感神经经节而升高血压。给中枢神经系统注射缓激肽,也可升高血压,因为它不能像激肽一样可通过血-脑脊液屏障,因此这一效应的生理学意义还不清楚。激肽类对交感或副交感神经末梢的作用不一致。

激肽舒张小动脉,引起毛细血管床压力升高,血流量增加,促液体自血液流向组织,同时,由于内皮细胞收缩,细胞间连接变宽以及静脉收缩后静脉压的升高,使毛细血管通透性增加,也可促使液体自血液流向组织。这些变化的结果是水、溶质自血液流向细胞外液,淋巴流量增加,而产生水肿。

内源性激肽调节血压的作用不明确。他们似乎并没有参与静止情况下的血压控制,但可能在运动后降低血压。

对内分泌、外分泌腺的作用

如前所述,激肽释放酶和激肽释放酶原分布于胰、肾、肠、唾液腺、汗腺等腺体,它们能释放到这些腺的分泌液中。这些腺体组织中酶(或称活性激肽)的作用还不了解,由于激肽对平滑肌的作用如此明显,以至于它们可以调节唾液腺和胰腺的分泌管道,而有助于调节胃肠运动。激肽还影响水、电解质、葡萄糖和氨基酸的跨壁转运,并可能调节这些物质在胃肠道和肾脏的转运。最后,肌肽释放酶在生理性激活某些激素原种有作用,如包括胰岛素原和肾素原。

在炎症与疼痛中的作用

缓激肽可引起机体产生炎症的四大症状:局部红肿、发热、肿胀和疼痛。组织受损时激肽类物质可大量生成,并在炎症的发展和维持过程中发挥举足轻重的作用。

当静脉注射或敷于水疱基底时,激肽是一强大的致痛物质,通过刺激皮肤和内脏中感受伤害的传入神经而诱发疼痛。

在遗传性血管性水肿中的作用

遗传性血管性水肿是罕见的常染色体显性疾病,其由 C1 酯酶抑制因子(C1-INH)的缺陷或功能障碍引起,C1-INH 是补体、凝血和激肽释放酶-激肽系统的主要蛋白酶抑制剂。C1-INH 缺乏导致激肽释放酶的激活和缓激肽的形成增加,其通过增加血管通透性和其他作用,引起呼吸道、胃肠道、四肢和生殖器的血管性水肿的反复发作。抑制缓激肽形成或作用的药物可以治疗遗传性血管性水肿(下文)。

其他效应

有证据表明,缓激肽在某些心血管疾病和缺血性脑卒中引起的脑损伤中起到有益的保护作用。另一方面,它还与癌症和一些中枢神经系统疾病关系密切。

激肽受体和作用机制

激肽的生物作用由位于靶组织膜上的特异性受体介导。在激动药效价等级顺序的基础上,已经确定了两种激肽受体,分别为 B_1 和 B_2,(注意,这里的 B 代表缓激肽,而不是 β-肾上腺素受体),两者都是 G-蛋白偶联受体。对 B_2 受体亲和力最高的是缓激肽,次为赖氨酰缓激肽。除介导静脉平滑肌收缩的 B_2 受体外,赖氨酰缓激肽对此最敏感。最近有证据显示,B_2 受体存在两种亚型,分别为 B_{2A} 和 B_{2B}。

B_1 受体在哺乳动物组织中分布非常有限,已知的功能作用也有限。在缺乏 B_1 受体功能的基因敲除小鼠研究表明,这些受体参与炎症反应,也与激肽的长期效应如胶原合成和细胞繁殖等有关。相反,B_2 受体的分布很广泛,与这种受体介导的多种生物效应一致。与 B_2 受体结合的激动剂参与了多种信号转导活动,包括钙动员、氯化物动转、含氮氧化物的形成及磷脂酶 C、磷脂酶 A_2 和腺苷酸环化酶的激活等。

影响激肽释放酶-激肽系统的药物

改变激肽释放酶-激肽系统活性的药物可广泛用于临床。人们已经作了相当大的努力研究激肽受体拮抗药,因此这些药物有一定的治疗潜力,可用作抗炎药和抗感受伤害制剂。B_1、B_2 受体竞争性拮抗药都有助于研究工作,如 B_1 受体的拮抗药[亮^8-去-精^9]缓激肽和赖氨酸[亮^8-去-精^9]缓激肽。B_2 受体拮抗药被发现也是肽缓激肽的衍生物。这些第一代拮抗药广泛应用于激肽受体的药理学动物研究。然而他们的半衰期很短,几乎对人体的 B_2 受体无活性。

艾替班特(Icatibant)是第二代 B_2 受体拮抗药。它是一个十肽,对 B_2 受体的亲和力与缓激肽相似,皮下注射后迅速吸收。艾替班特对遗传性水肿有效。它对其他病症也有效,包括药物引起的血管水肿、呼吸道疾病、热损伤和胰腺炎。

最近,已开发出第三代 B_2-受体拮抗药,例如:FR 173657、FR 172357 和 NPC18884。这些拮抗药可拮抗人类和动物 B_2 受体,并且具有口服活性。据报道,它们可抑制缓激肽诱导的豚鼠支气管收缩、角叉菜胶诱导的大鼠炎症反应及辣椒辣素诱导的小鼠伤害感觉。这些拮抗药有望用于治疗人类炎性疼痛。

在人类和其他动物模型显示,SSR240612 是一个新的、口服有效的选择性 B_1 受体拮抗药。它对小鼠和大鼠显示镇痛及抗炎活性,目前处于炎症和神经性疼痛治疗的临床前开发阶段。

激肽释放酶抑制药**抑肽酶(aprotinin)**可抑制激肽的合成。人 C1-INH 血浆制剂 cinryze 和 berinert 抑制也可以激肽合成,用于静脉预防或治疗遗传性血管性水肿。**艾卡仑肽(Ecallantide)**是一种最近开发的重组血浆激肽释放酶抑制剂,可以通过皮下注射给药,且药效显著。它比 C1-INH 更有效和更有选择性。

由前列腺素产生的激肽类作用可被类似前列腺素合酶抑制药(如阿司匹林)非特异性阻断。相反,ACE 抑制药由于其抑制肽类降解作用故可增强激肽作用。事实上,如上所述,ACE 抑制药降压的重要机制在于其可阻止缓激肽代谢从而发挥其降压作用。

选择性 B_2 激动药正在研究中,并已在一些人类心血管疾病的动物模型上证明有效。这些药物在高血压,心肌肥大等疾病的治疗上有潜在的疗效。

■ 血管升压素

血管升压素(精氨酸加压素、AVP;抗利尿激素、ADH),作用于肾脏,促进水的重吸收,对血压的长期控制发挥重要作用。血管升压素的这一点和其他方面的生理意义在第 15 章和第 37 章中讨论,这里不再述评。

血管升压素也通过其血管收缩作用在动脉压调节中起重要作用。缺乏 V_{1a} 受体基因的突变体小鼠与对照小鼠相比血压明显降低。当注入剂量比产生最大尿液浓度所需的量小时,它可以增加总外周阻力,而这样的剂量一般不会使动脉血压升高,因为反射性心排出量减少可缓冲其血管加压活性。当去除这种反射性的影响,比如休克时,血管升压素的加压敏感性大大增加。自发性直立性低血压患者,对血管升压素的加压敏感性也增加。

加压素受体、激动剂和拮抗剂

经鉴定,加压素的三种亚型受体均为 G 蛋白偶联受体。V_{1a} 受体介导加压素的血管收缩作用;V_{1b} 受体介导垂体促肾上腺皮质激素释 ACTH;V_2 受体介导抗利尿作用。磷脂酶 C 生成的三磷酸肌醇激活了 Gq 并增加细胞内钙浓度而介导了 V_{1a} 效应。V_2 效应由腺苷酸环化酶激活 Gs 而介导。到今天,已经合成了具有选择性血管收缩活性或抗利尿活性的血管升压素样肽,其中最特异性的 V_1 血管收缩激动药是[苯^2,异^3,鸟^8]血管紧张素,选择性 V_2 抗利尿类似物包括 1-脱氨[D-精^8]精氨酸血管升压素(dDAVP)和 1-脱氨[缬^4,D-精^8]精氨酸血管升压素(dVDAVP)。

加压素已证明有益于治疗血管扩张性休克状态,至少部分是由于其 V_{1a} 激动作用。**特利加压素(三甘氨酰赖氨酸加压素)**是一种人工合成的抗利尿激素的类似物,体内转化为赖氨酸加压素后依然有效。它可能比加压素更有优势,因为它对 V_1 受体的选择性更高,并具有更长的半衰期。

能特异性阻断血管升压素收缩血管作用的制剂,目前正处于临床研究阶段,其中肽拮抗剂 d(CH2)$_5$[Tyr(Me)^2]加压素也具有抗氧化活性,但不拮抗加压素的抗利尿作用。相关拮抗剂 d(CH2)$_5$[Tyr(Me)^2 Dab^5]加压素缺乏催产素拮抗作用,但抗 V_1 活性较低。已经开发了非肽类具口服活性的 V1a-受体拮抗剂,如瑞考伐普坦(relcovaptan)和 SRX251。

V_{1a} 拮抗剂对于揭示加压素在脱水和出血等情况下对血压的调节起重要作用。他们有可能作为治疗诸如雷诺氏病、高血压、心力衰竭、脑水肿、运动病、癌症、早产和减少愤怒等不同病症的治疗药物。迄今为止,大多数关于心脏衰竭及其改善的研究通过 V_2 受体拮抗药取得了可喜的成果。然而,V_{1a} 拮抗药也有潜力,抗利尿激素受体拮抗药(YM087),具有 V_{1a} 和 V_2 受体拮抗药的双重作用,已被批准用于低钠血症的治疗(第 15 章)。

■ 利钠肽

合成与结构

哺乳动物的心房和其他组织中有一个肽家族,这些肽具有利尿、促致钠排泄、血管舒张等特性。目前,这一家族包括心房利尿钠肽(ANP)、脑利尿钠肽(BNP)和 C 型利尿钠肽(CNP)。这些肽类的共同结构是 17-氨基酸二硫化物环,但 C 末端和 N 末端存在差异(图 17-5)。第四个肽——尿扩张素与 A 型钠尿肽(ANP)的结构一致,都在 N 末端有四个氨基酸延长。这些肽对肾脏作用在第 15 章讨论。

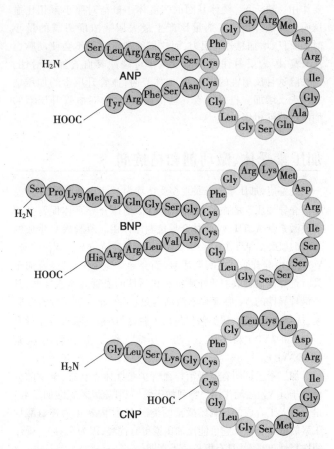

图 17-5 心房利钠肽（ANP）、脑利钠肽（BNP）和 C 型利钠肽（CNP）的结构。绿色部分表示序列相同的部分

ANP 来源于一个普通前体（称 ANP 原）的羧基末端（人体内的 ANP 原含有 151 个氨基酸），主要由心房肌细胞合成，心室细胞、中枢和外周神经系统的神经元、肺脏也少量合成。

一些刺激可促使心脏 ANP 释放增加，其中最重要的刺激是牵动心房而开放机械敏感性离子通道。当容积膨胀、头露出水面身体浸入水中、由站位转为仰卧位运动时，ANP 释放增加。这种情况下的 ANP 释放增加可能是心房受牵张引起的，不过有关 ANP 释放和心房牵张的细胞机制还未阐明。肾上腺素受体激动药、糖皮质激素、内皮素（下文）、血管升压素等也可促 ANP 释放。此外，许多病理状态下，比如充血性心力衰竭、原发性醛固酮增多症、慢性肾衰、ADH 分泌异常综合征等，体内血浆 ANP 浓度也会升高。

注射 ANP 后，可快速、显著地增加尿量、增加尿钠排泄；肾小球滤过率增大而肾血流量变化不明显，因此滤过分数增大。ANP 也可抑制肾素、醛固酮、血管加压素的分泌，这些变化也可使水、钠排泄增加。最后，ANP 引起血管扩张、产生降压反应，ANP 的生产或封锁它的行动来制止损害的体积膨胀钠反应，并增加血压。

BNP 包含 26 个或 32 个氨基酸（图 17-5），最初是从猪脑中分离出来的，不过，和 ANP 一样，主要由心脏合成。BNP 的释放与 ANP 一样，似乎与容积相关；实际上，这两种肽可以偶联分泌。BNP 有促尿钠排泄作用、利尿作用、降压作用，与 ANP 相同，只不过循环中浓度较低一些。

CNP 包含 22 个氨基酸（图 17-5），主要位于中枢神经系统，其他组织如：血管内皮、肾脏、肠也有分布，在循环中浓度并不高。CNP 的利尿钠作用和利尿作用比 ANP、BNP 稍低，但血管舒张作用强大。并可能参与了外周阻力的调节。

利尿素在肾脏远端肾小管合成，是通过处理替换 ANP 前体。它可产生强的利钠、利尿作用，而有钠和水排泄的旁分泌调节功能。它还有血管平滑肌松弛作用。

药效学与药动学

利尿钠肽（ANP）与靶细胞表面的特异性受体亲和力高，二者结合后触发生物效应。已经确定了三种受体亚型，分别称为 ANP$_A$、ANP$_B$、ANP$_C$（也称为 NPR$_1$、NPR$_2$ 和 NPR$_3$）。ANP$_A$ 和 ANP$_B$ 受体在其胞内域有鸟苷酸环化酶活性。ANP$_A$ 受体的主要配体是 ANP 和 BNP。ANP$_B$ 受体在结构上与 AN-PA 受体相似，但其主要配体似乎是 CNP。ANPC 受体与腺苷酸环化酶的抑制或磷脂酶 C 的活化相偶联；它可结合三种利钠肽。

ANP 的循环半衰期很短，在中性内肽酶 NEP24.11 的作用下，经肾脏、肝脏、肺脏代谢。抑制此类肽酶引起循环中利尿钠肽水平升高，促尿钠排泄、利尿。这些肽也可与血管内皮上的 ANP$_C$ 受体结合而自循环清除。该受体以相等的亲和力与利钠肽结合。这个受体与结合的肽被内化，其中肽被酶降解，而受体则返回到细胞表面。心力衰竭患者血浆 ANP 和 BNP 水平较高；因此，后者已经成为心力衰竭患者诊断和预后标记。

利钠肽的临床作用

利钠肽可采用重组 ANP（卡培立肽，carperitide）或 BNP（奈西立肽，mesiritide）给药。这些肽可产生舒张血管、利尿和抑制肾素-血管紧张素系统的作用。这些作用对于治疗充血性心力衰竭似乎非常有前景，但临床研究产生的结果多不一致。内源性 BNP 血清浓度在心力衰竭时升高，监测该肽已被证明具有临床预后价值。

循环利钠肽的水平的高低也可以通过血管肽酶抑制剂的多少来调节。这些利钠肽构成了一类新型的心血管药物，抑制了 NEP 24.11 和 ACE 两种金属蛋白酶。因此，它们同时增加利钠肽的水平并减少了 ANG Ⅱ 的形成，导致血管舒张增强、血管收缩减弱、钠排泄增加、外周血管阻力和血压降低。

最近开发的血管肽酶抑制药包括**奥马曲拉（omapatrilat）、山帕曲拉（sampatrilat）**和**法西多曲（fasidotrilat）**。最受关注的是奥马曲拉，既能降低高血压动物模型的血压又能降低患者血压，同时改善心衰患者的心功能。不幸的是，奥马曲拉可引起咳嗽、头晕并导致血管性水肿的发生率显著增高，因此并没有批准用于临床。

■ 内皮素

内皮细胞可产生多种舒血管活性物质（PGI$_2$ 和一氧化氮）和缩血管活性物质，后者包括内皮素，是最早从主动脉内皮细胞分离出的强大的血管收缩性肽。

生物合成、结构及清除

已经确定内皮素有三种异构形式，即最早描述的内皮素（ET-1）和两种相似肽，ET-2 和 ET-3。每一种异构体都是一种不同基因的产物，其合成由一种前-原形式生成肽原，再生成成熟肽。每一种内皮素都含 21 个氨基酸，包含 2 个二硫键，内皮素 ET-1 的结构如图 17-6 所示。

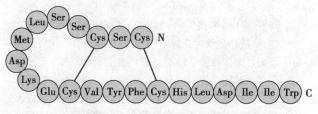

图 17-6 人内皮素-1（ET-1）的结构

内皮素在体内分布很广泛。ET-1 由内皮细胞和血平滑肌细胞生成，中枢神经内的神经元和星形胶质细胞、子宫内膜细胞、肾脏肾小球膜细胞、塞尔托利细胞、乳腺上皮细胞等也可产生 ET-1。ET-2 主要在肾、肠中生成，而 ET-3 在大脑的浓度最高，也可分布于胃肠道、肺、肾脏。血中也分布有内皮素，不过浓度低，它们可能是以旁分泌或主动分泌的形式在局部起作用，并不是循环激素。

ET-1 基因的表达在生长因子和细胞因子的作用下增加，细胞因子包括转化生长因子-β（转化生长因子-β）和白细胞介素-1（IL-1），血管活性物质包括血管紧张素Ⅱ和加压素及机械应力。一氧化氮、前列环素和 ANP 可抑制其表达。

循环中内皮缩血管素的清除迅速。这里面包括由 NEP 24.11 酶导致的降解和 ET_B 受体的清除。

作用

内皮素在体内作用广泛，尤其是对大多数血管床，可引起剂量依赖性血管收缩作用。静脉注射 ET-1，先由于血管内皮细胞释放 PGI_2 或含氮化合物，引起动脉血压快速下降，这一降压反应很短暂；紧接着由于血管平滑肌的直接收缩作用，动脉血压持续升高。内皮素对心脏产生直接正性变力、变时作用，也是一强大的冠脉动脉血管收缩剂；作用于肾脏引起血管收缩，肾小球滤过率下降，水、钠排泄减少；对呼吸系统，引起气管、支气管平滑肌的强烈收缩；与内分泌系统相互作用，促进肾素、醛固酮、血管加压素、心房利尿钠肽的分泌；它们也可广泛作用于中枢及外周神经系统、胃肠系统、肝脏、尿道、男女生殖系统、眼睛、骨骼系统、皮肤等。最终，ET-1 是一种血管平滑肌细胞，心肌细胞、肾小球系膜细胞的强有力的促分裂剂。

内皮素受体在体内广泛分布。已经克隆出两种受体亚型，分别为 ET_A 和 ET_B，其序列也已经测出。ET_A 受体对 ET-1 亲和力高，而对 ET-3 亲和力低，它位于平滑肌细胞上，引起血管收缩（图 17-7）；ET_B 受体对 ET-1 和 ET-2 的亲和力大致相等，它位于血管内皮细胞上，引起 PGI_2 和 NO 的释放。两种受体亚型均属于与 G 蛋白偶联的 7 次跨膜受体家族。

ET-1 受体结合后引发的信号转导机制包括磷脂酶 C 激活后生成三磷酸肌醇，钙离子自内质网的释放，从而引起了血管收缩。相反，前列环素和一氧化氮的刺激导致了细胞内钙离子浓度的降低和血管的扩张。

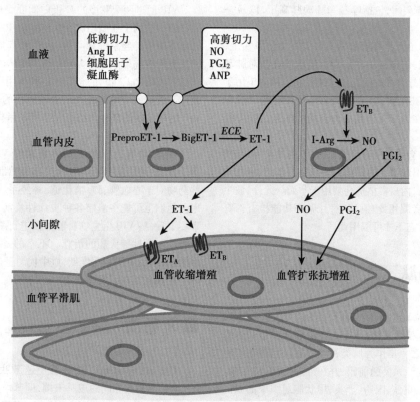

图 17-7 血管内皮细胞中内皮素-1（ET-1）的生成及其通过 ETA 和 ETB 受体介导的平滑肌细胞直接和间接效应。AngⅡ：血管紧张素Ⅱ；ANP：心房钠尿肽；ECE：内皮转化酶；NO：一氧化氮；PGI_2：前列环素 I_2

抑制内皮素合成的药物及其作用

内皮素系统可被内皮素受体拮抗药阻断，也可被阻止内皮素转换酶的药物而阻断。内皮素 ET_A 或 ET_B 受体可以被选择性地阻断，或者两者都可以被非选择性的 ET_A 或 ET_B 受体拮抗药所阻断。

波生坦(bosentan) 是一种非选择性受体拮抗药。它是静脉注射内皮素引起的初始降压(ET_A)和长期升压(ET_B)反应的有效拮抗药。许多口服活性内皮素受体拮抗药的选择性不断增加，并已完成开发，可以用于研究。例如选择性 ET_A 拮抗药 **西他生坦(sitaxentan)** 和 **安立生坦(ambrisentan)**。

内皮素的形成可以通过抑制内皮素转换酶和二肽磷酸化而被阻断，二肽磷酸化不专门针对内皮素转换酶。研究中已发现一些更有选择性地抑制药。虽然这些药物表现出的治疗潜力类似于内皮素受体拮抗药(下文)，但其作用却不如内皮素拮抗药。

内皮素的生理和病理作用：内皮素拮抗药的影响

系统性给予内皮素受体拮抗药或内皮素转换酶抑制药可引起人类和实验动物动脉血压降低及血管舒张。动脉内的给药也可引起人前臂缓慢性血管舒张。这些证据表明，内皮素系统即使在休息条件下也参与了血管张力调节。该系统活性男性高于女性，随着年龄增长而增加，可以通过定期的有氧运动所抵消。

ET-1 的增加与一些心血管疾病有一定的关系，包括高血压、心脏肥大、心力衰竭、动脉粥样硬化、冠状动脉疾病和心肌梗死等。ET-1 也参与了肺疾病，包括哮喘和肺动脉高压，以及一些肾脏疾病。

内皮素拮抗药用于治疗这些疾病具有巨大潜力。事实上，内皮素拮抗药与波生坦，西他生坦和安立生坦已被证明对肺动脉高压的患者有较好的疗效和耐受性。这些药物还被期望用于顽固性高血压、慢性肾脏疾病、结缔组织疾病及蛛网膜下腔出血。但另一方面，药物在治疗充血性心力衰竭的临床试验中的效果却令人失望。

内皮素拮抗药偶尔会引起全身性低血压、心率加快、面部潮红或水肿、头痛。还会引起潜在的胃肠道反应包括恶心、呕吐和便秘。由于其致畸作用，内皮素拮抗药禁用于孕妇。此外，波生坦有致命的肝毒性，患者服用此药必须每月做肝功能检查。育龄妇女必须在非妊娠状态下才可服用此药。

■ 血管活性肠肽

血管活性肠肽(vasoactive intestinal peptide, VIP)是一种 28 个氨基酸肽属于肽高血糖素家族。VIP 广泛分布于中枢和外周神经系统，其主要职能之一是作为肽类神经递质。它存在于中枢神经系统中胆碱能神经元突触前膜，并在外周支配心脏、肺、胃肠道、泌尿生殖系统、皮肤、眼睛、卵巢、甲状腺组织中的肽能神经元。许多血管都受血管活性肽神经元的支配。虽然 VIP 存在于血液中，但由于其可被快速降解，故似乎没有激素的功能。VIP 参与许多生物学过程包括代谢过程，内分泌和外分泌的腺体分泌，细胞分化，平滑肌松弛和免疫反应。

VIP 对心血管系统可产生显著效应，并在扩张血管方面强于乙酰胆碱。在心脏，它可以导致冠脉血管扩张，并发挥正性肌力作用和变时效应。因此，它可能参与了冠状动脉血流量，心肌收缩和心率的调节。

肺动脉高压的治疗

特发性肺动脉高压(PAH)是一种进行性且潜在致命的疾病；体征和症状包括呼吸困难、胸痛、晕厥、心律失常和右心衰竭。大多数患者需要持续的经鼻补氧，通常还需服用抗凝剂。对肺血管阻力升高的内科治疗远不如对普通高血压患者那样成功(第 11 章)。除了本文中提到的内皮素拮抗剂(波生坦、安立生坦和奥昔布坦已被批准用于 PAH)外，血管活性物质包括前列腺素(依前列醇、曲前列素、伊洛前列素)、一氧化氮、PDE-5 抑制剂(西地那非、他达拉非)和 Ca^{2+} 通道阻滞剂(硝苯地平、氨氯地平、地尔硫䓬)已被推广用于 PAH。可溶性鸟苷酸环化酶小分子激活剂利奥西胍(Riociguat)增加 cGMP 的作用与一氧化氮无关，它可降低肺血管压力，并增加运动持续时间。利奥西胍于 2013 年在美国获得批准。法舒地尔是一种研究性选择性 RhoA/Rho 激酶(ROCK)抑制剂，似乎可以降低 PAH 中的肺动脉压。晚期 PAH 的手术治疗包括建立右心房至左心房分流和肺移植。

VIP 通过两个亚型的 G 蛋白偶联受体发挥效应：VPAC1 和 VPAC2。这两个亚型均已在人体组织中克隆。这两种亚型广泛分布于中枢神经系统和心脏，血管和其他组织。VIP 与两个受体亚型均有高度亲和力。VIP 与其受体的结合导致了腺苷酸环化酶的激活和 cAMP 的合成。这种作用导致了血管舒张和其他效应。其他效应可能通过三磷酸肌醇的合成和钙动员所介导。VIP 也可以以低亲和力结合 VIP 样肽垂体腺苷酸环化酶激活肽受体 PAC1。

现在，具有比 VIP 更长半衰期的 VIP 类似物可供研究使用。例如：硬脂酰-Nle17-VIP，其比天然肽的效力高 100 倍。这些药物对于心血管、肺、消化道、神经系统疾病有一定的治疗作用。他们也可能在治疗各种炎症性疾病和糖尿病有一些效果。事实上，一些 VIP 衍生物目前正在进行临床实验和 II 型糖尿病及慢性阻塞性肺疾病的治疗。不幸的是，他们目前使用受到诸多限制，包括口服利用度低，血中代谢迅速及低血压等。VIP 受体拮抗药也正在研发中。

■ P 物质

P 物质(Substance P)是属于 **速激肽家族(tachykinin family)**，与后者具有相同的羧基末端，即苯丙-X 甘-亮-蛋。这一家族还包括 **神经激肽(neurokinin)** A 和 **神经激肽** B。P 物质是一个十一肽(undecapeptide)，而神经激肽 A 和神经激肽 B 都为十肽。

P 物质在中枢神经系统作为一种神经递质存在(第 21 章)，在胃肠道,则作为一种肠神经系统递质和局部激素起作用(第6章)。

P物质是速激肽家族中最重要的成员。它具有许多神经系统方面的作用,如参与行为、焦虑、抑郁、恶心和呕吐,但作用机制尚不完全清楚。P物质是一强效微动脉舒张药,可显著降低人和某些动物种属的血压。这一血管扩张效应由内皮细胞产生的一氧化氮介导。与动脉作用相反,物质P则可收缩静脉、肠道和支气管平滑肌。它也有促进唾液腺的分泌、引起肾脏的利尿和利钠排泄作用。

P物质和神经激肽(neurokinins)A和B分别通过特定的G蛋白偶联速激肽受体 NK_1,NK_2 和 NK_3 来发挥作用。物质P是受体 NK_1 的首选配体,该受体是人脑中含量最多的。但是,神经激肽A和B对 NK_1 也具有相当大的亲和力。人的大部分中枢和外周神经系统效应都由 NK_1 介导。所有这三个受体亚型都与肌醇三磷酸的合成和钙离子转移相偶联。

有些非肽类 NK_1 受体拮抗药已经被研发。这些化合物具有高度的选择性,可口服,并能通过血-脑脊液屏障入脑。最近的临床试验显示,这些拮抗药可能能够用于治疗抑郁症和其他疾病,预防化疗导致的呕吐。首个被认可用于化疗源性的恶心呕吐的预防药物是阿瑞匹坦(第62章)。福沙巴坦是前药,其在静脉内给药后转化为阿瑞匹坦,并且可能是口服阿瑞匹坦的有效肠胃外替代物。

最近的研究涉及癌症中P物质-NK1系统。P物质和NK1受体存在于多种肿瘤细胞中,NK1受体拮抗剂可发挥抗肿瘤作用。因此,诸如阿瑞匹坦的药物具有作为抗癌药的潜力。

■ 神经激肽

神经激肽(neurokinins,NT)是一种十三肽,最早自中枢神经系统分离,后来发现在胃肠道和循环系统中也存在。包括心脏,肺,肝脏,胰腺和脾脏在内的几个器官中。

NT作为较大的前体的一部分合成,该前体还含有神经调节素N,6-氨基酸的NT样肽。在脑中,前体的加工主要促使NT和神经调节素N的形成后从神经末梢释放出来。在肠道中,加工主要是促进NT和在羧基末端含有神经介素N序列的较大肽的形成。进食后,两种肽分泌到循环系统。NT的大部分活性由最后六个氨基酸——NT(8-13)所介导。

像很多其他神经肽,NT具有双重作用:在中枢神经系统作为神经递质或神经调制;在外周则作为局部激素。当注入脑脊液时,NT产生很强的作用,包括降低体温、伤害感觉缺失和调节多巴胺神经能通路。当注入外周循环时,神经紧张素产生多种效应,包括血管舒张、血压下降、血管通透性增加、一些垂体前叶激素分泌增多、血糖升高、胃酸和胃蛋白酶分泌抑制、胃运动受抑等;此外,它也可影响免疫系统。

在中枢神经系统,NT与多巴胺系统的关系很密切,且NT可能与一些多巴胺能神经通路疾病如精神分裂症、帕金森病和药物滥用有关。注入啮齿动物脑脊液也表明,NT可产生类似于抗精神病药物的作用。

NT的作用由NT受体的三种亚型介导,称为 NTR_1,NTR_2 和 NTR_3,也称为 NTS_1,NTS_2 和 NTS_3。NTR_1 和 NTR_2 受体属于Gq蛋白偶联超家族;NTR_3 受体是与 NTR_1 或 NTR_2 结构无关的单一跨膜蛋白。它属于分选蛋白家族,因此被称为 NTR_3/sortilin(排序蛋白)。

NT作为抗精神病药物的不足之处在于其在循环系统快速降解和不能穿过血-脑脊液屏障的阻碍。然而,现在已经开发了一系列在动物研究中发挥抗精神病样活性的NT(8-13)类似物。这些激动剂包括以高亲和力结合 NTR_1 和 NTR_2 的NT69L;以及NT79,其优先结合 NTR_2。另一种激动剂PD149163具有改善的代谢稳定性。

除了可能作为抗精神病药物的作用之外,这些激动剂可用于治疗疼痛,精神兴奋剂滥用和帕金森病。潜在的不良反应包括体温过低和低血压。机体对于激动剂的某些作用可产生耐受。

非肽类拮抗药 SR142948A 和美兰纳坦(meclinertant,SR48692)可以拮抗NT受体。SR142948A可拮抗注入脊髓中的NT引起的体温降低和镇痛作用。

■ 降钙素基因相关肽

降钙素基因相关肽(calcitonin gene-related peptide,CGRP)是降钙素肽(calcitonin)家族的一个成员,后者包括降钙素、肾上腺髓质素(adrenomedullin)和糊精(amylin)。CGRP由37个氨基酸组成。在日常生活中,CGRP以两种形式存在,为 α-CGRP和β-CGRP,它们分别来源于不同的基因,并由三个氨基酸组成,但具有相似的生物活性。

与降钙素一样,CGRP在甲状腺C细胞中大量存在,也广泛分布于中枢和外周神经系统、心血管系统、胃肠道和泌尿生殖系统等。在某些部位,CGRP与P物质(上文)共存,而在另一些部位可与乙酰胆碱共存。

当注入中枢神经系统时,CGRP可产生多种效应,包括血压升高和进食受抑;当注入全身循环时,也可引起血压下降及心动过速等效应。CGRP的血管扩张作用很强大,可引起降压效应,实际上,它是目前发现的最强效的血管舒张剂。CGRP可扩张大量血管床,但是对冠脉循环尤其敏感。腺苷酸环化酶的激活通过非内皮机制介导血管舒张。

CGRP的作用是通过单一受体类型介导的。该异二聚体受体由与受体活性修饰蛋白RAMP1结合的G蛋白偶联型降钙素受体样受体(CLR)组成。

已经开发了CGRP受体的肽和非肽拮抗剂。CGRP8-37被广泛用于研究CGRP的作用,但显示出对其他相关受体的亲和力,包括肾上腺髓质素的受体(下文)。非肽CGRP受体拮抗剂靶向CLR和RAMP1之间的接口,从而使其对CGRP受体更有选择性。例如:olcegepant和telcagepant。

越来越多的证据表明,三叉神经末梢释放的CGRP在偏头痛的病理生理中发挥着重要的作用。这一种肽在偏头痛发作时被释放,用选择性5-羟色胺激动药可有效维持脑内CGRP水平的正常。临床试验表明,CGRP能有效治疗偏头痛,但由于其生物利用度低,必须通过静脉注射给药。Telcagepant也有治疗效果的并且具有口服活性,但在少数患者中显示出肝毒性。

■ 肾上腺髓质素

肾上腺髓质素(adrenomedullin,AM)最先发现于人肾上腺髓质嗜铬细胞瘤组织。它由 52 个氨基酸组成的多肽,有一个由 6 个氨基酸构成的环和一个羧基末端酰胺化序列。和 CGRP 一样,AM 也是降钙素肽家族的一个成员。在人类和其他哺乳动物中,称为肾上腺髓质素 2 的相关肽,也称为中间体。

AM 广泛分布于人体。肾上腺、下丘脑和垂体前叶的浓度最高,但在肾、肺、心血管系统和胃肠道中的水平也很高。血浆中的 AM 显然来自心脏和脉管系统。

在动物,AM 可扩张肾、脑、后肢和肠系膜的阻力血管,产生显著的持续降压作用。血压降低可反射性使心率加快和心排出量增加。给健康个体静脉滴注 AM 也会出现这些效应。AM 也可促进肾排钠,且影响某些内分泌效应,包括抑制醛固酮和胰岛素的分泌。它可作用于神经系统增加交感神经的冲动输出。

AM 的不同作用由与 CGRP 受体密切相关的受体介导(上文)。CLR 与 RAMP 的 2 和 3 亚型共同组装形成 AM 受体。AM 与 CLR 的结合激活 Gs 并触发血管平滑肌细胞中的 cAMP 形成,促使内皮细胞中的一氧化氮生成。除此之外,还涉及其他信号通路。

剧烈运动时循环中 AM 的水平升高。在许多病理状态下,AM 也会增加,包括原发性高血压、心力衰竭、肾衰和肝性脑病。AM 在这些病理状态下的作用还有待研究,但当前被认为发挥着对包括 ET-1 和 Ang II 等在内的血管收缩物质的生理拮抗作用。鉴于这些作用,AM 可能可防止心血管超负荷和损伤,且 AM 可能可用于心血管疾病的治疗。

■ 神经肽 Y

神经肽 Y 家族是由三种多肽激动剂组成的多配体/多受体系统,其结合并激活具有不同亲和力和效力的四种不同受体。这些肽是胰多肽(PP),肽 YY(PYY)和神经肽 Y(NPY)。每个肽由 36 个氨基酸组成并具有酰胺化的 C-末端。PP 在进食后由胰岛分泌,且与食物热熔量相关,主要在脑干和迷走神经中产生抑制食欲作用,同时抑制胃排空并增加能量消耗;它也可以直接在肠道中发挥作用。PYY 由远端肠道的 L 细胞释放,与食物摄取量成正比并产生畏食效应。

NPY 是中枢和周围神经系统中最丰富的神经肽之一。PYY 和 PP 是神经内分泌激素,NPY 是神经递质。在交感神经系统中,NPY 通常位于去甲肾上腺素能神经元中,作为血管收缩剂和去甲肾上腺素的共转运体起作用。本节的其余部分重点介绍 NPY。

NPY 对中枢神经系统具有许多作用,包括摄食增加(它是脑中最强效促进食欲的分子之一),血压降低,体温降低,呼吸抑制以及下丘脑-垂体-肾上腺轴的激活。其他作用包括脑血管收缩,心脏的正形变时和变力作用和高血压。它是一种强效的肾血管收缩剂并可抑制肾素分泌,但可导致利尿和尿钠排泄。接头前神经元效应包括抑制交感和副交感神经释放神经递质。血管方面的作用包括直接收缩血管、增强缩血管作用以及抑制扩血管作用。

NPY(包括 PP 和 PYY)的多种作用由 NPY 受体的四种亚型,Y_1、Y_2、Y_4 和 Y_5 所介导。它们都是 Gi 蛋白偶联的受体,与钙离子的转运和腺苷酸环化酶的抑制有关。Y_1 和 Y_2 受体在心血管和其他外周神经系统效应方面起重要作用。Y_4 受体对胰多肽具有高亲和力,可能是胰肽的受体而不是 NPY 的受体。Y_5 受体主要存在于中枢神经系统中,可能参与食物摄取的控制。除此之外,他们还通过 NPY 介导下丘脑-垂体-肾上腺轴的激活。

选择性非肽类 NPY 受体拮抗药已用于实验研究。BIBP3226 是首个非肽类 Y_1 受体拮抗药,也是研究得最彻底的。其在体内的半衰期很短。它可阻断血管收缩药和升压药对 NPY 的反应。结构相关性 Y_1 受体拮抗药包括 BIB03304 和 H409/22,都已做过临床试验。SR120107A 和 SR120819A 是有口服活性的 Y_1 受体拮抗药,作用持续时间很长。BIIE0246 是首个选择性 Y_2 受体非肽类拮抗药。它不会穿过血-脑脊液屏障。使用 Y_4 拮抗剂没有作用。Y_5 拮抗剂 MK-0557 和 S-2367 已经在肥胖临床试验中进行了测试。这些药物对分析 NPY 在心血管调节中作用很重要。它现在似乎对正常静息状态下的个体的血流动力学不重要,但在心血管疾病如高血压和心力衰竭中的作用越来越重要。其他研究显示,NPY 与摄食障碍、癫痫、焦虑、糖尿病,且 Y_1 和 Y_5 受体拮抗药有望作为抗糖尿病药。

■ 尾加压素

尾加压素 II(urotensin II,U II)最先在鱼中被发现,但已在哺乳类动物包括人、小鼠、大鼠和猪中发现其他亚型。人的 U II 是一个由 11 个氨基酸构成的多肽。目前研究证实,一种八氨基酸肽,U II 相关肽(URP)与 U II 的 C 末端几乎相同。人类 U II 表达的主要部位包括脑、脊髓和肾脏。U II 也存在于血浆中,该循环肽的潜在来源包括心脏,肺,肝脏和肾脏。目前,对 U II 释放的刺激因子尚未确定,但一些研究发现与血压升高有关。

离体状态下,U II 是一种强效血管平滑肌收缩物质;其活性与血管类型和 U II 的来源有关。U II 主要收缩动脉血管,且比内皮素-1 的缩血管效应更强,是一种已知的最强效的血管收缩物质。但是,U II 在一些情况下可使血管扩张。在体内,U II 具有复杂的血流动力学效应,最显著的作用是局部缩血管和心脏抑制作用。在某种程度上,这些效应和 ET-1 相似。然而,U II 在人血管张力和血压的正常调节中作用甚微。除了其对心血管的作用之外,U II 还发挥渗透调节,诱导胶原和纤连蛋白积聚,调节炎症反应,并抑制葡萄糖诱导的胰岛素释放的作用。

U II 的作用由 G 蛋白偶联受体介导,后者也被当成 UT 受体。UT 受体广泛分布在大脑、脊髓、心脏、血管平滑肌、骨骼肌和胰腺。它的一些效应包括血管收缩是由磷脂酶 C、IP_3-DAG 信号转导通路介导。

对 U II 的二硫键桥的修饰生产出 UT 受体拮抗药。非肽类拮抗药帕洛舒仑(palosuran)也已研制出。

虽然 U II 似乎仅对健康起很小的作用,但越来越多证据表明,U II 与心血管和其他疾病有关。尤其重要的是,有报道高血压、心衰、糖尿病和肾衰患者体内血浆 U II 的水平升高。因此,U II 受体拮抗剂的发展具有相当大的前景。Urantide("urotensin 拮抗剂肽")是 U II 的青霉胺取代衍生物。非肽拮抗剂 palosuran 对患有肾脏疾病的糖尿病患者有一定益处,但没有实际的效力。最近,更有效的 U II 拮抗剂已经应用于临床试验。两个 U II 拮抗剂在 I 期临床试验,一个用于治疗糖尿病肾病(EP2439193),另一个用于治疗哮喘(SB1440115)。

摘要：与血管活性肽系统相互作用的药物

亚类	作用机制	效应	临床应用
血管紧张素受体拮抗药			
● 缬沙坦	血管紧张素 AT_1 受体选择性竞争性拮抗药	动脉扩张、醛固酮分泌减少、水钠排泄增加	高血压
● 依普沙坦，厄贝沙坦，坎地沙坦，奥美沙坦，替米沙坦：与缬沙坦相似			
转化酶抑制药			
● 依那普利	抑制 Ang Ⅰ 向 Ang Ⅱ 的转化	动脉扩张、醛固酮分泌减少、水钠排泄增加	高血压，心力衰竭
● 卡托普利等：类似于依那普利			
肾素抑制药			
● 阿利吉仑	抑制肾素的催化活性	动脉扩张、醛固酮分泌减少、水钠排泄增加	高血压
激肽拮抗药			
● 艾替班特	激肽 B_2 受体选择性拮抗药	对疼痛、痛觉过敏和炎症的阻断作用	对炎症性疼痛和炎症具有潜在使用价值
● Cinryze，Berinert：血浆 C1 酯酶抑制剂，减少缓激肽形成，用于遗传性血管性水肿			
● 艾卡仑肽：血浆激肽释放酶抑制剂			
加压素激动药			
● 精氨酸血管加压素	加压素 V_1（和 V_2）受体激动药	收缩血管	血管扩张性休克
● 特利加压素：对 V_1 受体选择性更强			
加压素拮抗药			
● 考尼伐坦	加压素 V_1（和 V_2）受体拮抗药	扩张血管	对高血压、心率衰竭和高钠血症具有潜在使用价值
● 瑞考伐普坦、SRX251：对 V_1 受体选择性增强			
钠尿肽			
● 奈西立肽	钠尿肽受体激动药	水钠排泄增加，扩张血管	心力衰竭[1]
● 乌拉利肽：尿舒张肽的合成形式			
血管肽酶抑制药			
● 奥马曲拉	减少钠尿肽的代谢和 Ang Ⅱ 的形成	扩张血管，增加水钠排泄	高血压、心力衰竭[1]
● 山帕曲拉、法西多曲：与奥马曲拉类似			
内皮素拮抗药			
● 波生坦	内皮素 ET_A 和受体的 ET_B 非选择性拮抗药	扩张血管	肺动脉高压
● 思它生坦，安贝生坦：对 ET_A 受体有选择性			
血管活性肠肽激动药			
● Stearyl-Nle[17]-VIP	VPAC1 和 VPAC2 受体的选择性和非选择性激动药	扩张血管，许多代谢性、内分泌及其他效应	Ⅱ型糖尿病 ● 慢性阻塞性肺病[1]
P 物质拮抗药			
● 阿瑞匹坦	速激肽 NK_1 受体的选择性拮抗药	阻断 P 物质的一些中枢神经系统效应	预防由化疗引起的恶心呕吐
● 福沙吡坦：转化为阿瑞匹坦的前药			
神经降压肽激动药			
● PD149163	中枢神经降压肽受体激动药	与中枢多巴胺能系统相互作用	对精神分裂症和帕金森病具潜在治疗价值

续表

亚类	作用机制	效应	临床应用
神经降压肽拮抗药			
• 美兰纳坦	中枢和周围神经降压肽受体拮抗药	阻断神经降压肽的一些中枢和外周血管扩张作用	未经鉴定
降钙素基因相关肽拮抗药			
• Telcagepant, olcegepant	降钙素基因相关肽（CGRP）拮抗药	阻断 CGRP 的一些中枢和外周血管扩张作用	偏头痛[1]
神经肽 Y 拮抗药			
• BIBP3226	选择性神经肽 Y_1 受体拮抗药	阻断神经降压肽的缩血管效应	尚不明确
• BIIE0246：选择性 Y_2 受体			
• MK-0557：选择性 Y_5 受体			
尾加压素拮抗药			
• 帕洛舒仑	尾加压素受体拮抗药	阻断内皮素的强效缩血管作用	糖尿病性肾衰竭[1]
• SB1440115：比帕洛舒仑更强力			哮喘[1]

[1] 正在进行临床前或临床评估

制剂

通用名	制剂	通用名	制剂
血管紧张素转换酶抑制剂（见第 11 章）		**P 物质拮抗剂**	
血管紧张素受体阻滞剂（见第 11 章）		阿瑞匹坦（Aprepitant）	Emend
肾素抑制剂		**利尿钠肽激动剂**	
阿利吉仑（Aliskiren）	Tekturna	奈西立肽（Nesiritide）	Natrecor
激肽抑制剂		**用于肺高压的药物**	
艾替班特（Icatibant）	Firazyr	波生坦（Bosentan）	Tracleer
激肽释放酶抑制剂		安倍生坦（Ambrisentan）	Letairis
人用 C1 酯酶抑制剂（C1 Esterase Inhibitor, Human）	Cinryze, Berinert	马西腾坦（Macitentan）	Opsumit
		利奥西胍（Riociguat）	Adempas
艾卡仑肽（Ecallantide）	Kalbitor	依前列醇（Epoprostenol）	Flolan, Veletri
AVP 受体拮抗剂		曲前列尼尔（Treprostinil）	Tyvaso, Remodulin
考尼伐坦（Conivaptan）	Vaprisol	伊洛前列素（Iloprost）	Ventavis
托伐坦（托伐普坦 Tolvaptan）	Samsca		

案例思考答案

依那普利通过阻断血管紧张素 I 转化为血管紧张素 II（ANG II）来降低血压。由于转化酶使缓激肽失活，依那普利可以提高缓激肽的水平，这就会造成咳嗽和血管性水肿等不良作用。而通过使用肾素抑制剂（例如，阿利吉仑或 ANG II 受体拮抗剂，例如氯沙坦代替 ACE 抑制剂）来阻断肾素-血管紧张素系统，可以避免这个问题。

（刘启兵 译　张殿增 校　邱培伦 审）

参考文献

扫描本书二维码获取完整参考文献。

类花生酸类：前列腺素类、血栓素类、白三烯类和相关化合物

第 **18** 章

Emer M. Smyth, PhD, & Garret A. FitzGerald, MD*

类花生酸类(eicosanoid,类十二烷酸类)是多元不饱和长链脂肪酸的氧化产物。它们普遍存在于动物界,但其前体也存在于许多植物中。它们组成了一个高效且具有非常广泛生物活性的化合物家族。由于类花生酸类的生物活性,其特异性受体拮抗药和酶抑制剂以及富含这类物质前体的植物油和鱼肝油均具有广阔的治疗前景。

缩略语

AA	花生四烯酸
COX	环加氧酶
DHET	氢化花生四烯酸
EET	环氧花生四烯酸
HETE	羟甘碳四烯酸
HPETE	羟基过氧甘碳四烯酸
LTB,LTC	白三烯 B,C
LOX	脂氧化酶
LXA,LXB	脂氧素 A,B
NSAID	非固醇类抗炎药
PGE,PGF	前列腺素 E,F
PLA,PLC	磷脂酶 A,C
TXA,TXB	血栓素 A,B

花生四烯酸(AA)和其多元不饱和前体

花生四烯酸(5,8,11,14-二十碳四烯酸)是含量最丰富的类

* 作者感谢本章的原作者 Drs. Marie L. Foegh 和 Peter W. Ramwell 的贡献

花生酸前体,是一种含有 4 个碳-碳双键(特指 C20:4-6)二十碳脂肪酸。AA 中的第一个双键发生在甲基端的 6 位碳上,将 AA 定义为 ω-6 脂肪酸。首先必须通过磷脂酶 A_2(PLA_2)型(图 18-1)的一种或多种脂肪酶从膜磷脂的 sn-2 位置释放或移动 AA 以进行类二十烷酸合成。磷脂酶 A_2 超家族由 15 个组成,其中至少三类磷脂酶有助于从膜脂质中释放花生四烯酸:①胞浆型磷脂酶 A_2($cPLA_2$);②分泌型磷脂酶 A_2($sPLA_2$)和钙依赖型磷脂酶 A_2;③不依赖钙的(i)PLA_2。通过化学和物理刺激激活了 $cPLA_2$ 的 Ca^{2+} 依赖性易位,其对 AA 具有高亲和力,经膜释放出花生四烯酸。它还可以通过 $iPLA_2$ 和各种 $sPLA_2$ 的亚型脱去花生四烯酸。在无刺激条件下,由 $iPLA_2$ 释放的 AA 被重新并入细胞膜,因此可以忽略类花生酸生物合成。虽然 $cPLA_2$ 在 AA 的急性释放中占主导地位,但诱导型 $sPLA_2$ 在 AA 产生的持续或强烈刺激的条件下起作用。AA 也可以通过二酰基甘油和单酰基甘油脂肪酶的作用从磷脂酶 C 产生的二酰基甘油酯中释放出来。

动员细胞膜磷脂之后,AA 通过以下四种途径被氧化:环氧酶,脂氧酶,细胞色素 P450 环氧化酶和异二十烷酸通路。确定类花生酸类别的因素有:①底物脂质的类别;②细胞类别;③细胞被刺激的方式。但是特异的相关产物只能由前体生成而不能由 AA 生成。同源-γ-亚油酸(C20:3-6)或十二碳五烯酸(C20:5-3,EPA)的产物和由 AA 生成的产物存在质和量的区别。这种产物形成的不同是利用作为人体营养添加剂的来自冷水鱼或植物的脂肪酸的基础。例如:血栓素(TXA_2),作为一种强效血管收缩药和血小板激动剂,是 AA 通过环氧酶通路合成的。二十碳五烯酸(EPA)的环氧酶代谢通路生成相对没有活性的 TXA_3。3 系前列腺素,如前列腺素 E_3(PGE_3)也可以作为部分激动剂或拮抗剂,从而降低其 AA 衍生的 2-系列对应物的活性。现有假说认为饮食来源的二十碳五烯酸酯替代花生四烯酸酯可以降低心血管疾病和癌症的发病率,但仍有争议。

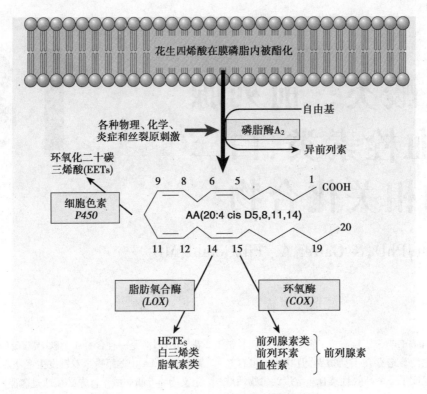

图 18-1 花生四烯酸(AA)的释放和代谢途径

类花生酸类的合成

前列腺素内过氧化物合成酶的产物(环加氧酶)

　　两种独特的内过氧化物合成酶同工酶将 AA 转化成前列腺素内过氧化物。前列腺素(PG)H 合酶-1(COX-1)在大部分细胞里组织性表达。与之相比,前列腺素(PG)H 合酶-2(COX-2)是诱导型的,它的表达随刺激的不同而变化显著。COX-2 是直接早期反应基因产物,其表达在剪切应力,生长因子,肿瘤启动子和细胞因子存在下显著上调。COX-1 产生前列腺素类似"管家",如具有胃上皮细胞保护作用,然而,COX-2 是与炎症和癌相关的主要的前列腺素类来源。这个区别已十分明确,但它们在生理和病理生理过程中所起的作用各自不同,而在其他一些方面又发挥协同作用。如内皮 COX-2 是血管前列环素的主要来源,然而肾组织中的 COX-2 产生的前列腺素类对于肾的正常发育和肾功能的维持很重要。非甾体类抗炎药(NSAIDs;第 36 章)就是通过抑制环氧酶类来发挥治疗作用的。吲哚美辛和舒林酸对 COX-1 有较轻微的选择性,甲氯胺苯酸和布洛芬对 COX-1 和 COX-2 具有相似的选择性,而塞来昔布、双氯芬酸、罗非昔布、鲁米昔布对 COX-2 的抑制作用相似或逐渐增强(塞来昔布 = 双氯芬酸<罗非昔布 = 鲁米昔布),阿司匹林对两种酶的乙酰化和抑制都是通过共价结合的形式。阿司匹林在低剂量(<100mg/d)时对血小板 COX-1 的抑制占优势但不只是有抑制作用,而高剂量时对全身的 COX-1 和 COX-2 都有抑制作用。人类 COX-2 的遗传变异,可提高冠心病和某些癌症的患病风险,以及减轻疼痛感觉。

　　COX-1 和 COX-2 都作为插入内质网膜的同源二聚体起作用,通过环化 AA 促进两分子氧的吸收,得到 C9-C11 内过氧化物 C15 氢过氧化物(图 18-2),即 PGG$_2$,后者迅速被环氧酶的过氧化物酶体部分加上一个羟基而产生具有生物学效应的 PGH$_2$。以上生成的两种内过氧化物都不稳定。同一家族中的 PGH$_1$ 和 PGH$_3$ 以及所有其他的系列产物分别由同源-γ-亚麻酸和二十碳五烯酸产生。在 COX-1 和 COX-2 同型二聚体中,一个原聚体作为结合 AA 用于氧合的催化单元,而一个作为催化活性的变构调节剂。

　　前列腺素,血栓素和前列环素共同被称为前列腺素类,都是由 PGH$_2$ 经下游异构酶和合成酶催化生成。这些终端酶以一种相对的细胞特异性方式表达,以至在大多数细胞中都有一至两种主要的前列腺素类生成。各种前列腺素之间的区别有以下两个方面:①是否有戊烷环的取代(如 PGE 和 PGF 中的最后一个字母);②支链中的双键数目多少(如 PGE$_1$ 和 PGE$_2$ 的下标)。PGH$_2$ 被前列环素,血栓素和 PGF 合酶分别代谢为 PGI$_2$,血栓素和 PGF$_{2\alpha}$。另外两个酶 9,11-内过氧化物还原酶和 9-酮还原酶可分别催化 PGH$_2$ 和 PGE$_2$ 合成 PGF$_{2\alpha}$。至少三种 PGE$_2$ 合酶已明确如微粒体 PGES-1(mPGES-1)、易诱导型 mPGES-2 和胞质 PGES。已发现脂钙蛋白型 PGDS 和造血型 PGDS 两种不同的 PGDS 亚型。

　　花生四烯酸系列产物具有重要的临床意义。前列地尔(PGE$_1$)因其具有扩张血管的作用而用于婴儿心脏手术前维持动脉导管的扩张以及阳痿的治疗。PGE$_1$ 的一个衍生物米索前列醇是一种细胞保护性前列腺素后者用于预防消化性溃疡以及与米非司酮联用于结束早孕。PGE$_2$ 和 PGF$_{2\alpha}$ 在产科学用于诱导分娩。拉坦前列素和其他几种相似的化合物是具有生物活性

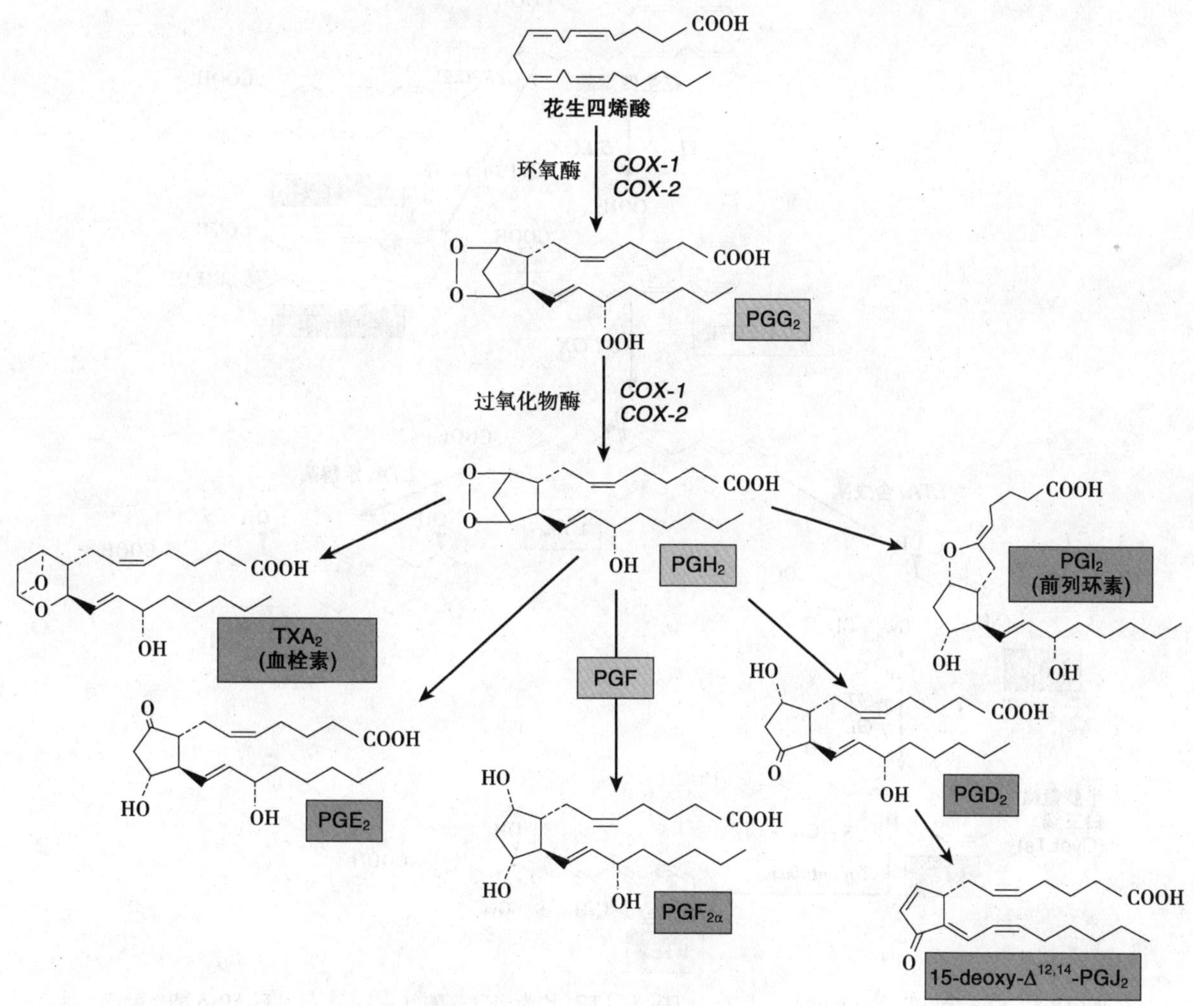

图 18-2　前列腺素类的生物合成

的 PGF$_{2\alpha}$ 的衍生物,用于眼科学治疗开角型青光眼。前列环素主要由血管内皮合成,是一种强效血管扩张药和血小板聚集抑制药。临床上用于治疗肺动脉高压和门脉肺动脉高压症。相反,血栓素 A$_2$(TXA$_2$)不利效应如血小板聚集和血管收缩。因此,TXA$_2$ 受体拮抗药和 TXA$_2$ 合成酶抑制药被用于心血管适应证的治疗,虽然这些药物除阿司匹林外还未投入临床使用。在最近的一项大型临床试验中,TXA$_2$ 受体拮抗作用对二次卒中的保护与低剂量阿司匹林相比无明显优势。

所有天然形成的环氧酶产物通过水合作用(如 PGI$_2$ 和 TXA$_2$)或前列腺素 15 羟脱氢酶氧化第 15 位羟基为酮在通过有机阴离子转运蛋白多肽(OATP 2A1)摄取细胞后被迅速代谢成无活性的产物。再经 Δ^{13} 还原酶、β-氧化酶和 ω-氧化酶进一步代谢。通过采用免疫试验或质谱分析法测定血或尿中的无活性代谢产物的含量间接算出其母体化合物的体内的含量。

脂氧酶产物

AA 经 5-,12-和 15-脂氧酶(LOX)代谢生成过氧化氢二十碳四烯酸(HPETEs),后者迅速转化为含羟基的衍生物 HETEs 类和白三烯类。目前研究最多的白三烯类是由白细胞(中性粒细胞、嗜碱性粒细胞、嗜酸性粒细胞和单核-巨噬细胞)和其他炎症

细胞肥大细胞和树突状细胞的 5-脂氧酶 5-LOX 催化形成。这一通路很有趣,由于其与哮喘、过敏性休克和心血管疾病有关。这些细胞受刺激后使细胞内钙浓度升高并释放 AA;后者经 5-LOX 催化加氧并与 5-LOX 激活蛋白(FLAP)结合,生成不稳定环氧化物白三烯 A$_4$(LTA$_4$)。这一中间产物可转化为二羟白三烯或与谷胱甘肽结合生成白三烯 C$_4$(LTC$_4$),后者的谷胱甘肽部分经肽酶的一系列降解作用生成 LTD$_4$ 和 LTE$_4$。这三个产物(LTC$_4$、LTD$_4$ 和 LTE$_4$)被称为半胱氨酰白三烯类。虽然白三烯主要产生于白细胞,但表达 5-LOX/FLAP 的下游酶的非白细胞(如内皮细胞)也能通过跨细胞生物合成方式参与白细胞产生的 LTA$_4$ 的转化。已证明通过细胞间生物合成方式可以形成的前列腺素类,如内皮细胞能利用血小板的 PGH$_2$ 生成 PGI$_2$。

LTC$_4$ 和 LTD$_4$ 是强效支气管收缩药并被确认是哮喘和过敏性休克时分泌的过敏性休克慢反应物质 **SRS-A**。目前主要有以下四种抗白三烯药:5-脂氧酶抑制剂,白三烯受体拮抗药,5-LOX 激活蛋白抑制剂和磷脂酶 A$_2$ 抑制剂。人类 5-LOX 基因(*ALOX5*)或半胱氨酸受体(CYSLTR1 或 CYSLTR2)的变异与哮喘和抗白细胞三烯药物的反应性相关。

血小板的 12-LOX 催化 5-LOX 的初产物 LTA4 为脂氧素类 LXA4 和 LXB4。AA 的 15-LOX-2 通路代谢产物 15-HETE 经

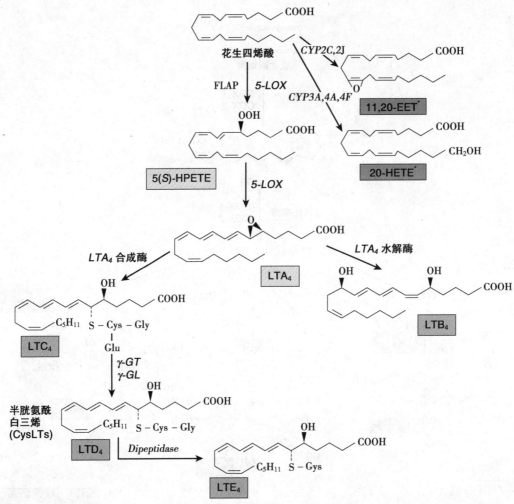

图18-3　白三烯（LT）的生物合成。LTC$_4$，LTD$_4$ 和 LTE$_4$ 均为半胱氨酸（Cys）白三烯。FLAP：5 酯氧酶激活蛋白；GT：谷氨酰基转肽酶

5-LOX 代谢也可产生以上介质。15-LOX-1 优先以亚油酸为底物形成 15S 羟十八碳二烯酸。立体异构体 15R-HETE 可由经阿司匹林乙酰化的 COX-2 催化形成，并在白细胞 5-LOX 的作用下进一步转化为 15-epi-LXA4 或 15-epi-LXB4，即阿司匹林源性脂氧素。12-LOX 的产物 12-HETE 也能经催化而进行分子重排为环氧羟基二十碳三烯酸即肝氧蛋白类。尽管它们的生物学相关性还不清楚，但已经报道了合成苯氧胺的促炎作用。

表皮细胞的 LOXs 类与传统的酶类有差异，花生四烯酸和亚油酸是表皮性脂氧酶的天然底物；12R-HETE 在表皮的聚集是银屑病和鱼鳞病的特征，12R-LOX 抑制剂被用于上述增生性皮肤病的治疗研究。

表皮细胞的 LOXs 类，12（*R*）-LOX 和 LOX-3 与其天然底物中的"常规"酶不同，其不是花生四烯酸和亚油酸以及其产物。12（*R*）-LOX（ALOX12B）或 LOX-3（ALOXE3）基因的突变通常与常染色体隐性先天性鱼鳞病有关。12R-HETE 在表皮的聚集是银屑病和鱼鳞病的特征，12R-LOX 抑制剂被用于上述增生性皮肤病的治疗研究。

表氧化酶产物

微粒体细胞色素 P450 单加氧酶的特定的同工酶将 AA 转化为羟或环氧二十碳三烯酸。细胞色素羟化酶可催化生成产物 20-HETE，细胞色素表氧化酶（2J，2C）的底物则为 5，6-，8，9-，11，12-，和 14，15-环氧二十碳三烯酸（EETs）。它们的生物合成随影响 P450 表达的因素如药物性、营养性和遗传因素而改变。EETs 经环氧羟化酶作用转化为类似的低活性的二羟二十碳三烯酸（DHETs）。不像前列腺素类，EETs 和 DHETs 能整合到磷脂中而发挥储存区域的作用。胞内脂肪酸结合蛋白可分别特异地与 EETs 和 DHETs 结合从而调节它们的代谢、活性和靶向。EETS 在内皮细胞中合成，通过激活平滑肌大电导的钙离子活化性钾离子通道引起大量血管床扩张，使平滑肌细胞超极化和扩张而降低血压。已有大量证据表明 EETs 可发挥**内皮性超极化因子**的作用，尤其在冠脉循环中。因此可溶性环氧羟化酶抑制剂有望成为潜在的抗血栓药和抗高血压药。也有报道 EETs 具有抗炎、抗凋亡和促血管形成作用。

异类花生酸类

类花生酸类异构体家族中的异类花生酸类不是由酶催化形成，而直接由自由基作用于 AA 和相关磷脂底物形成。异前列腺素类是前列腺素立体异构体。因为前列腺素类具有很多非对称中心，后者具有大量潜在的立体异构体。异前列腺素类的形

成不需环氧酶，且阿司匹林和其他非甾体类抗炎药不影响异前列腺素类通路。初始异构化机制是自由基对 AA 的过氧化。AA 与膜磷脂酯化的状态下可发生过氧化反应。因此，不像前列腺素类，这些立体异构体被储存在细胞膜上而成为胞膜的一部分。它们被磷脂酶裂解，循环和最后经尿排泄。异前列腺素类的产生量相对较大（在血和尿中的浓度是环氧酶源性前列腺素类的 10 倍），当灌输到肾和其他血管床时具有很强的血管收缩效应并激活前列腺素受体。它们也调节包括白细胞和血小板黏附作用和血管形成等其他方面的血管功能。已证明它们可促进炎症反应的病理生理过程而对环氧酶抑制剂不敏感。评价异前列腺素类的可能生理功能的一个特有的难题是——其中一些已被证明是前列腺素受体的伴随配体——尽管高浓度的单个异前列腺素可以引起效应，在氧化应激的条件下也同时产生了许多化合物。据报道已发现相似的白三烯和 EET 异构体。

■ 类花生酸类的基础药理学

类花生酸类的机制和效应

受体机制

由于它们的半衰期短，类花生酸类通过自分泌和旁分泌的

方式发挥作用，即靠近它们的合成区域，而不能进入循环的激素。这些配体与细胞表面的受体结合，其药理学特异性取决于不同细胞上受体的密度和类型。单基因产物 PGI$_2$（IP），PGF$_{2\alpha}$（FP）和 TXA$_2$（TP）受体已明确，同时，四个 PGE$_2$ 受体（EPs 1~4）和两个 PGD$_2$ 受体（DP$_1$ 和 DP$_2$）已被克隆。人 TP（α 和 β），FP（A 和 B）和 EP$_3$（Ⅰ，Ⅱ，Ⅲ，Ⅳ，Ⅴ，Ⅵ，e 和 f）受体的其他亚型可由不同的 mRNA 拼接翻译而成。LTB$_4$ 和半胱氨酰白三烯都有两个受体亚型，分别为 BLT$_1$ 和 BLT$_2$，cysLT$_1$ 和 cysLT$_2$。li-poxinA4 激活甲酰肽（fMPL）-1 受体从而形成四氧嘧啶受体。所有这些受体都是 G 蛋白偶联受体，研究得最充分的受体的性质见表 18-1。

腺苷酸环化酶（AC）通过 G$_s$ 激活 EP$_2$，EP$_4$，IP，和 DP$_1$ 受体，引起细胞内的 cAMP 浓度升高，进而激活特定的蛋白激酶。EP$_1$，FP 和 TP 激活磷脂酰肌醇代谢通路，导致三磷酸肌醇的形成，继而引起储存钙的动员从而使胞内钙离子浓度升高。TP 也与多种 G 蛋白偶联，包括 G$_{12/13}$ 和 G$_{16}$，激活小 G 蛋白信号通路，分别通过 G$_s$（TPα）或 G$_i$（TPβ）激活或抑制 AC。EP$_3$ 亚型偶联后使细胞内钙离子浓度升高并 cAMP 使升高或降低。DP$_2$ 受体（也以化学引诱物受体而著称——相似分子表达于 2 型辅助性 T 细胞，或 CRTH2）是甲酰化蛋氨酸、亮氨酸和苯丙氨酸（fMLP）受体超家族成员，与其他前列腺素受体无关。这一受体与抑制型 G 蛋白偶联，抑制许多细胞类型的 cAMP 合成并使细胞内钙离子浓度升高。

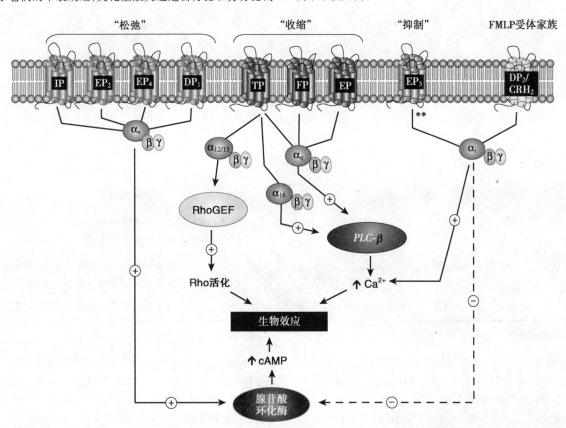

图 18-4　前列腺素类受体及其信号通路。fMLP：甲酰基化小分子肽受体 MetLeuPhe；PLC-β：磷脂酶 C-β。所有这些受体均为 7 次跨膜、G 蛋白耦联受体。术语"松弛"、"收缩"和"抑制"指的是其主要效应的系统发生的特征。所有的 EP3 都是通过 G$_i$ 偶联，但也有一些可以激活 G$_s$ 或 G$_{12/13}$ 通道。RhoGEF：rho 鸟嘌呤核苷酸交换因子。更多细节参见正文

表 18-1 类花生酸受体[1]

受体（人类）	内源性配体	第二配体	G 蛋白，第二信使	基因敲除小鼠主要表型
DP_1	PGD_2		G_s；↑cAMP	↓过敏性哮喘
DP_2	PGD_2	15d-PGJ2	G_i；↑Ca_i^{2+}，↓cAMP	↑过敏性气道炎 ↓皮肤炎症
EP_1	PGE_2	PGI2	G_q；↑Ca_i^{2+}	↓结肠癌
EP_2	PGE_2		G_s；↑cAMP	损伤性排卵和受精 盐敏性高血压
$EP_{3\,I,II,III,IV,V,VI,e,f}$	PGE_2		G_i；↓cAMP，↑Ca_i^{2+} G_s；↑cAMP G_q；↑PLC，↑Ca_i^{2+} G12/13；Rho 活化	热原抵抗 ↓急性皮肤炎 ↑呼吸道过敏炎性反应 肥胖
EP_4	PGE_2		G_s；↓cAMP	↓老龄小鼠的骨重/密度 ↑肠的炎症/免疫反应 ↓结肠癌 动脉导管未闭
$FP_{A,B}$	$PGF_{2\alpha}$	isoPs	G_q；↑PLC，↑Ca_i^{2+} G12/13；Rho 活化	分娩失败 ↓基础血压 ↑血管加压反应 ↓动脉粥样硬化
IP	PGI_2	PGE_2	G_s；↑cAMP	↑血栓反应 ↑血管损伤反应 ↑动脉粥样硬化 ↑心脏纤维化 盐敏性高血压
$TP_{\alpha,\beta}$	TXA_2	isoPs	G_q，$G_{12/13}$，G_{16}，；↑PLC，↑Ca_i^{2+}， Rho 活化	↑出血时间 ↓血管损伤反应 ↓抑制性炎症应答 ↑心脏异体移植存活率
BLT_1	LTB_4		G_{16}，G_i，；↑Ca_i^{2+}，↓cAMP	抑制炎症反应
BLT_2	LTB_4	12(S)-HETE 12(R)-HETE	G_q^-样，G_i^-样，G_{12}^-样，↑Ca_i^{2+}	↓炎性关节炎 ↑实验性结肠炎
$CysLT_1$	LTD_4	LTC_4/LTE_4	G_q；↑PLC，↑Ca_i^{2+}	↓先天的和后天的血管浸透性免疫反应 ↑肺的炎症性和纤维变性反应
$CysLT_2$	LTC_4/LTD_4	LTE_4	G_q；↑PLC，↑Ca_i^{2+}	↓肺的炎症性和纤维变性反应

[1] 类花生酸受体在适当部位剪接的变异体

　　LTB_4 通过 BLT_1 受体也可引起三磷酸肌醇的释放，使白细胞激活、脱颗粒和超氧阴离子产生。LTB_4 的低亲和力受体 BLT_2 也与 12S-和 12R-HETE 以较大的亲和力结合，尽管这一发现的生物相关性尚不明确。$CysLT_1$ 和 $cysLT_2$ 与 Gq 偶联，引起细胞内钙离子浓度升高。也有研究发现 $cysLT_2$ 的下游存在 G_i。孤儿受体，GPR17，结合 cysLTs 具有负向调节 $cysLT_1$ 的功能，但其生理作用尚不明确。如上所述，EET 通过平滑肌细胞上的钙离子激活钾通道的旁分泌激活促进血管舒张，导致超

极化和松弛。尽管特异性 EET 受体尚未被鉴定，但是与 Gs 偶联受体的激活的方式一致。EET 还可以以自分泌的方式直接激活内皮细胞瞬时受体潜在通道以引起内皮超极化，然后通过缝隙连接或钾离子将其转移至平滑肌细胞。尚未确定异前列烷的特异性受体在前列腺素受体中作为附带配体的能力的生物学重要性。

　　尽管在体外足够浓度的前列腺素类能激活过氧化物酶体增殖物激活受体，但这些化合物是否能在体内发挥类似于内源性

核受体配体的作用仍不确定。

前列腺素类和血栓素类的效应

前列腺素类和血栓素类主要对血管、气道、胃肠道和生殖道平滑肌起作用。平滑肌的收缩由钙离子的释放介导,而松弛效应由 cAMP 的产生介导。许多类花生酸类对平滑肌的收缩效应可通过降低细胞外钙离子浓度或使用钙离子通道阻断药而被抑制。其他重要靶标包括血小板和单核细胞、肾、中枢神经系统、自主神经突触前神经末端、感觉神经末梢、内分泌器官、脂肪组织和眼睛(对眼睛的效应与平滑肌有关)。

A. 平滑肌

1. 血管方面的作用 血栓素是一种强效支气管收缩药,也是一种平滑肌细胞的有丝分裂原,并且是唯一一个被证明有丝裂原活性的十二烷类。睾酮使平滑肌细胞的 TP 受体表达上调并可增强其细胞有丝分裂原的效应。$PGF_{2\alpha}$ 也是一种血管收缩物质但不具有平滑肌细胞丝裂原活性。还有一个血管收缩物质是异前列腺素 8-iso-$PGF_{2\alpha}$,也以 i$PF_2\alpha$Ⅲ 著称,后者通过 TP 受体发挥作用。血管扩张性前列腺素类,尤其是前列环素(PGI_2)和 PGE_2,通过作用于 IP 和 EP_4 受体使 cAMP 的浓度升高并降低平滑肌细胞内钙离子浓度而促进血管扩张。血管的 PGI_2 由平滑肌和内皮细胞合成,内皮细胞的 COX-2 亚型起主要作用。在微循环中,PGE_2 是由内皮细胞产生的扩血管物质。由降脂药烟酸诱导产生的 PGD_2 也可能有扩血管作用,尤其在脸部充血发红方面。

2. 胃肠道 大部分前列腺素类和血栓素类能激活胃肠道平滑肌。纵行肌的收缩由 PGE_2 和 $PGF_{2\alpha}$ 通过 EP_3 和 FP 分别介导的。而环形肌的强收缩由 $PGF_{2\alpha}$ 介导,较弱的收缩由 PGI_2 介导,其松弛通过 PGE_2 介导激活 EP_4 受体产生的。服用 PGE_2 或 $PGF_{2\alpha}$ 可致腹部绞痛(后面的类花生酸类的临床药理学)。白三烯也具有强大的收缩效应。

3. 气道 呼吸道平滑肌的松弛由 PGE_2 和 PGI_2 介导,而其收缩则由 PGD_2、TXA_2 和 $PGF_{2\alpha}$ 介导。DP_1 和 DP_2 基因敲除小鼠的研究表明:这一类前列腺素哮喘的发生中起着重要的作用,尽管 DP_2 缺陷小鼠的不一致的研究结果表明 PGD_2 在气道炎症中的作用较复杂。半胱氨酰白三烯也是支气管收缩药,其在体内外的效应是组胺的 1 000 倍。它们也刺激支气管黏膜分泌和导致黏膜水肿。服用非甾体抗炎药的人群中,10%可发生支气管痉挛,很可能是由于 AA 的 COX 代谢改变导致白三烯形成。

4. 生殖道 前列腺素类对生殖道平滑肌的作用(生殖器官部分)。

B. 血小板

类花生酸类可显著影响血小板的聚集。低浓度的 PGE_2 通过 EP_3 促进血小板的聚集而高浓度则通过 IP 抑制其聚集。PGD_2 和 PGI_2 分别通过 DP_1 和 IP-依赖的 cAMP 升高来抑制血小板的聚集。不像人体的类似物,小鼠血小板不表达 DP_1。TXA_2 是 COX-1 的主要产物,后者是成熟血小板中表达的唯一环氧酶亚型。TXA_2 自身也是血小板聚集物质,此外,TXA_2 能放大其他效应更强的血小板激活药的效应如凝血酶。TP-G_q 信号

通路可使细胞内钙离子浓度升高并激活 PKC,促进血小板聚集和血栓素的生物合成。G_{12}/G_{13} 的激活诱导肌球蛋白轻链磷酸化的 Rho/Rho 激酶依赖性调节,导致血小板形状改变。人 TP 的一个单点突变导致轻微的出血。在体内 TXA_2 对血小板的作用被 PGI_2 抑制,通过各种激动作用抑制血小板聚集。血小板激活和聚集使血小板 COX-1 源性 TXA_2 的生物合成增加,但长期服用低剂量阿司匹林则不可逆地抑制其合成。心肌梗死和脑卒中引起血小板激活的临床综合征时,尿代谢产物中 TXA_2 的含量升高。大约 10% 的 TXA_2 由巨噬细胞的 COX-2 催化合成,90%由血小板的 COX-1 产生。巨噬细胞 COX-2 生成 TXA_2 的过程对低剂量的阿司匹林不敏感。低剂量和高剂量的阿司匹林对心脏保护作用的对照实验尚未见报道,但通过安慰剂对照试验的间接对照表明其作用不随剂量而增强,事实上呈相反的量-效关系,这可能反映出高剂量的阿司匹林可抑制 PGI_2 的合成。

C. 肾

肾皮质和髓质都可以合成前列腺素类,髓质比皮质合成得更多。COX-1 主要表达于肾皮质和髓质集合管,血管系膜细胞,小动脉内皮细胞和肾小球囊上皮细胞。COX-2 只表达于肾髓质间质细胞,致密斑和皮质肾小管升支粗段。

肾也合成若干羟基二十烷酸类、白三烯类、细胞色素 P450 产物和环氧化合物。前列腺素类在维持血压和调节肾功能方面,尤其是在功能严重减弱的肾脏和体积收缩状态下起着重要作用。在这些情况下,肾皮质 COX-2 源性 PGE_2 和 PGI_2 通过局部扩血管效应维持肾血流量和肾小球滤过率。前列腺素类也可通过对水钠排泄的调节来调节全身动脉血压。高盐摄入使髓质 COX-2 和 mPGES-1 表达增加。COX-2 源性前列腺素类增加髓质血流量,抑制小管液中钠的重吸收,而 COX-1 源性产物则促进集合管中盐的排泄。抗利尿激素对腺苷酸环化酶作用的减弱很可能导致水排泄增加。这些效应的减弱可能是与 COX 抑制有关的全身或盐敏感性高血压的发病基础。一个常见的错误认识是继发于服用 NSAID 的高血压与抑制前列腺素类的合成无关,这在讨论药物如罗非昔布对心血管毒性中明确阐述。髓袢利尿药如呋喃苯胺酸通过激活 COX 发挥其效应。在正常肾脏,这可使扩血管物质前列腺素类的合成增加。因此,如果同时服用 COX 抑制剂则袢利尿药不能发挥效应。肾源性前列腺素类的效应还有另外一层复杂性。与髓质酶类相反,低盐摄入增加 COX-2 的表达,引起肾素释放增加,使肾小球滤过率增加和促进钠的重吸收并使血压升高。PGE_2 通过 EP_4 或 EP_2 的激活刺激肾素的释放。PGI_2 也能刺激肾素的释放,这可能与血容量减小时血压的维持和肾性高血压的发病机制有关。在以上这些条件下抑制 COX-2 也可降低血压。TXA_2 导致肾内血管收缩(可能是 ADH 样效应),引起肾功能降低。正常生理条件下,肾仅合成少量 TXA_2。但在肾小球肾炎和肾移植排斥等有炎症细胞渗出时,炎症细胞(单核-巨噬细胞)释放大量 TXA_2。

理论上,TXA_2 合酶抑制剂或受体拮抗剂可改善这些患者的肾功能,但实际上无临床意义。在一些动物模型,高血压与 TXA_2 的合成增加及 PGE_2 和 PGI_2 的减少有关,如 Goldblatt 肾模型。这些变化是原发性的还是继发性反应目前尚不清楚。同样的,有报道环孢霉素所致的肾毒性损害使 TXA_2 增加。但其因果关系尚不明确。$PGF_{2\alpha}$ 可以通过调节肾脏中的肾素释放而

升高血压。FP 拮抗剂具有作为新型抗高血压药物的潜力,所以更多的研究是必要的。

D. 生殖器官

1. 女性生殖器官 动物研究表明 PGE_2 和 $PGF_{2\alpha}$ 在生殖的早期过程如排卵、黄体溶解和受精中有作用。$PGF_{2\alpha}$,TXA_2 和低浓度的 PGE_2 使子宫收缩,PGI_2 和高浓度的 PGE_2 使其松弛。$PGF_{2\alpha}$ 和催产素是分娩所必需的。前列腺素类对子宫功能的效应见二十烷的临床药理学。

2. 男性生殖器官 尽管发现精液中有前列腺素类,以及后者具有促进子宫生长的作用,精液中的前列腺素类的作用仍只是推测的。这些前列腺素类主要来自于精囊;前列腺素,尽管名叫前列腺素,但睾丸的合成量很少。调节人体精液中前列腺素类浓度的具体因素还不明确,但睾酮可促进前列腺素的产生。精液中不含血栓素类和白三烯类。精液中前列腺素类浓度过低的男性相对地不育。具有平滑肌松弛作用的前列腺素类如 PGE_1 通过松弛阴茎海绵体平滑肌增强阴茎勃起功能(二十烷的临床药理学)。

E. 中枢和外周神经系统

1. 发热 PGE_2 通过 EP_3 使体温显著升高,尽管 EP_1 也有作用,尤其当直接注入脑室时。外源性 $PGF_{2\alpha}$ 和 PGI_2 可介导发热而 PGD_2 和 TXA_2 不能。内生致热源释放白介素-1,后者促进 PGE_2 的合成和释放,其合成可被阿司匹林和其他解热药和对乙酰氨基酚阻断。

2. 睡眠 PGD_2 直接注射入脑室诱导自然睡眠(由脑电图分析得知),其机制是通过激活 DP_1 受体和继发产生腺苷。将 PGE_2 注入后下丘脑引起觉醒。

3. 神经传导 PGE 类化合物抑制轴突末梢突触后膜释放去甲肾上腺素。此外,在体时 NSAIDs 增加去甲肾上腺素的释放,这表明前列腺素类在这个过程中具有生理作用。因此,采用 COX 抑制剂治疗随时血管发生收缩的部分原因可能是去甲肾上腺素的释放增加以及内皮合成扩血管物质 PGE_2 与 PGI_2 减少。PGE_2 与 PGI_2 通过增加终末膜的兴奋性使外周神经末梢对疼痛刺激敏感化。前列腺素类也可通过中枢机制调节疼痛。COX-1 和 COX-2 都表达于脊髓,应答外周疼痛刺激释放前列腺素类。PGE_2 可引起中枢增敏,PGD_2,PGI_2,和 $PGF_{2\alpha}$ 也有可能具有该效应,脊髓背角神经元兴奋性升高使疼痛强度增强,痛知觉区扩大导致无害刺激也可引起疼痛。PGE_2 作用于 EP_2 受体以促进前突触兴奋性神经递质释放和阻断抑制性甘氨胆碱神经传递以及增强后突触兴奋性神经递质受体的活性。

F. 炎症和免疫

PGE_2 和 PGI_2 是参与炎症过程的主要前列腺素类物质。通过增加发炎区域血流量显著加重水肿形成和白细胞渗出。PGE_2 和 PGI_2 分别通过激活 EP_2 和 IP 增加血管通透性和白细胞渗出。TXA_2 则通过其对血小板的激活作用增加血小板和白细胞的相互作用。虽然前列腺素类很可能不是由淋巴细胞产生,前列腺素类可能对淋巴细胞的功能起促进或抑制作用。PGE_2 通过抑制 B 淋巴细胞分化为抗体分泌性浆细胞,继而抑制血浆的抗体效应从而抑制免疫反应。这也抑制丝裂原激活的 T 淋巴细胞增殖和致敏 TH_1 淋巴细胞释放细胞因子。PGE_2 和 TXA_2 也可能通过对未成熟胸腺细胞的凋亡进行调节而在 T 淋巴细胞的发生中起作用。肥大细胞的主要产物 PGD_2 是一种强效的嗜酸性粒细胞引诱物,后者诱导肥大细胞脱颗粒和白三烯的生物合成。PGD_2 主要通过激活 DP_2 也诱导趋药性和 TH_2 淋巴细胞的游走尽管 DP_1 的作用也已明确。这两个受体如何协调 PGD_2 在炎症和免疫反应中的作用尚不清楚。PGD_2 的降解产物 $15d-PGJ_2$,以在体内形成时的浓度作用时,也可能通过 DP_2(CRT_H2)受体激活嗜酸性粒细胞。

G. 骨的代谢

骨组织中含有丰富的前列腺素类,后者由成骨细胞和邻近的造血细胞产生。在体前列腺素类(主要是作用于 EP_4 的 PGE_2)的主要作用是促进骨的更新,即促进骨的重吸收和形成。去除小鼠的 EP4 受体可使骨的重吸收和形成失衡,导致老年动物骨的质量和密度呈负平衡。前列腺素类介导机械力对骨的效应和炎症时骨的一些改变。EP_4 受体缺失或前列腺素合成的抑制都可阻碍骨折动物模型的愈合。COX 抑制剂也可通过干扰损伤时前列腺素类对肌细胞的增殖、分化和纤维化效应而减慢骨骼肌的愈合。前列腺素类可能促进更年期妇女的骨丢失;据推测 NSAIDs 可用于骨质疏松症的治疗和老年妇女的骨丢失的预防。但目前仍缺少对该治疗作用的对照试验。NSAIDs,尤其是选择性 COX-2 抑制剂,延缓骨折实验模型的骨愈合。

H. 眼

PGE 和 PGF 衍生物有降低眼内压的作用。其降压机制尚不清楚,很可能与来自膜通路前房水增加有关(类花生酸类的临床药理学一节)。

I. 癌症

前列腺素类尤其是 COX-2 通路在恶性肿瘤的发生发展中的作用具有较大的研究意义。采用药理学抑制或基因敲除 COX-2 的方法可抑制结肠、乳腺、肺肿瘤和其他癌症的形成。大范围的流行病学研究发现短期使用非甾体类抗炎药与降低这些肿瘤及其他癌症的风险有关。有家族性息肉病史的患者应用环氧酶抑制剂可明显减少息肉形成。COX-2 基因的多态性也和一些癌症风险升高有关。有研究报道 COX-2 的表达和乳腺癌进展过程中的一些标志物相关。在小鼠乳腺组织中,COX-2 促进肿瘤形成,NSAID 则降低妇女患乳腺癌的风险,尤其是对激素受体表达阳性的肿瘤患者。尽管有证据表明 COX-2 是促肿瘤形成前列腺素类的主要机制,但与非选择性 NSAIDs 相比,临床随机试验尚未报道 COX-2 选择性抑制剂是否具有高效的抗肿瘤形成作用。动物实验数据和流行病学研究数据一致表明 COX-1 和 COX-2 引起促肿瘤形成前列腺素类的生成。PGE_2 是最重要的促肿瘤形成前列腺素,通过很多生理效应促进肿瘤的发生、进展和转移,例如:促进细胞增生和血管生成,抑制细胞凋亡,增强细胞的侵袭性且参与免疫抑制的调节。mPGES-1 的表达在肿瘤中明显增强,临床研究支持 mPGES-1 抑制剂在化学预防或治疗中具有一定作用。在肿瘤中,分别介导 PGE_2 的细胞摄取和代谢失活的 OATP2A1 和 15-PGDH 水平降低可能有助于

维持 PGE_2 活性。其他前列腺素类的促进和抗肿瘤形成作用仍处于研究阶段,由巨噬细胞 COX-2 或血小板 COX-1 产生的 TXA_2 可能也是致癌介质。EP_1,EP_2 或 EP_4 受体缺陷的小鼠研究证明大量肿瘤模型的肿瘤发生率降低。与之相比,EP_3 不起作用或甚至起促进肿瘤生长的作用。表皮生长因子受体(EGFR)的超激活与 PGE_2 的促肿瘤形成效应有关。作用于 DP_1 受体的 PGD_2 可以减少血管生成,从而减少肿瘤发展。

脂氧酶和细胞色素 P450 的代谢产物的效应

脂氧酶催化产物可调节炎症和免疫反应中重要的特定细胞效应。细胞色素 P450 的代谢产物可直接或代谢为活性化合物影响肾单位的运输功能。各种形式的羟二十烷酸和过氧化氢二十碳一烯酸的大部分生理功能尚不清楚,但它们的效能是非常大的。

A. 血细胞和炎症反应

LTB_4 是作用于 BLT_1 的强效 T 淋巴细胞、嗜酸性粒细胞和单核细胞以及可能是肥大细胞的化学引诱物;半胱氨酰白三烯是强效的嗜酸性粒细胞和 T 淋巴细胞化学引诱物。半胱氨酰白三烯还可能通过激活肥大细胞的 $cysLT_1$ 和 $cysLT_2$ 产生各种细胞因子。高浓度的白三烯也可促进嗜酸性粒细胞黏附、脱颗粒、细胞因子或趋化因子的释放以及氧自由基的形成。半胱氨酰白三烯也可增加内皮的通透性使促进炎症细胞向炎症局部的游走。白三烯与炎症机制密切相关,尤其在哮喘和炎症性肠病等慢性疾病中。

脂氧素对不同白细胞作用各异,如激活单核和巨噬细胞,抑制中性粒细胞、嗜酸性粒细胞和淋巴细胞的激活。脂氧素 A 和脂氧素 B 都可抑制自然杀伤细胞的细胞毒作用。

B. 心肌和平滑肌

1. 心血管 低浓度的 12(S)-HETE 促进血管平滑肌细胞增殖和游走,可能在血管成形术等引起的血管损伤引起心内膜增生中起作用。它的立体异构体 12(R)-HETE 不是化学引诱物而是一种强效的角膜 Na+-K+-ATPase 抑制剂。LTC_4 和 LTD_4 降低心肌收缩性和冠状动脉血流量,导致心脏抑制。脂氧素 A 和脂氧素 B 在体外可收缩冠脉血管。它们除了具有血管扩张作用外,EET 还可以缓解心脏肥大以及全身和肺血管平滑肌增生和迁移。

2. 胃肠道 人结肠上皮细胞合成中性粒细胞引诱物 LTB_4。炎症性结肠病患者的结肠黏膜含有大量的 LTB_4 由此看来,BLT_2 受体的活化,可能是由除 LTB_4 以外的激动剂引起的,并且在结肠上皮细胞中具有保护作用,有助于维持屏障功能。

3. 气道 半胱氨酰白三烯,尤其是 LTC_4 和 LTD_4,是强效的支气管收缩药,使微血管通透性增大和血浆渗出以及黏液分泌增加。人体和动物模型中的白三烯受体的类型和特异性是否有区别尚存在争议。人肺组织中目前没有发现 LTC_4 特异性受体,但存在高、低亲和力 LTD_4 受体。

C. 肾脏系统

大量实验证据表明表氧化酶产物具有调节肾功能的作用,尽管其对人体肾脏的具体作用尚不明确。20-HETE 和 EETs 都产生于肾组织。20-HETE 强烈地阻断钙离子激活的钾离子通道导致肾动脉收缩,这与高血压的发病机制相关。EETs 增加肾血流量,并可通过限制肾小球巨噬细胞浸润来保护机体免受炎症性肾损伤。相反,研究结果支持 EETs 具有抗高血压效应,其机制是 EETs 可扩张血管和促进尿钠排泄。可溶性环氧化物水解酶抑制剂可延长 EETs 的生理效应,是一种有潜力的新型抗高血压药。离体试验和动物实验结果支持将可溶性环氧化物水解酶用于血压的控制。尽管已经完成抗细胞凋亡实验,但其对肺血管收缩和肿瘤促进的潜力仍需要仔细研究。

D. 其他方面

这些产物对生殖器官的作用有待进一步的研究。同理,其对神经系统的作用只是推测而未证明。12-HETE 刺激肾上腺皮质释放醛固酮,血管紧张素 II 也可介导部分醛固酮的释放但不是由肾上腺皮质激素介导释放。极低浓度的 LTC_4 和高浓度的花生四烯酸源性环氧化物增加离体大鼠垂体前叶细胞促肾上腺皮质激素(LH)和促肾上腺皮质激素释放激素的释放。

类花生酸合成的抑制

皮质类固醇可阻断类花生酸的所有合成通路,也可能同时部分地刺激一些抑制性蛋白如膜联蛋白和脂皮素的合成。它们还可抑制磷脂酶 A_2 的活性,其机制可能是通过干扰磷脂结合,阻止花生四烯酸的释放。

NSAIDs(如:吲哚美辛、布洛芬,见第 36 章)可逆地抑制环氧酶活性阻断前列腺素和血栓素的形成。传统的 NSAIDs 为非选择性 COX-1 或 COX-2 抑制剂。选择性 COX-2 抑制剂最近才开发出来,其效应随选择性的强弱而变化。事实上,同一剂量的同种 NSAID 对不同个体或同一个体的选择性也存在很大的可变性。阿司匹林是一种不可逆环氧酶抑制剂。在无细胞核的血小板中,成熟血小板中表达的唯一 COX-1 亚型不能以蛋白质的生物合成的方式储存,导致 TXA_2 的生物合成广泛受抑制。

EP 受体激动剂和拮抗剂对骨折和骨质疏松的治疗作用尚处于临床试验阶段。而 TP 受体拮抗剂对心血管综合征的疗效正处在研究阶段。通过选择性抑制诱导性 mPGES-1 亚型从而直接抑制 PGE_2 的生物合成对疼痛和炎症,心血管疾病以及癌症的预防的潜在治疗作用也在研究中。

尽管作用仍弱于吸入性皮质类固醇,临床上 5-LOX 抑制剂(如齐留通)和选择性 $CysLT_1$ 受体拮抗剂(如:扎鲁司特、孟鲁司特和普仑司特,第 20 章)可用于缓解轻度和中度哮喘。越来越多证据表明白三烯在心血管疾病中其作用,这大大扩大了白三烯调节剂的潜在临床应用。动物实验结果随疾病模型和分子靶标(5-LOX 与 FLAP)而各异。人类基因学研究表明在一些人中,心血管疾病和白三烯的生物合成酶的多态性有联系,尤其是 FLAP。

NSAIDs 在抑制环氧酶活性的浓度下一般不抑制脂氧酶的活性。实际上,NSAIDs 通过阻断 COX 通路阻碍花生四烯酸的转变,使更多底物通过脂氧酶通路被代谢,导致炎症性白三烯形成增加。甚至抑制 COX 依赖性通路中一种衍生物的合成也可能增加酶相关产物的合成。因此,目前正在研究可以同时抑制环氧酶和脂氧酶的药物。

■ 类花生酸类的临床药理学

一些方法已用于类花生酸类临床应用的研究。首先，口服稳定的或长效胃肠外用的天然前列腺素类似物已被开发。一些该类化合物已经被国外认可并投入使用，且正在被美国引进。其次，酶抑制剂和受体拮抗剂已被开发用于干扰类二十烷酸的合成和效应。COX-2 作为与炎症相关的主要的前列腺素被发现后，促进选择性 COX-2 抑制剂的开发直接通过 COX-1 维持胃肠道和肾功能，从而减少 COX-2 的毒性。但是，COX-2 抑制引起 PGI_2 的合成显著减少的同时，COX-1 源性 TXA_2 的合成不受抑制，失去了对保护性致心血管功能障碍的内源性介质合成的约束，导致服用选择性 COX-2 抑制剂的患者的心血管事件发生率增加。第三，通过调整饮食来改变细胞膜磷脂多元不饱和脂肪酸前体和类二十烷酸合成的尝试已被广泛用于非处方药的生产和强调食用冷水鱼的饮食疗法中。

女性生殖系统

基因敲除小鼠的研究证明前列腺素类在生殖和分娩中具有作用。COX-1 源性 $PGF_{2\alpha}$ 对黄体溶解很重要，这与 COX-1 缺陷小鼠的分娩延迟相一致。$PGF_{2\alpha}$ 和催产素之间的复杂的相互作用对分娩的开始很关键。EP_2 受体缺陷的小鼠出现胚胎植入前的发育不良。这可解释 COX-2 基因敲除后的出血。

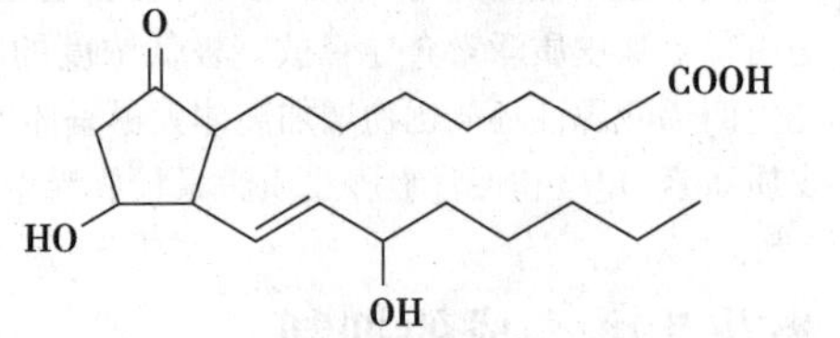

前列地尔
(前列腺素E_1)

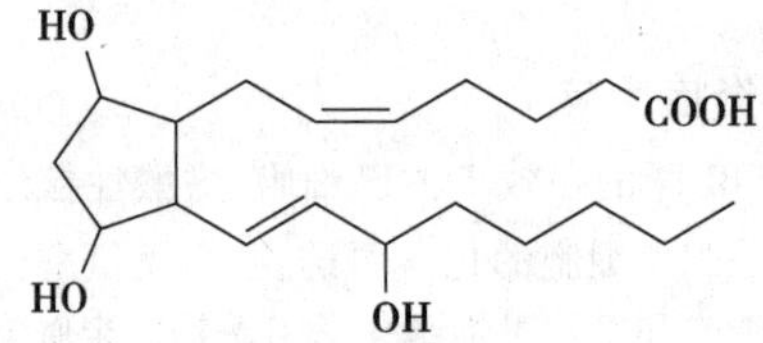

前列腺素$_{2\alpha}$
($PGF_{2\alpha}$)

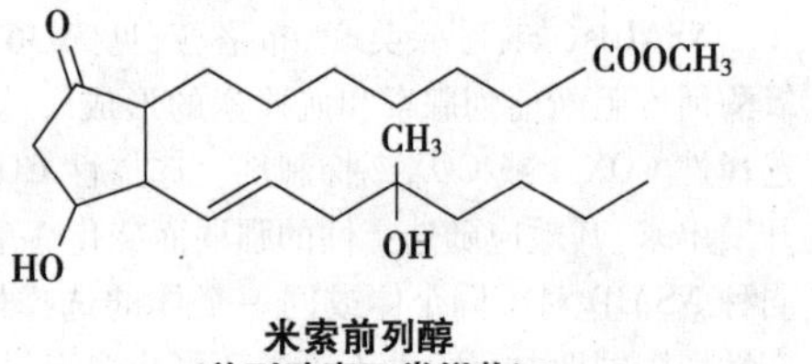

米索前列醇
(前列腺素E_1类似物)

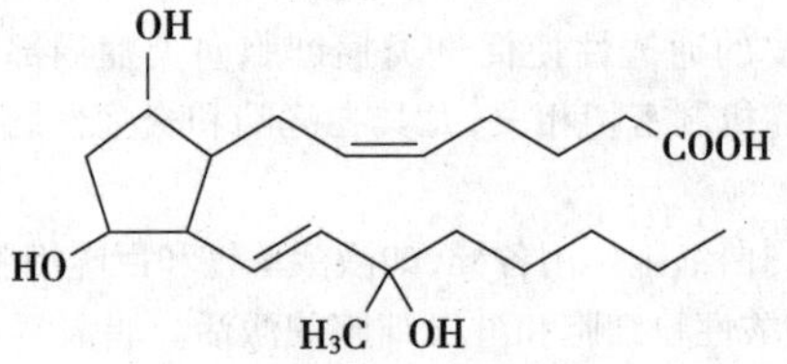

卡前列素氨丁三醇
(前列腺素$F_{2\alpha}$类似物)

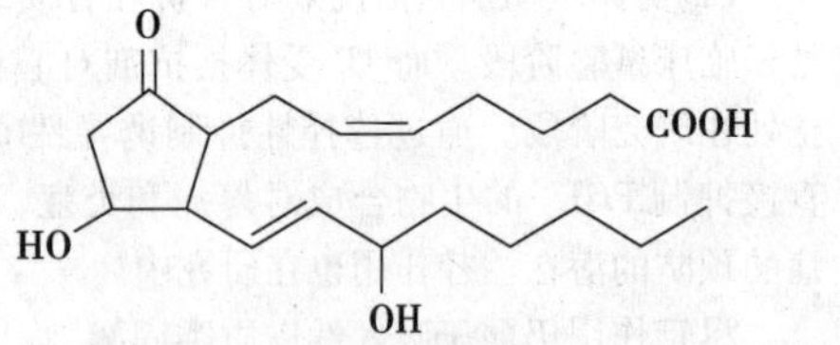

地诺前列酮
(前列腺素E_2,PGE_2)

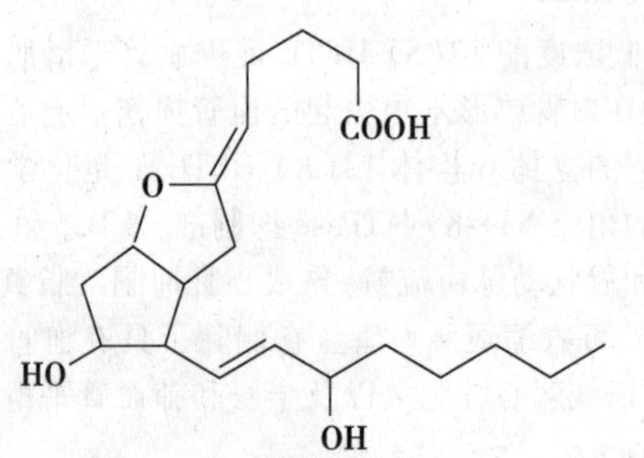

依前列醇
(前列环素,GPI_2)

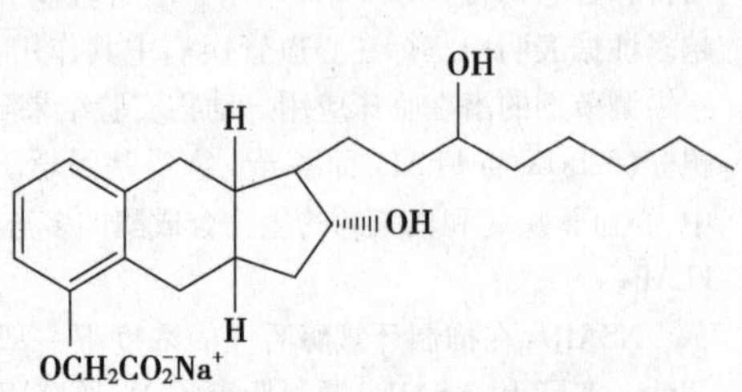

曲前列尼尔钠

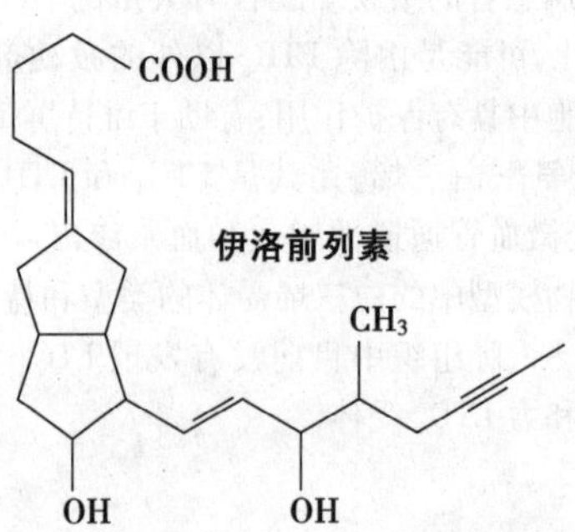

伊洛前列素

图 18-5　临床使用的前列腺素及其类似物的化学结构

A. 流产

PGE$_2$ 和 PGF$_{2\alpha}$ 具有强效的催产作用。前列腺素 E 和 F 及其类似物因具有促进子宫收缩终止任何阶段的妊娠的作用已被普遍投入临床使用。世界各地许多研究表明服用前列腺素可有效终止妊娠。这类药物用于在第一和第二个三个月流产的患者和流产前使子宫颈成熟。这些前列腺素类通过增加蛋白多糖的含量和改变胶原的生物物理性质松弛子宫颈。

地诺前列酮是一种合成制备的 PGE$_2$,用于阴道以催产。在美国,地诺前列酮被用于妊娠的第二个三个月以诱导流产、用于过失流产、良性葡萄胎、促进子宫颈成熟以诱导产期或近产期的患者生产。

地诺前列酮刺激妊娠全期子宫收缩。随着妊娠期的进展,子宫的收缩反应逐渐增强,催产素的子宫收缩效应也增强。地诺前列酮也直接影响子宫颈的胶原酶活性引起子宫颈松弛。地诺前列酮在局部被代谢和经肺首关消除(大约 95%)。代谢产物随尿排出。血浆半衰期是 2.5~5 分钟。

为堕胎目的,推荐的剂量是每 3 或 5 小时给予一次 20mg 的地诺前列酮阴道栓剂,给药间取决于子宫的反应。流产的平均时间是 17 小时,但在超过 25% 的堕胎病例中,堕胎不完整并需另加干预。

抗黄体酮药如米非司酮和口服催产素 PGE$_1$ 合成类似物联用以诱导早期流产。这种治疗方法已在美国和欧洲应用(第 39 章)。其使用的联用效力引起一些人强烈的反对。其主要的毒性是绞痛和腹泻。口服和阴道途径给药效果类似,但由于采用阴道给药途径时败血症的发生率增加,故推荐口服给药。

PGF$_{2\alpha}$ 的一个类似物也被用于产科学。这种药叫卡前列素氨丁三醇即 15-甲基-PGF$_{2\alpha}$,15 位的甲基延长其作用持续时间,用于诱导流产第二期的流产以及控制由非常规处理方法导致的产后出血,成功率近 80%。其用法为单次肌内注射 250μg,如有必要时可多次注射。呕吐和腹泻经常发生,其机制很可能是因为胃肠平滑肌受到刺激。一些患者可出现短暂的支气管收缩。八分之一的患者可出现短暂的体温升高。

B. 促进分娩

许多研究表明 PGE$_2$ 和 PGF$_{2\alpha}$ 以及其类似物能有效地启动和刺激分娩,但 PGE$_2$ 的作用是 PGF$_{2\alpha}$ 的 10 倍。静脉注射时作用相似,但最常用的方法是局部应用 PGE$_2$ 类似物如地诺前列酮,使子宫颈成熟促进分娩。这些药具有和催产素类似的成功率和相当的诱导-分娩间隔活性。前列腺素类具有中等强度的不良反应,恶心、呕吐和腹泻的发生率比催产素稍高。PGF$_{2\alpha}$ 的胃肠道毒性比 PGE$_2$ 更大,但两者在治疗剂量下都不会对母体产生心血管毒性。实际上,PGE$_2$ 的给药速度比诱导分娩的速度快 20 倍才具有降低血压和加快心率的效应。PGF$_{2\alpha}$ 是一种具有支气管收缩效应的物质,故哮喘妇女慎用,但是诱导分娩时未发现会诱发哮喘和支气管收缩。PGE$_2$ 和 PGF$_{2\alpha}$ 绝大部分都可通过胎盘屏障但少见有胎儿毒性。

为诱导子宫颈软化或分娩,将二孕酮用作凝胶(每 6 小时 0.5mg PGE$_2$;24 小时最大累积剂量 1.5mg)或作为控释阴道栓剂(10mg PGE$_2$)使用,释放 PGE$_2$ 超过 12 小时。子宫颈引产的软化,大大缩短了分娩的时间。控释制剂的优点是对胃肠道几乎没有影响(1%~5.7%)。

将口服 PGE$_2$(0.5~1.5mg/h)和静脉注射催产素和口服催产素衍生物去氨缩宫素的分娩诱导效应进行比较发现,口服 PGE$_2$ 的效果优于口服催产素衍生物,在大多数研究中,口服 PGE$_2$ 与静脉注射催产素的效应相当。因口服 PGF$_{2\alpha}$ 的胃肠道毒性较严重故不能用于口服。

理论上,PGE$_2$ 和 PGF$_{2\alpha}$ 用于子痫前期-子痫或有心肾疾病的妇女时,其诱导分娩的效应优于催产素,因为前者无抗利尿作用。但是临床上未观察到 PGE$_2$ 和 PGF$_{2\alpha}$ 的以上优势。在宫内胚胎死亡病例,单用前列腺素类或和催产素联用可有效促进分娩。

C. 痛经;月经困难

原发性月经困难是由于月经时子宫内膜合成 PGE$_2$ 和 PGF$_{2\alpha}$ 增加,子宫收缩导致缺血性疼痛。NSAIDs 通过抑制这些前列腺素类(见第 36 章)的形成,可减轻 75%~85% 的患者的痛经症状。这些药中的一部分是非处方药。阿司匹林也可用于治疗月经困难,但由于其效应较弱且易被迅速水解,故需要大剂量频繁给药。此外,血小板环氧酶乙酰化导致的血小板血栓素合成不可逆性抑制,可能增加月经出血量。

男性生殖系统

海绵体静脉注射前列地尔(PGE1)或尿道栓剂疗法是勃起功能障碍的二线疗法。每剂用量为 2.5~5μg。阴茎疼痛是常见的副作用,其机制可能与 PGE 的致痛效应有关,但很少有人因此副作用而停药。持续很久的勃起和阴茎持续勃起症等副作用的发生率少于 4%,且通过细心滴定可其用量精确控制到最小有效量,并使副作用减少到最少。当注射给药时,前列地尔可单用,也可与罂粟碱或酚妥拉明合用。

泌尿系统

前列腺素的生物合成增加与一种类型的巴特综合征有关。这一罕见疾病的特征是血压在较低范围和正常范围内波动,同时伴随对血管紧张素的反应性降低,高肾素血症,高醛固酮血症和钾离子的过度丢失。尿中排出的前列腺素类也增加,尤其是 PGE 代谢产物。长期服用环氧酶抑制剂后,对血管紧张素的反应性、血浆肾素水平和血浆醛固酮的浓度可恢复正常。虽然血钾升高,但仍然较低,尿也可持续排钾。前列腺素生物合成的增加是否是巴特综合征的病因或更基础的生理缺陷的反映尚不清楚。

心血管系统

A. 肺动脉高压

PGI$_2$ 可降低外周血管、肺动脉和冠脉血管的阻力,用于原发性肺动脉高压和二尖瓣手术后的继发性高血压的治疗。此外,PGI$_2$ 还成功用于治疗继发于肝脏疾病的门脉肺动脉高压。第一个上市的治疗原发性肺动脉高压的 PGI$_2$ 制剂依前列醇可改善肺动脉高压的症状,延长生存时间,延迟或减少肺或心-心的移植的需要。副作用有脸红、头痛、低血压、恶心和腹泻。临床应用最大的限制是其血浆半期很短只有 3~5 分钟，故需通过中心静脉导管持续静脉注射长期治疗。现已开发几种半衰期长的前列环素类似物并应用于临床。伊洛前列素每天气道吸入 6~9 次，而美国以外的许多国家则采用静脉注射给药。曲罗尼尔，半衰期为 4 小时，用于皮下或静脉注射给药。其他用于肺动脉高压的药物在第 17 章中介绍。

B. 外周血管疾病

许多研究已用 PGE$_1$ 和 PGI$_2$ 的化合物治疗雷诺病和外周动脉疾病。然而，这些研究大部分规模比较小且缺少对照实验，因而还没有投入临床应用。

C. 动脉导管未闭；开放性动脉导管

胎儿动脉导管开放取决于 COX-2 产生的 PGE$_2$ 激活 EP$_4$ 受体。出生时，PGE$_2$ 代谢加强使其水平降低使动脉导管关闭。但在某些特定的先天性心脏病如大动脉的移位、肺动脉闭锁和肺动脉狭窄时，婴儿的动脉导管维持开放在心脏病矫正手术前是很重要的。采用前列地尔 PGE$_1$ 可达到这一效应。像 PGE$_2$ 一样，PGE$_1$ 也是一种血管扩张物质和血小板聚集抑制剂，收缩子宫和肠道平滑肌。不良反应有呼吸暂停、心动过缓、低血压和体温升高。由于快速的肺清除，此药必须以 0.05~0.1μg/（kg·min）的速度持续注射，最大可增至 0.4μg/（kg·min）。长期使用与动脉导管脆性增加和破裂有关。

动脉导管关闭延迟时，常用环氧酶抑制剂抑制的 PGE$_2$ 合成以关闭导管。早产儿由于动脉关闭障碍引起的呼吸窘迫用吲哚美辛治疗成功率较高。从而不需通过手术来关闭动脉导管。

血液

如上所述，类花生酸类参与血栓形成，由于 TXA$_2$ 促进血小板聚集而 PGI$_2$ 是血小板拮抗剂，PGE$_2$ 和 PGD$_2$ 也可能是血小板拮抗剂。长期服用低剂量阿司匹林如每天 81mg 可选择性和不可逆地抑制血小板 COX-1 但不影响全身 COX-1 或 COX-2 的活性（第 34 章）。TXA$_2$ 除了可以激活血小板，还可放大其他血小板激动剂的作用；因此抑制 TXA$_2$ 的合成可抑制由 ADP、低浓度的凝血酶和胶原及肾上腺素引起的继发性血小板聚集。选择性 COX-2 抑制剂不改变血小板 TXA$_2$ 的生物合成，不是血小板抑制剂。因为它们的作用在给药间隔内是可逆的，所以非选择性 NSAID（例如布洛芬）不会再产生这种作用，尽管萘普生由于其可延长的半衰期可能在一些个体中对抗血小板有所帮助。事实证明，鉴于血小板中不存在 COX-2，选择性 COX-2 抑制剂不是血小板抑制剂，不改变血小板 TXA$_2$ 生物合成。然而，COX-2 源性 PGI$_2$ 的产生可充分被选择性 COX-2 抑制剂抑制，取消了 TXA$_2$ 对心血管作用的限制以及其他血小板激动效应。选择性抑制了 PGI$_2$ 很可能解释了使用 coxib 或双氯芬酸治疗的人群中血管事件增加的原因，特别是大量冠状动脉事件。高剂量布洛芬可能具有类似的风险，而高剂量萘普生在血栓形成风险方面是中立的。所有 NSAID 似乎都增加了心力衰竭的风险。

综述分析表明低剂量的阿司匹林可使继发性心脏病和脑卒中的发生率降低约 25%。但是也使胃肠道严重出血风险比安

慰剂组升高 2 倍。低剂量的阿司匹林还可降低第一次心肌梗死的发生率。但是，在这种情况下，阿司匹林的优势和胃肠道出血的风险尚不清楚。阿司匹林对血小板功能的影响将在第 34 章更加详细的阐述。

呼吸系统

PGE$_2$ 的喷雾制剂是一种强效支气管扩张药。但不利的一面是，PGE$_2$ 也可诱发咳嗽，且只有支气管扩张作用的类似物很难获取。

PGF$_{2\alpha}$ 和 TXA$_2$ 都是强效支气管收缩物质，过去被认为是哮喘的原发介质。PGD$_2$ 合酶的基因多态性和 TP 与人哮喘有关，DP$_1$ 的清除可大幅度减轻抗原诱导的淋巴细胞和嗜酸性粒细胞的渗出和气道高反应性。然而，半胱氨酰白三烯（LTC$_4$，LTD$_4$ 和 LTE$_4$）很可能在哮喘性支气管收缩中起主导作用。正如第 20 章所阐述的那样，白三烯受体抑制剂如扎鲁司特和孟鲁司特是有效的哮喘治疗药物。脂氧酶抑制剂齐留通也用于哮喘的治疗，但使用得不如受体抑制剂普遍。白三烯是否是导致急性呼吸窘迫综合征的部分原因尚不明确。

皮质固醇类和抗组胺药色甘酸钠也是有效的哮喘治疗药物。皮质固醇类抑制类二十烷酸合成，从而减少介导类二十烷酸释放的介质的量。色甘酸钠可抑制肥大细胞释放类花生酸类和其他介质如组胺和血小板激活因子。

消化系统

细胞保护一词的原意是前列腺素 E 类可抵抗动物消化性溃疡发挥显著的保护效应同时不会减少胃酸的分泌。从那时起，大量实验和临床研究表明前列腺素 E 化合物及其类似物对抗消化性溃疡的作用是由类固醇或 NSAIDs 引起的。米索前列醇是一种口服的合成 PGE$_1$ 类似物。FDA 认可的适应证是 NSAID 诱导的消化性溃疡。每天服用 4 次，每次剂量为 200μg，可与食物同时服用。这种和其他 PGE 类似物如恩前列素低剂量时具有细胞保护作用和高剂量时抑制胃酸分泌。米索前列醇的应用很少，很可能是因为其具有腹部不适和偶发性腹泻。长期使用 PGE 治疗的肝病患者可出现剂量依赖性骨疼痛和肥大。

选择性 COX-2 抑制剂用于间接增强胃 COX-1 的活性从而局部合成的 PGE$_2$ 和 PGI$_2$ 的细胞保护作用不会受到干扰。但这一优势仅见于高度选择性抑制剂，且可被增加的心血管毒性抵消。

免疫系统

在免疫反应中免疫系统细胞显著促进类二十烷酸的生物合成。T 和 B 淋巴细胞不是类二十烷酸原始合成细胞，但是 T 和 B 淋巴细胞可生成花生四烯酸供单核-巨噬细胞合成类二十烷酸。此外，有证据表明血小板、红细胞、白细胞和内皮细胞产生的类二十烷酸可介导细胞与细胞之间的相互作用。

类花生酸类可调节免疫系统的效应。像皮质类固醇一样，PGE$_2$ 和 PGI$_2$ 可抑制离体 T 淋巴细胞增殖。PGE$_2$ 也可抑制 B 淋巴细胞的分化，抑制免疫应答。T 细胞克隆扩增可因巨噬细胞或其他抗原提呈细胞表达 IL-1 和 IL-2 及二型抗原受体抑制而减弱。白三烯、血栓素和血小板激活因子可刺激 T 细胞克隆扩

增。这些化合物刺激 IL-1 和 IL-2 及 IL-2 受体的表达。白三烯也可促进 IFN-γ 的释放并替代 IL-2 作为 IFN-γ 的刺激物。PGD$_2$ 诱导 Th2 淋巴细胞的趋药性和游走。如以下所阐述，这些类花生酸类的离体效应与急性器官移植排斥动物在体实验结果一致。

A. 炎症

阿司匹林用于治疗关节炎已有近 100 年，但其作用机制即抑制环氧酶活性直到 1971 年才被发现。COX-2 是与参与炎症过程的细胞有关的酶类，尽管如概述所述，炎症时 COX-1 也可显著促进前列腺素的生物合成。阿司匹林和其他抗炎药抑制环氧酶的论述见第 36 章。

B. 风湿性关节炎

风湿性关节炎时，免疫复合物储存于受影响的关节处，导致炎症反应，后者可被类花生酸类扩大。淋巴细胞和巨噬细胞聚集在滑膜，而白细胞主要局限于滑液中。白细胞产生的主要类花生酸类是白三烯，后者促进 T 淋巴细胞的增殖和充当化学引诱物。人巨噬细胞合成环氧酶产物 PGE$_2$ 和 TXA$_2$ 以及大量白三烯。

青光眼

拉坦前列素是一种稳定的长效 PGF$_{2\alpha}$ 衍生物，是用于治疗青光眼的第一个前列腺素药。拉坦前列素的成功促进了类似的降眼压作用的前列腺素类药物的发展，比马前列素、曲伏前列素和乌诺前列酮已可用于临床。这些药物作用于 FP 受体，被制成滴剂用于结膜囊，每天 1~2 次。不良反应包括不可逆性虹膜棕色素沉积、虹膜干燥及结膜炎。

花生四烯酸代谢的饮食调整

因为花生四烯酸来源于饮食中的亚油酸和 α-亚油酸，后者为人体的必需脂肪酸，目前已对饮食调整对花生四烯酸代谢的效应进行了广泛的研究。两种方法已得到应用。第一种是在食物中加入含有亚油酸（C18:2）的玉米、红花和向日葵油。第二种方法是在食物中加入含有十二碳五烯酸（C20:5）和二十二碳六烯酸（C22:6）的油脂，即来自冷水鱼的所谓的 Ω-3 脂肪酸。两种饮食方式通过用饮食中的脂肪酸代替花生四烯酸可改变细胞膜的磷脂组成。随着量效关系的不同，鱼肝油含量高的饮食被证明可影响体内的血小板和白细胞的功能、血压和甘油三酯等的指数。大量流行病学数据表明含脂肪含量丰富的鱼的饮食与心肌梗死和突发性心脏死发生率降低有关，尽管其与脑卒中的关系尚不明确。当然，流行病学数据也可能将饱和脂肪减少的饮食和健康生活方式的其他元素相混淆。此外，一些来自预期的随机试验表明饱和脂肪减少的饮食干预可能降低猝死的发生率。离体实验表明鱼肝油可干预实验性诱导心律失常的发生，血小板聚集，血管收缩痉挛和胆固醇代谢。

制剂

通用名	制剂	通用名	制剂
前列地尔		拉坦前列素	仿制药,Xalatan
阴茎注射剂,小栓剂	Caverject,Edex,Muse	米索前列醇	仿制药,Cytotec
非口服试剂	仿制药,Prostin VR Pediatric	孟鲁司特	仿制药,Singulair
比马前列素	Lumigan,Latisse	曲伏前列素	仿制药,Travatan,Travatan-Z
甲基前列腺素 f2α 缓血酸胺	Hemabate	曲罗尼尔	Remodulin,Tyvaso
地诺前列酮（前列腺素 E2）	Prostin E2,Prepidil,Cervidil	扎鲁司特	仿制药,Accolate
依前列醇（前列环素）	仿制药,Flolan,Veletri	齐留通	Zyflo,Zyflo CR
伊洛前列素	Ventavis		

（刘启兵 译　张殿增 校　邱培伦 审）

参考文献

扫描本书二维码获取完整参考文献。

第 19 章

一氧化氮

Samie R. Jaffrey, MD, PhD

一氧化氮（NO）是一种气体信号分子，很容易通过扩散透过细胞膜，调节包括心血管、炎症、免疫和神经系统功能等广泛的生理和病理生理过程。一氧化氮与气体麻醉剂一氧化二氮和肺刺激性毒气二氧化氮为不同的物质，应加以区别。

■ 内源性一氧化氮的发现

由于 NO 是一种环境污染物，所以发现细胞合成 NO 并特异性激活细胞内信号传导通路十分出人意料。第一个直接支持细胞内产生 NO 的证据是在巨噬细胞培养的研究，此研究表明当用炎症介质内毒素处理时，这些细胞会产生硝酸盐和亚硝酸盐，两者是 NO 分解的副产物。同样，给动物注射内毒素后，尿中亚硝酸盐和硝酸盐的浓度也相应增加。

第二个证据来自于对血管调节的研究，一些分子如乙酰胆碱都可舒张血管。这一血管舒张效应只有在覆盖于血管壁平滑肌细胞表面的血管腔上皮细胞保存完整时才能出现（图 7-5）。大量研究表明在血管舒张药作用下内皮细胞释放可溶性**内皮衍生的舒张因子**（EDRF），后者作用于血管平滑肌引起血管舒张。这些发现促使人们寻找 EDRF 的深入研究。

外源性加入一氧化氮或经代谢可产生一氧化氮的有机硝酸盐类物质，可引起包括血小板聚集抑制和血管舒张等在内的众多细胞效应。由于一氧化氮不仅可诱导普通的细胞毒性反应，更能诱导高度特异性的生理反应激活，其细胞效应十分引人注目。经比较 EDRF 和 NO 的生化和药理特性，得出 NO 是 EDRF 的主要活性成分。这些发现明显表示外源性 NO 和 NO 释放性

化合物（硝酸盐、亚硝酸盐、硝基氢氰酸盐；第 11、12 章）通过激活内源性 NO 反应性生理信号通路而发挥其效应。

■ 一氧化氮的生物合成，信号机制与失活

生物合成

NO，书写成 NO·是为了显示其化学结构中含有一个未成对电子，或简单写成 NO，是一个由三种紧密相关的 NO 合酶（NOS）同工酶中的一个或多个催化合成的强反应信号分子，这三个同工酶分别由单独的基因编码，并根据它们的初始来源的细胞类型加以命名和区分。

这些酶包括神经元型 NOS（nNOS 或 NOS-1），巨噬细胞或诱导型 NOS（iNOS 或 NOS-2），以及内皮细胞型 NOS（eNOS or NOS-3）。尽管它们的名字特定，但都可在许多细胞中表达，常存在重叠分布。这些亚型以 L-精氨酸为底物生成 NO，需要 O_2 和 NADPH 参与（图 19-1）。这一酶合成反应还需要血红素、四氢生物蝶呤和黄素腺嘌呤二核苷酸（FAD）等辅酶参与。在 nNOS 和 eNOS 催化的反应中，NO 的生物合成由增加胞质钙浓度的物质和过程激发。胞质钙和人体内的一种含量丰富的钙结合蛋白即钙调蛋白形成复合物，然后结合并激活 nNOS 和 eNOS。另一方面，iNOS 不受钙的调控，但仍参与活性反应。炎症介质可诱导巨噬细胞和其他细胞类型的 iNOS 基因的转录激活，iNOS 表达增加，使 NO 生成增加。

表 19-1 一氧化氮合酶（NOS）三种亚型的特性

特性	亚型名称		
	NOS-1	**NOS-2**	**NOS-3**
其他名称	nNOS（神经元型一氧化氮合酶）	iNOS（诱导型一氧化氮合酶）	eNOS（内皮型一氧化氮合酶）
组织分布	神经元、骨骼肌	巨噬细胞、平滑肌细胞	内皮细胞、神经元
表达	结构型	转录诱导型	结构型
钙调控	能	不能	能

* 感谢本章前版作者 George Thomas，PhD 和 Peter Ramwell，PhD 的贡献

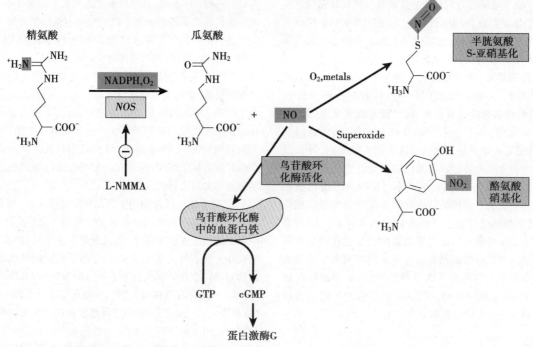

图 19-1 一氧化氮（NO）的合成及作用。L-NMMA（表 19-3）抑制一氧化氮合酶。NO 与血红蛋白中的铁离子形成复合物（如通过鸟苷酸环化酶）导致 cGMP 合成及靶蛋白如蛋白激酶 G 的激活。在氧化应激条件下，NO 可与超氧化物反应导致酪氨酸硝基化。GTP：三磷酸鸟苷

信号转导机制

NO 通过共价修饰蛋白质而介导其效应。NO 主要有三个作用靶点（图 19-1）。

1. 金属蛋白质类 NO 与金属尤其是血红素中的铁相互作用。NO 的主要靶标是可溶性鸟苷酸环化酶（sGC），后者以三磷酸鸟苷（GTP）为底物，生成环磷酸鸟苷（cGMP）。sGC 含能与 NO 高亲和力地结合的血红素，引起酶的激活和胞内 cGMP 水平的上升。cGMP 激活蛋白激酶 G（PKG），后者可使特定的蛋白质磷酸化。血管 NO 依赖性的 cGMP 和 PKG 的活性升高，引起相应蛋白质的磷酸化，使胞质钙浓度降低，减弱血管平滑肌的收缩。NO 大量合成时也具有细胞毒性效应，如通过激活巨噬细胞。例如：NO 可抑制细胞呼吸链中的金属蛋白酶，如：三羧酸循环中的顺乌头酸酶和电子传递链蛋白细胞色素氧化酶。NO 抑制含血红素的细胞色素 P450，这是炎症性肝病的主要病理机制。

2. 硫醇类 NO 与含巯基的硫醇类化合物反应形成亚硝基硫醇。硫醇部分存在于蛋白质中的半胱氨酸中。一旦与 NO 接触，就会生成特定的蛋白质使亚硝基硫醇合成增加，激活或抑制这些蛋白质的活性。这一翻译后修饰——S-亚硝酰化或 S-亚硝基化作用，需要金属或氧参与，催化亚硝基硫醇加成物的形成。实际上，NO 既参与氧化反应也参与还原反应，引起大量氮氧化物的形成，使硫醇亚硝基化，酪氨酸硝基化（下文），或者是稳定的氧化产物（表 19-2）。尽管蛋白质的亚硝基化作用的生理作用尚不完全明确，S-亚硝基化的主要靶标是 H-ras，后者是 S-亚硝基化激活的细胞增生的调节物质；代谢酶甘油醛-3-磷酸脱氢酶经亚硝基化后其活性受抑制。蛋白质的脱亚硝基的作用目前不清楚，但可能涉及酶如硫氧还蛋白或胞内还原剂的化学还原。胞内主要的含巯基化合物谷胱甘肽在生理状态下也可被

表 19-2 氮氧化合物

名称	结构式	已知功能
一氧化氮（NO）	$N=O^{.}$	血管舒张，血小板抑制，免疫调节，神经递质
过氧亚硝基（NO_3^-）	$O=N-O-O^-$	氧化剂和硝化剂
硝基阴离子（NO^-）	$N^-=O$	能从金属到 NO 形成非特异性电子供体；产生 NO 样效应，首次被氧化为 NO
一氧化二氮（N_2O）	$N^-=N^+=O$	麻醉剂
三氧化二氮（N_2O_3）	$O=N-N^+=O$ （下带 O^-）	NO 的，自氧化产物可使蛋白硫醇亚硝基化
亚硝酸盐（NO_2^-）	$O=N=O^-$	NO 的稳定氧化产物，缓慢地代谢为亚硝基硫醇，并在酸性 pH 下分解为 NO
硝酸盐（NO_3^-）	$O=N^+-O^-$ （下带 O^-）	NO 的稳定氧化产物

S-亚硝基化生成 S-亚硝基谷胱甘肽。亚硝基谷胱甘肽充当着一种内源性长效加成物或 NO 的运载体。糖尿病和动脉粥样硬化者的血管谷胱甘肽含量下降，这些情况下的上升的心血管并发症概率导致 S-亚硝基谷胱甘肽缺乏。

3. 酪氨酸硝基化　NO 与超氧化物发生高效反应形成过氧亚硝基阴离子(peroxynitrite, ONOO-)，后者是一种可损伤 DNA、使酪氨酸硝基化的强氧化剂，将半胱氨酸氧化成二硫化物或大量硫氧化物(SOx)。若干酶合成超氧化物，后者以及 NO 的生物合成在大量炎症性和退行性疾病中被激活，导致过氧亚硝基阴离子水平升高。许多蛋白质易受过氧亚硝基阴离子催化的酪氨酸硝基化的影响，这一不可逆改变与蛋白质功能的激活或抑制有关。组织酪氨酸的硝基化发生与组织损伤有关，尽管酪氨酸的硝基化与任何疾病的发病机制之间的直接因果关系不是十分明确。蛋白质酪氨酸硝基化作用也被看成是活性氧和活性氮应激的标志。过氧亚硝基阴离子介导的蛋白质修饰受细胞内谷胱甘肽水平的调节，后者可清除过氧亚硝基阴离子，防止组织损伤。调节谷胱甘肽的生物合成和分解的物质对 NO 的毒性有重要影响。

失活

NO 的不稳定性与其和金属及性氧接触时迅速发生反应失活有关，NO 是高度不稳定的。因此，NO 与血红素和血红素蛋白包括氧合血红蛋白反应，催化 NO 氧化为硝酸根。NO 与血红蛋白反应也可引起部分血红蛋白的 S-亚硝基化，导致 NO 转运穿过脉管系统。NO 也可被超氧化物灭活，超氧阴离子如超氧化物歧化酶的消除可以保护 NO，增强其活性并延长其作用时间。

■ 一氧化氮的药理学干预

抑制一氧化氮合成

减少细胞 NO 生成的最初方法是使用 NOS 抑制剂。这些抑制剂的大部分是精氨酸类似物，与 NOS 的精氨酸结合区域结合。尽管每种 NOS 亚型都有高度的序列相似性，但大部分的抑制剂不具有 NOS 亚型的选择性。在炎症疾病和败血症(下文)中，对 iNOS 亚型的抑制具有很大意义；然而在神经退行性疾病状况下，nNOS 特异性抑制剂作用更佳。然而，利用非选择性 NOS 抑制剂可以并发抑制 eNOS，从而损坏其自稳态信号并导致血管收缩和缺血损害。因而，各种底物结合域具有细微差别的新型 NOS 亚型选择性抑制剂、NOS 二聚体新型抑制剂以及酶活性决定域抑制剂都正在研究中。NOS 亚型选择性抑制剂的药用情况正处于研究中。

一氧化氮供体

一氧化氮的供体释放 NO 或与 NO 合成相关的物质，用于松弛平滑肌。不同种类的 NO 供体具有不同的生理特性，后者与 NO 的来源的性质和释放机制相关。

1. 有机硝酸盐类　硝酸甘油可扩张静脉和冠状动脉，被富含于静脉平滑肌的线粒体醛还原酶代谢为 NO，这是该化合物具有强效的静脉扩张作用的原因。其他有机硝酸盐类如乙醛硝酸异山梨酯通过一条目前不太清楚的酶通路被代谢为一种 NO

释放物。与 NO 不同，有机硝酸盐类对血小板聚集影响更小，缺乏快速代谢激活的酶通路。持续使用有机硝酸盐类可以产生耐受。这一硝酸盐耐受性来自于 ROS 生成抑制了线粒体乙醛还原酶，内源性 NO 合成和其他途径(第12章)。

2. 有机亚硝酸盐　有机亚硝酸盐如不稳定的抗心绞痛亚硝酸异戊酯，也需要代谢激活才能引起血管舒张，尽管相关的酶尚不明确。亚硝酸盐是动脉血管舒张药，不会出现像硝酸盐一样的快速耐受性。亚硝酸异戊酯因欣快效应被滥用，它与磷酸二酯酶抑制剂(如西地那非)联用可引起致死性低血压。由于硝酸甘油更易于使用，所以亚硝酸异戊酯已被诸如硝酸甘油的硝酸盐类大规模替代。

3. 硝普钠　硝普钠用于高血压的快速降压，细胞膜在光照下可大量生成 NO，与化学或酶诱导机制一致(第11章)。硝普钠用于高血压的快速降压，其机制是扩张小动脉和小静脉。细胞膜在光照下可大量生成 NO，与化学或酶诱导机制一致。硝普钠分解产生五个氰化物分子和一个 NO(第11章)。

4. 一氧化氮气体吸入剂　一氧化氮本身可用于临床治疗。NO 的吸入可以降低肺动脉压和增加肺通气区域的灌注。一氧化氮吸入用于肺动脉高血压，急性低氧血症和心肺复苏，并且有证据表明其具有短期改善肺动脉功能的作用。氮气不易与 NO 反应，吸入的 NO 作为压缩气体混合物储存，并在给药时进一步稀释至所需浓度。NO 可与 O_2 反应形成二氧化氮，刺激肺，导致肺功能恶化(第56章)。此外，NO 可以诱导高铁血红蛋白的形成，这是一种含有 Fe^{3+} 而不是 Fe^{2+} 的血红蛋白，它不结合 O_2(第12章)。因此，需在吸入 NO 处理期间监测二氧化氮和高铁血红蛋白水平。

5. 可供选择的策略　另一个增加 NO 信号的机制是增强下游 NO 信号通路。5 型磷酸二酯酶抑制剂如西地那非可以延长许多组织的 NO 诱导的 cGMP 浓度升高。

■ 疾病状态下的 NO

一氧化氮的血管效应

NO 对血管平滑肌张力和血压有明显的影响。大量内皮依赖性血管扩张物质如乙酰胆碱和醛固酮，通过增加胞内钙浓度，诱导 NO 生物合成。NO 扩散到血管平滑肌，导致血管松弛(图 19-2)。eNOS 基因敲除小鼠的血管张力增大，平均动脉压升高，表明 eNOS 是调节血压的一种基础物质。

除了作为血管扩张剂和调节血压外，NO 还具有抗血栓形成作用。内皮细胞和血小板都含有 eNOS，其通过 NO-cGMP 途径起作用以抑制血小板活化，即血栓形成的促发因子。因此，与内皮功能障碍相关的疾病中，NO 代谢的相关减少导致血小板功能异常和血栓形成的倾向增加。NO 作用于纤溶酶原使纤维溶解增强，从而可能对血液凝固具有抑制作用。

NO 也可减弱内皮细胞对单核细胞和白细胞的黏附，这是动脉粥样硬化斑块形成早期的主要特征。这一效应是由于 NO 对内皮细胞表面黏附分子的表达抑制。此外，NO 具有抗氧化作用，可阻断低密度脂蛋白氧化，从而阻止或减少血管壁泡沫细胞的形成。斑块形成也受 NO 依赖性内皮细胞对磷脂蛋白通透

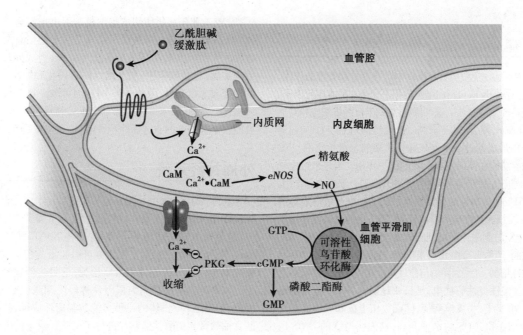

图 19-2 内皮衍生的一氧化氮（NO）调节的血管舒张作用。内源性血管扩张剂，如乙酰胆碱和缓激肽可激活内皮细胞中 NO 的合成，导致钙（Ca^{2+}）从血管腔面内皮细胞的肌浆网流出而进入细胞质。钙与钙调蛋白（CaM）结合而激活内皮细胞的 NO 合酶（eNOS），催化 L-精氨酸合成 NO。NO 扩散至平滑肌细胞，激活可溶性鸟甘酸环化酶，催化三磷酸鸟苷（GTP）生成 cGMP。cGMP 与蛋白激酶 G（PKG）结合并使其激活，使钙离子内流减少，从而抑制钙依赖性肌收缩。PKG 也可通过阻断其他途径导致肌肉收缩。磷酸二酯酶将 cGMP 转化为 GMP，终止 cGMP 信号途径

性降低的影响。eNOS 缺陷动物动脉粥样硬化发生率升高的实验支持 eNOS 抑制剂在心血管疾病中的重要性。动脉粥样硬化风险因素如吸烟、高脂血症、糖尿病和高血压都与内皮 NO 产生减少有关，从而促进动脉粥样硬化形成。NO 也可防止动脉粥样硬化。NO 的主要抗动脉粥样硬化机制涉及抑制血管平滑肌细胞的增殖和迁移。在动物模型中，肌内膜增殖血管成形术可通过 NO 供体，NOS 基因转移和 NO 吸入阻断。NO 降低单核细胞和白细胞的内皮黏附，这是动脉粥样硬化斑块发展的早期步骤。这一效应是由于 NO 对内皮细胞表面黏附分子的表达抑制。此外，NO 具有抗氧化作用，可阻断低密度脂蛋白氧化，从而阻止或减少血管壁泡沫细胞的形成。斑块形成也受 NO 依赖性内皮细胞对磷脂蛋白通透性降低的影响。eNOS 缺陷动物动脉粥样硬化发生率升高的实验支持了 eNOS 抑制剂在心血管疾病中的重要性。动脉粥样硬化危险因素如吸烟、高脂血症、糖尿病和高血压与内皮细胞 NO 产生减少有关，从而增强动脉粥样硬化。

感染性休克

败血症是由感染引起的全身性炎症反应。来自细菌细胞壁的内毒素成分以及内源性肿瘤坏死因子-α 和其他细胞因子诱导巨噬细胞、中性粒细胞和 T 淋巴细胞以及肝细胞、平滑肌细胞、内皮细胞和成纤维细胞的 iNOS 的合成。NO 的广泛形成引起更强的低血压、休克，甚至在一些情况下可导致死亡。在人和动物模型中这一类型低血压可以由 NOS 抑制剂逆转（表 19-3）。抑制 NO 作用的化合物如可溶性鸟甘酸环化酶抑制剂亚甲蓝以及 NO 的清除剂如血红蛋白也可以逆转类似的低血压。此外，缺乏功能性 iNOS 基因的基因敲除小鼠比野生型小鼠抵抗内毒素的能力更强。然而，非选择性一氧化氮抑制剂对血流动力学的作用与革兰氏阴性菌败血症的存活率之间的关系尚未明确，这进一步反映了特异性 NOS 亚型抑制剂和并发 iNOS 信号抑制剂尚无明显效果。

表 19-3 一些一氧化氮合成与作用的抑制剂

抑制剂	机制	注解
N^ω-单甲基-L-精氨酸（L-NMMA）	竞争性抑制剂，与 NOS 的精氨酸结合位点结合	非选择性的 NOS 抑制剂
N^ω-硝基-L-精氨酸甲酯（L-NAME）	竞争性抑制剂，与 NOS 的精氨酸结合位点结合	非选择性的 NOS 抑制剂
7-硝基吲唑	竞争性抑制剂，与 NOS 的四氢生物蝶呤结合点和精氨酸结合位点结合	在体内对 NOS-1 部分选择性
BBS-2	抑制 iNOS 二聚体的形成	对 nNOS 和 eNOS 有弱的抑制作用
血红蛋白	NO 清除剂	

NOS：一氧化氮合酶

感染和炎症

NO 的产生在宿主免疫应答和炎症中含有有益和有害的作用。宿主对感染或损伤的反应包括白细胞的招募和诸如肿瘤坏死因子、白介素-1 等炎症介质的释放。这可诱导白细胞、成纤维细胞和其他细胞类型产生 iNOS，使 NO 水平升高。产生的 NO 以及与其与超氧化物的相互作用形成的过氧亚硝酸盐是重要的杀微生物剂。NO 也通过免疫细胞功能在体内发挥重要的保护作用。当外来抗原受到攻击时，Th1 细胞（第 55 章）通过合成 NO，在 Th1 细胞中起作用。NO 对于维持 Th1 细胞功能的重要性通过在动物模型中注射抑制 iNOS 后寄生虫受损保护性应答得以证明。NO 也通过激活环加氧酶同工酶 2（COX-2）刺激炎症前列腺素的合成。通过对 COX-2 的影响和其他机制，产生直接血管扩张作用，炎症期间产生的 NO 有助于血管通透性增加，红斑和随后与急性炎症相关水肿的形成。

然而，在急慢性炎性病变中，延长或过量的 NO 产生可能加剧组织损伤。事实上，牛皮癣病变，哮喘气道上皮和人类炎症性肠病都表现出 NO 和 iNOS 的水平升高，这表明持续的 iNOS 诱导有助于疾病发病。此外，这些组织也表现出硝基酪氨酸的增加，表明过氧亚硝酸盐过度形成。在关节炎的几种动物模型中，饮食中补充大量 L-精氨酸使关节炎恶化，而用 iNOS 阻断剂对关节炎则具有保护作用。所以，抑制一氧化氮合成对于大量急、慢性炎性疾病都具有益处。

中枢神经系统

一氧化氮作为一种神经递质，在中枢神经系统中发挥着重要的作用。与储存于突触囊泡、囊泡一融合就向突触间隙释放的经典神经递质如谷氨酸或多巴胺不同，NO 没有被储存，而是在有需要时合成并立刻弥散到邻近细胞。NO 合成于神经元的突触后区域，大部分的合成发生在谷氨酸受体 NMDA 亚型被激活时，导致钙的内流和 nNOS 的激活。一些神经元亚型可产生 eNOS，并被神经递质通路激活，促进钙内流。突触后释放的 NO 可能有一种退行性信使作用，并迅速弥散到神经末梢突触前膜，通过一种

cGMP 或 S-亚硝基化作用依赖性机制促进神经递质释放。据推测 NO 有调节突触的可塑性以及与学习和记忆有关的突触增强过程的作用。由于 NMDA 受体激活和 NO 合成异常与几种神经系统疾病（包括脑卒中、肌萎缩性侧索硬化和帕金森病）的兴奋性神经元死亡有关，因此 NOS 抑制剂可减少这些病症中的神经元损伤。然而，临床试验尚未明确证实 NOS 抑制的益处，其原因可能在于抑制剂的非选择性导致抑制了 eNOS 的有益效果。

外周神经系统

在外周组织，尤其是胃肠道和生殖系统中广泛存在有非肾上腺素能、非胆碱能（NANC）神经纤维（第 6 章）。大量证据显示 NO 是某些 NANC 作用的介导物，一些 NANC 神经元可以释放 NO。NANC 神经元释放一氧化氮可引起阴茎勃起；业已证明，一氧化氮促进阴茎海绵体平滑肌松弛，是阴茎勃起的一个激发因子。NOS 抑制剂可抑制大鼠因盆神经受刺激引起的勃起反应。因此，阳痿是 NO 供体的一种可能的临床适应证，并且已经用硝酸甘油软膏和硝酸甘油贴片进行了试验。建立的方法是利用药物如西地那非、他达拉非和伐地那非作用于阴茎海绵体平滑肌磷酸二酯酶（PDE 同工酶 5），从而抑制 cGMP 的降解（第 12 章）。

呼吸系统疾病

对患有与肺动脉高压相关的缺氧性呼吸衰竭的新生患儿可用吸入一氧化氮的方法治疗。目前，用体外膜给氧（ECMO）治疗严重气体交换障碍的新生儿，但不直接影响肺血管压。NO 吸入可以扩张肺血管，减小肺血管阻力，降低肺动脉压。吸入的 NO 通过减弱肺通气血流比失调也可以改善氧合作用。NO 的吸入可使通气良好的肺组织部分的血管扩张。因此，重分布的肺血流不流过通气不良的肺区。NO 的吸入对体循环不会产生很大的影响。吸入的 NO 也可改善成人肺动脉高压患者的心肺功能。

治疗肺动脉高压的另一种方法是加强肺血管病灶 NO 的作用。由于 PDE-5 在肺血管病灶中的富集，PDE-5 抑制剂如西地那非和他达拉非可引起血管舒张和肺动脉高压显著降低（第 12、17 章）。

摘要　一氧化氮

亚类, 药物	作用机制	效应	临床用途	药代学、毒性、相互作用
一氧化氮（NO）	NO 激活可溶性鸟苷酸环化酶，提高血管平滑肌内的 cGMP 水平	血管扩张药使其他平滑肌松弛，吸入 NO 导致暴露于 NO 的肺部的血液流动增加，肺血管阻力降低	缺氧性呼吸衰竭和肺动脉高压	吸入性气体。毒性：高铁血红蛋白症

制剂

通用名	制剂
一氧化氮	INOmax

参考文献

扫描本书二维码获取完整参考文献。

（刘启兵　译　张殿增　校　邱培伦　审）

抗哮喘药

Joshua M. Galanter, MD, & Homer A. Boushey, MD

第 **20** 章

案例思考

　　一位 10 岁女孩的哮喘未得到有效控制,因严重气促并伴吸气性和呼气性哮鸣音而被送进急诊科。她脸色苍白,不愿躺下,并极其恐惧。脉率 120 次/min,呼吸频率 32 次/min。她母亲说其女儿的轻度流感刚恢复,直到今天下午才感到舒服些。该女孩使用沙丁胺醇吸入剂,但仅在真正需要时才使用,因为她父母亲害怕她会变得很依赖药物。在入院前她刚用吸入器吸了两下沙丁胺醇,但是似乎没有发挥作用。需要采取什么紧急救护措施? 应该怎样改变对她的长期用药?

　　过去 60 年哮喘发病率的持续增长使哮喘成为一种非常常见的疾病。这种疾病在所有现代"西方"国家增长迅速,但原因仍未弄清。仅在美国,就有 1 890 万的成年人和 710 万的儿童患有哮喘。每年患者门诊 1 500 万人次、急诊科 180 万人次、住院治疗 44 万人次。尽管疾病的治疗已有很大改善,但在美国每年仍有 3 400 人死于哮喘。

　　哮喘的临床特点是周期性、阵发性气促、胸部紧张、喘息,常与咳嗽相关;哮喘的生理特性是气管和支气管对各种吸入性刺激的高反应性和广泛的可逆性气道狭窄;其病理特点是由淋巴细胞和嗜酸性粒细胞引起的支气管黏膜炎症,支气管黏膜重建,气道上皮下的网状板增厚,气道壁血管、平滑肌、腺体和杯状细胞增生。

　　轻度哮喘仅在暴露于过敏原或某种污染物,运动或上呼吸道病毒感染等时才间歇性发作。更严重的哮喘形式与更频繁和严重的症状相关,尤其在夜间。慢性气道收缩引起持续的呼吸障碍,由频繁的急性哮喘发作或"哮喘恶化"引发。这些发作通常与病毒性呼吸道感染相关,其特征在于气道平滑肌强烈收缩引起严重的气流阻塞,气管腔内黏液栓的增加,以及支气管黏膜因水肿和炎症细胞浸润增厚。哮喘的严重程度分类广泛,依据包括症状的频率和严重程度,肺功能检测时气流阻塞严重程度,控制症状的最低药物剂量以及基于哮喘恶化频率的"恶化倾向"或"恶化耐受"等。根据上述特征可将其分为"轻度间歇性"、"轻度持续性"、"中度持续性"和"严重持续性"。

　　直到最近,所有的严重哮喘被认为可通过治疗显著改善。因为它在许多大型、精心设计的临床试验、病例对照研究和循证回顾中证实其在快速缓解急性支气管收缩症状("短期缓解")和减轻症状及预防发作("长期控制")中切实有效。哮喘高昂医疗成本的持续存在,主要因急诊费用和哮喘急性加重住院治疗费用所致,这些都反映了现有治疗手段的不足。对于这种观点的反思是由于认识到各种"哮喘"虽然临床特征相似但病理生理机制却各异。目前已注意到哮喘可能有不同的类型和表型,其中一些对目前哮喘控制手段反应较差。目前,对于哮喘的治疗观点可概括如下:当前常用的治疗方法确实对最常见形式的疾病有效,例如针对儿童和年轻成人的过敏性哮喘;但仍其他类型的哮喘对于这些疗法不太有效,医疗需求尚未满足。因此,本章首先回顾了最常见形式的哮喘的病理生理学及其治疗中使用的药剂的基本药理学。接下来转而讨论哮喘的不同形式或表现形式,以及为他们开发有效疗法的努力。

哮喘的发病机制

　　经典过敏性哮喘被认为是通过免疫球蛋白(IgE)所介导,因暴露于外来蛋白质诸如尘螨、蟑螂、动物毛屑、真菌和花粉而产生的。这些物质可在其接触者中诱导生成 IgE 抗体而被认定为过敏原。IgE 的生成部分是由遗传因素决定的,哮喘与其他过敏性疾病(过敏性鼻炎、湿疹)呈家族聚集性。IgE 一旦产生将与气道黏膜肥大细胞上的高亲和力受体(FcεR-1)结合(图 20-1)。

　　再次暴露于抗原时,抗原抗体在肥大细胞表面相互作用,诱发储存在细胞颗粒中的调质释放并合成释放其他介质。引起早期的支气管收缩反应的物质有组胺,类胰蛋白酶和其他神经蛋白酶,白三烯 C_4, D_4 及前列腺素 D_2。这些物质广泛分布于呼吸

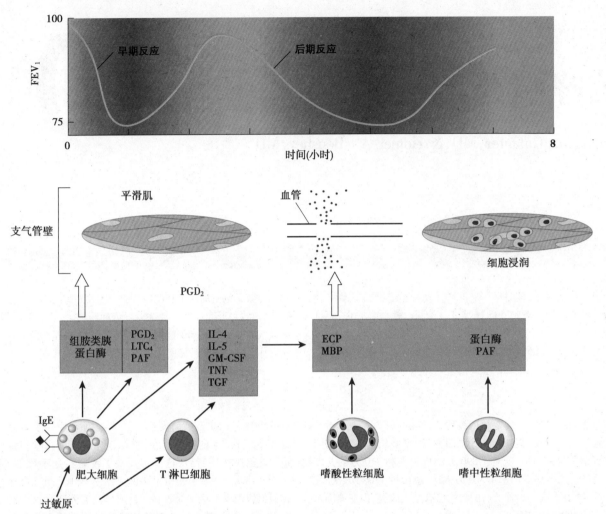

图 20-1　哮喘的免疫病理模式图。暴露于过敏原导致 IgE 的合成,后者与气道黏液中的肥大细胞结合。二次暴露于过敏原引起肥大细胞表面的抗原抗体反应,从而导致自体活性物质的释放:组胺,纤溶酶,前列腺素 D_2(PGD_2),白三烯 C_4,和血小板激活因子(PAF)。这些因子可激活气道平滑肌,导致支气管即时收缩,进而引起 FEV_1(1 秒强制呼气体积)的降低。抗原的二次致敏还可导致 T 细胞和肥大细胞释放其他细胞因子,包括 IL4 和 IL5,GM-CSF,TNF 及 TGF。这些细胞因子反过来又激活嗜酸性粒细胞和中性粒细胞,其产物包括嗜酸细胞阳离子蛋白(ECP)和主要碱性蛋白(MBP),蛋白酶和血小板活化因子。这些媒介物可导致水肿,黏液分泌过多,平滑肌收缩和支气管反应性增加伴延迟哮喘反应,其指征为暴露后 2~8 小时的 FEV_1 降低

道壁上,引起肌肉收缩和血液渗出。3~6 小时后,发展为后期哮喘反应,支气管收缩持续阶段,这与支气管黏膜炎症细胞浸润和支气管高反应性有关。这些调质包括:由 Th2 淋巴细胞产生的细胞因子,尤其是白细胞介素 5、9 和 13。这些细胞因子可以吸引和激活嗜酸性粒细胞,刺激 B 淋巴细胞产生 IgE 和支气管上皮细胞分泌黏液。目前还不清楚是呼吸道黏膜中的白细胞还是肥大细胞是引起后期炎症反应的细胞因子的主要来源,但是认为皮质类固醇治疗效果与其可以抑制呼吸道产生促炎细胞因子有关。

并不是所有的哮喘特征都能用抗原激发模型解释。大部分哮喘发作不是由过敏原吸入引起,而是由呼吸道病毒感染引起。一些哮喘患者没有对过敏原敏感的证据,支气管痉挛也能由非抗原刺激引起,如:蒸馏水、气溶胶、运动、冷空气、香烟烟雾和二氧化硫。通过测量吸入持续增加的气雾化胆碱能激动剂乙酰甲胆碱而引起的最大呼气流量的下降程度来评估支气管的反应

性,这种因非致敏性刺激所导致的支气管痉挛倾向被描述为"支气管高反应性"。它是哮喘发作的基础,因为在哮喘患者中几乎普遍存在,其程度与疾病的临床严重程度大致相关。

支气管高反应性的机制尚不完全清楚,但似乎与气道黏膜的炎症有关。吸入皮质类固醇(ICS)抑制炎症活性被认为可有效预防与哮喘迟发反应相关的反应性增加(图 20-1)。

无论支气管高反应性的机制是什么,支气管收缩本身不仅仅来自释放的介质的直接作用,而且也来自于其他神经通路的激活。毒蕈碱受体拮抗剂对平滑肌收缩没有直接影响,其抑制吸入过敏原和呼吸道刺激物引起的支气管收缩的作用证实了这一观点。

根据这些研究所支持的假说——哮喘性支气管痉挛由释放的介质及其效应引起的反应加剧联合引起可以预测哮喘可以用各种不同作用方式的药物进行有效的治疗。降低肥大细胞 IgE

的生成量的药物(抗 IgE 抗体),阻止肥大细胞脱颗粒药物(色甘酸和奈多罗米、拟交感药、钙通道阻滞剂),抑制所释放的物质发挥作用的药物(抗组胺药和白三烯受体拮抗药),抑制迷走神经释放的乙酰胆碱效应的药物(蕈毒碱拮抗药)以及直接松弛呼吸道平滑肌的药物(拟交感药、茶碱)可以逆转或预防哮喘性支气管痉挛。

治疗哮喘的第二种方法是降低支气管反应的水平。因为增加的反应性似乎与气道炎症相关。由于气道炎症是晚期哮喘反应的主要特征,所以可通过减少暴露于引起炎症的变应原和通过使用抗炎剂,特别是吸入性皮质类固醇(ICS)来进行长期治疗。

■ 治疗哮喘药物的基础药理学

大部分用于治疗哮喘的药物包括:肾上腺素受体激动药,或拟交感药(用作缓解或支气管舒张药)以及吸入性皮质类固醇(用作控制药或抗炎药)。它们的基础药理学在第 9 章和第 39 章有详细的阐述。在这一章主要阐述其与哮喘方面相关的药理学。

拟交感药

肾上腺素受体激动剂是治疗哮喘的主要药物。它们与气道平滑肌细胞上丰富的 β 受体结合,刺激腺苷酸环化酶并增加细胞内 cAMP 的形成(图 20-2),进而缓解气道平滑肌并抑制支气管收缩介质从肥大细胞中的释放。它们也可以抑制微血管渗漏并增加黏液纤毛运输。不良反应中特异性激活 $β_1$ 以及 $β_2$ 受体的肾上腺素受体激动剂会引起心动过速,骨骼肌震颤和血清钾水平降低。

广泛用于治疗哮喘的症状发作药物包括肾上腺素、麻黄碱、异丙肾上腺素、沙丁胺醇和其他 $β_2$ 选择剂(图 20-3)。因为肾上腺素和异丙肾上腺素增加心脏收缩的速率和力量(主要由 $β_1$ 受体介导),它们被保留在一些特殊情况下使用(下文)。

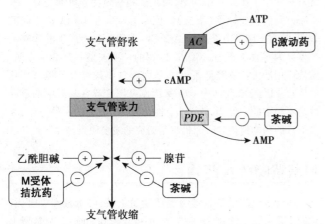

图 20-2 cAMP 促进支气管舒张。β 受体激动药可通过增强腺苷酸环化酶(AC)的活性而提高细胞内 cAMP 的水平;或者通过磷酸二酯酶抑制药(PDE,例如茶碱)降低其降解。M 受体拮抗药可抑制支气管收缩,腺苷拮抗药也可能有类似作用

一般来说,吸入剂形式的肾上腺素受体激动药对呼吸道平滑肌的局部效应最大同时全身毒性最小。气溶胶沉积取决于微粒的尺寸、呼吸形式和呼吸道的几何特性。即使采用最理想的颗粒尺寸范围 2~5μm,80%~90% 的药物颗粒都沉积在口腔或咽喉中。尺寸小于 1~2μm 的药物颗粒仍悬浮于气道中并可能随气体呼出。每一次完整的呼吸中缓慢吸入和在吸气末屏气 5 秒都可以增加气溶胶在支气管的沉积。

肾上腺素是一种高效的、起效快的支气管舒张药,皮下注射(1:1 000 溶液 0.4ml)或吸入微气雾剂(每喷 320μg)。服药后 15 分钟可以产生最大效应,持续 60~90 分钟。因为肾上腺素可同时兴奋 α、$β_1$ 以及 $β_2$ 受体,所以可导致心率加快、心律失常和心绞痛加剧等严重不良反应。肾上腺素的心血管作用对于治疗急性血管舒张和休克以及过敏性支气管痉挛是有价值的,但是其他更多的 $β_2$ 选择性药物已经取代了其在哮喘中的使用。

麻黄碱(Epinephrine) 在 1924 年被介绍到西方以前,中国已经使用了 2 000 多年。与肾上腺素相比,麻黄碱药效较持久,药效略弱,口服有效,有较强的中枢作用。由于更有效的药物和选择性 $β_2$-受体激动药的发现,麻黄碱现已较少用于治疗哮喘。

异丙肾上腺素是一种强效支气管舒张药,吸入微气雾剂 80~120μg,5 分钟之内可以产生最大效应。20 世纪 60 年代中期英国的哮喘死亡率上升就是由大剂量应用吸入性异丙肾上腺素所引起的心律失常导致的。

选择性 $β_2$ 受体激动药

选择性 $β_2$ 受体激动药是目前使用最为广泛的治疗哮喘的拟交感药,尤其是沙丁胺醇(图 20-3)。此类药物结构不同于肾上腺素,在氨基上有一个大的取代基,在羟基上有一个芳香环,吸入和口服均有效,作用持久。它们在吸入或口服给药后有效,并且具有比肾上腺素或异丙肾上腺素更长的作用时间。

沙丁醇胺(Ambuterol)、特布他林(Terbutaline)、奥西那林(Metaproterenol)和吡布特罗(pirbuterol)可用作计量吸入器。通过吸入给药,这些药物导致与异丙肾上腺素产生的支气管扩张相当的支气管扩张。支气管扩张在 15 分钟内达到最大,持续 3~4 小时。以上药物都可稀释于盐水中喷雾吸入。由于喷雾器喷出的颗粒远大于雾化吸入性颗粒,所以必须增大剂量(2.5~5.0mg 对应 100~400μg)且效应不再增加。无自主使用气雾器能力的患者不宜接受气雾剂疗法。不能借助压力定量气雾剂准确给药的患者可继续选择雾化吸入。

大部分的选择性 $β_2$ 受体激动药制剂产品都是左旋异构体和右旋异构体的混合物。只有左旋异构体可兴奋 β 受体。据推测右旋异构体可能促进炎症过程,只含沙丁胺醇左旋异构体的制剂产品已经被成功研发(左旋沙丁胺醇)。其临床应用优势尚有待被证明。

沙丁醇胺和特布他林也可被制成片剂。常用量为 1 片,每日 2~3 次。主要的不良反应是肌肉震颤、紧张,有时也可导致虚弱但在治疗的头两星期剂量减半可以减轻。这种给药途径效果不及吸入制剂因此现在很少应用。

上述这些药物中,只有特布他林适用于皮下注射(0.25mg)。其适应证与皮下注射肾上腺素相似,用于严重哮喘急诊治疗时不能用雾化治疗或雾化治疗无效的患者。特布他林作用持久,重复注射可产生蓄积。有时大量的非口服特布他丁可用于抑制与早产相关的子宫收缩。

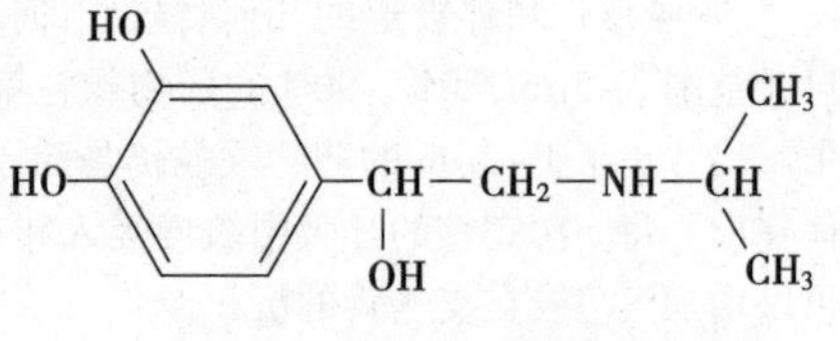

异丙肾上腺素

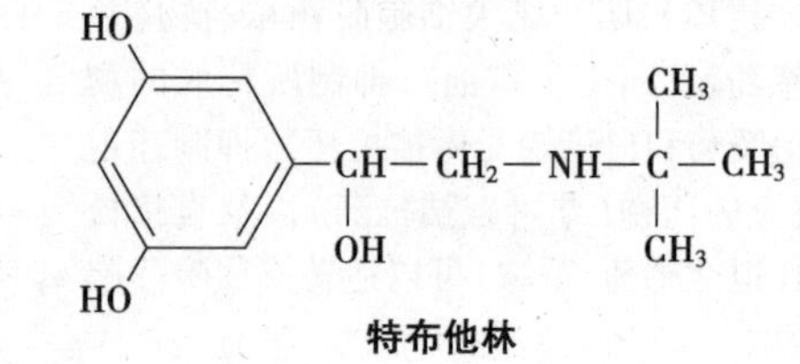

特布他林

奥西那林

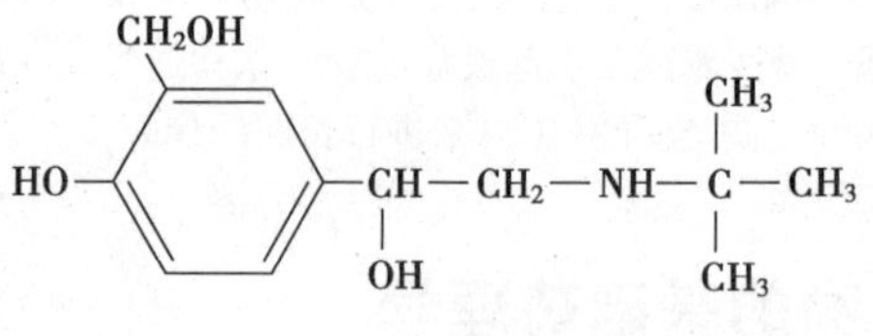

沙丁胺醇

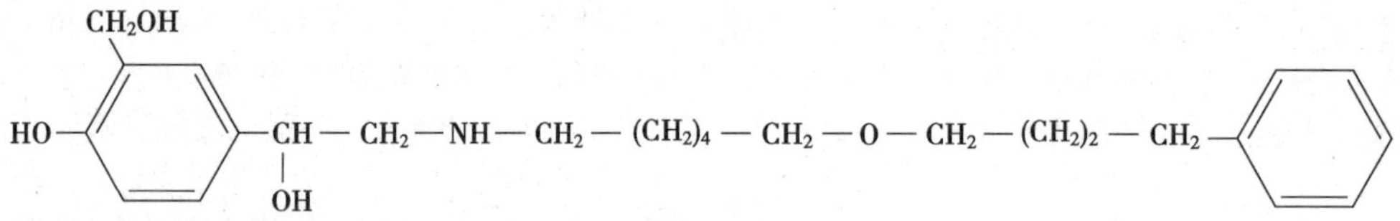

沙美特罗

图 20-3　异丙肾上腺素及一些 β_2-选择性类似物的结构

新一代长效的选择性 β_2 受体激动药包括沙美特罗和福莫特罗。这类药物作用持久，为 12 小时或更长。此两药是强效选择性 β_2 受体激动药，其长效作用是因为具有高脂溶性。高脂溶性使它们以高浓度溶解在平滑肌细胞膜中，或者与肾上腺素受体附近的“系泊”（“mooring”）分子结合。这些药物与吸入性皮质类固醇相互作用，可改善对哮喘的控制。由于它们不具有抗炎作用，故不推荐单独用于治疗哮喘。它们不能用于治疗急性支气管痉挛。超长效 β 激动剂，茚达特罗（indacaterol）、奥洛珠特罗（olodaterol）和维兰特罗（vilanterol），每天仅需服用一次，但目前仅被 FDA 批准用于治疗慢性阻塞性肺疾病（COPD）。其他长效 β 激动剂包括班布特罗已在欧洲获批，但尚未在美国上市。

毒性

吸入拟交感类药物可能引起心律失常、急性低氧血症和快速耐受性或重复给药时产生耐受性。β_2 受体激动药治疗的血管舒张作用可能增加通气不良的肺组织的灌注量，短暂地降低动脉血氧分压。这一作用通常比较小，然而可见于任何支气管舒张药；这一效应的意义取决于患者的基础动脉血氧分压。急性严重哮喘的常规治疗中，使用供氧剂就可以消除对这种效应的担心。另一种担心是常用剂量的 β 受体激动药可以导致致死性心律失常，但这点尚无确切依据。需要紧急治疗的严重哮喘患者，出现的心律不齐可随换气功能的改善而改善，常用的改善方法包括支气管舒张药治疗和吸氧。

通过引入长效 β 激动剂可缓解长期服用 β 激动剂进行慢性治疗所导致的潜在毒性，但并不是所有的担忧都能解决。已解决的是其对支气管扩张剂作用的诱导作用。支气管扩张剂对低剂量 β-激动剂治疗的反应降低可以在数天的常规 β-激动剂使用后出现，但是在通常给出的剂量范围内仍然能够很好地支持最大程度的支气管扩张。使用 β 激动剂对抗急性治疗运动、吸入过敏原或呼吸道刺激剂等诱发因素时会出现快速耐受，导致保护作用降低。然而，支气管保护功效是否与不良后果有关在临床试验中仍有待证实。

β 受体遗传变异的证据表明，不良反应的风险可能不会在哮喘患者中均匀分布。关注点集中于受体的 B16 基因座。对正常 β-激动剂治疗研究的回顾性分析表明，在该基因座处精氨酸为同型结合者其哮喘控制较差。这种基因型在白种人群体中占 16%，但在非裔美国人中更常见。由于大量患者的研究中，都常规使用了长效 β 激动剂，因此推测基因变异可能是哮喘死亡率升高的主要原因（下文）。但是几项关于 LABA 治疗研究表明，具有不同 B16 基因座 Arg/Gly 表型的患者产生的哮喘治疗差异为零或非常小。COPD 患者的一项大型研究甚至表明，常规使用沙美特罗降低了 B16 基因座精氨酸纯合子患者恶化的风险。因此，β 受体中 B16 基因座基因变异在基因中的重要性是不确定的。然而，作为“个性化治疗”发展的一种方法，哮喘治疗的药物遗传学研究仍将是研究的主要焦点。

甲基黄嘌呤类药物

三种重要的甲基黄嘌呤类药物是茶碱、可可碱和咖啡因。它们主要来源于饮料（分别为茶、可可饮料和咖啡）。自从肾上腺素受体激动药用于急性哮喘、抗炎药用于慢性哮喘以来，茶碱治疗哮喘的重要性逐渐减弱，表明吸入性肾上腺素受体激动剂对于急性哮喘和用于慢性哮喘的吸入性抗炎剂的功效更大。茶碱使用下降主要因为包括其毒性（恶心、呕吐、震颤、心律不齐）以及由于其治疗指数的狭窄而需进行血清水平监测的要求。由于个体及药物相关的基线代谢差异，这种监测更为必要。

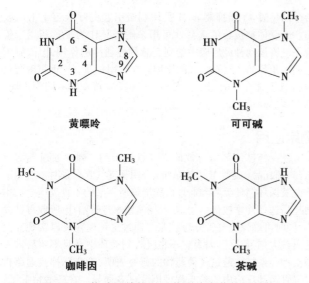

黄嘌呤　　　　　　　可可碱

咖啡因　　　　　　　茶碱

图 20-4　茶碱及其他甲基黄嘌呤类药物的结构

化学

茶碱也称 1,3-二甲基黄嘌呤,可可碱则是 3,7-二甲基黄嘌呤,咖啡因是 1,3,7-三甲基黄嘌呤(图 20-4)。最常用于治疗的茶碱制剂是氨茶碱,氨茶碱是一种茶碱-乙二胺复合物。合成的茶碱类似物二羟丙茶碱比茶碱作用弱且维持时间短。茶碱的临床应用将在下面讨论。代谢产物部分为脱甲基黄嘌呤(而不是尿酸)由尿排泄。

作用机制

甲基黄嘌呤具有若干可能作用机制,但都不十分明确。离体实验高浓度可抑制磷酸二酯酶家族的若干成员,从而增加细胞内 cAMP 的浓度,并且在一些组织中增加 cGMP(图 20-2)。cAMP 具有大量细胞功能包括但不局限于以下这些功能:刺激心功能、松弛平滑肌、降低特定细胞的免疫和炎症活性。

在已发现的磷酸二酯酶的各种亚型中,PDE3 抑制似乎与松弛气道平滑肌关系最为密切;抑制 PDE4 可抑制细胞因子和趋化因子的释放,这又导致免疫细胞迁移和活化的降低。这种抗炎作用剂量往往低于引起支气管扩张所需剂量。

为了在保持治疗功效的同时降低毒性,PDE4 的选择性抑制剂已被开发出来。临床试验后很多已被放弃,因为引起恶心、头痛和腹泻的毒性剂量已达到亚治疗水平。但其中罗氟司特已被 FDA 批准用于 COPD 治疗,尽管不是哮喘。

另一个可能的机制是抑制细胞表面的腺苷受体。这些受体调节腺苷酸环化酶的活性,引起离体呼吸道平滑肌的收缩和呼吸道肥大细胞释放组胺。黄嘌呤衍生物在不受腺苷的拮抗作用(如恩丙茶碱)时可能可以有效抑制哮喘患者的支气管收缩。

一些研究表明茶碱的作用是由于另外一个作用机制:促进组蛋白脱乙酰化。核心组蛋白的乙酰化是炎症基因转录激活所必需的。皮质类固醇至少部分是通过使炎症基因转录区的组蛋白脱乙酰化,这一作用可被低剂量的茶碱增强。从这一相互作用可推测低剂量的茶碱治疗将增强皮质类固醇疗效,并且一些临床试验的确支持茶碱治疗可恢复吸烟的哮喘患者以及患有一些类型的 COPD 的患者对皮质类固醇的反应性。

药效学

甲基黄嘌呤类药物可以作用于中枢神经系统、肾脏、心脏、骨骼肌和平滑肌。其中,茶碱对平滑肌的选择性最高,而咖啡因对中枢神经系统的作用最明显。

A. 中枢神经系统作用

低、中剂量的甲基黄嘌呤尤其是咖啡因,引起温和的皮层兴奋,提高警觉和延迟疲劳。在敏感的个体,如每杯饮料中含咖啡因 100mg,就足以引起紧张、失眠以及哮喘患者的支气管轻度舒张。更有效的支气管舒张作用所需的甲基黄嘌呤类药物的剂量更大,这常可导致一些患者紧张和震颤。很高的剂量,源自意外或自杀的药物过量,可导致延髓兴奋、惊厥甚至可能导致死亡。

B. 心血管系统

甲基黄嘌呤类药物可以引起心脏的正性频率和正性肌力作用。低剂量($>10\mu mol/L$)是通过抑制突触前的腺苷受体引起儿茶酚胺释放增加;更高剂量(大于 $10\mu mol/L$,2mg/L)时,抑制磷酸二酯酶和升高 cAMP 的浓度,增加钙内流;高剂量($>100\mu mol/L$)时肌浆网释放钙功能受损。

这一心血管效应的临床表现因人而异。饮用常量的咖啡和其他甲基黄嘌呤类饮料通常产生轻微的心动过速,心输出量增加,外周血管阻力,血压升高轻度升高。可能与儿茶酚胺释放有关。在敏感的个体,几杯咖啡即可引起心律失常。大剂量可以松弛血管平滑肌但收缩脑内的血管。

在某些特定情况下甲基黄嘌呤类可以降低血液黏度并改善血流。这些作用的机制尚未阐明,但这种作用可试用于己酮可可碱治疗间歇性跛行。己酮可可碱是二甲基黄嘌呤,但无证据表明此项治疗比运动更具优越性。

C. 胃肠道作用

黄嘌呤类刺激胃酸和消化酶的分泌。甚至去咖啡因的咖啡也具有很强的刺激分泌作用。这意味着咖啡中主要的促分泌素不是咖啡因。

D. 肾脏作用

甲基黄嘌呤类,特别是茶碱类有弱的利尿作用。这种作用与增加肾小球滤过率和减少肾小管对钠的重吸收有关。但其利尿作用无治疗价值。

E. 平滑肌作用

甲基黄嘌呤类的支气管舒张作用是主要的哮喘治疗作用。无耐受性,但其对中枢神经系统的不良反应限制了剂量(下文)。在一定浓度下,除作用于呼吸道平滑肌外,还可以抑制抗原诱导的肺组织释放组胺;对黏液纤毛转运作用尚未阐明。

F. 骨骼肌作用

甲基黄嘌呤的呼吸系统治疗作用不只限于呼吸道。在离体,它可以加强骨骼肌收缩。在慢性阻塞性肺部疾病的患者,可以改善膈肌的收缩性,消除膈肌疲劳。茶碱对膈肌有作用而对呼吸中枢无作用,这可以解释其改善低氧血症和呼吸困难甚至不可逆性呼吸道阻塞的患者的通气反应的能力。

临床应用

甲基黄嘌呤类中,茶碱是最有效的支气管舒张药,重复使用可以减轻急性哮喘的气流受限症状,也可以减轻慢性哮喘的症状,有利于工作和学习。茶碱轻度溶于水,所以服用的是含茶碱量不同的茶碱盐。大部分的制剂在胃肠道吸收良好,但直肠栓剂的吸收不稳定。许多持续释放的制剂能维持茶碱治疗血浓度达12小时或更长(可用制剂部分)。这些制剂的优越性在于减少服药次数,减少血药浓度的波动。在很多情况下,较适用于夜间支气管痉挛的治疗。

因为茶碱的安全范围很窄,治疗浓度与中毒浓度取决于其血药浓度,所以只有在可以监测血药浓度的条件下才能使用。血药浓度在5~20mg/L范围内肺功能可以得到改善。有些患者在血药浓度达到15mg/L即开始出现畏食、恶心、呕吐、腹部不适、头痛和焦虑。当血药浓度大于20mg/L,这些症状更常见。高血浓度(>40mg/L)可以引起惊厥或心律失常;可无胃肠道或神经系统的先兆症状。

茶碱的血浆清除率变化很大。因为茶碱经肝代谢,所以常规浓度即可导致肝脏疾病患者产生中毒。相反,吸烟或饮食可诱导肝药酶使清除率增加。正常成人平均血浆清除率是0.69ml/(kg·min)。儿童较成人消除快为1~1.5ml/(kg·min)。新生儿和婴儿的血浆清除速度最慢。按上述因素校正维持量后,血药浓度仍变化很大。

单用维持治疗或与吸入性皮质类固醇联用时茶碱可改善哮喘的长期控制。茶碱价格便宜且可口服。然而,使用时偶尔也需要测量血药浓度;常见轻微的副作用(尤其是失眠);过量可导致严重中毒甚至死亡。茶碱口服速释制剂常用量为3~4mg/kg,每6小时一次。1~2日内茶碱剂量改变可以导致新的平衡血药浓度。因此,应每隔2~3缓慢增加其剂量,直到达到治疗药物血浆浓度(10~20mg/L)或直到副作用发生为止。

由于更有效的支气管扩张剂(β₂-选择性肾上腺素能激动剂)和更有效的抗炎药(ICS)的开发,同时副作用较少,导致茶碱临床使用的下降。通常,茶碱很少用作单一疗法,通常在其他药物(主要是ICS)治疗不足时用作附加治疗手段。

抗胆碱药

阿托品是当印度人用曼陀罗叶作为支气管舒张药治疗哮喘时发现的,是一种作用于节后毒蕈碱受体(M受体)的有效乙酰胆碱竞争性抑制剂。随着实验动物支气管痉挛反应中迷走神经的重要性的发现,人们对M受体拮抗剂潜在价值的兴趣不断增加,并且开发了异丙托铵。它是一种阿托品类似物,在气雾剂给药后几乎不吸收,因此相对没有全身性阿托品样作用。

作用机制

M受体拮抗药竞争性地抑制乙酰胆碱对M受体的兴奋作用(第8章)。在呼吸道,乙酰胆碱从迷走神经末梢释放,M受体拮抗药能有效地阻断呼吸道平滑肌的收缩,阻断迷走神经支配的黏液分泌(图20-5)。这些拮抗药在高浓度甚至高于最大治疗剂量时,才能抑制非M受体刺激引起的呼吸道平滑肌收缩。M受体拮抗药的选择性可用来解释其作为工具药用于检验支气管运动神经反应中的副交感神经通路的作用,但限制了它们对于预防支气管痉挛的应用。在常用剂量,抗M胆碱药只抑制M受体介导的那部分反应,这种反应随刺激不同而不同,且个体差异很大。

临床应用

M受体拮抗剂是有效的支气管扩张剂。即使通过气溶胶给药,阿托品(典型M受体拮抗剂)用于支气管扩张时依然受限于血液循环循环吸收和通过血脑屏障所带来的不良反应。选用阿托品选择性季铵衍生物,异丙托溴铵来进行治疗,吸收毒性较小,同时可确保支气管充分扩张。通过这种途径可以实现异丙托溴铵大剂量给药,因为它不易吸收到循环中并且不容易进入中枢神经系统。通过这种药物的研究表明,副交感神经通路在支气管运动反应中的参与程度因受试者而异。在一些情况下,支气管收缩被有效抑制;而有些患者仅见轻度效应。较高剂量的M受体拮抗剂在这些患者中应用失败表明,其很可能涉及除副交感神经反射途径之外的其他机制。

对于服用抗M胆碱药但作用甚微的个体,抗M胆碱药的支气管舒张作用和部分抑制支气管收缩作用仍具有潜在的临床应用价值,可用于吸入β受体激动药不能耐受的患者。抗M胆碱药通常解除支气管痉挛的作用较β受体激动药物弱,异丙阿托品与沙丁醇胺合用可增加急性严重哮喘的支气管舒张作用。

异丙托溴铵至少对部分气道受限可逆的COPD患者有效。更长效的选择性抗胆碱药噻托溴铵可用于治疗COPD。它与M₁、M₂和M₃受体的亲和力都相同,但可迅速与传出神经末梢上的M₂受体分离。这意味着噻托溴铵不能抑制M₂受体介导的乙酰胆碱释放,并表现出一定程度的选择性。噻托溴铵也可吸入给药,单剂量(18μg)的作用可维持24小时,而吸入400μg的阿地溴铵(aclidinium)也具有12小时的作用持续时间,可每天服用两次。噻托溴铵的每日吸入不仅可以改善COPD患者的肺功能,还可降低病情加重的频率。两种药物均未被批准用于哮喘的维持治疗,但是最近已经显示添加噻托溴铵与仅在ICS治疗中不充分控制的哮喘患者中添加长效β激动剂的效果相同。

皮质类固醇

作用机制

长期以来,皮质类固醇(特别是糖皮质激素)已被用于治疗哮喘,并推测其作用可能是通过抑制炎症性细胞因子的生成而产生广泛的抗炎作用(第39章)。他们不直接松弛气道平滑肌,但如果定期服用,可减少支气管高反应性并减少哮喘恶化的频率。它们对气道阻塞的影响部分是由于其在支气管黏膜中的收缩血管的收缩及其对α受体激动剂作用的增强作用,但是其最重要的作用是抑制淋巴细胞,嗜酸性粒细胞和肥大细胞激活。自20世纪50年代以来,已经注意到糖皮质激素治疗对严重哮喘患者益处明显。令人遗憾的是,系统性糖皮质激素治疗有许多严重毒性,特别是比如慢性疾病如哮喘所必需的反复给药时。因此,20世纪70年代开发出吸入型倍氯米松作为局部活动性

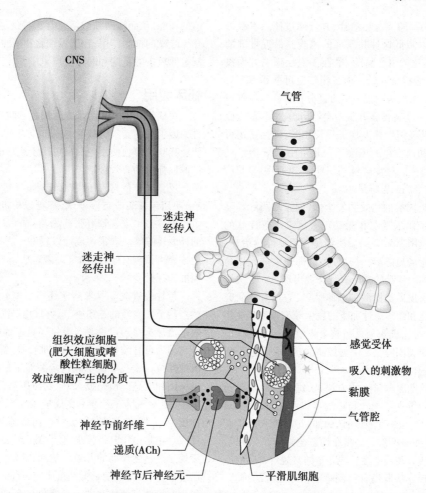

图 20-5　对吸入刺激剂的反应机制。显微镜气道模式图显示了支气管壁迷走神经末梢和邻近管腔的截面图。迷走神经的传入通路直达中枢神经系统,传出通路从中枢神经系统至传出神经节。节后神经纤维释放乙酰胆碱(Ach)与气道平滑肌 M 受体结合。吸入物可通过几个可能机制引起支气管收缩。第一,可导致肥大细胞释放介质;第二,可刺激传入神经受体导致支气管收缩反射或释放速激肽类(如 P 物质)直接导致平滑肌收缩

糖皮质激素制剂,这是一个里程碑式的突破。它能将高剂量的糖皮质激素输送到目标组织——支气管黏膜,而全身循环几乎没有吸收。ICS 的发展改变了除了轻度,间歇性哮喘之外的所有治疗,均可以通过单独使用沙丁胺醇来"控制"。

临床应用

皮质类固醇的临床应用一致表明其可改善哮喘控制的各个方面,包括症状的严重程度,气道管径的测量,支气管反应性,急性加重的频率和生活质量。因为长期应用产生严重的不良反应,一般口服和注射皮质类固醇用于较紧急的情况,即用于支气管舒张药不能改善的患者或维持治疗时症状恶化的患者。定期或控制疗法可用皮质类固醇气雾剂。

皮质类固醇的临床应用一致表明其可改善哮喘控制的各个方面,包括症状的严重程度,气道管径的测量,支气管反应性,急性加重的频率和生活质量。急性加重的频率和生活质量。因为长期应用产生严重的不良反应,一般口服和注射皮质类固醇用于较紧急的情况,即用于支气管舒张药不能改善的患者或维持治疗时症状恶化的患者。除了受影响最严重的个人外,ICS 仍

然是保持的常规或"控制"治疗手段。

急性治疗通常每天口服 30~60mg 泼尼松或静脉注射 1mg/kg 甲泼尼龙,每 6~12 小时开始一次;气道阻塞改善后,剂量降低。在大多数患者中,全身皮质类固醇治疗可在 5~10 天内停药,但在其他患者中,随着剂量降低到较低水平,症状可能恶化。

气雾剂吸入是减少皮质类固醇全身不良反应的最有效途径。倍氯米松(beclomethasone)、布地奈德(budesonide)、环索奈德(ciclesonide)、氟尼缩松 flunisolide)、氟地松(fluticasone)和曲安奈德(triamcinolone)等糖皮质激素的出现使这些皮质类固醇经呼吸道吸入而吸收入血最少。平均每日两次倍氯米松(400μg/d)相当于口服泼尼松每日 10~15mg 的哮喘控制剂量,可减少全身作用。用吸入代替口服时应逐渐缓慢减少口服剂量,可以避免产生急性肾上腺功能不全。长期应用标准剂量泼尼松的患者,需要更高剂量才能有效,需每日服用高剂量氟地松和环索奈德才能有效地减掉长期应用的泼尼松。尽管吸入高剂量皮质类固醇也可以引起肾上腺抑制,长期吸入产生全身毒性的危险与其替代的口服疗法相比可以忽略。

吸入性局部皮质类固醇引起的特殊问题是口咽念珠菌感

染。这可以容易地用局部的克霉唑治疗，并且通过使患者在每次吸入治疗后漱口可以降低这种并发症的风险。最近批准的 ICS 是由支气管酯酶活化的 ICS 前药，尽管在治疗哮喘方面没有更多的效果，但念珠菌感染降低。声音嘶哑也可能是 ICS 对声带的局部作用所致。虽然吸入剂量的大部分存放在口咽部或被吞咽，但是吸入的皮质类固醇在肝脏中会经历首次代谢，因此在成人中未见显著的其他短期并发症。尽管如此，慢性使用可能会增加骨质疏松症和白内障的风险。在儿童中，ICS 治疗已显示在治疗的第一年将生长速度降低约 1 厘米，但不影响其后的生长率，因此对成年身高的影响最小。

鉴于吸入性皮质类固醇的功效和安全性，国家和国际哮喘管理指南均推荐其用于偶尔吸入 β 激动剂不足以缓解症状的患者。这一疗法持续应用 10～12 周后决定是否需要继续治疗。吸入性皮质类固醇不能治愈哮喘。一些患者，即使大剂量用药达 2 年或更长停药几周后哮喘的临床表现又会出现。一个关于哮喘儿童早期持续吸入皮质类固醇的前瞻性、安慰剂对照研究表明，哮喘症状、肺功能和哮喘急性加重的发生频率在治疗 2 年后都有很大改善，但试验完成 3 个月后整个哮喘控制与治疗前差别不大。吸入性皮质类固醇仅是一类控制症状的药。它们不具治愈性，仅在服用时有效。

另一种降低 ICS 长期服药风险的方法是，每天的两次给药仅在哮喘症状发作的间歇期给予。当哮喘症状恶化时，每次单独吸入 ICS，或吸入短效 β-激动缓解剂（例如：每次吸入沙丁胺醇后吸入倍氯米松）或每日两次高剂量布地奈德持续 5～10 天，倍氯米松已被发现与成人和轻中度哮喘儿童的常规日常治疗一样有效。尽管这些治疗方法既没有得到哮喘指导原则的推荐，也没有得到 FDA 批准。

色甘酸钠和奈多罗米

色甘酸钠（色甘酸二钠）和奈多罗米钠曾经在历史上广泛用于哮喘治疗，特别是儿童，但现在已被其他疗法所取代。两者都具有低溶解性，从胃肠道吸收不良，并且必须作为微细粉末或微细悬浮液吸入。这些药物对气道平滑肌张力无影响，在逆转哮喘支气管痉挛方面无效，但能有效抑制抗原和运动性哮喘。

色甘酸钠

奈多罗米钠

作用机制

色甘酸钠和奈多罗米钠被认为有改变细胞膜中延迟性氯通道的功能，从而抑制细胞活化。这种气道神经的作用被认为可介导咳嗽的抑制作用；在肥大细胞和嗜酸性粒细胞上，药物可抑制抗原攻击的早期和晚期反应。

临床应用

短期临床试验表明预先服用色甘酸或奈多罗米可以预防各种原因引起的支气管收缩，如：抗原吸入、运动、二氧化硫及各种职业哮喘。单独使用色甘酸可用于运动前和不可避免的暴露于抗原前症状的有效缓解。

反复发作的哮喘患者有规律的（每日 2～4 次，每次 2～4 喷）服用色甘酸或奈多罗米，都可以中度但足以减轻症状的严重程度并减少支气管舒张药物治疗的需要。一般说来，对年轻的外源性哮喘患者很可能疗效较好。这些药物不如 ICS 那么有效或者可预测有效，而确定患者是否应答的唯一方法是通过 4 周的治疗试验。

色甘酸或奈多罗米溶液还可以减轻过敏性鼻结膜炎的症状。甚至在高峰的花粉季节，每日用鼻喷雾或滴眼几次，可以有效地治疗 75% 过敏性鼻炎及结膜炎患者。

因为色甘酸和奈多罗米很难吸收，所以不良反应少，只限于沉淀部位。这些不良反应包括喉部刺激症状、咳嗽、口干；极少见胸闷和喘息。预先吸入 $β_2$ 受体激动药可以预防这些不良反应中的一些症状，严重不良反应少见。约 2% 的患者发生可逆性皮炎、心肌炎、胃肠炎、极少数出现肺部嗜酸细胞浸润和过敏反应。正是由于其毒性少，色甘酸已广泛用于儿童，尤其是那些正处于迅速生长期的儿童。然而，其治疗儿童哮喘的应用最近已经减少，因为即使是低剂量皮质类固醇也拥有更好的疗效，并可由非甾体类药物及白三烯抑制剂所替代（下文）。

白三烯通路抑制药

由于白三烯参与许多炎性疾病（第 18 章）和过敏反应的证据，用于阻断其与受体结合或相互作用的药物正在努力开发。白三烯由 5-脂氧酶对花生四烯酸的作用产生，并由气道中的多种炎性细胞合成，包括嗜酸性粒细胞，肥大细胞，巨噬细胞和嗜碱性粒细胞。白三烯 B4（LTB4）是一种有效的嗜中性粒细胞趋化因子，LTC4 和 LTD4 在哮喘中发挥许多已知作用，包括支气管收缩，支气管反应性增加，黏膜水肿和黏液分泌过多。体外抗原致敏攻击人肺组织导致白细胞三烯的产生。哮喘志愿者吸入白三烯不仅导致支气管收缩，而且引起支气管反应性增加。

有两条途径可以阻断白三烯通路：抑制 5-脂氧合酶；抑制白三烯 D4 和靶组织上的受体结合从而抑制白三烯的合成。这两类药可以有效地抑制呼吸道对运动和抗原刺激而产生的反应，如 5-脂氧合酶抑制药齐留通（zileuton）、扎鲁司特（zafirlukast）、孟鲁司特（montelukast）和 LTD4 受体拮抗药（图 20-6）。这些药物已经在临床试验中显示出改善哮喘控制和减少哮喘急性发作频率的作用。它们对症状，气道口径，支气管反应性和气道炎症的影响不如 ICS，但在减少恶化频率方面几乎一致。他们的主要优点是对于一些吸入治疗不佳的患者，尤其是儿童可以选择口服给药。孟鲁司特被批准用于 12 个月的儿童。

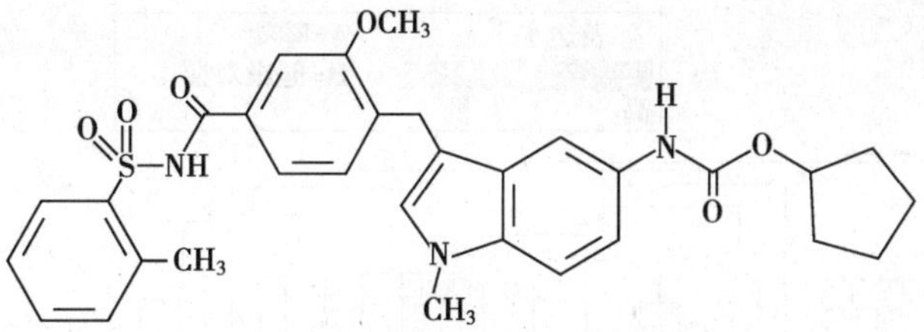

图 20-6 白三烯受体拮抗剂(扎鲁司特、孟鲁司特)和 5-脂氧合酶抑制剂(齐留通)的结构

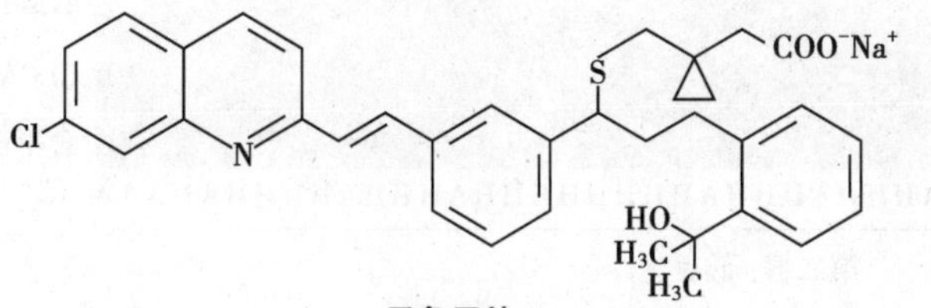

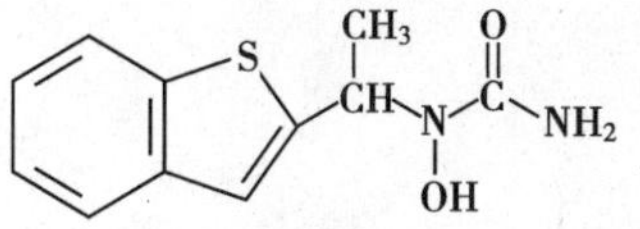

有些患者反应非常好,但在治疗试验前根据任何临床特征都预测不到其可能的疗效。齐留通缓释片已经在美国允许使用,口服,每日 2 次,每次 1 200mg;扎鲁司特,口服 20mg,每日 2 次;孟鲁司特,成人剂量为 10mg,儿童剂量为 4mg,每日 1 次。

白三烯抑制药的实验证明了白三烯在阿司匹林诱发哮喘中起重要作用。早已知道 5%~10% 的哮喘患者对阿司匹林特别敏感。因此,甚至是很小剂量的阿司匹林也可以引起支气管痉挛和全身释放组胺的症状,如,脸红和腹部痉挛性疼痛。阿司匹林的这种反应可以由任何非甾体类抗炎药产生,与阿司匹林或其代谢物致敏无关,是由于前列腺素合成酶受抑制而产生,从前列腺素的花生四稀酸代谢转化到白三烯途径,特别是对于附着于循环中性粒细胞的血小板。白三烯通路抑制药明显减轻对阿司匹林的反应以及改善哮喘控制整体情况为此观点提供有力的证据。

在上述药品种,齐留通由于其偶尔可致肝毒性损害而使用最少。白三烯受体拮抗药几乎无毒性。变应性肉芽肿性脉管炎综合征(全身性血管炎伴进展性哮喘、肺部浸润和嗜酸性细胞增多症)研究结果与上述结论是一致的,与扎鲁司特或孟鲁司特联用治疗此综合征可减少泼尼松的剂量。扎鲁司特和孟鲁司特中,后者更常用,很可能是因为孟鲁司特与饮食无关且每日只服用一次。

其他治疗哮喘的药物

抗 IgE 的单克隆抗体

治疗哮喘的最新进展是分子生物学方面 IgE 抗体的进展。从大鼠的一些单克隆抗体中筛选出一种抗 IgE 抗体,这种单克隆抗体的作用靶点是 IgE 与其在肥大细胞和其他炎症细胞上的

受体(Fcε-R1 和 Fcε-R2 受体)结合的部位。奥马佐单抗(一种抗 IgE 单克隆抗体)抑制 IgE 与肥大细胞结合,但不激活已经与这些细胞结合的 IgE,不刺激肥大细胞脱颗粒。它也抑制大鼠的 B 淋巴细胞 IgE 的合成。通过用人的蛋白质替代鼠的大部分氨基酸(除少部分氨基酸外)大鼠的抗体与人类的很类似,在人体不致敏。

哮喘患者应用奥马佐单抗 10 周后使血浆 IgE 降到不能测查的水平,显著减轻早期及晚期抗原引起的支气管痉挛反应。重复服用奥马佐单抗可减轻哮喘的严重程度,尤其是对那些因明确的环境抗原诱发因素引起的哮喘,减轻反复或季节性过敏性鼻炎发作患者的鼻和结膜症状。奥马佐单抗最重要的作用是减小哮喘急性加重的发生频率和严重程度,甚至同时减少使用皮质类固醇的需求。若干临床试验综合分析显示,它对有反复急性加重并非常需要皮质类固醇治疗且肺功能很差病史的患者的疗效可能最佳。相似的,奥马佐单抗防治的急性加重是其最重要的功能,奥马佐单抗治疗使急性加重患者的住院率降低了 88%。这些优势表明患有以频繁急性加重为特征的严重疾病的患者的高医疗费是合理的。

对于城市儿童和青少年哮喘,在基于指导原则的标准治疗中增加奥马珠单抗,已证实可显著改善整体哮喘控制,减少对其他药物的需求,并几乎消除因病毒性呼吸道感染引发哮喘恶化的季节性峰值。最后,意想不到的发现可能会促进 IgE 靶向治疗的进一步发展。还有证据表明奥马珠单抗治疗慢性荨麻疹(该药已被批准)和花生过敏有效。

未来的可能疗法

具有讽刺意味的是,ICS 对于大多数哮喘患者,特别是对具有过敏性哮喘的年轻成年人的治疗是有效的,这可能会延迟人们意识到"哮喘"中的一些特异的功能紊乱,其中许多对皮质类固醇治疗反应差。实际上人们早已认识到不同形式或亚型的哮喘的存在,正如使用修饰术语所暗示的那样,例如"外在的"与"内在的"、"阿司匹林敏感的"、"成年发病"、"类固醇依赖性"、"易发病"、"季节性"、"后病毒"和"肥胖相关"来描述特定患者的哮喘。基于对多种临床,生理和实验室特征(包括血液和痰液炎症细胞评估分析)的聚类分析,人们更严格地描述了哮喘表型,已经鉴定出多达五种不同的哮喘表型。这种方法提出的关键问题是表型是否对现有的哮喘治疗有不同的反应。

对于存在不同哮喘表型的最有说服力的证据是哮喘和健康受试者气道上皮基因表达模式差异的证明(图 20-7)。与健康对照相比,一半哮喘受试者通过 IL-13(Th2 淋巴细胞的特征性细胞因子)过表达上调了气道上皮细胞中的三种基因。这些基因表达蛋白质骨膜素,CLCA1 和 serpinB2。另一半的患者没有,有一些(但不是全部)具有气道上皮细胞基因表达的特征,表明暴露于 IL-17。这些发现表明,基本上不同的病理生理机制可能是哮喘临床表现的基础,即使是轻度形式的疾病患者。被 IL-13 上调的基因过度表达的参与者被称为具有哮喘的"Th2 分子表型"(或"内含型")。没有过表达这些基因的其他受试者被描述为具有"非 Th2 分子表型"。Th2 型哮喘受试者痰和血液嗜酸性粒细胞增多,皮肤试验结果阳性,IgE 水平更高同时某些黏蛋白基因的表达较多,但两组之间存在重叠。尽管两组患者经沙丁

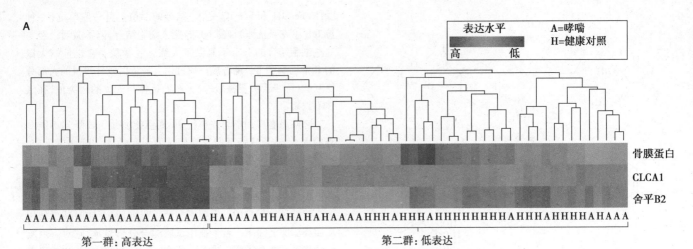

A

第一群: 高表达 第二群: 低表达

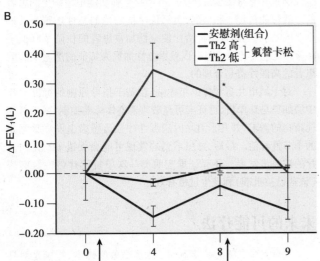

B

图 20-7 根据骨髓基质细胞、氯化物通道调节物 1(CLCA1)和丝氨酸蛋白酶抑制剂 B2 在支气管上皮细胞中的表达进行聚类分析。第 1 组包括所有这些基因高表达且患有哮喘的受试者(**A**;n=22)。这些被称为高 Th2 型哮喘,因为已知三种基因在上皮细胞中被 Th2 细胞因子 IL-13 所上调。第 2 组包括具有较低表达水平的所有受试者,并且包含所有健康对照受试者(H;n=28),大约一半的哮喘受试者(n=20)现在称为低 Th2 型哮喘;(**B**)高 Th2 型和低 Th2 型哮喘受试者对吸入类固醇和安慰剂在随机对照试验中的反应。FEV_1 在基线(第 0 周),第 4 和第 8 周每天使用氟替卡松(500μg 每天两次)和氟替卡松停药后 1 周(第 9 周)进行测量

胺醇治疗后 FEV1 均有改善,但 ICS 治疗 6 周的疗效差异较大;FEV_1 仅在 Th2 型受试者中有所改善。这些调查结果一直保持到当前,如果这些调查结果是有效的,那么其造成的影响深远,这意味着也许多达一半的轻度中度哮喘患者对吸入性皮质类固醇治疗没有反应。严重"类固醇耐药"哮喘中非吸入性皮质固醇应答者的比例可能高得多。

目前的研究重点是进一步探索哮喘的分子表型,并为每组患者寻找有效的治疗方法。在具有中度重度哮喘的患者中测试研究性 IL-13 受体拮抗剂 lebrikizumab。虽然其作用在整个研究中的影响不显著,但是当研究者根据骨膜素血清水平("Th2 分子表型"中上调的基因之一)对受试者进行分层时,发现具有高水平的骨膜素患者应用该药物有效,但较低水平的患者无效。

多中心试验中正在分析其诱导的痰样品中嗜酸性粒细胞数和 Th2 依赖性基因的表达,同时开展了以 Th2 或非 Th2 为特征的哮喘患者 ICS 与噻托溴铵的前瞻性双盲安慰剂对照试验。希望借此为患者确定一种或其他药物联合的最佳治疗手段。

科学描述哮喘免疫发病机制的进展促进了许多针对不同部位免疫级联新疗法的发展。这些疗法包括针对细胞因子(IL-4,IL-5,IL-13)的单克隆抗体,细胞黏附分子的拮抗剂,蛋白酶抑制剂,旨在将 CD_4 淋巴细胞从 Th2 转移到 Th1 表型的免疫调节剂,或针对特定抗原的 Th2 淋巴细胞亚群的选择性抑制剂。与 IL-13 受体拮抗剂的发展一样,鉴定最有可能从治疗中获益的哮喘亚组可能最终预示着个性化哮喘治疗的真正出现。

■ 哮喘治疗药物的临床药理学

哮喘被认为是一种跨过两个时间域的疾病。在现在这个时间域中,值得注意的是它所导致的症状——咳嗽,夜间觉醒和气促从而不能运动或追求自己渴望的活动。轻型哮喘只需偶尔吸

入支气管舒张药即可缓解。对于重型哮喘，需要用长期控制药如吸入性皮质类固醇治疗才能减轻症状、恢复功能。哮喘的第二个时间域是它带来的未来疾病风险如急性加重或肺功能的进展性丧失。患者长期吸入 β_2 受体激动药基本可控制症状和维持功能并不意味着未来疾病的风险也控制住了。实际上，每月使用两种或多种吸入性 β 激动药标志着哮喘致死率风险的增加。

对这两个时间域哮喘的严重程度评价和疗法调整是不同的。对于哮喘现阶段的症状是否缓解，关键看症状的发生频率和严重程度、缓解症状所需使用吸入性 β_2 激动药的频率以及夜间觉醒的频率和运动能力的强弱。评估未来急性加重的风险是很难的。一般来说，症状控制现在较差的患者以后发生急性加重的风险增加，但是部分患者似乎没有意识到他们潜在的气流阻塞的严重性（有时被叫做感觉迟钝），这种严重性可通过呼吸量测定法测定肺功能来鉴定。第一秒内的用力呼气量（FEV_1）的减少与哮喘发作的风险增加有关。不稳定的肺功能（FEV_1 在一次次就诊中随着支气管舒张药的使用发生较大变化）、极端支气管反应性、痰中含有多量嗜酸性粒细胞或呼出气中含有大量一氧化氮。对这些特征的评估可以鉴定患者是否需要增强治疗力度以防止急性加重的发生。

支气管舒张药

沙丁胺醇是一种生效快、安全和廉价的支气管舒张药。偶发的哮喘患者只需在需要时吸入 β 受体激动药（沙丁醇胺）。如果症状表明需要每周采用这种疗法 2 次以上，或每月发生 2 次以上的夜间发作症状，或者是 FEV_1 小于 80% 的预计值，这时需要加强治疗。最好是吸入低剂量的皮质类固醇，尽管也可用白三烯受体拮抗药或色甘酸治疗。茶碱现在大部分用于吸入性抗炎药与 β2 受体激动药合用规律治疗哮喘但症状控制不佳的患者。如果增加茶碱后仍不能改善症状或不良反应严重，检查茶碱的血药浓度确定其是否在治疗范围内（10～20mg/L）是很重要的。

一个对于轻度哮喘患者的重要警示是，尽管期严重的危及生命的发作风险低于重度哮喘患者，但并不是零。所有患有哮喘的患者应以简化手段为指导，应付严重突发的哮喘发作：在 1 小时内每 20 分钟最多喷 4 次沙丁胺醇。如果在最初连续使用喷剂四次无显著改善，应在前往急诊科途中给予额外治疗或更高级别的护理。

M 胆碱受体拮抗药

吸入型 M 胆碱受体拮抗药迄今已在哮喘治疗方面获得了有限的地位。短效剂（例如异丙托溴铵）对基线气道阻力的影响几乎与拟交感神经药物一样，但不超过拟兴奋剂药物。因此它们主要用于不适合 β_2-肾上腺素激动剂患者的替代疗法。已被证明仅在紧急护理患者出现严重气道阻塞时，才给予全身剂量的抗胆碱和拟交感神经药物改善气道阻力。

尽管除了吸入性皮质类固醇外，噻托溴铵与长效 β_2 激动剂同样有效，但长效抗胆碱药噻托溴铵和阿地溴铵尚未获得其哮喘治疗地位。作为 COPD 的治疗方法，这些药物可以

通过扩张支气管来改善其功能，并通过未知机制来减少恶化概率。

虽然认为抗 M 胆碱药减少呼吸道分泌，在动物对呼吸道黏膜下腺体液体分泌的直接测量认为，阿托品只轻度减少分泌，但却可以防止由迷走神经刺激而产生的过度分泌。此类药物不引起黏液浓稠。

皮质类固醇

如果用支气管舒张药治疗后，哮喘症状还经常发生或较严重的气道受限持续存在，则应开始吸入皮质类固醇。症状严重或气流受限严重（如 $FEV_1<50\%$ 预计值）的患者，应在原始治疗的基础上联用吸入性或口服皮质类固醇（如 30mg/d）。一旦症状改善，常在 7～10 日后，停止口服或将剂量减到能够控制症状的最小剂量。

吸入性皮质类固醇治疗的一个问题是患者的依从性。处方更新方面的分析显示，只有少部分患者规律服用皮质类固醇。这可能是对长期口服皮质类固醇疗法的危害的强调或忽视了皮质类固醇与合成类固醇的区别导致的激素恐惧症的一个表现。合成类固醇被一些声名狼藉的运动员用来增强肌力。对皮质类固醇毒性的担心使得采用该疗法后症状有所改善的患者不愿继续使用皮质类固醇，而这时应该继续使用它才能防止哮喘发作。这种现象可以解释人们对报道的兴趣即指导患有轻度但持续发作的哮喘患者在症状恶化时每日服用两次吸入性皮质类固醇可有效维持肺功能和预防哮喘发作。

哮喘更为严重的患者，其症状用标准剂量的吸入性糖皮质激素仍不足以控制，可考虑两种选择：将吸入皮质类固醇的剂量加倍或与另一种药物联合。加入茶碱或白三烯受体拮抗剂适度增加哮喘控制，但通过加入长效吸入 β_2 受体激动剂（LABA，如沙美特罗或福莫特罗）可提供更大益处。许多研究表明，这种联合治疗比将吸入性皮质类固醇的剂量加倍以改善哮喘控制更有效。单次吸入皮质类固醇和 LABA 的组合现在通常以固定剂量组合［例如：氟替卡松和沙美特罗（Advair）；布地奈德和福莫特罗（Symbicort）；以及莫米他宁和福莫特罗（Dulera）］来获得。福莫特罗的快速起效促使新型使用吸入性皮质类固醇与该长效 β_2 激动剂的联合用药。几项研究证实，每天 2 次，需要时吸入布地奈德和福莫特罗与每天吸入四倍或更高剂量的布地奈德且只用沙丁胺醇缓解症状相比，预防哮喘加重同样有效。使用这种灵活的剂量策略在欧洲很普遍，但在美国并未被批准。

经统计发现，使用长效 β 激动剂，甚至在与吸入性皮质类固醇联合使用时，会使致命或接近致命的哮喘发作风险增加，从而抵消了其益处。这一证据促使 FDA 发布"黑框"警告尤其是对于非洲裔美国人。FD 因认识到其在临床上有效而没有撤回这些药物。黑框警告对医生的主要影响是：①轻度至中度哮喘患者应单独用低剂量吸入皮质类固醇治疗，只有在哮喘治疗不好的情况下才考虑进行额外治疗；②如果患者哮喘控制不好，可能会出现罕见事件，哮喘死亡的风险可能增加，这时推荐的治疗方案是给予更高剂量的吸入性皮质类固醇，而不是添加长效 β 激动剂。

FDA 的警告到目前为止未对吸入性皮质类固醇与长效 β

受体激动药合用产生多少影响,很可能是因为这种联用具有许多优势。联合吸入剂方便,并可确保不是单一使用长效 β 受体激动药(不能防止哮喘的发作);可迅速、持续改善临床症状和肺功能,降低需要口服皮质类固醇治疗的急性加重的发生频率,如沙丁胺醇只用于缓解急性症状。

色甘酸和奈多罗米;白三烯受体拮抗药

口服的白三烯受体拮抗剂可作为患者症状发生时每周两次吸入皮质类固醇治疗的替代方法,或每月哮喘超过两次并从睡眠中醒来的患者。这一领域的哮喘治疗曾被色甘酸和奈多罗米所占领,但美国目前未上市。虽然上述两种治疗的疗效甚至都弱于低剂量吸入性皮质类固醇,但都避免了上述"激素恐惧症"的问题,并且常用于治疗儿童。

白三烯受体拮抗药尤其是孟鲁司特在初级护理医师处方中被广泛应用。该药易于口服,比吸入性皮质类固醇更常用。白三烯受体拮抗剂很少带来讨厌的副作用。由于担心 ICS 全身吸收可能的长期毒性,这种维持治疗被广泛用于治疗美国儿童,特别是那些同时发生可用孟鲁司特治疗的过敏性鼻炎症状的患者。

抗 IGE 单克隆抗体

单克隆人源化抗 IgE 抗体奥马珠单抗,适用于采用高剂量吸入性皮质类固醇加长效 β-激动剂联合治疗的慢性严重哮喘患者。奥马珠单抗可降低淋巴细胞,嗜酸粒细胞性支气管炎,减少口服和吸入皮质激素的所需剂量,以及降低哮喘发作频率及严重程度。它适用于被证实的 IgE 介导的过敏性患者[通过对常见过敏原进行阳性皮肤试验或放射性吸收试验(RAST)]和每周两次皮下注射可有效降低 IgE 水平的患者。

除了成本高之外,还有几个因素限制了奥马珠单抗的使用。首先,每 2~4 周必须给予皮下注射。尽管抗体已被人源化,但仍可能在 0.1%~0.2% 的患者使用该药物时引起过敏反应。因此,它不能自我给药,必须在可监控过敏反应的医生办公室或输液中心给药。此外,接受奥马珠单抗的患者必须在注射后一段时间内进行监测。即使如此,即使在以前安全接受该药物的患者中,注射后 24 小时也再次发生了过敏反应。最后,在临床试验中,与安慰剂组患者相比,接受奥马珠单抗的患者中恶性肿瘤发生轻度增加。

其他抗炎治疗方法

由于 5%~10% 的严重哮喘患者,通过标准疗法(包括高剂量吸入皮质激素治疗)仍难以控制病情,因此临床上对替代治疗的开发需求迫切。口服甲氨蝶呤或氯金化钠注射液的初步疗效尚未显现。虽然使用环孢素治疗似乎有些,但是这种药物的毒性使得其仅仅给其他免疫调节剂临床应用提供了希望。了解哮喘的免疫发病机制的最新进展可能允许鉴定哮喘的特异性表型,并鉴定其在特定患者中的重要的生物标志物。在这方面,哮喘可能受益于其他慢性炎性病症如类风湿性关节炎,强直性脊柱炎和炎性肠病治疗的快速进展。

急性哮喘的处理

住院患者急性哮喘的治疗需要仔细、持续的临床评估和反复客观测量肺功能。轻症发作,吸入 β 受体激动药与皮下注射肾上腺素疗效相当。上述两种治疗方法都比静脉注射氨茶碱(茶碱的一种可溶性盐)更有效。严重发作需吸入氧气,经常或持续吸入沙丁醇胺,用泼尼松或甲氢化泼尼松(0.5mg/kg,每 6 小时一次)进行系统治疗。甚至这种强化治疗仍不总是有效,必须密切监视患者是否有恶化的标志。不能忽视全身麻醉采用插管法进行机械通气,因为当患者发生呼吸衰竭时其可挽救患者生命。

预防的前景

发达国家哮喘的高患病率以及发展中国家哮喘发病率的快速增长需要有一种初级预防方法。曾经婴儿期严格的抗原屏蔽对哮喘的预防被认为有效,但现在已经被证明是无效的。实际上,在饲养有猫和狗等宠物的环境中长大似乎可以防止哮喘的形成。最好的希望似乎在于理解婴儿期的微生物暴露的机制,促进免疫反应的平衡发展,然后在早期婴幼儿免疫发育的关键时期,通过在肠道中给予无害的微生物(益生菌)或促进其生长的营养物(益生元)来模拟自然环境的暴露。

慢性阻塞性肺疾病的治疗

慢性阻塞性肺疾病(COPD)是以气流受限为特征,支气管舒张药治疗时仍不完全可逆的一种疾病。气流受限通常呈进展性,并被认为是有害微粒或气体引起的异常炎症反应的反映。这种状况大部分是长期吸烟的结果,但大约 15% 的病例可发生于非吸烟者。虽然 COPD 与哮喘不同,但一些相同的药物用于治疗。本节讨论在两种情况下有用的药物。

虽然哮喘和 COPD 都以呼吸道炎症、最大呼气量减少以及呼吸道狭窄的间歇急性加重为特征,很多时候都由病毒性呼吸道感染引起,但它们也有一些重要的区别。这些最重要的区别是:被感染的群体,呼吸道炎症的特点,气流阻塞的可逆性,对质类固醇治疗的反应性以及病程和预后。与哮喘相比,COPD 发生在年龄更大的患者,是与中性粒细胞而不是嗜酸性粒细胞有关的炎症性疾病,对大剂量吸入性皮质类固醇不敏感;与进展性、不可逆性肺功能逐渐丧失有关,尤其与长期吸烟关系密切。

尽管这些区别,哮喘和 COPD 的治疗方案是相似的,但是对 COPD 的治疗不如哮喘。对于急性症状的缓解,吸入短效 β 受体激动药如沙丁胺醇,抗胆碱药如异丙托溴铵或两者联用都是有效的。对有持续性运动性呼吸困难和活动受限的患者,可规律使用长效支气管舒张药,不管是长效 β 受体激动药还是长效抗胆碱药(如噻托溴铵)。对于有严重气流受阻或急性加重病史的患者,规律使用吸入性皮质类固醇可减少未来急性加重发生的概率。茶碱对 COPD 可能具有特定的作用,因为它可改善隔膜的收缩功能,因此改善通气量,但随着病情的进展需要长期的经鼻供氧。对病情急性加重处理的主要区别在于抗生素的使用,因为 COPD 的急性加重和哮喘相比更多是因为呼吸道的细菌感染。

摘要：哮喘治疗药物

亚类	作用机制	效应	临床应用	药动学,毒性
β 受体激动药				
• 沙丁胺醇	选择性 β₂ 激动药	快速、有效的舒张支气管	哮喘、慢性阻塞性肺病（COPD）,治疗急性哮喘性支气管痉挛的可供选择药物	雾化吸入剂可持续几小时,也可使用喷雾器和肠胃外给药 • 毒性:震颤、心动过速 • 过量:心律失常
• 沙美特罗	选择性 β₂ 受体激动药	初级预防,增强皮质类固醇的效应	哮喘预防	持续 12~24 小时 • 毒性:震颤、心动过速 • 过量:心律失常
• 奥西那灵、特布他林:与沙丁胺醇类似;特布他林可口服				
• 福莫特罗:与沙美特罗相似				
• 肾上腺素	非选择性 α 和 β 激动药	舒张支气管加上所有其他作用于心血管及其他系统的拟交感效应(第9章)	过敏、哮喘(第9章)极少用于哮喘(选择性 β₂ 激动药优先)	气雾剂、喷雾剂或肠胃外给药(第9章)
• 异丙肾上腺素	β₁ 和 β₂ 受体激动药	舒张支气管加上强大的心血管效应	哮喘,但优先选用选择性 β₂ 受体激动药	气雾剂、喷雾剂或肠胃外给药(第9章)
吸入性皮质类固醇				
• 氟替卡松	基因表达改变	减少炎症介质,强效预防哮喘急性加重	哮喘;COPD 辅助用药	气雾剂持续数小时 • 毒性:取决于喷雾剂的使用,可导致念珠菌感染或声带受损
• 倍氯米松、布地奈德、氟尼缩松;其他:与氟替卡松类似				
全身性皮质类固醇制剂				
• 泼尼松	同氟替卡松	同氟替卡松	哮喘,治疗 COPD 的辅助药物	口服作用持续时间 12~24 小时,毒性:多样的(第39章)
• 甲泼尼龙:和泼尼松一样为肠胃外给药				
肥大细胞和其他细胞的稳定药				
• 可玛林、奈多罗米	改变延迟氯通道功能,抑制炎症细胞激活	防止急性支气管痉挛	哮喘(其他给药途径用于眼睛、鼻和胃肠道过敏)	作用持续时间:6~8 小时 • 毒性:咳嗽,不被吸收因此毒性最小
甲基黄嘌呤类				
• 茶碱	尚不清楚磷酸二酯酶抑制剂;腺苷受体拮抗药	舒张血管、刺激心脏、骨骼肌肌力增大	哮喘,COPD	口服;作用持续时间 8~12 小时,但常采用延缓释放剂型 • 毒性:多(下文)
白三烯拮抗药				
• 孟鲁司特、扎鲁司特	拮抗白三烯 D₄ 受体	阻断气道对运动和抗原的刺激	预防哮喘,尤其适用于儿童和由阿司匹林引起的哮喘	口服作用持续几小时 • 毒性:最小
• 齐留通:抑制脂氧合酶,减少白三烯类合成				
IGE 抗体				
• 奥马佐单抗	人源性 IgE 抗体减少循环中的 IgE	减少哮喘的急性加重频率	上述药物不能有效控制的严重哮喘	肠胃外给药;作用持续 2~4 小时 • 毒性:注射部位反应(过敏极其罕见)

制剂

通用名	制剂	通用名	制剂
用于哮喘的拟交感神经药		莫美他松	仿制药, Asmanex Twisthaler, Elocon
沙丁胺醇	仿制药, Proventil, Ventolin	曲安奈德	曲安奈德气雾剂
沙丁胺醇/异丙托溴铵	可必特 Combivent, DuoNeb	**白三烯抑制药**	
福莫特罗喷雾剂	Brovana	孟鲁司特	仿制药, 顺尔宁
比托特罗	甲磺酸比托特罗吸入剂	扎鲁司特	仿制药, 顺尔宁
麻黄碱	仿制药	齐留通	Zyflo
肾上腺素	仿制药, Adrenalin	**磷酸二酯酶抑制药**	
福莫特罗	福莫特罗干粉吸入剂	氨茶碱（Aminophylline, 碱乙二胺, 79% 为茶碱）	仿制药
福莫特罗/布地奈德	Symbicort	罗氟司特	Daliresp
Indecaterol	Arcapta	茶碱	仿制药, 商品名 Elixophyllin, Slo-Phyllin, Uniphyl, Theo-Dur, Theo-24, 其他 ers
异丙肾上腺素	仿制药, 盐酸异丙肾上腺素		
左旋沙丁胺醇	Xenopex		
奥西那林	仿制药, 硫酸异丙喘宁	**其他甲基黄嘌呤**	
Olodaterol	Striverdi Respimat	二羟丙茶碱	Dilor, Dylix, Lufyllin
吡布特罗	吡布特罗	己酮可可碱(Pentoxifylline, 说明书记录仅用于治疗间歇性跛行)	仿制药, 巡能泰 Trental
沙美特罗	施立稳		
沙美特罗/氟替卡松复方制剂	氟替卡松和沙美特罗吸入剂	**用于哮喘的抗毒蕈碱类药**	
特布他林	仿制药, 硫酸特布他林	异丙托溴铵	仿制药, 异丙托溴铵气雾剂
维兰特罗/氟替卡松	Breo Ellipta	异丙托铵	Spiriva
糖皮质激素气雾剂（第 39 章）		阿地溴铵	Tudorza
倍氯米松	QVAR, Beclovent	**抗体**	
布地奈德	仿制药, Pulmicort	奥马佐单抗	Xolair
氟尼缩松	仿制药, AeroBid, Aerospan		
氟替卡松	仿制药, Flovent, Veramyst		

案例思考答案

　　这名患者的表现证明呼吸道感染对哮喘的不稳定作用,孩子父母对支气管扩张剂或类固醇吸入剂的"过度使用"表现出常见(和危险)的恐惧症。患者有呼吸衰竭即将发生的迹象,包括拒绝躺下、恐惧和心动过速,这不能归因于她使用了最小剂量的沙丁胺醇。立即要采取的重要措施是给予高通量氧,并通过雾化给予沙丁胺醇。推荐将异丙托溴铵(Atrovent)加入到雾化溶液中。皮质类固醇(0.5~1.0mg/kg 甲基泼尼松龙)应静脉滴注。还建议通知重症监护病房做好准备,以便及时转入,因为严重支气管痉挛伴疲倦的患者可能会迅速进入呼吸衰竭,导致插管困难。

　　幸运的是,大多数在医院急诊科治疗的患者预后良好。哮喘死亡率很低(在美国,2 000 万哮喘患者中,每年死亡人数不到 5 000 人),且发生时往往不在医院。假设这个患者恢复,她需要在出院之前调整用药。哮喘严重发作的最重要预测因素是其既往史。因此,这名患者需使用长效控制剂,特别是从吸入性皮质类固醇开始,并且需要指导其处理急性发作的措施。应尽可能简洁的建议她和她的父母,如果哮喘急性发作,她每 15 分钟可以吸入四次沙丁胺醇,但如果第一次治疗没有带来显著的缓解,她应该接下来在前往急诊科或紧急护理诊所的路上接着吸入四次。医生应给她使用泼尼松,并指导其在急性发作时服用 40~60mg。但是如果在沙丁胺醇吸入后仍有严重呼吸窘迫,则无需等待泼尼松起效而立即就医。哮喘是一种慢性疾病,良好的护理需要密切的后期观察并建立医患之间的合作伙伴关系以实现最佳控制。

（刘启兵 译　张殿增 校　邱培伦 审）

参考文献

　　扫描本书二维码获取完整参考文献。

中枢神经系统药理学导论

第21章

John A. Gray, MD, PhD & Roger A. Nicoll, MD

中枢神经系统药物是最早被人类发现的药物种类之一，直到现在还被广泛使用，包括用于治疗各种神经和精神类疾病、缓解疼痛、抑制恶心、呕吐、退热以及其他症状的药物。此外，许多中枢神经系统药物还可在无处方的药物使用，以提升安乐感。

由于此类药物的复杂性，多种中枢神经系统药物的作用机制并不十分清楚。然而，随着近十年来中枢神经系统药理方法学的飞速发展，使得研究药物对单个神经元，甚至突触中单个受体的作用成为可能，而在这些研究中获得的信息成为了中枢神经系统研究取得多项重大进展的基础。首先，已明确几乎所有具有中枢神经系统效应的药物均作用于调节突触传递的特定受体。极少数药物，如全身麻醉药和酒精，对细胞膜发挥非特异性的作用（尽管上述例外情况还未被完全接受），即便如此，此类非受体介导的作用也被证实会导致突触传递的变化。

其次，此类药物是最具价值的工具药之一，用于研究中枢神经系统的功能，范围从惊厥到长期记忆的形成机制。模拟天然递质的激动药（多数情况下比内源性物质的选择性更高）和拮抗药对此类研究都是非常有用的。

另外，通过揭示已知临床疗效药物的作用，为所治疗疾病的发病机制提供了最富有成效的假说。例如：抗精神病药对多巴胺受体作用的信息，为精神分裂症的重要病理生理学假说提供了依据。对多种 γ-氨基丁酸（GABA）受体激动药和拮抗药作用的研究，产生了与多种疾病的病理生理学有关的新颖概念，这些疾病包括焦虑症和癫痫等。

对中枢神经系统药物作用的全方位评价，需要对脑组织从基因到环路、再从环路到行为等多个层面的理解。本章主要是对中枢神经系统的功能组成及其突触递质进行介绍，这是理解后续章节中药物作用的基础。

中枢神经系统的组成

中枢神经系统（central nervous system，CNS）由脑和脊髓组成，负责整合感觉信息以及产生运动输出和其他行为，以保障成功地与环境互动相处并提高种群生存率。人脑约含有一千亿个有相互联系的神经元，它们被多种支持性的神经胶质细胞环绕。在整个中枢神经系统中，神经元或者聚集成簇形成核团，或者存在于分层结构中，如小脑和海马。上述成簇神经元内部或之间的联系形成环路，调节着流经中枢神经系统的信息。

神经元

神经元属于电兴奋细胞，通过电化学过程处理和传递信息。中枢神经系统中有多种类型的神经元，可按下列方式进行分类：功能、位置及其所释放的神经递质。典型的神经元具有胞体（或 soma）和特化的突起，称为树突和轴突（图 21-1）。树突形成了高度分支的复杂树突"树"，接受和整合来自其他神经元的输入信息，并将信息传递至胞体。轴突传递来自胞体的神经元传出信号，有时可跨越较长的距离。神经元可具有数百个树突，但是通常仅有 1 个轴突，尽管轴突可能在远端分支以便联系多个靶标。轴突末梢通过称为突触的特化接头与其他神经元联系，化学神经递质在此处释放，并与其他神经元上的受体相互作用。

神经胶质细胞

　　除神经元之外，还有大量非神经元的支持性细胞，即神经胶质细胞（neuroglia）或胶质细胞，在中枢神经系统中发挥多种重要功能。星形胶质细胞是脑中最丰富的胶质细胞，发挥自稳态支持作用，包括为神经元提供代谢营养和维持细胞外离子浓度。此外，星形胶质细胞的突起与神经元突触有密切联系，与突触中神经递质释放后的清除和再利用有关，人们已意识到其在神经传递调控中发挥着越来越重要的作用（下文）。

　　少突胶质细胞是中枢神经系统内包绕在投射神经元轴突上的细胞，形成髓鞘（图 21-1）。与外周神经元的施万细胞（Schwann cells）相似，由少突胶质细胞形成的髓鞘可使得轴突绝缘，还能加快信号传导的速度。少突胶质细胞损伤在多发性硬化症时发生，因此可作为发现药物的靶点。

　　小胶质细胞是中枢神经系统中骨髓来源的特化巨噬细胞，是脑中主要的免疫防御系统。这些细胞主动参与多种病理状态

下的神经炎症过程，包括神经退行性疾病。

血-脑屏障

　　血-脑屏障（blood-brain barrier，BBB）是将循环血液与细胞外液分隔的保护性功能屏障，限制包括药物在内的物质透过。通过存在于毛细血管内皮细胞与周围层状星形胶质细胞终足之间的紧密连接完成分隔。因此，要进入中枢神经系统，药物或者高度疏水，或者具有特定的转运体机制。例如：第二代抗组胺药造成的困倦更少，是因为它们被开发成为比上一代抗组胺药极性更大的药物，限制了其通过血-脑屏障的能力（第16章）。多种营养物质，如葡萄糖和必需氨基酸，均有专门的转运体，允许它们通过血-脑屏障。左旋多巴是神经递质多巴胺的前体，可利用氨基酸转运体进入大脑，而多巴胺不能通过血-脑屏障。因此，在治疗帕金森病时口服左旋多巴，而不是多巴胺，可用于增加中枢神经系统的多巴胺水平。脑的某些部分，如所谓的室周器，缺乏正常的血-脑屏障，包括对血液进行采样的区域，如极后区的呕吐中枢，以及向循环中分泌神经激素的区域。

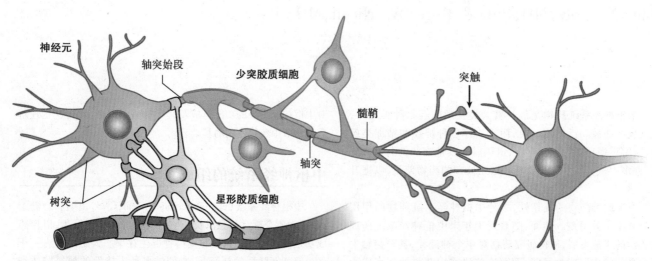

图 21-1　中枢神经系统的神经元和神经胶质细胞。典型的神经元具有胞体（或 soma），接受来自树突的突触反应。这些突触反应在轴突始段进行整合，此处具有高浓度的电压门控钠通道。一旦动作电位启动，将会沿着轴突传向突触末梢，与其他神经元发生联系。远程投射神经元的轴突由少突胶质细胞特化的胞膜突起形成的髓鞘包裹绝缘，类似于外周神经系统中的施万细胞。星形胶质细胞在中枢神经系统发挥支持作用，它们的突起与神经元突触密切相关（图 21-4、图 21-7）

天然毒素：确认离子通道特性的工具

　　天然毒素处于长期不懈的进化过程中。肽类毒素即使只有少量的氨基酸也可能产生大量结构变化，而肽类只是大量毒性化合物中的一种。例如：肉食性海洋蜗牛类芋螺（Conus）包括超过 3 000 个种属。每个种属的芋螺均可以用包含 50~200 种不同的肽或蛋白质的毒液杀死或者麻痹猎物。此外，不同种属芋螺的肽之间极少重复。其他具有可用毒素的动物包括蛇类、蛙类、蜘蛛、蜜蜂、黄蜂和蝎类。带有毒性（治疗）物质的植物参见本书

的其他章节。

　　由于多数毒素均作用于离子通道，这就为研究这些离子通道的功能提供了丰富的化学工具。实际上，我们目前对离子通道特性的大部分认识，均来自于利用现有的占比极少的强效和高选择性毒素进行的研究。这些毒素通常以电压敏感的离子通道为靶点，但也有许多非常有用的毒素可阻断亲离子型神经递质的受体。表 21-1 列出了在研究中最常用到的一些毒素及其作用方式和来源。

表 21-1　用于确认离子通道特性的毒素

通道类型	毒素作用方式	来源
电压门控型		
钠通道		
河豚毒素（TTX）	从胞外阻滞通道	河豚
蟾毒素（BTX）	减慢失活，转为激活态	哥伦比亚蛙
钾通道		
蜂毒明肽	阻断"小电导钙激活"钾通道	蜜蜂
卡律蝎毒素	阻断"大电导钙激活"钾通道	蝎类
钙通道		
芋螺毒素（ω-CTX-GVIA）	阻滞 N 型钙通道	太平洋芋螺
漏斗网蛛毒素（ω-AGAIVA）	阻滞 P 型钙通道	漏斗网蜘蛛
配体门控型		
N 型乙酰胆碱受体		
α-银环蛇毒	不可逆拮抗药	海蛇
GABA_A 受体		
印防己毒素	阻滞通道	南太平洋植物
甘氨酸受体		
士的宁	竞争性拮抗药	印度植物
AMPA 受体		
蜂毒	阻滞通道	黄蜂

离子通道和神经递质受体

神经细胞膜上的离子通道，按其门控（开放或关闭）机制可分为两种类型：**电压门控**（voltage-gated）通道和**配体门控**（ligand-gated）通道（图 21-2A 和 B）。电压门控通道对细胞膜电位的变化做出反应。第 14 章所述存在于心脏的电压门控钠离子通道就是此类通道的一个例子。在神经细胞上，这些通道高度集中在轴突始段（图 21-1），发起"全或无"的快动作电位，并沿着轴突延长的方向将动作电位传递至神经末梢。在胞体、树突和轴突始段存在多种类型的电压门控钙通道和钾通道，产生动作电位较慢，调节神经元的放电速率。如，由细胞膜去极化开放的某些类型的钾通道，可以减慢进一步去极化的速率，作为制动器限制进一步的动作电位放电。以多种电压门控离子通道为靶点的植物和动物毒素对于研究上述通道的功能具有无法估量的价值（文本框：天然毒素：用于确认离子通道特性的工具；表 21-1）。

神经递质通过与两种不同类型的受体结合发挥作用。第一类是**配体门控通道**，也称为**亲离子型受体**。这类通道由多个亚单位组成，与配体结合之后，可直接使通道开放，通道就是受体复合体的主要组成部分（图 22-6）。这些通道对膜电位不敏感或只有微弱反应。通道激活后，只是短暂（几毫秒到几十毫秒）开

放。配体门控通道负责快突触传递，这是中枢神经系统中分级通路的例子（下文）。

第二类神经递质受体被称为**促代谢型受体**（metabotropic receptors，图 21-2C）。这些受体属于第 2 章中提到的 7 次跨膜 G 蛋白偶联受体。神经递质与这类受体结合，不会直接引起通道开放，而是与连接 G 蛋白的受体结合，产生介导细胞内信号级联反应的第二信使（第 2 章）。

在神经元中，促代谢的神经递质受体激活常常引起对电压门控通道的调节。这些相互作用可以全部在膜表面发生，因此也被称为**膜限性通路**（membrane-delimited pathways，图 21-2D）。在此情况下，G 蛋白（通常是 βγ 亚单位）可直接与电压门控离子通道相互作用。通常，钙离子通道和钾离子通道，这两种电压门控离子通道是此类信号的靶标。当 G 蛋白与钙通道相互作用时，可以抑制通道的功能。上述机制可以解释当突触前膜的促代谢型受体激活时对神经递质释放产生的抑制。相反，当这些受体属于突触后促代谢型受体时，可以激活钾通道（致其开放），产生慢突触后抑制。促代谢型受体还可以通过产生**扩散性第二信使**（diffusible second messengers，图 21-2E），间接调控电压门控通道。一个典型例子就是 β 肾上腺素受体，它可通过激活腺苷酸环化酶，进而促进 cAMP 合成（第 2 章）。膜限性作用发生于膜的微区中，而第二信使介导的效应可跨越相当长的距离。总之，G 蛋白参与受体信号传递的重要结果就是促代谢型受体激活产生的效应可持续数十秒至数分钟，与亲离子型受体的短暂作用不同。促代谢型受体主要存在于中枢神经系统中的弥散性神经系统（下文）。

突触和突触电位

大多数情况下，中枢神经系统神经元之间的信息交流是通过化学突触实现的。已证明少数神经元之间存在电偶联，这种电偶联在神经元同步放电中起重要作用，但这些电突触不太可能是药物作用部位。参与突触传递的过程概述如下。

沿着突触前神经元轴突传播的动作电位进入突触末梢，并激活突触末梢膜上的电压门控钙通道（见图 6-3）。负责神经递质释放的钙通道通常不被第 12 章所述钙通道阻滞剂（如维拉帕米等）所阻断，但是对某些海洋生物毒素和金属离子的阻断作用敏感（表 21-1 和表 12-4）。当钙离子进入突触末梢，使末梢内的钙离子浓度增加，促进突触囊泡与突触前膜融合。囊泡中的递质释放到突触间隙，扩散到突触后膜的受体上。递质与其受体结合并开放离子通道（通过前文所述的直接或间接作用），从而引起突触后膜神经元膜电导（对离子的通透性）的短暂变化。从突触前动作电位到达至突触后反应的时间延搁大致为 0.5 毫秒。大部分延搁的时间用于递质释放过程，尤其是钙通道的开放。

20 世纪 50 年代初，Eccles 和助手首次对中枢神经系统中的突触电位进行了系统性分析，从细胞内对脊髓运动神经元进行了记录。当微电极插入细胞时，电极记录到电位的突变，通常为−60mV 左右（图 21-3）。这就是神经元的静息膜电位。两种通路，即兴奋性和抑制性通路影响运动神经元的作用。

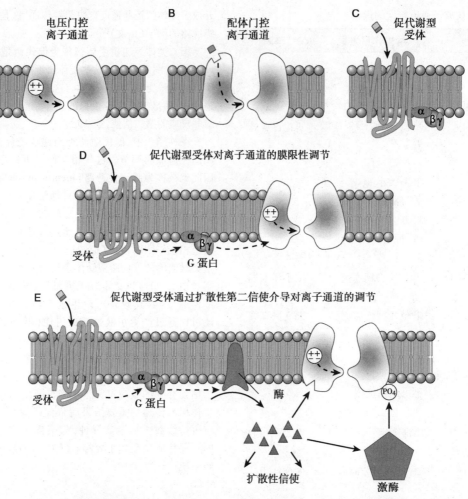

图 21-2　中枢神经系统中离子通道和神经递质受体的类型。**A.** 所示为电压门控通道，其中通道蛋白中的电压感受器部分对通道进行门控（虚线箭头）；**B.** 所示为配体门控通道，神经递质与亲离子型通道受体的结合对通道进行门控；**C.** 所示为 G 蛋白偶联（促代谢型）受体，与配体结合后，激活异源三聚体 G 蛋白；**D** 和 **E** 所示为促代谢型受体调控离子通道的 2 种方式。激活的 G 蛋白可直接调节离子通道（**D**）或 G 蛋白可激活产生扩散性第二信使的酶（**E**），如 cAMP 可与离子通道相互作用或者可激活磷酸化和调节通道的激酶

当兴奋性通路受到刺激时，可记录到一个小的去极化或**兴奋性突触后电位（excitatory postsynaptic potential，EPSP）**。这个动作电位是由于兴奋性神经递质作用于亲离子型受体，对阳离子的通透性增加所致。随着其他兴奋性突触的激活，EPSPs 将逐级相加以增加去极化的幅度（图 21-3，上中，空间性总和）。当足够数量的兴奋性突触被激活时，兴奋性突触后电位使突触后细胞去极化至阈电位，产生一次"全或无"的动作电位。另外，如果兴奋性传入重复放电，EPSP 的时间总和也能达到动作电位阈电位（图 21-3，上右）。

当抑制性通路受到刺激时，突触后膜氯离子通道的选择性开放导致超极化，产生**抑制性突触后电位（inhibitory postsynaptic potential，IPSP）**（图 21-3，下中）。然而，因为氯离子的平衡电位（第 14 章）只略小于静息电位（约 −65mV），所以超极化的幅度很小，对抑制效应的影响有限。在抑制性突触后电位形成过程中，氯离子通道的开放，使神经元出现"漏隙"，膜电位更难发生改变。这种分流效应使兴奋性突触后电位形成期间膜电位的变化减小，因此，在抑制性突触后电位形成期间，在静息状态下能引发动作电位的兴奋性突触后电位将不再能引发动作电位（图 21-3，下右）。另一种类型的抑制就是突触前抑制。这种抑制类型最早见于对传入脊髓的感觉纤维的描述，此处的兴奋性突触末梢接受轴-轴型突触传递（下文）。轴-轴型突触被激活时可减少感觉纤维末梢的递质释放。有趣的是，尽管轴-轴型突触被认为只存在于脊髓中，但是突触前的抑制性受体几乎存在于大脑所有突触末梢的突触前膜上。在大脑中，神经递质可以溢出至突触外，并激活突触前受体，包括位于同一突触（自身受体）或邻近突触的受体。

药物作用的位点

实际上，所有作用于中枢神经系统的药物，都是通过改变化学突触传递的某些步骤产生作用的。图 21-4 显示的是有可能被药物干预的一些步骤。这些递质依赖性作用可被分为突触前和突触后两类。

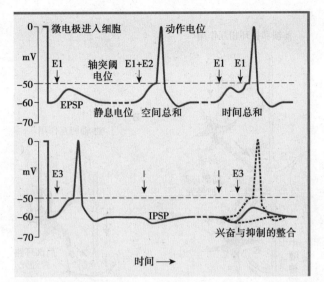

图 21-3　突触后电位和动作电位的产生。上图显示在微电极插入突触后细胞时记录到的电位差,记录到静息膜电位为−60mV。刺激兴奋性通路(E1,左侧)产生短暂的去极化,称为兴奋性突触后电位(EPSP)。多个兴奋性突触同时激动(E1+E2,中间),增加去极化的幅度,最终达到产生动作电位的阈电位。另外,由一次兴奋输入的一连串刺激可在时间上相加,达到阈电位(E1+E1,右侧)。下图表示兴奋性和抑制性突触的相互作用。左侧可见一次阈上兴奋性刺激(E3)产生了一次动作电位。中间可见一个抑制性通路(I)产生了一个小的去极化电流,称为抑制性突触后电位(IPSP)。图右侧可见,如果在抑制性传入(I)之后短时间内给予前述的阈上兴奋性传入刺激(E3),则 IPSP 可阻止兴奋性电位达到阈值

影响神经递质的合成、贮存、代谢和释放过程的药物属于突触前药物。抑制递质合成或贮存可以减弱突触传递。例如:利舍平可以通过干扰细胞内的贮存过程,使突触中的单胺递质耗竭。阻止神经末梢的递质分解和代谢,可以增加递质浓度,并增加每次冲动的递质释放量。药物还能改变递质的释放,如兴奋剂苯丙胺可以引起肾上腺素能突触儿茶酚胺类递质的释放(第 6、9、32 章)。辣椒素能引起感觉神经元 P 物质的释放,而破伤风毒素能阻断递质释放。递质被释放到突触间隙后,通过摄取或降解使之作用消失。多数神经递质可以被摄取进入突触末梢,也可以进入周围的神经胶质细胞。例如:可卡因通过阻断肾上腺素能突触儿茶酚胺类递质的再摄取,增强这些递质的作用。相反,乙酰胆碱通过酶的降解而失活,而不是再摄取。抗胆碱酯酶药物通过阻断乙酰胆碱的降解,延长乙酰胆碱的作用(第 7 章)。至今尚未发现中枢神经系统中存在任何肽类的再摄取机制,而是否存在特异性的酶可以降解并终止肽类递质的作用还有待证明。

在突触后区域,递质的受体为药物作用提供了主要位点。药物可以作为神经递质激动剂,如阿片类药物,来模拟脑啡肽的作用,或作为抑制剂阻断受体功能。受体拮抗作用是中枢神经系统药物中常见的机制。如,士的宁阻断抑制性递质甘氨酸的受体,可引起士的宁样惊厥。这一阻断作用,说明了阻断抑制过程是如何产生兴奋作用的。药物也可以直接作用于亲离子型受体。如:麻醉剂氯胺酮可通过结合离子通道拮抗谷氨酸受体的 NMDA 受体亚型。对于促代谢型受体,药物可以作用于受体下游的任何过程。甲基黄嘌呤或许是最佳例子,它能调节第二信使 cAMP 介导的神经递质反应。高浓度的甲基黄嘌呤通过抑制 cAMP 的代谢提高其浓度,延长 cAMP 的作用时间。

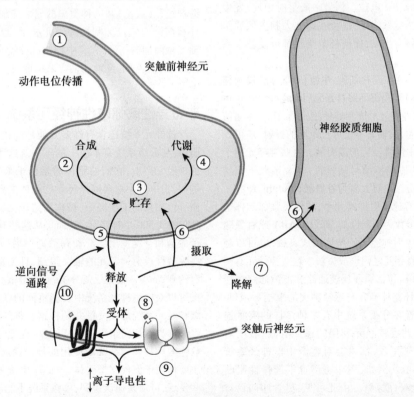

图 21-4　药物作用位点。药物改变突触传递时可作用的位点示意图。①突触前纤维的动作电位;②递质的合成;③贮存;④代谢;⑤释放;⑥被神经末梢再摄取或被神经胶质细胞摄取;⑦降解;⑧递质的受体;⑨受体引发的离子导电性增加或降低;⑩逆向信号通路

传统观念认为突触的作用类似于"阀门"（valve），单方向传递信息。然而，目前已发现，突触可以向突触前末梢产生反馈信号以调节递质释放。内源性大麻素是上述逆向信号通路中研究得最为透彻的一个例子。突触后效应引起内源性大麻素的合成和释放，而内源性大麻素又与突触前末梢的受体结合。尽管很早就提出一氧化氮（NO）气体是逆向传递信使，但其在中枢神经系统中的生理作用还不十分清楚。

中枢神经系统药物作用的选择性基于两个主要因素。第一，不同的递质由不同的神经元释放（少数情况除外）。这些递质被分隔在不同的神经元系统中，发挥广泛的中枢神经功能。而这种隔离的存在为神经科学家分析中枢神经系统功能和治疗疾病提供了强有力的药理学研究方法。第二，每种神经递质可能有多种受体。例如：至少有 14 种由不同基因编码的 5-羟色胺受体。这些受体在整个中枢神经系统中往往有着不同的细胞分布，使得开发选择性靶向特定受体和中枢神经系统功能的药物成为可能。

大脑的细胞组成

中枢神经系统中的大多数神经元系统均可分为两类：**分级**（hierarchical）**系统**和**非特异性**（nonspecific）或**弥散性神经**（diffuse neuronal）**系统**。

分级系统

分级系统包括所有与感知觉和运动控制直接相关的通路。这些通路总体上都是描述清楚的，由大的有髓纤维组成，通常能以超过 50m/s 的速度传导动作电位。信号一般呈时相性，发生在动作电位发生期。在感觉系统中，信号在通往大脑皮层通路的每个中继核上连续地整合加工，任何环节受损都可使整个系统失去功能。

在每个核团和皮质都存在两种细胞：**中继**（relay）或**投射神经元**（projection neurons）和**局部环路神经元**（local circuit neurons）（图 21-5A）。投射神经元形成互连通路，可长距离传递信号。它们的胞体相对较大，其轴突不仅可长距离的投射，还可以发出小的侧枝与邻近的中间神经元形成突触。这些神经元属于兴奋性神经元，其突触的影响持续时间短暂，涉及亲离子型受体。这些细胞释放的兴奋性递质大多为**谷氨酸**（glutamate）。

局部环路神经元通常比投射神经元小，其轴突紧邻胞体呈树枝状。此类神经元大多数为抑制性的，释放 **GABA** 或**甘氨酸**（glycine）。它们主要与投射神经元的胞体形成突触，也可以与投射神经元的树突或自身相互之间形成突触。这些神经元有两种常见的通路（图 21-5A），包括循环反馈通路和前馈通路。脊髓中有一类特殊的局部环路神经元与感觉轴突的末梢形成轴-轴突触（图 21-5B）。尽管在分级系统中有多种多样的突触连接方式，但事实是，可被此类神经元利用的递质有限，表明对此类系统进行任何药理学干预，都将会对整个中枢神经系统的兴奋性产生深远的影响。例如，用印防己毒素选择性阻断 GABA$_A$ 受体能够导致全身性惊厥。由此可见，尽管印防己毒素阻断 GABA 的作用机制是特异性的，但因为 GABA 介导的突触抑制在脑内广泛存在，使得药物对整体功能的影响缺乏特异性。

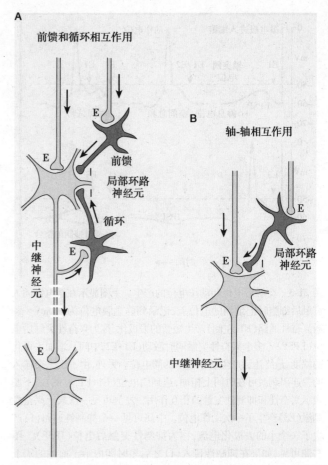

图 21-5　中枢神经系统的分级通路。**A** 所示为 3 个兴奋性中继神经元（蓝色）和两种类型的局部抑制性中间神经元通路，循环和前馈通路。抑制性神经元显示为灰色；**B** 所示为负责轴-轴突触前抑制的通路，其中抑制性神经元（灰色）的轴突与兴奋性纤维（蓝色）的突触前轴突末梢形成突触，抑制其递质的释放

非特异性或弥散性神经元系统

神经元系统还含有许多其他神经递质，包括单胺类及乙酰胆碱，与分级系统有本质上的不同。这些神经递质由有限数量的神经元产生，它们的胞体通常位于脑干中分散的小核团中。例如，去甲肾上腺素能神经元的胞体主要位于脑桥尾部中央灰质一组密集的细胞群中，被称为蓝斑核。在大鼠每侧脑中大致各仅有 1 500 个神经元。然而，从这些有限的神经元可以向整个大脑和脊髓发出广泛和弥散的投射（图 21-6）。因为来自这些弥散性投射神经元的轴突很细，且无髓鞘，所以传导很慢，只有约 0.5m/s。轴突反复分支，且很分散。来自同一神经元的分支可以对中枢神经系统中功能不同的区域产生神经支配，与分级神经系统形成突触并调控这些神经元。在新皮层，这些神经纤维具有切向组织，因此可以影响大面积的皮层。此外，大多数弥散性神经元系统所使用的神经递质（包括去甲肾上腺素）主要作用于促代谢型受体，由此产生持久的突触效应。基于这些发现，可清楚地认识到，单胺系统不能传递脑组织构造特定类型的信息，相反，中枢神经系统的多个区域必然以相当一致的方式同时受到影响。因此，这些系统涉及睡眠和觉醒、注意、食欲以及情绪状态等整体功能的调节就不足为奇了。

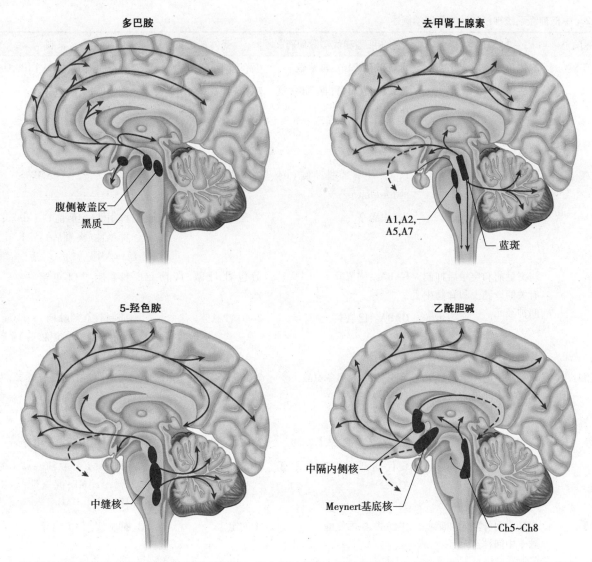

多巴胺

腹侧被盖区
黑质

去甲肾上腺素

A1,A2,
A5,A7
蓝斑

5-羟色胺

中缝核

乙酰胆碱

中隔内侧核

Meynert基底核

Ch5~Ch8

图 21-6　中枢神经系统的弥散神经递质通路。图中所示的每一种神经递质,它们的胞体均位于脑干或基底前脑分散的核团,并在整个中枢神经系统广泛投射。这些弥散性系统大多影响分级通路的功能。例如:5-羟色胺神经元位于前脑的中缝核,向中枢神经系统几乎所有区域发出广泛且弥散的投射。其他弥散性投射神经递质通路包括组胺和食欲素系统(未显示)。A1~A7 脑干肾上腺素能核团;Ch5~Ch8,脑干胆碱能核团

中枢神经递质

因为药物的选择性是基于不同的通路使用不同的神经递质这一理论,神经科学家们的主要目标之一即是辨别中枢神经系统不同通路中的神经递质。与外周突触相比,在中枢突触中将一种化学物质认定为神经递质要困难许多。以下几点是用于定义神经递质的标准。

1. 位置:疑似的神经递质必须位于感兴趣通路轴突的突触前末梢。

2. 释放:疑似神经递质必须是神经元响应神经元活动所释放的,且呈钙依赖性。

3. 突触模拟:施加候选物质应能产生拟似神经刺激所释放的神经递质的反应,且此反应可被选择性拮抗药阻断。

使用上述标准,从脑中分离出来大量的小分子物质,而且采用不同的方法进行的研究提示,表 21-2 中所列物质是神经递质。对其中一些化合物简要概述如下。

氨基酸类神经递质

引起药理学家兴趣的氨基酸主要有两类:酸性氨基酸——谷氨酸;中性氨基酸—甘氨酸和 GABA。这些化合物在中枢神经系统中浓度很高,是强效的神经兴奋性调节物质。

A. 谷氨酸

谷氨酸在兴奋性突触囊泡中浓度很高(~100mM),介导兴奋性突触传递。谷氨酸以钙离子依赖的方式胞吐进入突触间隙,释放的谷氨酸作用于突触后膜谷氨酸受体,可以被周围神经胶质细胞上的谷氨酸转运体清除(图 21-7)。在神经胶质细胞中,谷氨酸首先由谷氨酰胺合成酶转化为谷氨酰胺,然后从神经胶质细胞释放,进而被神经末梢摄取,再由谷氨酰胺酶转化为谷氨酸。**谷氨酸通过囊泡谷氨酸转运蛋白(vesicular glutamatet-ransporter, VGLUT)在突触囊泡达到高浓度。**

表 21-2　中枢神经系统神经递质的药理学概述

递质	解剖学	受体亚型和优势激动药	受体拮抗药	机制
乙酰胆碱	胞体位于所有水平;长、短连接	毒蕈碱型(M_1):毒蕈碱	哌仑西平,阿托品	兴奋性:↓K^+电导;↑IP_3,DAG
		毒蕈碱型(M_2):毒蕈碱,氨甲酰甲胆碱	阿托品,美索曲明	抑制性:↑K^+电导;↓cAMP
	运动神经元-闰绍细胞突触	烟碱型:烟碱	二氢-β-刺桐定碱,α-银环蛇毒素	兴奋性:↑阳离子电导
多巴胺	胞体位于所有水平;短、中、长连接	D_1:二羟基苯骈菲啶(dihydrexidine)	吩噻嗪类	抑制性(?):↑cAMP
		D_2:溴隐亭	吩噻嗪类,丁酰苯类	抑制性(突触前):↓Ca^{2+};抑制性(突触后):↑K^+电导,↓cAMP
GABA	与突触前和突触后抑制有关的脊髓上和脊髓中间神经元	$GABA_A$:蝇蕈醇	荷包牡丹碱,印防己毒素	抑制性:↑Cl^-电导
		$GABA_B$:巴氯芬	2-OH 沙氯芬	抑制性(突触前):↓Ca^{2+}电导;抑制性(突触后):↑K^+电导
谷氨酸	所有水平的中继神经元和某些中间神经元	N-甲基-D-天门冬氨酸(NMDA):NMDA	2-氨基-5-膦酰基戊酸盐,地佐环平	兴奋性:↑阳离子电导,尤其是 Ca^{2+}
		AMPA:AMPA	NBQX	兴奋性:↑阳离子电导
		KA:海人藻酸,软骨藻酸	ACET	兴奋性:↑阳离子电导
		促代谢型:ACPD,使君子氨酸	MCPG	抑制性(突触前):↓Ca^{2+}电导,↓cAMP;兴奋性:↓K^+电导;↑IP_3,DAG
甘氨酸	脊髓中间神经元和某些脑干中间神经元	牛磺酸,β-丙氨酸	士的宁	抑制性:↑Cl^-电导
5-羟色胺	胞体位于中脑和脑桥,投射至所有水平	$5-HT_{1A}$:依他匹隆	甲麦角林,螺环哌丁苯	抑制性:↑K^+电导,↓cAMP
		$5-HT_{2A}$:LSD	酮色林	兴奋性:↓K^+电导,↑IP_3,DAG
		$5-HT_3$:2-甲基-5-羟色胺	昂丹司琼	兴奋性:↑阳离子电导
		$5-HT_4$:西沙必利	哌波色罗	兴奋性:↓K^+电导
去甲肾上腺素	胞体位于脑桥及脑干,投射至所有水平	$α_1$:去氧肾上腺素	哌唑嗪	兴奋性:↓K^+电导,↑IP_3,DAG
		$α_2$:可乐定	育亨宾	抑制性(突触前):↓Ca^{2+}电导;抑制性:↑K^+电导,↓cAMP
		$β_1$:异丙肾上腺素,多巴酚丁胺	阿替洛尔普拉洛尔	兴奋性:↓K^+电导,↑cAMP
		$β_2$:沙丁胺醇	布托沙明	抑制性:可能与↑生电钠泵有关,↑cAMP
组胺	细胞位于下丘脑腹后侧	H_1:2(m-氟苯基)组胺	美吡拉敏	兴奋性:↓K^+电导,↑IP_3,DAG
		H_2:dimaprit	雷尼替丁	兴奋性:↓K^+电导,↑cAMP
		H_3:R-α-甲基-组胺	噻普酰胺(thioperamide)	抑制性自身受体

续表

递质	解剖学	受体亚型和优势激动药	受体拮抗药	机制
阿片肽	胞体位于所有水平；长、短连接	Mu：内啡肽	纳洛酮	抑制性（突触前）：↓Ca²⁺电导，↓cAMP
		Delta：脑啡肽	纳洛酮	抑制性（突触后）：↑K⁺电导，↓cAMP
		Kappa：强啡肽，salvanorin A	纳洛酮	抑制性（突触后）：↑K⁺电导，↓cAMP
食欲素	胞体位于下丘脑；广泛投射	OX₁：食欲素 A	苏沃雷生	兴奋性，谷氨酸共释放
		OX₂：食欲素 A 和 B	苏沃雷生	
速激肽	初级感觉神经元，胞体位于所有水平；长、短连接	NK1：P 物质甲酯，阿瑞匹坦	阿瑞匹坦	兴奋性：↓K⁺电导，↑IP₃，DAG
		NK2：神经激肽 A	沙瑞度坦	
		NK3：神经激肽 B	奥沙奈坦	
内源性大麻素	广泛分布	CB1：花生四烯酸乙醇胺，2-花生四烯酸丙三醇酯	利莫那班	抑制性（突触前）：↓Ca²⁺电导，↓cAMP

注：已经鉴定了许多其他中枢递质（见正文）

ACET，(S)-1-(2-氨基-2-羧乙基)-3-(2-羧基-5-苯基噻吩-3-烃基-甲基)-5-甲基嘧啶-2,4-二酮；ACPD，顺式 1-氨环戊基-1,3-二羧酸；AMPA，外消旋 α-氨基-3-羟基-5-甲基异噁唑-4-丙酸盐；cAMP，环磷酸腺苷；CQNX，6-氰基-7-硝基喹喔啉-2,3-二酮；DAG，二酰基甘油；IP₃，三磷酸肌醇；LSD，麦角酸二乙基酰胺；MCPG，α-甲基-4-羧基苯丙酸；NBQX，2,3-二羟基-6-硝基-7-氨磺酰基-苯并(f)喹喔啉

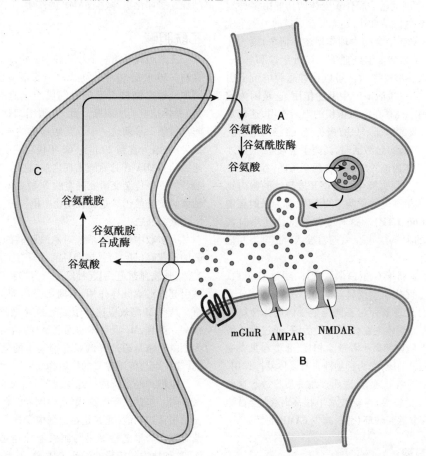

图 21-7　谷氨酸突触示意图。谷氨酰胺进入谷氨酸能神经元（**A**）；后者由谷氨酰胺酶催化生成谷氨酸。谷氨酸在囊泡谷氨酸转运体作用下，在囊泡中浓缩。在释放入突触后，谷氨酸可与 AMPA 和 NMDA 亲离子型受体通道（AMPAR，NMDAR），以及突触后细胞上的促代谢型受体（mGluR）相互作用（**B**）；通过主动转运体将谷氨酸转运至邻近的神经胶质细胞，以终止突触传递（**C**）。谷氨酸经谷氨酰胺合成酶转化为谷氨酰胺，并转运回谷氨酸能轴突末梢

几乎所有测试过的神经元都可被谷氨酸强烈兴奋。这种兴奋由亲离子型受体和促代谢型受体的激活所引发。这些受体的特性通过分子克隆技术得到广泛确认。亲离子型受体，以选择性激动剂的作用为依据，分为三种亚型：α-氨基-3-羟基-5-甲基异恶唑-4-丙酸（**AMPA**）受体、海人藻酸（**KA**）受体和N-甲基-D-门冬氨酸盐（**NMDA**）受体。所有的亲离子型受体由四个亚基组成。存在于所有神经元上的AMPA受体，都是由4个亚基（GluA1-GluA4）组成的异四聚体。多数AMPA受体包含GluA2亚基，可透过钠、钾离子，但不允许透过钙离子。一些存在于抑制性中间神经元上的AMPA受体缺少GluA2亚基，允许钙离子透过。

海人藻酸受体不像AMPA受体那样均匀分布，而只在海马、小脑、脊髓中高表达。它们由几个亚基（GluK1-GluK5）组合而成。尽管GluK4和GluK5本身不能形成通道，但它们的存在，可以改变受体的亲和力和动力学特性。与AMPA受体类似，海人藻酸受体可以通透钠、钾离子，某些亚基组合也可以透过钙离子。

NMDA受体和AMPA受体一样广泛分布，基本上存在于中枢神经系统的所有神经元上。所有的NMDA受体都需要GluN1亚基。通道也包含一或两个GluN2亚基（GluN2A-GluN2D）。与AMPA受体和海人藻酸受体不同，所有的NMDA受体对钙离子、钠离子和钾离子都高度通透。NMDA受体的功能由多种有趣的方式控制，除了与谷氨酸结合外，还需要在通道的另一个位点与甘氨酸结合。与甘氨酸结合的生理作用还不清楚，因为在正常甘氨酸水平下，甘氨酸结合位点似乎就已处于饱和状态。虽然AMPA受体和海人藻酸受体激活可以在静息膜电位下引起通道开放，但NMDA受体激活不产生上述作用，这是因为胞外镁离子对NMDA通道小孔存在电压依赖的阻断作用，这也是NMDA受体的另一个重要的特征。只有当神经元强烈去极化，即突触受到强烈激活或邻近突触激活时，镁离子被移除，通道才能开放。因此，NMDA受体通道开放须具备两个条件：谷氨酸必须与受体结合，且细胞膜必须去极化。通道开放导致的胞内钙离子水平升高，能引起突触强度的长期持续增强，称为**长时程增强（long-term potentiation，LTP）**。这种变化能持续几小时甚至几天，是突触可塑性的主要类型之一，通常被认为是学习和记忆相关的重要细胞机制。

促代谢型谷氨酸受体属于G蛋白偶联受体，通过G蛋白，间接作用于离子通道。促代谢型受体（mGluR1-mGluR8）分为三类（Ⅰ、Ⅱ、Ⅲ）。现已发现多种与不同类型受体选择性结合的激动剂和拮抗剂。Ⅰ类受体主要位于突触后膜，通过激活磷脂酶C，引起IP$_3$介导的胞内钙离子释放。相反，Ⅱ类和Ⅲ类受体主要位于神经末梢突触前膜，作为抑制性自身受体发挥作用。这些受体的激活能抑制钙离子通道，进而抑制递质释放。这些受体只有在突触受到反复刺激、谷氨酸水平很高时，才会被激活。这些受体激活后抑制腺苷酸环化酶，减少cAMP的产生。

B. GABA和甘氨酸

GABA和甘氨酸都是抑制性神经递质，主要从局部中间神经元释放。释放甘氨酸的中间神经元限于脊髓和脑干，而释放GABA的中间神经元存在于整个中枢神经系统，包括脊髓。有趣的是脊髓中的一些中间神经元既可以释放GABA，也可以释

放甘氨酸。甘氨酸受体是选择性透过氯离子的五聚体。士的宁是一种曾被用于某些老鼠药的强效脊髓惊厥剂，可选择性地阻断甘氨酸受体。

GABA受体可分为两种类型：GABA$_A$和GABA$_B$。大脑中许多区域的抑制性突触后电位有快、慢两种成分。快成分由GABA$_A$受体介导，而慢成分由GABA$_B$受体介导。动力学的差异源自于这些受体和离子通道偶联方式的不同。GABA$_A$受体是亲离子型受体，与甘氨酸受体一样是五聚体，选择性透过氯离子。此类受体可被印防己毒素和荷包牡丹碱所拮抗，引起全身性抽搐。GABA$_A$受体的很多亚基都已被克隆，由于GABA$_A$受体的药理学多样性，使得这些亚基成为临床药物的重要靶点（第22章）。GABA$_B$受体是促代谢型受体，可被解痉药巴氯芬选择性激活。此类受体与G蛋白偶联，根据不同的细胞定位，抑制钙离子通道或激活钾离子通道。抑制性突触后电位的GABA$_B$受体成分归因于钾离子电导的选择性增加。这种抑制性突触后电位是持久和缓慢的，原因是受体激活与钾离子通道开放之间的偶联是间接且延迟所致。GABA$_B$受体位于突触周围区域，因此需要GABA从突触间隙溢出。GABA$_B$受体也存在于许多兴奋性和抑制性突触的轴突末梢。在这种情况下，GABA外溢至这些突触前的GABA$_B$受体上，通过抑制钙离子通道而抑制递质释放。除了与离子通道偶联外，GABA$_B$受体还能抑制腺苷酸环化酶，减少cAMP的产生。

乙酰胆碱

乙酰胆碱是第一个经药理学鉴定确认为中枢神经递质的化合物。20世纪50年代初，Eccles证明源自脊髓运动神经元的返回神经轴突侧枝引起的脊髓闰绍细胞的兴奋性被烟碱样（N型）受体拮抗药所阻断。此外，闰绍细胞对N型受体激动药也非常敏感。早期这一中枢突触递质的成功发现之后，带来的却是失望，因为直到20世纪60年代后期获得的，可与乙酰胆碱相比拟的GABA和甘氨酸出现之前，这是唯一已知递质的中枢突触。尽管原位杂交研究确定的N型受体分布更加广泛，但运动轴索侧支突触仍然是哺乳动物中枢神经系统中最著名的胆碱能N受体突触之一。

大多数中枢神经系统对乙酰胆碱的反应是由与G蛋白偶联的毒蕈碱（M型）受体介导的。只有少部分通过激活M$_2$亚型受体，开放钾通道，引起神经元缓慢抑制。更广泛存在的乙酰胆碱引起的毒蕈碱样作用，有时则是由M$_1$型受体介导的缓慢兴奋。这些M型效应比闰绍细胞的N型效应或氨基酸的效应慢很多。而且，M$_1$型受体的毒蕈碱样兴奋作用有些不同寻常，因为乙酰胆碱是通过降低膜对钾离子的通透性而产生这一作用的，这一点与传统递质的作用相反。

中枢神经系统内已经发现8个主要的弥散性投射的乙酰胆碱核团。包括位于新纹状体、内侧隔核和网状结构的神经元，这显示在认知功能，尤其是在记忆中发挥重要作用。据报道，阿尔茨海默症的早老性痴呆与胆碱能神经元的大量缺失有关。然而，这种缺失的特异性受到了质疑，因为推测的其他递质，如生长抑素也减少了。

单胺类神经递质

单胺类包括儿茶酚胺（多巴胺和去甲肾上腺素）和5-羟色

胺。二元胺类神经递质,如组胺,与这些单胺也有许多共同点。尽管这些化合物在中枢神经系统中存在的量极少,但利用敏感性极高的组织化学方法,可以为其定位。这些递质相关通路是很多药物的作用位点,例如,中枢兴奋药可卡因和苯丙胺,主要作用于儿茶酚胺突触。可卡因阻断多巴胺和去甲肾上腺素的再摄取,而苯丙胺可以诱导突触前末梢释放上述递质。

A. 多巴胺

含多巴胺的主要通路是连接黑质到新纹状体的投射途径,以及连接腹侧被盖区到边缘系统,尤其是边缘皮层的投射途径。抗帕金森病药左旋多巴的治疗作用与前者相关(第 28 章),而抗精神病药的治疗作用与后者相关(第 29 章)。此外,位于腹侧下丘脑的含多巴胺神经元,在调控垂体功能中起重要作用。目前已发现五种多巴胺受体,可分为两类:D_1 样(D_1 和 D_5)受体和 D_2 样(D_2、D_3、D_4)受体。所有的多巴胺受体都是促代谢型受体。多巴胺对中枢神经系统神经元的作用通常为缓慢抑制。这种作用已经在含多巴胺的黑质神经元中得到了很好的阐释,此处的 D_2 受体的激活,可以通过 Gi 偶联蛋白开放钾通道。

B. 去甲肾上腺素

大多数去甲肾上腺素能神经元位于蓝斑或网状结构的外侧被盖区。虽然不同部位纤维分布密度有明显差异,中枢神经系统大部分区域,都能接受弥散性去甲肾上腺素能神经纤维的传入。所有的去甲肾上腺素能受体亚型都属于促代谢型。当作用于神经元时,去甲肾上腺素能通过增加钾离子的传导性,而使神经元超极化。这种效应由 α_2 受体介导,并在蓝斑核神经元中得到了充分的确认。在中枢神经系统中的大多数区域,去甲肾上腺素通过间接或直接的机制,增加兴奋性传入。间接机制包括去抑制,即局域环路抑制性神经元被抑制。直接机制包括阻断钾离子传导,阻断其减慢神经元放电的作用。这一效应是由 α_1 受体调节还是由 β 受体调节,取决于神经元的类型。兴奋性突触传递的易化涉及很多被认为与去甲肾上腺素能通路有关的行为过程,如注意力和觉醒。

C. 5-羟色胺

多数 5-羟色胺(5-HT,血清素)通路发起自脑桥和上位脑干的中缝核群。5-HT 存在于弥散性分布在中枢神经系统大部分区域的无髓鞘纤维中,但其在各部分的密度不同。5-HT 有十余种受体亚型。除了 $5-HT_3$ 外,所有受体亚型都是促代谢型的。亲离子型 $5-HT_3$ 受体,对中枢神经系统中的极少数区域有快速兴奋作用。而在大多数区域,5-HT 具有强烈的抑制效应。这种作用由 $5-HT_{1A}$ 受体介导,与钾离子传导性增加所导致的膜超极化相关。已经发现 $5-HT_{1A}$ 受体与 $GABA_B$ 受体可以激活同一类钾通道。有些细胞的缓慢兴奋是由于 5-HT 通过与 $5-HT_2$ 或 $5-HT_4$ 受体结合,阻断钾离子通道。兴奋和抑制作用可发生在同一神经元。5-HT 几乎参与了所有大脑功能的调节,包括认知、情绪、焦虑、疼痛、睡眠、食欲、体温、神经内分泌和攻击行为。考虑到 5-HT 在中枢神经系统中的广泛作用以及 5-HT 受体丰富的分子多样性,存在多种以 5-HT 系统为靶点的治疗药物也就不足为奇了(第 16、29、30、32 章)。

D. 组胺

在中枢神经系统中,组胺仅由位于下丘脑后部结节乳头核(TMN)的神经元合成。这些神经元在大脑和脊髓中广泛投射,参与调节觉醒、注意力、摄食行为和记忆(第 16 章)。现已发现 4 种组胺受体($H_1 \sim H_4$),均为促代谢型。作用于中枢的抗组胺药主要利用其镇静作用,对 H_1 受体的拮抗作用是多种药物(包括三环类抗抑郁药和抗精神病药)常见的副反应。

神经肽类

很多已经发现的神经肽对动物行为和单个神经元活动都会产生重要作用。多数情况下,在外周发现的肽类(第 17 章)在中枢神经系统中也能作为神经递质发挥作用。由于最初这些肽类的命名是基于它们的外周作用,它们的名称通常与其在中枢神经系统的功能无关。免疫组织化学技术已经为我们绘制了许多肽类通路的蓝图,包括阿片肽(如脑啡肽、内啡肽),神经降压素、P 物质、生长抑素、胆囊收缩素、血管活性肠肽、神经肽 Y 和促甲状腺素释放激素。

与前述经典神经递质不同,神经肽并非包裹于小的突触囊泡中,而是主要存在于致密核心大囊泡中。在外周自主神经系统,肽类常与传统的非肽类递质共存于同一神经元,但神经肽和这些小分子的神经递质的释放是独立调节的。神经肽被释放后,可在局部发挥作用,也可长距离弥散与远处的受体结合。多数神经肽受体是促代谢型受体,并且,与单胺受体类似,在神经系统中发挥调节作用。现已发现神经肽与多种中枢神经系统功能相关,包括生殖、社交行为、食欲、觉醒、疼痛、奖赏和学习记忆。因此,神经肽及其受体是药物发现工作中较为活跃的靶点。

研究肽类在中枢神经系统中的作用所取得的进展中,较为突出的例子,就是对 P 物质及其与感觉纤维之间相关性的研究结果。P 物质存在并释放于脊髓和脑干的小型无髓鞘初级感觉神经元中,可对目标神经元引起缓慢兴奋性突触后电位。这些感觉纤维可以传递伤害性刺激,但令人惊讶的是,尽管 P 物质受体拮抗药能调节对某种类型疼痛的反应,但不能阻断这种反应。与 P 物质同时从这些突触释放的谷氨酸被推测在疼痛刺激的传递中起重要作用。P 物质还被确定与其他许多功能相关,因为在与疼痛通路无关的中枢神经系统区域也发现了 P 物质。

食欲素

食欲素(orexin)是由位于外侧和后侧下丘脑的神经元产生的肽类神经递质。与单胺系统类似,食欲素系统在中枢也有广泛投射。食欲素也被叫做下视丘分泌素(hypocretin),因为是由两个独立的实验室近乎同时发现的。与大多数神经肽类似,食欲素也从致密核心的大囊泡中释放,与两种 G 蛋白偶联受体[**食欲素受体**$_1$(OX_1)和**食欲素受体**$_2$(OX_2)]结合。食欲素神经元也能释放谷氨酸,故能产生兴奋作用。与单胺系统类似,食欲素系统在整个中枢神经系统中广泛投射并影响生理功能及行为。尤其是食欲素神经元表现出与觉醒一致的放电模式,并且可发出投射并激活与睡眠-觉醒环路相关的单胺及胆碱能神经元(第 22 章)。缺少食欲素及其受体的动物常有发作性睡病和睡眠-觉醒模式紊乱。除了能促进觉醒,食欲素系统也参与了能量自稳态、摄食行为、自主神经功能和奖赏行为。

其他信号转导物质

A. 内源性大麻素（endocannabinoids）

大麻中主要精神活性成分，Δ^9-四氢大麻酚（Δ^9-THC），主要通过激活特异性大麻素受体 CB_1 影响大脑。CB_1 受体在许多脑区都有高表达，主要存在于突触前末梢。一些内源性脑脂质，包括大麻素和 2-花生四烯酸甘油酯（2-AG），已经被证实为 CB_1 受体的配体。这些配体不像经典递质可以被存储，而是在神经元去极化并引起钙内流时，快速合成。促代谢型受体被激活（如被乙酰胆碱和谷氨酸），也可以启动 2-AG 的合成。进一步与传统递质比较，内源性大麻素可以发挥逆向突触信使的功能：它们由突触后神经元释放，逆向穿过突触，激活位于突触前神经元的 CB_1 受体，进而抑制递质释放。这种抑制效应有可能是短暂的，也可能是持久的，主要取决于其激活方式。大麻素可能通过这种机制影响记忆、认知和痛觉。

B. 一氧化氮

在中枢神经系统的某些类型神经元中含有丰富的一氧化氮合酶（nitric oxide synthase, NOS）。这些 NOS 可被钙调蛋白激活，而激活 NMDA 受体，进而增加胞内钙离子水平，诱导一氧化氮生成。虽然，一氧化氮在血管平滑肌中的生理作用已很明确，但它对突触传递和突触可塑性的作用仍存在争议。尽管尚未被证实，但由于一氧化氮可自由地扩散透过膜，它被假定为一种逆行信使。最能说明一氧化氮在中枢神经系统信号传导中所起作用的例子，或许就是小脑中突触传递的长时程抑制。

C. 嘌呤

嘌呤，特别是腺苷、ATP、UTP 和 UDP 的受体，在全身（包括中枢神经系统）都有分布。高浓度的 ATP 存在于儿茶酚胺突触囊泡中，并从中释放，而且 ATP 可在细胞外被核苷酸酶转化为腺苷。在中枢神经系统中，腺苷作用于促代谢型 A_1 受体。突触前膜的 A_1 受体可抑制钙通道并抑制氨基酸和单胺类神经递质的释放。与其他神经递质共同释放的 ATP 可结合两类受体。P2X 家族的 ATP 受体包含非选择性配体门控阳离子通道，而 P2Y 家族属于促代谢型的受体。与其他神经递质共同释放的 ATP 的生理作用仍不明确，然而药理学研究表明，这些受体与记忆、觉醒、食欲相关，并且在多种神经精神疾病中发挥作用。

（崔翔宇 译 于斌 校 张永鹤 审）

参考文献

扫描本书二维码获取完整参考文献。

镇静催眠药

Anthony J. Trevor, PhD *

第22章

案例思考

　　一名 53 岁的中学教师在每年一次的体检中,自述入睡困难,且入睡后整晚要醒好几次。这种情况几乎每晚都发生,已经影响了她的教学工作。她已经尝试过几种非处方药,但睡眠毫无改善,翌日还会出现宿醉现象。她身体健康,并不超重,亦未服用药物。她每天清晨只喝一杯去咖啡因咖啡,但一天要喝掉 6 罐健怡可乐。她晚饭时喝一杯酒,但并不喜欢烈性酒。除了以上资料,还应了解这个患者其他哪些方面的病史?应进行何种治疗措施?应该给予哪种或哪些药物?

　　镇静催眠药(**sedative-hypnotic drugs**)是能够产生镇静作用(同时缓解焦虑)和促进睡眠(催眠)的药物。由于化学结构差异大,故而此类药物以临床应用而非化学结构为依据分类。焦虑和失眠的普遍存在使得镇静催眠药被广泛应用。

■ 镇静催眠药的基础药理学

　　有效的**镇静药**(抗焦虑药)应当能够缓解焦虑并能起到镇静作用,并且在发挥治疗作用的同时几乎对中枢神经系统不产生抑制作用。**催眠药**应可使人产生睡意,能诱导并维持近似生理性睡眠。大多数镇静药在增加剂量至产生催眠效应时,对中枢神经系统的抑制作用较之用于镇静时更强。多数镇静催眠药对中枢神经系统的抑制均有剂量依赖性。但是,不同的药物对中枢神经系统抑制作用的量效关系并不相同。图 22-1 显示了这种量效关系的两个实例。呈线性斜率者为 A 药,代表诸多镇静催眠老药,包括巴比妥类和醇类。如果应用超过催眠剂量的此类药物可导致麻醉状态;继续增大剂量则可抑制延脑呼吸中枢和血管运动中枢,从而引起患者昏迷和死亡。偏离线性斜率者为 B 药,代表苯二氮䓬类和某些有相似作用机制的新型催眠药,它们对中枢抑制作用的量效关系呈曲线并非直线。应用这类药物时需要增加几倍剂量方能产生比用于催眠时更强的中枢神经系统抑制作用。

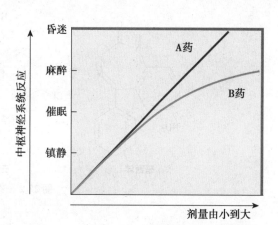

图 22-1 两种假设的镇静催眠药的量效曲线

化学分类

　　苯二氮䓬类(**benzodiazepines**)是常用的镇静催眠药,均为 1,4-苯二氮䓬(图 22-2),大多数都含有一个带氨甲酰基的七元的杂环,第 7 位上的取代基团,如卤素或硝基,是药物具有镇静催眠活性所必需的。三唑仑和阿普唑仑均在 1,2 位上添加了三唑环。

　　图 22-3 列出了一些已经很少使用的镇静催眠老药,如巴比妥类药物的化学结构。格鲁米特和甲丙氨酯在化学结构上与巴比妥类有区别,但在药理作用方面与后者几乎完全一致。这两种药在临床上已很少应用。镇静催眠药还包括一些结构简单的化合物,如乙醇(第 23 章)和水合氯醛。

　　近来,几种结构上不同于传统镇静催眠药的药物也被应用于失眠。**唑吡坦**是一种咪唑并吡啶类催眠药,**扎来普隆**是吡唑

---

* 纪念 Walter(Skip)Way 医学博士,感谢他过去对本章的贡献。

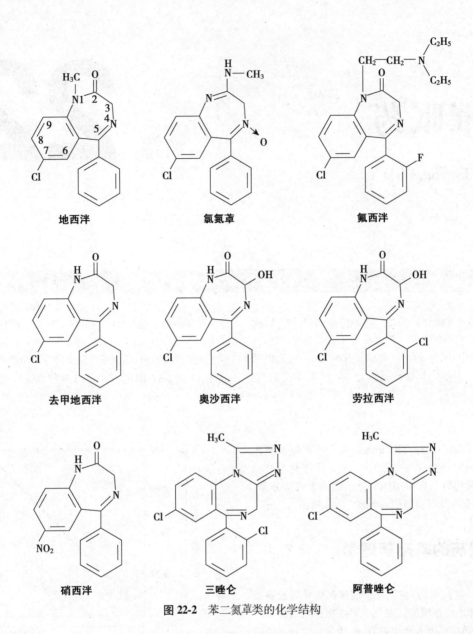

图 22-2   苯二氮䓬类的化学结构

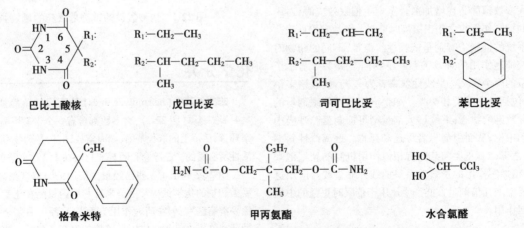

图 22-3   一些巴比妥类药物和其他镇静催眠药的化学结构

并嘧啶类药物,**艾司佐匹克隆**是一种环吡咯酮类药物(图 22-4)。尽管它们的化学结构与苯二氮䓬类无关,但作用机制与后者相同。艾司佐匹克隆是佐匹克隆的右旋体,是一种催眠药物,自1989 年后即在美国以外的国家应用。**雷美替安**(ramelteon)和他**美替安**(tasimelteon)为褪黑素受体的激动药,也是新型催眠药物(文本框:雷美替安和他美替安)。**丁螺环酮**(buspirone)是一种起效缓慢的抗焦虑药,它的作用与传统的镇静催眠药相比有很大差异(文本框:丁螺环酮)。

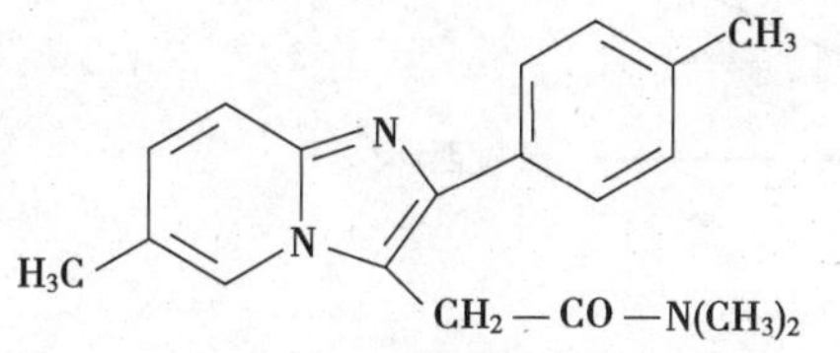

唑吡坦

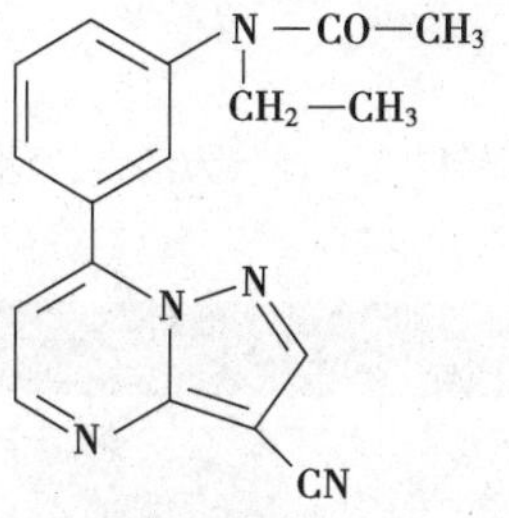

扎来普隆

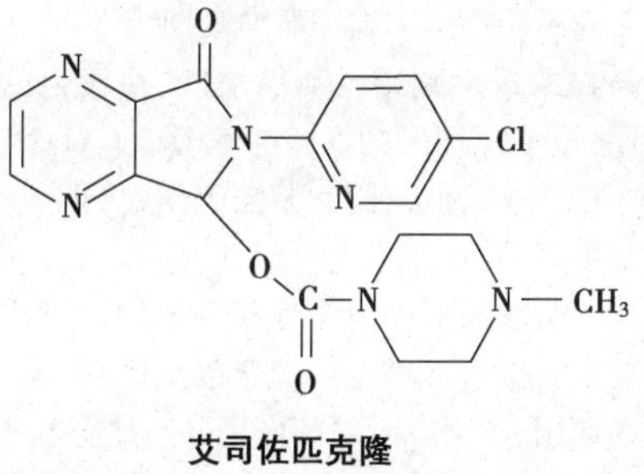

艾司佐匹克隆

图 22-4 新型催眠药的化学结构

其他能够产生镇静作用的药物包括抗精神病药(第 29 章)以及多种抗抑郁药(第 30 章)。目前后者被广泛应用于慢性焦虑症。某些抗组胺药如羟嗪和异丙嗪(第 16 章)也有镇静功能。这些药物通常对外周自主神经系统也有显著的作用。其他具有催眠作用的抗组胺药如苯海拉明和多西拉敏也作为非处方药用于助眠。

药代动力学

A. 吸收和分布

镇静催眠药的口服吸收速率受药物亲脂性等多种因素影响。例如:三唑仑吸收最快,而地西泮和氯草酸的活性代谢物的吸收速率也快于其他常用的苯二氮䓬类。氯草酸是一种前体药物,在胃中被酸水解转变成活性形式药物去甲西泮(nordiazepam, desmethyldiazepam)。大多数巴比妥类药物、一些镇静催眠类老药和

一些新型催眠药(艾司佐匹克隆、唑吡坦以及扎来普隆)的口服吸收速率都比较高。

脂溶性是镇静催眠药能否进入中枢神经系统的主要影响因素。这一特性是三唑仑、硫喷妥钠(第 25 章)以及一些新型催眠药能够产生快速作用的原因。

所有的镇静催眠药都可以通过胎盘屏障。如果产前使用镇静催眠药会抑制新生儿的重要器官功能。镇静催眠药在乳汁中也可以检测到,可能对哺乳期婴儿产生抑制作用。

B. 生物转化

对所有药物来说,只有转化为水溶性较好的代谢物,方能从机体清除,肝微粒体药物代谢酶系统在这个过程中起着关键作用。镇静催眠药的消除半衰期主要取决于它们的代谢转化率。

1. 苯二氮䓬类 所有的苯二氮䓬类均通过肝脏代谢从体内清除。每种药的代谢方式和代谢率不同。大多数苯二氮䓬类药经微粒体氧化作用(第 I 相反应),包括 P450 同工酶,尤其是细胞色素 P450 同工酶(如 CYP3A4)催化的 N-脱烷基和芳香族羟化。其代谢物随后发生结合反应(第 II 相反应)形成葡萄糖醛酸苷从尿中排出。然而,许多苯二氮䓬类的 I 相代谢产物皆有活性,其中一些半衰期较长(图 22-5)。例如:氯氮䓬、地西泮、环丙二氮䓬和氯草酸的活性代谢物去甲地西泮的半衰期大于 40 小时。阿普唑仑和三唑仑经过 α-羟化后,由于其代谢产物可迅速结合形成无活性的葡萄糖醛酸苷,故仅能产生短暂的药理作用。三唑仑的半衰期很短(2~3 小时),使其更适于作为一种催眠药而非镇静药被应用。

雷美替安和他美替安

目前的观点认为,褪黑激素受体与睡眠-觉醒周期昼夜节律的维持有关(第 16 章)。雷美替安是一种新型的催眠药物,临床上用于那些入睡困难的患者。它是一种 MT_1 和 MT_2 褪黑激素受体激动药,这些受体位于脑内的视交叉上核。他美替安(tasimelteon)与雷美替安(ramelteon)相似,已被获准用于非 24 小时睡眠-觉醒障碍患者。这些药物对中枢神经系统的 GABA 能神经传递并无直接作用。对慢性失眠症患者的多导睡眠图分析表明,雷美替安可缩短持续睡眠的潜伏期,而对睡眠时相并无影响,亦不会发生反跳性失眠或明显的戒断症状。雷美替安口服后可迅速吸收,其首关效应明显,代谢产物有活性,半衰期比母药长 2~5 小时。细胞色素 P450 的 CYP1A2 异构体是雷美替安的主要代谢酶,但 CYP2C9 异构体亦参与了其代谢。雷美替安不应与 CYP1A2 的抑制剂(如环丙沙星、氟弗沙明、他克林和齐留通)和 CYP2C9 的抑制剂(如氟康唑)合用。雷美替安与抗抑郁药氟弗沙明同时使用可使前者的血浆药物峰浓度增大 50 倍。

对有肝功损害的患者用药要谨慎。CYP 诱导剂利福平可明显降低雷美替安及其活性代谢产物的血浆药物浓度。雷美替安的不良反应包括眩晕、嗜睡、疲倦和内分泌改变。

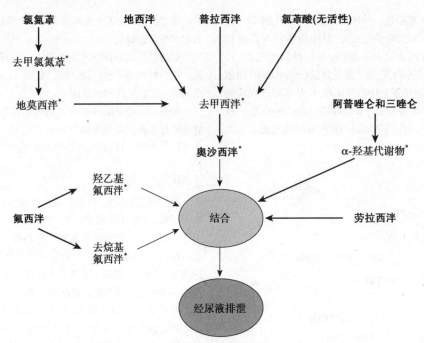

图 22-5 苯二氮䓬类的生物转化(黑体字表示在多个国家都作为临床用药;＊表示为活性代谢产物)

丁螺环酮(buspirone)

丁螺环酮具有选择性的抗焦虑作用,其药理作用特点与本章介绍的其他药物不同。丁螺环酮能缓解焦虑但不产生明显的镇静、催眠作用或欣快感。与苯二氮䓬类不同,该药并无抗惊厥或肌肉松弛作用。丁螺环酮并不直接与 GABA 能系统发生相互作用,而是作为部分激动药作用于脑内 5-IIT_{1A} 受体从而产生抗焦虑作用。另外,丁螺环酮对脑内的 D_2 受体也有亲和力。服用该药的患者在突然停药后并无焦虑反跳现象或戒断症状。对于因突然停用苯二氮䓬类或其他镇静催眠药而产生的急性戒断症状,丁螺环酮无效。同时,该药的滥用程度也很低。与苯二氮䓬类相比,丁螺环酮需服用 3～4 周方可产生明显的抗焦虑作用,因此不适用于急性焦虑状态。该药主要用于一般焦虑状态,对恐慌症无效。

丁螺环酮口服吸收迅速,有明显的首关效应,通过羟化和脱烷基作用可形成一些活性代谢物。主要代谢物是 1-(2-嘧啶基)-哌嗪(1-PP),具有 α_2-肾上腺素受体阻断剂活性,进入中枢神经系统的药物浓度较母药高。1-PP 在丁螺环酮中枢作用的意义尚不明确。丁螺环酮半衰期为 2～4 小时,肝功不良者可使药物的消除减慢。利福平,一种细胞色素 P450 的诱导剂,可缩短丁螺环酮的血浆半衰期。CYP3A4 的抑制剂(如红霉素、酮康唑、葡萄柚汁、萘法唑酮)可明显增大丁螺环酮的血浆浓度。

丁螺环酮引起的精神运动性损害比地西泮少见,而且不影响驾驶技术。该药不增强传统镇静催眠药、乙醇或三环类抗抑郁药的作用,老年患者对其作用并不比青壮年更加敏感。丁螺环酮可引起非特异性胸痛、心动过速、心悸、眩晕、神经过敏、耳鸣、胃肠紊乱、感觉异常以及剂量依赖性的瞳孔收缩。对于使用 MAO 抑制剂的患者,其血压可能会升高。根据药物在怀孕期使用的风险,丁螺环酮被 FDA 划分为 B 类药物。

由于母药本身的半衰期长短几乎与药理效应的时程无关,因此人类对苯二氮䓬类的活性代谢产物的人体药代动力学做了深入的研究。对于那些半衰期长的母药或活性代谢产物,多次使用更容易产生累积效应。艾司唑仑、奥沙西泮和劳拉西泮产生的累积和残余效应如困倦更少,因为这些药半衰期短且直接被代谢为无活性的葡萄糖醛酸苷。一些苯二氮䓬类药和新型催眠药的药代动力学特性见表 22-1。几种常用的苯二氮䓬类药物如地西泮、咪哒唑仑和三唑仑的代谢受到肝 P450 酶的诱导剂和抑制剂的影响(第 4 章)。

2. 巴比妥类　除苯巴比妥外,只有极少数巴比妥类以原形排泄,大多数巴比妥类通过肝药酶的氧化,转变成醇、酸和酮,然后以葡萄糖醛酸苷结合物的形式从尿中排泄。虽然每种药的代谢率不同,但总体来讲代谢率均较低(硫巴比妥类除外)。司可巴比妥和戊巴比妥的半衰期为 18～48 小时,苯巴比妥的半衰期为 4～5 天。反复使用这些药物可能会产生累积效应。

3. 新型催眠药　唑吡坦口服 1～3 小时后血浆药物浓度达到峰值(表 22-1)。唑吡坦的舌下含服或口服喷雾制剂已在临床使用。在肝脏 CYP3A4 的催化作用下,唑吡坦迅速被氧化或者羟化转变为无活性代谢产物。唑吡坦应用于妇女时,其消除半衰期增加;对于老年人,其半衰期明显延长。一种双相缓释制剂可以延长药物血浆浓度水平维持时间约 2 小时。扎来普隆大部分被肝脏醛氧化酶代谢为无活性的代谢产物,部分被肝细胞色素 P450 同工酶 CYP3A4 代谢失去活性。肝功能有损害的患者或老人用药应减量。西米替丁既可以抑制醛脱氢酶,也可以抑制 CYP3A4,能够显著提高扎来普隆的血浆药物浓度。艾司佐匹克隆可以被肝细胞色素 P450 酶(尤其是 CYP3A4)转变为无活性的氮氧化物或者有微弱活性的去甲基艾司佐匹克隆。如用于老年人或同时使用 CYP3A4 抑制剂(如酮康唑)时,艾司佐匹克隆的半衰期会延长。CYP3A4 的诱导剂(如利福平)能够加快艾司佐匹克隆的代谢。

表 22-1 一些苯二氮䓬类和新型催眠药的药代动力学特性

药物	达峰时间[1](h)	半衰期[2](h)	特点
阿普唑仑	1~2	12~15	口服吸收快速
氯氮䓬	2~4	15~40	有活性代谢物;肌内注射生物利用度不确定
氯草酸	1~2(去甲地西泮)	50~100	前体药物;在胃内水解为活性形式
地西泮	1~2	20~80	有活性代谢物;肌内注射生物利用度不确定
艾司佐匹克隆	1	6	代谢物活性很小
氟西泮	1~2	40~100	活性代谢物半衰期长
劳拉西泮	1~6	10~20	无活性代谢物
奥沙西泮	2~4	10~20	无活性代谢物
替马西泮	2~3	10~40	口服吸收慢
三唑仑	1	2~3	起效快,作用时间短
扎来普隆	<1	1~2	经醛脱氢酶代谢
唑吡坦	1~3	1.5~3.5	无活性代谢产物

[1] 血浆药物浓度的达峰时间

[2] 包括主要代谢物的半衰期

C. 排泄

水溶性镇静催眠药的代谢产物大多为第 I 相代谢产物发生 II 相结合反应形成的,主要经肾脏排泄。大多数情况下,肾脏功能的改变不会对母药的消除产生显著影响。一部分(20% ~ 30%)苯巴比妥以原形式从尿中排泄,碱化尿液可以使消除速率明显增加,部分原因是由于苯巴比妥的 pK_a 为 7.4,属弱酸性,在碱性 pH 液中其离子化程度会增加。

D. 生物代谢的影响因素

镇静催眠药的生物代谢受多种因素影响,尤其是疾病或药物诱导微粒体酶活性增加或降低引起的肝功能改变(第 4 章)。

对年龄很大的患者和有严重肝脏疾病的患者,这些药的消除半衰期通常会明显增加。这种情况下,多次使用即使是常规剂量的药物,也常常会引起中枢神经系统过度抑制。

长期使用某些镇静催眠老药的患者,其肝微粒体酶的活性可能会增加(第 4 章,酶的诱导作用)。巴比妥类(尤其是苯巴比妥)和甲丙氨酯最容易产生上述作用,从而使它们自身及其他药物的肝代谢增强。巴比妥类通过酶诱导加速其他药物的生物转化,是药物相互作用的一种可能机制(第 66 章)。与此不同,长期应用苯二氮䓬类和新型催眠药并不会改变肝药酶的活性。

苯二氮䓬类、巴比妥类和新型催眠药的药效动力学

A. GABA_A 受体分子药理学

苯二氮䓬类、巴比妥类、唑吡坦、扎来普隆、艾司佐匹克隆和其他很多药物均可与中枢神经系统神经细胞膜上的 GABA_A 受体分子相结合。这种受体具有氯离子通道功能,可被抑制性神经递质 GABA 激活(第 21 章)。

GABA_A 受体是由 5 个来自 α、β、γ、δ、ε、π、ρ 等多个多肽家族的亚单位构成的五聚体结构(每种亚单位均有 4 个跨膜区域)。现已确定有几类多肽家族构成不同受体亚单位。例如:已知现存有 6 种 α 亚单位,4 种 β 亚单位和 3 种 γ 亚单位。图 22-6 为 GABA_A 受体-氯离子通道大分子复合物的示意图。

在脑内多个区域存在着一种主要的 GABA_A 受体异构体,这种异构体由 2 个 α1 亚单位、2 个 β2 亚单位以及 1 个 γ2 亚单位组成。该异构体的 GABA 的 2 个结合位点位于相邻的 α1 亚单位和 β2 亚单位之间。苯二氮䓬类的结合点(即 GABA_A 受体的苯二氮䓬结合位点)在 1 个 α1 亚单位和一个 γ2 亚单位之间。然而,中枢神经系统不同区域的 GABA_A 受体由不同的必需亚单位组合而成的。苯二氮䓬类药物与其中很多受体结合,包括含有 α2、α3 以及 α5 亚单位的受体异构体。

巴比妥类亦可与 GABA_A 受体的多种异构体相结合,但是结合位点与苯二氮䓬类不同。与苯二氮䓬类相比,唑吡坦、扎来普

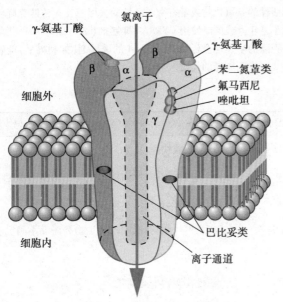

图 22-6 GABA 受体-氯离子通道大分子复合体模型。这是一种包含 5 个或更多跨膜亚单位的寡核苷酸糖蛋白。α、β 和 γ 亚单位以多种形式组合成五聚体，使得 GABA_A 受体具有多样性。GABA 与 α 和 β 亚单位之间的 2 个位点发生相互作用，触发氯通道开放，使得膜产生超极化。苯二氮䓬类和新型催眠药如唑吡坦与 α 亚单位和 γ 亚单位之间的某一区域结合，结合后可促进氯通道开放。苯二氮䓬类的拮抗药氟马西尼也与这一位点结合，逆转唑吡坦的催眠作用。需要注意这些结合位点不同于巴比妥类的结合位点（见有关内容的文字叙述和文本框：氯通道 GABA 受体复合体的多样性）

隆以及艾司佐匹克隆对结合点的选择性更高，仅与含有 α1 亚单位的 GABA_A 受体异构体结合。GABA_A 受体的多样性可能是苯二氮䓬类及相关药物能够产生多种药理作用的原因（文本框：GABA 受体的多样性和药理作用的选择性）。

GABA 受体的多样性和药理作用的选择性

有关对基因工程（敲除）啮齿类动物的研究证实，能够调节 GABA 作用的苯二氮䓬类及其他镇静催眠药的药理作用受 GABA_A 受体亚单位的组成成分的影响。苯二氮䓬类的主要与在 α 亚单位（1、2、3 和 5）上 N 末端带有一个组氨酸残基的脑内 GABA_A 受体发生相互作用。将小鼠的 α1 亚单位上的组氨酸置换为精氨酸完成点突变后再给予苯二氮䓬类，发现这些转基因小鼠并无明显的镇静作用和遗忘效应，而苯二氮䓬类的抗焦虑作用和肌松作用基本不受影响。这些小鼠对能够与含有 α1 亚单位的 GABA_A 受体结合的唑吡坦和扎来普隆的催眠作用并无反应。与此相反，如果小鼠 GABA_A 受体上的 α2 和 α3 亚单位的组氨酸置换为精氨酸，则苯二氮䓬类对这些小鼠不能发挥抗焦虑作用。这些研究表明，GABA_A 受体上的 α1 亚单位介导苯二氮䓬类的镇静、遗忘以及共济失调效应，而 α2 和 α3 亚单位与苯二氮䓬类的抗焦虑和肌松作用有关。其他的突变研究表明，对苯二氮䓬类引起的记忆力损害，α5 亚型至少参与了其中一部分。需要强调的是，这些有关 GABA_A 受体的基因突变的研究中，均应用了可用于药物抗焦虑和遗忘效应研究的动物模型。

与 GABA 本身不同，苯二氮䓬类和其他镇静催眠药对 GABA_B 受体的亲和力较低，这类受体可被抗痉挛药巴氯芬激活（第 21、27 章）。

B. 神经药理学

GABA（γ-氨基丁酸）是一种主要的中枢神经系统抑制性神经递质（第 21 章）。电生理学研究表明苯二氮䓬类可以在多个神经轴突水平上（包括脊髓、下丘脑、海马、黑质、大脑皮质以及小脑皮质）易化 GABA 能抑制效应。苯二氮䓬类似乎可以提高 GABA 能突触抑制的效率。苯二氮䓬类并不能替代 GABA，但可通过别构效应而非直接激动 GABA_A 受体或开放关联氯离子通道从而增强 GABA 的抑制效应。苯二氮䓬类与 GABA 相互作用可使氯离子通道开放频率增加从而加速氯离子内流。

巴比妥类在中枢神经系统多个位点也可加强 GABA 的作用。巴比妥类与苯二氮䓬类的不同之处在于，前者增加了 GABA 门控氯通道开放的持续时间。高浓度时，巴比妥类有 GABA 样作用，能直接激活氯通道。这种作用与一个或多个结合位点有关，而这些结合位点与苯二氮䓬类结合位点不同。巴比妥类比苯二氮䓬类选择性低，因为前者亦通过结合 AMPA 受体而抑制兴奋性神经递质谷氨酸。除了对 GABA 和谷氨酸的神经传导方面的作用，巴比妥类药物还能产生非突触膜效应。与苯二氮䓬类比较，作用位点的多样性可能是巴比妥类诱导外科全身麻醉（第 25 章）以及能够产生比苯二氮䓬和新型催眠药更强的中枢抑制效应（这一效应导致巴比妥类的安全范围更窄）的原因。

氯通道 GABA 受体复合体的多样性

GABA-氯通道大分子复合物是人体中种类最多的药物-反应性机器之一。除了苯二氮䓬类、巴比妥类以及新型催眠药（如唑吡坦），很多其他对中枢神经系统有作用的药物均可改变这种重要离子受体的功能。这些药物除了硫喷妥外，还包括乙醇和某些静脉麻醉药（依托咪酯、异丙酚）。例如：依托咪酯和异丙酚（第 25 章）似乎作用于含有 β2 和 β3 亚单位的 GABA_A 受体，而 β3 亚单位可能是与这些药物催眠和肌松作用相关的最重要结构。目前认为甾体麻醉药阿法沙龙（alfaxolone）亦与 GABA_A 受体发生相互作用。GABA_A 受体可能也是挥发性麻醉剂（如氟烷）的作用靶点。这些药物的大多数均可加强或模拟 GABA 的作用。然而，尚不能确定上述药物是否仅通过这种机制发挥作用。其他治疗癫痫的药物通过抑制 GABA 代谢（如氨己烯酸）或递质的再摄取（如噻加宾）来间接影响 GABA_A-氯通道大分子复合物的活性。作用于氯通道的中枢神经系统兴奋剂包括印防己毒素和荷包牡丹碱。这些致痉药物能够阻断通道（印防己毒素）或阻碍 GABA 与受体的结合（荷包牡丹碱）。

C. 苯二氮䓬受体配体

能够与苯二氮䓬结合的 GABA_A 受体-氯离子通道大分子的

成分具有多样性(文本框:氯通道 GABA 受体复合体的多样性)。已知的苯二氮䓬受体配体有三类:①**激动药**可加强 GABA 的作用,对于苯二氮䓬而言这一作用发生于多个 BZ 结合点。如上所述,非苯二氮䓬类药物唑吡坦、扎来普隆以及艾司佐匹克隆是选择性激动药,仅仅与 BZ 结合点含有一个 α_1 亚单位的受体相结合。由于苯二氮䓬类似化合物可由动物(这些动物从未接触过苯二氮䓬类药物)脑组织中分离出来,因而有人提出 BZ 受体的内源性激动药配体的存在。在人脑还发现了对 $GABA_A$ 受体的 BZ 结合位点有亲和力的非苯二氮䓬分子。②**氟马西尼**,一种合成的苯二氮䓬衍生物,是拮抗药的代表药物。该药可阻断苯二氮䓬类、艾司佐匹克隆、扎来普隆以及唑吡坦的作用,而并不能拮抗巴比妥类、甲丙氨酯或乙醇的作用。某些内源性神经肽物质也能阻碍苯二氮䓬与 BZ 结合点的结合。③**反向激动药**充当 GABA 受体功能负向的别构调节剂(第 1 章)。它们与 $GABA_A$ 受体的 BZ 结合位点作用可引起焦虑和癫痫发作。已证实几种化合物能够产生这种作用,尤其是 β-咔啉,如 n-丁基-β-咔啉-3-羧酸盐(β-CCB)。除了它们自身的直接作用,这些分子也可以阻断苯二氮䓬类的作用。

中枢神经系统的 GABA 功能的内源性调节剂的生理意义尚不明确。迄今为止,这些可能存在的 BZ 受体的内源性配体是否对控制焦虑、睡眠方式或中枢神经系统其他行为表现方面发挥作用还未被证实。

D. 器官水平效应

1. 镇静　苯二氮䓬类、巴比妥类以及大多数镇静催眠老药在较低剂量即可发挥镇静和抗焦虑作用。但是,多数情况下镇静催眠药的抗焦虑作用会伴随一些对精神活动和认知功能的抑制效应。在实验动物模型,苯二氮䓬类和一些镇静催眠老药可解除惩罚抑制行为,这种抑制解除效应等同于镇静催眠药的抗焦虑效应,而并非所有具有镇静作用的药物(如三环类抗焦虑药和抗组胺药)皆有这一特性。然而,前抑制行为的抑制解除效应更多的与这些镇静催眠药的行为抑制解除效应有关,这些效应包括欣快感、判断力受损和自控力丧失。抗焦虑时应用的剂量范围内有可能发生上述作用。苯二氮䓬类亦可产生剂量依赖性的顺行性遗忘效应(即在用药期间不能记得发生的事件)。

2. 催眠　按照镇静催眠药的定义,如剂量足够大,所有镇静催眠药均可引起催眠作用。镇静催眠药对睡眠阶段的影响取决于几个因素,包括药物种类、剂量以及用药频率。通常情况下,苯二氮䓬类和镇静催眠老药对正常睡眠形式的影响有以下几种:①睡眠潜伏期缩短(即入睡时间);②第 2 相 NREM 睡眠(非快动眼睡眠)时间延长;③REM 睡眠(快动眼睡眠)时间缩短;④第 4 相 NREM 慢波睡眠时间缩短。新型催眠药都能够减少持久睡眠的潜伏期。唑吡坦可缩短 REM 睡眠时间,但对慢波睡眠影响很小。扎来普隆可减少睡眠潜伏期,而对整体睡眠时间、NREM 以及 REM 睡眠几乎没有影响。艾司佐匹克隆主要通过增加第 2 相 NREM 睡眠,从而延长整体睡眠时间。小剂量艾司佐匹克隆则对睡眠形式影响很小。最大推荐剂量的艾司佐匹克隆能够缩短 REM 睡眠。

加快入睡和延长第 2 相睡眠可能有利于药物的临床应用。但是,镇静催眠老药对 REM 和慢波睡眠的作用的意义目前尚不清楚。在实验结束时,由于有意识地干扰 REM 睡眠可引起 REM 睡眠的反跳从而引起焦虑和易怒。应用镇静催眠老药时如突然停药,其后也会出现类似的"REM 反跳",尤其是在应用较大剂量的短效药物(如三唑仑)时。至于唑吡坦和其他新型催眠药,在使用常规剂量时如停药则很少出现 REM 反跳。然而,若使用大剂量唑吡坦和扎来普隆,则会出现失眠反跳现象。巴比妥类或苯二氮䓬类作为催眠药使用时,可能缩短慢波睡眠相,但还没有垂体激素或肾上腺激素分泌障碍的报道。使用镇静催眠药超过 1~2 周,将会出现对睡眠方式作用的某种耐受。

3. 麻醉　如图 22-1 所示,某些镇静催眠药大剂量应用时对中枢神经系统的抑制可达到全身麻醉的第 3 期(第 25 章)。然而,一种药物是否适于作为麻醉辅助药主要取决于影响其起效快慢和作用持续时间的理化特性。巴比妥类药物中,硫喷妥钠和美索比妥脂溶性好,静脉给药后能快速进入脑组织,这些特性使得它们适用于诱导麻醉。由于这些药能迅速进行组织再分布(而非迅速消除)从而作用短暂,因此有利于麻醉后的恢复。

地西泮、劳拉西泮以及咪达唑仑等苯二氮䓬类可用于静脉麻醉(第 25 章),且常常与其他药物同时使用。如果将苯二氮䓬类作为全身麻醉辅助药而大剂量应用,可能会导致持续性的麻醉后呼吸抑制,这与它们半衰期相对较长以及可形成活性代谢物有关。但这种抑制作用通常可应用氟马西尼逆转。

4. 抗惊厥作用　大多数镇静催眠药均可抑制中枢神经系统癫痫电活动的发生和播散。其中一些药物有抗惊厥作用而对中枢神经系统无明显抑制(尽管精神活动可能会受损),表明这些药物具有某种选择性。几种苯二氮䓬类药物,包括氯硝西泮、硝西泮、劳拉西泮以及地西泮,有很强的选择性作用,因而在控制癫痫发作方面有很好的疗效(第 24 章)。苯巴比妥和美沙比妥(在体内可能变为苯巴比妥)等巴比妥类可用于强直-阵挛性发作的治疗,尽管它们并非这类疾病的首选药物。然而,唑吡坦、扎来普隆以及艾司佐匹克隆并无抗惊厥作用,这可能是因为它们对与之结合的 $GABA_A$ 受体异构体有比苯二氮䓬类更强的选择性。

5. 肌肉松弛　某些镇静催眠药物,尤其是氨基甲酸酯类(如甲丙氨酯)和苯二氮䓬类等药可抑制多突触反射和中间传导,高浓度还可抑制骨骼神经肌肉接头的信息传递。这类可产生肌松效应的药物的选择性作用在动物身上很容易被证实。有人主张利用这种肌松作用治疗肌肉痉挛,松弛收缩的随意肌(临床药理部分)。唑吡坦、扎来普隆和艾司佐匹克隆则没有肌肉松弛作用。

6. 对呼吸和心血管功能的影响　对于未患肺部疾病的患者,催眠剂量的镇静催眠药对呼吸的影响类似生理性睡眠。然而,对患有肺部疾病的患者,即使治疗量的镇静催眠药也可产生明显的呼吸抑制。镇静催眠药对呼吸的抑制程度与其剂量有关,药物过量从而抑制延髓呼吸中枢是导致患者死亡的常见原因。

对于心血管功能未受损的患者,催眠剂量的镇静催眠药对心血管系统没有明显影响。但是,对循环血量减少、充血性心衰和患有导致心血管功能受损的其他疾病的患者,一般剂量即可抑制心血管系统功能,这可能是对延髓心血管中枢产生作用的结果。中毒剂量的药物通过增加腺苷的作用产生中枢和外周效应,从而可能抑制心肌收缩性和血管紧张性,导致循环衰竭。当静脉给予镇静催眠药时,会产生更加明显的呼吸和心血管作用。

耐受性:精神和躯体依赖性

耐受性是指重复用药后机体对药物反应性降低。机体对镇静催眠药普遍存在耐受性,这可能是为维持睡眠状况的改善或促进睡眠而需要增加药物剂量的原因。镇静催眠药之间以及和乙醇之间(第23章)有部分交叉耐受性,认识到这点是很重要的,原因将在下面阐述。镇静催眠药的耐受性发生机制尚不清楚。就巴比妥类而言,长期用药使得药物代谢率加快(代谢性耐受)可能是部分原因,但对大多数镇静催眠药来说,中枢神经系统反应性(药效学耐受)的变化是更为重要的原因。动物实验显示,苯二氮䓬类耐受性的发生与脑内苯二氮䓬受体下调有关。有报道称唑吡坦应用过久可以产生耐受性。扎来普隆应用5周、艾司佐匹克隆使用6个月后可产生微弱的耐受性。

实际上,由于对镇静催眠药能够缓解焦虑、产生欣快、去抑制和改善睡眠等作用的心理预期,使得所有这些药物被强迫滥用(第32章对药物滥用的详细论述)。正因如此,医生开处方时,大多数镇静催眠药被归类为第三类和第四类药物。这些药物滥用的后果可分为精神性依赖和躯体性依赖两大类。精神性依赖早期表现出类似单纯神经官能症的行为方式,很难与长期饮用咖啡者或吸烟者的症状区别。但当镇静催眠药的使用变为强迫用药时,就会有发生很多严重的并发症,包括躯体依赖性和耐受性。

躯体性依赖是指需通过不断用药来防止戒断或撤药症状出现的一种异常生理状态。就镇静催眠药而言,这种症状包括焦虑增加、失眠和中枢神经系统兴奋甚至惊厥发作。长期使用苯二氮䓬类在内的大多数镇静催眠药均可引起躯体性依赖。然而,撤药症状的严重程度依药的种类和撤药前所用剂量大小不同而各异。如果药物剂量较大,突然撤药产生的症状会更加严重。镇静催眠药的撤药症状的严重程度亦与其半衰期有关,半衰期长的药消除慢,体内药量逐渐减少,撤药症状也较少出现。用于催眠的半衰期很短的药物即便在2次用药期间也可产生撤药症状,如半衰期为4小时的三唑仑,有报道称在应用该药治疗失眠时可引起日间焦虑。唑吡坦、扎来普隆或艾司佐匹克隆如突然停药亦可发生撤药症状,尽管这些症状通常比苯二氮䓬类药物轻。

苯二氮䓬拮抗药:氟马西尼

氟马西尼(flumazenil)为1,4-苯二氮䓬的衍生物之一,是对GABA_A受体上苯二氮䓬结合位点有高度亲和力的竞争性拮抗药。它能阻断苯二氮䓬类、唑吡坦、扎来普隆以及艾司佐匹克隆的多种作用,但不能拮抗其他镇静催眠药、乙醇、阿片类药或全身麻醉剂的中枢神经系统作用。氟马西尼可用于苯二氮䓬过量所致的中枢神经系统抑制作用的拮抗以及加速麻醉或诊断时苯二氮䓬类用药后的恢复。尽管这种药物能够逆转苯二氮䓬类的镇静作用,但对苯二氮䓬类产生的呼吸抑制效应并无明显的拮抗作用。当静脉给药时,氟马西尼迅速发挥作用,可快速从肝脏清除,故半衰期很短(0.7~1.3小时)。由于所有苯二氮䓬类作用时间均比氟马西尼持久,镇静作用会反复出现,因此常需反复给予拮抗药。

氟马西尼的不良反应包括焦躁不安、意识模糊、眩晕和恶心。对于已有苯二氮䓬躯体性依赖的患者,氟马西尼可使其戒断症状加重。对于同时服用苯二氮䓬类和三环类抗抑郁药的患者,服用氟马西尼可引发癫痫发作和心律失常。

■ 镇静催眠药的临床药理学

抗焦虑治疗

焦虑特有的心理、行为和躯体反应可有多种形式。通常情况下,焦虑的精神意识都伴随着警醒症、肌紧张和自主神经过度兴奋。焦虑常常继发于器官疾病,如急性心肌梗死、心绞痛、胃肠道溃疡等等,这些疾病需要专业的治疗。另外一类继发性焦虑(情景型焦虑)的原因是必须要面对一次或者数次的情景,包括预期的令人恐怖的医疗过程或者牙科治疗、家庭疾病或者其他的压力性事件。即便这种情景型焦虑有自限性,镇静催眠药的短期使用对于这种焦虑或某种疾病相关的焦虑也是适宜的。与此类似,在手术前或者一些不愉快的医疗过程之前,预防性地应用镇静催眠药也是合情合理的(表22-2)。

表22-2　镇静催眠药的临床应用

缓解焦虑
治疗失眠症
用于内科检查、外科手术前和过程中使患者镇静、产生遗忘
治疗癫痫和癫痫发作
静脉给药可于复合麻醉
控制乙醇或其他镇静催眠药的戒断症状
对特定神经肌肉接头障碍患者发挥肌松作用
作为辅助诊断或精神病学治疗药物

与生活情景有关的过度或者不合理的焦虑(广泛性焦虑,GAD)、恐慌症和广场恐怖症也是镇静催眠药的适应证,有时还要结合心理治疗。目前苯二氮䓬类仍用于急性焦虑的处理和惊恐发作的快速控制,有时也用于GAD和恐慌症的长期治疗。焦虑症可被多种苯二氮䓬类药物所缓解,但很难证实一种药物好于另外一种。阿普唑仑已被用于治疗恐慌症和广场恐怖症,并且对于这些疾病似乎比其他苯二氮䓬类药物的选择性更佳。应用于焦虑症时,苯二氮䓬类药物的选择要基于几个正确的药理学原则:①起效快;②治疗指数较高(图22-1中药物B),同时备好氟马西尼以防药物过量;③因肝药酶诱导产生的药物相互作用少;④对心血管功能或自主神经功能影响小。

苯二氮䓬类的缺点包括产生依赖性、对中枢神经系统功能的抑制以及遗忘效应。此外,苯二氮䓬类与其他药物(包括乙醇)合用时可产生对中枢神经系统的协同抑制作用。应提醒患者避免从事需要精神集中和躯体协调的工作,以免出现不良后果。在治疗广泛性焦虑和恐惧症时,新型抗抑郁药,包括选择性5-羟色胺再摄取抑制剂(SSRIs)和5-羟色胺-去甲肾上腺素再摄取抑制剂(SNRIs)目前被很多权威专家认为是首选药物(见第30章)。但是,这些药物起效慢,因此对急性焦虑疗效很差。

镇静催眠药应小心使用,尽量减少它们的副作用。药物的使用剂量应该满足在患者清醒时不会损害精神和躯体功能这一条件。如果单日剂量药物的大部分在入睡前服用，小部分药物在白天服用，一些患者可能会对药物更加耐受。开处方时要尽量只开短期内使用的剂量，因为并无长期治疗（定义为应用治疗剂量药物 2 个月或以上）的依据。医生应尽量从患者的主观反应去评估疗效。应尽可能避免同时使用几种抗焦虑药，亦需提醒使用镇静药的患者避免饮酒，以及切勿同时使用含有抗组胺药或者抗胆碱药的非处方药（第 63 章）。

对睡眠问题的治疗

失眠是常见现象，通常是由于心理疾病或者其他疾病未能得到适宜治疗而导致的。真正的原发性失眠很少见。非药物治疗如适当的饮食和锻炼、睡前避免刺激因素、确保舒适的睡眠环境以及晚上在固定时间休息等措施对于解决睡眠问题很有效。但是，某些情况下，一定时间内患者需要服用镇静催眠药。应注意的是，在使用这类药物时，若突然停药，往往会引起失眠反跳现象。

苯二氮草类可同时缩短 REM 和慢波睡眠（虽然比巴比妥类药物作用弱），这一作用具有剂量依赖性。与苯二氮草类相比，新型催眠药唑吡坦、扎来普隆以及艾司佐匹克隆对睡眠方式的影响更小。然而，目前对这些作用的临床意义所知甚少，基于药物对睡眠结构的影响来判断其是否为理想药物这一理论的理论意义要远远大于它的实践意义。减轻某种睡眠问题的有效性这

一临床标准更加实用。候选药物应能够使患者很快入眠（即睡眠潜伏期缩短）、睡眠持续时间久，并且"宿醉效应"（如翌日的眩晕、烦躁不安和精神或躯体抑制等）轻微。一些老药如水合氯醛、司可巴比妥以及苯巴比妥仍在临床应用。但苯二氮草类、唑吡坦、扎来普隆以及艾司佐匹克隆通常被认为是更理想的药物。使用清除缓慢的苯二氮草类（如劳拉西泮）和那些可产生活性代谢产物的药物（如氟西泮、夸西泮）更容易出现日间困倦现象。如果晚上服用苯二氮草类，可能会产生耐受，需增加药物剂量方能达到理想疗效。苯二氮草类用于催眠时会发生某种程度的顺行性遗忘。

艾司佐匹克隆、扎来普隆以及唑吡坦在治疗失眠方面与苯二氮草类有相似的催眠功效。唑吡坦和其他新型催眠药的临床优势包括起效快、翌日精神躯体抑制轻微以及遗忘效应弱。在美国，唑吡坦是使用最多的催眠药之一。这种药被制成双相释放制剂，以获得稳定的血浆药物浓度从而起到持续的催眠作用。扎来普隆起效迅速，并且因其半衰期短而适用于那些早醒型的患者。应用推荐剂量时，扎来普隆和艾司佐匹克隆（尽管后者的半衰期相对较长）引起的遗忘和翌日的困倦似乎比苯二氮草类和唑吡坦轻。表 22-3 列举出这类常用的镇静催眠药物以及推荐使用剂量。注意：如果治疗 7~10 天后失眠症状仍无改善，可能说明存在一种原发的精神疾病或内科疾病，需要进一步的检查。长期使用催眠药是不合理的，是危险的医疗行为。

表 22-3　常用镇静催眠药的剂量

镇静作用		催眠作用	
药物	剂量	药物	剂量（睡前给药）
阿普唑仑	0.25~0.5mg，每日 2~3 次	水合氨醛	500~1 000mg
丁螺环酮	5~10mg，每日 2~3 次	艾司唑仑	0.5~2mg
氯氮草	10~20mg，每日 2~3 次	艾司佐匹克隆	1~3mg
氯草酸	5~7.5mg，每日 2 次	劳拉西泮	2~4mg
地西泮	5mg，每日 2 次	夸西泮	7.5~15mg
哈拉西泮	20~40mg，每日 3~4 次	司可巴比妥	100~200mg
劳拉西泮	1~2mg，每日 1 次或 2 次	替马西泮	7.5~30mg
奥沙西泮	15~30mg，每日 3~4 次	三唑仑	0.125~0.5mg
苯巴比妥	15~30mg，每日 2~3 次	扎来普隆	5~20mg
		唑吡坦	2.5~10mg

其他治疗用途

表 22-2 总结了镇静催眠药的几种重要的临床应用。第 24 章和第 25 章分别探讨了药物在治疗癫痫和在通过静脉给药用于麻醉方面的应用。

对于一些内科或外科检查如内窥镜检查或支气管镜检查，也包括麻醉前的准备，可以口服一些镇静催眠药帮助患者稳定情绪，甚至产生遗忘效应，应用短效药物更加理想。

长效药物如氯氮草和地西泮（苯巴比妥使用相对较少）用于那些正在戒除乙醇或者其他镇静催眠药的躯体依赖性成瘾的患者时，剂量应逐渐减少。劳拉西泮（通过胃肠外给药的方式）被用于控制震颤性谵妄的症状。

甲丙氨酯和苯二氮草类常常被作为中枢性肌松剂应用。尽管目前尚缺乏其发挥疗效时不伴有困倦现象的证据。地西泮可能是一个例外，它可有效缓解中枢性肌肉强直（第 27 章）。

苯二氮草类在精神疾病而非治疗焦虑方面的用途包括控制躁狂症和药物引起的过度兴奋状态（如苯环己哌啶中毒）。镇

静催眠药也偶尔用于神经病学和精神病学方面的辅助诊断。

镇静催眠药的临床毒理学

直接毒性作用

镇静催眠药的很多常见不良反应均源于其对中枢神经系统的功能抑制,并且这种抑制作用有剂量相关性。较低剂量可能会引起嗜睡、判断力受损和机体运动技能减弱,有时对驾驶能力、工作表现和人际交往也有显著影响。在应用镇静催眠药治疗失眠时,可能会引起驾车梦游和其他一些梦游行为,而患者对此毫无记忆。FDA 在 2007 年就这一问题提出过警告。苯二氮䓬类可产生明显的剂量相关性的顺行性遗忘;这些药可明显损伤对新知识的学习能力,尤其是那些与认知过程关联的知识。而以前学过的知识不受影响。这种作用使得镇静催眠药可被应用于一些使人感到不愉快的临床过程,例如在内窥镜检查时,给予适当剂量上述药物可使患者配合操作,并且事后会遗忘整个过程。"约会强奸"这种案例中,苯二氮䓬类被用于该项犯罪的原因即为其剂量依赖性的遗忘效应。应用半衰期长的催眠药时,常常出现宿醉现象。由于老年患者对镇静催眠药的作用比较敏感,因此通常对他们较为安全和有效的措施是将剂量减至大约青壮年所用剂量的一半。镇静催眠药过量可能是老年人可逆性的意识模糊的最常见原因。较大剂量应用时,镇静催眠药的毒性反应可表现为昏睡、虚脱状态或类似乙醇中毒的症状。内科医生应当清楚药物的不良反应因剂量不同而不同。那些有心血管疾病、呼吸疾病、肝功损害的患者以及老年患者对镇静催眠药的敏感性会增加。对于那些患有慢性肺部疾病和症状性睡眠窒息的患者,镇静催眠药可加重其呼吸障碍。

镇静催眠药是主观性过量使用最多的药物,部分原因是因为这类药物比较常用。但苯二氮䓬类则相对较为安全,因为它们的量效曲线较为平坦。药物相关死亡率的流行病学研究支持上述观点——例如:一项研究表明,每百万地西泮片剂死亡人数为 0.3,而每百万司可巴比妥胶囊死亡人数为 11.6。据报道阿普唑仑过量的毒性大于其他的苯二氮䓬类。当然,除了药物种类外,还有许多因素影响这些数据——尤其是在乙醇等其他中枢神经系统抑制剂存在的情况下。事实上,大多数药物过量造成的严重毒性反应,都是因联合用药有意或无意地造成的。因此,联合用药时,苯二氮䓬类的实际安全性可能小于前文所述。

由于患者个体和病情的差异性,镇静催眠药的致死量也不同(第 58 章),如果发现较早并给予保守治疗,即使患者服用很高剂量的药物,也很少发生死亡。另一方面,对于大多数镇静催眠药(除苯二氮䓬类外,或者也除外有相似机制的新型催眠药)来说,如果患者未能被及时发现或及时求助,即使仅仅 10 倍于催眠剂量的药物也可能引起患者死亡。那些无人照看的患者发生镇静催眠药严重中毒时,药物引起的中枢性呼吸抑制作用可能并发胃内容物的吸入,如果患者也同时使用了乙醇,则这种可能性更大。心血管抑制会使得救治变得更加复杂。对于这些患者,治疗措施包括保证呼吸道通畅,必要时应进行机械通气,并且要维持血容量、肾排出量和心功能。有时需要用些正性肌力药如**多巴胺**,来保证肾血流。血液透析或血液灌注可用于加速这些药物的清除。

氟马西尼能翻转苯二氮䓬类、艾司佐匹克隆、扎来普隆以及唑吡坦的镇静作用,但是它在新型药物过量中毒方面的应用不多。该药作用时间短,能否拮抗呼吸抑制尚不确定。对于那些长期使用苯二氮䓬类的患者,应用氟马西尼有出现戒断症状的风险。因此,人们对于苯二氮䓬类过量的患者是否能够使用氟马西尼尚有争议。如果使用该药,必须要有完备的监护和呼吸功能支持措施。由于三唑仑在临床上的过度应用,已有三唑仑可导致行为抑制解除、谵妄、攻击行为和暴力倾向等严重中枢神经系统作用的相关报道。但任何一种镇静催眠药均可产生行为抑制解除效应,在这方面三唑仑和其他苯二氮䓬类差别不大。苯二氮䓬类大剂量应用和预防用药以消除患者敌对状态时,抑制解除作用更为明显。

与镇静催眠药中枢神经系统作用无关的不良反应较少发生。皮疹等过敏反应可偶尔出现。有报道称某些苯二氮䓬类有致畸性,会导致胎儿畸形。因此 FDA 根据药物在怀孕期应用的风险级别将一些苯二氮䓬类药物归为 D 类或 X 类。大多数巴比妥类药物为 D 类。艾司佐匹克隆、雷美替安、扎来普隆和唑吡坦均为 C 类药物。而丁螺环酮为 B 类药物。由于巴比妥类能加强卟啉合成,因此对有急性周期性卟啉症、混合型卟啉症、遗传性类卟啉症或症状性卟啉症病史的患者,巴比妥类为绝对禁忌药物。

药物反应性的改变

对镇静催眠药多种药理作用所产生的耐受性程度取决于药物剂量和用药时间。但是,不应认为所有的药理作用的药物耐受程度都是一致的。有证据表明,镇静催眠药的致死量范围不会因长期用药而发生明显改变。对于近期镇静催眠药应用过多的患者,当给予标准剂量的一种新的镇静催眠药时,包括乙醇在内的不同的镇静催眠药之间所产生的交叉耐受会使得治疗达不到满意效果。然而,有报道称如艾司佐匹克隆、唑吡坦或扎来普隆应用少于 4 周,则耐受性很少发生。

躯体性依赖可能发生在长期用镇静催眠药的患者,尤其在剂量加大时。但这与阿片类等药物产生的躯体性依赖不同。镇静催眠药在停药后可有一些严重的甚至威胁生命的表现。这些撤药症状包括坐立不安、焦虑、虚弱、直立性低血压,还可出现反射亢进和全身性发作。停用半衰期较短的药物时,撤药症状会更加严重。但艾司佐匹克隆、唑吡坦以及扎来普隆是例外,突然停用这些新型催眠药时产生的撤药症状很轻。而作用时间较长的镇静催眠药,由于其消除缓慢,体内药物剂量"逐渐减少",因而其撤药症状较少出现。我们将某种药可抑制另一种药的撤药症状的能力称为交叉依赖性,这在镇静催眠药中较常见。这就给治疗撤药症状提供了理论基础,即可应用氯氮䓬、安定和苯巴比妥等作用时间长的药物来减轻乙醇等短效药物的撤药症状。

药物相互作用

镇静催眠药最常见的药物相互作用是当与其他中枢神经系统抑制药合用时产生协同作用。作为术前麻醉辅助药使用时,这种联合用药是有益的。但是,如果事先未能考虑周全,这些相互作用可能导致抑制作用加强等严重后果。当与含乙醇的饮料、阿片类镇痛药、抗惊厥药以及酚噻嗪等合用时,可能会产生协同作用。镇静催眠药与多种抗组胺药、抗高血压药和三环类抗抑郁药合用可增强对中枢神经系统的抑制作用,虽然这种协同作用要弱些,但依然很重要。

与肝药酶活性改变相关的药物相互作用详见第 4 章和第 66 章。

摘要:镇静催眠药

分类,药物	作用机制	药理作用	临床应用	药代动力学、毒性、相互作用
苯二氮䓬类				
• 阿普唑仑 • 氯氮䓬 • 氯草酸 • 氯硝西泮 • 地西泮 • 艾司唑仑 • 氟西泮 • 劳拉西泮 • 咪达唑仑 • 奥沙西泮 • 夸西泮 • 替马西泮 • 三唑仑	与中枢神经系统神经突触上特定的 $GABA_A$ 受体亚单位结合,促进 GABA 介导的氯离子通道开放,使膜超极化	剂量依赖性的中枢神经系统抑制作用,包括镇静、解除焦虑、健忘、催眠、麻醉、昏迷和呼吸抑制	急性焦虑状态•惊恐发作•普通焦虑症•失眠和其他睡眠障碍•松弛骨骼肌•辅助麻醉•癫痫	血浆半衰期为 2~40h(氯草酸更久)•口服吸收好•肝代谢——一些代谢产物有活性•毒性:中枢神经系统抑制作用的延伸•易产生依赖性•相互作用:与乙醇或其他很多药物合用有中枢神经系统协同抑制作用
苯二氮䓬拮抗药				
• 氟马西尼	与 $GABA_A$ 受体上苯二氮䓬结合位点结合的拮抗药	能够阻断苯二氮䓬类和唑吡坦的作用,不能阻断其他镇静催眠药的作用	用于苯二氮䓬类的过量中毒的解救	Ⅳ,半衰期短•毒性:易怒、意识模糊•对苯二氮䓬有躯体性依赖的患者,氟马西尼可使其戒断症状加重
巴比妥类				
• 异戊巴比妥 • 仲丁比妥 • 甲苯巴比妥 • 戊巴比妥 • 苯巴比妥 • 司可巴比妥	与中枢神经系统神经突触上特定的 $GABA_A$ 受体亚单位结合,促进 GABA 介导的氯离子通道开放,使膜超极化	剂量依赖性的中枢神经系统抑制作用,包括镇静、解除焦虑、健忘、催眠、麻醉、昏迷和呼吸抑制。比苯二氮䓬的量效关系曲线更陡	麻醉(硫喷妥)•失眠(司可巴比妥)•癫痫(苯巴比妥)	血浆半衰期为 4~60h(苯巴比妥更久);口服吸收好;肝代谢——20% 的苯巴比妥经肾消除•毒性:中枢神经系统抑制作用的延伸。比苯二氮䓬类更易产生依赖性•相互作用:与乙醇或其他很多药物合用有中枢神经系统协同抑制作用。可诱导肝药酶
新型催眠药				
• 艾司佐匹克隆 • 扎来普隆 • 唑吡坦	选择性地与 $GABA_A$ 受体亚类结合,促进 GABA 介导的氯离子通道开放,使膜超极化	使患者快速入眠,健忘和翌日的精神运动抑制较少出现	睡眠障碍,尤其是那些入睡困难的患者	口服吸收好;血浆半衰期短;CYP 底物•毒性:中枢神经系统抑制作用的延伸。易产生依赖性•相互作用:与乙醇或其他很多药物合用有中枢神经系统协同抑制作用
褪黑激素受体激动药				
• 雷美替安	激动位于脑内的视交叉上核的 MT_1 和 MT_2 褪黑激素受体	使患者快速入眠,失眠反跳和戒断症状极少出现	睡眠障碍,尤其是那些入睡困难的患者。非管制药品	口服吸收好;通过 CYP1A2 形成活性代谢产物•毒性:眩晕、疲倦和内分泌改变•相互作用:氟伏沙明可抑制其代谢

分类,药物	作用机制	药理作用	临床应用	药代动力学、毒性、相互作用
● 他美替安:口服活性 MT1 和 MT2 激动药,近期获准用于非 24 小时睡眠障碍				
5-羟色胺受体激动药				
● 丁螺环酮	机制不明确:部分 5-HT 受体激动药,对 D_2 受体可能也有亲和力	其抗焦虑作用起效缓慢(1~2 周);精神运动性损害少见;合用其他镇静催眠药时没有协同抑制作用	普通焦虑状态	口服吸收好;形成活性代谢产物。血浆半衰期短 ● 毒性:心动过速、感觉异常、胃肠反应 ● 相互作用:CYP3A4 诱导剂和抑制剂

制剂

通用名	商品名	通用名	制剂
苯二氮䓬类		**巴比妥类**	
阿普唑仑(alprazolam)	仿制药,**Xanax**	异戊巴比妥(amobarbital)	**Amytal**
氯氮䓬(chlordiazepoxide)	仿制药,**Librium**	甲苯巴比妥(mephobarbital)	**Mebaral**(已退市)
氯䓬酸(clorazepate)	仿制药,**Tranxene**	戊巴比妥(pentobarbital)	仿制药,**Nembutal Sodium**
氯硝西泮(clonazepam)	仿制药,**Klonopin**	苯巴比妥(phenobarbital)	仿制药,**Luminal Sodium**
地西泮(diazepam)	仿制药,**Valium**	司可巴比妥(secobarbital)	仿制药,**Seconal**
艾司唑仑(estazolam)	仿制药,**ProSom**	**其他镇静催眠药**	
氟西泮(flurazepam)	仿制药,**Dalmane**	丁螺环酮(buspirone)	仿制药,**BuSpar**
劳拉西泮(lorazepam)	仿制药,**Ativan**	水合氯醛(chloral hydrate)	仿制药,**Aquachloral Supprettes**
咪哒唑仑(miadazolamd)	仿制药,**Verse**	艾司佐匹克隆(**eszopiclone**)	**Lunesta**
奥沙西泮(oxazepam)	仿制药,**Serax**	羟嗪(hydroxyzine)	仿制药,**Atarax**,**Vistaril**
夸西泮(quazepam)	仿制药,**Doral**	甲丙氨酯(**meprobamate**)	仿制药,**Equanil**,**Miltown**
替马西泮(temazapam)	仿制药,**Restoril**	副醛(paraldehyde)	仿制药
三唑仑(triazolam)	仿制药,**Halcion**	雷美替安(**ramelteon**)	**Rozerem**
苯二氮䓬拮抗药		扎来普隆(**zaleplon**)	**Sonata**
氟马西尼(flumazenil)	仿制药,**Romazicon**	唑吡坦(**zolpidem**)	仿制药,**Ambien**,**Ambien-CR**

案例思考答案

正如本章所阐述的,非药物因素对于改善睡眠障碍是非常重要的:正确的饮食(并且避免睡前小吃)、锻炼和在固定的时间和地点睡眠。避免兴奋是极其重要的,该患者每天饮用的健怡可乐(diet cola)应该适当减量,尤其是在一天的后半部分。如果这些措施完成后问题依然存在,则可尝试短期使用一种新型催眠药(艾司佐匹克隆、扎来普隆或唑吡坦)。

（孙丽娜　译　　唐玉　校　　张永鹤　审）

参考文献

扫描本书二维码获取完整参考文献。

第23章 醇类

Susan B. Masters, PhD,
& Anthony J. Trevor, PhD

案例思考

一位 18 岁大学一年级新生在联谊会上受到欺辱后,于晚间 8:30 开始饮酒。从 8:30 到午夜左右,这段时间里,他和其他人喝了一些啤酒和一瓶威士忌,期间他在高年级学生的鼓动下喝了大半瓶的朗姆酒。随后这个学生说感觉想呕吐,在沙发上躺倒后失去意识。两位高年级学生将他带回寝室,让他趴在床上。大约十分钟后,这位学生被发现意识消失,呕吐一身。因为高年级学生首先呼叫了学校保安而不是急救电话,所以耽误了治疗。在他们呼叫急救中心后,急救人员很快到来,但发现年轻学生已经停止呼吸,呕吐物阻塞了呼吸道,随后学生被送入医院,昏迷两天后,医院最终宣布其死亡。患者被送入医院时血中乙醇浓度为 510mg/100ml。什么因素导致了患者死亡?如果他能及时得到治疗,什么样的措施能避免他的死亡?

最初以乙醇形式存在的醇类,在人类的历史上占据一个重要的位置至少已经有 8 000 年。在西方社会,直到 19 世纪,啤酒和葡萄酒一直都是日常生活中重要的一部分。这些相对稀释的醇类饮料的地位在水之上——远在微生物的发现之前——它们由于急性或慢性的疾病被熟知。在经过发酵过程的部分杀菌作用后,醇类成分和醇类饮料可提供重要的能量和营养,被视作日常主要的液体摄入来源。在 19 世纪,随着卫生水平的提高和水纯化系统的引入,啤酒和葡萄酒在人类的饮食中变得不那么重要,醇类饮料的消耗,包括经过蒸馏的醇浓度更高的各种制剂,现在的功能发生了转变,在一些聚会中,成为社交的一种娱乐消费品。

当今,醇类被广泛应用。像其他镇静催眠药一样,低浓度到中浓度的醇类可减轻焦虑,还可使人产生一种舒适甚至欣快的感觉。然而,醇类也是世界上滥用程度最高的药物,并导致大量的医疗和社会资源的浪费。在美国,大约有 75% 的成年人经常饮酒。他们的大部分能够享受饮酒带来的益处,而没有让饮酒威胁自己的健康。但是,美国大约还有 8% 的人有酒精使用问题。他们在危险情况下使用酒精(例如:酒驾或将酒精与其他药物混用)或即使因酒精滥用已出现不良后果,仍继续饮用(第 32 章)。依赖酒精的人有酗酒的特征,并表现出对酒精的生理依赖(对酒精的耐受性,如停止饮用会出现戒断症状)。他们还表现出无法控制自己的饮酒行为,并投入大量时间来获取和使用酒精,或从其影响中恢复。酒精使用问题是复杂的,是由遗传因素和环境因素共同决定的。

滥用酒精带来的社会和医疗花费是惊人的。据估计,大约有 30% 的收治入院患者存在饮酒问题。一旦住院,慢性酗酒的患者通常预后更差。而且,每年有几万婴儿由于母亲在怀孕期间接触酒精而发生形态学和功能缺陷。尽管国家为此投入大量的资源并做了很多基础研究,酗酒仍然是一种难以治疗的常见慢性病。

乙醇和其他许多具有潜在毒性的醇类都作为燃料用于工业领域——有些品种使用的量很大。除了乙醇,由于甲醇和乙二醇的毒性事件频繁发生,所以在这章中将讨论有关内容。

乙醇的基础药理学

药代动力学

乙醇是一种能快速被胃肠道吸收的水溶性小分子。空腹饮酒后,30 分钟内即可达到血液浓度的峰值。胃内若有食物因排空减慢使得胃的吸收减慢。乙醇在体内分布迅速,组织浓度与血浓度接近。乙醇的分布体积与总的身体水容积接近(0.5~0.7L/kg)。男性女性摄入相同的乙醇后,峰浓度女性高于男性,原因之一是女性身体的含水量少于男性,原因之二是在首过效应方面存在差异。在中枢神经系统(CNS),乙醇的浓度迅速上升,因为大脑接受全身血流的大部分而乙醇容易透过生物膜。

90% 以上摄入的醇类在肝脏中被氧化;余下的大部分通过

肺脏和尿液排出。呼吸排出的少量而比例恒定的乙醇,能被乙醇呼吸检测仪定量,在很多国家被用于定义"酒后驾驶(DUI)"的法律依据。通常的乙醇血浓度水平,氧化的速度遵从零级动力学;这意味着氧化速度与时间和药物浓度没有关系。一般成人每小时能代谢 7~10g(150~220mmol)乙醇,这一般是一次饮酒的合适量[10oz(300ml)啤酒,3.5oz(105ml)葡萄酒或 1oz(30ml)蒸馏过的 80-标准酒精]。

乙醇代谢为乙醛有两条主要的代谢途径(图 23-1)。然后乙醛被第三条代谢途径氧化为乙酸。

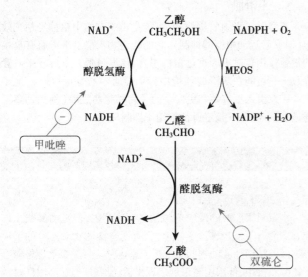

图 23-1 乙醇脱氢酶催化下的乙醇代谢和微粒体乙醇-氧化系统(MEOS)。甲吡唑和双硫仑可分别抑制醇脱氢酶和醛脱氢酶。NAD⁺,烟酰胺腺嘌呤二核苷酸;NADPH,烟酰胺腺嘌呤二核苷酸磷酸

A. 醇脱氢化酶代谢途径

醇类的基本代谢途径是在存在于细胞浆中的酶家族——醇脱氢酶(ADH)的催化下将乙醇转化为乙醛(图 23-1,左侧)。这些酶主要分布在肝脏,少部分存在于其他器官例如大脑和胃。ADH 酶有相当大的遗传变异,可影响乙醇代谢率,似乎与酒精滥用的易感性相关。例如,一个 ADH 等位基因(ADH1B * 2 等位基因),与乙醇的快速转化成乙醛有关,被发现在几个少数民族人群中,尤其是东亚人,对酒精依赖是有保护作用。在亚洲人群中,ADH 具有基因多态性从而影响酶的活性,如 ADH 的活性降低,那么酒精中毒的风险提高。

对于男性,ADH 催化的乙醇的代谢在胃发生,但对于女性,这种比例要小一些,女性胃液中酶的水平要低一些。这种在女性胃液中乙醇代谢的差异也许与以上提到的血中乙醇浓度的性别差异相关。

在 ADH 的催化下乙醇转变为乙醛的过程中,氢离子从乙醇传递到辅酶烟酰胺腺嘌呤二核苷酸(NAD⁺)形成 NADH。于是,乙醇的氧化使肝脏中产生了过多的还原当量,主要以 NADH 形式存在。过多的 NADH 可能与伴随慢性酒精中毒的代谢紊乱以及经常伴随乳酸性酸中毒和低血糖的急性酒精中毒相关。

B. 微粒体乙醇氧化系统

微粒体乙醇氧化系统(microsomal ethanol oxidizing system,

MEOS),又名混合氧化酶系统,利用 NADPH 作为乙醇代谢的辅酶(图 23-1,右侧),主要由细胞色素酶 P450 2E1,1A2 和 3A4 组成(第 4 章)。

在长期饮酒时,MEOS 的活性被诱导。结果是长期饮酒不仅会导致乙醇代谢速率的显著增加,还会导致由其他细胞色素酶 P450 代谢的药物清除率增加,这也会使细胞色素酶 P450 反应的毒性副产品(毒物、自由基、H₂O₂)增加。

C. 乙醛的代谢

大部分由乙醇转化成的乙醛在肝脏中的线粒体 NAD-依赖的醛脱氢酶(ALDH)催化下氧化。反应的产物是乙酸(图 23-1),继而代谢为 CO₂ 和水,或形成乙酰辅酶 A。

乙醛的氧化能被双硫仑抑制,双硫仑曾被用于判断酒精依赖患者是否饮酒。当使用双硫仑期间饮酒,乙醛就会蓄积导致一系列不适症状如脸部潮红、恶心、呕吐、眩晕和头痛。其他几种药物(如甲硝唑、头孢替坦、甲氧苄定)抑制 ALDH,如与酒精并用也能导致双硫仑样反应。

某些个体,主要是东亚人群,被 ALDH2 基因编码的 ALDH 的线粒体形式的活性有遗传性缺陷。当这些个体饮酒,他们的血中乙醛浓度上升,会产生与双硫仑样反应类似的不良症状。ALDH 活性下降可降低发生酒精滥用的风险。

急性摄入酒精的药效学

A. 中枢神经系统

急性摄入酒精后,中枢神经系统会受到明显影响。乙醇会导致镇静、焦虑减轻,在高浓度,会导致言语不清,共济失调,判断力下降,行为失控,这种症状经常被称为酒精中毒或醉酒(表 23-1)。当血浓度上升过程中,这些中枢神经系统效应最明显,因为饮酒几个小时以后,人体就会对酒精的效应产生急性的耐受性。对于长期饮酒,已经耐受酒精的患者,就需要更高的酒精的浓度才能导致这些中枢神经系统反应。例如:对于一个长期饮酒的患者,酒精血浓度在 300~400mg/100ml,可能表现清醒,但是对于一个非耐受性的患者,达到这个浓度就会出现显著的中毒症状甚至昏迷。中等程度的酒精摄入对驾车时注意力、信息处理能力和行为能力的抑制具有非常深远的社会影响。在美国,大约有 30%~40% 引起死亡的交通事故与事故中至少一人的酒精血浓度接近或超过法定中毒浓度相关,醉驾是导致年轻的成人死亡的首要原因。

表 23-1 血中酒精浓度(BAC)和在非耐受者中的临床作用

血中酒精浓度 (mg/100ml)[1]	临床效应
50~100	镇静,主观感觉"兴奋",反应变慢
100~200	运动功能减弱,语言不清,共济失调
200~300	呕吐,昏睡
300~400	昏迷
>500	呼吸抑制,死亡

[1] 在美国很多地区,成人血中酒精浓度超过 80~100mg/100ml 或 21 岁以下的人血中酒精浓度超过 10mg/100ml 的"酒后驾驶"是足以定罪的

与其他镇静催眠药一样,醇类是一类中枢抑制剂。在高血浓度,它导致昏迷、呼吸抑制甚至死亡。

乙醇可影响许多参与信号通路的膜蛋白,包括胺类、氨基酸、阿片类和神经肽类的神经传导受体;酶类如 Na^+-K^+-ATP酶、腺苷酸环化酶、磷脂酰肌醇特异性磷脂酶 C;核苷转运体和离子通道。现在醇类对中枢神经系统中两种主要的神经传导物质谷氨酸和 γ-氨基丁酸(GABA)的神经传导的影响已经受到很多关注。急性摄入乙醇可以促进 GABA 与 $GABA_A$ 受体的结合,这可以解释某些 GABA 类似物能够加强乙醇的急性反应,某些 GABA 拮抗剂可以减轻某些乙醇的作用。乙醇可以抑制谷氨酸打开某种与谷氨酸受体 N-甲基-D-天门冬氨酸(NMDA)亚型相关的阳离子通道。NMDA 受体与认知功能的很多方面包括学习能力和记忆能力相关。当酒精浓度高时会出现记忆空白期-可能与抑制 NMDA 受体的活性相关。利用现代的基因技术的实验可以更准确地阐释乙醇的直接和间接靶点。近年来,用小鼠、蠕虫和苍蝇的某些突变株的实验肯定了以前确定的某些靶点的重要性,有助于确定某些新的靶点,包括一种钙离子调节的电压门控式钾离子通道可能也是乙醇作用的一个直接靶点(文本框:酒醉的线虫、苍蝇和小鼠能告诉我们关于乙醇的什么事情?)。

B. 心脏

对于急性摄入中等剂量的醇类患者,如血中酒精浓度达到 100mg/100ml 以上,就会观察到对心肌收缩力的显著抑制。

C. 平滑肌

乙醇是一种血管舒张药,可能是由于它的中枢神经系统效应(对血管运动中枢的抑制),它的代谢物乙醛对平滑肌有直接的松弛作用。对于严重过量的患者,体温过低——由舒张血管导致——可能在寒冷的环境中较为显著。乙醇也可以松弛子宫——在引入更有效和更安全的子宫松弛药之前(例如钙离子通道拮抗药)——被静脉注射用于抑制早产。

酒醉的线虫、苍蝇和小鼠能告诉我们关于乙醇的什么事情?

像乙醇这样低效、专一、引起多种复杂行为的药物,很难定义它对直接、间接作用靶点的确切作用。越来越多的乙醇研究者利用基因技术来补充传统神经生物学实验的不足。三种利用基因技术建立起来的实验动物模型(小鼠、苍蝇、线虫)已经引起人们的关注。

几年前通过繁育筛选体系得到了对乙醇反应异常的小鼠品系。研究者利用先进的基因图谱和基因序列技术,已经着手于确定决定上述特征的基因序列。更具目标性的研究是利用转基因小鼠来验证存在特殊基因的假说。例如:早期研究指出脑海马内神经肽 Y(NPY)和乙醇之间存在联系,研究者利用两种转基因小鼠模型进一步研究了这种联系。他们发现缺少 NPY 基因的小鼠品系(NPY 基因敲除鼠)比对照组小鼠消耗更多的乙醇,而且对于乙醇的镇静作用更加不敏感。预期如果增加脑中 NPY 的浓度可使小鼠对于乙醇更敏感,NPY 过表达的小鼠在相同的饮食条件下比对照组小鼠服用了更少的乙醇。利用更多其他种类的转基因敲除鼠的模型,验证了长久以来认为乙醇作为信号分子的重要作用(例如:海马神经元 γ-氨基丁酸($GABA_A$)受体、谷氨酸钠受体、多巴胺受体、类鸦片受体、血清素受体)并引导了新的研究方向,例如:NPY、大麻样受体、离子通道、蛋白激酶 C。

小鼠对于乙醇的反应行为是易于观察的,但是酒醉线虫和苍蝇的就不易观察。实际上,所有无脊椎动物对乙醇的反应都倾向于用哺乳动物的类似反应来区分。将黑腹果蝇暴露于乙醇蒸汽中,低浓度时果蝇表现出活动增强,但在高浓度时出现行动失调,运动频率降低,最终静止不动。这些行为可被激光或者视频跟踪来监测,或者利用特制的色谱柱将相关的不敏感果蝇从落在柱子底部的醉酒果蝇中挑选出来。秀丽隐杆线虫同样在低浓度乙醇下表现运动加强,当在高浓度时运动减少、安静、产下有缺陷的卵。有些可作为区分发生抗乙醇突变的线虫的指标。

使用果蝇,线虫作为乙醇研究的基因模型的优点在于它们有简单的神经系统,基因操作方法简单,存在广泛的突变类型,基因密码已经或接近完全破译。已经有很多有关参与乙醇作用于果蝇的蛋白的信息。在对于线虫的研究中,研究者发现了钙激动电控 BK 钾通道是乙醇的直接作用目标。在果蝇和脊椎动物中存在与这个通道相近的类似物,并且乙醇对这些类似物有相似的作用。在这些模型系统上的基因实验提供的信息将会帮助研究乙醇对于人类的复杂和重要作用。

长期摄入醇类的后果

长期摄入醇类会严重影响几个重要脏器——尤其是肝脏——和神经系统、胃肠道系统、心血管系统、免疫系统的功能。因为乙醇的作用较弱,相对于其他易滥用药物(如:可卡因、阿片类、苯丙胺类)产生中毒反应,浓度需要高出几千倍。所以如要发挥药理活性,乙醇摄入的量需要非常大。慢性摄入醇类对组织的损伤是由乙醇和乙醛的直接效应和机体对大量的代谢活性物质的处理过程中产生的。特殊的机制包括伴随谷胱甘肽的消耗产生增强的氧化性应激,对线粒体的损伤,生长因子的调节失常和细胞因子诱导损伤的可能。

长期摄入大量乙醇与死亡的几率上升相关。与摄入醇类相关的死亡原因主要为肝病、癌症、事故和自杀。

A. 肝脏和胃肠道

滥用酒精最常见的并发症是肝脏疾病;估计有 15%~30% 的长期大量饮酒者最后会发展为严重的肝脏疾病。酒精性脂肪肝是可逆的，但是会发展为酒精性肝炎，最后发展为肝硬化和肝衰竭。在美国，长期滥用酒精是肝硬化和需要进行肝移植的首要原因。发展为肝脏疾病的危险因素与醇类每天的摄入量以及酗酒的时间长短相关。女性看起来比男性更容易发生酒精性肝毒性。如合并乙型肝炎或丙型肝炎，发生严重肝脏疾病的危险性升高。

酒精性肝病的发病机制是一个多因素的过程，包括乙醇在肝脏中氧化的代谢影响，脂肪酸氧化和合成的调节失常和自身免疫系统的激活，后者是由乙醇和它的代谢产物的联合作用和由于乙醇诱导的肠道改变使细菌内毒素到达肝脏而引起。α 肿瘤坏死因子，是一种致炎细胞因子，在酒精性肝病的动物模型和酒精性肝病的患者体内水平总是升高，似乎在酒精性肝病的疾病进展过程中扮演了关键的角色，可能成为一个有效的治疗靶点。

胃肠道的其他部分可能也会受到损害。在西方社会，长期饮酒是导致慢性胰腺炎的最常见的原因。除了它对胰腺腺泡细胞的直接毒性，乙醇还能改变胰腺上皮细胞的通透性，促进蛋白栓子和碳酸钙结石的形成。

长期饮酒的人容易发生胃炎，并会在饮酒期间，易发生血液和血浆蛋白流失，这会导致贫血和蛋白性营养不良。乙醇可能会可逆性的损伤小肠，导致腹泻、体重下降、多种维生素缺乏。

对于酒精中毒患者，由于吸收不良造成的膳食摄入不足和维生素缺乏的营养不良非常常见。尤其是水溶性维生素的吸收不良尤其严重。

B. 神经系统

1. 耐受性和依赖性　长期摄入大剂量的酒精会产生对酒精的耐受性和生理心理的依赖性。对酒精中毒效应产生耐受性是一个非常复杂的过程，包括神经系统的不为人所知的变化以及之前描述过的代谢变化。与其他镇静-催眠药相比，酒精的耐受性有限，所以随着酒精使用量的增加，酒精的致死量的增加很小。

长期饮酒的人，当被迫减少饮酒量或停止饮酒，会体验到一种戒断症状，这意味着已发生了生理依赖性。轻度酒精戒断症状通常包括过度兴奋，严重症状包括癫痫样发作、中毒性精神症状、**震颤性谵妄**。饮用量、饮用速度、饮酒时间决定了戒断综合征的严重程度。当饮用量已经非常大，仅降低饮用速度就可能会导致戒断症状。

精神依赖性的症状是一种强烈的希望体验酒精带来的欣快感，对于正在饮酒者希望避免体验停止饮酒的不适感觉。即使已经戒酒的人，可能仍会有一段时间对酒精有一种强烈的欲望，当遇到一些环境的因素如过去饮酒时熟悉的地方，人或事件，都可能使戒酒前功尽弃。

酒精的耐受性和依赖性的分子学机制还不明确，也不知道是否这两种现象反映的是对同一个共享的分子通路的不同影响。耐受性可能是由于反复接受乙醇刺激，从而诱导通路的上调。依赖性可能是由于当乙醇的作用消除，同一条通路仍处于亢进状态，系统需要一段时间才能恢复到正常的没有乙醇时的状态。

动物或培养细胞长期暴露于酒精可诱导一系列适应性反应，涉及神经递质及其受体，离子通道，参与信号转导通路的酶，

谷氨酸受体 NMDA 亚型和电压敏感型 Ca^{2+} 通道的上调可能是酒精戒断综合征患者癫痫发作的原因。基于镇静催眠药物可增强 GABA 能神经传导，在戒酒期间作为酒精的替代物，和长期酒精暴露导致 $GABA_A$ 受体介导的反应下调的证据，GABA 的神经传导的变化被认作在酒精的耐受性和戒断症状中发挥核心作用。

如同其他滥用药物，乙醇调节中脑-边缘叶的多巴胺奖赏回路的神经活动，增加伏隔核的多巴胺的释放（第 32 章）。酒精会影响局部 5-羟色胺、阿片类、多巴胺的浓度，这些神经递质参与大脑中的奖赏回路系统，并对这些神经递质的受体的表达和信号通路有复杂的影响。研究发现非选择性阿片受体拮抗药纳曲酮，有助于从酗酒中恢复的患者放弃饮酒，这个发现支持了一个观点，那就是常见的神经化学物质奖赏系统是被不同的与生理和心理依赖相关的药物所共享。也有从动物模型获得的令人信服的证据证明，另一个重要的大脑的奖赏系统的调节剂的拮抗剂，大麻 CB_1 受体，这是大麻中的活性成分的分子靶点，可减少乙醇的摄入量和获取行为。另外两个对实验动物乙醇获取行为的调节中发挥关键作用的神经内分泌系统是食欲调节系统和应激反应系统，前者利用肽类，如瘦素，生长素和神经肽 Y 进行调节，而后者受到肾上腺皮质激素释放因子的控制。

2. 神经毒性　长时间饮用大量酒精（通常为数年），往往导致神经功能失常。长期饮酒造成的最常见的神经功能异常是全身性、对称性周围神经损伤，往往从手和脚的远端感觉异常开始。退行性改变也可导致步态障碍和共济失调。与酗酒有关的其他神经紊乱，包括老年痴呆症和脱髓鞘疾病，后者较为少见。

韦尼克-柯萨可夫综合征（Wernicke-Korsakoff syndrome）是一种比较少见，但重要的疾病，特征是眼部外周肌肉麻痹，共济失调和神志不清，可进展为昏迷和死亡。它与维生素 B_1 缺乏相关，但少见于非酗酒的患者。由于在此病理条件下维生素 B_1 的重要性，和使用维生素 B_1 以后毒性消失的事实，韦尼克-柯萨可夫综合征（包括几乎所有送到急诊室时意识改变、抽搐或两者兼而有之的患者）所有疑似患者，应接受维生素 B_1 治疗。通常，眼部的症状，共济失调和意识混乱在注射维生素 B_1 后迅速改善。然而，大多数患者会遗留慢性记忆障碍，称为柯萨可夫精神病。

酒精还可能损害视力，在大量饮酒的几个星期后会发生无痛性视力模糊。变化通常是双侧对称的，以后可能发生视神经变性。摄入乙醇替代品，如甲醇（其他醇类药理学部分）会导致严重的视力障碍。

C. 心血管系统

1. 心肌病，心脏衰竭　酒精对心血管系统的影响很复杂。长期大量饮酒与伴随心室肥厚、纤维化的扩张型心肌病有关联性。对于动物和人类，酒精可诱导心肌细胞许多变化，这可能会导致心肌病的发生。这些变化包括细胞膜的破坏，线粒体和肌浆网功能的抑制，细胞内磷脂和脂肪酸的堆积和电压门控钙通道功能的上调。有证据表明，尽管停止饮酒可减少心脏体积和改善心脏的功能，但酒精诱导的扩张型心肌病患者的预后明显比特发性扩张型心肌病患者的预后差。继续饮酒的患者预后较

差,部分原因是乙醇可干扰 β 受体阻滞剂和血管紧张素转换酶(ACE)抑制剂对心脏的有利影响。

2. 心律失常 大量饮酒,特别是"狂饮"与房性和室性心律失常相关。处于酒精戒断综合征的患者可以出现严重的心律失常,可能反映了钾或镁代谢异常以及儿茶酚胺释放增强。酒精戒断期出现的癫痫,晕厥和猝死的原因可能源于这些心律失常。

3. 高血压 流行病学研究已牢牢确立了大量饮酒(每天喝酒超过 3 次)和高血压之间的联系。约 5% 的高血压病例估计由酒精引起,酒精已成为可逆性高血压最常见的原因之一。这种关联独立于肥胖、食盐摄入量、喝咖啡、吸烟。对于严重酗酒合并高血压患者,减少酒精的摄入量看来对降低血压有效;现有的标准化降压药物能有效降低这一类人群的高血压。

4. 冠心病 虽然过量饮酒对心血管系统的有害影响已经非常明确,但是,已有强大的流行病学证据表明,适量饮酒实际上可以预防冠状动脉心脏疾病(冠心病)、缺血性脑卒中和周围动脉疾病,甚至降低死亡率。死亡率和药物剂量之间的关系被称为"J 形"关系。这些临床研究的结果得到了以下证据的支持,乙醇可提高血清高密度脂蛋白(HDL)胆固醇(这种胆固醇形式可以防止动脉粥样硬化;第 35 章)的水平,抑制动脉粥样硬化形成过程中的某些炎症反应,同时也增加内源性抗凝血药组织纤维蛋白溶酶原激活剂(t-PA,第 34 章)的生成,在酒精饮料(特别是红葡萄酒)中存在某些可以防止动脉粥样硬化的抗氧化剂和其他物质。这些观察性研究是耐人寻味的,但适度饮酒对预防冠心病可能有益的随机临床试验研究尚未进行。

D. 血液

酒精通过代谢和营养作用间接影响造血功能,也可能直接抑制骨髓中的所有细胞类别的增殖。长期饮酒患者最常见的血液系统紊乱是与酒精相关的叶酸缺乏而造成的轻度贫血。还可能发生消化道出血导致的缺铁性贫血。酒精也可能是几种溶血综合征的原因,其中某些与高脂血症和严重的肝脏疾病相关。

E. 内分泌系统和电解质平衡

长期饮酒对内分泌系统和体液、电解质平衡有重要影响。伴有或不伴有肝硬化酗酒者出现男性乳房发育和睾丸萎缩的临床报告显示出现了类固醇激素平衡紊乱。

慢性肝病的患者可能伴有液体和电解质平衡紊乱,包括腹水、水肿、积液。呕吐和腹泻造成的整个机体钾水平的改变,以及严重的继发性醛固酮增多症,可能会导致肌肉无力,利尿治疗可能使其恶化。大量的乙醇代谢所引起的代谢紊乱可导致低血糖,因为肝脏糖异生的功能受损,因为产生了过多的脂肪分解因素,也可导致酮症,尤其是皮质醇和生长激素水平升高。

F. 胎儿酒精综合征

母亲在怀孕期间长期酗酒与致畸作用有相关性,酒精是造成胎儿智力迟钝和先天性畸形的首要原因。胎儿酒精综合征的特征包括:①胎儿宫内发育迟缓;②小脑畸形;③协调性差;④颜面中部地区的发育不全(发育成扁平的面孔);⑤轻微的关节病变。更严重的情况包括先天性心脏缺陷和智力迟钝。虽然造成

了严重的神经缺陷所需的酒精摄入量的水平似乎要很高,但造成更细微的神经缺陷的剂量阈值是不确定的。

乙醇的致畸作用机制还不为人所知。乙醇迅速穿过胎盘,胎儿体内的浓度很快与母体血液中的浓度一致。胎儿肝脏乙醇脱氢酶的活性很少的或没有,使胎儿必须依赖母体和胎盘的酶来消除酒精。

在胎儿酒精综合征的人类和动物模型中看到的神经病生理异常表明,乙醇触发凋亡性神经退行性病变,还会导致发育中神经系统中神经元和胶质细胞的迁移。在组织培养体系中,乙醇可显著减少神经突的生长。

G. 免疫系统

酒精对免疫系统的影响是复杂的,某些组织(如肺)的免疫功能受到抑制,但是引发其他组织(如肝、胰)中的免疫功能病理性亢进。此外,短期或长期暴露于酒精对机体免疫功能有截然不同的影响。报道的肺脏免疫功能变化的类型包括抑制肺泡巨噬细胞的功能,抑制粒细胞趋化和减少 T 细胞的数量和功能。在肝脏中,先天免疫系统中的关键细胞(如 Kupffer 细胞、肝星状细胞)功能加强,细胞因子的产生增加。长期大量饮酒不仅可以加重肝脏和胰腺的炎症损伤,还可诱发感染,特别是肺脏的感染,增加肺炎患者的发病率和死亡风险。

H. 增加癌症的风险

长期饮酒会增加口腔、咽、喉、食道和肝脏癌症的风险。还有证据指出,饮酒可小幅度增加妇女乳腺癌的风险。因为饮酒量与癌症相关,需要更多的信息来建立一个酒精摄入的阈值。酒精在大多数测试系统中不是致癌物质。然而,其主要代谢产物乙醛可以破坏 DNA,细胞色素 P450 活性增加产生的活性氧也可破坏 DNA。与酒精和癌症之间的联系相关的其他因素包括叶酸代谢的变化和慢性炎症的促生长效应。

酒精与药物的相互作用

乙醇和其他药物之间的相互作用有重要的临床意义,因为对并用药物的药代动力学或药效学均会造成一定的改变。

如第 4 章所述,最常见的酒精-药物药代动力学相互作用,是酒精引起的药物代谢酶活性增加。因此,在没有损害肝脏情况下的长期摄入酒精,可以增强其他药物的代谢和转化作用。乙醇介导的肝细胞色素 P450 酶的诱导对对乙酰氨基酚尤为重要。长期饮酒每天 3 次以上,可通过提高 P450 介导的对乙酰氨基酚向活性肝毒性代谢产物的转换,增加肝毒性的风险(图 4-5)由于对乙酰氨基酚的毒性或治疗水平甚至高。目前,FDA 规定,所有含有对乙酰氨基酚的 OTC 药品必须对饮酒和乙酰氨基酚引起的肝毒性之间的关联性进行警告。

相比之下,急性摄入酒精可以抑制其他药物的代谢,因为酶的活性下降或肝脏的血流量减少。与酒精发生此类药代动力学相互作用的重要药物有吩噻嗪、三环类抗抑郁药和镇静催眠药。

药效学相互作用也具有重要的临床意义。当酒精与其他中枢神经抑制剂合用,特别是与镇静催眠药合用时产生的叠加的中枢神经系统抑制是最重要的。酒精也可引起许多非镇静性药物的药理作用,包括血管扩张剂和口服降糖药的作用。

■ 乙醇的临床药理学

除烟草以外，与其他药物相比，酒精是更多可预防的发病率和死亡率的原因。寻找酗酒的具体的病因或确定酗酒的显著易感因素，结果是令人失望的。人格类型、巨大的生活压力、精神失常和父母作用，并不是酗酒的可靠因素。虽然环境因素显然发挥了作用，但有证据表明，遗传因素在酗酒中有很重要的作用。并不奇怪的是，乙醇脱氢酶和乙醛脱氢酶的基因多态性，可导致某些饮酒的人体内醛的蓄积和与其相关的面部潮红、恶心和低血压症状，这似乎可防止酗酒的发生。在基因图谱实验中，许多人关注的是受乙醇影响的膜信号蛋白和在大脑中的奖赏通路中的蛋白成分。GABA$_A$ 受体的 α 亚基，M$_2$ 毒蕈碱受体，五羟色胺转运体，腺苷酸环化酶和钾离子通道的编码基因的多态性已确定和与对乙醇的相对不敏感性及有更大的酗酒风险相关。在阿片受体基因多态性和对纳曲酮的反应迟钝性之间的关联性，更提高了对酒精依赖性进行基因指导的药物治疗的可能性。

急性酒精中毒的管理

酒精不耐受的患者饮用大量酒精会出现急性镇静催眠药物过量的典型效应，如先前描述过的心血管效应（血管扩张、室性心动过速）和胃肠道刺激。由于耐受性也不是绝对的，即使是长期嗜酒者，如果饮用了足量的酒精也可能产生严重的酒精中毒症状。

治疗急性酒精中毒最重要的目标是，防止严重的呼吸抑制和呕吐物误吸。即使血液中乙醇含量非常高，只要支持患者的呼吸系统和心血管系统，患者就可以生存。死亡病例中，酒精的平均血浓度在 400mg/100ml 以上；然而，酒精致死量因不同程度的耐受水平而不同。

电解质紊乱通常需要进行纠正，代谢变化可能引起低血糖和酮症酸中毒，需要使用**葡萄糖**来治疗。**维生素 B$_1$** 可用于治疗韦尼克-柯萨可夫综合征。出现脱水和呕吐的酗酒者需使用电解质溶液进行治疗。如果呕吐严重，只要肾功能正常，就需要大量补钾。

酒精戒断症状的治疗

具有酒精依赖的患者突然戒酒可导致行为激动、焦虑、失眠、癫痫发作阈值降低等症状。综合征的严重程度通常与酒精滥用的程度和持续时间成正比。不过，症状的严重程度可受到其他镇静药物以及其他相关因素（如糖尿病、伤害）的影响。最轻微的症状是心率加快、血压升高、震颤、焦虑和失眠，通常出现在停止饮酒 6~8 小时（图 23-2）。这些症状通常在 1~2 日内减轻，然而某些患者，某些症状，例如：焦虑、失眠等几个月后也可能存在但症状减轻。在某些患者中，可能发生更严重的戒断反应，在停止饮酒的 1~3 天可能出现幻觉或全身性发作。酒精戒断是成人癫痫发作的最常见的原因之一。几天后，患者可以发展为震颤性谵妄综合征，症状有谵妄、躁动、自主神经系统不稳定、低烧、发汗。

酒精戒断期间的药物治疗的主要目标是预防癫痫发作、谵妄和心律失常的发生。根据肾功能水平，尽可能快的恢复钾、镁、磷的平衡。对于所有患者都可以开始用硫胺治疗。轻度酒精戒断症状不需要药物治疗。

对于更严重的病例，解毒药物治疗有两个基本原则：以长效镇静催眠药物作为酒精的替代治疗，然后减少（"逐渐减少"）长效药物的剂量。由于苯二氮䓬类药物较高的安全性，这类药物可作为治疗的首选，由于任何一种苯二氮䓬类均可防止酒精戒断症状，对这一类药物的具体选择一般根据药代动力学或经济上的考虑。长效苯二氮䓬类药物，包括氯氮䓬和地西泮，具有用药次数少的优点。由于它们的具有药理活性的代谢物消除速率慢，本身就具有逐渐减量的效果。长效药物的缺点是，它们及其活性代谢产物可能发生蓄积，特别是对于肝功能受损的患者。短效药物，如劳拉西泮和奥沙西泮会迅速转化为没有活性的不会累积的水溶性代谢物，因此短效类药物，尤其适用于有肝脏疾病的酗酒患者。苯二氮䓬类药物可以口服治疗轻到中度戒断症状的患者，注射治疗严重戒断症状患者。

酒精戒断综合征在紧急治疗后，镇静催眠药物必须在几个星期内慢慢减量。仅仅几天戒酒并不是彻底戒酒。可能需要几个月的时间来使神经系统功能恢复到正常，特别是睡眠质量的恢复。

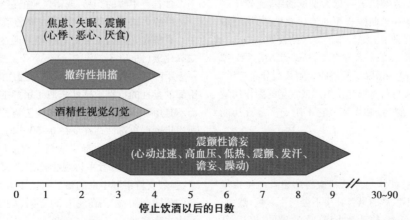

图 23-2　在酒精戒断综合征各种症状出现的时间顺序。最早出现的迹象和症状是焦虑、失眠、震颤、心悸、恶心、厌食和（严重时）幻觉及癫痫发作。震颤性谵妄在停止饮酒后 48~72 小时出现。最早期的症状（焦虑，失眠等）可能在停止饮酒后持续存在几个月，但程度减轻

酒精中毒的治疗

中毒治疗后，无论是住院监护治疗或门诊康复治疗，心理治疗都应作为酒精依赖的主要治疗手段。其他精神问题，最常见如抑郁症或焦虑症，常与酒精中毒共存，如果不及时治疗，可以加重戒酒患者的复饮倾向。这些相关疾病的咨询和药物治疗可以帮助减少酒精患者复发率。

三种药物——双硫仑、纳曲酮、阿坎酸——已得到 FDA 的批准，用于酒精依赖性的辅助治疗。

纳曲酮

纳曲酮（naltrexone）是一种相对长效的阿片受体拮抗药，会阻断 μ-阿片受体的作用（第 31 章）。在实验动物的研究中，首次提出饮酒与阿片类药物有关。注射小剂量的阿片类药物会使饮酒量增加，而使用阿片类拮抗剂，会抑制患者的饮酒行为。

纳曲酮，单独使用或与行为辅导相联合，在很多短期（12~16 周）安慰剂对照试验中，已被证明可减少戒酒失败率和降低对酒精的依赖性，尤其是对于纳曲酮高依赖性的患者。纳曲酮被 FDA 批准治疗酒精依赖。

纳曲酮通常每日一次，每次 50mg 治疗酒精中毒。如果使用缓释制剂，每 4 周肌内注射一次也是有效的。本药可引起剂量依赖性的肝毒性，血清转氨酶活性轻度异常患者慎用。纳曲酮应避免与双硫仑联用，因为这两种药物都具有潜在的肝毒性。纳曲酮用于对阿片类药物具有身体依赖性的患者会引起急性戒断综合征，所以患者在开始使用纳曲酮之前，必须停用阿片类药物。纳曲酮也可阻断常规剂量的阿片类药物的止疼效果。

阿坎酸

阿坎酸（acamprosate）在欧洲已经使用了多年来治疗酒精依赖性，并被 FDA 批准这种使用。同乙醇一样，阿坎酸具有很多分子效应，包括对 GABA、谷氨酸、五羟色胺、去甲肾上腺素和多巴胺受体都具有活性。它的最具特征性的活性可能是一个弱的 NMDA 受体拮抗和一种 $GABA_A$ 受体激活剂。在欧洲的临床试验中，当与心理治疗相结合时，阿坎酸可减少短期和长期（6 个月以上）复发率。然而，在美国的一项大型试验中，比较了阿坎酸与纳曲酮以及阿坎酸和纳曲酮合用的治疗效果，阿坎酸单用或与纳曲酮联用均没有显示出统计学上显著的效果。

阿坎酸的用法是每天 3 次，每次给予 333mg 的肠溶片 1~2 片。它吸收差，而食物会进一步降低其吸收。阿坎酸分布广泛，从肾脏清除。它一般不参与药物相互作用。最常见的副作用是胃肠道反应（恶心、呕吐、腹泻）和皮疹。它不用于严重肾功能不全患者。

双硫仑

双硫仑（disulfiram）可使饮用含酒精饮料的患者产生极度的不适感。双硫仑对于不饮酒的患者几乎不会产生影响，然而，对于服用双硫仑的患者，潮红、搏动性头痛、恶心、呕吐、出汗、低血压和意识模糊，会在饮酒后几分钟内出现。对于轻症患者，症状可能会持续 30 分钟，而对于严重患者，症状可能持续几个小时。双硫仑通过抑制醛脱氢酶发挥作用。因此，酒精会像往常

一样代谢，但乙醛会发生蓄积。

双硫仑从胃肠道吸收迅速而完全，但需要 12 小时才可充分发挥疗效。它的消除速率缓慢，因此，其作用可能在停用后仍持续几天。这种药物可抑制许多其他治疗药物，包括苯妥英钠、口服抗凝血剂、异烟肼的代谢。它不应该与含有酒精的药物联用，包括某些非处方药，如表 63-3 中列出的药品。双硫仑可引起转氨酶的小幅度增加。它在怀孕期间的安全性尚未得到证实。

由于双硫仑治疗的依从性较低，来自临床试验证明其有效性的证据不足，所以双硫仑已不常使用。

其他药物

其他一些药物已经显示在禁止饮酒和减少对酒精渴求方面的疗效，虽然这些药物都没有得到 FDA 批准用于这个适应证。这类药物包括昂丹司琼，$5-HT_3$ 受体拮抗药（第 16、62 章），托吡酯用于局部和全身性强直阵挛性发作（第 24 章）；巴氯芬，$GABA_B$ 受体拮抗药用于解痉药（第 27 章）。在模型系统的证据的基础上，正在努力探索调节大麻 CB_1 受体，促肾上腺皮质激素释放因子（CRF）受体，GABA 受体系统，以及其他几个可能的靶点。CB_1 受体拮抗药，利莫那班，已被证明在动物模型中抑制与酒精相关的行为，这种药物用于酒精中毒的临床试验正在进行。

■ 其他醇类的药理作用

其他与乙醇有关的醇类已被作为工业溶剂广泛应用，偶尔会引起严重中毒。其中，甲醇和乙二醇是中毒最常见的原因。异丙醇（异丙醇，摩擦酒精）是另一种醇类，当乙醇无法获得时，有时会用它替代。它可导致昏迷和肠胃不适，恶心和呕吐，但通常不会引起视网膜或肾脏损伤。

甲醇

甲醇（甲醇，木醇，methanol）被广泛用于有机合成化合物的工业生产和许多商业溶剂的成分之一。在家里，甲醇是最常见的"罐装燃料"或挡风玻璃洗涤用品中的成分。中毒一般发生于误食含有甲醇的产品，或错误地把它当作乙醇摄入。

甲醇可通过皮肤、呼吸道或胃肠道吸收，然后分布在体液中。甲醇在人体的主要消除途径是通过氧化形成甲醛，甲酸和二氧化碳（图 23-3）。

甲醇平均致死剂量在不同的动物物种中变异较大。人类对甲醇的毒性的特别敏感性来源于甲醇的代谢产物甲酸和甲醛，而不是甲醇本身。因为甲醇转化为毒性代谢产物的速度较慢，所以出现严重毒性往往要在 6~30 小时后出现。

最典型的甲醇中毒症状是视觉障碍，经常被描述为"像在暴风雪中"。如患者主诉视物模糊，但其他感觉中枢的感觉正常，强烈支持甲醇中毒的诊断。由于大部分的毒性是来源于甲醇的代谢产物，往往在使用 30 小时以上后出现视力障碍和其他严重中毒症状。

甲醇中毒的查体体征一般都是非特异性的，例如：酒醉状态、胃炎，可能会出现渗透压间隙增大。严重病例可能在呼吸中和尿液中会出现甲醛的气味。一定延迟时间后，甲醇中毒最典

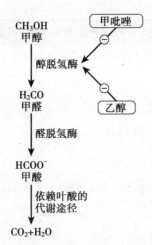

图 23-3 在醇脱氢酶和醛脱氢酶的催化下,甲醇被转化为毒性的代谢物甲醛和甲酸。乙醇和甲吡唑可通过抑制醇脱氢酶减少毒性代谢产物的产生

型的症状—视觉异常—与阴离子间隙性代谢性酸中毒一同发生。视觉异常经常被描述为"像在一场暴风雪中"并可能进展为失明。在检查中可能会发现在视网膜上的病变,但这些通常出现较晚。出现心动过缓、长期昏迷、抽搐和难治性酸中毒,都意味着预后较差。死亡原因一般是突然呼吸停止。当甲醇浓度高于 20mg/100ml,需要进行治疗,而当浓度高于 50mg/100ml,就严重到需要进行透析治疗。甲酸的浓度是一个预测临床毒性更佳的指标,但目前还没有广泛应用。

甲醇中毒治疗的第一步,也是对所有严重的中毒病例而言,是维持呼吸。严重甲醇中毒治疗的具体方式有三种:抑制甲醇通过醇脱氢酶代谢为有毒产品,通过血液透析加快甲醇和有毒产品去除,碱化以抵消代谢性酸中毒。

主要负责甲醇在肝脏中的氧化的酶是乙醇脱氢酶(图 23-3)。**甲吡唑(Fomepizole),** 是一种乙醇脱氢酶抑制剂,被批准用于乙二醇中毒(下文)和甲醇中毒的治疗。先静脉给予每小时 15mg/kg 的一个负荷剂量,接着 48 小时每 12 小时给予 10mg/kg,然后每 12 小时给予 15mg/kg,直到血清甲醇水平降到 20~30mg/100ml。48 小时后的剂量增加是基于甲吡唑通过细胞色素 P450 系统快速诱导自身代谢。接受血液透析的患者更频繁地服用甲吡唑(给予负荷剂量后每 6 小时给药一次,此后

每 4 小时给药一次)。甲吡唑在治疗甲醇或乙二醇中毒的短时间内看来是安全的。最常见的副作用是在注射部位灼烧感、头痛、恶心、眩晕。静脉注射乙醇是一种替代甲吡唑的一种治疗方法。

乙醇与甲醇相比,对乙醇脱氢酶有较高的亲和力,因此,可用乙醇饱和此酶来降低甲酸的生成。乙醇可静脉注射治疗甲醇中毒。乙醇代谢的剂量依赖性和乙醇代谢的变异性,要求频繁的监测血液中乙醇含量,以确保适当的酒精浓度。对于重度中毒病例,血液透析(第 58 章)可用于从血液中消除甲醇和甲酸。通常采取的其他两个措施。由于甲醇中毒会发生复杂的代谢性酸中毒,往往必须用碳酸氢钠治疗。由于叶酸依赖系统负责人体中甲酸氧化(图 23-3)成二氧化碳,所以亚叶酸和叶酸经常用于甲醇中毒患者,但这一点在临床研究中还未得到充分验证。

乙二醇

多羟基醇例如乙二醇(ethylene glycol,CH_2OHCH_2OH)被用来做防冻剂的热交换剂和工业溶剂。幼儿和动物有时候会被乙二醇类的甜味所吸引,被当做乙醇替代物无意摄入或自杀时有意摄入的情况很少见。尽管乙二醇本身相对无害并能通过肾脏排泄,但它会代谢生成有毒的醛和草酸盐。

乙二醇过量摄入后症状呈 3 个阶段。在摄入后前几个小时内,短暂的兴奋后会有中枢神经系统抑制。4~12 小时后,因为酸性代谢物和乳酸盐的堆积会出现严重的代谢性酸中毒。最后,草酸盐在肾小管内的堆积会引起迟发型肾功能减退。对于无明显视觉症状的乙二醇中毒患者的诊断的关键在于是否出现阴离子间隙性酸中毒,渗透压差距(osmolar gap),尿内草酸钙结晶。

与处理甲醇中毒一样,早期使用甲吡唑是乙二醇中毒的标准治疗方法。正如甲醇中毒中描述过的,应在发现中毒现象后立即开始静脉注射甲吡唑,并持续用药至患者血清中乙二醇浓度降至中毒阈值以下(20mg/100ml)。

静脉注射乙醇是替代甲吡唑的一种治疗乙二醇中毒的治疗方法,血液透析可有效的移除乙二醇和有毒代谢产物,推荐用于血清乙二醇浓度高于 50mg/100ml,发生明显的代谢性酸中毒,和显著的肾损伤的患者。甲吡唑减少了透析的需求,尤其用于酸中毒严重程度较低,肾功能未受影响的患者。

摘要:乙醇及相关药物

类别	作用机制	临床应用	药代动力学、毒性、相互作用
醇类			
• 乙醇	对于神经递质受体,离子通道,信号通路的多种作用	甲醇、乙二醇中毒的解毒剂	零级代谢 作用时间依赖于剂量 • 毒性:急性毒性反应如中枢神经系统抑制,呼吸困难 • 慢性毒性反应如多系统损伤,包括肝脏、胰脏、消化道、中枢和周围神经系统 • 相互作用:CYP2E1 诱导剂,增加对乙酰氨基酚转化为有毒代谢物

类别	作用机制	临床应用	药代动力学、毒性、相互作用

- 甲醇:中毒达到甲酸中毒水平时,导致典型的视觉障碍伴随昏迷,癫痫样发作,酸中毒,呼吸障碍引起的死亡

- 乙二醇:中毒后产生醛和草酸盐,可引起肾损伤和严重酸中毒

用于急性戒断症状的药物			
• 苯二氮草类(氯氮草、地西泮、劳拉西泮)	BDZ 受体激动剂促进 GABA 介导的 GABA$_A$ 受体活性	预防和治疗严重乙醇戒断症状	第 22 章
• 维生素 B$_1$	合成焦磷酸硫胺素辅酶的必需维生素	怀疑酗酒患者(表现严重酒精中毒或乙醇戒断症状)给药预防韦尼克-柯萨可夫综合征	注射给药 • 毒性:无 • 相互作用:无

用于慢性酒精中毒的药物			
• 纳曲酮	非选择性竞争性阿片受体拮抗药	减少酒精中毒患者的复发	有口服或长效注射剂;• 毒性:胃肠道作用和肝毒性,形成阿片依赖个体的戒断症状,降低阿片的镇痛作用
• 阿坎酸	NMDA 受体拮抗药,GABA$_A$ 激动的作用	减少酒精中毒患者的复发	毒性:胃肠道反应和皮疹
• 双硫仑	抑制乙醛脱氢酶,造成乙醇摄取中乙醛堆积	阻止酒精中毒患者的复发	毒性:自身毒性小,但和乙醇作用时可有严重的潜在症状如颜面潮红、头疼、恶心、呕吐、血压过低

用于甲醇或乙二醇急性中毒的药物			
• 甲吡唑	乙醇脱氢酶抑制剂,阻止甲醇、乙二醇向有毒代谢物转化	甲醇和乙二醇中毒	孤儿药 • 毒性:头疼、恶心、头晕、罕见过敏

- 乙醇:对醇脱氢酶亲和力高,用来减少甲醇和乙二醇代谢产生有毒物质

制剂

通用名	制剂	通用名	制剂
治疗急性酒精戒断综合征的药物(第 22 章其他苯草类)		**预防酒精滥用的药物**	
盐酸氯氮草	仿制药,Librium	阿坎酸钙	仿制药,Campral
地西泮	仿制药,Valium	双硫仑	仿制药,Antabuse
劳拉西泮	仿制药,Ativan	盐酸纳曲酮	仿制药,Vivitrol,ReVia
奥西泮	仿制药,Serax	**治疗急性甲醇和乙二醇中毒的药物**	
盐酸维生素 B$_1$	仿制药	乙醇	仿制药
		甲吡唑	仿制药,Antizol

案例思考答案

该年轻人为典型的急性酒精中毒的表现和症状,且经血液酒精浓度检测也已证明。我们无从知晓本案例中的年轻人是否对酒精有耐受力,但其血液中酒精的浓度对于非耐受性的人来说已是致死剂量了。死亡原因很可能是在医疗急救之前就已经发生的呼吸和心脏功能的衰竭,伴有继发于吸入呕吐物后引起的化学性肺炎。急性酒精中毒的治疗包括:气道、呼吸和循环的支持疗法("ABCs"第 58 章)。开通静脉并注入葡萄糖和维生素 B_1,同时补充维生素和电解质。如果该年轻人,前提是健康的个体,能及时得到治疗的话,支持疗法很可能奏效。当患者康复后,最重要的是要警惕酒精戒断综合征的表现和症状。

(曾艳 译　褚燕琦 校　唐玉 审)

参考文献

扫描本书二维码获取完整参考文献。

第 **24** 章 抗惊厥药

Roger J. Porter, MD, &
Brian S. Meldrum, MB, PhD

案例思考

一位 23 岁的女子到咨询室进行她的抗癫痫用药咨询。7 年前,这个原本健康的年轻女子在家中癫痫全身强直阵挛性发作(generalized tonic-clonic seizure, GCTS)。她被送往急诊室时神志清醒,但主诉头痛。一位神经学咨询家给她开具处方口服左乙拉西坦,每次 500mg,每日 2 次。4 日后,脑电图呈现罕见右颞尖波。MRI 正常。该次发作 1 年后,脑电图仍未变,而左乙拉西坦逐渐增加至 1 000mg,每日 2 次。该患者服用这个剂量没有显著的不良影响。在 21 岁时,在大学期间出现过第 2 次 GTCS 发作;与她的室友进一步讨论发现,她那时有过 2 次持续 1~2 分钟的意识改变和嘴唇抽动[复杂部分性发作(complex partial seizures)]。复查脑电图显示偶发右颞尖波。为了控制她当前的症状,可能采取什么策略?

世界上大约有 1% 的人口患有癫痫,是继脑卒中和痴呆之后的第三位神经系统常见疾病。虽然规范的治疗可以使 80% 的患者得到控制,但是仍有数以百万计的患者(仅美国就有 50 万患者)不能控制病情。癫痫是多种症状的复合体,以反复发作为特征的慢性疾病。癫痫的发作是由于大脑神经元异常放电造成的脑功能障碍。发作的原因很多,包括从感染到肿瘤和脑损伤的各种神经系统疾病。在某些亚群,遗传成为主要的因素。单基因缺陷,通常是常染色体显性特征,包括基因编码电压门控的离子通道或者 r-氨基丁酸受体 A(GABA_A),已经能解释一小部分家族性全身发作性癫痫。通常,一个家庭显示多个癫痫综合征,例如:热性惊厥、失神发作、青少年肌阵挛性癫痫。

在本章节中介绍的抗惊厥药也用于高热惊厥或者某些急性疾病如脑膜炎导致的发作。以上发作除非是慢性病程迁延进展,否则一般不用"癫痫"("epilepsy")一词。发作偶尔是由急性中毒或者代谢性疾病引起,对这种情况的适当治疗是应该直接针对特异性的异常如低钙血症。然而,对于大多数的癫痫,治疗药物的选择要依靠癫痫发作类型的经验判断。

癫痫药物的发展

很长时间人们认为可以开发单一品种的抗癫痫药物[antiepileptic drug(AED)]用来治疗各种类型的癫痫。然而,癫痫的病因是多样的,包括遗传与发育缺陷以及感染性、创伤性、退行性疾病。至今药物疗法在病因学的特异性方面证据尚不足。根据痫性发作类型(表 24-1)有一定的特异性,这在失神发作类型中最明显。对于脑电图显示 2-3Hz 尖波的癫痫类型,乙琥胺、丙戊酸钠效果好,但苯妥英、卡马西平却加重发作。对于选择性作用于失神发作药物可以通过动物的筛选来鉴别,其中,在小鼠或大鼠或突变小鼠,利用的是可以显示失神样发作[所谓昏昏欲睡(lethargic)]、凝望星星(star-gaze)或蹒跚突变体(tottering mutants)]的戊四氮(pentylenetetrazol)阵挛性阈发

表 24-1 癫痫发作类型分类

部分(局限性)癫痫发作
简单部分性发作
复杂部分性发作
局限性发作继发全身强直性发作
全身性发作
全身性强直阵挛(大发作)发作
失神(小发作)发作
强直性发作
失张力发作
阵挛和肌阵挛发作
小儿痉挛症[1]

[1] 小儿痉挛症属于癫痫综合征,而不是一个特定的发作类型,治疗婴儿痉挛症有效的药物将分别介绍

330

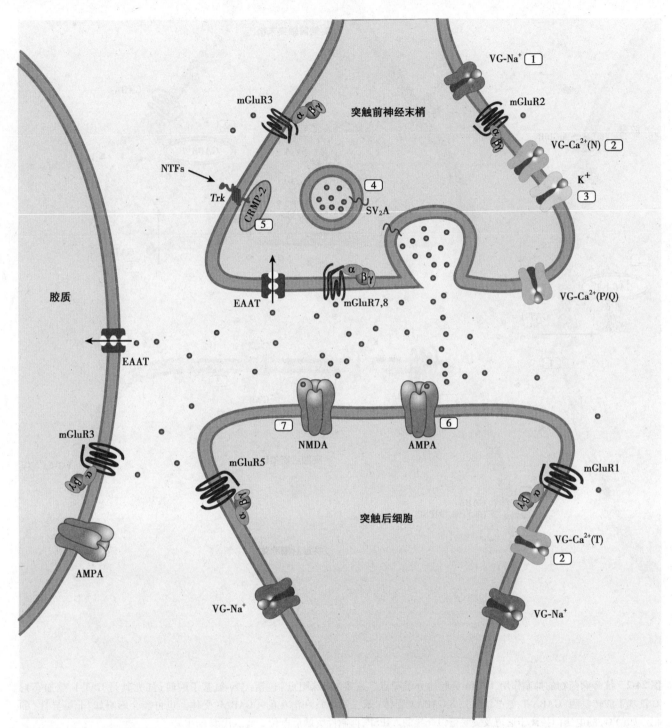

图 24-1 抗癫痫药物兴奋性分子靶点为谷氨酸突触。突触前靶点降低谷氨酸的释放机制包括：①电压门控（VG）的 Na+ 通道（苯妥英钠、卡马西平、拉莫三嗪和拉考沙胺）；②电压门控（VG）的 Ca^{2+} 通道（乙琥胺、拉莫三嗪、加巴喷丁、普瑞巴林）；③K^+ 通道（瑞替滨），突触囊泡蛋白；④SV_2A（左乙拉西坦）；⑤CRMP-2，collapsin 反应调节蛋白-2（拉考沙胺）。突触后靶点包括：⑥AMPA 受体（苯巴比妥、托吡酯、拉莫三嗪阻断）⑦NMDA 受体（非氨酯阻断）。EAAT，兴奋性氨基酸转运体；NTFs，神经营养因子；SV_2A，突触小泡蛋白。红色圆点代表谷氨酸

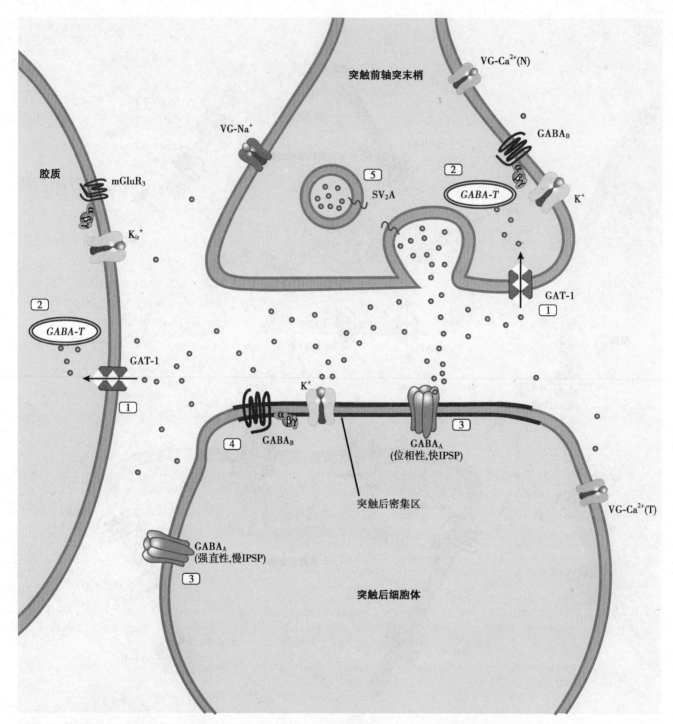

图 24-2 抗癫痫药物的抑制作用,GABA 突触的分子靶点。这些"特殊靶点"包括:①γ-氨基丁酸转运(尤其是 GAT-1,噻加宾);②氨基丁酸转氨酶(GABA-T,氨己烯酸);③GABAA 受体(苯二氮类);和潜在的④GABAB 受体。也可能会影响如"非特异性"的靶点如(VG)的电压门控离子通道及突触蛋白介导的。IPSP,抑制性突触后电位。蓝点代表 GABA

作。相反,在**最大电休克[maximal electroshock(MES)]**试验中,通过对强直伸肌的抑制性来鉴别药物有效性,如:苯妥英、卡马西平、拉莫三嗪对全面强直阵挛性发作和复杂性部分性发作有效。最大电休克测试通过延长失活的电压敏感钠离子通道的作用原理在新药研发及药物鉴定早期方面起主导作用(第 14 章)。应用电激的过程(涉及重复电刺激)促使鼠边缘性发作可以为预测复杂部分性发作效能提供更好

的模型。

现有的抗惊厥药物在大约三分之二的患者可完全控制发作。所谓"耐药性"可能出现在尝试治疗的开始或一段相对成功的治疗后。原因可能为损害了药物作用的靶点或对靶分子不敏感。在儿童中一些与进行性大脑损害有关的严重痫性发作综合征以及在成人中一些频繁发作是很难治疗的。手术切除能够控制一些尤其是在颞叶的癫痫。迷走神经刺激可能对

某些耐药患者有效,这种疗法现在被广泛用于部分性发作患者。另一种在美国批准用于治疗难治性部分性癫痫的装置是反应性神经刺激器(RNS)系统。RNS 神经刺激器设计用于检测脑中的异常电活动,并且在患者经历癫痫发作之前递送电脑刺激以使活动正常化。其他装置,使用各种电刺激的范例,正在临床开发中。其中之一是一种深度脑刺激装置,已在加拿大和欧洲获得批准,但在美国尚未获得批准。

新的抗癫痫药物不仅通过上述提到的模型试验被筛选,还通过更精准的途径被发现。药物通过以下三种机制之一发挥作用:①增强 r-氨基丁酸(抑制性递质)的传输;②减少兴奋性递质(通常为谷氨酸)的传输;③改变离子的电导。尽管普遍认为当前的抗惊厥药是缓解症状而不是治愈疾病,但能够改变疾病或预防癫痫的药物却很难发现。当前以及潜在的抗惊厥药物的神经元靶点包括兴奋性和抑制性突触。图 24-1 代表一个谷氨酸突触(兴奋性),图 24-2 代表一个 r-氨基丁酸突触(抑制性)。对突触释放的突触前效应显得尤为重要,有些分子靶点已知,如 SV_2A(图 24-2)。

■ 抗惊厥药的基础药理学

化学

直到 1990 年为止,约有 16 种抗惊厥药,其中 13 种被分成五类化学结构相似的组:巴比妥类,乙内酰脲类,丁二酰亚胺类和乙酰脲类。这些化合物的共同之处是有一个类似杂环的环结构结合各种各样的取代基(图 24-3)。药物都有这个基本结构,杂环上的取代基决定药理特点,要么抗-MES 要么抗戊四氮。结构上很小的变动能明显地改变作用机理和化合物的临床疗效。原来组中仍用的药物(卡马西平、丙戊酸、苯二氮草)结构是有差异的,1900 年以来新合成的制剂(艾司利卡西平、非尔氨酯、加巴喷丁、拉考沙胺、拉莫三嗪、左乙拉西坦、奥卡西平、吡仑帕奈、普瑞巴林、瑞替加滨、卢非酰胺、司替戊醇、噻加宾、托吡酯、氨己烯酸和唑尼沙胺)也一样存在结构差异。

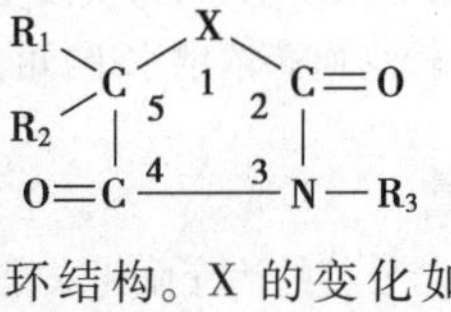

图 24-3 抗癫痫杂环结构。X 的变化如下:乙内酰脲类,—N—;巴比妥类药物,—C—N—;恶唑烷酮类,—O—;丁二酰亚胺类,—C—;乙酰脲,—NH2(N 连接到 C2)。R_1,R_2 和 R_3 在每个亚组都有变化

药代动力学

虽然抗惊厥药的结构和化学性质是多种多样的,但药代动力学都是类似的,因为大部分抗惊厥药都通过口服起效并且必须进入中枢神经系统。尽管许多制剂都是微溶,但通常吸收良好,80%~100% 的剂量能达到血液循环中。大部分抗惊厥药物(除了苯妥英、丙戊酸、噻加宾)不能与血浆蛋白高度结合。

抗惊厥药物主要通过肝脏清除,尽管他们摄取比率很低(第 3 章)。许多是通过肝脏被转换为活性代谢物,并通过肝脏清除。这些药物主要分布到体液中。血浆清除率相对慢,所以许多药被认为是中长效的。其中一些半衰期大于 12 小时,许多经典的抗惊厥药物能有力诱导肝脏微粒酶活性。减少给药次数可以提高依从性,所以控释制剂可以每日 1~2 次用药是有优势的。

部分性发作和全身强直阵挛的药物使用

局部和全面强直阵挛性发作的主要药物是苯妥英(及其同类药物)、卡马西平、丙戊酸钠、巴比妥类。然而,新型药物如艾司利卡西平(eslicarbazepine)、拉莫三嗪、左乙拉西坦、加巴喷丁、奥卡西平、普瑞巴林、瑞替加滨、托吡酯、氨己烯酸、拉考沙胺、唑尼沙胺只在有这些药物的国家应用于临床。本章的下一部分是从历史和结构角度对主要药物的描述。最后一节介绍了临床选择药物的相关因素。

苯妥英

苯妥英(phenytoin) 是最古老的非镇静抗惊厥药。自 1938 年以来,苯妥英通过一次系统评价研究,如同苯巴比妥在实验动物身上通过改变电生理而降低发作的实验,被广为人知。

化学

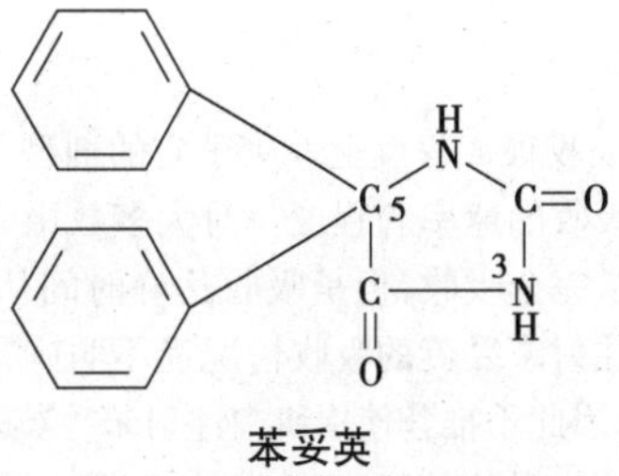

苯妥英

苯妥英的结构为二苯基取代乙内酰脲。它比在 5 位烷基取代化合物有更低的镇静特性。磷苯妥英,是一个溶解性更好的苯妥英前体药物,可用于胃肠外给药。其磷酸酯化合物在血浆中可迅速转化为苯妥英。

作用机制

苯妥英钠对几个生理系统产生重大影响。它改变钠、钾、钙离子的传导,膜电位和氨基酸浓度及神经递质去甲肾上腺素、乙酰胆碱、氨基丁酸(GABA)。研究表明,在细胞培养的神经元苯妥英阻断持续的高频率的动作电位(图 24-4)重复发生。这种效应被认为是在相关的治疗浓度下发生。这是一个 Na^+ 传导依赖效应(第 14 章),引起优先结合,延长钠离子通道的失活状态。在卡马西平、拉莫三嗪、丙戊酸钠

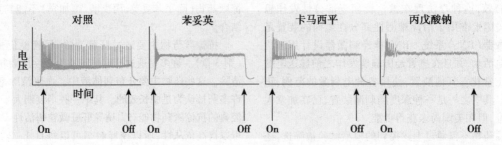

图 24-4 　三种抗癫痫药物对神经元动作电位的持续高频率放电的影响。记录神经元细胞内的极化电流脉,持续时间约 0.75s,分别适用(用箭头表示开关变化)。在缺乏药物时,整个持续时间弥漫一系列高频率重复动作电位电流脉冲。苯妥英钠、卡马西平、丙戊酸钠的电流脉冲引起的动作电位的数量明显减少

的相关治疗浓度下也可看到该效应,可能有助于他们在电休克模型和部分性发作的抗惊厥作用。苯妥英也阻止持续的 Na^+ 电流,还有其他几种抗癫痫药包括丙戊酸钠、托吡酯和乙琥胺。

此外,苯妥英反常地导致某些神经细胞兴奋。钙渗透性减少,细胞膜上的钙流入抑制,激素和神经递质释放可以解释苯妥英钠抑制多种钙诱导分泌过程。兴奋和抑制性突触后电位的记录表明,苯妥英降低突触释放的谷氨酸,提高了 GABA 的释放。作用机制可能涉及多个层次相结合的过程。在治疗浓度,苯妥英的主要作用是阻断钠通道,抑制快速重复动作电位的产生。谷氨酸和 GABA 突触前释放行为可能源自电压门控钠离子通道外的过程。

临床用途

苯妥英对部分性发作及全身强直阵挛发作有效。在后者,似乎是对原发或继发于其他发作类型有效。

药代动力学

苯妥英的吸收很大程度上取决于它的剂型,药物的粒径大小和辅料影响吸收的速率和程度。对大多数患者来说,苯妥英钠都能从胃肠道完全吸收,但是吸收达峰时间从 3~12 小时不等。由于肌肉注射苯妥英的吸收情况尚不明确,且药物在肌肉中有沉淀发生,因此不推荐使用肌肉注射苯妥英。相反,苯妥英的磷酸化前体药物磷苯妥英,溶解度较好,肌肉注射后吸收情况良好。

苯妥英的血浆蛋白结合率较高。整体血浆水平降低时,结合百分率降低,比如患有尿毒症或低蛋白血症患者,但是游离的药物浓度水平和临床症状的相互关系仍然不很明确。脑脊液中药物浓度与游离在血浆中的药物浓度水平相当。苯妥英在脑、肝、肌肉和脂肪中蓄积。

苯妥英经代谢后产生的非活性代谢产物经尿液排出,只有一小部分以原药形式排出体外。

苯妥英的消除有剂量依赖性。在低血药浓度水平,苯妥英以一级动力学代谢。然而,当血药浓度在治疗剂量范围内升高时,苯妥英在肝脏中的代谢能力接近最大值。再升高剂量,虽然升高幅度很小,也可能对苯妥英的浓度产生很大变化(图 24-5)。在这样的情况下,药物的半衰期明显增加,常规治疗达不到稳态水平(因为血药浓度仍在升高),患者很快会出现中毒症状。

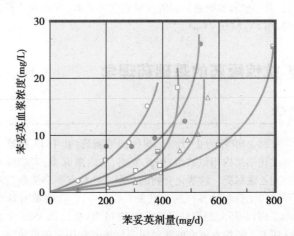

图 24-5 　苯妥英的剂量和血浆浓度的非线性关系。5 位患者(不同的符号标识),增加口服苯妥英的剂量,并在每个剂量测量稳态血药浓度。由于随着用量的增加新陈代谢饱和,曲线呈非线性。记录患者之间不同剂量时的血清浓度

苯妥英的半衰期从 12 小时延长到 36 小时,大多数低剂量到中剂量的患者平均半衰期为 24 小时。在较高浓度下,药物的半衰期更长。在低血药浓度水平,每次改变剂量需要 5~7 天达到稳态血药浓度,在较高血药浓度水平,可能需要 4~6 周。

治疗水平和剂量

对大多数患者,苯妥英的治疗血药浓度为 10~20μg/ml。负荷剂量可以通过口服或者静注给药,静注时使用磷苯妥英是治疗癫痫持续状态的一种方法(稍后讨论)。口服治疗初期,不考虑体重,成人通常给药剂量为 300mg/d。这一计量对某些患者适用,但稳态血药浓度经常低于 10μg/ml,这个浓度对大多数患者都是最小治疗剂量。如果癫痫继续发作,就要使用更大的剂量使血药浓度提高到上述治疗剂量范围。由于苯妥英的剂量依赖动力学,仅在小幅度增加剂量会出现某些毒性反应。成人加药每次应该在 25~30mg 范围内,给药后要有足够的时间达到新的稳态血药浓度后再增大药量。临床上最常见的错误是将药量直接从每日 300mg 提高到 400mg,就会不定期的经常出现毒性反应。对于儿童,在达到稳态血药浓度后应按照 5mg/(kg·d)重新调整药量。

在美国上市使用的口服苯妥英钠有两种,两者的溶解速率有所差别致使吸收速率不同。只有缓释长效剂型才能每日单剂量给药。在换药时必须进行监护(本章末:制剂)。虽然有一小部分患者长期使用苯妥英后由于吸收不好或代谢过快而导致血药浓度较低,但普遍原因是药物依从性不好。磷苯妥英是一种溶解性较好的药物,可以静脉注射也可以肌肉注射,代替静脉注射苯妥英钠。

药物相互作用及对实验室指标的干扰

苯妥英的药物相互作用主要涉及蛋白结合或代谢。因为90%的苯妥英都与血浆蛋白结合,其他蛋白结合率高的药物如苯基丁氮酮和磺胺类药物,这些药物都可以从苯妥英的结合位点替换苯妥英。理论上,这样的替换会暂时的升高游离的药物。蛋白减少,如低蛋白血症,会导致整体血药浓度降低而不会降低游离药物浓度。如果提高药物剂量保持整体血药浓度水平就可能会导致中毒的发生。患有肾脏疾病的患者苯妥英的蛋白结合减少。药物对甲状腺球蛋白有亲和力,影响了甲状腺的功能,对服用苯妥英的患者检测甲状腺功能最可靠的方式是测定促甲状腺激素。

苯妥英对微粒体酶有诱导作用从而影响药物代谢。然而药物自身诱导不明显。

毒性

苯妥英引起的剂量相关性不良反应通常与同类的其他抗癫痫药物相似,患者接受多药治疗时难以区分。早期发生眼球震颤,接下来平滑外展活动减少,但这些都不是剂量减少的指证。复视和运动失调是最常见的剂量依赖性副作用,如出现需要调整剂量;在相当高的浓度水平通常才会发生出现镇静作用。大多数患者在某种程度上会发生牙龈增生和多毛症,后者多见女性,长期的使用会使某些患者出现面部粗糙和轻度周围神经病变,通常表现为下肢深度腱反射减弱。长期用药可能还会导致维生素 D 代谢异常,导致软骨病。叶酸缺乏和巨幼红细胞性贫血也有报道,但这些研究的临床重要性还不清楚。

苯妥英的特异性反应相对较少,患者对药物过敏可能会出现皮疹。也可能发烧,较少报道的皮肤损害可能较为严重的和表皮脱落。淋巴结疾病可能与恶性淋巴瘤难以区分,而且虽然有研究表明苯妥英与疾病有关,但数据还远没有说服力。血液系统并发症极其少见,但粒细胞缺乏症合并发热和皮疹也有报道。

美芬妥因、乙苯妥英和苯乙酰脲

苯妥英的许多同类药物都已经能够合成,但只有三种在美国上市,其中苯乙酰脲(phenacemide)已经撤市。另外两种美芬妥因(mephenytoin)和乙苯妥英(ethotoin),与苯妥英一样,能够对抗全面强直阵挛发作和部分性发作。没有良好控制的临床试验能证明它们的效力。美芬妥因引起的严重反应如皮炎、粒细胞缺乏症、肝炎的发生率比苯妥英高。

乙苯妥英可以给对苯妥英过敏的患者使用,但需要很大的剂量。副作用和毒性反应比苯妥英轻微,但是作用效果也较弱。

乙苯妥英和美芬妥因在治疗剂量范围内有饱和代谢的特

性。认真监测患者两种药物的剂量改变是必要的。美芬妥英经去甲基化代谢为 5-5-苯乙妥因。苯乙基内酰脲这种代谢产物对大多数美芬妥英抗癫痫活动有效。美芬妥英和苯乙基内酰脲经羟基化及后续的共轭,然后排泄。美芬妥英的治疗水平范围为 $5\sim16\mu g/ml$,超过 $20\mu g/ml$ 被认为有毒。

苯乙基内酰脲治疗水平的血液浓度为 $25\sim40\mu g/ml$。乙苯妥因的治疗水平的范围尚未确定。

卡马西平

卡马西平(carbamazepine)与丙咪嗪和其他抗抑郁药密切相关,是一种三环类化合物,有效治疗双相抑郁症。它最初是用于治疗三叉神经痛,但已被证实对治疗癫痫有用。

化学

卡马西平

虽然从二维显示其结构没有明显区别,但卡马西平与苯妥英钠有许多相似之处。大多数抗癫痫药物杂环上的酰脲基团(—N—CO—NH₂)酰脲也存在于卡马西平。三维结构的研究表明,其空间构象是类似苯妥英钠的。

作用机制

卡马西平的作用机制类似苯妥英钠。像苯妥英钠一样,卡马西平对最大电休克发作有效。卡马西平,苯妥英钠一样,在治疗浓度时阻滞离子通道和抑制神经元高频重复放电活动(图 24-4)。它也作用于突触前降低突触传导。同时也抑制了 K^+ 离子通道。这些可能也是卡马西平的抗惊厥作用机制。结合研究表明,卡马西平与腺苷受体相互作用,但这种看法的作用意义尚不清楚。

临床应用

虽然卡马西平长期以来被认为是部分性发作和全身强直阵挛性发作的首选药物,一些新的抗癫痫药物逐渐开始取代卡马西平这个角色。卡马西平在其通常的治疗范围内没有镇静作用。卡马西平治疗三叉神经痛也很有效,虽然老年患者很少能耐受较高剂量,会出现共济失调和步态不稳。卡马西平也用于一些躁狂症(躁郁症)患者。

药代动力学

尽管卡马西平几乎完全吸收,但不同的患者吸收率差别很大。通常给药后 6~8 小时达到峰值水平。饭后,药物吸收减缓,可帮助患者耐受每日较大的总剂量。分布缓慢,分布容积大约为 1L/kg。约 70% 与血浆蛋白结合;并且据观察,没有其他药物从蛋白结合位点替换卡马西平。开始治疗时,卡马西平全身清除率低为 $1L/(kg\cdot d)$。该药具有明显的诱导微粒体酶的作用。通常情况下,在经过最初的单一剂量的受试者中观察到,接受连续治疗的受试者,半衰期从36小时减少至8~12小时。在治疗前几周,预计需要显著调整剂量。卡马西平也改变其他药物的清除率(下文)。在人类,卡马西平完全代谢为几种衍生物。其中之一,卡马西平-10,11-环氧化物,已被证明有抗惊厥活性。这和其他代谢物对卡马西平的临床活动的贡献是未知的。

治疗级别与剂量

卡马西平只用于口服。该药物是对儿童有效,剂量为15~25mg/(kg·d)合适。在成年人中,1~2g/d是可以耐受的。高剂量应每日多次服用。

对于大多数患者控释制剂允许每日两次给药。早晨给药前采血(监测谷浓度),治疗浓度一般为4~8μg/ml。虽然很多患者出现复视的药物浓度7μg/ml以上,其他人可以忍受超过10μg/ml的水平,尤其是单药治疗时。克服了其中一些问题的缓释制剂现已可用。

药物相互作用

卡马西平的药物相互作用几乎全部涉及酶诱导特性。如前所述,增加肝酶代谢能力可能会导致在稳态时卡马西平和其他药物浓度的降低,例如:扑米酮、苯妥英钠、乙琥胺、丙戊酸与氯硝西泮的代谢率增加。其他药物,如丙戊酸可能抑制卡马西平的清除率,并增加稳态卡马西平血药浓度。然而,其他抗惊厥药,如苯妥英钠和苯巴比妥,可能会通过酶的诱导降低卡马西平稳态浓度。没有临床上显著的蛋白结合的相互作用的报道。

毒性

卡马西平最常见的剂量相关的不良影响为,复视和共济失调。复视经常首先发生,在一天的特定时间,并可能持续不到一个小时。调整每日的分次的剂量往往能纠正这种不良反应。其他剂量有关的不良反应,包括轻度胃肠道不适、行为异常、更高的剂量出现嗜睡。低钠血症和水中毒偶尔发生,并可能与剂量有关。

卡马西平引起特殊的血液恶液质是血药特别关注的,包括再生障碍性贫血和粒细胞缺乏症。其中大部分为已有三叉神经痛的老年患者,大多数都发生在治疗的最初的4个月的治疗。缓慢而持久的白细胞减少症,部分患者可见,并不需要立即停止治疗,但需要仔细监测。最常见的特异质反应是红斑性皮疹,肝功能不全,如其他的反应不常见。

奥卡西平

奥卡西平

奥卡西平(oxcarbazepine)与卡马西平密切相关,治疗同种类型的癫痫发作非常有效,但它可能有一定的毒性。奥卡西平

的半衰期仅为1~2小时。因此,其活性,几乎完全存在于10-羟基代谢产物,特别是S(+)对映异构体,它可迅速转换,半衰期与卡马西平相似即8~12小时。该药物主要是以10-羟基代谢物葡糖苷酸的形式排出。

奥卡西平效果低于卡马西平,无论是在癫痫动物模型还是癫痫患者,奥卡西平的临床剂量可能需要比卡马西平高出50%,才能控制癫痫发作。一些研究报告较少的过敏反应,奥卡西平与卡马西平的交叉反应并不常发生。此外,奥卡西平的肝药酶诱导作用比卡马西平小,最大限度地减少药物的相互作用。虽然奥卡西平出现低钠血症可能比卡马西平更普遍,但据报道,奥卡西平的不良反应与卡马西平相似。

艾司利卡西平

醋酸艾司利卡西平(eslicarbazepine acetate,ESL)是一种前药,已被批准作为辅助治疗成人部分性发作,有或没有二次推广。与奥卡西平相比,ESL更迅速地转化成S(+)-利卡巴嗪(艾司利卡西平)显然两种前药都具有与活性产物相同的代谢物。卡马西平、奥卡西平和ESL的作用机制似乎是相同的,即阻断电压门控Na+通道。R(-)对映体有一定的活性,但比对应物少得多。

临床上,该药在作用范围上与卡马西平和奥卡西平类似,但在其他可能的适应证方面研究较少。ESL的一个可能的优势是其每日一次的给药方案。S(+)对映体的测量半衰期为9~11小时。药物以400~1 200mg/d的剂量给药;高剂量通常需要滴定。

苯巴比妥

除了溴化物,苯巴比妥(phenobarbital)是目前可用的抗癫痫药物中最古老的。虽然它一直被认为是最安全的抗癫痫剂之一,但已逐渐被其他镇静作用较小的药物所替代。许多人认为巴比妥类药物只作为婴幼儿发作的首选药物。

化学

作为药物临床治疗有用的四个巴比妥酸衍生物,苯巴比妥、甲基苯巴比妥、美沙比妥、扑米酮。前三者非常相似,它们被认为是一类的。美沙比妥是甲基化的巴比妥,甲基苯巴比妥是甲基化的苯巴比妥,都是在体内去甲基化。这三个弱酸性化合物pKa的范围为7.3~7.9。在正常的酸碱平衡条件下微小变化就可能会导致电离比例的显著波动。这对苯巴比妥尤其重要,巴比妥酸盐最常用,因为在血浆pH为7.4时pKa相似。

苯巴比妥和N-苯巴比妥与苯妥英的三维立体构象相似。这两种化合物都具有苯环,并对部分性发作有效。

作用机制

苯巴比妥确切的作用机制尚不明确,可能是显著增强了抑制过程和兴奋传导缩减。最近的数据表明,苯巴比妥可能选择性地抑制不正常的神经元,抑制传播和放电。像苯妥英钠、苯巴比妥通过对Na传导的作用抑制神经元的高频重复放电,但只有在高浓度的情况下。此外,在高浓度情况下,巴比妥阻滞某些

钙离子电流（L 型和 N 型）。苯巴比妥与 GABA_A 受体上的变构调节位点结合，通过延长氯离子通道增强 GABA 受体介导的电流（第 22 章）。苯巴比妥也可以降低兴奋反应。对谷氨酸释放的影响可能比对 AMPA 抑制更显著（第 21 章）。治疗浓度的苯巴比妥增强 GABA 介导的抑制作用和降低谷氨酸介导的激发作用。

临床应用

苯巴比妥治疗部分性发作和全身强直阵挛性发作有效，虽然这种药物通常用于几乎所有的癫痫发作类型，尤其是当发作难以控制时。目前几乎没有证据证明苯巴比妥对如失神发作，强直发作，和婴儿痉挛症等全身性癫痫发作有效，它可能加重某些类型患者的癫痫发作。

有些医生喜欢用美沙比妥（metharbital）（不易获得）或甲基巴比妥（mephobarbital），尤其是后者，转化为苯巴比妥，由于预计的不良反应低，但支持这种比较的数据是有限的。

药代动力学，治疗级别与剂量

苯巴比妥的药代动力学、药物相互作用和毒性参阅第 22 章。大多数患者的苯巴比妥治疗水平范围从 $10 \sim 40 \mu g/ml$。在热性惊厥最有效，低于 $15 \mu g/ml$ 对预防热性惊厥复发无效。治疗范围的上限是比较难界定，因为许多患者可以耐受高于 $40 \mu g/ml$ 的水平。

扑米酮

扑米酮（primidone）或 2-去氧苯巴比妥（图 24-6），于 20 世纪 50 年代初首次推出市场。据报道，扑米酮氧化代谢，杂环断裂而形成苯乙丙二酰胺（phenylethylmalonamide，PEMA）代谢为苯巴比妥和苯丙二酰胺。三种物质都是活性抗癫痫药。

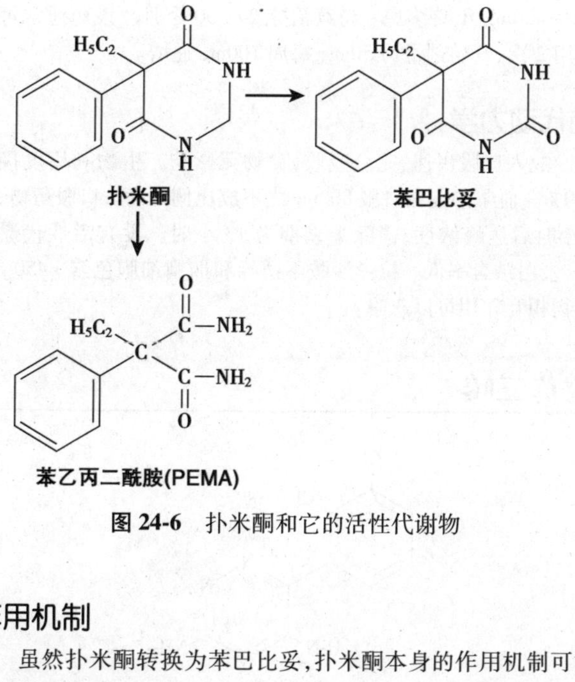

图 24-6 扑米酮和它的活性代谢物

作用机制

虽然扑米酮转换为苯巴比妥，扑米酮本身的作用机制可能更像苯妥英钠。

临床应用

扑米酮和它的代谢产物一样，治疗对部分性发作和全身强直阵挛性发作比苯巴比妥更有效。这是以前被认为是复杂部分性发作的首选药物，但后来在成人部分性癫痫发作的研究强烈建议，卡马西平和苯妥英钠优于扑米酮。已经有对新生儿进行苯巴比妥母体药物和其两个代谢产物有效性试验，新生儿的药物代谢酶系统是很不成熟的，扑米酮代谢缓慢。开始用扑米酮治疗老年患者，已证明扑米酮是有效地控制老年患者的癫痫发作。并且显示在苯巴比妥浓度达到治疗范围之前老年人的癫痫发作已被控制。最后，在动物模型的最大电惊厥研究表明，扑米酮具有抗惊厥作用，苯巴比妥和苯丙二酰胺 PEMA（后者是相对较弱的）的转换无关。

药代动力学

扑米酮完全吸收，通常口服后约 3 小时达到峰浓度，虽然已相当大的变化。扑米酮一般分布在全身体液中，分布容积为 $0.6L/kg$。血浆蛋白结合率不高，约 70% 为未结合的游离药物。

扑米酮氧化代谢，PEMA 杂环断裂（图 24-6）、代谢为苯巴比妥，缓慢蓄积。扑米酮和苯巴比妥也都进行后续的共轭和排泄。与其他大多数抗癫痫药物相比，扑米酮[$2L/(kg \cdot d)$]的清除率较高，半衰期为 $6 \sim 8$ 小时。PEMA 的清除率为扑米酮的一半，苯巴比妥清除率较低（表 3-1），苯巴比妥的出现对应扑米酮的消失，苯巴比妥蓄积非常缓慢，但大多数患者在给予扑米酮治疗时，最终也能达到治疗浓度。在长期治疗中，扑米酮代谢生成的苯巴比妥浓度通常比扑米酮浓度高出 $2 \sim 3$ 倍。

治疗级别与剂量

扑米酮的血浆有效浓度为 $8 \sim 12 \mu g/ml$。伴随其他的代谢产物，苯巴比妥的稳态浓度，通常为 $15 \sim 30 \mu g/ml$。维持该浓度必要的剂量为 $10 \sim 20mg/kg$，这是非常重要的。但是，扑米酮应低剂量开始给药，数天至数星期逐渐增加剂量，以避免明显的镇静作用和胃肠不适。当调整药物剂量时，重要的是要记住，母体药物迅速达到稳定状态（$30 \sim 40$ 小时），但活性代谢产物苯巴比妥（20 日）和 PEMA（$3 \sim 4$ 日）达到稳态浓度的速度要慢得多。

毒性

扑米酮的剂量相关的不良反应与其代谢产物苯巴比妥相似，除治疗早期出现嗜睡，并且如果初始剂量过大，可能更明显。无论儿童或成人，开始服药后，均应逐渐增加剂量。

非尔氨酯

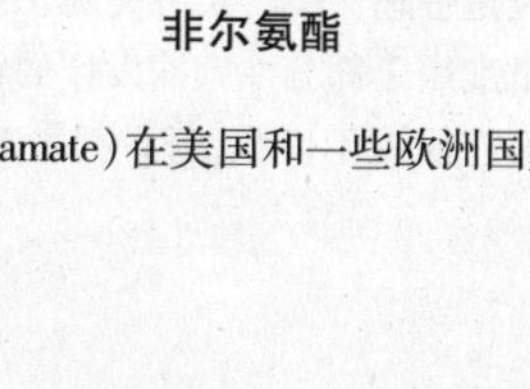

非尔氨酯

非尔氨酯（felbamate）在美国和一些欧洲国家已获批准销售。

虽然治疗部分性癫痫发作有效,但是该药物极其容易导致再生障碍性贫血和重症肝炎,现已退居为治疗难治性患者的三线药物。

非尔氨酯可能有多种作用机制。它阻滞 NMDA 受体,以及 NR1-2B 亚型的选择性,增强 GABAA 受体的反应。非尔氨酯的半衰期为 20 个小时,(当合用苯妥英或卡马西平时变短)。通过羟基化和共轭代谢,该药由尿液中排出,无明显的百分比改变。与其他抗癫痫药物联用时,非尔氨酯会增加苯妥英钠和丙戊酸的血浆浓度,降低卡马西平的血浆浓度。

尽管不良反应严重,但全世界成千上万的患者仍在使用该药。成人常用剂量 2 000~4 000mg/d,有效血浆浓度为 30~100μg/ml。此外,非尔氨酯可以治疗部分性癫痫发作及 Lennox-Gastaut 综合征的癫痫发作。

加巴喷丁与普瑞巴林

加巴喷丁　　　　普瑞巴林

加巴喷丁(gabapentin)是一种氨基酸,GABA 的类似物,治疗部分性癫痫发作有效。曾作为解痉药使用,但被认为抗癫痫作用更有效。普瑞巴林(pregabalin)是另一种 GABA 的类似物,与加巴喷丁关系密切。已证明普瑞巴林既具有抗癫痫作用,又具有镇痛作用。

作用机制

尽管与 γ-氨基丁酸结构相似,关系密切,但加巴喷丁和普瑞巴林并不直接作用于 GABA 受体。通过观察接受加巴喷丁患者脑内 GABA 浓度的增加说明,它们可能改变突触或非突触的 GABA 的释放。通过 L-氨基酸转运体,加巴喷丁被转运至大脑。加巴喷丁和普瑞巴林紧密结合在 α2δ 电压门控 Ca²⁺ 通道亚基上。这可能是主要的作用机制,通过影响突触前 N 型通道,减少钙离子的进入。突触谷氨酸释放的减少可以达到抗癫痫作用。加巴喷丁和普瑞巴林也作用在突触前减少谷氨酸的释放,这种作用可能是通过电压激活通道减少突触前 Ca²⁺ 的进入产生的。

临床应用与剂量

加巴喷丁是部分性癫痫发作和全身强直阵挛性发作的有效的辅助治疗,在对照试验中,剂量浓度可达到每日 2 400mg。后续研究证明允许剂量可高达每日 4 800mg,但该剂量有效性和耐受性的相关数据尚不确定。单药治疗据证明有一定疗效。一些临床医生发现,有时需要使用高剂量的加巴喷丁控制癫痫发作。治疗其他类型癫痫发作的作用尚无充分证明。加巴喷丁也用于治疗神经性疼痛,成人治疗带状疱疹后遗神经痛时,剂量>1 800mg。最常见的不良反应是嗜睡、眩晕、共济失调、头痛和震颤。

普瑞巴林被批准用于部分性癫痫发作的辅助治疗,临床试验证明了其有效性。它仅用于口服,每日剂量范围为 150~600mg,

通常分为 2~3 次给予。普瑞巴林也被用于治疗神经病理性疼痛,包括疼痛的糖尿病周围神经病变和带状疱疹后神经痛。

药代动力学

加巴喷丁不被代谢,也不诱导肝酶。其吸收呈非线性,具有很高的剂量依赖性,但消除动力学呈线性。该药物不与血浆蛋白结合。药物间的相互作用可以忽略不计。该药通过肾脏以原形排泄。半衰期较短,5~8 小时不等;每日给药 2~3 次。

普加巴林与加巴喷丁类似,不能被代谢,几乎完全是由尿液中排泄。它不与血浆蛋白结合,与其他药物无相互作用。同样,其他药物也不影响普瑞巴林的药代动力学,普瑞巴林半衰期为 4.5~7 小时,因此,大多数患者,每日需要多次给药。

拉考沙胺

拉考沙胺(lacosamide)是一种氨基酸复合物,已被研究用于治疗疼痛综合征和部分发作。2008 年,在欧洲和美国已被批准用于治疗部分性癫痫发作。

作用机制

拉考沙胺作为抗癫痫药的作用机理有两个相关的方面。拉考沙胺增强电压门钠离子通道的缓慢失活。它还会与脑衰蛋白反应介导蛋白(CRMP-2)结合,来阻断神经生长因子如 BDNF 和 NT-3 对轴突和树突生长的影响。

临床应用和剂量

拉考沙胺被批准用于原发性部分发作的辅助治疗,伴随或不伴随继发性全身性发作的 16 岁以上的患者。临床试验是包括三个多中心、随机和安慰剂对照的超过 1 300 多人的研究。治疗方案在每日 200mg 和 400mg 都是有效的。不良反应包括头晕、头痛、恶心和复视。在非盲随访研究中,使用剂量范围为 100~800mg/d,许多患者持续治疗 24~30 个月。该药通常每日服用 2 次,开始剂量为 50mg,每周 100mg 递增。

药代动力学

成人口服快速、完全吸收,食物无影响。生物利用度接近 100%。血浆浓度在口服 800mg 之下成比例升高。口服药物 1~4 小时后达峰浓度,消除半衰期为 13 小时。没有活性代谢产物,蛋白结合率低。拉考沙胺不诱导和抑制细胞色素 P450 酶,药物相互作用可以忽略。

拉莫三嗪

拉莫三嗪

一些研究者认为,某些抗癫痫药物(如苯妥英)的抗叶酸作用可能增强其抗癫痫作用,随即出现了拉莫三嗪(lamotrigine)。研发了几个苯三嗪类(phenyltriazines),虽然它们的抗叶酸作用弱,但其中一些在癫痫筛选试验中有效。

作用机制

拉莫三嗪和苯妥英一样,抑制神经元的持续快速放电,产生电压依赖钠离子通道和使依赖性钠离子通道失活。这个机制解释了拉莫三嗪治疗局灶性癫痫的疗效。另外,拉莫三嗪也能抑制电压门控 Ca^{2+} 通道,特别的 N-型和 P/Q-型通道,这个作用解释了其对儿童原发性癫痫全身发作的有效性,包括失神发作。拉莫三嗪也可以降低突触释放的谷氨酸盐。

临床应用

虽然大多数对照研究把拉莫三嗪作为辅助治疗,但一些研究显示单药治疗部分性癫痫发作也是有效的,该药物目前被广泛用于治疗部分性癫痫发作。一些权威人士认为,该药物治疗儿童癫痫失神发作和肌肉强直发作有效。拉莫三嗪也用于治疗双相情感障碍。副作用包括头晕、头痛、复视、恶心、嗜睡、皮疹。皮疹为典型的过敏反应。虽然延长剂量的增加时间可以降低皮疹的风险,但小儿患者风险较高;研究表明,1%～2%的儿童患者出现潜在的威胁生命的皮炎。

药代动力学与剂量

拉莫三嗪口服几乎完全吸收,分布容积为 1～1.4L/kg。蛋白结合率只有约 55%。该药具有线性动力学,代谢主要是由葡萄糖醛酸化为 2-N-葡萄糖苷酸,由尿液排出。正常志愿者服用拉莫三嗪的半衰期约 24 小时,服用酶诱导药物的患者半衰期将减少 13～15 小时。拉莫三嗪治疗成人部分性癫痫发作有效,常用量为 100～300mg/d,治疗浓度为约 3μg/ml。丙戊酸钠会使拉莫三嗪的半衰期增加 2 倍,服用丙戊酸钠的患者,拉莫三嗪的初始剂量必须降低至 25mg,隔日一次。

左乙拉西坦

左乙拉西坦(levetiracetam)是吡拉西坦的类似物,对最大电休克诱导或戊四氮诱导的发作无效,但对激发模式有显著活性。这是第一个对部分性发作有效的具有不寻常特性的主要药物。布瓦西坦是左乙拉西坦的类似物,正在进行临床试验。

作用机制

左乙拉西坦选择性结合突触小泡蛋白 SV_2A。这个蛋白的功能还不明确,但很可能是左乙拉西坦通过影响小泡功能来修饰突触释放谷氨酸和 GABA。此外,左乙拉西坦抑制 N-型钙通道并抑制细胞内储存的钙释放。

临床应用

左乙拉西坦在成人中用于部分性发作的辅助治疗,在儿童中用于原发性全身强直阵挛性癫痫和青少年肌阵挛性癫痫的肌阵挛发作。成人开始剂量为 500～1 000mg/d。剂量可每 2～4 周增加 1 000mg 直至最大剂量 3 000mg/d。药物每日给药两次。不良反应包括嗜睡、乏力、运动失调和头痛。少见易激惹和焦虑。特异性反应罕见。药物相互作用少,左乙拉西坦不经细胞色素 P450 酶代谢。口服和静脉制剂都有。

药代动力学

左乙拉西坦口服吸收接近完全,快速、食物无影响,1.3 小时达血浆峰浓度。动力学呈线性。蛋白结合率少于 10%,血浆半衰期为 6～8 小时,老人可更长。2/3 药物原型经尿排出,未发现活性代谢产物。

吡仑帕奈

吡仑帕奈是经批准用于治疗部分癫痫发作的口服活性 AMPA 拮抗药。

作用机制

吡仑帕奈有选择地作用于突触后 AMPA 受体(图 24-1)。它绑定到谷氨酸门控 Na^+/K^+ AMPA 通道上的变构位点,因此它的作用是非竞争性的。而阻断 NMDA 受体缩短了神经元系统中重复放电的持续时间,阻断 AMPA 受体似乎阻止了这种放电。

临床用途

吡仑帕奈被批准用于对 12 岁或以上的患者进行局部癫痫的辅助治疗。包括 1 480 名患者在内的 3 期研究证实了这种药物的有效性。有效剂量范围在 4～12mg/d。尽管这种药物通常耐受性良好,但少数患者经历了严重或终生的行为不良反应,包括攻击性、敌意、易怒和愤怒,有或没有以前的精神病史。更常见的副作用是头晕、嗜睡和头痛。在高剂量的情况下,摔倒更常见。尽管 1%～2% 的患者出现皮疹,但当药物停用时,所有患者都有良好的预后。

药代动力学

吡仑帕奈具有很长的半衰期,通常为 70～110 小时,每日 1 次给药。2～3 周没有达到稳定状态,这对剂量变化具有实质性的影响。动力学在 2～12mg/d 的剂量范围内是线性的。中度肝功能衰竭的半衰期延长。吸收迅速,药物完全生物利用度高。虽然食物减慢吸收速度,但曲线下面积(AUC)不受影响。吡仑帕奈与血浆蛋白有 95% 的结合。药物通过初始氧化和随后的葡糖醛酸化被广泛代谢。尽管氧化代谢似乎主要由 CYP3A4 和 CYP3A5 介导,但这些可能不是唯一的途径。

药物相互作用

与吡仑帕奈最显著的药物相互作用是有力的 CYP3A 诱导

剂抗癫痫药物,如卡马西平、奥卡西平和苯妥英。酒精和含左炔诺孕酮的口服避孕药的相互作用也是显著的。有效的 CYP3A 诱导剂可以将吡仑帕奈的清除率提高 50%~70%,当同时使用这些药物时需要仔细考虑。当吡仑帕奈与卡马西平给药时,半衰期从 105 小时减少到 25 小时。较少关注的是强 P450 抑制药增加吡仑帕奈水平的可能性。

瑞替加滨

在美国,瑞替加滨(retigabine,ezogabine)被批准用于成人癫痫发作的辅助治疗。它是一个钾通道的调解者和独特的作用机制。吸收不受食物和动力学的影响;药物相互作用很小。剂量范围从 600~1 200mg/d,900mg/d 预计是中值。目前的剂型需要每日 3 次的管理,而且剂量必须在大多数患者中滴定。大多数副作用都与剂量有关,包括头晕、嗜睡、视力模糊、混乱和肌痛。在临床试验中,有 8%~9% 的患者观察到膀胱功能障碍,主要是轻微的,与药物的作用机制有关。2013 年,报告开始出现蓝色色素沉着,主要是在皮肤和嘴唇上;这个问题很常见,大约有三分之一的患者长期接受治疗。视网膜色素异常不常见,但可能与皮肤变化无关。视力下降已报告,但缺乏文件。然而,上述任何一种症状都是考虑到瑞替加滨的原因。只有在其他抗癫痫药物不够或不能容忍的情况下,监管机构才建议使用瑞替加滨。FDA 最近宣布改变 ezogabine 的标签,以警告视网膜异常的风险,可能的视力丧失,以及蓝色的皮肤变色,所有这些都可能是永久性的。更多信息可以参考:http://secure. medicalletter. org/w1430d # sthash. BN17EI1Y. dpuf。

卢非酰胺

卢非酰胺(rufinamide)是一个与其他抗癫痫药物相似性不大的新的三唑类衍生物。该药被批准用于 Lennox-Gastaut 综合征,初步证据表明该药对其他难治性癫痫有效。

卢非酰胺

作用机制

卢非酰胺在大鼠和小鼠的最大电击和戊烯四醇测试中是保护性的。它减少了体外持续的高频率的神经元兴奋,被认为延长了 Na^+ 通道的失活状态。还没有看到与 GABA 系统或代谢型谷氨酸受体的显著相互作用。

临床用途

卢非酰胺在美国被批准用于辅助治疗与 4 岁及以上患者的 Lennox-Gastaut 综合征相关的癫痫发作。这种药物对于这种综合征的所有癫痫发作类型是有效的,特别是对于强直性失张力癫痫发作。儿童治疗通常以 10mg/(kg·d) 的剂量,分两次开

始,逐渐增加至 45mg/(kg·d) 或 3 200mg/d,以较低者为准。成人可以开始 400~800mg/d 的两个等分的剂量,最高可耐受的 3 200mg/d。该药应与食物一起给予。最常见的不良事件是嗜睡、呕吐、发热和腹泻。

药代动力学

卢非酰胺吸收良好,但血浆浓度峰值在 4~6 小时之间。半衰期为 6~10 小时,观察到最低限度的血浆蛋白结合。虽然细胞色素 P450 酶不参与,但药物被广泛代谢成非活性产物。大部分药物都排泄在尿液中。一种酸代谢产物约占剂量的三分之二。在一项研究中,卢非酰胺似乎没有显著影响用于 Lennox-Gastaut 综合征的其他药物(如:托吡酯、拉莫三嗪或丙戊酸)的血浆浓度,但相互作用的数据表明与其他 AEDs 的相互作用更强烈,包括对卢非酰胺水平的影响,特别是在儿童中。

司替戊醇

司替戊醇(stiripentol)虽然不是一个新的分子,但在 2007 年被欧洲批准用于非常特殊类型的癫痫。这种药物与氯异安定和丙戊酸钠一起用于严重肌阵挛性癫痫(SMEI,Dravet 综合征)难治性全身强直-阵挛性发作的辅助治疗,其癫痫发作没有用氯异安定和丙戊酸钠充分控制。该药物以合法使用的方式合法进口到美国。司替戊醇的作用机制尚不清楚,但是已经显示通过类似巴比妥类的作用(即延长 GABAA 受体中 Cl-通道的开放)增强脑中的 GABA 能传递。它也增加大脑中的 GABA 水平。它可以通过减慢细胞色素 P450 的灭活来增加其他抗癫痫药物的效果。

司替戊醇是 CYP3A4,CYP1A2 和 CYP2C19 的有效抑制药。司替戊醇本身的副作用很少,但是该药物可以显著增加丙戊酸钠、氯异安定和后者的活性代谢物去氧异安定的水平。这些药物必须谨慎使用,以避免不良影响。给药是复杂的,通常以减少伴随药开始;然后以 10mg/(kg·d) 开始司替戊醇,并逐渐增加至耐受性或更高的剂量。司替戊醇的动力学是非线性的。

噻加宾

噻加宾

噻加宾(tiagabine)是作为 GABA 再摄取抑制药来合理设计的烟酸衍生物(不是通过随机筛选而发现的)。

作用机制

噻加宾是一个在神经元和胶质细胞中 GABA 再摄取抑制

药。它主要抑制 GAT-1 而不是 GAT-2 或 GAT-3,增高前脑和海马细胞外 GABA 浓度,但是最显著的影响可能是对强直抑制的增强。在啮齿动物中,它能有效地抑制激发发作,但对电击休克模型影响较弱,这符合其主要作用于前脑和海马。

临床应用

噻加宾用于部分发作的辅助治疗,起效剂量为每日 16～56mg。通常分成 4 次服用或有时按需服用。轻微不良反应是剂量依赖性的如神经质、头晕、震颤、注意力不集中和抑郁。过度混乱、困倦或共济失调需停药。精神错乱罕见。某些患者服用该药可导致发生癫痫发作,尤其是用于其他适应证时。皮疹是一种非寻常的特异质不良反应。

药代动力学

噻加宾生物利用度为 90%～100%,动力学线性,蛋白结合率高。半衰期 5～8 小时,酶诱导剂可降低其半期。食物降低其血浆峰浓度但不降低其药时曲线下面积(第 3 章)。肝功能受损导致清除率轻微降低(可降低剂量)。药物在肝脏被 CYP3A 氧化。消除主要经粪便(60%～65%)和尿液(25%)。

托吡酯

托吡酯

托吡酯(topiramate)是一个取代单糖,结构不同于所有其他抗癫痫药物。

作用机制

托吡酯阻断培养的脊髓神经元重复放电,与苯妥英和卡马西平一样。因此,其作用机制可能涉及电压门控钠离子通道的阻断。托吡酯还表现出增强 GABA 的抑制作用,不同于苯二氮䓬类和巴比妥类位点。托吡酯也抑制作用于谷氨酸受体的红藻氨酸兴奋性。托吡酯的多重影响可能提高电压门和配体门离子通道的磷酸化激酶改变的主要作用。

临床应用

临床试验证明托吡酯单药治疗对部分和全身性强制阵挛性发作有效。良好的证据表明该药具有广谱作用,对 Lennox-Gastaut 综合征、West 综合征和失神发作有效。托吡酯还被批准用于治疗偏头痛。这种药物在精神疾病中的使用是有争议的,缺少足够令人信服的数据。通常剂量范围为 200～600mg/d,较少患者耐受剂量高达 1 000mg/d,大部分临床医生开始以较低剂量(50mg/d),缓慢增量来预防不良反应。一些使用托吡酯单药治疗的研究带来了令人鼓舞的结果。尽管没有提及特异质反应,剂量依赖性不良反应在服药 4 周后常见,包括嗜睡、疲劳、头晕、认知缓慢、感觉异常、紧张和混乱。急性近视和青光眼可停

药,结石也有报道。但停药率明显只有 15%。该药在动物模型中有致畸作用,已有报道,该药可致子宫中的男婴尿道下裂。然而,没有因果关系成立。

药代动力学

托吡酯吸收迅速(约 2 小时),生物利用度 80%。食物对吸收无影响,血浆蛋白结合率低(15%),中度(20%～50%)代谢,无活性代谢产物。药物主要由原型经尿排出。半衰期为 20～30 小时,缓释制剂是有效地,对于促进每天一次的管理。肾功能和肝功能受损时延长。无自身诱导和代谢抑制,药动学线性。发生药物相互作用,可能复杂,但主要影响在于托吡酯而不是其他抗癫痫药物。服用托吡酯时,避孕药的疗效会降低,并需要增加剂量。

氨己烯酸

目前的调查寻求一种药物以增强 GABA 作用的当前研究包括努力寻找 GABA 激动药和前药,GABA 转氨酶抑制药和 GABA 摄取抑制药。氨己烯酸就是这样一种药物。

氨己烯酸

作用机制

氨己烯酸是 GABA 转氨酶(GABA-T)的不可逆抑制药,GABA-T 是负责 GABA 降解的酶。它也可能抑制 GABA 转运蛋白。氨己烯酸使脑内 GABA 的细胞外浓度持续增加。这导致突触 GABA A 受体的一些脱敏,但是延长激活提供强直抑制的非突触 GABA A 受体。脑谷氨酰胺合成酶活性的降低可能是 GABA 浓度继发性的增加。市售氨己烯酸为外消旋;S(+)对映体是活性的,而 R(-)对映体似乎是无活性的。

临床应用

氨己烯酸可用于治疗部分癫痫和婴儿痉挛。半衰期约为 6～8 小时,但有相当多的证据表明药物的药效学活性更长,与血浆半衰期没有很好的相关性。在婴儿中,剂量为 50～150mg/d。在成年人中,氨己烯酸起始剂量为 500mg,每日两次;为了充分发挥作用,可能需要 2～3g/d。

典型的不良反应包括嗜睡,头晕和体重增加。不太常见,但更麻烦的不良反应是激动,混乱和精神病;预先存在的精神疾病是一个相对禁忌证。由于在大鼠和狗中出现了可逆性的髓内水肿,药物在全世界范围内被推迟。这种现象现在已经在服用该药的婴儿中发现;临床意义不明。此外,长期使用氨己烯酸治疗与 30%～50% 的患者发生周边视野缺损有关。病变位于视网膜,随药物暴露而增加,通常不可逆。通常保留用于婴儿痉挛患者或其他治疗难治的复杂部分性癫痫发作。

唑尼沙胺

唑尼沙胺(zonisamide)是磺胺类衍生物,主要作用位点在钠

离子通道,还可作用于电压门钙离子通道。对部分和全身性强制阵挛性发作有效,还对婴儿肌痉挛和某些肌痉挛有效。该药有较好的生物利用度,药动学线性,蛋白结合率低,经肾排泄,半衰期为 1~3 日。成人剂量范围为 100~600mg/d,儿童为 4~12mg,不良反应包括嗜睡、认知障碍和潜在的严重皮疹。唑尼沙胺不与其他抗癫痫药物相互影响。

用于全身性发作的药物

乙琥胺

在美国销售的三个琥珀酰亚胺类药物中,乙琥胺是(etho-suximide)作为第三个在 1960 年被推出。该药对最大电休克有很小活性,但对戊四氮发作有效,被作为一个"纯小发作"药物。

化学

乙琥胺是最后一个在市场上销售的具有环酰脲结构的抗癫痫药物。在美国市场上销售的三个琥珀酰亚胺类药物是乙琥胺、苯琥胺和甲琥胺。甲琥胺和苯琥胺都有苯取代基,而乙琥胺是 2-乙基-2 甲基琥珀酰亚胺。

$$
\begin{array}{c}
H_5C_2 \\
H_3C
\end{array}
\begin{array}{c}
H_2 \\
C_3 \\
C_2 \quad 4 \; C=O \\
C_1 \quad \quad N \\
O \quad \quad H
\end{array}
$$

乙琥胺

作用机制

乙琥胺主要影响钙离子电流,降低低阈值(T 型)电流。在丘脑神经细胞达治疗相关浓度时可见到此影响。该 T 型钙离子电流被认为丘脑神经细胞在静息期产生节律性皮质放电提供了一个激发电流。因此这个抑制电流可影响乙琥胺的特定疗效。最近描述的对向内校正 K^+ 通道的影响也可能是显著的。

临床应用

通过试验模式的活性预测,乙琥胺对失神性发作特别有效,但在临床活性上却很窄谱。通过长时间的脑电图记录技术得到了其对人类失神性发作有效的记录。数据表明,乙琥胺和丙戊酸钠是癫痫大发作的首选药物,并且比拉莫三嗪更有效。

药代动力学

该药的口服剂型吸收完全,口服胶囊剂 3~7 小时后达峰浓度,乙琥胺无蛋白结合。乙琥胺代谢完全,主要通过羟基化代谢成非活性产物。该药总体清除率很低[0.25L/(kg·d)]。与此对应的半衰期约为 40 小时,虽然其报告值为 18~72 小时。

治疗水平和剂量

治疗浓度为 60~100μg/ml,成人剂量为 750~1 500mg/d,尽管低些或高些剂量和血药浓度水平(高达 125μg/ml)是必要的,

某些患者是可耐受的。乙琥胺在剂量和稳态血药浓度之间具有线性关系。每日 1 次剂量可发生其胃肠道不良反应,每日 2 次较常见。

药物相互作用

乙琥胺和丙戊酸可导致乙琥胺清除率降低和抑制代谢而升高稳态血药浓度。对琥珀酰亚胺,无其他重要药物相互作用的报道。

毒性

乙琥胺最常见的剂量依赖性不良反应是胃痛、疼痛、恶心和呕吐。当不良反应发生时,可允许临时降低剂量。其他剂量依赖性不良反应是短暂嗜睡或疲劳,更常见的是头痛、头晕、打嗝和兴奋。通常通过指导的改善,症状可改变。

乙琥胺的非剂量依赖性或特异质性不良反应极为罕见。

苯琥胺和甲琥胺

苯琥胺(phensuximide)(不易获得)和甲琥胺(methsuximi-de)是在乙琥胺开发和销售之前的苯琥珀酰亚胺类药物。它们主要是抗失神性发作药物。与乙琥胺相比,甲琥胺通常有较高毒性、苯琥胺药效较差。不同于乙琥胺,这两种药物具有抗最大电休克发作的活性,甲琥胺已被一些研究者用于部分性发作。

丙戊酸与丙戊酸钠

丙戊酸钠(sodium valproate)以及同样使用的丙戊酸(valp-roic acid),曾在研究其他药物的抗癫痫效果时作为溶剂使用,在那时却发现了其本身的抗癫痫性质。丙戊酸钠 1969 年在法国上市,但直到 1978 年才在美国获得批准。丙戊酸在机体的 pH 值条件下是完全电离的,也正因如此其活性形式被认为可能是丙戊酸盐离子而不是丙戊酸或者一种酸盐。

化学

丙戊酸是一系列有抗癫痫活性的脂肪羧酸的其中之一;这种活性在碳链长度在 5~8 个原子时最强。丙戊酸的酰胺和酯类化合物同样是有活性的抗癫痫药物。

$$
\begin{array}{c}
CH_3-CH_2-CH_2 \\
\quad \quad \quad \quad \quad CH-COOH \\
CH_3-CH_2-CH_2
\end{array}
$$

丙戊酸

作用机制

抗惊厥活性的时程与血液和组织中母体药物的浓度水平相关性很差,这一现象加深了人们对于丙戊酸活性成分与作用机制的思索。丙戊酸盐对于戊四氮和最大电休克诱导的发作均有效。与苯妥英和卡马西平相似,丙戊酸盐在治疗相关浓度下阻断培养神经元的持续性高频重复放电。其对局部发作的效果可能是这种对 Na 电流作用的结果。阻断 NMDA 受体介导的兴奋

可能同样重要。人们花了大量的精力关注丙戊酸盐对于 GABA 的作用。一些研究已经表明在使用丙戊酸盐后脑内 GABA 的水平是增加的，尽管这种增加的机制仍然不明。曾有人描述过丙戊酸盐可以促进谷氨酸脱羧酶（GAD）的产生，而这种酶是负责 GABA 合成的。这可能与其对 GABA 转运体 GAT-1 的抑制作用有关。在非常高的浓度时，丙戊酸盐可抑制脑内 GABA 转氨酶，从而阻断 GABA 的降解。然而，在消除戊四氮发作所需的相对较低的丙戊酸盐剂量下，脑中 GABA 浓度可仍保持不变。丙戊酸盐可致啮齿类动物脑部天冬氨酸含量降低，但此作用与其抗惊厥作用的关系尚不明确。

丙戊酸是组蛋白去乙酰化酶的有效抑制药，并通过此机制改变许多基因的转录。类似的程度较轻的作用可见于其他一些抗癫痫药物（托吡酯、卡马西平和左乙拉西坦的一个代谢产物）。

临床应用

丙戊酸盐对于失神性发作非常有效，并且常常在患者伴随全面强直阵挛性发作时选用。丙戊酸盐具有控制某些类型的肌阵挛发作的独特的能力，在某些病例中效果非常明显。本药对全面强直阵挛性发作有效，特别对于那些特发性全面发作。对于部分失张力发作患者可能同样有效，而且一些证据显示本药对部分性发作也是有效的丙戊酸盐其他的应用包括治疗双相情感障碍和预防偏头疼。它在癫痫中的用途至少与其他任何药物一样广泛。有时使用静脉内制剂来治疗癫痫持续状态。

药代动力学

丙戊酸盐口服吸收良好，生物利用度大于 80%。血中峰浓度在 2 小时内出现。食物可以延缓吸收，并且饭后服药也许可以减少其毒性。

虽然血浆蛋白结合率在血药浓度大于 $150\mu g/ml$ 时有所下降，但丙戊酸有 90% 与血浆蛋白结合。因为丙戊酸盐既是高度电离的又是高度蛋白结合的，其分布基本上取决于细胞外液，其分布容积约为 0.15L/kg。在较高剂量下，丙戊酸盐的游离部分会增加，导致了比预期较低的总药物浓度。因此，同时测量总药物浓度与游离药物浓度也许具有其临床意义。丙戊酸盐的清除率较低而且是剂量依赖的；其半衰期在 9~18 小时之间。约 20% 的药物以丙戊酸盐直接结合物的形式排泄。

丙戊酸的钠盐在欧洲以片剂上市，然而却存在相当的引湿性。在中南美洲，镁盐获准上市，其引湿性明显减弱。游离的丙戊酸在含有玉米油的胶囊中在美国首次上市；其钠盐的糖浆同样获得批准，主要用于儿科治疗。一种双丙戊酸钠的肠溶片同样也在美国上市了。这种改进的产品是丙戊酸与丙戊酸钠 1:1 的配位化合物，其与胶囊的生物利用度相似，但其吸收更慢并且被许多患者选用。肠溶片在给药后 3~4 小时出现峰浓度。很多缓释制剂也已上市；并非所有的制剂都是生物等效的，并且可能需要调整剂量。

治疗浓度和剂量

每日 25~30mg/（kg·d）的剂量对于一些患者已经足够，但其他一些可能需要每日 60mg/kg 甚至更多。丙戊酸盐的治疗浓度范围是 50~100μg/ml。

药物相互作用

丙戊酸盐可以从血浆蛋白中取代苯妥英。另外结合的相互作用，丙戊酸盐可以抑制一些药物的代谢，包括苯巴比妥、苯妥因和卡马西平，可导致这些药物产生较高的稳态浓度。例如：抑制苯巴比妥的代谢，可以导致巴比妥酸盐浓度陡然上升，引起木僵或昏迷。丙戊酸盐能够显著减少拉莫三嗪的清除率。

毒性

丙戊酸盐最常见的剂量相关不良反应是恶心、呕吐和其他肠胃不适，如腹痛和胃灼热。药物开始使用时应逐渐加量以避免这些症状。单用丙戊酸盐罕见镇静作用，但当丙戊酸盐合用苯巴比妥时可能出现。在高血药浓度时常见频细震颤。其他可逆的不良反应见于少数患者，包括体重增加，食欲增加和脱发。

丙戊酸盐的特异性毒性主要是限于肝毒性，但这可能十分严重；似乎毫无疑问，丙戊酸钠肝毒性仅在美国就造成超过 50 人死亡。对于 2 岁以下和服用多种药物的患者而言风险最大。敏感患者最初的天冬氨酸转氨酶数值可能不会升高，尽管这些水平最终会变异常。大多数死亡发生在初始治疗 4 个月内。一些医生建议一旦怀疑出现严重肝毒性应尽快用左卡尼汀口服或静脉治疗。当开始使用丙戊酸盐药物后最好能够进行仔细的肝功能监测；在一些情况下如果停药则肝毒性是可逆的。其他观察到的丙戊酸盐的特异质反应是血小板减少症，尽管缺少异常出血的存档病例。应当注意丙戊酸盐是有效而普及的抗癫痫药物，并且只有很少一部分患者在使用后出现严重的毒性反应。

一些流行病学研究已经证实妇女在怀孕期间服用丙戊酸盐可致其后代脊柱裂发病率增加。另外也有增加心血管疾病、口面部及手脚指（趾）异常发病率的报道。这些现象在孕期选药时应被充分考虑到。

恶唑烷酮类

三甲双酮（Trimethadione），首个恶唑烷酮类（oxazolidinedione）药物（图 24-3），于 1945 年被作为一种抗癫痫药物，用于失神发作，直到 1950 年代琥珀酰亚胺类的出现。现在恶唑烷酮类的使用已经非常有限（三甲双酮、甲乙双酮和二甲双酮）。其中甲乙双酮和二甲双酮不易获得。

这些化合物对戊四氮引起的发作有效。三甲双酮重复丘脑刺激后提高发作放电的阈值。三甲双酮，或者更值得注意的是它的代谢产物二甲双酮，如乙琥胺（降低 T 型电流）一样作用于丘脑 Ca^{2+} 电流。因此，抑制失神发作可能是依赖于抑制丘脑神经元的起搏活动。

三甲双酮吸收迅速，服药后 1 小时内达到峰浓度。其不与血浆蛋白结合。三甲双酮完全在肝脏中经脱甲基作用代谢为二甲双酮，后者发挥主要的抗癫痫活性。二甲双酮有极长的半衰期（240 小时）。

三甲双酮的治疗血浆浓度范围从未被建立，尽管建议三甲双酮血中浓度大于 $20\mu g/ml$ 以及二甲双酮浓度大于 $700\mu g/ml$。若在成人中达到上述浓度，需要三甲双酮每日 30mg/kg 的剂量。

常见的剂量依赖的恶唑烷酮类不良反应是镇静。三甲双酮与其他毒副反应有关,有些十分严重。这些药物不应在孕期使用。

其他用于治疗癫痫的药物

有些不能通过发作类型分类的药物将在本节介绍。

苯二氮䓬类

6 种苯二氮䓬类药物在治疗癫痫中起到了突出的作用(第22 章)。虽然很多苯二氮䓬类药物具有相似的化学结构,但细微结构上的改动导致活性的差异。在这 6 种苯二氮䓬类药物中有两种抗癫痫的机制,在药物中起到不同程度作用和药代动力学。证据来自于事实,地西泮对于电休克发作更加有效,氯硝西泮对戊四氮诱导发作有效(后者的效果与 GABA-苯二氮䓬变构结合位点的作用有关)。可能的作用机制在 22 章中讨论。

地西泮(diazepam) 静脉或直肠给药对于停止癫痫持续发作高度有效,特别是全面强直阵挛性持续状态(下文)。本药有时也会经口服长期给药,尽管此种用法并不认为十分有效,这可能是由于其快速产生的耐受性。对于难治性癫痫患者急性发作的控制可选用直肠凝胶剂。**劳拉西泮**在一些研究中显示其在治疗癫痫持续状态时比地西泮更加有效且作用时间更长,其已被一些专家所选用。

氯硝西泮(clonazepam) 是一种对于失神发作有效的长效药物;以 mg 为基准,它是已知最强的抗癫痫药物。它同样对一些肌阵挛发作有效,并且已经试用于婴儿痉挛。其镇静作用十分显著,特别在治疗的初始阶段;应从小剂量开始治疗。最大耐受剂量通常在 0.1~0.2mg/kg 范围内,但对一些患者而言日剂量需经数星期的逐渐增加以达到上述剂量。

硝西泮(nitrazepam) 在美国并未上市,但在其他国家已经开始使用,特别是婴儿痉挛和肌阵挛发作。其效力较氯硝西泮低,而且并无关于此药优势的记录。

氯䓬酸钾(clorazepate dipotassium) 在美国作为一种治疗成人复杂性局部发作的辅助药物已获批准。嗜睡和困倦是常见的不良反应,但只要逐渐增加药量,则可以给到 45mg/d 的剂量。

氯巴占(clobazam) 广泛应用于各种类型的癫痫。它是1,5-苯二氮䓬(其他上市的苯二氮䓬类是 1,4-苯二氮䓬),本药是否有明显的临床优势尚不清楚。其半衰期为 18 小时,并且在剂量为 0.5~1mg/(kg·d)时有效。它与其他的一些抗癫痫药物有相互作用,并且导致典型的苯二氮䓬类不良反应;在一些患者身上其有效性受限于耐受性的产生。它具有活性代谢物去氧氯巴占。该药在美国被批准用于治疗 Lennox-Gastaut 综合征。

药代动力学

见第 22 章。

局限性

苯二氮䓬类药物的两个突出方面限制了其使用。首先是其明显的镇静作用,无论是在治疗癫痫持续状态和慢性治疗中均会出现。儿童会表现为类似巴比妥类的反常的过度兴奋。其次是耐受性问题,这使发作在开始时受到控制,但几个月内就会复发。这些化合物出色的抗癫痫作用常常因这些限制因素而不被认识到。

乙酰唑胺

乙酰唑胺(acetazolamide) 是一个主要抑制碳酸酐酶的利尿剂(第 15 章)。脑中轻度的酸中毒可能是本药发挥抗癫痫作用的机制;另外,碳酸氢钠离子通过 GABA 受体离子通道移出神经元的去极化作用可因碳酸酐酶的抑制而减少。乙酰唑胺可用于各种类型的癫痫,但是严重受限于快速产生的耐受性,癫痫复发常在数星期内发生。本药对于月经期发作加重的癫痫女患者而言可能有特殊作用,发作控制可得到改善,并且因本药并非持续服用所以不会产生耐受性。通常剂量约为 10mg/(kg·d),极量为 1 000mg/d。

另一种碳酸酐酶抑制药**硫噻嗪(sulthiame)**,在美国的临床试验中并未发现有抗惊厥的作用。但在其他国家已经上市。

■ 抗癫痫药物的临床药理学

癫痫的分类

抗癫痫药物的选择取决于癫痫发作的特性。正因如此,把重点放在对癫痫发作的分类上,才利于临床医生做出"发作诊断",从而采取适当的治疗。错误的诊断导致了错误的用药,并产生恶性循环使癫痫疏于控制,继而随着药物剂量的增加而产生药物毒性。癫痫的发作分为两个主要类型:部分性发作和全身性发作。用于部分性发作的药物几乎都可用于部分性发作的所有亚型,但用于全身性发作的药物是由特殊亚型决定。最广泛的癫痫发作的国际分类见表 24-1。

部分性发作

部分性发作的部位可通过临床观察或记录脑电图所提示的特定发作位点给予确定。根据大脑异常放电的波及程度可分为三种类型部分性发作。

最简单部分性发作是**单纯性部分发作**,其具有异常放电波及范围最小,保持正常的意识和认知的特点。例如:患者可能会在突发持续 60~90 秒的肢体阵挛性抽搐后,产生持续 15~30 分钟的四肢乏力。发作时患者意识清醒,并可以详细描述发作过程,脑电图可清晰定位大脑异常放电位点。

复杂部分性发作也可定位发作区域,但异常放电区域更广泛(通常双侧半球),并可波及边缘系统。大多数复杂部分性发作来自一侧颞叶发作,这可能与该区域对如缺氧或感染的损害具有易感性有关。临床表现上,患者出现短暂的预兆之后,一部分患者表现为目光呆滞,另一部分患者表现为目光游离或眼前发黑,并对发作行为毫无记忆;所有这些症状统称为**自动症**。典型的自动症有咂嘴、吞咽困难、摸索、刮伤、甚至游走等表现。30~120 秒后患者逐渐恢复正常意识,但可感到疲倦或在发作几个小时后出现身体不适。

最后一类部分性发作是**继发全身发作**，即部分性发作之前的全身阵挛性抽搐（大发作）。这种类型的发作另有章节详述。

全身性发作

全身性发作是发作部位不固定的发作，具有异质性。

全身强直-阵挛性（大发作）癫痫发作是最剧烈的癫痫发作，具有四肢失张力僵直的特征。发作 15~30 秒后由肌肉松弛取代肌内震颤。松弛期逐渐变长，进入全面身体痉挛的阵挛期。本期进行延缓，超过 60~120 秒，患者通常表现昏睡状态。常见舌头或脸颊咬伤，小便失禁。原发性全身强直—阵挛性发作开始时无特定发作位点，而继发性全身强直阵挛发作之前存在另一种发作类型，通常为部分性发作。对原发和继发的全身强直阵挛性发作的治疗是相同的，大发作的用药也适用于部分性发作的药物。

失神性发作（小发作）具有突然发作和突然停止的特征。持续时间通常不到 10 秒钟且很少超过 45 秒，并有意识改变；也可有眼睑或下肢轻度阵挛性抽搐，并伴随语言中断及自动现象和自动症的出现。自动症的发生会增加复杂的部分发作患者的临床诊断。失神性发作常发生于儿童期或青春期，每日可能会发生数百次。脑电图显示典型的 2.5~3.5Hz 棘波模式。非典型失神发作患者的体位改变更突然，这类患者往往智力低下，脑电图可出现棘慢波，可能会发展为难治性癫痫。

肌阵挛抽搐很常见，包括全身强直——阵挛性发作、部分性发作、失神发作和婴儿痉挛症中的各种类型的癫痫发作均可发生。伴肌阵挛性抽搐的癫痫发作应当直接对原发性癫痫进行治疗，而不是仅治疗肌阵挛。但是有些患者肌阵挛性抽搐为主要表象；有些患者表现为频繁的肌阵挛性痉挛和偶尔出现全身强直阵挛性发作交替出现，且没有明显的神经功能缺损的迹象。这就需要对各种肌阵挛抽搐类型进行分类。

失张力发作患者出现肌张力突然丧失。如果患者站着会突然倒下，导致受伤。如果是坐姿，头和躯干可能突然下垂。失张力发作是儿童常见型发作，成人罕见。失张力发作患者应戴头盔，以防止头部受伤。在一些患者中可能观察到短暂的增加的音调，因此使用术语"强直性失张性癫痫发作"。

婴儿痉挛症是一种癫痫综合征而不是一个独立的癫痫类型。婴儿痉挛症为间断性发作，但对称性发作常见，并可引发全身性发作。发作期短暂，复发性肌阵挛性抽搐常伴随突然的躯干和四肢的前屈和伸展。婴儿痉挛症病因非常复杂，90% 的患者首次发病是在 1 岁以内，多数发病原因不明，与感染、核黄疸、结节性硬化症和低血糖等很多疾病都有相关性；部分患者可见脑电图特异性改变。用于治疗婴儿痉挛症的药物只在部分患者中有效；即使在癫痫消失后，也没有证据显示，治疗可减轻心智认知障碍，提升智力水平。

治疗策略

在设计治疗策略时，优先使用单一药物，特别是在没有受到严重影响的患者中，并且可以利用单一疗法减少不良反应的优点。对于难以控制癫痫发作的患者，通常同时使用多种药物。

大多数常规抗癫痫药物血药浓度和疗效及药代动力学之间具有高度相关性，这些给癫痫治疗策略的发展提供了便利条件。大多数抗癫痫药物的治疗指数低，毒性反应频发。因此要做到有效的治疗，往往需要对每种药物的有效浓度，治疗水平和药代动力学以及毒性特点有清晰的认识。通过临床观察和药代动力学数据（表 24-2）与抗癫痫药物血药浓度监测相结合是非常有益的做法。但自 20 世纪 90 年代开始血药浓度监测以来，对血药浓度水平与控制癫痫发作的不一致性还不甚清晰。

表 24-2　几种抗癫痫药的参考血药浓度范围

抗癫痫药物	有效浓度（mol/L）[1]	换算因数（F）[2]
老药		
卡马西平	15~45	4.23
氯乙安定	0.1~1.0	3.32
氯硝西泮	60~220nmol/L	3.17
乙琥胺	300~600	7.08
苯妥因	40~80	3.96
苯巴比妥	50~130	4.31
丙戊酸钠	300~600	7.08
较新药（1990 以后）		
非尔氨酯	125~250	4.20
加巴喷丁	70~120	5.83
拉莫三嗪	10~60	3.90
左乙拉西坦	30~240	5.88
奥卡西平[3]	50~140	3.96
普瑞巴林[4]	1~50	6.33
噻加宾	50~250nmol/L	2.43
托吡酯	15~60	2.95
唑尼沙胺	45~180	4.71

[1] 这些数据仅是一般性指南。许多患者在不同浓度可能反应比较好，但也有些患者会有在上述治疗范围内的药物相关性不良反应出现

[2] 用换算因数除以 mol/L 即可转换成 μg/ml 或 mg/L

[3] 一个羟基-代谢物

[4] 尚不清楚

癫痫的管理

部分性发作及全身-强直阵挛性发作

部分性及全身-强直阵挛性发作通常选择苯妥英钠，卡马西平，巴比妥类等有限的几种药物。对不能耐受其他药物的患者治疗的大趋势是：限制使用如巴比妥类和苯二氮䓬类镇静剂。到 20 世纪 80 年代，又有增加卡马西平的限制使用。尽管卡马西平和苯妥英仍然被广泛使用，但大多数较新的药物（1990 年以后上市）对这些相同的癫痫发作类型是有效的。用较老的药

物,疗效和长期副作用已经确定;尽管存在可疑的耐受性,大多数较新的药物具有更广泛的活性,许多药物耐受性良好;因此,较新的药物往往比较旧的药物更受欢迎。

全身性发作

在老药和新药的选择问题(如上所述)同样适用于全身性发作。

用于全身—强直阵挛性发作的药物同样可用于部分性发作,需要指出的是,丙戊酸钠对全身—强直阵挛性发作具有明显优势。

至少有3种药物对失神发作的有效。其中两种为非镇静剂,首选乙琥胺和丙戊酸钠。氯硝西泮尽管非常有效,但存在剂量相关性不良反应和耐药性的缺点。拉莫三嗪和托吡酯也可能是有效的。

特异性肌阵挛综合征通常应用丙戊酸钠治疗,因其为非镇静剂,静脉注射可用于急性发作,疗效显著。一些患者对氯硝西泮,硝西泮或其他苯二氮䓬类药物有效,但需要高剂量应用,并产生嗜睡;唑尼沙胺和左乙拉西坦也有效。另一种特异性肌阵挛综合征:青少年肌阵挛性癫痫,苯妥英或卡马西平可加重病情,丙戊酸钠是首选药物,另可选择拉莫三嗪和托吡酯。

有报道建议拉莫三嗪及丙戊酸钠可用于失张力发作的治疗,但该类型发作几乎对所有药物均耐药。虽有应用苯二氮䓬类控制癫痫发作的报道,也其可加重一些患者的癫痫发作。非尔氨酯已被证明对某些患者有效,但它产生的特异毒性也限制了其使用。如果失张力症状也出现在其他发作类型(例如:失神性或复杂部分性发作),应该重点治疗其他发作类型,以期减轻失张力症状。酮原性(高脂肪)饮食也可能是有效的。

婴儿痉挛症用药

不幸的是,婴儿痉挛症的治疗只能有限地控制发作症状,而不能改善智力发育迟缓。虽然有些医师指出泼尼松口服与注射等效,但临床上却无法明确解释大多数患者接受肌肉注射促肾上腺皮质激素治疗的事实。一些患者因为不良反应而中断治疗,如果癫痫发作复发,需再次给予促肾上腺皮质激素或糖皮质激素,或尝试给予其他药物。促肾上腺皮质激素注射剂目前在美国被批准用于治疗婴儿痉挛症,不管是隐源性还是症状性病因。另外,广泛使用的如氯硝西泮或硝西泮等苯二氮䓬类药物,在异质性综合征的疗效几乎与皮质类固醇等效。氨己烯酸是许多小儿神经内科医生的药物选择。糖皮质激素或促肾上腺皮质激素治疗婴儿痉挛症的作用机制不明,但可减少炎症过程。

癫痫持续状态

癫痫持续状态呈多样性。最常见的是全身—强直阵挛性癫痫持续状态,这是一种危及生命的紧急情况,需要立即给予心血管,呼吸和代谢的支持及药物治疗;即静脉给予抗癫痫药物。给予成年患者最大总剂量 20~30mg 地西泮直接静脉推注是治疗癫痫发作最有效的药物。静脉注射地西泮可引起呼吸抑制(较少抑制心血管功能),必须备有可立即使用的复苏设施。地西泮的作用不持久,但疗效确切,可产生持续 30~40 分钟的无发作期。有些医生愿意选择劳拉西泮,它与地西泮疗效相当,但更长效。对于没有发作痛的患者,可不采取地西泮治疗,需立即应用长效药物如苯妥英钠。

直到磷苯妥英(fosphenytoin)的上市前,治疗癫痫持续状态主要为静脉注射苯妥英钠。作为非常有效的非镇静剂,成年患者给予负荷剂量为 13~18mg/kg 通常是错误的,属于剂量过低,给予最大速率 50mg/min 静脉推注是非常安全的,但需要注意的是苯妥英钠可溶于生理盐水中,在葡萄糖注射液中迅速产生沉淀。推注过程中仔细监测心率和血压是必要的,尤其是老年患者。至少有一部分的心脏不良反应是苯妥英钠的助溶剂丙二醇引起的。磷苯妥英溶解度高,不需要丙二醇或其他助溶剂,是更安全的胃肠外给药形式。磷苯妥英是分子量较大的前体药物,1mg 苯妥英钠与其三分之二到四分之三的药效相当。

在以前治疗中,癫痫患者常常因为大剂量的苯妥英负荷剂量引起一些如共济失调的剂量相关性毒性。这只是癫痫急性发作中一个相对较小的问题,可通过调整血浆浓度缓解。

对于苯妥英钠耐药的患者,可给予大剂量苯巴比妥:即 100~200mg 静脉注射,总量达 400~800mg。常见的并发症为呼吸抑制,特别是已应用苯二氮䓬类药引起的,应迅速实施气管插管和通气。

其他药物如利多卡因也推荐为全身—强直阵挛癫痫持续状态的治疗,因为在高抵抗状态下采取全身麻醉通常是必要的。

对于癫痫失神性发作的患者,苯二氮䓬类药物仍然是首选药物。在极少数情况下,可能需要静脉注射丙戊酸钠。

抗癫痫药物的特殊毒理学

致畸

对抗癫痫药物的潜在致畸性是有争议的,但非常重要。因为世界各地数百万患者因长期药物治疗导致的致畸作用,即使只是病例中的一小部分,也可能产生深远的影响。对癫痫和抗癫痫药物的异质性也是有争议的,因为无法获得少数未接受抗癫痫药物患者的研究结果。此外,对于接受多种高剂量抗癫痫药物的严重癫痫患者,遗传因素比药物因素更可能是导致胎儿畸形的原因。

因为抗癫痫药物的致畸性,使服用药物的母亲所生子女的先天性畸形风险增加,或许可达两倍。苯妥英钠可导致的特定症候群,称为胎儿乙内酰脲综合征,虽然有研究者也质疑它的存在,但苯巴比妥、卡马西平也有类似的综合征。丙戊酸钠可导致的特定畸形——脊柱裂。据估计,服用丙戊酸或丙戊酸钠的孕妇生出脊柱裂孩子的风险为 1%~2%。托吡酯在动物实验和人类男性胎儿的早期显示出致畸性。

多数癫痫专家认为,既要使癫痫孕妇保持最少的抗癫痫药物品种和剂量的暴露,又不能让孕妇癫痫发作,两方面都非常重要。

撤药

无论是因不良反应引起的被动撤药或是主动撤药,停药后均可导致发作频率和严重程度的增加。对大多数患者来说,必须考虑:是可以撤药,还是需要对特殊患者进行持续的抗癫痫药物治疗。但重要的一点是,突然停药通常不会导致患者迅速发作,因为此时的药物浓度未超出通常的治疗范围。

有些药物比其他药物更容易撤药。通常情况下,治疗失神性发作的药物比部分性或全身—强直阵挛性发作的药物更容易撤药。巴比妥类和苯二氮䓬类药物最难停药;门诊患者通常需要数周或数月渐进递减药物剂量,才能完成撤药。

对异质性癫痫的完全撤药是非常困难的事情,如果患者已有 3~4 年的无癫痫发作期,可以考虑逐渐撤药的方案。

药物过量

抗癫痫药物是中枢神经系统抑制药,但罕有致死性。非常高的血药浓度通常是必要的,但过量可危及生命。呼吸抑制是药物过量最危险的影响,而酒精可加重呼吸抑制。可以过量应用抗癫痫药物治疗,但不应该使用兴奋剂。加快清除抗癫痫药物的措施如碱化尿液(苯妥英是一种弱酸),通常是无效的。

自杀

2008 年 FDA 对抗癫痫药物临床实验期间的自杀行为进行了分析。实验组的自杀行为或自杀意念的比例是 0.37%,安慰剂组是 0.24%。此结果表明,1 000 例患者中有自杀想法或行为患者约为 2 例。值得注意的是,虽然整体人群可能会有一些变化,但卡马西平和丙戊酸钠的自杀率小于 1,并没有苯妥英钠的数据。这个分析结果与这种疾病所导致的严重后果(固有的高的自杀率)之间,是否存在密切关联性,目前还不甚清楚。

抗癫痫药的发展

三个潜在的新的抗癫痫药物处于第二阶段或第三阶段的发展;这些是布立西坦(brivaracitam),YKP3089 和加那索龙(ganaxolone)。其他药物不太先进,但可以在癫痫症网站,http://www.epilepsy.com/etp/pipeline_new_therapies 上找到。

摘要:抗癫痫药物

分类	作用机制	药代动力学	临床应用	毒性、相互作用
环酰脲类				
• 苯妥因、磷苯妥因	阻断电压门控钠离子通道介导的神经元的高频放电,降低突触谷氨酸的释放	吸收为剂型依赖•高血浆蛋白结合•无活性代谢产物•剂量依赖性消除,半衰期 12 ~ 36h•磷苯妥因可静注,肌注	全身强直阵挛性发作,部分性发作	毒性反应:复视、共济失调、牙龈增生、多毛、神经病变。 •相互作用:苯巴比妥、卡马西平、异烟肼、非尔氨酯、奥卡西平、托吡酯、氟西汀、氟康唑、地高辛、奎尼丁、环孢素、类固醇、口服避孕药、其他
• 扑米酮	类似苯妥英钠,但转换为苯巴比妥	口服吸收良好•血浆蛋白结合率不高,2 ~ 6h 达峰浓度;•半衰期为 10~25h•两个活性代谢物(苯巴比妥和苯乙基丙二酰胺	全身强直阵挛性发作,部分性发作	毒性:镇静、认知问题、共济失调、多动•相互作用:类似苯巴比妥
• 苯巴比妥	增强 GABA$_A$ 受体的反应•降低兴奋性突触的反应	几乎完全吸收•血浆蛋白结合不明显•0.5 ~ 4h 后达到峰浓度•无活性代谢产物•半衰期从 75~125h	全身强直阵挛性发作,部分性发作,肌阵挛发作,全身性发作,新生儿惊厥,癫痫持续状态	毒性:镇静、认知问题、共济失调、多动•相互作用:丙戊酸钠、卡马西平、苯妥英钠、非尔氨酯、环孢素、非洛地平、拉莫三嗪、硝苯地平、尼莫地平、类固醇、茶碱、维拉帕米、其他

续表

分类	作用机制	药代动力学	临床应用	毒性、相互作用
• 乙琥胺	减少低阈值 Ca^{2+} 电流(T型)	口服吸收良好,3~7h达峰浓度,不与血浆蛋白结合•完全代谢为无活性化合物•半衰期通常40h	失神发作	毒性:恶心、头痛、头晕、多动•相互作用:丙戊酸钠、苯巴比妥、苯妥英钠、卡马西平、利福平
三环类				
• 卡马西平	通过作用于电压门控钠离子通道阻断神经元的高频放电•降低突触谷氨酸的释放	口服吸收良好,6~8h达峰浓度,与血浆蛋白结合不明显•部分代谢为活性产物10-11-环氧化物•正常人治疗36h后•半衰期为8~12h	全身强直阵挛性发作,部分性发作	毒性:恶心、复视、共济失调、低钠血症、头痛 •相互作用:苯妥英钠、卡马西平、丙戊酸钠、氟西汀、维拉帕米、大环内酯类抗生素、异烟肼、丙氧芬、达那唑、苯巴比妥、扑米酮以及其他很多药物

- 奥卡西平:类似卡马西平;半衰期较短,但活性的代谢产物作用时间较长,相互作用较少被报道
- 醋酸依卡西平:类似奥卡西平,但每天给药一次即有效,且能更快地转化为活性代谢物

分类	作用机制	药代动力学	临床应用	毒性、相互作用
苯二氮䓬类				
• 地西泮	增强 $GABA_A$ 反应	口服吸收良好,直肠给药生物利用度为90%,1h达峰浓度•癫痫持续状态静脉注射•蛋白结合率高•广泛代谢为几个活跃的代谢产物•半衰期为~2天	癫痫持续状态,癫痫群集性发作	毒性:镇静 •相互作用:最小
• 氯硝西泮	同地西泮	生物利用度大于80%•广泛代谢但无活性产物•半衰期为20~50h	失神发作、肌阵挛发作、婴儿痉挛症	毒性:类似地西泮 •相互作用:最小

- 劳拉西泮:类似地西泮
- 氯巴占(Clobazam):适应证包括失神发作,肌阵挛性发作,婴儿痉挛症

分类	作用机制	药代动力学	临床应用	毒性、相互作用
GABA 的衍生物				
• 加巴喷丁	降低电压门控钙离子通道突触前($α2δ$ 亚基)的兴奋传导	生物利用度为50%,随着剂量的增加降低•不与血浆蛋白结合•不代谢•半衰期为5~8h	全身强直阵挛性发作,部分性发作,全身性发作	毒性:嗜睡、头晕、共济失调 •相互作用:最小
• 普瑞巴林	同加巴喷丁	口服吸收良好•不与血浆蛋白结合•不代谢•半衰期为4.5~7h	部分性发作	毒性:嗜睡、头晕、共济失调 •相互作用:最小
• 氨己烯酸	不可逆的抑制 GABA 转氨酶	生物利用度为70%•不与血浆蛋白结合•不代谢•半衰期为6~8h(与作用机制无关)	部分性发作,婴儿痉挛症	毒性:嗜睡、头晕、精神错乱、视野缺损 •相互作用:最小

续表

分类	作用机制	药代动力学	临床应用	毒性、相互作用
其他				
• 丙戊酸	阻断神经元的高频放电。修改氨基酸的代谢	几种剂型吸收良好 • 蛋白结合率高 • 广泛代谢 • 半衰期 9~16h	全身强直阵挛性发作,部分性发作,全身性发作,失神发作,肌阵挛发作	毒性:恶心、震颤、体重增加、脱发、致畸、肝脏 • 相互作用:苯巴比妥、苯妥英钠、卡马西平、拉莫三嗪、非尔氨酯、利福平、乙琥胺、扑米酮
• 拉莫三嗪	延长电压门控钠离子通道的失活,作用于突触前电压门控钙离子通道;降低谷氨酸的释放	口服吸收良好 • 蛋白结合不明显 • 广泛代谢但无活性代谢产物 • 半衰期 25~35h	全身强直阵挛性发作,全面性发作,部分性发作,全身性发作,失神发作	毒性:头晕、头痛、复视、皮疹 • 相互作用:丙戊酸钠、卡马西平、奥卡西平、苯妥英、苯巴比妥、扑米酮、丁二酰亚胺、舍曲林、托吡酯
• 左乙拉西坦	作用于突触蛋白 SV_2A	口服吸收良好 • 无血浆蛋白结合 • 代谢为 3 种无活性产物 • 半衰期为 6~11h	全身强直阵挛性发作,部分性发作,全身性发作	毒性:神经紧张、头晕、抑郁症、癫痫发作 • 相互作用:苯巴比妥、苯妥英钠、卡马西平、扑米酮
• 瑞替加宾	加强钾离子通道开放	吸收迅速 • 每天需要服用 3 次	部分性发作的辅助治疗	毒性:头晕、嗜睡、神志不清、视物模糊 • 相互作用:极小
• 卢非酰胺	延长电压门控钠离子通道的失活	口服吸收良好 • 4~6h 达到峰值浓度 • 半衰期 6~10h • 血浆蛋白结合最少 • 无活性代谢产物 • 大部分从尿中排泄	Lennox-Gastaut 综合征的辅助治疗	毒性:嗜睡、呕吐、发热、腹泻 • 相互作用:不通过 P450 酶代谢,但可能存在抗癫痫药相互作用
• 噻加宾	通过选择性阻断 GAT-1 抑制前脑 GABA 的再摄取	吸收良好,蛋白结合率高,广泛代谢但无活性代谢产物,半衰期为 4~8h	部分性发作	毒性:神经紧张、头晕、抑郁症、癫痫发作 • 相互作用:苯巴比妥、苯妥英钠、卡马西平、扑米酮
• 托吡酯	可能是通过磷酸化,多种机制作用于突触	吸收良好 • 不与血浆蛋白结合 • 广泛代谢,但 40% 在尿中以原型排出 • 无活性代谢产物 • 半衰期为 20h,但随着药物减少而降低	强直阵挛性发作、部分性发作、全身性发作、失神发作、偏头痛	毒性:嗜睡、认知放缓、神志不清、感觉异常 • 相互作用:苯妥英钠、卡马西平、口服避孕药、拉莫三嗪、锂
• 唑尼沙胺	通过电压门控钠离子通道阻断高频放电	口服生物利用度约 70% • 最低限度与血浆蛋白结合 • 代谢大于 50% • 半衰期 50~70h	全身强直阵挛性发作,部分性发作,肌阵挛发作	毒性:嗜睡、认知障碍、神志不清、注意力不集中 • 相互作用:最小
• 拉考沙胺	增加钠离子通道的缓慢失活	吸收良好 • 蛋白结合率低 • 一个主要的非活性代谢产物 • 半衰期为 12~14h	全身强直阵挛性发作,部分性发作	毒性:头晕、头痛、恶心、PR 间期少量增加 • 相互作用:最小
• 吡仑帕奈	在非竞争性位点以高选择性与 AMPA 受体结合	高生物利用度 • 95% 血浆蛋白结合 • 多种代谢产物,半衰期 70~110h	部分性发作,有或无全身性发作	毒性:头晕、嗜睡、头痛;精神病综合征 • 相互作用:存在,由 CYP3A 引起的清除率增加

制剂

通用名	制剂	通用名	制剂
卡马西平	仿制药, Tegretol	戊巴比妥钠	仿制药, Nembutal
氧异安定	Onfi	吡仑帕奈	Fycompa
氯硝西泮	仿制药, Klonopin	苯巴比妥	仿制药, Luminal Sodium, 等
氯氮䓬钾	仿制药, Tranxene	苯妥因	仿制药, Dilantin, 等
地西泮	仿制药, Valium, others	普瑞巴林	Lyrica
艾司利卡西平	Stedesa	扑米酮	仿制药, Mysoline
乙琥胺	仿制药, Zarontin	瑞替加宾	美国 Potiga, 欧洲 Trobalt
乙基苯妥因	Peganone	卢非酰胺	Banzel
非氨酯	仿制药, Felbatol	司替戊醇	Diacomit
磷苯妥因	仿制药, Cerebyx	噻加宾	仿制药, Gabitril
加巴喷丁	仿制药, Neurontin, others	托吡酯	仿制药, Topamax, others
拉考沙胺	Vimpat	三甲双酮	Tridione
拉莫三嗪	仿制药, Lamictal	丙戊酸	
左乙拉西坦	仿制药, Keppra	口服	仿制药, Depakene
劳拉西泮	仿制药, Ativan	口服 缓释	Depakote
美芬妥英	仿制药, Mesantoin	注射剂	Depacon
美苯巴比妥	Mebaral	氨己烯酸	Sabril
甲琥胺	Celontin	唑尼沙胺	仿制药, Zonegran
奥卡西平	仿制药, Trileptal		

案例思考答案

拉莫三嗪逐渐加入到方案中,剂量为 200mg bid。自那时以来,患者已经癫痫发作了近 2 年,但现在到实验室进行药物回顾。如果患者持续一年未发作,即将停止使用左乙拉西坦,但是当药物撤回时总是存在反复发作的风险。

（姜德春 朱晓虹 译 贾丹 校 唐玉 审）

参考文献

扫描本书二维码获取完整参考文献。

全身麻醉药

第 25 章

Helge Eilers，MD，& Spencer Yost，MD

案例思考

一位 2 型糖尿病及下肢缺血性疼痛的老年患者,择期行股-腘动脉搭桥手术。他有高血压和稳定性冠状动脉疾病病史,只能行走半个街区就因双腿疼痛而停止。他有 50 包/年的吸烟史,但 2 年前已戒烟。他用的药物包括阿替洛尔、阿托伐他汀、氢氯噻嗪。护士术前监测生命体征:体温 36.8℃ (98.2°F),血压 168/100mmHg,心率 78 次/分,室内自然呼吸下脉搏血氧饱和度 96%,右小腿疼痛 5/10。你会选择什么麻醉药? 为什么? 麻醉药的选择有什么不同吗?

几个世纪以来,人类一直依靠天然药物和物理方法控制外科疼痛。历史资料描述大麻、曼陀罗和罂粟具有镇痛效果。物理方法如冷冻、神经压迫、颈动脉闭塞,脑震荡也被使用,但效果各异。尽管早在 1842 年开始乙醚麻醉下进行手术,但是第一次公开描述全身麻醉手术是在 1846 年,被公认为是现代麻醉时代的开始。医生第一次有可靠的方法使患者在手术过程中不感到疼痛。

全身麻醉药诱导的生理状态特征通常包括**无意识、健忘、镇痛、自主反射抑制**和**骨骼肌松弛**等五个主要效应。目前还没有一种药物能同时很好地达到这五种效果。此外,理想的麻醉药物应该是能平稳快速的诱导意识丧失,停止给药后又能迅速苏醒并有较宽的安全窗。现代麻醉通常联合应用静脉麻醉和吸入麻醉[**平衡麻醉(balanced anesthesia)**技术],充分利用每个药物的优势,同时尽可能减少不良反应的发生,根据诊断、治疗和手术类型选择不同的麻醉技术。对于小型浅表性外科手术或侵入性诊断操作,可以口服或注射镇静药联合局部麻醉药,也为监测麻醉管理技术(文本框:镇静和监测下的麻醉监护,又见第 26 章)。这些技术有很好的镇痛作用,且保持患者气道通畅及对口头命令能作出反应。对于大型外科手术,麻醉技术可以在术前应用苯二氮䓬类药物、静脉麻醉药(如硫喷妥钠或丙泊酚)进行麻醉诱导、吸入麻醉(如:挥发性麻醉药、氧化亚氮)或静脉麻醉(如:丙泊酚、阿片类镇痛药)或两者联合进行麻醉维持。

全身麻醉药作用机制

全身麻醉药已有 160 多年的临床应用,但其作用机制尚不清楚。最初的研究集中在确定这些药物的单一生物作用点。近年来,这种麻醉作用的"单一理论"已被在中枢神经系统(CNS)多个层面上一个更复杂的分子靶标的描绘所取代。

麻醉药在不同的细胞部位上影响神经元,但主要的位点是突触,突触前的作用可能改变神经递质的释放,而突触后效应可能改变退离突触脉冲的频率或幅度。在器官水平,麻醉药的效果可能是由于中枢神经系统的抑制作用被强化或兴奋被减弱所致。对离体脊髓组织的研究表明,麻醉药对兴奋性传递的影响比其加强抑制更甚。

据认为,麻醉作用的合理参与者主要为抑制性离子通道:氯离子通道[γ-氨基丁酸 A 型(GABA$_A$)受体和甘氨酸受体]和钾通道(K$_{2P}$ 通道,可能的 K$_V$ 通道,和 K$_{ATP}$ 通道)。兴奋性离子通道靶点包括乙酰胆碱激活的烟碱型受体和毒蕈碱型受体,以及被谷氨酸激活的氨基-3-羟基-5-甲基-4-异噁唑-丙酸(AMPA)受体、红藻氨酸受体和 N-甲基-D-天冬氨酸(NMDA)受体,或被五羟色胺激活的 5-HT$_2$ 和 5-HT$_3$ 受体。图 25-1 描述了这些抑制性和兴奋性靶点与神经末梢环境内各方面的关系。

镇静和监测下的麻醉监护

许多诊断性操作及较小的治疗性手术基于采用镇静麻醉技术就能实施而无需全身麻醉。在此情景下,辅以咪达唑仑或丙泊酚和阿片类镇痛药(或氯胺酮)的区域或局部麻醉可能比浅表手术用全身麻醉更合适、更安全。这种麻醉技术被称为监测下的麻醉监护(monitored anesthesia care),也常缩写为 MAC,不要与吸入麻醉药的最低肺泡内有效浓度的缩写(MAC)混淆(见正文和文本框:什么是麻醉和它在哪里发挥作用?)。该技术常需静脉注射咪达唑仑作为麻醉前给药(产生抗焦虑、记忆遗忘和中度镇静作用），随后以一个经过调试的速度静脉滴注丙泊酚（以产生中度至深度镇静）。可以加用一种强效阿片类镇痛药或氯胺酮（以减少由注射局部麻醉和手术操作引起的不适）。

另一种主要是非麻醉师使用的方法，称为**清醒镇静**（"朦胧麻醉"）。这项技术是指药物缓解焦虑和疼痛联合小剂量镇静药物调整意识水平。在此状态下患者保留了能维持气道通畅和能对口头命令作出回应的能力。已经证明很多静脉麻醉药成为清醒镇静术中常用药（如地西泮、咪达唑仑、丙泊酚）。在清醒镇静方案中使用苯二氮䓬类和阿片类镇痛药（如芬太尼）具有能被特定受体拮抗药（分别是氟马西尼和纳洛酮）逆转的优点。

当患者处于严重应激情况下而且需要长期机械通气时，

ICU偶尔需要一种特殊的清醒镇静形式。在这种情况下，可以联合应用镇静催眠药物和低剂量的静脉麻醉药。近来，右美托咪定是这种情况下最常用的药物。

深度镇静是类似于轻度全身麻醉状态，其特征是在这种降低知觉状态下患者不容易唤醒。从深度镇静到全身麻醉的转变是动态的，很难确定其界限。因为深度镇静常常伴有保护性反射的缺失，这就失去了维持气道通畅和对手术刺激作出语言反应的能力，故这种状态难与自身麻醉区分。必须有一位气道管理经验的从业者一同参加，如麻醉医师或麻醉护士。

用于深度镇静术的静脉药物包括镇静催眠药丙泊酚或咪达唑仑，有时联合强效阿片类或氯胺酮，这取决于手术或操作所引起的疼痛程度。

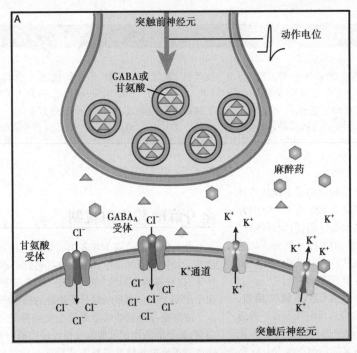

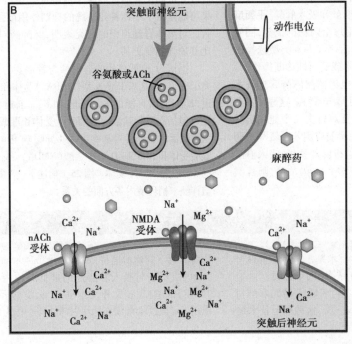

图25-1 麻醉药的假定靶点。麻醉药可能增强抑制性突触的功能（**A**）或减少兴奋性突触的功能（**B**）。ACh，乙酰胆碱；$GABA_A$，γ-氨基丁酸-A

■ 吸入麻醉药

应该明确区分挥发性麻醉药(volatile anesthetics)和气体麻醉药(gaseous anesthetics),二者均可吸入给药。挥发性麻醉药(**氟烷、恩氟烷、异氟烷、地氟烷、七氟烷**)具有低蒸气压和高沸点,使它们在室温(20℃)及海平面环境压力下是液体,而气体麻醉药(**氧化亚氮、氙**)具有高蒸汽压、低沸点,在室温下是气体。挥发性麻醉药的特点使得他们必须以蒸发器给药。临床应用的重要吸入麻醉药的化学结构如图 25-2所示。

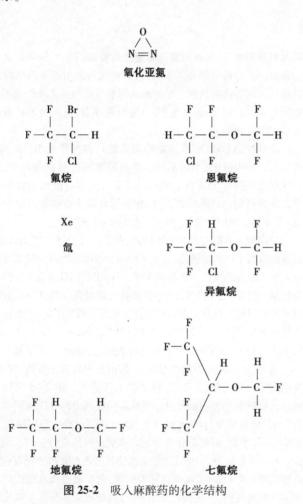

图 25-2 吸入麻醉药的化学结构

药动学

吸入麻醉药,挥发性和气态一样,通过肺泡内的气体交换被摄取。从肺泡摄取、进入血液和分布以及分配到效应房室是这些药物的动力学的重要决定因素。如前所述,理想的麻醉药应迅速起效(诱导),且效应可快速终止。为了达到这个目的,中枢神经系统(脑和脊髓)的效应部位浓度必须能快速改变。有几个因素决定了中枢神经系统浓度变化的速度。

摄取与分布

A. 控制摄取的因素

1. 吸入浓度和通气 吸入麻醉药摄入体内的主要动力是肺泡里的药物浓度。麻醉师通过控制两个参数来迅速改变肺泡药物浓度:①吸入浓度或分压;②肺泡通气。吸入性麻醉药在吸入气体混合物中的分压直接影响肺泡内可达到的最大分压,以及肺泡内分压增加的速率。吸入分压的提升可增加其与肺泡分压之间的梯度以加速诱导。肺泡内分压的增加通常以肺泡浓度(F_A)/吸入浓度(F_I)表示;更快的 F_A/F_I 接近 1(代表吸入-肺泡平衡),吸入诱导的麻醉会出现得更快。

主要的参数是肺泡通气,而不是通过直接控制 FA/FI 接近 1 的吸入药物浓度。动脉血气体分压上升速度与通气增加有关,而其上升幅度与血/气分配系数有关。增加肺通气,对低血液溶解度(即低血/气分配系数)麻醉药的动脉张力增加幅度很小,但对于中至高血液溶解度的麻醉药,动脉张力上升很明显(图 25-3)。例如,通气量增加 4 倍时,氟烷前 10 分钟的 F_A/F_I 比率可增加两倍,但氧化亚氮的 F_A/F_I 比率仅增加15%。因此,高通气可增加缓慢起效的吸入性麻醉药的麻醉诱导速度。除非有人工或机械通气辅助,否则阿片类镇痛药导致的呼吸抑制可减慢吸入性麻醉药的起效时间。

2. 溶解度 如上所述,F_A/F_I 的上升速度是诱导速度的一个重要决定因素,但与麻醉药入血相反。摄入取决于每种麻醉药的药动学特征以及患者因素。

一种麻醉药从肺转运进入动脉血最重要的影响因素之一是麻醉药的溶解度特征(表 25-1)。血/气分配系数是溶解度重要的参数,并且阐明了麻醉药在血液中和吸入气体中的相对亲和力。地氟烷和氧化亚氮的分配系数非常低,在血液中相当难溶。

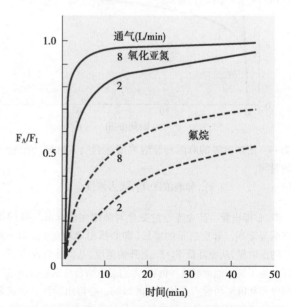

图 25-3 通气对 F_A/F_I 及诱导麻醉的效应。增加了通气量(8L/min 对 2L/min)可加速氟烷和氧化亚氮的平衡增加,但是在最初的几分钟内,氟烷的 F_A/F_I 比率增加。F_A,肺泡浓度;F_I,吸入浓度

表 25-1　吸入性麻醉药的药理性质

麻醉药	血/气分配系数[1]	脑/血分配系数[1]	最小肺泡浓度（MAC）（%）[2]	代谢	评价
氧化亚氮	0.47	1.1	>100	无	不完全麻醉,起效和苏醒迅速
地氟烷	0.42	1.3	6~7	<0.05%	挥发性低,诱导欠佳(气味刺激),苏醒快
七氟烷	0.69	1.7	2.0	2%~5%(氟化物)	起效和苏醒快,在碱石灰中不稳定
异氟烷	1.40	2.6	1.40	<2%	起效和苏醒速度中等
恩氟烷	1.80	1.4	1.7	8%	起效和苏醒速度中等
氟烷	2.30	2.9	0.75	>40%	起效和苏醒速度中等

[1] 分配系数(37℃)来源于多个文献

[2] MAC 是使 50% 暴露于有害刺激的患者 50% 保持静止所需的肺泡内麻醉药浓度

当血液溶解度低的麻醉药从肺渗入动脉血时,提高动脉张力需要的分子相对较少,因此动脉张力提升迅速(图 25-4,氧化亚氮、地氟烷、七氟烷)。相反,中到高溶解度的麻醉药(图 25-4,氟烷、异氟烷),分压明显改变前有较多的分子溶于血液,因而气体的动脉张力提升较慢。血/气分配系数为 0.47 的氧化亚氮是指在该平衡下,血里的药物浓度不到肺泡(气)里药物浓度的一半,更大的血/气分配系数可产生更大的麻醉药摄取,从而增加了 F_A/F_I 达到平衡所需的时间(图 25-4)。

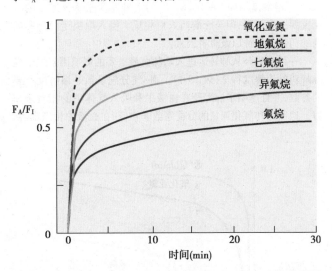

图 25-4　溶解度差的麻醉药肺泡浓度达到吸入麻醉药浓度最快的时间

F_A,肺泡浓度;F_I,吸入浓度

3. 心排出量　肺血流量的变化对肺泡间隙麻醉气体的摄取有明显影响。肺血流量的增加(即心排出量增加)会增加麻醉药的摄取量,从而降低 F_A/F_I 上升的速度,从而降低麻醉诱导速度。为了更好地理解这种机制,人们应该结合考虑心排出量与组织分布和麻醉药进入其他房室的影响。心排出量和肺血流量的增加会增加麻醉药的血液摄取量,但被摄取的麻醉药会分布在所有组织,而不仅仅是中枢神经系统。脑血流量调节良好和心排出量增加,从而促进麻醉药输送到其他组织,而不是大脑。

4. 肺静脉压差　肺泡与混合静脉血之间的麻醉药分压主要取决于组织对麻醉药的摄取,包括非神经组织。根据组织

摄取率和程度,回流到肺部静脉血里的麻醉药量可能明显低于动脉血。麻醉药气体分压差越大,其达到与脑组织平衡的时间就越长。麻醉药摄入到组织的影响因素与麻醉药从肺转运到血管的影响因素相似,包括组织/血液分配系数、流向组织的血流速度和浓度梯度。

在麻醉诱导期(和维持期的初始期),高灌注组织(如:脑、心、肝、肾和内脏床)对麻醉药动静脉浓度梯度的影响最大,因为这些组织拥有 75% 以上的心排出量。当溶解度相对高的挥发性麻醉药到达高灌注组织时,其静脉血浓度在初始阶段非常低,需要很长时间才能达到与肺泡间隙的平衡。

使用吸入麻醉药的麻醉维持期,药物在各种组织之间转运,其速度取决于药物溶解度、血和组织间的浓度梯度以及组织血流量。尽管肌肉和皮肤占体质的 50%,但由于它们仅接收 1/5 的心排出量,因此相比于高灌注组织(如脑),麻醉药在肌肉和皮肤的累积量也很低。虽然大多数麻醉药高度溶于脂肪组织,但脂肪组织是血液低灌注组织,麻醉药累积也很慢,因此在一般 1~3 小时的手术过程中,大多数麻醉药也不可能在脂肪组织达到平衡。

通气、不同组织中的溶解度、心排出量和血流分布的综合影响决定了每种药物的 F_I/F_I 特征的上升速度。图 25-5 比较了两种药物吸收和分布的差异。当麻醉药在脑中的分压达到阈浓度[由其效价强度(potency)决定]就可达到麻醉状态(MAC;见表 25-1、文本框:麻醉是什么和它在哪里发挥作用?)。对于地氟烷这种不溶性成分,肺泡压力能迅速使其进入血液和脑室以达到麻醉浓度。然而,对于氟烷这样的药物,它在血液和其他组织间隔中的溶解度更大(更高的分配系数)会导致从肺到脑的浓度梯度急剧下降,导致麻醉延迟。因此,使用较大浓度的氟烷增加肺泡通气量,这个策略可被麻醉医师掌握以增加氟烷诱导速率。

B. 消除

吸入麻醉的恢复,遵循在诱导过程中一些同样的重要、逆向(reverse)原则。从吸入麻醉恢复的时间取决于麻醉药从脑清除的速度。控制恢复速度的最重要因素之一是麻醉药的血/气分配系数。控制恢复速度的其他因素包括肺血流量、通气量和麻醉药的组织溶解度。有两个特征可将恢复相与诱导相区分开来。首先,通过增加吸入空气中的麻醉药浓度可增进麻醉药从肺到血液的转移,但是由于肺中的浓度不能被降到零以下,

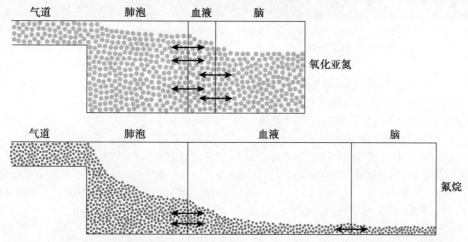

图 25-5 为什么更可溶的麻醉气体麻醉诱导期较慢。在这个模式图中,血液中的溶解度用血液房室的相对大小来表示(溶解度越高,房室越大)。麻醉药在房室的相对分压以充盈每个房室的程度来表示。两种麻醉药在吸入空气的一定浓度或分压时,更可溶的气体(氟烷)在血液中要比在肺泡中达到同样分压所花费的时间长。因为麻醉药在脑中的浓度升高不比在血中升高的快,氟烷麻醉起效的时间比氧化亚氮要慢

所以不能增进逆向转移过程。第二,在恢复相开始时,不同组织中的麻醉气体的张力可能差异很大,这取决于特定的药物和麻醉持续时间。相反地,在麻醉诱导开始时,所有组织中的初始麻醉药张力均为零。

吸入性麻醉药相对地不溶于血液(即,血/气分配系数低)和脑,它们被消除的速度比更可溶的麻醉药快。氧化亚氮、地氟烷和七氟烷的消除速度很快,这就导致它们从麻醉作用中恢复要比氟烷和异氟烷为快。氟烷在脑组织及血中的可溶量分别约为氧化亚氮及地氟烷的 2 倍和 5 倍,因而消除更缓慢,这就可以推测到,在以氟烷为基础和以异氟烷为基础的麻醉,恢复得不那么快。

暴露于麻醉药的持续时间对恢复时间也有显著影响,特别是那些更可溶的麻醉药(如氟烷和异氟烷)。麻醉药在肌肉、皮肤和脂肪中的积累随着暴露时间的延长而增加(尤其是在肥胖患者中),随着麻醉药从这些组织中慢慢消除,血液张力在恢复过程中可能缓慢下降。尽管使用更可溶的麻醉药,暴露时间短,恢复可能很快,但长期使用用氟烷或异氟烷后,其恢复也缓慢。

1. 通气(ventiltion) 可由麻醉师操纵的两个参数可用于控制吸入麻醉的诱导和从吸入麻醉恢复的速度:①吸入气体中的麻醉药浓度;②肺泡通气。由于吸入气体中麻醉药的浓度不能降到零以下,所以过度通气是加速恢复的唯一方法。

2. 代谢(matabolim) 现代的吸入性麻醉药主要通过通气消除,而只有很少部分被代谢,因此这些药物的代谢在终止其作用方面不起重要作用。然而,代谢可能对它们的毒性有重要影响(麻醉药的毒性)。然而肝脏代谢也有助于一些陈旧的挥发性麻醉药的消除和恢复。例如:与恩氟烷相比,氟烷在恢复过程中消除更快,这不需要从它们各自的组织的溶解度进行预测。之所以发生增加的消除,是因为吸入的氟烷,有 40% 以上可在一个普通麻醉过程中被代谢;而在同一过程中,恩氟烷被代谢的少于 10%。

就肝代谢程度而言,吸入性麻醉药的排序是:氟烷>恩氟烷>七氟烷>异氟烷>地氟烷>氧化亚氮(表 25-1)。氧化亚氮不被人类组织代谢。但是,胃肠道细菌可能能分解氧化亚氮分子。

药效学

吸入性麻醉药的器官系统效应

A. 脑的效应

目前是以能防止对手术切口的反应所需的最小的肺泡浓度(minimal alveolar concentration, MAC)来描述麻醉效价强度(anesthetic potency)(文本框:麻醉是什么和它在哪里发挥作用?)。

吸入麻醉药(以及后面讨论静脉麻醉药)可降低大脑的代谢活动。脑代谢率降低通常会降低脑内的血流量。然而,挥发性麻醉药也会引起脑血管扩张,从而增加脑血流量。脑血流的净效应(增加、减少或无变化)取决于给予麻醉药的浓度。0.5MAC 时,脑代谢率的减少大于引起血管扩张,因此脑血流量减少。相反,1.5MAC 时,麻醉药的血管扩张大于脑代谢率的减少,因此脑血管流量增加。两者之间,在 1.0MAC 时,效应是平衡的,脑血流量不变。临床上由于颅内肿瘤、颅内出血或头部损伤患者的颅内压增高,对他们来说脑血流量增加是不可取的。因此,颅内压增高的患者使用高浓度的挥发性麻醉药是不可取的。过度通气可减轻这种反应;通过过度换气降低动脉血二氧化碳分压($PaCO_2$)可引起脑血管收缩。如果患者在开始使用挥发性麻醉药前就有呼吸困难,颅内压增加可以最小化。

氧化亚氮能增加脑血流量,增加颅内压。这种效应很可能是由交感神经系统的激活引起的(如下所述)。因此,氧化亚氮可联合其他药物(静脉麻醉药)或技术(过度通气),降低患者的脑血流与颅内压增高。

麻醉是什么和它在哪里发挥作用?

麻醉作用主要有三方面:静止、失忆和无意识。

静止

静止是最容易测量的麻醉药终点。Edmond Eger 和他的同事们推荐最小肺泡浓度(MAC)的概念来量化一个吸入性麻醉药的效价强度。他们将 1MAC 定义为在这 50% 人口非松弛患者在皮肤切开时使用吸入性麻醉药,使其中 50% 保持静止不动所需的吸入麻醉药在肺泡的分压。麻醉药的静止不动性主要由脊髓内的神经抑制介导,但也可能包括抑制对大脑的伤害性传导。

失忆

记忆的消融来自中枢神经系统的几个部位,包括海马、杏仁核、前额叶皮层和感觉和运动皮层区。记忆研究者将记忆分两型:①外显记忆,即麻醉下的特定认知或意识;②内隐记忆,适当麻醉水平下的无意识获得信息。他们的研究发现,在

低 MAC 值(0.2~0.4MAC)时都能可靠地防止这两种类型的记忆。阻止外显记忆(意识)促进了检测仪的研发,如脑电双频指数、脑电图(EEG)和听觉诱发电位熵监测仪,以帮助识别麻醉不足的程度。

无意识

麻醉药物消除意识的能力需要它能在人类意识形成的解剖部位起作用才行。研究意识的前沿神经科学家确定了大脑中涉及个人意识产生的三个区域:大脑皮层、丘脑和网状激活系统。这些区域作为皮质系统通过一种识别路径相互作用,产生人类清醒、意识和感知的状态。

我们目前的理解支持以下框架:感觉刺激通过脑干网状结构进入幕上信号回路,连接丘脑和皮层的各个区域,是意识的基础。这些参与意识发展的神经通路被麻醉药破坏了。

强效吸入麻醉药能引起标准脑电图记录脑电活动基本模式的变化。异氟烷、地氟烷、七氟烷和氟烷,恩氟烷等低剂量时引起脑电图初始激活,然后剂量调整到 1~1.5MAC 时电活动缓解。在较高浓度,在异氟烷 2~2.5MAC 时,EEG 抑制增加到电静默点。1~2MAC 之间也可见到孤立的癫痫样的模式,特别是在七氟烷和恩氟烷,但只在恩氟烷观察到直率的临床发作活动(frank clinical seizure activity)。单独使用氧化亚氮会产生与额叶皮层相关的快速电振荡,它与使用镇痛药(剂量相关)和抑郁意识有关。

传统的麻醉药在脑的效应可产生中枢抑制的逐渐加深的 4 个阶段或水平的麻醉分期[Guedel 体征(Guedel's Signs)源自吸入乙醚后的观察]:**第Ⅰ期——镇痛期**:患者开始感觉痛觉消失,但未失忆。在Ⅰ期的后期,痛觉和记忆消失。**第Ⅱ期——兴奋期**:在这个阶段,患者常出现谵妄并可能喊叫,但已完全失忆。患者的呼吸快速,心率和血压上升。迅速增加麻醉药浓度可缩短这种轻度麻醉期的持续时间和严重程度。**第Ⅲ期——外科麻醉期**:这一期从呼吸和心率减慢开始,直至自主呼吸完全停止(呼吸暂停)。第Ⅲ期根据眼球运动、眼反射、瞳孔大小,表示麻醉逐渐加深,又可分为 4 级。**第Ⅳ期——延脑抑制期**:这个深麻醉阶段,表示中枢神经系统,包括延脑的血管运动中枢和脑干的呼吸中枢受到严重抑制。这一期如果没有循环和呼吸的支持,患者会很快死亡。

B. 心血管的效应

氟烷、恩氟烷、异氟烷、地氟烷和七氟烷均可抑制正常的心收缩力(氟烷和恩氟烷比异氟烷、地氟烷和七氟烷强)。因而所有的挥发性麻醉药都趋于降低平均动脉压,降低程度与其肺泡药物浓度成正比。在氟烷和恩氟烷,降低动脉压主要是由于抑制了心肌(降低了心排出量)所致,而全身血管阻力几乎没有变化。相反的是,异氟烷、地氟烷和七氟烷可产生较大的血管舒张作用,而对心排出量影响极小。这些差异对患有心衰的患者可能具有重要的意义。因为异氟烷、地氟烷和七氟烷可以更好地保留心排出量并降低前负荷(心室充盈)和后负荷(全身血管阻力),对于伴有心功能受损的患者,应该精心选用这些药物。

氧化亚氮也以浓度依赖性的抑制心肌功能。这种抑制可以

明显地被伴随的交感神经系统的激活所抵消,从而保持了心排出量。因此,将氧化亚氮与更强的挥发性麻醉药合用,则可以通过麻醉药节省(anesthetic-sparing)和交感神经激活作用两方面将对循环的抑制作用降低到最小程度。

因为所有吸入性麻醉药都产生剂量依赖性的降低动脉血压、激活自主神经系统反射而触发增加心率。然而,氟烷、恩氟烷和七氟烷对心率几乎没有影响,这可能是因为它们能减弱将压力感受器的输入向自主神经系统传送。地氟烷和异氟烷可显著增加心率,因为它们可降低压力感受器反射的抑制程度。此外,地氟烷可以触发短暂的交感神经兴奋(儿茶酚胺水平升高引起的),从而可引起在给予高地氟烷浓度或当地氟烷浓度迅速改变时心率和血压显著升高。

吸入性麻醉药倾向于减少心肌耗氧量,这反映了正常心脏收缩力的下降和动脉血压的降低。此外,吸入性麻醉药可产生冠状动脉舒张。减少氧需求和增加冠状动脉流量(氧供应)的净效应则可改善心肌氧合作用。然而,其他因素,如:手术刺激、血管内容积状态、血氧水平以及围手术期的 β 阻滞药的撤销,可能会使氧供需平衡倾向于心肌缺血。

氟烷和其他程度较小的挥发性麻醉药可使心肌对肾上腺素和循环的儿茶酚胺类敏感。在氟烷麻醉下,患者接受拟交感神经药或具有高浓度内源性循环儿茶酚胺的情况(如:焦虑患者、给予含有肾上腺素的局部麻醉药、术中麻醉或镇痛不足时、嗜铬细胞瘤患者),可能发生室性心律失常。在异氟烷、七氟烷和地氟烷这种效应不明显。

C. 呼吸系统的效应

所有挥发性麻醉药均具有不同程度的支气管舒张作用,这对于运动性喘息哮喘持续状态的患者具有临床价值。然而,由某些挥发性麻醉药的刺激性对气道的刺激可引起咳嗽和屏气。因此异氟烷、地氟烷的刺激就使这些药物不适合用于现有支气管痉挛的患者进行麻醉诱导。氟烷和七氟烷没有刺激性,很少发生上述反应。因此,氟烷和七氟烷的支气管舒张作用使其成为呼吸道疾病患者的首选药物。氧化亚氮也没有刺激性,因而

便于在支气管痉挛患者吸入进行吸入性诱导麻醉。

吸入麻醉药对呼吸的控制有显著影响。除了氧化亚氮,所有目前使用的吸入性麻醉药均可以剂量依赖性地降低潮气量并增加呼吸频率,呈现快速浅表的模式。但是,各个药物增加呼吸频率的作用并不相同,并且增加呼吸频率并不足以完全补偿容量降低引起的每分通气量下降。再者,所有挥发性麻醉药均为呼吸抑制药,表现为对血液的高浓度二氧化碳的应答表现降低。不同药物的通气性抑制程度不同,异氟烷和恩氟烷的抑制作用最强。由于这种机制引起的通气量降低,所有目前使用的挥发性麻醉药均可增加静息状态 $PaCO_2$。

挥发性麻醉药也可提升呼吸暂停的阈值(低于因为缺乏二氧化碳驱动的呼吸刺激而发生呼吸暂停的 $PaCO_2$ 水平)和降低对缺氧的低通气反应。实践中,麻醉药的呼吸抑制作用可以被辅助性(控制性)通气机械所克服。吸入麻醉药产生的通气抑制可以被外科手术刺激所抵消;然而,在手术后恢复早期出现的、低的亚麻醉浓度的挥发性麻醉药,可以继续抑制在正常情况下缺氧所致的代偿性通气增加。

吸入麻醉药可抑制气道的黏液纤毛功能。长时间吸入吸入性麻醉药时,黏液聚积和堵塞会导致肺不张和术后呼吸并发症的发生,包括低氧血症和呼吸道感染。

D. 肾的效应

吸入麻醉药可降低肾小球滤过率(glomerular filtration rate, GFR)和尿量。有些吸入麻醉药也可减少肾血流量,但可增加滤过分数,这表明输出小动脉张力的自动调控,帮助了代偿和限制GFR 的降低。总之,这些麻醉药物的作用与手术本身的应激相比,是轻微的,并且在停止麻醉后通常是可以恢复的。

E. 肝的效应

挥发性麻醉药引起呈剂量依赖性的门静脉血流量的降低,与这些药引起心排出量的下降相平行。然而,总肝血流量相对地保持不变,因为流入肝的动脉血流量可能增加或保持不变。尽管暴露于挥发性麻醉药后肝功能检测有短暂的改变,但是很罕见肝药酶的持久升高,除非是在反复地暴露于氟烷以后(见麻醉药毒性)。

F. 子宫平滑肌的效应

氧化亚氮似乎对子宫肌肉组织几乎没有影响。然而,卤代的麻醉药是强效子宫肌松弛药,而且这种效应呈浓度依赖性。此药理作用有助于分娩过程中需要深度子宫松弛的情况,如宫内胎儿操作或手动取出滞留胎盘。然而,它也可能导致增加子宫出血。

麻醉药毒性

A. 急性毒性

1. 肾毒性 恩氟烷和七氟烷代谢过程中可能产生一些具有潜在肾毒性化合物。虽然它们的代谢都可能释放有肾毒性的氟离子,但是只有长时间使用恩氟烷引起肾损害的相关报道。七氟烷的不溶性和快速消除的特点可能预防毒性的产生。七氟烷可被麻醉机内二氧化碳吸附剂降解为具有肾毒性的名为"化合物 A"的乙烯醚化合物,将它以大剂量高浓度给予大鼠后,代谢形成硫酰化卤化物,可导致近端肾小管坏死。但是在人使用

七氟烷麻醉后未有发生肾损害的报道。而且暴露于七氟烷没有出现肾功能的标准标志物的变化。

2. 血液毒性 延长氧化亚氮的暴露时间可降低蛋氨酸合酶活性,理论上可导致巨幼红细胞贫血。长达 12 小时暴露于50%氧化亚氮的患者已经发现有巨幼红细胞的改变。这对工作在通风不佳的牙科操作间的员工是一个潜在的职业危害。

所有吸入性麻醉药都能与干二氧化碳吸收剂中的强碱作用产生一氧化碳(CO)。CO 与高亲和力的血红蛋白结合,减少组织供氧。地氟烷产生的 CO 最多且有报道显示术中可以形成CO。通过使用新鲜的二氧化碳吸收剂和防止其完全干燥,可以避免生产 CO。

3. 恶性高热 恶性高热是一种骨骼肌常染色体显性遗传障碍,发生于敏感人群使用挥发性全身麻醉药和肌松剂(如:琥珀酰胆碱)。恶性高热综合征包括心动过速、高血压、严重肌肉僵硬、过高热、高血钾和暴露于一个或多个诱发剂产生酸中毒的酸碱失衡(表 16-4)。恶性高热在其发病率和死亡率方面是罕见,但重要的。具体的生化异常是骨骼肌细胞中游离钙离子浓度增加。治疗方法包括使用**丹曲林(dantrolene**,降低肌质网内钙释放)和适当措施来降低体温和恢复电解质和酸碱平衡(第 27 章)。

恶性高热易感性是以基因异质性为特点,现已确定几个容易诱发临床肌病的因素。它与肌浆网钙离子释放的骨骼肌雷诺丁受体(ryanodine receptor, RyR1)的基因突变及编码人类骨骼肌 L-型电压依赖的钙离子通道的 α1 亚单位基因突变相关。然而,现在确定的恶性高热敏感基因位点的不超过恶性高热敏感个体的 50%,因此利用基因方法检测恶性高热敏感性还为时过早。目前,最可靠的检测是在体外骨骼肌活检组织建立咖啡因-氟烷挛缩试验。

4. 肝毒性(氟烷性肝炎) 术后和麻醉后肝功能障碍与以下因素如低血容量休克、输血感染和手术应激相关,而不是由于挥发性麻醉药的毒性。然而在一小部分曾暴露于氟烷的患者导致了潜在的致命的肝炎。暴露于氟烷发生严重肝毒性的发生率是 20 000~35 000 分之一。氟烷导致肝毒性的机制还不明确,但是动物研究表明代谢反应的产物可直接导致肝细胞损害(如:自由基)或引发免疫介导的反应。接触其他挥发性麻醉药如异氟烷、地氟烷、恩氟烷等引起相关肝损害的案例鲜有报道。

B. 慢性毒性

1. 致突变、致畸性和生殖性的效应 正常情况下,吸入性麻醉药包括氧化亚氮对患者既不是诱变剂也不是致癌物。在极度暴露的情况下,氧化亚氮在动物可直接致畸。氟烷、恩氟烷、异氟烷、地氟烷以及七氟烷在啮齿类动物体内可能产生致畸作用,这可能与麻醉药引起的生理性变化有关,而不是直接的致畸作用。

对女性手术室人员的受孕成功率的调查中一致的报道是,令人质疑的流产发生率比预料的高。但是,在解释这些研究方面还有一些问题。孕妇在手术和麻醉过程相关的分娩问题也是一个很重要的因素。在美国,每年至少有 50 000 名孕妇接受的麻醉和手术的适应证与怀孕无关。很显然,在这些情况下流产的发生率是较高的。但是,是否其基础疾病、手术、麻醉或这些因素的组合可导致风险升高,还不明确。

2. 致癌性 流行病学研究表明在手术室暴露于微量麻醉药的人员的癌症发病率有所增加。但是,没有研究表明麻醉药与癌

症之间存在因果关系。可疑的许多其他可以解释的因素在通过流行病学数据仔细评审后,得到了可疑阳性结果。目前,大部分手术室都使用了清除系统来去除从麻醉机释放出来的微小浓度的麻醉药。

■ 静脉麻醉药

静脉用非阿片类药物在现代麻醉中起着至关重要的作用。它们用于促进快速诱导麻醉,在除小儿麻醉之外的大多数情况下取代吸入麻醉作为麻醉诱导的首选方法。在监测下的麻醉监护和 ICU 患者中,静脉麻醉药物也通常用于镇静。随着丙泊酚的临床应用,静脉注射麻醉也成为维持麻醉的一个很好的选择。

然而,与吸入性麻醉药相似,目前可用的静脉麻醉药仅产生无意识、失忆、镇痛、抑制自主反射和骨骼肌松弛这五种期望效果,所以也并不是理想的麻醉药物。因此,通常采用多种药物**平衡麻醉(balanced anesthesia)**(如吸入性麻醉药、镇静催眠药、阿片类药物,神经肌肉阻断药)来减少不必要的效应。

用于全身麻醉诱导的静脉麻醉药迅速起效,因其具有亲脂性,优先分布到具有高度灌注的脂质组织(如脑、脊髓)中。无论其代谢的程度和速度如何,药物作用持续时间取决于药物重新分布到低灌注和非活动组织(如骨骼肌和脂肪)的情况。因此,所有用于麻醉诱导的药物尽管它们的代谢有显著差异,但在单次静脉推注的剂量都有相似的作用持续时间。图 25-6 显示了临床上常用的静脉麻醉药的化学结构。表 25-2 列出了这些麻醉药和其他静脉注射药物的药动学特点。

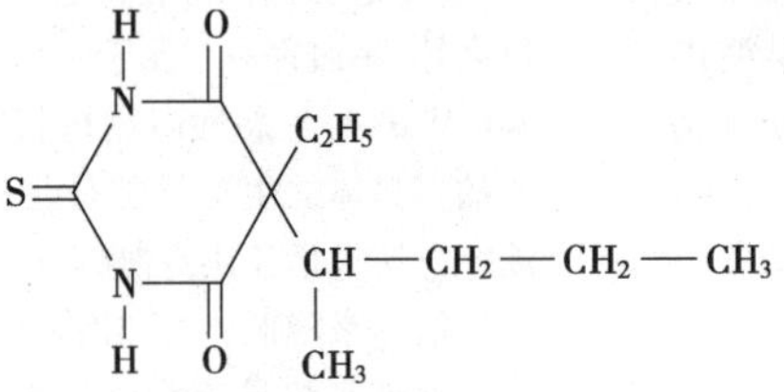

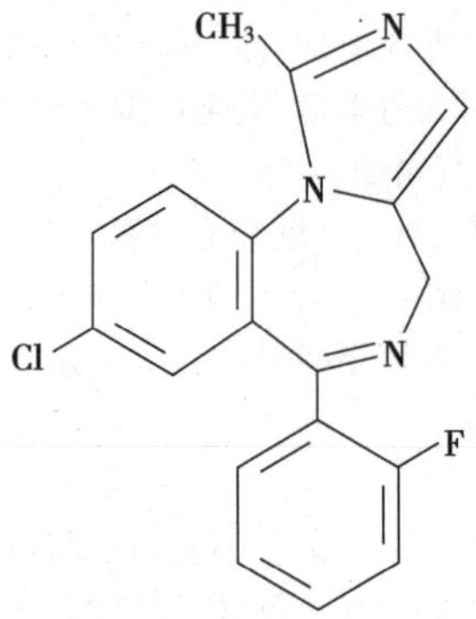

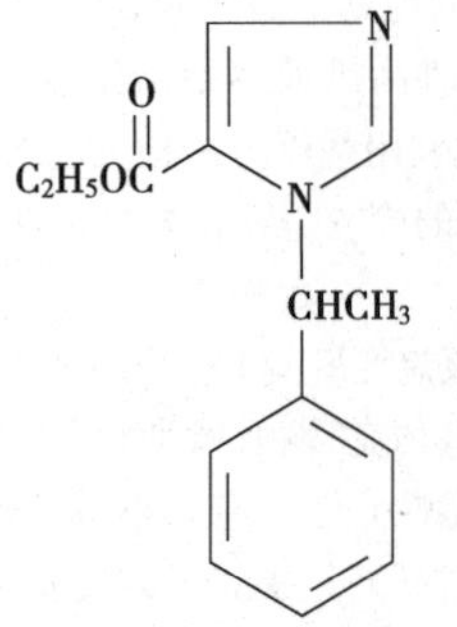

图 25-6　部分临床常见的静脉麻醉药的化学结构

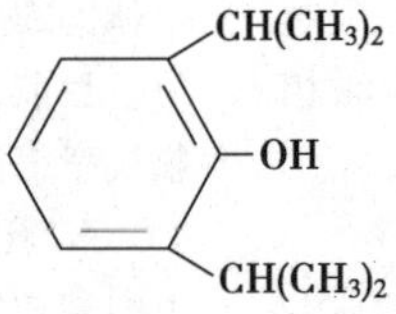

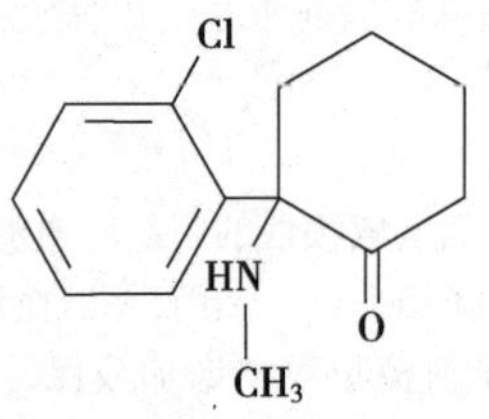

表 25-2　静脉麻醉药的药动学特性

药物	诱导剂量 (mg/kg IV)	作用持续时间 (min)	V_{dss} (L/kg)	$t_{1/2}$ 分布 (min)	蛋白结合率 (%)	CL [ml/(kg·min)]	$t_{1/2}$ 消除 (h)
右美托咪定	NA	NA	2~3	6	94	10~30	2~3
地西泮	0.3~0.6	15~30	0.7~1.7	...	98	0.2~0.5	20~50
依托咪酯	0.2~0.3	3~8	2.5~4.5	2~4	77	18~25	2.9~5.3
氯胺酮	1~2	5~10	3.1	11~16	12	12~17	2~4
劳拉西泮	0.03~0.1	60~120	0.8~1.3	3~10	98	0.8~1.8	11~22
美索比妥	1~1.5	4~7	2.2	5~6	73	11	4
咪达唑仑	0.1~0.3	15~20	1.1~1.7	7~15	94	6.4~11	1.7~2.6
丙泊酚	1~2.5	3~8	2~10	2~4	97	20~30	4~23
硫喷妥	3~5	5~10	2.5	2~4	83	3.4	11

注:作用持续时间反映了典型单剂量静脉给药诱导麻醉后的作用持续时间。数据适用于普通成人患者

CL:清除率;NA,不适用;V_{dss},稳态分布容积

丙泊酚

在大多数国家,丙泊酚(propofol)是麻醉诱导最常用的药物,并且已经在很大程度上取代了巴比妥类药物用于此类用途。由于其药动学特征允许持续输注,丙泊酚也用于麻醉的维持,并且是监测下的麻醉监护中镇静的常用药物。丙泊酚也越来越多地用于 ICU 的镇静以及手术室之外的(例如:介入放射科室、急诊室)清醒镇静和短时全身麻醉(见文本框:镇静和监测下的麻醉监护)。

丙泊酚(2,6-二异丙基苯酚)是具有催眠作用的一类烷基酚,其化学性质不同于其他的静脉麻醉药(图 25-6)。由于其水溶性差,故配制成乳剂,其中含 10% 的大豆油,2.25% 甘油,1.2% 的卵磷脂。因此,在敏感者可能会出现过敏反应。丙泊酚溶液呈乳白色,稍黏稠,pH 值约为 7,浓度为 1%(10mg/ml),在一些国家,也有 2% 浓度的制剂。尽管配方中加入了细菌生长抑制剂,但开启后应尽快使用(一般开瓶后不超过 8 小时),而且应在无菌条件下配制完成。在另一种配方中添加了焦亚硫酸钠,这引起了人们的关注,将其用于反应性气道疾病(如哮喘)或亚硫酸盐过敏的患者。

据推测,丙泊酚的作用机制是通过 GABA$_A$ 受体复合物介导的氯电流增强。

药代动力学

丙泊酚在肝脏中迅速代谢;据推测所产生的水溶性化合物无生物活性,通过肾脏排出体外。丙泊酚的清除率超过肝血流量,这表明肝外代谢的重要性,它很可能发生在肺中,并可能导致该药物单次剂量被消除 30%(表 25-2)。与硫喷妥相比,丙泊酚麻醉恢复更完全,很少"宿醉",可能因为高血浆清除率。然而,与其他静脉注射药物一样,异丙酚可从血浆(中央)室移出,因而,单次剂量药物效应的终止,主要是它从高灌注室(脑)重新分配到低灌注室(骨骼肌)的结果(图 25-7)。与其他静脉麻醉药一样,使用丙泊酚诱导剂量后苏醒的时间大约在 8~10min。用三室模型的方法最好地描述了在单剂量快速给药和持续静脉

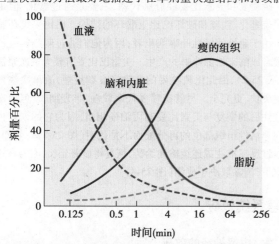

图 25-7　静脉推注硫喷妥后的再分布。推注其他静脉麻醉药的再分布曲线也是一样的,这解释了所观察到的除了代谢的明显不同外,其恢复时间是相同的。注意:时间轴不是线性的

给药后的药动学。这些三室模型已被用作开发控制目标输液系统。

输注即时半衰期(Context-sensitive half-time,CSHT)描述了在连续输注停止后作为输液持续时间的函数的消除半衰期。它是适合作为维持性麻醉药的一个重要因素。丙泊酚的输注即时半衰期很短,即使在长时间输注后,因此恢复也相对较快(图 25-8)。

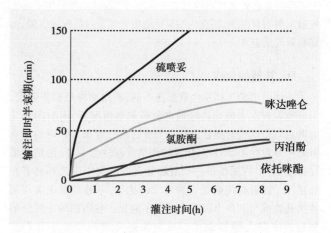

图 25-8　常见静脉麻醉药的药物输注即时半衰期(context-sensitive half-time,CSHT)。即使长时间输注后,丙泊酚的半衰期也相对较短,这使得丙泊酚成为静脉麻醉的优选。氯胺酮和依托咪酯具有相似的特征,但其用途因其他影响而受限制

器官系统的效应

A. 中枢神经系统的效应

丙泊酚的作用类似催眠药,但不具有镇痛作用。虽然这种药物会导致中枢神经系统活动的全面抑制,但在麻醉诱导过程中偶尔会观察到诸如抽搐或自发运动这样的兴奋性效应。这些效应可能类似于癫痫发作;然而,大多数研究都支持丙泊酚的抗惊厥作用,因为这种药物可以安全地用于癫痫患者。丙泊酚可降低脑血流量和脑氧代谢率(Cerebral Metabolic Rate of Oxygen,CMRO$_2$),从而降低颅内压(intracranial pressure,ICP)和眼内压;这些特点可以与硫喷妥钠相媲美。尽管丙泊酚能满意地降低颅内压,但综合来看,由于外周血管扩张引起的脑血流量减少和平均动脉压降低,则可显著降低脑灌注压。

当大剂量给药时,丙泊酚会产生脑电波的暴发性抑制,这是一个用于神经外科手术中给予静脉麻醉药的神经保护的终点。来自动物研究的证据表明,丙泊酚在局灶性脑缺血的脑保护作用与硫喷妥钠相似。

B. 心血管系统的效应

与其他诱导药物相比,丙泊酚引起全身血压下降最明显,这是由于动脉和静脉循环的血管扩张,导致了前负荷和后负荷的减少而造成的。这种对全身血压的影响随着年龄的增加、血容量的减少、注射速度的过快而更加显著。因为低血压的效应是通过对正常的压力感受器反射(baroreflex)反应的抑制而进一步增强的,所以血管舒张只会导致心率的小幅增加。事实上,尽

管已经使用了预防性的抗胆碱药物,但是仍有丙泊酚引起正常成年人心动过缓和心搏骤停的相关报道。

C. 呼吸系统的效应

丙泊酚是一种强效的呼吸抑制剂,通常会在诱导剂量下产生呼吸暂停。持续静脉输注可通过降低潮气量和增加呼吸频率减少每分通气量,而且随潮气量的效应越来越明显。此外,低氧和高碳酸血症的通气反应也减少了。丙泊酚比硫喷妥钠引起上气道反射明显减少,因此丙泊酚更适用于气道内的机械应用,比如喉罩气道置入。

D. 其他的效应

虽然丙泊酚与挥发性麻醉药不同,不增加神经肌肉阻滞,但研究发现在未使用神经肌肉阻断剂的情况下,丙泊酚诱导麻醉后可以给气管插管提供一个良好的插管条件。丙泊酚麻醉时不幸发生心动过速,应及时评估代谢性酸中毒(丙泊酚输注综合征)。丙泊酚的一个有趣且可取的副作用是其具有止吐活性。注射时疼痛是一种常见的抱怨,可通过事先应用阿片类药物或与利多卡因联合应用来避免。对丙泊酚注射剂的稀释并注射大静脉也可以减少注射疼痛的发生率和严重程度。

临床应用与用量

丙泊酚最常见的用法是快速静脉注射 1~2.5mg/kg 促进全身麻醉的诱导。随年龄的增加,心血管储备减少,或术前使用苯二氮䓬类药物或阿片类药物应减少所需诱导剂量;儿童需要较高的剂量(2.5~3.5mg/kg IV)。一般来说,测定诱导剂量的确有助于防止血流动力学发生严重变化。丙泊酚通常用于维持麻醉,通常与吸入麻醉剂、氧化亚氮、镇静催眠药和阿片类药物一起作为平衡麻醉的一部分,或作为全静脉麻醉技术的一部分,常与阿片类药物联合使用。用于维持麻醉与氧化亚氮或阿片类药物联合使用时的血浆浓度通常在 3~8mg/ml 之间[通常需要连续输注速率为 100~200μg/(kg·min)]。

当用于 ICU 机械通气患者的镇静或手术过程中的镇静时,所需的血浆浓度为 1~2μg/ml,可通过持续输入 25~75μg/(kg·min)达到需要。由于其显著的呼吸抑制作用和狭窄的治疗范围,所以丙泊酚的输注应该由经过气道管理培训的人员进行给药。

亚麻醉剂量丙泊酚可用于治疗术后恶心和呕吐[10~20mg静脉推注,或 10μg/(kg·min)静脉输注]。

磷丙泊福

如前所述,丙泊酚导致的注射疼痛通常被认为是严重的,并且脂肪乳剂有一些缺点。目前认真的研究集中在寻找可以解决这些问题的替代组方或相关药物。磷丙泊福(fospropofol)是丙泊酚的水溶性前体药物,经碱性磷酸酶迅速代谢,产生丙泊酚、磷酸盐和甲醛。甲醛在肝脏和红细胞中被醛脱氢酶代谢。目前上市的磷丙泊福制剂是无菌的水溶性无色澄清溶液,商品名 Lusedra,浓度 35mg/ml。

药动学和器官系统效应

由于丙泊酚是活性化合物,而磷丙泊福是一种前体药物,它需经代谢形成丙泊酚。因此其药动学比丙泊酚本身的更为复杂,可以用双室模型描述磷丙泊福和用三室模型来描述丙泊酚。

磷丙泊福的效应曲线类似于丙泊酚,但与丙泊酚相比起效和恢复延长,因为前药必须首先转化为活性化合物。尽管接受磷丙泊福的患者似乎没有典型的注射部位疼痛,但常见的不良反应是感觉异常,通常发生在肛周区域,发生率高达 74%,这种效应的机制目前尚不清楚。

临床应用与剂量

磷丙泊福被批准用于监测下的麻醉监护时的镇静。所有接受药物的患者必须补充氧气。与丙泊酚一样,气道的危险也是一个主要问题。因此,建议磷丙泊福只能由受过气道管理培训的人员给药。推荐的标准剂量是 6.5mg/kg IV 的初始推注剂量,然后根据需要补充剂量 1.6mg/kg IV。对于体重超过 90kg或小于 60kg 的患者,应分别使用 90kg 或 60kg 计算剂量。对于 65 岁以上、美国麻醉医师协会(American Society of Anesthesiologists)分级为 3 级或 4 级的老年患者,剂量应该减少 25%。

巴比妥类药物(BARBITURATES)

本节重点介绍硫喷妥(thiopental)和美索比妥(methohexital)在全身麻醉诱导中的应用。然而,这些巴比妥类催眠药大部分已被丙泊酚取代。其他巴比妥类药物及其一般药理学在第 22 章中讨论。

巴比妥类药物的麻醉作用可能涉及增强抑制性和抑制兴奋性神经传递(图 25-1)。尽管抑制性传递的效应可能是由于激活 GABA$_A$ 受体复合物引起的,但是对兴奋性传递的作用还不太清楚。

药动学

硫喷妥和美索比妥经肝脏代谢,主要是通过氧化,但也可 N-脱烷基化、脱硫和破坏巴比土酸环的结构。巴比妥类药物不应该用于急性间歇性卟啉病患者,因为他们通过刺激氨基乙酰丙酸合成酶来增加卟啉的产生。美索比妥有较大的血浆清除率(表 25-2),因此比硫喷妥的消除半衰期更短,故单次注射后恢复更快、更完全。尽管硫喷妥代谢较慢,半衰期长,但单次静脉推注后的恢复与美索比妥和丙泊酚相当,因为它的恢复依赖于向非活性组织部位的再分配而不是代谢(图 25-7)。然而,如果通过反复推注或连续输注给药,恢复将显著延长,因为在这种情况下,消除取决于代谢(图 25-8)。

器官系统效应

A. 中枢神经的效应

当以推注形式给药时,巴比妥类药物对中枢神经的抑制从镇静到全身麻醉具有剂量依赖性。它们不产生镇痛,相反,一些证据表明,它们可能会降低导致痛觉过敏的疼痛阈值。巴比妥类药物是强效的脑血管收缩剂,并产生可预料的脑血流量、脑血容量和颅内压的下降,呈剂量依赖性降低脑氧代谢率以抑制所有的脑电活动。巴比妥类药物呈剂量依赖性地降低颅内压和脑氧代谢率(直至可抑制所有脑电活动),这使其在颅内占位患者的管理中得到应用。他们可能对局灶性脑缺血患者提供神经保护作用(脑卒中、手术损伤、动脉瘤手术期间的临时钳夹),但可能不包括全脑脑缺血(如心搏骤停)。除了美索比妥,巴比妥类药物还能降低脑电图上的电活动,可用作抗惊厥药。相反,美索比妥可激活癫痫灶,因此可能有助于电休克治疗或手术期间鉴定癫痫灶。

B. 心血管的效应

巴比妥类药物用于诱导麻醉时,相关的血压下降主要是由于诱导麻醉引起外周血管的扩张,通常比丙泊酚引起的血压下降影响小。也有直接的心脏负性肌力作用。然而,抑制压力感受器反射比丙泊酚更不明显;因此,心率的代偿性增加限制了血压的下降,并且是短暂的。对低血容量、心脏压塞、心肌病、冠心病以及心脏瓣膜病患者,其血压的抑制作用被增强,因为这些患者对周围血管舒张功能的代偿能力较差。大剂量和快速注射对血流动力学的影响也更明显。

C. 呼吸系统的效应

巴比妥类药物是呼吸抑制剂,通常诱导剂量的硫喷妥钠或美索比妥通常会产生短暂的呼吸暂停。如果还给予了其他呼吸抑制药,其呼吸暂停更明显。巴比妥类药物通过降低潮气量和呼吸频率导致每分钟通气量降低,同时也降低了对高碳酸血症和缺氧的通气反应。给予单次麻醉诱导剂量的巴比妥之后,其恢复自主呼吸的特征在于呼吸速率缓慢和潮气量减少。抑制喉反射和咳嗽反射可能不如给予等量麻醉剂丙泊酚后那么深,这使得巴比妥类药物在没有神经肌肉阻滞药物的情况下成为气道器械应用的次选药。此外,在气道反射不佳的情况下,刺激上呼吸道或气管(例如:通过分泌物、喉罩气道、直接喉镜、气管插管)可能导致喉痉挛或支气管痉挛。这种现象并不是巴比妥类药物所特有的,但只要药物剂量不足以抑制气道反射,这种现象就是真实的。

D. 其他效应

意外动脉内注射巴比妥类药物可产生剧痛和强烈的血管收缩,往往导致严重的组织损伤,包括坏疽。治疗方法是阻断相关肢体的交感神经系统(例如:星状神经节阻滞)。如果发生外渗,一些专家建议用 0.5% 利多卡因(5~10ml)区域局部注射以期稀释巴比妥酸盐浓度。巴比妥类危及生命的过敏反应是罕见的,估计在 30 000 个患者中有 1 名患者发生。然而,巴比妥类药物诱导的组胺释放偶尔可见。

临床应用与用量

临床主要使用硫喷妥钠(3~5mg/kg,IV)或美索比妥(1~1.5mg/kg,IV)用于诱导麻醉(无意识),通常在不到 30 秒可发生作用。给药后患者可能会产生大蒜或洋葱的味觉。静脉注射用硫喷妥钠溶液 pH 范围为 10~11,以维持稳定性质。与去

极化和非去极化肌肉松弛药(它们的 pH 值低得多)快速共同注射可能导致不溶性硫喷妥酸的沉淀。巴比妥类药物如美索比妥(20~30mg/kg)可直肠给药用于智力障碍、不合作的小儿患者促进麻醉诱导。当一种巴比妥类药物用作神经保护时,传统上已将等电位脑电图[脑氧代谢率(CMRO$_2$)最大降幅的指标]的作为终点。最近的数据表明,较小剂量的使用对这一实践提出了挑战。小剂量的使用较少伴有低血压,因此更容易维持足够的脑灌注压,特别是在颅内压增加的情况下。

苯二氮䓬类药物

苯二氮䓬类药物(benzodiazepines)常用于围手术期,包括**咪达唑仑(midazolam)**,**劳拉西泮(lorazepam)**和不常用的**地西泮(diazepam)**。苯二氮䓬药物在静脉麻醉药中是独特的,因为它们的作用能够容易地被选择性拮抗药氟马西尼终止。它们最受期望的效果是抗焦虑和顺行性遗忘症,这些于术前给药是非常有用的。

苯二氮䓬类的化学结构和药效学已在第 22 章详细讨论。

麻醉条件下的药动学

高脂溶性苯二氮䓬类药物迅速进入中枢神经系统(CNS),这是其起效迅速的原因,随后重新分布到非活性组织部位,随后终止药物效应。关于苯二氮䓬类药物的药动学的其他信息可以在第 22 章中找到。

尽管咪达唑仑迅速进入大脑,但被认为它比丙泊酚和硫喷妥钠具有更慢的作用位点平衡时间(effect-site equilibration time)。在这方面,考虑重复剂量之前,静脉注射咪达唑仑应该留有足够的间隔以便辨认其临床峰效果。咪达唑仑具有最短的输注即时半衰期,这使它成为三种苯二氮䓬类药物中唯一适用于连续输注的一种(图 25-8)。

器官系统效应

A. 中枢神经系统的效应

与丙泊酚和巴比妥类似,苯二氮䓬类药物能降低脑氧代谢率和减少脑血流量,但程度较小。苯二氮䓬类引起的脑氧代谢率减少可呈现顶峰效应,这由咪达唑仑不能产生脑电图的等电位所证实。咪达唑仑给药后对于颅内顺应性下降的患者可轻微或不降低颅内压。虽然苯二氮䓬类药物的神经保护作用还没有得到证实,但是在治疗癫痫持续状态、酒精戒断状态、局部麻醉剂诱导癫痫发作方面得到了应用。苯二氮䓬类药物的中枢神经系统效应可以迅速被选择性苯二氮䓬类受体拮抗药氟马西尼所终止,从而提高了他们的安全性。

B. 心血管系统的效应

如果用于诱导麻醉、在同等剂量下咪达唑仑较可比性剂量的地西泮产生的血压下降更明显。这些变化很可能是由于外周血管舒张,因为心排出量没有改变。类似于其他的静脉诱导剂,咪达唑仑对于血容量减少患者的血压影响被夸大了。

C. 呼吸系统效应

苯二氮䓬类药物可产生最小的通气抑制作用,尽管短暂性呼吸暂停可能随快速静脉注射咪达唑仑诱导麻醉而发生,尤其是术前已使用阿片类药物。苯二氮䓬类药物可减少对二氧化碳的通气反应,但如果单独使用,这种效应并不显著。当苯二氮䓬类药物与阿片类药物一起使用时,可能出现更严重的呼吸抑制。另一个影响通气的问题是由苯二氮䓬类药物催眠作用引起的气道阻塞。

D. 其他效应

静脉注射和肌肉注射地西泮可引起疼痛并随后引起血栓性静脉炎,这反映了该药物水溶性差,需要在制剂中加入有机溶剂。咪达唑仑尽管溶解度更好(不需要有机溶剂),但也可能引起注射疼痛。苯二氮䓬类药物引起的过敏反应罕见,接近于零。

临床用法与用量

苯二氮䓬类药物是最常用的术前用药、静脉镇静和抑制癫痫发作。咪达唑仑和地西泮也偶用于诱导全身麻醉。劳拉西泮的缓慢起效和作用时间长限制了其在术前用药或麻醉诱导中的有用性,特别是在手术结束时需要快速的清醒情况。尽管氟马西尼($8 \sim 15 \mu g/kg$,IV)可用于治疗延迟清醒的患者,但其作用持续时间是短暂的(约20分钟),并且可能发生再镇静(resedation)。

苯二氮䓬类的遗忘、抗焦虑和镇静作用使得这类药物成为术前用药最普遍的选择。咪达唑仑($1 \sim 2mg$ IV)对于术前用药、区域麻醉期间的镇静以及短暂的治疗操作是有效的。咪达唑仑比地西泮起效更快、失忆更强和术后镇静更少。咪达唑仑也是儿童最常用的术前口服药;在麻醉诱导前30分钟口服给$0.5mg/kg$,对儿童可产生有效的镇静和抗焦虑作用,不会产生延迟苏醒。

苯二氮䓬类药物与其他药物(尤其是阿片类药物和丙泊酚)之间的协同作用可用于需达到更好的镇静和镇痛作用时,但也可能会大大增强其联合呼吸抑制作用,并可能导致呼吸道阻塞或呼吸暂停。由于随着年龄的增加,苯二氮䓬类药物的效果更加明显,因此老年患者可能需要减量和剂量并小心滴定。

全身麻醉可以采用咪达唑仑($0.1 \sim 0.3mg/kg$ IV)来诱导,而意识丧失的发生速度比硫喷妥、丙泊酚或依托咪酯慢。延迟苏醒是一个潜在的缺点,限制了苯二氮䓬类药物诱导全身麻醉的有用性,尽管它们具有循环效应不明显的优点。

依托咪酯

依托咪酯(etomidate)(图25-6)是一种具有催眠作用、但没有镇痛作用的静脉麻醉药,由于其对血流动力学影响最小所以临床常用。虽然它的药动学具有优势,但是其内分泌方面的副作用限制了它不能用于连续输注。依托咪酯是咪唑的羧酸酯,其水溶性差,因此,供应的制剂是浓度为2mg/ml、溶于35%丙二醇中的溶液。该溶液的 pH 值为6.9,因此不会像硫喷妥钠那样引起沉淀的问题。依托咪酯似乎具有 GABA 样作用,并且似乎主要通过增强 $GABA_A$ 介导的氯化物电流,如大多数其他静脉麻醉药一样起作用。

药动学

诱导剂量的依托咪酯可产生快速起效的麻醉,其复苏也取决于重新分配到不活跃的组织部位,并且能与硫喷妥和丙泊酚相媲美。代谢主要是酯水解为非活性代谢物,然后从尿液(78%)和胆汁(22%)排泄。不到3%的给药量以原形从尿液排出体外。依托咪酯的清除率是硫喷妥钠的五倍,也从其较短的消除半衰期可反映出来(表25-2)。作用持续时间与剂量呈线性关系,每 0.1mg/kg 可提供约 100 秒的无意识状态。因为依托咪酯对血流动力学的影响极小,并且药物输注即时半衰期短,因此较大剂量、重复推注或连续输注都是安全的。依托咪酯与大多数其他静脉麻醉药一样,具有高度的蛋白结合率(77%),主要是与白蛋白结合。

器官系统的效应

A. 中枢神经系统的效应

依托咪酯是一种强效的脑血管收缩药,它表现为降低脑血流和颅内压两个方面。这些方面的影响与同等剂量的硫喷妥相似。尽管它降低脑氧代谢率,但是在相关的动物研究中依托咪酯没有显示神经保护特性,目前缺乏在人体的研究。依托咪酯给药后脑电图的兴奋性峰电位频率大于硫喷妥者。与美索比妥相似,依托咪酯可激活癫痫灶,表现为脑电图的快速活动。此外,超过50%的接受依托咪酯患者有以阵挛性特点的自发运动表现,这种肌阵挛可能与脑电图的惊厥样活动有关。

B. 心血管系统的效应

依托咪酯诱导麻醉的特点和期望特征是推注后的心血管稳定性。在这方面,全身血压的下降可能被夸大为血容量不足,因此必须在诱导麻醉前优化患者血管内液体容量。依托咪酯对心率和心排出量的改变极小。在用于麻醉诱导的浓度时,它对心肌收缩力的抑制作用极小。

C. 呼吸系统的效应

虽然在快速静脉注射依托咪酯后可能偶尔发生呼吸暂停,但其对通气的抑制作用与巴比妥类药物相比并不明显。依托咪酯与吸入麻醉药或阿片类药物联合应用可能加重通气抑制。

D. 内分泌系统的效应

依托咪酯通过剂量依赖性地抑制 11β-羟化酶(一种将胆固醇转换为皮质醇所必需的酶)而抑制肾上腺皮质(图39-1)。它给予单次诱导剂量后这种抑制作用可持续 4~8 小时。尽管对这一发现有顾虑,但没有结果研究表明依托咪酯单剂量给药会产生不良反应。然而,由于其内分泌方面的影响,依托咪酯不能用于连续输注。

临床应用与用量

依托咪酯是丙泊酚和巴比妥类静脉快速诱导麻醉的替代品，尤其是在对于心肌收缩力受损的患者。一个标准的诱导剂量(0.2~0.3mg/kg IV)后，无意识作用的起效与硫喷妥、丙泊酚相似。与丙泊酚相似，静脉注射依托咪酯时疼痛发生率高，其后可能出现静脉刺激。不由自主的肌阵挛动作也很常见，但可以通过合用神经肌肉阻断药拮抗。单次静脉注射依托咪酯后苏醒迅速，几乎没有任何残余抑制作用的证据。依托咪酯不产生镇痛作用，但是发生术后恶心和呕吐的现象比硫喷妥钠和丙泊酚更常见。

氯胺酮

氯胺酮(ketamine，图 25-6)是一种部分水溶性和高度脂溶性的苯环己哌啶衍生物。与大多数其他静脉麻醉药不同，它能产生显著的镇痛作用。在诱导剂量下氯胺酮可产生一种"分离麻醉"("dissociative anesthesia")状态，其中，患者的眼睛以缓慢的眼球震颤凝视(僵直状态)保持睁开。氯胺酮两种立体异构体中，S(+)异构体比 R(-)异构体更有效，但在美国只有氯胺酮的外消旋混合物的制剂。

氯胺酮的作用机制是复杂的，但主要作用可能是通过抑制 NMDA 受体复合物而产生的。

药动学

氯胺酮的高脂溶性保证了起效快。与其他静脉诱导药物一样，单次推注的效应终止于其重新分布到非活性组织部位。主要在肝脏代谢，包括通过细胞色素 P450 系统的 N-去甲基化。去甲氯胺酮(norketamine)，最主要的代谢产物，有效性较低(是氯胺酮效价的三分之一至五分之一)，随后被羟基化并被结合成水溶性的非活性代谢产物，随尿液排出。氯胺酮是唯一一种低蛋白结合率的静脉麻醉药(表 25-2)。

器官系统的效应

如果氯胺酮是唯一给予的麻醉剂，其记忆缺失并不会像苯二氮䓬类药物那样完全。反射能力通常被保留，但不能假定患者能够保护上呼吸道。眼睛依然张开，并且瞳孔适度扩张，伴随眼球震颤性凝视。通常，流泪和流涎现象会增加，术前使用抗胆碱能药物可限制这种反应。

A. 中枢神经系统的效应

与其他静脉麻醉药相比，氯胺酮被认为是脑血管舒张剂，可增加脑血流量和 CMRO₂。由于这些原因，氯胺酮传统上不推荐用于颅内病变患者，尤其是颅内压增高。然而，这些可以感知的对脑血流量明显不良影响，可能被血碳酸维持正常的现象所钝化。尽管具有潜在肌肉阵挛的活性，但是氯胺酮是一种有效的治疗癫痫持续状态的药物，尤其是当传统的药物无效时。

用药后不愉快的反应是限制氯胺酮使用的主要因素。这种反应可能包括生动多彩的梦、幻觉、体外的体验(灵魂出窍)、增强的和扭曲的视觉、触觉和听觉的敏感性。这些反应可能与恐惧和神经错乱有关，但也可能引起欣快状态，这就解释了它有潜在的滥用毒品问题。儿童通常发生率较低，出现反应较轻。与苯二氮䓬类药物的联合应用可能会限制不愉快反应的出现，也会增加失忆。

B. 心血管系统的效应

氯胺酮可能引起血压、心率和心排出量的短暂但显著**增加**，这可能是通过中枢交感神经兴奋引起，这些效应可能与增加心脏负荷和心肌耗氧量有关，并不总是好的，因此可以通过联合使用苯二氮䓬类药物，阿片类药物或吸入麻醉药物使其减弱。虽然这种效应尚具争议，但氯胺酮被认为是直接的心肌抑制药。这种特性通常被交感神经系统的兴奋所掩盖，但在那些交感神经系统活动能力受限的危重患者，可能会变得明显。

C. 呼吸系统的效应

氯胺酮不会被认为引起严重的呼吸抑制。当它被用作单一药物时，对高碳酸血症的呼吸反应得以保持，血气保持稳定。罕见在大剂量的静脉诱导麻醉后，可能引起短暂性低通气和短时间的呼吸暂停。尽管存在活跃的气道反应，但仍不能假定氯胺酮存在对上呼吸道的保护能力。尤其对于儿童，由于唾液分泌增多而喉痉挛的风险增加。可以用抗胆碱药物作为术前用药以减少这种风险。氯胺酮可松弛支气管平滑肌，可能有助于在反应性气道和支气管痉挛患者的麻醉。

临床应用与用量

其独特的性能，包括深度镇痛作用、交感神经系统的兴奋作用、支气管舒张和最小的呼吸抑制，尽管它有不愉快的拟精神效应，氯胺酮是其他静脉麻醉药的重要替代品，并且在许多情况下是理想的辅助药物。此外，氯胺酮可通过多种途径给药(静脉、肌内注射、口服、直肠、硬膜外)，从而使其成为精神疾病和不合作的小儿患者术前用药的一个有益的选择。氯胺酮静脉注射 1~2mg/kg 或肌内注射 4~6mg/kg 可以达到麻醉诱导。虽然这种药物不常用于维持麻醉，但其短的药物输注即时半衰期使氯胺酮成为达到这一目标的候选者。例如：全身麻醉可以通过输注氯胺酮，每分钟 15~45μg/kg，加上 50%~70%的氧化亚氮或单用氯胺酮每分钟 30~90μg/kg。

在区域麻醉时，当需要额外镇痛(例如：剖宫产术中，椎管内麻醉未满足区域阻滞)，小剂量氯胺酮(0.2~0.8mg/kg IV)推注可能是有效的。氯胺酮能有效地镇痛而不损害气道。一个亚镇痛剂量的氯胺酮输注[3~5μg/(kg·min)]可在全麻术后早期产生镇痛作用，或降低阿片耐受和阿片诱导的痛觉过敏。氯胺酮的使用一直受到它的拟精神系统的副作用的限制，但其独特的特性使它成为某些场合非常有价值的选择，主要是因为它的有效的镇痛和极小的呼吸抑制。最近，它已普遍的以亚镇痛剂量作为一种辅助药，用于限制或逆转阿片耐受。

右美托咪定

右美托咪定(dexmedetomidine)是一种高选择性 α₂-肾上腺

素受体激动药。对 α_2-受体激动药的效用的认识是基于在接受长期可乐定治疗的患者观察到它对麻醉剂需求量降低。右美托咪啶的作用可被 α_2-受体拮抗药所拮抗。右美托咪定是美托咪定的活性 S-对映异构体,一个具有高度选择性的 α_2-肾上腺素受体激动药的咪唑衍生物,用于兽医学。右美托咪定是水溶性的,并且使用其肠道外给药的制剂。

药动学

右美托咪定经过肝脏快速被代谢,包括 N-甲基化和羟基化,随后是结合。代谢产物在尿液和胆汁中排出。清除率高,消除半衰期短(表 25-2)。然而,其药物输注即时半衰期可以从输注 10 分钟后的 4 分钟明显升高到输注 8 小时后的 250 分钟。

器官系统的效应

A. 中枢神经系统的效应

右美托咪定通过激活 CNS 的 α_2-受体而产生选择性 α_2-受体激动效应。其催眠效应源于激动在蓝斑的 α_2-受体而产生,其镇痛作用起源于脊髓水平。右美托咪定的镇静作用不同于其他静脉麻醉药者,在于它是通过激活内源性睡眠通路,更完全类似于生理睡眠状态。右美托咪定可能减少脑血流量,而没有明显的颅内压和脑氧代谢率的下降。它有可能导致药物耐受和药物依赖的产生。

B. 心血管系统效应

右美托咪定输注可导致心率和全身血管阻力适度下降,从而降低全身血压。单次静脉推注可能引起全身血压一过性瞬间升高,心率明显降低,这种效果可能是通过外周 α_2 肾上腺素能受体的激活介导的。右美托咪定输液引起的心动过缓可能需要治疗。已观察到有心脏传导阻滞、严重心动过缓和心搏停止,这可能是由于缺乏对抗性迷走神经的兴奋引起的。对于抗胆碱能药物的反应是不变的。

C. 呼吸系统的效应

右美托咪定对呼吸系统的效应是潮气量可有小到中等程度的减少和呼吸速率的很小的变化。对二氧化碳的通气反应不变。虽然呼吸效应轻微,但由于镇静作用而使上呼吸道阻塞是可能的。此外,右美托咪定与其他镇静催眠药联用具有协同镇静效果。

临床应用与用量

右美托咪定主要用于在 ICU 需要气管插管和机械通气患者的短期镇静。在手术室,右美托咪定作为全身麻醉的辅助用药或提供镇静,例如:清醒时的光导纤维气管插管或区域麻醉。全身麻醉时,右美托咪定[10~15 分钟内给予负荷剂量 0.5~1μg/kg,然后输注 0.2~0.7μg/(kg·h)]可减少吸入性和注射麻醉药的剂量需求。右美托咪定不影响呼吸的镇静和镇痛作用,有益于苏醒和过渡到术后状态。

制剂 *

通用名	制剂
地氟烷	Suprane
右美托咪定	Precedex
地西泮	仿制药,Valium
氟哌利多	仿制药,Inapsine
恩氟烷	恩氟烷,Ethrane
依托咪酯	仿制药,Amidate
磷丙泊福	Lusedra
氟烷	仿制药,Fluothane
异氟烷	仿制药,Forane,Terrell
氯胺酮	仿制药,Ketalar
劳拉西泮	仿制药,Ativan
美索比妥	仿制药,Brevital
咪达唑仑	仿制药,Versed
氧化亚氮(气体,蓝色圆筒形式)	仿制药
丙泊酚	仿制药,Diprivan
七氟烷	仿制药,Ultane
硫喷妥钠	Pentothal

* 第 31 章用于麻醉的阿片类药物的药名

阿片类镇痛药

阿片类药物是镇痛药,并且不同于一般的麻醉药和催眠药。即使使用高剂量的阿片类镇痛药,也不能可靠的阻断记忆,除非同时也使用催眠药如苯二氮䓬类药物。阿片类镇痛药是常规用于术后镇痛以及作为术中平衡麻醉方案的一部分(见前文"静脉麻醉药")。它们的药理和临床应用在第 31 章中有更详细的描述。

除了作为平衡麻醉方案的一部分外,也有大剂量阿片类药物与大剂量苯二氮䓬类药物联合使用,以达到全身麻醉状态,特别是在接受心脏手术的循环储备受限的患者。大剂量给予强效阿片类药物,如芬太尼,能引起胸壁(和喉部)强直,从而严重影响机械通气。此外,大剂量强效阿片类药物可加速患者耐受性的发生,使术后疼痛管理复杂化。

目前的临床实践

临床麻醉的实践需要将这些有效药物的药理作用和已知的副作用与个体患者的病理生理状态相整合。每个病例都在检验麻醉师所创建的、以保证外科手术顺利进行所需麻醉深度的能力,同时还要克服患者的各种重大的医疗问题。

案例思考答案

　　这名患者表现出严重的心脏病风险,因而计划接受较大的外科手术。应以静脉麻醉药开始平衡麻醉,因为它们引起的血压和心率变化微小,例如:降低剂量的丙泊酚或依托咪酯,与强效镇痛药如芬太尼合用(第 31 章)以阻止自主神经反射的不良刺激。可以配合吸入性且可以确保无意识和记忆的麻醉药麻醉维持,外加的静脉麻醉药可提供术中和术后镇痛,在必要时,以神经肌肉阻断药(第 27 章)使肌肉松弛。

　　选择一种或多种吸入剂应该是基于维持足够的心肌收缩力和全身血压以及心排出量的需要,以便在整个手术过程中充分灌注关键器官。如果患者的缺血性疼痛是慢性和严重的,可以使用小剂量氯胺酮输注用以控制额外的疼痛。所选择的麻醉药物的联合作用的快速效应,将有利于患者的心脏功能、呼吸和心理恢复到基线状态,可以通过了解本章中所叙述的麻醉药已知药动学特性获得上述快速效应。

（张青霞 译　沈芊 校　唐玉 审）

参考文献

　　扫描本书二维码获取完整参考文献。

第26章

局部麻醉药

Kenneth Drasner，MD

案例思考

　　一位 67 岁的妇女将择期进行全膝关节置换术。如果使用脊髓或硬膜外来进行外科麻醉，那么使用什么样的局部麻醉药是最合适的，使用时可能会产生什么潜在的并发症？对于术后镇痛，什么样的麻醉药最适合于通过硬膜外或外周神经导管给药？

　　简单地说，局部麻醉指的是身体某一区域的感觉丧失。这是通过抑制神经冲动的产生或传播来阻断神经流量的传入。这种封闭可能带来其他生理变化，如肌肉麻痹和躯体或内脏反射的抑制，这些影响可能是我们希望发生或不希望发生的，视具体情况而定。然而，在大多数情况下，失去感觉或者至少实现局部镇痛，这是局部麻醉的主要目标。

　　虽然局部麻醉药常被用于镇痛，但造成所有感官完全丧失的能力是它们的显著特点。局部麻醉与全身麻醉很明显是截然不同的，但也许值得强调的是，在局部麻醉下，药物直接输送到靶器官，而全身循环只起到减少或终止其药效的作用。局部麻醉也可以通过各种化学或物理方法产生。然而，在常规的临床实践中，它是通过一系列相当窄谱的化合物来实现的，而麻醉恢复通常是自发的、可预测的，并且没有残留效应。这些化合物的发展有着悠久的历史（文本框：局部麻醉的发展历史），被偶然的观察结果所中断，开始的比较晚，药物的不断被演化改进，与其说是为了改善疗效，不如说更多的是出于对安全的担忧。

■ 局部麻醉药的基础药理学

化学

　　大多数局部麻醉药都包含亲脂性基团（如芳香环）和离子型基团（如叔胺基），由一个中间链连接，中间链可以是酯链或酰胺链（表 26-1）。此外分子的一般物理性质，特定的立体化学结构与不同构效关系相关（如：左布比卡因、罗哌卡因），因为酯链比酰胺链更易于水解，因此酯链作用时间更短。

　　局部麻醉药具有弱碱性，临床上常被制成盐以增加其溶解度和稳定性。体内的存在形式可以是非解离型或解离型（第 1 章，弱酸和弱碱的电离）。这两种存在形式的比例根据 Henderson-Hasselbalch 方程式，取决于他们的 pK_a 和体液的 pH 值。可以表示为：

$$pK_a = pH - log[碱]/[共轭酸]$$

　　如果共轭酸和碱的浓度是相等的，等式右侧的第二部分就被消除，因为 $log1 = 0$，那么等式就变为

$$pK_a = pH（当碱的浓度 = 共轭酸的浓度时）$$

　　因此，pK_a 在考虑化合物存在趋势是带电或不带电形式的一种有效方法，例如：pK_a 越低，在一个给定的 pH 环境中，不带电的弱碱比例越高。由于大多数局麻药的 pK_a 范围是 7.5～9.0，因此在生理 pH 值状态下，带电阳离子存在形式比例较大。一个明显的例外是苯佐卡因，它的 pK_a 约 3.5，因而在正常生理条件下仅为非游离碱形式存在。

　　这个电离问题是至关重要的，因为阳离子形式在受体部位是最活跃的，然而，这个故事更复杂的是，因为局部麻醉药的受体部位在钠通道的内部连接处，而麻醉药的电荷形式很难穿透生物膜。因此，不带电的形式对于细胞渗透是很重要的。在渗透进入细胞质后，电荷平衡导致带电阳离子的形成已经在钠离子通道上的结合，从而产生临床效果（图 26-1）。药物也可以通过所谓的疏水途径旁路到达受体。作为一个临床结果，当局部麻醉药被注射到受感染的组织时麻醉效果更低，这是由于细胞外液 pH 值低促成了药物解离，使得扩散穿过细胞膜的药物较少。相反，加入碳酸氢钠到局麻药中，有时是一个临床策略，可以提高非离子形式的有效浓度，从而缩短区域阻滞起效时间。

表 26-1 一些脂类和酰胺类局部麻醉药的结构和性质[1]

	结构	效价（普鲁卡因=1）	作用持续时间
酶类			
可卡因		2	中效
普鲁卡因（奴氟卡因）		1	短效
丁卡因		16	长效
苯佐卡因		只用于表面	
酰胺类			
利多卡因		4	中效
甲哌卡因		2	中效
布比卡因 左布比卡因		16	长效
罗哌卡因		16	长效
阿替卡因		nf[2]	中效

[1] 还有其他化学类型使用，包括醚类（普莫卡因）、酮类（达克罗宁）以及氨基苯乙醚衍生品（芬那卡因）

[2] 无数据

局部麻醉的发展历史

虽然多个世纪以来可卡因导致麻木的特性已被公认,但还人们是将1884年9月15日确定为局部麻醉的诞生日。基于Carl Koller的研究成果,可卡因对角膜的麻醉效果在海德堡眼科大会上被证明,从此迎来了手术局部麻醉的时代。不幸的是,随着可卡因的广泛使用,人们认识到了可卡因显著的中枢神经系统毒性和心脏毒性,以及潜在的成瘾性,使人们对这种药物的应用热情降低了。早期的研究学者Mattison说,"不良结果的风险剥夺了外科医生头脑中对这个无与伦比的药物的很多喜好,所以他们失去了一个最有价值的盟友。"可卡因是苯甲酸酯结构,因此对于替代品种的研究是专注于此类化合物的,转入上个世纪之前苯佐卡因很快被选择出来。然而,苯佐卡因由于其显著的疏水性被证明效用有限,只用于表面麻醉,在当前的临床实践中对其使用仍然是受限的。普鲁卡因是第一个用于临床有效的注射局部麻醉药,不久由Einhorn后引入临床。其结构被作为模板用来发展出了现代最常用的局部麻醉药。表26-1对这些化合物的三个基本结构要素做了评价:亲脂性的芳香环、亲水性可电离的叔胺和一个中间链接部分,通过酯或酰胺键连接这些基团。

由于普鲁卡因作用时间短限制了它的使用,1928年丁卡因的出世克服了这一缺点。不幸的是,在大容量的外周阻滞时,丁卡因表现出了显著的毒性,最终降低了它在脊髓麻醉时

的常规使用剂量。普鲁卡因、丁卡因共有的另一个缺点:他们的酯键不稳定,特别是在普鲁卡因使用案例中,母体化合物的酯键水解过程中释放出的游离芳香酸被认为是比较常见的过敏源。

Löfgren和Lundqvist在1948年引入利多卡因避免了结构不稳定的问题。利多卡因是一系列氨基酰胺类局部麻醉药的第一个,它在二十世纪的下半叶占据主导地位。利多卡因比普鲁卡因具有更良好的作用时间,比丁卡因有更少的全身毒性。直到今天,它仍是最广泛使用的麻醉药之一。尽管如此,一些临床应用需要更长的阻滞时间,而利多卡因是不能提供的。药理学届宣布引入了布比卡因来填补,它有着更强的亲脂性和更强的麻醉阻滞作用。不幸的是,布比卡因被发现更易对心脏传导和功能产生重大影响,有时甚至是致命的。对这种潜在心脏毒性的认识改变了麻醉实践,使得麻醉药毒性的发生非常罕见,因此在现代临床实践中,麻醉药广泛的使用在几乎所有的区域技术。然而,这种固有的毒性会促进科研工作的发展,近两年引入的新药物,左旋布比卡因和罗哌卡因。前者是布比卡因S(−)对映体,具有比它的R(+)异构体对心脏钠离子通道更低的亲和力。罗哌卡因,是另一个S(−)对映异构体,同样对心脏钠通道亲和力降低,麻醉作用比布比卡因和左布比卡因略差。

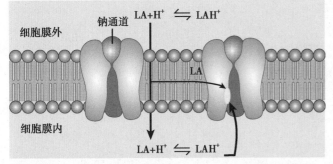

图26-1 局部麻醉(LA)到达受体位点路径示意图。细胞外麻醉药以带电和不带电的形式达成平衡。带电的离子很难透过细胞膜;不带电荷的形式通过通道进入细胞内。细胞内再平衡导致更多活跃的荷电离子的形成,这些物质与钠通道内前庭的受体结合。麻醉剂也可以在膜内的横向扩散(疏水性通道)获得更直接的通路

药代动力学

当局部麻醉药用于局部、外周、和中央椎管内麻醉时,最常见的临床过程是全身系统的吸收、分布、消除-只能减少或终止作用效果。因此,经典的药动学比系统治疗学发挥作用小一些,但对于了解麻醉的持续时间是非常重要,对于判断潜在不良反应的发展尤其是心脏和中枢神经系统毒性是关键的。

一些常用酰胺类的局部麻醉药药代动力学特性见表26-2。酯基局部麻醉由于其在血浆(消除半衰期<1分钟)消除迅速,因此药代动力学未被广泛研究。

A. 吸收

局部麻醉药从注射给药到全身吸收取决于药物剂量、注射部位、药物与组织的结合力、局部血流、血管收缩药物的使用(特别是肾上腺素)和药物自身的理化性质等因素。脂溶性更强的麻醉药通常更有效,作用时间更长,并且需要更长的时间才

表26-2 若干酰胺类局麻药的药代动力学特征

药品	分布半衰期(min)	消除半衰期(h)	$V_{dss}(L)$	CL(L/min)
布比卡因(Bupivacaine)	28	3.5	72	0.47
利多卡因(Lidocaine)	10	1.6	91	0.95
甲哌卡因(Mepivacaine)	7	1.9	84	0.78
丙胺卡因(Prilocaine)	5	1.5	261	2.84
罗哌卡因(Ropivacaine)	23	4.2	47	0.44

CL,清除率;V_{dss},稳态表观分布容积

能达到临床效果。广泛的蛋白质结合也能延长作用时间。

局部麻醉药应用于像支气管黏膜或肋间神经周围组织这样的血管密集区域比注入血流灌注不良的脂肪组织更易吸收，从而提高血液药物浓度水平。当主要用于传导阻滞时，药物血清峰值水平会随着注射部位的不同而变化，其中肋间阻滞浓度最高，坐骨和股的浓度最低(图 26-2)。当血管收缩药用于局部麻醉，血流减少导致全身吸收率降低，从而减少峰值血清水平。这种作用通常在比较短效的，效力较低的，脂溶性差的麻醉药中最明显。

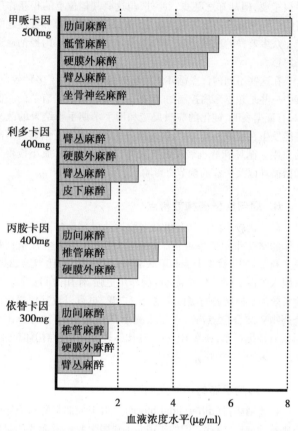

图 26-2 几种局部麻醉剂给药后在不同解剖部位血药浓度峰值的比较

B. 分布

1. 局部用药 通常是在靶器官部位直接注射局部麻醉药，局部麻醉药在区域内分布，发挥临床效果实现至关重要的作用。例如：进入蛛网膜下腔的麻醉药会被脑脊液稀释，分布模式主要取决于宿主因素，其中最关键的是 CSF 的比重和患者体位。麻醉药溶液有高比重，等比重，低比重，当患者坐直时由于重力作用，药物在蛛网膜下腔中将会分别出现下降，保持相对静止或上升。一篇相关文献的回顾分析列举了 25 个被认为是影响局部麻醉药在脑脊液中扩散的决定因素，可大致分为麻醉药药液的特性、脑脊液成分、患者特征和注射技术。硬膜外和外周阻滞适合考虑类似因素。

2. 全身用药 在主要传导麻醉过程中血药浓度峰值的实现受麻醉药的浓度或注射速度影响最小。这些药物的分布近似于二室模型。最初的 α 相反映在血液和高灌注器官中(如：脑、肝、心、肾)快速分布，其特征是浓度急剧下降。随后是缓慢下降的 β 相，反映分布在灌注不佳的组织(如肌肉、肠道)，并可能呈近似线性比率下降。局部麻醉药的潜在毒性受肺摄取的保护作用影响，这种作用可以减弱动脉的浓度，尽管这种作用的时间过程和量级没有得到充分的表现。

C. 代谢与排泄

局部麻醉药在肝脏(酰胺型)或血浆(酯型)中转化为更多的水溶性代谢产物，经尿液排出。由于非解离型局部麻醉药容易通过脂膜扩散，极少或几乎不经尿液排泄。酸化尿液可以促进叔胺基的离子化，产生更多水溶性电离型代谢产物，从而加速排泄。酯类局部麻醉药在血液中被丁酰胆碱酯酶迅速水解为无活性代谢产物。例如：普鲁卡因和氯普鲁卡因血浆半衰期<1 分钟。然而，非典型血浆胆碱酯酶的患者，由于血浆水解减少或缺乏，可能导致药物积聚浓度过高。

酰胺类局部麻醉药在肝脏中通过肝微粒体细胞色素 P450 同工酶进行复杂的生物转化，包括羟基化和 N-脱烷基化反应。每一个酰胺类化合物之间的肝脏代谢率有相当大的差异。丙胺卡因(最快)>利多卡因>甲哌卡因>罗哌卡因 ≈ 布比卡因和左旋布比卡因(最慢)。因此，肝病患者使用酰胺类局部麻醉药更容易发生毒性反应。例如：肝功能正常的患者使用利多卡因平均消除半衰期为 1.6 小时($t_{1/2}$，表 26-2)，而有严重肝脏疾病的患者会延长至 6 个多小时。麻醉时联合使用的许多其他同样通过 P450 同工酶代谢的药物，这些竞争药物的同步使用可以延长局部麻醉药在肝脏的代谢。患者肝血流量的减少也会降低局部麻醉药的肝脏消除。例如：利多卡因的肝脏消除时间在吸入麻醉方式(肝脏血流减少)比静脉麻醉时间要长。充血性心力衰竭患者也可能由于肝血流量受损引起的代谢延迟。

药效学

A. 作用机制

1. 膜电位 局部麻醉药的主要作用机制是**阻断电压门控钠离子通道**(图 26-1)。神经轴突的可兴奋性，类似心肌膜(第 14 章)和神经元的细胞体(第 21 章)，维持一个 -90 到 -60mV 的静息膜电位。兴奋过程中，钠离子通道开放，钠快速内流迅速使膜去极化达到钠平衡电位(+40mV)。去极化过程后，钠离子通道关闭(失活)，钾离子通道开放。钾外流使膜复极达到钾平衡电位(约-95mV)；复极化后钠通道恢复至静息状态，不应期为其特有的恢复时间。钠泵维持跨膜离子浓度梯度。肌肉组织的离子通量与心肌细胞变化相似，因此局部麻醉对这两个组织作用机制相似。

2. 钠通道亚型 每一个钠通道都是由一个单一的 α 亚基组成，α 亚基含有一个与 β 亚基附件相关的中心离子导电孔。α 亚基的孔型实际上是功能表达的充分条件，但是通道门控的动力学和电压依赖性是被 β 亚基修饰的。各种不同钠通道通过电生理记录特征，随后进行分离和克隆，而突变分析可以用来鉴定局部麻醉药结合位点的基本组成。一个哺乳动物家族九位成员的钠通道被标记和分类为 Nav1.1~Nav1.9，其中化学符号代表主要离子，下标表示生理调节器(在这种情况下的电压)，初始数表示基因,后续周期数表示特定亚型。

3. 通道阻滞 生物毒素类如箭毒蛙碱(batrachotoxin)、乌头碱(aconitine)、藜芦定(veratridine)和一些蝎毒(scorpion venom),可以与通道内的受体结合而抑制失活,导致钠内向电流通量的延长和静息电位的去极化。海洋类毒素如河豚毒素(tetrodotoxin,TTX)和蛤蚌毒素(saxitoxin)有类似于局部麻醉药的作用(例如:没有改变静息电位的传导阻滞)。然而,与局部麻醉药相反,它们的结合位点位于细胞外表面附近。这些通道对于TTX 的敏感性是多样的,是根据这些药物药理学敏感性所具有的重要生理作用和治疗意义进行的亚型分类。这种毒素纳摩尔级别的浓度在上述六个通道是敏感的(TTX-S),而三个是耐药的(TTX-R)。耐药的通道,Nav1.8 和 Nav1.9 似乎在背根神经节的疼痛感受器特定表达,针对这些特定的神经元亚群提出改进的可能性。这种精细调节止痛疗法具有提供有效镇痛的理论潜力,同时也限制了非特异性钠通道阻滞剂产生的严重不良反应。

当作用于神经纤维的局部麻醉药浓度逐步增加时,兴奋阈值也不断增加,神经冲动的传导变缓,动作电位上升幅度下降,动作电位波幅降低,最终无法产生动作电位。这些渐进的效果是因为局部麻醉药与钠通道受体结合越来越多。如果钠电流被阻断超过神经传导的临界长度,传导将不可能跨越阻断区域。对于有髓神经,临界长度似乎是 2~3 个朗维埃结(Ranvier nodes)。给予阻断传导的最低剂量时,静息电位没有明显改变。

局部麻醉药阻断钠通道具有电压依赖性和时间依赖性:通道在静息状态时,更多是负的膜电位占主导地位,局部麻醉药与受体的亲和力较激活状态(开放状态)和失活状态时低,而激活状态和失活状态时,更多是正膜电位占主导地位(图 14-10)。因此,给予快速运动轴突一个药物浓度比给静息状态纤维效果更明显(图 26-3)。在连续的动作电位之间,一部分的钠通道将从局部麻醉药的阻断中恢复(图 14-10)。从药物诱导中恢复的阻断从正常失活中恢复慢 10~1 000 倍(图 14-4 为心肌细胞膜)。因此,不应期延长,神经动作电位减少。

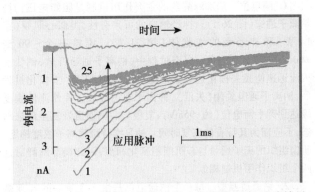

图 26-3 有髓鞘的轴突局部麻醉钠电流阻滞重复活动效果。一系列的 25 个脉冲被应用,产生的钠电流(向下偏转)叠加。注意,脉冲产生的电流从第 1 个脉冲到第 25 个脉冲迅速削减。序列经过一段较长的休息后,从阻滞中复苏,但阻滞也可以由随后的脉冲序列复苏。nA,毫微安

升高细胞外钙离子浓度可以部分的拮抗局麻药的作用,因为钙离子可以增加膜的表面电位(特别是低亲和力的静息状态),反之,增加细胞外钾离子的浓度使细胞膜去极化,特别是失活状态时,可增强局部麻醉药的作用。

4. 其他作用 目前使用的局部麻醉药与钠通道的结合是低亲和且特异性差的,存在多个其他的结合位点,但是他们对钠通道的结合亲和力几乎是相同的。因此,在临床相关浓度,局部麻醉药在无数其他渠道(如:钾和钙)、酶(如:腺苷酸环化酶,过氧化氢酶)以及受体[如:N-甲基-D-天冬氨酸受体(NMDA),G 蛋白偶联,5-HT3 受体、神经激肽-1(P 物质受体)]有潜在活性。这种辅助效应在实现局部麻醉中所起的作用似乎很重要,但却知之甚少。此外,与这些其他位点的相互作用可能是局部麻醉药发挥麻醉效应(例如:差别阻滞)和毒性之间存在众多差异的原因,因此不能完全通过阻断电压门控钠通道来解释。

在这些不同的位点循环使用局部麻醉药产生了多种效应,其中一些是超越疼痛控制的,包括一些反应可能是有益的。例如,有证据表明,钝化的应激反应和围手术期手术结果的改善可能发生在硬膜外麻醉中,这一部分的效应超出了钠通道阻滞的作用。循环麻醉也表现出抗血栓作用,对凝血、血小板聚集和微循环以及炎症的调节有影响。

B. 局部麻醉药构效特点

分子比较小的且具有更高亲脂性的局部麻醉药与钠通道受体的交互作用速率更快。如前所述,效价与脂溶性呈正相关。利多卡因、普鲁卡因和甲哌卡因比丁卡因、布比卡因、罗哌卡因水溶性更强。后者局部麻醉作用更强,作用时间更长。这些长效局部麻醉药与蛋白质结合更广泛,也可以被其他蛋白结合药物从结合位点游离。至于光学活性药物(例如:布比卡因),有证据显示,通常 R(+)型异构体较 S(-)型异构体(左旋布比卡因)作用稍强。

C. 影响阻滞的神经元因素

1. 差别阻滞(differential block) 由于局部麻醉药能够阻断所有的神经,因此它们的作用并不局限于我们所需要的只减弱有害(疼痛)的感觉刺激。随着麻醉中中枢神经系统(脊髓或硬膜外麻醉),运动麻痹的出现可能抑制呼吸,自主神经阻滞可以导致低血压。此外,在手术过程中可能需要运动麻痹,但它也可以是另一台手术的弊端,例如:在产科分娩时硬膜外麻醉引起的运动无力可能会限制患者在分娩过程中宫缩(即"推")的能力。同样,当用于术后镇痛,可能会导致患者在没有帮助的情况下无法走动,造成坠床的风险,而残留的自主神经的阻断可能会影响膀胱功能,造成尿潴留,需要导尿。这些问题在门诊手术室(当天出院)是特别大的问题,占手术工作量的百分比不断增加。

2. 神经纤维的内在敏感性 神经纤维对于局麻药的敏感性明显不同。传统的教科书中还经常引用,局部麻醉药优先阻断较小直径的纤维,因为这种纤维被动地传播电脉冲的距离较短。然而,在小纤维群的复合动作电位消失之前,大部分的大纤维被阻滞了。最值得注意的是,相同直径的有髓神经往往比无髓鞘神经更早被阻断。例如:节前 B 纤维在较小的无髓 C 纤维之前被阻断,无髓 C 纤维参与疼痛传输(表 26-3)。

表 26-3　不同类型神经纤维对麻醉药敏感度的比较

纤维类型	功能	直径（μm）	髓鞘	传导速度（m/s）	阻滞敏感度
类型 A					
α	本体感觉，运动	12~20	重链	70~120	+
β	触摸，压力	5~12	重链	30~70	++
γ	肌梭	3~6	重链	15~30	++
δ	疼痛，温度	2~5	重链	5~25	+++
类型 B	节前自主神经	<3	轻链	3~15	++++
类型 C					
背根神经	疼痛	0.4~1.2	无	0.5~2.3	++++
交感神经	节后神经	0.3~1.3	无	0.7~2.3	++++

导致差别阻滞的另一个重要因素来源于局部麻醉药的状态依赖性机制（state-dependent mechanism）和使用依赖性（use-dependent mechanism）机制。在更高的去极化频率下神经更容易被这些药物阻断。感觉纤维具有较高的放电率和较长的动作电位持续时间。运动纤维以较慢的速度被点燃且动作电位持续时间较短。由于 A 型 δ 和 C 型纤维参与高频痛觉传导，基于以上特性，就可以使用较低浓度的局部麻醉药造成这些神经纤维更早地被阻断。这种效应的潜在影响就要求必须谨慎地解释评价局部麻醉药对神经传导阻滞易感性的非生理性实验。

3. 解剖学上的分布　局部麻醉阻滞除了内在敏感性外，外周神经束的解剖组织结构可能也会影响药物的起效和易感性。基于发育中近端感觉纤维最后加入神经干，我们可以推测神经干核心包含支配最远端的感觉纤维。麻醉药被注入神经束外测，因此首先作用于包裹在纤维素外侧的近端纤维，感觉阻滞的发生顺序就是从近端到远端。

■ 局部麻醉药的临床药理学

局部麻醉药在身体明确的部位可以提供高效的镇痛作用。常用的给药方式包括局部使用［例如：鼻黏膜，伤口边缘（切口部位）］，在周围神经末梢的附近注射（神经浸润）和主要神经干附近注射（阻断），注入硬膜外或蛛网膜下腔周围的脊髓（图 26-4）。

临床阻滞的特性

在临床实践中，通常阻滞的构成是一个有序的演变，开始是交感神经传递的阻滞然后进展到温度，疼痛，轻触，最后运动阻滞。这在脊髓麻醉起效时是最容易识别的，可检测到空间差异，实现更大化就是最容易受伤害的头侧传播。因此，对冷的感觉丧失（经常用湿酒精棉球评估）大约是两段以上的针刺镇痛水平，反过来就是大约两段喙端轻触摸识别丧失。然而，由于考虑解剖学因此早期更加注意外周神经干，外周阻滞的发生更为多变，近端运动无力可能出现在远端感觉丧失之前。此外，麻醉溶液一般不会均匀地沉积于神经束周围，纵向扩散和辐射状渗透进入神经主干更是不均匀的。

关于差别阻滞，值得注意的是，"成功的"手术麻醉可能需要失去触觉，而不仅仅是消除疼痛，因为有些患者在手术过程中甚至会感到触摸的痛苦，常常担心手术可能会变得疼痛。此外，阻滞在模式上可能存在差异，传统的手术麻醉不可能在麻醉时不丧失运动功能。

A. 添加血管收缩药的作用

局麻药中添加血管收缩药可能有几个好处。首先，局部神经摄取增强，因为持续的局部组织浓度可以在临床上获得较长的阻滞时间。这可以使更长时间的手术获得足够的麻醉，延长术后疼痛控制时间和降低麻醉总量的要求。第二，血液峰浓度水平降低，因为吸收更紧密地匹配代谢和消除，同时全身毒性反应的发生风险降低。而且，当混合药液进入脊髓麻醉，肾上腺素可能不仅通过其收缩性能延长局部麻醉作用，也能通过调节脊髓内突触后 α₂ 肾上腺素能受体直接产生镇痛作用。这种潜在的作用导致 α₂ 受体激动药可乐定成为局部脊髓麻醉的麻醉辅助用药。

相反，肾上腺素的加入可能会产生不良反应。加入肾上腺素的麻醉方案可以增强外周神经阻滞或椎管内局麻药的神经毒性。此外，在某些区域使用血管收缩药会导致侧支循环的缺乏（例如：手指麻醉），一般是避免的，虽然有人质疑这种行为。

B. 有意全身使用局部麻醉药

虽然局部麻醉药的主要用途是在受限区域内实现麻醉，但这些药物有时被审慎地用于疼痛管理。除了有记录可以减少麻醉要求和术后疼痛，全身使用局部麻醉药在治疗慢性疼痛方面取得了一些成功，这种效果可能持续的时间比麻醉暴露时间更长。全身实用局部麻醉药控制疼痛被认为是部分地抑制了异常异位放电，有试验观察到抑制异常异位放电所需要的麻醉药的浓度比阻断正常神经动作电位所需的药物浓度低很大的数量级。因此，在不对正常神经传导造成不良影响的情况下就可以达到这些镇痛效果。逐步增大局麻药的剂量似乎可以发挥全身作用：①低浓度可以抑制慢性损伤的周围神经异位冲动的产生；②中等浓度可抑制中枢过激，这可以解释治疗的效果可能超出麻醉暴露的时间；③高浓度会产生通常的镇痛作用，可能会导致严重的毒性。

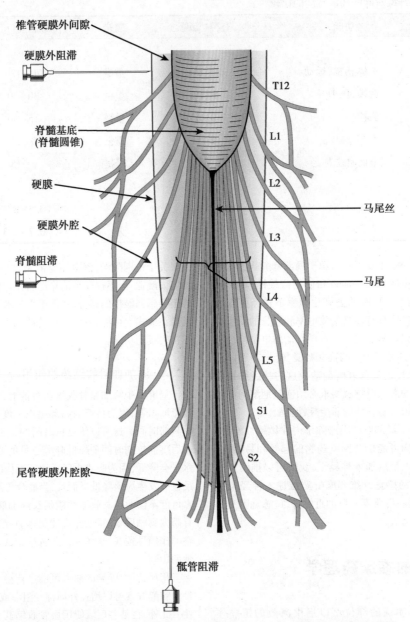

图26-4 局部麻醉药注入椎管内及周围的典型位点示意图。当局部麻醉药注入硬膜外,它被称为硬膜外阻滞。骶管阻滞是一种特定类型的硬膜外阻滞,通过骶管裂孔将针插入尾管。在外周神经注射被称为神经阻滞(如椎旁阻滞)。最后,蛛网膜下腔(鞘内)注射脑脊液称为脊髓阻滞

毒性

局部麻醉药的毒性反应来自两个不同的过程:①无意识的血管内注射或局麻药从给药部位吸收后的全身效应;②与神经元素直接接触产生的局部效应引起的神经毒性。

A. 全身毒性

硬膜外麻醉或大容量外周阻滞使用的局部麻醉药足以导致重大的临床毒性,甚至死亡。为降低风险,已颁布了针对常用部位每种常用药物的最大推荐剂量。这种方法的基本概念是,注射部位的吸收应与新陈代谢相匹配,从而防止中毒浓度

水平的发生。然而,这些建议没有考虑患者的特征或伴随的危险因素,也没有考虑到特定的外周神经阻滞,这对全身吸收率有很大的影响(图26-2)。最重要的是,他们没有能力避免由无意识血管内注射引起的毒性(偶尔进入动脉,但更常见的是静脉)。

1. 中枢神经系统毒性 当药物快速吸收或不慎进入血管内,药物血浆浓度会很高,这时所有的局部麻醉药都会引起镇静,轻微头痛,视觉和听觉障碍以及烦躁不安。局部麻醉药的早期毒性反应表现为口周、舌头麻木和金属味。较高浓度时,出现眼球震颤和肌肉抽搐,随后是强直阵挛性惊厥。局部麻醉药明显抑制大脑皮层抑制性通路,从而出现兴奋性神经通路活动无

抑制。这一不平衡兴奋（即惊厥发作）是过渡阶段，随后是中枢神经系统广泛受到抑制。然而，这种典型的进展毒性模式主要表现在人类志愿者研究（在伦理上限制为低剂量），以及在动物模型中分层给药。这种典型分层进展在临床毒性中是常见的，并且会受到许多因素的影响，包括患者的易感性、特定的麻醉药物、联合用药以及血清药物水平的上升率。最近文献报道的局部麻醉心脏毒性的临床病例发现，只有18%的情况下有中枢神经系统中毒的前驱症状。

当需要大剂量的局部麻醉时（例如整形外科手术需要外周神经阻滞或局部浸润时），可以术前胃肠外给予苯二氮䓬类药物（例如地西泮或咪达唑仑）可对抗局麻药引起的中枢神经系统毒性。然而，这种术前给药罕见引起心脏毒性反应，如果发生的话，就有危及生命的过量使用被延迟识别的风险。值得注意的是，在上述文献报道中，10例注射用或全身麻醉使用异丙酚10例中有5例呈现了独立型心血管毒性事件。

如果癫痫的发生可以增强麻醉毒性，那么预防低氧血症和酸中毒是关键。快速气管插管可促进充分的通气和氧合，并有助于防止患者肺部吸入胃内容物。过度通气的影响是复杂的，在麻醉过量复苏后的作用是有争议的，但在消除代谢性酸中毒方面它可能带来显著的收益。应及时控制局部麻醉药引起的癫痫发作，以防止对患者的伤害和酸中毒进一步加重。最近美国局部麻醉协会的一个实践报告倡导将苯二氮䓬类药物作为治疗癫痫发作时的一线药物（如：咪达唑仑，0.03~0.06mg/kg），因为这类药物血流动力学稳定，但小剂量丙泊酚（例如：0.25~0.5mg/kg）被认为是可接受的选择，因为在局麻科往往容易获得。癫痫发作时的肌肉活动可以通过神经肌肉阻断剂有效地终止，虽然这并不会减少中枢神经系统反应，因此努力的方向必须包括针对潜在的癫痫发作活动的预防处理。

2. 心脏毒性 局部麻醉最令人担忧的并发症，这些局麻药物对心脏传导和心脏功能具有深远的影响。1979，Albright的一篇社论回顾了6例使用布比卡因和依替卡因死亡的病例。这一开创性的文章表明，这些相对较新的亲脂性和强效麻醉药有更大的潜在毒性，心脏骤停可能同时发生或之后立即发作，特别是在缺氧和酸中毒的情况下。尽管这一说法遭到了强烈的批评，但随后的临床经验却不幸地更加证实了Albright的担忧。在4年内，FDA已经收到12例应用0.75%布比卡因用于产科硬膜外麻醉的心脏停搏病例报告。来自动物研究的数据进一步证实这些麻醉药的心脏毒性有增强，动物实验表明低剂量的布比卡因和依替卡因有三分之二会产生痉挛诱发心律失常，而利多卡因中枢神经系统和心脏毒性的发生率是不到一半。作为回应，FDA禁止在产科中使用0.75%布比卡因。此外，作为麻醉实践标准，随着局部麻醉分次给药的实施，纳入试验剂量已根深蒂固。

虽然布比卡因麻醉浓度的降低和麻醉实践中的变化在减少心脏毒性风险方面做了大量的贡献，但立体异构体药物包括布比卡因的毒性存在差异的公认，为发展出更安全的局麻药带来了契机（第1章）。调查表明，布比卡因外消旋混合物的对映异构体心脏毒性是不一样的，S(-)对映异构体具有较好的治疗优势，导致左布比卡因的后续营销。紧随其后的是罗哌卡因，较布

比卡因麻醉作用稍弱。然而，应当指出的是这些化合物毒性仅仅是温和的减少，而当这些麻醉药用于大剂量阻滞时，这种显著的心脏毒性风险仍是一个非常现实的问题。

3. 布比卡因毒性的逆转 最近，一系列的临床事件，偶然观察，系统试验，和精明的临床决策已经确定了一个相对简单的、实用的、显然是有效的对抗布比卡因心脏毒性的方法，就是静脉滴注脂质溶液。而且，这种疗法似乎已经有了临床应用，通过量输注脂质溶液可以覆盖任何布比卡因导致的心脏毒性或中枢神经系统毒性（文本框：脂质复苏）。

B. 局部毒性

1. 神经损伤 脊髓麻醉引入到临床实践中的早期，就有与此相关的神经损伤的零星报道，这引发了大家对局部麻醉药物潜在的神经毒性的关注。Durocaine是一个含有普鲁卡因的脊髓麻醉配方，最初关注的是溶媒导致的损伤。然而，实验研究发现10%普鲁卡因可以在猫中单独引起相似神经损伤，而溶媒没有。对于麻醉药神经毒性再次引起关注是在上世纪80年代初，报道了一系列发生在硬膜外麻醉中使用氯普鲁卡因导致神经损伤的案例。在这些案件中，有证据表明，用于硬膜外间隙麻醉不慎鞘内注射。由于脊髓麻醉所需的剂量比硬膜外麻醉大约少一个数量级，因此显然是易受伤害的蛛网膜神经元过度暴露的结果。

随着溶媒配方的变化和临床实践规范，人们对毒性的关注又消退了，只是十年后再次出现了一个持续腰麻（continuous spinal anesthesia，CSA）导致马尾综合征的相关报道。与较常见的单次注射技术相比，CSA需要在蛛网膜下腔放置一个导管重复给药，以保证足够的麻醉和维持较长时间的阻滞。在这种情况下，局部麻醉明确的被用于蛛网膜下腔的一个相对限制的区域；为了扩大阻滞以获得足够的外科麻醉，然后再进行多次重复的麻醉。当神经阻滞足够时，神经毒性浓度在蛛网膜下腔尾区的限制区域内积聚。最值得注意的是，大多数病例中的麻醉剂是利多卡因，这是大多数临床医生认为是毒性最小的药物。随后是利多卡因用于硬膜外给药，不小心被鞘内注射，被报道神经毒性损伤，类似的案件早十年氯普鲁卡因曾被报道。CSA发生神经毒性损伤的剂量与硬膜外使用利多卡因的剂量可能都是致命的，无论何时过量的麻醉就是鞘内注射，不管使用什么麻醉药。更令人担忧的是，随后有报告在脊髓麻醉中使用利多卡因临床推荐最高剂量后出现神经损伤的证据，因此建议减少最大剂量的推荐。这些临床报告（以及同时进行的实验研究）消除了在临床推荐剂量和浓度下使用现代局部麻醉药不能引起神经毒性损伤的概念。

局麻药引起神经毒性的机制在细胞培养、分离轴突和体内模型中得到了广泛的研究。这些研究已经证明了局麻药可能带来许多有害的影响，包括传导失败、膜损伤、酶漏出、细胞骨架破坏、细胞内钙积累、轴突传导中断、生长锥塌陷和细胞凋亡等。目前尚不清楚这些因素或其他因素在临床损伤中所起的作用。然而，很清楚的是，损伤不是由于阻断电压门控钠通道本身造成的，因此临床效果和毒性并不是紧密联系在一起的。

脂质复苏(lipid resuscitation)

在肉毒碱缺乏的患者中使用低剂量布比卡因就可以引起明显的心脏毒性,Weinberg 推测是由于心肌细胞内脂肪酸堆积,引起代谢紊乱,最终导致了毒性增强。他推测,给予脂质溶液可以增强布比卡因心脏毒性,但试验结果恰恰相反。因此他开始了系统实验室研究,想清楚地证明静脉输注脂肪乳剂(ILE)对于布比卡因从心脏毒性中复苏的潜在疗效。8年后脂质复苏得到了临床确认,一位持续麻醉诱导(布比卡因加甲哌卡因)导致的心脏骤停患者,对标准加强心脏生命支持程序(advanced cardiac life support procedures, ACLS)无反应,而通过输注脂质溶液成功复苏。随后出现了很多成功复苏的类似报道,扩展这一临床经验到其他麻醉药包括左布比卡因和罗哌卡因麻醉引起的中枢神经系统毒性,以及其他类化合物的毒性,如安非他酮诱发心血管衰竭和氟哌啶醇引起的多形室性心动过速。实验室研究针对不同毒性反应的挑战(如维拉帕米、氯丙咪嗪和普萘洛尔)也提供

了有效证据。

脂质复苏有效的机制还不完全清楚,但几乎可以肯定的是它可以摄取血浆中的亲脂性药物,导致在麻醉药物靶组织中的有效浓度降低,这种能力是与疗效确切相关的,这个机制被称为"脂肪库"。然而,这种提取的程度不足以产生显著的临床效应,这表明至少有其他机制参与了脂质复苏。例如:已被证明布比卡因在线粒体膜中抑制脂肪酸运输,脂质可以克服这种抑制作用提升心肌细胞内钙离子浓度受益或恢复心肌活力。尽管还存在许多疑问,但不断发展的证据足以证明全身麻醉毒性的情况下使用脂质复苏的益处。它的使用被美国局部麻醉协会工作组颁布,输注脂质溶液已被纳入 ACLS 最新版本指南,用于特殊情况下的心脏骤停。重要的是,异丙酚不能用于脂质复苏,因为这种治疗所需剂量巨大,会导致使用致命的过量的丙泊酚(propofol)。

2. 短暂神经症状(Transient neurologic symptoms, TNS) 除了局部麻醉药椎管内给药(脊髓和硬膜外)可能会导致非常罕见的灾难性神经损伤,短暂的疼痛和/感觉迟钝综合征最近在利多卡因脊髓麻醉中出现。虽然这些症状与感觉丧失,运动无力,或肠和膀胱功能障碍不相关,但疼痛可能相当严重,常常超过外科手术引起的疼痛。TNS 甚至发生在中等剂量的麻醉,有记载使用利多卡因三分之一的患者会发生,患者某些特定的手术部位(如取石术),以及门诊麻醉也会增加发生风险。其他麻醉药的发生风险相差很大。例如:普鲁卡因或甲哌卡因只是略有减少,但丙胺卡因、布比卡因和氯普鲁卡因似乎是可以忽略不计的。TNS 的病原学和临床意义尚未确定,但影响 TNS 的因素和动物毒性实验的差异强烈证明了介导这些症状和持续性或永久性的神经功能缺损的机制是不同的。然而,利多卡因脊髓麻醉的 TNS 发生率高是非常令人不满意的,导致了最近几年被遗弃不用(虽然它仍然是一个受欢迎的、适合所有手术过程,包括硬膜外阻滞麻醉的药物)。氯普鲁卡因,一度被认为是一种有毒的麻醉药,但是目前正在探索作为替代利多卡因的短时程脊髓麻醉药,一种化合物已被用于超过 5 000 万脊髓麻醉手术。

■ 常用的局部麻醉药及其应用

阿替卡因

美国 2000 年 4 月批准其用于牙科麻醉,阿替卡因(articaine)是唯一的一个具有噻吩结构的氨基酰胺麻醉药,没有苯环,添加了一个酯基,可以被血浆酯酶水解代谢(表 26-1)。苯环的改造提高了药物的亲脂性,从而提高组织渗透性能力,而酯基导致一个比较短的血浆半衰期(约 20 分钟),可能对于全身毒

性来说是更好的治疗指数。这些特性使得该药在牙科麻醉中得到了广泛应用,它被认为是比利多卡因更加有效,更加安全,而且是优于标准的。除了这些积极特性外,还要平衡的关注它引起的持续性感觉异常,罕见发生,但使用阿替卡因是普通发生率的 3 倍。然而,丙胺卡因具有更高的发生率(是阿替卡因的 2 倍)。重要的是,这是仅有的两种牙科麻醉剂,配制浓度 4%。其他药物都是以较低浓度(如:利多卡因用于牙科麻醉最大浓度为 2%),并且公认有神经毒性发生,在某种程度上是浓度依赖性的。因此,很有可能增加毒性的风险来自于配方,而不是麻醉药的内在特性。在最近一次对美国和加拿大的牙科学院的调查,超过一半的受访者表示,4%阿替卡因不再用于下颌神经阻滞。

苯佐卡因

如前所述,苯佐卡因(benzocaine)明显的亲脂性已限制了其在局部麻醉中的应用。然而,尽管用于局部麻醉使用了一个世纪,但近年来由于越来越多的关注它引起的潜在高铁血红蛋白血症的发生而减少了使用。高铁血红蛋白水平升高可能是由于先天性缺陷或接触氧化剂,如与苯佐卡因明显暴露的情况下(或暴露于亚硝酸盐,第 12 章)。由于高铁血红蛋白不能运输氧气,升高会造成严重的风险,严重程度与血浆浓度水平平行。

布比卡因

基于对心脏毒性的关注,布比卡因(bupivacaine)往往避免用于需要大容量集中注射的麻醉,如硬膜外或外周神经阻滞麻醉。相反,相对较低的浓度下(0.25%)经常被用来实现延长外周麻醉和对术后疼痛的控制,该药物在浸润麻醉控制手术切口

疼痛方面享有类似的人气。它通常进行硬膜外注射,用于术后疼痛控制和分娩镇痛。最后,它在脊髓麻醉方面有一个比较完美的记录,对于神经毒性具有相对良好的治疗指数,发生 TNS 风险非常小。然而,脊髓麻醉布比卡因不适用于出院患者或门诊手术,因为它的作用时间相对较长导致麻醉复苏延迟,因此需要在医院有更长的停留时间。

氯普鲁卡因

1951 年氯普鲁卡因(chloroproacine)进入临床实践,作为早期氨基酯类局麻药的样板回归。氯普鲁卡因的硬膜麻醉在产科得到广泛使用,因为其迅速水解将全身毒性或胎儿暴露风险最小化。不幸的是用于硬膜外麻醉明显大剂量错误鞘内注射造成神经损伤的报道导致其几乎被遗弃。然而,利多卡因脊髓麻醉引起 TNS 频繁发生,而氯普鲁卡因适时地填补了这一问题。因脊髓麻醉使用氯普鲁卡因起效和作用时间都比利多卡因更短,发生 TNS 风险非常小。虽然没有证明氯普鲁卡因硬膜外麻醉有相关的早期神经功能损伤,但现在认识到任何局部麻醉药的高剂量都能够诱导神经毒性损伤。目前在欧洲上市的一种制剂专门用于脊髓麻醉,其无防腐剂溶液在美国有相当多的超说明书使用。但是,作为脊椎麻醉药的使用经验是有限的,并且需要额外的经验才能牢固地建立安全性。氯普鲁卡因除了最初用于脊髓麻醉,目前还发现用于硬膜外麻醉,特别是在某些情况下,留置导管和外科麻醉需要快速实现时,如怀有受损胎儿需要剖宫产的产妇。

可卡因

目前临床上使用可卡因(cocaine)主要局限于耳、鼻、喉等局部麻醉,其强烈的血管收缩功能可减少出血。但目前在这些领域的使用量也在减少,因为担心全身毒性,而且可卡因属于管制药品,它的特殊调配和处理为临床使用带来不便,临床更愿意使用其他麻醉药联合血管收缩药物。

依替卡因

随着布比卡因在临床的应用,依替卡因(etidocaine)的使用已经非常有限了,因为它阻滞效能低。它有产生相反的差别阻滞的趋势(例如:与其他麻醉药如布比卡因相比,它产生了与感觉阻滞相关的过度运动),这是非常不利的属性。

左布比卡因

正如前面所讨论的,布比卡因 S(-)对映异构体左布比卡因(levobupivacaine),其心脏毒性比外消旋物小一些。麻醉效能弱于布比卡因,而且有较长的持续时间,虽然这些影响不大,没有任何实质性的临床意义。有趣的是,最近关于脂质复苏的研究表明左布比卡因比罗哌卡因有潜在的优势,因为前者更有效地被隔离到一个所谓的脂肪库,这就意味着左布比卡因有更大的

扭转毒性作用的能力。

利多卡因

除了脊髓给药 TNS 高发问题,利多卡因(lidocaine)作为一个麻醉持续时间中等的局麻药有着出色的记录,并仍然是大多数麻醉药做比较的参考标准。

甲哌卡因

虽然结构类似布比卡因和罗哌卡因(mepivacaine)(表 26-1),但与利多卡因比较甲哌卡因显示出了临床优势。它与利多卡因对血管的活性作用是不同的,甲哌卡因倾向于收缩血管而不是舒张血管。这一特点可能意味着它的作用时间稍长一些,这使得它成为主要外周阻滞的普遍选择。常规放置导管时使用利多卡因硬膜外麻醉比甲哌卡因仍保持着领先优势,因为在这种手术中更长的麻醉时间并不重要。更重要的是,甲哌卡因在胎儿体内代谢缓慢,不用于产妇硬膜外麻醉。当用于脊髓麻醉,TNS 的发生率甲哌卡因比利多卡因稍低。

丙胺卡因

丙胺卡因(prilocaine)具有氨基酰胺麻药最高的清除率,全身毒性反应的风险降低。不幸的是,这种优势因为诱导高铁血红蛋白血症而被抵消,因为代谢产物邻甲基苯胺,一个氧化剂的累积。用于脊髓麻醉,起效的时间比丙胺卡因,利多卡因稍长,有限的数据表明发生 TNS 风险低。在欧洲,它越来越多地用于脊椎麻醉,并已专门用于此目的。在美国没有获得批准的制剂,也没有适合脊髓麻醉的超说明书用药的配方。

罗哌卡因

罗哌卡因(ropivacaine)是一个 S(-)对映异构体,与布比卡因、甲哌卡因同系列,可通过手性特征区分,氮杂环己烷去丙基(表 26-1)。其心脏毒性减低在大容量外周阻滞中广泛使用。它也是硬膜外输注用于控制分娩和术后疼痛的常用方法。虽然有些证据表明,罗哌卡因可能比布比卡因产生更有利的差异阻滞,但缺乏临床疗效的等效性试验效力增加了这种比较的复杂性。

局部麻醉药的共晶混合体(EMLA)

共晶是指将多种成分结合成为一种混合体(mixtures),这种混合体比它的原成分熔点更低。利多卡因和丙胺卡因可以结合形成这样的混合体,以 EMLA(Eutectic Mixture of Local Anesthetics,局部麻醉药的共晶混合体)名称销售。这个配方,含有利多卡因 2.5% 和丙胺卡因 2.5%,可以渗透进入皮肤角质层,产生局部麻木。它通常用于儿科,静脉置管穿刺前用以

麻醉皮肤。

未来的发展

缓释制剂

持续镇痛或麻醉的设备,如用于术后疼痛的管理,传统做法是通过放置一个导管以便连续给药。最近的研究集中在药物释放系统可以缓慢释放麻醉药,从而延长了持续时间,避免了放置导管的缺陷。缓释制剂具有降低全身毒性风险的潜在优势。将局部麻醉药包封在微球、脂质体和其他微粒中的初步工作已经证实了这一概念,尽管重大的发展问题以及潜在的组织毒性问

题仍有待解决。

毒性较小的药物;选择性更高的药物

已经清楚地表明,麻醉药导致的神经毒性不是由阻断电压门控钠通道引起的。因为麻醉药物疗效和组织毒性不是由一个共同的机制介导,这就建立了开发具有更好的治疗指标化合物的可能性的理论依据。

正如前面所讨论的,神经元钠通道的亚型分类和识别的研究已经飞速发展旨在研发更多高选择性钠通道阻滞剂。这些亚型的神经元分布不同,某些在痛觉信号中发挥着独特作用,这都表明选择性阻断这些通道是可行的,并可能大大改善钠通道调节剂的治疗指标。

摘要:局麻用药

类别	作用机制	作用	临床应用	药代动力学、毒性
酰胺类				
• 利多卡因（Lidocaine）	阻滞钠通道	缓慢,然后阻滞动作电位传播	短程手术:局部(黏膜)静脉、浸润、硬膜外,脊髓麻醉大大小小的外周阻滞	胃肠外给药(如外周阻滞,但基于特殊的部位,差异很大)• 维持时间 1~2h • 合用肾上腺素维持时间 2~6h • 毒性:中枢神经系统兴奋(高容量阻滞)和局部神经毒性
• 布比卡因（Bupivacaine）	同利多卡因	同利多卡因	较长程手术(但不局部或静脉应用)	胃肠外给药 • 维持时间 3~6h • 毒性:中枢神经系统兴奋 • 心血管虚脱(高容量阻滞)

• 丙胺卡因（Prilocaine）,甲哌卡因（Mepivacaine）:类似利多卡因(但也有像丙胺卡因那样的高铁血红蛋白血症的风险)

• 阿替卡因（Articaine）:普通的牙科麻醉药

• 罗哌卡因（ropivacaine）,左旋布比卡因（Levobupivacaine）:类似布比卡因

类别	作用机制	作用	临床应用	药代动力学、毒性
酯类				
• 氯普鲁卡因（Chloroprocaine）	同利多卡因	同利多卡因	非常短程手术,但不常局部或静脉应用)	胃肠外给药 • 维持时间 30~60min • 合用肾上腺素维持时间 60~90min • 毒性:同利多卡因
• 可卡因（Cocaine）	同上 • 并具有拟交感神经作用	同上	要求高的表面活性和血管收缩	局部或胃肠外给药 • 维持时间 1~2h • 毒性:中枢神经系统兴奋、惊厥、心律失常、高血压、卒中

• 普鲁卡因（Procaine）:类似氯普鲁卡因,但不用于硬膜外麻醉

• 丁卡因（Tetracaine）:用于脊髓麻醉,维持时间 2~3h

• 苯佐卡因（Benzocaine）:专门用于表面麻醉

制剂

通用名	制剂	通用名	制剂
阿替卡因	Septocaine	利多卡因和布比卡因混合物	Durocaine
苯佐卡因(局部)	仿制药	利多卡因和丙胺卡因共晶混合体(局部)	EMLA 霜
布比卡因	仿制药,Marcaine,Sensorcaine	甲哌卡因	仿制药,Carbocaine
氯普鲁卡因	仿制药,Nesacaine	普莫卡因(局部)	仿制药,Tronothane
可卡因(局部)	仿制药	丙胺卡因	Citanest
地布卡因(局部)	仿制药,Nupercainal	普鲁卡因	仿制药,Novocain
达克罗宁(局部,含片)	Sepacol,Sucrets,Dyclone	丙美卡因(Proparacaine,眼科用)	仿制药,Alcaine,等
超量后的静脉注射脂肪乳剂	Intralipid	罗哌卡因	仿制药,Naropin
左旋布比卡因	Chirocaine,等	丁卡因	仿制药,Pontocaine
利多卡因	仿制药,Xylocaine		
利多卡因和氢化可的松(贴片)	仿制药		

案例思考答案

如果选择脊髓麻醉,布比卡因应为优选。它具有足够长的麻醉持续时间、对神经毒性损伤和短暂神经症状、相对无瑕的记录,这两者是脊髓麻醉技术最为关注的并发症。虽然布比卡因具有更大的潜在心脏毒性,因为药物用于脊髓麻醉鞘内注射所需剂量极低所以这不是一个问题。如果使用硬膜外麻醉进行手术,潜在的全身毒性可能需要考虑,使用利多卡因或甲哌卡因(一般联用肾上腺素)较布比卡因(或罗哌卡因和左布比卡因)更好,因为他们在心脏毒性方面有更好的疗效指标。然而,这并不适用于硬膜外给药术后疼痛,因为硬膜外给药需要以较慢的速度给予稀释的麻醉药。用于该适应证最常见的药物还是布比卡因、罗哌卡因和布比卡因。

（贾丹 译　姜德春 校　唐玉 审）

参考文献

扫描本书二维码获取完整参考文献。

第27章 骨骼肌松弛药

Marieke Kruidering-Hall,PhD,
& Lundy Campbell,MD[1]

案例思考

一位 30 岁的女性患者，因车祸外伤被送到急诊。虽然疼痛剧烈，但她头脑清醒、灵活，能够简洁叙述病史。她说是自己开的车，而且系了安全带。车里没有其他乘客。她的既往病史只有哮喘，曾经因此插管治疗。无药物过敏史。她的脸上和四肢有多处撕裂伤，右股骨有一处大的开放性骨折。骨科医生立即安排了修复右股骨骨折的手术，而整形外科医生希望同时进行面部伤口的缝合。你决定给患者进行气管插管。你会选择哪种肌松药？ 如果她在这次事故中遭受了全身 30% 的烧伤，你还会选择同一种药物么？ 如果她的既往病史里有 10 年的右侧肢体轻偏瘫呢？

影响骨骼肌功能的药物有两类：一类用于手术过程中和重症监护室（ICU）引起肌肉麻痹（例如：神经肌肉阻滞药），另一类在各种疼痛症状下用来减少肌肉痉挛（例如：解痉药）。神经肌肉阻滞药阻碍神经肌肉终板处的传导，缺乏中枢神经系统（CNS）活性。这些药物主要作为全身麻醉的辅助药物，使气管插管更加容易，保证充分通气而优化手术条件。解痉药通常被称为"作用于中枢"的骨骼肌松弛药，主要用于治疗慢性背痛和纤维肌痛。丹曲林是一种没有明显中枢作用的解痉药，主要用于治疗一种罕见的、与麻醉剂有关的并发症——恶性高热，该药也将在本章讨论。

神经肌肉阻滞药

历史

在 16 世纪，欧洲探险家发现住在南美洲亚马逊盆地的当地人使用马钱子来捕猎，它是一种箭毒，通过引起骨骼肌麻痹杀死动物。这种活性化合物——右旋箭毒素及其现代合成类似物，在麻醉及手术的医疗实践中产生了重要的影响，已经被证明在理解神经肌肉传导的基本原理中是很有用的。

正常的神经肌肉功能

运动终板处神经肌肉传导的机制与第 6 章当中描述的节前胆碱能神经的传导相似。动作电位到达运动神经末梢，引起钙离子内流和神经递质乙酰胆碱的释放。然后，乙酰胆碱通过突触间隙扩散，激活运动终板上的烟碱乙酰胆碱受体，密度为 $10\ 000/\mu m^2$。正如第 7 章当中提到的，成人的 N_M 受体由五个肽组成：两个 α-肽，一个 β-肽，一个 γ-肽，一个 δ-肽（图 27-1）。两分子乙酰胆碱分别与受体上的 α-β 和 δ-α 亚单位结合引起通道开放。随后钠、钾离子经由通道的移动与终板膜的分级去极化有关（图 7-4，B）。这种电压的改变被称作运动终板电位。终板电位的大小与释放乙酰胆碱的量直接相关。如果电位小，传导率和终板电位恢复正常时则不会引起神经冲动从终板到肌肉内膜其余部位的传导。反之，如果终板电位大，相邻肌肉细胞膜去极化，一个运动电位会通过整个肌肉纤维被传导，然后通过兴奋收缩偶联启动肌肉收缩。释放的乙酰胆碱会通过扩散和局部乙酰胆碱酯酶的酶解两种方式迅速从运动终板处移除。

在神经肌肉装置内还发现了至少两种其他类型的乙酰胆碱受体。一种类型存在于突触前运动轴突终端，这些受体的激活使更多的乙酰胆碱囊泡移动到突触内膜从而使额外的递质移动随后释放。另一种类型的受体在接头外细胞上发现，它们通常与神经肌肉传导无关。然而，在特定条件下（例如：长期制动、烧伤），这些受体可能会增殖到足够影响随后的神经肌肉传导。接头外乙酰胆碱受体的增殖可能与临床上应用去极化型或非极化型骨骼肌松弛药有关，后面将会介绍这部分内容。

---

[1] 感谢 Paul F. White，PhD，MD 和 Bertram G. Katzung，MD，PhD 对本章过去版本的贡献。

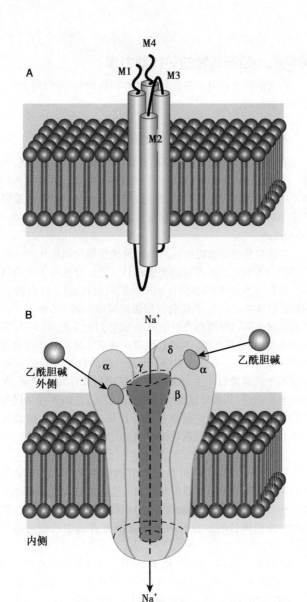

图 27-1 成年人的烟碱乙酰胆碱受体(nAChR)是一种内在膜蛋白,具有五个不同的亚单位($\alpha_2\beta\delta\gamma$)。**A.** 成年哺乳动物肌肉运动终板表面 AChR 五个亚单位之一。每个亚单位包含四个螺旋状区域,标记为 M1-M4。M2 区域沿通道小孔排列;**B.** 完整的 nAChR。两个亚单位的 N 端连结起来形成乙酰胆碱(Ach)的两个不同的结合口袋。这些口袋存在于 α-β 和 δ-α 亚单位连接处。乙酰胆碱与一个分子的结合增加受体与第二个分子的亲和力,接下来多重中间步骤最终导致通道开放。这些步骤是深入研究的主题

骨骼肌的松弛和麻痹可以发生在下列通路上多个位点的功能中断,从中枢神经系统到有髓鞘的躯体神经、无髓鞘的运动神经终端、烟碱乙酰胆碱受体、运动终板、肌肉内膜和细胞内肌肉收缩装置。

终板功能的阻断可以通过两种基本机制完成。首先,药理学的阻断生理性激动药乙酰胆碱的作用是拮抗药神经肌肉阻滞药物(例如:非去极化神经肌肉阻滞药物)的特征。这些药物阻碍神经递质与受体接近从而阻止去极化。这类非去极化药物的原型是**右旋筒箭毒碱(d-tubocurarine)**。另一种阻断的机制是受体激动药,如乙酰胆碱的持续去极化引起。乙酰胆碱这种看似矛盾

的作用也会在神经节的烟碱乙酰胆碱受体发生。这种去极化神经肌肉阻滞药物的原型是**琥珀胆碱(succinylcholine)**。类似的去极化阻滞可以由乙酰胆碱在突触间隙局部达到高浓度时(例如:由乙酰胆碱酯酶抑制药中毒引起)通过烟碱和其他烟碱受体激动药引起。然而,这种通过除琥珀胆碱以外的去极化药物引起的神经肌肉阻滞作用不能够被精准的控制故没有临床应用价值。

■ 神经肌肉阻滞药物的基础药理学

化学

所有可获得的神经肌肉阻滞药物在结构上都与乙酰胆碱有相似之处。举例来说,琥珀胆碱由两分子乙酰胆碱尾-尾相连构成(图 27-2)。与琥珀胆碱以及其他去极化药物这种简单的线性结构相反,非去极化药物(例如:泮库溴铵)将"双-乙酰胆碱"结构隐藏于两类庞大的、半刚性环系统结构中的一种之中(图 27-2)。非去极化阻滞药物的两个主要家族的例子——异喹啉和甾体衍生物(图 27-3、图 27-4)。所有目前使用的神经肌肉阻滞药物的另一个共同特点是结构中含有一个或两个季氮原子,这种结构使药物的亲脂性减弱而限制其进入中枢神经系统。

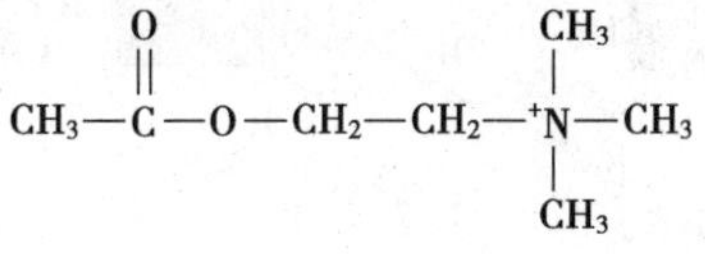

乙酰胆碱

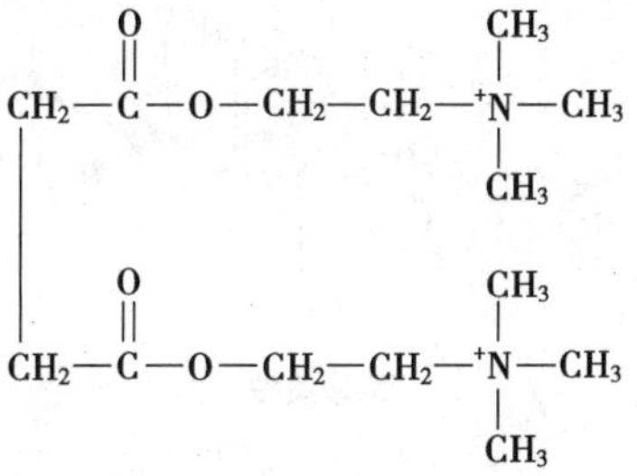

琥珀胆碱

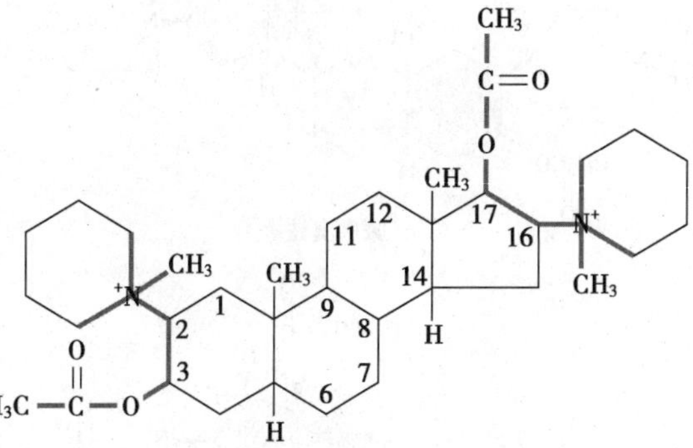

泮库溴铵

图 27-2 去极化型肌松药琥珀胆碱和非去极化型肌松药泮库溴铵与神经肌肉递质乙酰胆碱的结构关系。琥珀胆碱,原先称作双乙酰胆碱,是由两分子乙酰胆碱通过醋酸甲基连接而成。泮库溴铵可以看成两个类似乙酰胆碱的片段(灰色粗线)连接在一个甾体母核上

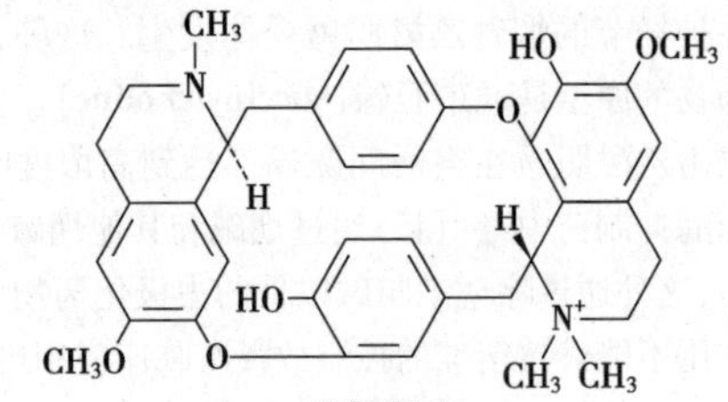

图 27-3　两种异喹啉神经肌肉阻滞药物的结构。这些药物都属于非去极化型肌松药

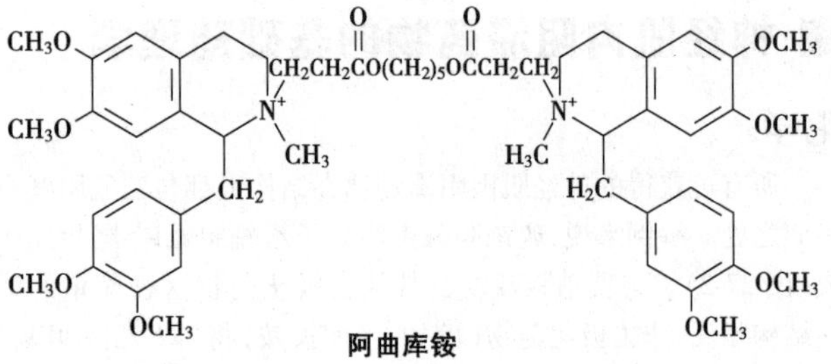

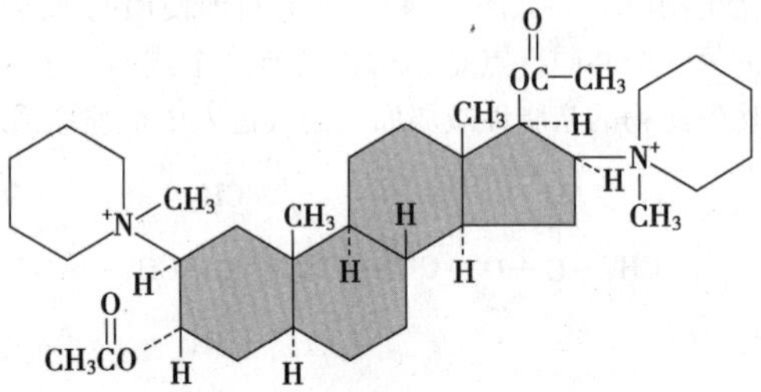

图 27-4　甾体型神经肌肉阻滞药物的结构(甾体母核以灰色块显示)。这些药物都属于非去极化型肌松药

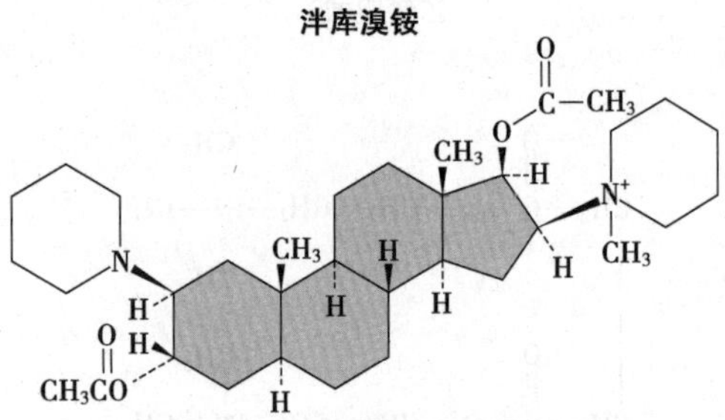

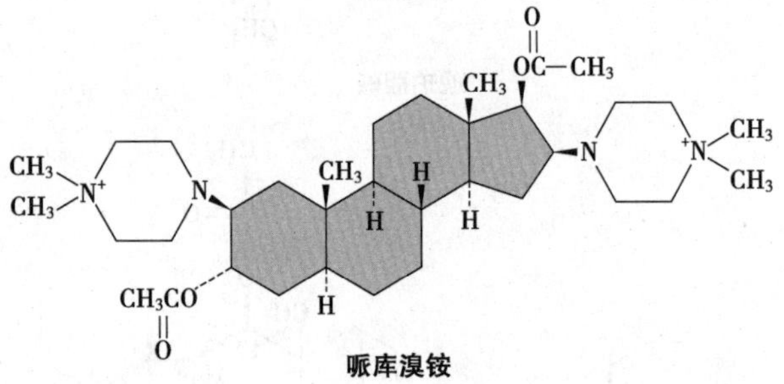

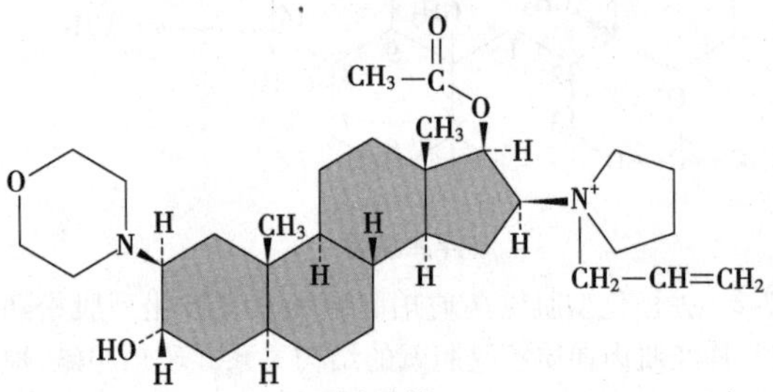

神经肌肉阻滞药物的药代动力学

　　所有的神经肌肉阻滞药物都具有很强的极性,口服无效,必须注射给药。

A. 非去极化型骨骼肌松弛药

　　非去极化型骨骼肌松弛药的血浆消除率具有如下特征:先是一个快速的分布相,接着是一个稍慢的消除相。神经肌肉阻滞药物是高度离子化的,不容易透过细胞膜,也不能与外周组织牢固结合。因此,它们的分布容积仅略高于血容量(80~140ml/kg)。

　　非去极化型骨骼肌松弛剂引起的神经肌肉阻滞作用的持续时间与药物的消除半衰期关系密切。通过肾脏排泄的药物具有较长的半衰期,从而使作用持续的时间较长(>35分钟)。通过肝脏清除的药物半衰期和作用持续时间较短(表27-1)。所有的甾体类肌松药都在肝脏代谢成它们的3-羟基、17-羟基或者3,17-双羟基产物。3-羟基代谢产物通常具有母体药物作用的40%~80%。正常条件下,代谢产物的数量不足以在麻醉过程中或麻醉后产生显著的神经肌肉阻滞作用。然而,在重症监护病房,如果母体药物已经给药多天,它的3-羟基代谢产物可能会蓄积从而引起麻痹时间延长,因为后者比前者具有更长的半衰期。残留的代谢产物具有微弱的神经肌肉阻滞特性。

　　中效的甾体类肌松药(例如:维库溴铵和罗库溴铵)的消除更倾向于依靠胆汁排泄或肝脏代谢。这些药物比长效甾体类肌松药(例如:泮库溴铵,哌库溴铵)在临床上更常用。这些肌松药的作用维持时间在肝功能损害的患者当中可能会明显延长。

　　阿曲库铵(atracurium)(图27-3)是一种中效的异喹啉非去极化型肌松药,目前已经很少在临床上使用。除了肝脏代谢以外,阿曲库铵还能以霍夫曼降解的形式自发分解失活。主要分解产物是劳丹碱(laudanosine)及其相关的四价酸,两者均无神经肌肉阻滞作用。劳丹碱在肝脏代谢,它有着更长的消除半衰期(150分钟)。它容易透过血脑屏障,血药浓度高时可引起癫痫发作和挥发性麻醉剂需要量的增加。在外科麻醉过程中,劳丹碱的典型血浓度水平在0.2~1.0μg/ml;然而在重症监护病房延长阿曲库铵输注时间的情况下,其血药浓度水平可能会超过5μg/ml。

　　阿曲库铵有许多立体异构体,其中一个有效的异构体——**顺阿曲库铵(cisatracurium)**已经成为当今最常用的肌松药。虽然顺阿曲库铵的结构与阿曲库铵相似,但它的失活更少依赖肝脏,产生更少的劳丹碱,释放组胺的可能性更小的多。从临床来看,顺阿曲库铵具有阿曲库铵所有的优点,但不良作用更少。因此,在临床实践中,顺阿曲库铵几乎已经取代了阿曲库铵。

　　更他氯铵(gantacurium)代表了一类新的非去极化型神经肌肉阻滞药物,称为不对称的混合鎓类富马酸酯氯化物。它通过非酶的半胱氨酸加合和酯键水解途径降解。更他氯铵目前正在处于3期临床试验,尚未在临床上广泛应用。临床前和临床数据表明:更他氯铵起效迅速、作用维持时间可预测(非常短,与琥

表 27-1　神经肌肉阻滞药物的药动学和药效学特性

药物	排泄	清除率 (ml/kg·min)	作用维持时间 (min)	相对作用强度 (简箭毒碱为 1)
异喹啉衍生物				
阿曲库铵	自发的[1]	6.6	20~35	1.5
顺阿曲库铵	大部分自发的	5~6	25~44	1.5
简箭毒碱	肾(40%)	2.3~2.4	>50	1
甾体衍生物				
泮库溴铵	肾(80%)	1.7~1.8	>35	6
罗库溴铵	肝(75%~90%)和肾	2.9	20~35	0.8
维库溴铵	肝(75%~90%)和肾	3~5.3	20~35	6
去极化型药物				
琥珀胆碱	血浆胆碱酯酶[2](100%)	>100	<8	0.4

[1] 酯键的非酶水解和酶促水解
[2] 丁酰胆碱酯酶(拟胆碱酯酶)

珀酰胆碱相似),作用可以被新斯的明逆转,或者给予半胱氨酸可以更快(1~2 分钟以内)逆转。在 3 倍 ED_{95} 剂量以上,会发生心血管系统不良反应(例如:低血压),可能是由于组胺释放导致的。在这种高剂量下,没有支气管痉挛或者肺血管收缩的报道。

B. 去极化型骨骼肌松弛药

琥珀胆碱的作用持续时间极短(5~10 分钟),是因为它会分别被肝脏的丁酰基胆碱酯酶和血浆的假性胆碱酯酶迅速水解。血浆假性胆碱酯酶代谢是琥珀胆碱消除的主要途径。由于琥珀胆碱比米库氯铵代谢更快,因此它的作用持续时间比后者短(表 27-1)。琥珀胆碱的初级代谢产物琥珀酰单胆碱迅速分解成琥珀酸和胆碱。由于血浆假性胆碱酯酶水解琥珀胆碱的能力非常强,静脉给药后只有很少一部分能到达神经肌肉接头处。另外,因为在运动终板处几乎没有血浆胆碱酯酶,琥珀胆碱引起的阻滞作用因其扩散到细胞外液而终止。因此,循环中的血浆胆碱酯酶水平决定了到达运动终板的琥珀胆碱的药量,从而影响其作用维持的时间。

有些患者的血浆胆碱酯酶有遗传变异,导致琥珀胆碱引起的神经肌肉阻滞作用延长。**地布卡因值(dibucaine number)** 可以用来评价患者代谢琥珀胆碱的能力,用于高危患者的评估。在标准试验条件下,地布卡因可以抑制 80% 的正常酶,但只能抑制 20% 的变异酶。血浆胆碱酯酶已检测出多种遗传变异,地布卡因相关的变异是其中最为重要的一种。考虑到遗传变异的发生率很低,所以血浆胆碱酯酶试验不作为临床常规检测项目,但也许适用于有血浆胆碱酯酶缺乏家族史的患者。另一个合理的策略是避免给可能有血浆胆碱酯酶缺乏家族史的患者应用琥珀酰胆碱。

作用机制

药物与乙酰胆碱受体-终板通道的相互作用已经被描述到分子水平。图 27-5 演示了药物与受体作用的各种形式。

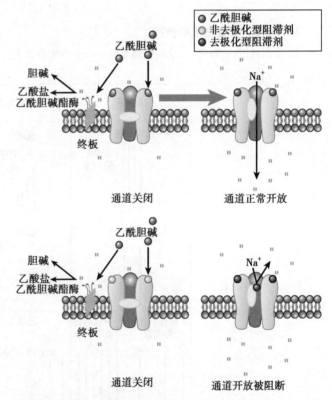

图 27-5　药物与乙酰胆碱受体在运动终板通道处发生相互作用的示意图(结构仅象征性表示)。顶部:标准激动药,乙酰胆碱(红色)在开放的通道的作用。左下部:非去极化型阻滞药,如罗库溴铵(黄色),与受体结合时阻碍通道的开放。右下部:去极化型阻滞药,如琥珀胆碱(蓝色),占据受体同时阻断通道。通道的正常关闭受到干扰,阻滞药可迅速出入通道小孔。去极化型阻滞药能通过占据受体,引起持续去极化状态而使运动终板脱敏。药物还有可能使通道周围脂质环境发生改变从而在终板通道处发挥作用(未在图中表示)。全身麻醉剂和酒精可能通过这种机制破坏神经肌肉传导

A. 非去极化型骨骼肌松弛药

在美国,除了琥珀胆碱,其他所有在使用的神经肌肉阻滞药物都归类于非去极化型药物。尽管临床已不再广泛应用,**右旋筒箭毒碱**仍被认为是神经肌肉阻滞药的原型药。当给予小剂量的非去极化型肌松药,它们主要与乙酰胆碱竞争作用于烟碱受体部位。效果最弱的非去极化型肌松药(如:罗库溴铵)起效最快、效果维持时间最短。增大剂量,非去极化型药物能够进入离子通道的小孔(图27-1),引起更强的运动阻滞。这种作用进一步减弱神经肌肉传导,使乙酰胆碱酯酶抑制药[如:新斯的明、依酚铵(edrophonium)、溴吡斯的明]对抗非去极化型肌松药的作用减小。

非去极化型肌松药能够阻断接头前的钠离子通道。这种作用导致肌松药干扰神经末梢乙酰胆碱的动员和诱发神经颤搐收缩的衰减(图27-6,下文)。非去极化型肌松药引起的突触后阻滞的后果是发生强直刺激(电刺激快速传导至外周神经),释放大量的乙酰胆碱,接着发生抽搐强度的短暂的强直后易化(即解除阻滞)。这个原理最重要的临床应用就是胆碱酯酶抑制药对残留阻滞作用的翻转。表27-2和图27-6总结了非去极化型肌松药的特点。

B. 去极化型骨骼肌松弛药

1. Ⅰ相阻滞(去极化)　琥珀胆碱是唯一一个临床有效的去极化型阻滞药。它的神经肌肉阻滞作用和乙酰胆碱类似,但是它对神经肌肉接头的作用时间更长。琥珀胆碱作用于烟碱受体,开放通道,引起运动终板的去极化,之后扩散到邻近的细胞膜,引起肌肉运动单元的收缩。单通道记录的数据表明去极化型阻滞药能进入离子通道引起离子传导“闪烁”时间的延长(图27-7)。因为琥珀胆碱不能在突触有效代谢,已经去极化的膜保持去极化状态不能响应随后的神经冲动(即,去极化阻滞状态)。此外,由于兴奋-收缩偶联要求运动终板复极化,并反复触发以保持肌张力,引起弛缓性麻痹。与非去极化药物相反,这种Ⅰ相(去极化)阻滞是增强的,不会被胆碱酯酶抑制药翻转。

去极化型神经肌肉阻滞药的特点总结在表27-2和图27-6中。

2. Ⅱ相阻滞(脱敏)　随着琥珀胆碱暴露时间的延长,最初运动终板的去极化逐渐消失,膜开始复极。尽管已经复极,但是突触膜仍然很难再次去极化,因为此时膜处于脱敏状态。脱敏相的机制仍不清楚,但一些证据表明,琥珀胆碱的神经肌肉阻滞的第Ⅱ相中,离子通道的阻滞比拮抗药对受体的作用更为重要。无论机制如何,离子通道似乎处于一个延长的关闭状态(图27-6)。去极化阻滞的Ⅱ相阻滞后期,其阻滞的特点与非去极化阻滞相同(即,强直刺激产生的非持续性抽搐反应)(图27-6),有可能被乙酰胆碱酯酶抑制药翻转。

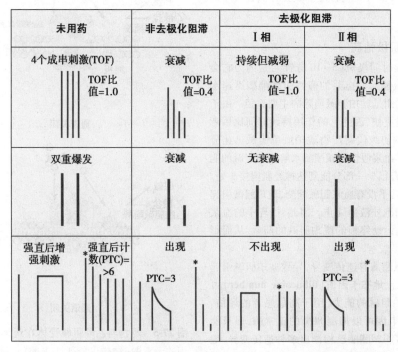

图27-6　在监测骨骼肌松弛状态时不同类型神经电刺激引起的肌肉收缩反应。非去极化型阻滞药引起的改变和琥珀胆碱引起的去极化阻滞和脱敏感阻滞状态。四个成串(train-of-four, TOF)刺激,是给予四个频率为2Hz的刺激。TOF比值(TOF-R)指的是第四次收缩的强度与第一次收缩强度的比值。双重爆发刺激,是给予三个频率为50Hz的刺激,然后间隔700ms,之后重复之前的刺激。强直后增强刺激,是给予数秒频率为50Hz的刺激,接着是数秒的间隔,然后给予单个低频刺激(如:0.5Hz)。检测到的强直后挛缩的数字为强直后计数(PTC)。*,第一次强直后收缩

表 27-2　典型的非去极化型肌松药（罗库溴铵）和去极化型肌松药（琥珀胆碱）的比较

	罗库溴铵	琥珀胆碱	
		I 相	II 相
给予筒箭毒碱	相加	拮抗	增强[1]
给予琥珀胆碱	拮抗	相加	增强[1]
新斯的明	拮抗	增强[1]	拮抗
初始对骨骼肌的兴奋作用	无	肌束震颤	无
对强直刺激的反应	不能维持（衰减）	持续[2]（无衰减）	不能维持（衰减）
强直后易化	是	否	是
恢复速度	30~60min[3]	4~8min	>20min[3]

[1] 尚不清楚这种增强作用是相加还是协同（超相加性）

[2] 幅度变小，但反应持续存在

[3] 速度依赖于剂量和神经肌肉阻滞的完整性

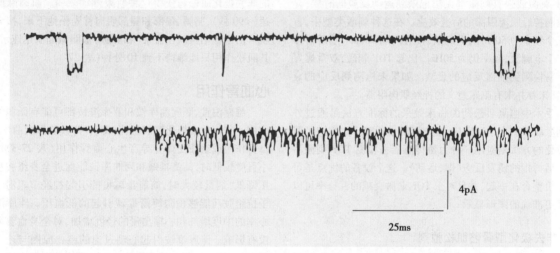

4pA

25ms

图 27-7　蛙的肌肉单通道运动终板受体处琥珀胆碱的作用。膜片钳计数记录的单通道 AChR 的电流。上面的轨迹是低剂量琥珀胆碱引起的；向下偏转表示通道开放和内部（去极化）电流通过。下面的轨迹是高剂量琥珀胆碱引起的，表示通道因为反复的开放和关闭或者被药物"充填"出现延长的"闪烁"现象

■ 神经肌肉阻滞药的临床药理学

骨骼肌麻痹

在神经肌肉阻滞药上市之前，腔内手术所需的骨骼肌松弛作用只能靠一定浓度的吸入麻醉剂来实现，这种浓度足以引起心脏和呼吸系统的抑制。神经肌肉阻滞药的辅助应用使得达到各种外科手术所需的合适肌肉松弛程度成为可能，并且不会出现深度麻醉引起的心脏和呼吸系统的抑制。

神经肌肉传导的评价

外科手术中肌松药效果的评价（和给予胆碱酯酶抑制药之后的恢复）需要应用一种仪器，它对手部或面部的外周神经进行经皮电刺激，记录下刺激诱发的肌肉收缩（即，抽搐反应）。在手术中监测肌松药临床疗效的标准方法是应用外周神经电刺激来引出麻醉师肉眼可以观察到的运动反应。不同类型的外周神经刺激引发的运动反应都能在手术室被记录下来（图

27-6）。最常用的三种刺激类型是：①单收缩刺激；②四个成串（train-of-four, TOF）刺激；③强直刺激。两种其他形式也可用于神经肌肉传导的评价：双重爆发刺激和强直后计数。

单收缩刺激是给外周神经一个超大电刺激，频率在 0.1~1.0Hz。更高频率的刺激通常用来在诱导期和翻转期测定药物作用的峰值。成串刺激包含四个连续的超大刺激，间隔为 0.5 秒（2Hz）。其中的每个刺激都引起肌肉收缩，第四次肌肉抽搐反应与第一次反应的比值称为 TOF 比值。去极化阻滞时，四次抽搐反应的强度呈剂量相关性减弱。而非去极化阻滞时，TOF 比值减小（"衰减"），减小的比例与阻滞强度成反比。在非去极化阻滞的恢复期，衰减的量逐渐减小，TOF 比值接近 1.0。TOF 比值恢复到大于 0.7 是恢复自主呼吸的必要条件。当然，临床上从非去极化阻滞完全恢复需要 TOF 比值大于 0.9。给予琥珀胆碱后出现 TOF 比值的衰减提示了 II 相阻滞的发生。

强直刺激包括一个持续数秒频率很快（30~100Hz）的电刺激。在非去极化阻滞（和琥珀胆碱引起的 II 相阻滞）过程中，反

应并不能持续不变,抽搐强度是逐渐减弱的。强直刺激反应的衰减通常被认为是在突触前发生的。然而,衰减的程度主要与神经肌肉阻滞强度有关。在不完全的非去极化阻滞过程中,强直刺激之后会出现一个增强的抽搐反应,称为神经肌肉传导的强直后易化。在比较强的神经肌肉阻滞中,无论是强直刺激还是强直后刺激,都不会出现任何反应。随着阻滞强度的减小,强直后颤搐反应会再次出现。在强直刺激后对于颤搐刺激再次出现第一次反应反映了神经肌肉阻滞的持续时间。为了测定强直后计数,会应用 5 秒 50Hz 的颤搐,接着暂停 3 秒,然后是大约 10 秒的 1Hz 的脉冲(10 个脉冲)。肌肉颤搐的次数提示了阻滞的深度。举个例子,强直后计数为 2 表示在大约 20~30 分钟内没有颤搐反应(通过 TOF),而强直后计数为 5 表示在大约 10~15 分钟内没有颤搐反应(通过 TOF)(图 27-6,底部版面)。

双重爆发刺激是另一种电神经刺激类型,目的是当单收缩刺激、TOF 刺激或强直刺激都无法记录到运动反应的时候,允许手工检测神经肌肉阻滞的后遗效应。在这种刺激类型中,首先给予三个频率为 50Hz 的电刺激,接着间隔 700ms,然后再多给到两到三个电刺激,频率仍为 50Hz。比起 TOF 刺激,双重爆发刺激更容易检测到抽搐反应的衰减。如果未检测到反应的衰减,也就意味着并未有临床意义的神经肌肉阻滞。

外科手术中监测肌松药的临床效果的标准方法是通过外周神经刺激仪器引出运动反应,由麻醉师来观察。监测神经肌肉更加量化的方法是应用一种力量传感器去检测 TOF 刺激手腕尺神经后拇指的诱发反应(即,运动)。这个设备的优点是可以和麻醉机整合在一起,并且对于 TOF 刺激衰减的百分率可以提供一个更准确的图形显示。

A. 非去极化型骨骼肌松弛剂

麻醉期间,静脉注射筒箭毒碱,0.1~0.4mg/kg,最初引起运动减少,然后骨骼肌松弛,对电刺激没有反应(图 27-8)。一般而言,较大的肌肉(例如:腹部、躯干、棘突旁、膈)比小的肌肉(如:面部、脚、手)更难引起阻滞,而且恢复的也更快。膈肌通常是最后被麻痹的肌肉。如果通气能充分维持,就假定没有骨骼肌麻痹相关的不良反应发生。一旦停用肌松药,肌肉开始以相反的顺序恢复,膈肌首先恢复功能。静脉注射筒箭毒碱 0.3mg/kg,肌松作用通常维持 45~60 分。但是,神经肌肉监测能够检测到的微弱后遗肌松效应可能会多维持 1 个小时,增加了发生不良后果的可能性,例如:低氧吸入和低氧驱动。表 27-1 列出了其他非去极化型肌松药的效力和维持时间。除了作用维持时间以外,区别非去极化型肌松药最重要的特性是起效时间,它决定了患者多长时间能行气管插管。目前应用的非去极化型肌松药当中,罗库溴铵的起效时间最快(60~120 秒)。

B. 去极化型骨骼肌松弛药

静脉注射琥珀胆碱 0.75~1.5mg/kg 后,30 秒内出现短暂的胸腹部肌肉肌束颤动,尽管全身麻醉以及事先给予了小剂量的非去极化肌松药使得这种肌束颤动减弱。肌肉麻痹发展迅速(<90 秒),胳膊、颈部和腿部肌肉首先松弛下来,接着是呼吸肌。由于琥珀胆碱在血浆(和肝脏)被胆碱酯酶迅速水解,因此其肌松作用只能维持不到 10 分钟(表 27-1)。

心血管作用

维库溴铵、顺阿曲库铵和罗库溴铵都可能有微弱的心血管作用。其他非去极化型肌松药(即,泮库溴铵和阿曲库铵)通过自身作用或组胺受体介导产生心血管作用(表 27-3)。剂量较小程度较低时,筒箭毒碱和阿曲库铵能促进全身组胺释放使血压降低,剂量较大时,筒箭毒碱可能引起神经节阻滞。事先给予抗组胺药能够预防筒箭毒碱引起的低血压。泮库溴铵引起心率的中度增加和心输出量的轻度增加,对全身血管阻力几乎没有影响。泮库溴铵引起心动过速的主要原因与迷走神经抑制有关,其次是肾上腺素能神经末梢释放去甲肾上腺素和神经元对去甲肾上腺素摄取被阻断。神经肌肉阻滞药能释放组胺(如:阿曲库铵)引起支气管痉挛,但全身麻醉时出现支气管痉挛的最常见原因却是气管插管。

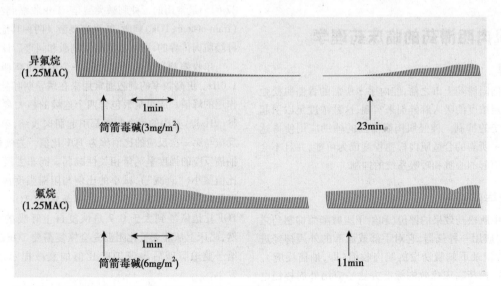

图 27-8 同等剂量的异氟烷和氟烷麻醉时,筒箭毒碱引起的神经肌肉阻滞。注意,异氟烷比氟烷更能显著增强阻滞作用。MAC,最小肺泡浓度

表 27-3 神经肌肉阻滞药物对其他组织的作用

药物	对自主神经的作用	对心脏毒蕈碱受体的作用	引起组胺释放的倾向
异喹啉衍生物			
阿曲库铵	无	无	轻微
顺阿曲库铵	无	无	无
筒箭毒碱	弱阻断	无	中度
甾体衍生物			
泮库溴铵	无	中度阻断	无
罗库溴铵[1]	无	轻微	无
维库溴铵	无	无	无
其他药物			
戈拉铵	无	强烈阻断	无
琥珀胆碱	兴奋	兴奋	轻微

[1] 已有过敏反应报告

琥珀胆碱可能会引起心律失常,尤其是当氟烷吸入麻醉时。该药刺激自主神经胆碱受体,包括交感和副交感神经节的烟碱受体以及心脏(例如:窦房结)的毒蕈碱受体。琥珀胆碱的负性肌力作用能被抗胆碱能药物(如:格隆溴铵、阿托品)削弱。给予大剂量的琥珀胆碱,能观察到正性肌力作用和变速效应。另一方面,初次给药后5分钟内给予第二次,能够重复观察到心动过缓的症状。硫喷妥钠、阿托品、神经节阻断药或者事先给予非去极化型肌松药(如:罗库溴铵)能预防这种短暂的心动过缓。对心肌的直接作用、毒蕈碱受体刺激增加、神经节刺激都与心动过缓的出现有关。

去极化型阻滞药的其他不良反应

A. 高钾血症

烧伤、神经损伤或神经肌肉疾病、闭合性颅脑损伤和其他创伤的患者,可能会引起接头外乙酰胆碱受体的增殖。应用琥珀胆碱时,钾离子很可能由于自发性收缩从肌肉释放出来。如果接头处受体的增殖足够充分,足够多的钾离子可能会导致心脏停搏。受体增殖过程的准确时间尚不清楚;因此,最后避免在这些患者当中应用琥珀胆碱。

B. 眼压增高

琥珀胆碱能引起眼压的突然增高(<60秒),2~4分钟达到最高值,5分钟后降低。可能的机制是肌原纤维的强直性收缩或眼脉络膜血管的短暂扩张。尽管琥珀胆碱会引起眼压升高,但眼科手术并不是该药的禁忌证,除非外伤造成的前房开放("开放性眼球")。

C. 胃内压增高

琥珀胆碱用于肌肉健壮的患者,由于肌束颤动可能会导致胃内压有5~40cm H_2O 的增高,使胃内容物反流和误吸的风险增加。这种并发症常发生于胃排空延迟(例如:糖尿病)、外伤(如:急诊病例)、食管功能障碍和病态肥胖的患者当中。

D. 肌痛

肌肉健壮的或给予了大剂量(>1.5mg/kg)琥珀胆碱的患者,术后常见的主诉是肌痛。由肌束颤动导致的肌痛的发生率很难确定,因为其中有很多混杂因素,包括:麻醉技术、手术类型、术中定位。然而,肌痛的发生率从<1%到20%均有报道。肌痛更常发生于能够走动的患者,而非卧床患者。疼痛被认为继发于相邻肌肉纤维的不同步收缩,发生在麻痹出现之前。但是,考虑到其他可能的混杂因素,琥珀胆碱引起的肌痛是否比非去极化型肌松药的发生率要高至今仍有争论。

药物相互作用

A. 麻醉药

吸入性麻醉剂成剂量依赖性的增强非去极化型肌松药引起的神经肌肉阻滞作用。在已有研究的全身麻醉剂当中,能够增强肌松药作用的吸入性麻醉剂依次为:异氟烷(最强)、七氟烷、地氟烷、恩氟烷、氟烷、氧化亚氮(最弱)(图27-8)。这种相互作用中最重要的因素是:①神经肌肉接头附近的神经系统受到抑制(即,中枢神经系统);②肌肉血流增加(即,吸入性麻醉剂使周围血管扩张)使得更多的肌松药能够到达神经肌肉接头处;③神经肌肉接头后膜对去极化的敏感性降低。

琥珀胆碱和吸入性麻醉剂有一种罕见的相互作用——恶性高热,由骨骼肌中存储的钙离子的异常释放引起。这种症状可用丹曲林治疗(下文:解痉药、第16章)。

B. 抗生素

抗生素(例如:氨基糖苷类)能够增强神经肌肉阻滞作用已有很多报道。很多抗生素与镁剂相似,能够抑制乙酰胆碱的释放。这种神经肌肉接头前作用的机制可能是对运动神经末梢的特定P型钙离子通道的阻滞。

C. 局部麻醉药和抗心律失常药

小剂量的局部麻醉药能通过对接头前神经的作用抑制强直刺激后增强。大剂量的局部麻醉药能阻滞神经肌肉传导。给予更高剂量,局部麻醉药能阻断烟碱受体离子通道,从而抑制乙酰胆碱诱导的肌肉收缩。实验表明,钠通道阻断抗心律失常药如奎尼丁也有相似作用。然而,在治疗心律失常的常规剂量时,这种相互作用并没有或很少有临床意义。高剂量的布比卡因引起的心律失常与肌松药的使用无关。

D. 其他神经肌肉阻滞药物

应用小剂量的非去极化阻滞药能够拮抗琥珀胆碱对运动终板的去极化作用。为了预防琥珀胆碱引起的肌束颤动,可以事先给予一个较低的非致麻痹剂量的非去极化药物(例如:静脉推注2mg右旋筒箭毒碱,或者静脉推注0.5mg泮库溴铵)。虽然这样可以减少肌束震颤和术后肌痛,但却使琥珀胆碱所需剂量增加50%~90%,并使清醒的患者感到虚弱无力。所以,应用琥珀胆碱之前的"预箭毒化"不再广泛应用。

疾病和衰老对神经肌肉反应的影响

很多疾病会减弱或增强非去极化型肌松药引起的神经肌肉

阻滞作用。重症肌无力增强这些药物引起的神经肌肉阻滞作用。高龄患者肝肾清除药物的能力降低,导致非去极化型肌松药的作用时间延长。因此,老年患者(>70 岁)应用神经肌肉阻滞药应该降低剂量。

相反的是,严重烧伤患者和上运动神经元病患者对非去极化型肌松药耐受性大。这种脱敏的原因可能是由于受体数目的过度增加,导致需要更大剂量的非去极化型肌松药才能充分阻滞这些受体。

非去极化型神经肌肉阻滞作用的翻转

胆碱酯酶抑制药能够有效拮抗由非去极化型肌松药引起的神经肌肉阻滞作用。它们的药理学在第 7 章中讨论。**新斯的明和溴吡斯的明**主要通过抑制乙酰胆碱酯酶提高运动终板处乙酰胆碱的利用率,从而对抗非去极化型神经肌肉阻滞药的作用。不仅如此,胆碱酯酶抑制药还能增加这些递质从运动神经末梢的释放。相反,依酚铵纯粹通过抑制乙酰胆碱酯酶的活性来对抗神经肌肉阻滞药的作用。依酚铵起效快,但是在神经肌肉深度阻滞的情况下,它对非去极化型阻滞药作用的翻转(逆转,reversal,)效果可能不如新斯的明。这些区别对于残留阻滞作用恢复的测定是非常重要的,神经肌肉阻滞状态会保持到手术结束把患者推回到康复室后。未曾预料到的残留阻滞作用可能会导致患者通气不足,引起低氧血症甚至呼吸暂停,尤其是那些在早期恢复阶段给予了中枢抑制药的患者。

舒更葡糖(sugammadex)是一种新型的翻转药物,已经在欧洲被批准。而在美国,它仍处于 3 期临床试验而且尚未被批准使用。它迟迟未被批准的原因是可能会导致凝血功能障碍和超敏反应。舒更葡糖是一种经修饰的 γ-环糊精(一种大环结构,具有 16 个极性向内的羟基和 8 个极性向外的羧基),与罗库溴铵以 1:1 紧密结合。通过与血浆中罗库溴铵的结合,舒更葡糖降低其游离血浆浓度,同时形成罗库溴铵的浓度梯度使其从神经肌肉接头扩散回到循环系统,在那里与游离的舒更葡糖迅速结合。舒更葡糖可以与其他甾体类神经肌肉阻滞药物,如维库溴铵和泮库溴铵结合并逆转其效果,但程度较低。

研究舒更葡糖的安全性和有效性的临床试验应用的剂量为0.5~16mg/kg 之间。这些试验表明,舒更葡糖、安慰剂与新斯的明的不良反应发生率没有差异。目前,三种剂量被推荐:2mg/kg 用于翻转浅度神经肌肉阻滞,4mg/kg 用于翻转深度阻滞(1~2 强直后计数),1mg/kg 用于罗库溴铵给药后即刻逆转。在肾功能正常的患者中,舒更葡糖-罗库溴铵复合物在 24 小时内以原型经尿排出。在肾功能受损患者中,完全经尿排出的时间将延长,然而,由于与罗库溴铵形成牢固的复合物,在这些患者当中应用 48 小时后未观察到神经肌肉阻滞作用的再次发生。

神经肌肉阻滞药的应用

A. 外科手术肌松

神经肌肉阻滞药最重要的应用之一就是辅助腔内手术。这在腹腔和胸腔内手术尤其重要。

B. 气管插管

神经肌肉阻滞药能使咽喉部肌肉松弛,用于喉镜检查和气管插管。气管插管能保证全身麻醉手术时气道通畅,使呼吸系统的风险降到最低。

C. 肺通气的控制

对于各种原因(例如:严重支气管痉挛、肺炎、慢性阻塞性气道疾病)引起通气衰竭的危重症患者,都有必要控制肺通气以维持足够的气体交换,并预防肺不张。在重症监护病房,神经肌肉阻滞药经常用于减少胸壁阻力(即,改善胸廓顺应性),减少耗氧量和改善通气同步性。

D. 癫痫的治疗

神经肌肉阻滞药(即,琥珀胆碱)偶尔用于缓解癫痫持续状态或者局部麻醉药毒性或电休克疗法引起的外周(运动)惊厥发作。尽管它可有效消除癫痫的运动症状,但是由于它不能透过血脑屏障,因此对中枢症状无效。

■ 解痉药

痉挛可以被定义为"上运动神经元损伤造成的感觉运动控制功能紊乱,表现为间断或持续的肌肉不随意运动"。它以肌无力伴伸肌强直、屈肌痉挛(即,肌紧张度增加)为特征。它通常与脊髓损伤、脑性瘫痪、多发性硬化和卒中有关。此时通常会有肠、膀胱和骨骼肌功能异常。如上面的定义所述,痉挛的机制不仅与牵张反射弧有关,还与中枢神经系统更高级的中心(即,上运动神经元损害)有关,脊髓下行通路损害导致 α 运动神经元的过度兴奋。药物治疗能够通过调节牵张反射弧或直接干扰骨骼肌(即,兴奋收缩偶联)改善痉挛症状。这些过程中的主要步骤见图 27-9。

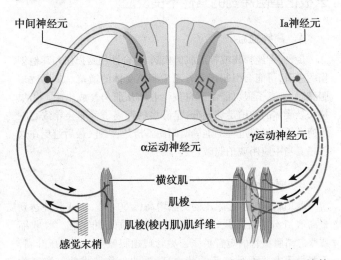

图 27-9 牵张反射涉及的结构示意图(右半部分)显示肌梭外纤维受 α 运动神经元支配,而梭内纤维受 γ 运动神经元支配。左半部分表示抑制性反射弧,包含插入抑制性中间神经元

调节牵张反射弧的药物能够调整兴奋性或抑制性突触(第21 章)。因此,为了减弱过度活跃的反射弧,人们希望降低 I a 纤维兴奋初级运动神经元或者增强抑制性中间神经元的活性。这些结构详见图 27-10。

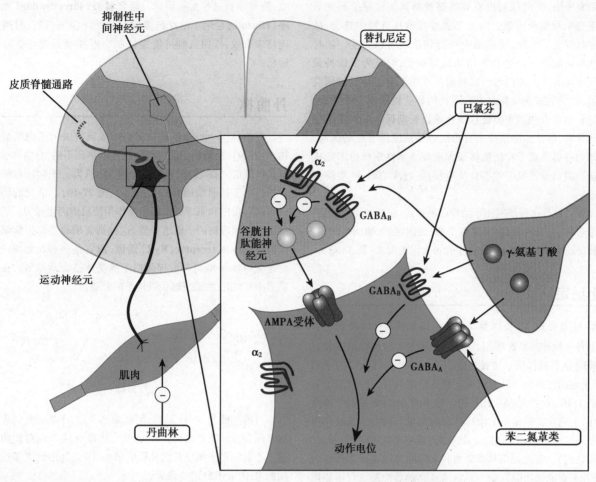

图 27-10 替扎尼定(α_2),苯二氮䓬类($GABA_A$)和巴氯芬($GABA_B$)在脊髓内发挥解痉作用的作用位点。替扎尼定可能还具有突触后抑制作用。丹曲林作用于骨骼肌肌浆网

许多种称作脊髓"多突触"反射弧抑制药的药物[例如:巴比妥类(苯巴比妥)和甘油乙醚(美芬新)]已经用于治疗骨骼肌过度紧张的症状。然而,如图 27-10 所示,非特异性的牵张反射弧突触抑制药能够减弱抑制性 γ-氨基丁酸能活性和兴奋性谷胱甘肽能递质。目前可用的药物能够显著缓解痛性肌肉痉挛,但是对于改善功能效果不佳(例如:活动和重返工作岗位)。

地西泮

如第 22 章所述,苯二氮䓬类药物能促进中枢神经系统 γ-氨基丁酸(GABA)的作用。地西泮作用于 $GABA_A$ 突触,它缓解痉挛的作用至少在部分上由脊髓介导,因为它对脊髓横断的患者或多或少有些效果。虽然地西泮(diazepam)可以用于各种原因(包括局部肌肉创伤)导致的肌肉痉挛患者,但在治疗剂量仍会引起镇静作用。起始剂量为 4mg/d,逐渐增加剂量,最大量为 60mg/d。其他苯二氮䓬类药物已经作为解痉剂应用(例如:咪达唑仑),但是临床经验有限。

巴氯芬

巴氯芬(baclofen,对-氯苯基-γ-氨基丁酸)是一种口服拟GABA 药物和 $GABA_B$ 受体激动药。这些受体的激活通过三种明确的作用导致超极化:①突触前钙通道的关闭;②增加突触后 K^+ 的传导;③抑制树枝状的钙离子内流通道(图 24-2、图 27-10)。尽管减少了大脑和脊髓中兴奋性递质的释放,巴氯芬能够抑制 I a 感觉传入、脊髓中间神经元和运动神经元。巴氯芬还能减少患者痉挛引起的疼痛,可能是通过抑制脊髓 P 物质[substance P,又名神经激肽-1(neurokinin-1)]的释放。

巴氯芬用于缓解痉挛的效果至少与地西泮相同,却较少引起镇静。此外,巴氯芬不会像丹曲林那样使肌力减弱。口服后迅速完全吸收,血浆半衰期为 3~4 小时。起始剂量为每次15mg,一日 2 次,如果可以耐受,可以增加到 100mg/d。巴氯芬有困倦的不良反应,不过长期服药患者可耐受。有报道巴氯芬可能引起癫痫发作增加。因此,务必缓慢减量。妊娠期应慎用巴氯芬:尽管目前尚无巴氯芬直接导致人类胚胎畸形的报道,动物实验中高剂量可导致胸骨缺损和脐突出。

研究表明,鞘内注射巴氯芬能够控制其他途径给药无效的严重痉挛和肌肉疼痛。由于巴氯芬很难从脊髓中排出,故外周症状罕见。因此,更高的中枢药物浓度可以耐受。治疗数月之后可能会出现药物作用的局部耐受,但是为了维持最佳疗效可以继续增加剂量。这种耐受作用没有被最近的研究所证实,反应的减弱可能是未被承认的导管机能不良的表现。尽管这种治疗方法的主要缺点就是难以长期保留蛛网膜下腔的给药导管,但是中断治疗会有出现急性戒断综合征的风险,长期鞘内注射巴氯芬疗法能够改善重症痉挛性疾病患者的生活质量。高剂量巴氯芬的不良反应包括:过度嗜睡、呼吸抑制和昏迷。

口服巴氯芬已经研究用于治疗多种疾病,包括顽固性腰痛、僵人综合征、三叉神经痛、丛集性头痛、顽固呃逆、抽动性疾病、胃食管反流病以及对酒精、尼古丁和可卡因的渴求(第 32 章)。

替扎尼定

第 11 章提到,α_2 受体激动药如可乐定和其他咪唑啉化合物有多种中枢神经系统作用,尚不完全清楚。这些作用中就有缓解肌肉痉挛的作用。替扎尼定(tizanidine)为可乐定的同系物,可乐定的解痉作用已有研究。替扎尼定具有大约相当于可乐定的 $1/10 \sim 1/15$ 的降血压作用。显著的 α_2 肾上腺素受体激动作用,但它在实验模型中治疗痉挛的剂量下对心血管的作用小于可乐定(一种 α_2 受体激动-拮抗药)或右美托咪定(一种 α_2 受体激动药)。替扎尼定具有动物和人体的神经生理学研究表明,替扎尼定能够增强脊髓中突触前及突触后抑制。它还能抑制脊髓背侧角感受伤害的递质。替扎尼定被认为通过第 II 组脊髓中间神经元中抑制性递质的恢复起作用,而不改变肌肉本身的性能。

临床试验报道,口服替扎尼定缓解肌肉痉挛的效果与地西泮、巴氯芬、丹曲林相当。替扎尼定很少引起肌肉无力,但是具有不同的、广泛的不良反应,包括困倦、低血压、头晕、口干、无力和肝毒性。困倦的不良反应可以通过晚上服药来处理。替扎尼定表现为线性药代动力学,而且不同患者需要的剂量差异很大。肝肾功能损害的患者必须调整剂量。替扎尼定有一些药物-药物相互作用;与 CYP1A2 抑制剂合用时血药浓度增加。相反,替扎尼定能够诱导 CYP11A1 的活性,该肝药酶主要负责将胆固醇转化为孕烯醇酮。除了对痉挛有效,替扎尼定对慢性偏头痛也有效果。

其他中枢性解痉药

加巴喷丁(gabapentin)是一种抗癫痫药(第 24 章),多项研究表明它对多发性硬化患者具有明确的解痉作用。普瑞巴林是一种新型的加巴喷丁类似物,可能对肌肉痉挛引起的疼痛也有作用。也有试验显示卤加比(progabide)和甘氨酸(glycine)具有缓解痉挛的作用。卤加比是一种 GABA_A 和 GABA_B 激动药,代谢产物具有活性,GABA 本身就是其代谢产物之一。甘氨酸是另一种抑制性氨基酸神经递质(第 21 章),口服给药有

效,能够顺利通过血脑屏障。羟乙桂胺(idrocilamide)和利鲁唑(riluzole)是用于治疗肌萎缩侧索硬化症的新药,对缓解肌肉痉挛有效,作用机制可能是抑制中枢神经系统谷胱甘肽能递质。

丹曲林

丹曲林(dantrolene)是一种与苯妥英有关的乙内酰脲衍生物,具有独特的解痉机制。与中枢性解痉药不同,丹曲林通过干扰肌纤维的兴奋-收缩偶联降低骨骼肌肌力。正常的收缩反应包括钙离子从肌浆网释放(图 13-1、图 27-10)。活化的钙离子引起肌动蛋白和肌球蛋白的相互作用使肌肉产生张力。钙离子从肌浆网通过钙离子通道释放,这种钙离子通道称作雷诺丁受体(ryanodine receptor, RyR)通道,因它是一种植物碱——兰尼定碱(ryanodine)与通道蛋白上的受体结合而得名。在骨骼肌 RyR1 通道,兰尼定碱促进构象的开放。

丹曲林

丹曲林能与 RyR1 结合,阻断通道开放,干扰活化钙离子从肌浆网释放。迅速收缩的运动单元比慢反应单元对此药更敏感。心肌和平滑肌受丹曲林影响最小,因为其中钙离子通过不同的 RyR(RyR2)通道释放。

丹曲林通常以 25mg/d,每日 1 次给药作为起始剂量,如果耐受,可以增加到最大剂量 100mg/次,每日 4 次。口服剂量只有约 1/3 被吸收,消除半衰期近 8 小时。主要不良反应是全身肌肉无力、镇静,偶见肝炎。

丹曲林的一个特殊适应证是治疗恶性高热,这是一种罕见的遗传性疾病,多种刺激可能引起,包括全身麻醉剂(例如:挥发性麻醉剂)和神经肌肉阻滞药[例如:琥珀胆碱(第 16 章)]。容易出现恶性高热的高危因素是 Ca^{2+} 介导的通过 RyR1 通道释放 Ca^{2+} 过程发生遗传变异,或者是肌质网通过 Ca^{2+} 转运蛋白分离钙的功能缺损(图 27-10)。一些与这些风险有关的突变已经得到证实。给予一种诱发药物,都会引起钙的快速而长时间的释放,伴随大块肌肉收缩,乳酸产生,从而升高体温。迅速控制酸中毒和体温,并减少钙的释放是必要的。静脉注射丹曲林可以减少钙的释放,起始剂量为 1mg/kg,静脉推注,若有必要可重复给药,最大剂量为 10mg/kg。

肉毒杆菌毒素

肉毒杆菌毒素(botulinum toxin)在眼科以及治疗局部肌痉挛的应用在第 6 章已有描述。这种神经毒素肌内注射后引起化学去神经作用和局部麻痹。七种免疫性不同的毒素具有同源的亚单位。这种单链多肽-肉毒杆菌毒素在裂解为一条重链(100kDa)和一条轻链(50kDa)以后才具有活性。这条轻链

是一种锌依赖性的蛋白酶，主要通过蛋白水解作用使 SNAP-25（BoNT-A，BoNT-E）或者小突触泡蛋白-2（BoNT-B，BoNT-D，BoNT-F）裂解，干扰囊泡融合从而避免乙酰胆碱的释放。局部颜面部注射肉毒杆菌毒素广泛应用于眼周及口周抗皱的短期治疗（1~3 个月治疗一次）。局部注射肉毒杆菌毒素正在成为治疗全身痉挛性疾病（例如：脑瘫）的有效方法。迄今为止，大多数临床研究已经涉及四肢给药，单次治疗效果可以持续数周至数月。肉毒杆菌毒素在肌张力障碍的治疗中几乎已经取代了抗胆碱能药物。最近，FDA 应经批准其用于治疗膀胱过度活动症引起的尿失禁以及慢性偏头痛。大多数的研究使用的是各种剂型的 A 型肉毒杆菌毒素，不过 B 型肉毒杆菌毒素也可使用。

不良反应包括呼吸道感染、肌肉无力、尿失禁、跌倒、发热和疼痛。尽管其免疫原性不像过去那样受关注，专家仍然建议注射该药的频率不要高于 3 个月一次。更高给药频次的安全性研究正在进行中。除了偶尔出现的并发症之外，应用肉毒杆菌毒素的另一个主要限制是费用昂贵。未来的研究方向是研发其他血清型的新制剂，比如 BoNT-C 和 BoNT-F，以获得更长效的化学去神经作用和更低廉的价格。

治疗急性局部肌肉痉挛的药物

大量研究较少的中枢作用的药物[例如：**卡立普多（cariso-prodol）、氯苯甘醚（chlorphenesin）、氯唑沙宗（chlorzoxazone）、环苯扎林（cyclobenzaprine）、美他沙酮（metaxalone）、美索巴莫（methocarbamol）和奥芬那君（orphenadrine）**]被用来缓解因局部组织外伤或肌肉劳损而引起的急性肌肉痉挛。这些药物主要在脑干水平发挥作用。环苯扎林是这一组药物的原型药物。它在结构上与三环类抗抑郁药相似，会产生抗毒蕈碱的副作用。它对脑瘫和脊髓损伤造成的肌肉痉挛无效。由于其显著的抗毒蕈碱作用，环苯扎林很可能具有明显的镇静作用，同时伴有意识模糊和短暂的幻视。环苯扎林用于治疗急性损伤引起的肌肉痉挛，剂量为 20~40mg/d，分次口服。

摘要：骨骼肌松弛药

分类，药物	作用机制	作用	适应证	药动学、毒性、相互作用
去极化型神经肌肉阻滞药				
• 琥珀胆碱	激动烟碱乙酰胆碱（Ach）受体，特别是在神经肌肉接头处 • 去极化 • 可能兴奋神经节的烟碱 ACh 受体和心脏毒蕈碱 Ach 受体	初期的去极化引起短暂的肌肉收缩，之后肌肉弛缓性麻痹 • 去极化之后的复极过程仍有肌肉麻痹	麻醉开始时气管插管 • 偶可用于癫痫持续状态控制肌肉收缩	被血浆胆碱酯酶迅速水解 • 通常肌松作用可维持 5min • 毒性：心律失常、高血钾、腹压、眼压短暂升高、术后肌肉痛
非去极化型神经肌肉阻滞药				
• 右旋筒箭毒碱	竞争性拮抗 nACh 受体，特别是在神经肌肉接头处	防止被乙酰胆碱去极化，引起弛缓性麻痹 • 会引起组胺释放和低血压 • 对心脏毒蕈碱 ACh 受体有弱阻断作用	为外科手术延长肌松时间 • 现已被新型非去极化药物取代	肾排泄 • 作用维持 40~60min • 毒性：释放组胺、低血压、呼吸暂停时间延长
• 顺阿曲库铵	与筒箭毒碱类似	类似筒箭毒碱，但没有促进组胺释放和抗毒蕈碱受体的作用	为外科手术延长肌松时间 • 在重症监护病房用于气管插管时使呼吸肌松弛	不受肝肾功影响 • 作用维持 25~45min • 毒性：呼吸暂停时间延长但毒性小于阿曲库铵
• 罗库溴铵	与顺阿曲库铵类似	类似顺阿曲库铵但有轻微的抗毒蕈碱作用	与顺阿曲库铵相似 • 肾功能不全患者也可使用	肝脏代谢 • 作用维持 20~35min • 毒性：与顺阿曲库铵相似

• 维库溴铵：维持时间适中；肝脏代谢

续表

分类,药物	作用机制	作用	适应证	药动学、毒性、相互作用
作用于中枢的解痉药				
• 巴氯芬	GABA$_B$ 激动药,抑制脊髓运动神经元	突触前及突触后运动传出的抑制	脑瘫、多发性硬化、卒中引起的严重痉挛	口服、鞘内注射 • 毒性:镇静、无力
• 环苯扎林	尚不明确的对脊髓牵张反射的抑制作用	减少肌肉反射的过度兴奋;抗毒蕈碱作用	肌肉损伤导致的急性痉挛;炎症	肝代谢 • 作用维持 4~6h • 毒性:强烈的抗毒蕈碱作用
• 氯苯甘醚、美索巴莫、奥芬那君及其他药物:与环苯扎林相似,具有不同程度的抗毒蕈碱作用				
• 地西泮	促进中枢神经系统 γ-氨基酸能递质(第 22 章)	增强脊髓初级运动传入神经元的抑制 • 中枢镇静作用	脑瘫、卒中、脊髓损伤导致的慢性痉挛 • 肌肉损伤导致的急性痉挛	肝代谢 • 作用维持 12~24h • 毒性(第 22 章)
• 替扎尼定	脊髓 α$_2$ 肾上腺素受体激动药	突触前及突触后运动输出反射的抑制作用	多发性硬化、脑卒中、肌萎缩侧索硬化症引起的痉挛	肝肾清除 • 维持时间 3~6h;• 毒性:无力、镇静、低血压
直接作用的肌松药				
• 丹曲林	骨骼肌肌浆网 RyR1 型 Ca^{2+} 通道阻断作用	减少肌动-肌球蛋白相互作用 • 使骨骼肌收缩减弱	静脉注射:恶性高热 • 口服:脑瘫、脊髓损伤、多发性硬化导致的痉挛	静脉注射或口服给药 • 维持时间 4~6h;• 毒性:肌肉无力
• 肉毒杆菌毒素	神经末端蛋白质的裂解融合	弛缓性麻痹	脑瘫、多发性硬化、膀胱过度活动症、偏头痛导致的痉挛	直接肌内注射 • 维持时间 2~3 个月 • 毒性:肌肉无力、跌倒

制剂

通用名	制剂	通用名	制剂
神经肌肉阻滞药		**肌松药(解痉药)**	
阿曲库铵	仿制药	B 型肉毒毒素	Myobloc
顺阿曲库铵	仿制药,Nimbex	卡立普多	仿制药,Soma,Vanadom
泮库溴铵	仿制药	氯唑沙宗	仿制药
罗库溴铵	仿制药,Zemuron	环苯扎林	仿制药,Amrix,Fexmid,Flexeril
琥珀胆碱	仿制药,Anectine,Quelicin	丹曲林	仿制药,Dantrium,Revonto
筒箭毒碱	仿制药	地西泮	仿制药,Valium,Diastat
维库溴铵	仿制药,Norcuron	加巴喷丁	仿制药,Neurontin,Gabarone
翻转药		注:此药仅用于治疗癫痫及带状疱疹后神经痛	
新斯的明	仿制药	美他沙酮	仿制药,Skelaxin
依酚铵	仿制药	美索巴莫	仿制药,Robaxin
舒更葡糖(未在美国上市)	Bridion	奥芬那君	仿制药,Norflex,等
肌松药(解痉药)		利鲁唑	仿制药,Rilutek
巴氯芬	仿制药,Lioresal,Gablofen	注:此药仅用于治疗肌萎缩侧索硬化症	
A 型肉毒毒素	Botox,Dysport,Xeomin	替扎尼定	仿制药,Zanaflex

案例思考答案

由于外伤和相关疼痛，假设她的胃排空会明显延迟。为了避免插管时可能出现的误吸，应该应用一种速效的肌松药从而保证气道能够进行插管。因此在这个案例中可以选择琥珀胆碱。尽管它有一些不良反应，但是琥珀胆碱是目前可以获得的药物中起效最快的一个。作为替代，也可以选用高剂量(高达 1.2mg/kg)的罗库溴铵，一种非去极化型肌松药。在此剂量下，罗库溴铵起效很快，可以非常接近但仍达不到琥珀胆碱的起效速度。

烧伤和神经系统损伤都会导致接头外乙酰胆碱受体(extrajunctional acetylcholine receptors)的表达。在近期烧伤的患者中，应用琥珀胆碱会导致威胁生命的高血钾。如果患者有长期瘫痪，如果在发生严重神经损伤后立即给药，尽管不会引起威胁生命的高血钾，但也可能引起血钾升高。因此，琥珀胆碱禁用于长期偏瘫的患者。

（唐静 译 王博雅 校 唐玉 审）

参考文献

扫描本书二维码获取完整参考文献。

第 **28** 章　帕金森综合征和其他运动障碍的药物治疗

Michael J. Aminoff, MD, DSc, FRCP

案例思考

一位 64 岁的建筑师主诉左手有静止性震颤,妨碍他的写字和绘画。他还提到了弯腰体位,走路时愿意拖着左腿,转身时稍微摇摆。他仍可保持独立的日常生活的各种活动。查体表情缺乏(平面相),发音不足,左胳膊和左腿静止性震颤,四肢轻度僵直,左侧肢体快速交替运动受损。神经系统和其他一般检查正常。可能的诊断是什么,预后怎样? 他开始使用多巴胺激动药,且似乎耐受性好,于是逐渐增加剂量至治疗范围。大约一年后,他和他的妻子定期复查。现在他显然在挥霍负担不起的大量金钱于赌博,而且即使妻子恳求也不停止。他的病情是什么? 应该如何管理?

目前已有几种类型的运动异常性疾病被人类所认识。**震颤**表现为围绕关节的有节律性颤动,它的特点是与运动相关。静息性震颤是帕金森综合征的特点。通常表现为僵直和自主运动障碍。震颤可发生在保持某种姿势时(姿势性震颤)或者运动中(意向性震颤)。明显的姿势性震颤是良性家族性震颤主要特征。意向性震颤发生于脑干或小脑病变患者,特别是波及小脑上角部位的病变。当酒精或某些其他药物中毒也可表现出意向性震颤。

舞蹈症表现为身体不同部位不规则的,无目的的运动,不自主肌肉抽搐以及自主运动受损。在某些情况下,四肢近端肌肉表现最明显,并且由于运动障碍特别剧烈,经常用**颤搐**(ballismus)一词用来形容它。舞蹈症可能是遗传性或者可能由普通内科疾病或某些药物治疗引起的并发症。

运动障碍的特征是缓慢扭动的**手足徐动症**(athetosis),在某些情况下,这种运动障碍可长时间持续,它被视为异常姿势的**肌张力障碍**(dystonia)。手足徐动症或肌张力障碍可发生于围产期脑损伤,局灶性或广泛性脑损伤,也可以是某些药物的急性并发症,或者是多种神经系统疾病的伴随症状,或是一种原因不明的遗传性单独的现象,如自发性肌张力障碍或变形性肌张力障碍。已报道有各种遗传位点治疗,取决于发病年龄、遗传方式,对多巴胺治疗的反应。其生理基础不明确,治疗效果不理想。

抽搐症是突然的协调运动异常,易反复出现,特别是脸部和

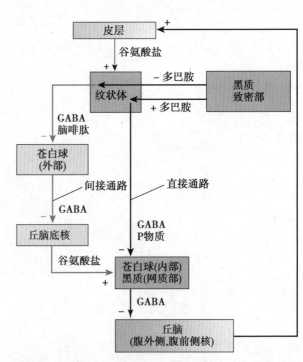

图 28-1　皮层、基底神经节和丘脑之间的功能电路。展示的是主要的神经递质。在帕金森综合征,黑质致密部有退行性变,会引起间接途径(红)过度活动,并增加丘脑底核的谷氨酸活动

头部,尤其是儿童,而且可以短时间被自主抑制。常见的抽搐症,包括重复嗅闻或耸肩。抽搐症可以是单一或多样的,也可以是短暂的或慢性的。Tourette 综合征(儿童秽语多动综合征)的特点是慢性多发抽动,其药理治疗在本章最后讨论。

许多运动障碍已归因于基底神经节功能紊乱。基底神经节的基本电通路包括三个相互作用的神经环路,它们是大脑皮层、丘脑和基底节本身(图 28-1)神经环路。然而,这些解剖结构的精确功能尚不完全清楚,还不能把单独的症状与具体位点联系到一起。

■ 帕金森综合征

帕金森综合征(Parkinsonism)的特点是僵硬、运动迟缓、震颤和姿势不稳。其原因有多种,但通常是特发的(帕金森综合征或震颤麻痹)。疾病进一步发展时,很多患者出现认知功能衰退。其他非运动症状受到更多的关注,包括情感障碍(焦虑或抑郁)、人格变化、自主功能异常(括约肌或性功能、窒息、出汗异常和血压调节障碍)、睡眠障碍、感觉不适或痛苦。帕金森综合征是逐渐进展的,使得劳动能力下降,除非能够得到有效的治疗。

发病机制

帕金森综合征的发病机制可能与蛋白质降解、细胞内蛋白质的聚集、氧化应激、线粒体损伤、炎症级联反应和细胞凋亡相关。对双胞胎的研究表明,遗传因子也很重要,尤其是发病年龄小于 50 岁的患者。认知遗传异常占 10%~15%。目前广泛认为帕金森综合征是突触核蛋白病,α-突触核蛋白基因在 4q21 位点突变或复制以及正常突触核蛋白基因三倍体的突变与该病相关。富亮氨酸重复激酶 2(LRRK2)基因 12cen 和 UCHL1 基因的突变也可能引起常染色体显性帕金森综合征。parkin 基因(6q25.2-q27)突变可能会导致早发的、常染色体隐性遗传的、家族性帕金森综合征或偶发性青年性帕金森综合征。一些其他基因或染色体部位与家族性疾病相关。可能环境或内源性毒素在疾病中的病因也很重要。流行病学研究表明,吸烟、咖啡、抗炎药物和高血清尿酸水平是保护性的,然而在从事教学、保健或农业工作,相对多的铅、锰暴露或维生素缺乏的人群中发病率有所增加。

从几年前接受过脑内胎儿多巴胺能受体细胞移植的患者脑中发现了路易体(含有 α-突触核蛋白细胞包涵体),为帕金森综合征可能代表朊病毒感染提供了一些支持建议。

α-突触核蛋白的病理染色显示比以前认识到的更为广泛,最初在嗅核和下脑干(Braak 量表的第 1 阶段),然后较高的脑干(阶段 2),黑质(阶段 3),中层皮质和丘脑(阶段 4),最后是整个新皮层(阶段 5),帕金森综合征的运动特征在 Braak 量表的第 3 阶段发展。

多巴胺患者大脑基底节的多巴胺浓度通常下降,可以尝试用左旋多巴和多巴胺受体激动药来恢复多巴胺能活性的方法可以减轻许多疾病症状。另一个可用的互补的方法是用抗胆碱药物恢复基底节多巴胺能和胆碱能的平衡。这些治疗的病理生理基础是,特发性帕金森综合征患者黑质中多巴胺能神经元的缺失抑制纹状体 GABA 能细胞的产生(图 28-2)。诱发帕金森综合征的药物,不是多巴胺受体拮抗药(如抗精神病药物,第 29 章)就是导致黑质纹状体多巴胺能神经元破坏[例如:1-甲基-4苯基-1,2,3,6-四氢吡啶(MPTP),下文]。其他各种神经递质如去甲肾上腺素等,在帕金森综合征的脑内也减少,但这些物质的缺乏与临床的关联性并不确定。

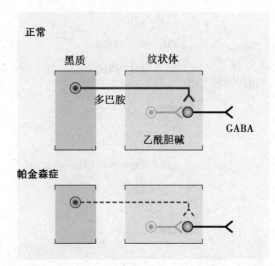

图 28-2　图式的表示帕金森综合征神经元顺序。上图:黑质的多巴胺能神经元(红色)通常抑制纹状体 GABA 能神经元,而胆碱能神经元(绿色)产生兴奋性效应。下图:帕金森综合征中多巴胺能神经元会选择性缺失(虚线,红色)

左旋多巴

多巴胺不能透过血-脑脊液屏障,如果从外周静脉给药,对帕金森综合征没有治疗作用。然而,(-)-3-(3,4-二羟基苯基)-L-丙氨酸(左旋多巴,levodopa)作为多巴胺前体,通过 L-氨基酸转运体,(L-amino acid transporte,LAT)进入脑内,通过脱羧后转化为多巴胺(图 6-5)。一些非儿茶酚胺的多巴胺受体激动药已经开发出来并可能有临床效果,正如后文所介绍。

第 21 章和第 29 章中详细讨论了多巴胺受体。它们分为五种亚型,D_1 和 D_5 受体基于遗传和生物化学因素分类为 D_1 受体家族;D_2,D_3,D_4 被归类为 D_2 受体家族。D_1 多巴胺受体位于黑质发出皮层神经元和多巴胺能神经元的黑质致密部和纹状体的突触前膜。D_2 受体位于纹状体突触后神经元和基底神经节神经元中的黑质神经轴突突触前膜。抗帕金森综合征的多巴胺能药物的效果似乎取决于对 D_2 受体的激动。但是,为了最大化疗效,也需要能激动 D_1 受体和现在新一代药物对 D_3 受体具有选择性。多巴胺受体激动药或部分激动药,麦角衍生物如麦角腈和溴隐亭是具有强大的 D_2 受体激动作用的抗帕金森综合征药物,而某些 D_2 受体的拮抗药有选择性的多巴胺受体拮抗作用,可引起帕金森综合征。

化学

多巴是多巴胺和去甲肾上腺素氨基酸的前体(第 6 章)。其结构见图 28-3。左旋多巴是多巴的左旋异构体。

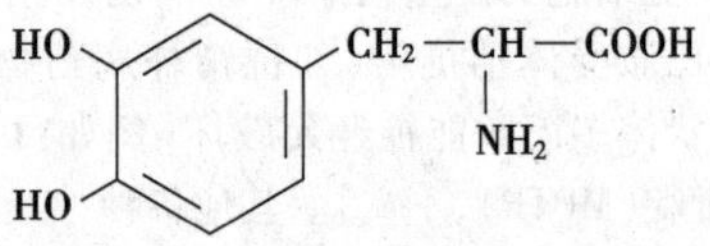

二羟苯丙氨酸
(DOPA)

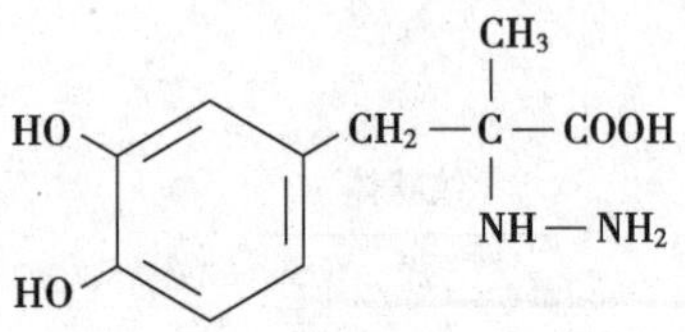

卡比多巴

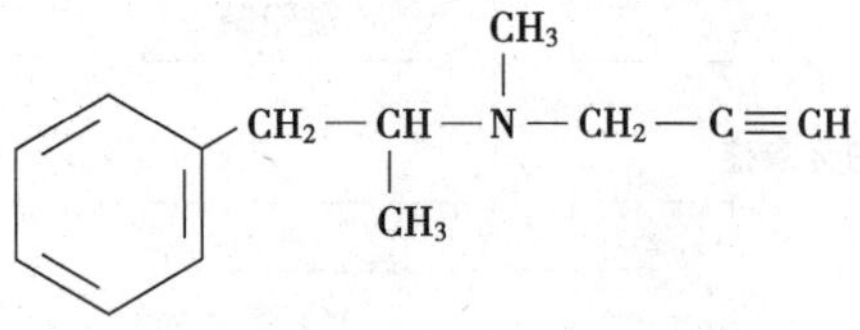

司立吉林

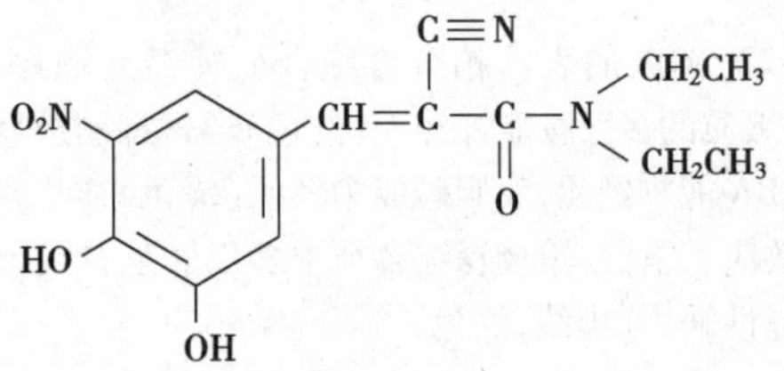

恩他卡朋

图 28-3 一些用于帕金森综合征治疗的药物

药动学

左旋多巴迅速从小肠吸收,但其吸收由胃排空率,胃内容物 pH 值而定。摄入食物延缓了血浆中左旋多巴的出现。此外,从食物摄取某些氨基酸可以与药物竞争肠道吸收的,和从血液到大脑的转运。血药浓度峰值一般在口服 1~2 小时后,血浆半衰期通常为 1~3 小时,虽然个体间差异很大。口服 8 小时后大约 2/3 剂量的药物以其代谢产物在尿液中出现,主要为 3-甲氧基-4-羟基苯乙酸(高香草酸,HVA)和羟乙酸(DOPAC)。不幸的是,只有大约 1%~3% 的使用的左旋多巴实际上原型进入大脑,其余通过对多巴胺脱羧在大脑外被代谢,不穿透血-脑脊液屏障。因此,单独使用时必须大量给予左旋多巴。然而,当与不会穿透血-脑脊液屏障的多巴脱羧酶抑制药合用,左旋多巴外周代谢降低,左旋多巴血浆水平较低,血浆半衰期更长,使更多左旋多巴进入大脑中(图 28-4)。事实上,同时给予外周脱羧酶抑制药如卡比多巴,可减少大约 75% 的左旋多巴的日常用量。

临床应用

在左旋多巴治疗的最初几年里可以收到最好的效果。随着左旋多巴的使用,为避免不良反应,左旋多巴日剂量必须降低,虽然这个剂量在一开始就已经有良好的耐受了。有些患者对左旋多巴反应变差,可能是因为黑质纹状体的多巴胺能神经末梢受损或一些病理过程直接涉及纹状体多巴胺受体。由于这些原因,无论最初的治疗反应如何,左旋多巴治疗的效果往往在治疗 3~4 年后开始减弱。虽然左旋多巴治疗不阻止帕金森综合征的进展,但是,它尽早使用可以降低死亡率。然而,长期治疗可能导致许多问题,如下面讨论的开关现象。最恰当地使用左旋多巴的时机一定是个体化的。

使用左旋多巴时,通常与外周多巴脱羧酶抑制药**卡比多巴**（**carbidopa**）联用(图 28-3),它可以减少左旋多巴在外周转化为多巴胺。联合治疗应从小剂量开始,例如:卡比多巴 25mg,左旋多巴 100mg,每日 3 次,逐渐增加剂量,应饭前 30~60 分钟服用。大多数患者最终需要使用卡比多巴 25mg,左旋多巴 250mg,每日 3 或 4 次。一般情况下,尽可能使用这种制剂的低剂量进行治疗(例如:每日 3 次卡比多巴-左旋多巴 25/100),如果可能的话,使用多巴胺受体激动药替代,以便减少发生波动反应的风险。现在有卡比多巴-左旋多巴的控释制剂,有助于已经出现波动反应的患者病情控制,或可以减少给药次数。有一种制剂 Parcopa(卡比多巴-左旋多巴 10/100, 25/100, 25/250)可以在市场上买到,能够在口中随着唾液崩解,最好饭前 1 小时服用。制剂 **Stalevo** 是左旋多巴、卡比多巴和儿茶酚-O-甲基转移酶(COMT)抑制药恩他卡朋(entacapone)的复合制剂,将在下一节讨论。最后,对于有波动反应的患者,通过十二指肠或上空肠灌注左旋多巴-卡比多巴的治疗似乎是安全的并且要优于许多口服联合治疗。这种方法在欧洲和加拿大被批准用于治疗晚期左旋多巴反应性帕金森综合征,但在美国尚不可用。对经鼻十二指肠管应用卡比多巴-左旋多巴凝胶效果良好的患者,通过经皮内镜胃造瘘术插入一个永久性通路。早晨通过便携式输液泵推注 100~300mg 左旋多巴,之后连续给予维持剂量(40~120mg/h),按需要补充推注剂量。

左旋多巴可以改善所有帕金森综合征的临床症状,但它能够更有效缓解帕金森综合征所导致的运动迟缓和运动障碍。当它首次使用时,大约 1/3 的患者的反应非常好,1/3 没那么好。但其余大部分要么无法耐受这种药物,要么根本就没反应,特别是如果他们不是典型的帕金森病。

不良反应

A. 胃肠道反应

当服用左旋多巴,不用外周多巴脱羧酶抑制药时,有 80% 的患者会发生厌食、恶心和呕吐。通过进餐服用、餐后分次服药或缓慢增加日剂量可减少这些副作用。在服用左旋多巴 30~60 分钟前服用抗酸剂也可以减少这些副作用。呕吐是由于位于脑干的但在血-脑脊液屏障以外的催吐化学感受区受到刺激。幸运的是,许多患者可以耐受这种催吐反应。如酚噻嗪类的止吐药应避免使用,因为它能减弱左旋多巴的抗帕金森综合征作用,可能会使疾病恶化。

当左旋多巴与卡比多巴联合使用时,胃肠道的不良反应发生率会很少,在 20% 以下。因此患者能耐受相对更高的剂量。

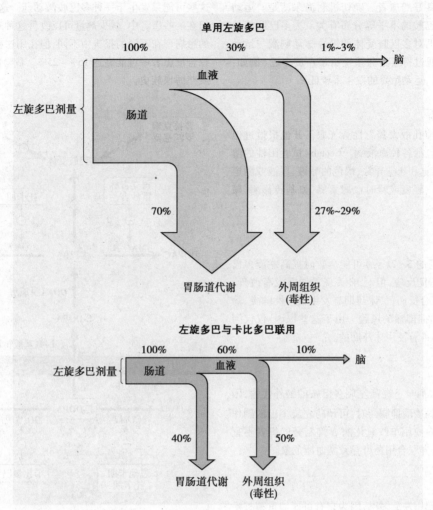

图 28-4　动物实验的数据,以评价口服左旋多巴和卡比多巴的效果,每个通路的宽度表明在每个部位药物的绝对剂量,百分比表示药物剂量的相对比例。与卡比多巴联合给药的益处在于减少左旋多巴的剂量,以及减少在外周的转化,增加药物到达脑组织的剂量

B. 心血管系统反应

在接受左旋多巴治疗的患者中,有各种心律失常发生,包括心动过速、室性期外收缩和罕见的心房颤动。这主要是由于外周儿茶酚胺增加。如果左旋多巴与外周多巴脱羧酶抑制药联合使用,这种心律失常的发生率低,甚至有心脏疾病的患者,发生率依然很低。

体位性低血压是常见的,但通常无症状,并倾向于减量继续治疗。高血压也可能发生,特别在同时使用单胺氧化酶抑制药、拟交感神经药或当大量服用左旋多巴时更易发生。

C. 行为影响

已经有各种不同的心理精神影响的报道,包括抑郁、焦虑、易怒、失眠、嗜睡、混乱、妄想、幻觉、噩梦、兴奋和其他情绪或人格改变。这些不良反应更常见于左旋多巴联合脱羧酶抑制药治疗的患者,而不是左旋多巴单药治疗的患者。大概是因为脑内浓度过高有关,合并疾病或手术可能会导致。这时,减量或停药可能是必要的。几个与多巴胺 D_2 受体亲和力较低的非典型抗精神病药物(氯氮平、奥氮平、喹硫平、利培酮,第 29 章)现在可以用,并可能特别有效的缓解这种行为的并发症。

D. 运动失调和反应波动

接受左旋多巴治疗 10 年以上的患者中 80% 的患者可出现运动失调。多巴运动障碍的特征因患者而异,但在个体患者中往往保持不变。运动失调是与剂量相关的,但是,每个人之间又存在个体差异。目前正在研究许多化合物抗运动障碍药(antidyskinetic agents),但这些研究仍处于早期阶段。

随着治疗的延续,某些对左旋多巴临床反应的波动越来越频繁。对某些患者来说,这些波动与左旋多巴的服药时间相关,它们是戴-脱(wearing-off)反应或给药终了(end-of-dose)的运动不能。在其他情况下,波动与服药时间无关[**开-关现象**(**on-off phenomenon**)]。在开-关现象中,关闭期的几个小时运动不能与开启期的运动过多交替出现,随着移动性的改善,往往伴有明显的运动障碍。这种现象通常发生于开始治疗反应良好的患者。确切的机制尚不清楚,严重关闭期的患者对其他治疗没有反应,皮下注射阿扑吗啡可暂时有效。这种现象多发生在最初治疗反应良好的患者。确切机制尚未清楚。运动障碍可能与纹状体多巴胺的不平等分布有关。去多巴胺能神经支配加上与左旋多巴对多巴胺受体的慢性脉动刺激与运动障碍的发展有关。当通过持续给药系统给予左旋多巴（例如：十二指肠内或脑内）时，运动障碍的发生率较低。

E. 其他不良反应

有些患者可发生瞳孔散大和急性青光眼。其他报道过但是很少见的不良反应包括各种血液病。Coombs 试验阳性的溶血、潮红、痛风恶化、嗅觉和味觉异常、褐色的唾液、尿液或阴道分泌物、阴茎勃起异常、轻度或暂时血尿素氮、氨基转移酶、碱性磷酸酶、胆红素升高。

休药期

休药期（停止用药的 3~21 天）可能会暂时提高左旋多巴反应，减轻它的一些不良反应，但对开-关现象通常没有改善。此外，对严重帕金森综合征而言，休药期有发生吸入性肺炎、静脉血栓形成、肺栓塞和抑郁症的风险。由于这些原因，仅仅因为暂时性的获益，是不推荐使用休药期的。

药物相互作用

维生素 B_6 在正常剂量下提高左旋多巴胺的脑外代谢，因此在不适用外周多巴脱羧酶抑制药时，可预防左旋多巴的副作用。正在服用或两周内使用单胺氧化酶 A 抑制药的患者不宜服用左旋多巴，因为这样联合用药可导致高血压危象。

禁忌证

精神病患者不能服用左旋多巴，因为它有可能加重精神疾病。闭角型青光眼也是它的禁忌证，但慢性青光眼，如果眼压控制较好并能很好的监测，可以给左旋多巴。心脏病患者最好与卡比多巴联合服用，即使如此，心律失常的风险并不大。活动期的消化性溃疡患者慎用此药，因为左旋多巴偶尔会导致胃肠道出血。因为左旋多巴是一种皮肤黑色素的前体，它可能会激活恶性黑素瘤—它慎用于有黑素瘤史的患者或原因不明的皮肤损害患者，这类患者应该定期到皮肤科就诊。

多巴胺受体激动药

除左旋多巴外，直接作用于突触后多巴胺受体的药物可产生有益的作用（图 28-5）。与左旋多巴不同，它们不需要酶的转化作用来激活代谢，可直接作用于突触后多巴胺受体，没有潜在的毒性谢产物，不跟其他物质竞争进入血液或竞争通过血-脑脊液屏障。此外，药物选择性地作用于某些（但不是全部）多巴胺受体，可能会比左旋多巴的不良反应少。许多多巴胺受体激动药有抗帕金森综合征的作用。老的多巴胺受体激动药（溴隐亭和培高利特）均为麦角［麦角灵（ergoline）］的衍生物（第16 章），它们的副作用比新型的制剂［普拉克索（pramipexole）和罗匹尼罗（ropinirole）］更受关注。然而在某些个体患者中，通过激活中脑皮质系统中的 D_2 或 D_3 多巴胺受体，可以增强各种冲动控制障碍（例如：赌博障碍、强迫性购物或性欲亢进）。

这些可能只发生于一种多巴胺激动药。这不是剂量依赖性的，但在一些患者中，减少剂量可以改善这种现象。冲动控制障碍的患病率在不同的报告中不同，但在用这些药物治疗的帕金森综合征患者中可能高达 15%~25%。危险因素包括药物使用史或赌博家族史。

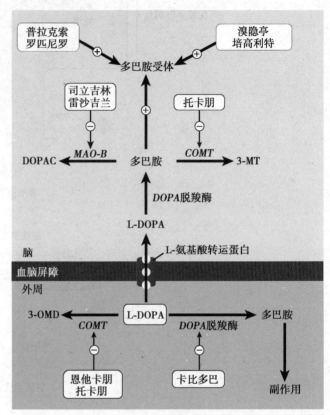

图 28-5 帕金森综合征的多巴胺能药物治疗策略。药物及其效果已经指出（见正文）。MAO：单胺氧化酶；COMT：儿茶酚-o-甲基转移酶；DOPAC：二羟苯乙酸；L-DOPA：左旋多巴；3-OMD：3-O-甲基多巴；3-MT：3-甲基酪胺

没有证据表明，某一个激动药比另一个好；然而，个别患者可能对某一个药有反应，对另一个就无反应。此外，其作用时间因缓释制剂的不同而不同。阿扑吗啡是一个有效的多巴胺受体激动药，在这章的后面部分将进行分别讨论，因为它主要用于对左旋多巴波动反应无效患者的抢救治疗。

在帕金森综合征一线治疗中，多巴胺受体激动药具有重要的作用，波动反应和运动失调的发生率低于长期使用左旋多巴的发生率。因此，多巴胺能治疗通常可以用多巴胺受体激动药为初始治疗。另外，低剂量的卡比多巴与左旋多巴（例如：Sinemet-25/100，每日 3 次）也可以使用，然后添加多巴胺受体激动药。在这两种情况下，多巴胺受体激动药的剂量应根据患者反应和耐受情况逐渐增加。多巴胺受体激动药也可用于服用左旋多巴出现剂末现象或开关现象或左旋多巴治疗产生耐药的患者。在这种情况下，通常要使用较低剂量的左旋多巴以预防不良反应的发生。对左旋多巴没有反应的患者对多巴胺受体激动药的反应通常也是令人失望的。

溴隐亭

溴隐亭（bromocriptine）是 D_2 受体激动药，其结构见表 16-

6。在过去,该药物已经广泛用于治疗帕金森综合征。但是现在使用很少,已经被新的多巴胺受体激动药替代。溴隐亭在胃肠道可以不同程度地被吸收。口服后1~2小时,血浆水平达到高峰。它从胆汁和粪便排出。溴隐亭治疗帕金森综合征的日剂量是 7.5~30mg。为减少不良反应,应根据药物的效果和不良反应,用 2~3 个月的时间逐渐增加剂量,每 2 周增加 2.5mg。

培高利特

培高利特(pergolide)是另一个麦角衍化物,直接激动 D_1 和 D_2 受体。它也曾被广泛用于帕金森综合征的治疗。由于它与瓣膜性心脏病有关,这个药物在美国已不再使用。然而在某些国家仍然使用。

普拉克索

普拉克索

普拉克索(pramipexole)不是麦角衍生物,但它对 D_3 受体家族有较好的亲和力。它可以单药治疗轻度帕金森综合征,也可以用于疾病进展期患者,允许减少左旋多巴剂量并避免波动反应。普拉克索可以改善情感症状。在多巴胺能神经细胞培养中,由于它可以清除过氧化氢并有神经营养作用,因此,它被认为有神经保护作用。

普拉克索线口服后迅速吸收,2 小时后达到血浆浓度峰值,以原型从尿中排出。起始剂量是 0.125mg,每日 3 次。一周后,剂量加倍。再过一周,剂量再加倍。以后,根据药物效果和耐受性,每周增加的日剂量为 0.75mg。大多数患者的剂量为 0.5~1.5mg,每日 3 次。肾功能不全需要调整剂量。现在有该药的缓释剂型,每天服用一次,剂量相当于标准普拉克索的总日剂量。缓释制剂通常对患者更方便,并可避免药物在一天中血药浓度的波动。

罗匹尼罗

罗匹尼罗

罗匹尼罗([ropinirole,现已有仿制制剂)是另一个非麦角衍生物,是一种相对单一的 D_2 受体激动药,它可以单药治疗轻度帕金森综合征,也可以用于疾病晚期患者,允许减少左旋多巴剂量并避免波动反应。起始剂量是 0.25mg,每日 3 次。以后每周增加一次剂量,每次增加日剂量是 0.75mg,四周后增加的日剂量为 1.5mg。在大多数情况下,每次剂量为 2~8mg,每日 3 次。罗匹尼罗是由 CYP1A2 代谢;其他经过此酶代谢的药物可

能明显减少其清除率。现在有缓释剂型(ropinirole XL),可以每日服用 1 次。

罗替高汀

罗替高汀(rotigotine)是多巴胺受体激动药,它可以通过皮贴剂给药,被批准用于治疗早期帕金森综合征。在疾病的早期治疗中,它比口服药物具有更持久的多巴胺能刺激作用;在疾病晚期的疗效尚不清楚。它的疗效和不良反应与其他多巴胺受体激动药相似。但它的反应主要发生在应用部位,有时较严重。

多巴胺激动药不良反应

A. 胃肠道反应

在使用多巴胺受体激动药时,可发生畏食、恶心和呕吐,与餐同服可减少这些反应。便秘、消化不良、流性食管炎的症状也可能发生。消化性溃疡出血已有报道。

B. 心血管反应

可发生体位性低血压,尤其是在治疗初期。无痛性的指端血管痉挛是长期使用麦角衍生物(溴隐亭或培高利特)治疗的剂量相关性并发症。心律失常发生时,是停止治疗指征。外周水肿有时很难辨别。与培高利特同时治疗时可发生心脏瓣膜病。

C. 运动失调

运动异常与服用左旋多巴时是相似的,减少多巴胺能药物的总剂量可以减轻这种运动失调。

D. 精神紊乱

意识模糊、幻觉、妄想和其他精神反应是多巴胺能治疗的潜在并发症,与左旋多巴相比,多巴胺受体激动药更常见且更严重。冲动控制障碍可能通过夸张倾向或作为一种新现象而发生,并可能导致成瘾性赌博、购物、博彩、性行为等行为。撤药或减少剂量后,他们行为会正常。各种多巴胺激动药在诱导这些疾病的能力方面似乎没有区别。脉搏控制障碍往往因患者及其家属报告缺失而无法被保健专业人员识别。

E. 其他

麦角衍生的多巴胺受体激动药有头痛、鼻塞、性欲增强、肺浸润、胸腔和腹膜后纤维化、红斑性肢痛病及其他不良反应报道。与培高利特同用可能发生心瓣膜病。红斑性肢痛病表现为红、触痛、痛、脚肿、有时手肿、有时伴随关节痛。停药后几天之内症状和体征明显减轻。不能控制的在不该睡觉时睡觉,这种情况很罕见,特别是在患者服用普拉克索或罗匹尼克时,需要停止药物治疗。

禁忌证

多巴胺受体激动药禁用于有精神病疾病、心肌梗死或活动性消化性溃疡病史患者。麦角衍生物的受体激动药最好避免用于有外周血管疾病患者。

单胺氧化酶抑制药

在神经系统已鉴别出有两种类型的单胺氧化酶。单胺氧化酶 A 可代谢去甲肾上腺素、5-羟色胺、多巴胺;单胺氧化酶 B 可选择性代谢多巴胺。**司来吉兰**(selegiline,depreny)(图 28-3)在正常的剂量下是选择性的不可逆单胺氧化酶 B 抑制药(大剂量也抑制 MAO-A),阻止多巴胺的分解(图 28-5),因此,它能够提高并延长左旋多巴的抗帕金森综合征作用(因此允许左旋多巴减少剂量),可以减轻轻度开关现象或戴-脱(wearing-off)现象。所以,作为患者的辅助治疗来减轻左旋多巴减量反应或波动反应。司来吉兰的标准剂量是早餐和午餐时各 5mg。服用时间过晚可能会引起失眠。

当单独使用司来吉兰治疗帕金森综合征时,它的作用很小。动物研究表明,很可能会减慢疾病的进展,但在人类的帕金森综合征进展期的实验中,司来吉兰作用并不明确。一个大规模的多中心研究结果表明,对减缓疾病的进展有益,但这可能仅仅是一个症状上的反应。

雷沙吉兰(rasagiline),是另一个单胺氧化酶 B 抑制药,对 MPTP 诱导的帕金森综合征早期症状比司来吉兰更有效。标准用量为 1mg/d。雷沙吉兰 0.5mg/d 或 1mg/d 也可用作辅助治疗,以延长晚期患者使用左旋多巴-卡比多巴的效果。一个大型双盲、安慰剂对照、延迟开始的研究(ADAGIO 临床试验)评估其是否具有神经保护作用(如减缓疾病的发展过程),但结果不明:研究的所有终点剂量为 1mg/d,这似乎使疾病进展缓慢,但是剂量为 2mg 的并不如此。这些结果很难解释,因此,将雷沙吉兰用于神经保护目的的决定仍然是个体化的决定。

司来吉兰和雷沙吉兰都不能用于接受哌替啶治疗的患者,其他还包括曲马多、美沙酮、丙氧芬、环苯扎林或圣约翰草(St.John's wort,贯叶连翘)。使用单胺氧化酶 B 抑制药之一的患者也应避免以右美沙芬作为镇咳药;事实上,建议患者避免所有非处方药的伤风制剂是明智的。雷沙吉兰或司来吉兰要慎用于患者接受三环类抗抑郁药或 5 羟色胺再摄取抑制药的患者,因为理论上会发生 5-羟色胺综合征的急性毒性药物相互作用(第 16 章),但在实践中极少遇到。这些药物可能会增加左旋多巴的不良反应。

一定要避免左旋多巴联合两种单胺氧化酶抑制药(例如:一个非选择性抑制药)使用,因为它可能导致高血压危象,可能是因为外周去甲肾上腺素发生蓄积。

儿茶酚-O-甲基转移酶抑制药

多巴脱羧酶抑制作用与左旋多巴的其他代谢途径激活进行补偿相关,特别是儿茶酚-O-甲基转移酶抑制药(COMT),增加血浆水平的 3-O-甲基多巴(3-OMD)。3-OMD 浓度提高通常使左旋多巴治疗反应变差,也许部分原因是由于 3-OMD 与左旋多巴竞争激活的载体,使得左旋多巴在肠黏膜和血-脑屏障的转运受限。选择性 COMT 抑制药,如**托卡朋**(tolcapone)和**恩他卡朋**(entacapone)通过减弱左旋多巴的外周代谢也可延长左旋多巴的作用(图 28~5)。左旋多巴清除减少,就相对增加了生物利用度。而左旋多巴的达峰时间和最大浓度都没有增加。这些药物可能有助于接受左旋多巴并出现波动反应的患者,可以减轻波动反应,延长有效时间,减少左旋多巴的日剂量。托卡朋和恩他卡朋都被广泛使用,但恩他卡朋是首选,因为它没有发生肝毒性。

托卡朋和恩他卡朋的药理作用很相似,都能迅速吸收,与血浆蛋白结合,代谢后被排泄。然而,托卡朋有中枢和外周的作用,而恩他卡朋只有外周的作用。这两种药物的半衰期约两小时,但托卡朋作用稍强并且作用时间稍长。托卡朋标准用量为 100mg,每日 3 次。有些患者需要剂量为两倍。相比之下,恩他卡朋(200mg)需要与左旋多巴同服,每日最多 6 次。

COMT 抑制药的不良反应与左旋多巴的暴露剂量有关,表现为运动失调、恶心和意识模糊。这需要减少左旋多巴日剂量,在 48 小时内减少 30% 的剂量可以避免或使这些症状逆转。其他不良反应包括腹泻、腹痛、体位性低血压、睡眠障碍、尿液红棕色改变。托卡朋可能导致肝酶水平增加,很少由于急性肝衰竭而导致死亡。因此,肝功能检查结果异常的患者不应该使用托卡朋。在美国,使用时需要签署患者知情同意书(如提供在药品说明书),同时在最初的第 6 个月时,每 2~4 周定期进行一次肝功能检查,但以后可以减少监测。恩他卡朋没有这样的毒性报道。

商品名 Stalevo 的药是左旋多巴与卡比多巴和恩他卡朋的复合药。它有三种规格:Stalevo 50(50mg 左旋多巴、12.5mg 卡比多巴和 200mg 恩他卡朋),Stalevo 100(相应的分别为 100mg、25mg 和 200mg),Stalevo 150(相应的分别为 150mg、37.5mg 和 200mg)。利用这种药物可以简化配方,减少服用的药片。Stalevo 的价格相当于或低于各种单药成分的组合。这种复合药较单独使用左旋多巴-卡比多巴可提供更多的症状获益。然而,尽管单组合配方便利,使用 Stalevo 与运动障碍的早期发生和频率增高相关,而不是左旋多巴-卡比多巴。一项关于使用 Stalevo 是否与心血管事件(心肌梗死、脑卒中、心血管死亡)风险增高相关的研究正在进行中。

阿扑吗啡

皮下注射盐酸阿扑吗啡(apomorphine,Apokyn),是与尾状核和壳核的突触后受体 D_2 相互作用的一种强效多巴胺受体激动药,可有效的暂时缓解(救援)正在优化多巴胺能治疗患者的关闭期的运动不能。它可迅速吸收入血,然后进入大脑,开始注射约 10 分钟后就可以出现临床效果,并能持续 2 小时。通过增加给药剂量,直到收到最大效果或注射前及之后每 1 小时隔 20 分钟监测仰卧血压达到最大量 0.6ml(6mg),来确定最优剂量。大多数患者的剂量是 3~6ml(3~6mg),通常一日最多给药 3 次,偶尔一日 5 次。

常见的不良反应是恶心,特别是阿扑吗啡在初始治疗时容易出现。因此,推荐在使用阿扑吗啡前 3 日给予止吐药曲美苄胺(300mg,每日 3 次),如果是明确的不良反应,然后继续使用至少一个月。其他不良反应包括运动失调、嗜睡、失眠、胸痛、出汗、低血压、晕厥、便秘、腹泻、精神或行为障碍、脂膜炎和注射部位损伤。阿扑吗啡只能由熟悉其并发症和相互作用的医生处方。患者服用 5-HT₃ 拮抗药时不应使用阿扑吗啡,有可能导致严重低血压。

金刚烷胺

抗病毒药金刚烷胺（amantadine）被发现有相对弱的抗帕金森综合征的作用。它对帕金森综合征的作用方式尚不清楚，但这可能通过影响多巴胺合成、释放或再摄取来发挥多巴胺能功能的。据报道拮抗腺苷 A_{2A} 受体腺苷的作用，可抑制 D_2 受体的功能。从外周释放儿茶酚胺类物质也有记载。金刚烷胺是 NMDA 型谷氨酸受体拮抗药，提示其具有抗运动障碍效果。

药动学

金刚烷胺口服 1~4 小时后达到血浆峰浓度。血浆半衰期为 2~4 小时，大部分的药物以原型从尿液排泄。

临床应用

金刚烷胺的效果比左旋多巴弱，它的作用可能不会持续很长时间，通常在治疗几周后其作用消失。虽然如此，在这段时间仍可以对帕金森综合征的运动迟缓、僵硬和震颤起作用。标准剂量是每次口服 100mg，每日 2~3 次。金刚烷胺也有利于减少疾病晚期的医源性运动失调。

不良反应

金刚烷胺有很多中枢神经系统的不良反应，停止用药可以逆转所有这些反应。它们包括不安、抑郁、易怒、失眠、易激、兴奋、幻觉和意识模糊。过量可能产生急性中毒性精神病。多次服用高于推荐剂量的药物可发生惊厥。

服用金刚烷胺有时可发生网状青斑，停药后，1 个月内症状可消失。还可发生其他皮肤反应。外周水肿是另一个易识别的并发症，不伴有心脏、肝脏或肾脏疾病和利尿剂反应。金刚烷胺的其他不良反应包括头痛、心力衰竭、体位性低血压、尿潴留、胃肠功能紊乱（如：畏食、恶心、便秘和口干）。

有惊厥或心力衰竭病史的患者应慎用金刚烷胺。

乙酰胆碱阻滞药

对不同患者，许多中枢作用的抗毒蕈碱制剂有不同的效果和作用。有些药物在第 8 章中讨论。这些药物可以改善帕金森综合征的震颤和僵直，但对运动迟缓效果差。一些更常用的药物列于表 28-1。

表 28-1　一些用于帕金森综合征的具有抗毒蕈碱特性的药物

药物	常用日剂量（mg）
甲磺酸苄托品（Benztropine mesylate）	1~6
比哌立登（Biperiden）	2~12
奥芬那君（Orphenadrine）	150~400
丙环定（Procyclidine）	7.5~30
苯海索（Trihexyphenidyl）	6~20

临床应用

这一类药应从低剂量开始，逐步增加剂量直到出现药效或出现不良反应而不能继续加量。如果患者对一种药物没有反应，临床可以选择此类药物的其他品种，可能会取得成功的治疗。

不良反应

抗毒蕈碱的药物有许多的中枢神经系统和周围的不良反应（第 8 章），在老年人或认知障碍者中耐受性较差。运动失调很罕见，急性化脓性腮腺炎有时是口干症的并发症。

如果需要停用药物，应逐渐停药而非突然停药，以防帕金森综合征急性加重。关于抗毒蕈碱药物使用的禁忌证（第 8 章）。

外科手术

在晚期患者对药物治疗反应较差，丘脑切开术（对震颤明显者）或腹后苍白球切开术可能值得采用。然而，消融术被功能性、可逆损伤所替代，这种高频深部脑刺激，具有较低的发病率。

丘脑底核刺激或苍白球植入电极和刺激器，对于治疗晚期帕金森综合征的波动反应都取得了良好效果。这样治疗的解剖基础显示在图 28-1。对于继发或非典型帕金森综合征、痴呆或者对多巴胺能药物没有反应的患者，禁用这样的操作。接受脑深部电刺激通常可以减少患者抗帕金森综合征的药物治疗水平，这有可能有助于改善药物剂量相关的副作用。

已经有用多巴胺能组织移植（胎儿黑质组织）对一些帕金森综合征患者有益的报道，但其结果是有争议的。在一项对照试验中，年轻患者有症状改善（小于 60 岁），但老年帕金森患者没有改变。在另一个试验中，没有明显效果。此外，在这两项研究中的一些患者出现无法控制的运动失调，可能从移植体中生长出过多的多巴胺能纤维。其他进行细胞疗法前需要更多的基础研究，尤其是干细胞疗法，因此这种方法需要继续调查研究。

神经保护治疗

许多化合物正在被作为可以减缓疾病进展的潜在的神经保护药物进行研究。在这些化合物中有抗氧化剂、抗凋亡剂、谷氨酸拮抗药、脑内给药的胶质衍生的神经营养因子、抗炎药物。这些药物的作用还有待证实，但是，它们的治疗目的这次不能明确。没有发现辅酶 Q10 和肌酸有效，这与较早前的希望相反。雷沙吉兰可能具保护作用在前面已经讨论到。

基因治疗

在美国，帕金森综合征的 1 期（安全）或 2 期的有些基因治疗试验已经完成。所有试验都把病毒介导的基因转导到 2 型腺相关病毒纹状体。谷氨酸脱羧酶的基因（GAD，促进合成 GABA，一种抑制性神经递质）转导到丘脑核引起抑制作用；芳香酸脱羧酶（aromatic acid decarboxylase，AADC）的基因转导到豆状核，以增加左旋多巴向多巴胺的代谢；神经元基因（一种生长因子，可以提高多巴胺能神经元的生存）转导到豆状核。所有因子视为安全的，并且数据显示是有效的。GAD基因的2期研究已经完成，其结果令人鼓舞，但其中一个面神经元注入到黑质以及硬膜的研究结果是令人失望的。AADC的2期试验在计划中。

非运动表现的治疗

伴有认知能力下降者用利斯的明（1.5~6mg，每日2次），美金刚胺（5~10mg/d），或多奈哌齐（5~10mg/d）（第60章）可能有效；抗焦虑药物或抗抑郁药用于情感障碍（第30章）；莫达非尼（早晨100~400mg）用于白天过度嗜睡（第9章），对症治疗膀胱和肠道紊乱（第8章）。

帕金森综合征患者药物管理的总体评价

帕金森综合征通常是逐渐进展的过程。此外，随着治疗时间的延长，左旋多巴治疗的效果往往逐渐减弱，随着左旋多巴长期治疗会出现严重不良反应。不过，多巴胺能治疗可能在较早阶段对缓解帕金森综合征有较好效果，同时也可以降低死亡率。因此，有几个方案可以优化多巴胺能治疗（图28-5）。最好避免对轻度帕金森综合征进行对症治疗，除非有一定程度的功能障碍或症状开始明显影响了患者的生活。当必须进行对症治疗时，雷沙吉兰、金刚烷胺或抗毒蕈碱药物（在年轻患者中）可能值得使用。随着疾病的进展，多巴胺能治疗显得十分必要。除非存在冲动控制障碍的危险因素，多巴胺受体激动药进行单独或联合低剂量卡比多巴-左旋多巴治疗就更加方便。另外，尤其是老年患者，可以省略多巴胺受体激动药并开始立即给予卡比多巴-左旋多巴，这是帕金森综合征运动障碍最有效的对症治疗。物理治疗有助于改善活动。严重帕金森综合征的患者或者长期使用左旋多巴治疗出现并发症的患者，如开关现象，可试用COMT抑制药或者雷沙吉兰治疗。对膳食蛋白摄入量进行管理也可以改善波动反应。对于上述治疗反应不足的患者，脑深部电刺激常常是有益的。用雷沙吉兰治疗年轻患者或轻度帕金森综合征患者能延缓疾病的进展。

药物诱发的帕金森综合征

利舍平及丁苯那嗪相关药物是从储存部位消耗生物源单胺类物质，而氟哌啶醇、甲氧氯普胺，吩噻嗪是阻滞多巴胺受体。通常是在用药3个月后，这些药物可能会因此产生帕金森综合征。症状往往是对称的，震颤并不明显，但并非总是如此。有关这些症状与大剂量有关，在停药后几周或几个月可消除。假如需要治疗，应优先考虑使用抗毒蕈碱药物。如果使用精神安定药，左旋多巴是无效的，对于一开始就是用抗精神病药患者，甚至有时会加重精神错乱。

在1983年，在个别人身上发现药物诱导的帕金森综合征，而企图合成和使用与哌替啶有关的麻醉药品，实际上合成并自行使用了MPTP，在方框"MPTP和帕金森综合征"中讨论。

MPTP和帕金森综合征

在1980年代早期，对在年轻人发生的帕金森综合征快速进展的报告开创了一个帕金森综合征的病因学和治疗学的新的研究领域。最初的报告描述了健康的年轻人试图用一些业余化验员合成的哌替啶类似物来满足他们的阿片成瘾性。他们在无意识用1-甲基-4-苯基-1，2，3，6四氢吡啶（1-methyl-4-phenyl-1，2，3，6-tetrahydropyridine，MPTP）自我药疗，继而发展为非常严重的帕金森综合征。

MPTP是一个强亲和毒素，它是由单胺氧化酶B转换N-甲基-4-苯基吡啶（MPP$^+$）而成。黑质细胞通过激活的多巴胺再摄取机制选择性吸收MPP$^+$。MPP$^+$抑制线粒体复合体I，因而抑制氧化磷酸化。MPP$^+$与复合体I的相互影响可导致细胞死亡，从而纹状体多巴胺耗竭，引起帕金森综合征。

对MPTP药物作用的认识表明自发性帕金森综合征可能是由于暴露于毒素的环境，同样对靶点有选择性。然而，没有这种毒素环境发生帕金森综合征的原因还不明确。它为成功制造帕金森综合征动物模型提供了方法，特别是非灵长类动物模型。该模型有助于开发新抗帕金森综合征药物。把动物预先暴露于单胺氧化酶B抑制药，如司来吉兰，防止MPTP转化为MPP$^+$，从而防止帕金森综合征的发生。这个观察提供了一个理由让人相信司来吉兰或雷沙吉兰可以延缓人类帕金森综合征的进展。

其他运动障碍

震颤

震颤（tremor）是有节律的振荡运动。生理的姿势性震颤是一种正常的现象，紧张、疲劳、甲亢及静脉注射肾上腺素或异丙肾上腺素可提高振动幅度。如果动脉内给药，可能是通过外周作用，普萘洛尔减少其振幅并防止异丙肾上腺素在灌注肢体的反应。某些药物尤其是支气管舒张药、丙戊酸盐、三环类抗抑郁药和锂剂可能产生剂量依赖性的正常生理性震颤的扩大，停止用药可减少震颤。虽然震颤是由拟交感神经药，如特布他林（支气管舒张药）引起的，它可被β_1和β_2受体拮抗药普萘洛尔阻断，但不能被选择性β_1受体拮抗药美托洛尔阻断。这表明：该震颤主要由β_2受体介导的。

特发性震颤（essential tremor）是姿势性震颤，有时家族性常染色体显性遗传，在临床上与生理性震颤相似。至少有三个基因位点（3q13的*ETM1*，2p24.1和6p23上某一位点的*ETM2*）已经被描述为与多种其他映射轨迹相关。有时候，由于标准剂量的美托洛尔和普萘洛尔同时使用会引起明显的震颤反应，所以β_1受体功能障碍也会发生。震颤可能涉及手、头、声音和腿（很少见）。患者可能变得功能受限或孤僻、生活质量受到影响，一些患者报告因震颤而严重致残。

避免震颤的最有用治疗方法是使用普萘洛尔。但是，这个反应是来自于中枢还是外周,其机制并不清楚。普萘洛尔的药代动力学、药理学和不良反应将在第 10 章讨论。每日总剂量需要服用普萘洛尔 120mg 或更多(范围是 60~320mg),分 2 剂量服用,这样不良反应很少。普萘洛尔慎用于心力衰竭、心脏传导阻滞、哮喘和低血糖患者。其他不良反应包括疲劳、不适、头晕和阳痿。可以告知患者监测自己的脉搏,如果出现明显的心动过缓请来看医生。长效普萘洛尔同样有效,由于方便,是患者的首选药。当震颤可能加剧时,如在社交场合,某些患者会优选单剂量的普萘洛尔。当患者伴有肺部疾病禁用普萘洛尔时,美托洛尔有时用于治疗震颤也是有效的。扑米酮(抗癫痫药,第 24 章),逐步增加到 250mg,每日 3 次,在某些情况下也可有效控制症状。震颤患者对扑米酮很敏感,但通常不能耐受用于治疗癫痫发作的剂量,他们应该从 50mg,每日 1 次开始,根据反应,每两周增加日剂量 50mg。

托吡酯(topiramate),另一个抗癫痫药,逐渐增加剂量至 400mg/d,也可能有益。少量的酒精会短时间抑制特发性震颤。对某些患者,阿普唑仑(在剂量 3mg/d)或加巴喷丁(100~2 400mg/d,常规 1 200mg/d)也是很有用的。加巴喷丁较扑米酮与更少的副作用相关。其他患者肌内注射肉毒杆菌毒素也有效。植入电极刺激丘脑和刺激物通常对难治性病例是有价值的。最近的一个试验显示 MRI 引导下的聚焦超声丘脑切除术是充满希望的。地西泮、氯氮䓬、美芬新和抗帕金森综合征药物,在过去一直在使用,但通常都是无益的。由于可能的行为和酒精的其他并发症,少量酒精可能在短时间内抑制特发性震颤,但不应该作为治疗策略来推荐。

意向性震颤出现在运动时,而不是在休息时;有时候是一种酒精或药物中毒,如苯妥英中毒的表现。撤药或者减少剂量可以明显缓解。对意向性震颤,由于其他神经疾病障碍,没有满意的治疗药物。

静息性震颤通常是有帕金森综合征引起。

亨廷顿病

亨廷顿病(Huntington's disease)是一种常染色体显性遗传疾病,由染色体 4 上的亨廷顿基因(CAG 三核甘酸重复序列过度扩张)异常引起的,也可能发生常染色体隐性遗传。亨廷顿病样(HDL)疾病并不伴有 CAG 三核甘酸重复序列过度扩张。常染色体显性遗传(*HDL1*,20pter-p12;*HDL2*,16q24.3)和隐性遗传(*HDL3*,4p15.3)发生。

亨廷顿病的特点是进行性舞蹈病和痴呆,通常开始于成年。舞蹈病的进展似乎与多巴胺、乙酰胆碱、γ-氨基丁酸和基底神经节的其他神经传递(图 28-6)的不平衡相关。药理研究表明,舞蹈病可能是黑质纹状体多巴胺通路过度激活的结果,也可能是因为突触后多巴胺受体反应增加或缺乏神经递质来对抗多巴胺。损害多巴胺能神经传递药物通过耗竭中枢单胺类物质(如:利舍平和丁苯那嗪)或通过阻断多巴胺受体(如:吩噻嗪类和苯丁酮类),通常可减轻舞蹈病,而多巴胺样药物,如左旋多巴往往会加剧舞蹈病。

GABA 和谷氨酸脱羧酶都使亨廷顿病基底神经节的多巴胺合成明显减少。GABA 受体通常受其抑制代谢途径影响。同时,胆碱乙酰转移酶的浓度明显下降,这个酶在基底神经节主要负责合成乙酰胆碱。这些发现可能具有病理生理学意义,并且

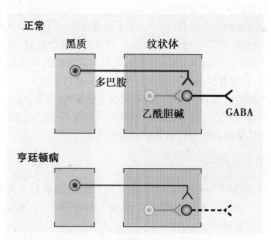

图 28-6　图式表示亨廷顿舞蹈症神经元顺序。上图:黑质的多巴胺能神经元(红色)通常抑制纹状体 GABA 能神经元,而胆碱能神经元(绿色)产生兴奋性效应;下图:亨廷顿舞蹈症,一些胆碱能神经元可丢失,但是有更多的 GABA 能神经元退化(黑色)

提示可以通过中枢 GABA 或乙酰胆碱活性增加使舞蹈病得到缓解,但结果却令人失望。因此,最常用于控制亨廷顿病运动障碍的药物仍然是那些能干扰多巴胺活性的药物。但是,新型的药物可以减少医源性帕金森综合征的运动异常。

丁苯那嗪(tetrabenazine,口服 12.5~50mg,每日 3 次)耗尽大脑多巴胺和减少舞蹈病的严重程度。其棘手的不良反应较利福平少,这也是用药目的所在。丁苯那嗪由细胞色素 P450(CYP2D6)所代谢,建议需要剂量超过 50mg/d 的患者确定基因型以便明确代谢状态(CYP2D6 表达)。对于慢代谢,最大推荐剂量为 50mg/d(25mg/剂);否则,最大可以使用 100mg/d。与突触后多巴胺受体阻滞剂,如酚噻嗪类和苯丁酮类同时使用也可获益。氟哌啶醇从小剂量开始使用,例如:1mg,每日 2 次,根据反应每 4 日增加一次剂量。如果氟哌啶醇无效果,可与小剂量如 1mg,每日 2 次氟奋乃静同时治疗,有时会有效。最近有报道表明奥氮平也是有用的;剂量大小因人而异,但通常每日剂量为 10mg,虽然有时需要 30mg/d 的剂量。这些药物的药动学和临床特点在这本书的其他章节有详细叙述。选择性 5 羟色胺再摄取抑制药可减少抑郁、攻击行为和易激。然而,由于可能需要减少同时服用的丁苯那嗪剂量,谨慎使用强效 CYP2D6 抑制药。

其他重要方面包括遗传咨询、言语治疗、物理和职业疗法、吞咽困难预防措施和提供社会服务。

舞蹈病的其他形式

良性遗传舞蹈病(benign hereditary chorea)是遗传性的(通常是常染色体显性遗传;也可能常染色体隐性遗传)或散发的。舞蹈病在儿童早期发生,成年后就不再进展,也不发生痴呆。有 TITF-1 基因突变的患者,可有甲状腺和肺部异常(脑-甲状腺-肺综合征)。家族性舞蹈病也可以是舞蹈病-棘状红细胞增多综合征的一部分,同时伴有口舌抽搐、发声和认知改变、癫痫发作、周围神经病变和肌肉萎缩;血清 β-脂蛋白正常。9q21 位点的基因编码突变可能是病因。这些遗传疾病的治疗都是对症治疗。丁苯那嗪[儿童 0.5mg/(kg·d)、成人 37.5mg/d]可能

在某些情况下有改善作用。

当舞蹈病作为全身性疾病,如甲状腺毒症、真性红细胞增多症、系统性红斑狼疮、低钙血症和肝硬化并发症出现时,应进行对因治疗。药源性舞蹈病应停药,常见引起舞蹈病的药物有左旋多巴、抗毒蕈碱药物、苯丙胺、锂、苯妥英或口服避孕药。神经安定类药物可能会产生急性或迟发性运动障碍(下文)。Sydenham 舞蹈病是暂时的,轻微的,不需要药物来控制的运动障碍,但是多巴胺阻滞药可以有效抑制这种症状。

颤搐

颤搐(ballismus)的生化基础尚不清楚,但药物治疗方法与舞蹈病一样。丁苯那嗪、氟哌啶醇、奋乃静或其他多巴胺阻滞药可能对其有效。

手足徐动症和张力障碍

手足徐动症(athetosis)和张力障碍(dystonia)的药理学基础还是未知的,没有满意的内科治疗。一部分患者对左旋多巴治疗有反应(多巴反应性肌张力障碍),因此,值得进行试验。有时,张力障碍的患者可以对地西泮、金刚烷胺、抗毒蕈碱药物(在高剂量)、卡马西平、巴氯酚、氟哌啶醇或酚噻嗪类有反应。这些药物是值得进行临床试验的,虽然常常失败。局限性肌张力障碍的患者如睑痉挛或斜颈,可以给过度运动的肌肉注射肉毒杆菌毒素,从而获益。深部脑刺激对在医学难治性的病例可能有益。

抽搐

抽搐(tics)的病生理学基础还不明确。如果慢性多发性抽搐(**Gilles de la Tourette 综合征**)的病情严重或者显著影响患者的日常生活,则可能需要对症治疗。患者教育、家庭成员和老师都是很重要的。当抽搐扰乱社交生活或影响日常生活时,药物治疗是必需的。

可使用阻断多巴胺受体或耗尽多巴胺存储的药物治疗,如氟奋乃静、匹莫齐特和丁苯那嗪。这些药物减少抽搐的频率和强度约 60%。**匹莫齐特(pimozide)**,一种多巴胺受体拮抗药,在患者中作为一线治疗或对那些反应迟钝、无法耐受以上提到的药物可能有效。开始治疗剂量为 1mg/d,每隔 5 日增加 1mg;大多数患者需要 7~16mg/d。匹莫齐特与氟哌啶醇有相似的副作用,但可能引起心律不规则。**氟哌啶醇**多年来一直用于治疗抽搐紊乱。如果起始剂量从小剂量(如 0.25mg/d 或 0.5mg/d开始,患者更能耐受这个药物,接下来的几周,根据反应和耐受性逐渐增加(例如:每 4~5 日 0.25mg)。大多数患者最终需要的日剂量为 3~8mg。不良反应包括锥体外系运动障碍、镇静、口干、视力模糊和胃肠道紊乱。阿立哌唑(第 29 章)也被发现可有效治疗抽搐。

虽然不是 FDA 批准的用于治疗抽搐或 Tourtte 综合征,某些 α_2 肾上腺素能受体激动药优选作为初始的治疗,这是因为它们比安定药物较少引起锥体外系副作用。

可乐定能减少大约 50% 儿童的运动性或声音性抽搐。它可以减少蓝斑内去甲肾上腺素能神经元的激活。起始剂量为 2~3μg/(kg·d),2 周后增加剂量到 4μg/(kg·d),然后,如果需要的话,可加到每日 5μg/kg。它会引起起始的血压下降。

最常见的不良反应是镇静;其他不良反应包括唾液分泌过少或过度和腹泻。**胍法辛**,另一个 α_2 肾上腺素能受体激动药,也被使用。这些药物可能对于行为症状特别有效,如冲动控制障碍。

非典型抗精神病药,如利培酮和阿立哌唑,尤其适用于有严重行为问题的患者。氯硝西泮和卡马西平也被使用。这些药物的药理特性在本书的其他地方讨论。

当简单的抽搐时,在抽搐的部位注射肉毒杆菌毒素 A 有时还是有利的。任何与注意缺陷障碍相关的治疗(如可乐定贴剂、胍法辛、匹莫林、哌醋甲酯或右苯丙胺)或强迫症相关的治疗(选择性 5-羟色胺再摄取抑制药或氯米帕明)都是需要的。有时对其他难治性的病例进行深脑刺激治疗是有益的,但是目前最好作为一种研究方案。

药物诱发的运动障碍

在帕金森综合征患者中左旋多巴或多巴胺受体激动药可产生不同剂量依赖性的运动障碍,减量可以减轻症状。使用苯妥英、卡马西平、苯丙胺类、锂和口服避孕药的患者也可引起舞蹈病,停药可消除症状。多巴胺能药物、锂、5-羟色胺再摄取抑制药、卡马西平和甲氧氯普胺可引起张力障碍;茶碱、咖啡因、锂、丙戊酸、甲状腺激素、三环类抗抑郁药和异丙肾上腺素可引起姿势性震颤。

在使用吩噻嗪类药物的最初几个剂量有时就可出现急性运动障碍和张力障碍,其药理学基础还不清楚。在多数情况下,静脉给予抗毒蕈碱药,如苯扎托品(静脉注射 2mg)、苯海拉明(静脉注射 50mg)或比哌立登(静脉注射或肌内注射 2~5mg)是有效的,而在另一些情况下地西泮(静脉注射 10mg)可缓解运动异常。

以各种运动异常为特点的**迟发性运动障碍(tardive dyskinesia)**,是长期使用安定或甲氧氯普胺的常见并发症(第 29章)。其药理基础尚不清楚。减少药物剂量,多巴胺受体阻滞剂可加剧运动障碍,而增加剂量可以抑制症状。这些药物通过干扰多巴胺能功能可能直接控制那些症状。可以通过消耗(如:利舍平、丁苯那嗪)或受体阻滞(如:吩噻嗪、苯丁酮类)改善症状。矛盾的是,这些受体阻滞剂也可引起运动障碍。

迟发性肌张力障碍(tardive dystonia)通常是节段性或局限性;全身性肌张力障碍并不常见,见于年轻的患者。治疗与迟发性运动障碍一样,但抗胆碱能药物也会有效;局部注射肉毒杆菌毒素 A 也可以对局限性肌张力障碍有益。**迟发性静坐不能(tardive akathisia)**与药物诱导的帕金森综合征治疗相似。**兔唇综合征(rabbit syndrome)**是另一种安定类药物诱导的疾病,表现为口部有节律的垂直运动,对抗胆碱能药物有反应。

因为在成人发生的迟发性综合征发展是不可逆转的,并且没有满意的治疗药物,所以必须注意减少其发生的可能性。只有在必要的时才能开抗精神病药物,应定期评估需继续治疗的必要性,尽早发现初始的运动障碍。硫利达嗪,一种有哌啶侧链的吩噻嗪类药,是一种有效的抗精神病药物,引起锥体外系反应的可能性比大多数药都小,可能是由于其在纹状体很少影响多巴胺受体。最后,对使用安定类药物的患者不能常规使用抗毒蕈碱药物,因为这种联合用药增加运动障碍的可能性。

神经阻滞药恶性综合征(neuroleptic malignant syndrome)是一种罕见的安定类药治疗的并发症,临床表现为僵直、发热、精神状态的改变和交感神经功能失调(表 16-4)。典型症状通常发生 1~3 日(而不是数分钟或数小时的恶性高热),可发生于治疗过程中的任何时间。治疗包括撤药、锂剂、抗胆碱药、降低体温和水化治疗。多巴胺受体激动药丹曲林、左旋多巴或者金刚烷胺这些可能都是有益的,但神经阻滞剂恶性综合征死亡率(20%)高。

不宁腿综合征

不宁腿综合征(restless legs syndrome)表现为下肢深处一种如蠕虫蠕动的异常感觉,偶尔手臂也会出现。特别是当患者放松时,症状更易出现,特别是当他们躺着或坐着时,迫使患者不停地移动下肢或下地行走。这些症状可能导致睡眠障碍,也可以发生与周期性肢体运动相关的睡眠障碍。不宁腿综合征原因不明,但是,常发生于孕妇、尿毒症或者糖尿病神经病变。对大多数患者,没有明显的致病因素,但可能和几个基因位点相关。

症状可能通过纠正同时存在的缺铁性贫血而改善,对多巴胺受体激动药,左旋多巴,地西泮、氯硝西泮、加巴喷丁或阿片类制剂也有效。不宁腿综合征应首选多巴胺能治疗,起始应用长效的多巴胺受体激动药(例如:**普拉克索** 0.125~0.75mg 或**罗匹尼罗** 0.25mg~4.0mg,每日 1 次)或罗替高汀透皮贴剂以避免症状加重,特别是应用左旋多巴-卡比多巴(100/25 或 200/50,睡前大约 1 小时服用)。症状加重是指发病更早或对药物产生短暂反应。当用左旋多巴时发生症状加重,应该使用多巴胺受体激动药替代。如果它发生于使用激动药时,日剂量应分次服用,可以尝试另一种激动药或使用其他药物进行替代。多巴胺激动药治疗可能与冲动控制障碍的发展有关。加巴喷丁有效减轻不宁腿综合征的严重程度,每日服用一次或两次(晚上和睡眠前),起始剂量为 300mg/d,根据反应和耐受性增加剂量(最大约 1800mg/d)。口服加巴喷丁酯(每日 600mg 或 1200mg)可能也有效果。最近的一项研究表明,类似的药物普瑞巴林,每日总剂量 150~300mg,分次服用,同样有效。**氯硝西泮**,1mg/d,特别是对于间歇性症状的患者,有时也是有所帮助的。当需要使用阿片类药时,可使用长半衰期或低成瘾的药物。羟考酮通常是有效的,剂量是个体化的。

威尔森病

威尔森病(Wilson's disease)是一种铜代谢紊乱的隐性遗传病(13q14.3-q21.1),表现为血生化中血清铜和血浆铜蓝蛋白浓度降低,病理表现为大脑和内脏的铜浓度明显的增加,临床表现为肝功能和神经功能障碍。神经系统症状包括震颤、舞蹈病样运动、僵硬、运动减少、构音障碍和吞咽困难。患者的兄弟姐妹应该检查无症状性威尔森病。

治疗包括排出多余的铜,维持铜的平衡。从膳食中摄入的铜应保持在每日 2mg 以下。常用的这类药物是青霉胺(二甲基半胱氨酸)多年来一直被用作去除铜的主要药物,它是一个螯合剂,与铜形成了环形复合体。它很容易从胃肠道吸收并迅速从尿中排泄。通常成人起始剂量为 500mg 每日 3~4 次。缓解后,就可降低维持剂量,通常每日不少于 1g,其后必须一直用药。不良反应有恶心和呕吐、肾病综合征、狼疮样综合征、天疱疮、肌无力、关节病,视神经病变,以及各种血液病。在大约 10%情况下,使用青霉胺时会使神经系统恶化。治疗时应经常监测尿液及全血细胞计数。

盐酸曲恩汀(trientine),另一个螯合剂,由于其药物不良反应或神经系统恶化的可能性较小,因此相对于青霉胺作为首选,可每日服用 1~1.5g。曲恩汀除了在少数患者由于缺乏会引起轻度贫血外,不良反应似乎都很轻微。用于在神经系统受累的患者中保留神经功能,饭后服用四硫钼酸盐可能优于曲恩汀,该药目前还没有上市。口服醋酸锌增加铜从粪便排泄,可以与其他药物联合使用。50mg,每日 3 次。硫酸锌(口服 200mg/d)也可用来降低铜的吸收。锌通过诱导肠道细胞的金属硫蛋白来抑制胃肠道对铜的吸收。与其他铜制剂比较其主要优点是它的低毒性,尽管它可能会对胃有刺激作用。

肝移植有时是必要的。目前正在研究肝细胞移植和基因治疗的作用。

摘要:用于治疗运动障碍的药物

亚组,药物	作用机制	作用	临床应用	药代动力学,毒性,相互作用
左旋多巴和复方制剂				
• 左旋多巴	转运到中枢神经系统(CNS)并转化为多巴胺(它不能进入到 CNS);在外周也可以转化为多巴胺	帕金森综合征的运动症状改善并引起明显的外周多巴胺能作用(正文)	帕金森综合征:最有效的治疗,但通常不作为首选,因为今后可能失效或使患者出现开关现象	口服 • ~6~8h 起效 • 毒性:胃肠道不适、心律失常、运动失调、开关现象和磨损现象,行为紊乱 • 相互作用:与卡比多巴合用可减少左旋多巴的剂量,目前是标准配置 • 与 COMT 或 MAO-B 抑制药合用可延长疗效持续时间

• 左旋多巴+卡比多巴(Sinemet,等):卡比多巴抑制外周左旋多巴转化为多巴胺的代谢,并且可以减少剂量和毒性,卡比多巴不能进入 CNS

• 左旋多巴+卡比多巴+恩他卡朋(Stalevo):恩他卡朋是儿茶酚-O-甲基转移酶(COMT)抑制药(下文)

亚组,药物	作用机制	作用	临床应用	药代动力学,毒性,相互作用
多巴胺激动药				
• 普拉克索	直接 D_3 受体激动药,并非麦角	减轻帕金森综合征的症状 • 减少左旋多巴反应的波动	帕金森综合征:可作为起始治疗的药物 • 对开关现象有效	口服 • ~8h 起效 • 毒性:恶心和呕吐、体位性低血压、运动失调、混乱、冲动控制障碍、困倦
• 罗匹尼罗:与普拉克索相似;相对纯的 D_2 受体激动药				
• 溴隐亭:麦角衍化物;D_2 受体有效激动药;毒性较普拉克索或罗匹尼罗强;现在很少用于抗帕金森				
• 阿扑吗啡:非麦角类;皮下注射对缓解左旋多巴诱导的运动障碍有效;恶心和呕吐的发生率高				
单胺氧化酶(MAO)抑制药				
• 雷沙吉兰	选择性抑制 MAO-B,较高剂量也可抑制 MAO-A	增加神经元内多巴胺的存储;有神经保护作用	帕金森综合征;左旋多巴的辅助药物 • 减弱左旋多巴反应	口服 • 毒性和相互作用:与哌替啶合用时可引起血清素综合征,理论上与选择性 5-羟色胺再摄取抑制药,三环类抗抑郁药合用也可引起
• 司来吉兰:与雷沙吉兰一样,是左旋多巴的辅助药物;较雷沙吉兰效果更弱				
COMT 抑制药				
• 恩他卡朋	抑制外周 COMT • 对中枢没有作用	减少左旋多巴的代谢并延长它的作用	帕金森综合征	口服 • 毒性:增加左旋多巴毒性 • 恶心、运动失调、意识障碍
• 托卡朋:和恩他卡朋一样,但是能进入中枢。肝毒性方面的证据:氨基转移酶升高				
抗毒蕈碱药				
• 苯扎托品	阻断基底神经节 M 受体	减少震颤和僵直 • 对运动徐缓几乎没有作用	帕金森综合征	口服 • 毒性:典型抗毒蕈碱作用;镇静、瞳孔散大、尿潴留、便秘、混乱、口干
• 比哌立登、奥芬那君、丙环啶、苯海索、对中枢有作用的抗毒蕈碱的类似药物				
用于 HUNTINGTON 病的药物				
• 丁苯那嗪利舍平	消耗神经末梢胺类物质,特别是多巴胺	降低舞蹈病的严重程度	Huntington 病 • 其他用途见第 11 章	口服 • 毒性:低血压、镇静、抑郁、腹泻 • 丁苯那嗪有些毒性低于利舍平
• 氟哌啶醇,氟奋乃静,其他安定类药物,奥氮平:多巴胺受体阻滞剂,有时是有效的				
用于 TOURETTE'S 综合征的药物				
• 匹莫齐特氟哌啶醇	阻断中枢 D_2 受体	减低声音和运动性痉挛的频率和严重程度	Tourette 综合征 • 其他用途见第 29 章	口服 • 毒性:帕金森综合征、其他运动失调和镇静
• 可乐定,胍法辛:约 50% 的患者有效(第 11 章基础药理学)				
• 酚噻嗪类、非典型抗精神病药、氯硝西泮、卡马西平:有时可以使用				

制剂

通用名	制剂	通用名	制剂
金刚烷胺	仿制药,Symmetrel	青霉胺	**Cuprimine,Depen**
阿扑吗啡	**Apokyn**	培高利特[1]	**Permax,othe**[1]
苯扎托品	仿制药,Cogentin	普拉克索	仿制药,**Mirapex**
比哌立登	**Akineton**	丙环定	**Kemadrin**
溴隐亭	仿制药,**Parlodel**	雷沙吉兰	**Azilect**
卡比多巴	**Lodosyn**	罗匹尼罗	仿制药,**Requip,Requip XL**
卡比多巴/左旋多巴	仿制药,Sinemet,Parcopa	司来吉兰	Emsam
卡比多巴/左旋多巴/恩他卡朋	仿制药,**Stalevo**	丁苯那嗪	**Xenazine**
恩他卡朋	仿制药,**Comtan**	托卡朋	**Tasmar**
左旋多巴	**Dopar**,等	曲恩汀	**Syprine**
奥芬那君	仿制药,**various**	苯海索	仿制药,**Artane**,等

[1] 美国无法获得

案例思考答案

案例中,震颤与活动(静止性震颤)的关系是帕金森综合征的特征。检查显示出了帕金森综合征的典型症状——静止性震颤、僵硬、运动迟缓和步态障碍;异常的不对称性在帕金森综合征中很常见。预后是随着时间的推移,症状会更加普遍化。药物治疗一般为多巴胺激动药(普拉克索或罗匹尼罗),但是除非患者受到其症状的干扰,否则可能不需要立即开始治疗。患者在开始激动药治疗后发展为冲动控制障碍(赌博),这可能需要减少剂量或停药。

(褚燕琦 译　曾艳 校　唐玉 审)

参考文献

扫描本书二维码获取完整参考文献。

第 **29** 章 抗精神病药及锂盐

Charles DeBattista, MD[*]

案例思考

一位 17 岁的男高中生来到精神病诊所诊断自己是否患有精神分裂症。诊断后,开具处方氟哌啶醇,在门诊患者使用量的基础上,逐步增加剂量。药物改善了患者的阳性症状,但最终导致难以忍受的副作用。随后开具较为昂贵的利培酮,在几个星期的治疗过程中,症状得以改善,耐受性亦较好。什么样的症状和体征会支持初步诊断为精神分裂症?精神分裂症的治疗中,非典型抗精神病药物比传统的药物如氟哌啶醇有什么优点?此外精神分裂症的管理中,有其他临床适应证值得考虑使用名义上划分为抗精神病药物的药物吗?

■ 抗精神病药

抗精神病药物能够改善各种各样的精神病症状,包括精神分裂症、双相情感障碍、精神病性抑郁症、老年性精神病、各种器质性精神病以及药物引起的精神病症状。它们还可以改善情绪、减少焦虑和睡眠障碍。但是当这些症状发生于非精神病患者时,抗精神病药物并非其治疗选择。**安定药(neuroleptic)**是抗精神病药物的一种,在临床有效剂量下,引起患者锥体外系副作用或实验室动物全身僵直的发生率很高。现在最广泛应用的抗精神病药物是"**非典型**"抗精神病药物("**atypical**" **antipsychotic drugs**)。

历史

利舍平和氯丙嗪是最早被发现能减少精神分裂症患者的精神病症状的有效药物。不过利舍平用于治疗精神病的历史很短,目前已很少使用。氯丙嗪是经典的抗精神病药物,能引起啮齿类动物的僵直状态和在人类中产生锥体外系症状。在1950—1970 年期间,人们发现抗精神病药物的作用机制与阻断多巴胺受体(D 或 DA)有关,并以此作为鉴定其他化合物作为抗精神病药物的依据。1959 年,人们通过对氯氮平的研究发现,此类抗精神病药物在临床有效剂量下对人类不一定会引起锥体外系副作用,因此氯氮平就被称为非典型抗精神病药物;在

相同的抗精神病药剂量下,它在人类和实验室动物中,锥体外系副作用产生较少。自此以后,临床实践发生了重大转变,从典型的抗精神病药物转向使用越来越多的具有其他优点的非典型药物。典型和非典型抗精神病药物的临床应用导致了疾病管理上的巨大变化,包括缩短了住院日,而不是终身住院治疗。这些药物在研究精神分裂症和其他精神病病理生理学方面也具有很大的价值,精神分裂症和双相情感障碍不再被许多人认为是独立的疾病,而是具有精神特征的连续性脑部疾病的组成部分。

精神病和精神分裂症的本质

所谓"精神病"("psychosis")是指各种精神障碍,包括:妄想(错误信念)、幻觉(通常是听觉或视觉,有时为触觉或嗅觉),以及清晰感觉中非常混乱的思维。精神分裂症是精神病的一种特殊类型,其特征是具有清楚的感觉,但思维混乱。对精神分裂症而言,精神病也不是其唯一的表现形式,也不是所有的精神分裂症患者在任何时候的临床表现。

人们认为精神分裂症(schizophrenia)是一个神经发育障碍疾病。这意味着大脑结构和功能的异常改变可能发生于子宫发育期、童年和青春期,或两者兼有的发育过程中。人们对双胞胎、领养和家庭研究证实,精神分裂症是一种发生率高的遗传性疾病。这种疾病不只涉及单个基因。目前的理论涉及了多种基因,它们发生了常见和罕见的基因突变,包括大量删除和插入(复制序列改变),突变形式与临床表现和过程的多样化有关。

---

[*] 感谢 Herbert Meltzer, MD, PhD 对本章过去版本的贡献。

406

精神分裂症的5-羟色胺假说

人们发现,吲哚致幻剂例如:LSD(麦角酰二乙胺)和仙人球毒碱(mescaline)是5-羟色胺(5-HT)的激动药,这一发现导致了人们对精神分裂症患者的尿液、血液以及大脑内源性致幻剂的研究。虽然结果一无所获,但对多种5-HT受体亚型的鉴定导致了重要发现,即:$5-HT_{2A}$受体和对$5-HT_{2A}$受体的刺激是这些药物产生迷幻作用的基础。

人们已经发现,拮抗$5-HT_{2A}$受体是非典型抗精神病药物主要作用机制的关键环节。其中氯氮平是原型,另外按照它们在世界各地引进的顺序,还包括盐酸甲哌酮、利培酮、佐替他宾、布南色林、奥氮平、喹硫平、齐拉西酮、阿立哌唑、舍吲哚、伊洛哌啶、阿替那定和卢拉西坦。这些药物是$5-HT_{2A}$受体的拮抗药,也就是说,它们能阻断这些受体的固有活性。这些受体调节多巴胺、去甲肾上腺素、谷氨酸、GABA和乙酰胆碱以及皮层、边缘区和纹状体中的其他神经递质的释放。刺激$5-HT_{2A}$受体不仅能导致谷氨酸能神经元的去极化,而且能稳定突触后的NMDA受体。最近,人们发现致幻剂可以调节$5-HT_{2A}$受体和NMDA受体复合体的稳定性。

刺激$5-HT_{2C}$受体的方法,提供了一种进一步研究调节大脑皮质和边缘多巴胺活性的手段。刺激$5-HT_{2C}$受体导致皮质和边缘多巴胺释放的抑制。许多非典型抗精神病药物,如:氯氮平、阿塞那平、奥氮平,都是$5-HT_{2C}$反向激动药。目前$5-HT_{2C}$受体激动药已被作为抗精神病药物进行研究。

精神分裂症的多巴胺假说

精神分裂症的多巴胺假说是第二个基于神经递质概念而提出的,但这不足以解释精神分裂症的各个方面,特别是认知障碍。尽管如此,它仍与理解精神分裂症的主要方面有高度的相关性,如阳性和阴性症状(情感迟钝、社交退缩、缺乏动力),认知功能障碍,并可能伴随抑郁。多巴胺假说对于了解几乎所有抗精神病药物的作用机制也是至关重要的。

许多资料表明,边缘多巴胺能活性过高,是精神病发生的基础:①大多数抗精神病药物都明显抑制中枢神经系统突触后D_2受体,尤其是在中脑边缘和额叶纹状体系统,这包括多巴胺受体部分激动药,如阿立哌唑和联苯芦诺(bifeprunox);②增加多巴胺能活性的药物,如左旋多巴,苯丙胺,溴隐亭和阿扑吗啡,这些药物均能加重精神分裂症或诱发部分患者发病;③未经药物治疗的精神分裂症患者尸检表明脑内多巴胺受体密度增加;④一些,但并非所有的精神分裂症患者的尸体解剖研究发现在伏隔核、尾状核、壳核的多巴胺浓度及D_2受体密度增加;⑤影像研究显示安非他明诱导纹状体多巴胺的释放增强,纹状体D_2受体被细胞外多巴胺的基线占用增加,其他测量方法显示与增加纹状体多巴胺的合成和释放一致。

然而,多巴胺的假说还远不能完整的解释精神分裂症的各个方面。已有人提出皮质或海马多巴胺活动的减少是认知功能障碍和精神分裂症阴性症状的基础。精神分裂症患者的皮质、边缘、黑质和纹状体多巴胺能神经传递的尸检和影像研究报告结果为与这些区域的多巴胺活性降低相关。尸检报告研究发现颞叶内侧皮层,前额叶背外侧皮层和海马的多巴胺能神经分布下降,前扣带的一种多巴胺的代谢产物DOPAC水平降低。影像研究发现,前额叶多巴胺D_1受体水平增加与工作记忆障碍相关。

一些非典型抗精神病药物虽然对D_2受体的影响较小,但对精神分裂症仍然有效,这一事实使其他多巴胺受体及非多巴胺受体的作用重新得到了关注。5-羟色胺受体,尤其是$5-HT_{2A}$受体亚型可能介导协同效应或防止D_2受体拮抗所产生的锥体外系反应。基于上述原因,研究的重点已转向研制可以作用于多种神经递质受体(如5-羟色胺和谷氨酸)的化合物。非典型抗精神病药物有着弱的D_2受体拮抗作用和更强的$5-HT_{2A}$受体拮抗作用。

精神分裂症的谷氨酸假说

谷氨酸是大脑内的主要兴奋性神经递质(第21章)。苯环己哌啶和氯胺酮是NMDA受体的非竞争性抑制药,加重精神分裂症患者的认知功能障碍和精神症状。苯环己哌啶和相关药物MK-801增加运动活性,并且急性或慢性地增加啮齿动物和灵长类动物的各种认知障碍。这些作用被广泛用作开发新的抗精神病药和认知增强药物。选择性的$5-HT_{2A}$拮抗药以及非典型的抗精神病药物在阻断苯环己哌啶和MK-801的这些作用方面比D_2拮抗药更有效。这是假设的出发点,位于GABA能中间神经元的NMDA受体的功能减退,导致对神经功能抑制作用的减弱,从而导致精神分裂症。GABA能活性的减弱可诱发下游谷氨酸活性的解除抑制,从而导致皮层神经元通过非NMDA受体的过度刺激。初步证据表明,LY2140023,作为代谢型2/3谷氨酸受体(mGLuR2/3)的激动药,可能对精神分裂症有效。

NMDA受体是离子通道,其充分激活需要甘氨酸。曾有观点认为在精神分裂症患者中,NMDA受体的甘氨酸结合位点为不完全饱和。已经有多个试验研究高剂量甘氨酸提高谷氨酸的活性,但尚未得出有充分说服力的结果。目前,甘氨酸转移抑制药作为可能的抗精神病药物正在开发中。

AMPA细胞因子(ampakines)为一类可加强AMPA(α-amino-3-hydroxy-5-methyl-4-isoxazolepropionic acid)型谷氨酸受体介导的电流的药物。在行为测试中,ampakines有效地纠正精神分裂症和抑郁症的各种动物模型的行为。它们能保护神经元免受神经毒性损伤,部分上是通过活化生长因子,如脑源性神经营养因子(brain-derived neurotrophic factor, BDNF,第30章)起作用的。

抗精神病药的基础药理学

化学类型

研究表明,许多化学结构与药物抗精神病作用有关。这些药物可被划分为许多类别(图29-1、图29-2)。

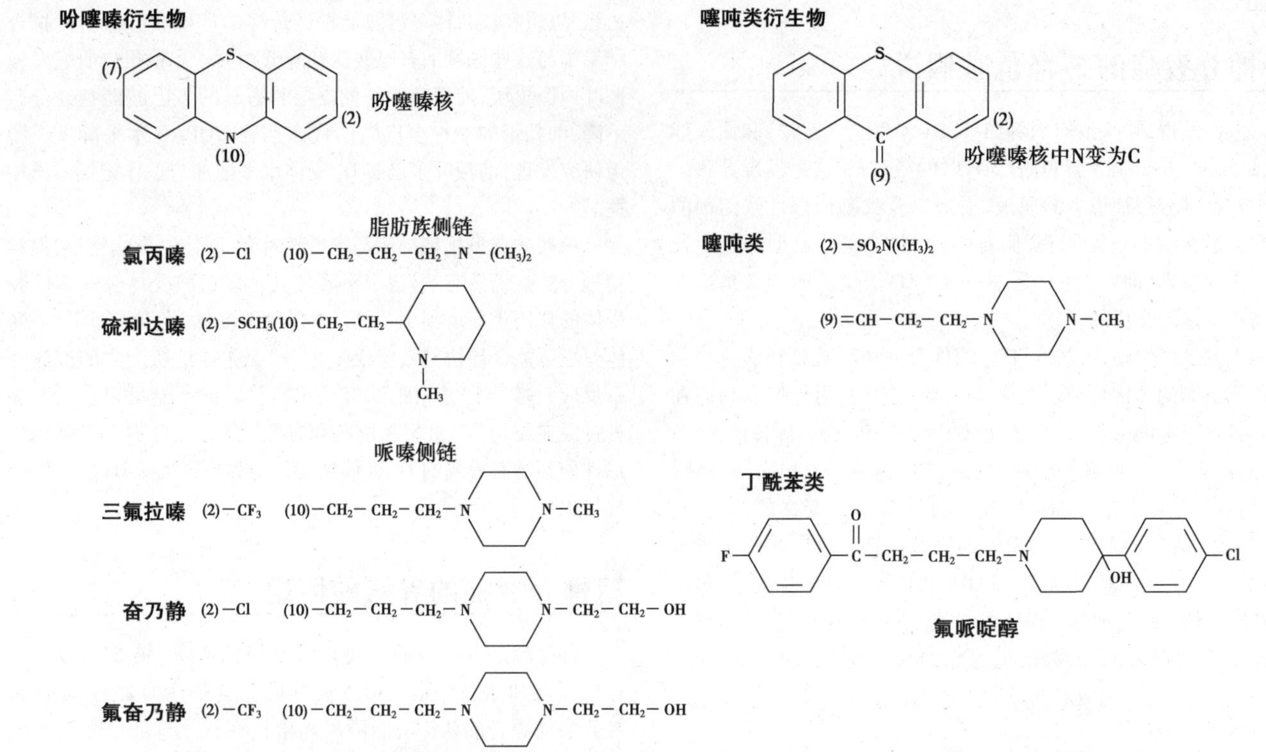

吩噻嗪衍生物

吩噻嗪核

噻吨类衍生物

吩噻嗪核中N变为C

脂肪族侧链

氯丙嗪　(2)—Cl　(10)—CH₂—CH₂—CH₂—N—(CH₃)₂

硫利达嗪　(2)—SCH₃(10)—CH₂—CH₂

噻吨类　(2)—SO₂N(CH₃)₂

(9)=CH—CH₂—CH₂—N　N—CH₃

哌嗪侧链

三氟拉嗪　(2)—CF₃　(10)—CH₂—CH₂—CH₂—N　N—CH₃

奋乃静　(2)—Cl　(10)—CH₂—CH₂—CH₂—N　N—CH₂—CH₂—OH

氟奋乃静　(2)—CF₃　(10)—CH₂—CH₂—CH₂—N　N—CH₂—CH₂—OH

丁酰苯类

氟哌啶醇

图 29-1　较老的抗精神病药结构式：吩噻嗪类、噻吨类、丁酰苯类。图中仅列出代表药物

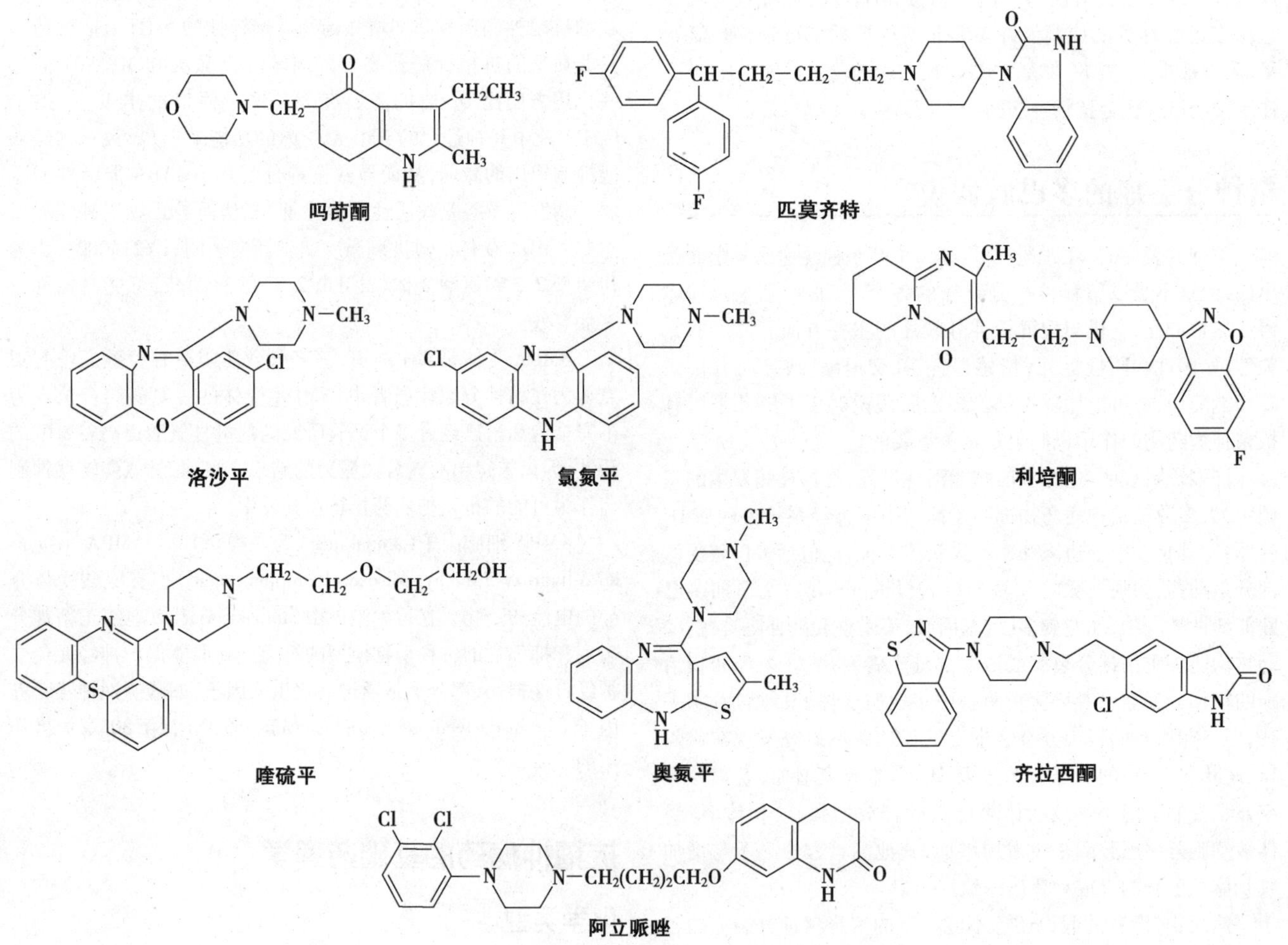

吗茚酮

匹莫齐特

洛沙平

氯氮平

利培酮

喹硫平

奥氮平

齐拉西酮

阿立哌唑

图 29-2　新型抗精神病药的结构式

A. 吩噻嗪衍生物

吩噻嗪类药物(phenothiazines)是一度被广泛使用的抗精神病药物,依据其分子侧链的不同可分为三个亚类。脂肪族衍生物[如氯丙嗪,(**chlorpromazine**)]和哌啶类衍生物[如**硫利哒嗪(thioridazine)**]效力最低。这些药物更易引起镇静作用和体重增加。哌嗪类衍生物效力较强,低剂量即可有效,但不一定更强效。哌嗪类衍生物的药理作用更加具有选择性(表29-1)。

一项美国国立心理健康研究所(NIMH)资助的临床抗精神病药物干预效果的试验(CATIE)报道,奋乃静(哌嗪衍生物)与奥氮平除外的非典型抗精神病药物一样有效,并得出结论,典型的抗精神病药物治疗精神分裂症的成本较低。然而,本研究的设计、执行和分析存在许多缺陷,导致其对临床实践的影响不大,特别是未考虑奥氮平用量、纳入耐药患者、鼓励患者改变设计中固有的药物、迟发性运动障碍后低剂量典型抗精神病药物长期使用的风险以及等效研究中大样本量的必要性等问题。

B. 硫杂蒽类衍生物

硫杂蒽类衍生物(thioxanthene derivatives)均具有甲哌硫丙硫蒽结构(thiothixene)。

C. 丁酰苯类衍生物

丁酰苯类衍生物(butyrophenone derivatives)与前述两组药物结构不同,其中以氟哌啶醇(haloperidol)最为常用。氟哌啶醇属于丁酰苯类,是使用最广泛的典型抗精神病药物,尽管相对于典型抗精神病药物,其EPS水平更高。二苯丁基哌啶是与其密切相关的化合物。丁酰苯类及其同系物有更强的效价和较少的自主神经作用,但与吩噻嗪类相比,有更大的锥体外系作用(表29-1和表29-2)。

D. 其他结构类

匹莫齐特和吗茚酮是典型抗精神病药物。这些新的典型抗精神病药物和旧的经典型药物之间的疗效无显著性差异。

表 29-1 抗精神病药:化学结构与效价强度和毒性关系

化学类别	药物	$D_2/5\text{-}HT_{2A}$比率[1]	临床效价强度	锥体外系毒性作用	镇静作用	致低血压作用
吩噻嗪类(phenothiazines)						
脂肪族(aliphatic)	氯丙嗪(chlorpromazine)	高	低	中	高	高
哌嗪类(piperazine)	氟奋乃静(fluphenazine)	高	高	高	低	很低
硫杂蒽类(thioxanthene)	替奥噻吨(thiothixene)	很高	高	中	中	中
丁酰苯类(butyrophenone)	氟哌啶醇(haloperidol)	中	高	很高	低	很低
苯并二氮䓬类(dibenzodiazepine)	氯氮平(clozapine)	很低	中	很低	低	中
苯异噁唑类(benzisoxazole)	利培酮(risperidone)	很低	高	低[2]	低	低
噻吩并苯二氮䓬类(thienobenzodiazepine)	奥氮平(olanzapine)	低	高	很低	中	低
苯并噻氮䓬类(dibenzothiazepin)	喹硫平(quetiapine)	低	低	很低	中	低到中
二氢吲哚酮类(dihydroindolone)	齐拉西酮(ziprasidone)	低	中	很低	低	很低
二氢二羟基喹啉类(dihydrocarbostyril)	阿立哌唑(aripiprazole)	中	高	很低	很低	低

[1] 对 D_2 受体的亲和力与对 $5\text{-}HT_{2A}$ 亲和力的比率
[2] 低于 8mg/d 的剂量

E. 非典型抗精神病药物

氯氮平（clozapine）、阿塞那平（asenapine）、奥氮平（olanzapine）、喹硫平（quetiapine）、帕利哌酮（paliperidone）、利培酮（risperidone）、舍吲哚（sertindole）、齐拉西酮（ziprasidone）、佐替平（zotepine）和阿立哌唑（aripiprazole）是非典型抗精神病药物（图29-2）。氯氮平是原型药。帕利哌酮为9-羟基利培酮，是利培酮的活性代谢产物。除了约10%弱代谢的患者，利培酮在大多数患者体内迅速转化为9-羟基利培酮。舍吲哚在欧洲一些国家已被批准使用，但并未在美国获得批准。

表29-2　抗精神病药物的副作用

作用部位（分类）	表现	机制
自主神经系统	调节丧失、口干、排尿困难、便秘 直立性低血压、射精障碍	毒蕈碱型胆碱受体拮抗 α-肾上腺素能受体拮抗
中枢神经系统	帕金森综合征、静坐不能、肌张力障碍、迟发性运动障碍 极度不安	多巴胺受体拮抗 多巴胺受体超敏 毒蕈碱受体拮抗
内分泌系统	闭经——泌乳综合征、不育症、阳痿	多巴胺受体拮抗所致高催乳血症
其他	体重增加	可能双重拮抗 H_1 和 5-HT$_2$ 受体

这些药物有复杂的药理作用，但相对于干扰 D_2 受体的活性来说，这些药物具有更强的可以改变 5-HT$_{2A}$ 受体活性的效能。在大多数情况下，它们作为 5-HT$_{1A}$ 受体的部分激动药，与 5-HT$_{2A}$ 受体拮抗药发挥协同作用。大部分是 5-HT$_6$ 或 5-HT$_7$ 受体拮抗药。

硫必利和舒必利是另一类非典型药物。它们对 D_2 和 D_3 受体有同等效力，但同时又是 5-HT$_7$ 受体拮抗药。它们具有抗精神病疗效，但不产生 EPS。然而，它们也使血清催乳素水平显著升高，同时与氯氮平和喹硫平一样，有出现迟发性运动障碍的风险。这些药物在美国未获得批准。

卡利拉嗪代表另一类非典型药物。除了 D_2/5-HT$_2$ 拮抗作用外，卡利拉嗪也是选择性的 D_3 受体部分激动药。卡立拉嗪对 D_3 受体的选择性可能与其对精神分裂症阴性症状的更大作用有关。目前，该药正在审查中，可能会在 2014 年获得批准。

F. 谷氨酸能抗精神病药

目前没有谷氨酸特异性药物被批准用于治疗精神分裂症。然而，有几种药物正在进行晚期临床试验。其中，Bitopertin 是甘氨酸转运蛋白 1 受体抑制药（GlyT1）。甘氨酸是 NMDA 受体中谷氨酸所需的联合激动药。Ⅱ期临床试验研究表明，与正常抗精神病药配合使用可显著改善精神分裂症的阴性症状。肌氨酸［N-甲基甘氨酸（N-methylglycine）］是另一种 GlyT1 抑制药，与标准抗精神病药联合使用，也有利于改善急性以及更多慢性精神分裂症患者的阴性和阳性症状。

另一类研究性抗精神病药包括代谢型谷氨酸受体激动药。八种代谢型谷氨酸受体可分为三组：Ⅰ组（mGluR1，5），Ⅱ组（mGluR2，3）和Ⅲ组（mGluR4，6，7，8）。mGluR2，3 可以抑制突触前谷氨酸释放。多种 mGluR2，3 药物制剂正在被研究用于治疗精神分裂症。一种新化合物美泊谷美特（pomaglumetad methionil）在早期Ⅱ期临床试验中显示出抗精神病药效，但随后的试验未能在改善精神分裂症的阳性或阴性症状中显示出益处。仍有其他代谢型谷氨酸受体激动药被开发用于治疗精神分裂症的阴性和认知症状。

药动学

A. 吸收和分布

大多数抗精神病药很容易吸收，但并不完全。许多药物具有明显的首过消除。例如：氯丙嗪和硫利哒嗪口服剂量的生物利用度只有 25%~35%，而氟哌啶醇由于首过代谢，平均利用度约为 65%。

大多数抗精神病药脂溶性大，易于与蛋白结合（92%~99%）。它们的分布容积（volumes of distribution）很大（通常 >7L/kg）。很有可能因为这些药隐蔽于身体的脂质部分，而在临床起作用的时间比按其半衰期所估计的要长。相应的，经典型的抗精神病药物则更长时间地占据大脑中的 D_2 多巴胺受体位点。

在停止长期给药几周后，尿中仍可检出氯丙嗪代谢物。长效注射剂型，可能在最后一次注射后 3~6 个月时仍对 D_2 受体有部分阻滞作用。抗精神病药物停药后，精神病症状的复发时间是高度变异的。对于那些停止服药的稳定精神分裂症患者复发的平均时间为 6 个月。而氯氮平停药后复发通常迅速且严重。因此，氯氮平不应突然停药，除非出现药物不良反应，如心肌炎或粒细胞缺乏症这种临床急症。

B. 代谢

大多数抗精神病药物经肝微粒体细胞色素 P450 酶催化，几乎完全氧化或去甲基化代谢。CYP2D6，CYP1A2 和 CYP3A4 是主要的代谢酶亚型（第 4 章）。各种抗精神病药物合用或与其他药物，如酮康唑等抑制多种细胞色素 P450 酶的药物合用时，应考虑药物相互作用。在标准的临床剂量下，抗精神病药物通常不干扰其他药物的代谢。

药效学

第一代吩噻嗪类抗精神病药，以氯丙嗪为代表，对中枢神经系统、自主神经系统和内分泌系统均有广泛作用。这些药物发挥作用主要机制为阻断多巴胺受体，其发生不良反应的原因主要为广泛的受体拮抗，包括 α-肾上腺素受体、M 受体、H_1 受体和 5-HT$_2$ 受体。

A. 多巴胺能系统

5 条多巴胺能系统或通路对于理解精神分裂症和抗精神病

药物的作用机制是非常重要的。第 1 条通路——与行为、精神关系最为密切——是**新边缘系统（mesolimbic-mesocortical）**，起源于腹侧被盖的细胞体，分离出单独的轴突束向边缘系统和新皮质区投射。第 2 条通路——**黑质纹状体（nigrostriatal）**通路——由从黑质向尾核、壳核投射的神经元组成，它与协调自主运动有关。黑质纹状体通路的 D_2 受体的阻滞是发生 EPS 的原因。第 3 条通路——**结节漏斗系统（tuberoinfundibular）**——形成于弓状核和室周神经元，释放多巴胺至垂体门脉循环，从而生理性阻断催乳素分泌。第 4 条多巴胺能神经通路——**间脑脊髓系统（medullary-periventricular）**——由迷走神经运动神经元组成，其投射路径尚不清楚。该系统可能与摄食有关。第 5 条通路——**下丘脑通路（incertohypothalamic）**——在中脑未定带到下丘脑和杏仁核之间形成连接。它似乎可调节大鼠交配行为的动机阶段。

多巴胺于 1959 年被证实为一种神经递质后，许多实验表明，它对中枢突触电活动的作用和激活腺苷酸环化酶导致第二信使 cAMP 增加的作用可被抗精神病药（如：氯丙嗪、氟哌啶醇、氨砜噻吨）所阻断。20 世纪 60 年代初，人们由以上发现得出结论这些抗精神病药应当是**多巴胺拮抗药（dopamine antagonists）**，这是本章开头所述的精神分裂症多巴胺假说发展的关键因素。它们的抗精神病作用现在被认为是（至少部分作用是）阻断新边缘系统和新额叶系统多巴胺作用。

B. 多巴胺受体及其作用

目前已证实有 5 种多巴胺受体，是由两个独立的受体家族（D_1 家族和 D_2 家族）组成。D_1 受体由第 5 号染色体的基因编码，它可激活腺苷酸环化酶（AC）的 G_s 偶联受体导致 cAMP 增加，该受体主要位于壳核、伏隔核和嗅结节及皮质。同一家族中的 D_5 受体是由第 4 号染色体基因编码，它也可增加 cAMP，且主要位于海马和下丘脑。抗精神病药物的疗效与 D_1 受体亲和力或选择性 D_1 受体拮抗药关系不大（图 29-3 上部）。D_2 受体由 11 号染色体编码，它通过阻断 AC 的 G_i 偶联抑制来降低 cAMP 水平，并能够开放钾通道阻断钙通道。它存在于尾核、壳核、伏隔核、嗅结节内突触前后的神经元上。这个受体亚型家族的第二个成员 D_3 受体，由 11 号染色体基因编码。它位于额叶皮质、髓质和中脑内，可降低 cAMP 水平。D_2 亚型家族的最新成员 D_4 受体也能降低 cAMP 水平，它集中分布于皮质内。

大多数经典型抗精神病药选择性地阻断 D_2 受体，它们的临床药效及锥体外系作用与其亲和力密切相关。（图 29-3 底部）。D_2 受体占有的体内影像研究表明为了达到抗精神病疗效，典型的抗精神病药物必须有足够剂量来达到纹状体 D_2 受体的 60% 占有率，但对于非经典型抗精神病药物如氯氮平和奥氮平来说是不必要的，它们在 30%~50% 的低占有率时即可发挥疗效，很可能是由于它们对 5-HT_{2A} 受体的高占有率。当经典型抗精神病药物对纹状体 D_2 受体的占有率超过 80% 时产生 EPS。

阿立哌唑的正电子发射断层扫描（PET）研究表明 D_2 受体的占有率非常高，但这种药物不会引起 EPS，因为它是 D_2 受体的部分激动药。阿立哌唑也通过 5-HT_{2A} 拮抗和可能的 5-HT_{1A} 部分激动作用发挥疗效。

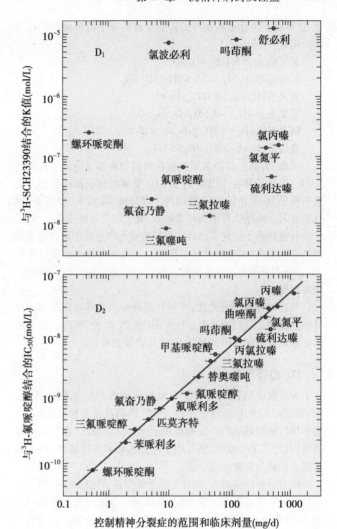

图 29-3　抗精神病药的治疗作用与其对巴胺 D_1 受体（上图）或 D_2 受体（下图）亲和力的关系。水平轴表示药效；向右逐渐降低。与 D_1 受体的亲和力通过置换选择性 D_1 配体 SCH23390 来测量；D_2 受体亲和力通过置换选择性 D_2 配体氟哌啶醇来测量。由下至上亲和力降低

这些研究结果已纳入精神分裂症的多巴胺假说。然而，更多的因素使多巴胺受体数据的解释变得复杂。例如：多巴胺受体分别有高、低亲和力的形式，但精神分裂症或抗精神病药物是否改变这两种形式受体的比例仍未知。

目前并没有足够的证据表明，抗精神病药物所拮抗的其他任何多巴胺受体比 D_2 受体在疗效中发挥更重要的作用。选择性和相对特异的 D_3 和 D_4 受体的拮抗药已多次被证实无抗精神病的作用。大多数新的非经典型抗精神病药物和一些传统的药物对 5-HT_{2A} 受体的亲和力比 D_2 受体要高（表 29-1），提示在精神分裂症的病因和这些药物的疗效中，5-羟色胺系统起着重要的作用。

C. 抗精神病药的差别

尽管所有有效的抗精神病药都阻断 D_2 受体，但各种药物对受体的拮抗程度和与此相关的药物作用有很大差别。许多配体-受体结合实验力图发现一种能够解释抗精神病药药效的受体。下面总结比较了一些主要药物的相对受体结合亲和力大

小,这解释了为什么从这样的实验中得出一个简单的结论存在一定困难:

氯丙嗪:$\alpha_1 = 5\text{-}HT_{2A} > D_2 > D_1$

氟哌啶醇:$D_2 > \alpha_1 > D_4 > 5\text{-}HT_{2A} > D_1 > H_1$

氯氮平:$D_4 = \alpha_1 > 5\text{-}HT_{2A} > D_2 = D_1$

奥氮平:$5\text{-}HT_{2A} > H_1 > D_4 > D_2 > \alpha_1 > D_1$

阿立哌唑:$D_2 = 5\text{-}HT_{2A} > D_4 > \alpha_1 = H_1 \gg D_1$

喹硫平:$H_1 > \alpha_1 > M_{1,3} > D_2 > 5\text{-}HT_{2A}$

因此,大部分非经典型抗精神病药物和部分的典型药物对 $5\text{-}HT_{2A}$ 受体的抑制作用至少与对 D_2 受体的抑制作用相当。阿立哌唑是 D_2 受体的部分激动药。利培酮、氯氮平、奥氮平、喹硫平和阿立哌唑也有不同程度的 α_2 肾上腺素受体拮抗作用。

目前侧重于研究非经典型抗精神病药物是对中脑边缘系统的选择性更高(减少锥体外系作用),还是对中枢神经递质受体(如乙酰胆碱和兴奋性氨基酸)发挥作用,这是研究抗精神病药物的新靶点。

与药理作用研究对比,不同抗精神病药受体效应之间的差异恰好解释了它们的许多毒性作用(表 29-1、表 29-2)。较清楚的是锥体外系副作用似乎与 D_2 受体高效能有关。

D. 心理学作用

大多数抗精神病药可使非精神病患者产生不良的感觉。中、重度的 EPS,包括静坐不能、嗜睡、躁动及自主神经影响,这些作用与镇静催眠药产生的作用不同。尽管如此,低剂量的此类药物,尤其是喹硫平,仍可用于促进入睡和维持睡眠,但目前这还不是经过批准的适应证。

没有精神疾病的人,即使是给予低剂量的抗精神病药物,根据精神运动和心理测试的判断,显示其也会出现功能损伤。然而,精神病患者随着病情的缓和,其功能也有所改善。非经典型抗精神病药物提高精神分裂症和躁狂抑郁症患者的认知能力是有争议的。一些患者有明显的改进,因此,应对所有精神分裂症患者评估其认知能力,一项非典型药物的临床试验显示,典型药物对阳性症状也能较好的控制。

E. 对脑电图的影响

抗精神病药物可改变脑电图(EEG,electroencephalographic)频率谱,通常是使其频率减慢而同步性增加。这种频率减慢(高同步性)有时是局灶性的或单侧的,这可能导致错误的诊断说明。采用先进的电生理技术很容易识别抗精神病药物所致的脑电波频率和振幅的改变。一些抗精神病药物能降低癫痫发作阈值,并诱发癫痫的典型脑电图模式;然而,谨慎的剂量滴定使大部分药物可安全的用于癫痫患者。

F. 内分泌系统作用

老的经典型抗精神病药物,以及利培酮和帕利哌酮,产生催乳素升高的不良反应(下文,不良反应)。较新的抗精神病药物,如:奥氮平、喹硫平、阿立哌唑则明显减弱了对 D_2 受体的拮抗作用,因而不升高催乳素水平,同时锥体外系功能失调,迟发性运动障碍和内分泌功能失调的危险性也降低了。

G. 心血管作用

在使用低效能吩噻嗪后常产生直立性低血压和心动过速。

平均动脉压、外周阻力和搏出量降低,这是由于药物作用于自主神经系统所致(表 29-2)。异常心电图也有报道,尤其是使用硫利哒嗪后。心电图改变包括 QT 间期延长,ST 段和 T 波形态改变。撤药后,这些改变很容易恢复。然而,相比于其他经典型抗精神病药物,硫利达嗪并不使尖端扭转型心律失常的风险增加,而氟哌啶醇不延长 QTc 间期。

在最新的非经典型抗精神病药物中,QT 或 QTc 间隔延长备受关注。因为这被认为预示着严重心律失常的风险增加,舍吲哚已被推迟上市,齐拉西酮和喹硫平也被警告。然而,这并不意味着增加心律失常的发病率。

非典型抗精神病药物也与代谢综合征相关,可能会增加冠状动脉疾病,脑卒中和高血压的风险。

抗精神病药的临床药理学

适应证

A. 精神病适应证

精神分裂症是抗精神病药物的主要适应证。然而,在过去十年中,抗精神病药物也非常广泛应用于治疗情绪障碍(如双相情感障碍、抑郁症及难治性抑郁症)患者。

紧张型精神分裂症最好的治疗方法是静脉注射苯二氮䓬类药物。紧张症缓解后,治疗这类疾病并维持疗效需要抗精神病药物。不幸的是,部分患者对药物根本无反应,而且也无一例完全反应者。

抗精神病药物的适应证也包括**分裂情感性精神病(schizo-affective disorders)**,它兼具精神分裂症和情感性精神错乱的特征。二者的诊断并无显著区别,它们很可能是躁狂抑郁症的一部分。不过,该病的精神病症状仍需抗精神病药治疗,临床常用其他一些药物如抗抑郁药、锂盐或丙戊酸。

在**双相情感障碍(bipolar affective disorder)**的躁狂相中,往往需要用抗精神病药物治疗,虽然在轻症患者中,锂或丙戊酸与高效能的苯二氮䓬类药物(例如:劳拉西泮或氯硝西泮)已足够。最近的临床对照试验支持在躁狂症的急性期(4 周以内)中单药治疗的疗效。另外,几种第二代抗精神病药已被批准用于双相情感障碍的维持治疗,它们在预防躁狂症方面比预防抑郁症更有效。尽管使用非典型抗精神病药物的维持治疗已变得越来越普遍,但随着躁狂症的消退,抗精神病药物可能会被撤药。非躁狂期的兴奋状态也可以用抗精神病药物进行治疗,通常与苯二氮䓬类药物联合使用。

抗精神病药物越来越常用于单一疗法治疗**急性双相抑郁症(acute bipolar depression)**,以及与抗抑郁药辅助治疗**单相抑郁症**。FDA 批准了几种抗精神病药物用于治疗双相抑郁症,包括喹硫平、卢拉西坦和奥氮平(与氟西汀联用)。在治疗双相抑郁症中,抗精神病药物比抗抑郁药更有效,且不会增加诱发躁狂症或增加双相循环频率的风险。同样,有几种抗精神病药包括阿立哌唑、喹硫平和奥氮平,现已被批准用于单相抑郁症的辅助治疗。虽然许多药物都与抗抑郁药联用于抑郁的辅助治疗,但是抗精神病药是唯一一类已被正式评估可能批准用于此治疗用途的药物。残留症状和部分缓解是常见的,抗抑郁药在改善整体反应方面也表现出持续的益处。

　　一些肌内注射的抗精神病药已被批准用于控制与双相情感障碍和精神分裂症有关的躁动。抗精神病药物如氟哌啶醇长期以来一直在 ICU 使用以控制恶心和术后患者的激动。已经显示肌肉注射齐拉西酮和阿立哌唑可以在 1~2 小时内改善躁动，且与典型抗精神病药如氟哌啶醇相比，有更少的锥体外系症状。

　　抗精神病药的其他适应证包括 **Tourette 综合征**和**阿尔茨海默病**的行为控制障碍。然而，抗精神病药在治疗痴呆症状患者行为症状的对照试验中并未证明疗效。此外，第二代以及一些第一代抗精神病药与这些患者的死亡率增加有关。抗精神病药的适应证不包括各种撤药综合征的治疗，如阿片戒断症状。小剂量的抗精神病药已被（错误的）用来缓解焦虑及轻微情绪障碍。抗焦虑镇静剂（第 22 章）对患者既安全又易接受，因此可作为首选。

B. 非精神疾病适应证

　　大多数老一代抗精神病药物除硫利哒嗪外都有很强的**止吐**作用。这种作用的产生是由于中枢（髓质的化学感受器）或是外周（胃部的受体）的多巴胺受体被阻断所致。一些药物如**丙氯拉嗪（prochlorperazine）**和**苯喹胺（benzquinamide）**仅用作止吐药。带有短的侧链的吩噻嗪可显著的**阻断 H_1 受体**，如异丙嗪，已用来减轻瘙痒症状及术前镇静。丁酰苯类药物氟哌利多与类阿片物药芬太尼合用作为安定镇痛（neuroleptoanalgesia）。这些药物在麻醉中的使用见第 25 章。

药物选择

　　抗精神病药物主要依据它们的不良反应和疗效的差别来选择用药。另外，药物制剂的成本和可用性也影响特定抗精神病药物的选择。由于老一代药物仍在广泛使用，尤其是在公共机构治疗的患者，这类药物如氯丙嗪和氟哌啶醇的相关知识仍很重要。因此，医生或许会在他熟悉的吩噻嗪类药物三个亚类中各选一种，或者是在噻吨类和丁酰苯类中各选一种，或是其他新的药物（氯氮平、利培酮、奥氮平、喹硫平、齐拉西酮和阿立哌唑），每种药物对特定的患者都有特定的优点。表 29-3 提供了选择方案供参考。

表 29-3　抗精神病药的部分代表药物

药物类别	代表药	优点	缺点
吩噻嗪类			
脂肪族	氯丙嗪[1]	仿制药，价格便宜	不良反应多，特别是自主神经系统性作用
哌啶类	硫利哒嗪[2]	锥体外系副作用轻微；仿制药	日剂量限制于 800mg 以下；无胃肠外剂型；心脏毒性
哌嗪类	氟奋乃静[3]	有可储存剂型（庚酸盐、癸酸酯）	可能加重迟发性运动障碍
硫杂蒽类	替奥噻吨	胃肠外剂型；可能减轻迟发性运动障碍	不清楚
丁酰苯类	氟哌啶醇	有胃肠外剂型；仿制药	严重的锥体外系综合征
二苯氧氮平类	洛沙平	可能无体重增加	不清楚
二苯并二氮䓬类	氯氮平	对难治病例有益；锥体外系毒性小	有 2% 的患者可引起粒细胞缺乏症；降低癫痫发作阈值具有剂量相关性
苯异噁唑类	利培酮	作用范围广；低剂量几乎无锥体外系副作用	大剂量可致锥体外系功能失调和低血压
噻吩并苯二氮䓬类	奥氮平	对阳性和阴性症状均有效；几乎无锥体外系副作用	体重增加；剂量相关性的降低癫痫发作阈值
苯并噻氮䓬类	喹硫平	与奥氮平相似；较弱的体重增加的作用	若有相关性低血压，可能需要大剂量；半衰期短，一日给药两次
二氢吲哚酮类	齐拉西酮	比氯氮平有较弱的体重增加的作用，可胃肠外给药	QT_c 延长
二氢二羟基喹啉类	阿立哌唑	较弱的体重增加倾向，长半衰期，新的作用机制	未知，可能出现新毒性

[1] 其他脂肪族吩噻嗪类：丙嗪（promazine）、三氟丙嗪（triflupromazine）

[2] 其他哌啶吩噻嗪药物有：哌西他嗪（piperacetazine）、美索哒嗪（mesoridazine）

[3] 其他哌嗪吩噻嗪药物有：醋奋乃静（acetophenazine）、奋乃静（perphenazine）、卡奋乃静（carphenazine）、丙氯拉嗪（prochloperazine）、三氟拉嗪（trifluoperazine）

对于约 70% 精神分裂症患者,和约相同比例的精神分裂症兼双相情感障碍患者,典型和非经典型抗精神病药物对狂躁抑郁症患者的阳性症状都有同等的疗效。然而,证据显示非典型药物有利于阴性症状和认知的改善,减少迟发性运动障碍的风险和其他形式的 EPS,且较低程度的增加催乳素水平。

一些非典型抗精神病药物比一些经典型抗精神病药物引起更多的体重增加和血脂升高。一小部分患者得了糖尿病,使用氯氮平和奥氮平的患者更为多见。齐拉西酮是非典型药物,引起体重增加的程度最低。利培酮、帕利哌酮和阿立哌唑,通常小幅度的增加体重和血脂。阿塞那平、喹硫平有中等幅度的作用。氯氮平和奥氮平往往大幅度的增加体重和血脂。因此,除非有特定适应证,这些药物应视为第二线药物。氯氮平的情况是,长达 6 个月内继续治疗后,高剂量(300~900mg/d)对大多数其他药物难治性的精神分裂症患者有效。病例报告和一些临床试验表明,高剂量的奥氮平,即 30~45mg/d 的剂量,给药超过 6 个月的时间对难治性精神分裂症也有效。氯氮平是降低自杀风险的唯一非经典型抗精神病药。所有有自杀倾向的精神分裂症患者,应认真评估是否换用氯氮平。

在某些试验中新一代的抗精神病药物已显示出比老一代药物对治疗阴性症状更有效。精神病的疾病形式伴随着不受控制的行为对所有强效的药物都有较好的反应,但通常使用老药的肌肉注射制剂来治疗急性或慢性精神病。此外,尽管老药有着 EPS 的不良反应,但因为成本低,它们仍在广泛使用。一些新的抗精神病药,包括氯氮平、利培酮、奥氮平,在一些对照试验中,其总体效应的优势已超过氟哌啶醇。阿立哌唑仍需要更多的比较研究,以评估其相对疗效。此外,新药物较少的不良反应状况和降低迟发性运动障碍的风险表明,这些药物可作为一线治疗选择。

患者既往用药史及对药物的反应是个体用药的最佳指导。对于年龄较大的患者,近年来药物选择已逐渐由使用"低效药物"如氯丙嗪、硫利哒嗪向使用"高效药物"如氟哌啶醇转化。目前,氯氮平已被限制用于对传统抗精神病药无反应或有迟发性运动障碍的患者。同时药物所致的粒细胞缺乏和癫痫也限制了它的广泛使用。在 6mg/d 或更低的剂量下,利培酮的较少的副作用(与氟哌啶醇相比)及较低的迟发性运动障碍风险,促成了它的广泛使用。奥氮平与喹硫平可能更加安全,也取得了广泛的使用。

剂量

许多抗精神病药物的有效剂量范围很广,因此治疗剂量选择范围大。对于各组患者来说,若剂量合适,则大多数抗精神病药除氯氮平和奥氮平外产生的作用大致相同。然而,部分患者对某种药物无反应而对另一种药物反应明显,因此患者应选择自己最敏感的药物。这种现象很有可能是不同药物作用于不同受体所致。对两到三种抗精神病药大剂量治疗无反应的患者则应使用氯氮平治疗或高剂量的奥氮平。氯氮平使 30%~50% 的其他药物难治性患者的病情得到控制。同样在这些病例中,使用氯氮平所致的危险性增加也得到了很好的证实。

表 29-4 提供了不同抗精神病药的剂量关系和剂量范围。

表 29-4 抗精神病药的剂量关系

	最小有效治疗剂量 (mg)	常用日剂量范围 (mg)
氯丙嗪	100	100~1 000
硫利哒嗪	100	100~800
三氟拉嗪	5	5~60
奋乃静	10	8~64
氟奋乃静	2	2~60
替奥噻吨	2	2~120
氟哌啶醇	2	2~60
洛沙平	10	20~160
吗茚酮	10	20~200
氯氮平	50	300~600
奥氮平	5	10~30
喹硫平	150	150~800
利培酮	4	4~16
齐拉西酮	40	80-160
阿立哌唑	10	10~30

胃肠外制剂

在无主诉患者病情的早期控制和维持治疗中,多采用高效经典药的胃肠外给药方式,这种方式患者易于承受。由于胃肠外给药的生物利用度远大于口服给药,因此它的剂量应小于口服给药剂量。应参考生产商的资料。

对于不能或不愿采用口服给药而需长期胃肠外给药维持治疗的患者,氟奋乃静癸酸酯和氟哌啶醇较为适宜。

此外,现在可以使用新型的长效注射(long-acting injectable,LAI)第二代抗精神病药,包括利培酮、奥氮平、阿立哌唑和帕利培酮的制剂。对于一些患者,新型的 LAI 药物可能比老一代注射剂获得更好的耐受。

剂量方案

为了保持有效血药浓度水平,抗精神病药多采用分次给药方法,逐渐增加剂量,直至有效剂量。在表 29-4 的剂量范围的低剂量应该维持至少数周。在确定了患者有效日剂量之后,给药次数可酌情减少。通常可每日睡前给药 1 次,这适合于许多需要长期维持治疗的患者。简化给药方案更易于被接受。

维持治疗

仅有很小一部分精神分裂症患者急性期病情缓解后很长一段时间内不再需要药物治疗。而大多数病例,则在病情加重时按需增加药物剂量或加用其他药物与全剂量维持治疗之间难以选择。是否需要维持治疗则依据社会因素而定,这些因素包括家人和朋友是否熟悉早期复发症状及能否给予相应的治疗和护理。

联合用药

抗精神病药联合使用不利于评价所用药物的疗效。然而,药物联合使用却很普遍,越来越多的实验数据支持这种做法。三环类抗抑郁药,或更多时候,选择性 5-羟色胺再摄取抑制药(selective serotonin reuptake inhibitors,SSRIs)经常被用来与抗精神病药物联用控制复杂精神分裂症的抑郁症状。这种联合用药有效性的证据仍不足。电休克疗法(ECT),不仅对治疗情绪症状,同时对阳性症状的控制来说都是一种抗精神病药物有效的辅助治疗。当氯氮平的最大剂量无效时,电休克治疗可以增加氯氮平的疗效。相反,增用利培酮对氯氮平是无益的。当患者对抗精神病药单药无效时,有时可加入锂盐或丙戊酸。有一些证据表明,这类情况下,拉莫三嗪比任何其他的情绪稳定剂更有效(下文)。成功联合治疗的实例是否代表躁狂或分裂情感障碍的误诊病例尚不确定。苯二氮草类药物可用来减轻抗精神病药难以控制的焦虑或失眠症状。

不良反应

大多数抗精神病药的副作用是其药理作用的延伸(表 29-1、29-2),但有些反应的本质是过敏,而有些则是特异性的。

A. 行为学副作用

老的经典型抗精神病药物不易被人接受。许多患者因为药物副作用而停止服药。这种情况可以通过白天小剂量给药、睡前服必要剂量的方法来克服。一种由药物引起的运动障碍所致的"假性抑郁"可用抗帕金森药物治疗。对于部分病情缓和的患者,大剂量用药所致的"假性抑郁"可通过减少剂量来缓解。大剂量使用具有明显抗毒蕈碱作用的药物可能会出现极度焦虑。

B. 神经系统作用

老药治疗早期发生的锥体外系症状包括:典型的**帕金森综合征(Parkinson's syndrome)**、**静坐不能(akathisia)**和**急性肌张力障碍(acute dystonic reactions)**。大多帕金森症状可用传统的抗毒蕈碱受体的抗帕金森药治疗,极少一部分病例可用金刚烷胺治疗(这类患者绝不可使用左旋多巴)。帕金森症状可能是自限性的,因此每用药 3~4 个月后可逐渐停药。静坐不能和肌张力障碍也对这种治疗有反应,但许多人倾向于使用具有抗胆碱能作用的镇静型抗组胺药,例如苯海拉明,既可胃肠外给药,也可口服给药。

迟发性运动障碍(tardive dyskinesia),顾名思义,这是一种晚期发生的异常的舞蹈手足徐动综合征。这是抗精神病药最主要的副作用。这可能是由于尾状壳核对多巴胺受体反应高敏而导致的相对性胆碱能缺乏所致。尽管这种副作用发生率不一,但据统计,在新的非经典型抗精神病药物出现之前,长期用药的患者发生率约为 20%~40%。由于严重者症状不易恢复,因此早期诊断非常重要。任何服用经典型抗精神病药物或可能服用利培酮或帕利哌酮的迟发性运动障碍患者,应该更换药物使用喹硫平或氯氮平,非典型药物造成迟发性运动障碍的可能性较小。尽管对于这种情况有很多治疗方案,但症状表现各异,并且

有时是自限性的,因此治疗效果很难评价。多数权威认为首先应停止使用抗精神病药物或减少用药剂量或者换用非经典型抗精神病药,其次应该停止使用所有中枢抗胆碱能药物尤其是抗帕金森症药物和三环类抗抑郁药。通常这样就能使运动障碍得到改善。如效果不明显,可每天加用大剂量地西泮 30~40mg 以提高 GABA 能活性。

癫痫发作(seizures),尽管这也是使用氯丙嗪治疗的并发症之一,但与高效老药相比,它的发生率低,仍有一定利用价值。但使用氯氮平的患者中有 2%~5% 可能发生癫痫失神发作。大多数情况下,使用抗惊厥药有助于控制癫痫症状。

C. 自主神经系统作用

大多数患者对于抗精神病药所致的抗毒蕈碱副作用能够耐受。但对于反应严重或出现尿潴留或其他严重症状者,应换用无显著抗毒蕈碱副作用的药物。使用氯丙嗪或美索哒嗪的两个常见并发症直立性低血压和射精功能受损则应改用对肾上腺素能受体拮抗作用较轻的药物。

D. 内分泌代谢系统作用

大多数尤其是服用氯氮平和奥氮平的患者有体重增加现象,因此需要进行饮食监控,特别是碳水化合物的监测。高血糖可能有所发展,但是否由体重增加相关的胰岛素抵抗引发或其他潜在机制仍有待澄清。高脂血症也有可能发生。控制体重增加、胰岛素抵抗、血脂增加的方法应包括每次随访时称体重,以及每 3~6 个月化验空腹血糖和血脂。当不能确保获得空腹血糖时,也可以测定糖化血红蛋白。有个别情况报道会出现糖尿病酮症酸中毒。空腹抽血测得的甘油三酯:HDL 比值应小于3.5。比值高于 3.5 预示着发生动脉粥样硬化性心血管疾病的风险增加。

女性出现高催乳素血症会导致闭经—泌乳综合征和不育;在男性则导致性欲降低、阳痿和不育。高催乳素血症可能会导致骨质疏松症,尤其对妇女。如果病情不允许减少剂量或不能有效地控制这种不良反应,则应换药,使用一个不提高催乳素水平的非典型药物,例如:阿立哌唑。

E. 毒性反应或过敏反应

目前使用的高效抗精神病药很少导致粒细胞缺乏症、胆汁淤积性黄疸和皮肤红斑。

与其他抗精神病药相比,氯氮平所致的粒细胞缺乏者虽然不多,但也有一定数量,使用它的人约有 1%~2% 发生该不良反应。这种严重的、潜在性致命的疾病发展迅速,通常在用药后6~18 周出现。这种情况是否是免疫反应目前尚不清楚,但停药后这种情况可以逆转。因此对于接受氯氮平治疗的患者在治疗的最初 6 个月应每周监测血细胞计数,之后应每三周监测一次。

F. 眼部并发症

使用氯丙嗪的患者通常发生眼前部(角膜和晶状体)药物沉着。这有可能会缩短正常角膜的寿命。而硫利哒嗪则是唯一引起视网膜沉积的药物,严重病例可出现色素性视网膜炎。药物沉积通常导致"褐视"。因此为了减少眼部并发症,硫利哒嗪最大日剂量被限制在每日 800mg。

G. 心脏毒性

若硫利哒嗪日剂量超过 300mg，几乎必然发生轻微 T 波改变，但这种情况易于逆转。过量硫利哒嗪可导致室性心律失常、如扭转型室性心动过速，心脏传导阻滞和猝死；但治疗剂量硫利哒嗪是否会发生上述并发症目前尚不清楚。考虑到三环类抗抑郁药可能导致抗毒蕈碱作用和奎尼丁样作用，因此合并使用硫利哒嗪时应格外小心。非典型药物中，齐拉西酮使 QT 间期延长的风险最大，因此不应该与其他延长 QT 间期的药物合用，包括甲硫达嗪，匹莫齐特，I A 类或 III 类抗心律失常药物。氯氮平有时伴发心肌炎，如果出现心肌炎的症状，则必须停药。精神分裂症中由于心律失常导致的猝死是很常见的，它并不总是药物相关性的，目前仍无研究明确表明某种药物可引发风险增加。监测 QTc 间期延长已被证明是没有多大用处，除非该值增加至超过 500 毫秒，而这是在心电图记录纸带或动态心电图监测研究中证明的。一项 2 万例患者参与的齐拉西酮与奥氮平的对照研究显示，齐拉西酮组患者较少或没有增加尖端扭转型室性心动过速或猝死的风险。

H. 妊娠期用药；致畸作用

尽管抗精神病药对孕妇来说相对较为安全，但它们仍有轻度致畸作用。而怀孕期间是否可服药以及服药后胎儿是否暴露于药物的风险中是否会流产则依据个体而定。若怀孕后孕妇可控制停药，这将是可取的，因为其对神经递质的影响还包括对神经发育的影响。

I. 恶性综合征

对于抗精神病药所致的锥体外系作用极其敏感的患者可能会发生这种致命的副作用（第 16 章）。早期症状表现为肌肉强直。若发汗功能受损，这种情况在应用抗胆碱药物时经常出现，体温可能会升高至危险水平。白细胞增多和高热可能会被误认为是感染表现。自主神经功能障碍，伴随血压脉搏改变经常出现。

通常测量肌酸激酶同工酶来衡量肌肉受损程度。这种综合征可能是由于突触后多巴胺受体被快速阻断所致。随之而来的是严重的锥体外系综合征。而早期使用抗帕金森药进行强有力的治疗是十分必要的。同时使用肌松药、地西泮则有利于病情恢复。其他的肌松剂如丹曲林钠或多巴胺激动药如溴隐亭也有效。高热应采用物理降温。该综合征的其他表现也已被认识。愈后有必要更换其他非典型药物。

药物相互作用

由于抗精神病药具有多种药理作用，因此它的药效学相互作用比药动学相互作用显得更为重要。当与其他药如镇静药、α-肾上腺素能受体拮抗药、抗胆碱能药物、硫利哒嗪和齐拉西酮（奎尼丁样作用）合用时有可能产生新的药理作用。

药动学相互作用也有报道，但临床意义不大。

药物过量

抗精神病药与三环类抗抑郁药相比很少有致命的毒性作用，但美索哒嗪和硫利哒嗪除外。通常表现为嗜睡逐渐发展为昏迷并伴有间歇性抽搐，神经肌肉兴奋性增高甚至惊厥，瞳孔缩小及深部腱反射减弱。低血压、低体温是主要表现，尽管后期也可出现发热。美索哒嗪和硫利哒嗪的致命作用可能与室性心律失常有关。

患者中毒后应接受常规的"ABCD"治疗和支持疗法（第 58 章）。美索哒嗪与硫利哒嗪的过量反应伴发心律失常，其治疗类似于三环类抗抑郁药过量的治疗（第 30 章）。

心理治疗和认知辅导

精神分裂症患者在日常生活方面都需要心理支持，包括住房、社会活动、上学、从事合适的工作，他们才有可能恢复社会交往。不幸的是，近年来这种治疗的重要组成部分的资金已经缩减。病例管理和治疗服务是精神分裂症患者的治疗方案的重要组成部分。初次发作患者尤其需要此类支持，因为他们往往否认自己的病情并且用药依从性较差。

药物治疗的益处和局限性

正如本章开头所提到的，这些药物在精神病治疗上起到了主要作用。首先，它们使得对精神患者的治疗护理由精神病院转向社会。这种转变给大多数精神患者提供了与人接触的环境，同时解除了部分患者的长期行动限制。而另外一些患者则不再需要长期住院治疗，他们能够在社区内活动。

其次，这些药物明显使精神病学思维模式向生物学方向转化。部分原因可能是有关精神分裂症药物的研究促使了这一转变。在引入这些药物之后，我们对中枢神经系统的生理和药理机制有了更加深入的了解。然而尽管科学家们对精神病的各个方面都做了大量的研究，这种病目前仍是一个谜，对患者来说也属于个人不幸。虽然大多数精神分裂症患者用药后得到了不同程度的改善，但仍难以恢复到完全正常的状态。

■ 锂，情绪稳定药物及其他治疗双相情感障碍药物

双相情感障碍，一度被称为**躁狂抑郁症**，在 19 世纪末它被认为是一种与精神分裂症截然不同的精神障碍。在此之前，这些疾病都被认为是不可分割的统一体。具有讽刺意味的是，今天的研究证据显示这些疾病有深刻的交叠。这并不是说，它们没有病理生理学方面的重要差异，或某些药物治疗这些疾病的疗效是有差异的。根据《精神疾病诊断与统计手册》第 4 版（**The Diagnostic and Statistical Manual of Mental Disorders-IV**，DSM-IV），继续研究这些疾病的定义和遗传及生物学特征时发现，它们是独立的病种。

锂是非精神病药物中第一个被证实对躁郁症的躁狂相有效的药物。锂没有抗精神分裂症的作用。锂可用于疾病急性期的治疗以及预防复发性躁狂和抑郁发作。

一组情绪稳定药物同时也是抗惊厥药物已比锂得到更广泛的使用。它们包括：**卡马西平**和**丙戊酸**用于急性躁狂症的治疗和预防其复发。**拉莫三嗪**被批准预防复发。**加巴喷丁、奥卡西平、托吡酯**有时可用于治疗躁郁症，但 FDA 并没有批准其用于此适应证。FDA 批准**阿立哌唑、氯丙嗪、奥氮平、喹硫平、利培**

酮和齐拉西酮用于治疗躁郁症的狂躁相。奥氮平加氟西汀组合和喹硫平被批准用于治疗双相抑郁症。

双相情感障碍的本质

双相情感障碍在成人中的发生率为 1%~3%,它可能在童年开始,但大多数情况下是在三四十岁时得到诊断。双相情感障碍的狂躁相的主要症状是兴奋、多动、冲动、失控,有侵略性的,睡眠减少及认知功能障碍,一些患者(但不是全部)会出现精神病症状。双相情感障碍的抑郁相的症状类似严重抑郁症,主要特征是心情郁闷、昼夜颠倒、睡眠障碍、焦虑及有时出现精神病症状。混合型躁狂和抑郁症状也常见。双相情感障碍的患者伴随自杀高风险。

躁狂和抑郁发作的顺序,次数及强度变化很大。双相情感障碍的特征性情绪波动的原因是未知的,但可能与儿茶酚胺能活性占优势有关。增加其活性的药物可加重躁狂病情,而降低多巴胺或去甲肾上腺素活性的药物则减轻躁狂,其中也包括乙酰胆碱或谷氨酸。某些患者经历的躁狂抑郁突然转变的原因仍未知。躁狂抑郁症具有很强的家族遗传成分,并有大量证据表明,躁狂抑郁症是由基因决定的。

许多增加躁狂抑郁症发生的基因对精神分裂症是常见的,但一些基因是某些情感障碍疾病特有的。精神病躁狂抑郁症的全基因组关联研究已经表明 8p 和 13q 染色体的复制联系。几个候选基因已显示与精神分裂症和躁狂抑郁症相关。它们包括 *dysbindin* 基因、*DAOA/G30* 基因、精神分裂症扰乱基因-1(DISC-1) 和神经调节蛋白-1 基因。

锂的基础药理学

在 19 世纪中期,锂初次用于治疗痛风。锂在 40 年代曾短暂作为氯化钠的替代品在高血压患者中使用,但它在无监测情况下毒性太大而被禁用。1949 年,凯德(Cade) 发现锂是一个治疗躁狂抑郁症的有效药物,进行了一系列对照试验证实在躁狂抑郁症的狂躁相,其作为单一疗法的疗效。

药动学

锂是一种小的一价阳离子。表 29-5 总结了它的药物动力学特点。

药效学

尽管已对锂盐和其他抗惊厥情绪稳定剂的生物化学基础做了大量研究,但其机制目前仍不清楚。锂盐直接抑制两条信号转导通路。它不仅通过细胞内肌醇的耗竭抑制肌醇信号,并且抑制一种多功能蛋白激酶,糖原合酶激酶-3(GSK-3)。GSK-3 是多样化细胞内信号传导通路的组成部分。这些信号通路包括胰岛素/胰岛素样生长因子信号、脑源性神经营养因子(BDNF) 信号和 Wnt 信号通路。所有这些导致 GSK-3 的抑制作用。GSK-3 磷酸化 **β-连环蛋白**(β-catenin) 导致与转录因子的相互作用。以这种方式促进的途径调节能量代谢,提供神经保护作用,并增加神经可塑性。

表 29-5 锂盐的药动学

吸收	6~8 小时内完全吸收;口服后 30 分钟~2 小时血药浓度达峰值
分布	体液中均匀分布;缓慢进入细胞内,初始分布容积为 0.5L/kg,逐渐增加至 0.7~0.9L/kg;部分分布于骨内;不与蛋白结合
代谢	不经过代谢
排泄	完全从尿排泄,锂盐清除率为肌酐清除率的 20%;血浆半衰期为 20 小时。
目标血浆浓度	0.6~1.4mmol/L
剂量	0.5mmol/(kg·d),分次服用

脯氨酰寡肽酶和肌醇钠转运的研究支持情绪稳定作用的肌醇耗竭机制。丙戊酸可间接降低 GSK-3 的活性,通过抑制组蛋白脱乙酰基酶来上调基因的表达。丙戊酸也通过肌醇耗竭机制来抑制肌醇信号。没有证据显示第二个抗癫痫类情绪稳定药卡马西平可抑制 GSK-3。相反,这种药物同锂和丙戊酸一样,通过肌醇耗竭机制改变神经元的形态。情绪稳定剂对神经递质及其释放也有间接影响。

A. 对电解质和离子转运的作用

锂盐特性与钠离子密切相关。锂可替代动作电位产生和 Na^+-Na^+ 跨膜转运过程中的 Na^+。它阻断了第二个过程,例如:锂进入体内后,Li^+-Na^+ 交换逐渐减慢。而它在治疗浓度(大约 1mmol/L) 对 Na^+-Ca^{2+} 交换和 Na^+ 泵(Na^+-K^+ ATP 酶) 作用不明显。

B. 对第二信使的作用

表 29-6 列出了锂盐影响的酶类。当前最明确的作用是锂盐对磷酸肌醇的作用。早期有关锂盐的研究仅证明了脑内磷酸肌醇水平改变,直到发现了第二信使 1,4,5-三磷酸肌醇(IP_3) 和二酰基甘油(DAG) 的作用后,这种改变的重要性才得到认识。正如第二章所讲的,三磷酸肌醇(IP_3) 和二酰基甘油(DAG) 是 α-肾上腺素能和毒蕈碱能递质重要的第二信使。正常细胞膜上存在许多与膜磷酸肌醇循环转化[包括二磷酸肌醇(IP_2) 转化为磷酸肌醇(IP) 和磷酸肌醇(IP) 转为肌醇(I)](图 29-4)过程有关的酶,而锂盐可阻断这些重要的酶。这种阻断作用使得膜中 IP_3 和 DAG 的前体 4,5-二磷酸磷脂酰肌醇(PIP_2) 以及游离肌醇耗竭。长时间后,递质对细胞的作用将会随着 PIP_2 通路活性降低而减小。治疗前,躁狂患者该通路活性极度增加,这样,锂盐可选择性抑制这条活性过高的回路。

关于去甲肾上腺素(NA) 对分离脑组织作用的研究显示锂盐能抑制去甲肾上腺素(NA) 敏感的腺苷酸环化酶(AC)。这可能与其抗躁狂和抗抑郁作用有关。但这些作用与锂盐对 IP3 作用机制的关系目前尚不清楚。

表 29-6　受治疗浓度锂盐影响的酶类

酶	酶功能;锂的作用
肌醇单磷酸酯酶	肌醇回收的限速酶;被锂抑制,导致 IP_3 产生底物的耗竭(图 29-4)
肌醇聚磷酸盐 1-磷酸酯酶	肌醇回收的另一种酶;被锂抑制,导致 IP_3 产生底物的耗竭(图 29-4)
二磷酸核苷酸酶	参与 AMP 生成;被锂抑制,可能造成锂诱导肾性尿崩症
果糖 1,6-二磷酸酯酶	参与糖异生;被锂抑制后的相关性未知
磷酸葡萄糖变位酶	参与肝糖原分解;被锂抑制后的相关性未知
糖原合成酶激酶-3	活性异构酶,限制神经营养和神经保护过程;锂抑制药

AMP,一磷酸腺苷;IP_3,肌醇 1,4,5-三磷酸盐

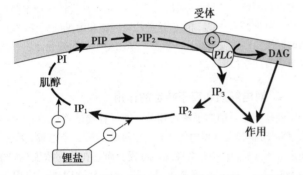

图 29-4　锂盐对第二信使系统 IP_3 和 DAG 的作用。图解为一根神经突触膜(PIP_2:4,5-二磷酸磷脂酰肌醇;PLC:磷脂酶 C;G:G 偶联蛋白;疗效:蛋白激酶 C 激活,动员细胞内 Ca^{2+},等等)。锂盐通过阻断肌醇底物的循环,导致第二信使前体 PIP_2 减少,因此 IP3 和 DAG 释放减少。锂盐可能还有其他作用机制

由于锂盐影响了第二信使系统包括 AC 活性和磷酸肌醇的转化代谢,因此它可能参与作用于信号传导系统和 G 蛋白。许多研究表明,锂盐使得 G 蛋白与受体解偶联;实际上,锂盐两个最主要的副作用多尿和亚临床甲状腺功能减退可能由于抗利尿激素和促甲状腺激素(TSH)受体与它们的 G 蛋白脱偶联所致。

近来对于锂盐治疗作用机制的假说为其对磷酸化过程的影响导致人类大脑中肌醇的减少,这是细胞内改变级联启动的一部分。对蛋白激酶 C 的具体亚型的影响可能是最相关的。蛋白激酶 C 介导的信号改变导致其改变了基因的表达和长期神经元形成中蛋白质的产生,这可能是长期情绪稳定的基础。

锂的临床药理学

双相情感障碍

直到 20 世纪 90 年代末,碳酸锂可用于治疗双相情感错乱,

尤其是躁狂相的观点才被普遍接受。随着丙戊酸钠、阿立哌唑、奥氮平、喹硫平、利培酮和齐拉西酮被批准用于此适应证,使用锂盐治疗的躁狂抑郁症患者更少了。目前的趋势为由于碳酸锂发挥作用较慢,对于严重的躁狂患者可与抗精神病药或苯二氮䓬类药物合用来控制病情。据报道,它使患者从双相情感错乱的躁狂期中脱离的整体成功率可高至 80%,然而,对于需要住院治疗的患者该方法成功率很低。长期维持治疗的情况类似,整体成功率约为 60%,但病情严重者则较低。基于以上原因,严重病例采用联合治疗的方法逐渐增加。躁狂症状控制后,停止使用抗精神病药,而继续使用苯二氮䓬类药物和锂盐作为维持治疗。

躁狂抑郁障碍的抑郁相通常需要同时使用其他药物,包括抗精神病药如喹硫平或卢拉西坦。抗抑郁药没有表现出持续的效用,可能是不稳定的。三环类抗抑郁药与躁狂过程加速有关。它加速了少部分人的情感波动周期。同样,5-羟色胺-去甲肾上腺素再摄取抑制药(SNRI)(第 30 章)与某些抗抑郁药相比,转向躁狂症的发生率更高。选择性 5-羟色胺再摄取抑制药不太可能诱发躁狂症,但可能其疗效有限。安非他酮显示了一些疗效,但同三环类抗抑郁药一样,在较高剂量时可能诱发躁狂症。最近的对照试验研究显示,抗惊厥药拉莫三嗪对许多双相抑郁症患者有效,但结果仍不一致。然而,对于一些患者,一个老一代的单胺氧化酶抑制剂可能是抗抑郁药的选择。喹硫平与奥氮平和氟西汀的组合已被批准用于双相抑郁症。

不像抗精神病药或抗抑郁药都对中枢或自主神经系统有多种作用那样,锂盐尽管可导致恶心和震颤,但它无阻断自主神经系统和兴奋或镇静作用。其更重要的作用是预防性地使用锂盐可防止躁狂和抑郁。许多专家认为,新药积极的营销使得相当数量的患者使用疗效低于锂盐的药物。

其他应用

复发型内源性抑郁(recurrent depression) 有周期性特点,可用锂盐或丙咪嗪来控制,这两种药的效果都明显优于安慰剂。在对单一疗法反应不足的患者中,锂盐也是用于急性重度抑郁中增加标准抗抑郁药反应的研究较充分的药物之一。对于这种应用,双相情感障碍推荐范围下限的锂盐浓度是足够的。

分裂性情感障碍 以精神分裂症状与情感变化(抑郁与兴奋交替)混合为特征。可单独使用抗精神病药或联合使用锂盐来治疗;若有抑郁表现,可结合使用抗抑郁药。

尽管单用锂盐治疗**精神分裂症**成功率不高,但作为抗精神病药的辅助用药它或许能够挽救对其他治疗无效的患者。辅助使用卡马西平也可起到相同的效果。

治疗监测

临床上主要依靠测定血清锂浓度来评价躁狂症急性期、预防维持治疗的药物剂量是否合适。测定通常在最后一次服药后 10~12 小时进行,因此所有的数据反映的是这个时间的浓度。

血清锂浓度应于治疗开始后第 5 日开始测定,因为此时药物才达到其稳态浓度。若临床反应提示需要调整剂量,则通过简单的数学计算即可做到这一点(所需剂量=当前剂量×所需血药浓度水平/当前血药浓度水平)。调整后的血药浓度应在调整后第 5 日测定。若治疗期间无其他疾病影响,也未加用新的

治疗药物,则一旦已获得所需血药浓度,测定时间可于治疗间期进行。

维持治疗

是否需要预防性用药取决于很多因素:发作的频率和严重程度,发作表现是否逐渐加重以及患者是否能接受长期维持治疗等。具有两个或更多情绪周期或任何明确定义的双相 I 型诊断的患者都可能需要维持治疗。越来越明显的是,双相精神疾病的每个复发周期都可能造成残留损伤,并使患者的长期预后变差。因此,专家们达成共识,要尽早开始维持治疗,以减少复发的频率。尽管有些患者维持治疗的血药浓度仅需 0.6mmol/L 即可,但大多数患者血药浓度达 0.9mmol/L 时才可收到最好效果。

药物相互作用

利尿剂(如噻嗪类利尿剂)使锂的肾清除率下降了 25%,因此给药剂量也应按比例减少。许多其他药物同样也可降低锂盐清除率,如许多阻断前列腺素(PG)合成的新一代非甾体类抗炎药等。但据报道阿司匹林和对乙酰氨基酚目前未发现有此种作用。据测试,所有的精神抑制药除氯氮平和新一代抗精神病药以外与锂盐合用时,均可导致严重的锥体外系症状。

不良反应和并发症

使用锂盐治疗所产生的副作用可发生在治疗开始后的不同时期。有些副作用是无害的,但应对那些预示着即将发生严重毒性反应的副作用保持警惕。

A. 神经和精神不良反应

震颤是锂盐在治疗浓度时,最常发生的副作用。据报道:普萘洛尔和阿替洛尔对于原发震颤和锂盐引起的震颤都有效。已报道的其他神经学异常包括:舞蹈手足徐动症、运动过多、共济失调、构音障碍和失语。中毒浓度产生的精神障碍大多以精神混乱和运动奇异或减少为标志。任何一种新的神经或精神症状、体征的出现都是暂时停止锂盐治疗、严密监测血锂浓度的明确指征。

B. 甲状腺功能减退

大多数患者使用锂盐治疗后甲功可降低,但这种情况是非进展性的并且可以逆转。极少数患者发生真正的甲状腺肿大,也有极少的患者表现出甲低症状。尽管有人建议初始甲状腺检查并定期监测甲功,但这样做的确很不经济。然而,慎重起见,每 6~12 个月仍需测一次血清 TSH 浓度。

C. 肾原性尿崩症和其他肾脏不良反应

锂盐治疗浓度时多伴随发生可逆转的多饮、多尿现象。主要的生理损害包括对抗利尿激素失去响应,集合小管储水功能丧失,导致过多的自由水由肾脏排出(肾原性尿崩症,nephrogenic diabetes insipidus)。锂盐所致的多尿对血管加压素反应不好但对阿米洛利反应较好。

有文献报道长期使用锂盐治疗还可导致其他类型肾功能不全,其中包括慢性间质性肾炎和伴有肾小球微小病变的肾病综合征。也有一些病例肾小球滤过率下降,但尚无氮质血症和肾衰病例。

接受锂盐治疗的患者应避免脱水和尿中锂浓度增加,可定期测试肾浓缩功能以观察变化。

D. 水肿

水肿是锂盐治疗的常见副作用,可能与锂所致的 Na^+ 潴留有关。尽管水肿患者的体重增加,但据从 30% 服用锂盐患者的观察中,单纯的水潴留并不能完全解释这一点。

E. 心脏不良反应

由于锂盐可过度抑制窦房结离子流,因此心动过缓-心动过速综合征(病态窦房结综合征)是锂盐的明确禁忌证。使用锂盐治疗的患者心电图常呈现 T 波低平,但其意义尚不清楚。

F. 妊娠期用药

怀孕期间锂盐的肾清除率增加,但分娩后立即降低。怀孕期间血锂浓度若处于治疗范围,则分娩后有可能达到毒性水平。因此,此时应密切监测血锂浓度。锂可通过母乳进入正在吃奶的婴儿体内,而乳汁中的锂浓度相当于母亲血中的 1/3~1/2。新生儿锂中毒可表现为嗜睡、发绀、吸吮反射和拥(紧)抱反射(Moro reflexes)减弱或肝大等。

锂盐致发育畸形的问题尚未解决。早期报道表明锂婴儿(lithium babies)心脏异常尤其是 Ebstein 异常(Ebstein's anomaly)的发生率增加(表 59-1)。但近期数据表明锂盐致畸的危险性相对较低,在这个重要的方面仍需要深入的研究。

G. 其他不良反应

据报道,锂盐治疗初期可产生短暂的痤疮样药疹。部分随着暂时停药而消退,继续用药后不再复发。毛囊炎发生频繁但并不严重。锂盐治疗中大多伴有白细胞增多现象,这可能是锂盐直接作用于白细胞生成而不是动员边缘池内的白细胞。这种不良反应对于白细胞计数较低的患者则起到治疗作用。

药物过量

与有意或无意的用药相比,治疗所致的过量更为常见。治疗过量通常是由于患者体质改变所致的药物蓄积引起,见于血钠浓度降低、使用利尿剂、肾功能波动等。由于组织液与血液中锂浓度处于动态平衡,因此血锂浓度不会明显高于毒性水平;一旦浓度超过 2mmol/L,则考虑为潜在中毒指征。由于锂离子很小,所以很容易被透析清除。腹膜透析和血透均有效,但后者更常用。

丙戊酸

丙戊酸(valproic acid)在第 24 章抗癫痫药中曾被详细讨论过,但近来发现它具有抗躁狂作用,并且在美国已广泛用于此适应证(加巴喷丁无效,使得丙戊酸的作用机制未知)。总的来讲,它在早期几周治疗中与锂盐作用相当。重要的是,部分患者对锂盐无反应而使用丙戊酸有效。例如:使用丙戊酸治疗双相情感障碍的混合状态和快速循环形式可能比使用锂盐更有效。此外,由于恶心是部分患者唯一的不良反应,因此可通过几天内迅速增加剂量来达到治疗所需的血药浓度。初始剂量是750mg/d,逐渐增至 1500~2000mg,最大推荐剂量为 60mg/(kg·d)。

影响精神的药物与丙戊酸联合使用治疗双相疾病中任一相的方法被普遍接受。尽管丙戊酸在所有患者中作为维持治疗的效果与锂盐是否相当目前尚不清楚,但它正逐渐成为治疗躁狂的一线药物。但许多临床医生主张对于单用锂盐或丙戊酸反应不完全的患者可联合使用这两种药物。

卡马西平

当锂盐疗效不佳时,卡马西平(carbamzepine)成为合理的选择。然而,卡马西平的药物动力学相互作用及其诱导CYP3A4 底物代谢的趋势使其难以与其他标准疗法合用来治疗双相情感障碍。卡马西平的作用机制仍不清楚,而奥卡西平是无效的。卡马西平可用于治疗急性躁狂或作为预防性用药。其副作用(第 24 章)不大于锂盐。卡马西平可单独使用,也可合用锂盐治疗顽固性病例,但很少与丙戊酸合用。

卡马西平作为稳定情绪药的用法与其作为抗惊厥药的用法相同(第 24 章)。初始剂量通常为 200mg/次,一日 2 次,剂量可酌情增加。维持治疗剂量与抗惊厥相同,为 800~1200mg/d。尽管尚无参考治疗剂量范围,但理想血药浓度应为 3~14mg/L。尽管在抗惊厥治疗中,恶病质已成为明确的副作用,但这尚不能成为它作为情绪稳定剂使用的主要问题。药物过量反应是主要的急症,其处理同三环类抗抑郁药过量的处理(第 58 章)。

其他药物

拉莫三嗪可用于双相情感障碍的维持治疗。虽然其对急性躁狂症无效,但可有效降低复发性抑郁周期的频率,并在治疗双相抑郁症方面可能具有一定的效果。许多双相抑郁症的治疗药物目前正在研究中,包括利鲁唑,是一种批准用于肌萎缩性侧索硬化症的神经保护剂;氯胺酮,是一种非竞争性 NMDA 受体拮抗药,在之前的章节中讨论过,它可调节精神分裂症,通过相对增强 AMPA 受体活性以及作为 AMPA 受体的增效剂来发挥作用。

摘要:抗精神病药物和锂盐

亚类,药物	作用机制	药效	临床应用	药动学、毒性、相互作用
吩噻嗪类				
• 氯丙嗪 • 氟奋乃静 • 硫利达嗪 **噻吨类** • 替奥噻吨	阻断 D₂ 受体≫5HT₂ₐ 受体	α-受体拮抗药(氟奋乃静最低)• 毒蕈碱(M)-受体拮抗药(特别是氯丙嗪和硫利达嗪)• H₁-受体拮抗药(氯丙嗪、替奥噻吨)• 中枢神经系统(CNS)的抑郁症(镇静)• 降低癫痫发作阈值 • QT 间期延长(硫利达嗪)	精神病:精神分裂症(缓解阳性症状)、双相情感障碍(躁狂相)• 非抗精神病:抗呕吐、术前镇静(异丙嗪)• 瘙痒症	口服和胃肠外给药形式,半衰期长、代谢依赖性的消除 • 毒性:α-、M-受体的增大效应 • 多巴胺受体拮抗可能导致静坐不能,肌张力障碍,帕金森病的症状,迟发性运动障碍和高催乳素血症
丁酰苯类				
• 氟哌啶醇	阻断 D₂ 受体≫5HT₂ₐ 受体	比吩噻嗪类有相当的 α 受体拮抗,弱 M 受体拮抗、更弱的镇静作用	精神分裂症(缓解了阳性症状),躁狂抑郁症(躁狂相),亨廷顿氏舞蹈病,抽动秽语综合征	口服和胃肠外给药形式,代谢依赖性的消除 • 毒性:锥体外系功能障碍是最大的副作用

亚类,药物	作用机制	药效	临床应用	药动学、毒性、相互作用
非典型抗精神病药物				
• 阿立哌唑 • 氯氮平 • 奥氮平 • 喹硫平 • 利培酮 • 齐拉西酮	拮抗 $5HT_{2A}$ 受体 > D_2 受体	一定的 α 受体拮抗(氯氮平、利培酮、齐拉西酮)及 M 受体拮抗(氯氮平、奥氮平)• 可变的 H_1-受体拮抗(所有)	精神分裂症——改善阳性及阴性症状 • 躁狂抑郁症(奥氮平或利培酮,作为锂的辅助用药)• 使阿尔茨海默氏症和帕金森氏患者兴奋(低剂量)• 主要抑郁症(阿立哌唑)	毒性:粒细胞缺乏症(氯氮平),糖尿病(氯氮平、奥氮平),高胆固醇血症(氯氮平、奥氮平),高泌乳素血症(利培酮)QT 间期延长(齐拉西酮),体重增加(氯氮平,奥氮平)
锂	作用机制未知 • 抑制肌醇信号,并抑制糖原合酶激酶-3(GSK-3),一种多功能蛋白激酶	对自主神经系统的受体或特定中枢神经受体无明显的抑制作用 • 无镇静作用	双相情感障碍—预防性使用防止躁狂症和抑郁症间的情绪波动	口服吸收,肾消除 • 半衰期 20h • 窄的治疗窗(监测血药浓度)• 毒性:震颤、水肿、甲状腺功能减退、肾功能不全、心律失常 • 妊娠分级:D • 相互作用:噻嗪类和一些非甾体抗炎药使其清除率降低
较新的抗躁狂抑郁症药				
• 卡马西平 • 拉莫三嗪 • 丙戊酸	对躁狂抑郁症的作用机理不清楚(第24章癫痫发作的假定作用机制)	见第24章	丙戊酸越来越多地用于急性发作的首选 • 卡马西平和拉莫三嗪也可用于急性躁狂症和预防抑郁相	口服吸收 • 每日一次给药 • 卡马西平形成活性代谢产物 • 拉莫三嗪和丙戊酸形成结合物 • 毒性:血液毒性和诱导细胞色素 P450 药物代谢(卡马西平),皮疹(拉莫三嗪)、震颤、肝功能异常、体重增加、抑制药物代谢(丙戊酸)

制剂

通用名称	制剂	通用名称	制剂
抗精神病药		氟哌啶醇酯	Haldol Decanoate
阿立哌唑	Abilify	洛沙平	Adasuve
阿塞那平	Saphris	鲁拉西酮	Latuda
氯丙嗪	仿制药,Thorazine	吗茚酮	Moban
氯氮平	仿制药,Clozaril,others	奥氮平	仿制药,Zyprexa
氟奋乃静	仿制药	帕利哌酮	Invega
氟奋乃静癸酸酯	仿制药,Prolixin decanoate	奋乃静	仿制药,Trilafon
氟哌啶醇	仿制药,Haldol	匹莫齐特	Orap

续表

通用名称	制剂	通用名称	制剂
丙氯拉嗪	仿制药,Compazine	情绪稳定药物	
喹硫平	仿制药,Seroquel	卡马西平	仿制药,Tegretol
利培酮	仿制药,Risperdal	双丙戊酸钠	仿制药,Depakote
硫利达嗪	仿制药,Mellaril	拉莫三嗪	仿制药,Lamictal
替奥噻吨	仿制药,Navane	碳酸锂	仿制药,Eskalith
三氟拉嗪	仿制药,Stelazine	托吡酯	仿制药,Topamax
齐拉西酮	仿制药,Geodon	丙戊酸	仿制药,Depakene

案例思考答案*

　　精神分裂症的特征是思想过程和情绪反应的分裂。症状通常包括听觉幻觉,偏执狂或奇怪的妄想,混乱的思维和言语,以及社会和职业功能障碍。对于许多患者来说,典型药物(例如氟哌啶醇)和非典型药物(例如利培酮)对于治疗阳性症状具有相同的效果。非典型药物通常对于治疗阴性症状和认知功能障碍更有效,并且具有较低的迟发性运动障碍和高催乳素血症的风险。选择性的抗精神病药物的其他适应证包括双相情感障碍,精神病性抑郁症,Tourette 综合征,阿尔茨海默病患者以及使用老药(如氯丙嗪)引起的行为紊乱,呕吐和瘙痒症的治疗。

* 案例思考答案由 A. J. Trevor 提供

（王博雅 译　唐静 校　张永鹤 审）

参考文献

　　扫描本书二维码获取完整参考文献。

抗抑郁药

Charles DeBattista,MD

第30章

案例思考

一位 47 岁女性患者初诊时主诉感到疲劳乏力。根据她的自述,约 11 个月前她被晋升为公司的高级管理人员。虽然此次晋升很及时,而且还有相当可观的加薪,但她不得不远离她非常喜欢的办公室和同事。此外,她担负的责任明显增加。患者说在过去 7 个星期里她每天凌晨 3 点醒来,就再无法入睡。

她害怕白天以及工作场所的压力。结果,她饮食量下降,体重在过去的 3 个月中减少了 7%。她还强调说,由于压力大,以至于有时她会在办公室哭,而且经常会打电话请病假。而回到家,她发现她已不愿意处理家务活,也没有动力,兴趣,或精力去参加她曾经喜爱的远足等休闲活动。她形容自己是"长期苦不堪言,总是忧虑"。值得注意的是,患者由于车祸引起的颈部慢性疼痛而一直应用曲马多和哌替啶。另外,她还服用氢氯噻嗪和普萘洛尔治疗高血压。患者曾因离婚有过一段抑郁发作,经氟西汀治疗病情得以控制。医疗检查包括全血细胞计数,甲状腺功能检查,常规电解质检查均无异常。患者被怀疑重度抑郁,给予氟西汀并推荐进行认知行为心理治疗。该患者使用的氟西汀,会发生哪些 CYP450 和药效学的相互作用? 这名患者应禁用哪类抗抑郁药?

抑郁症主要依靠医生与患者的面谈来诊断。重度抑郁症(major depressive disorder,MDD)的特点是,多数时间处于情绪抑郁,且持续至少 2 周或对大多数活动失去兴趣或快感缺失,或两者兼有。另外,抑郁症伴有睡眠和食欲的紊乱以及认知障碍和乏力。患者常带有犯罪感、自卑感和自杀行为。冠状动脉疾病、糖尿病和脑卒中等疾病在抑郁症患者中似乎更为常见,而抑郁可以使患有各种共患疾病的患者预后变得更差。

根据疾病控制预防中心的报告,抗抑郁药是美国最常用的三种处方药之一。尽管对如此广泛的使用抗抑郁药存在争议,但在美国,医生越来越倾向于使用抗抑郁药来治疗,而患者也越来越容易接受医生用抗抑郁药物进行治疗。

抗抑郁药的主要适应证是重度抑郁症。在美国,约占 17% 的伴随一生的重度抑郁症患者和约占 5% 的间断发病患者,都具有相当高的发病率和死亡率。在发达国家,重度抑郁是导致无行为能力的最常见的原因之一。另外,重度抑郁症通常与慢性疼痛、冠心病等许多疾病相关。当抑郁症患者共患其他疾病时,患者的疾病负担加重、生活质量下降,而且其预后效果也会明显降低。

抗抑郁药使用量的增加可能与这些药物不仅用于重度抑郁症的治疗,而且还被广泛用来治疗其他疾病相关。例如:抗抑郁药已被美国 FDA 批准用于治疗惊惶症(panic disorder)、泛焦虑症(generalized anxiety disorder,GAD)、创伤后应激紊乱(post-traumatic stress disorder,PTSD)和强迫性病患(obsessive-compulsive disorder,OCD)。此外,抗抑郁药常常用来治疗疼痛症,如神经性疼痛和纤维肌痛等症。某些抗抑郁药还用于治疗经前情绪障碍(premenstrual dysphoric disorder,PMDD),减轻绝经期血管舒缩性症状以及治疗应激性尿失禁。因此,就造成了抗抑郁药在临床医疗实践中的广泛应用。然而,其主要用途仍然是治疗重度抑郁症。

重度抑郁症的病理生理学

在过去的十年中,我们对重度抑郁症的病理生理学的认识发生了显著的改变。除了旧有的观点,即认为功能或单胺类神经递质(**单胺假说**)的缺失是抑郁生理学的核心内容外,有证据表明,神经营养和内分泌因素也起重要作用(**神经营养假说**)。组织学研究、脑组织结构和功能显像研究、基因研究以及类固醇激素研究结果,都表明重度抑郁症具有复杂的病理生理学发病机制,这对于药物治疗来说有着重要意义。

神经营养假说

许多证据表明,神经生长因子如**脑源性神经营养因子**(**brain-derived neurotrophic factor,BDNF**)在神经可塑性、弹性和神经再生过程的调节中起着至关重要的作用。有证据显示抑郁症与神经营养缺失相关,而有效的抗抑郁药治疗可以促进神经再生和皮层海马的神经突触连接。一般认为 BDNF 是通过激活神经元和神经胶质上的酪氨酸激酶受体 B,而发挥其对神经元存活和生长的作用(图 30-1)。

有许多证据支持神经营养假说。动物和人体实验研究结果表明,压力和疼痛与 BDNF 水平的下降有关,而这种神经营养缺失还可造成海马以及额叶皮质内侧和前扣带回(anterior cingulate)等区域的萎缩性结构改变。海马对于情景式记忆和下丘脑-垂体-肾上腺(轴)非常重要。同样,前扣带回在情绪刺激和注意集成功能的整合中起重要作用,而眶内缘额叶皮层也被认为在记忆、学习和情绪中起作用。

尽管有些研究结果不能重复,但有超过30项结构成像研究认为,重度抑郁与海马区容积缺失 5%~10% 有关。抑郁和长期紧张状态也与前状束和眶内缘额叶皮层的体积严重缺失有关。海马等结构缺失也随着抑郁症病程以及未及时治疗的时间延长而增加。

支持抑郁神经营养假说的其他证据来自于对情绪调节的 BDNF 直接作用的研究。在动物模型中,将 BDNF 直接灌注到啮齿类动物的中脑、海马区和侧脑室,可以观察到抗抑郁样效应。此外,所有已知的抗抑郁药,如慢性给药(而非急性给予),都与模型动物 BDNF 水平增加相关。在这些动物模型中,BDNF 水平的增加与海马区神经元形成的增多的结果相一致。其他被认为有效的治疗抑郁症的方法,包括电休克治疗,在动物模型上

也显示了对 BDNF 水平和海马神经元再生的强力刺激效应。

人体研究结果似乎也支持动物研究中所获得的有关神经营养因子在应激状态中所起作用的数据。抑郁似乎与脑脊液和血浆中 BDNF 水平下降以及酪氨酸激酶受体 B 的活性降低相关。反过来,在临床上,给予抗抑郁药能增加 BDNF 水平,这有可能与一些患者海马体积的增大相关。

虽然有许多证据支持抑郁症的神经营养假说,但不是所有的证据都与这一假设相符。用敲除 BDNF 的老鼠进行的研究结果,就不支持大家所期望的,BDNF 缺乏就有可能引起抑郁或焦虑行为的观点。另外,一些动物研究发现,某些社交应激会使 BDNF 水平增加,而向侧脑室注射 BDNF 后,抑郁行为没有减少反而增加了。

对于如此相互矛盾的研究结果,提出的解释是 BDNF 具有多态性,因此可能产生了非常不同的效应。目前已在动物和人体研究中,发现了与改变焦虑和抑郁行为相关的 *BDNF* 突变基因。

因此,神经营养假说依然是研究的热点,而且已经出现了新的观点以及治疗重度抑郁症的潜在靶点。

单胺类神经递质及其他神经递质

抑郁症的单胺假说认为(图 30-2),抑郁与皮层和边缘系统五羟色胺(5-HT)、去甲肾上腺素(NE)和多巴胺(DA)的数量及其功能缺失相关。

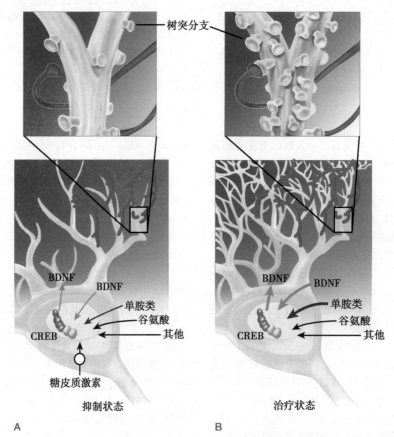

图 30-1　抑郁症的神经营养假说。营养因子(尤其是脑源性神经营养因子 BDNF)和激素的变化在抑郁症的发展过程中起着重要的作用(**A**);成功的治疗可以导致以下这些因子的改变(**B**):cAMP 反应元件结合蛋白(CREB)、脑源性神经营养因子(BDNF)

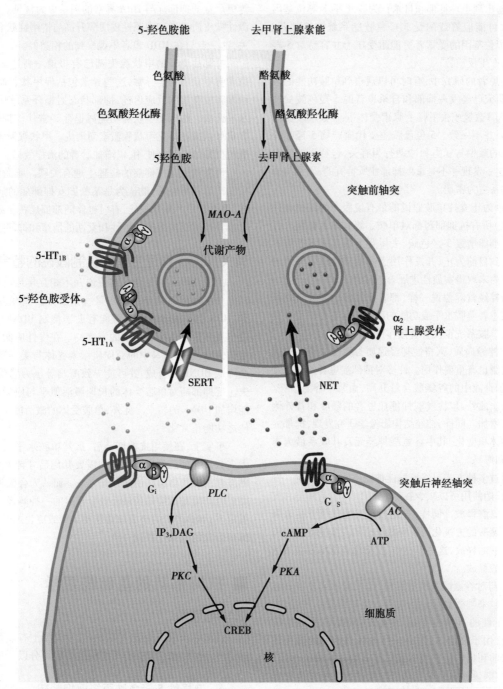

图 30-2 抑郁症的单胺学说。抑郁症的发生与大脑中具有下游作用的 5-羟色胺或去甲肾上腺素(或两者同时)信号改变有关。大多数抗抑郁药引起胺信号的改变:腺苷酸环化酶(AC)、5-羟色胺(5-HT)、cAMP 反应元件结合蛋白(CREB)、二酰基甘油(DAG)、三磷酸肌醇(IP_3)、单胺氧化酶(MAO)、去甲肾上腺素转运蛋白(NET)、蛋白激酶 C(PKC)、磷脂酶 C(PLC)、5 羟色胺转运蛋白(SERT)

支持单胺假说的证据有几个来源。许多年前就已经知道利舍平可以耗竭单胺,而使用该利舍平的部分患者出现抑郁症状与其耗竭单胺相关。同样,作用于 5-HT 系统的抗抑郁药,如氟西汀治疗有效的患者,如果给予不含色氨酸(5-HT 合成前体)的食物,其病情经常会快速复发。而作用于去甲肾上腺素能系统的抗抑郁药,如地昔帕明治疗有效的患者的饮食中即使缺乏色氨酸,其病情也极少复发。此外,对作用于去甲肾上腺素能系

统的抗抑郁药敏感的抑郁症患者,如果耗竭儿茶酚胺,同样有可能导致抑郁复发。服用去甲肾上腺素合成抑制药,也可能导致对去甲肾上腺素能系统敏感的患者的抑郁症状出现快速反复,但这不一定会影响到对 5-HT 能系统抗抑郁药敏感的患者。

其他支持单胺假说的证据线索来自遗传学研究。5-羟色胺转运蛋白基因的启动子区域存在功能多态性,它可以调节可用转运蛋白的量。具有 S(短)等位基因纯合子的受试者在应对应

激时,可能更容易出现重性抑郁和自杀行为。此外,S 等位基因的纯合子也不太可能应答或耐受 5-羟色胺能系统抗抑郁药。相反,有 L(长)等位基因的受试者更能耐受压力并容易对 5-羟色胺类抗抑郁药产生反应。

在对抑郁症患者的研究中,有时可以观察到单胺功能的改变。例如:某些研究已经发现抑郁和自杀患者的 5-羟色胺受体(5-HT$_{1A}$ 和 5-HT$_{2C}$)数量或去甲肾上腺素受体(α$_2$)数量改变的证据,但这些结果并不一致。5-羟色胺主要代谢产物 5-羟吲哚乙酸在脑脊液中的减少与暴力和冲动行为有关,包括强烈的自杀企图。然而,这一发现并不是重度抑郁症所特有的,通常与暴力和冲动行为关系更为密切。

事实上,迄今为止支持单胺假说的最有说服力的证据也许就是,(截止本文)所有抗抑郁药都对单胺系统有显著影响。各类抗抑郁药似乎都能增强 5-羟色胺、去甲肾上腺素或多巴胺的突触可利用率。到目前为止,开发作用于其他神经递质系统的抗抑郁药的尝试尚未取得实质性进展。

单胺假说与神经营养假说一样,都有片面性。许多研究都没有发现抑郁症患者单胺水平或功能的改变。而正在研究中的候选抗抑郁药对单胺系统也没有直接作用。

除了单胺类神经递质,兴奋性神经递质谷氨酸似乎在抑郁症的病理生理机制也有重要作用。许多对抑郁症患者的研究发现,抑郁症患者脑脊液中的谷氨酸含量升高,血浆中谷氨酰胺/谷氨酸比值降低。此外,尸检发现抑郁症患者的额叶和背外侧前额叶皮质显著增加。同样,神经结构影像学研究发现,抑郁症患者大脑区域的体积变化,其中谷氨酸神经元及其联系最为丰富,包括杏仁核和海马。

抗抑郁药通过多种方式对谷氨酸能神经递质产生影响。例如:抗抑郁药的长期使用可以减少谷氨酸的传递,包括海马和皮质区突触前的谷氨酸释放。同样,长期服用抗抑郁药可显著降低动物模型中谷氨酸的去极化诱发释放。已知应激能增强啮齿类动物体内谷氨酸的释放,这些模型中,抗抑郁药能抑制应激诱导的突触前谷氨酸释放。

根据抗抑郁药对谷氨酸系统的影响,研发能够调节谷氨酸系统的药物制剂越来越受到人们的关注。氯胺酮是一种强效、高亲和性、非竞争性的 N-甲基-D-天冬氨酸(NMDA)受体拮抗剂,长期以来一直用于麻醉,在世界一些地区是常见的滥用药物。大量的临床前和临床研究表明氯胺酮有快速抗抑郁作用。多项研究表明,单剂量静脉注射亚麻醉剂量的氯胺酮能使抑郁迅速缓解,即使已经产生治疗抵抗的患者,作用可能会持续 1 周或更长的时间。不幸的是,氯胺酮与认知分离性有关,精神病的特性使它长期用于抑郁症治疗变得不切实际。然而,许多其他的 NMDA 受体拮抗剂、部分拮抗剂和代谢型谷氨酸受体调节剂(第 29 章)正在作为潜在的抗抑郁药进行研究。

抑郁症病理生理学中的神经内分泌因素

抑郁症与许多激素异常相关。而 MDD 患者的 HPA 轴功能异常就是其中最典型的实例。此外,皮质醇水平升高(图 30-1)、地塞米松抑制试验中促肾上腺皮质激素(ACTH)释放的去抑制以及肾上腺皮质激素释放激素水平的长期升高都与 MDD 有关。这些 HPA 轴异常的临床意义还不清楚,一般认为这可能反映了应激激素轴的失调。与轻度抑郁症相比,精神病性抑

等更严重的抑郁症与 HPA 异常的关系更为常见。众所周知,外源性糖皮质激素和内源性皮质醇升高与情绪症状和认知障碍相关,这一点与在 MDD 患者中观察到的相类似。

抑郁症患者的甲状腺失调已有报道。高达 25% 的抑郁症患者有甲状腺功能异常,这些异常包括促甲状腺激素对促甲状腺素释放激素的反应迟钝,抑郁状态时循环系统中的甲状腺素水平升高。临床上甲状腺功能减退症经常伴随抑郁症状,这种症状可以通过补充甲状腺激素而消失。甲状腺激素也经常与标准的抗抑郁药联合使用,以增加后者的治疗效果。

性激素也与抑郁症的病理生理有关联。雌激素缺乏,多发生在产后和绝经后,被认为是某些妇女抑郁症的病因之一。同样,男性严重的睾酮缺乏,有时也伴随抑郁症状。激素替代治疗可改善性腺机能减退的男性和女性的情绪和抑郁症状。

有关抑郁症病理生理学机制假说的整合

上述几种病理生理机制假说并不相互排斥。显然单胺,神经内分泌和神经营养系统在某些重要方面是相互关联的。例如:HPA 和类固醇的异常可能有助于抑制 BDNF 基因的转录。糖皮质激素受体在海马中的密度高。在慢性应激状态下,如重度抑郁时,这些海马中的糖皮质激素受体与类固醇的结合可能会降低 BDNF 的合成,并可能导致海马等压力感受区容积的缺失。抗抑郁药对单胺受体的长期激活似乎与应激的作用相反,能增加 BDNF 的转录。此外,单胺受体的激活能下调 HPA 轴并使之功能正常化。

事实上,在使用抗抑郁药后,虽然单胺水平会立即升高,但大多数抗抑郁药的最佳效应却需要几周后才能观察到,这也是单胺假说无法自圆其说的缺陷之一。而认为合成神经营养因子需要时间是对抗抑郁药最佳效应延迟的一种解释。合成足量的蛋白质,如 BDNF 的合成通常需要 2 周或更长的时间,这与抗抑郁药治疗的临床过程相一致。

■ 抗抑郁药的基础药理学

化学和亚类

目前临床应用的抗抑郁药在化学类型上有显著的不同。根据这些差异以及它们在分子靶标的差异可分以下几类。

A. 选择性 5-羟色胺再摄取抑制药

选择性 5-羟色胺再摄取抑制药(selective serotonin reuptake inhibitors,SSRIs)代表了一类具有多种化学结构的药物,它们的主要作用都是抑制 5-羟色胺转运蛋白(serotonin transporter,SERT)(图 30-3)。氟西汀是 1988 年在美国上市并迅速成为临床中最常用的处方药之一。氟西汀的开发促进了与单胺受体有高亲和力,但与组胺、乙酰胆碱以及 α 肾上腺素受体亲和力弱的化合物三环类抗抑郁药(tricyclic antidepressants,TCAs)的研究。SSRIs 目前有六种,它们是临床上最常用的抗抑郁药。除了用于重度抑郁症,SSRIs 的适应证还包括泛焦虑症(GAD)、创伤后应激紊乱(PTSD)、强迫性**病患**(OCD)、惊恐症、经前情绪障碍(PMDD)和贪食症(bulimia)。**氟西汀(fluoxetine)、舍曲林(sertraline)和西酞普兰(citalopram)**都有光学异构体,临床上使

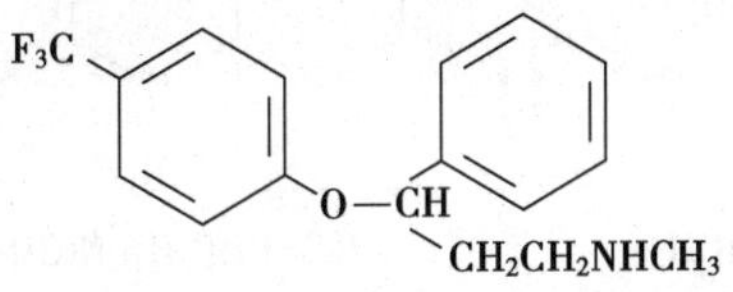

氟西汀

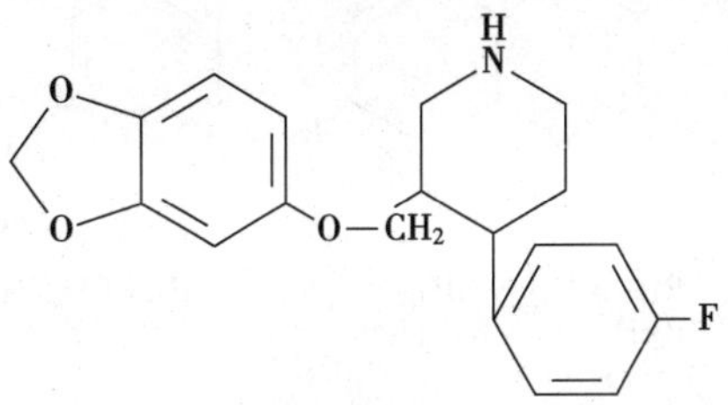

帕罗西汀

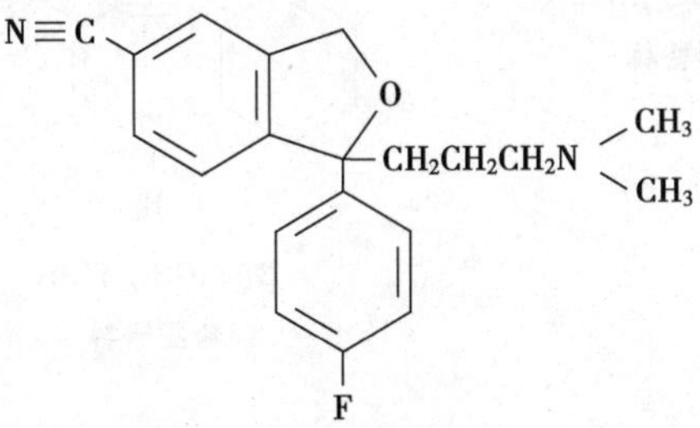

西酞普兰, 艾司西酞普兰

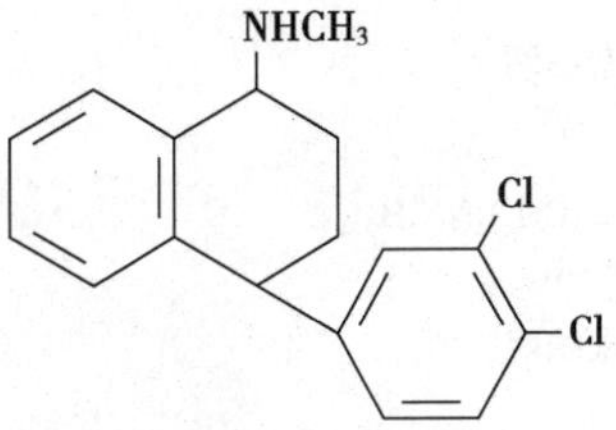

舍曲林

图 30-3 几个选择性 5-羟色胺再摄取抑制药的结构

用的是它们的外消旋体,而**帕罗西汀**(paroxetine)和**氟伏沙明**(fluvoxamine)没有光学活性。**艾司西酞普兰**(escitalopram)是西酞普兰的 S 型对映体。与所有的抗抑郁药一样,SSRIs 也有较高的亲脂性。SSRIs 在临床的广泛应用主要源于它们易于使用、过量时较安全、相对耐受性好、费用适当(所有药物都有仿制药)以及应用广泛等特点。

B. 5-羟色胺-去甲肾上腺素再摄取抑制药

两类抗抑郁药具有 5-羟色胺和去甲肾上腺素再摄取抑制药的作用:选择性五羟色胺-去甲肾上腺素再摄取抑制药(SNRIs)和三环类抗抑郁药(TCAs)。

1. 选择性五羟色胺-去甲肾上腺素再摄取抑制药 SNRIs 包括**文拉法辛**(venlafaxine),它的代谢产物**地文拉法辛**(desvenlafaxine)、**度洛西汀**(duloxetine)和**左旋米那普仑**(levomilnacipran)。左旋米那普仑是外消旋 SNRI 类抗抑郁药米那普仑(milnacipran)的活性对映体,美国已批准米那普仑用于治疗纤维肌痛,但在欧洲已经多年用于治疗抑郁症。除了用于治疗严重抑郁外,SNRIs 还申请用于神经病变和纤维肌痛等疼痛性疾病的治疗。SNRIs 也用于治疗广泛性焦虑,压力性尿失禁,更年期血管舒缩症状。

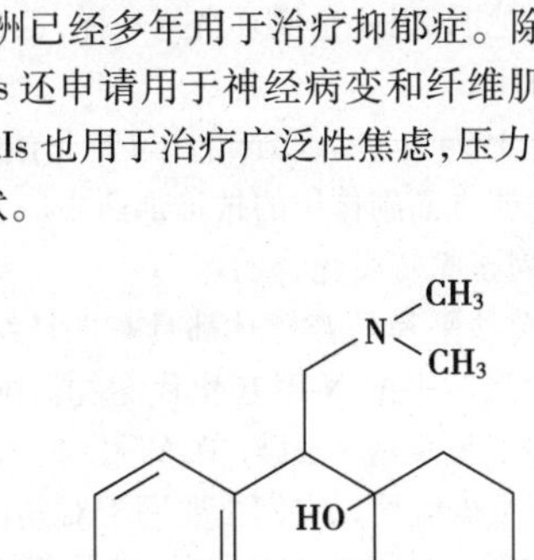

R = CH₃:文拉法辛

R = H:地文拉法辛

SNRIs 的化学结构彼此之间无关联。文拉法辛是在评估化合物对丙咪嗪结合力的抑制作用过程中发现的。文拉法辛在体

内的作用与丙咪嗪相似,但它的副作用更能让人接受。所有的 SNRIs,同 TCAs 一样,都能与 5-羟色胺(SERT)和去甲肾上腺素(NET)转运蛋白结合。然而,与 TCAs 不同的是 SNRIs 与其他受体的亲和力不强。文拉法辛和地文拉法辛是双环化合物,而度洛西汀是三环状结构,但与 TCAs 无关。米那普仑包含一个环丙烷环,是个外消旋混合物。

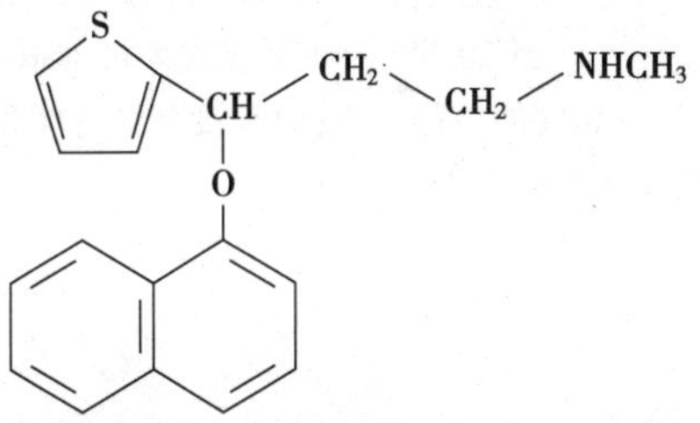

度洛西汀

2. 三环类抗抑郁药 20 世纪 80 年代和 90 年代 SSRIs 上市前,TCAs 是临床上使用的主要的抗抑郁药。在美国有九种 TCAs 上市,它们都含有一个亚氨基二苄(三环)的核心结构(图 30-4)。TCAs 药物之间化学结构上的差异比较小。例如:**丙咪嗪**(imipramine)和它的代谢产物**地昔帕明**(desipramine)只是在丙胺侧链上相差一个甲基。然而,这种结构上的微小差别却导致药理作用方面的重大变化。丙咪嗪有较强的抗胆碱能作用,是较强的 5-羟色胺和去甲肾上腺素再摄取抑制药。相比之下,地昔帕明抗胆碱能作用弱得多,是一种有效但选择性较丙咪嗪差的去甲肾上腺素再摄取抑制药。

目前,TCAs 主要用于治疗那些对常用抗抑郁药如 SSRIs 或 SNRIs 不敏感的抑郁症。与新型抗抑郁药相比,用药人群的减少,很大程度是由于其耐受性较差、使用麻烦以及过量致死性。抗抑郁药的其他用途包括治疗疼痛、遗尿、失眠。

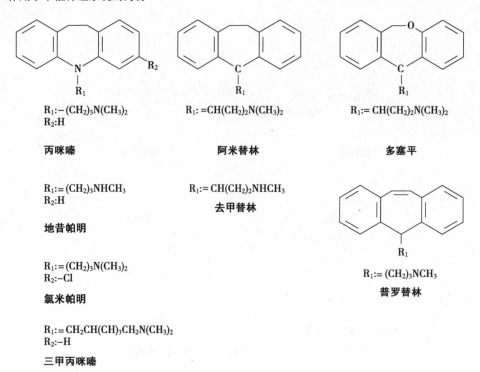

R₁:−(CH₂)₃N(CH₃)₂
R₂:H

丙咪嗪

R₁:=CH(CH₂)₂N(CH₃)₂

阿米替林

R₁:=CH(CH₂)₂N(CH₃)₂

多塞平

R₁:=(CH₂)₃NHCH₃
R₂:H

地昔帕明

R₁:=CH(CH₂)₂NHCH₃

去甲替林

R₁:=(CH₂)₃N(CH₃)₂
R₂:−Cl

氯米帕明

R₁:=(CH₂)₃NCH₃

普罗替林

R₁:=CH₂CH(CH)₃CH₂N(CH₃)₂
R₂:−H

三甲丙咪嗪

图 30-4   三环类抗抑郁药(TCAs)的结构

C. 5-HT₂ 受体调节药

曲唑酮(**trazodone**)和奈法唑酮(**nefazodone**)被认为是 5-HT₂ 受体拮抗药类抗抑郁药。曲唑酮的结构中所含的三唑结构被认为是其抗抑郁作用的药效团。它的主要代谢产物,氯苯基哌嗪(M-CPP),是一种强效的 5-HT₂ 拮抗药。曲唑酮是最常用的抗抑郁药之一,直到 20 世纪 80 年代末才被 SSRIs 类药物所取代。由于具有高度的镇静作用,而且没有耐药性和成瘾性,因此,目前曲唑酮在临床常用作催眠药。

曲唑酮

奈法唑酮与曲唑酮在化学结构上相类似。它的主要代谢产物,羟基奈法唑酮和 M-CPP 都是 5-HT₂ 受体抑制药。2001 年 FDA 给予奈法唑酮黑框警告,以警示其包括肝功能衰竭致死在内的肝毒性。尽管仍可以使用,但奈法唑酮已不常用。虽然奈法唑酮和曲唑酮都可以用于焦虑症的治疗,但是它们的主要适应证仍是重度抑郁症。

奈法唑酮

沃替西汀(**vortioxetine**)是一种较新的药物,具有拮抗 5-HT₃、5-HT₇ 和 5-HT₁D 受体的作用,部分激动 5-HT₁B 受体的作用和激动 5HT₁A 受体的作用。它还能抑制 5-羟色胺转运体(serotonin transporter,SERT),但其作用与 SERT 抑制作用无关,因此不属于 SSRI 类药物。许多临床对照研究已经证明沃替西汀对重度抑郁症有效。此外,有初步证据表明,该药物也能使抑郁症患者的某些认知方面有所改善。

D. 四环类和单环类抗抑郁药

有些抗抑郁药不适合归到某一类别中,其中有**安非他酮**(**bupropion**)、**米氮平**(**mirtazapine**)、**阿莫沙平**(**amoxapine**)、**维拉佐酮**(**vilazodone**)和**马普替林**(**maprotiline**)(图 30-5)。安非他酮是含有单环的氨基酮类结构。其独特的结构导致它的不良反应也与大多数抗抑郁药(下文)不同。安非他酮在化学结构上类似于安非他明,因此它像兴奋药一样,也有激活中枢神经系统(CNS)的作用。

米氮平是在 1994 年进入临床的,与安非他酮一样,是少有的极少发生性功能方面副作用的抗抑郁药之一。它有一个四元环的化学结构,属于哌嗪类化合物。

米氮平、阿莫沙平和马普替林都具有四环结构。阿莫沙平是抗精神病药物洛沙平的 N-甲基化代谢物。阿莫沙平和马普替林在结构上和不良反应方面与 TCAs 相似。因此,这些四环类药物目前临床很少应用。它们主要用于对其他药物不敏感的 MDD 的治疗。维拉佐酮具有多环结构,这使得它可以有效的与 5-羟色胺转运体结合,而与多巴胺和去甲肾上腺素转运体结合的程度最低。

E. 单胺氧化酶抑制药

单胺氧化酶抑制药类(monoamine oxidase inhibitors,MAOIs)

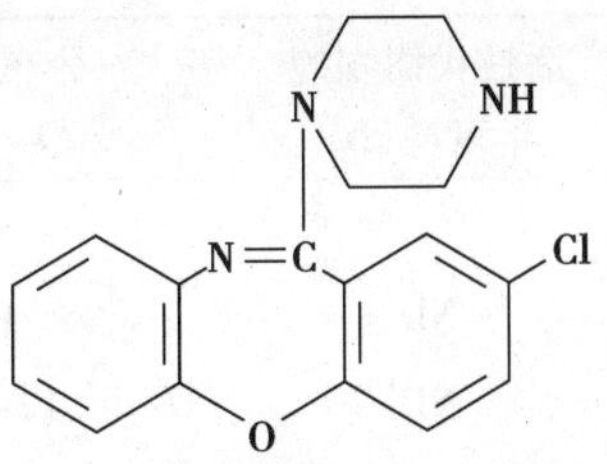

图 30-5　四环类抗抑郁药阿莫沙平、马普替林和米氮平以及单环类抗抑郁药安非他酮的结构

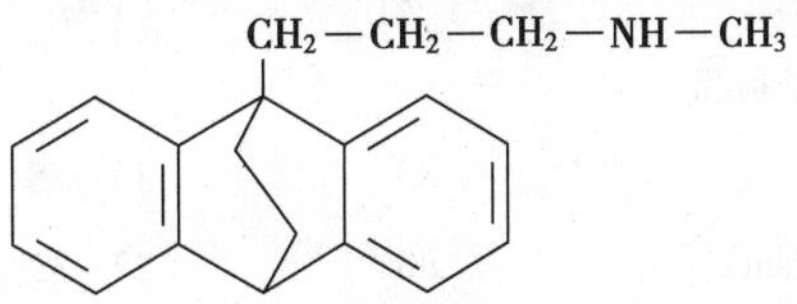

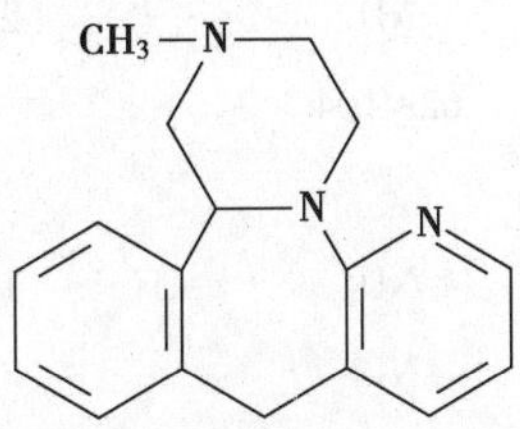

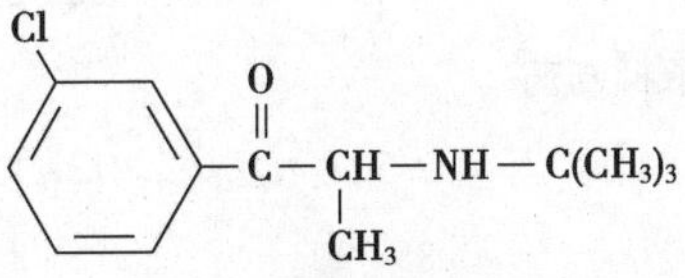

是第一类新型抗抑郁药,20 世纪 50 年代开始引入临床使用,但由于其毒性以及考虑到其与可能致命的食物和药物的相互作用,现在临床上已很少使用。现在主要用于对其他抗抑郁药不敏感的抑郁症。然而,单胺氧化抑制药一直以来也用于治疗焦虑症,包括社交焦虑和恐慌症。此外,司来吉兰可用于治疗帕金森病(第 28 章)。

目前 MAOIs 包括肼类衍生物**苯乙肼**(phenelzine)和**异唑酰肼**(isocarboxazid)以及非肼类的**反苯环丙胺**(tranylcypromine)、**司来吉兰**(selegiline)和**吗氯贝胺**(moclobemide),后者未在美国上市。肼类和反苯环丙胺不可逆地、非选择性地与 MAO-A 和 MAO-B 结合,而其他的 MAOIs 可能有更多的选择性或可逆性。某些 MAOIs 如反苯环丙胺结构上类似于苯丙胺,而其他的 MAOIs 如司来吉兰有苯丙胺样的代谢产物。因此,这些 MAOIs 往往有较强的中枢神经系统兴奋作用。

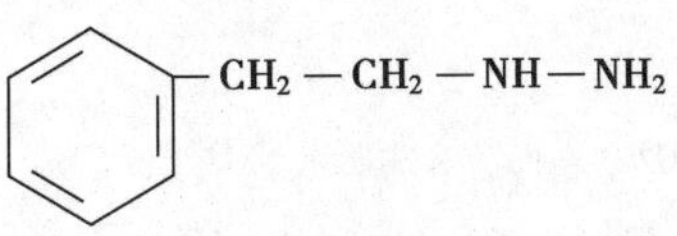

苯乙肼

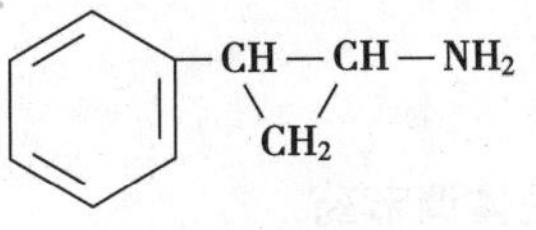

反苯环丙胺

药动学

抗抑郁药有几个共同的药代动力学特点(表 30-1)。大多数药物口服吸收迅速,在 2~3 小时内达到血浆峰浓度,与血浆蛋白结合紧密,经过肝脏代谢,肾脏清除。然而,即使是同类抗抑郁药物,不同药物之间药代动力学也有很大的差异。

A. 选择性 5-羟色胺再摄取抑制药

原型 SSRI,氟西汀,在一些重要的代谢特征方面与其他 SSRIs 有所不同(表 30-1)。氟西汀被代谢成活性产物诺氟西汀,它的血浆药物浓度可能比氟西汀高。诺氟西汀的消除半衰期是氟西汀的三倍左右,是所有 SSRI 中最长的。因此,为了减少 5-羟色胺综合征的风险,服用 MAOI 前,氟西汀应停用 4 周或更长时间。

氟西汀和帕罗西汀是 CYP2D6 同工酶的强效抑制药,这就有可能会有潜在的药物相互作用(见药物相互作用)。相比之下,氟伏沙明是 CYP3A4 的抑制药,而西酞普兰、艾司西酞普兰和舍曲林对 CYP 的相互作用较为温和。

B. 5-羟色胺-去甲肾上腺素再摄取抑制药

1. 选择性 5-羟色胺-去甲肾上腺素再摄取抑制药　文拉法辛在肝脏通过 CYP2D6 同工酶进一步被代谢成 *O*-去甲基文拉法辛(*O*-demethylvenlafaxine)即地文拉法辛(desvenlafaxine)。两者的半衰期相似,约为 8~11 小时。尽管半衰期相对较短,但这两种药物的制剂可每日服用一次。在所有抗抑郁药中,文拉法辛和地文拉法辛的蛋白结合率是最低的(27%~30%)。与大多数抗抑郁药不同的是,地文拉法辛是被结合,而不是进一步被氧化代谢。至少 45% 的地文拉法辛是以原型从尿液中排出,而文拉法辛则只有 4%~8%。

度洛西汀(duloxetine)的吸收好,半衰期约 12~15 小时,每日服用 1 次。它与血浆蛋白结合紧密(蛋白结合率 97%),可经 CYP2D6 和 CYP1A2 进一步氧化代谢。与地文拉法辛不同的是,如肝功能受损,会显著影响度洛西汀的血药浓度。

米那普仑(milnacipran)和左旋米那普仑(levomilnacipran)口服后吸收良好。与文拉法辛相比都有较短的半衰期和较低的蛋白结合(表 30-1)。米那普仑和左旋米那普仑主要以原型从尿液中排出体外。左旋米那普仑也是通过 3A3/4 去乙基化。

表 30-1 抗抑郁药的药代动力学特点

药物类别	生物利用度 (%)	血浆半衰期 (h)	活性代谢物的 半衰期(h)	分布容积 (L/kg)	蛋白结合率 (%)
选择性 5-羟色胺再摄取抑制药					
西酞普兰(citalopram)	80	33~38	ND	15	80
艾司西酞普兰(escitalopram)	80	27~32	ND	12~15	80
氟西汀(fluoxetine)	70	48~72	180	12~97	95
氟伏沙明(fluvoxamine)	90	14~18	14~16	25	80
帕罗西汀(paroxetine)	50	20~23	ND	28~31	94
舍曲林(sertraline)	45	22~27	62~104	20	98
5-羟色胺去甲肾上腺素再摄取抑制药					
度洛西汀(duloxetine)	50	12~15	ND	10~14	97
米那普伦(milnacipran)	85~90	6~8	ND	5~6	13
文拉法辛(venlafaxine[1])	45	8~11	9~13	4~10	27
三环类和抗抑郁药					
阿米替林(amitriptyline)	45	31~46	20~92	5~10	90
氯丙咪嗪(clomipramine)	50	19~37	54~77	7~20	97
丙咪嗪(imipramine)	40	9~24	14~62	15~30	84
5-HT$_2$ 拮抗药					
萘法唑酮(nefazodon)	20	2~4	ND	0.5~1	99
曲唑酮(trazodone)	95	3~6	ND	1~3	96
沃替西汀(vortioxetine)	75	66	ND	ND	98
四环类及单环类抗抑郁药					
阿莫沙平(amoxapine)	ND	7~12	5~30	0.9~1.2	85
安非他酮(bupropion)	70	11~14	15~25	20~30	85
马普替林(maprotiline)	70	43~45	ND	23~27	88
米氮平(mirtazapine)	50	20~40	20~40	3~7	85
维拉唑酮(vilazodone)	72	25	ND	ND	ND
单胺氧化酶抑制药(MAOIs)					
苯乙肼(phenelzin)	ND	11	ND	ND	ND
司来吉兰(selegiline)	4	8~10	9~11	8~10	99

[1]地文拉法辛(desvenlafaxine)有相似的性质但不完全被代谢

ND:未发现

2. 三环类抗抑郁药(TCAs) TCAs 有良好的吸收和长的半衰期(表 30-1)。考虑到它们的镇静作用,大多数每日晚上服用一次。TCAs 通过去甲基化、芳烃羟化和与葡萄糖醛酸结合而进一步代谢。只有约 5% 的 TCAs 以原型从尿中排出。TCAs 是 CYP2D6 系统的底物,它们的血清水平会受同服的药物如氟西汀的影响。此外,CYP2D6 的基因多态性可能会导致 TCAs 低水平或进一步代谢。

仲胺类抗抑郁药包括地昔帕明和去甲替林,它们的代谢产物无活性,药代动力学具有线性特征。这些抗抑郁药具有较宽的治疗窗,其血清水平可以可靠的预测临床效应和毒性。

C. 5-HT$_2$ 受体调节药

曲唑酮(trazodone)和奈法唑酮(nefazodone)吸收迅速并经肝脏代谢。这两种药物都与蛋白质结合,因为存在较强的代谢,所以生物利用度有限。由于它们的半衰期短,当这些药物用做抗抑郁药时一般需要分次服药。然而,曲唑酮经常作为催眠药在晚上单剂量使用,而不是用于抑郁的治疗。曲唑酮和奈法唑酮的代谢产物也有活性,也是 5-HT$_2$ 的拮抗药。奈法唑酮是一种较强的 CYP3A4 抑制药,可能与被此酶代谢的药物发生相互作用(见药物相互作用)。沃替西汀不是 CYP 同工酶的强效抑制剂。但它先在 CYP2D6 同工酶的作用下被氧化,然后与葡萄糖醛酸结合而被广泛代谢。能与蛋白紧密结合并具有线性和剂量成正比的药代动力学。

D. 四环类和单环类药物

安非他酮吸收迅速,平均蛋白结合率为 85%。它在肝脏内广泛代谢并具有明显的首过效应。它有包括羟基安非他酮在内的三个活性代谢产物,羟基安非他酮正在作为抗抑郁药进行开发。安非他酮为两相消除,第一阶段为期约 1 个小时和第二阶段持续 14 个小时。

阿莫沙平的吸收迅速,蛋白结合率约 85%,半衰期不恒定,往往是分次服用。阿莫沙平经肝脏广泛代谢。7-羟基阿莫沙平是其活性代谢物之一,有较强的 D_2 受体阻滞和与抗精神病作用。马普替林口服吸收与阿莫沙平相似,蛋白结合率 88%,也是经肝脏广泛代谢。

米氮平的代谢包括去甲基化,羟化和与葡萄糖醛酸结合,其代谢所涉及的 CYP 同工酶包括 2D6,3A4 和 1A2。半衰期为 20~40 小时,因为有镇静作用,所以通常是在晚上服用。

维拉佐酮吸收好(表 30-1),与高脂餐同服时吸收增加。主要通过 CYP3A4 代谢,少量经 CYP2C19 和 CYP2D6 代谢。只有

1% 的维拉佐酮以原型从尿中排泄。

E. 单胺氧化酶抑制药

不同的单胺氧化酶抑制药代谢途径不同,但较强的首过效应使此类药物的生物利用度显著降低。反苯环丙胺是环羟基化和 N-乙酰化,苯乙肼则很少乙酰化,司来吉兰是 N-去甲基化后再羟化。单胺氧化酶抑制药都能很好地从胃肠道吸收。

由于首关效应的影响,以及它们在肠道对 MAO 的抑制(导致酪胺升压效应),目前正在开发其他给药途径。例如:司来吉兰可通过透皮和舌下给药绕过肠道和肝脏。这些给药途径减少发生食物相互作用的风险,并使生物利用度显著增加。

药效学

如前所述,目前市场上所有的抗抑郁药都是通过一种或几种机制增加单胺类神经递质。最常见的机制是分别抑制 5-HT 转运蛋白(serotonin transporters,SERT)和去甲肾上腺素转运蛋白(norepinephrine transporters,NET)的活性,或同时抑制两者的活性(表 30-2)。抑制 SERT 或 NET,或同时抑制两者的抗抑郁药包括 SSRIs、SNRIs(从定义就可以看出)以及 TCAs。其他增加单胺活性的机制是抑制酶降解(由单胺氧化酶抑制药)。增

表 30-2 抗抑郁药对受体和转运蛋白的作用

抗抑郁药	ACh M	α_1	H_1	5-HT$_2$	NET	SERT
阿米替林	+++	+++	++	0/+	+	++
阿莫沙平	+	++	+	+++	++	+
安非他酮	0	0	0	0	0/+	0
西酞普兰,艾司西酞普兰	0	0	0	0	0	+++
氯丙咪嗪	+	++	+	+	++	+++
地昔帕明	+	+	+	0/+	+++	+
多塞平	++	+++	+++	0/+	+	+
氟西汀	0	0	0	0/+	0	+++
氟伏沙明	0	0	0	0	0	+++
丙咪嗪	++	+	+	0/+	+	++
马普替林	+	+	++	0/+	++	0
米氮平	0	0	+++	+	0	0
萘法唑酮	0	+	0	++	0/+	+
去甲替林	+	+	+	+	++	+
帕罗西汀	+	0	0	0	+	+++
普罗替林	+++	+	+	+	+++	+
舍曲林	0	0	0	0	0	+++
曲唑酮	0	++	0/+	++	0	+
曲米帕明	++	++	+++	0/+	0	0
文拉法辛	0	0	0	0	+	++
沃替西汀[1]	ND	ND	ND	ND	+	+++

[1] 沃替西汀是 5-HT$_{1A}$ 和 5-HT$_{1B}$ 受体的激动药或部分激动药,5-HT$_3$ 和 5-HT$_7$ 受体拮抗药以及 SERT 的抑制药

ACh M,acetylcholine muscarinic receptor,乙酰胆碱毒蕈碱受体;α_1,alpha$_1$-adrenoceptor,α_1 肾上腺素受体;H_1,histamine 1 receptor,组胺 1 受体;5-HT$_2$,serotonin 5-HT$_2$ receptor,羟色胺 5-HT$_2$ 受体;NET,norepinephrine transporter,去甲肾上腺素载体;SERT,serotonin transporter,5-羟色胺转运蛋白;0/+,minimal affinity,无/最小亲和力;+,mild affinity,弱亲和力;++,moderate affinity,中等亲和力;+++,high affinity,高亲和力

强单胺作用的机制还包括结合突触前自受体(米氮平)或特定的突触后受体(5-HT$_2$拮抗药和米氮平)。

总之,增加突触间隙可结合的单胺量,从而引起级联反应,增强或抑制一些蛋白的转录。这些蛋白质包括脑源性神经营养因子,糖皮质激素受体,β肾上腺素受体,以及其他有可能决定所用药物的效应和毒性的蛋白质。

A. 选择性 5-羟色胺再摄取抑制药

5-羟色胺转运蛋白(SERT)是一个具有 12 个跨膜区域,嵌入轴突终端和 5-羟色胺能神经元胞体膜的糖蛋白。当细胞外 5-羟色胺在转运蛋白上与受体结合时,转运蛋白和 5-羟色胺的构象发生改变,使 Na$^+$和 Cl$^-$进入细胞内。细胞内 K$^+$的结合,导致细胞内 5-羟色胺的释放以及转运蛋白恢复其原有构象。SSRIs 通过与非 5-羟色胺的结合位点的 SERT 受体结合来抑制转运蛋白的活性。在治疗剂量下,约 80% 的转运蛋白的活性受到抑制。5-HT 转运蛋白的功能多态性决定其转运活性(表 30-2)。

SSRIs 类药物对其他神经递质的影响较小。与 TCAs 和 SNRIs 不同的是,没有证据表明 SSRIs 对肾上腺素受体或去甲肾上腺素及其转运蛋白有显著影响。SSRIs 与 5-羟色胺转运蛋白的结合与多巴胺系统的持续性抑制相关,但这种作用存在显著的个体差异。而 SSRIs 不能有效地与组胺、毒蕈碱或其他受体结合。

B. 阻滞 5-羟色胺和去甲肾上腺素转运蛋白的药物

大多数抗抑郁药对 5-羟色胺和去甲肾上腺素转运蛋白都有抑制作用。在这类药物中较新的药物(文拉法辛和度洛西汀)也称为 SNRIs,而较老的一类根据它们的结构称为 TCAs。

1. 5-羟色胺-去甲肾上腺素再摄取抑制药　SNRIs 可与 5-羟色胺和去甲肾上腺素转运蛋白结合。NET 的结构与 5-羟色胺转运蛋白非常相似。与 5-羟色胺转运蛋白一样,是一个 12-跨膜结构复合体,它能与去甲肾上腺素变构结合。多巴胺对 NET 也有中等程度的亲和力。

文拉法辛是一个弱的 NET 抑制药,而地文拉法辛(desvenlafaxine)、度洛西汀、米那普伦和左旋米那普仑对 SERT 和 NET 有更加均衡的抑制作用。尽管如此,大多数 SNRIs 对 SERT 的亲和力要远远大于对 NET 的亲和力。SNRIs 与 TCAs 的不同,在于它们缺乏 TCAs 的抗组胺作用、α-肾上腺素能阻断作用和抗胆碱作用。因此,SNRIs 由于其耐受性较好,较 TCAs 更适用于治疗 MDD 和疼痛综合征。

2. 三环类抗抑郁药　TCAs 在功能上与 SNRIs 类似,一般认为它们的抗抑郁活性主要与其抑制 5-羟色胺和去甲肾上腺素再摄取有关。在 TCAs 中,对 SERT 和 NET 的亲和力存在相当大的差异。如氯丙咪嗪对 NET 的亲和力相对较低,而对 SERT 的亲和力则较强。这种对 5-羟色胺转运体的选择性,有利于氯丙咪嗪用于强迫性疾患(OCD)的治疗。另一方面,仲胺类 TCAs,如地昔帕明和去甲替林,对 NET 的选择性相对较强。虽然叔胺类 TCAs,如丙咪嗪起初对 5-羟色胺的作用占优,但其代谢产物地昔帕明具有更强的抑制 NET 的作用,从而使其对 5-羟色胺和 NET 的作用得到了平衡。

口干和便秘是 TCAs 常见的不良反应,这是由于这些药物大多数有较强的抗毒蕈碱作用造成的。TCAs 往往也是较强的 H$_1$ 受体拮抗药,如多塞平,因为具有抗组胺作用,有时可作为安眠药使用,也可用于治疗皮肤瘙痒症。而 TCAs 阻滞 α 肾上腺素受体的作用,可导致严重体位性低血压,尤其是对老年患者。

C. 5-HT 受体调节药

奈法唑酮和曲唑酮的作用可能是通过阻断 5-HT$_{2A}$ 受体实现的。动物和人体研究结果表明,抑制该受体与抗焦虑、抗精神病及抗抑郁作用相关。相反,5-HT$_{2A}$ 受体激动剂,如麦角酸(LSD)和三甲氧苯乙胺常常引起幻觉和产生焦虑。5-HT$_{2A}$ 受体是 G 蛋白偶联受体,遍布整个大脑皮层。

奈法唑酮是一个弱的 SERT 和 NET 抑制药,但它和它的代谢产物却是较强的突触后 5-HT$_{2A}$ 受体拮抗药。曲唑酮是一个弱的,有选择性的 SERT 抑制药,它对 NET 的影响不大。它的主要代谢产物,m-CPP,是一个较强的 5-HT$_2$ 受体拮抗药,曲唑酮作为抗抑郁药的许多疗效可归因于这一作用。曲唑酮对突触前 α-肾上腺素能系统也有弱至中度的阻断作用,而且是一个温和的 H$_1$ 受体拮抗药。

综上所述,沃替西汀对各种 5-HT 受体多种影响,它是 SERT 的变构抑制剂。已知它不直接激活去甲肾上腺素或多巴胺受体。

D. 四环类和单环类抗抑郁药

我们对安非他酮的作用仍知之甚少。动物研究表明,安非他酮及其主要代谢产物羟基安非他酮对去甲肾上腺素和多巴胺的再摄取有轻中度抑制作用,而这些作用似乎与其抗抑郁作用不相称。安非他酮更有意义的作用是可以增加突触前儿茶酚胺的释放。在动物研究中,安非他酮似乎能大大增加去甲肾上腺素的突触前释放,对突触前多巴胺的释放影响弱一些。安非他酮实际上对 5-羟色胺系统没有直接作用。

米氮平药理作用复杂,它是突触前 α$_2$ 自身受体拮抗药,能增加去甲肾上腺素和 5-羟色胺的释放。另外,米氮平也是 5-HT$_2$ 和 5-HT$_3$ 受体拮抗药。此外,米氮平是一种强效的 H$_1$ 拮抗药,这与其镇静作用相关。

阿莫沙平(amoxapine)和马普替林的作用与地昔帕明等 TCAs 药物类似。都是较强的 NET 抑制药和较弱的 SERT 抑制药。此外,它们都具有抗胆碱性质。与 TCAs 或其他抗抑郁药不同的是阿莫沙平是突触后 D$_2$ 受体的中度抑制药。因此,阿莫沙平有一些抗精神病药物的属性。

维拉佐酮是一种强效的 5-羟色胺再摄取抑制剂和 5-HT$_{1A}$ 受体部分激动剂。5-HT$_{1A}$ 受体的部分激动剂,如丁螺环酮被认为有轻度到中度的抗抑郁和抗焦虑作用。

E. 单胺氧化酶抑制药

单胺氧化酶抑制药(MAOIs)通过降低神经元中单胺氧化酶的活性,增加单胺量而起效。单胺氧化酶有两种形式,MAO-A 存在于多巴胺和去甲肾上腺素神经元中,最早在大脑,内脏,胎盘和肝脏中发现,其主要底物是去甲肾上腺素、肾上腺素和 5-羟色胺。MAO-B 主要存在于 5-羟色胺和组胺能神经元,并分布在大脑、肝脏和血小板中。MAO-B 主要作用于多巴胺、酪胺、苯乙胺和苄胺。MAO-A 和 MAO-B 均能代谢色胺和多巴胺。

单胺氧化酶抑制药是根据其作用对 MAO-A 或-B 的特异性，以及作用是否可逆进行分类的。苯乙肼和反苯环丙胺是不可逆的、非选择性的单胺氧化酶抑制药。吗氯贝胺是可逆的和有选择性的 MAO-A 抑制药，但在美国还没有上市。酪胺可以将吗氯贝胺从 MAO-A 上置换出来，这就降低了与食物相互作用的风险。相比之下，司来吉兰在低剂量时，是一个不可逆的、MAO-B 特异性抑制药。低剂量司来吉兰可用于帕金森病的治疗，但在较高剂量时，会变成一种非选择性单胺氧化酶抑制药。

■ 抗抑郁药的临床药理学

临床适应证

A. 抑郁症

FDA 对于抗抑郁药用于治疗重度抑郁症的适应证是相当宽泛的。大多数抗抑郁药都被批准用于重度抑郁症的急性期和长期治疗。MDD 的急性发作如果不进行治疗往往持续约 6~14 个月，但至少有 20% 会持续 2 年或更长时间。

MDD 急性期治疗的目标是缓解所有的症状。由于抗抑郁药需要 1~2 个月或更长的时间才能达到最大治疗效果，因此，在治疗剂量下的治疗试验通常持续 8~12 周。8~12 周单药疗程中，大约 30%~40% 的患者症状可以得到缓解。如果治疗不充分，通常会换用或加用另一种药物。例如：如果单药治疗不成功时，非典型抗精神病药物安非拉酮，或米氮平可与一种 SSRI 或 SNRI 合用来增强抗抑郁药的效果。70%~80% 的患者在按序增加药物或改变策略后症状得到缓解。一旦取得一定的疗效，建议维持治疗至少 6~12 个月以减少复发的风险。

有过一次 MDD 的患者中，大约 85% 会在一生中至少有一次复发。许多患者会多次复发，这些复发可能发展为更严重的，慢性的，难治性发作。因此，患者通常需要维持治疗以避免复发。虽然超过 5 年的维持治疗研究较为罕见，但用 TCAs、SNRIs 和 SSRIs 长期治疗的研究证明，长期给药有显著的保护作用。因此，如果患者在过去 5 年内有过两次或更多次的严重 MDD 发作，或一生中有三次或更多次的严重发作，一般建议患者进行长期维持治疗。

目前还不清楚抗抑郁药是否对抑郁症的所有亚型都有效。例如：即使添加情绪稳定剂，双相抑郁症患者也可能不会从抗抑郁药中获益。事实上，抗抑郁药有时与"抑郁-躁狂"开关现象或它们之间的快速循环有关。目前，一些抗抑郁药对单相抑郁症的总体疗效尚存争议，如一些荟萃分析显示有较强的效应，而另一些则显示效果较为温和。虽然这些争论不可能立即得到解决，但对大多数患者而言，抗抑郁药有很重要的意义，在这一点上是没有异议的。

对于轻度至中度抑郁症，心理治疗干预，如认知行为疗法与抗抑郁药治疗同样有效。然而，认知行为疗法往往需要更长的时间才能奏效，而且一般比抗抑郁药治疗昂贵。心理治疗经常与抗抑郁药治疗联合使用，比单一疗法可能更为有效。

B. 焦虑症

除抑郁症外，抗抑郁药还常用于焦虑症的治疗。许多 SS-RIs 和 SNRIs 已经被批准用于各种焦虑症，包括创伤后应激紊乱（PTSD）、强迫性病患（OCD）、社交焦虑症、泛焦虑症（GAD）和惊惶症。惊惶症的特点是短暂极度焦虑的反复发作，常无预期发作。患者可能开始害怕攻击或要避免可能受攻击的环境。相比之下，GAD 的特点是慢性的，漂浮不定的焦虑和不必要的担心，有慢性化的趋势。虽然老的抗抑郁药和镇静催眠类药物仍然偶尔用于治疗焦虑症，但 SSRIs 和 SNRIs 已在很大程度上取代了他们。

苯二氮草类（第 22 章）比其他任何一种抗抑郁药都更能迅速缓解广泛性焦虑和恐慌。但在对这些焦虑障碍的长期治疗中，抗抑郁药至少与苯二氮草一样有效或比之更有效。另外，抗抑郁药不具有苯二氮草类药物可能引起的依赖和耐药的风险。

强迫性病患（OCD）可用作用于 5-羟色胺能系统的抗抑郁药进行治疗。强迫性病患的特点是反复焦虑思维（强迫观念）或反复的旨在减少焦虑的行为（强迫行为）。氯丙咪嗪和一些 SSRIs 被批准用于治疗强迫性病患，具有中等效能。通常行为疗法与抗抑郁药联合治疗可带来额外的好处。

社交焦虑症（social anxiety）是一种罕见的诊断，确是严重焦虑患者在社交过程中相当普遍的症状。这种焦虑可能会限制他们在工作或人际交往中发挥正常能力。几种 SSRIs 和文拉法辛被批准用于治疗社交焦虑症。一些研究表明，SSRIs 类药物在治疗社交焦虑症方面的疗效大于它们治疗 MDD 时的疗效。

当外伤或威胁生命的事件导致侵入性的焦虑思想或意象、警觉过度，噩梦和回避能提示患者创伤的环境等症状时，说明患者的创伤后应激紊乱（PTSD）已经形成。SSRIs 类药物被认为是创伤后应激紊乱的一线治疗药，对包括焦虑的想法和警觉过度等许多症状有益。除了抗抑郁药，通常也需要其他治疗方法，如心理治疗干预。

C. 疼痛障碍

40 多年前，就已经知道抗抑郁药有镇痛作用，且不受它们情感作用的影响。自 1960 年以来，TCAs 已被用于治疗神经痛和其他疼痛疾病。具有去甲肾上腺素和 5-羟色胺再摄取双重阻断作用的药物常用于治疗疼痛症。上行皮质脊髓单胺通路对内源性镇痛系统有重要作用。此外，慢性疼痛通常与重度抑郁症相关。目前，TCAs 继续用于这些疾病的治疗，而 SNRIs 的使用也越来越多。在 2010 年，SNRI 中的度洛西汀在美国被批准治疗纤维肌痛综合征，在其他国家则是批准用于治疗 MDD。其他 SNRIs，如地文拉法辛（desvenlafaxine）和米那普伦，正在进行针对从带状疱疹后神经痛到慢性背痛等各种疼痛症的治疗研究。

D. 经前情绪障碍

大约 5% 的育龄妇女几乎每个周期的晚黄体期会有明显的情绪和躯体症状，这些症状可能包括焦虑、情绪低落、烦躁、失眠、乏力以及各种其他身体症状。这些症状通常比在经前期综合征（premenstrual syndrome，PMS）所看到的更严重，并对职业和人际交往活动有相当的破坏性。SSRIs 类药物对许多妇女经前情绪障碍（PMDD）有效，氟西汀和舍曲林已被批准用于此适应证。在每个月的黄体期治疗 2 周，可能与连续治疗一样有效。SSRIs 对 PMDD 的快速起效，可能与孕烯醇酮水平迅速升高有关。

E. 戒烟

1997 年,安非他酮被批准用于戒烟治疗。安非他酮组吸烟欲望减少的人数是安慰剂组的两倍。此外,服用安非他酮的患者较少出现尼古丁依赖戒断引起的情绪症状和体重增加。在戒烟时,安非他酮与尼古丁贴片同样有效。安非他酮有助于戒烟的机制,目前还不清楚,它可能类似于尼古丁对多巴胺和去甲肾上腺素作用,并可能拮抗尼古丁受体。已知尼古丁对某些人有抗抑郁作用,安非他酮可能替代这种作用。

其他抗抑郁药也可能有助于戒烟。去甲替林已证明有助于戒烟,但其效果一致性不如安非他酮。

F. 饮食失调

神经性贪食症和神经性畏食症是潜在的破坏性疾病(devastating disorders)。贪食的特点是阶段性摄入大量食物(大吃大喝),随后再通过呕吐、泻药或其他方法清除摄入的大量食物。清除食物,在临床上造成的并发症如低血钾是常见而危险的。畏食症是一种通过减少食物的摄入导致体重减少 15% 或更多的理想体重丢失的疾病,患者存在对体重增加的病态恐惧和对身体形象的非常扭曲的认识。畏食症通常是慢性的,10% 或更多的病例甚至可能是致命的。

抗抑郁药似乎有助于贪食症,而不是畏食症的治疗。氟西汀于 1996 年被批准用于治疗贪食症,其他抗抑郁药也显示了在减少暴食呕吐循环方面的益处。畏食症的主要治疗方法是营养,家庭治疗和认知行为治疗。

安非他酮在肥胖的治疗中可能有些益处。与接受安慰剂治疗的对照组相比,非抑郁的肥胖患者接受安非他酮治疗后体重减轻的较多。但体重的减轻并不稳定,似乎应该选择更有效的方法减轻体重。

G. 抗抑郁药的其他作用

抗抑郁药被用于其他许多适应证和非适应证。小儿遗尿是 TCAs 旧的适应证,因为其副作用现在已很少使用。SNRI 类的度洛西汀在欧洲被批准用于压力性尿失禁的治疗。许多作用于 5-羟色胺系统的抗抑郁药似乎都有助于治疗更年期血管收缩症状。FDA 正在考虑批准地文拉法辛用于治疗血管收缩症状。研究表明 SSRIs 类药物,文拉法辛和奈法唑酮也可能对此疾病有益。虽然 5-羟色胺抗抑郁药通常对性功能有不利影响,但这些影响可能对一些性功能障碍是有益的,例如:已知 SSRIs 类药物能延缓某些患者的性高潮。出于这个原因,SSRIs 有时用来治疗早泄。此外,安非他酮可用于治疗 SSRI 引起性功能方面的不良反应,虽然这一疗效在对照试验中还未得出一致性的结论。

抗抑郁药的选择

抗抑郁药的选择,首先要根据适应证。并非所有症状对所有抗抑郁药有相同的反应。然而,在治疗 MDD 的治疗中,很难证明一种抗抑郁药始终比另一种更有效。因此,选择抗抑郁药用于抑郁症的治疗时,主要根据实际情况进行考虑,如:成本、可获得性、不良反应、潜在的药物相互作用,患者对药物的反应或缺失情况,以及患者的偏好等。其他因素,包括患者的年龄,性别和医疗状况也对抗抑郁药的选择有指导意义。

例如:老年患者对 TCAs 的抗胆碱作用特别敏感。另一方面,SSRI 氟伏沙明对 CYP3A4 的抑制作用可能使一些老年患者难以选用该药,因为氟伏沙明可能与许多老年患者需要服用的其他药物发生相互作用。有建议认为,女性患者对 5-羟色胺能系统抗抑郁药的反应性和耐受性要好于去甲肾上腺素能系统或 TCA 类抗抑郁药,但支持这种性别差异的数据并不一致。去甲肾上腺素能系统抗抑郁药可能加重闭角型青光眼患者的症状,而安非他酮和其他抗抑郁药能降低癫痫患者的癫痫发作阈值。

目前,SSRIs 是治疗 MDD 和焦虑症最常用的一线药物。之所以被广为应用,是因为其便于使用,耐受和即使过量也安全。对于大多数患者来说,SSRIs 类药物的起始剂量通常就是治疗剂量,是不需要调整的。此外,大部分 SSRIs 容易获得和价廉。其他药物,包括 SNRIs、安非他酮、米氮平,也是治疗 MDD 的可接受的一线药。安非他酮、米氮平、奈法唑酮在性功能方面的不良反应最为少见,因此,也成为了常用药物。

然而,安非他酮治疗焦虑症疗效并不被看好,而且焦虑患者对其不能耐受。安非他酮的主要适应证是包括季节性(冬季)抑郁症在内的重度抑郁症。安非他酮非适应证用药包括治疗注意缺陷多动障碍(ADHD),安非他酮常与其他抗抑郁药合用以加强治疗效果。米氮平的主要适应证是重度抑郁。然而,其强效的抗组织胺特性,使其偶尔作为催眠药使用,也作为更有效的抗抑郁药的辅助治疗剂。

TCAs 和 MAOIs 现在已退居为治疗 MDD 的二或三线药物。TCAs 和 MAOIs 在过量时,有可能是致命的,需要逐渐调整到治疗剂量,两者都有严重的药物相互作用,以及棘手的不良反应。因此,这两类药物目前只用于其他药物无效的 MDD 或焦虑症患者的治疗。显然,有些抑郁症的患者只对 TCAs 和 MAOIs 药有反应,而在难治性抑郁症患者的治疗中,TCAs 和 MAOIs 可能没有得到充分的利用。

除了治疗 MDD 以外,抗抑郁药的使用往往需要特异性强的药物。例如:TCAs 和 SNRIs 对疼痛的治疗有效,但其他类型的抗抑郁药似乎疗效欠佳。SSRIs 和高 5-羟色胺能系统选择性 TCA,氯米帕明,对强迫性病患的治疗有效,但还未证明去甲肾上腺素能系统抗抑郁药对该病有效。安非他酮和去甲替林在戒烟治疗中是无效的,但还未证明 SSRIs 类药物有效。因此,抑郁症以外的治疗,抗抑郁药的选择主要取决于某个或某一类抗抑郁药对特定适应证的已知疗效。

剂量

抗抑郁药的最佳剂量取决于适应证和患者。对于 SNRIs,SSRIs 类药物以及其他一些新药来说,抑郁症的初始剂量通常使用治疗剂量(表 30-3)。即使一直难以显示出高剂量的 SSRIs 类,SNRIs 和其他新型抗抑郁药具有明显的优势,但经过至少 4 周的治疗后,效果仍不佳或根本无效的患者也可能通过增加剂量改善其疗效。如果患者对较低的剂量无反应,通常建议逐渐调整到最大推荐剂量或最高耐受剂量。有些患者可能在低于推荐的最低治疗剂量时,就会有效。TCAs 和 MAOIs 通常需要几个星期的时间来确定治疗剂量。TCAs 的剂量可以通过监测的 TCA 血清浓度进行调整。

表 30-3　抗抑郁药剂量范围

药物	常用治疗剂量（mg/d）
选择性 5-羟色胺再摄取抑制药	
西酞普兰	20～60
艾司西酞普兰	10～30
氟西汀	20～60
氟伏沙明	100～300
帕罗西汀	20～60
舍曲林	50～200
5-羟色胺去甲肾上腺素再摄取抑制药	
文拉法辛	75～375
地文拉法辛	50～200
度罗西汀	40～120
米那普仑	100-200
三环类抗抑郁药	
阿米替林	150～300
氯丙咪嗪	100～250
地昔帕明	150～300
多塞平	150～300
丙咪嗪	150～300
去甲替林	50～150
普罗替林	15～60
曲米帕明	150～300
5-HT₂ 拮抗药	
萘法唑酮	300～500
曲唑酮	150～300
四环类和单环类抗抑郁药	
阿莫沙平	150～400
安非他酮	200～450
马普替林	150～225
米氮平	15～45
单胺氧化酶抑制药	
异卡波肼	30～60
苯乙肼	45～90
司来吉兰	20～50
反苯环丙胺	30～60

有些焦虑症可能需要高于治疗重度抑郁症的抗抑郁药剂量。例如：为了达到最佳的效果，强迫性病患患者的治疗剂量往是治疗 MDD 的最大推荐剂量或稍高于 MDD 的最大推荐剂量。同样，有效治疗惊惶症的帕罗西汀最低剂量也高于其有效治疗抑郁症的最低剂量。

在疼痛障碍的治疗中，TCAs 通常不用太大剂量就足够了。例如：25～50mg/d 的丙咪嗪对神经病变引起的疼痛就可能有效，但这个剂量对 MDD 的治疗来讲，是低于治疗剂量。相比之下，SNRIs 治疗疼痛的剂量通常与治疗抑郁症的剂量相同。

不良反应

虽然所有抗抑郁药都有一些潜在的不良反应，但这些不良反应大多数是某类抗抑郁药或它们的药理学作用所特有的。FDA 的一项警告适用于所有抗抑郁药，即抗抑郁药增加 25 岁以下患者的自杀风险。警告提示抗抑郁药的使用与自杀意念和自杀姿态有关，而不是与自杀行为有关，临床试验中的发生率，在 25 岁以下服用抗抑郁药的患者中高达 4%。这个比率大约是安慰剂组的两倍左右。对于那些超过 25 岁，尤其是超过 65 岁的患者，抗抑郁药既不增加也不减少自杀意念和自杀姿态的风险。虽然少数患者接受抗抑郁药治疗，可能会增加自杀意念，但各年龄组的中度抑郁发作如不进行治疗，则是诱发自杀行为的特别重要的危险因素。

A. 选择性 5-羟色胺再摄取抑制药

最常用的抗抑郁药物——SSRIs 的不良反应，可以从它们较强的 SERT 抑制作用来预测。SSRIs 不仅增强大脑中，还可增强全身的 5-羟色胺的作用。增强肠道内的 5-羟色胺能活性，通常与恶心、肠胃不适、腹泻和其他胃肠道症状有关。胃肠道不良反应通常出现在治疗过程的早期，一周后就会好转。脊髓水平 5-羟色胺能作用的增强会引起性功能和兴趣减退。因此，至少有 30%～40% 接受 SSRIs 治疗的患者报告性欲减退、高潮延迟或性冲动减少。对性功能的影响在用药期间持续存在，但随着时间的推移可能会消退。

与 SSRIs 和沃替西汀 5-羟色胺作用有关的其他不良反应包括头痛、失眠或嗜睡。有些患者在服用 SSRIs，特别是帕罗西汀期间可出现体重增加。突然停用半衰期短的 SSRIs 类药物，如帕罗西汀和舍曲林会出现停药综合征。某些患者连续服用 1 个星期或更长的时间后停药，在停药的 1～2 日会出现头晕、感觉异常和其他症状。

大多数抗抑郁药在 FDA 致畸分类系统中是 C 类药物。由于心脏间隔缺损与第一妊娠期帕罗西汀暴露有关，因此，帕罗西汀是 D 类药物。其他可能与 SSRIs 有关的出生后并发症，包括肺动脉高压，目前尚未明确。

B. 5-羟色胺-去甲肾上腺素再摄取抑制药和三环类抗抑郁药

SNRIs 有许多与 SSRIs 相关的 5-羟色胺能系统不良反应。此外，SNRIs 也有去甲肾上腺素系统作用，包括血压升高，心率加快和中枢神经系统兴奋，如失眠，焦虑，激惹。SNRIs 的血流动力学作用对大多数患者不会造成影响。与其他 SNRIs 相比，速释型的文拉法辛常见剂量依赖性血压升高。同样，文拉法辛过量引起心脏毒性的报道较其他 SNRIs 或 SSRIs 要多一些。度洛西汀在有肝功能损害病史的患者中，也很少发生肝毒性。

所有的 SNRIs 都有类似 SSRI 的停药综合征。

前文已经叙述了 TCAs 的主要不良反应。抗胆碱作用可能是最常见的,可导致口干、便秘、尿潴留、视力模糊和精神错乱,这些症状在阿米替林和丙咪嗪等叔胺类 TCAs 中,较地昔帕明和去甲替林等仲胺类 TCAs 更常见。TCAs 较强的 α-阻断作用往往导致体位性低血压。TCAs 的 H₁ 拮抗作用与体重增加和镇静作用有关。TCAs 是 1A 类抗心律失常药(第 14 章),高剂量可导致心律失常。TCAs,特别是强效 5-羟色胺能 TCAs,如氯丙咪嗪通常会对性功能产生影响。TCAs 可出现胆碱能反弹和流感样症状等较为突出的停药综合征。

C. 5-HT₂ 受体调节药

5-HT₂ 拮抗药最常见的不良反应是镇静和肠胃功能紊乱。镇静作用非常明显,尤其是曲唑酮。因此,目前用曲唑酮来治疗失眠就不足为奇了。胃肠道反应似乎与剂量相关,但不如 SNRIs 或 SSRIs 明显。由于此类药物对 5-HT₂ 受体的选择性比对 SERT 的选择性相对较强,奈法唑酮或曲唑酮对性功能的影响罕见。然而,曲唑酮很少诱发阴茎异常勃起。奈法唑酮和曲唑酮都是 α 阻断剂,可导致某些患者出现剂量相关的体位性低血压。奈法唑酮具有肝毒性,包括罕见的死亡和需要进行移植的暴发性肝衰竭。每年接受奈法唑酮治疗的患者中,严重肝毒性的发生率估计在 1/(25 万~30 万)。

和 SSRIs 一样,沃替西汀最常见的不良反应 5 羟色胺能系统不良反应和剂量依赖性的胃肠道反应,特别是恶心以及性功能障碍。高剂量沃替西汀有可能增加胃肠性和性功能方面的不良反应发生率。与大多数其他抗抑郁药一样,沃替西汀的致畸风险不确定,认为它是一个 C 类药物。

D. 四环类和单环类

由于对 D₂ 的阻滞作用,阿莫沙平有时会引起帕金森综合征。米氮平有明显的镇静作用。马普替林对 NET 有高度亲和力,有可能导致与 TCA 相类似的不良反应,但很少引起癫痫发作。安非他酮偶尔引起激动、失眠、畏食。与 SSRIs 类药物相比,维拉佐酮引起胃肠道不适的概率更高,包括腹泻和恶心。

E. 单胺氧化酶抑制药

停用 MAOIs 导致的最常见的不良反应是体位性低血压和体重增加。此外,不可逆的、非选择性 MAOIs 与所有抗抑郁药对性功能影响的高发生率相关。某些 MAOIs 在治疗剂量下引起性冷淡。某些 MAOIs 具苯丙胺样作用,可使部分患者出现兴奋、失眠、烦躁不安。苯乙肼的镇静作用强于司来吉兰或环苯丙胺。较高剂量的 MAOIs 有时引起精神错乱,因为它们能阻断酪胺和摄取的类似胺的代谢,MAOIs 可能与某些食物和作用于 5-羟色胺类能系统的药物发生危险的相互作用(见相互作用部分)。MAOIs 可引起突然停药综合征,其表现为精神错乱,兴奋等谵妄样症状。

药物过量

自杀企图是重度抑郁症常见和不幸的后果。MDD 患者住院前实施自杀的风险可能会高达 15%。过量用药是最常用的自杀方法,抗抑郁药,尤其是 TCA 就经常用于自杀。药物过量可引发致命性心律失常,包括室性心动过速和室颤。此外,TCA 过量有时会引起血压变化以及包括精神状态改变和癫痫发作在内的抗胆碱作用。1500mg 剂量的丙咪嗪或阿米替林(少于 7 天量的抗抑郁药)对许多患者都足以致死。幼儿服用 100mg 就可能出现毒性反应。药物过量的治疗,通常包括心电监护,气道的支持和洗胃。碳酸氢钠常用于从心脏钠离子通道去除 TCA。

单胺氧化酶抑制药过量会引起一系列反应,包括自主神经不稳定、肾上腺中毒(hyperadrenergic)症状、精神病症状、神志不清、谵妄、发热和癫痫发作等。MAOIs 过量的处理通常包括心电监护,生命支持和洗胃。

与 TCAs 和单胺氧化酶抑制药相比,其他抗抑郁药在过量使用时,一般较为安全。单用 SSRI 药物过量造成的死亡非常罕见。同样,SNRIs 在过量时,较 TCAs 安全得多。然而,已发现心脏毒性与文拉法辛过量有关,似乎较 SSRIs 的安全性差。安非他酮过量会引起癫痫发作,而米氮平可能引起镇静,定向障碍和心动过速。随着新抗抑郁药的出现,过量致死常常是新型抗抑郁药与其他药物,包括与酒精的合用所引起的。新型抗抑郁药的过量处理最初通常采用洗胃和生命指征支持。

药物相互作用

抗抑郁药通常与其他精神药物和非精神药物一起开处方。所有的抗抑郁药都有潜在的药物相互作用,但其中具有最严重相互作用的药物涉及单胺氧化酶抑制药,其次是 TCAs。

A. 选择性 5-羟色胺再摄取抑制药

SSRIs 类药物最常见的相互作用是药代动力学相互作用。例如:帕罗西汀和氟西汀都是强效的 CYP2D6 抑制药(表 30-4)。因此,与 TCAs 等 2D6 底物合用,可导致三环类药物浓度明显的、有时是难以预测的升高,其结果可能出现 TCA 中毒。同样,氟伏沙明是 CYP3A4 的抑制药,它可升高同时服用的该酶底物地尔硫䓬的浓度,并诱发心动过缓或低血压。其他 SSRI 类药物,如西酞普兰和艾司西酞普兰,药代动力学相互作用相对较少。SSRIs 类药物最严重的相互作用是与单胺氧化酶抑制药的药效学相互作用,它导致 5-羟色胺综合征(下文)。

B. 选择性 5-羟色胺-去甲肾上腺素再摄取抑制药和三环类抗抑郁药

与 SSRIs 相比,SNRI 与 CYP450 的相互作用相对较少。文拉法辛是底物,但并不是 CYP2D6 或其他同工酶的抑制药,而地文拉法辛是 CYP3A4 的次要底物。度洛西汀是 CYP2D6 的中等效应抑制药,可能会提高 TCA 和其他 CYP2D6 底物的水平。由于米那普仑既不是 CYP450 同工酶的底物也不是强效诱导者,与蛋白的结合也不紧密,它主要是以原型从尿液排出体外,因此它不太可能具有临床意义的药代动力学药物相互作用。另一方面,有报道左旋米那普仑是 CYP3A4 的底物,当与 CYP3A4 抑制剂如酮康唑合用时需要减少剂量。与所有的 5-羟色胺能系统抗抑郁药一样,SNRIs 禁忌与单胺氧化酶抑制药合用。

表 30-4　抗抑郁药-CYP450 药物相互作用

酶	底物	抑制药	诱导药
1A2	叔胺型三环类抗抑郁药、度洛西汀、茶碱、非那西丁、去甲基化三环类抗抑郁药、氯氮平、地西泮、咖啡因	氟伏沙明、氟西汀、吗氯贝胺、拉米替隆	烟草、奥美拉唑
2C19	三环类抗抑郁药、西酞普兰(部分)、华法林、甲苯磺丁脲、苯妥英、地西泮	氟西汀、氟伏沙明、舍曲林、丙咪嗪、酮康唑、奥美拉唑	利福平
2D6	三环类抗抑郁药、苯扎托品、奋乃静、氯氮平、氟哌啶醇、可待因/羟考酮、利培酮、Ⅰc 类抗心律失常药、β 受体拮抗药、曲唑酮、帕罗西汀、马普替林、阿莫沙平、度洛西汀、米氮平(部分)、文拉法辛、安非他酮	氟西汀、帕罗西汀、度洛西汀、羟基安非他酮、美沙酮、西咪替丁、氟哌啶醇、奎尼丁、利托那韦	苯巴比妥、利福平
3A4	西酞普兰、依地普兰、TCAs、糖皮质激素、雄激素/雌激素、卡马西平、红霉素、钙离子通道阻滞剂、蛋白酶抑制药、西地那非、阿普唑仑、三唑仑、长春新碱/长春碱、他莫昔芬、唑吡坦	氟伏沙明、奈法唑酮、舍曲林、氟西汀、西米替丁、氟康唑、红霉素、蛋白酶抑制剂、酮康唑、维拉帕米	巴比妥类药、糖皮质激素、利福平、莫达非尼、卡马西平

当与 CYP2D6 抑制药合用,或因为体质因素,TCA 的血药浓度会升高。美国高加索人大约 7% 有 CYP2D6 基因多态性,这与 TCA 和其他 2D6 底物的慢代谢相关。如果慢代谢患者,合用已知的 CYP2D6 抑制药和 TCA 可能导致药效显著增加。这种药物相互作用虽然少见,但有可能引起 TCA 中毒。当 TCAs 与苯海拉明和苯托品这些具有共同药理作用的药物合用时,TCA 也会出现抗胆碱能或抗组胺能效应相加的情况。同样,降压药物可能会加重抗抑郁药引起的体位性低血压。

C. 5-HT₂ 受体调节药

奈法唑酮是 CYP3A4 同工酶的抑制药,因此它可以增高许多依赖 3A4 代谢的药物的水平,从而加剧不良反应。例如:三唑仑的水平可被同时服用的奈法唑酮所增高,因此建议三唑仑的用量减少 75%,同样,奈法唑酮与辛伐他汀同时服用,辛伐他汀血浆浓度可增加 20 倍。

曲唑酮是 CYP3A4 的底物,但不是强效抑制药。因此,曲唑酮与强效 CYP3A4 抑制药,如利托或酮康唑合用时,可能导致曲唑酮水平的大幅增加。

沃替西汀是 CYP2D6 和 2B6 的底物,当与氟西汀或安非他酮同服时建议剂量减半。CYP 同工酶的诱导剂如利福平、卡马西平、苯妥英钠诱导剂,可以降低血清沃替西汀水平,因此可能需要增加沃替西汀的剂量。

D. 四环类和单环类抗抑郁药

安非他酮主要由 CYP2B6 代谢,它的代谢可能被环磷酰胺等 2B6 的底物所改变。安非他酮的主要代谢产物羟化安非他酮是 CYP2D6 一个中等效应抑制药,它也能升高地昔帕明的水平。服用 MAOIs 的患者应避免服用安非他酮。

米氮平是 CYP450 酶 2D6,3A4,1A2 的底物。因此,抑制这些同工酶的药物能增高米氮平的水平。但米氮平不是这些酶的抑制药。酒精和苯二氮䓬等中枢神经抑制药,可能增加米氮平的镇静作用。

阿莫沙平和马普替林的药物相互作用大多数是与三环类抗抑郁药相同的。两者都是 CYP2D6 的底物,因此与氟西汀等抑制药合用时应谨慎。阿莫沙平和马普替林也都具有抗胆碱和抗组胺特性,因此,与具有类似作用的药物有相加作用。

由于维拉佐酮是 CYP3A4 的底物,CYP3A4 的强抑制剂如酮康唑可使维拉佐酮的血药浓度增加 50% 或更多。另一方面,维拉佐酮既不是 CYP 同工酶的强抑制剂也不是强诱导剂。它可能是 CYP2C19 的中度诱导剂。

E. 单胺氧化酶抑制药

MAOIs 与两类重要的药物相互作用有关。首先是 MAOIs 与 5-羟色胺能系统药物包括 SSRIs 和 SNRIs,大多数 TCAs 以及杜冷丁等镇痛药有药效学相互作用。MAOIs 与 5-羟色胺能系统药物的联合使用,可能导致危及生命的 5-羟色胺综合征(第 16 章)。5-羟色胺综合征被认为是由于过度刺激中央灰质核和延髓的 5-HT 受体引起的。症状从轻微到致命,包括认知(谵妄、昏迷),自主(高血压、心动过速、发汗)和躯体(反射亢进、肌阵挛、震颤)三种组合效应。多数情况下,开始 MAOIs 治疗前,应至少停用两周 5-羟色胺能抗抑郁药。氟西汀,由于其半衰期长,应在开始 MAOIs 治疗前至少 4~5 周停药。反过来,开始服用 5-羟色胺能药物前,应至少停用两周 MAOIs。

第二类重要的药物相互作用是在 MAOIs 与食物中的酪胺或与 MAO 拟交感神经药物合用时发生的。MAOIs 阻止肠道中酪胺的降解,导致其血清水平升高,从而增强其周围末梢去甲肾上腺素效应,如血压显著升高。服用 MAOIs 的患者膳食中摄取大量的酪胺可能出现恶性高血压以及随之而来的卒中或心肌梗死。因此,服用单胺氧化酶抑制药的患者需要低酪饮食,并应避免食用奶酪、啤酒、豆制品、干香肠,因为它们含有大量的酪胺(第 9 章)。类似的拟交感神经药与 MAOIs 合用,也可能导致血压显著升高。因此,正在服用单胺氧化酶抑制药的患者,禁忌同时服用含有伪麻黄碱和苯丙醇胺的非处方感冒药。

摘要:抗抑郁药

亚类,药物	作用机制	作用	临床应用	药代动力学、毒性、相互作用
选择性 5-羟色胺再摄取抑制药(SSRIs)				
• 氟西汀(fluoxetine) • 西酞普兰(citalopram) • 艾司西酞普伦(escitalopram) • 帕罗西汀(paroxetine) • 舍曲林(sertraline)	高选择性阻断羟色胺的转运(SERT)• 对去甲肾上腺素转运(NET)影响不大	迅速增加 5-羟色胺突触活性 • 减慢信号通路及神经营养活性的变化	重度抑郁症,焦虑症 • 惊惶症 • 强迫性病患 • 创伤后应激紊乱 • 围绝经期血管舒缩症状 • 经期血管舒缩症状 • 饮食失调症(贪食)	半衰期 15~75h • 口服有效 • 毒性:良好的耐受性,但导致性功能障碍 • 相互作用:有些 CYP 抑制(氟西汀 2D6,3A41A2 氟伏沙明,帕罗西汀 2D6)
• 氟伏沙明(fluvoxamine):与上述类似,但只批准用于强迫行为				
羟色胺去甲肾上腺素再摄取抑制药(SNRIs)				
• 度罗西汀(duloxetine) • 文拉法辛(venlafaxine) • 左旋米那普仑(levomilnacipran)	对 NET 和 SERT 的中度选择性阻断	迅速增加 5-羟色胺和肾上腺素突触活性 • 其余像选择性 5-羟色胺再摄取抑制药类药物	重度抑郁症,慢性疼痛障碍 • 纤维肌痛,围绝经期症状	毒性:抗胆碱,镇静,高血压(文拉法辛) • 相互作用:一些 CYP2D6 的抑制作用(度洛西汀,地文拉法辛)
• 地文拉法辛:文拉法辛的去甲基代谢产物,代谢发生在二相而不是 CYP 一相 • 米那普仑:仅在美国批准用于纤维肌痛,对 NET 的选择性明显高于 SERT 选择性,对 DAT 影响不大				
三环类抗抑郁药(TCAs)				
• 丙咪嗪(imipramine) • 其他药物	对 NET 和 SERT 混合和可变的阻断	像 SNRIs 一样显著增强对自主神经系统和组胺受体的拮抗作用	其他药物无效的重度抑郁症 • 慢性疼痛 • 失禁 • 强迫性病患[氯丙咪嗪(clomipramine)]	半衰期长 • CYP 底物 • 活性代谢产物 • 毒性:胆碱,α-拮抗作用,镇静,体重增加,心律失常,癫痫发作在过量 • 相互作用:CYP 诱导剂和抑制药
5-HT$_2$ 拮抗药				
• 萘法唑酮(nefazodone) • 曲唑酮(trazodone)	5-HT$_{2A}$ 受体拮抗作用,萘法唑酮有弱的 SERT 阻断作用 5-HT$_3$、5-HT$_7$、5-HT$_{1D}$ 受体拮抗剂	曲唑酮生成的代谢产物(M-CPP)可以拮抗 5-HT$_{2A,2C}$ 受体	重度抑郁症 • 镇静和催眠(曲唑酮)	相对较短的半衰期 • 活性代谢产物 • 毒性:弱的 α-阻和 H$_1$ 受体(曲唑酮)拮抗作用 • 相互作用:奈法唑酮抑制 CYP3A4 的活性代谢
• 沃替西汀(vortioxetine)	5-HT$_{1B}$ 受体部分激动剂,5HT$_{1A}$ 受体激动剂;抑制 SERT	5-羟色胺系统的复杂调控	重度抑郁症	通过 CYP2D6 和葡萄糖醛酸结合物广泛代谢 • 毒性:胃肠道疾病,性功能障碍 • 相互作用:与 5-羟色胺药物加成
四环类、单环类				
• 安非他酮(bupropion) • 阿莫沙平(amoxapine) • 马普替林(maprotiline) • 米氮平(mirtazapine)	5-HT(mirtazapine)增加去甲肾上腺素和多巴胺的活性(安非他酮)• 对 NET 的抑制大于 SERT(阿莫沙平,马普替林)• 增加去甲肾上腺素,5-羟色胺的释放(米氮平)	影响突触前儿茶酚胺的释放,但不影响 5-HT(安非他酮)• 阿莫沙平和马普替林与 TCAs 类似	重度抑郁症 • 戒烟(安非他酮)• 镇静(米氮平)• 阿莫沙平和马普替林很少使用	在肝脏广泛代谢 • 毒性:降低癫痫发作阈值(阿莫沙平,安非他酮);镇静和体重增加(米氮平)• 相互作用:CYP2D6 的抑制药(安非他酮)

续表

亚类, 药物	作用机制	作用	临床应用	药代动力学、毒性、相互作用
单胺氧化酶抑制药 (MAOIs)				
• 苯乙肼 (phenel-zine) • 苯环丙胺 (yra-nylcypromine) • 司来吉兰 (selegi-line)	阻断 MAO-A 和 MAO-B (苯乙肼,非选择性) • 不可逆的选择性抑制 MAO-B (低剂量司来吉兰)	司来吉兰透皮吸收可达到抑制 MAO-A 的水平	对其他药物不敏感的严重抑郁症	消除非常缓慢 • 毒性:低血压,失眠 • 相互作用:与酪胺和他间接拟交感神经药引起高血压危象 • 与 5 羟色胺激活药及哌替啶引起 5-羟色胺综合征

制剂

通用名	制剂	通用名	制剂
选择性 5-羟色胺再摄取抑制药		阿莫沙平	仿制药
西酞普兰	仿制药, Celexa	氯丙咪嗪*	仿制药, Anafranil
艾司西酞普兰	仿制药, Lexapro	地昔帕明	仿制药, Norpramin
氟西汀	仿制药, Prozac, Prozac Weekly	多塞平	仿制药, Sinequan
氟伏沙明*	仿制药	丙咪嗪	仿制药, Tofranil
帕罗西汀	仿制药, Paxil	去甲替林	仿制药, Pamelor
舍曲林	仿制药, Zoloft	普罗替林	仿制药, Vivactil
选择性去甲肾上腺素再摄取抑制药		曲米帕明	Surmontil
地文拉法辛	Pristiq	**四环类和单环类药物**	
度罗西汀	仿制药, Cymbalta	阿莫沙平	仿制药
左旋米那普仑	Fetzima	安非他酮	仿制药, Wellbutrin
米那普仑**	Savella	马普替林	仿制药
文拉法辛	仿制药, Effexor	米氮平	仿制药, Remeron
5-HT 受体调节药		维拉佐酮	Viibryd
萘法唑酮	仿制药	**单胺氧化酶抑制药**	
曲唑酮	仿制药, Desyrel	异卡波肼	Marplan
沃替西汀	Brintellix	苯乙肼	仿制药, Nardil
三环类抗抑郁药		司来吉兰	仿制药, Eldepryl
阿米替林	仿制药, Elavil	反苯环丙胺	仿制药, Parnate

* 说明书仅标示用于强迫性患者

** 说明书仅标示用于纤维肌痛

案例思考答案

氟西汀,一个标准的选择性羟色胺再摄取抑制药,有许多药代动力学和药效学之间的药物相互作用。氟西汀是 CYP450 的抑制药。能抑制底物的代谢,如普萘洛尔和其他 β 受体阻断剂;三环类抗抑郁药;曲马多;阿片类药物如美沙酮、可待因、羟考酮;抗精神病药如氟哌啶醇和硫醚嗪以及其他许多药。这种对代谢的抑制可造成合用药物血浆浓度显著升高,并导致药物相关的不良反应增加。

作为一个强效的羟色胺转运蛋白抑制药,氟西汀有许多药效学方面的药物相互作用,包括:羟色胺能神经的传递。曲马朵和氟西汀合用偶尔可引起羟色胺综合征,如:出汗、自主神经失调、肌阵挛、癫痫和昏迷。氟西汀禁止与单胺氧化酶抑制药合用,因为有引起致命性的羟色胺综合征的危险。另外,哌替啶也禁与单胺氧化酶抑制药合用。

(沈芊 译 张青霞 校 张永鹤 审)

参考文献

扫描本书二维码获取完整参考文献。

阿片类激动药和拮抗药[*]

第 **31** 章

Mark A. Schumacher, PhD, MD, Allan I. Basbaum, PhD, & Ramana K. Naidu, MD

案例思考

　　一名 60 多岁的、有中度慢性阻塞性肺病病史的男性患者在车祸中髋部受伤，来到急诊室。他抱怨说疼得厉害。什么才是最佳的、快速减轻其疼痛的治疗方法？有哪些特殊的注意事项？

　　吗啡是阿片激动药的原形药，人们很早即认识到它能够明显缓解剧烈疼痛。罂粟是鸦片的来源植物，1803 年 Sertürner 从鸦片中分离出纯生物碱，以希腊睡梦之神——孟菲斯（Morpheus）的名字将其命名为吗啡。目前吗啡仍为所有强镇痛药作用的参比标准。这些药物均为阿片类，它们不仅包括天然和半合成生物碱衍生物，以及合成的代用品、其他可被非选择性拮抗药纳洛酮阻断的阿片类，也包括几种可与不同亚型的阿片受体作用的内源性肽类物质。

■ 阿片类的基础药理学

来源

　　鸦片、吗啡的来源，提取自罂粟科植物罂粟（Papaver somniferum 和 Palbum）。切开罂粟籽荚会流出一种白色的物质，这种物质可以转变为褐色胶状物，即粗鸦片。鸦片包含很多生物碱，最主要的是吗啡，约占 10%。可待因是由吗啡合成加工而来的。

分类和化学

　　"阿片"指所有可以与阿片受体发生作用的化合物。"鸦片"则特指天然存在的生物碱，包括吗啡、可待因、二甲基吗啡以及罂粟碱。而"麻醉剂"最初被用于描述诱导睡眠的药物，但在美国，这一名称已合法化。

---

[*] 纪念 Walter（Skip）Way，MD。

　　阿片类药物包括完全激动药、部分激动药以及拮抗药（可衡量药物的内在活性和有效性）。吗啡是一种 μ（mu）阿片受体的完全激动药，这种受体是镇痛药的主要阿片受体（表 31-1）。阿片类在受体亲和力方面并不相同。例如：吗啡对 μ 阿片受体的亲和力高于可待因。可待因是部分（或者弱的）μ 阿片受体激动药。其他阿片受体亚型包括 δ（delta）和 κ（kappa）受体。烯丙基取代完全激动药吗啡的氮，并加上一个羟基以后即成为纳洛酮，一种强大的 μ 受体拮抗药。其中一些阿片类化合物的结构会在本章后面介绍。一些阿片类物质，如纳布啡，一种混合性激动-拮抗药，能够作用于一种阿片受体，发挥激动药（或部分激动药）作用；同时与另外一种受体相互作用，产生拮抗作用。阿片类镇痛药的受体激动特性和亲和力取决于它们的药物化学特性。此外，某些阿片类镇痛药经肝脏代谢，形成镇痛作用更强的化合物。在化学方面，来源于罂粟的阿片为菲类衍生物，含有 4 个或以上的稠环，而大多数人工合成的阿片类均为结构简单的分子。

表 31-1　阿片受体亚型、功能及其内源性肽亲和力

受体亚型	功能	内源性肽亲和力
μ（mu）	脊髓上镇痛和脊髓镇痛、镇静、呼吸抑制、胃肠传导减慢、激素和神经递质释放调节	内啡肽 > 脑啡肽 > 强啡肽
δ（delta）	脊髓上镇痛和脊髓镇痛、激素和神经递质释放调节	脑啡肽 > 内啡肽和强啡肽
κ（kappa）	脊髓上镇痛和脊髓镇痛、致幻觉作用、胃肠传导减慢	强啡肽 >> 内啡肽和脑啡肽

内源性阿片肽

阿片生物碱(如吗啡)通过作用于中枢神经系统的受体产生镇痛效应,这些受体也与内源性的、具有类阿片样药理作用的肽发生相互作用,这些内源性物质被称为**内源性阿片肽(endogenous opioid peptides)**。

内源性阿片样肽中的三个家族包括:**内啡肽(endorphins)**、五肽脑啡肽[**enkephalins**,包括甲硫氨酸脑啡肽(**met-enkephalin**)和亮氨酸脑啡肽(**leu-enkephalin**)]以及**强啡肽(dynorphins)**。这三个内源性阿片样肽家族对这些阿片样受体具有交叉亲和力(表31-1)。

内源性阿片肽来源于三个前体蛋白:前阿黑皮素原(prepro-opiomelanocortin,POMC)、前脑啡肽原(preproenkephalin,脑啡肽原A)和前强啡肽原[preprodynorphin,proenkephalin(脑啡肽元B)]。POMC含有甲硫氨酸脑啡肽序列、β内啡肽和几种非阿片样肽,包括促肾上腺皮质激素(ACTH)、β促脂解激素和黑色素细胞刺激素。前脑啡肽原含有6个甲硫氨酸脑啡肽序列拷贝和一个亮氨酸-脑啡肽序列拷贝。亮氨酸-脑啡肽和甲硫氨酸脑啡肽对δ(delta)阿片受体的亲和力略高于对μ阿片受体的亲和力(表31-1)。前强啡肽原能够产生几种含有亮氨酸-脑啡肽序列的活性阿片样肽,即**强啡肽A(dynorphin A)**、**强啡肽B(dynorphin B)**以及α和β**新内啡肽(neoendorphins)**。在与疼痛相关或预期会发生疼痛的压力存在时,疼痛性刺激可促使内源性阿片肽释放,从而减弱对疼痛的感觉。

与亮氨酸-脑啡肽和甲硫氨酸脑啡肽的镇痛作用不同,人们对强啡肽A的镇痛作用是否通过与κ(kappa)受体结合而产生,尚有争议。已经发现脊髓背角处也存在强啡肽A。组织受损和感染后脊髓后角强啡肽的含量会增加。这种增加可能会加重疼痛,导致持续性的致敏和痛觉过敏状态。强啡肽在脊髓的致痛作用似乎与阿片受体无关。这种致痛作用可能与强啡肽A结合NMDA(N-甲基-D-天冬氨酸)受体复合物以及一种与阿片肽具有同源性的新型受体-配体系统后产生的作用有关。

这一新系统的主要受体是G蛋白偶联的**孤啡肽阿片受体亚型-1(orphanin opioid-receptor-like subtype 1,ORL-1)**。它的内源性配体被一个研究组命名为**痛敏肽(nociceptin)**,而另外一研究组将其命名为**FQ孤啡肽(orphanin FQ)**。这一配体-受体系统目前被称为**N/OFQ**系统。痛敏肽在结构上与强啡肽相似,只是N末端无酪氨酸。它只作用于ORL1受体,后者被称为**NOP**。N/OFQ系统广泛表达于中枢神经系统和外周,表明这一系统也同样具有多种生物学和药理学特性。应用高选择性的NOP受体配体完成的研究表明,N/OFQ系统可能影响伤害后活动、抗感受伤害作用,并参与药物奖赏、学习、情绪、焦虑、咳嗽过程以及帕金森综合征的调节。

药动学

表31-2总结了临床上应用的重要阿片类药物的特性。

表31-2 常用的阿片镇痛药

通用名称	受体作用[1]			近似等同剂量(mg)	口服:胃肠外作用强度比	镇痛作用持续时间(h)	最大效应
	μ	δ	κ				
吗啡(Morphine)[2]	+++		+	10	低	4~5	高
氢吗啡酮(Hydromorphone)	+++			1.5	低	4~5	高
羟吗啡酮(Oxymorphone)	+++			1.5	低	3~4	高
美沙酮(Methadone)	+++			10[3]	高	4~6	高
哌替啶(Meperidine)	+++			60~100	中等	2~4	高
芬太尼(Fentanyl)	+++			0.1	低	1~1.5	高
舒芬太尼(Sufentanil)	+++	+	+	0.02	仅胃肠外给药	1~1.5	高
阿芬他尼(Alfentanil)	+++			逐步增加剂量,边增加边观察	仅胃肠外给药	0.25~0.75	高
瑞芬太尼(Remifentanil)	+++			逐步增加剂量,边增加边观察[4]	仅胃肠外给药	0.05[5]	高
左啡诺(Levorphanol)	+++			2~3	高	4~5	高
可待因(Codeine)	±			30~60	高	3~4	低
氢可酮(Hydrocodone)[6]	±			5~10	中等	4~6	中等
羟考酮(Oxycodone)[2,7]	++			4.5	中等	3~4	中等
喷他佐辛(Pentazocine)	±		+	30~50	中等	3~4	中等
纳布啡(Nalbuphine)	−		++	10	仅胃肠外给药	3~6	高
丁丙诺啡(Buprenorphine)	±		−	0.3	低	4~8	高
布托啡诺(Butorphanol)	±		+++	2	仅胃肠外给药	3~4	高

[1]+++,++,+,强激动药;±,部分激动药;−,拮抗药
[2]已有缓释剂型,吗啡(MSContin);羟考酮(OxyContin)
[3]尚有争议,可能作用更强
[4]静脉滴注,0.025~0.2μg/(kg·min)
[5]作用时间取决于对环境敏感的半衰期(3~4min)
[6]市售含有对乙酰氨基酚的片剂中(Norco,Vicodin,Lortab,其他)
[7]市售含有对乙酰氨基酚的片剂(Percocet);含阿司匹林的片剂(Percodan)

A. 吸收

大多数阿片类镇痛药经皮下、肌内注射或口服吸收良好。但是，由于首关效应的存在，能够发挥治疗作用的口服阿片（如吗啡）的剂量要比胃肠外给药高很多。由于不同患者对阿片的首关效应差异很大，因此通过口服给药的有效剂量很难估计。一些镇痛药如可待因和羟考酮口服有效，因为它们的首关效应较弱。某些阿片经鼻吸入后能避免首关效应，从而可迅速达到治疗所要求的血浆药物浓度。其他的阿片类给药途径，包括给予锭剂、经口腔黏膜吸收以及给予透皮贴剂经皮吸收。后者能连续数日持续释放强效镇痛药效。

B. 分布

不同器官和组织对阿片的吸收程度受生理和化学因素的影响。尽管所有的阿片皆与血浆蛋白不同程度地结合，这些药物可迅速离开血循环系统，以高浓度进入血流量高的组织，如脑、肺、肝、肾和脾。骨骼肌的药物浓度要低很多，但该组织体积大，故而成为主要的储藏库。虽然脂肪组织的血流量大大低于高血流量的组织，但药物在脂肪组织的蓄积也很重要，尤其是在频繁大剂量给药或连续输注代谢缓慢的高脂溶性阿片类药物后，如芬太尼。

C. 代谢

阿片类大部分转变为极性代谢产物（大多数为葡萄糖醛酸苷），这些代谢产物很容易经肾排出。例如：含有自由羟基的吗啡主要经结合反应生成吗啡-3-葡萄糖醛酸苷（M3G），一种具有神经兴奋性的化合物。M3G 的神经兴奋作用并非 μ 受体介导的，其机制尚有待进一步的研究。此外，大约 10% 的吗啡被代谢为吗啡-6-葡萄糖醛酸苷（M6G），一种镇痛活性为其母体药物 4~6 倍的活性代谢物。然而，这些带有极性的代谢物通过血-脑脊液屏障的能力很有限，故而当吗啡单次给药时，其产生的中枢神经系统作用可能与这些代谢产物关系不大。需要注意的是，对那些肾衰患者，给予超高剂量吗啡或大剂量长期使用吗啡的患者，这些代谢会产生预想不到的不良反应。这些不良反应包括 M3G 诱导的中枢神经系统兴奋（癫痫）或 M6G 引起的更强、更久的阿片样作用。若与丙磺舒或能够抑制 P 糖蛋白药物转运体的药物合用，M3G 和 M6G 的中枢神经系统吸收会增加，后者的吸收程度弱于前者。

1. 肝脏 P450 代谢 肝脏氧化代谢是苯基哌啶类阿片（芬太尼、哌替啶、阿芬太尼、舒芬太尼）的主要降解途径，最终仅有一小部分原型药排出体外。对那些肾功减退和多次用药的患者，可能会产生哌替啶的去甲基化代谢产物，即去甲哌替啶的蓄积。高浓度的去甲哌替啶可能引起癫痫病发作。与哌替啶不同，目前尚未发现芬太尼的活性代谢产物。芬太尼在肝脏经 P450 同工酶 CYP3A4 的 N-脱烷基作用发生代谢。CYP3A4 也存在于小肠的黏膜层，芬太尼以口服方式给药时可通过 CYP3A4 的作用，产生首关效应。可待因、羟考酮以及氢可酮在肝脏经 P450 同工酶 CYP2D6 代谢，产生活性更强的代谢产物。例如，可待因脱甲基后转变为吗啡，后者被结合。氢可酮被代谢为氢吗啡酮，后者与吗啡相似，亦发生结合反应，产生具有中枢兴奋作用的 3-葡萄糖苷氢吗啡酮。氢吗啡酮不能形成 6-葡萄糖苷代谢物。与此相似，羟考酮可代谢为羟吗啡酮，后者结合为 3-葡萄

糖苷酸羟吗啡酮。已有证据表明 CYP2D6 的基因多态性与患者间存在的镇痛效果差异性有关。然而，羟考酮和氢可酮的代谢产物可能产生的影响很小，目前认为其原型药是直接影响镇痛作用的主要因素。然而，对于肾衰竭患者，羟考酮及其代谢产物容易蓄积，并与其作用的延长和产生的镇静效应相关。就可待因而言，因其与阿片受体的亲和力很低，故而它转变为吗啡的过程显得更为重要。因此，一些代谢功能低下的患者的镇痛效果并不明显。与此相反，一些病例由于可待因向吗啡的代谢转化加强（例如：极快速代谢物，第 4、5 章）导致其作用增大，从而引起呼吸抑制和死亡。正因如此，可待因的常规应用在美国已被禁止，尤其是对儿童用药时。

2. 血浆酯酶代谢 酯类如海洛因、瑞芬太尼可被血浆和组织酯酶迅速水解。海洛因（二乙酰吗啡）可被水解为单酰吗啡，最后转变为吗啡，然后与葡萄糖醛酸结合。

D. 排泄

极性代谢产物，包括阿片类镇痛药的葡萄糖苷酸结合物，主要经尿排出。尿中可能发现少量的原型药物。此外，葡萄糖苷酸结合物也在胆汁中出现，但肠肝循环仅占这些极性代谢产物排泄过程的一小部分。对于有肾脏损害的患者，在应用强阿片类药物如吗啡或氢吗啡酮（尤其是大剂量使用）时，鉴于其镇静和呼吸抑制风险，需考虑活性极性代谢产物的作用。

药效学

A. 作用机制

阿片类激动药通过与疼痛传递和调节相关的脑内和脊髓部位的特定 G 蛋白偶联受体相结合，产生镇痛作用（图 31-1）。一些作用可能是由外周感觉神经末梢的阿片受体介导。

1. 受体类型 正如前面提到的，不同的神经系统和其他组织中，主要有三种受体（μ、δ 和 κ 受体）（表 31-1）。这三种受体现已被克隆。所有的受体均为 G 蛋白偶联受体，并且其氨基酸序列有一致性。按照药理学标准，人们提出多种受体亚型，包括 μ₁、μ₂、δ₁、δ₂ 以及 κ₁、κ₂ 和 κ₃。但是，迄今为止，只分离和鉴定出一种 μ 受体、一种 δ 受体和一种 κ 受体的受体亚型编码基因。一种合理的解释是 μ 受体亚型来源于一种普通基因的交互剪切变异体。在小鼠和人类均发现受体剪切变异体，有力地支持了这一想法。而且最近的一篇文献报道 μ 阿片受体剪切变异体（MOR1D）可产生痒感而非抑制疼痛。由于阿片可作为激动药、部分激动药或拮抗药与一种以上的受体家族或亚型相互作用，因此这些药物能够发挥多种药理作用。

2. 细胞内作用 在分子水平，阿片受体形成一个蛋白质家族，这个家族与 G 蛋白偶联，通过这一作用，影响离子通道门控，调节细胞内钙分布，并改变蛋白磷酸化过程（第 2 章）。在神经元上，阿片有 2 种明确的直接 $G_{i/o}$ 蛋白偶联作用：①在突触前神经末梢关闭电压门控钙通道，从而减少递质释放；②阿片可开放钾通道，使神经元发生超极化，从而抑制突触后神经元。图 31-1 系统地说明了这些作用。已经证实大量神经递质包括谷氨酸（痛觉神经末梢释放的主要兴奋性氨基酸）、乙酰胆碱、去甲肾上腺素、5-羟色胺以及 P 物质均产生突触前作用，即递质释放减少。

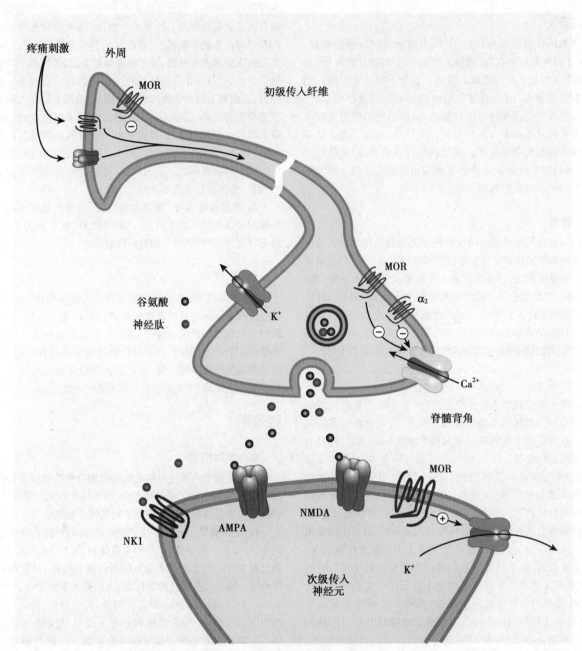

图 31-1 镇痛药物可能的受体机制。初级传入神经元(未显示细胞体)从外周发出,将疼痛信号传入脊髓背角,通过谷氨酸和神经肽递质与次级神经元接合。疼痛刺激可以在外周(在炎症存在时)被作用于 μ 阿片受体(MOR)的阿片类减弱,也可以被局麻药在传入轴突处阻断。一些药物能够在突触前末梢处减弱到达脊髓背角的动作电位,这些药物包括阿片类、钙阻断药[齐考诺肽(ziconotide)]、$α_2$ 激动药,可能还包括通过阻断再吸收[他喷他多(tapentadol)]增加去甲肾上腺素在突触处的浓度的药物。阿片类也能够抑制突触前神经元,正如作用于速激肽(NK1)和其他神经肽受体的某些神经肽拮抗药那样。AMPA,α-氨基-3-羟基-5-甲基-4-异唑丙酸;NMDA,N-甲基-D-天冬氨酸

3. 受体类型与生理作用的关系 目前应用的大多数阿片类镇痛药主要作用于 μ 受体(表 31-2)。吗啡的镇痛作用、欣快反应、呼吸抑制以及躯体依赖性主要是作用于 μ 受体而产生的。实际上,μ 受体最初是根据一系列阿片生物碱的临床镇痛作用的相对强度来定义的。然而,阿片的镇痛作用比较复杂,包括与 δ 受体和 κ 受体的相互作用。对 μ、δ 和 κ 基因敲除小鼠的实验研究也部分地支持了这一观点。开发选择性受体激动药对临床有益,如果其不良反应(呼吸抑制、依赖性)能优于目前

使用的 μ 受体激动药(如吗啡)。尽管吗啡作用于 κ 受体和 δ 受体,这些作用对于吗啡的镇痛效应可产生多大程度的影响,目前尚不清楚。内源性阿片样肽对 κ 受体和 δ 受体的亲和力与大多数生物碱不同(表 31-1)。

为找寻呼吸抑制、成瘾和依赖发生率低的阿片类镇痛药,已开发出了对 κ 受体亲和力更高的化合物。布托啡诺和纳布啡在临床镇痛方面已经取得一些成功,但它们可引发焦虑,而且效能有限。有趣的是,布托啡诺对女性的镇痛作用强于对男性的作

用。实际上,通过激动 μ 受体和 δ 受体介导的镇痛作用在性别方面的差异已被广泛报道。

4. 受体分布和神经镇痛机制 利用高亲和力放射性配体和每种受体亚型的特定肽序列抗体,通过放射自显影的方法定位了阿片受体的结合位点。脊髓背角处,含有高浓度的三种主要受体。受体不仅分布于脊髓疼痛传递神经元,也分布于将痛觉传递给这些神经元的初级传入神经(图 31-2,A 部位和 B 部位)。阿片类激动药可直接抑制背角疼痛传递神经元,同时也能抑制兴奋性神经递质从这些初级传入神经的释放。尽管文献报道 μ 阿片受体和 δ 阿片受体的异二聚体化在 μ 受体激动药的效应(如抑制突触前电压门控钙通道的活性)中发挥作用,一项最近的研究以表达一种 δ 受体过表达的绿色荧光蛋白(eG-FP)融合蛋白的转基因小鼠为研究对象,结果表明 μ 受体和 δ 受体在背根神经节神经元的表达很少重叠。重要的是,μ 受体与 TRPV1 和表达肽(P 物质)的痛觉感受器相关,而 δ 受体主要表达于不含肽的痛觉感受器,包括很多有髓鞘轴突的初级传入神经。这一发现与鞘内 μ 受体和 δ 受体选择性配体的作用一致,这 2 种配体分别可阻断热和机械疼痛过程。最近背根神经节 δ 受体而非 μ 受体与直径较大的机械感受传入神经的关系已有文献报道。究竟 μ 受体和 δ 受体在背根神经节神经元的这种表达差异能在多大程度上代表中枢神经系统全部神经元的特征,目前尚无定论。

阿片类可直接作用于脊髓,发挥强大的镇痛作用。这种**脊髓作用**在临床上通过直接将阿片激动药应用于脊髓而得到应用。这种脊髓作用可以起到局部镇痛效应,同时亦可减少因全身给予阿片类药物产生的**脊髓上作用**导致的呼吸抑制、恶心、呕吐以及困倦等不良反应。

大多数情况下,阿片类均采用全身给药的方式,这样可同时作用于多个部位。这些部位包括疼痛传递(从特定的能够转导疼痛刺激的周围神经感觉末梢开始,图 31-2)上行通路及下行(调节)通路(图 31-3)。在这些部位和其他位置,阿片类可直接抑制神经元,这种作用激动了投射到脊髓的下行抑制神经元,并抑制疼痛传递神经元。这种激动作用是通过对多部位的抑制性神经元的抑制产生的(图 31-4)。总之,与这些部位的相互作用增加了阿片激动药的整体镇痛效应。

当全身给予止痛的阿片类药物时,它们有可能作用于通常受内源性阿片样肽调节的神经元回路。外源性阿片的镇痛作用部分与内源性阿片样肽的释放有关。一种外源性阿片类激动药(如吗啡)可能主要直接作用于 μ 受体,但这种作用有可能会引发内源性阿片样肽的释放,后者可作用于 δ 和 κ 受体。因此,选择性受体的配体亦可引发一系列涉及多突触、多种递质和受体的复杂事件。

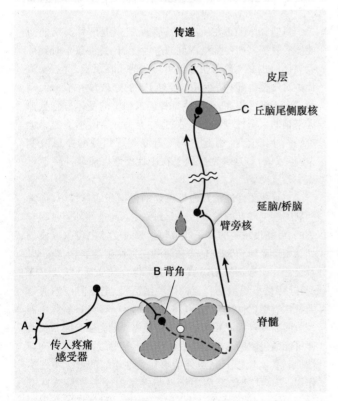

图 31-2 阿片镇痛药的可能作用位点。图中展示了从周围到高位中枢的疼痛传入通路上的作用位点。**A.** 阿片类对炎症或受损周围组织的直接作用(图 31-1);**B.** 脊髓也发生抑制作用(图 31-1);**C.** 丘脑可能的作用位点

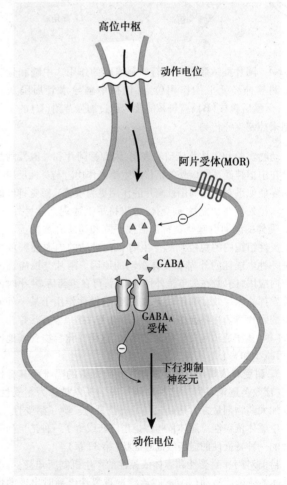

图 31-3 调节下行通路 μ 阿片受体(MOR)-介导的镇痛作用的脑干区域通路。疼痛抑制神经元间接地被阿片类(内源性和外源性)激动,从而可以抑制一种抑制性中间(GABA 能)神经元。这导致对脊髓背角疼痛过程的抑制作用的增强(图 31-4)

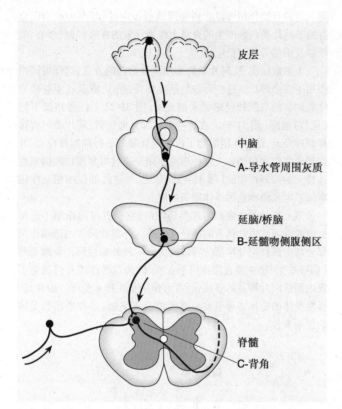

皮层

中脑

A-导水管周围灰质

延脑/桥脑

B-延髓吻侧腹侧区

脊髓

C-背角

图31-4 阿片类镇痛药对下行抑制通路的作用。中脑和延脑痛觉调节神经元上的作用位点,包括中脑导水管周围灰质(A);延髓后腹核(B);蓝斑核间接地通过加强背角(C)的下行抑制来控制疼痛传导

动物实验和人体临床研究表明,内源性阿片和外源性阿片均可在中枢神经系统以外的部位产生镇痛作用。与炎性反应有关的疼痛似乎对这些周围性阿片的作用更为敏感。感觉神经的外周末梢处存在功能性 μ 受体,也支持了上述观点。另外,外周 μ 受体的激动引起感觉神经活性下降和递质释放减少。受损或炎性组织内的免疫细胞产生的 β 内啡肽的内源性释放可能是一种生理性的外周 μ 受体激动的原因。阿片类镇痛药的关节内应用,例如:在关节镜外科手术后,可在给药后 24 小时内持续发挥临床疗效。基于以上的原因,选择性作用于某一外周部位的阿片类药物将会作为辅助用药对炎性疼痛发挥治疗作用(文本框:离子通道和新镇痛药靶标)。这样的化合物有其他优点,可减少如恶心等不良反应。

5. 耐受和依赖 反复多次使用治疗剂量的吗啡或其替代品,其疗效会逐渐下降。这种疗效下降的现象被称为耐受性。需要加大药物剂量方可达到最初的药物反应。除了耐受性,也可产生躯体依赖性。躯体依赖性是当停药或给予一种拮抗药时出现的一种特征性的**撤药**或**戒断症状**(第32章)。

目前对阿片耐受性和躯体依赖性的产生机制所知甚少,但 μ 受体的持续性激动(例如:在治疗严重慢性疼痛时出现的那样)似乎在耐受性和躯体依赖性的诱导和维持上发挥主要作用。目前的观点已经不再局限于耐受性产生于一种简单的环磷酸腺苷(cAMP)系统上调,尽管这一过程与耐受性相关,但无法完全解释耐受性的发生。关于阿片耐受性和依赖性的发生的第二种假说是以**受体循环利用**概念为基础的。通常情况下,内源

性配体对 μ 受体的激动会导致受体内吞作用,其后伴随着受体的再复敏和再循环进入细胞质膜(第2章)。但是,目前对转基因小鼠的研究表明,吗啡对诱导 μ 阿片受体的内吞的失败是产生耐受性和依赖性的一个重要原因。美沙酮一种用于治疗阿片耐受性和依赖性的 μ 受体激动药,可诱导受体内吞作用,这一现象进一步佐证了上述观点。这表明 μ 受体的正常敏感性的维持需要通过内吞作用和再循环利用而再次激活。此外,**受体脱偶联**的概念已经受到重视。按照这种假说,耐受性是由于 μ 受体与 G 蛋白、第二信使系统和它们的靶离子通道之间的结构性相互作用的功能障碍引起的。μ 受体功能的脱偶联和再偶联可能与受体再循环利用有关。此外,研究表明 NMDA 受体离子通道复合物在耐受性的形成和维持方面起着重要的作用。与这一设想一致,NMDA 受体拮抗药,如氯胺酮能够防止耐受性的形成。尽管内吞的作用还不十分明确,新型 NMDA 受体拮抗药的开发或其他将 μ 受体与它们的目标离子通道再偶联的方法,给预防或逆转阿片镇痛药的耐受性提供了一个在临床上有效的方法。

6. 阿片引起的超敏 除了产生耐受性,持续应用阿片类镇痛药可以增加疼痛的感觉,导致痛觉增敏。包括吗啡、芬太尼和瑞芬太尼在内的几种阿片镇痛药皆出现过这种现象。脊髓强啡肽以及激活缓激肽和 NMDA 受体,已经成为调节阿片药物引起的痛觉增敏的重要候选研究对象。这也是对阿片应用于慢性疼痛尚有争议的另外一个原因。

离子通道和新镇痛药靶标

目前临床上正在使用的镇痛药,尤其是阿片类镇痛药能够有效控制即便是最严重的急性疼痛(持续数小时到数天),同时也会伴随着明显但可承受的不良反应。但是,阿片类对慢性疼痛(持续几周至数月)的疗效却并不令人满意。对于慢性疼痛,周围感觉神经末梢上的受体与感觉神经末梢的兴奋性升高(外周致敏)有关。高敏感性的感觉神经元冲击脊髓,引起兴奋性升高和背角处的突触改变(中枢致敏)。这种变化似乎在慢性炎性疼痛和神经性疼痛中很重要。

在寻找更好的治疗慢性疼痛的镇痛药的过程中,痛觉和周围感觉转导的突触传递受到关注。与这些外周过程有关的、可能很重要的离子通道包括瞬时受体电位家族成员如辣椒素受体,**TRPV1**(可被多种伤害性刺激如热、质子以及炎性介质激活)、TRPA1(可被炎性介质激活)以及 **P2X** 受体(可被组织损伤释放的嘌呤激活)。电压门控钠通道的特殊类型(**Nav1. 7、Nav1. 8 以及 Nav1. 9**)与脊髓背角神经节的痛觉神经元相关。用于慢性疼痛的**利多卡因和美西律**可能通过阻断这类通道发挥作用。某些蜈蚣毒素可选择性抑制 Nav 1. 7 通道,可能能够在慢性疼痛的治疗中发挥作用。Nav 1. 7 的基因多态性与疼痛的缺失或易感性有关。由于这些药物的外周作用位点至关重要,将阻断周围性疼痛传导或传递作为治疗策略的方法通过透皮贴剂和膏剂得以应用。这种以 TRPV1、TRPA1 以及钠通道功能为靶点的产品正处于开发阶段。

齐考诺肽，一种 N 型电压门控钙通道阻断剂，已经被批准以鞘内注射的方式，治疗难治型慢性疼痛。它是一种与海蜗牛毒素 ω 芋螺毒素（可选择性阻断 N 型钙通道）有关的合成肽。**加巴喷丁**和**普瑞巴林**为 GABA 抗惊厥类似物（第 24 章），对神经性（神经损伤）疼痛有效。它们的作用位点是含有 $\alpha_2\delta_1$ 亚单位的电压门控钙通道。NMDA 受体似乎在脊髓和脊髓上水平的中枢致敏中均发挥了重要作用。尽管一些 NMDA 拮抗药被证实有镇痛作用（如**氯胺酮**），但是很难找到不良反应或神经毒性尚可接受的药物。氯胺酮在很低剂量时，似乎可改善镇痛作用，减少耐受阿片时（如进行腹部或脊柱手术后）的阿片用药量。GABA 和乙酰胆碱（通过烟碱型受体）似乎可控制几种与痛觉相关的中枢神经递质的释放。烟碱本身和一些烟碱类似物可产生镇痛作用，而目前正在研究将其用于术后止痛治疗。结合神经生长因子的抗体可阻断炎性疼痛和背痛，目前正在等待 FDA 的审批。对大麻素类和野香草以及它们的受体的研究表明，**Δ9-四氢大麻酚**（主要作用于 CB1 大麻素受体），能够与 μ 受体镇痛药产生协同作用，某些情况下可与 TRPV1 辣椒碱受体相互作用产生镇痛效应。

随着对外周和中枢性疼痛传导的理解的深入，会出现更多的治疗靶标和治疗策略。结合目前对阿片镇痛药的了解，出现了一种多模式疼痛治疗方案。这种多模式镇痛涉及多种药物（如非甾体类抗炎药、加巴喷丁、选择性去甲肾上腺素受体抑制剂），这些药物的作用机制互相补充，可提供优于单一药物的镇痛效果。多模式镇痛的另外一个优点是可减少阿片类的剂量，从而减少不良反应。

B. 吗啡及其替代品的器官系统作用

下面阐述的吗啡这一经典阿片激动药的作用，同样可以出现于其他阿片激动药、部分激动药和那些对多种受体发生作用的药物。对这些药物的作用特点讨论如下。

1. 中枢神经系统作用 阿片类镇痛药与 μ 受体结合后的主要作用是对中枢神经系统的作用。表现为镇痛、欣快感、镇静和呼吸抑制。反复使用后，所有这些作用均可产生较高程度的耐受性（表 31-3）。

a. 镇痛 疼痛包括感觉和情绪两方面因素。阿片类镇痛药是唯一可以同时减弱疼痛的这两个方面体验的药物。与此相反，非甾体类抗炎镇痛药如布洛芬对疼痛患者的情绪并无明显作用。

b. 欣快感 通常情况下，接受吗啡静脉给药的患者或者使用者，会产生一种令人愉悦的漂浮感，同时焦虑和压力感都得到减轻。但是，有时也会出现烦躁不安，一种以坐立不安和不适为特征的不愉快状态。

c. 镇静 困倦和思维混乱亦为阿片类药物的常见反应。健忘较罕见。对于阿片类诱导的睡眠现象，老人比年轻、健康的人更多见。通常情况下，患者很容易从这种睡眠中醒来。但是，吗啡和其他中枢抑制药如镇静催眠药合用时，可引起很深的睡眠。对于结构与非类衍生物相近的化合物比结构与合成药物如哌替啶和芬太尼相近的化合物，镇静作用更常见。标准的

镇痛药剂量下，吗啡（一种非类）影响快动眼睡眠（REM）和非快动眼睡眠方式。这种影响可能是所有阿片类的共性。与人类不同，很多其他物种（猫、马、牛、猪）在给予阿片后，可能显示出兴奋而非镇静作用。这些反常的效应至少部分是剂量依赖的。

表 31-3 对阿片类某些作用可能发生的不同程度耐受性

高	中	小或无
镇痛	心动过缓	瞳孔缩小
欣快感，烦躁不安		便秘
精神朦胧		惊厥
镇静		
呼吸抑制		
抗利尿		
恶心和呕吐		
咳嗽抑制		

d. 呼吸抑制 所有的阿片镇痛药均能产生明显的呼吸抑制作用，这一作用是通过抑制脑干呼吸机制完成的。肺泡二氧化碳分压可能会增加，但这种抑制最可靠的指标是对二氧化碳反应性的下降。这种呼吸抑制作用与剂量相关，可被当时发生的感觉传入的程度所影响。例如：多种刺激可能部分地减少阿片引发的呼吸抑制。当强烈的疼痛刺激（这种刺激阻断了大剂量阿片的抑制作用）减轻时，呼吸抑制可能会突然变得明显起来。通过二氧化碳分压的检测，如果呼吸功能出现小到中等程度的下降，既往并无呼吸受损病史的患者能够承受。但是，对颅内压升高、哮喘、慢性阻塞性肺病或肺源性心脏病患者，这种呼吸功能的减退则无法承受。阿片引起的呼吸抑制仍为治疗剧烈疼痛过程中难度最大的临床挑战之一。目前正在进行的、克服这一问题的研究，集中在 μ 受体药理学和脑干内呼吸中枢的 5-羟色胺信号通路。

e. 镇咳 阿片类药物对咳嗽反射的抑制是众所周知的。可待因已经被用于那些有病理性咳嗽症状的患者。但是，阿片引起的咳嗽抑制作用可能会伴随着气管内分泌物的增多，从而引起气道堵塞和肺不张。

f. 缩瞳 事实上所有的阿片类镇痛药均可产生缩瞳反应。缩瞳反应是一种极少或不产生耐受性的药理作用，即使对于高度耐受的药物成瘾者（表 31-3）。因此，这对诊断阿片过量很有价值。这种作用可以被阿片拮抗药所阻断。它是由副交感神经通路介导的，因而亦可被阿托品所阻断。

g. 躯干僵直 几种阿片类药物可以增强躯干大肌肉的肌张力。最初人们相信这种现象与阿片镇痛药的脊髓作用有关，但亦可能为脊髓上水平的作用。躯干僵直能降低胸廓顺应性，从而影响通气。当快速静脉给予大剂量高脂溶性阿片镇痛药（如芬太尼、舒芬太尼、阿芬他尼、瑞芬太尼）时，这种现象最为明显。躯干僵直可以被阿片拮抗药抑制，后者当然也会抑制阿片镇痛药的镇痛作用。在防止躯干僵直的同时，要保持药物的镇痛作用，这需要同时使用神经肌肉阻断剂。

h. 恶心和呕吐　阿片类镇痛药可以激动脑干催吐化学感受区,产生恶心和呕吐。这一反应可能也有前庭的参与,因为行走似乎可以增加恶心和呕吐的发生率。

i. 体温　体温的恒温调节,部分是通过脑内内源性阿片样肽的作用介导的。举例来说,将 μ 阿片受体激动药如吗啡注入下丘脑前部时,可产生高热,而给予 κ 阿片受体激动药则引起体温过低。

j. 睡眠结构　尽管阿片类与昼夜节律的相互作用机制尚不清楚,但可减少Ⅲ相和Ⅳ相睡眠的占比,从而导致疲劳和其他睡眠失调,包括睡眠呼吸障碍和中枢性睡眠呼吸暂停。

2. 外周作用

a. 心血管系统　大多数阿片类对心脏并无明显的直接作用。除了心动过缓的患者,大多数阿片类对心脏节律也没有明显的影响。然而,哌替啶是个例外,因为哌替啶具有抗毒蕈碱作用,故可引起心动过速。通常情况下,在应用阿片时,人体血压可维持不变。但对于心血管系统张力过高的患者,用药时可以出现低血压。这种降压作用可能是因为周围动脉和静脉的扩张,这种扩张是由多种机制引起的,包括血管舒缩稳压机制的中枢性抑制和组织胺释放。阿片类对心输出量并无确定的影响,亦不引起心电图的明显改变。但是,对于低血容量的患者应慎用,因为上述机制易致此类患者出现低血压。阿片类镇痛药对脑循环的影响很小,但当呼吸抑制引起的 Pco_2 升高时例外。增加的 Pco_2 可导致脑血管扩张(这种扩张与脑血管阻力下降有关)、脑血流增加以及颅内压升高。

b. 胃肠道　便秘一直被认为是阿片类的反应,这种反应不会因连续用药而减退。也就是说,阿片引起的便秘不会产生耐受性(表31-3)。胃肠道内存在大量的阿片受体,阿片引起的便秘是通过对肠神经系统(第6章)和中枢神经系统的作用介导的。胃动力(节律性收缩和舒张)下降而肌张力(持续性的收缩)可能增加,尤其是在中央部位。胃酸分泌减少。小肠静息张力增加,伴有周期性痉挛,但非推进性收缩的幅度会明显降低。对于大肠,推进性蠕动波也变小而张力增加,使得肠内容物的排空延迟,并促进水的重吸收,从而导致便秘。对大肠的作用是阿片用于治疗腹泻的基础,在应用阿片类控制严重的癌性疼痛时,便秘是一个主要的难题。

c. 胆道　阿片类可收缩胆道平滑肌,从而引起胆绞痛。奥狄氏括约肌的收缩导致胆汁逆流、胰腺分泌以及血浆淀粉酶和脂酶的升高。

d. 肾脏　阿片类可以抑制肾功能。在人类,这一作用被认为主要是由于阿片类减少肾血流而引起的。此外,作用于 μ 受体的阿片类镇痛药可在人体发挥抗利尿作用,其机制可能与中枢神经系统和外周系统相关。阿片类亦可增加肾小管的钠重吸收。对于阿片可影响 ADH 释放的作用,目前尚存争议。治疗剂量的阿片类镇痛药可增加输尿管和膀胱的肌张力。而括约肌张力的增加,可以导致尿潴留,术后患者尤为明显。阿片类引起的输尿管肌张力增加,有时会加重肾结石引发的肾绞痛。

e. 子宫　阿片类镇痛药可能会延长产程。尽管其作用机制不清楚,但 μ-受体和 κ-受体在人类子宫肌上均有表达。芬太尼和哌替啶仅在超出临床剂量时使用时抑制子宫收缩。吗啡对子宫的作用尚未见报道。然而,激动药[3H]-D-ala2,L-met5-en-kephalinamide(DAMEA)可抑制人类子宫肌的收缩。

f. 内分泌　阿片可促进 ADH、催乳素以及生长激素的释放,而抑制促黄体生成素的释放(表31-1)。这些作用表明,内源性阿片样肽可通过对下丘脑的作用调节这些系统。接受长期阿片治疗的患者的睾酮水平偏低,继之引起性欲、精力以及情绪的低下。女性则可导致痛经或停经。

g. 瘙痒症　鸦片制剂如吗啡和可待因可产生面红和皮肤发热,有时伴随出汗、荨麻疹或瘙痒。尽管外周组织胺的释放可能为一个重要的原因,但所有的阿片类均可通过对皮肤源性瘙痒神经回路的中枢作用,最终导致瘙痒症。当阿片类通过硬膜外或脊髓途径作用于神经轴突时,可引起口唇和躯干强烈的瘙痒,从而限制了其应用。阿片类通过神经轴突途径引起的瘙痒症发生率较高,可达70%～100%。然而,研究已证实选择性 κ 受体激动药(如纳呋拉啡)在治疗瘙痒方面的有效性。

h. 免疫　阿片类镇痛药可通过影响淋巴细胞增殖、抗体生成和趋化性来调节免疫系统。此外,白细胞迁移至组织损伤部位,释放阿片样肽,后者有助于对抗炎性疼痛。但是,阿片类通常可以抑制自然杀伤细胞的溶细胞活性和促有丝分裂剂引起的淋巴细胞增殖反应,从而可促进肿瘤进展。尽管相关机制很复杂,中枢阿片受体的激动可能在外周免疫系统的变化中起了重要作用。一般说来,急性给药时,这些作用是交感神经系统介导的;而长期给药时,这些作用是下丘脑-垂体-肾上腺系统介导的。

阿片类镇痛药的临床药理学

对疼痛的成功治疗是一个很有挑战性的任务,首先需明确疼痛源和疼痛程度。患者经历的疼痛程度常常采用疼痛数字评分法(Numeric Rating Scale, NRS)评估。视觉模拟评分法(VAS)应用较少,其范围为0～10;其中,0表示无痛,10为极痛。无论采用哪种方法,其数值均表示疼痛严重程度。1～3分为轻度疼痛,4～6分为中度疼痛,7～10分为重度疼痛。对儿童和不能说话的患者,可以使用一种类似的分级法[FLACC(表情、肢体动作、行为、哭闹以及可安慰性)或 Wong-Baker 量表]。Wong-Baker 量表将面部表情分为5级评估疼痛,微笑代表没有疼痛,哭泣代表最大程度的疼痛。对于特殊患者,包括类风湿性关节炎和痴呆患者则采用专用量表评估。更多的综合问卷如 McGill 疼痛问卷可反映疼痛的不同方面。

对有剧烈疼痛的患者,阿片类镇痛药的使用是整体治疗方案中的一个关键部分。给药前要考虑多个因素,包括决定给药途径(口服、胃肠外或轴索)、药物作用时间、上限效应(最大内在活性)、疗程、可能发生的不良反应以及患者的阿片类药物用药史。在这种情形下,医生犯的一个主要错误是未能恰当地评估患者的疼痛,以及根据疼痛的严重程度,匹配一个适当程度的治疗。同样重要的原则是在实施治疗方案过程中,如果药物反应过度或不够充分,有必要重新评估方案的有效性并修改方案。

阿片类药物的急性用药和慢性用药是截然不同的。后者要考虑许多因素,包括阿片镇痛药的耐受性和躯体依赖性。

阿片类镇痛药的临床应用

A. 镇痛

具有很高内在活性的阿片类镇痛药,可以缓解持续性的剧烈疼痛(表 31-2),而对锐痛和间歇性疼痛似乎就不能有效控制。

对于与癌症和其他晚期病症相关的疼痛,必须使用强有力的治疗措施,并且常常需要多种治疗方式。这种情况下,需要连续使用强效阿片类镇痛药,同时也会出现某种程度的耐受性和依赖性。但这不应该成为给患者提供最好照料和生命质量的障碍。世界卫生组织癌症疼痛三阶梯治疗法(http://www.who.int/cancer/palliative/painladder/en/)创建于 1986 年,旨在提高对癌症患者选择最佳止痛方案的意识,已改善了对全世界癌症患者的疼痛治疗。有关临终关怀的研究证实,按固定间隔时间给药的方法(例如:在规定时间给予固定剂量)比按需给药更能有效止痛。目前临床上已经有能够使药物缓慢释放的新剂型,如吗啡和羟考酮的缓释剂型[即美施康定(MSContin)和奥施康定(OxyContin)]。据称,它们的好处是镇痛作用更持久和稳定。然而,目前支持阿片缓释制剂的长期应用(超过 6 个月)以治疗非癌症患者的慢性疼痛的证据很少。

如果患者的胃肠功能出现紊乱,无法使用吗啡的口服缓释制剂,则可以考虑长期使用芬太尼透皮贴剂(芬太尼贴)。此外,也可以短期使用芬太尼透黏膜口含剂治疗突发性疼痛(其他给药方式)。通过吹鼻方式给予强效阿片类镇痛药也是有效的,一些国家已经有阿片类的鼻腔给药制剂。在美国,被批准的这类制剂越来越多。另外,兴奋性药物如苯丙胺类(amphetamines)可增强阿片类的镇痛作用,因此亦可作为辅助药物用于慢性疼痛患者。

阿片类镇痛药常被用于产科分娩。由于阿片类可通过胎盘屏障进入胎儿体内,因此必须小心使用,尽最大可能减少药物对新生儿的抑制效应。如出现这种抑制,应立即注射拮抗药纳洛酮来解救。苯基哌啶类药物(如哌替啶)对新生儿产生的抑制,尤其是呼吸抑制,比吗啡要轻。这为它们在产科的应用提供了依据。

急性、剧烈的肾绞痛和胆绞痛通常需要应用强效阿片激动药方能有效缓解。但是,药物引起的平滑肌张力的增加,也会加重痉挛从而增加疼痛感。这种情况下,增加阿片类的剂量常常能够获得良好的镇痛效果。

B. 急性肺水肿

静脉注射吗啡可明显缓解左心衰所致肺水肿引起的呼吸困难。这一作用机制可能包括缓解焦虑(呼吸短促感觉)、降低心脏前负荷(静脉张力下降)和后负荷(外周阻力下降)。但是,如果呼吸抑制明显,可以先考虑用呋塞米治疗肺水肿。另一方面,对于那些患心肌缺血伴肺水肿的患者,吗啡有特效。

C. 咳嗽

低于镇痛药量的吗啡就可以抑制咳嗽反射。但是,近年来阿片类镇痛药在镇咳方面的应用大大减少,因为目前已有许多有效的人工合成药物可应用,它们既无镇痛作用,亦无成瘾性。

下面将会介绍这些药物。

D. 腹泻

阿片类镇痛药几乎可以控制任何原因引起的腹泻。然而,对于感染引发的腹泻,则禁止应用这类药物代替化疗药物来治疗。过去曾用粗提鸦片制剂(如止痛药)治疗腹泻,但现在已经用人工合成替代品如地芬诺酯或洛哌丁胺来止泻。这些替代品对胃肠道的作用选择性更高,而对中枢神经系统几无影响。目前临床上已经有几种制剂专门用于止泻(第 62 章)。

E. 颤抖

虽然所有的阿片激动药均可减轻震颤,但文献报道哌替啶的抗震颤作用最为显著。哌替啶可明显抑制震颤,这一作用主要是通过对 α_2 肾上腺素受体亚型的作用完成的。

F. 在麻醉中的应用

由于阿片类具有镇静、抗焦虑和镇痛作用,它们常常作为术前用药在麻醉和手术前使用。此外,阿片类也被用于手术中,既可作为其他麻醉剂的辅助药物。大剂量时(如 0.02 ~ 0.075mg/kg 的芬太尼)亦可作为麻醉方案中的一种主要药物使用(第 25 章)。阿片类最常用于心血管手术和以减轻心血管抑制为目的的其他高风险手术中。这种情况下常常需要提供呼吸机支持。

由于阿片类可直接作用于脊髓背角的表面神经元,也可以将它们注射于脊柱硬膜外腔或蛛网膜下腔用于局部镇痛。大量研究证实,将 3 ~ 5mg 吗啡经硬膜外腔给药后,通过在硬膜外腔放置的导管缓慢注入吗啡可获得持久的镇痛效果,且不良反应很轻。最初认为,采用硬膜外给予阿片类药物可产生镇痛作用,并且不损害运动、自主神经和除了疼痛以外的感觉功能。但是,药物注入硬膜外腔后,仍有可能发生呼吸抑制,需应用纳洛酮来逆转。硬膜外腔或蛛网膜下腔注入阿片类药物时,瘙痒、恶心和呕吐等不良反应就很常见,必要时可用纳洛酮逆转。较之蛛网膜下腔给药,目前更常采用硬膜外腔给药,因为后者的不良反应更少。而大量的研究结果表明,采用胸硬膜外镇痛可显著减少围手术期的致死率和发病率。对于那些刚刚进行了胸部和上腹部手术,处于恢复期的患者,低剂量的局部麻醉药和芬太尼(通过胸部硬膜外导管注入给药)合用治疗疼痛的方案,已经被广泛接受。主治慢性疼痛的专科医生,可能偶尔会选择手术植入一个程序化控制的输注泵,后者与脊柱导管相连,这样可持续滴注阿片类或其他镇痛药。

G. 其他给药途径

患者自控镇痛(patient-controlled analgesia,PCA)被广泛用于突发性疼痛的处理。应用 PCA 时,患者可通过按压一个按钮来释放已设置好的、固定剂量的阿片类镇痛药。预设关闭间歇时间可以防止在一段时间内再次给药。严格设计的临床试验表明,该方法可获得更高的患者满意度,使得这种方法在术后疼痛管理中非常有用。然而,医护人员必须对 PCA 的使用十分熟悉,以免因操作失误或程序错误导致药物过量。已经发现存在需要严密监测生命体征和意识的 PCA 相关的呼吸抑制和低氧。建议对接受 PCA 控制的阿片类治疗的患者持续监测血氧水平。这并非一个可早期发现通气不足或呼吸暂停的自动防故障障方法,而是一个未察觉到的不良反应的安全网。如该方法与具有镇静作用的药物如苯二氮䓬类和某些止吐药同时应用,则其镇静风险增加。

当口服和非肠道途径给药疗效不理想时,可以采用吗啡和二氢吗啡酮的**直肠栓剂**给药的方式。**透皮芬太尼贴剂**既可提供稳定的药物血浆浓度和更佳的止痛效果,还可避免反复注射给药的麻烦。芬太尼是目前最为成功的经皮肤给药的镇痛药,用于持续性疼痛的治疗。由于芬太尼可引起呼吸抑制,因此对于那些需要每日至少应用 60mg 吗啡,且持续治疗一周或以上的患者,FDA 建议使用芬太尼(25μg/h)透皮贴剂。对刚刚开始进行治疗和正在增加药物剂量治疗的每一个患者均应极为小心,因为使用透皮贴剂往往要到 24～48 小时,药效才能达到高峰。丁丙诺啡片剂(BuTrans)是一种混合性激动-拮抗药的透皮制剂,用于慢性疼痛的治疗,亦可用于阿片持续用药以及戒毒。**鼻内给药**可以避免重复注射给药和消除口服给药带来的首关效应。在美国,布托啡诺是目前临床使用的唯一阿片类鼻制剂,以后也会越来越多。另外一种非肠道途径给药的替代方法是经**口腔透黏膜**给药,即使用枸橼酸芬太尼锭剂或插在棍上的"棒棒糖"。

毒性和不良反应

阿片类镇痛药的直接毒性反应是其急性药理作用的延伸,包括呼吸抑制、恶心、呕吐和便秘(表 31-4)。此外,还要考虑耐受性和依赖性,药物过量的诊断和治疗以及禁忌证。

表 31-4　阿片镇痛药的不良反应

急性使用的不良反应	长期使用的不良反应
呼吸抑制	性腺机能减退
恶心/呕吐	免疫抑制
瘙痒	食欲增加
荨麻疹	生长激素分泌增加
便秘	撤药症状
尿潴留	耐受性、依赖性
谵妄	药物滥用和成瘾
镇静	痛觉过敏
肌阵挛	驾驶伤害
癫痫	

A. 耐受性和依赖性

阿片类的药物依赖性主要体现在相对明确的戒断症状。不同的阿片类镇痛药的药理作用各异,同样,它们的精神依赖和戒断症状的严重程度也不同。例如:强效阿片激动药的戒断症状比弱或中等效应的激动药要严重。将阿片拮抗药用于已有阿片依赖的患者,则会产生短暂但严重的戒断症状(下文:拮抗药导致的戒断)。阿片类部分激动-拮抗药的躯体和精神依赖症状似乎弱于强效阿片激动药。

1. 阿片耐受性　为多次应用阿片类后其镇痛作用减弱的现象。临床上,阿片耐受性即为达到最初的镇痛效果而增加阿片的使用剂量。尽管耐受性的形成始于第一次使用阿片时,但耐受性可能在常规治疗剂量用药 2～3 周后方可在临床上明显地表现出来。但是,如在术中或病危护理中使用超强阿片类镇痛药,如瑞芬太尼,几个小时内即可引起阿片耐受性。短期内频繁大剂量应用阿片类药物时,最容易产生耐受性。如果小剂量使用,且用药间隔时间长,就不易形成耐受性。

阿片激动药的镇痛、镇静和呼吸抑制效应均可发生高度耐受性现象。一个对吗啡尚未形成耐受性的患者,60mg 吗啡可能会使患者出现呼吸停止,而对于一个已经成瘾的患者,2～3 小时之内即使接受达到 2 000mg 的最大耐受剂量吗啡,也不会出现明显的呼吸抑制。此外,阿片类的抗利尿、催吐和降压效应也可形成耐受性,但其缩瞳、致惊厥和致便秘作用则不发生耐受性(表 31-3)。患者停止应用阿片类后,对其镇静和呼吸抑制作用的耐受性消退情况个体间并不一致,难以预测。然而,停止用药后阿片类的催吐作用仍可持续数月。因此,阿片类的耐受性与其效应、药物种类、时间以及个体(遗传表观因素)均相关。

患者对作用于多种受体的镇痛药也可产生耐受性。但是其程度比激动药要轻。作用于多种受体的镇痛药在反复使用后,幻觉、困倦、体温过低和呼吸抑制等不良反应均可减轻。但是,这类药物的耐受性通常不包括对阿片类激动药的交叉耐受性。另外,还需注意一点:混合受体的拮抗效应和纯拮抗药的拮抗作用不会发生耐受性。

交叉耐受性是阿片类药物的一个极为重要的特征,即对吗啡耐受的患者通常对其他阿片类激动药的镇痛作用的反应性也下降,尤其是那些主要作用于 μ 受体的药物。吗啡与其同源物的交叉耐受性不仅体现在镇痛作用上,也包括欣快感、镇静和呼吸抑制作用。但是,μ 受体激动药之间的交叉耐药常常是部分的或不完全的。这种临床现象引出了"阿片类药物轮换"的概念,这一概念在癌性疼痛治疗中应用了很多年。如果一种阿片类镇痛药的疗效下降,患者可转换应用另外一种阿片类镇痛药(如吗啡转换为二氢吗啡酮;二氢吗啡酮转换为美沙酮)。通常,在完成药物轮换后,可以用更低的等效药物剂量,获得更好的止痛效果。另外一种方法是,通过使用辅助性非阿片类药物使阿片受体功能"再偶联"。NMDA 受体拮抗药(如氯胺酮),在人类和动物身上显示出具有预防或逆转阿片引起的耐受性的作用。由于严格对照试验表明了氯胺酮在减轻术后疼痛和减少阿片应用剂量上均有效,因而氯胺酮的使用越来越广泛。能够直接加强 μ 受体的再循环利用的药物,也可能提高已产生阿片耐受性患者的镇痛作用。

2. 依赖性　依赖性的形成始终伴随因反复使用 μ 受体阿片类药物而出现的耐受性。停用药物引起撤药或戒断症状,这些症状是阿片类药物的急性药理作用的过度反弹现象的反映。

戒断症状包括流涕、流泪、打呵欠、颤抖、起鸡皮疙瘩(竖毛)、呼吸亢奋、高热、瞳孔散大、肌肉疼痛、呕吐、腹泻、焦虑和对抗情绪。这些症状和体征的数量和强度主要取决于依赖形成的程度。这时使用一种阿片类可以立即缓解戒断症状和体征。

戒断症状的发生时间、强度、持续时间取决于之前所用药物的种类，也可能与药物的生物半衰期有关。吗啡或海洛因的戒断体征一般发生在最后一次用药之后 6~10 小时内。最大反应发生于 36~48 小时，此后大多数体征和症状均可逐渐消退。第 5 天大部分反应消失，也有一些反应会持续数月。对于哌替啶，大部分戒断症状在 24 小时内消退，而美沙酮则需要几天，戒断症状方能达到高峰，并可能持续 2 周。美沙酮效应的缓慢消退与其症状相对轻有关，这也是该药能应用于海洛因成瘾的脱毒治疗的基础。但是，尽管摆脱了对阿片类的躯体性依赖，精神上可能仍然渴望这些药物。除了美沙酮，丁丙诺啡和 α_2 受体激动药可乐定均为 FDA 批准的可用于阿片类镇痛药脱毒的药物（第 32 章）。

一种短暂的、爆发性的戒断症状-拮抗药促成的戒断反应，可以通过给予纳洛酮或另外一种拮抗药，在已经产生阿片类躯体依赖的患者身上诱发。注射拮抗药后 3 分钟内，就出现与突然停药时相似的症状和体征，10~20 分钟达到高峰，1 小时后大部分消退。即便是停药后戒断症状相对较轻的美沙酮，也可能发生很严重的拮抗药戒断反应。

那些具有混合效应的药物，如突然停用已经多次应用的喷他佐辛（pentazocine）、环佐辛（cyclazocine）或烯丙吗啡（nalorphine），也会出现戒断症状和体征。但这些症状与吗啡和其他激动药所产生的症状有一些不同。可能出现焦虑、食欲缺乏、体重下降、心动过速、寒战、体温升高和腹痛等症状。

3. 成瘾　根据美国成瘾医学协会的定义，成瘾是一种大脑奖赏、动力、记忆和相关回路的原发慢性疾病。这些回路的失调可导致具有特征性的生物学、心理和社会表现。具体反映为个体通过物质使用和其他行为完成的病理性奖赏和解除的诉求。成瘾以不能坚持戒除、行为控制损害、渴求、对个体行为和人际交往关系主要问题的认识不足以及情绪反应失常为特征（第 32 章）。

使用阿片类药物进行治疗时，形成依赖的风险显然是一个值得考虑的重要因素。尽管存在这种风险，但无论如何都不能仅仅因为阿片类存在滥用可能或立法机构使麻醉药开方过程变得复杂而放弃合理的止痛治疗。此外，临床医生可以留心一些治疗原则，尽量减少阿片类镇痛药的依赖和耐药带来的问题。

- 在开始应用阿片类治疗前，要明确治疗目标。这样做的目的是减少躯体依赖发生的可能性。同时，在治疗过程中还应该考虑患者及其家庭因素。
- 一旦确定了有效剂量，尽量将药物剂量维持在这一水平。为了做到这一点，可以使用一个书面的治疗守则，这个守则禁止初期就重新配方，也不允许多位医生开方。
- 非阿片类镇痛药-尤其是在慢性疼痛的治疗中-可以考虑使用其他类型的镇痛药或戒断症状不很明显的化合物。
- 经常评估连续的止痛治疗过程以及患者对阿片类的需求情况。

B. 阿片类过量的诊断和治疗

静脉注射纳洛酮可迅速逆转由阿片类过量而非其他中枢神经系统抑制剂引起的昏迷。当然，拮抗药的应用不应延误其他治疗措施，尤其是呼吸维持（下文：阿片类拮抗药部分和第 58 章）。

C. 禁忌证和注意事项

1. 纯激动药与弱的部分激动药合用　如果正在使用完全激动药（如吗啡）的患者同时应用一种作用较弱的部分激动药如喷他佐辛，则有减弱镇痛作用的风险，甚至可能引发撤药反应。因此应避免部分激动药与完全激动药的联合使用。

2. 用于对脑损伤患者　呼吸抑制引起的二氧化碳潴留可导致脑血管扩张。对已经有颅内压升高的患者，这可能会引起致死性的脑功能改变。

3. 孕期的使用　对长期使用阿片类的怀孕妇女，子宫内胎儿可能会发生躯体依赖，产后早期，可能出现明显的戒断症状。母亲即使每日仅使用 6mg 海洛因（或等效剂量的药物），也会使婴儿出现轻微戒断症状，而两倍于此的药物会引发婴儿出现严重的症状和体征，包括易怒、尖声哭叫、腹泻，甚至出现癫痫发作。仔细询问病史和体格检查有助于认识这一问题。若判断停药症状比较轻微，治疗应旨在控制这些症状，可使用地西泮这一类药物。如停药症状严重，可一次性口服复方樟脑酊（鸦片樟脑酊，吗啡 0.4mg/ml），剂量为 0.12~0.24ml/kg。亦可口服美沙酮，剂量为 0.1~0.5mg/kg。

4. 用于肺功能损伤患者　对于呼吸储备处于临界值的患者，阿片类镇痛药的呼吸抑制作用可能会引发急性呼吸衰竭。

5. 用于肝功或肾功损害的患者　由于吗啡及其衍生物主要在肝脏代谢，对于肝前性昏迷的患者，使用这类药物可能会受到质疑。肾功能损害的患者药物半衰期会延长，吗啡及其具有活性的葡萄糖醛酸苷代谢产物可能会蓄积，可减量使用。

6. 用于内分泌障碍患者　肾上腺机能不全的患者（阿狄森病）和那些甲状腺功能减退（黏液性水肿）的患者，对阿片类的反应可能会更久、也更加明显。

药物相互作用

由于重病患者或住院患者需要大量药物，因此在应用阿片类镇痛药时，往往会发生药物的相互作用。表 31-5 列举了那些药物相互作用情况以及不能与阿片类合用的药物的原因。

表 31-5　阿片类药物的相互作用

药物分类	与阿片类的相互作用
镇静催眠药	中枢神经系统抑制加强，尤其是呼吸抑制
抗精神病药物	镇静作用增加。对呼吸抑制的作用不确定。心血管作用加强（抗毒蕈碱作用和 α 受体拮抗作用）
单胺氧化酶抑制药	所有阿片镇痛药的相对禁忌证，合用时高热昏迷发生率高。高血压病例也有报道

■ 特定的药物

以下介绍最重要的、被广泛应用的阿片类镇痛药,以及这些药物的特性。表 31-2 列举了相当于肌内注射 10mg 吗啡的药物剂量、口服与胃肠外给药的疗效、镇痛作用持续时间以及内在活性(最大效能)。

强效激动药

菲类

吗啡(Morphine)、二氢吗啡酮(hydromorphone)和羟基吗啡酮(oxymorphone)是治疗剧烈疼痛的强效激动药。这些原型药已在前面详细阐述。

吗啡

海洛因(Heroin, 又称二乙酰吗啡, diamorphine, diacetyl-morphine)作用强,起效快,但是在美国和加拿大均被禁止使用。近年来,要求恢复该药使用的呼声很高。但是,双盲研究并不支持海洛因对慢性剧烈疼痛的疗效优于吗啡这一观点,至少在采用肌内注射这一途径时如此。

苯庚胺类

美沙酮(Methadone)是一种强有效的临床镇痛用药,经历了重新恢复使用的过程。美沙酮通过口服、静脉、皮下、脊柱和直肠等方式给药。美沙酮经胃肠道吸收良好,它的生物利用度远远超过吗啡口服给药时的生物利用度。

美沙酮

美沙酮不仅是一种强效的 μ 受体激动药,它的左旋和右旋-美沙酮异构体的外消旋混合物,也可以阻断 NMDA 受体和单胺类再摄取转运体。这些作用与非阿片类受体的特性,可能有助于解释它能够缓解难治性疼痛(神经性、癌性疼痛)的原因,尤其是在前期吗啡治疗失败时。在这点上,当吗啡或二氢吗啡酮的应用剂量越来越大,产生耐药或者无法忍受的不良反应时,"阿片类药物轮换"为美沙酮,就能以相当于以吗啡每日用量的 10%~20%,来获得更好的镇痛效果。与用于抑制阿片类戒断症状不同的是,美沙酮用于镇痛时,用药间隔时间不能超过 8 小时。但是,考虑到美沙酮药代动力学的个体差异很大,以及很长的半衰期(25~52 小时),第一次给药需要密切观察,以避免可能的不良反应,尤其是呼吸抑制。由于美沙酮可被肝脏的 CYP3A4 和 CYP2B6 亚型代谢,它的代谢通路受阻或肝功不良也与其过量反应有关,包括呼吸抑制或更为罕见的 QT 间期延长型心律失常。

美沙酮被广泛用于阿片类滥用的治疗。美沙酮的耐受性和躯体依赖性的形成比吗啡缓慢得多。美沙酮突然停药所产生的戒断症状和体征也比吗啡轻,尽管持续时间更久。这些特征使得美沙酮在脱毒治疗或慢性海洛因复吸成瘾者的维持治疗方面,均能发挥有效作用。

对于海洛因成瘾者的脱毒治疗,可给予小剂量的美沙酮(5~10mg 口服),每日 2~3 次,持续 2~3 日。停用美沙酮后,患者会出现轻微的、可忍受的戒断症状。

阿片类药物的习惯性吸食者的维持治疗,通过每日口服 50~100mg 美沙酮,有意地诱发形成耐受性。这种状态下,成瘾者对海洛因产生交叉耐受性,这样就抑制了大部分海洛因的成瘾-加重反应。维持治疗方案的一个基本原理是,阻断非法阿片类药物滥用引起的强化作用,能够去除获得它们的动力,这样就会减少犯罪活动,使吸毒者更容易服从心理治疗和康复治疗。美沙酮应用于维持治疗的药理学基础是合理的,其社会学基础也是理性的,但由于非药理学措施管理不当,一些美沙酮项目失败了。

对于习惯性使用海洛因成瘾的患者,同时应用美沙酮备受争议,因为同时使用美沙酮可能会增加过量引起呼吸停止从而导致患者死亡的风险。由于使用美沙酮治疗持续性疼痛的患者数量不断增加,因此药物意外过量和呼吸抑制相关并发症的发生率亦增大。美沙酮代谢的可变性、蛋白结合、分布以及阿片剂量非线性转换均影响其不良反应。丁丙诺啡,一种长效部分 μ 受体激动药,被发现在阿片类成瘾的脱毒治疗中很有效,可维持戒毒过程,且其过量致死的风险更低。

苯基哌啶类

芬太尼(Fentanyl)是人工合成阿片类中,应用最广泛的药物之一。芬太尼亚类现在除了母体化合物芬太尼外,还包括舒芬太尼(sufentanil)、阿芬他尼(alfentanil)和瑞芬太尼(remifentanil)。

芬太尼

这些阿片类的区别主要在与它们的作用强度和生物代谢方面。舒芬太尼的作用是芬太尼的 5~7 倍以上。阿芬太尼的作用比芬太尼弱很多,但起效更快,作用时间也短得多。瑞芬太尼能迅速被血浆和非特异性组织中的酯酶所代谢,使其药代动力学和药效动力学半衰期极短。这些化合物的这种特性对其在麻醉时的应用是有利的。尽管芬太尼是目前苯基哌啶类的主要镇痛药物,哌替啶(meperidine)仍然在临床应用。这种阿片类镇痛老药有明显的抗毒蕈碱作用,对于心动过速的患者,应禁止使用。有报道称哌替啶对心脏有负性肌力作用。此外,对于那些应用大剂量哌替啶或合并肾衰的患者,由于代谢产物的蓄积,可能出现癫痫。考虑到这一不利情况,哌替啶作为一线镇痛药使用的情况越来越少。

吗啡喃类

左啡诺(Levorphanol)是一种人工合成的阿片镇痛药,其作用与吗啡非常相似,具有 μ-、δ-以及 κ-阿片受体激动药作用,抑制 5-羟色胺-去甲肾上腺素再摄取,以及 NMDA 受体拮抗药性质。

轻到中度作用的受体激动药

菲类

可待因(Codeine)、二氢可待因(dihydrocodeine)和氢可酮(hydrocodone)的作用均弱于吗啡,且常发生一些不良反应。当试图达到与吗啡相当的镇痛效果时,这些不良反应限制了这种药的最大可耐受剂量。

羟考酮(oxycodone)是一种作用更强的、大剂量单独应用的镇痛药,包括速释型或控释型两种剂型,可用于中到重度疼痛的治疗。氢可酮或羟考酮与对乙酰氨基酚的联合制剂是美国治疗轻到中度疼痛的口服镇痛药的主要配方。然而,较大剂量羟考酮控释剂的应用明显增多。一种羟考酮静脉给药剂型已在美国以外的国家上市。

每种羟考酮控释片剂均含有大量羟考酮以延长其作用时间,那些成瘾者获取粉碎的药片并大剂量注射,导致药物滥用和可致死的药物过量。2010 年 FDA 批准了一种新的羟考酮控释剂配方,据报道这种新剂型无法被切割、打破、咀嚼、压碎或溶解从而释放更多的羟考酮。希望这种新剂型可以减少采用鼻吸和注射途径的药物滥用。FDA 目前要求一项风险评价与缓解策略(REMS)中应包括发放患者用药指导,同时要求阿片类开处方者应参加阿片类镇痛药合理应用的相关培训(文本框:阿片类药物开处方者的培训)。

可待因

苯庚胺类

丙氧酚(propoxyphene)的化学结构与美沙酮相似,但镇痛作用极弱。该药的效能较低,即使与阿司匹林合用,也不适用于严重疼痛。与丙氧酚使用和滥用相关的病死率不断升高,使其在美国被退市。

苯基哌啶类

地芬诺酯(diphenoxylate)及其代谢产物地芬诺辛(difenoxin)目前被用于治疗腹泻,而非镇痛。因为这些药物的滥用概率很低,被列为最低限度的管制药物(地芬诺辛是Ⅳ类;地芬诺酯是 V 类)。这些化合物的可溶性差,限制了其胃肠外注射使用。这些药物用于治疗腹泻时,可同时应用阿托品。合用阿托品的剂量很低,不会产生明显的抗腹泻作用,但被认为会减少这类药物滥用的可能性。

洛哌丁胺(loperamide)是一种苯基哌啶衍生物,用于治疗腹泻。但是,由于它对外周 μ 阿片受体有作用,而对中枢受体并无影响,目前该药能否作为有效镇痛药的研究尚在进行中。该药对血-脑脊液屏障的通透能力有限,其滥用可能性小,因而是非处方药。

所有这些抗腹泻药物的常用剂量仅为初次 2 片,然后在每一次腹泻后服用 1 片。

阿片类药物开处方者的培训

疼痛的治疗是一个临床药理学难题,阿片类药物开处方者常常对这种困难未能充分理解。因此,美国药物滥用病例数量大幅升高,1999 年至今,因处方阿片类药物过量致死的患者数量已经增加近 4 倍。这些数据促使 FDA 制定了计划,即要求阿片类药物生产者对所有阿片类开处方者进行相应培训。FDA 正在制定办法,要求所有开处方者进行强制性培训,尤其重视长效和缓释制剂阿片类药物临床药理学方面的专业培训。以长效和缓释制剂阿片类药物(如美沙酮、羟考酮)为培训重点反映出这些药物与迅速上升的致病率和致死率相关。

作用于多种受体的阿片类

切忌将任何作用于多种受体的阿片类药物或部分激动药用于接受完全激动药治疗的患者,因为这两种药物可能会发生不可预测的相互作用,即会使镇痛作用减弱或发生爆发性的戒断症状。

菲类

纳布啡(Nalbuphine)是一种 κ 受体的强激动药,也是 μ 受体的拮抗药。纳布啡需注射给药。高剂量纳布啡的呼吸抑制作用,似乎在最大值处有一个平台,而这一点吗啡不明显。不幸的是,当发生呼吸抑制时,可能对纳洛酮的逆转作用有抗药作用。

如前文所述,丁丙诺啡(buprenorphine)是一种作用很强的长效菲类衍生物,为 μ 受体的部分激动药(内在活性较低),亦为 δ 和 κ 受体拮抗药,因而被认为是一种混合性激动-拮抗药。尽管丁丙诺啡被作为镇痛药使用,但它可拮抗作用更强的 μ 受体激动药如吗啡的作用。丁丙诺啡亦结合痛敏肽受体 ORL1。至于这种作用是否参与了对 μ 受体的拮抗作用,目前尚在研究之中。临床上丁丙诺啡多采用舌下给药方式,这种方式可以避免首关效应。丁丙诺啡的作用持久,这是因为药物与 μ 受体解离速度慢。这一特征使该药的作用不容易被纳洛酮逆转。2002 年丁丙诺啡被 FDA 批准用于阿片类药物依赖的治疗。研究表明,在阿片类撤药和脱毒方面(根据《美国药物成瘾治疗法案》,应由有资质的医生应进行心理咨询、心理安抚以及指导),丁丙诺啡与美沙酮同样有效。与美沙酮不同,大剂量应用丁丙诺啡可对 μ 阿片受体产生拮抗作用,从而减弱了其镇痛和呼吸抑制作用。但是,丁丙诺啡仍可引起严重呼吸抑制和死亡,尤其是与苯二氮䓬类药物或其他中枢抑制药物(如镇静药、抗精神病药或乙醇)联合静脉给药时。另外,丁丙诺啡亦可与纳洛酮,一种 μ 阿片拮抗药制成联合制剂(Suboxone,已上市药物为丁丙诺啡加纳洛酮制剂。译者注),有助于防止该药静脉注射方式的非法滥用。一种可在一周内持续给药的缓释透皮贴剂(Butrans)目前已上市。文献报道,应用兼有激动和拮抗活性的阿片类镇痛药时,可出现伴有幻觉、噩梦以及焦虑等症状的致幻反应。

喷他佐辛(pentazocine)和纳布啡亦为具有混合性激动-拮抗药特性的阿片类镇痛药。纳布啡为 κ 受体强激动药和 μ 受体部分拮抗药。该药可胃肠外给药。大剂量给药时其呼吸抑制效应似有上限(吗啡未见这一效应)。然而,一旦呼吸抑制发生,由于纳布啡与纳洛酮受体具有更高的亲和力,故而其作用难以被纳洛酮所逆转。

吗啡喃类

布托啡诺(butorphanol)可产生和纳布啡相当的镇痛作用。但在相当于其产生镇痛作用的剂量下,似乎能产生更强的镇静作用。布托啡诺被认为是一种主要作用于κ受体的激动药。但是,它也可以发挥 μ 受体的部分激动药或拮抗药的作用。

苯基吗吩烷类

喷他佐辛(pentazocine)是一种带有弱 μ 受体拮抗药或部分激动药特点的 κ 受体激动药。它是最早使用的作用于多种受体的药物。它既可以口服,也可以非肠道给药。由于喷他佐辛刺激性强,故不建议皮下注射。

其他

曲马多(tramadol)是一种作用于中枢的镇痛药,其作用机制主要是抑制 5-羟色胺的再摄取。另外,曲马多也可以抑制去甲肾上腺素转运体的功能。由于曲马多的镇痛作用仅可被纳洛酮部分拮抗,因而其治疗作用被认为并不取决于与 μ 受体较弱的亲和力。曲马多的推荐剂量为 50~100mg,口服,每日 4 次。曲马多的毒性反应与癫痫相关。对有癫痫病史或合用其他能够降低癫痫阈值的患者,应慎用曲马多。另外一个严重反应是发生 5-羟色胺综合征,尤其是应用选择性 5-羟色胺再摄取抑制剂类抗抑郁药时(第 16 章)。其他的不良反应包括恶心和眩晕,但在治疗数天后,这些症状大多能够缓解。迄今为止,尚无曲马多引起呼吸抑制或心血管系统抑制的报道。考虑到曲马多的镇痛作用与 μ 受体作用并无明显关系,曲马多可作为阿片完全激动药的辅助用药,用于慢性神经性疼痛的治疗。

他喷他多(tapentadol)是一种对阿片受体有中等程度亲和力的镇痛药,可明显抑制去甲肾上腺素再摄取。在动物模型上,该药的镇痛作用仅在一定程度上被纳洛酮所抑制,而 α_2 肾上腺素受体拮抗药则可明显减弱其镇痛作用。此外,它与去甲肾上腺素转运体(NET,第 6 章)的亲和力比曲马多强,而与 5-羟色胺转运体(SERT)的结合弱于曲马多。他喷他多于 2008 年被批准使用,其在治疗中到重度疼痛方面显示出与羟考酮相似的作用,而胃肠道反应如恶心的发生减少。癫痫患者应用他喷他多可能引起癫痫发作,亦可能发生 5-羟色胺综合征。在临床疗效方面,目前尚不清楚他喷他多与曲马多或其他并非主要通过阿片受体发挥作用的镇痛药比较结果。

镇咳药

阿片类镇痛药是最有效的抑制咳嗽的药物。在低于镇痛药量时,阿片类镇痛药即可发挥镇咳作用。与镇咳作用相关的受体似乎不同于阿片类其他作用关联受体。例如:阿片分子的立体异构体也能产生镇咳作用,而并无镇痛作用和成瘾性(下文)。

咳嗽的生理机制很复杂,阿片类镇咳的具体机制尚不清楚。可能既有对中枢的作用,也有对外周的作用。

最常用于镇咳的阿片类衍生物包括右美沙芬、可待因、左丙氧芬以及那可丁(在美国,后两种药物并未上市)。对那些服用单胺氧化酶抑制药的患者,应慎用这些药物(表 31-5)。镇咳制剂通常会含有可以稀释液化呼吸道分泌物的祛痰药。需要重视的是,服用含右美沙芬的治疗咳嗽感冒的非处方药的儿童死亡人数越来越多,FDA 已明令禁止将这种药用于 6 岁以下的儿童。此外,可待因的代谢个体差异较大,儿童用药时,需要反复斟酌。

右美沙芬(dextromethorpha)是左啡诺甲基化衍生物的右旋体,无成瘾性,比可待因更少产生便秘。通常镇咳剂量为 15~30mg,每日 3~4 次。很多非处方药中,都含有右美沙芬。右美沙芬也能够加强吗啡(可能也包括其他 μ 受体激动药)的镇痛作用。但是,已经有报道称,右美沙芬的纯品形式(粉末)的滥用,可导致严重的不良反应甚至死亡。

可待因,如上所述,在低于镇痛药量时,即可发挥镇咳作用。因此,15mg 可待因通常即可起到很好的镇咳效果。

左丙氧芬(levopropoxyphene)是弱的阿片激动药右丙氧芬的立体异构体。尽管具有镇静这一不良反应,但左丙氧芬并无阿片样作用。常用的镇咳剂量是 50~100mg,每 4 小时给药一次。

阿片类药物拮抗药

纯阿片拮抗药**纳洛酮(naloxone)**、**纳曲酮(naltrexone)**和**纳美芬(nalmefene)**是氮 17 位被取代的吗啡衍生物。这些药物对 μ 阿片结合位点有较高的亲和力。它们对其他受体的亲和力弱些,但可以逆转 δ 和 κ 位点拮抗药的作用。

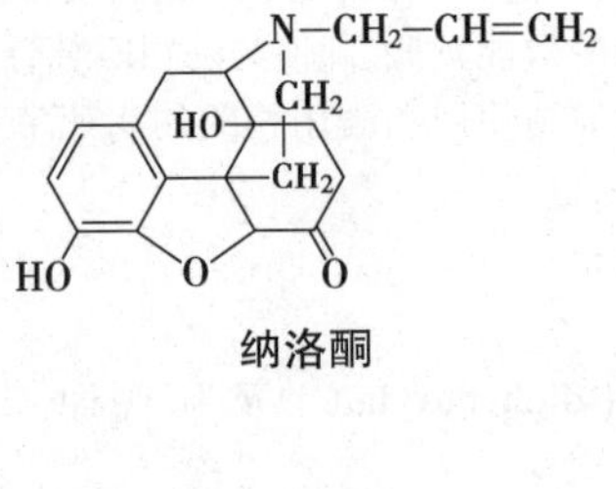

纳洛酮

药动学

纳洛酮通常通过注射给药,注射给药时作用时间短(1~2 小时)。与带有游离羟基的类阿片受体激动药相似,纳洛酮主要是通过与葡萄糖酸苷结合的方式代谢。纳曲酮口服吸收良好,但要经过快速的首关消除。该药的半衰期为 10 小时,单次口服 100mg,可阻断注射海洛因产生的效应,作用可持续 48 小时。纳美芬是这类药物中最新的一种,为纳曲酮衍生物,但目前仅有注射剂可使用。与纳洛酮相似,纳美芬也用于阿片类药物过量的解救,但半衰期更长(8~10 小时)。

药效学

当不存在阿片受体激动药时,即使给予可产生明显对抗激动药作用的剂量,这些拮抗药也不会产生任何作用。

对应用吗啡治疗的患者,静脉注射拮抗药可以在 1~3 分钟内完全逆转吗啡的作用。对过量使用阿片类药物而引起急性抑制的患者,拮抗药可以使呼吸、意识、瞳孔大小、肠蠕动以及对疼痛的反应有效地恢复正常。对那些已形成依赖、在使用阿片期间似乎表现正常的患者,纳洛酮或纳曲酮几乎可立即引发戒断症状。

这些药物的拮抗作用不产生耐受性,在长期使用后停药也不会出现戒断症状。

临床应用

纳洛酮是一种完全拮抗药,比早期主要作为拮抗药应用的弱激动-拮抗药,如烯丙吗啡和烯丙左吗喃更有优势。

纳洛酮主要用于急性阿片类药物过量的解救(第 58 章)。需要注意的是纳洛酮的半衰期很短,这一点要铭记在心,因为被阿片类药物严重抑制的患者,可能会在单次使用纳洛酮后得到恢复,表现也与常人无异,但仅仅在 1~2 小时后,就会复发重新进入昏迷状态。

对于威胁生命的呼吸和中枢神经系统抑制,通常采用的纳洛酮的初次注射剂量是 0.1~0.4mg。维持疗效亦需应用纳洛酮,此时应通过静脉给药,剂量为 0.4~0.8mg,必要时可重复给药。使用纳洛酮治疗阿片类药物引起的严重抑制的新生儿时,初次给药剂量为 5~10μg/kg,若反应不明显,可考虑二次给药,直到药物剂量达到 25μg/kg。

在静脉或硬膜外给药的阿片类药物产生的不良反应的救治中,小剂量纳洛酮(0.04mg)发挥越来越重要的作用。仔细斟酌纳洛酮的剂量后给药,多可在消除瘙痒、恶心和呕吐等症状的同时,仍能保留镇痛作用。出于这一目的,口服纳洛酮和最近改良的纳洛酮和纳曲酮的类似物,已获 FDA 批准使用。这些药物包括用于治疗临终患者便秘的**溴化甲基纳曲酮(methylnaltrexone bromide**,Relistor) ,以及用于治疗肠切除术后肠梗阻的阿维莫泮(**alvimopan**,Entereg)。甲基纳曲酮具有季铵结构,使其不能通过血-脑脊液屏障。阿维莫泮对外周 μ 受体具有很强的亲和力,并不减弱 μ 阿片受体激动药的中枢作用。这种选择性治疗作用的主要机制是拮抗了肠道中的外周 μ 受体,而对中枢穿透极少。

由于纳曲酮的作用持久,因而被推荐用作成瘾的维持治疗药物。隔日使用一次纳曲酮可阻断单次剂量海洛因的所有效应。可以预料,这种康复的方法不会受大多数用药者的欢迎,除非他们能主动放弃毒品。纳洛酮可与硫酸吗啡组成控释剂(Embeda) ,20~100mg 吗啡可在 8~12 小时或更久的时间内缓慢释放,以缓解术后持续性疼痛。0.4~4mg 纳曲酮被置于配方颗粒中心,用于防止吗啡的滥用(通过研磨和自胶囊中提取吗啡)。有证据表明,纳曲酮可通过增加 β 内啡肽基础水平的释放,减轻慢性酒精成瘾者对酒的渴望,目前已被 FDA 获准用于酒精成瘾的治疗(第 23 章)。纳曲酮亦有助于尼古丁(抽烟)的戒除,并可使体质量降低。实际上,纳曲酮和安非他酮(第 16 章)可能提供一个有效的协同减肥方案。如果目前的试验可证明长期使用的心血管安全性,这种配方以及其他联合纳曲酮的减肥药物可能最终能够获得 FDA 的批准。

摘要:阿片类、阿片替代品以及阿片拮抗药

亚类、药物	作用机制	药理作用	临床应用	药代动力学、毒性
强阿片激动药				
• 吗啡 • 美沙酮 • 芬太尼	• 强大的 μ 受体激动药 • 对 δ 和 κ 受体的亲和力不一定	镇痛作用;缓解焦虑;镇静;胃肠传导减慢	剧痛;麻醉的辅助治疗(芬太尼、吗啡);肺水肿(仅吗啡);康复治疗的维持(仅美沙酮)	首关效应,除美沙酮为 4~6h 外,其他均为 1~4h。• 毒性:呼吸抑制;严重便秘;成瘾性;惊厥
• 氢吗啡酮,羟吗啡酮;疗效与吗啡相似,但作用更强				
• 哌替啶:具有抗胆碱活性的强激动药				
• 羟考酮:镇痛作用具有剂量依赖性				
• 舒芬太尼、阿芬他尼、瑞芬太尼:与芬太尼相似,但作用时间更短				

亚类、药物	作用机制	药理作用	临床应用	药代动力学、毒性
部分激动药				
• 可待因 • 氢可酮	• 作用弱于吗啡；能拮抗强激动药的作用	• 与强激动药相似，但作用稍弱	轻到中度疼痛；咳嗽（可待因）	与强激动药相似，不良反应取决于代谢的个体差异
混合阿片激动-拮抗药				
• 丁丙诺啡	部分 μ 激动药；κ 拮抗药	• 与强激动药相似，但能够拮抗它们的作用；也能减轻对酒精的渴望	中度疼痛；康复治疗的维持	作用时间长，4~8h；可能促进戒断症状发生
• 纳布啡	κ 激动药；μ 拮抗药	与丁丙诺啡相似	中度疼痛	与丁丙诺啡相似
镇咳药				
• 右美沙芬	对该药的机制了解很少，但强激动药和部分 μ 激动药，也有效	减轻咳嗽反射 • 右美沙芬、左丙氧芬并非镇痛药	急性的、使人疲劳的咳嗽	作用时间 30~60min；• 毒性：如按指导用药，毒性很小
• 可待因、左丙氧芬：与右美沙芬相似				
阿片拮抗药				
• 纳洛酮	μ、δ 和 κ 受体拮抗药	能够快速拮抗阿片产生的全部作用	阿片过量	• 作用持续 1~2h（阿片过量时可能需要反复用药）• 毒性：对阿片依赖的患者可促进戒断症状发生
• 纳曲酮、纳美芬：与纳洛酮相似，作用时间更长（10 小时）；纳曲酮用于维持戒毒过程，对海洛因的阻断作用可维持 48h；纳曲酮亦用于酒精和尼古丁依赖；如与安非他酮联合使用可用于减肥				
• 阿维莫泮，溴化甲基纳曲酮：强 μ 拮抗药，对中枢神经系统的通透性差；可用于治疗阿片引起的严重便秘，而不会促进戒断症状发生				
其他用于中度疼痛的其他镇痛药				
• 他喷他多	中度 μ 受体激动药，强 NET 抑制药	镇痛	中等程度疼痛	作用可持续 4~6h；• 毒性：头疼、恶心和呕吐、依赖性
• 曲马多	多种作用：弱 μ 受体激动药、中度 SERT 抑制药、弱 NET 抑制药	镇痛	中等程度疼痛；作为阿片的辅助用药治疗慢性疼痛	作用可持续 4~6h；• 毒性：癫痫；5-羟色胺综合征

NET，去甲肾上腺素再摄取转运蛋白；SERT，5-羟色胺再摄取转运蛋白

制剂*

通用名	制剂	通用名	制剂
阿片镇痛药		曲马多（Tramadol）	仿制药,Ultram,等
阿芬他尼（Alfentanil）	仿制药,Alfenta	齐考诺肽（Ziconotide）	Prialt
丁丙诺啡（Buprenorphin）	Buprenex,Butrans（透皮吸收），等	**镇痛复方制剂‡**	
布托啡诺（Butorphanol）	仿制药,Stadol,Stadol NS（鼻腔给药）	可待因/对乙酰氨基酚（Codeine/acetaminophen）	仿制药,Tylenol +可待因,等
可待因（Codeine,硫酸盐或磷酸盐）	仿制药	可待因/阿司匹林（Codeine/aspirin）	仿制药,Empirin Compound,等
芬太尼（Fentanyl）	仿制药,Duragesic（透皮吸收），芬太尼含化剂,芬太尼口腔黏膜吸收剂（锭剂）	氢可酮/对乙酰氨基酚（Hydrocodone/acetaminophen）	仿制药,Norco,Vicodin,Lortab,等
氢吗啡酮（Hydromorphone）	仿制药,Dilaudid,等	氢可酮/布洛芬（Hydrocodone/ibuprofen）	Vicoprofen
左醋美沙朵（Levomethadyl acetate）**	Orlaam	羟考酮/对乙酰氨基酚（Oxycodone/acetaminophen）	仿制药,Percocet,Tylox 等
硫酸吗啡（Morphine sulfate）		羟考酮/阿司匹林（Oxycodone/aspirin）	仿制药,Percodan
口服、直肠给药、胃肠外给药	仿制药	**阿片拮抗药**	
口服缓释胶囊	Avinza,Kadian	阿维莫泮（Alvimopan）	Entereg
口服缓释胶囊（硫酸吗啡/盐酸纳曲酮）	Embeda	甲基纳曲酮（Methylnaltrexone）	Relistor
纳布啡（Nalbuphine）	仿制药,Nubain	纳美芬（Nalmefene）	Revex
羟考酮（Oxycodone）	仿制药,OxyCONTIN（缓释剂）	纳洛酮（Naloxone）	仿制药,Narcan
羟吗啡酮（Oxymorphone）	仿制药,Numorphan,等	纳曲酮（Naltrexone）	仿制药,ReVia,Depade,Vivitrol
喷他佐辛（Pentazocine）	Talwin	**镇咳药**	
瑞芬太尼（Remifentanil）	Ultiva	可待因（Codeine）	仿制药
舒芬太尼（Sufentanil）	仿制药,Sufenta	右美沙芬（Dextromethorphan）	仿制药,Benylin DM,Delsym,等
其他镇痛药			
他喷他多（Tapentadola）	Nucynt		

　* 用于止泻的阿片类药物详见第62章

　** 孤儿药物仅被获准用于毒品成瘾的治疗

　‡ 很多联合制剂已上市使用,此处仅列举出几种最常用的处方药物。几种不同作用强度的可待因合剂分别以2号（含15mg可待因）、3号（30mg可待因）以及4号（60mg可待因）表示。开处方者应了解这些止痛合剂中的对乙酰氨基酚、阿司匹林以及非甾体类抗炎药物可造成肝肾损害

案例思考答案

在本病例,治疗重度疼痛应给予有效的静脉注射阿片类镇痛药,如吗啡、氢吗啡酮或芬太尼。在给予阿片类镇痛药增加剂量之前,应预料到需要频繁地对患者重新评估其疼痛的严重程度和潜在副作用的存在。鉴于他的肺部疾病史,他也有增加抑制呼吸的风险。频繁地重新评估他的意识水平、呼吸速率、分数氧饱和度和其他生命参数,这可有助于达到减轻疼痛和最小化呼吸抑制的目的。如果可能的话,应尽量避免使用镇静剂,如苯二氮䓬类药物,并且需要非常谨慎。

（孙丽娜 译　唐玉 校　张永鹤 审）

参考文献

扫描本书二维码获取完整参考文献。

药物滥用

Christian Lüscher, MD

第 **32** 章

案例思考

V 先生,47 岁,近期被所在的货运公司提拔为主管。公司在一次例行检查中发现有大量的资金流失,在随后的进一步调查中发现 V 先生一月以来购买了 2 万美金的可卡因,每天服用 2~3g。他每天喝啤酒,晚上饮 5~8 杯伏特加,周末晚上通常会去俱乐部服用 2~3 颗致幻剂;他 18 岁开始吸毒,在

周末聚会中会吸 5~6 节大麻,也会尝试可卡因。这种"娱乐性的服用"在他 27 岁结婚后骤然停止,之后加入了一个职业训练计划,并为他带来现在的工作,但也由于可卡因滥用而使自己职业陷入困境。这个案例中的 V 先生是成瘾还是依赖,还是二者都有? 同时使用不同成瘾药物的原因又是什么?

药物滥用(非医疗目的地使用药物)是因为它们给人带来的强烈的欣快感。然而,反复使用药物,会引起大脑广泛的适应性变化。药物滥用会演变成强迫性用药——成瘾。

■ 药物滥用的神经生物学基础

依赖性与成瘾性

近期的神经生物学研究,已经将"依赖性"(dependence)和"成瘾性"(addiction)进行了概念和机制上的区分。以往的"躯体依赖"(physical dependence)现在被定义为**依赖性(dependence)**,而"精神依赖"(psychological dependence)更多是被定义为**成瘾性(addiction)**。

每一种成瘾性药物(addictive drug)引起急性效应都有各自的特征,而共同点是都会产生强烈的欣快感和奖赏效应。随着反复用药,成瘾性药物会引起适应性变化,例如:耐受性(即,为了维持效应而需要增加剂量)。滥用的药物一旦停用,就会开始出现明显的戒断症状。结合这些症状,将其定义为戒断综合征(withdrawal syndrome),即药物依赖。但是,药物依赖也不总是和药物滥用相关,它也可以出现在一些非精神类的药物使用中,如拟交感类药物,血管收缩药和支气管扩张药,以及有机硝酸酯类血管扩张药。另一方面,成瘾包括强迫用药,不计后果地复吸,还有一些由于环境因素而触发的渴求行为(文本框:成瘾研究中的动物模型)。尽管长期用药总是会发生药物依赖,但只有少部分人会形成习惯性滥用行为,并失去控制能力,最终发展为成瘾。例如:接受阿片类药物作为镇痛

药的患者在停药后,极少对药物产生渴求。在首次使用可卡因后 10 年内,仅有 1/6 的人会发展为成瘾者。相反,在经过成功戒断治疗的成瘾者中,却常见复吸,虽然此时按照定义,他们不再属于依赖者。

成瘾性研究中的动物模型

动物模型的应用,使得药物成瘾研究取得了许多新进展。由于药物滥用不仅有奖赏效应,而且还有强化效应,动物会自动学习与药物关联的行为(例如:压杆)。在这样一个自身给药的模型中,动物会压杆来获得一次给药,压杆次数反映了强化程度,因此也就可以以此检测一种药物是否具有奖赏效应。观察啮齿类动物特有的戒断症状(例如:长期给予吗啡后的突然停药,动物会出现逃生样跳跃、湿狗样抖动等行为),可以以此量化依赖程度。事实证明,啮齿类动物成瘾的行为学实验方法很难开发。到目前为止,仍没有测试方法可以完全反映病的复杂程度。然而,模拟成瘾的核心症状还是有可能的。例如:监测行为敏化和条件性位置偏爱实验。前者是通过间断给药观察活动性增加。后者是在仪器的一端给予药物,另外一端给予生理盐水,对比动物在两个区域停留的时间,以测定它对给药相关的特殊环境的偏爱程度。两种实验都对成瘾性药物关联的线索-条件反射敏感。随后将实验动物放入之前关联药物的区域,但不给予药物,会导致位置偏爱的消退,且药物的

条件性位置偏好会因为低剂量的药物或者条件性刺激的出现再次恢复。这些持久的改变被用作复吸模型，且与中脑腹侧被盖区、伏隔核、前额叶皮层兴奋性传递的突触可塑性有关（见方框：成瘾的多巴胺假说）。另外，还有一些基于自我给药的更为复杂的测试，例如：大鼠或小鼠为了获得一次可卡因的注射，必须通过压杆行为获得。一旦动物已经习得给药与条件性刺激（例如：光照或者短暂的声音）之间的关联，仅仅一个线索就会引起动物对药物的渴求行为。大鼠长达数月的自身给药的行为非常类似人类的成瘾行为。这些"成瘾"的啮齿类动物有非常强烈的动机寻求可卡因，即使不再有药，甚至在足底电击这种负面环境中，也会持续寻找药物。这些研究表明，成瘾是一种没有物种界限的疾病。

成瘾药物会增加多巴胺的水平：强化作用

为了解药物滥用所造成的长期影响，必须从分子和细胞水平进行探究确认。以动物和人类作为对象的研究试验，包括功能成像研究，表明中脑边缘多巴胺系统是成瘾药物的主要作用靶点。这个系统源自脑干尖端一个很小的结构，**中脑腹侧被盖**区（ventral tegmental area，VTA），并向伏隔核（nucleus accumbens）、杏仁核、海马和前额叶皮层投射（见图32-1）。大多数VTA 的投射神经元，都是产生多巴胺的神经元。当 VTA 的多巴胺神经元成群放电时，伏隔核和前额叶皮层释放大量的多巴胺。早期的动物实验研究观察到电刺激 VTA 脑区和操作性反应实验（例如：自身给药压杆反应）会产生较强的强化作用，表明中脑边缘多巴胺系统在奖赏加工过程中的核心作用。直接将药物注入 VTA，也能产生强化作用，而全身给药能引起多巴胺的释放。甚至选择性地激活多巴胺神经元就足以引起典型的类似成瘾药物所引发的行为学改变。另外，采用光遗传学方法进行高选择性的干预，在自由活动的小鼠上，通过光纤给予蓝光，蓝光会激活人为表达在多巴胺神经元上的光敏感蛋白（一种光学门控阳离子通道蛋白）。随后，小鼠会自我给予蓝光，在一个特定环境下，通过光激活 VTA 脑区的多巴胺神经元，可以建立持续时间更长的位置偏爱模型。相反地，使用抑制性的光遗传学效应器，或者激活多巴胺上游抑制性的神经元会产生条件性厌恶。

通常情况下，所有的成瘾性药物都会激活中脑边缘多巴胺系统。这种由多巴胺增加所引起的行为学意义仍存在争议。一种较为吸引人的假说是中脑边缘多巴胺系统编码可以区分预期和实际的奖赏，由此构成了一个强烈的学习信号（文本框：成瘾的多巴胺假说）。

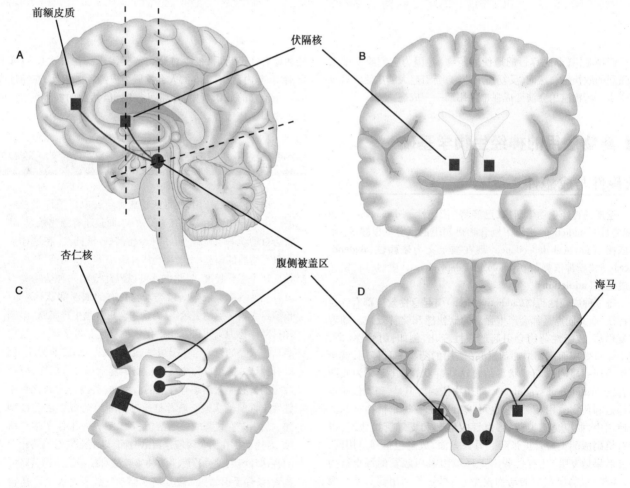

图 32-1　中脑边缘多巴胺系统中的主要连接系统的大脑截面示意图。多巴胺投射神经元来自腹侧被盖区，作用于伏隔核、前额叶皮质、杏仁核及海马。A 图中矢状切面的虚线表示水平切面和冠状切面的位置

成瘾性的多巴胺假说

这一章所描述假说的早期版本中,中脑边缘的多巴胺被认为是与快感和奖赏相关的神经化学物质。然而在过去十年中,不断更新的实验证据使这一章进行了数次修订。多巴胺的时相性释放,实际上可能是编码奖赏的预测错误,而不是奖赏本身。这个区别点的发现是基于猴子实验中观察到的开创性结果。实验中,中脑腹侧被盖区(VTA)的多巴胺神经元可以被一个非预期的奖赏(如几滴果汁)有效地激活。当动物学了预测奖赏的发生(例如:使之与一个刺激线索结合,如声音)时,多巴胺神经元就会终止对奖赏本身(果汁)的反应,但当条件性刺激线索(声音)存在时,却使多巴胺神经元的放电频率增加。最终,如果预示了奖赏,但是没有实际给予(有声音没果汁)时,多巴胺神经元的活性则被抑制在基础水平以下,甚至沉默。也就是说,中脑边缘系统不断地审视着奖赏情况。如果奖赏大于预期,那么它的活性增加,反之,活性停止,由此来编码奖赏的预期误差信息。

在生理条件下,中脑边缘多巴胺信号代表一个负责加强建设性行为适应的学习信号(例如:学习压杆获取食物)。成瘾性药物通过直接增加多巴胺,可以产生一个强的、但不相称的学习信号,就像是劫持了奖赏系统一样,引起病理性的增强效应。结果,行为变成了强迫性的;即每一个决定不再是有计划和可控的,而是无意识的,这正是成瘾的标志性特征。

由于观察到,在缺乏多巴胺的情况下,一些与奖赏和毒品相关的学习仍有可能发生,使这个吸引人的假说遭到了挑战。另一个比较有趣的发现是,缺少可卡因主要分子靶点和多巴胺转运体(DAT)的转基因小鼠,仍然出现自身给药行为。只有当其他生物胺的转运体也被敲除之后,可卡因才完全丧失它的奖赏特性。在 DAT$^{-/-}$ 小鼠中,突触的多巴胺基础水平是很高的,但可卡因仍然能够增加多巴胺的释放。推测,这可能是因为其他对可卡因敏感的单胺转运蛋白(NET,SERT)原本可以清除一些多巴胺,而当给予可卡因之后,这些转运体被抑制,使多巴胺再次增加。由于这些单胺转运体之间相互替代的结果,氟西汀(一种选择性的 5-羟色胺再摄取抑制药,第 30 章)在 DAT$^{-/-}$ 的小鼠中,变成了成瘾性的药物。最新的一些实验证据也支持这种观点,这些证据显示,可卡因在 DAT 上的结合位点的删除,可以使多巴胺的基础水平不变,但是可以消除可卡因的奖赏效应。

多巴胺的成瘾假说也因这样一个观察结果被质疑,即特殊的刺激,而不是奖赏(它们实际上可能是令人厌恶的,因此也可能是负性强化因素),也可以激活 VTA 中的多巴胺神经元亚群。然而,被厌恶性刺激激活的中脑腹侧被盖区的神经元,更多的投射到前额叶皮层,而被厌恶性刺激抑制的多巴胺神经元大多以伏隔核为目标。这些近期结果表明,独立于奖赏系统,一个与厌恶性学习相关的系统也起源于 VTA。

无论多巴胺在生理状态下的确切作用是什么,所有成瘾性药物,都能强烈地增加中脑边缘投射靶结构中的多巴胺浓度。这说明高水平的多巴胺,实际上可能源于自适应改变,成为依赖和成瘾的基础。这一观点已被可以控制体内多巴胺神经元的新技术证实,通过操控促使 VTA 多巴胺神经元持续激活,可引起与药物成瘾相同的细胞适应性改变和行为学改变。

由于每种成瘾性药物都有特定的分子靶点,通过不同的分子机制激活中脑边缘系统,可以将它们分为三类:第一类与 G_{io} 偶联蛋白受体(G_{io} protein-coupled receptors)结合,第二类是与亲离子型受体(ionotropic receptors)或离子通道(ion channels)相互作用,第三类作用于多巴胺转运体(dopamine transporter)(表 32-1 和图 32-2)。G_{io} 家族的 G 蛋白偶联受体通过突触后超极化作用,以及调控突触前递质的释放来抑制神经元。在 VTA,成瘾药物优先作用于局部抑制性中间神经元-γ氨基丁酸(GABA)能神经元。结合于亲离子型受体或离子通道的成瘾性药物,对多巴胺神经元和 GABA 神经元有联合效应,最终导致多巴胺的释放增加。第三类作用于单胺转运体的成瘾性药物抑制多巴胺再摄取或刺激非囊泡型多巴胺释放,造成细胞外多巴胺在靶部位的蓄积。VTA 的神经元也表达胞体树突型转运体,此转运体在正常情况下,能清除由树突释放的多巴胺,第三类药物也能增加 VTA 的多巴胺水平。尽管这类药物也能影响其他单胺类递质(去甲肾上腺素、5-羟色胺)的转运体,但是对多巴胺系统的作用仍然是成瘾的核心机制。这一点与在抗抑郁药研究中所观察的结果相一致。抗抑郁药虽然可以阻断 5-羟色胺和去甲肾上腺素的再摄取,但不能抑制多巴胺再摄取,因此即使长久用药也不会引起成瘾。

依赖性:耐受和戒断

随着长期使用成瘾性药物,大脑开始出现适应(adaptation)。例如:如果在短时间内经常使用吗啡,经过几天之后,为了维持奖赏效应或镇痛效应,就需要逐渐增加剂量。这种现象称为耐受(tolerance)。耐受会导致严重的后果,因剂量增加会增加副作用,例如:尚未表现出严重耐受的情况下出现呼吸抑制,还可能因为用药过量而致死。

阿片类药物的耐受,可能是因靶系统内药物浓度的降低或作用时间缩短(药代动力学耐受)而产生。也可能因为 μ 阿片受体功能的改变所致(药物效应动力学耐受)。事实上,很多 μ 阿片受体激动剂可以强烈促进受体的磷酸化,触发衔接蛋白 β-抑制蛋白的聚集,引起 G 蛋白与受体间脱偶联,并在数分钟内发生内化(第 2 章)。因其降低了信号强度,人们倾向于用此机制来解释耐受。然而,吗啡尽管不会引起 β-抑制蛋白聚集,也不能促进受体的内化,但仍可以强烈诱发耐受。相反的,其他一些可以高效率地使受体内化的激动剂,只诱发了中等程度的耐受。由此可以推测,脱敏和受体的内化,实际上是为了保护细胞免受过度刺激。在此模型中,吗啡未能激发受体内吞,却不相称地促进了自适应过程,最终引起耐受。虽然参与此过程的分子机制仍有待进一步研究,但可以推测,它们也许和戒断过程中涉及的分子机制相类似(下文)。

表 32-1　成瘾药物的机制分类[1]

名称	主要的分子靶点	药理学	对多巴胺的作用	RR[2]
激活 G 蛋白偶联受体的药物				
阿片类	μ-OR(G_{io})	激动药	去抑制	4
大麻素类	CB_1R(G_{io})	激动药	去抑制	2
γ-羟基丁酸(GHB)	$GABA_BR$(G_{io})	弱激动药	去抑制	?
LSD、仙人球毒碱、赛洛西宾	$5\text{-}HT_{2A}R$(G_q)	部分激动药	…	1
与亲离子型受体和离子通道结合的药物				
尼古丁	nAChR($\alpha_2\beta_2$)	激动药	兴奋	4
酒精	$GABA_AR$,$5\text{-}HT_3R$,nAChR,NMDAR,Kir3 通道		兴奋,去抑制(?)	3
二氮草类	$GABA_AR$	正性调控因子	去抑制	3
苯环利定,氯胺酮	NMDAR	拮抗药	…	1
与生物胺转运蛋白结合的药物				
可卡因	DAT,SERT,NET	抑制药	阻碍多巴胺的摄取	5
苯丙胺	DAT,NET,SERT,VMAT	逆转转运蛋白作用	阻碍多巴胺的摄取,突触耗竭	5
致幻剂	SERT>DAT,NET	逆转转运蛋白作用	阻碍多巴胺的摄取,突触耗竭	?

　　$5\text{-}HT_xR$,5-羟色胺受体;CB_1R,大麻素-1 受体;DAT,多巴胺转运蛋白;GABA,γ-羟基丁酸;Kir3 通道,G 蛋白偶联内向整流钾离子通道;LSD,麦角酰二乙酰胺;μ-OR,μ-阿片受体;nAChR,烟碱样乙酰胆碱受体;NET,去甲肾上腺转运体;NMDAR,N-甲基-D-天冬氨酸受体;SERT,5-羟色胺转运体;VMAT,囊泡单胺转运体;? 表示无有效数据

　　[1]药物可分为三个类别,作用于 G 蛋白偶联受体;作用于亲离子型受体或离子通道;或者作用于生物胺转运蛋白

　　[2]RR,相对成瘾风险;1=无成瘾性;5=高度成瘾

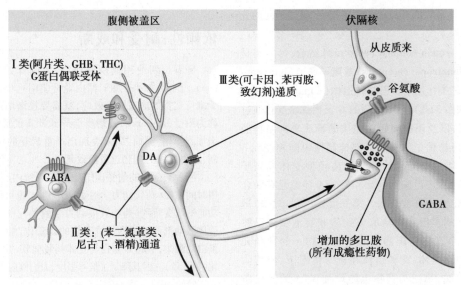

图 32-2　根据主要靶点的成瘾类药物的神经药理学分类(正文、表 32-1);DA,多巴胺;GABA,γ-氨基丁酸;GHB,γ-羟基丁酸;GPCRs,G 蛋白偶联受体;THC,Δ^9-四氢大麻酚

　　一旦用药终止,适应性改变就变得非常明显了。这个状态被称为**戒断(withdrawal)**,不同种类的药物在长期使用后,会产生不同程度的戒断症状。阿片类药物在人群中诱发的戒断症状尤其严重(下文)。利用啮齿类动物进行的实验研究,为人们了解药物依赖的神经分子机制提供了很大的帮助。例如:在敲除 μ 阿片受体的小鼠中,没有观察到阿片类药物的依赖、镇痛和奖赏

效应,但是,在缺少其他阿片类受体(δ,κ)的小鼠中,仍然可以观察到这些效应。虽然 μ 阿片受体的激活,最初可以强烈地抑制腺苷酸环化酶,但在反复使用阿片类药物几天后,这种抑制作用会逐渐变弱。这种抑制作用的减弱,是因为在用药的情况下酶系统产生反向适应,致使随后的戒断期产生过量的 cAMP 所造成的。另外,还存在其他几种与 cAMP 代偿性反应相关的机制,包括其转录水平的上调。cAMP 浓度增加,反过来强烈地激活转录因子 cAMP 反应元件结合蛋白(CREB),引起对下游基因的调控。目前,只有少数的下游基因被确认,其中最令人感兴趣的基因之一,是与内源性 κ 阿片受体的配体强啡肽相关的基因。强啡肽的主要靶点是突触前 κ 阿片受体,由此调控伏隔核中多巴胺的释放。

成瘾性:一种适应不良性学习的疾病

成瘾是一种以很强烈的动机来获取药物和不顾一切不良后果使用药物为特征的疾病。随着时间的推移,药物滥用变成了强迫性觅药("渴求而非喜欢")。成瘾是一种顽固的、慢性的、不断有复吸出现的难治之症。

成瘾的主要问题是,即使经历了成功的戒断治疗和长时间的不吸毒,仍然有很高的复吸率。典型的复吸是由以下三个条件触发的:再次接触成瘾药品、压力或可唤起之前用药情景的环境。由此看来,与成瘾类药物相关联的中性刺激信号会起到一个"开关"作用,触发成瘾关联行为。这个现象可能与中脑边缘系统投射靶部位的突触可塑性有关(例如:从内侧前额叶皮层投向表达 D_1 受体的伏隔核)。一些近期的研究表明,背侧纹状体在强迫性觅药中起重要作用。这种"开关"作用可能取决于腹侧纹状体伏隔核的突触可塑性,这一区域是中脑边缘多巴胺能传入神经元和谷氨酸能传入神经元的汇聚处。如果多巴胺释放可以为奖赏的预期误差提供编码信息(文本框:成瘾的多巴胺假说),药物刺激中脑边缘多巴胺系统,会产生一种异常强烈的学习信号。如此强烈的预期误差信号,最终会成为成瘾药物损害记忆过程的原因。

成瘾过程中涉及的学习记忆系统也有相关临床研究报道。例如:已有报道支持环境因素在复吸中的重要作用,越南战争期间对海洛因成瘾的士兵,回国后接受治疗的效果显著好于仍留驻在其吸毒之所的士兵。换言之,渴求在环境线索(例如:人、物、地点或吸毒用具)的存在下,可能复发。因此,目前的研究大多集中在毒品对突触可塑性相关联影响因素的研究,如:长时程增强(long-term potentiation,LTP),LTP 被认为是学习记忆的基础(文本框:突触可塑性与成瘾)。

非物质依赖性疾病,例如:病态赌博和强迫性购物,与药物成瘾有很多共同的临床特征。一些证据表明,它们有共同的神经生物学机制。这个结论得到了临床观察资料的支持,资料表明,帕金森病患者在接受多巴胺激动剂进行药物治疗时出现的副作用之一,就是可能成为病态赌徒;还有一些患者,有可能会沉迷于娱乐消遣活动,例如:购物,强迫性进食,或过度沉溺于性生活(性欲亢进)。虽然尚未进行大范围的扩大研究,但估计有1/7 的帕金森病患者在接受多巴胺激动药治疗过程中,会出现成瘾样行为。

突触可塑性与成瘾

长时程增强(LTP)是经验依赖的突触可塑性的一种形式,通过激活 N-甲基-d-天冬氨酸型(NMDA)谷氨酸受体而产生。由于在负电位时,NMDA 受体可被镁离子阻断,因此,它的激活需要伴随谷氨酸释放(突触前活性)到一个去极化的接收神经元(突触后活性)。相关联的突触前和突触后的活性,可以持久地增强突触效能,并触发形成新的连接。因为关联性是关键的组成部分,所以 LTP 成为了学习和记忆的主要候选机制。LTP 可以被中脑边缘奖赏系统中的谷氨酸能突触所诱发,并受多巴胺调节。因此,滥用成瘾性药物可以在多巴胺和谷氨酸投射神经元的汇聚点(例如:VTA、伏隔核或前额叶皮质),干扰 LTP。有趣的是,暴露于成瘾药物可以触发对兴奋性传入(药物诱发的突触可塑性)的一种特殊形式的突触可塑性改变,增强 $GABA_A$ 受体介导的对 VTA 中 GABA 神经元的抑制,最终导致多巴胺神经元兴奋性增加,突触的钙源发生改变,继发 LTP 规则反转。在伏隔核中,药物诱发的突触可塑性会出现延迟效应,并很大程度上与表达 D1 受体的神经元有关,这些神经元投射回 VTA 控制 GABA 神经元的活性。通过对小鼠进行体内干预,以预防或逆转药物诱导可塑性的发生,可以对药物关联的行为敏化或线索诱导的觅药行为产生持久性的改变,这些结果为突触可塑性和药物适应性行为之间的因果关系提供了更为直接的证据。

物质相关的成瘾在易感性方面存在较大的个体差异。例如:有的人用几次就会成为"瘾君子",而有些人在一生中偶尔用药,也不会出现停药困难。即使长期用药产生依赖性后,也只有一小部分药物依赖者会发展为成瘾者。近期用大鼠进行的研究表明,易于冲动或过度焦虑可能是预示有成瘾风险的重要特质。而是否向成瘾转化,则是由环境和遗传因素共同决定。通过同卵双胞胎和异卵双胞胎的比较研究,发现大麻成瘾的遗传性较低,可卡因的遗传性则非常高。有趣的是,一种药物成瘾的相对风险(成瘾倾向)和它的遗传性有关(表格32-1),这提示所有药物所共有的成瘾神经生物学基础是可以被遗传的。更深入的基因组分析结果表明,只有一小部分等位基因(或者是一个单隐性等位基因)需要联合起来发挥作用产生表现型。但是确认这些基因仍然很困难。尽管已经鉴定出某些物质特异性的候选基因(例如:乙醇脱氢酶),但未来的研究仍需集中在涉及所有成瘾性药物共有神经生物学机制的基因上。

非成瘾性药物的滥用

有些药物滥用不会导致成瘾。这些物质只改变感知而不引起奖赏和欣快,例如:致幻剂和分离性麻醉剂(表 32-1)。这些药物不像成瘾性药物那样,以中脑边缘多巴胺系统为首要目标,而是作用于皮层和丘脑环路。以致幻剂麦角酸二乙酰胺(Lysergic acid diethylamide,LSD)为例,它是通过激活前额叶皮层的

5-HT$_{2A}$ 受体,增强向锥体神经元的谷氨酸能传递。这些兴奋性传入主要来自丘脑,它们携带着不同形式的感觉信息,这可能与强化的感觉形成关联。苯环利定(Phencyclidine,PCP)和氯胺酮产生一种精神和躯体分离的感觉(因此也被称为分离性麻醉剂),高剂量会产生恍惚和昏迷。其主要作用机制是对 N-甲基-天冬氨酸型(NMDA)谷氨酸受体的功能依赖性抑制。右美沙芬,一种非处方镇咳药,在高剂量时也会引起分离的感觉。这一效应是由于对五羟色胺再摄取、阿片受体、乙酰胆碱受体和 NMDA 受体的作用,更缺乏选择性所引起的。

把诸如 PCP 这类 NMDA 受体拮抗药分类为非成瘾性药物是基于早期的评定标准。近来,这一分类受到了质疑。事实上,动物实验研究发现,PCP 能够增加中脑边缘系统多巴胺的浓度,并且在一些啮齿类动物中有强化效应。其他类成瘾性药物对丘脑皮层和中脑边缘系统都会产生效应。大麻素、苯丙胺和可卡因会产生精神病样症状,这与这些药物作用于丘脑皮层结构相关。以大麻素为例,除了已报道的作用于中脑边缘多巴胺系统的效应之外,也能通过突触前抑制 GABA 的释放,增强皮层环路的兴奋性。

致幻剂和 NMDA 受体拮抗药,即使它们不产生依赖性或成瘾性,也会有一些长期效应。在使用 LSD 多年后会产生闪回的感觉。而且,长期使用 PCP 可能会导致一种不可逆转的精神分裂症样的精神错乱。

■ 滥用药物的药理学基础

由于所有的成瘾性药物都会增加中脑边缘投射区靶结构中多巴胺的浓度,我们基于这些药物的分子靶点和内在的机制,将其进行分类(表 32-1 和图 32-2)。第一类包括阿片类(opioids)、大麻素类(cannabinoids)、γ 羟基丁酸(γ-hydroxybutyric acid,GHB)类和致幻剂类(hallucinogens),这一类都是通过作用于 G$_{io}$ 蛋白偶联受体而产生作用;第二类包括尼古丁(nicotine)、酒精(alcohol)、苯二氮䓬类(benzodiazepines)、分离性麻醉剂(dissociative anesthetics)以及一些吸入剂(inhalants),这类药物和亲离子型受体或离子通道相互作用。第三类包括可卡因(cocaine)、苯丙胺(amphetamines)和摇头丸(ecstasy),这一类结合单胺转运体发挥作用。非成瘾性药物也是通过相同的标准进行分类。

作用于 G$_{io}$ 蛋白偶联受体的药物

阿片类

阿片类药物(opioids)是最早被发现的滥用药物(先于兴奋剂),但它们仍然是非治疗目的之外最常用的药物种类之一。

药理与临床

正如 31 章所介绍的,阿片类药物构成一个一个庞大家族,是作用于三种 G 蛋白偶联受体:μ-、κ-和 δ-阿片受体的内源性和外源性激动剂。虽然三种受体都是和抑制性 G 蛋白相偶联(即,它们都抑制腺苷酸环化酶),但它们之间却存在明显区别,有时甚至会产生相反的效应,这是因为大脑中受体表达的细胞类型各异所致。例如:在 VTA 脑区,μ-阿片受体选择性表达在 GABA 神经元上,药物抑制该神经元;而 κ-阿片受体则是表达在多巴胺神经元上,并抑制多巴胺神经元。这也就解释了,为什么μ-阿片受体激动会产生欣快感,而 κ-受体激动药会导致烦躁不安。

这与近期的研究结果一致,吗啡的奖赏效应在 μ 受体敲除小鼠中消失,而在其他阿片受体损毁的情况下仍然存在。在 VTA,μ 阿片受体抑制 GABA 能抑制性中间神经元的作用,最终引起多巴胺神经元的去抑制。

最常滥用的作用于 μ 受体的阿片类物质,包括吗啡、海洛因(二乙酰吗啡,迅速被代谢为吗啡)、可待因和羟考酮。哌替啶的滥用在卫生专业人士中较为普遍。所有的这些药物都会诱导产生强烈的耐受和依赖。戒断症状非常严重(除了可待因),包括强烈的烦躁不安、恶心呕吐、肌肉疼痛、流泪、流涕、瞳孔散大、立毛、流汗、腹泻,打哈欠和发热。在戒断症状之后(通常只会持续几天),将阿片类物质作为镇痛剂使用的人,几乎不会发展为成瘾。相较之下,将阿片类物质用于娱乐目的时,成瘾性非常高。如果将不致瘾系数设为 1 分,高度成瘾系数设为 5 分,那么用于娱乐目的致成瘾的相对风险系数为 4 分。

治疗

阿片类拮抗药纳洛酮在数分钟内就能逆转吗啡和海洛因的效应,在阿片类药物严重过量时,可以挽救生命(第 31、58 章)。对近期刚刚使用阿片类药物的药物依赖者,纳洛酮能触发急性的戒断症状(催促戒断)。

在阿片药物成瘾的治疗中,通常用长效的阿片类制剂(如:美沙酮、丁丙诺啡)来替代短效、奖赏作用更强的阿片类药物(如海洛因)。在替代治疗中,美沙酮每天口服一次,便于监督服用。使用阿片受体部分激动药(丁丙诺啡)和半衰期更长的药物(美沙酮和丁丙诺啡)也会产生一些有益的效果(如:较弱的药物敏化作用,通常需要间歇性给药)。但值得注意的是,突然中断使用美沙酮,会加重戒断症状。也就是说,替代疗法本身仍存在依赖性。在一些国家(如:瑞士、荷兰),甚至允许用海洛因替代海洛因。在随访调查中,让一群海洛因成瘾者,在受控的环境下接受海洛因注射,并且随时可以获得心理疏导,结果发现,接受海洛因替代疗法的成瘾者们,身体健康状况有所改善,也能更好地融入社会。

大麻素类

内源性大麻素(cannabinoids)作为神经递质,包括 2-花生四烯酸甘油酯(2-AG)和大麻素,都可与 CB$_1$ 受体结合。这些脂溶性化合物在胞体树突突触后膜释放,在细胞外扩散,并与突触前 CB$_1$ 受体结合,抑制谷氨酸或 GABA 的释放。由于它们这种反向信号传递作用,内源性大麻素类物质,通常被称为逆行性信使。在海马中,锥体神经元释放内源性大麻素,选择性地影响抑制性神经传递,有助于诱导在学习记忆形成过程中的突触可塑性。

外源性大麻素，例如：大麻（marijuana）所含有的数种具有药理学活性的物质，包括 Δ^9-四氢大麻酚（Δ^9-tetra-hydrocannabinol，THC），一种强效的精神活性物质。和阿片类物质一样，THC 主要是通过抑制 VTA 脑区突触前 GABA 神经元，引起多巴胺神经元的去抑制。THC 的半衰期大约是 4 个小时。在吸食大麻几分钟后，THC 就能产生效应，并且在 1~2 小时内达到最大效应。最突出的效应是产生欣快感和精神放松。使用者表示有一种幸福感，夸大感，并且感知会随着时间推移发生变化。也会出现剂量依赖性感觉变化（如视觉扭曲）、嗜睡、共济失调和记忆障碍。大麻素也会使人产生烦躁不安，且在极少数的情况下，使用非常高的剂量之后，例如：印度大麻，会出现视幻，人格解体的感觉和弗兰克精神病发作。THC 也具有其他效应，如增进食欲、减轻恶心感、降低眼内压和缓解慢性痛，可用于临床治疗。对大麻的医学应用认证，是由美国国家科学院医学研究所（IOM）于 1999 年提出的一篇题为《大麻和医学》的报告中，进行了综合评估。但仍存在争议，主要是担心大麻会为使用"硬性"毒品（易上瘾的毒品，译者注）敞开大门，或是导致易感人群罹患精神分裂症。

长期使用大麻会引起依赖，并且表现出独特的，但较轻微且短暂的戒断症状，包括焦躁不安、易激惹、易激动、失眠、恶心和痉挛。成瘾的相对风险系数是 2。

人工合成的 Δ^9-四氢大麻酚的类似物**屈大麻酚（dronabinol）**是美国食品药品监督管理局（FDA）批准的一种大麻素激动药，目前已经在美国和欧洲一些国家上市。**大麻隆（nabilone）**是一种早期商用的 Δ^9-四氢大麻酚类似物，最近在美国又被重新推荐用于慢性痛的辅助治疗。因其与多种良好的治疗效果均有明显联系，大麻素系统在未来很可能会成为一个重要的药物靶点。

γ-羟基丁酸类

γ-羟基丁酸（Gamma-hydroxybutyric acid，GHB，盐型为羟丁酸钠）是在 GABA 代谢过程中产生的，但这种内源性物质的功能目前仍不清楚。GHB 的药理学作用复杂，因为它有两个不同的结合位点。已经克隆出了含有对 GHB 有高亲和力（1μM）结合位点的受体蛋白，但其在药理学浓度下的 GHB 所起的细胞学效应中的作用尚不清楚。低亲和力（1mM）结合位点已被确认为 GABA$_B$ 受体。研究发现，在缺乏 GABA$_B$ 受体的小鼠中，即使非常高剂量的 GHB，也不产生效应。这表明 GABA$_B$ 受体是GHB 发挥药理作用的唯一介质。

GHB 于 1960 年首次合成[1]，并作为全身麻醉剂使用。由于它的安全剂量范围较窄和潜在的成瘾性，并未在美国作为麻醉剂使用。羟丁酸钠可作为处方药（在严格的使用规定之下）治疗嗜睡，因为它是通过与奖赏系统无关的作用机制减少白天睡眠时间和猝倒的发生次数。在引起镇静和昏迷之前，GHB 会产生欣快感，感知觉增强，有一种社会亲密感，还会产生健忘。这些特性使它成为一种很受欢迎的"俱乐部药物"，并且有很多街

---

[1] 译者注：实际上是在 1874 年由亚历山大·扎伊采夫（Alexander Zaytsev）首次合成，在 20 世纪 60 年代被作为全身麻醉剂使用。

巷名字，例如："销魂液"、"重伤"、"约会迷奸药"等。正如后一个名字所暗示的，由于无色无味，可以迅速溶解在饮料中，GHB 常被用于迷奸犯罪。GHB 在饮用后能被迅速吸收，通常在摄入 10~20mg/kg 剂量下 20~30 分钟即可达到血浆峰浓度，其消除半衰期约为 30 分钟。

虽然 GABA$_B$ 受体在 VTA 的所有神经元细胞都有表达，但 GABA 能神经元对 GHB 的敏感性要高于多巴胺能神经元。这一点反映在半数有效浓度（EC$_{50}$s）上，相差约一个数量级，提示了 GABA$_B$ 受体的偶联效率和负责超极化的钾离子通道的区别点。由于 GHB 是一个弱激动剂，只有在以娱乐为目的使用的剂量浓度下才会抑制 GABA 神经元。这个特点可能是 GHB 强化效应和药物成瘾的内在机制。在更高剂量下，GHB 也会使多巴胺能神经元超极化，最终完全抑制多巴胺的释放。这样一种对 VTA 的抑制作用，阻止了其他成瘾性药物对 VTA 的激活作用，由此可以解释为什么 GHB 可能具有"抗渴求"的作用。

LSD、仙人球毒碱和赛洛西宾

麦角酸二乙基酰胺（lysergic acid diethylamide，LSD）、仙人球毒碱（mescaline）和赛洛西宾（psilocybin），这三种药通常被称作致幻剂，因为它们能改变意识，使人感觉到实际上并不存在的事情。它们通常以不可预知的方式诱导人产生感知觉方面的症状，包括形状和色彩失真。人们根据它们所诱发的这些精神病样症状（人格解体、幻觉、时空错乱），将这些药物归类为致幻剂。它们还会产生一些躯体症状（困倦、恶心、感觉异常、视力模糊）。一些使用者称，在停药许多年后，他们还会再次体验到有强烈的感知觉变化（闪回）。

致幻剂与本章介绍的大多数其他药物不同，它既不引起依赖，也不产生成瘾。但是，反复用药仍然会产生快速耐受（也称为快速抗药反应）。研究发现，致幻剂不会使动物出现自身给药反应，说明致幻剂对它们不产生奖赏效应。还有一些研究表明，这些药物也不能刺激多巴胺的释放，进一步证明只有那些激活中脑边缘多巴胺系统的药物才会具有成瘾性。相反，致幻剂增加皮层谷氨酸的释放，推测是增强了突触前 5-HT 受体（例如：5-HT$_{2A}$）介导的来自丘脑的兴奋性神经传入。

LSD 是一种麦角生物碱。在合成后，将液体滴在吸墨纸或方糖上，干燥后使用。当服下 LSD 30 分钟后，会出现典型的精神兴奋效应，并且持续 6~12 小时。在这期间，服药个体做出理性决断的能力与感知危险的能力受损，从而使他们发生意外和造成个人伤害的风险增加。

成年人 LSD 用量是 20~30μg。LSD 被认为没有神经毒性，但像其他大多数麦角生物碱一样，会引起强烈的子宫收缩，导致流产（第 16 章）。

LSD 和其他一些致幻剂的主要分子靶点是 5-HT$_{2A}$ 受体。此受体与 G$_q$ 型 G 蛋白偶联，产生三磷酸肌醇（IP$_3$），引起细胞内钙离子释放。尽管致幻剂（特别是 LSD）已经有一些治疗适应证，但其疗效尚未被证实过。

通过亲离子型受体发挥作用的药物

尼古丁

按照受影响的人数来看,尼古丁(nicotin)成瘾超过了其他所有类型的成瘾,在一些国家的成年人中,占到了50%以上。使用尼古丁主要是通过吸烟,吸烟会引起相关疾病,而这些疾病有可能是许多可预防的死亡事件的主因。长期咀嚼烟草或鼻吸烟草,也具成瘾性。

尼古丁是烟碱型乙酰胆碱受体(nAChR)的选择性激动剂,烟碱型乙酰胆碱受体通常由乙酰胆碱激活(见第6、7章)。基于尼古丁能提高认知表现,以及与阿尔茨海默型痴呆患者脑部迈内特基底核释放乙酰胆碱的神经元缺失的联系,nAChR被认为在许多认知过程中起重要作用。尼古丁的奖赏效应需要VTA参与,nAChR表达在VTA的多巴胺神经元上。当尼古丁兴奋投射神经元,伏隔核和前额叶皮质释放多巴胺,从而满足成瘾性药物对多巴胺的需求。近期研究已确认在VTA中包含$\alpha_4\beta_2$亚基的通道,nAChR是尼古丁奖赏效应所必需的。这个提法是基于研究人员发现,敲除β_2亚基的小鼠失去了对尼古丁自身给药的兴趣,并且在这些小鼠体内VTA神经元上转染β_2亚基后,其自身给药行为得到恢复。电生理研究表明,单独由α_7亚基构成的同源性nAChRs也会对尼古丁的效应产生增强作用。这些受体主要在投射于多巴胺神经元的兴奋传入神经的突触末端表达。它们对尼古丁激发的多巴胺释放和成瘾性药物诱导的长时程变化都有促进作用(如:兴奋传入的长时程突触增强)。

尼古丁和阿片类物质的戒断症状相比相对温和,但还是会有易激惹和睡眠问题出现。但是,尼古丁属于最让人成瘾的药物之一(成瘾相关风险系数=4),在尝试戒烟后,复吸非常普遍。

治疗

对尼古丁成瘾的治疗,包括一些尼古丁缓释剂以及其他药物。咀嚼、吸入或经皮给尼古丁可以替代香烟中的尼古丁,从而减慢了其药代动力学过程,并且消除了许多在烟草中发现的毒性物质相关的并发症。最近,已经确定了包含$\alpha_4\beta_2$亚基的烟碱型乙酰胆碱受体nAChR两个部分激动剂:植物来源的野靛碱(cytosine)和它的合成衍生物伐尼克兰(varenicline)。两者都能占据VTA多巴胺神经元上的nAChRs,从而阻止尼古丁发挥作用。但是发现伐尼克兰可能会损害驾驶能力,而且和自杀意念相关。抗抑郁药**安非他酮**,被证明也可以用于尼古丁的戒断治疗。而且当与行为治疗相结合时最有效。

许多国家已经禁止在公共场所吸烟以创造无烟环境。这个重要举措不仅减少了被动吸烟和二手烟的危害,也避免了曾经吸烟的人暴露于环境因素中诱发复吸。

苯二氮䓬类

苯二氮䓬类药物(benzodizepines)通常被用作抗焦虑和治疗睡眠障碍。它们具有明确的滥用风险,使用时需要权衡利弊。苯二氮䓬类药物之所以被一些人滥用,是由于它们的欣快效应,但更多时候滥用是与其他药物同时使用时发生,例如:缓解阿片类药物戒断时的焦虑感。

在苯二氮䓬类药物之前,巴比妥类(**barbiturates**)是被广泛滥用的镇静催眠类药(在乙醇之后),但是现在对门诊患者很少作为处方药使用,因此,比过去少了许多处方药物问题。但是仍有街售巴比妥类药物。巴比妥类药物的戒断和成瘾与苯二氮䓬类相似。

苯二氮䓬类药物依赖非常常见,但对成瘾却经常漏诊。苯二氮䓬类的戒断症状发生在停药后几天内,随着消除半衰期的不同而异。戒断症状包括易激惹、失眠、畏声、畏光、抑郁、肌肉抽筋甚至癫痫。这些症状通常在1~2周内逐渐减弱。

苯二氮䓬类药物是$GABA_A$受体的正性调节因子,它能够增加单通道的传导性和通道开放的频率。$GABA_A$受体是包含α,β和γ亚基的五聚体结构(第22章)。VTA多巴胺神经元上的GABA受体缺乏α_1亚基,此亚基存在于附近的GABA神经元上(例如:中间神经元)。由于这种差异,中间神经元中的整体突触电流比多巴胺神经元中的大一些,当这种差异被苯二氮䓬类药物放大后,中间神经元会进入静息状态。GABA不再释放,苯二氮䓬类药物失去对多巴胺神经元的作用,最终导致多巴胺神经元的去抑制。因此,苯二氮䓬类药物的奖赏效应是通过VTA神经元上包含α_1亚基的$GABA_A$受体介导的。包含α_5亚基的受体,对苯二氮䓬类药物镇静效应形成耐受,似乎是必需的。而且一些人体的研究将含有$\alpha_2\beta_3$亚基的受体与酒精依赖联系了起来($GABA_A$受体也是酒精作用的靶点,下文)。综上所述,已将包含α_1亚基的$GABA_A$受体与成瘾倾向联系了起来。那么引申思考,最终不影响α_1亚基的化合物(目前仍处在实验阶段,且尚未批准用于人体),可能会因为较低的成瘾风险,而被首选用于治疗焦虑性疾病。

酒精

酒精(alcohol,见第23章)在许多西方国家大部分人群中很常用。虽然只有一少部分人会变得依赖和成瘾,但由于很多疾病都与酗酒有关,所以酒精滥用也是一个非常严重的公共健康问题。

药理作用

酒精的药理作用很复杂,不是单一受体介导它所有的效应。相反,酒精却会改变多个受体和细胞的功能,包括$GABA_A$受体、Kir3/GIRK离子通道、腺苷酸再摄取(通过平衡型核苷转运体,ENT1)、甘氨酸受体、NMDA受体和$5-HT_3$受体。除了ENT1,其他的或是亲离子型受体,或是离子通道。但是,并不清楚是哪一个靶点负责中脑边缘奖赏系统多巴胺的释放。对ENT1的抑制,可能不是奖赏效应的原因(ENT1敲除小鼠比对照组饮酒更多),但似乎与通过腺苷的累积、对腺苷酸A_2受体的激活,进而增强的CREB信号所引起的酒精依赖相关。

酗酒者在戒酒6~12小时后表现依赖,会出现明显的戒断综合征,包括颤动(主要是手臂)、恶心呕吐、大量出汗、情绪激动和焦虑。在一些个体中,随后的12~24小时内,还会出现幻视、幻触、幻听。全身性大发作可能会表现在24~48小时后。戒断48~72小时后,在出现幻觉的个体中,会产生明显的精神错乱(震颤谵妄),方向感混乱,并出现自主神经紊乱。出现震颤谵妄者,有 5%~15% 的死亡率。

治疗

酒精戒断症状可以用苯二氮䓬类药物来治疗,但是要谨慎使用奥沙西泮和劳拉西泮,因为这两种药物与大多数其他苯二氮䓬类药物不同,不依靠肝脏氧化代谢。监控不力和肝脏功能健全的患者,可以优先考虑使用长效苯二氮䓬类药物,例如:氯氮䓬。

像在治疗所有长期药物滥用的问题时一样,严重依赖者应考虑采用针对酒精成瘾的社会心理学方法进行治疗。对于酗酒患者,这或许更为重要,这是因为在社会环境中,酒精几乎无所不在,而这都可以成为成瘾者复发的社会环境线索。

尽管一些有不同作用的其他化合物也被用来治疗酒精瘾,但酒精成瘾的药物疗法屈指可数。其疗法已在第 23 章中讨论过。

氯胺酮和苯环利定

氯胺酮(ketamine)和苯环利定(phencyclidine,PCP)是作为全身麻醉药研发出来的(第 25 章),但目前只有氯胺酮还在作为麻醉剂使用。现在这两种药和其他同类药一起,被列为"俱乐部药物",并以"天使粉"、"小猪"和"K 粉"之名出售。它们的效应是通过对 NMDA 受体的非竞争性和使用依赖性的拮抗所产生的。当进行外科手术时,患者称使用这些药物麻醉后会产生令人不适的鲜活梦境和幻觉。高纯度的氯胺酮和苯环利定为白色结晶粉末,而在街市流通的还有溶液剂、胶囊剂或片剂,可用来鼻吸、口服、注射或吸食。这些药物的致幻作用持续约 1 小时,也会引起血压上升、记忆损害以及视觉改变。据报道,大剂量时会出现令人不愉快的"灵魂出窍"和濒死体验。尽管氯胺酮和苯环利定不引起药物依赖和成瘾(相对风险 =1),但是长期使用,尤其是苯环利定,有可能导致长久性的类似于精神分裂症的精神病,并且在撤药后,症状仍会持续。令人感到意外的是,静脉注射氯胺酮在几小时内便能消除抑郁症发作(第 30 章),这和选择性 5-HT 再摄取抑制剂及其他抗抑郁药需要几周才能起效完全不同。推测抗抑郁机制可能与拮抗 NMDA 受体,从而激活其他谷氨酸受体下游的 mTOR 通路有关。此疗法的局限性在于效应短暂,即使重复给药,效应也会在数日内逐渐减弱。

吸入剂

吸入剂(inhalants)滥用是指以娱乐为目的,而使用一些化学气化剂,如:**硝酸酯类(nitrates)、酮类(ketones)**、脂肪族和芳香族**碳氢化合物(hydrocarbons)**等。这些化学物质存在于各种各样的家用及工业用品中,可通过"嗅吸"、"深吸"或"装袋吸"等方式吸入。嗅吸即直接从敞开的容器中吸入;深吸是从浸泡过挥发性物质的布中吸入;装袋吸是指从充满气化剂烟雾的纸袋或塑料袋中吸入。新手往往从嗅吸开始,随着成瘾的形成,逐渐发展为常见的深吸和袋装吸。吸入剂滥用在儿童和青少年中尤其普遍。

多数挥发性物质确切的作用机制还不清楚。有几例报道认为,此类药物的机制可能与其对中枢神经系统亲离子型受体和离子通道功能的调节相关。例如:氧化亚氮与 NMDA 受体结合,燃料添加剂会增强 $GABA_A$ 受体的功能。多数吸入剂都会使人产生欣快感;有报道称,甲苯会增加 VTA 的兴奋性,这可能是其具有成瘾风险的内在机制。其他一些挥发性物质,例如:亚硝酸戊酯,主要是使平滑肌松弛和增强勃起功能,但没有成瘾性。长期暴露于芳香烃环境中(如苯、甲苯),会对许多器官产生毒性,包括对中枢神经系统白质的损害。对吸入剂过量的处理仍采用支持性治疗。

与生物胺转运蛋白结合而发挥作用的药物

可卡因

在过去十年里,可卡因(cocaine)的滥用率大幅增加,现已成为了一个世界范围内的公共健康问题。可卡因的成瘾性非常高(相对风险 =5),而且它的使用和许多并发症有关。

可卡因是从原产于安第斯山脉的一种古柯属灌木的叶子中发现的生物碱。它被提取出来用于临床已有 100 多年历史,主要作为一种局麻药和眼科散瞳剂使用。西格蒙德·弗洛伊德曾提过一个著名的建议:将可卡因用于治疗抑郁和酒精依赖,但成瘾问题很快终结了这个想法。

盐酸可卡因是一种水溶性盐,用于注射,也可被任何黏膜吸收(如鼻吸)。当在碱性溶液中加热时,它转化为游离碱,也就是强效纯可卡因,又称快克可卡因,即可用于抽吸。吸入这种可卡因,可以迅速经肺吸收,并很快进入大脑,产生一种瞬时快感。

在外周神经系统,可卡因抑制电压门控钠离子通道,阻止动作电位的启动和传导(第 26 章)。然而,这个作用机制既不和快速产生奖赏的相关,也不是形成成瘾的原因。在中枢神经系统,可卡因通过作用于多巴胺、去甲肾上腺素和 5-羟色胺各自的转运体,抑制这些递质再摄取。可卡因通过阻断**多巴胺转运体(DAT)**增加伏隔核多巴胺的浓度,这个机制可能与可卡因的奖赏效应相关(图 32-3)。事实上,对可卡因不敏感的多巴胺转运体小鼠,不产生可卡因奖赏效应。可卡因对交感神经系统的兴奋,主要来自其对去甲肾上腺素转运体(NET)的抑制,引起动脉压的急速增高,心动过速,常常还会引起室性心律失常。可卡因使用者通常没有食欲、精神亢奋、睡眠减少。使用可卡因,会增加发生脑出血、缺血性脑卒中、心肌梗死和癫痫的风险。过量的可卡因会导致体温过高、昏迷和死亡。在 20 世纪 70 年代,当强效纯可卡因在美国出现时,曾有人提出该药对成瘾母亲腹中的胎儿尤其有害。"快克宝贝"就是指可卡因成瘾母亲所产下的新生儿带有的特殊综合征,而她们的母亲也曾面临严酷的法律后果。对这些现已成年的孩子后续随访中,没有发现他们表现出与毒品相关的认知障碍。而且,在这些人群中吸毒者的比例与正常社会经济环境下的对照人群中的比例相当。

易感人群即使使用少量可卡因,也会形成依赖和成瘾。虽然,已有可卡因的戒断症状的相关报道,但没有像阿片类药物的戒断症状那么强烈。可卡因会形成耐受,但有一些使用者会出现逆耐受现象,即对很小剂量的可卡因也变得非常敏感。这种行为敏化,部分是由于环境依赖造成。对可卡因的强烈渴求也是可卡因高成瘾性的内在原因。迄今为止,还没有特异的可卡因拮抗药,对中毒的处理仍以支持性治疗为主。当务之急,是开发出可用于可卡因成瘾的治疗药物。

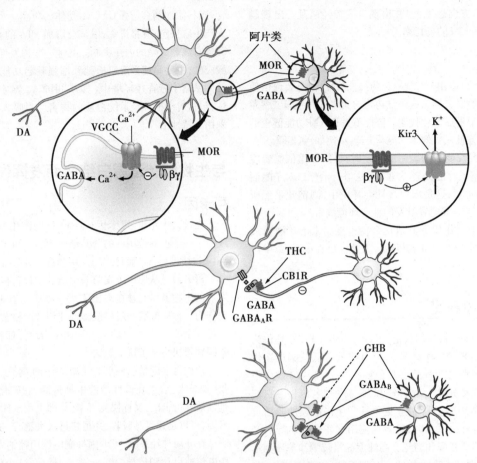

图 32-3　药物作用于 G_{io} 偶联受体，对腹侧被盖区（VTA）的多巴胺神经元（DA）去抑制；上图：在腹侧被盖区的 μ-阿片受体（MORs），集中在 γ-氨基丁酸（GABA）神经元。MORs 表达于这些细胞的突触前末端和突触后细胞的树突体间隔。每个间隔都有不同的效应器（嵌入）。G 蛋白-βγ-介导的电压门控钙离子通道（VGCC）的抑制，是 MOR 在突触前末梢的主要机制。相反，在树突，MORs 激活钾离子通道；中图：Δ^9-四氢大麻酚（THC）及其他大麻素类物质，主要通过突触前抑制来发挥作用；下图：γ-羟基丁酸（GHB）作用于 GABA_B 受体。GABA_B 受体在 DA 和 GABA 神经元上，都有表达，而 GABA 神经元比 DA 神经元，对 GHB 更敏感，这使得娱乐性使用的剂量，就可以引起 DA 神经元去抑制。CB_1R，大麻受体

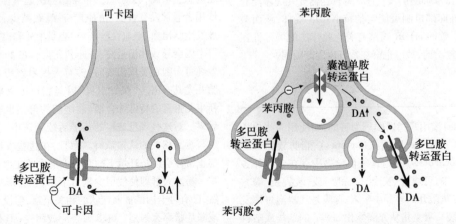

图 32-4　可卡因和苯丙胺对多巴胺（DA）神经元突触末梢的作用机制。左图：可卡因抑制多巴胺转运体（DAT）的功能，减少 DA 在突触间隙的清除，增加细胞外多巴胺的浓度；右图：由于苯丙胺（Amph）是 DAT 的底物，可以竞争性地抑制多巴胺的转运。而且，一旦进入细胞，苯丙胺就会干扰囊泡单胺转运蛋白（VMAT）的功能，从而阻止突触囊泡的充盈。结果，囊泡内 DA 耗尽，而胞浆内 DA 增加。这就会引起 DAT 作用方向翻转，强烈促进非囊泡形式 DA 释放，进一步增加了细胞外 DA 浓度

苯丙胺类

苯丙胺类（amphetamine）是一类合成的、间接作用于拟交感神经系统的药物，它们能引起内源性生物胺，例如：多巴胺和去甲肾上腺素的释放（第 6、9 章）。苯丙胺，甲基苯丙胺，及其他许多衍生物，都是通过反转细胞膜上生物胺转运蛋白的功能来发挥作用。苯丙胺是这些转运蛋白的底物，并且可以被转运至细胞内（图 32-4）。一旦进入细胞，苯丙胺阻碍囊泡型单胺转运蛋白（VMAT，图 6-4）的作用，耗竭突触囊泡中的神经递质，其结果是胞浆内的多巴胺水平（或其他递质生物胺）升高，很快蓄积以至于逆转细胞膜上的 DAT 作用方向，引起多巴胺的突触间隙释放。正常囊泡释放的多巴胺减少（因为突触囊泡所含递质减少），而非囊泡释放的多巴胺增加。这个机制也适于其他生物胺类（5-羟色胺和去甲肾上腺素）的变化。

苯丙胺类与 GHB、摇头丸一起，通常被称为"俱乐部药物"，主要是因为此类药物在俱乐部场所里越来越受欢迎。由于苯丙胺类通常是在秘密的实验室暗地里生产，因此很难对其进行精确的化学鉴定。苯丙胺类与摇头丸的主要区别点在于使用情形：静脉注射给药以及顽固的成瘾性常见于苯丙胺类，尤其是甲基苯丙胺。通常，苯丙胺导致儿茶酚胺水平升高，促进觉醒，减少睡眠，而作用于多巴胺系统所介导的欣快感，也可能会引起异常活动和精神病发作。苯丙胺对 5-羟色胺转运过程的影响，也许与其所引起的幻觉、畏食以及体温过高相关。

不像其他许多滥用药物，苯丙胺类有神经毒性。虽然还不清楚确切的机制，但是其神经毒性依赖于 NMDA 受体，主要影响 5-羟色胺和多巴胺神经元。

苯丙胺类最初常常是以丸药形式被滥用者使用，但也可以抽吸或注射。重度滥用者很快就会发展为静脉注射。口服苯丙胺几小时后，会出现警觉性增高、欣快、情绪激动和意识混乱，有时也会出现磨牙和皮肤潮红。有些化合物（如甲基苯丙胺），对心率的影响较小，但随着剂量增加，会引起心动过速和心律失常。出现高血压危象和血管收缩时，可能会引起脑卒中。在城市周边一些不发达的地区，HIV 和肝炎感染的传播与静脉注射甲基苯丙胺的使用者共用针头有关。

长期使用苯丙胺会形成耐受，使用剂量会不断增加。其戒断症状包括烦躁不安，困倦（在有些人表现为失眠）和易怒。

摇头丸（二氧甲基苯丙胺衍生物）

摇头丸（ecstasy）是一类药物的统称，包括各种各样与苯丙胺相关的亚甲二氧甲基苯丙胺的衍生物（methylene-dioxymethamphetamine，MDMA）。MDMA 最初是用于某些精神疾病的治疗，但其疗效并没有得到证实。这也并不令人意外，摇头丸的主要作用是在不损伤智能能力情况下，促进亲密感情和培养同理心。时至今日，MDMA 和它的衍生物依然在一些小型地下实验室里生产，并分发到一些派对和"狂欢"聚会上服用。因此，摇头丸是一种原型致幻药，正因为如此，本身也变得越来越流行。

与苯丙胺相似，MDMA 通过逆转生物胺各自相应转运体的功能引起生物胺释放。它对 5-羟色胺转运体（SERT）具有优先亲和性，因此，能强烈引起细胞外 5-羟色胺浓度增加。这种释放如此剧烈，以致在使用单一剂量的 MDMA 后，可造成细胞内 5-羟色胺耗尽达 24 小时之久。随着重复使用 MDMA，5-羟色胺耗竭有可能会变成永久性，这也是引发关于它的神经毒性的争论的原因。尽管来自动物模型上的 MDMA 引起神经毒性的直接证据不多，但已有一些研究报道，重度 MDMA 使用者出现了长期认知障碍。

与此相反的是，人们对 MDMA 引起的急性毒性作用有广泛的共识，特别是伴随脱水（例如：狂欢舞会引起的）的高体温有可能是致命的。其他并发症包括 5-羟色胺综合征（精神状态的改变，自主活动过度亢奋以及神经肌肉功能异常，第 16 章）和癫痫。考虑到关于 MDMA 危险性的警告，一些用药者试图通过饮用过量的水来缓解高体温症，但事与愿违，结果会引起水中毒，包括严重的低钠血症、癫痫、甚至死亡。

MDMA 引起的戒断症状是以明显的抑郁为特征的心境失调，有可能持续数周。也有报道称，长期使用 MDMA 的患者在停药期间会出现攻击性行为的增加。

综上所述，尽管 MDMA 会对脑造成不可逆性损伤的证据并不能完全令人信服，但这并不意味着偶尔娱乐性使用 MDMA 就是安全的。

■ 依赖及成瘾的临床药理学

至今为止，没有哪一种单一的药物疗法（即使是结合行为学干预）可以有效地消除成瘾，但这并不是说成瘾就是不可逆转的。事实上，药物干预在疾病的所有阶段，都可能是有效的，尤其在对超大剂量中毒的病例，逆转药物的作用可能是挽救生命的重要措施。然而，在这方面，FDA 批准的只有针对阿片类和苯二氮䓬类的拮抗药。

药物干预也是为了减轻戒断症状，尤其是对阿片类药物引起的戒断症状。戒断症状至少部分反映了中枢肾上腺素能系统的过度兴奋，基于此，α_2-肾上腺素受体激动剂可乐定（也被用作中枢降压药，见第 11 章）已被用于减轻戒断症状，并取得了一些成功。现今，大多数临床医生更倾向于通过缓慢减少长效阿片制剂的使用，来控制阿片类药物的戒断症状。

另一种被普遍接受的治疗方法，是用一种可合法获得的、与滥用药物作用于同一受体的激动剂进行替代治疗。这种方法已经被批准用于阿片类药物和尼古丁成瘾的戒断治疗。例如：海洛因成瘾者，可以使用美沙酮来替代海洛因；吸烟成瘾者可以通过尼古丁皮肤贴片连续不断地吸收尼古丁来代替吸烟。通常，速效物质用一种起效慢或者吸收慢的物质来代替。替代疗法已被证实有益于减少健康风险、减少与毒品有关的犯罪，及更好地融入社会。尽管依赖会持续存在，但通过行为干预，激励吸毒者逐渐减少用药剂量，最终成为无瘾者也是有可能的。

治疗成瘾最大的挑战就是成瘾本身。已经提出的一些治疗方法，仍处于实验研究阶段。一种方法是通过药理方法减少渴求，μ 阿片受体拮抗剂和部分激动剂纳曲酮，正是 FDA 批准用于阿片和酒精成瘾治疗的药物。纳曲酮作用温和，可能参与对内源性阿片系统的调控。

有一些药物正在进行临床试验，包括高亲和性 $GABA_B$ 受体激动药巴氯芬。初步结果显示，巴氯芬可以明显减少渴求行为，而抑制 VTA 中的多巴胺神经元可能是其作用机制。由于它对 $GABA_B$ 受体有非常高的亲和力，使得口服剂量浓度下就可发挥作用。

利莫纳班(rimonabant) 是 CB_1 受体的反向激动剂，作用类似大麻素的拮抗剂，被用来戒烟和帮助减肥。由于它频繁发生的副作用，主要是伴随高自杀率的重度抑郁，该药已不在临床上使用。它最初是被用于体重指数超过 $30kg/m^2$（如果达到 $27kg/m^2$，就有 Ⅱ 型糖尿病和异常血脂症的相关风险）的肥胖患者，并建议同时进行节食和运动锻炼。尽管，最近有大规模研究证实，利莫纳班对戒烟和戒烟者的体重控制非常有效，但这一临床用途从未获得过批准。尽管利莫那班的细胞内机制尚需阐明，但是利用啮齿类动物进行的实验结果，有力地证明了它可以减少从未用过药，或者有用药经历的动物的自身给药行为。

概要:治疗药物成瘾和依赖的药物

类型,药物	作用机制	药效	临床应用	药物代谢动力学、毒性、相互作用
阿片受体拮抗药				
•纳洛酮	阿片受体的非选择性拮抗药	逆转阿片类药物的急性效应;可诱发严重的戒断症状	阿片类药物过量使用	作用维持时间短于吗啡(1~2h),因此需要多次注射
•纳曲酮	阿片受体拮抗药	阻断违禁阿片药物的作用	酒精中毒治疗,阿片类药物成瘾	半衰期 10h(口服);5~10 天(长效注射剂)
合成阿片类				
•美沙酮	μ-阿片受体的延迟激动剂	急性效应类似阿片(正文)	阿片类成瘾者的替代疗法	口服生物利用度高•半衰期个体差异非常大(范围4~130h)•毒性:呼吸抑制、便秘、瞳孔缩小,耐受、依赖和戒断症状
阿片受体部分激动药				
•丁丙诺啡	μ-阿片受体的部分激动药	减弱吗啡的急性效应	阿片成瘾者的口服替代治疗	半衰期长(40h)•与纳洛酮共同制剂,防止非法的静脉注射
尼古丁受体的部分激动药				
•伐尼克兰	$\alpha_4\beta_2$ 型烟碱样乙酰胆碱受体的部分激动药	阻遏吸烟的"奖赏"效应•提高对颜色的感知能力	戒烟	毒性:恶心呕吐、抽搐、精神状态改变
•野靛碱:伐尼克兰的天然类似物(从金链花的花中提取)				
苯二氮䓬类				
•奥沙西泮,其他	$GABA_A$ 受体的正性调节剂,增加通道的开放频率	增强 GABA 能神经元的突触传递;减轻酗酒者的戒断症状(颤动、幻觉、焦虑)•阻止戒断性癫痫的发作	震颤性谵妄	半衰期4~15h•肝功能降低不影响药物代谢动力学
•劳拉西泮:可以替换奥沙西泮,与奥沙西泮有类似性质				
N-甲基-d-天冬氨酸(NMDA)拮抗剂				
•阿坎酸	NMDA 型谷氨酸受体拮抗药	干扰依赖于 NMDA 型受体的突触可塑性的形成	治疗酗酒•结合心理咨询使用时,才会有效	过敏反应、心律不齐、低血压或高血压、头痛、失眠和阳痿•幻觉,尤其是老年患者

续表

类型,药物	作用机制	药效	临床应用	药物代谢动力学、毒性、相互作用
大麻素受体反向激动药				
•利莫纳班	CB_1 受体反向激动药	减少谷氨酸能和 γ-氨基丁酸能神经突触的神经递质释放	2006~2008 年在欧洲批准上市用于治疗肥胖,因严重的副作用撤回;•戒烟未获批准,但作为标示外用途予以保留	严重抑郁症,包括增加自杀的风险

案例思考答案

V 先生符合成瘾标准,因为他不顾给工作带来不良影响,难以控制地过量使用可卡因。他也确实是一个酒精依赖者,突然中断用药很可能会导致戒断症状(例如:激动、幻觉、震颤、癫痫等)。他的药物滥用开始于青春期后期,这个阶段通常被认为是一个关键时期。案例也阐明了一个瘾君子如何使用不同药物,来部分程度上"治疗"副作用(例如:在使用可卡因后,用大麻或酒精放松精神)。

(曹清 译 张雪琼 校 张永鹤 审)

参考文献

扫描本书二维码获取完整参考文献。

用于血细胞减少症的药物,造血生长因子

第33章

James L. Zehnder, MD[*]

案例思考

65 岁妇女,有长期明确的没有很好控制 2 型糖尿病病史,表现为肢体麻木和感觉异常,全身乏力,舌痛,胃肠道不适。体检显示面色苍白、虚弱,振动感减弱和脊反射减弱,Babinski 征阳性。口腔检查发现萎缩性舌炎,即舌头颜色深红、舌质暗淡、粗糙、舌乳头萎缩。实验室检查显示巨幼红细胞贫血,红细胞容积 30%(正常女性,37%~48%),血红蛋白 9.4g/dl(正常女性 11.7~13.8dl),平均红细胞体积(MCV) 123fl(正常 84~99fl),平均红细胞血红蛋白浓度(MCHC)34%(正常 31%~36%),网织红细胞数低。进一步的检查显示血清叶酸正常,维生素 B_{12}(钴胺素)浓度为 98pg/ml(正常 250~110 098pg/ml)。Schilling 试验显示恶性贫血。既然巨幼红细胞贫血的诊断已确定,为什么检测血清的叶酸和维生素 B_{12} 都很重要?这位患者应口服还是注射维生素 B_{12}?

造血作用,这种从循环血液中红细胞、血小板和白细胞的未分化干细胞得到的产物,在血细胞生长过程中是一个主要过程,它可使正常人每天生成 2 千亿血细胞,而在某种原因造成的血细胞丢失和破坏的情况下可以产生数量更多的血细胞。血细胞生长因子最初位于成人的骨髓中,需要三种基本营养素——**铁、维生素 B_{12}** 和**叶酸**的持续补充,与血细胞生长因子、蛋白质的存在一样,调节血细胞的生殖和分化。三种基本营养素中,其中任何一种物质的缺乏均会导致血细胞功能的缺失。**贫血**,一种使得红细胞携氧能力丧失的症状,是最常见的,也是几种形式中最容易治疗的。镰状红细胞贫血,一种由于血红蛋白分子基因改变引起的贫血也比较常见,但较难治。将在下列文本框中讨论:镰状红细胞性贫血和羟基脲,**血小板减少**和**中性粒细胞减少**不太少见,有些症状也可以用药物控制。在本章,我们首先讨论由于铁、维生素 B_{12} 和叶酸缺乏引起的贫血的治疗,然后转到用血细胞生长因子治疗贫血、血小板减少症和中性白细胞减少症,以及干细胞移植等问题。

■ 用于治疗贫血的药物

铁

药理作用

铁缺乏是引起慢性贫血的常见原因。与其他形式的慢性贫血一样,铁缺乏导致苍白、疲乏、头晕、劳累后呼吸困难,以及由于组织缺氧造成的其他全身性症状。心肌组织为适应慢性贫

* 感谢前版作者 Susan B. Masters, PhD. 的贡献

血,可出现心跳过速、心输出量增加、心肌扩张等,可以引起有潜在心肌疾患患者状况的进一步恶化。

铁是形成亚铁卟啉环的核的物质,然后由球蛋白链形成血红蛋白。血红蛋白可逆性的结合氧,在氧从肺进入其他组织的过程中起关键作用。铁缺乏,会造成血红蛋白不足引起的小的红细胞,引起**小细胞低色素性贫血**。含铁的亚铁血红蛋白也是肌红蛋白、细胞色素和其他执行不同功能的蛋白的基本成分。

镰状红细胞性贫血和羟基脲

镰状红细胞性贫血是一种遗传基因引起的溶血性贫血,由于红细胞破坏增加而引起的一种贫血,成熟红细胞的减少使得其中的产物铁、叶酸和维生素 B_{12} 缺乏。镰状红细胞性贫血的患者大多具有纯合子的 β-血红蛋白 S(HbS)异常的等位基因或杂合子的 HbS 异常等位基因以及继发的 β-血红蛋白基因产生突变,如血红蛋白 C(HbC)或 β-地中海贫血。镰状红细胞性贫血在非洲人的后裔中有增加的趋势,推测是因为这种基因杂合的特征能够对抗疟疾。

大多数镰状红细胞性贫血的患者,贫血不是主要问题,尽管有长期的低血容量(20% ~ 30%),低血红蛋白(7~10g/100ml)和网织红细胞数量升高,但贫血都能代偿。主要是缺氧的血红蛋白链的形状其多聚体结构使得红细胞形状发生改变,变形性降低,穿透细胞膜的能力改变,进而造成血红蛋白的聚合。在微血管中异常的红细胞聚集,使该处的氧压力降低、血红蛋白缺氧、引起静脉栓塞。镰状红细胞性贫血的临床表现是静脉栓塞引起的器官损伤。在骨骼肌系统,它的表现是四肢的骨和关节疼痛。在脑血管系统,它引起一过性脑卒中。对脾的损害造成感染增加的风险,特别是一些有荚膜的细菌如肺炎链球菌感染。在肺部,会增加感染,在成人也会有肺栓塞和肺动脉高压疾病的增加。在男性泌尿生殖系统,有阴茎持续勃起。支持疗法包括止痛、抗菌、肺炎疫苗接种和输血。另外,化疗药物羟基脲(hydroxycarbamide)可以减少静脉栓塞。在美国此药用于成年人镰状红细胞性贫血复发的患者,在欧洲,用于成人和儿童微血管栓塞复发的患者。与治疗慢性和急性粒细胞白血病的抗癌药一样,羟基脲抑制核苷酸还原酶,耗竭三羧酸循环中的脱氧核苷,使细胞停留在 S 期(第 54 章)。在治疗镰状红细胞性贫血中,羟基脲通过未经完全证实的旁路途径,增加胎儿血红蛋白 γ(HbF),此物质与血红蛋白 S 的聚合产生作用。临床试验表明。在成人和儿童严重镰状红细胞性病的患者可以减少疼痛。羟基脲的不良反应包括造血系统抑制、胃肠道反应和致畸作用。

药动学

游离的无机铁是有很大毒性的,但是铁元素又是血红蛋白的必需的基础蛋白,因此,铁的演变过程对调节铁的吸收、转运和储存提供了一个精密复杂的系统(图 33-1)。此系统采用了一系列特殊的转运、储存、铁的还原酶和氧化酶蛋白,其蛋白浓度依据体内血红蛋白合成对铁的需求和储存而调节。这种肽叫做铁调素,最初由肝细胞生成,在此系统中作为关键性调节因子使用。几乎所有用于支持造血作用的铁元素都是从刺激衰老的血红蛋白或需要的红细胞中回收来的。正常情况下,人体每天只丢失少量的铁,所以只要从食物中少量补充即可,而且很容易从各种食物满足铁的需要。然而,对一些需铁量多(如:成长期的儿童,孕妇)或失铁量多(行经期的妇女)的特殊人群而言,正常的食物供给不能够满足铁的需求,就容易发生铁的缺乏。

A. 吸收

美国人每日平均膳食中存在的铁元素是 10 ~ 15mg。正常人体吸收这其中的 5% ~ 10%,即每日 0.5 ~ 1mg 铁。尽管如果需要的话,大部分远端的小肠也能吸收,但铁主要从回肠或空肠的前段吸收。铁的吸收是根据铁储存降低或铁的需求增加而增加的。在行经期的妇女,铁的吸收需增加到每日 1 ~ 2mg,妊娠妇女铁的吸收更要高到每日 3 ~ 4mg。

铁广泛存在于各种食物中,特别是在肉中。肌肉蛋白中的铁可以有效吸收,因为肌肉中血红蛋白和肌红蛋白当中的铁不用解离成单价铁而被完全吸收(图 33-1)。其他食物中的铁,特别是蔬菜和谷物中的铁常常紧密结合成有机物,所以不能吸收。食物中的非血色素铁和无机铁盐中的铁以及复合物,在被小肠黏膜细胞吸收前,必须由铁还原酶还原成二价铁(Fe^{2+}),才可以被吸收。

铁以两种机制通过肠黏膜细胞的管腔侧膜:通过二价金属转运体(divalent metal transporter,DMT1)的二价铁的主动转运和铁复合物中亚铁血色素的吸收(图 33-1)。与从吸收的亚铁血色素分离出来的铁一起,新吸收的铁可以通过基底膜由铁孔蛋白转运入血,并由铁氧化酶辅助蛋白氧化成三价铁(Fe^{3+})。肝脏衍生的铁调素通过与转铁蛋白结合触发其内在化和毁灭,从而抑制小肠细胞释放铁元素。过量的铁可以在小肠上皮细胞作为铁蛋白储存,铁蛋白是一种含有氢氧化铁的核和外层包裹着被称作去铁铁蛋白的水溶性复合物。

B. 转运

铁离子与**转铁蛋白(transferrin)**结合转运至血浆,转铁蛋白是一种能与两分子的亚铁元素结合的 β-球蛋白(图 33-1)。转铁蛋白-铁离子的复合物通过特殊的受体机制进入成熟的红细胞中。转铁蛋白受体(一种在增殖的红细胞上大量表达的膜糖蛋白)通过受体介导的内吞作用过程,与转铁蛋白-铁离子的复合物结合并收藏。在核内,亚铁释放并还原成亚铁离子,通过DMT1转运至细胞质,在那里参与血红蛋白的合成或作为铁蛋白储存起来。转铁受体复合物重新回到细胞膜,在那里转铁蛋白解离并回到血浆。这一过程为红细胞成熟过程补充铁的需要提供了有效的机制。

在红细胞的成长过程中,红细胞数量的增加是与成熟红细胞上转铁蛋白受体的数量的增加和肝脏铁调素的减少相关联的。铁储存的损耗和缺铁性贫血是与血清转铁蛋白增加的浓度相关联的。

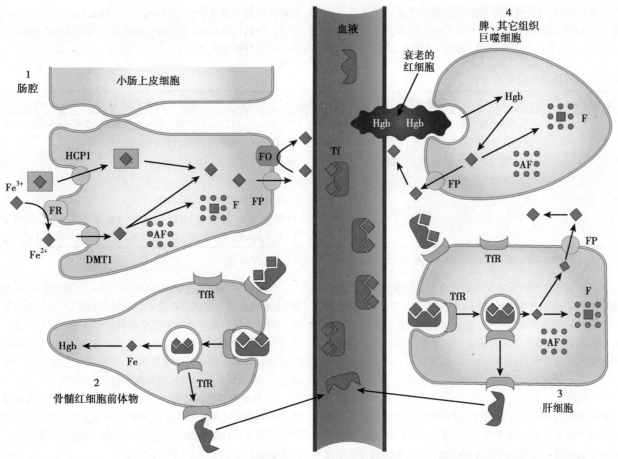

图 33-1　铁的吸收、转运和储存。在小肠上皮细胞,无机铁通过二价金属转运体 1(DMT1)、亚铁离子通过亚铁携带蛋白 1(HCP1)被主动吸收。在小肠(**1**),已吸收的三价铁或从吸收入小肠上释放的二价铁亚铁以主动转运形式通过铁转运蛋白(FP)进入血液或与去铁铁蛋白(AF)形成复合物以铁蛋白(F)形式储存;在血液,铁通过转铁蛋白(Tf)转运到骨髓的红细胞前体物合成血红蛋白(Hgb)(**2**)或进入肝细胞以铁蛋白形式储存(**3**)。转铁蛋白-铁复合物与红细胞前体物和肝细胞上的转铁蛋白受体(TfR)结合并内在化。铁释放后,TfR-Tf 复合物再循环到胞浆膜,转铁蛋白释放。巨噬细胞吞噬衰老的红细胞(RBC)使 RBC 血红蛋白的铁再利用、或排出或以铁蛋白形式储存(**4**)。肝细胞以几种机制获得铁并以铁蛋白的形式储存铁。FO;铁氧化酶

表 33-1　铁在正常成人的分布[1]

	铁含量(mg)	
	男性	女性
血红蛋白	3 050	1 700
肌红蛋白	430	300
酶	10	8
转运(转铁蛋白)	8	6
储存(铁蛋白)	750	300
总计	4 248	2 314

　　[1] 数值是从多种来源得到,数据群体:80kg,正常男性,血红蛋白在 16g/100ml;55kg,正常女性,血红蛋白在 14g/100ml

C. 储存

　　除了小肠黏膜细胞储存铁以外,在肝脏、脾和骨骼中的巨噬细胞以及肝细胞上,铁还会以铁蛋白的形式储存(图 33-1)。铁从巨噬细胞和肝细胞的调动是由调节铁转运蛋白能力的铁调素控制的。铁调素浓度的降低导致铁从这些储存地方释放,高浓度的铁调素抑制铁的释放。铁蛋白可以在血清中检测到。由于血清中存在的铁蛋白是与储存在网状内皮系统中的铁蛋白保持平衡的,所以,血清中铁蛋白浓度可以用来评价全身的铁储存。

D. 排泄

　　铁的排泄没有详细机制,小部分随着小肠黏膜细胞的脱落从粪便排出,也可以随胆汁、尿和汗液微量排出。每日的丢失量应该不超过 1mg。由于身体排泄铁的量非常有限,而且可以根据身体的需要,铁平衡的调节必须通过改变小肠对铁的吸收和储存来达到。那么,如下所述,对铁的吸收的调节功能的缺损会导致严重的病理状况。

临床药理学

A. 应用铁的适应证

　　铁制剂在临床唯一的应用是治疗或预防缺铁型贫血。明显的低色素、小细胞性贫血,其细胞平均体积(MCV)和血红蛋白

浓度均低(表 33-2)。铁缺乏常见于铁需要增多的人群。包括婴儿、快速生长期的儿童;孕妇和经期妇女;以及患有慢性肾病的患者,这种患者在肾透析时红细胞丢失率较高,使得他们需借助红细胞生成素治疗才维持高的红细胞数(下文)。吸收不足也会引起铁缺乏,常见于胃切除或患有严重结肠疾病的患者,会导致全身性吸收障碍。

表 33-2　营养性贫血的不同分型

营养缺乏	贫血类型	实验室检查异常数据
铁	小细胞,低色素 MCV<80fL,MCHC<30%	低 SI < 30μg/100ml,TIBC 增加,导致转铁蛋白饱和,(SI/TIBC<10%);血清铁蛋白低(<20μg/L)
叶酸	大细胞,正常色素 MCV>100fL MCHC 正常或偏高	血清叶酸含量低(<4ng/ml)
维生素 B_{12}	同叶酸缺乏	血清中钴铵素(<100pmol/L) 伴同型半胱氨酸高(>13μmol/L),血清甲基丙二酸增加(>0.4μmol/L)尿甲基丙二酸增加(>3.6mmol/mol 肌酐)

MCV,平均细胞体积;MCHC,平均细胞血红蛋白浓度;SI,血清铁;TIBC,转铁蛋白结合力

成人铁缺乏的原因最常见的是失血。月经期妇女在经期会丢失 30mg 铁;经期严重失血的妇女可能丢失的更多。因此,许多经期前的妇女会有铁储存低,甚至铁缺乏。在男性或绝经的妇女,常见的失血部位是在胃肠道。一些无法解释的缺铁性贫血可能要归于隐匿性胃肠道出血。

B. 治疗

缺铁性贫血可以用口服制剂或非肠道制剂治疗。对于大多数胃肠道吸收正常的患者来说,口服铁制剂可以很迅速和完全的纠正贫血症状。有所例外的是那些患有进行性慢性肾疾病需要透析和用红细胞生成素治疗的患者,他们对铁的需求量很大,对于这些患者来说我们推荐非肠道制剂。

1. 口服铁制剂治疗　口服铁制剂治疗范围很广,因为二价铁可以很有效地被吸收,临床用二价铁盐。硫酸亚铁,葡萄糖酸亚铁和富马酸亚铁都是非常有效且便宜的制剂用于大多数患者的治疗。

不同的铁盐制剂提供的铁元素量不同(表 33-3)。对于铁缺乏患者,大约 50~100mg 的铁可以满足每天合成血红蛋白的需要,作为二价铁盐,约 25% 的口服制剂能够被吸收。因此,每日给予 200~400mg 的铁元素可以很迅速地纠正铁缺乏。如果患者每天不能耐受这么大剂量的铁,可以少给一些,虽然较慢,但可以完全纠正铁缺乏。在纠正引起铁丢失的原因后,口服铁制剂需持续服用 3~6 个月以纠正贫血和补足铁储存。

表 33-3　常用铁制剂

制剂	片剂含量	铁元素/片	治疗铁缺乏病成人常用剂量(片/日)
硫酸亚铁,含水的	325mg	65mg	2~4
硫酸亚铁,干燥粉末	200mg	65mg	2~4
葡萄糖酸亚铁	325mg	36mg	3~4
延胡索酸亚铁	325mg	106mg	2~3

口服铁制剂常见的不良反应包括恶心、上腹部不适、腹部痉挛、便秘和腹泻。这些症状大多是剂量依赖性的,可以通过减少每日用量或饭后或与食物同服来减轻。有些患者可能对某一种铁盐制剂比其他制剂会产生不太严重的腹部不适,更换制剂可以改善。口服铁制剂可以出现黑便,这对其本身来说不具有临床意义,但却可以混淆持续性胃肠道出血的诊断。

2. 注射用铁制剂治疗　注射制剂用于那些确定为铁缺乏而又不能耐受或口服不吸收的患者以及重度慢性贫血单用铁制剂不足以维持疗效的患者。这些人包括晚期慢性肾疾患需要血液透析或红细胞生成素治疗的患者。

注射制剂应用中最大的挑战是这些无机的游离铁可能造成严重的剂量依赖性铁中毒,所以要严格限制注射剂量。然而,当三价铁聚集形成由碳水化合物核包裹的氢氧化铁的核组成的胶体微粒铁时,生物活性铁开始从稳定的胶体微粒中慢慢释放。在美国,有三种传统的制剂在应用,它们是**右旋糖酐铁、复合葡萄糖酸铁钠、蔗糖铁**。两种新型的制剂也在应用(下文)。

右旋糖酐铁(iron dextran)是一种由三价氢氧化铁和左旋糖酐聚合物组成的稳定复合物,每毫升溶液含 50mg 铁元素。尽管静脉给药是最常用的给药途径,也可通过深部肌肉注射或静脉点滴给药。静脉给药可以消除肌肉注射给药所带来的局部疼痛和组织沉着,而且也可以在同一时间将所需的完整剂量给予纠正铁缺乏。静脉注射右旋糖酐铁的不良反应是头痛、头晕、发热、关节痛、恶心、呕吐、背痛、皮肤潮红、荨麻疹、支气管痉挛,少见的有过敏和死亡。由于有变态反应发生的危险,所以在用全剂量肌肉注射和静脉注射之前要做小剂量右旋糖酐铁的过敏反应试验。有过敏病史和曾经接受过非肠道的制剂给药的患者在接受注射的右旋糖酐铁更容易发生变态反应。临床所用的右旋糖酐铁要区分是高分子量还是低分子量的。在美国 InFeD 制剂是低分子量的,DexFerrum 是高分子量的,从临床观察病例发现,高分子量制剂更易发生变态反应。

葡萄糖铁钠复合物(sodium ferric gluconate complex)和**蔗糖铁(iron sucrose)**复合物是非肠道给药制剂的替代品。**羧基麦芽糖铁**是嵌入羧基聚合物的凝胶状制剂。**纳米氧化铁**是用羧基包裹的超顺磁氧化铁纳米颗粒。在网状内皮系统,羧基的外壳被去除后使得铁作为二价铁被储存或释放到转铁蛋白。纳米

氧化铁干扰磁共振影像的研究(MRI)。如果需要做 MRI 影像观察,必须要先于纳米氧化铁的治疗,如果是服药后做 MRI 的话,则需改变程序。

这些药物仅能静脉给药。与高分子量的右旋糖酐铁制剂不同,它们不易引起过敏反应。

长期用口服铁制剂治疗的患者,很重要的一点是要监测铁储存的水平以防止铁超载后引起严重的毒性反应。与口服制剂不同,口服制剂受制于小肠摄取系统的调节机制来吸收,而非肠道给药-能绕过这个调节系统的-可以给以更多的铁,从而超过铁储存的安全范围。铁储存可以用血浆中铁蛋白浓度和饱和的转铁蛋白浓度来评价,即血浆中总的铁浓度与总的结合铁的比值(iron-binding capacity,TIBC)表示。

临床毒性反应

A. 急性铁中毒

急性铁中毒几乎仅见于儿童误服铁的片剂。儿童仅服用 10 片就可能致命。成人服用口服的铁制剂应把药片放在儿童够不到的地方。儿童口服铁制剂中毒主要表现为坏死性胃肠炎,伴呕吐、腹痛、血便、休克、嗜睡、呼吸困难。这些症状随后会有改善。但是也会导致严重的代谢性酸中毒、昏迷、甚至死亡。因此必须进行急救。**全肠道灌洗(whole bowel irrigation)**(第 58 章)应立刻进行以清除未吸收的药物。**去铁铵(deferoxamine)**,一个有效的铁螯合剂,静脉给药可以结合早已吸收的铁并尽快促其随尿和粪便排出。活性炭,一个高效的可以吸附大多数毒物的吸附剂,**不能结合铁因此无效**。适当的支持疗法针对胃肠道出血、代谢性酸中毒和休克也是必须的。

B. 慢性铁中毒

慢性铁中毒(铁超载),**血色素沉着病(hemochromatosis)**,是由于过量的铁沉积在心脏、肝、胰腺和其他器官。有可能导致器官衰竭和死亡。这种状况常见于遗传性血色素沉积,以过量吸收铁为特征的疾病,多见于患者长期多次接受输血(如:β-地中海贫血患者)。

慢性铁超载在缺乏性贫血的患者可以通过间歇性放血来治疗,每周去除一个单位的血或更多直到过量的铁被清除掉。与更复杂的、昂贵的、危险性的治疗一样,采用注射用**去铁铵(deferoxamine)**或口服的铁螯合剂**地拉罗斯(deferasirox)**(第 57 章)的铁螯合治疗方法效应比较低,但对于像遗传性和获得性原因引起的难治性贫血,如:地中海贫血、镰状红细胞贫血、再生障碍性贫血这样的患者,不能用放血来治疗,而又存在铁超载,这是唯一的选择。

维生素 B_{12}

维生素 B_{12}(cobalamin)作为辅助因子参与人体的基本生化反应。维生素 B_{12} 缺乏导致巨幼红细胞性贫血(表 33-2),胃肠道症状和神经方面异常。尽管由于食物补充不足造成的维生素 B_{12} 缺乏比较少见,但是在成年人,特别是老年人由于吸收不足所造成的维生素 B_{12} 缺乏还是相对比较常见的而且也容易治疗。

化学

维生素 B_{12} 是由卟啉样环围绕中心的钴原子形成的核苷酸,各种有机基团可能以共价键与钴原子结合形成不同的钴胺素。在人体,腺苷钴胺和甲基钴胺是维生素 B_{12} 的活性形式。**氰钴胺(cyanocobalamin)**和**羟钴胺(hydroxocobalamin)**(作为治疗用药)和食物中的钴胺素是要转化成活性形式。维生素 B_{12} 最重要的来源是由微生物合成而不是由动物或植物合成的。维生素 B_{12} 主要的食物来源是在肉类(特别是肝脏)、鸡蛋和奶制品中的微生物衍生的维生素 B_{12}。维生素 B_{12} 有时候被叫做**外因子**以区别于**内因子**,内因子是一种由胃分泌的蛋白,帮助胃肠道从食物中摄取维生素 B_{12}。

药动学

美国人每日平均食物中含 $5\sim30\mu g$ 维生素 B_{12},日常吸收 $1\sim5\mu g$ 维生素被吸收后储存在肝脏,成年人储存维生素 B_{12} 的量在 $3\,000\sim5\,000\mu g$,只有很少量随尿液和粪便排出。维生素 B_{12} 每日正常需要量仅为 $2\mu g$,所以如果停止吸收维生素 B_{12},至少需要 5 年才能把储存的维生素 B_{12} 消耗掉继而发展成巨幼红细胞性贫血。维生素 B_{12} 需要在**内因子**的保护下形成复合物才能被吸收,内因子是肠黏膜壁细胞分泌的糖蛋白,内因子与从胃和十二指肠的食物中释放的维生素 B_{12} 结合,内因子-维生素 B_{12} 复合物随后在回肠通过转运系统介导的高选择性受体被吸收。人类的维生素 B_{12} 缺乏常常是由于缺乏内因子或回肠特殊的吸收系统功能不全造成的吸收障碍所引起的。营养性缺乏很少见,但可见于多年没有摄入肉、蛋或奶制品的严格的素食者。

一旦吸收后,维生素 B_{12} 转运到各种细胞,与特殊的糖蛋白、转钴素(transcobalamin) I、II 和 III 结合。多余的维生素 B_{12} 在肝脏被储存。

药效学

身体内两种基本的酶反应需要维生素 B_{12} 参与(图 33-2)。其中一项是甲基钴胺(methylcobalamin)作为媒介参与甲基的转移,参与从 N^5-甲基四氢叶酸转化成同型半胱氨酸,进而形成蛋氨酸反应(图 33-2A;图 33-3,1 部分)。缺乏维生素 B_{12} 时,从食物和储存的叶酸—即 N^5-甲基四氢叶酸—转变成四氢叶酸,即

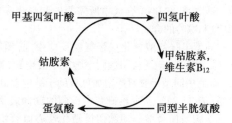

A. 甲基转移

甲基四氢叶酸 → 四氢叶酸 → 甲钴胺素,维生素B_{12} → 同型半胱氨酸 → 蛋氨酸 → 钴胺素 → 甲基四氢叶酸

B. L-甲基丙二酰CoA变构

L-丙二酰CoA $\xrightarrow[\text{脱氧腺苷}]{\text{甲基丙二酰CoA变位酶}}$ 琥珀酰CoA

图 33-2 维生素 B_{12} 的酶反应

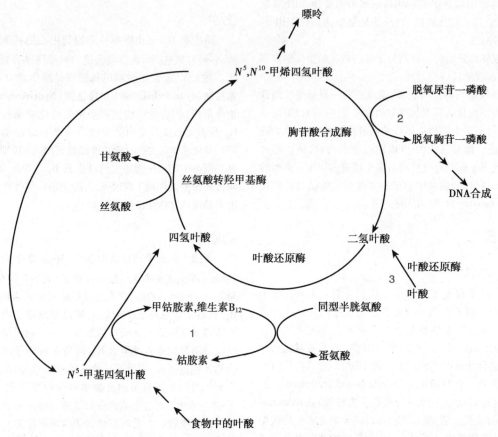

图 33-3　叶酸的酶反应。1 部分显示在维生素 B_{12} 缺乏中维生素 B_{12} 依赖性反应使大多数食物中的叶酸进入四氢叶酸辅助因子池并变成"叶酸阱"；**2 部分**显示脱氧胸甘酸（dTMP）循环；**3 部分**显示叶酸进入四氢叶酸辅助因子池的旁路途经。双箭头指示不止一项反应步骤。dUMP，脱氧尿甘酸

叶酸辅助因子前体物的这一过程不能完成。由于叶酸辅助因子缺乏，使得一些生化反应，包括一碳单位的传递都不能完成。特别是，四氢叶酸的耗竭妨碍了细胞快速分裂过程中 DNA 合成所必需的胸腺嘧啶脱氧核苷酸（dTMP）和嘌呤的合成（图 33-3，2 部分）。由于维生素 B_{12} 的缺乏，作为 N^5-甲基四氢叶酸中叶酸的堆积以及与之相关的四氢叶酸辅助因子的耗竭被称作"甲基叶酸陷阱"，这是生化反应中，维生素 B_{12} 与叶酸代谢有关联的重要步骤，这也可以解释为什么维生素 B_{12} 缺乏引起的巨幼红细胞性贫血可以通过补充大量的叶酸进行部分的矫正。叶酸通过二氢叶酸还原酶还原成二氢叶酸（图 33-3，3 部分），作为四氢叶酸的来源参与 DNA 合成中所需要的胸腺嘧啶脱氧核苷酸（dTMP）和嘌呤的合成。

在同型半胱氨酸转化成蛋氨酸反应中，必须有甲基钴胺存在，维生素 B_{12} 缺乏会引起同型半胱氨酸堆积（图 33-3，1 部分）。血清中同型半胱氨酸增加可有助于维生素 B_{12} 缺乏的鉴别诊断（表 33-2）。从观察研究中得到的证据表明，血清中同型半胱氨酸增加会增加动脉粥样硬化性心血管疾病的危险。然而随机的临床试验还没有显示出那些通过补充维生素降低血清中同型半胱氨酸的人群，会减少心血管事件（心梗、卒中）的发生的证据。

另一项需要维生素 B_{12} 参与的反应是由甲基丙二酰 CoA 变位酶（图 33-2B）催化的从甲基丙二酰 CoA 转变为琥珀酸 CoA。

当维生素 B_{12} 缺乏时，这个反应不能完成，不仅造成其底物甲基丙二酰 CoA 堆积，也包括甲基丙二酸的堆积。血清和尿液中甲基丙二酸的浓度可以用来作为维生素 B_{12} 缺乏的鉴别诊断（表 33-2）。过去认为，维生素 B_{12} 缺乏所造成的甲基丙二酰 CoA 蓄积引起神经病变。然而新的证据表明，蛋氨酸合成途径的中断是引起神经病变的主要原因。不管生化是如何解释这种神经损害，重要的一点是在维生素 B_{12} 缺乏的过程中仅给予叶酸是不能预防神经病变的，尽管叶酸可以纠正维生素 B_{12} 缺乏造成的贫血症状。

临床药理学

维生素 B_{12} 可以作为治疗或预防应用。维生素 B_{12} 缺乏临床表现特征是巨幼红细胞性缺血（表 33-2），常伴有轻或中度的白细胞减少或血小板减少（或都有），以骨髓中细胞数量增多为特征，骨髓片显示出现巨大细胞、髓样红细胞及细胞前体物的堆积。维生素 B_{12} 缺乏造成的神经病变常常以外周神经的感觉异常和变弱开始，进而进展成痉挛、共济失调和其他中枢神经系统功能障碍。改善维生素 B_{12} 缺乏可以延缓神经疾病的进展，但它不可能逆转已经存在几个月的神经症状。尽管维生素 B_{12} 缺乏引起的神经异常在初次就诊时多表现为巨幼红细胞性贫血，但也不尽然。

一旦巨幼红细胞性贫血被确诊,那就要确定到底是维生素 B_{12} 缺乏还是叶酸缺乏引起的(其他引起巨幼红细胞性贫血的原因非常少见)。这可以通过检测血清中的维生素水平来确定。席林试验(Schilling test)可以检测放射性标记的维生素 B_{12} 的吸收和从尿中的排泄状况,可以用来确定维生素 B_{12} 吸收不良的机制及引起巨幼红细胞性贫血的原因。

造成维生素 B_{12} 缺乏的原因多为恶性贫血、部分或全部胃肠切除术,及影响到回肠末端的情况,如吸收障碍,肠道感染或小肠切除。

恶性贫血 由于胃黏膜细胞内因子分泌不足所引起。伴恶性贫血的患者常有胃黏膜萎缩而不能分泌内因子(和盐酸一样的物质)。这些患者体内常常有针对内因子的自发性抗体。席林试验显示放射性标记的维生素 B_{12} 的吸收消失,而当给予带有放射性标记的维生素 B_{12} 的内因子时,这种情况可被纠正,因为维生素是可以正常吸收的。

维生素 B_{12} 缺乏常见于用来吸收维生素 B_{12}-内因子复合物的回肠末端区域受到损伤,如因为肠道感染受到牵连的回肠或回肠被切除。那么在这些情况下,席林试验中的放射性标记的维生素 B_{12} 也不能被吸收,即使加入内因子也不行。在儿童,比较罕见的是先天性内因子缺乏或在回肠末端缺乏吸收维生素 B_{12}-内因子复合物的受体。因为席林试验需要用到放射性同位素,所以许多中心都不做这项试验,取而代之的是测定内因子抗体,升高的同型半胱氨酸和甲基丙二酸浓度水平(图 33-2)因其高敏感性和特异性而用于诊断恶性贫血。

几乎所有维生素 B_{12} 缺乏的病例都是由于维生素吸收障碍引起的。因此,注射给药的维生素 B_{12} 制剂可以用于治疗。对于那些潜在的可逆转的病例,这些潜在的疾病可以通过静脉给予维生素 B_{12} 后得到治疗,然而,对大多数患者来说可能需要终生服用维生素 B_{12}。

注射给药的维生素 B_{12} 制剂包括氰钴胺和羟钴胺。推荐用羟钴胺,因为它有较高的蛋白结合因此能有较长的循环。最初的治疗是每日或隔日肌肉注射 $100\sim1\,000\mu g$ 的维生素 B_{12},持续 $1\sim2$ 周,以补充机体的储存。维持量治疗是每月肌肉注射 $100\sim1\,000\mu g$ 的维生素 B_{12},终身维持。如果有神经异常症状出现,就要改变原来每月给药的形式,改为每 $1\sim2$ 周给予维持量,持续 6 个月。口服维生素 B_{12}-内因子复合物或肝浓缩液不用于治疗维生素 B_{12} 缺乏的患者,但是,每日口服 $1\,000\mu g$ 的维生素 B_{12} 可以满足那些拒绝或不能耐受注射治疗的恶性贫血患者的需要。在用注射给药使得恶性贫血得以缓解后,可以用喷雾剂或凝胶剂通过鼻黏膜吸收。

叶酸

在人体的基础生化反应中,还原型的叶酸在氨基酸、嘌呤和 DNA 合成过程中提供前体物。叶酸缺乏相对比较常见,而且叶酸缺乏可以很容易通过补充叶酸来纠正。叶酸缺乏带来的问题不仅仅是贫血,它还意味着会引起新生儿畸形和血管方面的疾病[文本框:补充叶酸:公共卫生的窘境(A Public Health Dilemma)]。

补充叶酸:公共卫生的窘困境

自 1998 年 1 月起,美国和加拿大所有强化的谷物制品都需要添加叶酸。这项规则的发布用于减少先天性神经管缺陷(NTDs)。流行病学调查表明可以纠正母体叶酸不足,减少 NTDs,如脊柱裂和先天无脑畸形。这种对补充叶酸的要求主要是对公共健康的评价,旨在帮助那些在美国有相当数量的妇女没有接受产前检查,而且没有意识到足量补充叶酸可以预防他们的孩子的出生缺陷的重要性。从美国和其他国家的观察研究表明,谷物中添加叶酸与减少先天性神经管缺陷之间有明显(30%~75%)的关联。这些研究指出,NTDs 的减少与叶酸是剂量依赖性的,在美国谷物中添加较高剂量的叶酸,使得 NTDs 的发生率减少。观察还表明在补充叶酸后其他的先天性异常(如心脏和颌面部)也减少。

对于成人,还有另外的好处。N^5-甲基四氢叶酸在同型半胱氨酸向蛋氨酸转化中也是必需的(图 33-2;图 33-3,1 部分)。N^5-甲基四氢叶酸合成的减弱导致血清中同型半胱氨酸浓度升高。一些数据表明血清中同型半胱氨酸浓度升高与缺血性血管疾病,如一过性心肌缺血和卒中,呈正相关。临床数据也表明在群体中,补充叶酸的项目可以改善人体叶酸的状态,从而减少那些没有补充维生素的中老年成人的高同型半胱氨酸血症的流行。还有证据表明,补充叶酸可以对抗一些癌症,如结肠癌、乳腺癌和宫颈癌。

尽管在孕妇中补充叶酸的潜在好处是不用质疑的,但从谷物中摄取所需的叶酸却有争议。如教科书所述,摄入叶酸可以部分或全部纠正由于维生素 B_{12} 缺乏所引起的贫血。然而,补充叶酸不能预防由于维生素 B_{12} 缺乏造成的不可逆的神经损害。对恶性贫血和其他维生素 B_{12} 缺乏患者的确诊都是以贫血的表现和症状来确定的,这些症状大多发生在神经症状之前。对补充叶酸的争议是在全体人群增加叶酸的摄入可能会掩盖老年群体中维生素 B_{12} 缺乏和增加神经疾病的发生。再换个角度,在美国,将近 4 000 名孕妇中,有 2 500 名新生儿患有神经管缺陷。与之相比,在美国老年人群中超过 10% 的人,或者说有几百万人口处于罹患由于维生素 B_{12} 缺乏引起的神经精神综合征的风险。在承认这种争议中,美国 FDA 保持叶酸的补充在相对比较低的水平。在一些观察和可预期的临床试验中还发现高叶酸水平可能增加一些疾病的风险,如结肠癌,因此,叶酸可能表现出一种钟状曲线。目前尚需进一步地研究,以准确地量化食品中的最佳叶酸量以及将叶酸补充品向不同人群和年龄组者推荐。

化学

　　叶酸(蝶酰谷氨酸)是由杂环(蝶啶环)、p-对氨基苯甲酸和谷氨酸组成(图 33-4)。各种若干谷氨酸部分附着在分子的蝶酰基部分,形成单谷胺酰、三聚谷胺酰和多聚谷胺酰。叶酸经过二氢叶酸还原酶("叶酸还原酶")催化,还原变成四氢叶酸(图 33-3,3 部分)。然后四氢叶酸变形作为叶酸的辅助因子拥有一碳单位附着在 5 位-氮、10 位-氮或所有部位(图 33-3)。叶酸辅助因子可以在各种氧化反应中,被各种酶交换,通过传递一碳单位完成重要的生化功能。更重要的是,四氢叶酸可以再生二次利用。

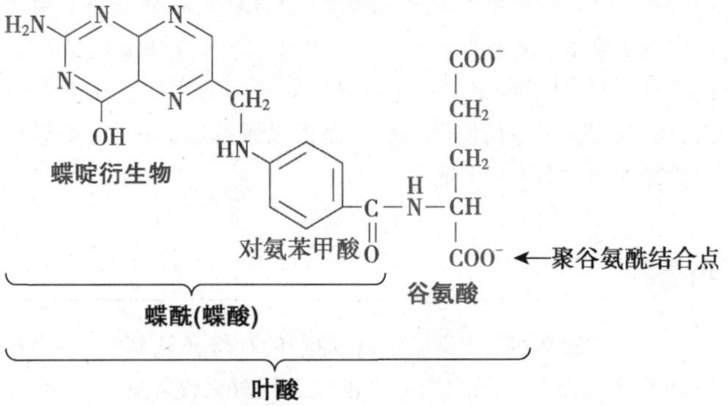

图 33-4　叶酸的结构

药动学

　　美国人每日食物中平均包括 $500 \sim 700\mu g$ 的叶酸,依据代谢需要不同,通常有 $50 \sim 200\mu g$ 被吸收。孕妇每日需要 $300 \sim 400\mu g$ 叶酸。各种叶酸形式的叶酸广泛存在于植物和动物组织中;比较丰富的是酵母、肝脏、肾和绿叶蔬菜中。正常情况下,肝脏和其他组织中储存有 $5 \sim 20mg$ 叶酸。叶酸通过分解代谢被消除,然后随尿和粪便排出,因此当停止叶酸摄入后几天内血清中其水平会下降。由于体内叶酸储存比较低且需求量较高,根据患者的营养状况和叶酸利用率不同,所以一旦停止摄入叶酸后,1~6 个月就会出现叶酸缺乏造成巨幼红细胞性贫血。

　　原形叶酸可以在空肠近端迅速而完全被吸收。饮食中的叶酸含有 N^5-甲基四氢叶酸的最初形式多聚谷胺酰。在吸收前,除了谷氨酰残基以外的所有多聚谷胺酰均被位于肠黏膜刷状缘的 α-1-谷胺酰转移酶["结合酶" ("conjugase")] 所水解。N^5-甲基四氢叶酸的谷胺酰单体随后通过主动和被动转运方式被运转到血液,然后广泛分布到全身。在细胞内,通过维生素 B_{12} 参与的脱甲基反应,N^5-甲基四氢叶酸被转变为四氢叶酸(图 33-3,1 部分)。

药效学

　　四氢叶酸辅助因子参与一碳单位传递反应。如前面在讨论维生素 B_{12} 时已经得知,这些反应其中之一生成所需的 dTMP 参与 DNA 的合成。在这一反应中,胸苷酸合成酶催化 N^5,N^{10}-亚甲基四氢叶酸中的一碳单位转移使之生成一磷酸脱氧尿苷 (dUMP)继而形成 dTMP(图 33-3,2 部分)。与其他用到叶酸的酶反应不同,在这一反应中,辅助因子是被氧化成二氢叶酸,消耗一摩尔的四氢叶酸,生成一摩尔的 dTMP。在快速增生的组织,考虑到在这一反应中要消耗大量的四氢叶酸,DNA 的合成

就需要持续不断的需要二氢叶酸还原酶使二氢叶酸还原成四氢叶酸。四氢叶酸进而被丝氨酸转羟甲基酶生成 N^5,N^{10}-亚甲基四氢叶酸,然后合成 dTMP。与 dTMP 合成酶结合的二氢叶酸还原酶和转羟甲基酶被称为 dTMP 合成循环。dTMP 合成循环的酶是两个抗癌药的靶点;甲氨蝶呤抑制二氢叶酸还原酶,5-氟尿嘧啶的代谢产物抑制胸甘酸合成酶(第 54 章)。

　　四氢叶酸辅助因子还参与其他一些反应。N^5,N^{10}-亚甲基四氢叶酸是维生素 B_{12} 反应中同型半胱氨酸生成蛋氨酸所必需的(图 33-2A;图 33-3,1 部分)。另外,四氢叶酸辅助因子在嘌呤的从头合成中提供一碳单位。在这些反应中,四氢叶酸可以重新利用再进入四氢叶酸反应池中。

临床药理学

　　叶酸缺乏导致的巨幼红细胞性贫血与维生素 B_{12} 缺乏引起贫血差别不大(上文)。然而,叶酸缺乏不引起神经症状的特征(维生素 B_{12} 缺乏)。在巨幼红细胞性贫血的患者,叶酸的状态靠测定血清中叶酸或红细胞中叶酸来评估。红细胞中叶酸比血清中叶酸更有诊断价值,因为血清中叶酸水平更易分解且不能反映组织中的叶酸水平。

　　叶酸缺乏常常是由于饮食摄入的不足所引起。酒精依赖的患者和肝脏疾病患者因为食物缺乏和肝储存耗竭会发展成叶酸缺乏。孕妇和溶血性贫血患者因为叶酸的需要量增加有可能变成叶酸缺乏,特别是当他们的食物含量较少时。有证据表明母体叶酸缺乏,胎儿易发生神经管缺陷(文本框:补充叶酸:公共卫生的困境)。有吸收障碍症状的患者也会发生叶酸缺乏。肾透析的患者在透析过程中由于血浆中的叶酸会被除掉因此也会发生叶酸缺乏的危险。

　　叶酸缺乏也可以由药物引起。在较小的范围内,甲氨蝶呤、甲氧苄啶和乙胺嘧啶抑制二氢叶酸还原酶导致叶酸辅助因子缺乏,最终引起巨幼红细胞性贫血。长期应用苯妥英也会引起叶酸缺乏,但很少引起巨幼红细胞性贫血。

　　注射用叶酸很少用,因为口服叶酸就可以很好吸收,即使是吸收障碍的患者也可以。对于所有的患者,每日口服 1mg 的叶酸足以逆转巨幼红细胞性贫血,使血清中叶酸达到正常水平并补足全身所需。治疗需持续进行直到一些潜在的引起叶酸缺乏的因素被去除或矫正。针对吸收障碍或饮食不足的治疗是不一样的。补充叶酸来防止叶酸缺乏主要针对一些高风险的患者,包括孕妇、酒精依赖者、溶血性贫血患者、肝病患者或一些皮肤疾病以及肾透析患者。

■ 造血生长因子

　　造血生长因子是糖蛋白类激素,在骨髓中调节生长因子前体物的增殖和分化。被确认的第一个生长因子被称作集落刺激因子,因为它们在体外能刺激各种骨髓前体细胞集落的生长。这些生长因子已经被纯化和克隆,它们对造血作用效应也已经被深入的研究。供临床应用的这些生长因子可以通过 DNA 重组技术来制造。

　　目前已知的造血生长因子有:**促红细胞生成素[erythropoietin,促红素 α 和促红素 (βepoetin alfa and epoetin beta)]**,粒

细胞集落刺激因子(granulocyte colony-stimulating factor,G-CSF),粒细胞-巨噬细胞刺激因子(granulocyte-macrophage colony-stimulating factor,GM-CSF),和白介素-11(interleukin-11,IL-11)。促血小板生成素受体激动剂(罗米司亭 romiplostim 和艾曲波帕 eltrombopag)目前均用于临床。

造血生长因子和模拟这些细胞功能的药物对于各种细胞种类的各种功能有非常复杂的效应,包括非血液细胞。它们在药物的其他领域也非常有用,特别是作为潜在的抗癌和抗炎药物研究正在进行中。

促红细胞生成素

化学和药动学

促红细胞生成素(erythropoietin),分子量为 34~39kDa 的糖蛋白,是第一个被分离出来的人的造血细胞生长因子。最初是从眼中贫血患者的尿中被纯化的。人重组促红细胞生成素[rHuEPO,epoetin α(促红素 α)]是从乳腺细胞表达系统中生产的。静脉注射后,在慢性肾衰患者血清中促红细胞生成素的半衰期是 4~13 小时。透析的患者半衰期还不清楚。剂量以国际单位(IU)来确定。达促红素 α(darbepoetin α)是对促红细胞生成素进行修饰的新型制剂,通过对氨基酸的改变使其大量的糖基化。darbepoetin α 比促红素 α 的半衰期长 2~3 倍。甲氧基聚乙二醇促红素 β(Methoxy polyethylene glycol epoetin beta)是以共价键与聚乙二醇聚合物连接的促红细胞生成素的同型物。这个制剂半衰期很长,每 2 周或一个月间隔静脉注射或皮下注射 1 次。而促红素 α 需每周给药 3 次,达促红素 α 每周给药 1 次。

药效学

促红细胞生成素通过与红细胞前体物上的促红细胞生成素受体反应刺激相关红细胞增殖和分化。促红细胞生成素受体是膜的 JAK/STAT 亚家族细胞因子受体,通过蛋白磷酸化合转录

因子活化调节细胞功能(第 2 章)。促红细胞生成素还诱导网织红细胞从骨髓释放。内源性促红细胞生成素最早是在肾脏生成的。作为对组织缺氧的反应,通过增加促红细胞生成素基因的转录速度生成更多的促红细胞生成素。这可以用来纠正贫血,提供给那些红细胞营养物质缺乏但骨髓未受损的患者(特别是铁缺乏的患者),原发性骨髓障碍(下文),或由于药物或慢性疾病造成骨髓受到抑制的患者。

正常情况下,红细胞压积或血红蛋白水平与血清促红细胞生成素水平存在着互相转换的关系。不贫血的患者血清中促红细胞生成素少于 20IU/L。而红细胞压积和血红蛋白水平低,以及贫血日趋严重警告的患者血清中促红细胞生成素水平以指数递增。中等程度贫血的患者血清中促红细胞生成素在 100~500IU/L 范围,而严重贫血的患者血清中促红细胞生成素在上千个 IU/L。对这种可逆性关系最例外的是慢性肾衰造成贫血的患者。有肾疾患的患者促红细胞生成素水平常常较低,因为此时肾脏不能生成生长因子。这也是为什么这些患者需要用外源性药物来治疗的原因。大多数原发性骨髓障碍的患者(再生障碍性贫血、白血病、骨髓增殖和骨髓发育不全障碍等)和多数营养缺乏以及继发性贫血的患者内源性促红细胞生成素水平较高,这也是为什么这些患者对外源性促红细胞生成素反应不好(下文)。

临床药理学

红细胞生成刺激药(erythropoiesis-stimulating agents,ESAs)对几种类型贫血的患者都有效(表 33-4)。ESAs 能持续改善红细胞压积和血红蛋白水平,常常无需输血,可靠的改善生命指数的质量。ESAs 常规用于慢性肾病继发引起的贫血。用 ESAs 治疗的患者,10 天内网织红细胞计数增加,2~6 周红细胞压积和血红蛋白水平增加。ESAs 的剂量是按照维持血红蛋白的目标来调整,但不要超过 10~12g/100ml。为维持已增加的促红细胞生成素,几乎所有患慢性肾病患者都需要口服或注射的铁制剂,对有些患者补充叶酸也是十分必要的。

表 33-4 造血细胞生长因子及类似制剂的临床应用

造血细胞生长因子	需要治疗或预防的临床状况	接受治疗的患者
促红素,达促红素 α	贫血	慢性肾衰患者 用齐多夫定治疗的 HIV 感染患者 用骨髓抑制剂抗癌治疗的癌症患者 择期进行非心血管手术的患者
粒细胞-集落刺激因子(G-CSF;非格司亭)	嗜中性粒细胞减少症	用骨髓抑制剂抗癌治疗的癌症患者 严重的慢性中性粒细胞白血病
粒细胞-巨噬细胞集落刺激因子;沙格司亭)		接受骨髓移植治疗的康复患者
	干细胞或骨髓细胞移植	非骨髓性恶性肿瘤需做干细胞或骨髓细胞移植的患者
	动员外周血前体细胞(PBPCs)	做同种异体或自体移植的干细胞捐献者
白介素-11(IL-11,奥普瑞白介素)	血小板减少症	非髓性恶性肿瘤需用骨髓抑制剂抗癌治疗的癌症患者
罗米司亭,艾曲波帕	血小板减少症	特发性血小板减少性紫癜患者

促红细胞生成素用于那些经受骨髓抑制疗法治疗癌症,血红蛋白低于 10g/dl 的患者,以减少输入红细胞的需要,促红细胞生成素还用于低危性骨髓增生异常综合征和贫血的患者,以减少红细胞的输入。有不同程度血清促红细胞生成素水平低的贫血患者对生长因子的治疗有反应。内源性促红细胞生成素低于 100IU/L 的患者对药物的反应较好,尽管内源性促红细胞生成素在 100~500IU/L 之间的患者仅偶尔对药物有反应。甲氧基聚乙二醇促红素 β 不能用于抗癌治疗引起的贫血,因为临床试验明显发现在这些患者中接受这种剂型的促红细胞生成素死亡率较高。

耐力运动员为提高竞赛成绩而应用促红细胞生成素的话,此药是非法的药物之一。其他的办法,如输入红细胞同系物或服用雄激素来增加血红蛋白。"血液兴奋剂"对运动员的健康会构成严重的危险,同时也是公认的一种欺骗行为,因此此药在各项赛事中作为常规来检测。

毒性

促红细胞生成素最常见的不良反应是高血压和血栓形成。临床研究表明,当血红蛋白增至 11g/dl 时,ESAs 会增加严重心血管事件、血栓栓塞事件和卒中以及死亡的危险。另外,对 51 个安慰剂对照试验的荟萃分析表明癌症患者在接受 ESAs 治疗后死亡率和静脉血栓的发生率均有增加。在以上累积数据的基础上,建议慢性肾衰患者接受 ESA 治疗时血红蛋白不应超过 11g/dl,ESAs 慎用于癌症患者(血红蛋白<10g/dl)和避免输血时的最低剂量需求。进而,ESAs 也不推荐用于以癌症治疗为目的的患者。

ESAs 的变态反应不常见。只有个别由于中和促红细胞生成素抗体而造成真性红细胞发育不全(pure red cell aplasia,PRCA)的病例发生。透析患者皮下注射使用特殊剂型的促红素 α(Eprex,用吐温 80 做稳定剂)长期治疗时,PRCA 较常见,美国现已不用。在用静脉给药代替皮下给药时,ESA 制剂伴随的 PRCA 发生率减少。然而,经皮下注射长期接受 ESAs 治疗的慢性肾衰患者偶有 PRCA 发生。

骨髓细胞生长因子

化学和药代动力学

粒细胞集落刺激因子(G-CSF)和粒细胞巨噬细胞刺激因子(GM-CSF),作为临床应用的这两种巨噬细胞生长因子最初是从培养的人细胞系纯化的(表 33-4)。重组人粒细胞集落刺激因子[rHuG-CSF;非格司亭,(filgrastim)]是通过细菌表达系统生产的。它是含有 175 个氨基酸的非糖基化肽,分子量为 18kDa。重组人粒细胞-巨噬细胞刺激因子[rHuGM-CSF;沙格司亭(sargramostim)]是通过酵母表达系统生产的。它是含有 127 个氨基酸的部分糖基化肽,有分子量分别为 15 500;15 800;和 19 500 的三种制剂。这些制剂静脉或皮下注射后的血清半衰期为 2~7 小时。培非司亭(pegfilgrastim),非格司亭以共价键与聚乙二醇共轭结合,血清半衰期比 G-CSF 长,可以每一个骨髓抑制治疗周期注射治疗,以替代每日给药。来格司亭(Lenograstim)在欧洲广泛被应用,是重组 G-CSF 的糖基肽形式。

药效学

骨髓细胞生长因子通过与骨髓前体细胞上特殊的受体反应刺激细胞的繁殖和分化。与促红细胞生成素受体一样,是膜的 JAK/STAT 亚家族细胞因子受体(第 2 章)。G-CSF 刺激早已附着于中性粒细胞系的祖细胞的繁殖和分化。它还激活成熟中性粒细胞中噬菌细胞的活力并延长它们在循环中存活的时间。G-CSF 还有一个显著的能力,即动员造血干细胞,如:增加它们在外周血中的浓度。这种在移植主要进展期的生物效应,在自体输血和异源性造血干细胞移植中(下文),这种外周血干细胞(peripheral blood stem cells,PBSCs)的作用比骨髓干细胞好。

GM-CSF 比 G-CSF 有更广泛的生物效应。它是一种多重潜在的造血细胞生长因子,刺激粒细胞、红细胞和巨核细胞等祖细胞的早期和晚期的繁殖和分化。与 G-CSF 一样,GM-CSF 也激活成熟中性粒细胞的功能。GM-CSF 与白介素-2 一起刺激 T 细胞的繁殖并且在炎症部位作为活性因子发挥效应。GM-CSF 也动员外周血干细胞,但就这一点而言,比 G-CSF 疗效差且毒性大。

临床药理

A. 抗癌治疗引起的中性粒细胞缺乏

中性粒细胞减少症是抗癌治疗用的细胞毒药物的常见不良反应在接受化疗的患者会增加严重感染的危险。与治疗贫血和血小板减少症不同,中性粒细胞减少症的患者输入从捐赠者采集的粒细胞进行治疗很少奏效且不易成功。G-CSF 是 1991 年开始用于治疗化疗所引起的中性粒细胞减少症,是一个里程碑式的贡献。对于接受骨髓抑制强化治疗的患者,生长因子可以显著增加中性粒细胞的恢复率(图 33-5)。它缩短中性粒细胞减少的时间提高最底点细胞数,这个最底点是整个化疗周期中中性粒细胞的计数。

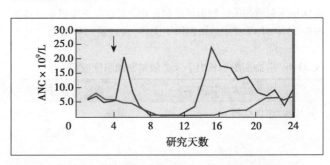

图 33-5 肺癌接受细胞毒药物治疗后,粒细胞集落刺激因子(G-CSF;红线)或对照(绿线)对中性粒细胞绝对计数(ANC)的影响。第 1 天直到第 3 天注射的化疗药的剂量。G-CSF 或对照药在第 4 天开始注射持续 12 天或 16 天。在 ANC 的第一个高峰反映了用 G-CSF 后成熟细胞的再募集。第二个高峰反映了经 G-CSF 刺激后由骨髓生成的新的中性粒细胞数量明显增加(正常 ANC 是 2.2~8.6×10⁹/L)

G-CSF 增加接受骨髓抑制强化治疗患者的中性粒细胞的数量是众所周知的,但是它的临床效果却有很大变化,大多数(并不是所有)的临床试验和荟萃分析表明 G-CSF 减少中性粒细胞减少症、广谱抗菌药、感染等引起的发热,减少住院率。临床数据显示用 G-CSF 治疗可以改善癌症患者的存活。在接受细胞毒药物治疗的患者推荐用 G-CSF 治疗的临床用药指南主要针对下列患者:年长的、有疾病史的、疾病特征的中性粒细胞减少的发热患者;骨髓抑制疗法强化治疗的患者超过 20%会引起中性粒细胞减少的发热;接受细胞毒药物化疗后初次发作中性粒细胞减少引起的发热的患者;有高风险中性粒细胞减少的发热患者;以及不易从发作中生存的患者。对于预防化疗引起的中性粒细胞减少症的发热,培非司亭可以替代 G-CSF。培非司亭一个治疗周期注射一次,与 G-CSF 相比,培非司亭可以稍微缩短严重中性粒细胞减少的时间。

与 G-CSF 和培非司亭一样,GM-CSF 也会缩短接受细胞毒药物化疗后中性粒细胞减少的时间。但它对中性粒细胞减少引起的发热的作用较小,这可能是因为 GM-CSF 本身会引起发热。由于化疗引起的中性粒细胞减少,G-CSF,$5\mu g/(kg \cdot d)$。或 GM-CSF,$250\mu g/(m^2 \cdot d)$,通常在完成化疗后 24~72 小时内开始治疗,持续到中性粒细胞绝对计数超过 10 000 个/μl。培非司亭单剂量 6mg 治疗即可。

作为粒细胞白血病(acute myeloid leukemia, AML)患者化疗后的支持治疗骨髓粒细胞生长因子的效应和毒性已经经多个临床试验所研究。因为由祖细胞而生成的白细胞,其繁殖和分化正常情况下是由造血生长因子调节的,包括 GM-CSF 和 G-CSF,所以要关心的是骨髓生长因子刺激白细胞生长,同时也增加复发的速度。随机分组的临床试验提示:在粒细胞白血病和淋巴细胞白血病患者诱导和巩固治疗后用 G-CSF 和 GM-CSF 是安全的。没有证据表明这些生长因子会减少缓解率或增加复发率。相反,生长因子增加中性粒细胞的恢复并且减少感染率和降低住院天数。所有的 G-CSF 和 GM-CSF 都是经 FDA 批准用于治疗 AML 患者。

B. 其他应用

G-CSF 和 GM-CSF 也被批准用于治疗**先天性粒细胞白血病,周期性粒细胞白血病,骨髓发育不良和再生障碍性贫血伴随的粒细胞白血病**。许多患有这些障碍的患者对药物迅速反应且能戏剧性的增加中性粒细胞计数。在有些病例,这种结果可以减少感染的频率。因为不论是 G-CSF 还是 GM-CSF 都刺激红细胞和血小板的形成,所以有时可以用来治疗全细胞减少症。

对经历大剂量化疗的患者,骨髓细胞生长因子在**自体干细胞输血移植**中起重要的作用。对标准剂量的化疗药有抵抗的肿瘤患者越来越多的采用大剂量化疗并采用自体干细胞输血移植支持疗法。大剂量化疗会产生极度的骨髓抑制;骨髓抑制随后会对抗患者再输注的自身造血干细胞(在化疗前采集的)。接受干细胞治疗的粒细胞白血病患者,不管此干细胞是从骨髓还是从外周血中得到的,在自体干细胞输血移植后及早给予 G-CSF 和 GM-CSF 都可以缩短移植时间,快速恢复。这些效应在淋巴瘤和实体瘤的治疗中已经见效。G-CSF 和 GM-CSF 也作为支持疗法,用于接受同种异体骨髓移植治疗的血液恶性肿瘤者或骨髓衰竭状态的患者。在这种治疗中,生长因子迅速恢复粒细胞的减少,且没有证据表明会增加急性移植物抗宿主疾病。

也许骨髓生长因子在移植中最重要的作用是动员外周血干细胞(PBSCs)。从外周血收集的干细胞几乎完全可以替代从骨髓作为自体移植和异体移植治疗用。这些细胞可以从门诊患者

获得,在这一过程可以避免更多的危险和采集骨髓所带来的不适,例如:需要全身麻醉等。另外,有证据表明,外周血干细胞移植可以更快速的恢复所有造血系的细胞,在减少移植失败率或血小板恢复延缓方面也有效。

G-CSF 是细胞因子,与 GM-CSF 相比,由于其高效和低毒,所以更多的用于动员外周血干细胞。对自体移植,为了动员干细胞,患捐赠者持续皮下注射 GM-CSF4 天。在第 5 天,去除掉白细胞。外周血干细胞移植的成功要依赖输注充足数量的干细胞。CD34,一种只在早期祖细胞出现而在晚期消失的抗原,是一种定向细胞,可以用来作为必不可少的干细胞的标志。其目标是至少再输入 CD34 细胞 $5\times10^6/kg$,这个数量的 CD34 通常可以导致迅速和持久的恢复所有细胞系的细胞。可以分次进行白细胞分离,以收集足够的 CD34,特别是对老年患者和接受放疗或化疗的患者。

对多发性骨髓瘤或非霍奇金淋巴瘤仅对 G-CSF 有反应的患者,新的造血干细胞动员剂**普乐沙福(plerixafo)**可以替代 G-CSF。普乐沙福是一种源自于抗 HIV 药物的双环拉胺分子,它可抑制 CXC 趋化因子受体 4(CXCR4),CXCR4 是一种使 HIV 进入 CD4+淋巴细胞的辅助因子(第 49 章)。对普乐沙福早期的临床研究表明,它可以明显增加外周血中的 CD34 细胞。普乐沙福通过防止基质细胞衍生因子-1α 趋化因子与 CSCR4 结合并指引 CD34 细胞在骨髓"回巢"来动员 CD34 细胞。普乐沙福在用 G-CSF 治疗 4 天后并在去除白细胞之前 11 小时皮下注射使用。普乐沙福主要从肾脏排出,肾功能受损的患者需调整用药量。本药耐受性好,常见的不良反应主要有注射部位不适,胃肠道功能失调、眩晕、疲乏和头痛。

毒性

尽管三种生长因子在中性粒细胞记数中有同样的效应,G-CSF 和培非司亭比 GM-CSF 更常用,因为它们耐受性更好。G-CSF 和培非司亭会引起骨痛,但停药后消失。GM-CSF 会引起更严重的不良反应,特别是在大剂量时。包括发热、不适、关节痛、肌痛和毛细血管渗漏综合征,以外周水肿、胸腹腔积液为特点。也可以发生变态反应但较少见。将 G-CSF 用于外周血干细胞移植,脾破裂非常罕见但却是严重的并发症。

巨核细胞生长因子

患有血小板减少症的患者有出血的高危风险。尽管通常采用输入血小板的方式治疗血小板减少症,但这一过程在易感人群会引起不良反应;此外,有相当数量的患者没有出现预期的血小板计数的增加。**促血小板生成素(thrombopoietin,TPO)和白介素-11(IL-11)**是内源性的促血小板生成的重要调节因子。白介素-11 的重组制剂是 FDA 批准的第一个用于治疗血小板减少症的制剂。重组的人促血小板生成素和经聚乙二醇修饰的短的人促血小板生成素蛋白制剂也在 90 年代广泛进入临床试验。然而,由于在试验中在健康人体出现有自身抗体来对抗天然的促血小板生成素继而引起血小板减少,因此,研究向新的方向转换,一个能够激动促血小板生成素受体的非免疫原性激动剂被称作 Mp1 的药物问世。两种促血小板生成素激动剂,**罗米司亭(romiplostim)和艾曲波帕(eltrombopag)**,被批准用于治疗先天

性血小板减少性紫癜的药物。

化学和药物代谢动力学

白介素-11(IL-11) 是一个 65~85kDa 的蛋白，由骨髓成纤维细胞和基质细胞生成。**奥普瑞白介素(oprelvekin)**，是被批准用于临床的重组白介素-11(表 33-4)；由大肠埃希菌表达生成的产物。皮下注射白介素-11 的半衰期是 7~8 小时。

罗米司亭是一个以共价键与抗体片段相结合的肽，可以延长肽的半衰期。结合有 Mp1 的肽链与人促血小板生成素没有同源性序列，因而在动物和人体试验中没有发现 Mp1 结合的肽和罗米司亭能诱导促血小板生成素抗体。皮下注射后，罗米司亭以平均半衰期 3~4 天的速度从网状内皮系统消除。罗米司亭的半衰期是可以逆转的，与血清中血小板的计数有关；在血小板减少症患者中的半衰期较长，而在血小板计数恢复到正常水平的患者则较短。罗米司亭被批准用于慢性免疫性血小板减少性紫癜而对其他疗法反应较差的患者。

艾曲波帕(Eltrombopag) 是一个可以口服的，有活性的，小的非肽类促血小板生成素受体激动剂，已被临床批准治疗慢性免疫性血小板减少且对其他疗法反应不好的患者和血小板减少性紫癜伴丙型肝炎患者，在干扰素治疗后进行。口服后 2~6 小时达血药浓度高峰，半衰期为 26~35 小时。艾曲波帕主要随粪便排出。

药效学

白介素-11(IL-11)作用于特异性细胞表面的细胞因子受体刺激多种淋巴和骨髓细胞的生长。与其他生长因子协同刺激原始巨核细胞祖细胞的生长，并且更重要的是增加外周血中血小板和中性粒细胞的数量。

罗米司亭与人 Mp1 受体有很高的亲和力。艾曲波帕与 Mp1 受体的跨膜区域反应。两种药物通过 Mp1 受体旁路诱导信号且剂量依赖性的增加血小板数量。罗米司亭皮下注射，每周一次。艾曲波帕为口服药物。两种药物给药后，血小板数量的峰值大约在 2 周后可见。

临床药理学

白介素-11 被批准用于接受细胞毒药物化疗治疗非骨髓性恶性肿瘤患者的二级预防，防止血小板减少症。临床试验数据表明，对经过化疗周期后患有严重血小板减少症的患者可以明显减少血小板输入的次数。尽管 IL-11 在体外具有广泛刺激造血细胞系的效应，但对骨髓抑制药引起的白细胞减少没有明显效应。白介素-11 以每日 50μg/kg 的剂量皮下注射给药。在完成化疗 6~24 小时后开始给药持续 14~21 日，直到血小板计数超过最低点并上升超过 50 000 细胞/μl。

慢性免疫性血小板减少患者如果先前对激素、免疫球蛋白治疗或脾切除术无效的，罗米司亭和艾曲波帕对其中大多数患者能显著提高血小板计数。两种药物以维持血小板计数至少达到 50 000 血小板/ml 的最低剂量进行治疗。

毒性

IL-11 最常见的不良反应是疲乏、头痛、眩晕和心血管作用。心血管作用包括贫血(由于血液稀释)、呼吸困难(由于液体蓄积在肺部)和一过性房颤。有些患者有低血钾。所有这些不良反应均可逆。

艾曲波帕有潜在的肝毒性，需监控肝脏功能。特别是用于丙型肝炎患者时。在慢性肝脏疾病患者服用艾曲波帕和罗米司亭时有发生门静脉血栓的报道。对骨髓增生异常综合征患者，应用罗米司亭，会引起血小板数爆发性增加从而有增加进行性骨髓性白血病的危险。应用血小板生成素激动剂后引起骨髓纤维化的病例报道，但停药后可逆转。停用 TPO 激动剂后，血小板减少症会出现反弹。

摘要：抗贫血制剂和造血细胞生长因子

分类	作用机制	效应	临床应用	药动学，毒性，相互作用
铁				
• 硫酸亚铁	亚铁血红蛋白和含有蛋白键的亚铁血红蛋白的生物合成，包括血红蛋白和肌红蛋白	补充铁用于正常亚铁血红蛋白的合成缺乏导致的血红蛋白产物不足	以小细胞为特征的缺铁性贫血的治疗 • 口服制剂	复杂的内源性吸收、储存及转运系统 • 毒性：急性过量引起的胃肠黏膜坏死，腹痛、血便、休克、昏睡和呼吸困难；慢性铁超载引起的皮肤色素沉着，伴心脏、肝、胰腺和其他器官损伤器官衰竭及继发死亡
• 葡萄糖亚铁和富马酸亚铁：口服铁制剂				
• 右旋糖酐铁，蔗糖铁复合剂和葡萄糖亚铁钠复合剂；羧基麦芽糖铁；纳米氧化铁；注射制剂可引起高敏反应				
铁螯合剂				
• 去铁胺(第 57、58 章)	螯合过量的铁	减轻急性或慢性铁超载引起的毒性	急性铁中毒及遗传性或获得性皮肤血色素沉着病	首选：肌肉注射和皮下注射 • 毒性：快速静脉注射，血压低，长期输注引起的呼吸困难长期治疗引起的神经毒性和对某些感染性疾病的敏感性增加

地拉罗司：口服的铁螯合剂用于治疗皮肤血色素沉着病

续表

分类	作用机制	效应	临床应用	药动学,毒性,相互作用
维生素 B₁₂				
• 维生素 B₁₂ • 羟钴胺	形成四氢叶酸的酶反应,同型半胱氨酸向蛋氨酸转化及 L-甲基丙二酰辅酶 A 代谢的辅助因子	充足供应以满足氨基酸和脂肪酸代谢及 DNA 合成的需要	用于维生素 B₁₂ 缺乏引起的巨幼红细胞性贫血和恶性贫血的治疗	注射用维生素 B₁₂ 用于恶性贫血和其他吸收障碍症状的治疗 • 毒性:没有与维生素 B₁₂ 过载有关的毒性
叶酸				
• 叶酸(蝶酰谷氨酸)	氨基酸、嘌呤和脱氧核苷酸合成中提供甲基基团的前体	充足供应以满足包括氨基酸代谢和嘌呤、DNA 合成过程中的基本生化反应	用于叶酸缺乏引起的巨幼红细胞性贫血治疗,先天性神经管缺陷的预防	口服:吸收好;很少用注射给药 • 毒性:叶酸过量无毒,大量给药可以部分补偿维生素 B₁₂ 缺乏及那些没有补充叶酸且未意识到维生素 B₁₂ 缺乏可能带来神经性疾病后果的人们
红细胞刺激制剂				
• 促红素 α	在红细胞祖细胞表达的红细胞生成素受体激动剂	刺激红细胞的生殖和分化,诱导网织红细胞从骨髓释放	用于贫血的治疗,特别是伴有慢性肾衰,HIV 感染、癌症和早产的贫血;某些择期手术需输液的患者预防用药	静脉或皮下给药每周 1~3 次 • 毒性:高血压,血栓并发症少见的:纯的红细胞发育不全为减少严重脑血管事件的风险,血红蛋白必须维持在<12g/100ml

• 达促红素 α:长效糖基化制剂,每周给药一次
• 甲基聚乙二醇烯:长效制剂每月给药 1~2 次

分类	作用机制	效应	临床应用	药动学,毒性,相互作用
骨髓生长因子				
• 粒细胞-巨噬细胞集落刺激因子(G-CSF;非格司亭)	刺激表达在成熟中性粒细胞和它们的祖细胞上的 G-CSF 受体	刺激中性粒细胞祖细胞的生殖分化;激活成熟中性粒细胞的吞噬活性并延长它们的存活;动员造血干细胞	先天性中性粒细胞性贫血,周期性中性粒细胞减少症,骨髓发育不良,再生障碍性贫血;接受细胞毒化疗药治疗的中性粒细胞减少症的二级预防准备做自体和同种异体干细胞移植的患者进行外周血细胞动员	每日皮下注射 • 毒性:骨痛。罕少见:脾破裂

• 培非司亭:非格司亭的长效制剂,以共价键与聚乙烯醇连接
• GM-CSF(沙格司亭):骨髓生长因子与 GM-CSF 受体作用,刺激早期和晚期粒细胞、红细胞和巨核细胞祖细胞的生殖和分化,临床应用同 G-CSF,但易引起发热,关节痛、肌痛和毛细血管渗漏症状
• 普乐沙福:CXCR4 的拮抗剂,与 G-CSF 联合应用,在自体移植前动员外周血细胞,治疗多发性骨髓瘤或非霍奇金淋巴癌对 G-CSF 有反应的患者

续表

分类	作用机制	效应	临床应用	药动学,毒性,相互作用
巨核细胞生长因子				
奥普瑞白介素（interleukin-11;IL-11）	重组的内源性细胞因子激活 IL-11 受体	刺激多种淋巴细胞和骨髓细胞的生长,包括巨核细胞祖细胞,增加循环中血小板和中性粒细胞的数量	接受细胞毒化疗药治疗的非骨髓癌症患者中血小板减少症的二级预防	每日皮下注射 • 毒性:疲乏、头痛、眩晕、贫血、肺部体液蓄积及一过性房颤

- 罗米司亭:皮下注射的促血小板生成素激动剂,被批准用于治疗慢性免疫性血小板减少性紫癜。对可的松静脉注射免疫球蛋白,或脾切除术
- 艾曲波帕:口服的有活性的促血小板生成素激动剂被批准用于治疗慢性免疫性血小板减少性紫癜对可的松反应不足,静脉注射免疫球蛋白,或脾切除术;治疗血小板减少性紫癜伴丙型肝炎患者用干扰素作为基础治疗

制剂

通用名	制剂	通用名	制剂
达促红素 α	Aranesp	S 葡萄糖亚铁钠复合物（注射）	Ferrlecit
地拉罗斯	Exjade	蔗糖铁（注射）	Venofer
去铁铵	仿制药,Desferal	羧基麦芽糖铁（注射）	Injectafer
艾曲波帕	Promacta	纳米氧化铁（注射）	Feraheme
红细胞生成素 α	Erythropoietin（EPO）,Epogen,Procrit	奥普瑞白介素（IL-11）	Neumega
		培非司亭	Neulasta
红细胞生成素 β（Methoxy poly-ethylene glycol-epoetin beta）	Mircera	普乐沙福	Mozobil
		罗米司亭	Nplate
非格司亭（G-CSF）	Neupogen	**沙格司亭**（GM-CSF）	Leukine
叶酸（叶酸,蝶酰谷氨酸）	仿制药	维生素 B_{12}	
铁		口服,注射	仿制药 cyanocobalamin 或 hydroxocobalamin
口服:见表33-3			
右旋糖酐铁（注射）	InFeD,DexFerrum	鼻制剂	Nascobal,CaloMist

案例思考答案

　　该患者的巨幼红细胞性贫血表现是由于继发于内因子量不足导致的维生素 B_{12} 在胃肠道吸收障碍而引起的维生素 B_{12} 缺乏。检测血清中叶酸和钴胺素含量是非常重要的,因为其中任一种因素缺乏都会引起巨幼红细胞性贫血。特别重要的是如果这种缺乏是由于维生素 B_{12} 不足引起的,因为可导致不可逆的神经损害。补充叶酸仅能补偿维生素 B_{12} 缺乏引起的贫血,但不能预防维生素 B_{12} 缺乏造成的神经损伤。为纠正该患者的维生素 B_{12} 缺乏,应给予她静脉注射钴胺素因为患者口服维生素 B_{12} 吸收不好。每日一次,连续几周,然后是每周一次,直至红细胞压积恢复到正常水平。还应该每月一定的剂量以维持患者体内储存的维生素 B_{12}。

（唐玉 译　汤韧 校　金有豫 审）

参考文献

　　扫描本书二维码获取完整参考文献。

用于凝血障碍的药物

第 34 章

James L. Zehnder，MD

案例思考

　　1 名 25 岁女性至急诊科主诉急性呼吸困难及胸痛发作。她身体一直正常直至 2 天前她发现左腿红肿。她仅使用了口服避孕药。母系家族中有多个成员有"血液栓塞"病史。体检显示生命体征稳定但伴有焦虑，左下肢有红斑、肿胀、触感柔软。超声波显示左下肢深部静脉血栓；胸部断层扫描证实肺栓塞。实验室血液检查 D-二聚体水平升高。需要哪些紧急的处理？选择哪些长期治疗措施？需要多长时间治疗？能否服用避孕药？

　　止血是精细的动力学调节过程，在维持血液流动、修复血管损伤、减少由于避免血管堵塞（血栓栓塞）和重要脏器灌注不足所引起的血液流失方面尤为重要。过度出血或血栓这两个极端均表示凝血机制破坏。造成止血功能失调的常见因素包括在凝血机制方面存在遗传性或获得性的缺陷以及感染或癌症的继发性效应。用于抑制血栓和限制异常出血的药物是本章所要讨论的主题。

凝血机制

　　附着于血管壁上的血管内皮细胞层具有抗凝因子的表型，正常情况下，循环中的血小板和凝血因子不与内皮细胞产生较大程度的结合。在血管受损部位，内皮细胞层经过一系列快速转变形成更多的凝血因子前体表型。受伤使内皮细胞外基质蛋白如胶原和 von Willebrand 因子暴露激活，导致血小板的黏附与激活、血管收缩因子合成及分泌、血小板募集以及分子激活。由血小板内花生四烯酸合成的**血栓素 A_2（thromboxane A_2，TXA_2**）是血小板激活剂和强效血管收缩剂。从血小板颗粒中分泌的**二磷酸腺苷（ADP）**是强效血小板聚集诱导剂，**5-羟色胺（Serotonin）（5-HT）**可刺激聚集和血管收缩。血小板的激活导致 $\alpha II b\beta III$ 整联蛋白（$IIb/IIIa$）受体构象改变，使其能与纤维蛋白结合，与相邻血小板形成交叉连接，引起聚集和血小板栓形成（图 34-1）。同时，凝血系统瀑布过程被激活，引起血栓形成和纤维蛋白凝块形成，使血小板血栓更加稳定（下文）。对于止血机制的了解对诊断出血异常非常重要。患有原发性血小板血栓形成缺陷的患者（原发性止血缺陷，如血小板功能缺陷、血管性血友病）会在创伤表面有大量出血（如齿龈、皮肤、月经出血）。相比之下，患有凝血机制缺陷（继发性止血，如血友病 A）的患者经常在无明显刺激事件时出现深部组织（关节、肌肉、腹膜后腔）出血，且再次发生不可预见的出血。

　　血小板在正常止血和所有血栓栓塞性疾病中均扮演着重要角色。它也是本章所讨论的诸多药物的靶点。富含血小板的血栓[**白色血栓（white thrombus）**]在高流速和高切变力的动脉形成。动脉血栓的形成可引起由栓塞部位下游肢端和重要脏器缺血产生的严重疾病，导致截肢和器官衰竭。静脉血栓会有更多的纤维蛋白，包含网罗大量红细胞的纤维蛋白网状结构，病理学称作**红色血栓（red thrombus）**。深静脉血栓（DVT）会引起严重的肢端肿胀和疼痛，但最严重的后果是造成肺栓塞（PE）。该情况的发生是由于血凝块从深静脉的部位脱落，成为栓子经过右心进入肺动脉循环。大的肺动脉突然被血块堵塞可引起急性右心衰和突然死亡。另外，肺动脉血栓可引起远端的肺缺血或梗死。这种血栓常常发生在下肢和骨盆的深静脉系统。尽管所有的血栓都是混合的，但血小板灶在动脉血栓形成中占主导地位，而纤维蛋白尾主要形成静脉血栓。

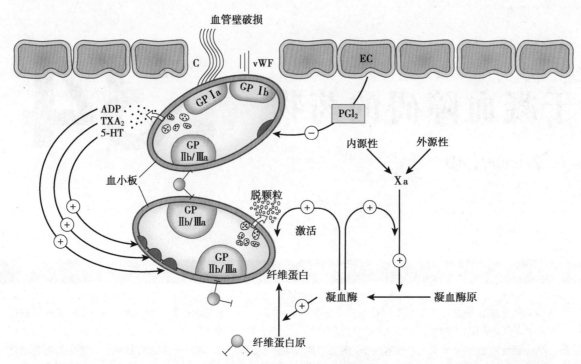

图 34-1　受损血管内膜(EC,内皮细胞)血栓形成和血小板及凝血因子的作用。血小板膜受体包括：与胶原(C)结合的糖蛋白(GP)Ⅰa 受体；与 von willebrand 因子(vWF)结合的 GPⅠb 受体以及与纤维蛋白原和其他大分子结合的 GPⅡb/Ⅲa。具有抗血小板作用的前列腺环素(PGI₂)从血管内皮释放。血小板脱颗粒释放的聚集物包括二磷酸腺苷(ADP)、血栓素 A₂(TXA₂)和 5-羟色胺(5-HT)。通过内源性和外源性通路产生的 Xa 因子(图 34-2)

血液凝固的瀑布学说

　　血液凝固是由可溶性纤维蛋白原变为稳定难溶的纤维蛋白的过程。多种凝血蛋白参与到一系列限制性蛋白水解过程(图 34-2)。在每一步,都有一种凝血因子酶原经过限制性水解反应变成活性蛋白酶(如因子Ⅶ变为活性因子Ⅶa)。每种活性蛋白酶又激活下一个凝血因子(Ⅸ),直到最后形成血栓(因子Ⅱa)。其中一些因子是药物的靶点(表 34-1)。

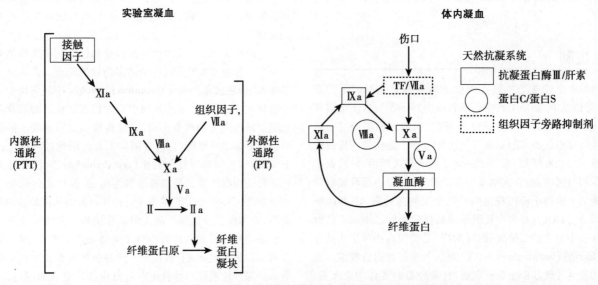

图 34-2　血液凝固过程示意图。在组织因子(TF)和因子Ⅶ形成的被激活的复合物(Ⅶa-TF)作用下,催化因子Ⅸ变为活化的因子Ⅸa。活化的因子Ⅸa 也可催化此反应。组织因子途径抑制药(TFPI)具有抑制Ⅶa-TF 复合物的作用。如图所示的瀑布过程,最终纤维蛋白原转变为纤维蛋白(血凝块的必需组成部分)。肝素和华法林(口服抗凝药)是两种作用不同的重要的抗凝药。肝素在血中直接激活抗凝因子,尤其是抗凝血酶Ⅲ,灭活矩形框内的因子。华法林则在肝脏,抑制圆圈内的因子合成。蛋白 C 和 S 通过灭活活化的Ⅴa、Ⅷa 而产生抗凝作用

表 34-1　凝血因子和影响的药物[1]

凝血因子成分	同义名	同义名
I	纤维蛋白原	
II	凝血酶原	肝素(IIa);达比加群(IIa);华法林(合成)
III	组织凝血激酶	
IV	Ca²⁺	
V	前加速素	
VII	前转变素	华法林(合成)
VIII	抗血友病因子(AHF)	
IX	Christmas 因子,血浆促凝血酶原激酶成分(PTC)	华法林(合成)
X	Stuart-Prower 因子	肝素(Xa);利伐沙班,阿哌沙班,依度沙班(Xa);华法林(合成)
XI	血浆凝血激酶前质(PTA)	
XII	接触因子(Hageman factor)	
XIII	纤维蛋白稳定因子	
蛋白 C 和蛋白 S		华法林(合成)
纤维蛋白溶酶原		溶血栓酶、氨基己酸

[1] 详见图 34-2 及正文

凝血酶在凝血过程中起重要作用并具备多项功能。凝血过程中,凝血酶将纤维蛋白原进行蛋白水解使其裂解为小分子肽,使纤维蛋白原聚合并形成纤维蛋白块。凝血酶还可激活上游凝血因子,导致更多的凝血酶形成,并激活因子XIII,一种在纤维蛋白多聚体和稳定血凝块之间相互交联的转氨酶。凝血酶是潜在的血小板激活剂和促分裂原。凝血酶还通过激活蛋白 C 通路起到抗凝的作用,降低凝血反应(图 34-2)。很显然,对血管损伤的反应是复杂和精细的调节过程,以确保在正常情况下完成受损血管的修复,既不会造成血栓,也不会引起下游缺血。因此该类反应必须是恰当且可逆的。最终血管的重塑和修复发生在使抗凝物内皮细胞表型恢复到静息状态。

凝血的初始过程:组织因子-VIIa 复合物

在体内,凝血的主要启动因子是组织因子(TF)-凝血因子VIIa 通路(图 34-2)。组织因子是一种跨膜蛋白,广泛存在于血管外,正常情况下不会以活形式存在于血管内。受伤的内皮细胞或血液外渗时,使组织因子暴露与VIIa 因子结合。此复合物依次激活因子X和IX。活化的因子Xa 与Va 在激活的细胞表面形成凝血酶原酶复合物,催化凝血酶原(因子II)转化成凝血酶(因子IIa)。凝血酶又依次激活上游的凝血因子,主要是因子V、VIII和XI,导致凝血酶形成扩大化。活化的 TF-VIIa 催化因子Xa 的活化,这一过程受组织因子途径抑制药(TFPI)的抑制和调节。当因子X被 TF-VIIa 活化成因子Xa 后,凝血过程被凝血酶通过内源性途径因子VIII和IX反馈性扩大(这可以解释当患有因子VIII和IX缺乏的患者——血友病 A 和血友病 B 患者——会有严重的出血障碍)

其中很重要的一点是体内凝血机制并不会在体外溶液中发生,但可在活化的细胞表面表达的阴离子磷酸质如磷脂酰丝氨酸上发生,并可被凝血因子中用来连接阴离子磷酸质和 γ-羧基谷氨酸残基的 Ca²⁺ 调节。这也是用钙螯合剂乙二胺四乙酸(EDTA)或枸橼酸预防试管中血液凝固的基础。

抗凝血酶(AT) 是一种内源性抗凝血因子,是丝氨酸蛋白酶抑制药(serpin)家族中的一员;它灭活丝氨酸蛋白IIa、IXa、Xa、XIa 和XIIa。内源性抗凝因子包括**蛋白 C 和蛋白 S,**它们通过影响凝血因子Va 和VIIIa 的蛋白水解,从而削弱凝血过程。从进化的角度来看,因子V和VIII具有相同的一致的结构区域,因此可以考虑为同源性,有着共同的祖先基因。同样,像共同的祖先一样,丝氨酸蛋白激酶是胰蛋白的后代。因此,TF-VIIa 起始复合物、丝氨酸蛋白激酶和辅助因子每一个都有自己独特的衰减机制(图 34-2)。天然抗凝物的缺陷会导致静脉血栓风险。在天然抗凝物系统中常见的缺乏是因子V缺乏,这可导致对蛋白 C 和蛋白 S 灭活机制的抵抗。

纤维蛋白溶解

纤维蛋白溶解系统是纤维蛋白被纤维蛋白特异性蛋白酶(纤维蛋白溶解酶)消化的过程。纤维蛋白溶解系统与凝血系统相似,丝氨酸蛋白酶纤维蛋白溶解酶(简称纤溶酶)的前体也是以非活化的形式——纤维蛋白溶解酶原(简称纤溶酶原)存在于血液循环中。当受伤时,内皮细胞合成并释放组织型纤维蛋白溶解酶原激活因子(t-PA),使纤维蛋白溶解酶原转换为纤维蛋白溶解酶(图 34-3)。纤维蛋白溶解酶通过水解消化纤维蛋白使栓子发生重构并限制其进一步扩大。

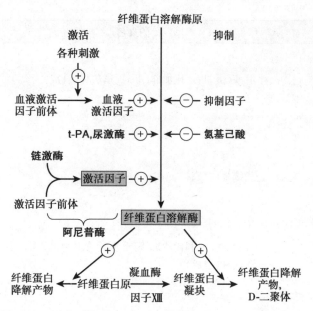

图 34-3 纤溶系统示意图。纤溶酶是活性纤维蛋白溶解酶。图中左侧黑体字标注的是一些临床常用的纤溶酶原激活剂。阿尼普酶是链激酶和纤溶酶原激活剂前体的复合物,氨基己酸(右)可抑制纤溶酶原活性,用于一些异常出血。t-PA,组织型纤溶酶原激活物

所有的纤溶酶原和纤溶酶都有特殊的蛋白区域(指区),可与纤维蛋白凝块上暴露的赖氨酸结合,使凝块特异地进入纤维蛋白溶解过程。值得注意的是,这种凝块仅在 t-PA 处于生理水平时可观察到。当 t-PA 处于药理水平用于溶栓治疗时,这种凝块的特异性就会消失,同时并启纤维蛋白溶解状态,随之出血的危险性增加。与凝血的瀑布学说一样,纤维蛋白溶解系统也包括负性调节因子:内皮细胞合成并释放的纤溶酶原激活物抑制因子(PAI)可抑制 t-PA;另外,血液循环中的 α_2-抗纤维溶解酶处于高浓度,且在生理状况下会快速灭活没有与血凝块结合的纤溶酶。然而,这种调节系统可以被治疗剂量的纤溶酶原激活剂所逆转。

一旦凝血系统和纤溶系统被病理性激活,止血系统将倾斜失控,导致全身性血管内凝血,继而造成出血。这一过程被称为**弥散性血管内凝血(disseminated intravascular coagulation, DIC)**,大多由于大量组织损伤、晚期癌症、胎盘早剥或宫内妊娠物残留等产科急症或细菌性败血症等引起。DIC 的治疗是要控制疾病的恶化;如果不能控制,DIC 常常是致命的。

纤溶系统的调节在治疗学上有应用价值。对于血栓形成性疾病,可通过促进纤溶作用进行治疗。**组织型纤溶酶原激活剂(t-PA)、尿激酶(urokinase)和链激酶(streptokinase)**均可激活纤溶系统(图 34-3)。相反,纤溶作用减弱则会抑制纤溶,减少由于止血功能衰竭造成的出血。**氨基己酸(aminocaproic acid)**是临床常用的纤溶抑制药。而肝素和口服抗凝药不影响纤溶过程。

■ 抗凝药物的药理学基础

理想的抗凝药可用于预防病理血栓形成,减少缺血再灌注造成的损伤,进而促进对血管损伤产生正常反应并减少出血。理论上讲,在凝血的初级阶段还将伴随着 TF-Ⅶa 因子的保留,以减少内源性凝血通路凝血过程的进一步发展。至今仍不存在这样的药物;所有的抗凝血药和纤维蛋白溶解药都会表现出它们主要的毒性反应,增加出血的危险。

凝血酶间接抑制药

这类药之所以被称作间接的凝血酶抑制药是因为它们的抗栓效应主要表现在与各种不同的蛋白—抗凝血酶发生反应。**普通肝素(unfractionated heparin,UFH)**,也是我们已知的高分子量肝素,低分子量((low-molecular-weight,LMW)肝素,以及花生四烯酸合成过程中的产物**磺达肝癸(fondaparinux)**都是与抗凝血酶结合,增强其灭活凝血因子 Ⅹa 的作用(图 34-4)。普通肝素和比它分子更小的低分子量肝素还可增强抗凝血酶灭活凝血酶的作用。

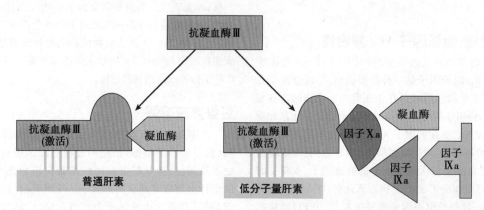

图 34-4 卡通图显示了低分子量肝素(LMWH)和高分子量肝素(unfractionated heparin)之间的不同点。磺达肝癸是肝素的小的戊多糖碎片。激活的抗凝血酶Ⅲ(ATⅢ)降解凝血酶、因子Ⅹ和其他几种因子。这些药物与抗凝血酶Ⅲ结合可以加速抗凝血酶Ⅲ的催化作用达 1 000 倍。高分子量肝素与抗凝血酶Ⅲ结合增加因子Ⅹ和凝血酶的降解,而磺达肝癸和低分子量肝素则选择性的增加因子Ⅹ的降解

激活的抗凝血酶Ⅲ降解凝血酶、因子Ⅹ和其他因子。与这些药物的结合可使抗凝血酶Ⅲ的催化作用增强 1 000 倍。与普通肝素结合的抗凝血酶Ⅲ可加速因子Ⅹa 和凝血酶降解。与磺达癸、低分子量肝素结合的抗凝血酶Ⅲ对加速因子Ⅹa 降解更具选择性。

肝素（Heparin）

化学及作用机制

　　肝素是带有硫酸粘多糖的多种复合物。它与内皮细胞表面及多种血浆蛋白结合。其活性依赖于内源性抗凝物**抗凝血酶**的活性。抗凝血酶通过与它们形成等分子量的稳定复合物的形式，抑制凝血因子蛋白酶，特别是凝血酶（Ⅱa）、凝血因子Ⅸa 和凝血因子Ⅹa。无肝素存在时，该反应较慢；而肝素存在时，使该反应加速 1 000 倍。市售的肝素制剂中，只有三分之一的分子能加速这种反应，因为其余部分缺少能够与抗凝血酶有高亲和力的独特的粘多糖序列。活性肝素分子与抗凝血酶紧密结合并引起抑制药的构象改变。抗凝血酶的这一构象改变使其活性位点暴露，以便与蛋白酶（激活的凝血因子）更快的产生反应。肝素在抗凝血酶-蛋白酶反应中作为辅助因子不会被消耗，一旦抗凝血酶-蛋白酶复合物形成，肝素便会完整释放，重新与抗凝血酶结合。

　　市售普通肝素的抗凝血酶结合位点包含由 D-葡糖胺-L-艾杜糖醛酸和 D-葡糖胺-D-葡糖醛酸形成的硫酸二糖的重复序列组成。肝素的高分子量片段与抗凝血酶有高度亲和力，通过抑制所有的 3 种凝血因子，特别是凝血酶和凝血因子Ⅹa，明显抑制血液的凝固。普通肝素的分子量在 5 000~30 000。与高分子量肝素相比，短链的低分子量肝素可抑制活性凝血因子Ⅹa，但对凝血酶影响较小。然而，很多研究也表明低分子量肝素，如**依诺肝素（enoxaparin）、达特肝素（dalteparin）和亭扎肝素（tinzaparin）**在一些血栓栓塞过程中有效。事实上，这些低分子量肝素与 UFH 相比有相同的功效，通过皮下注射，增加生物活性，所需剂量小（每日 1~2 次即可）。

　　因为从猪肠黏膜和牛肺中提取得到的市售肝素包括不同分子量的分子家族，所用肝素制剂在浓度和抗凝效应之间并没有太多的关系。UFH 是以生物鉴定的活性单位为标准。为回应 2007 年和 2008 年肝素的污染事件，肝素重新被评估。确认污染的全部是硫酸化的硫酸软骨素，发生在患者身上与之相关的 150 件不良事件大多是在注射后 30 分钟内出现低血压、恶心、呼吸困难。为应对此事件，肝素钠被要求用更严格的质量控制和更容易检测出污染物的生物检定方法。这种重新处方较之以前的处方减少了约 10% 的效能。在美国药典，为与世界卫生组织相协调，肝素用的是国际标准单位。依诺肝素是从同源的普通肝素中提取，但以毫克作为计量单位。另一方面，达特肝素、替扎肝素和达那肝素（这些 LMW 肝素衍生物包括硫酸乙酰肝素、硫酸皮肤素、硫酸软骨素）被特定的以抗凝血因子Ⅹa 单位为标准。

肝素效应的调控

　　接受 UFH 治疗的患者需用**活化的部分凝血活酶时间（acti-**

vated partial thromboplastin time，aPTT 或 PTT）来精密调控。UFH 剂量由鱼精蛋白滴定（治疗剂量 0.2~0.4U/ml）或抗-凝血因子Ⅹa 单位（治疗剂量 0.3~0.7U/ml）所确定。在肾功能正常患者体内，可预测按体重给药的低分子量肝素的血浆动力学和血浆水平。因此，除肾功能不良患者、肥胖患者和孕妇外，一般患者使用低分子量肝素无需监测。低分子量肝素的剂量可以由测定抗Ⅹa 因子单位确定。依诺肝素若每日 2 次，注射后 4 小时测定，达峰浓度为 0.5~1U/ml，而每日 1 次时达峰浓度为 1.5U/ml。

毒性

A. 出血和其他效应

　　肝素的主要不良反应是出血。可通过仔细选择患者、谨慎控制剂量和严密监测减小该风险。老年女性和肾衰竭的患者更易出血。因为肝素是动物源制剂，所以对其过敏的患者更应慎用。临床有毛发掉落增多和可逆性脱发的报道。长期用肝素治疗可发生骨质疏松和自发性骨折。肝素可通过从组织中释放脂蛋白脂酶来增强餐后血脂的清除，长期应用还可以伴随盐皮质激素缺乏。

B. 肝素引起的血小板减少症

　　肝素引起的血小板减少症（Heparin-induced thrombocytopenia，HIT）是一种全身的高凝状态，可发生在 1%~4% 最少接受 7 天普通肝素的患者。外科手术患者更是处于高风险状态。HIT 的病例报道在重症监护环境外的儿科人群中较少见，且在孕妇中也相对少见。相比猪源性制剂，牛源性制剂更容易发生 HIT，仅用低分子量肝素治疗的患者出现 HIT 的风险较低。

　　HIT 的发病率和死亡率与血栓形成有关。静脉血栓更容易发生，但外周和中央动脉栓塞则不容易发生。如果有插管存在，则血栓更容易在肢端发生。临床上还有皮肤坏死的报道，特别是在缺乏直接凝血酶制剂而用华法林治疗时，推测其原因是高浓度促凝蛋白存在情况下，维生素 K 依赖性抗凝蛋白 C 缺乏，出现活性高凝状态。

　　所有接受肝素治疗的患者应注意以下几点：经常进行血小板计数测定；血小板减少症与肝素免疫反应在时间上一致则应考虑出现 HIT；接受肝素治疗的患者发生任何新的血栓均应怀疑发生 HIT。对于罹患血小板减少症的患者，可通过停止肝素治疗和注射直接凝血酶抑制药。

禁忌

　　肝素对于以下患者均为禁忌，HIT 患者、对该药物过敏的患者、活动性出血、血友病、明显血小板减少、紫癜、严重高血压、颅内出血、心内膜感染、活动性肺结核、胃肠道溃疡、有流产风险、内脏肿瘤或晚期肝肾疾病患者。对于近期接受脑、脊柱或眼部外科手术患者和需要进行腰穿或局部麻醉的患者也应避免应用肝素。虽然肝素难以进入胎盘，但孕妇应该在有明确指征时才能使用。

给药途径和剂量

　　肝素的适应证将在临床药理学部分叙述。对深静脉血栓疾病的治疗，肝素血浆浓度一般在 0.2~0.4U/ml（鱼精蛋白滴定）

或 0.3~0.7U/ml(抗因子Xa单位)。该浓度一般对应的是使部分凝血活酶时间(PTT)达基础值的 1.5~2.5 倍。然而,用 PTT 监测肝素也存在问题,因为对于部分凝血活酶时间(PTT)来说,并没有一定的标准化方案可以像监测华法林一样用凝血酶原时间(PT)和国际标准比率(international normalized ratio,INR)来监测。对于给定的肝素浓度,部分凝血活酶时间在短期内可以因不同的试剂/测试系统而变化。因此,如上文所列,如果用 PTT 进行监测,实验室应测定凝血时间,该凝血时间与鱼精蛋白滴定或抗Xa因子活性确定的治疗范围应一致。

另外,有些患者由于一些因子缺乏或存在抑制物(可能增加出血风险)或狼疮(lupus)抗凝剂(与出血风险无关,但与血栓风险相关)造成 PTT 基础值延长,因此难以用 PTT 评估该类患者体内肝素的效应。替换的方法是用抗凝血因子Xa的活性来估算肝素用量,这项检查可用自动凝血仪测定。该方法可更精确地测定肝素浓度,但不能对 PPT 的内在途径整体进行全面评估。

推荐下列的治疗策略:在开始任何抗凝治疗前,应仔细调查以前出血事件病史,测定基础 PT 和 PTT,以对患者的止血系统进行整体评估。如有凝血时间延长,应在治疗前找出原因(是因子缺乏还是存在抑制物),权衡利弊制定治疗目标。对高风险患者用 PTT 和抗凝血因子Xa活性两种方法来测定。当间歇应用肝素时,在给药后 6 小时应测量 aPTT 和抗凝血因子Xa活性,保持 aPTT 是前对照的 2~2.5 倍。在该情况下,低分子量肝素是较好的选择,因为对大多数患者来说,无须监测这些值。

肝素持续静脉输入是通过输液泵来完成的。初始负荷量为 80~100U/kg,此后以约每小时 15~22U/kg 的速度输注,以维持抗凝血因子Xa活性范围在 0.3~0.7U/ml。小剂量皮下注射用于预防血栓,可采用每 8~12 小时注射 5 000 单位即可。为防止注射部位形成血肿,肝素不能肌内注射。

预防用依诺肝素可以采取皮下注射,剂量为 30mg 每日 2 次或 40mg 每日 1 次。全剂量依诺肝素治疗为皮下注射 1mg/kg,间隔 12 小时;这相当于治疗抗因子Xa水平为 0.5~1U/ml。选择依诺肝素治疗的患者,剂量为每日 1.5mg/kg,达到抗因子Xa水平为 1.5U/ml 的目标即可。达特肝素的预防用量为皮下注射每日 5 000 单位;治疗剂量为:用于静脉血栓时,每日 200U/kg;用于急性冠脉综合征时,每 12 小时 120U/kg。低分子量肝

素在肾功能不良和体重超过 150kg 的患者应特别注意,该类患者应测定抗凝血因子Xa活力来指导用量。

合成的戊多糖分子磺达肝癸以其特殊的亲和力与抗凝血酶紧密结合,从而灭活因子Xa。磺达肝癸半衰期长达 15 小时,皮下注射每日 1 次即可。磺达肝癸可以有效用于预防和治疗静脉血栓栓塞,在大多数患者中,与病理性 HIT 抗体无交叉反应。

肝素作用的逆转

肝素抗凝作用过强时需停药。一旦发生出血,则需用特异性拮抗药硫酸鱼精蛋白(protamine sulfate)。鱼精蛋白是一强碱性,带阳电荷的肽,以离子键与带阴电荷的肝素结合,形成无抗凝血活性的稳定复合物。静脉注射 1mg 鱼精蛋白能对抗患者体内存留的 100 单位肝素,其用量不应超过 50mg/10min。鱼精蛋白不能过量,因为它同样有抗凝效应。鱼精蛋白不能完全中和低分子量肝素。有限的经验表明,1mg 硫酸鱼精蛋白可部分中和 1mg 依诺肝素。鱼精蛋白不能逆转磺达肝癸的作用。过量达那肝素可通过血浆置换来清除。

华法林和其他香豆素类抗凝药

化学和药动学

香豆素类抗凝药的临床应用可追溯到从变质香草木樨饲料中发现的抗凝物质。吞食变质香草木樨饲料的牛发生出血性疾病,应当地农夫的请求,威斯康星大学的化学家确认了这种引起出血的毒性物质是双香豆素(bishydroxycoumarin)。双香豆素,一种合成的衍生物,和它的同源物,非常著名的华法林(warfarin)(以威斯康星大学校友研究基金名称 **W**isconsin **A**lumni **R**esearch **F**oundation 的第一个字母加上香豆素 coumarin 后面的"arin"来命名;图34-5)最初被作为灭鼠药使用。1950 年,华法林(商品名为 Coumadin)作为抗血栓药物被用于人类。华法林是常用的处方药之一,约有 150 多万患者使用,但多项研究表明,在被证实具有效益的临床状况下,该药物明显并未被充分利用。

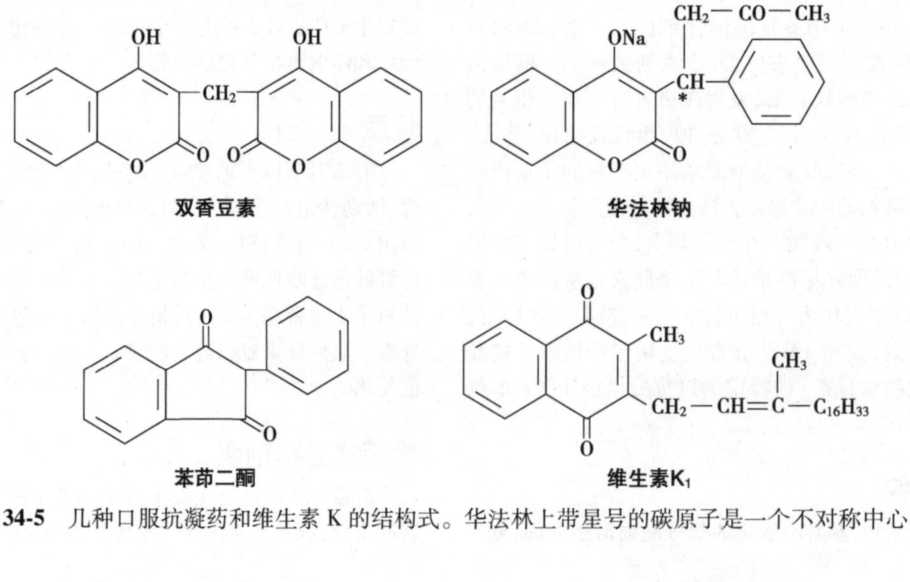

图 34-5 几种口服抗凝药和维生素 K 的结构式。华法林上带星号的碳原子是一个不对称中心

华法林通常以钠盐给药,口服生物利用度为 100%。99% 以上的消旋华法林与血浆白蛋白结合,这也可能是导致其分布容积小(白蛋白室)、半衰期长(36 小时)且很少以原形经尿排出的原因。临床所用的消旋华法林是两种光学异构体的等量混合物。其左旋体 S-华法林的抗凝作用是右旋体 R-华法林的 4 倍。了解这些有助于认识包括华法林在内的几种药物相互作用的立体选择性。

作用机制

香豆素类抗凝药物能阻断含有谷氨酸残基的多种凝血酶原、凝血因子Ⅶ、Ⅸ、Ⅹ以及内源性抗凝蛋白 C 和 S 的 γ-羧化作用(图 34-2,表 34-1)。该阻断作用导致这些前体凝血因子分子无生物活性。该蛋白羧化反应与氧化的维生素 K 偶联。维生素 K 必须被还原才能活化。华法林抑制该还原反应,阻碍无活性的维生素 K 环氧化物返回到活性氢醌形态(图 34-6)。在人类和大鼠,对维生素 K 环氧化物还原酶(VKORC1),这种相关酶的基因的突变可使华法林产生遗传耐药性。

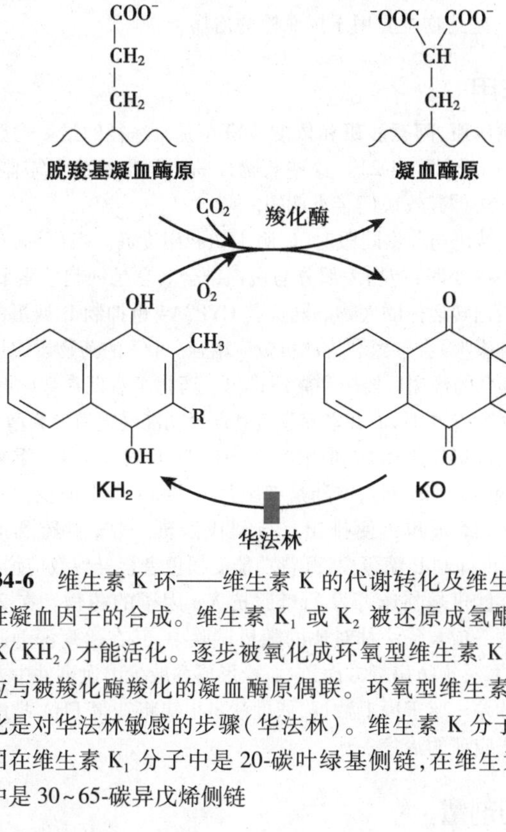

图 34-6 维生素 K 环——维生素 K 的代谢转化及维生素 K 依赖性凝血因子的合成。维生素 K_1 或 K_2 被还原成氢醌型维生素 $K(KH_2)$ 才能活化。逐步被氧化成环氧型维生素 K(KO)的反应与被羧化酶羧化的凝血酶原偶联。环氧型维生素 K 的再活化是对华法林敏感的步骤(华法林)。维生素 K 分子上的 R 基团在维生素 K_1 分子中是 20-碳叶绿基侧链,在维生素 K_2 分子中是 30~65-碳异戊烯侧链

华法林在给药后 8~12 小时生效,这是由于上述 4 种维生素 K 依赖性凝血因子的合成速度部分受抑制,而降解速度不变,从而导致平衡发生改变。其抗凝作用依赖于其在循环中的降解半衰期。这 4 种凝血因子(Ⅶ、Ⅸ、Ⅹ和Ⅱ)的半衰期分别为 6、24、40 和 60 小时。重要的是蛋白 C 和Ⅶa 因子的半衰期一样。因此,华法林的即刻效应是消耗促凝血因子Ⅶ和抗凝因子蛋白 C,所以当蛋白 C 消耗后,有较长半衰期的促凝血因子的残余活性会引起一个反常的高凝状态(下文)。由于这种原因,处于高凝状态的患者,如深静脉血栓或 PE,一般先用普通肝素或低分子量肝素达到快速抗凝效果,然后用足够的华法林,以诱导

促凝因子完全消耗。这一重叠治疗过程一般为 5~7 天。

毒性

华法林易通过胎盘引起胎儿出血。此外,华法林还可影响骨骼和血液中含 γ-羧基谷氨酸残基的胎儿蛋白。华法林还可引起以异常骨生成为特征的严重先天性缺陷病。因此,孕妇不应服用华法林。在治疗的前几周,对于遗传性蛋白 C 缺乏的患者有时可出现蛋白 C 活性降低而引起的皮肤坏死。罕见出现的有同样过程引起的乳房、脂肪组织、肠和四肢的明显梗死。与出血性梗死相关的病理学损害为静脉血栓形成,与华法林诱导的蛋白 C 耗竭而引起的高凝状态相符合。

给药途径和剂量

华法林的初始剂量一般从标准剂量每日 5~10mg 开始给药。为调整凝血酶原时间,起始给药时间约需 1 周,此后通常以 5~7mg/d 的维持量给药。进行长期治疗时,**凝血酶原时间(prothrombin time,PT)**应被延长到使凝血酶原活力减弱至正常水平的 25%并维持在这一水平上。当活性低于 20%时,华法林应减量或停药,直至活性升高至 20%以上。遗传性 *2CYP2C9* 和 *VKORC1* 基因多态性的患者在一般剂量的华法林会有明显的效应;然而,对合并的基因信息的算法提示,对此问题的三个随机检验中,其中有两个并不认为初始剂量比标准剂量好(第 5 章)。

可根据国际标准比率(INR)确定口服抗凝药的治疗范围。INR 是凝血酶原时间比率(患者凝血酶原时间/正常人凝血酶原时间的平均值)[ISI],该 ISI 指数反映国际敏感指数,视检测所用的试剂和仪器有所不同。ISI 被用于将测得凝血酶原时间与 WHO 参考标准促凝血酶原激酶相关联,因此,即使用不同校准的仪器和不同促凝血酶原激酶试剂,给定样本的 INR 均相同。对大多数目前所用的不同仪器和试剂而言,ISI 接近于 1,这使 INR 大致等于患者凝血酶原时间/正常人凝血酶原时间。作为预防和治疗血栓疾病,推荐剂量是使 INR 保持 2~3。有某些类型的人工瓣膜[如:斜碟瓣膜(tilting disk)]或其他可能增加栓塞风险等健康状况的患者,建议 INR 保持 2.5~3.5。当延长的 INR 广泛用作指示肝脏疾病和其他异常状态下凝血系统的完整性时,它只是确定用华法林进行慢性治疗过程中患者处于稳态。

偶见某些患者会出现华法林耐药,即在治疗期间有反复的血栓栓塞事件发生。这类患者应提高 INR 值(常伴有出血危险增加)或换用其他抗凝药(如每日注射低分子量肝素或新的口服抗凝药中的一种)。华法林抵抗常见于晚期癌症,最典型的为胃肠道原性癌症(Trousseau's 综合征)。近期研究表明,在预防癌症患者静脉血栓复发时,低分子量肝素优于华法林。

药物相互作用

香豆素类抗凝药经常与其他药物和疾病产生相互作用,这些相互作用可概括分为药代动力学和药效学两方面(表 34-2)。华法林的药代动力学相互作用机制主要包括细胞色素 P450 CYP2C9 酶的诱导、抑制和血浆蛋白结合率降低。与华法林产生相互作用的药效学机制包括协同作用(如肝病患者中止血作用减弱,凝血因子合成减少)、竞争性拮抗作用(维生素 K)以及维生素 K 生理调节通路改变(对口服抗凝药的遗传性抵抗)。

表 34-2　药物的药动学及药效学及机体与口服抗凝药间的相互作用

增加凝血酶原时间	减少凝血酶原时间
药动学	**药动学**
胺碘酮	巴比妥类
西咪替丁	考来烯胺
双硫仑	利福平
氟康唑[1]	
甲硝唑[1]	
保泰松[1]	
磺吡酮[1]	
复方新诺明	
药效学	**药效学**
药物	**药物**
阿司匹林(大量)	利尿药
头孢菌素类,三代	维生素 K
肝素	
机体因素	**机体因素**
肝脏疾病	遗传性耐药
甲状腺功能亢进	甲状腺功能低下

[1] 立体选择性抑制消旋华法林 S-华法林对映异构体的氧化代谢

华法林最严重的相互作用是抗凝作用增强和出血风险。在这些相互作用中危险性最大的通常是与淘汰的药物吡唑酮、保泰松和磺吡酮的相互作用。与华法林相互作用的这些药物不仅能促进低凝血酶原血症的发生,而且抑制血小板功能,还可能诱发消化性溃疡(第36章)。低凝血酶原血症发生的机制是由于这些药物能立体选择性地抑制 S-华法林(较强效的异构体)的氧化代谢,且能置换与血浆白蛋白结合的华法林,使其游离型增多。由于该原因及其他一些原因,美国很少使用保泰松和磺吡酮。甲硝唑、氟康唑和甲氧苄啶-磺胺甲噁唑也可选择性抑制 S-华法林的生物转化,而胺碘酮、双硫仑和西咪替丁对华法林的两种对映异构体的代谢均有抑制作用(第4章)。阿司匹林、肝脏疾病和甲状腺功能亢进都能加强华法林的效应——阿司匹林通过影响血小板功能作用,后两者通过增加凝血因子的逆转率。三代头孢菌素可消灭在肠道产生维生素 K 的细菌,与华法林相同,它还直接抑制维生素 K 环氧化物还原酶。

巴比妥类和利福平通过肝酶诱导消旋华法林的转化,从而使其抗凝作用明显减弱。考来烯胺与华法林在肠道内结合后使后者吸收减少,生物利用度降低。

在下列情况下抗凝药的药效学作用会减弱:增加维生素 K 摄取(增加凝血因子合成)、与利尿药氯噻酮和螺内酯(使凝血因子浓缩)合用,存在遗传耐药性(维生素 K 活化周期分子的突变)和甲状腺功能减低(降低凝血因子的逆转率)。

对抗凝药治疗无明显影响的药物包括:乙醇、吩噻嗪、苯二氮䓬类、对乙酰氨基酚、阿片类、吲哚美辛和大多数抗生素。

华法林作用的逆转

可采取下列措施纠正华法林抗凝作用过强和引起出血:停药并口服或注射大剂量维生素 K_1(叶绿醌)、输注新鲜冷冻的血浆、凝血酶复合物的浓缩物以及重组的因子Ⅶa(rFⅦa)。四种因子Ⅱ、Ⅶ、Ⅸ和Ⅹ的浓缩物近期被批准在美国使用。这种过多的抗凝作用的消失与华法林血浆浓度无关,而与凝血因子正常活性的重新恢复有关,对于不引起出血的轻度抗凝作用过强,仅需要停药即可。当华法林过量引发严重出血时,仅需给予凝血酶复合物或 rFⅦa 加上静脉注射大量维生素 K,即可逆转华法林的作用。值得注意的是,由于华法林半衰期很长,单剂量的维生素 K 和 rFⅦa 可能并不能完全满足需要。

口服 Ⅹa 因子抑制剂

Ⅹa 因子抑制剂,包括利伐沙班、阿哌沙班和依度沙班是一类新的不需要监测的口服抗凝药。与凝血酶的直接抑制剂一样(下文)这些药物主要用于抗血栓的治疗。

药理作用

利伐沙班、阿哌沙班和**依度沙班**在凝血途径的最后通路上抑制 Ⅹa 因子(图34-2)。这些药物以固定剂量给药无需监测。它们比华法林起效快但半衰期短。

利伐沙班与药物同服时,口服生物利用度高。口服后,达峰时间在 2~4 小时;药物大部分与蛋白结合。它是细胞色素 P450 和 P 糖蛋白转运体的底物。既抑制 CYP3A4 也抑制 P 糖蛋白药物(如:酮康唑)会导致利伐沙班效应增强。1/3 的药物以原形经尿排出其余的代谢后经尿和粪便排出。药物半衰期在 20~45 岁人群中为 5~9 小时,而在老年患者和肝肾功能受损患者会增加。

阿哌沙班口服生物利用度为 50%,吸收时间较长,重复给药其半衰期为 12 小时,本药是细胞色素 P450 和 P 糖蛋白转运体的底物,经尿和粪便排出。与利伐沙班一样,本药既抑制 CYP3A4 也抑制 P 糖蛋白,肝肾功能受损患者会导致效应增强。

依度沙班是临床开发的口服抗 Ⅹa 因子的药物。在 2013 年举行的一项与华法林对比的随机试验中,其在治疗深静脉血栓/肺栓塞及预防房颤方面,在血栓形成和减少出血事件中并不比华法林差。鉴于以上数据,依度沙班很快将获得 FDA 批准用于以上适应证的治疗。

给药和剂量

利伐沙班被批准用于房颤且没有瓣膜性心脏病的患者预防栓塞性脑卒中的发生,预防髋或膝关节手术后静脉血栓的发生以及治疗静脉栓塞性疾病(VTE)。对髋关节置换手术患者来说,预防的剂量为口服,每日 10mg,共 35 天。对膝关节置换的患者为口服,每日 10mg,共 12 天。治疗深静脉血栓/肺栓塞的剂量为 15mg,每日 2 次,共 3 周,然后改为 20mg/d。依据临床表现和危险因素不同,有深静脉血栓的患者,治疗周期为 3~6 个月;利伐沙班也被批准对那些有再复发风险因素患者的长期治疗。**阿哌沙班**被批准用于非瓣膜性房颤患者预防脑卒中的发生。近期研究表明与标准的药物如低分子量肝素和华法林治疗深静脉血栓相比较,阿哌沙班并无明显劣势。对房颤患者的剂量为5mg,每日2次。所有这些药物均是部分经肾或肝脏排出,因此,这些制剂不推荐用于明显肝肾功能受损的患者。与华法林不同,华法林的效应可被维生素K逆转,而Xa因子抑制剂没有解毒剂。

凝血酶的直接抑制药

凝血酶直接抑制药(direct thrombin inhibitors,DTIs)的抗凝机制是直接与凝血酶的活性部位结合,然后阻断凝血酶的下游效应。这是与通过抗凝血酶作用的凝血酶间接抑制药(如肝素和低分子量肝素)相对而言的。水蛭素(hirudin)和比伐卢定(bivalirudin)是二价的DTIs,它们不但与凝血酶的催化位点和活性位点结合,而且也与底物的识别位点结合。阿加曲班(argatroban)和美拉加群(melagatran)为小分子物质,仅与凝血酶活性位点结合。

注射用凝血酶直接抑制药

从希波克拉底时期就用水蛭类进行放血治疗。最近,外科将医用水蛭类(水蛭,医用)用于断肢再植后预防微小血管血栓形成。水蛭素(hirudin)是从水蛭唾液中提取的特异性、不可逆的血栓抑制药,现在临床所用的来匹卢定(lepirudin)是用基因重组技术制成的重组水蛭素。其作用不依赖于抗凝血酶,这意味着它能够到达血栓中与凝血酶结合的纤维蛋白,并使之失活。来匹卢定几乎不影响血小板和出血时间。与肝素相似,来匹卢定也必须是注射给药,并且应监测aPTT。来匹卢定已被FDA批准用于因使用肝素而引起的血小板减少症患者的病理性血栓形成。来匹卢定自肾脏排泄,由于没有解救药物,因此尤其慎用于肾功能不全患者。接受长期治疗的患者中有40%会产生抗体直接对抗血栓-来匹卢定复合物。这种抗原-抗体复合物不会被肾脏清除,且可导致抗凝效果增强。一些再次使用药物的患者可能产生致命的过敏反应。来匹卢定产品2012年被停止上市使用。

比伐卢定(bivalirudin)是另一个静脉注射的二价的凝血酶抑制药,起效快、作用时间短。其半衰期短,肾清除率为20%,有活性代谢产物。比伐卢定也可抑制血小板活性,被FDA批准用于经皮冠状动脉成型术。

阿加曲班(argatroban)是小分子凝血酶抑制药,被FDA批准用于有或没有血栓的HIT患者和患有血小板减少症的冠状动脉成形术患者。它的半衰期也较短,需持续静脉输注给药,同样需监测aPTT。其清除率不受肾脏疾病的影响,但依赖肝脏功能;有肝脏疾病的患者需减少药量。使用阿加曲班的患者可出现INRs升高,意味着较难转换成华法林(INR会反映所有华法林和阿加曲班的作用)(INR值已在讨论华法林给药时详细讨论)。厂商提供的诺模图可以协助该转换。

口服用凝血酶直接抑制药

口服用凝血酶直接抑制药的优点在于可预测其药代动力学和生物利用度,这使其能够以固定剂量给药,且可预测抗凝效应,同时,还不需进行常规凝血时间监测。另外,这些药物不受其他与P450反应药物的影响,起效快,作用时间短,不需要与其他抗凝药物叠加使用

达比加群酯甲磺酸盐(dabigatran etexilate mesylate)是FDA批准的第一个口服的凝血酶直接抑制剂。达比加群2010年被批准用于减少非瓣膜房颤患者脑卒中和全身性栓塞的危险。

药理学

达比加群和其代谢产物均是凝血酶的直接抑制剂。达比加群酯甲磺酸盐口服后转变成达比加群。健康志愿者口服后的生物利用度为3%~7%。此药是P-糖蛋白外流泵的底物,但P-糖蛋白的抑制剂或诱导剂对本药的清除并无明显影响。与酮康唑、胺碘酮、奎尼丁和氯吡格雷合用会增加达比加群的效应。本药的半衰期在健康志愿者是12~17小时,肾功能受损会延长本药的清除,可能需要调整剂量,本药应避免用于严重肾功能受损的患者。

给药和剂量

预防非瓣膜房颤患者脑卒中和全身性栓塞的剂量为150mg,每日2次,且患者的肌酐清除率应大于30ml/min,对肌酐清除率小于15~30ml/min的患者,剂量应调整为75mg,每日2次。无需进行监测。达比加群延长部分凝血活酶时间和凝血时间,如果需要,可以用于评估该药疗效。

毒性

与任一种抗凝药相似,达比加群的主要毒性是出血。一项研究显示,与华法林相比,达比加群表现为胃肠道不良反应和胃肠道出血增加。且达比加群的这种胃肠道出血更倾向于超过75岁的老年患者。达比加群没有特异的解毒剂。药物过量的情况下,重要的是保持肾脏功能,必要时采用透析治疗。如果应用达比加群出现有生命危险的出血症状,可以考虑用重组的因子Ⅶa或凝血酶原浓缩物,但这是尚未被批准的适应证外用药。

新的口服抗凝药小结

与传统的华法林相比,新的口服凝血酶直接抑制剂和口服的因子Xa直接抑制剂一致表现为等效的抗凝效应和较低的出血发生率。与华法林的治疗窗窄、受食物和许多药物影响且需进行监测以获得最优化治疗等相比,这些药表现出治疗效果快、无需监测,而且几乎没有药物之间的相互作用。但是,这类药半衰期短,因此严重的后果就是患者顺应性差,从而很快导致抗凝效应的缺失及出现栓塞的风险。另外目前对有出血的患者还没有特异的解毒剂,尽管此类一些候选的解毒剂还处于临床开发阶段。每日1~2次的口服给药,无需监测、迄今为止几乎没有与食物和药物之间的相互作用的报道,这使得新的口服抗凝药在预防和治疗栓塞性疾病方面正在挑战华法林的优势。

■ 纤维蛋白溶解药的药理学基础

纤维蛋白溶解药可催化纤维蛋白溶解酶原形成丝氨酸蛋白酶——即纤维蛋白溶酶(plasmin),从而快速溶解血栓(图34-

3)。静脉给药时,这些药物均可产生广义上的溶解状态,因此保护性止血栓子和目标血栓栓子均可被溶解。文本框:溶栓药治疗急性心肌梗死描述了在一项重要应用中这些药物的使用。

药理学

链激酶(streptokinase)是由链球菌产生的蛋白(但对其自身无酶活性),能与纤溶酶原前激活物结合。形成的酶复合物可催化无活性的纤溶酶原转化为有活性的纤溶酶。尿激酶(Urokinase)在人肾脏合成,能直接使纤溶酶原转变为有活性的纤溶酶。由于血浆中天然存在纤溶酶抑制物(抗纤维蛋白溶酶),可阻碍纤溶酶的作用,因此纤溶酶本身无效。但尿激酶和链激酶-前激活物复合物不存在抑制物,因此它们可被临床使用。在激活剂的作用下,纤溶酶可在血栓内部形成,不受血浆抗纤溶酶影响,这样就可从内部溶解血栓。

溶栓药治疗急性心肌梗死

用溶栓药治疗冠状动脉血栓引起的急性心肌梗死这种常见致命疾病的思维的转换是在1980年。那时,也是第一次,在欧洲合作研究小组试验中发现静脉注射溶栓药治疗急性心肌梗死可以明显减少死亡率。后来,在每组成千的患者的研究中,提供了足够的统计数据显示可以减少20%的死亡率,统计学上具有显著性差异。尽管现在对这一领域的治疗有足够的设施和经验如插管和放支架等介入疗法,但当介入疗法无效时,溶栓治疗仍是非常重要的治疗方法。

适当病例的选择对溶栓治疗来说是非常关键的。对急性心肌梗死的诊断由临床表现和心电图来决定。心电图显示ST-段抬高和束支阻断的可以有最好的效果。迄今为止,所有的试验显示急性心肌梗死在症状出现6小时内及早给予溶栓治疗可以有最好的效果。

溶栓药减少急性心肌梗死患者的死亡率。及早和适当地运用溶栓药甚至可以超过一些特殊药物的疗效。

纤溶酶原也可被组织型纤溶酶原激活剂(Tissue plasminogenactivators)(t-PA)内源性激活。这些激活剂优先激活与纤维蛋白结合的纤溶酶原,(理论上)只溶解血栓上的纤维蛋白而避免全身性激活。重组的人t-PA产品是阿替普酶(Alteplase)。

瑞替普酶(Reteplase)则是另一种重组人t-PA,其分子中删除了一些氨基酸序列。替奈普酶(Tenecteplase)是t-PA的变异体,半衰期较长,可静脉推注。瑞替普酶和替奈普酶与阿替普酶等效,且因为半衰期长,因此给药方案简单。

适应证和剂量

静脉用溶栓药可用于预防**不稳定型肺栓塞性疾病**、**严重的深静脉血栓**(如上腔静脉综合征)和**上升支腭静脉血栓性静脉炎伴严重下肢水肿**。这些药物也可用于动脉血栓,尤其是外周血管疾病。

对于**急性心肌梗死**的溶栓治疗,要谨慎选择适用患者,使用特定的溶栓药,并配合其他有益的辅助治疗。链激酶静脉注射

时,负荷剂量为250 000单位,随后以100 000U/h剂量维持24~72小时。产生抗链球菌抗体的患者可出现发热、变态反应和治疗耐受。尿激酶的负荷剂量为300 000单位(给药时间需超过10分钟)。随后以300 000U/h剂量维持12小时。阿替普酶(t-PA)30分钟内先给予15mg负荷然后以0.75/kg(最大50mg)给药。接着以0.5mg/kg(最大35mg)在60分钟内给完。瑞替普酶以10单位的负荷剂量注射,接着注射30单位。替奈普酶以负荷量一次性静脉注射,剂量范围依据体重在30~50mg。急性脑卒中发病3小时内也可用重组t-PA进行治疗。多项随机临床试验中,该治疗方法被证实可有效用于不存在出血性梗死或其他禁忌的患者中。其推荐剂量为0.9mg/kg但不超过90mg,其中10%静脉注射,其余部分在1小时内输注。链激酶在1 500万单位的剂量时,对急性缺血性脑卒中患者可增加出血风险,因此不推荐用于该情况。

■ 抗血小板药物的药理学基础

血小板功能受3类物质调节。第一组物质形成于血小板外部,能与血小板膜受体作用,如儿茶酚胺类、胶原蛋白、凝血酶和前列环素。第二组物质产生于血小板内部,亦可与血小板膜受体作用,如ADP、前列腺素D_2、前列腺素E_2和5-羟色胺。第三组物质亦产生于血小板内部,且在血小板内部作用,如前列腺素内过氧化物、血栓素A_2、cAMP、cGMP和钙离子。从以上物质中,可辨别出多个血小板抑制药的作用靶点(图34-1):抑制前列腺素合成(阿司匹林),抑制ADP诱导的血小板聚集(氯吡格雷、普拉格雷、噻氯匹啶),血小板膜糖蛋白(GPⅡb/Ⅲa)受体拮抗药[阿昔单抗(abciximab)、替罗非班(tirofiban)和埃替巴肽(eptifibatide)。双密达莫(dipyridamole)和西洛他唑(cilostazol)也是抗血小板药。

阿司匹林(asprin)

前列腺素**血栓素A_2**(thromboxane A_2)是花生四烯酸类产物,可引起血小板变形,释放颗粒,发生聚集(第18章)。抑制此通路的药物在体外可阻碍血小板聚集并在体内延长出血时间。**阿司匹林**就是这类药的原型。

如第18章所述,阿司匹林使环氧酶产生不可逆的乙酰化,从而抑制血栓素A_2的合成。其他水杨酸类和非甾体抗炎药同样可抑制环氧酶,但因不能使环氧酶发生乙酰化,其作用时间短,即这些药的作用是可逆的。

FDA已经批准阿司匹林325mg/d用于心梗的一级预防,但一般人群中用于该用途时须谨慎,用于戒烟、降低血胆固醇和血压的辅助风险因素管理时除外。已发表的有关阿司匹林和其他抗血小板药的荟萃分析也确定了这类药在有心血管病史患者中作为心血管事件二级干预的价值。

噻吩并吡啶类:噻氯匹啶、氯吡格雷和普拉格雷

噻氯匹啶(ticlopidine)、氯吡格雷(clopidogrel)和普拉格雷

（prasugrel）通过抑制 ADP 通路减少血小板聚集。这些药物不可逆阻断血小板上的 ADP 受体达到抗血小板效应。与阿司匹林不同，该类药对前列腺素代谢无影响。噻氯匹啶、氯吡格雷和普拉格雷用于预防血栓现在已被视为冠状动脉支架植入患者的标准化治疗。由于这些药物的适应证和不良反应各不相同，因此需依据个体而用药。

噻氯匹啶用于预防有一过性脑缺血（TIA）病史的脑卒中患者或栓塞性脑卒中患者的预防，对冠脉支架植入预防血栓需合用阿司匹林。噻氯匹啶的不良反应包括：近 20% 的患者出现恶心、消化不良和腹泻，5% 的患者发生出血，更严重的是，有 1% 的患者可发生白细胞减少。白细胞计数减少可通过在治疗头 3 个月内定期监测白细胞计数发现。服用噻氯匹啶还可发生血小板减少性紫癜。噻氯匹啶的治疗量为 250mg，每日 2 次。由于明显的副作用报道，噻氯匹啶对脑卒中的预防需严格用于产生耐药或用阿司匹林治疗无效的患者。噻氯匹啶的剂量低于 500mg 时有效且不良反应较少。

氯吡格雷与阿司匹林合用用于治疗不稳定型心绞痛或无 ST 段抬高的急性心梗（NSTEM）、或 ST 段抬高的急性心梗（STEM）、或近期心梗、脑卒中或已确定的外周动脉疾病。对 ST 段抬高的急性心梗患者用 300mg 负荷量，然后每日 75mg 氯吡格雷+阿司匹林 75~325mg 维持给药。对 ST 段抬高的急性心梗（STEM）患者剂量为 75mg/d+上述剂量的阿司匹林。对近期心梗、脑卒中或已确定的外周动脉疾病患者，氯吡格雷剂量为 75mg/d。

与噻氯匹啶相比，氯吡格雷不良反应更少，且罕见中性粒细胞减少。有血小板减少性紫癜的病例报道。由于氯吡格雷在疗效和剂量上的优势，临床更常用用氯吡格雷。氯吡格雷的抗栓作用呈剂量依赖性；口服 300mg 后 5 小时即有 80% 的血小板活性被抑制。氯吡格雷以维持日剂量 75mg 即可达到最大血小板抑制作用。抗血小板效应维持 7~10 日。氯吡格雷是前药，需经肝药酶 P450 亚型 CYP2C19 转化才能激活。依据遗传型 CYP2C19 单核苷酸多态性（SNP）。某些个体几乎不能代谢氯吡格雷，那么这些患者由于药物的疗效不足，可能患心血管疾病的危险性会增加。FDA 建议根据 CYP2C19 基因型分型识别这样的患者并对几乎不代谢氯吡格雷患者考虑换药治疗（第 5 章）。然而，近期更多的研究对影响 CYP2C19 代谢状态的这种结果提出质疑。但是削弱 CYP2C19 功能的药物，如奥美拉唑应慎用。

同氯吡格雷一样，普拉格雷用于治疗急性冠脉综合征。像氯吡格雷一样，先给予负荷量 60mg，再以 10mg/d 剂量维持并与阿司匹林合用。一项旨在评估用普拉格雷优化抑制血小板功能从而提高疗效的试验已经进行，该试验是随机的双盲的用来比较普拉格雷和氯吡格雷在合用阿司匹林或其他标准治疗基础上对经皮的冠状动脉介入治疗的影响。这项试验表明，与氯吡格雷相比，普拉格雷可以减少主要的心血管终点事件（心血管死亡、非致命性脑卒中或非致命性心梗）。但主要的和次要的出血事件在普拉格雷也有所增加。普拉格雷禁用于有一过性缺血性或脑卒中的患者，因为可能增加出血的危险。与氯吡格雷相比，在普拉格雷药理学方面，P450 基因型分型状态并不十分重要。

替卡格雷是一种新型的 ADP 抑制剂（环戊三唑并嘧啶）被批准与阿司匹林合用治疗急性冠脉综合征。近期的一项随机试验，血小板抑制和患者恢复结果（PLATO）试验，比较了替卡格雷和氯吡格雷在急性冠脉综合征患者的疗效。尽管替卡格雷在心血管死亡或脑卒中等主要终点事件上的优势，但仍有非心脏性的、手术性的出血事件报道。

阿司匹林和氯吡格雷耐药

该类耐药发生率的报道变化很大，从低于 5% 直至 75%。这一发生率的巨大变化的部分原因是耐药的定义（抗血小板治疗与体外实验相比的血栓再形成）、药物应答测定方法及患者依从性。FDA 现已批准多种体外测定阿司匹林和氯吡格雷耐药的方法。然而，药物抵抗因测定的方法不同而变化。这些测定对所选择的患者评估依从性或确定是否有血栓再形成是有用的，但它们在决定常规临床应用上存在争议。近期一项随机的预测试验表明监测抗血小板疗效来改变治疗策略并不比标准治疗有更大的益处。

血小板膜糖蛋白 Ⅱb/Ⅲa 受体拮抗药

血小板膜糖蛋白 GP Ⅱb/Ⅲa（整合素 αⅡbβ3）受体功能作为受体主要对应纤维蛋白和玻连蛋白，同时也对应纤连蛋白和 von Willebrand 因子。这一受体复合物的激活是血小板聚集的"最终通用途径"。GP Ⅱb/Ⅲa 受体的配体包括 Arg-Gly-Asp（RGD）序列，对与配体的结合非常重要，也因此成为药物治疗的靶点。每个血小板膜上约有 50 000 个该受体复合物。缺少该受体的患者会有出血功能障碍，被称作 Glanzmann 血小板功能不全（Glanzmann's thrombasthenia）。

GP Ⅱb/Ⅲa 受体拮抗剂用于急性冠脉综合征患者。这些药物在血小板 GP Ⅱb/Ⅲa 受体的靶点见图 34-1。**阿昔单抗（abicimab）**，是直接对抗 Ⅱb/Ⅲa 受体复合物包括玻联蛋白受体的嵌合单克隆抗体，是这类药物中第一个被批准用于临床的药物，用于经皮冠状动脉成形术和急性冠脉综合征患者。**依替巴肽（eptifibatide）**是环状肽链，是响尾蛇毒液的衍生物，是 RGD 序列（KGD）的变异体。**替罗非班（tirofiban）**是拟肽结构的，含有 RGD 序列的抑制剂。依替巴肽和替罗非班通过占据受体抑制配体与 Ⅱb/Ⅲa 受体结合，但不阻断玻联蛋白受体。

由于它们的半衰期短，必须持续输注。Ⅱb/Ⅲa 受体拮抗剂的口服制剂正处于各个研发阶段。

其他直接抗血小板药物

双嘧达莫（dipyridamole）是一种血管扩张药，也通过抑制二磷酸腺苷再摄取和 cGMP 磷酸二酯酶活性抑制血小板功能。单用双嘧达莫几乎无治疗效益。因此，临床主要与阿司匹林合用预防一过性脑缺血。也可与华法林合用，作为瓣膜修复患者防止血栓形成的一级预防。双嘧达莫与 25mg 阿司匹林的复方制剂现正用于脑血管疾病的二级预防。

西洛他唑（cilostazol）是一种新型磷酸二酯酶抑制药，可促进血管扩张和抑制血小板聚集，主要用于治疗间歇性跛行。

■ 抗血栓形成药的临床药理学

静脉血栓

危险因素

A. 遗传性疾病

遗传性疾病的特点是源自天然抗凝系统质或量的异常容易形成血栓(血栓形成倾向)。天然抗凝物质如抗凝血酶、蛋白 C、蛋白 S 缺乏(功能丧失型突变)约占青少年或血栓复发患者的15%,约占全部急性静脉血栓病例的 5%~10%。血栓形成的其他原因包括可提高凝血因子和辅因子水平的功能获得型突变,如因子 V Leiden 突变和凝血酶原 20210 突变;还包括与上述因素同时存在时可导致更大量高凝患者的高同型半胱氨酸血症。尽管功能丧失型突变较少见,但常伴随巨大的血栓形成风险。某些患者伴有多种遗传风险因素或兼有遗传性和获得性混杂风险因素。这些个体处于复发性血栓的高风险中,且需终身接受治疗。

B. 获得性疾病

房颤和人工瓣膜置换患者易产生血栓,这是长久以来形成的共识。同样,长期卧床、高风险外科手术操作和肿瘤也与深静脉血栓和栓塞有确切关联。抗磷脂抗体综合征是另一项重大获得性疾病的风险因素。药物也可与遗传性风险因素产生协同作用,如因子 V Leiden 基因突变的女性服用口服避孕药会协同性地增大风险。

抗栓治疗

A. 预防

静脉血栓的一级预防可降低肺栓塞患者栓塞的发生率和死亡率。肝素和华法林可预防静脉血栓。皮下注射低剂量普通肝素、低分子量肝素或磺达肝癸钠可以提供有效预防。华法林同样有效但需监测凝血酶原时间。

B. 对已有疾病的治疗

对已形成的静脉血栓的治疗可能是单用利伐沙班开始,或是用普通肝素或低分子量肝素治疗 5~7 日,同时合用华法林。当华法林起效后,以华法林持续治疗 6 周到 6 个月或更长,依据患者临床表现决定。总之,一旦患者遇到危险事件(如术后静脉血栓栓塞而又没有其他危险因素),可短期治疗,如果有血栓复发或多重危险因素则应长期治疗。局限在腓肠肌的表浅血栓应接受短期的低分子量肝素治疗。

华法林易于透过胎盘。在整个妊娠期均可引起出血,在妊娠前 3 个月可导致胎儿的发育缺陷。因此,对于患有静脉血栓的孕妇的治疗一般选择肝素,采用皮下注射给药最佳。

动脉血栓

血小板的激活被认为是动脉血栓形成的关键过程。因此,

诸如阿司匹林和氯吡格雷之类的抗血小板药物主要用于治疗一过性脑缺血和脑卒中患者,或用于不稳定型心绞痛和急性心肌梗死患者。如上所述,普拉格雷和替卡格雷可替换氯吡格雷用于治疗经皮的冠脉介入治疗引起的急性冠脉综合征。在缺血和梗死时,这些药物常常与 β 受体拮抗药、钙拮抗药和纤维蛋白溶解药合用。

■ 用于出血障碍的药物

维生素 K

维生素 K(Vitamin K)是通过参与转录后修饰使凝血酶原及凝血因子Ⅶ、Ⅸ和 X 具有生物活性的重要物质。在最初的绿叶蔬菜中发现的维生素 K 是脂溶性物质,从膳食中的需求量很低,因为它可以额外由定植于人体肠道细菌合成。维生素 K 存在两种自然形态:维生素 K_1 和维生素 K_2,维生素 K_1[又名叶绿醌(phytonadione),图 34-5]存在于食物中;维生素 K_2[又名甲基萘醌(menaquinone)]存在于人体组织中,由肠道细菌合成。

维生素 K_1 和维生素 K_2 在肠道的吸收需要胆汁参与。维生素 K_1 口服和注射给药均有效。当华法林过量或维生素 K 缺乏而引起凝血酶原活性受抑制时,维生素 K 的起效时间会延迟6 小时,作用维持 24 小时。维生素 K_1 静脉给药时应缓慢滴注,因快速滴注可能引起呼吸困难、胸闷、背痛甚至死亡。想达到维生素 K 的最佳疗效应该采用静脉或口服给药,因为皮下注射的生物利用度常常不稳定。维生素 K_1 现可用于预防新生儿维生素 K 缺乏引起的出血性疾病,尤其是早产儿。水溶性盐维生素 K_3(亚硫酸氢钠甲萘醌,menadione)不得用于此种治疗,尤其对华法林过量无效。维生素 K 缺乏常见于因不良膳食、肠外营养、近期手术、多种抗生素治疗和尿毒症处于重症监护中的住院患者。严重肝衰竭也可导致蛋白合成减少和对维生素 K 无应答的出血素质。

血浆组分

来源和制剂

血浆凝血因子的缺乏可引起出血(表 34-3)当因子活性低于正常值的 5%~10%时会产生自发性出血。因子Ⅷ缺乏(**典型血友病或 A 型血友病**)和因子Ⅸ缺乏(**Christmas 病或 B 型血友病**)在遗传性凝血缺陷中占多数。浓缩血浆组分和重组的蛋白制剂可用于治疗这些因子的缺乏。给予经过热处理或无菌处理的血浆源浓缩因子和重组浓缩因子是治疗血友病出血的标准治疗方法。冻干因子Ⅷ浓缩物从大量血浆中制备。通过使用巴氏消毒法,并用溶剂和洗涤剂萃取血浆,可减少和消除乙肝、丙肝和 HIV 等各种病毒性疾病传播。然而,该处理方法不能去除其他潜在传染性疾病传播,如朊病毒。鉴于此点,在需要时可用重组凝血因子制剂替代。该类制剂的最佳应用需确诊缺乏因子的种类及其血浆活性的定量。中等纯度的因子Ⅷ浓缩物(相对于重组和高纯度浓缩物)含有大量 von Willebrand 因子。精制灭菌冻干人抗血友病因子(Humate-P)是因子Ⅷ浓缩物,已被

表 34-3　用于治疗凝血障碍的药物[1]

因子	缺乏状态	止血剂水平	输注因子的半衰期	替代物
I	纤维蛋白原缺乏血症	1g/dl	4d	冷凝蛋白 FFP
II	凝血酶原缺乏	30%~40%	3d	浓缩凝血酶复合物(纯化因子Ⅸ浓缩物)
V	因子Ⅴ缺乏	20%	1d	FFP
VII	Ⅶ因子缺乏	30%	4~6h	FFP 浓缩凝血酶复合物(中等纯度因子Ⅸ浓缩物)重组因子Ⅶa
VIII	血友病 A	30%~50%用于较大出血或损伤时为 100%	12h	重组因子Ⅷ产品,血浆源高纯度浓缩物 冷凝蛋白[2] 某些轻度缺乏患者对 DDAVP 有应答
IX	血友病 B Christmas 病	30%~50%用于较大出血或损伤时为 100%	24h	重组因子Ⅸ产品 血浆源高纯度浓缩物
X	Stuart-Prower 缺陷	25%	36h	FFP 浓缩凝血酶原复合物
XI	血友病 C	30%~50%	3d	FFP
XII	Hageman 缺陷	不需		不需治疗
Von Willebrand	Von Willebrand 病	30%	约 10h	含 Von Willebrand 因子的中等纯度Ⅷ因子浓缩物 I 型患者对 DDAVP 有应答冷凝蛋白[1]
XIII	因子Ⅻ缺乏	5%	6d	FFP 冷凝蛋白

FFP,新鲜冷冻血浆;DDAVP,1-去氨基-8-D-精氨酸血管加压素

抗凝血酶和活性蛋白 C 浓缩物已上市,分别用于治疗抗凝血酶缺乏和败血症引起的血栓

[1]对华法林过量或香豆素类毒鼠药中毒的,4 种因子浓缩物(Ⅱ、Ⅶ、Ⅸ、Ⅹ)有效。抗凝血酶浓缩物对确定有抗凝血酶缺陷的血栓有效。活性蛋白 C 浓缩物被批准治疗败血症,但 2011 年撤市,因为研究表明它对败血症无益处,且增加出血的风险

[2]冷凝蛋白用于治疗Ⅷ因子缺乏和 von Willebrand 病引起的出血仅限于无法获得病原灭活产品的急诊情况

FDA 批准用于治疗血管性血友病病引起的出血。新鲜冻干血浆用于那些没有可用的重组蛋白制剂的因子缺乏疾病。一个包含维生素 K 依赖的因子Ⅱ、Ⅶ、Ⅸ和Ⅹ在内的四因子血浆替代制剂可以用,能够快速逆转华法林出血的患者。

临床应用

血友病 A 和 B 的患者可以分别用Ⅷ因子和Ⅸ因子替代治疗。Ⅷ因子和Ⅸ因子也可以预防性用药预防出血,或更高的剂量治疗出血事件或外科手术准备。

醋酸去氨加压素(desmopressin acetate)可增加轻度 A 型血友病患者或 von willebrand 病患者因子Ⅷ的活性。该药物可用于拔牙等一些较小的外科手术的术前准备,在证实患者对其有应答的情况下,不需要输注任何凝血因子。已有高剂量鼻内给药的去氨加压素上市(第 17 章),已显示出良好的有效性和耐受性。

浓缩冻干血浆含有凝血酶原、因子Ⅸ、因子Ⅹ和不等量的因子Ⅶ(Proplex 等),已上市用于治疗这些因子的缺乏(表 34-3)。

每 kg 体重 1 单位因子Ⅸ可提高 1.5%血浆活性。通常添加肝素以抑制生产工艺对凝血因子的活化。然而,加入的肝素不会减少血栓栓塞风险。

某些Ⅸ因子浓缩制剂含有活化的凝血因子,使其可用于治疗对因子Ⅶ或因子Ⅸ产生抑制物或抗体的患者。有两种明确可用于此目的产品已上市:Autoplex(具有因子Ⅶ纠正活性)和 FEIBA[具有因子Ⅷ抑制物旁路活性(Factor Eight Inhibitor Bypassing Activity)]。两种产品在止血疗效方面不一致,用其治疗后因子Ⅸ抑制物效价通常升高。还可用猪因子Ⅷ或重组活化因子Ⅷ制剂(用于因子Ⅷ抑制物)治疗凝血因子的获得性抑制物。重组活化因子Ⅶ(Novo Seven)已越来越多地被用于治疗肝脏疾病引起的凝血障碍以及外伤和外科手术引起的大出血。这些重组和血浆源因子浓缩物均较昂贵,其适应证也非常精确。因此,与熟悉该领域的血液病专家进行仔细地协商非常关键。

冷凝蛋白(cryoprecipitate)是一种从全血中获得的血浆蛋白组分,用于治疗纤溶酶原缺乏或质量异常,如弥散性血管内凝

血和肝脏疾病伴发的纤溶酶原缺乏或质量异常。1单位冷凝蛋白包括30mg纤溶酶原。

在去氨加压素不适用或病原灭活、重组产品血浆源性产品无法得到时,冷凝蛋白还可用于因子Ⅷ缺乏和von Willebrand病患者。冷凝蛋白中Ⅷ因子和von Willebrand因子的浓度不如血浆组分浓缩物中高。此外,冷凝蛋白未经任何减少病毒暴露的处理。用于输注时,将1单位冷冻的冷凝蛋白解冻后,用较小体积的灭菌枸橼酸钠溶液溶解并与其他单位合并。即将分娩的RH-阴性女性仅可使用RH-阴性冷凝蛋白,因为产品可能受到RH-阳性血细胞的污染。

重组凝血因子Ⅶa

重组凝血因子Ⅶa(recombinant factor Ⅶa)被批准用于治疗遗传性血友病A或血友病B或因应用抑制剂引起的获得性血友病A或血友病B,用于治疗先天性或获得性血友病或Ⅶ因子缺乏患者在介入治疗过程中引起的出血。在欧盟,该药还被批准用于治疗Glanzmann's血小板机能不全。

凝血因子Ⅶ通过激活与组织因子相关的(图34-2)凝血Ⅸ和凝血Ⅹ开启激活凝血途径。该药快速滴注。对用抑制剂的血管性血友病A或血友病B及出血状况,以每2小时90mg/kg剂量应用,直到出现止血效果为止,然后每间隔3~6小时用一次维持,直至稳定。对先天性凝血因子Ⅶ缺乏的患者,推荐剂量是每4~6小时给予15~30mg/kg直至止血为止。

凝血因子Ⅶa广泛用于核准适应证外的出血,包括创伤性出血、外科手术、脑内出血和华法林中毒引起的出血。对于这种应用重点关注的是有可能增加血栓的形成。近期对35个有安慰剂对照的试验研究,主要检测给了凝血因子Ⅶa后血栓栓塞的发生率。研究发现给药后,动脉血栓栓塞的增多,但静脉血栓并不增加,特别是老年患者。

纤维蛋白溶解抑制药:氨基己酸

氨基己酸(aminocaproic acid,EACA)是一种合成的纤维蛋白溶解抑制药,其化学结构与赖氨酸相似。它可竞争性抑制纤溶酶原活化(图34-3)。EACA口服吸收迅速,经肾脏清除。其常用口服剂量为每次6g,每日4次。静脉给药时,5g负荷剂量应输注30分钟以上,以免引起低血压。氨甲环酸(tranexamic acid)是EACA的类似物,具有相同性质。口服氨甲环酸的初始剂量为15mg/kg,维持量为每次30mg/kg,每6小时一次。

EACA用于辅助治疗血友病,治疗溶栓引起的出血及预防颅内动脉瘤再出血。对于术后胃肠出血、前列腺切除术后出血及放射线和药物所致膀胱炎继发膀胱出血的成功治疗已有报道。该药物的不良反应包括:纤溶酶原激活剂抑制导致的血管内血栓形成、低血压、肌病、腹部不适、腹泻和鼻塞。该药物不用于弥散性血管内血凝和上尿路出血(如肾脏和输尿管出血),以免造成过度凝血。

丝氨酸蛋白酶抑制药:抑肽酶

抑肽酶(aprotinin)是一种丝氨酸蛋白酶抑制药(serpin),通过抑制纤溶酶抑制纤维蛋白溶解,可能兼有其他抗出血作用。在接受链激酶治疗的患者体内,抑肽酶也可抑制纤溶酶-链激酶复合物。抑肽酶可使多种外科手术引起的出血发生率减少50%,尤其是在心内直视手术和肝移植的体外循环中。然而,临床试验和生产企业内部资料显示,应用该药物可增加肾衰、心梗和卒中风险。在加拿大开展的一项前瞻性试验中,由于该药物使用与死亡率升高相关而中止了研究。该药在2007年撤市。

制剂

通用名	制剂	通用名	制剂
阿昔单抗	ReoPro	西洛他唑	仿制药,Pletal
组织型纤溶酶原激活剂[t-PA]	Activase	氯吡格雷	仿制药,Plavix
		重组凝血因子Ⅶa	Novo-Seven
氨基己酸	仿制药,Amicar	达比加群酯	Pradaxa
茴茚二酮	Miradon(美国以外)	达肝素钠	Fragmin
抗血友病因子[因子Ⅷ,AHF]	Alphanate,Bioclate,Helixate,Hemofil M,Koate-HP,Kogenate,Monoclate,Recombinate,others	达那肝素钠	Orgaran
		地西卢定	Iprivask
抗凝血复合物抑制药	Autoplex T,Feiba VH Immuno	双嘧达莫	仿制药,Persantine
抗凝血酶Ⅲ	Thrombate Ⅲ,ATryn	依诺肝素(低分子量肝素)	仿制药,Lovenox
阿哌沙班	Eliquis	依替巴肽	Integrilin
阿加曲班	仿制药	因子Ⅶa:见重组凝血因子Ⅶa	
比伐卢定	仿制药,Angiomax		

续表

通用名	制剂	通用名	制剂
因子Ⅷ:见抗血友病因子		链激酶	Streptase
		替奈普酶	TNKase
因子Ⅸ复合物,人源	AlphaNine SD, Bebulin VH, BeneFix, Konyne 80, Mononine, Profilnine SD, Proplex T, Proplex SX-T	噻氯匹啶	仿制药, Ticlid
		亭扎肝素	Innohep
		替罗非班	Aggrastat
磺达肝素癸	仿制药, Arixtra	氨甲环酸	仿制药, Cyklokapron, Ly-steda
肝素钠	仿制药, Liquaemin		
普拉格雷	Effient	尿激酶	Abbokinase, Kinlytic
鱼精蛋白	仿制药	维生素 K	仿制药, various
瑞替普酶	Retavase	华法林	仿制药, Coumadin
利伐沙班	Xarelto		

案例思考答案

　　该患者是继发于深静脉血栓的肺栓塞。该患者治疗的选择包括普通肝素或低分子量肝素,然后用华法林维持,使 INR 在 2~3 左右,持续 3~6 个月。或单用利伐沙班,无需监测。在未来的几年会有新的口服抗凝药用于治疗此类疾病。口服避孕药可能引起血栓,因此该患者应换用其他形式的避孕药。

(唐玉 译　汤韧 校　金有豫 审)

参考文献

　　扫描本书二维码获取完整参考文献。

第35章 用于血脂异常的药物

Mary J. Malloy, MD, & John P. Kane, MD, PhD

案例思考

RL,男性,42 岁,患中等严重冠状动脉疾病,体质指数(body mass index,BMI)29,腹围增大,高血压已控制良好。除服用降压药外,尚服用阿托伐他汀(atorvastatin)40mg。当前的血脂情况(mg/100ml)为胆固醇 184,甘油三酯 200,低密度脂蛋白(LDL-C)110,高密度脂蛋白(HDL-C)34,非高密度脂蛋白(non-HDL-C)150。脂蛋白 a[Lp(a)]2 倍于正常值。空腹血糖 102mg/100ml,糖化血红蛋白(HbA$_{1C}$)6%,空腹胰岛素 38μU/ml。肝酶正常。肌酸激酶水平轻度增高。患者求助于血脂异常治疗。你可建议控制饮食、运动和降低体重的疗法。另外可服用什么药物以助其调脂治疗达标(低密度脂蛋白 60~70mg/100ml,甘油三酯<120mg/100ml,高密度脂蛋白>45mg/100ml,脂蛋白 a 下降)? 用药物控制胰岛素抵抗是否有利于该患者? 如属实,可应用什么药物?

血浆中的所有脂质(lipids)均以称为**脂蛋白(lipoproteins)**的复合物进行转运。任何种类脂蛋白血浆浓度的升高的代谢性障碍都称为**高脂蛋白血症(hyperlipoproteinemias)**或**高脂血症(hyperlipidemias)**。**血脂过高(hyperlipemia)**仅指甘油三酯水平的升高。

高脂蛋白血症的两大临床后果为:急性胰腺炎和动脉粥样硬化。在显著高脂血症的患者中可发生急性胰腺炎。控制甘油三酯水平可以预防这一致命性疾病的反复发作。

在美国和其他西方国家,动脉粥样硬化是导致男女死亡的主要原因。含有**载脂蛋白 B-100**[apolipoprotein(Apo)B-100]的脂蛋白将脂质输送到动脉壁。这些脂蛋白包括:**低密度脂蛋白(low-density lipoprotein, LDL)、中密度脂蛋白(intermediate-density lipoprotein, IDL)、极低密度脂蛋白(very low-density lipoprotein, VLDL)和脂蛋白(a)[lipoprotein(a),Lp(a)]**。在含有 B-48 蛋白(载脂蛋白 B-48)的乳糜微粒分解代谢期间形成的残留脂蛋白也可以进入动脉壁,促成动脉粥样硬化。

动脉粥样硬化斑块中的细胞成分包括来源于巨噬细胞的泡沫细胞和充有**胆固醇酯(cholesteryl ester)**的平滑肌细胞。这些细胞的改变是通过至少四种不同的**清道夫受体(scavenger receptor)**。由自由基对脂蛋白的化学修饰创建了这些受体的配基(ligands)。动脉粥样硬化可随泡沫细胞、胶原蛋白和纤维蛋白、并且还常有钙的积累而增长。鉴于这种损伤可缓慢地阻塞冠状血管,因此常由不稳定的动脉硬化斑块破裂(导致血小板活化和阻塞性血栓的形成)而引起的临床症状。

缩略语

APO	载脂蛋白(Apolipoprotein)
CETP	胆固醇酯转运蛋白(Cholesteryl ester transfer protein)
CK	肌酐激酶
HDL	高密度脂蛋白(High-density lipoproteins)
HMG-CoA	羟甲基戊二酰辅酶 A CoA(3-Hydroxy-3-methylglutarylcoenzyme A)
IDL	中密度脂蛋白(Intermediate-density)

尽管高脂血症的治疗能引起动脉粥样硬化的缓慢消退,但有实验证实,在积极的降脂治疗后急性冠状事件的减少,主要是由于巨噬细胞的炎性活性的降低,而且在治疗开始后 2~3 个月内为明显。

高密度脂蛋白(HDL)具有多种抗动脉粥样硬化作用。它们参与从动脉血管壁回收胆固醇并抑制导致动脉粥样硬化的脂蛋白的氧化。低水平 HDL[低 α 脂蛋白血症(hypoalphalipoproteinemia)]是动脉粥样硬化性疾病的一个独立的风险因素,因而它是一个干预的重要靶的。

吸烟是冠心病重要的风险因素。它与降低 HDL 水平、削弱胆固醇从动脉血管壁的回收、对上皮的细胞毒作用、增加脂蛋白氧化和促进血栓形成有关。糖尿病是也是一个风险因素,它是另外一个氧化性应激的来源。

正常情况下,冠状动脉能够对局部缺血发生向心肌增加供氧的舒张反应。这一反应是通由用于动脉血管中层平滑肌细胞的一氧化氮所介导。该功能可受致动脉粥样硬化的脂蛋白的损害,因而加重缺血。降低导致动脉粥样硬化的脂蛋白水平和抑制其氧化可恢复内皮的功能。

由于动脉粥样硬化形成过程是多因素的,因而应该针对各种易变的危险因素进行治疗。动脉粥样硬化形成过程属于动力学进程。定量血管造影试验表明:在有力的降脂治疗期间可呈现纯粹的斑块消退。一级和二级预防试验已显示可显著降低由于新冠状事件的发病率和所有原因的发病率。

■ 高脂蛋白血症的病理生理学

正常脂蛋白的代谢

结构

脂蛋白具有亲水性核心区(其中含有胆固醇酯和甘油三酯),其外包围着未酯化的胆固醇、磷脂,和载脂蛋白。有些脂蛋白含有两种形式的大分子量的 B 蛋白:其一为 B-48,形成于小肠中,存在于乳糜微粒及其残留物中;其二为 B-100,合成于肝脏,存在于 **VLDL、VLDL 残余物(IDL)、LDL**(由 VLDL 形成)和**载脂蛋白 a** 中。HDL 由至有少 20 种分子各不相同的种类均含有载脂蛋白 A-I(apolipoprotein A-I, apoA-I)。现已知,HDL 中约有 100 种其他的蛋白,但它们在 HDL 种类方面的分布,差异很大。

合成与代谢

A. 乳糜微粒

乳糜微粒(Chylomicrons)在小肠合成,能转运食物中的**甘油三酯及未酯化的胆固醇和胆固醇酯**。它们可通过胸导管进入血液。

肝外组织的甘油三酯通过与 VLDL 共享的途径[涉及脂蛋白脂酶(**lipoprotein lipase, LPL**)系统],经水解后从乳糜微粒中解离出来。当甘油三酯被排空时,颗粒直径变小。其表面脂类和小载脂蛋白转移至高密度脂蛋白上。乳糜微粒残留物最终被受体介导的细胞内吞而摄入肝细胞。

B. 极低密度脂蛋白

极低密度脂蛋白(Very-Low-Density Lipoproteins, VLDL)由肝脏分泌,能将甘油三酯转运到外周组织(图 35-1)。VLDL 的甘油三酯可被脂蛋白脂酶(lipoprotein lipase, LPL)水解为游离脂肪酸,它可贮存在脂肪组织,也可在心肌和骨骼肌组织中氧化。耗竭后的可产生残留物中密度脂蛋白(intermediate-density lipoproteins, IDL),有一部分中密度脂蛋白可经细胞内吞而直接摄入肝细胞。剩余的则在进一步被肝酯酶去除甘油三酯而转变为得到 LDL。这一过程解释了"β 转移"现象,当高甘油三酯血

症(hypertriglyceridemia)消退时,血清 LDL(β 脂蛋白,beta-lipoprotein)水平升高。LDL 的水平升高也可能是由于 VIDL 的分泌增加和 LDL 的分解代谢降低所致。

C. 低密度脂蛋白

低密度脂蛋白(Low-Density Lipoproteins, LDL)主要在肝细胞和其他细胞经受体介导的细胞内吞而进行异化代谢。自 LDL 获得的胆固醇酯被水解,产生了合成细胞膜所需的游离胆固醇。细胞也可通过羟甲基戊二酰辅酶 A(3-Hydroxy-3-methylglutarylcoenzyme A, HMG-CoA)还原酶生成羟甲基戊二酸(mevalonic acid)的合成过程而获得胆固醇。该酶和 LDL 受体的生成可由细胞内的胆固醇含量水平进行转录性调节。正常情况下,大约 70% LDL 经肝细胞从血浆清除。甚至有更多的胆固醇是通过乳糜微粒而转运至肝脏。与其他细胞不同的是,肝细胞能够通过分泌胆汁或转化为胆汁酸而清除胆固醇。

D. 脂蛋白(a)

脂蛋白(a)[Lipoprotein(a), LP(a)]由 LDL 和(a)蛋白通过二硫桥连接而成。(a)蛋白与纤维蛋白溶酶原(plasminogen)高度同源,但它不能被组织的纤维蛋白酶原活化因子所激活。它尚具有许多不同分子量的异构体。LP(a)的水平差异很大,为 0~2000nmol/100ml,主要由遗传因素决定。动脉粥样斑块中存在 Lp(a),而且可能与冠心病(由于溶栓被抑制)有关。在某些炎症状态时,其水平也可升高。冠心病的危险因素与 LP(a)的水平有关。编码区域中一种常见变体(I4399M)与水平升高相关。

E. 高密度脂蛋白

高密度脂蛋白(High-Density Lipoproteins, HDL)的载脂蛋白由肝脏和小肠分泌。其中多数脂类来源于乳糜微粒和 VLDL 表面单层结构的水解。HDL 也可以从外周组织获得胆固醇,保持细胞的胆固醇动态平衡。游离胆固醇主要通过转运蛋白 ABCA1 自细胞膜转运[由称作前 1 高密度脂蛋白(pre-beta-1 HDL)的小颗粒获得],然后被卵磷脂:胆固醇酰基转移酶(lecithin:cholesterol acyltransferase, LCAT)酯化,致使生成更大的 HDL 种类。胆固醇也可通过转运蛋白 ABCG1 从巨噬细胞移出并与清道夫受体 SG-BI 对接而成为大的 HDL 颗粒。胆固醇酯在胆固醇酯转移蛋白(cholesteryl ester transfer protein, CETP)的帮助下被转为 VLDL、IDL、LDL,乳糜微粒残余物。因而许多转变的胆固醇酯最终可通过脂蛋接受体的细胞内吞被转运到肝脏。HDL 还可以通过不引起脂蛋白内吞的 SR-BI 将胆固醇酯直接递送到肝脏。在人群层面,HDL-C 水平与动脉粥样硬化风险成反比。在个体中,在 HDL-C 相同的水平者,其接受胆固醇外输的能力可以差别很大。外周组织通过外输胆固醇机制的和 HDL 的接受体的能力正成为冠状动脉粥样硬化的主要决定因素。

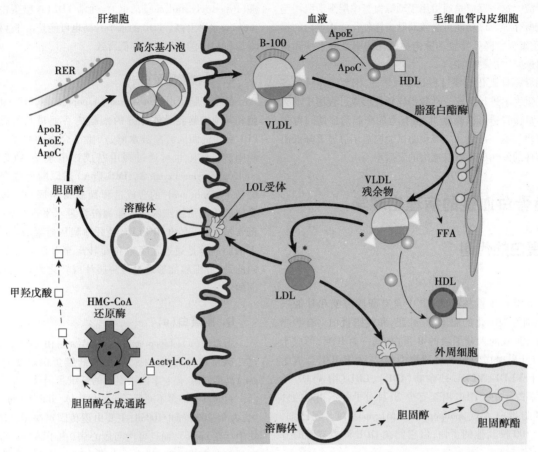

图 35-1　肝源性脂蛋白代谢。粗箭头表示基本途径。新生的 VLDL 由高尔基体分泌。它们从 HDL 可获得其他脂蛋白载脂蛋白 C(apoC)和载脂蛋白 E(apoE)。在外周组织血管,VLDL 通过脂蛋白脂酶的脂解而转换为 VLDL 的残余物(IDL)。其间,载脂蛋白 C 和部分载脂蛋白 E 可逆转到 HDL。一些 VLDL 残余物通过甘油三酯和载脂蛋白 E 的进一步丢失而被转化为 LDL。LDL 降解的主要途径涉及 LDL 的细胞内吞(通过肝脏和外周组织中的 LDL 受体,其中载脂蛋白 B-100 为配体)。深色代表胆固醇酯;浅色代表甘油三酯;星号 * 表示 LDL 受体的功能性配体;三角代表载脂蛋白 E;圆圈和方块表示载脂蛋白 C。FFA,游离脂肪酸;RER,粗面内质网

脂蛋白紊乱

　　脂蛋白紊乱可于禁食 10 小时后测定血清中脂类的含量来检测。随着导致动脉粥样硬化的脂蛋白浓度升高而冠心病风险增大,而与 HDL 水平的相关性正相反,而且可被其他危险因素所改变(表 35-1)。临床试验获得的证据认为对于冠心病患者 LDL 最佳的水平为 60mg/100ml。理想的甘油三酯的水平应低于 120mg/100ml。虽然 LDL-C 仍然是治疗的主要目标,但降低 VLDL 和 IDL 的水平也很重要。对非 HDL 胆固醇的计算可提供评估 VLDL 至 LDL 级联中所有脂蛋白水平的方法。需要检测所涉及的脂蛋白以鉴别诊断脂蛋白紊乱(表 35-2)。对于原发性脂蛋白紊乱的诊断一般需要更多的临床和遗传学的数据以及除外继发性高脂血症(表 35-3)。

　　本节将阐述脂蛋白异常表型分布。用于这些疾病的有关药物则将在随后的关于基础与临床药理学的节中阐述。

表 35-1　现代血脂指南

LDL 胆固醇	mg/100ml
适宜	<100
接近适宜/边缘	100~129
高的边缘	130~159
高	160~189
非常高	≥190
总胆固醇	
令人满意的	≤200
高的边缘	200~239
高	≥240
HDL 胆固醇	
低	≤40
高	≥60

数据源自国家胆固醇教育计划

表 35-2 原发性高脂蛋白血症及其治疗

紊乱	表现	饮食+单一药物[1]	联合用药
原发性乳糜微粒血症（家族性脂蛋白酶或辅助因子缺乏；等）	乳糜微粒、VLDL 升高	控制饮食（omega-3 脂肪酸类、贝特类或烟酸）	贝特类加烟酸
家族性高甘油三酯血症 重度	VLDL、乳糜微粒升高	omega-3 脂肪酸类、贝特类或烟酸	贝特类加烟酸
中度	VLDL 升高、乳糜微粒可能升高	omega-3 脂肪酸类、贝特类或烟酸	贝特类加烟酸
混合型家族性高脂蛋白血症	VLDL 显著升高	omega-3 脂肪酸类、贝特类或烟酸或还原酶抑制药	2 或 3 种单一药物
	LDL 显著升高	还原酶抑制药，依折麦布或烟酸	2 或 3 种单一药物
	VLDL、LDL 升高	omega-3 脂肪酸类、还原酶抑制药或烟酸	烟酸或贝特类+还原酶抑制药[2]
家族性 β-脂蛋白缺乏症	VLDL 残余物、乳糜微粒残余物升高	omega-3 脂肪酸类、贝特类、还原酶抑制药或烟酸	还原酶抑制药+贝特类或烟酸
家族性高胆固醇血症			
杂合子型	LDL 升高	还原酶抑制药、树脂、烟酸、或依折麦布	2 或 3 种单一药物
纯合子型	LDL 升高	烟酸、阿托伐他汀、瑞舒伐他汀、依折麦布、米泊美生、洛美他派	某些单一药物的联合
家族性配基缺乏性载脂蛋白 B 紊乱	LDL 升高	还原酶抑制药、烟酸或依折麦布	2 或 3 种单一药物
Lp(a) 高脂蛋白血症	Lp(a) 升高	烟酸	

[1] 将单一药物与海洋 omega-3 脂肪酸保健食品联合用药前必须先评估单药治疗的疗效

[2] 选择药理作用兼容的还原酶抑制药（见正文）

表 35-3 高脂蛋白血症的继发原因

高甘油三酯血症	高胆固醇血症
糖尿病	甲状腺机能减退
酒精摄入	早期肾病
重度肾病	消散性脂血症（resolving lipemia）
雌激素	免疫球蛋白-脂蛋白复合紊乱
尿毒症	神经性食欲缺乏
HIV 感染	胆汁淤积
黏液性水肿	垂体机能减退
糖原贮存性疾病	肾上腺皮质激素过量
垂体机能减退	
肢端肥大症	
免疫球蛋白-脂蛋白复合紊乱	
脂肪营养不良	
蛋白酶抑制药	

原发性高甘油三酯血症

高甘油三酯血症与冠心病的风险增高相关。在动脉粥样斑块中已发现有 VLDL 和 IDL。这些患者往往有富含胆固醇的小颗粒 VLDL 和小而致密的 LDL。对伴有冠心病或相当风险的高甘油三酯血症的患者，应予以积极治疗。其他患者应根据总体危险因素决定治疗方案。对甘油三酯水平超过 700mg/100ml 的患者，应予以治疗以防止发生急性胰腺炎，因为大约在这一水平时，甘油三酯的清除机制已达饱和。

高甘油三酯血症是代谢综合征（包括 HDL-水平的降低，胰岛素抵抗，高血压和腹部肥胖）的重要组成部分。常出现高尿酸血症。胰岛素抵抗似乎是这个过程的核心。对这些患者的治疗除应用一种贝特类药物之外，常需应用二甲双胍，或是二者都用（第 41 章）。如同时存在代谢综合征或 2 型糖尿病，则可使任何原因引起的高甘油三酯血症的严重性增加。

原发性乳糜微粒血症

正常人在禁食 10 小时后,血清中并不存在乳糜微粒。LPL 或其辅助因子(apoC-Ⅱ)缺乏的隐性性状通常伴有严重的血脂水平(当患者进食典型的美国饮食时,甘油三酯水平 2 000~2 500mg/100ml)。这些脂蛋白紊乱直到急性胰腺炎发作后,才能被诊断,患者可能已有发疹性黄瘤,肝脾肿大,脾功能亢进以及骨髓、肝、脾的泡沫细胞充满脂蛋白等。雌激素能加重脂血症,因为它能刺激肝脏中 VLDL 生成,因而,尽管严格控制饮食,妊娠也会引起甘油三酯水平显著升高。虽然这些患者的主症为高乳糜微粒血症,但他们也有中等度的 VLDL 升高,表现为称作混合性脂血症的特征:空腹乳糜微粒(fasting chylomicronemia)和 VLDL 升高。静脉注射肝素后测定脂解肪活性的方法可诊断 LDL 缺陷。限制脂肪日摄入量在 15g 以下,数日后呈现甘油三酯明显降低,这也可作为其初步诊断。严格限制饮食的总脂肪量是一种有效长期治疗的基础。如果 VLDL 升高,应用烟酸、或一种贝特类药物或海洋 omega-3 脂肪酸可能有一定益处。在参与血管内脂解作用的其他位点(包括 LMF1,apoA-V,GPI-HDL,BPI 和 apoC-Ⅲ)的遗传变异可能对甘油三酯水平有明显作用。

家族性高甘油三酯血症

A. 严重(一般为混合型脂血症)

混合型脂血症常由富甘油三酯脂蛋白清除障碍引起。能够增加 VLDL 生成的因素可以加剧脂血症,因为 VLDL 和乳糜微粒是 LPL 的竞争性底物。原发性混合型脂血症可能反映出多种遗传因素。大多数患者患有伴有胰岛素抵抗的向心性肥胖。另外一些可以增加 VLDL 分泌的因素也可使脂血症恶化。根据脂血症的严重程度,可出现不同的表现:发疹性黄色瘤、脂血症性视网膜炎、上腹疼痛和胰腺炎。主要采用饮食疗法,限制总脂肪量、避免饮酒和外源性雌激素的使用、减轻体重,运动以及补充海洋 omega-3 脂肪酸。大多数患者也需要应用一种贝特类药物或烟酸治疗。如果没有胰岛素抵抗,烟酸可能有效。

B. 中度

VLDL 水平的升高也可能反映出遗传倾向,而且可被能够引起肝脏 VLDL 率分泌增高的因素所恶化,如:肥胖,酒精,糖尿病和雌激素。治疗方法包括解决这些问题以及需要时应用贝特类。海洋 omega-3 脂肪酸是有效的辅助药。

家族性混合型高脂血症

在此常见的伴有增高的冠心病发病率的**家族性混合型高脂血症**(**familial combined hyperlipoproteinemia,FCH**),患者呈现 VLDL、LDL 的水平或两者的水平升高,而且其方式随时间而变化。其 VLDL 分泌约可加倍,且具有隐性遗传特点。甘油三酯水平也可如上述的那些因素的影响而升高。胆固醇和甘油三酯水平的升高比较缓和,因而不出现黄瘤。仅限制饮食难以使脂类水平正常化。对患者的治疗一般需要单独应用还原酶抑制药,或者与烟酸或非诺贝特合用。当将非诺贝特与还原

酶抑制药合用时,推荐选用普伐他汀或瑞舒伐他汀,因为它们都是通过 CYP3A4 代谢的。海洋 omega-3 脂肪酸可能有效。

家族性异常 β 脂蛋白血症

在家族性异常 β 脂蛋白血症(familial dysbetalipoproteinemia)中,CM 的残留物和 VLDL 发生蓄积而 LDL 水平降低。由于残留物富含胆固醇酯,因而血清中总胆固醇和甘油三酯水平一样高。可利用载脂蛋白 E($\varepsilon2/\varepsilon2$ 基因型)缺乏 $\varepsilon3$ and $\varepsilon4$ 等位基因来诊断确认。缺乏受体配体特性的其他 apoE 异构体也能伴有此病。患者常常出现结节性黄瘤或结节发疹性黄瘤或在掌折痕中的典型的扁平黄瘤。患者往往肥胖,有些有些患者葡萄糖耐量障碍。这些因素和甲状腺功能亢进能加剧脂血症。发生冠状和外周动脉粥样硬化的频率升高。减少脂肪、胆固醇、酒精摄入量而降低体重可能足矣,但常需要应用一种贝特类药物或烟酸以控制疾病。对较多的耐药病例可以应用这些药物。还原酶抑制药也有效,因为它也增加参与排除残余物的受体。

原发性高胆固醇血症

家族性高胆固醇血症

家族性高胆固醇血症(familial hypercholesterolemia,FH)是一种常染色体显性遗传。尽管整个幼年期中,LDL 水平趋向升高,但常可根据脐带血中升高的胆固醇量进行诊断。在多数杂合子的患者,血清中胆固醇水平范围为 260~500mg/100ml,甘油三酯水平常处于正常,常常会出现肌腱黄色瘤(tendon xanthomas),在第三个 10 年可出现角膜弓和黄斑瘤(xanthelasma)。冠状动脉疾病往往过早地发生。纯合子家族性高胆固醇血症(在童年就会导致发生冠心病),胆固醇水平常超过 1 000mg/100ml 以及发生早期结节性和肌腱性黄色瘤。这些患者还可能在主动脉瓣,指蹼、臀部和四肢发生增高的斑块样黄色瘤。

构成家族性高胆固醇血症的基础是 LDL 受体缺陷。有些患者具有在产生非功能性的和动力学性等位基因障碍受体的混合杂合子。在杂合子患者,应用还原酶抑制药或采用联合用药方案治疗后,LDL 水平可恢复正常(图 35-2)。纯合子和混合杂合子患者,甚至其受体留了最小的功能者,可能对烟酸,依折麦布,或还原酶抑制药的治疗有部分疗效。对这些患者采用新兴疗法包括米泊迈生[mipomersen(针对 apo B-100 的反义策略)]和洛美他派[lomitapide(微粒体的甘油三酯转运蛋白的小分子抑制药)]。在用药难治的患者采用 LDL 除去法(apheresis)是有效的。

家族性配体缺陷的载脂蛋白 B-100

能与 LDL 受体结合的载脂蛋白 B-100 的配体域的缺陷使 LDL 的细胞内吞受到障碍,导致中度胆固醇血症。可能发生肌腱黄瘤。患者对还原酶抑制药的疗效对也各不相同。肝脏 LDL 受体的向上调节可增加 LDL 前体物的细胞内吞,但不增加配体或缺陷 LDL 颗粒的摄入。烟酸可对降低 LDL 的生成。

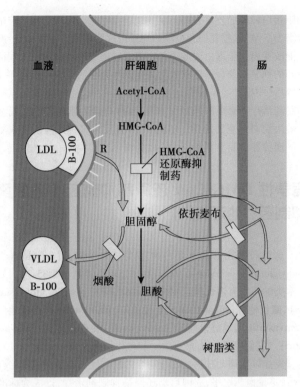

图 35-2　用于治疗高脂血症的 HMG-CoA 还原酶抑制药、烟酸和树脂的作用部位。应用树脂和 HMG-CoA 还原酶抑制药后，LDL 受体可增加。VLDL，极低密度脂蛋白；R，LDL 受体

混合型家族性高胆固醇血症

如上所述，有些混合型家族性高胆固醇血症（familial combined hyperlipoproteinemia，FCH）患者仅 LDL 水平高。血清中胆固醇水平常低于 350mg/100ml。一般采用限制饮食或药物（如：还原酶抑制药）治疗。也可能需要加用烟酸以使 LDL 正常化。

脂蛋白 a 高脂蛋血症

家族性脂蛋白代谢症［Lp（a）hyperlipoproteinemia］，常伴有动脉粥样硬化和动脉血栓形成，这主要由主宰生成（a）蛋白生成的等位基因的增加所决定。在伴有严重肾病或某些其他炎症疾病的患者可出现继发性 Lp（a）升高。烟酸能够降低很多患者的脂蛋白 a 水平。如将 LDL-C 降低至 100mg/100ml（例如：应用小剂量的阿司匹林）以下，则可减少由于 Lp（a）所致的风险。

胆固醇酯沉积病（cholesteryl ester storage disease）

缺乏溶酶体酸性脂肪酶（lysosomal acid lipase，LAL）活性的个体，其胆固醇酯可蓄积在肝脏和某些其他类型的细胞中，导致肝脏肿大，随后出现纤维化，LDL-C 水平升高，HDL-C 水平降低，并且通常为中度高甘油三酯血症。它很罕见，与婴儿期发生的 Wolman 病完全不同。一种重组替代酶［（Sebelipase alfa）］疗法正在临床试验中。

其他脂质紊乱性疾病

在杂合子疾病，胆固醇 7α-羟化酶的缺乏可使低密度脂蛋白增加。纯合子疾病也可增加甘油三酯、耐受还原酶抑制药以

及增加胆结石和冠心病的风险。常染色体隐性遗传性高胆固醇血症（Autosomal recessive hypercholesterolemia，ARH）是由于一种蛋白质（通常协助 LDL 的细胞内吞）基因突变。受体伴侣（receptor chaperone）PCSK9，通常将受体引导至溶酶体进行降解。在 PCSK9 获得功能突变时伴有低密度脂蛋白水平升高。ABCG5 和 ABCG8 半转运蛋白在肠上皮细胞和肝细胞可共同作用，将植物甾醇分别外运至肠腔和胆汁。纯合子的或混合杂合的两者不同的转运蛋白突变都可导致富含植物甾醇的 LDL 水平升高、肌腱和结节状黄色瘤，并加速动脉粥样硬化。对于这些脂质紊乱性疾病，烟酸、依折麦布、胆汁酸结合树脂和还原酶抑制药可能有效，疗效可有差别。

HDL 缺乏

罕见遗传性脂质紊乱性疾病，如：高密度脂蛋白缺乏症（Tangier 病）和卵磷脂：胆固醇酰基转移酶（lecithin：cholesterol acyltransferase，LCAT）紊乱，均与 HDL 水平极低有关。家族性低 α-脂蛋白血症（familial hypoalphalipoproteinemia）较为常见，其 HDL 胆固醇水平低，通常男性低于 35mg/100ml，女性低于 45mg/100ml。这些患者往往有早动脉粥样硬化，而且低 HDL 可能是唯一确定的风险因素。许多患者用烟酸治疗能升高 HDL 胆固醇。还原酶抑制药和贝特类药物疗效较低。可显示 LDL 明显降低。

存在有高甘油三酯的情况下，HDL 胆固醇呈低水平，其原因是由于胆固醇酯从 HDL 上交换到富含甘油三酯的脂蛋白上了。对于高甘油三酯血症的治疗会使 HDL 水平增高或正常化。

继发性高脂蛋白血症

在原发性脂蛋白血症确诊前，必须考其型的继发原因。较常见的情况归纳于表 35-3。如果对引起紊乱的原因进行有效地治疗，脂蛋白的异常一般可以恢复。

■ 高脂蛋白血症的饮食控制

除非患者有明显的冠状动脉或周围血管疾病，否则首先启动的是饮食疗法并可能避免药物的需求。家族性高胆固醇血症或家族性混合型高脂血症的患者常需要药物治疗。胆固醇以及饱和反式脂肪是增加 LDL 的主要因素，而总脂肪，酒精和过多的热量可增加甘油三酯。

蔗糖和尤其是果糖，可升高 VLDL。酒精能增加肝脏分泌 VLDL 而可引起明显的高甘油三酯血症。过多的热量可使 VLDL 的合成和分泌增加。在体重减轻期间，LDL 和 VLDL 水平可能比保持中性的热量平衡期间者低得多。只有在体重稳定至少 1 个月以后，才可以做出饮食足以控制的结论。

一般推荐的方法包括从脂肪获得的总热量为日摄入量的 20%~25%，饱和脂肪应低于 7%，胆固醇应低于 200mg/d。采用这一方案，可降低水平范围为 10%~20%。也可推荐应用复合碳水化合物和纤维以及顺式单不饱和脂肪（cis-monounsaturated fats）应占主导。对高 VLDL 和高 ILD 患者，降低体重、限制热量和禁酒尤为重要。

食物性脂肪对高甘油三酯血症患者的作用取决于脂肪酸中双键的特点。鱼油中 ω-3 脂肪酸（但不是来自植物的 ω-3 脂肪酸）在一些患者能活化过氧化物酶体增殖物激活受体-α（peroxisome proliferator-activated receptor-alpha，PPAR-α），并明显降低其甘油三酯水平。它们还具有抗炎和抗心律失常作用。ω-3 脂肪酸可作为一种来海洋的甘油三酯类以非处方药销售，也有一种含有 ω-3 脂肪酸乙酯的药物（LOVAZA）处方药供应。LOVAZA 含 ω-3 脂肪酸乙酯。LOVAZA 的推荐剂量为 4g/d。因此就需要明辨非处方药制剂中的二十二碳六烯酸（docosahexaenoic acid）和二十碳五烯酸（eicosapentaenoic acid）的含量。可是当地提高服用这些脂肪酸的供应量至 3～4g/d。植物油中的 ω-6 脂肪酸可能引起甘油三酯水平升高。

原发性乳糜微粒脂血症患者和一些混合型脂血症患者必须严格限制食物中脂肪总量（10～15g/d，其中 5g 必须来自富含必需脂肪酸的植物油），而且必须给予脂溶性维生素。

在许多患者，由于限制蛋白质总摄入量而使同型半胱氨酸（它可以引发血管内皮细胞的致动脉粥样硬化的变化）减少到了需要有氨基酸替代的水平。在严重的同型半胱氨酸血症（homocyteinemia）需要补充叶酸加其他 B 族维生素和甜菜碱（甲基供体）。应尽量减少食用红肉，以减少肠道生物群产生四甲基氧化胺（一种对动脉有损害的化合物）。

■ 用于治疗高脂血症药物的基础和临床药理学

对于应用药物治疗高脂血症的基础是明确了其代谢缺陷和引起动脉粥样硬化或胰腺炎的可能性。表 35-2 列出了对主要

的脂蛋白障碍的建议方案。应继续饮食疗法以实现药物治疗全部潜力。孕妇、授乳妇和拟孕妇均禁用这些药物。重要的是：所有能改变血浆脂蛋白浓度的药物都需要调节华法林和茚二酮抗凝药的剂量。杂合子型家族性高胆固醇血症的儿童一般在 7～8 岁以后（中枢神经系统髓鞘发育基本成熟）应用树脂或还原酶抑制药治疗。必须根据 LDL 水平、其他危险因素、家族史、儿童年龄决定对儿童的治疗。不到 16 岁且没有多种风险因素或复合的遗传性血脂异常者很少使用药物。

竞争性 HMG-CoA 还原酶抑制药（还原酶抑制药；"他汀类"）

这类药物在结构上是羟甲基戊二酰辅酶 A（3-hydroxy-3-methylglutaryl-coenzyme A，HMG-CoA）的类似物（图 35-3）。属于本类的药物有洛伐他汀（lovastatin）、阿托伐他汀（atorvastatin）、氟伐他汀（fluvastatin）、普伐他汀（pravastatin）、西伐他汀（simvastatin）、瑞舒伐他汀（rosuvastatin）和匹伐他汀（pitavastatin）。它们降低 LDL 最有效。其他作用包括降低氧化应激和血管炎症以增加动脉粥样硬化病变的稳定性。在急性冠脉综合征后，不论血脂水平，立即启动还原酶抑制剂治疗，已成为标准疗法。

化学和药动学

洛伐他汀（lovastatin）和西伐他汀（simvastatin）是无活性的内酯型前体药，这些前体药在胃肠道水解为有活性的 β-羟基衍生物，而普伐他汀（pravastatin）具有开放的、有活性的内酯环。阿托伐他汀（atorvastatin）、氟伐他汀（fluvastatin）和瑞舒伐他汀

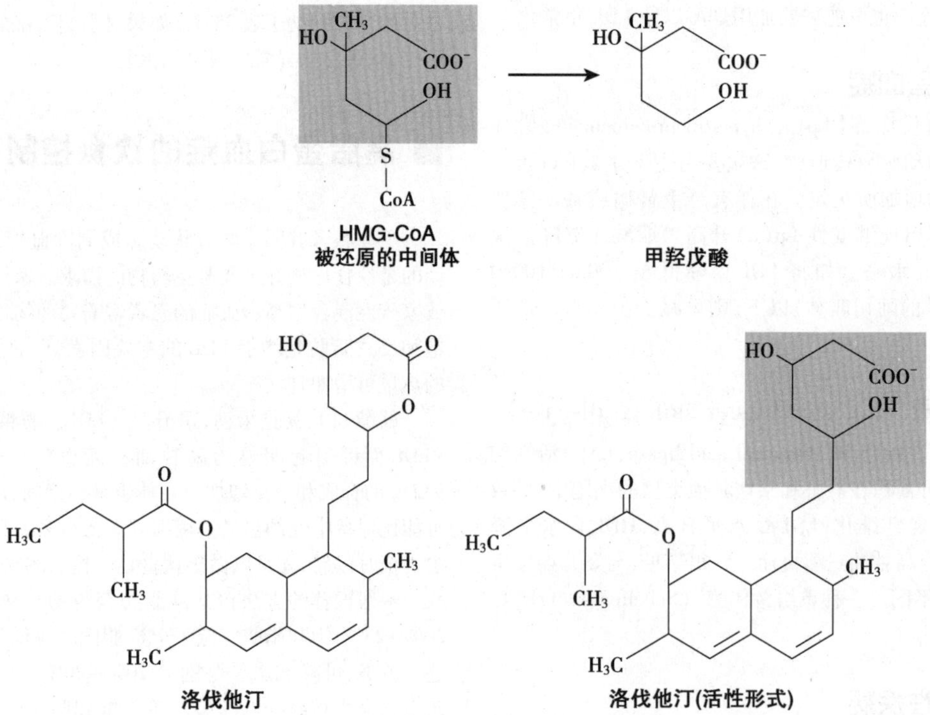

图 35-3　HMG-CoA 还原酶抑制药。上：HMG-CoA 中间体是甲羟戊酸的中间化合物性前体（胆固醇的合成中的关键化合物）。下：洛伐他汀及其活性形式，阴影部分表明它与 HMG-CoA 中间体的结构相似性

（rosuvastatin）均为使用时就具有活性的含氟同系物。还原酶抑制药的服用量的吸收范围为 40% 至 75%；但氟伐他汀，它几乎能完全被吸收。所有还原酶抑制药均有高的肝首关效应。大部分被吸收的药物被分泌于胆汁；5%～20% 从尿中排出。这些药的血浆半衰期范围为 1～3 小时；但有三个例外：阿托伐他汀为 14 小时，**匹伐他汀为 12 小时**，瑞舒伐他汀为 19 小时。

作用机制

HMG-CoA 还原酶是固醇生物合成的第一步的中介物。还原酶抑制药的活性形式是 HMG-CoA 中间体的结构性类似物（图 35-3），该中间体是在甲羟戊酸的合成过程中通过 HMG-CoA 还原酶而生成的。这些类似物可部分抑制该酶，从而阻碍类异戊二烯（isoprenoids）的生物合成，诸如泛醌（ubiquinone，辅酶 Q）和多萜醇（dolichol），以及蛋白质异戊二烯基化。但现在仍不明这一反应是否具有生物学意义。然而，还原酶抑制药确能导致高亲和力的 LDL 受体的增多。这种效应既能增加 LDL 的部分分解代谢率，又能增加肝脏从血液中提取 LDL 前体（VLDL 残存），从而降低 LDL（图 35-2）。由于显著的肝脏首关摄取效应，该类药主要作用在肝脏。某些同系物在肝中的优势活性似乎是由于组织摄取特殊差异性所致。在时也显示血浆中甘油三酯的轻度降低和 HDL 的少量增加。

对许多他汀类的临床试验已经显示，新冠脉事件及动脉粥样硬化中风显著减少。除了减少脂蛋白水平以外，尚有其他机制参与。蛋白质异戊二烯基化 HMG-CoA 途径中的异戊二烯基团的利用度可被他汀类降低，导致 Rho 和 Rab 的蛋白质的异戊二烯基化降低。异戊二烯基化 Rho 激活中介血管生物学一些机制所需的 Rho 激酶。观察到减少新冠脉事件的发生早于动脉斑块形态改变，因而认为这些多效的作用可能很重要。同样，降低的 Rab 异戊二烯基化，对于减少 Aβ 蛋白在神经元的蓄积，可能减缓阿尔茨海默病的表现。他汀类似乎增加了巨噬细胞胆固醇的外流，有可能减轻其在动脉壁中的积累。

治疗应用和剂量

还原酶抑制药可单独或与树脂类、烟酸或依折麦布联合应用于降低 LDL。患高脂血症的孕妇、授乳妇或拟妊娠者禁用本类药物。对于儿童仅选用于家族性胆固醇脂血症混合型高脂血症者。

鉴于胆固醇主要于夜间合成，如果一日 1 次应用还原酶抑制药时，则应于晚间给予，但阿托伐他汀、瑞舒伐他汀和**匹伐他汀**例外。其吸收可被食物加强（普伐他汀例外）。洛伐他汀的日剂量为 10～80mg。如按洛伐他汀的作用强度为基础，普伐他汀的推荐每日最大剂量为 80mg。辛伐他汀的作用强度为洛伐他汀的 2 倍，其日剂量为 5～80mg。由于辛伐他汀 80mg/d 的剂量可增加肌病的风险，FDA 于 2011 年规定了辛伐他汀和 Vytorin 的分级给药剂量。匹伐他汀的剂量为 1～4mg/d。氟伐他汀的作用强度按重量计，似为洛伐他汀的一半，其日剂量为 10～80mg。阿托伐他汀日剂量为 10～80mg，而对严重高脂血症非常有效的瑞舒伐他汀，日剂量为 5～40mg。在中度或严重高胆固醇血症患者，普伐他汀的，特别是氟伐他汀的，其剂量-反应曲

线，在剂量范围的上面的部分者，趋向于平稳。其他的他汀类药物者，较呈线性。

毒性

在一些患者可出现血清氨基转移酶活性升高（至正常的 3 倍）。它常是间歇性的，一般并无肝毒性的证据。在此类没有症状的患者，如果监测转氨酶水平并且稳定的情况下，可继续进行治疗。在一些患者，可能有潜在的肝脏疾病或酗酒史，血清氨基转移酶活性升高水平可能会超过正常的 3 倍。这一情况预示有较更严重的肝毒性。这些患者可出现全身乏力，食欲缺乏，和 LDL 急剧下降。在这些患者和无症状患者，其氨基转移酶活性持续升高至正常上限的三倍以上，应立即停药。在肝实质疾病患者、北亚洲人和老人，这些药物应慎用并减少剂量。严重肝病患者禁用。一般情况下，应在 1～2 个月时检测氨基转移酶活性的基线，然后每 6～12 个月检测一次（如果稳定的话）。如果患者服用其他可能与他汀类药物相互作用的药物，则应更频繁地监测肝酶。摄入过量酒精会加重他汀类药物的肝毒性作用。应用他汀类药物治疗可使空腹血糖水平增加 5～7mg/100ml。长期的研究表明，在他汀类药物治疗的患者的 2 型糖尿病发生率增加（虽少，但显著），其中大多数在用药前就已经发现有前驱糖尿病症状。

在某些接受还原酶抑制药治疗的患者可观察到血浆肌酸激酶（CK）活性轻微增高（常在重体力活动时）。在极少数情况下，患者可能 CK 活性显著增高，并伴有全身不适或骨骼肌无力。如果不停止用药，则会发生肌红蛋白尿，导致肾功能损伤。肌病可能出现与单药治疗，但在同时接受某些其他药物的患者，其发病率有所增加。阴离子转运蛋白（OATP1B1）的遗传变异与他汀类药物引起严重肌病和横纹肌溶解有关。现在已经可以评估这种蛋白质编码基因（*SLCO1B1*）变异（第 5 章）。

洛伐他汀，辛伐他汀和阿托伐他汀主要通过 CYP3A4 代谢，而氟伐他汀和瑞舒伐他汀以及较少限度的匹伐他汀由 CYP2C9 介导代谢。普伐他汀则通过其他途径（包括硫酸化）代谢。3A4 依赖性还原酶抑制药在与可抑制或可竞争 3A4 细胞色素酶的药物合用时，则会出现药物蓄积于血浆中的倾向。它包括大环内酯类抗生素、环孢素、酮康唑及其他同系物、某些 HIV 蛋白酶抑制药、他克莫司、奈法唑酮、贝特类药物、帕罗西汀、文拉法辛等（第 4 章和第 66 章）。与还原酶抑制药同时应用胺碘酮或维拉帕米，也会增加导致肌病的风险。

相反地，某些可增加 CYP3A4 表达的药物，（如：苯妥英、灰黄霉素、巴比妥类、利福平和噻唑烷二酮类药物，则可减少依赖 3A4-还原酶抑制药的血浆浓度。CYP2C9 抑制药，如酮康唑及其同系物、甲硝唑、磺吡酮、胺碘酮和西咪替丁，则可能增加氟伐他汀，瑞舒伐他汀的血浆浓度。在服用维拉帕米、酮康唑类抗真菌药、大环内酯类和环孢素的患者，首选的他汀类药物似乎是普伐他汀和瑞舒伐他汀。并应密切观察患者。在每天饮用 1 升以上柚子汁的患者，可升高应用洛伐他汀、辛伐他汀和阿托伐他汀后的血浆水平。所有的他汀类药物都进行糖基化（glycosylation），从而与吉非罗齐具有相互作用。

在接受有潜在相互作用的药物组合的患者，应监测量肌酸激酶活性。在所有患者都应测量 CK 基线。如果出现肌肉疼

痛,触痛或无力,应立即测量 CK,如果活性显著超过基线,应终止用药。肌病通常在停止治疗后迅速反转。如果其相关性尚不明,患者可以在严密监视下再尝试用药。在无 CK 升高时也会出现肌病。已有关于发生包括狼疮样障碍和外周神经病变在内的超敏反应综合征的报道,但情况极少。

在发生严重的疾病、创伤或大手术的情况时,应暂时停止应用还原酶抑制药。

不推荐使用红曲米(一种发酵制品,具有他汀类药物的活性),因为其中所含的他汀含量差异很大,而且某些制剂含有一种肾毒素桔霉素。这些制剂(往往含有大量未经研究的有机化合物)的长期应用的安全性尚不明确。

贝酸衍生物(FIBRIC ACID DERIVA-TIVES)[贝特类(FIBRATES)]

吉非贝齐(gemfibrozil)和非诺贝特(fenofibrate)可降低 VLDL 水平,而在有些患者也可降低 LDL。另一个贝特类药物苯扎贝特(bezafibrate)在美国并不使用。

化学和药动学

吉非贝齐经肠定量地吸收,而且与血浆蛋白紧密结合。它存在肝肠循环和易通过胎盘。其血浆半衰期为 1.5 小时。70% 几乎以原形从肾排出。肝可将部分药物代谢为羟甲基、羧基或对苯二酚的衍生物。非诺贝特是可在肠道完全被水解的异丙酯,其血浆半衰期为 20 小时。60% 以葡糖醛酸盐由尿排泄,约 25% 随粪便排出。

吉非贝齐

非诺贝特

作用机制

贝特类主要是作为核转录受体 PPAR-α 的配体而起作用。它们通过转录而上调 LPL,apoA-Ⅰ和 apoA-Ⅱ以及下调 apoCⅢ(脂解作用的抑制剂)。其主要的作用是增加肝和肌肉的脂肪酸氧化(图 35-4)。它们可通过 LPL 增加脂蛋白甘油三酯的脂解作用。脂肪组织的细胞内脂解作用减少。VLDL 水平降低,部分原因为肝分泌减少所致。在大多数患者只呈现中度 LDL 水平降低。在另外一些患者,特别是混合型高脂蛋白血症患者,当甘油三酯降低时 LDL 水平常常增高。HDL 胆固醇水平中度增高。其部分原因是血浆中甘油三酯水平降低所致,也由于甘油三酯代替交换进入 HDL 以代替胆固醇酯量减少。

治疗应用和剂量

贝特类是治疗 VLDL 为主导的高甘油三酯血症和 β-脂蛋白异常症的有效药物。它们对治疗因应用病毒蛋白抑制药所致的高甘油三酯血症也可能有益。吉非贝齐常用剂量为口服

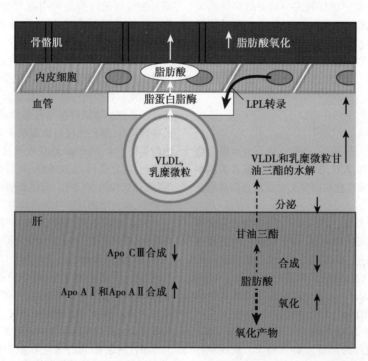

图 35-4　贝特类药物的肝性和外周性作用。这些作用是通过激活 PPAR-α 过氧化物酶体增殖物激活受体-α(peroxisome proliferator-activated receptor-apha,PPAR-α)介导的,PPAR-α 可调节一些蛋白质的表达。LPL,脂蛋白脂酶(lipoprotein lipase);VLDL,极低密度脂蛋白(very-low-density lipoproteins)

600mg,每日 1 次或 2 次。非诺贝特(商品名 Tricor)的剂量为应用 48mg 的片剂,一日 1~3 片(或一片 145mg 的片剂)。如将吉非贝齐与食物同服,可增加其吸收。

毒性

贝特类的罕见不良反应有皮疹、胃肠道症状、心肌病、心律失常、低钾血症以及血中氨基转移酶或碱性磷酸酶水平升高。有少数患者白细胞数或血细胞比容减少。吉非贝齐和非诺贝特均能够增强香豆素作用和茚满二酮(indanedione)抗凝药的作用,因而应调整这些药物的剂量。罕有发生横纹肌溶解。同时应用贝特类药物和还原酶抑制药,会增加心肌病的风险。非诺贝特与瑞舒伐他汀合用似乎可以减少风险。肝、肾功能不良患者禁用贝特类药物。用该药似乎会使发生胆固醇结石(因胆汁的胆固醇含量增加)的风险稍有增加。因此,胆道疾病患者或高风险的妇女、肥胖症患者以及土著美国人慎用贝特类药物。

烟酸

烟酸(niacin,nicotinic acid)(而并非烟酰胺)可降低大多数患者的 VLDL 和 LDL 以及 Lp(a)水平。它常可显著增加 HDL 水平。从历史上看,包括烟酸在内的联合治疗,经三个血管造影的临床试验,已认为烟酸与冠状动脉粥样硬化病变的消退相关,并且经一个单用烟酸的大型临床试验,认为烟酸与延长寿命相关。最近一项前瞻性随机、将 2 克烟酸延释制剂加上前列腺素受体抑制剂拉罗匹仑(laropiprant)与一种他汀类药物的临床试验(HPS2-THRIVE)。结果显示,烟酸/拉罗匹仑组与单独服用他汀类药物组相比,其主要心血管事件并没有显著减少,但不良事件的风险增加了。这项试验没有充分解决高甘油三酯患者或脂蛋白(A)或 HDL 含量非常低的患者的问题。烟酸可能有益于对此类患者和他汀类药物不耐受者。

化学和药动学

烟酸(维生素 B$_3$)作为一种维生素,在体内被转化为胺,并能能参入成为烟酰胺腺嘌呤二核苷酸(niacinamide adenine dinucleotide,NAD),从而具有能量代谢的关键作用。至于药理学剂量的烟酸对脂质谢的重要作用,知之甚少。它以原形和(或)几种代谢产物从尿中排泄。代谢产物之一的 N-甲基烟酰胺(N-methyl nicotinamide)可提供甲基,偶尔能导致类似于叶酸或维生素 B$_{12}$ 缺乏的巨红细胞症。

作用机制

烟酸能抑制 VLDL 分泌,继而减少 LDL 生成(图 35-2)。通过 LDL 通路增加 VLDL 清除而有助于降低甘油三酯的水平。当胆固醇从组织库池被代谢时,粪便中性固醇的排泄急剧增加,因而形成新的稳态。HDL 的代谢率降低。纤维蛋白原浓度减少和组织型纤溶酶原激活物水平的增加。烟酸通过受体介导的信号转导,抑制脂肪组织中细胞内的脂肪酶,可能通过减少游离脂肪酸进入肝脏而使 VLDL 产生降低。然而,尚未建立持续的抑制脂肪分解作用。

治疗应用和剂量

对大多数杂合子型家族性高胆固醇血症和其他类型的高胆固醇血症患者,将烟酸与树脂类或还原酶抑制药合用,可使 LDL 水平趋于正常。对肾病患者也可采用上述联合用药。在严重混合型脂血症患者经饮食治疗反应不佳者,烟酸常可显著降低甘油三酯,这是一种增强海洋 ω-3 脂肪酸的效应。它也可用于混合型高脂蛋白血症患者和家族 β-脂蛋白异常症(dysbetalipoproteinemia)患者。单独或联合用药可治疗高胆固醇血症。很显然,烟酸是最有效的提高 HDL 水平和唯一可降低 Lp(a)的药物。

治疗杂合型家族性高胆固醇血症患者时,大多数患者每天需用烟酸 2~6g,不可过量。对其他类型高胆固醇血症和高甘油三酯血症患者,每日 1.5~3.5g 即可。结晶性烟酸需分剂量与食物共用,自每日 2~3 次、每次 100mg 开始,逐渐增量。

毒性

大多数患者开始使用烟酸或剂量增大时,每次服药后可能出现皮肤血管舒张,并有热感。服烟酸前半小时服阿司匹林 81~325mg 可减弱上述由前列腺素介导的效应。萘普生(每日服 1 次,220mg)也可减轻红晕。每日服用 1.5~3g 以上的烟酸,几天之内机体就可对红晕产生快速耐受。医生应提醒患者注意其预期的红晕并得知它是一种无害的副作用。也有报道可发生瘙痒、丘疹、皮肤或黏膜干燥以及黑棘皮症。出现黑棘皮症后,不能再用烟酸,因它可引起胰岛素抵抗。在有些患者可出现呕吐、腹部不适。许多患者在减少剂量、与抑制胃酸分泌的药物或不含铝的抗酸药合用后,得以可继续用药。重度消化性疾病患者禁用烟酸。

可能出现可逆性氨基转移酶水平升高(可达正常值的 2 倍),但一般不伴有肝毒性。应查检肝功能基线,并适当定期检查。罕见可能发生真正的肝毒性。如一旦发生有则应停药。已有关于服用非处方药的烟酸缓释(sustained-release)剂型发生严重的肝功损伤(包括急性坏死)的报道。至今尚未见到应用一种延释(extended-release)剂型 Niaspan(睡前服用 2g 或低于 2g)发生这一反应。葡萄糖耐受性可受到中损害度,特别是肥胖患者,但除非患有潜性糖尿病的患者,一般是可逆的。对正在应用胰岛素或口服降糖药的糖尿病患者可以服用烟酸,但它可能增加胰岛素抵抗。此时,常以增加胰岛素或口服降糖药的剂量来解决。在一些患者可发生高尿酸血症,并且偶尔发展为痛风。需要时可将别嘌醇和烟酸合用。巨红细胞症并非停用烟酸的指征。罕有发生明显的血小板减少,而且在停药后可以逆转。罕见烟酸诱发心律失常(大多数是房性的)和黄斑水肿。医生需提醒患者,如出现远视模糊时应告知。烟酸可能会增强多种降压药的作用,需要调节它们的剂量。已有报道,在动物给予很高剂量的烟酸可发生后代缺陷。

胆汁酸结合性树脂类(BILE ACID-BINDING RESINS)

考来替泊(colestipol)、考来烯胺(cholestyramine)和考来维仑(colesevelam)只对单独的高 LDL 水平的高脂蛋白血症有作用。在也有高甘油三酯血症的患者用树脂治疗时,VLDL 水平能进一步提高。

化学和药动学

胆汁酸结合性树脂是水中不溶解的阳离子交换树脂的大聚合物。它们可在肠中结合胆汁酸并阻止其再吸收。树脂本身不被吸收。

作用机制

胆固醇的代谢物胆汁酸,在正常情况下,可在空肠和回肠中有效地被吸收(图 35-2)。当服用树脂后,胆汁酸的分泌可增加 10 倍,这是由于使肝脏中胆固醇经 7α-羟化作用(正常情况下由胆汁酸的负反馈调控)向胆汁酸的转化增多所致。胆汁酸激活法尼醇(胆汁酸)受体[farnesoid(bile acid)receptor,FXR]的作用被降低,就引起血浆甘油三酯水平的中度升高,但也能改善糖尿病患者的葡萄糖代谢。后者的效果是由于肠促胰高血糖素样肽-1(incretin glucagon-like peptide-1)从肠道分泌增加,从而增加胰岛素分泌。由于 LDL 受体(尤其是肝中的)的上调,LDL 和 IDL 摄取增加。因此,树脂对纯合子型家族高胆固醇血症患者无效,因为他们没有功能性受体,但对受体缺陷性的杂合子混合型患者(他们还有一些残余的受体功能)可能有效。

治疗应用和剂量

树脂类药物用于治疗原发性高胆固醇血症患者,使用大剂量可使 LDL 胆固醇水平降低约 20%。如果将树脂类药物用于治疗 LDL 水平升高的混合型高脂血症患者,它们可能使 VLDL 增高,这就需加用另一种药物,如:贝特类药物和烟酸。树脂类药物也可与其他药物联合应用以达到更佳的降胆固醇效果(见下文)。它们也有助于胆汁淤积和胆盐蓄积患者缓解瘙痒。由于树脂可与洋地黄苷结合,它们也可用于洋地黄中毒。

考来替泊和考来烯胺常用其颗粒剂,推荐从每日 4~5g 逐渐增加到每日 20g 的用药方法。达到最大效果可能需要每日总量 30~32g。儿童剂量通常为每日 10~20g。可将树脂颗粒与果汁或水混合,并使其湿润 1 分钟。考来替泊还有每片 1g 的片剂,必须整颗吞服,最高剂量每日 16g。考来维仑有每片 625mg 的片剂和混悬液(1 875mg 或 3 750mg 两种包装)。每日最高剂量为 6 片或含 3 750mg 的混悬液。树脂类药物必须服用 2~3 次,与餐共服。

毒性

常见的是便秘和腹胀感,一般增加食物中的纤维素量就可以缓解。憩室炎患者禁用树脂类药物。也有少数关于胃灼热和腹泻的报道。在原有肠道疾病或胆汁淤积患者,可能会发生脂肪泻。罕有发生维生素 K 吸收障碍导致的低凝血酶原血症。对服用树脂类药物和抗栓药的患者,应频繁地检测凝血酶时间。罕有发生叶酸吸收不良的报告。胆结石生成增加(特别在肥胖患者)是一种预期的不良反应,但实际罕见。

树脂类药物可能会影响某些中性或阳离子或阴离子的药物的吸收。它们包括洋地黄苷、噻嗪类、华法林、四环素、甲状腺素、铁盐、普伐他汀、氟伐他汀、依泽麦布(依折麦布)、叶酸、保泰松、

阿司匹林和维生素 C。总之,任何附加的药物(烟酸除外)必须在服用树脂类药物 1 小时前或至少 2 小时后服用,以保证其吸收。考来维仑不与地高辛、华法林或还原酶抑制药相结合。

抑制肠道吸收甾醇的药物

依泽麦布(依折麦布,ezetimib)可抑制肠道吸收植物甾醇和胆固醇。其主要临床效果是降低 LDL 水平。在一项临床试验中,联合使用依泽麦布(依折麦布)和辛伐他汀的患者,其结果的显著性测验在边缘上没有显著性,但其颈动脉内膜中层厚度(intimal-medial thickness,IMT),较单独服用辛伐他汀者增加。有几种原因难以解释这一结果,它包括 IMT 基线意外地小(可能是由于事先的降脂治疗所致)。因为实质上每一种降低 LDL 水平的方式都可降低冠脉事件风险,因此依折麦布降低 LDL 而产生类似的影响这一假设也是合理的。

化学和药动学

依泽麦布(依折麦布)在肠道易于被吸收并被结合成为有活性的葡醛糖盐,血浓度达峰时间 12~14 小时。它具有肝肠循环,其半衰期为 22 小时。约 80% 的药物由粪便排泄。与贝特类药物同服,其血浆浓度明显升高;但与考来烯胺同服,其血浆浓度可降低。树脂类药物也可减少其吸收。与华法林或地高辛无明显相互作用。

依泽麦布(依折麦布)

作用机制

依泽麦布(依折麦布)选择性地抑制肠道吸收胆固醇和植物甾醇。该药的靶点是转运蛋白 NPC1L1。甚至在没有食物胆固醇时它仍有效,因为它也可以抑制经胆汁排泄的胆固醇的重吸收。

治疗应用和剂量

依泽麦布(依折麦布)在每日剂量范围为 5~20mg 时,对胆固醇吸收的作用是恒定的。因此,其每日剂量为 10mg。原发性高胆固醇血症患者单独应用依泽麦布(依折麦布)时,其平均 LDL 下降率约 18%,并使 HDL 稍有增高。它对植物甾醇血症(phytosterolemia)也有效。依泽麦布(依折麦布)可使还原酶抑制药增效,使 LDL 降低可达 25%,超越单独使用还原酶抑制药之所达。

毒性

依泽麦布(依折麦布)似乎并非细胞色素酶 P450 的底物。迄今为止的经验表明可逆的肝功能受损的发生率较低,与还原酶抑制药同用时发病率少有上升。罕有肌炎的报道。

治疗血脂异常的新药

微粒体甘油三酯转移蛋白的抑制

微粒体甘油三酯转运蛋白（microsomal triglyceride transfer protein，MTP）对于甘油三酯在肝脏增积为新生 VLDL 以及在肠道增积为乳糜微粒起到重要作用。对其抑制则可减少 VLDL 分泌，因而 LDL 在血浆中积累。MTP 抑制药洛美他派（lomitapide）是有供应的，但目前只限于纯合子家族性高胆固醇血症患者。它会导致某些人甘油三酯积聚于肝脏。可出现转氨酶升高。患者必须保持低脂肪的饮食，以避免脂肪泻，但应采取渐进方式以尽量减少脂溶性营养素缺乏症。洛美他派以渐增 5～60mg 剂量（胶囊），每日 1 次，晚餐后 2 小时口服。它只能通过一种有限（REMS）项目获得。

载脂蛋白 B-100 合成的反义抑制

米泊美生（mipomersen）是一种 Apo B-20 聚反义寡核苷酸，其靶点为载脂蛋白 B-100（apo B-100），主要在肝脏。需要注意的是，apo B-100 基因在视网膜和心肌细胞也可被转录。皮下注射药物可降低 LDL 和 Lp（a）。可能发生轻度至中度的注射部位反应和流感样症状。药物只通过一种有限（REMS）项目获得，用于纯合子家族性高胆固醇血症。

胆固醇酯转移蛋白抑制

胆固醇酯转移蛋白（cholesteryl ester transfer protein，CETP）抑制药正在积极研究中。这类的第一个药物托塞曲匹（torcetrapib）引起人们极大兴趣，因为它显著升高 HDL 和降低 LDL。然而，由于治疗组的心血管事件和死亡有所增加，所以退出了临床试验。目前有类似物安塞曲匹（anacetrapib）和依塞曲匹（evacetrapib）在进行 3 期临床试验。

PCSK9 抑制（PCSK9 Inhibition）

随着观察到在 LDL-C 水平非常低时可失去功能突变而且没有明显的发病率，遂研发了原蛋白转换酶枯草溶菌蛋白酶 9（proprotein convertase subtilisin/kexin type 9，PCSK9）抑制药。目前的治疗药物包括抗体，例如：依伏库人单抗（evolocumab）、阿利人单抗（alirocumab），以及反义寡核苷酸（antisense oligonucleotides）。上述各药在最高剂量以非肠道给药，每周 2 次，LDL-C 可降低达 70%。甘油三酯、apo B-100，和 LP（a）也大幅降低。在正在进行的试验中没有严重不良反应报告. 对于具有这种作用的小分子的研发也正在进行。应谨慎对待这一战略研究，因为已知 PCSK9 在正常的神经元凋亡和脑发育中起到重要作用。

AMP 激酶激活

AMP 激活的蛋白激酶的作用是细胞内能量状态的传感器。当需要增加 ATP 的可利用度时，AMP 激酶就增加脂肪酸氧化和胰岛素敏感性，并抑制胆固醇和甘油三酯的生物合成。尽管迄今为止的试验都是针对降低 LDL-C 水平，但激活 AMP 激酶可能对代谢综合征和糖尿病的治疗有好处。一种兼有 AMP 激酶激活和 ATP 枸橼酸裂合酶抑制的药物在临床试验中。

联合用药治疗

联合用药用于：①应用结合性树脂类药物治疗高胆固醇血症时，VLDL 水平显著增高者；②开始时 LDL 和 VLDL 均升高者；③应用单一药物治疗，LDL 或 VLDL 水平不能正常时；④其他高脂血症伴有 Lp（a）水平升高或 HDL 不足时。联合用药治疗时应采用最小有效剂量，并严密监护患者的毒性证据。

贝特类药物与胆汁酸结合性树脂类药物的合用

这种合用对于应用烟酸或他汀类药物治疗的混合型家族脂蛋白血症不能耐受时有效。然而它可能增加胆石症的风险。

HMG-CoA 还原酶抑制药与胆汁酸结合性树脂类药物的合用

这一协同性可用于家族高胆固醇血症，但不能控制某些混合型家族高脂血症患者的 VLDL 水平。他汀类药物必须在服用树脂类药物 1 小时前或至少 24 小时后服用，以保证其吸收。

烟酸与胆汁酸结合性树脂类药物的合用

这种合用能够有效控制混合型家族高脂血症的 VLDL 水平和其他代谢紊乱引起的 VLDL 和 LDL 高水平。当 VLDL 和 LDL 水平都增高时，与胆汁酸结合树脂合用时，烟酸剂量应低至 1～3g/d 即可。烟酸-树脂类的合用对杂合子家族性高胆固醇血症有效。

这两类药物可以同时服用，因为树脂类药物不与烟酸结合。

烟酸和还原酶抑制药的合用

如果应用了最大耐受剂量的他汀类药物治疗高胆固醇血症患者，其 LDL 胆固醇仍未能达标，烟酸可能还有所帮助。这一联合可能适用于治疗混合型家族高脂血症。

还原酶抑制药与依泽麦布的合用

这一合用在治疗原发性高脂血症具有高度协同作用，并且用于治疗具有一些受体因素的纯合子家族性高胆固醇血症患者。

还原酶抑制药与非诺贝特的合用

非诺贝特似乎是大多数他汀类药物治疗家族性混合型高脂血症以及其他 LDL 和 VLDL 均升高状态时的互补药物。非诺贝特与瑞舒伐他汀合用似乎易于耐受。其他的他汀类药物由于受细胞色素 P450 代谢的影响,合用时可能发生不利的药物相互作用。在任何情况下应特别注意肝和肌肉的毒性指征。

树脂类药物、依泽麦布、烟酸和还原酶抑制药的联合

这些药物以互补性的作用使具有严重紊乱(包括 LDL 升高)患者的胆固醇水平降至正常。其作用持久而且药物的毒性较低。其中个别药物的有效剂量可能比其单独应用时为低;例如:低至 1~2g 的烟酸能显著地增强其他药物的药效。

摘要:用于血脂异常的药物

亚类	作用机制	效应	临床应用	药动学,毒性,药物相互作用
他汀类				
• 阿托伐他汀,西伐他汀,瑞舒伐他汀,匹伐他汀	抑制 HMG-CoA 还原酶	减少胆固醇合成和肝细胞 LDL 受体的向上调节 • 中度减少甘油三酯	动脉粥样硬化血管疾病(一级和二级预防) • 急性冠脉综合征	口服 • 持续时间 12~24 小时 • 毒性:肌痛,肝功障碍 • 物相互作用:CYP-依赖性代谢(3A4,2C9)与 CYP 抑制药的相互作用
• 氟伐他汀,普伐他汀,洛伐他汀:作用类似但稍弱				
贝特类				
• 非诺贝特,吉非贝齐	过氧化物酶体增殖物激活 PPAR-α 激动药	减少 VLDL 的分泌 • 增加脂蛋白脂酶的活性 • 增加 HDL	高甘油三酯血症,低 HDL	口服 • 持续时间 3~24 小时 • 毒性:肌痛,肝功障碍
胆汁酸螯合药				
• 考来替泊	在肠管与胆汁酸结合 • 阻止重吸收 • 增加胆固醇分解代谢 • 使 LDL 受体向上调节	降低 LDL	高 LDL,洋地黄中毒,瘙痒	口服 • 与食物同时服 • 不被吸收 • 毒性:便秘,腹胀感 • 影响某些药物和维生素的吸收
• 考来烯胺和考来维仑:类似考来替泊				
抑制甾醇吸收药				
• 依泽麦布(依折麦布)	阻滞肠刷状缘的植物甾醇的转运蛋白 NPC1L1	抑制从胆汁排出的胆固醇的重吸收 • **降低** LDL 和植物甾醇	高 LDL,植物甾醇血症	口服 • 持续时间 24 小时 • 毒性:肝功能受损的发生率较低,肌炎
烟酸				
	降低 apo AI 的分解代谢 • 减少 VLDL 自肝的分泌	增加 HDL • 降低 Lp(a)、LDL 和甘油三酯	低 HDL • 高 VLDL、LDL、Lp(a)	口服 • **高剂量** • 毒性:胃刺激,红晕,肝毒性低 • 可能降低葡萄糖耐受
• 烟酸延释(extended-release)剂型:与烟酸常释剂型相似				
• 烟酸缓释(sustained-release)剂型(与延释剂型不同):应避免应用				

制剂

通用名	商品名	通用名	商品名
托伐他汀（atorvastatin）	仿制药，Lipitor	匹伐他汀（pitavastatin）	Livalo
考来烯胺（cholestyramine）	仿制药，Questran，Prevalite	普伐他汀（pravastatin）	仿制药，Pravachol
考来维仑（colesevelam）	Welchol	瑞舒伐他汀（rosuvastatin）	Crestor
考来替泊（colestipol）	仿制药，Colestid	西伐他汀（simvastatin）	仿制药，Zocor
依泽麦布（依折麦布，ezetimibe）	仿制药，Zetia	复方片剂	
非诺贝特（fenofibrate）	仿制药，Tricor，Antara，Lofibra	依泽麦布/西伐他汀（ezetimibe/simvastatin）	Vytorin
氟伐他汀（fluvastatin，Lescol）	仿制药，Lescol，Lescol XL	烟酸/洛伐他汀，延释（niacin/lovastatin extended-release）	Advicor
吉非贝齐（gemfibrozil）	仿制药，Lopid		
洛伐他汀（lovastatin）	仿制药，Mevacor	烟酸/辛伐他汀，延释（niacin/simvastatin extended-release）	Simcor
烟酸（niacin，nicotinic acid，vitamin B_3）	只有仿制药		
海洋 Omega-3 脂肪酸（Omega-3 fatty acids-marine）	Lovaza		

案例思考答案

　　该患者患综合性高脂血症。应继续服用他汀类药物。能降低产生 VLDL 的药物（烟酸或贝特类药物）也有益。虽然烟酸是侧重升高 HDL-C 并降低 Lp(a)的药物，但它可能增加胰岛素抵抗。这就需要加用二甲双胍。如果 LDL-C 未达标。可增加他汀类药物的剂量或再加用依泽（折）麦布。注意监测肌酸激酶。海洋 omega-3 可协助降低甘油三酯。

（金有豫　译　唐玉　校　汤韧　审）

参考文献

　　扫描本书二维码获取完整参考文献。

第36章

非甾体抗炎药、改善病情抗风湿药、非阿片类镇痛药、抗痛风药

Nabeel H. Borazan, MD, & Daniel E. Furst, MD

案例思考

一位 48 岁男性主诉双侧腕关节和膝关节晨僵,这些关节运动时疼痛。在体检过程中发现关节轻微肿胀。其余检查结果不显著。其实验室检查结果中,除轻微贫血、红细胞沉降率轻微升高以及风湿因子阳性外,其余结果均为阴性。在诊断为类风湿性关节炎后,开始服用萘普生 220mg,每日 2 次。1 周后,剂量增加至 440mg,每日 2 次。在该剂量下症状减轻,但患者主诉有明显胃灼热感,不能用抗酸药控制。然后改用塞来昔布 200mg,每日 2 次,此后其关节症状和胃灼热感消退。2 年后,他因关节症状加重而复诊。其手部、腕部、肘部、足部和膝部均出现肿胀、发热和触痛。此时应考虑何种治疗选择? 可能有何并发症?

缩略语

AS	强直性脊柱炎	PA	银屑病关节炎
COX	环氧化酶	PJIA	多关节型幼年特发性关节炎
DMARD	改善病情抗风湿药	RA	类风湿性关节炎
IL	白介素	SJIA	全身性幼年特发性关节炎
JIA	幼年特发性关节炎	SLE	系统性红斑狼疮
NSAID	非甾体抗炎药	TNF	肿瘤坏死因子
OA	骨关节炎		

免疫应答

当免疫活性细胞对外源性有机体或炎症反应急性期/慢性期释放的抗原物质产生反应而被激活时,即会发生免疫应答(the immune response)。免疫应答使入侵的有机体被吞噬或被中和,若未能使潜伏的有害进程(第 55 章)消退而导致慢性炎症,那么,其结果对宿主可能有害。慢性炎症涉及多种细胞活素类和趋化因子,以及非常复杂的免疫活性细胞相互作用。所有自身免疫性疾病(如:RA、血管炎、SLE)和炎性病症(如:痛风)均源自于该级联中的异常情况。

炎症引起的细胞损伤发生在细胞膜上,以致释放出白细胞溶酶体酶,然后细胞膜磷脂释放出花生四烯酸,并合成多种异二十碳烯酸类物质(第 18 章)。花生四烯酸代谢的脂氧化酶途径生成白三烯,对嗜酸性粒细胞、中性粒细胞、巨噬细胞有强大的趋化作用,能促进支气管收缩,改变血管通透性。

在炎症过程中,中性粒细胞的刺激产生氧自由基和其他反应分子(如:过氧化氢与羟基)。这些物质与花生四烯酸的相互作用导致趋化性物质的生成,使炎症进程持久存在。

治疗策略

炎症患者的治疗包括两个首要目标:

第一,缓解症状和维持功能(通常是患者主要的持续性主诉);第二,减缓或阻止组织破坏进程。在 RA 中,多种经验证的综合指标被用于定义应答[如:疾病活动指数(DAS)、美国风湿病学会应答指数(ARC 应答)]。这些指标通常与关节压痛和肿胀、患者应答和实验室数据结合。

NSAID 对炎症的减轻一般可在较长的时期内缓解疼痛。另外,大多数非阿片类镇痛药(如:阿司匹林)具有抗炎作用,因此这类药物也适合用于治疗急性和慢性炎症。

糖皮质激素类(glucocorticoids) 也具有强抗炎作用。在最初应用时即被认为是治疗炎性关节炎的终极解决方案。尽管有资料显示低剂量糖皮质激素有改善病情作用,但在有其他药物可用时,其毒性使其与其他药物相比不具优势。然而,糖皮质激素在长期治疗关节炎中,至今仍起着重要作用。

另外一类很重要的药物被称为 **DMARD**,包括生物制剂(DMARD 中的一个亚类)。它们可减轻炎症,改善症状,并延缓 RA 相关的骨损伤,比糖皮质激素或 NSAID 更能影响基础炎症机制。该类药物的毒性也比糖皮质激素或 NSAID 大。

非甾体抗炎药

用于治疗风湿性疾病的水杨酸类和其他类似药物都能够抑制炎症的体征和症状。这些药物同时具有解热镇痛作用,正是其抗炎特性,才使得这类药成为治疗炎症进程相关性疼痛的最有效药物。

由于最初的 NSAID 阿司匹林有许多副作用,为改善其疗效,降低其毒性,研发了多种其他 NSAID。

化学与药动学

NSAID 有多种化学分类,如图 36-1 所示。化学的多样化导致其药动学性质的差异较大(表 36-1)。尽管 NSAID 的药动学有很多差异,它们仍有一些常见特性具有相同性。上述 NSAID 中,除萘丁美酮外,其他所有均为弱有机酸,而萘丁美酮是一种酮类前体药物,可被代谢为酸性活性药物。

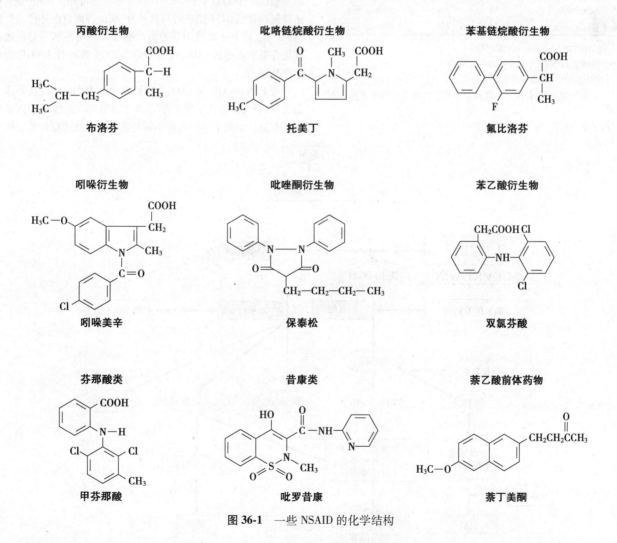

图 36-1　一些 NSAID 的化学结构

表 36-1　阿司匹林及其他一些非甾体抗炎药的特性

药物	半衰期 （h）	原型药物 的尿液排泄	抗炎推荐剂量
阿司匹林（Aspirin）	0.25	<2%	1 200～1 500mg tid
水杨酸盐[1]（Salicylate）	2～19	2%～30%	见表注[2]
塞来昔布（Celecoxib）	11	27%[3]	100～200mg bid
双氯芬酸（Diclofenac）	1.1	<1%	50～75mg qid
二氟尼柳（Diflunisal）	13	3%～9%	500mg bid
依托度酸（Etodolac）	6.5	<1%	200～300mg qid
非诺洛芬（Fenoprofen）	2.5	30%	600mg qid
氟比洛芬（Flurbiprofen）	3.8	<1%	300mg tid
布洛芬（Ibuprofen）	2	<1%	600mg qid
吲哚美辛（Indomethacin）	4～5	16%	50～70mg tid
酮洛芬（Ketoprofen）	1.8	<1%	70mg tid
美洛昔康（Meloxicam）	20	无相关数据	7.5～15mg qd
萘丁美酮[4]（Nabumetone）	26	1%	1 000～2 000mg qd[5]
萘普生（Naproxen）	14	<1%	375mg bid
奥沙普秦（Oxaprozin）	58	1%～4%	1 200～1 800mg qd[5]
吡罗昔康（Piroxicam）	57	4%～10%	20mg qd[5]
舒林酸（Sulindac）	8	7%	200mg bid
托美丁（Tolmetin）	1	7%	400mg qid

[1] 阿司匹林的主要抗炎代谢产物

[2] 水杨酸盐通常以阿司匹林的形式给药

[3] 包括代谢产物的总尿液排泄量

[4] 萘丁美酮为一种前体药物；此处为其活性代谢产物的半衰期和尿液排泄

[5] 由于半衰期长，每日仅需给药 1 次

这些药物中，大部分吸收良好，生物利用度不会因食物而产生本质性变化。大部分 NSAID 能被高度代谢，某些是通过 I 相反应及随后的 II 相反应机制，其他直接单独通过葡萄糖醛酸化（II 相）被代谢。NSAID 主要通过肝脏 P450 酶系中的 CYP3A 或 CYP2C 家族途径进行代谢。而肾排泄为最重要的最终消除路径，几乎所有该类药品均有不同程度的胆汁排泄与重吸收（肝肠循环）。实际上，较低的胃肠道刺激程度与肝肠循环的量相关。大部分 NSAID 的蛋白结合率高（约 98%），通常与白蛋白结合。多数 NSAID（如：布洛芬、酮洛芬）为外消旋混合物，仅萘普生为单一对映体，少数 NSAID 无手性中心（如：双氯芬酸）。

所有 NSAID 多剂量给药后，均能出现于滑液中。短半衰期的药物在关节部位维持的时间比按其半衰期进行预测的值长，而长半衰期药物从滑液中消失的速率与其半衰期成正比。

药效学

NSAID 抗炎活性的形成主要通过对前列腺素类生物合成的抑制（图 36-2）。某些 NSAID 具有另外的可能性作用机制，包括抑制趋化性、IL-1 生成的减量调节、减少游离自由基和超氧化物的产生，以及干扰钙调节的胞内事件。阿司匹林不可逆地乙酰化并阻断血小板 COX，而大部分非 COX 选择性 NSAID 为可逆性抑制药。

较老的 NSAID 对 COX-1 和 COX-2 选择性不同，且并非完全选择，但人工合成了选择性 COX-2 抑制药。选择性 COX-2 抑制药在通常剂量下不影响血小板功能。COX-2 选择性药物的疗

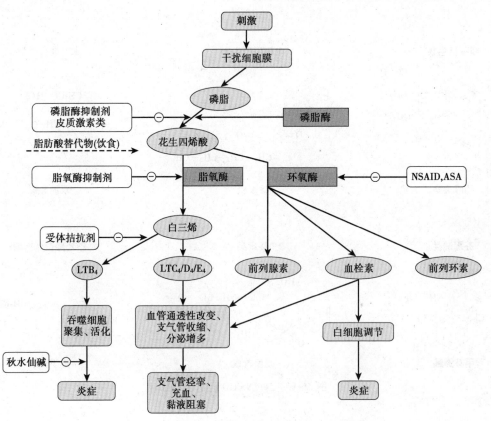

图 36-2　源自花生四烯酸的前列腺素类介质及药物作用靶位。ASA，阿司匹林（乙酰水杨酸）；LT，白三烯；NSAID，非甾体抗炎药

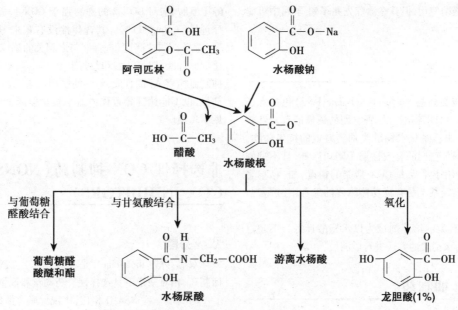

图 36-3 水杨酸类的结构和代谢

效与老 NSAID 相同,但 GI 安全性更好。另一方面,选择性 COX-2 抑制药可增加水肿和高血压的发生率,也可能增加心肌梗死的发生率。直至 2011 年 8 月,美国上市的 COX-2 抑制药仅有两种——塞来昔布和选择性稍低的美洛昔康。FDA 给塞来昔布加上了关于心血管风险的“黑框”警告。还建议对所有 NSAID 产品的标签进行修订,以提及心血管风险方面的内容。

NSAID 能降低血管对缓激肽和组胺的敏感性,影响 T 淋巴细胞生成淋巴因子,并逆转炎症引起的血管扩张。所有较新的 NSAID 均有不同程度的镇痛、抗炎、解热作用,且均能(除 COX-2 选择性药物和非乙酰化水杨酸类外)抑制血小板凝集。尽管一系列较新的 NSAID 与阿司匹林相比,对 GI 的刺激有减小的趋势,但它们均有胃刺激性,与 GI 溃疡和出血具有相关性。对所有 NSAID 均有肾毒性的报道。中毒性肾损害在某种程度上是由于前列腺素介导的肾血流的自动调节。所有 NSAID 均有肝脏毒性。

尽管这些药物能有效抑制炎症,但与甲氨蝶呤、生物制剂和其他 DMARD 相比,没有证据证实其能改变关节炎疾病的进程。

某些 NSAID(包括阿司匹林)长期使用时能减少结肠癌的发生。多项大型流行病学研究显示,用药 5 年或更长时间后,这一肿瘤的相对风险降低 50%。该保护作用的机制尚不明确。

尽管并非所有 NSAID 均被 FDA 批准用于全部的风湿性疾病,但其中大部分对 RA、血清阴性脊柱关节病(如:PA 关节炎、炎性肠病相关性关节炎)、OA、局限性肌肉骨骼综合征(如:扭伤和劳损、下腰背疼痛)和痛风(除托美丁对痛风无效外)均有效。

所有 NSAID 的副作用大体上十分相近:

1. 中枢神经系统 头痛、耳鸣、头晕和罕见的无菌性脑膜炎。

2. 心血管系统 体液潴留性高血压、水肿以及罕见的心肌梗死和充血性心力衰竭(CHF)。

3. 胃肠道 腹痛、发育不良、恶心、呕吐以及罕见的溃疡或出血。

4. 血液学 罕见血小板减少、中性粒细胞减少症或再生障碍性贫血。

5. 肝脏 肝功能检查异常及罕见的肝衰竭。

6. 肺部 哮喘。

7. 皮肤 所有类型的皮疹、瘙痒。

8. 肾脏 肾功能不全、肾衰竭、高血钾和蛋白尿。

阿司匹林

与新 NSAID 相比,阿司匹林[aspirin;乙酰水杨酸(ASA)]有悠久的历史,作为一种非处方药,它的魅力也许会慢慢减弱。阿司匹林现在很少作为抗炎药使用,文中仅在其抗血小板作用方面进行论述(即 81~325mg 剂量每日 1 次)。

1. 药动学 水杨酸是一种 pKa 为 3.0 的一元有机酸。阿司匹林的 pKa 为 3.5(表 1-3)。阿司匹林以原型吸收,迅速在血液和组织中被酯酶水解(血清半衰期 15 分钟)成为乙酸和水杨酸根。水杨酸根与白蛋白结合呈非线性。尿液碱化能加速游离水杨酸根及其水溶性结合物的排泄。

2. 作用机制 阿司匹林能不可逆地抑制血小板 COX,因此其抗血小板作用能持续 8~10 日(血小板的生命周期)。而在其他组织中,能重新合成 COX 替代失活的酶,因此普通剂量的作用持续时间为 6~12 小时。

3. 临床应用 阿司匹林能够降低短暂脑缺血发作、不稳定型心绞痛、冠状动脉栓塞伴心肌梗死和冠状动脉搭桥术后栓塞的发病率(第 34 章)。

4. 流行病学 研究显示,长期低剂量服用阿司匹林能降低结肠癌的发生率,可能与其 COX 抑制作用相关。

5. 不良反应 除了上文所列的常见不良反应外,阿司匹林在抗血栓剂量下的主要不良反应为胃部不适(不耐受)和胃与十二指肠溃疡。在抗血栓剂量下,罕见肝脏毒性、哮喘、皮疹、胃肠道出血和肾毒性。

6. 阿司匹林的抗血小板作用使其**禁用**于血友病患者。尽管以前不推荐在妊娠期使用,但其在治疗先兆子痫-子痫中可能有一定价值。

非乙酰化水杨酸类

非乙酰化水杨酸类药物(nonacetylatd salicylates)包括水杨酸胆碱镁、水杨酸钠和双水杨酯。尽管它们的镇痛的有效性较阿司匹林弱,但所有非乙酰化水杨酸类均为有效的抗炎药物。由于作为 COX 抑制药,它们的有效性弱于阿司匹林,且不抑制血小板凝集,因此适用于不需要 COX 抑制的情况,如:哮喘患者、有出血倾向的患者,甚至是有肾功能障碍的患者(在严密监督下)。

非乙酰化水杨酸类的给药剂量为以水杨酸计每日不超过 3~4g,可用测量血清水杨酸的方法进行监测。

COX-2 选择性抑制药

COX-2 选择性抑制药(COX-2 selective inhibitors),又称考昔类或昔布类(coxibs),被研发用于抑制炎症部位产生的 COX-2 合成前列腺素,而不影响 GI 道、肾脏和血小板中具有自发活性固有的活性"管家"("house-keeping")——COX-1 同工酶。COX-2 抑制药在通常剂量下也显示出不影响由 COX-1 酶产生的血栓素介导的血小板凝集。相反地,它们能抑制 COX-2 介导的血管内皮前列环素的合成。因此,COX-2 抑制药没有传统非选择性 NSAID 的心脏保护作用。推荐剂量的 COX-2 抑制药的肾毒性与传统 NSAID 相近。临床数据显示出较高的心血管栓塞事件发生率与 COX-2 抑制药[如罗非昔布(rofecoxib)与伐地昔布(valdecoxib)]相关,导致了这两种药物的撤市。

塞来昔布

塞来昔布

塞来昔布(celecoxib,塞来考昔)是一种选择性 COX-2 抑制药——对 COX-2 的选择性是 COX-1 的大约 10~20 倍。药动学和剂量选择见表 36-1。

与塞来考昔相关的镜检溃疡比大部分其他 NSAID 少。很可能由于它是一种磺胺类药物,因此可导致皮疹。在通常剂量下,塞来考昔不影响血小板凝集。由于其可能经 CYP2C9 代谢,因此偶见与华法林产生相互作用。其不良反应为上文所列的常见毒性。

美洛昔康

美洛昔康(meloxicam)是一种与吡罗昔康具有相关性的烯

醇甲酰胺类,对 COX-2 的抑制强于 COX-1,尤其是在其最低治疗剂量(7.5mg/d)时。其选择性没有塞来考昔高,可视为"优先"选择,而非"高度"选择。与之相关的临床 GI 症状和并发症比吡罗昔康、双氯芬酸和萘普生少。同样,尽管已知美洛昔康能抑制血栓素 A$_2$ 的合成,但即使使用高于阻断血栓素 A$_2$ 的治疗剂量,也不能达到导致体内血小板功能降低的水平(见上文常见不良反应)。

非选择性 COX 抑制药(NONSELECTIVE COX INHIBITORS)

双氯芬酸

双氯芬酸(diclofenac)是一种苯基乙酸衍生物,作为 COX 抑制药,相对来说不具选择性。药动学和剂量参数见表 36-1。

与其他一些 NSAID 相比,出现胃肠道溃疡的频率较低。双氯芬酸与米索前列醇的复方制剂能降低上消化道溃疡,但可能导致腹泻。双氯芬酸与奥美拉唑的复方也能有效预防复发性出血,但在高风险患者中,肾脏不良反应较为常见。双氯芬酸 150mg/d 显示出能损害肾血流量与肾小球滤过率。与其他 NSAID 相比,使用该药物常常需要进行血清氨基转移酶评价。

0.1% 眼用制剂被推荐用于预防术后眼部炎症,可在人工晶体植入术和斜视矫正术后使用。一种含 3% 双氯芬酸的局部用凝胶对日光性角化病有效。双氯芬酸直肠栓剂型可考虑用于超前镇痛和术后恶心。在欧洲,双氯芬酸有含漱液和肌内注射剂剂型。

二氟尼柳

尽管二氟尼柳(diflunisal)源自水杨酸,但其不被代谢为水杨酸或水杨酸根。其经历肝肠循环,以葡萄糖醛酸化代谢产物重吸收,然后裂解葡萄糖醛酸,再次释放其活性部分。二氟尼柳经容积限制性代谢,在不同剂量下的血清半衰期与水杨酸根相近(表 36-1)。用于 RA 时,推荐剂量为每日 500~1 000mg,分 2 次服用。其被认为对伴骨转移的癌性疼痛和牙科手术(第三磨牙)疼痛控制尤为有效。2% 二氟尼柳口唇软膏作为镇痛药用于疼痛性口唇损伤。

由于其消除依赖于肾功能和肝代谢,在严重肾损害患者中应对二氟尼柳的剂量进行限制。

依托度酸

依托度酸(etodolac)是一种外消旋醋酸衍生物,具有适中的半衰期(表 36-1)。依托度酸的镇痛剂量为每次 200~400mg,每日 3~4 次。OA 和 RA 中的推荐起始剂量为每次 300mg,每日 2~3 次;至每次 500mg,每日 2 次,随后采用维持剂量 600mg/d。

氟比洛芬

氟比洛芬(flurbiprofen)是一种丙酸衍生物,与其他 NSAID 相比,具有可能更为复杂的作用机制。其(S)(-)对映异构体非选择性地抑制 COX,但在大鼠组织中还显示出能影响肿瘤坏死因子-α(TNF-α)和一氧化氮合成。氟比洛芬在肝脏中被高度代谢;其(R)(+)和(S)(-)对映异构体的代谢不同,且不经过手性转化。已证实氟比洛芬经历肝肠循环。

氟比洛芬还有局部眼用剂型,用于抑制手术时瞳孔缩小。氟比洛芬静脉给药用于耳部、颈部和鼻部小手术的适当镇痛,其含片剂型用于咽痛。

尽管其不良反应情况在很大程度上与其他 NSAID 相近,但氟比洛芬与罕见的齿轮样强直、共济失调、震颤和肌阵挛相关。

布洛芬

布洛芬(ibuprofen)是苯基丙酸的一种简单衍生物(图 36-1)。在大约 2 400mg 的日剂量下,布洛芬相当于 4g 阿司匹林的抗炎作用。药动学参数见表 36-1。

口服布洛芬一般采用低剂量(<2 400mg/d),在该剂量下,其具有镇痛作用,但无抗炎作用。其低剂量剂型可作为非处方药获得,具有多种商品名。

布洛芬口服和 IV 对早产儿动脉导管未闭的闭合有效,有效性和安全性与吲哚美辛几乎相同。局部用制剂可被吸收入筋膜和肌肉;在治疗原发性膝关节 OA 中,布洛芬乳膏比安慰剂乳膏更有效。布洛芬水溶性凝胶 400mg 能改善术后压痛,总体安全性良好。

与吲哚美辛相比,布洛芬减少排尿量的作用更小,且更少引起体液潴留。该药物的相对禁忌为患有鼻息肉、血管神经性水肿和阿司匹林引起支气管痉挛的患者。曾有无菌性脑膜炎(尤其在 SLE)和体液潴留的报道。与抗凝药的相互作用并不常见。布洛芬与阿司匹林联合给药可对抗阿司匹林引起的不可逆的血小板抑制。因此,在心血管风险升高的患者中使用布洛芬治疗可能限制阿司匹林的心脏保护作用。另外,布洛芬与阿司匹林联用可降低整体抗炎作用。布洛芬常见不良反应见第 620~621 页;罕见血液反应包括粒细胞缺乏与再生障碍性贫血。

吲哚美辛

1963 年上市的吲哚美辛(indomethacin)是一种吲哚衍生物(图 36-1)。它是一种强效非选择性 COX 抑制药,也可抑制磷脂酶 A 和 C,减少中性粒细胞迁移,还能减少 T 细胞核 B 细胞的增殖。

与其他 NSAID 相比,吲哚美辛适应证和毒性略有不同。

它还被用于加速动脉导管未闭的闭合。在许多小型或非对照临床试验中,试图用吲哚美辛治疗多种其他疾病,包括 Sweet 综合征、幼年 RA、胸膜炎、尿崩症、荨麻疹性血管炎、会阴切开术后疼痛以及在关节成形术中预防异位骨化。

眼用制剂对结膜炎症有效,还能减轻外伤性角膜磨损后的疼痛。吲哚美辛含漱液给药后能减轻牙龈炎症。硬膜外注射后对疼痛的缓解程度接近于甲泼尼龙在椎板切除后综合征所达到的程度。

在常规剂量时,吲哚美辛有上文所列的常见不良反应。GI 反应包括胰腺炎。15%~25% 的患者发生头痛,可能伴随头晕、意识模糊和抑郁。罕见有精神病伴幻觉的报道。已发现的严重血液学反应包括血小板减少和再生障碍性贫血。还观察到肾乳头坏死。与其他药物的多种相互作用也有报道(第 66 章)。

酮洛芬

酮洛芬(ketoprofen)是一种丙酸衍生物,能同时抑制 COX(非选择性)和脂氧化酶。其药动学参数见表 36-1。同时给予丙磺舒可提高酮洛芬水平,并延长其血浆半衰期。

酮洛芬剂量为 100~300mg/d 时,其疗效与其他 NSAID 相当。其主要不良反应为 GI 和中枢神经系统反应(见上文常见不良反应)。

萘丁美酮

现今使用的 NSAID 中,萘丁美酮(nabumetone)是唯一一种非酸性药物。作为一种酮类前体药物给药(图 36-1),其结构与萘普生相似。萘丁美酮的半衰期超过 24 小时(表 36-1),每日只需给药 1 次。该药物不经过肝肠循环。肝损害可导致其半衰期加倍,并增加 30% 的曲线下面积。

萘丁美酮的特性与其他 NSAID 十分相近,对胃的损害较小。遗憾的是,常常需要较高剂量(如:1 500~2 000mg/d);同时,它也是一种非常昂贵的 NSAID。与萘普生相似,萘丁美酮在一些患者中与假卟啉症和光过敏相关。其余不良反应与其他 NSAID 相同。

萘普生

萘普生(naproxen)是一种萘丙酸衍生物。它是已上市的 NSAID 中唯一的单一对映异构体。女性体内萘普生的游离部分明显高于男性,但在两性体内的半衰期相近(表 36-1)。萘普生有效用于寻常性风湿疾病,有一种口服混悬液缓释制剂,可不经处方获得。也有局部用制剂和眼用溶液剂。

作为非处方药使用时,其上 GI 出血的发生率较低,但仍为非处方药布洛芬的 2 倍(可能是由于剂量效应)。已发现过敏性肺炎、白细胞分裂性脉管炎和假卟啉症的罕见病例以及常见的 NSAID 不良反应。

奥沙普秦

奥沙普秦(oxaprozin)是另一种丙酸衍生物 NSAID。如表 36-1 所注,与其他该亚类的成员相比,其主要差异是半衰期非常长(50~60 小时),但不经过肝肠循环。它具有轻微的排尿酸作用。另外,该药物具有与其他 NSAID 相同的获益与风险。

吡罗昔康

吡罗昔康(piroxicam)是一种昔康类药物(图 36-1),为非选择性 COX 抑制药,在高浓度时也可抑制分裂核白细胞迁移,降低氧基产物,并抑制淋巴 T 细胞功能。长半衰期(表 36-1)使其每日只需给药 1 次。

吡罗昔康可用于寻常性风湿疾病。当剂量高于 20mg/d 时,胃溃疡和出血的发生率升高,比其他 NSAID 高 9.5 倍(见上文常见不良反应)。

舒林酸

舒林酸(sulindac)是一种亚砜前体药物。可被可逆地代谢为活性硫化代谢产物,该产物在胆汁中分泌,然后在肠道中被重吸收。肝肠循环使其作用持续时间延长至 12~16 小时。

除风湿性疾病适应证外,舒林酸可抑制家族性肠息肉,并可抑制人类结肠、乳房和前列腺癌的发生。

在较重度的不良反应中,观察到 Stevens-Johnson 表皮坏死松解综合征、血小板减少、粒细胞缺乏和肾病综合征。它有时可能引起胆汁淤积性肝损伤,停药后消失。

托美丁

托美丁(tolmetin)是一种非选择性 COX 抑制药,其半衰期短(1~2 小时),并不常用。其对治疗痛风无效(原因未知)。

其他 NSAID

阿扎丙宗(Azapropazone)、卡洛芬(carprofen)、甲芬那酸盐(meclofenamate)和替诺昔康(tenoxicam)很少使用,在此不进行评论。

NSAID 的选择

包括阿司匹林在内的所有 NSAID 有效性相当,有少数例外——托美丁对痛风无效,阿司匹林对 AS 的疗效比其他 NSAID(如:吲哚美辛)低。

因此,NSAID 在毒性和成本-效益比方面趋向于分化。例如:酮咯酸的 GI 和肾脏不良反应限制了其应用。一些调查显示,吲哚美辛和托美丁是毒性最大的 NSAID,而双水杨酯、阿司匹林和布洛芬毒性最小。这些分析中不包括选择性 COX-2 抑制药。

对于肾功能不全患者,非乙酰化水杨酸类可能是最优选择。双氯芬酸和舒林酸比其他 NSAID 引起的肝功能检测异常更多。相对昂贵的选择性 COX-2 抑制药塞来考昔,对 GI 出血高风险患者来说很可能是最安全的,但心血管毒性风险可能较高。塞来考昔或一种非选择性 NSAID 加奥美拉唑或米索前列醇对 GI 出血高风险患者可能适用;尽管这些药物花费较高,但在该患者亚群中具有成本效益。

因此,选择一种 NSAID 需要疗效、成本-效益比、安全性和多种个人因素(例如:还使用其他药物、现患疾病、依从性、医保覆盖范围)的平衡,故而对所有患者没有一种最好的 NSAID。但是,对特定人群可能有一种或两种最好的 NSAID。

■ 改善病情抗风湿药

RA 是一种可引起重大全身性效应、寿命缩短并降低活动能力和生活质量的进展性免疫疾病。关注的重点集中于找到通过改善疾病自身可阻止——或至少减缓该进展的治疗方法。改善病情疗法的可能需要 2 周至 6 个月才能有达到显著临床效果。

这些疗法包括非生物制剂和生物制剂类改善病情抗风湿药(通常被称为:"DMARD")。非生物制剂类药物包括小分子药物,如:甲氨蝶呤、阿巴西普、硫唑嘌呤、氯喹和羟氯喹、环磷酰胺、来氟米特、吗替麦考酚酯和柳氮磺吡啶。托法替布虽然作为一种生物制剂上市,实际上是一种可被良好耐受的非生物制剂类 DMARD。曾被广泛应用的金盐,由于其毒性显著且疗效可

疑,不再推荐使用。生物制剂为大分子治疗药物,一般情况下为通过重组 DNA 技术生产的蛋白。获批用于 RA 的生物制剂类 DMARD 包括:一种 T 细胞调节的生物制剂(阿巴西普)、一种 B 细胞毒性药物(利妥昔单抗)、一种抗 IL-6 受体抗体(托珠单抗)、IL-1 抑制药(阿那白滞素、利纳西普、卡那单抗)以及 TNF-α 阻断药(5 种药物)。

下文讨论的小分子 DMARD 和生物制剂按首字母顺序排列,不考虑其类别。

阿巴西普

1. 作用机制　阿巴西普(abatacept)是一种能抑制 T 细胞激活的辅助调节生物制剂(第 55 章)。在 T 细胞与抗原呈递细胞(APC)结合后,CD28 在该 T 细胞上产生第二信号,与 APC 上的 CD80 或 CD86 相互作用后,导致 T 细胞激活。阿巴西普(含有内源性配体 CTLA-4)与 CD80 和 CD86 结合,从而抑制其与 CD28 结合,阻止 T 细胞激活。

2. 药动学　阿巴西普用于治疗成年 RA 患者时的推荐剂量为以 3 次"先导"剂量(第 0 日、第 2 周和第 4 周)静脉输液,然后每月输液 1 次。其剂量取决于体重,体重低于 60kg 的患者剂量为 500mg,60~100kg 的患者剂量为 750mg,高于 100kg 患者剂量为 1 000mg。阿巴西普还有一种皮下用制剂已上市,每周皮下给药 125mg。

阿巴西普也可用于治疗 JIA,在第 0 日、第 2 周和第 4 周进行先导用药,然后每 4 周静脉输液 1 次,6~17 岁且体重低于 75kg 的患者推荐剂量为 10mg/kg,体重≥75kg 的患者按照成人静脉剂量,最高不超过 1 000mg。其末端血清半衰期为 13~16 天。与甲氨蝶呤、NSAID 和皮质激素联合给药时,不影响阿巴西普的清除。

多数患者在开始治疗 12~16 周后对阿巴西普产生应答,然而某些患者可能在 2~4 周就产生应答。一项研究显示阿达木单抗与阿巴西普间等效。

3. 适应证　阿巴西普可单独或者联合甲氨蝶呤或其他 DMARD 给药,用于中重度 RA 或重度 PJIA 患者。在早期 RA 和未使用过甲氨蝶呤的患者中的应用还在试验阶段。

4. 不良反应　有感染风险轻微增加的风险(与其他生物制剂类 DMARD 相同),主要是上呼吸道感染。由于可增加严重感染的发生率,不推荐其与 TNF-α 拮抗药或其他生物制剂联用。在该药物开始给药前,应对所有患者进行潜伏性结核和病毒性肝炎的筛查。正在使用阿巴西普和停药后 3 个月内的患者应避免使用活疫苗。已有输液反应和超敏反应(包括速发型超敏反应)的报道,但较罕见。少见(<5%)的有抗阿巴西普抗体形成,对临床预后无影响。阿巴西普使用时淋巴瘤的发生率可能升高,其他恶性肿瘤无升高风险。

硫唑嘌呤

1. 作用机制　硫唑嘌呤(azathioprine)是一种人工合成的非生物制剂类 DMARD,它通过其主要代谢产物 6-硫鸟嘌呤起作用。6-硫鸟嘌呤能对肌苷酸合成、B 细胞和 T 细胞活性、免疫球蛋白生成和 IL-2 分泌产生抑制(第 55 章)。

2. 药动学　硫唑嘌呤可通过口服或肠外给药。在不同人群体内，其代谢呈"双峰"状，快代谢者对其的清除比慢代谢者快 4 倍。6-硫鸟嘌呤的产生依赖于巯基嘌呤甲基转移酶（TPMT），如果不调整剂量，母体药物浓度过高，导致 TPMT 活性低或缺乏的患者（占人群的 0.3%）骨髓抑制的风险特别高。

3. 适应证　硫唑嘌呤被批准用于 RS，剂量为 2mg/（kg·d）。它还与其他免疫抑制药联合使用，用于防止肾移植排斥。对照临床试验显示其对 PA、反应性关节炎、多发性肌炎、SLE、血管炎缓解的维持和 Behçet 病有效。

4. 不良反应　硫唑嘌呤的毒性包括骨髓抑制、GI 紊乱以及感染风险升高。如第 55 章所注，使用硫唑嘌呤时淋巴瘤风险升高。罕见发热、皮疹、肝中毒和单纯性急性过敏反应。

氯喹与羟氯喹

1. 作用机制　氯喹（chloroquine）和羟氯喹（hydroxychloroquine）为非生物制剂类药物，主要用于疟疾（第 52 章）和风湿性疾病。报道过下列机制：抑制对丝裂原的 T 淋巴细胞应答、抑制白细胞趋化反应、稳定溶酶体酶、通过 Fc 受体处理、抑制 DNA 和 RNA 合成以及捕获自由基。

2. 药动学　两种药物吸收迅速，在血浆中 50% 与蛋白结合。组织结合程度非常高，尤其是在含黑色素的组织（如：眼部）中。药物在肝脏中脱氨基化，血液消除半衰期不超过 45 日。

3. 适应证　两种药物均获批用于 RA，但它们不被认为是非常有效的 DMARD。负荷剂量可加速应答。没有证据证实其在常规剂量（羟氯喹不超过每日 6.4mg/kg，氯喹每日 200mg）下能改变类风湿性关节炎中的骨骼破坏。通常需要 3~6 个月才能获得应答。两种抗疟药物非常常见地被用于治疗 SLE（由于其可降低死亡率）以及该疾病的皮肤表征、浆膜炎、关节疼痛，也已被用于 Sjögren 综合征。

4. 不良反应　虽然氯喹在剂量超过 250mg/d，羟氯喹在剂量超过每日 6.4mg/kg 时可能出现眼毒性（第 25 章），但在较低剂量时很罕见。尽管如此，还是建议每 12 个月进行眼科监测。其他毒性包括消化不良、恶心、呕吐、腹痛、皮疹和梦魇。它们对孕妇相对安全。

环磷酰胺

1. 作用机制　环磷酰胺（cyclophosphamide）是一种人工合成的非生物制剂类 DMARD。其主要活性代谢产物为磷酰胺氮芥，后者与 DNA 横向联结，以阻止细胞复制。它能使 T 细胞和 B 细胞功能降低 30%~40%；T 细胞抑制与风湿性疾病的临床应答相关。该药物的药动学和毒性在第 54 章论述。

2. 适应证　环磷酰胺以每日 2mg/（kg·d）的常规剂量用于治疗 SLE、脉管炎、Wegener 肉芽肿以及其他重度风湿性疾病。

环孢素

1. 作用机制　环孢素（cyclosporin）是一种肽类抗生素，但被视为一种非生物制剂类 DMARD。通过调节基因转录，环孢素能抑制 IL-1 和 IL-2 受体生成，其次抑制巨噬细胞-T 细胞相互作用及 T 细胞的响应（第 55 章）。T 细胞依赖性 B 细胞功能也受其影响。

2. 药动学　环孢素吸收不完全，且有些不规则，有一种微乳化制剂可改善其吸收一致性，使生物利用度达 20%~30%。西柚汁能使环孢素的生物利用度升高 62%。环孢素经 CYP3A 代谢，因此，能与许多药物产生药物相互作用（第 55 章和第 66 章）。

3. 适应证　环孢素被批准用于 RA 和减缓新生骨骼磨损。其常用剂量为每日 3~5mg/kg，分 2 次服用。传闻显示其对 SLE、多发性肌炎和皮肌炎、Wegener 肉芽肿以及幼年慢性关节炎可能有效。

4. 不良反应　预期可发生白细胞减少症、血小板减少症以及程度较低的贫血。高剂量可能有心脏毒性，长期抗风湿剂量给药后可能出现不育症，尤其是女性。膀胱癌非常罕见但必须重视，即使在停用 5 年后也可发生。

来氟米特

1. 作用机制　来氟米特（leflunomide）是另一种非生物制剂类 DMARD。它在肠道和血浆中迅速转化为其活性代谢产物 A77-1726。该代谢产物可抑制二氢乳清酸脱氢酶，导致核苷酸合成减少，且能使受激细胞滞留在细胞生长 G_1 期。因此，来氟米特通过 B 细胞抑制 T 细胞增殖和降低自身抗体生成。次要效应包括增加 IL-10 受体 mRNA、减少 IL-8 受体 A 型 mRNA 以及降低 TNF-α-依赖性核因子 κB（NF-κB）的激活。

2. 药动学　来氟米特能从肠道被完全吸收，平均血浆半衰期为 19 日。来氟米特的活性代谢产物 A77-1726 被认为具有相同的半衰期，且经肝肠循环。考来烯胺（cholestyramine）可加速来氟米特的排泄，使其总清除率升高约 50%。

3. 适应证　来氟米特对 RA（包括对骨骼损害的抑制）与甲氨蝶呤一样有效。在一项研究中，采用甲氨蝶呤和来氟米特联合治疗，产生了 46.2% 的 ACR20 应答，而相比之下，单用甲氨蝶呤的患者仅有 19.5% 产生 ACR20 应答。

4. 不良反应　服用来氟米特的患者中大约有 25% 出现腹泻，但是仅有大约 3%~5% 的患者由于该不良反应而停药。还可出现肝酶升高。可通过降低来氟米特的剂量来减少这两种反应。来氟米特的其他不良反应为轻度脱发、体重增加和血压升高。罕见白细胞减少和血小板减少。该药物禁用于孕妇。

甲氨蝶呤

甲氨蝶呤（methotrexate）是一种人工合成的非生物制剂类抗代谢药，是治疗类风湿性关节炎的一线 DMARD，在 50%~70% 的患者中使用。在该情况下，其有效剂量比在癌症化疗中的需要量低很多（第 54 章）。

1. 作用机制　甲氨蝶呤低剂量用于风湿性疾病时的主要作用机制很可能是与抑制氨基咪唑甲酰基核苷酸（AICAR）转甲酰基酶和胸苷酸合成酶有关。AICAR 在细胞内蓄积，对 AMP 脱氨酶产生竞争性抑制，导致 AMP 蓄积。AMP 释放后在细胞外转化为炎症的强效抑制剂腺苷，从而抑制中性粒细胞、巨噬细胞、树突状细胞和淋巴细胞的炎性功能。甲氨蝶呤对分叶核趋化具有继发效应。它对叶酸还原酶也有一些作用,从而影响了淋巴细胞和巨噬细胞功能,但这并不是主要作用机制。甲氨蝶呤对免疫炎性细胞增殖有直接抑制作用,并刺激细胞凋亡。此外,它还抑制与风湿性滑膜炎相关的促炎症细胞活素。

2. 药动学　口服给药后,该药品的 70% 被吸收(第 54 章)。它被代谢为活性较低的羟基化产物,母体化合物和代谢产物均在细胞中聚谷氨酸化,并驻留较长一段时期。甲氨蝶呤的血清半衰期通常仅有 6~9 小时。羟氯喹可降低甲氨蝶呤清除,加大其肾小管重吸收。甲氨蝶呤主要从尿液排泄,但不超过 30% 的量可经胆汁排泄。

3. 适应证　尽管甲氨蝶呤治疗 RA 的最常见用量为每周 15~25mg,但在每周不超过 30~35mg 下作用增强。该药物能降低出现新磨损发生的速度。已有证据支持其用于幼年慢性关节炎、PA、AS、多发性肌炎、皮肌炎、Wegener 肉芽肿、巨细胞动脉炎、SLE 和脉管炎。

4. 不良反应　最常见的毒性为恶心和黏膜溃疡。此外,其对细胞增殖的抑制很可能导致许多其他不良反应,如:白细胞减少症、贫血、口炎、GI 溃疡和脱发。渐进性剂量相关的肝毒性发生较频繁,表现为肝酶升高,但罕见肝硬化(<1%)。肝毒性与血清甲氨蝶呤浓度无关。有文献报道罕见的过敏样肺部反应伴急性呼吸短促以及假性淋巴瘤反应。每周给药后 24 小时使用亚叶酸或每日服用叶酸可减少 GI 与肝功能检查异常的发生,但这可能降低甲氨蝶呤约 10% 的有效性。该药物禁用于孕妇。

吗替麦考酚酯

1. 作用机制　吗替麦考酚酯(mycophenolate mofetil, MMF)是一种半合成 DMARD,转化为该药物的活性形式麦考酚酸。活性产物首先抑制肌苷单磷酸脱氢酶,引起 T 淋巴细胞和 B 淋巴细胞增殖。在下游通过抑制 E-选择素、P-选择素和细胞间黏附分子 1,干扰白细胞向内皮细胞的黏附。MMF 的药动学和毒性在第 55 章论述。

2. 适应证　MMF 能有效治疗 SLE 引起的肾病,对脉管炎和 Wegener 肉芽肿也有效。但是,MMF 以 2g/d 的剂量治疗 RA 并不常用,对于其在该疾病中的有效性,还没有足够的对照性数据。

3. 不良反应　MMF 与恶心、消化不良和腹痛有关。与硫唑嘌呤相似,它可导致肝毒性。MMF 也可导致白细胞减少症、血小板减少症和贫血。MMF 与感染发生率升高相关。其仅罕见与恶性肿瘤相关。

利妥昔单抗

1. 作用机制　利妥昔单抗(rituximab)是一种嵌合性单克隆抗体生物制剂类药物,其靶位为 B 淋巴细胞的 CD20(第 55 章)。它通过细胞介导和补体依赖性细胞毒性以及刺激细胞凋亡消耗这些细胞。B 淋巴细胞的消耗减少抗体向 T 淋巴细胞展露,并抑制促炎细胞活素释放,从而减轻炎症。利妥昔单抗能迅速消耗外周 B 细胞,但这种消耗与有效性或毒性无关。

2. 药动学　利妥昔单抗采用 2 次 1 000mg 静脉输液,期间间隔 2 周。如有需要每 6~9 个月可重复给药 1 次。重复疗程使有效性得以保持。输液前 30min 先用对乙酰氨基酚、一种抗

组胺药和静脉用糖皮质激素给药(通常为 100mg 甲泼尼龙)可降低输液反应的发生率和剧烈程度。

3. 适应证　利妥昔单抗与甲氨蝶呤联合使用,适用于治疗对一种或多种 TNF-α 拮抗药缺乏应答的患者的中重度活动性 RA。利妥昔单抗与糖皮质激素联用也被批准用于治疗成年 Wegener 肉芽肿(也被称为肉芽肿性血管炎)和显微镜下多血管炎患者,并被用于其他形式的血管炎(其在淋巴瘤和白血病中的使用见第 54 章)。

4. 不良反应　大约 30% 的患者在首次 1 000mg 给药时发生皮疹;第二次给药时发生率降低至约 10%,每次疗程后,该反应逐渐减少。发生皮疹通常不需要中止治疗,但在发生荨麻疹或过敏样反应的情况下,需停止进一步治疗。伴随疗程的重复,可能出现免疫球蛋白(尤其是 IgG 和 IgM)降低,并可能出现感染,但感染似乎与免疫球蛋白的减少不直接相关。在利妥昔单抗末次用药 1 年内出现严重细菌、真菌和病毒感染已有报道,有时可致死,伴有重度和活动性感染的患者不应接受利妥昔单抗治疗。利妥昔单抗与乙肝病毒(HBV)感染再活化有关,在治疗开始前和治疗开始后数月需要进行监测。还不能确定利妥昔单抗与结核病活化、发生淋巴瘤及其他肿瘤间的关联性(第 55 章)。在接受利妥昔单抗治疗的患者中已报告了致死性黏膜皮肤反应。可能出现各种血细胞减少,需要在 RA 患者中每 2~4 个月彻底监测血细胞。罕见其他不良反应,如:心血管事件。

柳氮磺吡啶

1. 作用机制　柳氮磺吡啶(sulfasalazine)是一种人工合成的非生物制剂类 DMARD,代谢为磺胺吡啶和对氨基水杨酸。在治疗 RA 时,磺胺吡啶很可能是活性部分(与炎性肠病不同,第 62 章)。一些学者认为母体化合物柳氮磺吡啶也有作用。还证实了其能抑制 T 细胞对刀豆球蛋白的应答和体外抑制 B 细胞增殖。柳氮磺吡啶及其代谢产物在体外能抑制促单核细胞或巨噬细胞生成的炎症细胞活素释放,如:IL-1、IL-6、IL-12 以及 TNF-α。

2. 药动学　柳氮磺吡啶口服后仅 10%~20% 被吸收,有一小部分经肝肠循环吸收入肠,在此过程中,它被肠道细菌分解后释放磺胺吡啶和 5-氨基水杨酸(图 62-8)。磺胺吡啶能被良好吸收,但 5-氨基水杨酸不被吸收。部分柳氮磺吡啶经尿液以原型排泄,而磺胺吡啶经肝脏乙酰化和羟化后排泄。柳氮磺吡啶的半衰期大约为 6~17 小时。

3. 适应证　柳氮磺吡啶对 RA 和减少影像学显示的疾病进展有效。它被用于幼年慢性关节炎、PA、炎性肠病、AS 及脊柱关节病伴发的葡萄膜炎。常用量为 2~3g/d。

4. 不良反应　使用柳氮磺吡啶的患者中,约有 30% 因毒性而停药。常见不良反应包括恶心、呕吐、头痛和皮疹。还可发生溶血性贫血和高铁血红蛋白血症,但较罕见。在 1%~5% 的患者中出现中性粒细胞减少,血小板减少非常罕见。偶见肺毒性和双链 DNA(dsDNA)阳性,但罕见药物引起的狼疮。男性可出现可逆的不育症,但不影响女性生育。该药物未显示出致畸性。

托珠单抗

1. 作用机制　托珠单抗(tocilizumab)是一种较新的生物

人源化抗体,与可溶性和膜结合 IL-6 受体结合,通过这些受体抑制 IL-6 介导的信号转导。IL-6 是不同类型的细胞(包括 T 细胞、B 细胞、单核细胞、成纤维细胞以及滑液和内皮细胞)产生的前炎性细胞活素。IL-6 涉及多种生理学进程,如:T 细胞活化、肝急性期蛋白合成和刺激疾病(如:RA)涉及的炎性进程。

2. 药动学　托珠单抗的半衰期呈剂量依赖性,4mg/kg 剂量下约为 11 天,8mg/kg 剂量下约为 13 天。IL-6 可抑制多种 CYP450 同工酶;因此,对 IL-6 的抑制可能使 CYP450 的活性恢复到较高水平。这对 CYP450 底物类药物和治疗窗狭窄的药物(如:环孢素或华法林)可能具有临床相关性,对这些药物可能需要进行剂量调整。

托珠单抗可与非生物制剂类 DMARD 联合使用或单用。在美国,推荐用于 RA 时的起始剂量为静脉给药 4mg/kg,每 4 周 1 次,然后根据临床应答增加到 8mg/kg(每次输液不超过 800mg)。

3. 适应证　托珠单抗适用于对一种或多种 DMARD 应答不足的成年中重度活动性 RA 患者。它还适用于大于两岁的或新兴 SJIA 或活动性 PJIA 的患者。一项新近研究显示,其有效性略优于阿达木单抗。

4. 不良反应　严重感染包括结核、真菌、病毒和其他机会性感染已有发生。在开始托珠单抗治疗前,应当筛查结核。最常见的不良反应为上呼吸道感染、高血压和肝酶升高。

偶见中性粒细胞减少症和血小板计数减少,应当监测血脂(如:胆固醇、甘油三酯、LDL 和 HDL)。在憩室炎患者和正在使用糖皮质激素的患者中已有 GI 穿孔的报告,但该不良反应是否比 TNF-α 阻断药使用时更为常见仍然不明。脱髓鞘病(包括多发性硬化)罕见与托珠单抗的使用相关。低于 1% 的使用托珠单抗的患者发生过敏反应。在 2% 的患者中出现抗托珠单抗抗体,这可能与需要停药的超敏反应有关。

TNF-α 阻断药(TNF-α-BLOCKING AGENTS)

细胞活素在免疫应答(第 56 章)和 RA 中起关键作用。尽管 RA 患者的关节中表达的细胞活素种类非常多,但 TNF-α 表现出对炎症进展非常重要。

TNF-α 通过激活某些与细胞膜结合的 TNF 受体(TNFR$_1$、TNFR$_2$)影响细胞功能。有 6 种干扰 TNF-α 的生物制剂类 DMARD 被批准用于治疗类风湿性关节炎和其他风湿性疾病(图 36-4)这些药物有许多共同的不良反应,这些反应将在本小节末论述。

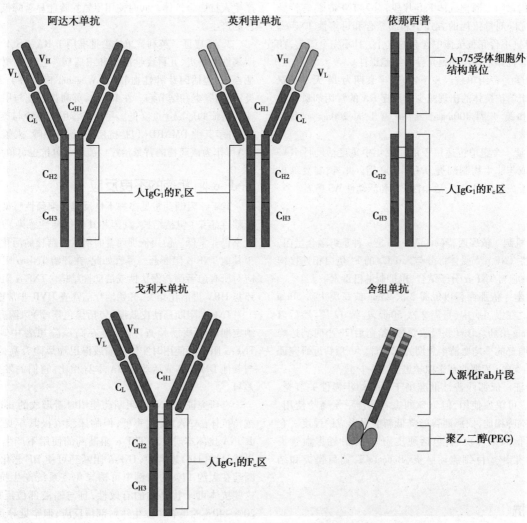

图 36-4　用于类风湿性关节炎的 TNF-α 拮抗药结构。C$_H$,恒定重链;C$_L$,恒定轻链;F$_c$,复合免疫球蛋白区;V$_H$,可变重链;V$_L$,可变轻链。红色区域,人源;蓝色区域,小鼠源;绿色区域,聚乙二醇(PEG)

阿达木单抗

1. 作用机制　阿达木单抗（adalimumab）是一种完全的人 IgG_1 抗 TNF 单克隆抗体。该化合物与可溶性 TNF-α 络合，阻止其与 p55 和 p75 细胞表面受体的相互作用。这引起了巨噬细胞和 T 细胞功能的减量调节。

2. 药动学　阿达木单抗采用皮下给药，半衰期为 10～20 日。在甲氨蝶呤存在的情况下，其清除率降低 40% 以上，且与甲氨蝶呤同时给药时，能使人抗单克隆抗体的形成减少。用于类风湿性关节炎时，其剂量为每隔一周 40mg，但较高剂量下，其效应更明显。在银屑病中，第 0 周给予 80mg，第 1 周给予 40mg，然后每隔一周给予 40mg。

3. 适应证　该化合物被批准用于 RA、AS、PA、JIA、Crohn 病和溃疡性结肠炎。该药物能降低出现新磨损形成的速度。单独用药或与甲氨蝶呤和其他非生物制剂类 DMARD 联合用药均有效。仅基于病例报告和病例系列，发现阿达木单抗对治疗 Behçet 病、结节病，尤其是非感染性葡萄膜炎有效。

舍组单抗

1. 作用机制　舍组单抗（certolizumab）是一种与聚乙二醇（PEG）结合的重组人源化抗体 Fab 片段，对人 TNF-α 具有特异性。舍组单抗以剂量依赖的方式中和膜结合和可溶性 TNF-α。此外，舍组单抗不含完整抗体中含有的 F_c 区，且不完全固定，在体外也不引起抗体依赖性细胞介导的细胞毒性。

2. 药动学　舍组单抗经皮下给药，半衰期为 14 天。甲氨蝶呤使抗舍组单抗抗体的出现减少。治疗 RA 的常用剂量为初始、第 2 周和第 4 周 400mg，此后每隔 1 周 200mg 或每 4 周 400mg。

3. 适应证　舍组单抗适用于治疗成年中重度活动性 RA。可单药治疗或与非生物制剂类 DMARD 联用。此外，赛妥珠单抗也获批用于成年 Crohn 病、活动性 PA 和活动性 AS 患者。

依那西普

1. 作用机制　依那西普（etanercept）是一种重组融合蛋白，由两种可溶性 TNF p75 受体部分与人 IgG_1 的 F_c 蛋白相连接构成（图 36-4）；它与 TNF-α 分子结合，也抑制淋巴毒素-α。

2. 药动学　依那西普以每周 2 次 25mg 或每周 1 次 50mg 的剂量给药。在银屑病中，每周 2 次 50mg，连续 12 周，然后以每周 1 次 50mg 给药。该药物吸收缓慢，给药后 72 小时到达峰浓度。依那西普的平均血清半衰期为 4.5 日。一项新近研究证实，每周使用 50mg 依那西普影像学进展减少。

3. 适应证　依那西普被批准用于 RA、幼年慢性关节炎、PA 和 AS。它可单独使用，但 70% 的患者结合甲氨蝶呤使用。与单用甲氨蝶呤相比，依那西普能降低新磨损形成的速度。它还被用于其他风湿性疾病，包括硬皮病、肉芽肿性多血管炎（Wegener 肉芽肿）、巨细胞动脉炎、Behçet 病、葡萄膜炎和结节病。

戈利木单抗

1. 作用机制　戈利木单抗（golimumab）是一种人单克隆抗体，对可溶性和膜结合 TNF-α 具有高亲和力。戈利木单抗可有

效中和诸如 RA 等疾病中 TNF-α 产生的炎性效应。

2. 药动学　戈利木单抗皮下给药，半衰期约为 14 天。与甲氨蝶呤联用可提高戈利木单抗的血清水平并减少抗戈利木单抗抗体。治疗 RA、PA 和 AS 的推荐剂量为每 4 周 50mg。用于治疗溃疡性结肠炎时采用较高剂量的戈利木单抗：第 0 周 200mg 初始剂量，然后第 2 周 100mg，此后每 4 周 1 次。

3. 适应证　戈利木单抗联合甲氨蝶呤适用于治疗成年患者中的中重度活动性 RA。它还适用于治疗 PA 和 AS，以及中重度溃疡性结肠炎。

英利昔单抗

1. 作用机制　英利昔单抗（infliximab）（图 36-4）是一种嵌合（25% 小鼠，75% 人类）IgG_1 单克隆抗体，与可溶性 TNF-α 产生高亲和力结合，或可与膜 TNF-α 产生高亲和力结合。其作用机制很可能与阿达木单抗相同。

2. 药动学　英利昔单抗静脉输液给药，0、2 和 6 周进行"先导"给药后每 8 周一次给药维持。剂量为 3～10mg/kg。其个体清除差异明显，但血清浓度和效应间存在相关性。末端半衰期为 9～12 日，在推荐的 8 周给药时间间隔下，重复剂量给药不产生蓄积。间歇给药后，英利昔单抗在不超过 62% 的患者中产生人抗嵌合抗体。同时使用甲氨蝶呤能显著降低人抗嵌合抗体的产生。

3. 适应证　英利昔单抗被批准用于 RA、AS、PA、Crohn 病、溃疡性结肠炎、儿科炎性肠病和银屑病。它还被超标签用于其他疾病，包括肉芽肿性血管炎（Wegener 肉芽肿）、巨细胞动脉炎、葡萄膜炎和结节病。在 RA 中，英利昔单抗与甲氨蝶呤同用使新磨损的形成速度降低。尽管推荐甲氨蝶呤与英利昔单抗联用，许多其他 DMARD（包括抗疟药、硫唑嘌呤、来氟米特和环孢素）可作为该药物的背景治疗。英利昔单抗也可单用。

TNF-α 阻断药的不良反应

TNF-α 阻断药常见多种不良反应。细菌性感染和巨噬细胞依赖性感染（包括结核、真菌和其他机会性感染）升高，但其发生率仍非常低。使用依那西普时潜伏性结核病活化的发生率低于其他 TNF-α 阻断药。尽管如此，在开始 TNF-α 阻断药治疗前应对所有患者筛查潜伏性或活动性结核。TNF-α 阻断药的使用还与 HBV 再活化相关，开始治疗前筛查 HVB 非常重要。

TNF-α 阻断药使皮肤癌（包括黑色素瘤）风险升高，因此必须定期进行皮肤检查，尤其是在高风险患者中。另一方面，TNF-α 阻断药使用时实体肿瘤或淋巴瘤风险升高的证据不明，与其他 DMARD 或活动性 RA 本身相比，它们的发生率可能无差异。

有研究证实 TNF-α 阻断药使用时新形成的 dsDNA 抗体和抗核抗体（ANA）发生率低，但临床狼疮极其罕见，且 ANA 和 dsDNA 抗体本质上对 TNF-α 阻断药的使用不产生禁忌。在临界或显性（HF）患者中，TNF-α 阻断药可使 HF 恶化。TNF-α 阻断药在大约 17% 的病例中可诱导免疫系统产生抗药物抗体。这些抗体可干扰药物的有效性，且与输液部位反应相关。在 20%～40% 的患者中发生注射部位反应，但罕见导致治疗终止。斑秃、多毛症和糜烂型扁平苔藓病例已有报道。TNF-α 阻断药使用时报道了罕见的皮肤假性淋巴瘤，尤其是英利昔单抗。

TNF-α 阻断药可能使胃肠溃疡和大肠穿孔(包括憩室和阑尾穿孔)的风险升高。

　　TNF-α 阻断药相关的罕见报告毒性包括非特异性间质性肺炎、银屑病和结节病样综合征。白细胞减少症、中性粒细胞减少症和全血细胞减少症的罕见病例已有报道。在这类病例中,促发药物应当停药。

托法替布

　　1. 作用机制　托法替布(tofacitinib)是一种人工合成的小分子化合物,可不同程度地选择性抑制 Janus 激酶(JAK,第2章)家族的所有成员。在治疗剂量下,托法替布主要通过抑制 JAK3 并较低程度地抑制 JAK1,从而中断 JAK-STAT 信号转导通路而发挥其作用。这一通路在自身免疫性疾病(包括 RA)的发病机制中起主要作用。JAK3/JAK1 复合体负责从 IL-2、4、7、9、15 和 21 共有的 γ 链受体进行信号转导,继而影响决定 NK 细胞和 T、B 淋巴细胞分化、增殖和功能的多个基因转录。此外,JAK1(与其他 JAK 联合)控制从 IL-6 和干扰素受体的信号转导。接受托法替布的 RA 患者的 C 反应蛋白迅速降低。

　　2. 药动学　托法替布是一种口服靶向 DMARD。治疗 RA 时的推荐剂量为每天 2 次,每次 5mg;双倍剂量下有明显应答增强(以及毒性增强)的趋势。托法替布的绝对口服生物利用度为 74%,高脂肪餐不影响 AUC,消除半衰期约为 3 小时。经肝脏代谢(70%),主要通过 CYP3A4,通过 CYP2C19 代谢的程度较低。其余 30% 以药物原型经肾脏排泄。服用 CYP 酶抑制剂以及中度肝或肾损害的患者需要将剂量降低至每天 5mg。不得用于重度肝病患者。

　　3. 适应证　托法替布最初被开发用于防止实体器官同种异体移植排斥。已对治疗炎性肠病、脊柱关节炎、银屑病和干眼症进行了试验。迄今为止,托法替布在美国被批准用于治疗甲氨蝶呤治疗失败或不耐受的成年中重度活动性 RA 患者。该适应证在欧洲未获批。其单药使用或与其他非生物制剂类 DMARD(包括甲氨蝶呤)联合使用。

　　4. 不良反应　与生物制剂类 DMARD 相同,托法替尼使感染风险略为升高,由于可能增加免疫抑制效应,其不得与强效免疫抑制药或生物制剂类 DMARD 联用。上呼吸道感染和尿路感染是最常见的感染。还报道了其他严重感染,包括肺炎、蜂窝组织炎、食道念珠菌病和其他机会性感染。在开始治疗前,应对所有患者进行潜伏性或活动性结核筛查。发现使用托法替尼的患者中报道了淋巴瘤和其他恶性肿瘤,如:胸肺癌症。但某些研究讨论使用 JAK 抑制药治疗某些淋巴瘤的可能性。在接受托法替布治疗的患者中已发现低密度脂蛋白(LDL)、高密度脂蛋白(HDL)和总胆固醇水平呈剂量依赖性升高,通常在治疗约 6 周后开始,因此应监测血脂水平。尽管托法替布导致 CD19 B 细胞和 CD4 T 细胞呈剂量依赖性升高,且 CD16/CD56 NK 细胞降低,但这些改变的临床意义仍然不明。还可出现药物相关性中性粒细胞减少和贫血,此时需要停药。有报道的其他托法替布不良反应包括头痛、腹泻、肝酶升高和胃肠穿孔。

白介素-1 抑制药类

　　IL-1α 在多种炎性和自身免疫性疾病(包括 RA)中起主要作用。IL-1β 和 IL-1 受体拮抗剂(IL-1RA)是 IL-1 家族的其他成员。所有 3 种物质以相同的方式与 IL-1 受体结合。然而,IL-1RA 不启动细胞内信号转导通路,因此作为前炎性 IL-1α 和 IL-1β 的一种竞争性抑制剂。

阿那白滞素

　　1. 作用机制　阿那白滞素(anakinra)是这一家族中最老的药物,但目前已罕见用于 RA。阿那白滞素是一种重组的 IL-1RA,它阻断 IL-1α 和 IL-1β 对 IL-1 受体的作用,因此降低炎性疾病中的免疫应答。

　　2. 药动学　阿那白滞素采用皮下给药,3~7 小时后血浆浓度达峰。阿那白滞素的绝对生物利用度为 95%,末端半衰期为 4~6 小时。治疗 RA 时的推荐剂量为每日 100mg。在治疗隐热蛋白相关周期性综合征时,阿那白滞素的剂量取决于体重,起始剂量为 1~2mg/(kg·d),直至最大剂量 8mg/(kg·d)。在肾功能不全患者中推荐将给药频率降低至隔日 1 次。

　　3. 适应证　阿那白滞素被批准用于治疗成年患者中的中重度活动性 RA,但其并非十分有效,然而,阿那白滞素是 CAPS 的一种药物选择,尤其是新生期发病的多系统炎性疾病(NOMID)亚型。阿那白滞素对痛风有效(见下文),且被用于其他疾病,如:Behçet 病和成年发病的 JIA。对其用于巨细胞性动脉炎仍存在争议。

卡那单抗

　　1. 作用机制　卡那单抗(canakinumab)是一种抗 IL-1β 的人 IgG1/κ 单克隆抗体。它与 IL-1β 形成一个复合体,阻滞其与 IL-1 受体的结合。

　　2. 药动学　卡那单抗采用皮下给药。单次皮下注射 7 天后血清浓度达峰。卡那单抗的绝对生物利用度为 66%,平均末端半衰期为 26 天。体重超过 7.5kg 的 SJIA 患者的推荐剂量为每 4 周 4mg/kg。在治疗 CAPS 时采用一种体重调整的算法。

　　3. 适应证　卡那单抗适用于 ≥2 岁儿童中的活动性 SJIA。它还被用于治疗 CAPS,尤其是成人及 ≥4 岁儿童中的家族性寒冷性自身炎症性综合征和 Muckle-Wells 综合征亚型。卡那单抗也被用于治疗痛风(见下文)。

利纳西普

　　1. 作用机制　利纳西普(rilonacept)是 IL-1 的配体结合区域。它主要与 IL-1β 结合,与 IL-1α 和 IL-1RA 的亲和力略低。利纳西普中和 IL-1β 并阻止其余 IL-1 受体的结合。

　　2. 药动学　利纳西普治疗 CAPS 的皮下给药剂量具有年龄依赖性。在 12~17 岁患者中,负荷剂量为 4.4mg/kg(最高 320mg),维持剂量为 2.2mg/kg,每周 1 次。≥18 岁患者负荷剂量为 320mg,此后 160mg,每周 1 次。6 周后达到稳态血浆浓度。

　　3. 适应证　利纳西普被批准用于 ≥12 岁患者中的治疗 CAPS 亚型:家族性寒冷性自身炎症性综合征和 Muckle-Wells 综合征。利纳西普也被用于治疗痛风(见下文)。

白介素-1 抑制药类的不良反应

　　最常见的不良反应为注射部位反应(高达 40%)和上呼吸道感染。给予 IL-1 抑制药的患者中罕见严重感染。头痛、腹痛、恶心、腹泻、关节痛和感冒样疾病,以及超敏反应均有报道。使用 IL-1 抑制药的患者可能发生一过性中性粒细胞减少症,需要定期监测中性粒细胞计数。

贝利木单抗

贝利木单抗(belimumab)是一种特异性抑制 B 淋巴细胞刺激因子(BLyS)的抗体。其采用静脉输液给药。推荐剂量为第 0、2、4 周和此后每 4 周 10mg/kg。贝利木单抗分布半衰期为 1.75 天,末端半衰期为 19.4 天。

贝利木单抗仅被批准用于正在接受标准治疗的活动性、血清反应阳性 SLE 成年患者。该药物在被延长的一系列临床试验后获批,其在 SLE 整体方案中的地位不明。贝利木单抗不得用于具有活动性肾脏或者神经表现的 SLE 患者,原因是无这些状况下的数据。此外,贝利木单抗与其他生物制剂类 DMARD 或环磷酰胺联合用药的有效性还未进行试验。

贝利木单抗最常见的不良反应为恶心、腹泻和呼吸道感染。与其他生物制剂类 DMARD 相同,感染风险(包括严重感染)略微升高。在接受贝利木单抗治疗的患者中已有抑郁和自杀病例的报道,单这些患者可能已有神经性 SLE,因此使因果关系混淆。其他不良反应有输液反应(包括过敏反应)。很小百分比的患者出现抗贝利木单抗抗体,但其临床意义不明。

DMARD 联合疗法

在一项 1998 年的调查中,大约有一半的北美风湿科医师采用 DMARD 联合疗法(combination therapy with DMARD)治疗中度侵袭性 RA,现在联合用药可能更多。可基于作用机制互补、药动学不叠加和毒性不叠加合理设计 DMARD 联合用药。

当加入甲氨蝶呤作为背景治疗,环孢素、氯喹、羟氯喹、来氟米特、英利昔单抗、阿达木单抗、利妥昔单抗和依那西普均显示出疗效改善。甲氨蝶呤、柳氮磺吡啶和羟氯喹三联疗法的有效性与依那西普与甲氨蝶呤联用相同。相比之下,硫唑嘌呤、金诺芬或柳氮磺吡啶与甲氨蝶呤联用不会引起额外的治疗获益。其他联合用药偶尔应用。

然而,预期联合治疗可能导致更大的毒性,但通常不会出现。对单一治疗应答不足的患者采用联合治疗已成为习惯做法,目前是 RA 治疗的原则。

糖皮质激素类药物

第 39 章论述了皮质激素类药物的一般药理学,包括作用机制、药动学和其他应用。

适应证

60%~70% 的 RA 患者使用皮质激素。它们能迅速且显著地起效,减缓新骨磨损的出现。皮质激素可用于某些 RA 的严重关节外表现(如:心包炎、眼部相关症状)或用于恶化期。当长期使用泼尼松治疗时,剂量不得超过 7.5mg/d,并建议逐步减量。隔日皮质激素疗法在 RA 中通常无效。

皮质激素的强效抗炎作用对其他风湿性疾病也可能有效,包括脉管炎、SLE、Wegener 肉芽肿、PA、巨细胞动脉炎、结节病和痛风。

皮质激素关节内给药通常对缓解疼痛症状有效,如有效的话,比增加全身给药剂量更合适。

某些 RA 症状,尤其是晨僵和关节痛呈现出昼夜节律,这很可能是由于前炎性细胞活素在晨间升高。一种新方法采用**缓释泼尼松**治疗 RA 中的早晨僵硬和疼痛。该片剂含有无活性外层和活性药物片芯。外层溶解需要超过 4~6 小时,然后释放泼尼松。在 21:00~22:00 服用该药物后产生在 2:00~4:00 出现泼尼松的一个小脉冲,降低了生理节律性炎性细胞活素。在 3~5mg 低剂量波尼松下,肾上腺-垂体轴似乎不受影响。

不良反应

如第 39 章所述,糖皮质激素类药物的长期使用可导致严重和致功能丧失的毒性作用。低于 7.5mg 泼尼松当量的日剂量时,会出现多种该类不良反应,很多专家确信,这些药物长期使用时,即使 3~5mg/d,在敏感个体中都可引起这些反应。

■ 其他镇痛药

当不需要抗炎作用时,对乙酰氨基酚是用于治疗轻中度疼痛的一种最重要的药物。非纳西丁是一种前药,能被代谢为对乙酰氨基酚,其毒性比代谢产物大,不应使用。

对乙酰氨基酚

N-乙酰-p-氨基苯酚(对乙酰氨基酚)

对乙酰氨基酚(acetaminophen)是非那西丁的活性代谢产物,是后者镇痛作用的来源。在外周组织中,它是一种弱 COX-1 和 COX-2 抑制药,不具有显著的抗炎作用。

1. 药动学　对乙酰氨基酚口服给药。30~60 分钟内血药浓度达峰值。对乙酰氨基酚与血浆蛋白结合很少,部分被肝微粒体酶代谢为无药理活性的对硫酸和葡萄糖醛酸化物(图 4-5)。少于 5% 以原型排泄。在大剂量服用时,一种少量但高活性的代谢产物(N-乙酰基-p-苯醌)非常重要,该代谢产物可致肝肾毒性(第 4 章)。对乙酰氨基酚的半衰期为 2~3 小时,相对来说,不受肾功能的影响。在中毒剂量或肝脏疾病的情况下,半衰期可能延长 2 倍以上。

2. 适应证　尽管对乙酰氨基酚被认为作为镇痛药和解热药时与阿司匹林相当,但对乙酰氨基酚缺乏抗炎作用。它不影响尿酸水平,也无血小板抑制作用。该药物与阿司匹林作相同,在轻中度疼痛(如:头痛、肌肉痛、产后疼痛和其他情况)中非常有用。单独使用对乙酰氨基酚对诸如 RA 的炎症情况效果不佳。在对阿司匹林过敏,对水杨酸类耐受性差的患者中,对乙酰氨基酚是最受欢迎的用于轻度镇痛的药物。在血友病患者、有胃溃疡史的患者和阿司匹林引起支气管痉挛的患者中,它比阿司匹林更好。与对阿司匹林不同的是,对乙酰氨基酚不对抗促尿酸排泄药的作用。

3. 不良反应　治疗剂量下,可出现肝酶轻度一过性升高。在大剂量时,可能出现头晕、兴奋和定向障碍。摄入 15g 对乙酰氨基酚可致死,导致死亡的原型为严重肝脏毒性伴肝小叶中心坏死,有时出现急性肾小管坏死(第 4 章和第 58 章)。

4. 现有数据显示,即使 4g 对乙酰氨基酚仍可引起肝功能检测异常增多。通常不推荐剂量超过 4g/d,尤其在有酒精中毒史时,即使该剂量也应禁用。肝脏损害的早期症状包括恶心、呕吐、腹泻、腹痛。即使在常规剂量下,也出现过无肝脏损害的肾脏损害病例。对过量治疗的满意度比过量阿司匹林差很多。除该支持治疗外,可服用乙酰半胱氨酸,用其巯基中和毒性代谢产物(第 58 章)。

5. 溶血性贫血和高铁血红蛋白症是非常罕见的不良事件。未出现非那西丁的严重并发症——间质性肾炎和肾乳头坏死,也未发生过胃肠道出血。患有任何类型的肝脏疾病的患者必须慎用。

6. 剂量　每次 325~500mg,每日 4 次,能有效治疗急性疼痛和发热,用于儿童时按比例降低剂量。在大部分情况下,成人剂量推荐不超过 4g/d。

酮咯酸

酮咯酸(ketorolac)是一种全身用 NSAID,主要作为一种短期镇痛药(不超过 1 周),而不作为抗炎药(尽管其具有典型的 NSAID 特性)。药动学见表 36-1。该药物是一种有效的镇痛药,已被成功用于在一些轻中度手术疼痛的情况中替代吗啡。肌肉或静脉给药最常见,但也有口服制剂。当与一种阿片类药物合用时,可将阿片类药物用量降低 25%~50%。有一种用于眼部炎症疾病的眼科制剂。酮咯酸的毒性与其他 NSAID 相近(见上文),但是长期使用可能使肾毒性更加常见。

曲马多

曲马多(tramadol)是一种中枢性作用的合成镇痛药,结构上与阿片类相关。由于纳洛酮(一种阿片受体阻断药)仅对曲马多的镇痛作用产生 30% 的抑制,该药物的作用机制肯定涉及非阿片和阿片受体。曲马多不具有显著的抗炎效应。该药物可能通过提高 5-羟色胺(5-HT)释放并抑制去甲肾上腺素和 5-HT 的再摄取而发挥其部分镇痛作用(第 31 章)。

■ 抗痛风药

痛风是一种代谢性疾病,其特征为尿酸单钠的沉积导致急性关节炎周期性发作。也可能出现尿酸性肾结石、结节瘤和间质性肾炎。此外心血管不良结局也开始更为明显。痛风通常与血清尿酸水平过高(高尿酸血症)相关,尿酸是嘌呤的主要最终代谢产物,是一种难溶性物质。在大多数哺乳动物中,尿酸酶将尿酸转化为溶解性较好的尿囊素;但人体内缺乏这种酶。虽然临床痛风发作与高尿酸血症相关,但大部分患有高尿酸血症的个体可能从未发生过尿酸盐结晶沉积导致的临床事件。

痛风的治疗目的是缓解急性痛风发作,防止周期性痛风发作和尿酸盐结石。对急性痛风的治疗是基于现在对该疾病中出现的病理生理事件的理解(图 36-5)。临床上痛风依赖于一种大分子蛋白复合体,称为 NLRP3,它调节者 IL-1 的活化。尿酸盐结晶可激活 NLRP3,导致滑膜细胞释放前列腺素和溶酶体酶。受这些趋化介质的吸引,多形核白细胞迁移入关节间隙,并放大了不断进展中的炎症进程。在发作后期,单核吞噬细胞(巨噬细胞)出现,吞噬尿酸盐结晶,并释放更多的炎症介质。

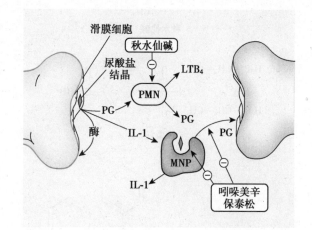

图 36-5　痛风关节中的病理生理事件。滑膜细胞吞噬尿酸盐结晶后分泌炎症介质,吸引并激活多形白细胞(PMN)和单核吞噬细胞(MNP)(巨噬细胞)。在痛风中起抑制结晶吞噬以及多形白细胞和巨噬细胞释放炎症介质作用的药物。PG,前列腺素;IL-1,白介素-1;LTB$_4$,白三烯 B$_4$

在开始痛风的长期降尿酸治疗前,高尿酸血症伴痛风和尿酸盐结石患者应当与仅患有高尿酸血症的患者明确区分。在无临床症状的高尿酸血症患者中,长期药物治疗的疗效未被证实。尽管有数据显示尿酸提高的程度与临床痛风间存在明显的关系,但在某些个体中,尿酸水平可能高于日常平均水平 2 倍标准差,但无不良后果。已有许多不同的药物用于治疗急性和慢性痛风。然而,不能坚持用药及其常见,在年轻患者中证实坚持用药者为 18%~26%。医疗卫生服务提供者应当将依从性作为一个重大问题。

秋水仙碱

尽管 NSAID、糖皮质激素和秋水仙碱(colchicine)是用于急性痛风的一线药物,但秋水仙碱作为首要治疗方法已应用多年。秋水仙碱是一种从秋藏红花和秋水仙中分离出的生物碱。其结构见图 36-6。

1. 药动学　秋水仙碱口服给药后吸收迅速,在 2 小时内达到血浆峰浓度,血清半衰期为 9 小时,其代谢产物经肠道和尿液排泄。

2. 药效学　秋水仙碱既不改变尿酸盐的代谢和排泄,也没有镇痛作用,但它却能在 12~24 小时内显著缓解痛风关节炎的疼痛和炎症。秋水仙碱可与细胞内微管蛋白结合,阻止其聚合成微管,抑制了白细胞迁移和吞噬,从而发挥其抗炎作用。它也能抑制白三烯 B$_4$ 和 IL-1β 的形成。多种秋水仙碱的不良反应是由于其对蛋白聚合和细胞有丝分裂的抑制而产生。

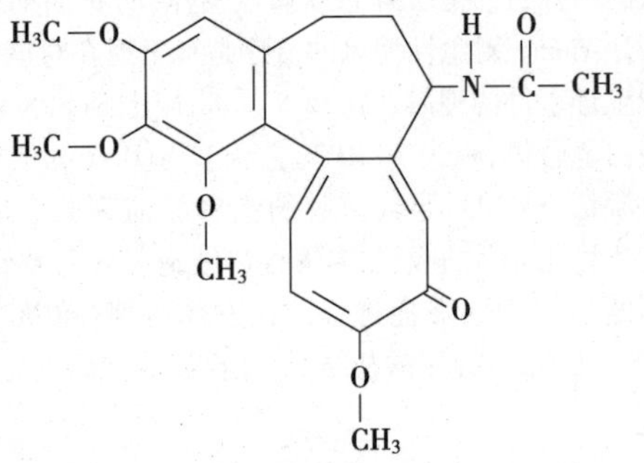

图 36-6　秋水仙碱与促尿酸排泄药

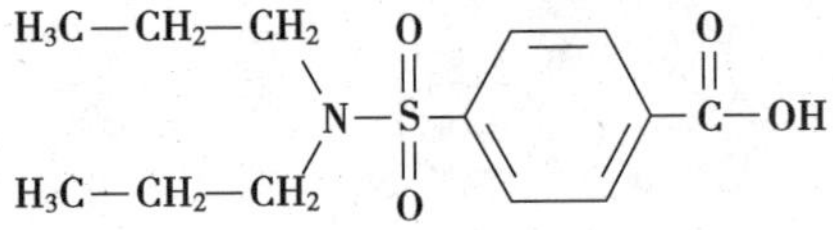

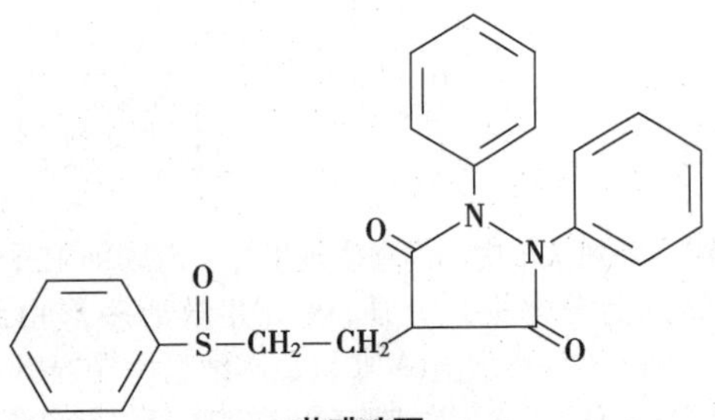

3. 适应证　秋水仙碱适用于痛风,也在发作间期(间歇期)被用于长期预防(低剂量)。它可预防急性地中海热的发作,对于类肉瘤关节炎和肝硬化也可能有较弱疗效。秋水仙碱也被用于治疗和预防心包炎、胸膜炎和冠状动脉疾病,这很可能是由于其抗炎效应。尽管其可静脉给药,FDA 已不再批准这一给药途径(2009 年)。

4. 不良反应　秋水仙碱经常引起腹泻,偶致恶心、呕吐和腹痛。还观察到肝坏死、急性肾衰竭、弥漫性血管内凝血和癫痫发作。罕见秋水仙碱引起脱发和骨髓抑制,以及外周神经炎、肌病,也有导致死亡的一些病例。静脉给药可引起更严重的不良事件。

5. 剂量　在用于预防(最常见的应用)时,秋水仙碱的剂量为每次 0.6mg,每日 1~3 次。用于治疗痛风发作,1.2mg 给药后单次口服 0.6mg 的用量与高剂量方案具有相同疗效,且低剂量方案不良事件较少。2008 年,由于含秋水仙碱的静脉用制剂有致命的不良反应,FDA 要求所有该类制剂在美国撤市。因此,静脉用秋水仙碱已不再销售。

2009 年 FDA 批准了用于治疗急性痛风的一种新型秋水仙碱口服制剂,允许 Colcrys(一种品牌秋水仙碱)在美国排他性上市。Colcrys 之外的非专利秋水仙碱在全球其他地区均有销售。

用于痛风的 NSAID

除抑制前列腺素合成外,NSAID 还能抑制尿酸盐结晶吞噬。阿司匹林仅在剂量大于 3.6g/d 时有排尿酸作用,但在低剂量时(≤2.6g/d)产生尿酸肾潴留,因此不适用于该疾病。吲哚美辛一般作为秋水仙碱的替代品,用于痛风的初始治疗。对于急性痛风,剂量为每次 50mg,每日 3 次;当出现应答时,将剂量降低至每次 25mg,每日 3 次,持续 5~7 日。

除阿司匹林、水杨酸类和托美丁外,所有其他 NSAID 均被成功用于治疗急性痛风发作。奥沙普秦能降低血清尿酸,在理论上是一种良好的治疗选择。这些药物的有效性和安全性与较老的药物相同。

促尿酸排泄药

丙磺舒(probenecid)和磺吡酮(sulfinpyrazone)为促尿酸排泄药(uricosuric drugs),在痛风石性痛风或痛风发作频率升高的患者中,用于减小尿酸盐体池。对于能排泄大量尿酸的患者,则不应使用促尿酸排泄药。Lesinurad(RDEA594)是一种有前途的新型促尿酸排泄药,目前正在进行Ⅲ期临床试验。

1. 化学和药动学　促尿酸排泄药均为有机酸(图 36-6),因此,在肾小管的阴离子转运位点起作用(第 15 章)。丙磺舒能被肾小管完全重吸收,其代谢缓慢,末端血清半衰期为 5~8 小时。磺吡酮及其活性羟化衍生物经肾脏排泄。虽然如此,但其口服后作用持续时间几乎与丙磺舒相同,每日给药 1~2 次。

2. 药效学　促尿酸排泄药(如:丙磺舒、磺吡酮、非诺贝特和氯沙坦)抑制肾近曲小管重吸收和分泌的活性转运位点,从而使近曲小管中尿酸的重吸收减少。剂量低于 2.6g/d 的阿司匹林可抑制肾小管的分泌转运蛋白而造成尿酸潴留,因此不能用于痛风患者的止痛。促尿酸排泄药也可减少其他弱酸类药物(如:青霉素)的分泌。

3. 由于尿酸的分泌增加,尿酸盐池减小,但是血浆浓度可能不能显著降低。在应答良好的患者中,尿酸盐痛风石沉积物被重吸收,关节炎症状缓解,骨骼中的矿物质得以补充。随着尿酸排泄的增加,肾结石形成风险也增加;因此,应将尿量维持于较高水平,且至少在治疗早期应同服强碱使尿液 pH 保持在 6.0 以上。

4. 适应证　当尿酸排泄减少型痛风禁用别嘌醇(或非布司他,下文论述)时,或存在结节瘤时,应开始促尿酸排泄药的治疗。治疗应在一次急性发作后 2~3 周开始。

5. 不良反应　这两种有机酸均能导致相等的 GI 刺激,但磺吡酮更显著。两种药物使用后都可能出现皮疹。使用丙磺舒可能发生肾病综合征。磺吡酮和丙磺舒可能导致罕见的再生障碍性贫血。

6. 禁忌和注意事项　应维持较大尿量,避免形成结石。

7. 剂量　通常丙磺舒的口服起始日剂量为 0.5g,分次服用,一周后增至每日 1g。磺吡酮的口服起始日剂量为 200mg,后逐渐增至每日 400~800mg。应当分次与食物同服以减少 GI 不良反应。

别嘌醇

别嘌醇(allopurinol)是用于痛风两次急性发作之间的间期的首选和标准治疗方案,它能通过抑制黄嘌呤氧化酶降低体内总尿酸负荷。

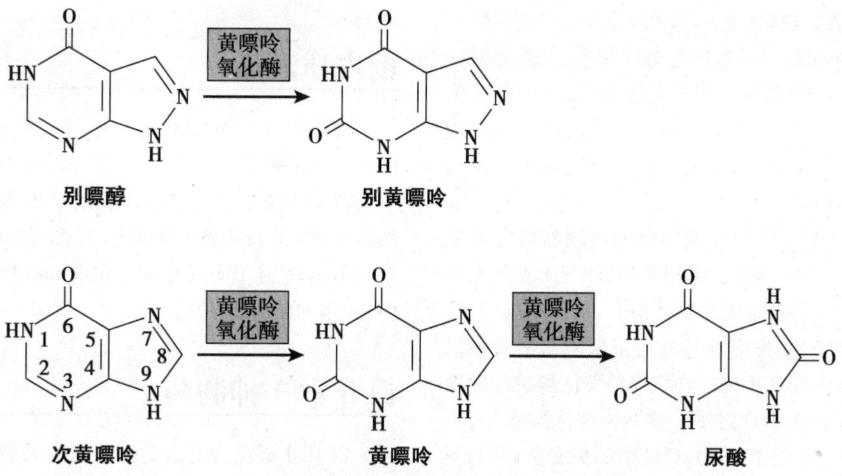

图 36-7　别嘌醇和别黄嘌呤抑制黄嘌呤氧化酶导致出现别嘌醇对尿酸合成的抑制

1. 化学和药动学　别嘌醇为次黄嘌呤的异构体,其结构见图 36-7。别嘌醇口服给药后大约有 80% 被吸收,末端血清半衰期为 1~2 小时。与尿酸相似,别嘌醇被黄嘌呤氧化酶代谢,但是其代谢产物奥昔嘌醇仍然保持对黄嘌呤氧化酶的抑制能力,且作用持续时间长,使别嘌醇仅需每日给药 1 次。

2. 药效学　饮食中的嘌呤并非尿酸的主要来源。大量嘌呤是由体内的氨基酸、甲酸盐和 CO_2 形成的。未与核酸结合和由核酸降解而得的嘌呤核苷酸被转化成黄嘌呤或次黄嘌呤,然后被氧化成尿酸 (图 36-7)。别嘌醇能抑制这一过程的最后一步,使血浆中尿酸盐水平下降,使总体尿酸盐负荷减小。而可溶性黄嘌呤和次黄嘌呤的量增加。

3. 适应证　别嘌醇通常在两次发作的间期中作为治疗慢性痛风的一线药物,有延长间歇期的趋势。与使用促尿酸排泄药相同,启动治疗的期望并不是终身服药,而是仅持续几年。当开始使用别嘌醇时,应同时使用秋水仙碱或 NSAID,直至达稳态血清尿酸正常化,或至少降低至 6mg/100ml,且因持续 ≥6 个月。然后谨慎地停用秋水仙碱或 NSAID,但继续使用别嘌醇。

4. 不良反应　除促发痛风(同时使用秋水仙碱或 NSAID 的原因)外,GI 不耐受(包括恶心、呕吐和腹泻)、周围神经炎和坏死性血管炎、骨髓抑制以及罕见的再生障碍性贫血罕有发生。有肝脏毒性和间质性肾炎的报道。3% 的患者出现皮肤过敏反应,表现为瘙痒性斑丘疹皮损。也有剥脱性皮炎的个例报道。在非常罕见的病例中,别嘌醇可与晶状体结合,导致白内障。

5. 药物相互作用与注意事项　当化疗用嘌呤类(如:硫唑嘌呤)联合别嘌醇给药时,二者剂量均需降低约 75%。别嘌醇也可增强环磷酰胺的作用。别嘌醇能抑制丙磺舒和口服抗凝药的代谢,也能增加肝脏铁浓度。还未建立其用于儿童和孕妇的安全性。

6. 剂量　别嘌醇的起始剂量为 50~100mg/d。应逐步加量至血清尿酸低于 6mg/100ml;通常在 300~400mg/d 剂量时达到该水平,但并不仅限于该剂量;可能需要高达 800mg/d 的剂量。

如上文所述,使用别嘌醇治疗时,首月内应合用秋水仙碱或一种 NSAID,以防止痛风性关节炎的发作。

非布司他

非布司他(febuxostat)是一种非嘌呤类黄嘌呤氧化酶抑制药,于 2009 年被 FDA 批准。

1. 药动学　口服给药后,超过 80% 的非布司他被吸收。约 1 小时达峰浓度,半衰期为 4~18 小时,因此每天 1 次给药即有效。非布司他在肝脏内高度代谢。所有药物及其非活性代谢产物经尿液排泄,但原型药物仅站 5%。

2. 药效学　非布司他是一种黄嘌呤氧化酶的强效选择性抑制药,因此能减少黄嘌呤和尿酸的形成,但不影响嘌呤或嘧啶代谢途径中的其他酶。在临床研究中,在降低血清尿酸盐水平方面,非布司他日剂量 80mg 或 120mg 比别嘌醇 g 日剂量 300mg 更有效。无论对何种高尿酸血症(产生过多或排泄过少),其降尿酸盐作用相当显著。

3. 适应证　非布司他 40mg 和 80mg 剂量被批准用于在痛风患者中治疗慢性高尿酸血症。尽管其作为降尿酸疗法似乎比别嘌醇更有效,但别嘌醇的剂量限制于 300mg/d,因此这未反映出临床实践中实际的给药方案。目前未知别嘌醇与非布司他的剂量当量。

4. 不良反应　与使用别嘌醇时相同,在开始非布司他治疗时应联合使用秋水仙碱或 NSAID,以避免痛风突然复发。最常见的与治疗相关的不良事件为肝功能异常、腹泻、头痛和恶心。对别嘌醇有不耐受史患者,对非布司他能良好耐受。未出现心血管事件风险升高。

5. 剂量　非布司他的推荐起始剂量为每日 40mg。由于在最初 III 期临床试验中对心血管事件的顾虑,FDA 仅批准了 40mg 和 80mg 剂量。由于其被肝脏高度代谢成为一种无活性的代谢产物,因此肾损害患者无需调整剂量。

培戈洛酶

培戈洛酶(pegloticase)是最新的降尿酸疗法,被批准用于治疗难治性慢性痛风。

1. 化学　普瑞凯希是一种重组哺乳动物尿酸酶,与甲基聚乙二醇(mPEG)共价结合,以延长循环半衰期并减弱免疫应答。

2. 药代动力学和剂量　培戈洛酶的推荐剂量为每 2 周 8mg,静脉输液给药。它是一种速效药物,在 24~72 小时内达到降尿酸水平的峰值。血清半衰期范围为 6~12 天。多项研究显示与 PEG-尿酸酶抗体阴性受试者(平均 16.1 天)相比,抗体应答导致的 PEG-尿酸酶清除较早（平均 11 天）。

3. 药效学　尿酸氧化酶将尿酸转化为尿囊素，人类和某些较高等的灵长目动物中该酶缺乏。尿囊素极易溶，易被肾脏消除。在单剂量 4~12mg 给药后，培戈洛酶显示出能维持低尿酸水平高达 21 天，这允许每 2 周 IV 给药 1 次。培戈洛酶不得用于无临床症状的高尿酸血症。

4. 不良反应　在培戈洛酶治疗期间可能出现痛风突然发作，尤其是在治疗的 3~6 个月期间，需要采用 NSAID 或秋水仙碱预防。大量患者对培戈洛酶显示出免疫应答。抗培戈洛酶抗体的存在与循环半衰期缩短、失应答导致血浆尿酸水平升高以及输液反应和过敏发生率较高相关。在接受培戈洛酶治疗的患者中，超过 6%~15% 的患者出现过敏。检测血浆尿酸水平，将水平升高作为抗体生成的一个标志物，可使给药更安全，并监测有效性。此外，应避免其他降尿酸药给药，以避免掩盖培戈洛酶有效性的丧失。可能出现肾结石、关节痛、肌肉痉挛、头痛、贫血和恶心。发现的其他发生率较低的副作用包括上呼吸道感染、周围水肿、尿路感染和腹泻。在葡萄糖-6-磷酸脱氢酶缺乏患者中，由于尿酸酶产生过氧化氢，存在一定程度的溶血性贫血顾虑，因此，这些患者应避免使用培戈洛酶。

糖皮质激素

皮质激素有时采用关节内、全身和皮下给药途径用于治疗症状严重的痛风，这取决于疼痛和炎症的程度。最常用的口服皮质激素为泼尼松。推荐口服剂量为 30~50mg/d，用 1~2 日，然后在 7~10 日内逐步减量。若患者不能使用口服药品，可给予关节内注射 10mg（小关节）、30mg（腕、踝、肘关节）和 40mg（膝关节）的曲安奈德。

白介素-1 抑制药

以 IL-1 通路为靶点的药物（如：阿那白滞素、卡那单抗和利纳西普）被用于治疗痛风。尽管数据有限，在传统疗法（如：NSAID 或秋水仙碱）存在禁忌或难治性患者中，这些药物可能为急性痛风提供一种有前途的治疗选择。一项新近研究显示，卡那单抗作为一种全人抗 IL-1β 单克隆抗体，以 150mg 剂量皮下给药时，可提供迅速且持久的疼痛缓解。对这些药物作为降尿酸治疗起始时预防痛风突然发作的疗法也正在进行研究。

制剂

通用名称	制剂	通用名称	制剂
非甾体抗炎药		萘普生	仿制药（OTC）、Naprosyn、Anaprox、Aleve（OTC）
阿司匹林、乙酰水杨酸	仿制药、Easprin、其他	奥沙普秦	仿制药、Daypro
溴芬酸	Prolensa、Bromday	吡罗昔康	仿制药、Feldene
塞来考昔	Celebrex	双水杨酯、水杨酰水杨酸	仿制药、Disalcid
水杨酸胆碱	多种		
双氯芬酸	仿制药、Cataflam、Voltaren	水杨酸钠	仿制药
二氟尼柳	仿制药、Dolobid	硫代水杨酸钠	仿制药、Rexolate
依托度酸	仿制药、Lodine	舒林酸	仿制药、Clinoril
非诺洛芬	仿制药、Nalfon	舒洛芬	Profenal（眼用）
氟比洛芬	仿制药、Ansaid、Ocufen（眼用）	托美丁	仿制药、Tolectin
布洛芬	仿制药、Motrin、Rufen、Advil（OTC）、Nuprin（OTC）、其他	**改善病情抗风湿药**	
		阿巴西普	Orencia
吲哚美辛	仿制药、Indocin	阿达木单抗	Humira
酮洛芬	仿制药、Orudis	阿那白滞素	Kineret
水杨酸镁	Doan's Pills、Magan、Mobidin	金诺芬	Ridaura
甲氯芬那酸钠	仿制药	金硫葡糖	Solganal
甲芬那酸	仿制药、Ponstel	贝利木单抗	Benlysta
美洛昔康	仿制药、Mobic	卡那单抗	Ilaris
萘丁美酮	仿制药	舍组单抗	Cimzia

续表

通用名称	制剂	通用名称	制剂
环磷酰胺：第 54 章	仿制药、Cytoxan	托珠单抗	Actemra
环孢素：见第 55 章	仿制药、Sandimmune	托法替布	Xeljanz
依那西普	Enbrel	对乙酰氨基酚	
硫代苹果酸金钠	仿制药、Aurolate	对乙酰氨基酚	仿制药、Tylenol、Tempra、Panadol、Ace-phen、等
戈利木单抗	Simponi		
英利昔单抗	Remicade	酮咯酸氨丁三醇	仿制药、Toradol
来氟米特	仿制药、Arava	曲马多	Ultram
甲氨蝶呤	仿制药、Rheumatrex	抗痛风药	
吗替麦考酚酯	见第 55 章	别嘌醇	仿制药、Zyloprim
青霉胺	Cuprimine、Depen	秋水仙碱	仿制药*、Colchrys
利纳西普	Arcalyst	非布司他	Uloric
利妥昔单抗	Rituxan	培戈洛酶	Krystexxa
		丙磺舒	仿制药
柳氮磺吡啶	仿制药、Azulfidine	磺吡酮	仿制药、Anturane

*除美国外

案例思考答案

该患者持续 1 年症状控制良好，但目前存在长期发作，很可能提示疾病恶化（不仅仅是短暂发作）。除体检结果和急性期反应物（如：沉降率或 C 反应蛋白）检验外，明智的做法是获得其手足部 X 光片以证实是否发生关节损害。若发现类似损害，恰当的方法是联合一种非生物制剂类 DMARD（如：加入柳氮磺吡啶或羟氯喹）或加入一种生物制剂类药物（通常为一种 TNF 抑制剂）。应当每 1~3 个月进行随访以评估应答和毒性。需谨慎对待的不良事件为感染风险升高、可能的淋巴瘤表现以及罕见的肝功能或血液学异常。尤为重要的是应确保随访，包括每 3~6 个月更换药物，直至达到疾病完全控制。

（汤韧 译　唐玉 校　金有豫 审）

参考文献
扫描本书二维码获取完整参考文献。

下丘脑和垂体激素

第 37 章

Roger K. Long, MD & Hakan Cakmak, MD

案例思考

男孩儿,3岁,身高85cm(-3个标准差),体重13kg(大致位于前10百分位),患身材矮小症。回顾既往史和生长曲线图,显示其出生时体重与身高正常,但自6月龄开始,身高的增长速度逐渐落后于同龄人的正常范围。体检显示矮小症,伴有轻度全身性肥胖。生殖器检查显示睾丸已下降,但是体积较小,阴茎长度-2个标准差。实验室检查表明生长激素(GH)缺乏,骨龄滞后18个月。该患者使用重组人GH进行替代治疗,剂量为每日40μg/kg(皮下注射)。治疗1年后,患者的身高增长速度从5cm/年增加至11cm/年。GH是如何刺激儿童生长的? 通过对患者的体检,提示还缺乏何种激素? 该患者可能还需要补充何种激素?

缩略词

ACTH	促肾上腺皮质激素 (Adrenocorticotropic hormone, corticotropin)	**IGF**	胰岛素样生长因子 (Insulin-like growth factor)
CRH	促肾上腺皮质激素释放激素 (Corticotropin-releasing hormone)	**LH**	黄体生成素 (Luteinizing hormone)
FSH	卵泡刺激素 (Follicle-stimulating hormone)	**PRL**	催乳素 (Prolactin)
GH	生长激素 (Growth hormone)	**rhGH**	重组人生长激素 (Recombinant human growth hormone)
GHRH	生长激素释放激素 (Growth hormone-releasing hormone)	**SST**	生长抑素 (Somatostatin)
GnRH	促性腺激素释放激素 (Gonadotropin-releasing hormone)	**TRH**	促甲状腺激素释放激素 (Thyrotropin-releasing hormone)
hCG	人绒毛膜促性腺激素 (Human chorionic gonatropin)	**TSH**	促甲状腺激素 (Thyroid-stimulating hormone, thyrotropin)
hMG	人绝经期促性腺激素 (Human menopausal gonadotropins)		

下丘脑-垂体的神经和内分泌系统联合介导了对代谢、生长以及生殖过程的调控。垂体由垂体前叶（腺垂体）和后叶（神经垂体）组成（图37-1），重约0.6g，位于骨蝶鞍中的脑底，靠近视交叉及海绵窦。垂体与下丘脑通过大量神经分泌纤维和血管相连，包括由下丘脑流向垂体的垂体门静脉系统。一些小分子激素（图37-1，表37-1）就是由该系统从下丘脑输送到垂体前叶的。

垂体后叶激素则在下丘脑中合成，通过垂体柄的大量神经分泌纤维转运到垂体后叶，并由此释放进入血液循环。

可模拟或阻断下丘脑垂体激素作用的药物，主要应用于以下三个方面：①激素缺乏症的激素替代治疗；②垂体激素过量的拮抗治疗；以及③一些内分泌失调疾病的诊断。

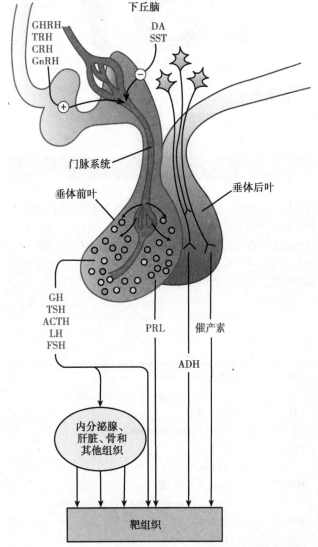

图37-1　下丘脑-垂体内分泌系统。由垂体前叶分泌的激素可通过外周的内分泌腺、肝脏或其他组织刺激激素生成，或者直接作用于靶组织。催乳素和垂体后叶分泌的激素（加压素和催产素）可直接作用于靶组织。下丘脑的因子可调节腺垂体激素的释放。ACTH，促肾上腺皮质激素；ADH，抗利尿激素（加压素）；CRH，促肾上腺皮质激素释放激素；DA，多巴胺；FSH，卵泡刺激素；GH，生长激素；GHRH，生长激素释放激素；GnRH，促性腺激素释放激素；LH，黄体生成素；PRL，催乳素；SST，生长抑素；TRH，促甲状腺激素释放激素；TSH，促甲状腺激素

表37-1　下丘脑、垂体前叶及靶器官激素或调质之间的关系[1]

腺垂体激素	下丘脑激素	靶器官	主要靶器官激素或调质
生长激素（GH，somatotropin）	生长激素释放激素（GHRH）（+）生长抑素（-）	肝脏、骨、肌肉、肾脏及其他	胰岛素样生长因子-1（IGF-1）
促甲状腺激素（TSH）	促甲状腺激素释放激素（TRH）（+）	甲状腺	甲状腺素，三碘甲状腺原氨酸
促肾上腺皮质激素（ACTH）	促肾上腺皮质激素释放激素（CRH）（+）	肾上腺皮质	皮质醇
卵泡刺激素（FSH）黄体生成素（LH）	促性腺激素释放激素（GnRH）（+）[2]	性腺	雌激素，黄体激素，睾酮
催乳素（PRL）	多巴胺（-）	乳腺	—

[1] 除生长激素和催乳素作用于JAK/STAT受体外，其他激素均通过G蛋白偶联受体起作用

[2] 内源性GnRH脉冲式分泌，促进LH和FSH的分泌，长期使用GnRH及其类似物会引起GnRH受体下调，进而抑制LH和FSH的分泌（+），兴奋；（-），抑制

■ 垂体前叶激素及其下丘脑的调节因子

除催乳素之外，垂体前叶产生的所有激素均是激素系统的关键成员，它们通过作用于内分泌腺和其他外周组织，调节激素和自分泌-旁分泌因子的生成。在此类系统中，垂体激素的分泌受到一种或多种下丘脑激素的调控。各种下丘脑-垂体-内分泌腺系统或调控轴为生长、发育、代谢和生殖功能的复杂调控提供了多种可能性。

垂体前叶激素受体与下丘脑激素受体

垂体前叶激素可按两种方式分类，一种是按照分子结构，另一种是按照它们活化受体的类型分类。**生长激素（growth hormone，GH）**和**催乳素（prolactin，PRL）**是具有显著同源性的单链蛋白，构成一类。二者都能够激活JAK/STAT受体超家族（第2章）；**促甲状腺激素（thyroid-stimulating hormone，TSH，thyrotropin）、卵泡刺激素（follicle stimulating hormone，FSH）**和**黄体生成素（luteinizing hormone，LH）**则均为双链蛋白，均能激活G蛋白偶联受体（第2章）。三者具有相同的α亚单位和相似的β亚单位，结构上的差异虽小，但已足以使它们具有各自的特异性；而**促肾上腺皮质激素（adrenocorticotropic hormone，ACTH）**是由较大的前体阿黑皮素原（POMC）剪切而成

的一个多肽，POMC 还可以分解出其他具有生物活性的多肽，如 α-促黑激素（MSH）和 β-内啡肽（第 31 章），属于第三类。与 TSH、LH 以及 FSH 相似，ACTH 也是通过 G 蛋白偶联受体发挥作用。而 ACTH 受体（也称为黑皮质素 2 受体）的独特之处在于，正常的 ACTH 受体信号转导需要一种被称为黑皮质素 2 受体辅助蛋白的跨膜蛋白。

垂体 TSH、FSH、LH 和 ACTH 的释放过程具有相似的调控机制，即均由下丘脑生成的特定多肽作用于 G 蛋白偶联受体，进而促进垂体前叶激素的生成（表 37-1）。TSH 的释放由**促甲状腺激素释放激素（thyrotropin-releasing hormone，TRH）**来调节；LH 和 FSH（统称为促性腺激素）的释放则由**促性腺激素释放激素（gonadotropin-releasing hormone，GnRH）**调节；而 ACTH 的释放则由**促肾上腺皮质激素释放激素（corticotropin-releasing hormone，CRH）**来调节。上述 4 种结构相关的激素的调节具有共同特征，即它们本身及其来自下丘脑的释放因子均受到在它们控制下所生成激素的负反馈调节。TSH 和 TRH 的生成可被两种主要的甲状腺激素（甲状腺素和三碘甲腺原氨酸）所抑制（第 38 章）；促性腺激素和 GnRH 的生成在女性体内受雌孕激素所抑制，在男性体内受睾酮和其他雄性激素抑制；ACTH 和 CRH 的生成则被皮质醇所抑制。这种负反馈调节在

甲状腺、肾上腺皮质和性腺功能的生理调控，以及病理状态下的药物治疗中都具有重要意义。

下丘脑对 GH 和催乳素的调控则与 TSH、FSH、LH 和 ACTH 有所不同。下丘脑分泌**两种激素**调控 GH，生长激素释放激素（**growth hormone-releasing hormone，GHRH**）促进 GH 的生成，而生长激素抑制激素（**somatostatin，SST**）抑制 GH 的生成。GH 及其在外周的主要介导因子胰岛素样生长因子-1（**insulin-like growth factor-1，IGF-1**）也能通过负反馈调节抑制 GH 的释放。下丘脑不产生特异性刺激催乳素分泌的激素，尽管在原发性甲状腺机能减退时所导致的 TRH 浓度升高，可刺激催乳素释放。催乳素的生成可被儿茶酚胺递质**多巴胺**，通过 D_2 型多巴胺受体所抑制。

尽管上述下丘脑和垂体激素都能够人工合成以供人们使用，但只有少数具有重要临床意义。因为直接应用靶腺体分泌的激素及其合成类似物更为方便有效，所以下丘脑和垂体相关激素（TRH、TSH、CRH、ACTH、GHRH）很少用作治疗药物，不过某些激素，如 ACTH 用于特殊诊断。这些下丘脑和垂体激素相关药物见表 37-2、表 37-3，本章将不予讨论。相对而言，GH、SST、LH、FSH、GnRH 和多巴胺或上述激素的类似物则较常用于临床，这些是本章的主要内容。

表 37-2　下丘脑激素及其类似物的临床应用

下丘脑激素	临床应用
生长激素释放激素（GHRH）	罕见用于 GH 和 GHRH 是否充足的诊断测试
促甲状腺激素释放激素（TRH，普罗瑞林）	可用于 TRH 或 TSH 缺乏的诊断；目前没有可用的临床治疗用途
促肾上腺皮质激素释放激素（CRH）	罕见用于区分库欣综合征和异位 ACTH 分泌疾病
促性腺激素释放激素（GnRH）	可用于脉冲式治疗 GnRH 缺乏所致的不育症
	类似物的长效制剂用于抑制下列患者的性腺功能：性早熟儿童跨性别/性别认同混乱的青春期早期青少年（以阻断内因性发育期异常），男性前列腺癌患者和正在接受辅助生殖技术（ART）治疗的女性或者为治疗妇科疾病需要抑制卵巢功能的妇女
多巴胺	多巴胺激动药（如：溴隐亭、卡麦角林）用于治疗高催乳素血症

表 37-3　促甲状腺激素和促肾上腺皮质激素的诊断应用

激素	诊断应用
促甲状腺激素（TSH）	在已行甲状腺癌手术治疗的患者中，通过评估 TSH 刺激后的放射性碘全身扫描和血液中甲状腺球蛋白的测定结果，以测试是否复发（第 38 章）
促肾上腺皮质激素（ACTH）	用于疑似中枢性（CRH/ACTH 缺乏）或外周性（皮质醇缺乏）肾上腺功能不足的患者，尤其是疑似先天性肾上腺增生症的病例（图 39-1 和第 39 章）

生长激素

生长激素（growth hormone，somatotropin）是由垂体前叶合成的一种肽类激素，在儿童和青少年的生长发育过程中不可或缺，对出生后机体的脂类和碳水化合物代谢，以及瘦体重和骨密度水平都起重要作用。生长激素的促生长作用主要由胰岛素样生长因子-1（IGF-1，又称为生长介素 C）介导。儿童或青少年时

期，先天或后天的生长激素缺乏会导致其成年时不能达到父母身高中值目标，伴有不成比例的体脂过剩，以及肌肉减少。成人缺乏生长激素也会引起瘦体质不成比例地降低。

化学与药物代谢动力学

A. 化学结构

生长激素是由 191 个氨基酸残基组成的，带有两个疏基桥

的肽链。结构上与催乳素极为相似。在过去，医用 GH 是从尸体的垂体中分离得到的。但如此获得的 GH 容易被能引起克雅氏病（Creutzfeldt-Jakob disease）的朊病毒污染，所以不再沿用此法。目前使用的生长激素（somatropin）是采用重组技术生产的，具有 191 个氨基酸序列，与人 GH 的天然结构完全相同。

B. 吸收、代谢、排泄

循环系统中内源性生长激素的半衰期约为 20 分钟，主要在肝脏消除。重组人生长激素（rhGH）皮下注射每周 6~7 次，达峰时间为 2~4 小时，有效血药浓度可维持 36 小时左右。

药效学

生长激素的效应通过细胞膜表面的 JAK/STAT 细胞因子受体超家族介导。此激素具有 2 个不同的 GH 受体结合位点。一个 GH 分子刺激两个生长激素受体的二聚化，并激活受体相关 JAK 酪氨酸激酶和 STATs 介导的信号级联反应（第 2 章）。生长激素对生长、机体组成及糖、蛋白质、脂肪的代谢具有复杂的效应。其促生长效应主要通过（但不限于）IGF-1 的合成增加来介导，循环系统中的 IGF-1 大多在肝脏中合成。生长激素还可以促进骨骼、软骨、肌肉、肾脏及其他组织中 IGF-1 的合成。IGF-1 在其中通过自分泌和旁分泌的方式发挥作用。在青春期末期骨骺闭合前，GH 可促进长骨增长。对于儿童和成年人，GH 均可以促进肌肉的合成和脂肪细胞的异化，以改变体重的平衡，使肌肉质量增加、脂肪比例减少。GH 对糖代谢既有直接作用也有间接作用，部分原因是因为 GH 和 IGF-1 对胰岛素敏感度有相反的作用。GH 降低胰岛素敏感度，导致轻度高胰岛素血症和血糖水平升高，而 IGF-1 对葡萄糖的转运有胰岛素样效应。在那些因 GH 受体突变、受体后信号传导突变或 GH 抗体导致的重度抵抗，而不能对生长激素产生应答的患者，给予重组人 IGF-1 可导致低血糖症，这是由于 IGF-1 具有胰岛素样效应。

临床药理

A. 生长激素缺乏症

生长激素缺乏症可能是由先天遗传所致，与中线发育缺陷综合征相关（例如：视隔发育不良），也可能是由于后天垂体或下丘脑受到损伤（包括臀位分娩或创伤性分娩）、颅内肿瘤、感染、浸润或出血性过程、或辐射导致的损伤所致。患孤立性 GH 缺乏症的新生儿在出生时，通常大小正常，因为出生前的生长不依赖于 GH。相反，IGF-1 对于出生前和出生后的正常生长是不可或缺的。出生后第一年里，IGF-1 的表达和出生后的发育会逐渐变成 GH 依赖，但对其机制所知甚少。在儿童期，GH 缺乏通常表现为身材矮小，常伴有轻度肥胖。GH 缺乏症的另一个早期征兆是低血糖，这是由于对低血糖的反调节激素应答丧失所致；由于对胰岛素的敏感性较高，幼儿面临患此症的风险。生长激素缺乏症的诊断标准通常包括：①身高增长速度低于正常同龄人；②血清生长激素对至少两种促生长激素分泌激素的反应性低于正常。可乐定（α_2-肾上腺素受体激动药）、左旋多巴（多巴胺受体激动药）和锻炼可增加 GHRH 水平。精氨酸以及胰岛素引起的低血糖导致 SST 减少，可增加 GH 释放。GH 缺乏症的发病率约为 1:5 000。如果在幼年时开始采用 rhGH 治疗，

许多因 GH 缺乏症导致矮小症的儿童成年时的身高可以达到双亲中值的目标身高范围。

过去认为，患有生长激素缺乏症的成人并没有严重的症状。但越来越多的研究表明，患有生长激素缺乏症的成人通常会出现全身性肥胖、肌肉质量减少、无力、骨矿物质密度减少、血脂异常以及心脏输出量减少等问题。生长激素缺乏的成人在应用生长激素治疗后，上述多数症状均能得到逆转。

B. 儿童矮小症的生长激素疗法

尽管生长激素疗法对生长激素缺乏引起的身材矮小症（short stature）治疗效果最佳，外源性生长激素对于非生长激素缺乏导致的身材矮小也有一定的效果。生长激素已应用于临床的许多疾病（表 37-4），也用于实验研究及某些非常规的治疗。**普瑞德-威利综合征（Prader-Willi syndrome）**是一种常染色体显性遗传的疾病，主要症状有生长发育迟缓，肥胖和糖耐量降低。患有普瑞德-威利综合征的儿童，应用生长激素治疗后体脂下降，增加瘦体重、线性生长速率和能量消耗。

表 37-4　重组人生长激素的临床应用

主要治疗目标	临床症状
生长	儿童患生长障碍可能与以下因素有关： • 生长激素缺乏 • 慢性肾衰竭（移植前） • 努南综合征（Noonan syndrome） • 普瑞德-威利综合征（Prader-Willi syndrome） • 矮小症同源异型盒（SHOX）基因缺乏 • 特纳综合征（Turner syndrome） • 身材小于妊娠龄，且在 2 岁时仍未达正常水平 • 先天性矮小症
改善代谢状况，增加瘦体重，提高身体素质	成人生长激素缺乏
增加瘦体重、体重和身体耐力	HIV 感染患者的消瘦
改善胃肠道功能	接受专门的营养支持患者的短肠综合征

生长激素对患有**特纳综合征（Turner syndrome，45，X 型染色体组型及变异体）**女孩的身材矮小也有较好的治疗作用。临床研究表明，生长激素可以使特纳综合征患者的身高增长 10~15cm（4~5 英寸）。特纳综合征患者经常伴有卵巢缺失或发育不全，所以生长激素必须与性激素合理的联合用药，才能得到最佳的治疗效果。除此之外，生长激素还被批准用于治疗患有慢性肾功能不全（移植前）的儿童、出生时小于胎龄儿，且在两岁时身高仍低于正常身高超过 2 个标准差的婴儿的治疗。

生长激素已被批准的适应证中，最具争议的是儿童**先天性**

矮小症(idiopathic short stature,ISS),这个异质性群体的共同特征是没有可识别的矮小症病因。其中的某些患者在临床上被武断的确定为 ISS,即与同龄儿童相比,身高低于正常至少 2.25 个标准差,且预计的成人身高比正常值低 2.25 个标准差。长时间的生长激素治疗能够使患儿的身高增长 4~7cm(1.57~2.76 英寸),每年的花费为 5 000~40 000 美元。据估算在美国约有 400 000 儿童符合 ISS 的诊断标准,因此,应用生长激素治疗的成本-风险-回报中所包含问题的复杂性和重要性是不言而喻的。

矮小症的治疗需要在经验丰富的专科医生指导下进行。所需剂量因病情而异,其中 GH 缺乏儿童通常反应是最明显的。治疗过程中,需要密切关注患儿的生长速率。如果生长速率放缓则表明需要增加用药剂量、或者存在骨骺融合的可能性、或伴发如:甲状腺机能减退或营养不良的可能性。

生长激素的其他用途

生长激素可作用于许多靶器官,并影响净合成,临床上已经尝试用于多种原因所致的代谢异常性疾病,并被批准用于治疗艾滋病人的机能消耗。2004 年,生长激素被批准用于依赖肠外营养(total parenteral nutrition,TPN)生存的短肠综合征患者。在经历肠切除或肠旁路术后,余下的小肠为了能够吸收足够的营养而发生各种改变。但也有一部分患者因术后恢复不好,而导致吸收不良综合征。动物实验结果显示,生长激素可促进小肠生长,并改善其功能。但临床研究结果显示,短肠综合征和完全依赖肠外营养患者,应用生长激素治疗的临床效果多数是短暂的。生长激素一般都与谷氨酰胺一起使用,对小肠黏膜具有营养作用。

生长激素也是抗衰老研究当中经久不衰的研究对象。血清中的生长激素水平会随衰老而减少;甚至有些研究认为注射生长激素或促进生长激素释放的药物可以有效地抗衰老,但这些主张在很大程度上是未经证实的。相反,在对小鼠和秀丽隐杆线虫(nematode *elegans*)的一系列研究结果清楚地表明,人类 GH 和 IGF-1 类似物都会缩短生物寿命,而生长激素和 IGF-1 信号传导通路中发生的功能丧失性突变,则可以延长寿命。另外,生长激素被用于增加运动员的瘦动重、提高运动表现,所以,生长激素被归为国际奥委会的禁用药物之一。

在 1993 年,FDA 批准可以通过使用重组的牛生长激素(rb-GH)来增加牛奶产量。尽管接受 rbGH 的牛的牛奶和牛肉被证实是安全的,但是这些牛乳腺炎的发病率很高,相应的也会增加抗生素的使用,致使牛奶和牛肉中抗生素残留量增加。

毒性及禁忌证

儿童对生长激素疗法的耐受性普遍较好,不良事件相对罕见,其中包括重度肥胖的**普瑞德-威利综合征**患者出现的假性脑瘤、股骨头骨骺滑脱、脊柱侧凸进展、水肿、高血糖、窒息风险增加,以及上呼吸道阻塞或睡眠呼吸暂停。特纳综合征患者使用生长激素治疗更容易患中耳炎。对患有 GH 缺乏的儿童要定期评估其他垂体前叶激素水平,如果发现这些激素缺乏,则需要进行治疗(如:使用氢化可的松、左旋甲状腺素或性激素治疗)。接受 GH 治疗的患者还会发生胰腺炎、男子女性型乳房和痣生成等。使用生长激素时,成人的副作用比儿童更为严重。

常见的有外周水肿、肌痛和关节痛(尤其是掌指关节和腕关节)等,可随剂量降低而有所缓解。也会发生腕管综合征。生长激素治疗可增强细胞色素 P450 的活性,从而降低经该类酶代谢药物的血药浓度(第 4 章)。尽管接受生长激素治疗的患者中,患恶性肿瘤的风险并未升高,但对于已知患有活跃恶性肿瘤的患者,生长激素治疗属于禁忌。罕有患者出现增殖性视网膜病变。对危重患者行生长激素治疗会增加死亡率。儿童长期使用 GH 治疗,对健康的影响尚不清楚。来自欧洲使用生长激素治疗的安全性和适用性研究(SAGHE)得出的初步结果缺乏一致性。法国研究小组发现生长激素治疗具有较高的全因死亡率(大部分死于心血管疾病),但是欧洲其他地区的研究小组并没有观察到生长激素治疗的长期风险。

美卡舍明

一小部分生长迟缓的儿童严重缺乏 IGF-1,致使外源性生长激素无法产生疗效。其原因可能与 GH 受体和 GH 受体信号通路出现变异、机体产生可中和 GH 的抗体以及 IGF-1 基因缺陷相关。2005 年 FDA 批准了 2 种重组人 IGF-1(rhIGF-I)用于治疗 IGF-1 严重缺乏并对 GH 无应答的患者:美卡舍明(mecasermin)和林美卡舍明(mecasermin rinfabate)。美卡舍明是 rhIGF-1 单一成分,而林美卡舍明是 rhIGF-1 与重组人胰岛素样生长因子结合蛋白-3(rhIGFBP-3)组成的复合物。上述结合蛋白可显著延长 rhIGF-1 的循环半衰期。正常情况下,循环中大部分的 IGF-1 与 IGFBP-3 结合,这种结合蛋白在生长激素调控下主要由肝脏产生。目前林美卡舍明尚未在美国上市。美卡舍明应皮下注射,每日 2 次。建议初始剂量为 0.04~0.08mg/kg,随后逐周增加剂量,直至达到最大剂量 0.12mg/kg,每日 2 次。

美卡舍明最主要的副作用是引起低血糖症。为避免低血糖的发生,建议开具处方时,注明在美卡舍明注射前后 20 分钟内摄入含碳水化合物的食物。少数患者出现颅内压升高、腺样体扁桃体肥大和无症状性肝酶升高等副作用。

生长激素拮抗药

生长激素拮抗药主要是用来逆转垂体前叶中的合成生长激素细胞(促生长激素细胞)形成 GH 分泌性肿瘤。激素分泌性垂体腺瘤通常发生于成人。成人生长激素分泌型腺瘤可导致**肢端肥大症(acromegaly)**,表现为骨和软骨、皮肤、肌肉、心脏、肝脏等器官和胃肠道的异常增生。肢端肥大症可给骨骼、肌肉、心血管、呼吸以及代谢系统带来不同程度的损害。若生长激素分泌型腺瘤在骨骺闭合前发生,则会导致罕见的**巨人症(gigantism)**。垂体大腺瘤产生更多的 GH,通过侵犯临近的脑结构,损伤视力和中枢神经系统功能。最初选择的 GH 分泌型腺瘤治疗方法是经蝶窦手术,如果手术后仍存在 GH 分泌过多,则需要用 GH 拮抗药进行治疗。这些药物包括生长抑素类似物和多巴胺受体激动药,均可以减少生长激素的生成,而新型生长激素受体拮抗药**培维索孟(pegvisomant)**可阻止生长激素信号通路的激活。对于手术和药物治疗应答不充分的患者,可以选择放射治疗。

生长抑素类似物

生长抑素是一个由 14 个氨基酸组成的肽链（图 37-2），存在于下丘脑及其他中枢神经系统部位、胰腺以及胃肠道的其他部位。生长抑素主要发挥旁分泌抑制因子的功能，抑制生长激素、促甲状腺激素、胰高血糖素、胰岛素和胃泌素的释放。生长抑素可从循环系统快速清除，半衰期为 1~3 分钟，肾脏在其代谢和排泄中起重要作用。

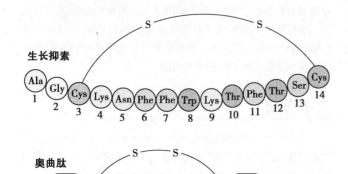

图 37-2　上为生长抑素的氨基酸序列，下为其合成类似物-奥曲肽的氨基酸序列

由于过短的效应期和对许多分泌系统的多重效应，限制了生长抑素的临床应用。已经开发出了一系列更长效的、具有生物活性的生长抑素类衍生物。**奥曲肽（Octreotide）**是使用最为广泛的生长抑素的替代物（图 37-2）。奥曲肽抑制生长激素释放的能力比生长抑素强 45 倍，而抑制胰岛素释放的能力则只比生长抑素强 2 倍。由于对胰岛 B 细胞的相对影响比生长抑素要小，所以应用奥曲肽治疗时，很少出现低血糖。奥曲肽的血浆消除半衰期约为 80 分钟，比生长抑素要长 30 倍左右。

每 8 小时皮下注射 50~200μg 奥曲肽，可缓解各种激素分泌型肿瘤的症状，如：肢端肥大症、类癌综合征、胃泌素瘤、胰高血糖素瘤、胰岛素瘤、血管活性肠肽瘤和促肾上腺皮质激素分泌瘤。其他治疗适应证包括分泌性、HIV 相关性、糖尿病性、化疗或放疗所致腹泻，以及门脉高压。利用放射标记的奥曲肽进行生长抑素受体闪烁成像，可用于表达生长抑素受体的神经内分泌肿瘤的定位，也可用于预估奥曲肽的疗效。奥曲肽还用于食管静脉曲张出血的紧急控制。

醋酸奥曲肽长效悬浮注射液是一种缓释微球制剂。只有当应用短效奥曲肽有效，且已耐受时，才能使用此类剂型。每隔 4 周以 10~40mg 的剂量在双侧臀部做交替肌注。

奥曲肽的副作用有恶心、呕吐、腹痛、腹胀以及伴有肠蠕动亢进的脂肪痢等。经过六个月的治疗后，大概有 20%~30% 的患者会出现胆汁淤积以及胆石症。但有症状表现的胆石症，每年的发生率约为 1%。对心脏的影响主要有窦性心动过缓（25%）和传导紊乱（10%）。常见注射部位疼痛，尤其是使用长效奥曲肽混悬液后。长期使用奥曲肽可能会出现维生素 B$_{12}$ 缺乏。

长效制剂**兰瑞肽（lanreotide）**，是另一个生长抑素辛肽类似物，被批准用于治疗肢端肥大症。兰乐肽降低 GH 水平，以及使 IGF-1 浓度正常化的效果与奥曲肽相当。

培维索孟

培维索孟（pegvisomant）是一种生长激素受体拮抗药，可用于肢端肥大症的治疗。培维索孟为生长激素的突变体 B2036 的聚乙二醇类衍生物。聚乙二醇化可降低清除率并改善其总体临床疗效。与内源性 GH 相似，培维索孟具有 2 个 GH 受体结合位点。然而，其中一个 GH 受体结合位点与 GH 受体的亲和力增加时，与另一个位点的亲和力降低。这一差异性受体亲和力使得第一步可以实现（GH 受体的二聚化），但可阻断信号转导所需的构象变化。在临床试验中，培维索孟经皮下注射给予肢端肥大症患者，连续 12 个月每天注射，有 97% 的患者血浆 IGF-1 下降到正常水平；培维索孟不抑制 GH 分泌，可能会导致 GH 水平增加和腺瘤生长。目前尚未观察到严重不良反应；然而，已有报道指出培维索孟可引起肝酶增加，但不伴有肝损伤。

促性腺激素（卵泡刺激素和黄体生成素）和人绒毛膜促性腺激素

促性腺激素（gonadotropins）由占垂体内细胞的 7%~15% 的促性腺细胞产生。这些激素相辅相成，保证了生殖过程的进行。在女性体内，卵泡刺激素（follicle stimulating hormone，FSH）的功能是刺激卵泡的发育和成熟，卵泡刺激素和黄体生成素（luteinizing hormone，LH）在卵巢甾体激素的生成中都起重要作用。在女性生理周期的卵泡期，黄体生成素刺激卵泡膜细胞生成雄激素，而 FSH 刺激粒层细胞中雄激素向雌激素的转化。在女性生理周期的黄体期，LH 调节雌激素和孕激素的合成。怀孕时，两者的含量则受人绒毛膜促性腺激素（human chorionic gonadotropin，hCG）的调节。人绒毛膜促性腺激素是一种与 LH 结构几乎相同的胎盘糖蛋白，其效应也由 LH 受体所介导。

在男性体内，FSH 主要调控精子生成，而 LH 则促进睾丸间质细胞（Leydig 细胞）生成睾酮。FSH 可促进支持细胞（Sertoli 细胞）中雄激素结合蛋白的生成，有助于维持局部雄激素处于高浓度，保证精子生成。FSH 还可以促进支持细胞中的睾酮向雌激素的转换，这也是精子生成所需要的。

FSH、LH 以及 hCG 已有多种剂型上市。它们能够刺激男性精子发生，以及女性卵泡发育和排卵，用于不同类型的不孕症的治疗。它们最常用的临床用途是控制性卵巢刺激，这是辅助生殖技术，如：体外受精（IVF，见下文）的基础。

化学与药物代谢动力学

FSH、LH 及 hCG 均为异源二聚体，具有相同的 α 亚基和不同的 β 亚基。不同的 β 亚基决定各激素的功能特异性。人绒毛膜促性腺激素和黄体生成素的 β 亚基极为相似，因此两者可以互相作为替代物使用。所有促性腺激素的制剂都是按日，通过皮下或肌肉注射给药，通常每日给药一次，不同制剂和不同注射方式的半衰期为 10~40 小时不等。

A. 尿促性素

最初上市的促性腺激素药物是从绝经期妇女尿液中提取的，同时含有 FSH 和 LH，称为尿促性素（menotropins）。这一纯化的 FSH 和 LH 提取物被称为尿促性素或者人绝经期促性腺激素（human menopausal gonadotropins，**hMG**）。从 20 世纪 60 年代初期，此类制剂即被用于刺激女性的卵泡发育。早期的提取技术比较粗糙，需要大约 30L 的尿液才能生产出一个治疗周期所需的 hMG。那时的制剂中还会有其他蛋白质污染；只有不足 5% 的蛋白质具有生物活性。早期制剂中 FSH 与 LH 的生物活性比例为 1∶1。随着纯化技术的进步，有必要添加 hCG 以维持这一生物活性比例。

B. 卵泡刺激素

目前已有三种纯化 FSH。尿促卵泡素（**urofollitropin**，**uF-SH**），是从绝经期妇女尿液中提取的人 FSH 纯化制剂，已经通过免疫亲和层析法利用抗-hCG 抗体将所有 LH 活性去除。另外还有两种不同形式的重组卵泡刺激素（**rFSH**）：促卵泡素 α（**follitropin alfa**）和促卵泡素 β（**follitropin beta**），两者氨基酸序列与人 FSH 完全相同，与尿促卵泡素以及 2 种 rFSH 之间的区别在于糖基侧链。rFSH 制剂的半衰期较尿促卵泡素短，但促进雌激素分泌的功效与尿促卵泡素相同或更强。与尿液来源的促性腺激素相比，rFSH 制剂具有蛋白质污染少、批次间差异小、局部组织反应少等优点，价格上也更昂贵。

C. 黄体生成素

促黄体素 α（**lutropin alfa**），是首个并且目前仅有的重组人 LH，从 2004 年开始在美国使用，皮下注射半衰期为 10h 左右。促黄体素 α 仅被批准与促卵泡素 α 合用，用于 LH 严重缺乏（<1.2IU/L）的促性腺激素分泌不足和性腺机能减退的不育女性，刺激其卵泡发育。促黄体素 α 与促卵泡素 α 合用，还可能对某些促性腺激素分泌正常的女性（即对先前的促卵泡素 α 单药治疗反应不足的女性患者）有治疗作用。促黄体素 α 尚未被批准与 FSH 的其他制剂合用，也未被批准用于诱导排卵。促黄体素 α 已于 2012 年退出美国市场。

D. 人绒毛膜促性腺激素

人绒毛膜促性腺激素（hCG）由胎盘产生，随尿液排出，因此可从尿液中提取纯化。hCG 是一种糖蛋白，α 亚基由 92 个氨基酸组成，与 FSH、LH、TSH 的 α 亚基结构相同；β 亚基由 145 个氨基酸组成，与 LH 的 β 亚基结构相似，区别在于多了由 30 个氨基酸组成的羧基末端序列。**绒促性腺素 α（choriogonadotropin alfa，rhCG）**是一种重组 hCG，其生物功效非常稳定，可直接以重量进行包装和剂量计算，而不使用活性单位。其他的促性腺激素，包括 rFSH 则需按活性单位进行包装和剂量计算。由尿液中提取的 hCG 和 rhCG 均可以皮下或肌肉注射给药。

药效学

促性腺激素和 hCG 都通过 G 蛋白偶联受体发挥作用，LH 和 FSH 对男性和女性的生殖系统均有复杂的作用。对女性而言，随着整个月经周期期间，促性腺激素类之间浓度依赖性的相互影响、LH、FSH、性激素之间的交互作用，以及其他卵巢激素所施加的影响，这种作用也是在不断变化着的。月经周期（图 40-1）中，卵泡刺激素和黄体生成素的协调分泌，对卵泡正常发育、排卵及妊娠有重要意义。

在妊娠的前 8 周，维持妊娠最为重要的是由卵巢黄体所分泌的孕激素和雌激素。排卵后的最初几天，黄体的功能由母体分泌的 LH 维持。然而随着孕激素和雌激素水平上升，母体的 LH 浓度降低。只要母体 LH 的作用可被胎盘中合胞体滋养层产生的 hCG 所替代，黄体就可以继续发挥功能。

临床药理

A. 诱导排卵

促性腺激素用于促性腺激素不足的性腺机能减退、多囊性卵巢综合征、肥胖症等原因继发的排卵障碍妇女，用以诱导卵泡发育和排卵。但由于治疗费用高以及使用时，需要密切监护等问题，促性腺激素一般只用于其他治疗方法（如：氯米芬，第 40 章）无效的患者。促性腺激素也用于辅助生殖技术中的**控制性促卵巢刺激排卵（controlled ovarian stimulation）**。目前，已有许多不同的方案将促性腺激素用于诱导排卵和控制性卵巢刺激促排卵，还会继续开发新的方案以提高成功率，同时降低诱导排卵的两大主要风险：即多胎妊娠和**卵巢过度刺激综合征（ovarian hyperstimulation syndrome，OHSS）**（见下文）。

尽管细节上有所不同，但所有医疗方案都是基于正常月经周期中激素水平改变的复杂生理基础。同月经周期一样，诱导排卵的周期也是从产生经血的第一天开始计算（图 37-3），此后不久（通常是经期第 2 日）开始注射 FSH 制剂中的一种（hMG、尿促卵泡素或 rFSH），并持续 7~12 日。对于促性腺激素不足的性腺机能减退妇女，由于不能产生正常卵泡发育所需基线水平的 LH，其卵泡发育需要合用 FSH 和 LH 进行治疗。上述促性腺激素的用药剂量和治疗时程基于血清雌二醇浓度和卵泡发育超声评估确定的应答情况。使用外源性促性腺激素刺激卵巢发育时，由于血清雌二醇水平的快速上升，有早发内源性 LH 激增（峰）的风险。为避免这种情况的发生，促性腺激素几乎总是与能够阻断内源性 GnRH 效应的药物合用，可以持续给予 GnRH 激动剂使 GnRH 受体数量下调，也可以给予 GnRH 受体拮抗药（见下文，图 37-3）。

当卵泡适时成熟时，应当停止注射促性腺激素及 GnRH 激动药或拮抗药，并皮下给予 hCG（3 300~10 000IU）以诱导卵泡的最终成熟及排卵（在诱导排卵方案中）。注射 hCG 后，在诱导排卵中可进行人工授精，通过辅助生殖技术程序实施取卵术。由于在卵泡期使用 GnRH 的激动药或拮抗药会抑制内源性 LH 的分泌，因此在黄体期给予外源性激素的支持很重要。临床试验中发现，外源性的孕激素、hCG 或二者联用可以为黄体提供有效的支持。然而，对于黄体的支持首选孕激素，因为 hCG 孕激素对于促性腺激素高卵泡应答的患者有较高的 OHSS 风险。

B. 男性不育

外源性雄激素可以治愈男性因性腺机能减退出现的大部分体征和症状（如青春期延迟、青春期后仍保持青春期前第二性征等）；然而，男性性腺功能减退导致的不育症的治疗，需要同时使用 LH 和 FSH。多年来使用的常规治疗方案为，开始的 8~12 周每周给予数次 1 000~2 500IU 的 hCG。而后，每周注射 3 次 75~150 单位的 hMG。对于性腺机能减退的男性，平均治疗 4~6 个月后，高达 90% 的患者射出的精液中会有精子出现，但

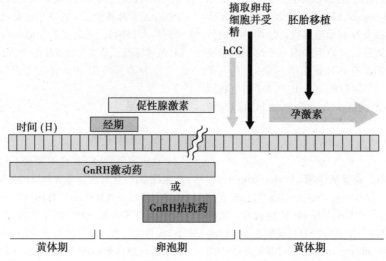

图 37-3　辅助生殖技术如:体外受精的准备,控制性超促排卵。卵泡期:月经周期第 2 天注射促性腺素刺激卵泡发育,经卵泡体积超声测定评估确认卵泡已就绪后,注射 hCG 促使卵母细胞最终成熟。黄体期:此后不久,获取卵母细胞进行体外受精,注射孕激素维持接受治疗者的黄体期,为防止早发 LH 峰,给予 GnRH 受体激动药或拮抗药抑制内源性 LH 的分泌。在大多数治疗方案中,在前述黄体期进行一半时,给予 GnRH 受体激动药

是常常低于正常水平。虽然不能自发受孕,但是以此精子数量也足以使受精怀孕(子宫内受精),或者借助辅助生殖技术,例如使用卵细胞浆内单精子注射(ICSI)法,或其他方式的体外受精法。ICSI 法是将单个精子直接注射入一枚成熟的卵细胞内,而卵细胞取自接受控制性促卵巢刺激排卵后的女性伴侣。随着 ICSI 技术的出现,使受孕所需的精子形成的最小阈值大大降低。

C. 已过时的用途

绒毛膜促性腺激素被批准用于治疗青春期前隐睾症,采用肌肉注射 hCG 2~6 周进行治疗。然而,由于隐睾症激素治疗的长期疗效(约 20%)远低于手术治疗的长期疗效(超过 95%),且幼童时期使用 hCG 治疗可能对生殖细胞产生不良影响,并有增加性早熟的风险,已不再支持此临床用途。

在美国,对绒毛膜促性腺激素用于减肥进行了黑框警告。20 世纪 50 年代的一篇文献声称 hCG 可以选择性的动员储存的体脂,由此开始流行 hCG 联合严格的热量限制进行的减肥疗法。尽管后续从安慰剂对照的临床试验中,得到的科学证据表明 hCG 组的减肥效果并未超过仅严格限制热量的组,但是时至今日此疗法仍在继续使用。

毒性及禁忌证

在接受促性腺激素及 hCG 治疗的女性中,两种最严重的并发症是**卵巢过度刺激综合征(OHSS)**和**多胎妊娠**。诱导排卵时对卵巢的过度刺激,会导致单纯性的卵巢肥大,通常会自愈。但 OHSS 的发生与卵巢肥大、血容量减少、腹水、肝功能不全、肺水肿、电解质失衡和血栓形成有关。尽管 OHSS 通常是自限性的,可在数日内自愈,但是严重时可能需要住院和重症监护。使用 hCG 触发卵母细胞最终成熟可能带来诱发 OHSS 的风险。

GnRH 激动药可通过促进脑垂体中储备的内源性促性腺激素释放,也可以诱发最终的卵细胞成熟,可作为 hCG 的替代药物。使用 GnRH 激动药触发可以显著降低 OHSS 的风险,因为 GnRH 激动药诱发内源性 LH 峰的半衰期较短。

随着诱导排卵及辅助生殖技术的使用,多胎妊娠的几率大大增加。诱导排卵时估算的多胎妊娠风险为 5%~10%,而普通人群多胎妊娠的百分比接近 1%。多胎妊娠会增加并发症发生的风险,如:妊娠糖尿病、先兆子痫、早产等。对于体外受精过程,多胎妊娠的风险主要由接受者移植的胚胎数决定。近年来最强烈的趋势是移植单个胚胎。

使用促性腺激素出现的其他不良反应有头痛、抑郁、水肿、性早熟及 hCG 抗体的产生(罕见)。男性使用促性腺激素治疗会有男子乳房女性化的风险,风险大小与治疗所致的睾酮水平直接相关。卵巢癌、不育症和生育药之间的关联性已有报道。然而,尚不清楚何种生育药(如果有)与肿瘤有因果联系。

促性腺激素释放激素及其类似物

促性腺激素释放激素由下丘脑的神经元分泌,通过下丘脑-垂体门静脉系统到达腺垂体,与促性腺细胞胞膜上的 G 蛋白偶联受体结合。促性腺细胞中 LH 和 FSH 的生成和释放,需要 GnRH 脉冲式的分泌。

持续给予非脉冲式的 GnRH 和 GnRH 类似物,会抑制垂体分泌 FSH 和 LH,造成男性和女性性腺机能减退。GnRH 激动药可用于抑制前列腺癌患者或中枢性性早熟儿童性腺的活性。也可用于正在接受辅助生殖手术,或患有妇科疾病而需要抑制卵巢功能的患者。

化学与药物代谢动力学

A. 化学结构

GnRH 是一种十肽激素,存在于所有哺乳动物体内。**戈那瑞林(gonadorelin)**是合成的人促性腺激素释放激素的醋酸盐,对 6 位的氨基酸进行取代或者替换掉羧基末端的甘氨酰胺可得到人工合成的激动药。两种修饰均使得这些激动药比天然的 GnRH 和戈那瑞林具有更强的和更持久的功效。这些类似物包括**戈舍瑞林(goserelin)、布舍瑞林(buserelin)、组氨瑞林(histrelin)、亮丙瑞林(leuprolide)、那法瑞林(nafarelin)及曲普瑞林(triptorelin)**。

B. 药物代谢动力学

戈那瑞林可静脉或皮下注射。GnRH 激动药可皮下注射、肌内注射、鼻腔喷雾(那法瑞林)或皮下埋植(片)给药。静脉注射戈那瑞林的半衰期为 4 分钟,而皮下或鼻内给予促性腺激素释放激素类似物的半衰期接近 3 小时。临床上使用 GnRH 激动药的疗程,从数天(控制性超促排卵)到数年(转移性前列腺癌)不等。因此,已开发制剂的药效持续时间也是从几小时(每日给药)到 1、4、6 或 12 个月不等(储库剂型)。

药效学

GnRH 的生理作用展现出复杂的量效关系,从胎儿期到青春期末都会有明显变化。所以,GnRH 在正常生殖过程,尤其是在女性的生殖过程中,扮演复杂角色便不足为奇了。胎儿和新生儿时期,GnRH 脉冲式分泌,促进 LH 和 FSH 的合成。从 2 岁到青春期开始,GnRH 的分泌减少,同时垂体对其敏感性下降。在青春期之前,GnRH 分泌的频率和幅度均增加。在青春期早期,垂体对其敏感性也增加,部分原因可能是由于性激素水平的提高所致。女性在青春期开始后,需要数月到一年时间,下丘脑-垂体系统才能够产生 LH 峰并刺激排卵。到青春期末,下丘脑-垂体系统已发育完全,此时女性的月经周期已有相对稳定的间隔时间。GnRH 分泌的频率和幅度也随月经周期呈现一定的规律,最高幅度出现在黄体期,而最高频率在稍后的卵泡期出现。较低的脉冲频率有利于 FSH 分泌,而较高的脉冲频率有利于 LH 的分泌。性腺类固醇以及肽类激素激活素、抑制素和卵泡抑素在促性腺激素对 GnRH 的应答过程中,具有复杂的调节作用。

在 GnRH 及其类似物的药理学应用中,每 1~4 小时脉冲式给予戈那瑞林,可刺激 FSH 和 LH 的分泌。持续给予戈那瑞林及其长效类似物会产生双相反应,即:在前 7~10 日起激动作用,提高男性和女性性激素的水平,这个初始阶段被称为"一过性升高";此后持续给药则起抑制作用,导致促性腺激素及性激素的水平下降(即促性腺激素分泌不足的性腺机能减退状态)。抑制作用是由受体数量下调和 GnRH 激活的信号通路改变共同引起的。

临床药理

GnRH 激动药偶尔用于促进促性腺激素的生成,但常用于抑制促性腺激素的分泌。

A. 促进促性腺激素合成

1. 女性不育 如今促性腺激素和辅助生殖技术得到了广泛的应用,已很少使用 GnRH 治疗不孕症。尽管 GnRH 治疗造成多胎妊娠和卵巢过度刺激综合征的可能性较小,但长期使用静脉注射泵的费用昂贵,以及天然 GnRH(戈那瑞林)的获取困难,阻碍了脉冲式给予 GnRH 治疗方式的使用。这种治疗需要一台电池供电的便携式可编程注射泵和静脉插管,以 90 分钟间隔脉冲式注射戈那瑞林。

对应用促性腺激素诱导排卵的女性患者,戈那瑞林或 GnRH 类似物可以使体内黄体生成素激增,从而使患者能够顺利排卵。过去在这种情况下,一般都使用 hCG 来诱导排卵。但有证据显示,与 hCG 相比,戈那瑞林或 GnRH 激动药引起卵巢过度刺激综合征(OHSS)的可能性更小。

2. 男性不育 对男性因下丘脑低促性腺激素性功能减退症导致的不育症,可用脉冲式给予戈那瑞林治疗。治疗需要可携带泵,以 90 分钟间隔静脉注射戈那瑞林。治疗期间需要定期做血睾酮水平以及精液分析检查,一般至少需要 3~6 个月治疗后,精液中才有足够量的精子。如上文所述,hCG、hMG 或重组类似物是治疗低促性腺功能减退症最常用的药物。

3. LH 反应性的诊断 GnRH 可用于鉴别诊断促性腺激素分泌不足引起青春期延迟的原因,究竟是由于身体发育迟缓,还是因为促性腺激素不足、性腺机能减退所致。这可以通过单次给予促性腺激素释放激素后,观察 LH 的反应性(非 FSH 的反应性)来区分。然而,两种情况下的患者个体之间 LH 的反应性存在重叠。经静脉或皮下推注 GnRH 之前及之后,数个时间点测定血清 LH 水平。若血清 LH 水平升高,且峰值能达到 5~8mIU/ml,提示处于青春期早期;若黄体生成素反应性受损,则提示为垂体或下丘脑疾病导致的促性腺激素不足性性腺机能减退,但也不能排除身体发育迟缓的可能性。

B. 抑制促性腺激素生成

1. 控制性促排卵 辅助生殖技术如体外受精等,需要通过控制性促排卵来获取多个成熟卵细胞。在控制性促排卵的过程中,应抑制体内黄体生成素激增,以防提前排卵。每日皮下注射亮丙瑞林或经鼻喷入那法瑞林,可抑制生理性黄体生成素激增。亮丙瑞林的治疗,通常每天注射 1mg,持续 10 日或至经期开始。而后其剂量应减至 0.5mg/d,直至给予 hCG(图 37-3)。那法瑞林则每天喷两次,每次 400μg,经期开始后减至 200μg。若使用标准方案效果不佳,可使用短程低剂量的促性腺激素释放激素的激动药,以提高卵泡对促性腺激素的反应性。

2. 子宫内膜异位症 子宫内膜异位症定义为在子宫之外的组织出现对雌激素敏感的子宫内膜,导致绝经前女性周期性的腹痛。消除正常月经周期的雌激素和孕激素浓度的周期变化,能够减轻子宫内膜异位症的腹痛症状。持续使用 GnRH 激动药,可以抑制卵巢,从而显著降低雌激素和孕激素的浓度,并消除其周期性。需要注意的是,疗程过长(超过 6 个月)会导致骨密度降低。当 GnRH 激动药治疗对疼痛的缓解维持继续治疗超过 6 个月时,合用反向添加疗法(雌激素或孕激素)可减轻或消除 GnRH 激动药导致的骨矿物质流失,在减轻此症状的同时不影响疼痛缓解作用。亮丙瑞林和戈舍瑞林的长效制剂的药效可提供 1 或者 3 个月的持续 GnRH 激动活性。还可给予那法瑞林的鼻喷雾剂,一日 2 次,剂量为每次 0.2mg。

3. 子宫平滑肌瘤(子宫肌瘤) 子宫肌瘤是一种良性的雌

激素敏感性子宫平滑肌肿瘤,会导致月经过多,伴有贫血和骨盆疼痛。使用 GnRH 激动药 3~6 个月,可以使肌瘤变小,联合使用铁剂,可改善贫血。GnRH 激动药的疗效是一过性的,在停止治疗后数月内,会有平滑肌瘤再生并逐渐生长至之前的大小。GnRH 激动药被用于子宫平滑肌瘤的术前准备,包括子宫肌瘤切除术和子宫切除术。术前连续 3 个月给予 GnRH 激动药,还可以改善血液学参数、缩短住院时间、减少失血、缩短手术时间、减轻术后疼痛的作用。

4. 前列腺癌 治疗前列腺癌主要采用雄激素阻断疗法。抗雄激素疗法联合 GnRH 激动药持续疗法及雄激素受体拮抗药,其降低血清睾酮浓度的效果与去势手术一样有效。亮丙瑞林、戈舍瑞林、组氨瑞林、布舍瑞林和曲普瑞林均可用于此适应证。首选长效剂型以提供 1、3、4、6 或 12 个月的长效治疗。在使用 GnRH 类似物治疗的最初 7~10 日,由于其激动作用,血清睾酮水平增加,这会增加骨转移患者的疼痛,加重脊柱转移患者的神经症状,并促进肿瘤生长,还会一过性的加重尿路梗阻症状等。合用雄激素受体拮抗药(氟他胺、比卡鲁胺或尼鲁米特)可以避免上述一过性肿瘤并发症(tumor flares)的发生(第 40 章),大约 2 周内,血清睾酮水平可下降到性腺机能减退的范围内。

5. 中枢性性早熟 持续使用促性腺激素释放激素激动药可以治疗中枢性性早熟(女孩在 7~8 岁前,男孩在 9 岁前出现第二性征)。在开始使用 GnRH 激动药前,必须确认患者为中枢性性早熟,即垂体促性腺激素对 GnRH 或者“受试剂量”的 GnRH 类似物表现出青春期的反应。治疗通常用于最终身高可能受到影响(有骨龄显著提前的证据)和青春期第二性征或月经提前出现而导致情绪困扰的儿童。尽管中枢性性早熟多数是原发性的,但还需通过磁共振成像排除下丘脑-垂体区域的中枢神经系统病变。

最常使用的疗法是每月或每 3 个月肌内注射长效醋酸亮丙瑞林,或者每年 1 次植入醋酸组胺瑞林。还可以使用 GnRH 激动药皮下注射和鼻喷雾剂每日多次给药。GnRH 激动药疗程通常持续至女孩 11 岁和男孩 12 岁时。

6. 其他 连续使用 GnRH 激动药造成的性腺抑制被用于治疗晚期乳腺癌及卵巢癌。此外,最新公布的临床实践指南建议在青春期早期的变性青少年中连续使用 GnRH 激动药,以便在使用跨性别性激素治疗前阻断内在的青春期变化。

毒性

戈那瑞林会产生头痛、头晕、恶心和面色潮红等不良反应。常发生注射部位的局部肿胀。长期皮下注射可能会导致全身过敏性皮炎。较为罕见的不良反应有支气管痉挛和过敏反应等。有报道称,促性腺激素分泌性垂体瘤的患者,使用促性腺激素释放激素治疗,可能会致盲或者出现急性垂体卒中。

长期使用 GnRH 类似物(亮丙瑞林、戈舍瑞林和那法瑞林)的女性,会产生典型更年期症状,如:潮热、盗汗、头痛等,也可能出现抑郁、性欲减退、全身疼痛、阴道干涩和乳房萎缩等症状。治疗首月可能会出现卵巢囊肿,一般 6 周后可自行消失。长期用药也有可能导致骨密度降低和骨质疏松。因此,长期治疗应当监测骨密度。根据 GnRH 激动药所治疗疾病的情况,在不影响临床疗效的情况下,通过反向添加小剂量孕激素或者再添加小剂量雌激素以改善雌激素过少状态下的体征和症状。妊娠和哺乳期女性的 GnRH 激动药治疗属于禁忌。

男性长期使用 GnRH 激动药治疗,可能出现的不良反应包括,潮热、盗汗、水肿、男子乳房女性化、性欲减退、红细胞比容减少、骨密度降低、无力及注射部位不适等。儿童对促性腺激素释放激素类似物治疗的耐受性良好,但治疗前几周可能出现性早熟。那法瑞林喷鼻剂可能会导致或加重鼻窦炎。

GnRH 受体拮抗药

目前已有四种 GnRH 受体的竞争性拮抗药应用于临床,分别是**加尼瑞克(ganirelix)、西曲瑞克(cetrorelix)、阿巴瑞克(abarelix)和地加瑞克(degarelix)**。它们可以剂量依赖性地抑制 FSH 和 LH 的分泌。加尼瑞克和西曲瑞克用于控制性促排卵,而阿巴瑞克和地加瑞克用于男性晚期前列腺癌患者。

药物代谢动力学

加尼瑞克和西曲瑞克皮下注射,能迅速吸收。每日注射 0.25mg,可维持对 GnRH 的拮抗作用。而单次给予西曲瑞克 3.0mg,可持续 96 小时抑制 LH 的分泌。地加瑞克治疗以 240mg 为初始剂量,分 2 次皮下注射。维持剂量为每 28 天皮下注射 80mg。阿巴瑞克推荐剂量是每 2 周肌注 100mg,分 3 次给药,随后改为每 4 周肌注。

临床药理

A. 抑制促性腺激素的生成

GnRH 受体拮抗药可在控制性促排卵过程中,防止 LH 激增。与长期使用 GnRH 激动药相比,GnRH 拮抗药有几方面的优点。首先,GnRH 拮抗药可直接产生拮抗作用,可延迟至体外受精第 6~8 日后使用(图 37-3),因此可以缩短疗程。其次,Gn-RH 拮抗药较少抑制卵巢对促性腺激素刺激的反应,从而减少了所需促性腺激素的总剂量和疗程。另一方面,此类药物的拮抗效应在停药后反转的更快,严格遵照治疗方案至关重要。拮抗药与激动药相比,可以更加完全的抑制 LH 分泌。对 LH 的抑制可能会影响体外受精周期内使用重组或纯化 FSH 时的卵泡发育。临床试验表明,使用 GnRH 拮抗药进行体外受精时,与 GnRH 激动药相比受孕的成功率略低。

B. 晚期前列腺癌

地加瑞克和阿巴瑞克被批准用于治疗有症状的晚期前列腺癌。与 GnRH 激动药相比,上述 GnRH 拮抗药可以更快地降低促性腺激素及雄激素的血浆浓度,并可避免激动药治疗中出现的睾酮激增。

毒性

加尼瑞克和西曲瑞克用于控制性超促排卵时,患者耐受性良好,最常见的不良反应是头晕和头痛。在治疗前列腺癌的男性患者时,地加瑞克会导致注射部位反应和肝酶增加。与长期使用 GnRH 激动药类似,地加瑞克和阿巴瑞克会导致雄激素功能丧失迹象,包括潮热和体重增加。

催乳素

催乳素（prolactin）是垂体前叶合成的，由 198 个氨基酸组成的肽类激素，其结构与生长激素类似，是泌乳期所必需的激素。当循环系统中的雌激素、孕激素、皮质激素和胰岛素均处于适当水平时，催乳素才会促进乳汁的分泌。垂体功能减退会导致催乳素的缺乏，表现为无法分泌乳汁或黄体期缺陷。目前还没有用于治疗催乳素缺乏症的催乳素制剂。

手术或头部创伤、因蝶鞍占位压迫垂体柄、或者在罕见的下丘脑损伤病例中，由于向垂体转运多巴胺（催乳素抑制激素）的功能受损，垂体柄部位中的催乳素水平有可能升高。但催乳素分泌腺瘤所致的催乳素水平升高是更常见的。此外，有很多药物可以升高催乳素水平。包括抗精神病药和促进胃肠运动的药物，已知有多巴胺受体拮抗药、雌激素和阿片类药物。高催乳素血症导致性腺机能减退，表现为绝经前女性的不育、月经过少或闭经和乳溢，以及男性的性欲减退、勃起机能障碍和不育。在有较大肿瘤（大腺瘤）的情况下，可能会出现垂体占位的症状，包括因视神经的压迫引起的视觉改变。高催乳素血症相关的性腺机能减退和不育是 GnRH 释放被抑制而引起的。对于有症状的高催乳素血症患者，可使用多巴胺受体激动药来抑制催乳素分泌，该药作用于垂体，抑制催乳素释放。

多巴胺激动药

垂体中多巴胺对催乳素的分泌有抑制作用，而催乳素分泌腺瘤通常对此抑制作用敏感。**溴隐亭（bromocriptine）**和**卡麦角林（cabergoline）**是麦角衍生物（第 16 和 28 章），与多巴胺 D_2 受体有高亲和力。**喹高莱（quinagolide）**是一种非麦角类药物，也与多巴胺 D_2 受体有高亲和力，已在欧洲上市使用。麦角生物碱类衍生物的化学结构和药代动力学特征见第 16 章。

多巴胺激动药能有效抑制高催乳素血症患者体内催乳素的分泌，也可在一定程度上，降低肢端肥大症患者体内生长激素的释放。溴隐亭可用于改善帕金森病患者的运动障碍，并且可减少左旋多巴的需要量（第 28 章）。有报道称用于帕金森病治疗的新型非麦角类多巴胺 D_2 受体激动药（普拉克索和罗匹尼罗，第 28 章）可干预泌乳过程，但此类药物尚未被批准用于高催乳素血症的治疗。

药物代谢动力学

所有上市的多巴胺激动药都是口服制剂，经代谢后消除。阴道片吸收良好，也可起全身效应。卡麦角林的半衰期为 65 小时左右，其药效持续时间最长。喹高莱的半衰期约为 20 小时，而溴隐亭的半衰期约为 7 小时。阴道给药时，达峰时间延长。

临床药理

A. 高催乳素血症

多巴胺激动药是治疗高催乳素血症的一线药物。这类药物能使垂体催乳素分泌性肿瘤变小，降低循环系统中催乳素的浓度，并且能使 70% 微腺瘤患者和 30% 粗腺瘤患者恢复排卵（图

37-4）。卡麦角林经口服或阴道给药，初始剂量为 0.25mg，每周 2 次，之后可依据血清中催乳素水平，逐渐增加剂量，至最大剂量 1mg，每周 2 次。溴隐亭通常在晚饭后服用，初始剂量 1.25mg，之后逐渐增加至耐受剂量，大多数患者所需剂量在每天 2.5~7.5mg 之间。溴隐亭的长效口服剂型（Parlodel SRO）和肌肉注射剂型（Palodel L. A. R.）可在美国以外地区获得。

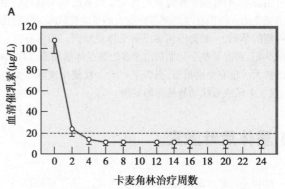

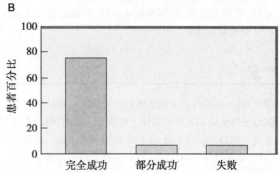

图 37-4 使用卡麦角林治疗女性高催乳素血症和无排卵症的临床试验结果。A. 虚线表示正常血清催乳素浓度的上限；B. 完全成功（Complete success）的定义是成功受孕，或两个连续月经周期至少排卵一次；部分成功（Partial success）的定义为两个连续月经周期没有排卵或只有一次排卵周期。最常见的退出临床试验的原因是恶心、头痛、头晕、腹痛和乏力

B. 生理性泌乳

多巴胺受体激动药曾用于预防哺乳期的乳房肿胀，但由于其毒副作用已不主张使用（见不良反应及禁忌证）。

C. 肢端肥大症

单独使用多巴胺受体激动药或与垂体手术、放射治疗和奥曲肽联合使用，可治疗肢端肥大症，所需剂量比治疗高催乳素血症要高。如：治疗肢端肥大症需要 20~30mg/d 剂量的溴隐亭。但单用此剂量下的溴隐亭治疗肢端肥大症，极少能达到预期效果，除非垂体瘤在分泌生长激素的同时，也分泌催乳素。

毒性及禁忌证

多巴胺受体激动药可引起恶心、头痛、头晕、体位性低血压和乏力等不良反应。即使在低剂量下，也偶尔会出现精神症状，需数月症状才会消失。罕见红斑性肢痛病。高剂量麦角衍生物制剂可导致寒冷诱发的外周血管痉挛。长期使用高剂量多巴胺

激动药,还可能出现肺浸润。高剂量卡麦角林治疗帕金森病会增加患心脏瓣膜病的风险。卡麦角林较溴隐亭不易引起恶心。阴道给药可减少恶心发作,但会导致给药部位局部刺激。

在妊娠最初几周使用多巴胺激动药,不会增加自发性流产和先天畸形的风险。尽管对妊娠早期使用溴隐亭的安全性已经有丰富的临床经验,且有越来越多的证据表明,卡麦角林对于因患有粗腺瘤,而必须在妊娠期间继续使用多巴胺激动药的孕妇也是安全的。但因在孕期微腺瘤变大的可能性较小,所以,患有微腺瘤的孕妇,一般会停用多巴胺受体激动药。而患有巨型腺瘤的孕妇,则需要整个孕期都给予多巴胺受体激动药,以控制肿瘤的扩大。也有个别报道,报告了产后女性使用溴隐亭抑制泌乳,发生中风或冠状动脉栓塞的案例。

■ 垂体后叶激素

两种垂体后叶激素,加压素和催产素,是由下丘脑神经元胞体合成的,经轴突输送,贮存于垂体后叶,并由此释放入血。两者均有重要的临床用途。

催产素

催产素(oxytocin)是由脑垂体后叶分泌的一种肽类激素。催产素刺激子宫肌肉和乳腺的肌性上皮收缩。因此,催产素参与分娩和泌乳。在妊娠期后半段,子宫平滑肌表现出催产素受体表达增加,并且逐渐增加了对内源性催产素刺激作用的敏感性。

化学与药物代谢动力学

A. 结构

催产素是含有一个二硫键内交联的九肽激素(图 37-5)。与加压素结构的区别在于第 3 位和第 8 位的氨基酸序列。

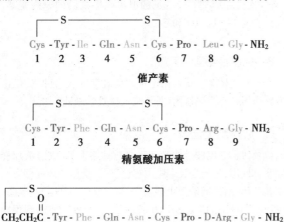

图 37-5 垂体后叶素及去氨加压素

B. 药物代谢动力学

催产素静脉注射,可用于催生和引产。肌内注射,用于产后

止血。催产素不与血浆蛋白结合,经肾脏和肝脏快速消除,在循环系统中的半衰期约为 5 分钟。

药效学

催产素作用于 G 蛋白偶联受体,激活磷酸肌醇-钙第二信使系统,使子宫平滑肌收缩,也可促进前列腺素和白三烯的释放,以增加子宫收缩。小剂量催产素可增加子宫收缩频率和收缩力。大剂量会引起子宫持续收缩。

催产素还能使乳腺腺泡周围的肌上皮细胞收缩,促进泌乳。催产素诱导的收缩是正常泌乳的必要条件。大剂量催产素可作用于加压素受体,产生微弱的抗利尿和升高血压的作用。

临床药理

催产素,一般用于患有疾病,需加快经阴道分娩产妇的催产,这些疾病包括孕 34 周之后不受控制的妊娠期糖尿病、恶化的先兆子痫、宫内感染或胎膜破裂。也可用于产程过长、缩宫无力等异常分娩过程;催产素在产后立即使用,以防止由于宫缩乏力引起的阴道出血。

在分娩前,胎儿和产妇在适当的监测下,通过输注泵经静脉注射催产素。引产时,初始滴注速率为 0.5~2mU/min,每 30~60 分钟增加 1 次滴注速率,直至出现生理性宫缩节律,最大滴注速率为 20mU/min。治疗产后子宫出血,需将 10~40 单位催产素添加至 1L 的 5% 葡萄糖注射液中,逐渐提高输注速度,以控制子宫的收缩乏力状态。另一种选择是通过肌肉注射给予 10 单位的催产素。

在分娩前夕,催产素诱发的子宫收缩,可暂时减少流向胎儿的胎盘血流。催产素激发试验可以衡量胎儿心率对标准剂量催产素的反应性,及评估胎盘血液储量。迟发型胎儿心率变慢属于异常反应,表明胎儿心率反应异常,提示胎儿缺氧,应立即进行剖宫产。

毒性及禁忌证

若催产素使用得当,很少出现严重的毒性反应。毒性反应的发生一般是由于子宫过度收缩或激活加压素受体所致。产前子宫过度收缩,可导致胎儿窘迫、胎盘早剥或子宫破裂。这些并发症可通过规范化的胎儿监测设备监测。大剂量催产素,可激活加压素受体,引起体液潴留、水中毒,由此导致低钠血症、心力衰竭、癫痫,甚至死亡。快速推注催产素,可能会引起低血压。为避免出现低血压,静脉注射时,应注射稀释的低浓度催产素,且控制注射速度。

催产素的禁忌证,包括胎儿窘迫、胎位不正、胎盘早剥,及其他可导致子宫破裂的危险因素等,包括既往的子宫大手术。

催产素受体拮抗药

阿托西班(atosiban)是催产素受体拮抗药,已在美国境外批准上市,用于早产的治疗(抑制宫缩)。阿托西班为催产素的衍生物,一般静注 2~48 小时。少数已发表的临床试验结果表明,阿托西班与激动肾上腺素 β 受体的宫缩缓解药一样有效,且不良反应较少。但因疗效和安全性问题,1998 年美国 FDA 决定不批准阿托西班上市。

假性血友病因子(von Willebrand factor)的释放。

加压素(抗利尿激素,ADH)

加压素是由神经垂体在血浆渗透压升高或血压下降时分泌的一种肽类激素,具有抗利尿和收缩血管功能。此激素的缺乏可导致尿崩症(第 15 章和第 17 章)。

化学与药物代谢动力学

A. 化学结构

加压素是由 6 个氨基酸组成的环和 3 个氨基酸侧链共同组成的九肽。人及大部分哺乳动物加压素 8 位氨基酸残基为精氨酸,而猪及相关种系加压素的 8 位为赖氨酸(图 37-5)。醋酸去氨加压素(desmopressin,DDAVP,1-去氨基-8-D-精氨酸加压素)为人工合成的长效加压素类似物,具有最低的加压活性,其抗利尿/加压能力比是天然加压素的 4 000 倍。去氨加压素在 1 位进行了修饰,并且在第 8 位含有右旋氨基酸。同加压素和催产素一样,去氨加压素的 1 位和 6 位间通过二硫键连接。

B. 药物代谢动力学

加压素可静脉或肌内注射,在循环系统中的半衰期约为 15 分钟。在肾脏和肝脏中,通过二硫键还原及肽链断裂而代谢。

去氨加压素可以静脉注射、肌内注射、鼻腔或口服给药,血浆半衰期约为 1.5~2.5 小时。已有鼻喷雾剂上市,是单位剂量喷雾,每喷释放 10μg;也可以使用标刻度的通鼻管,以便更精确地控制释放剂量。去氨加压素在鼻中的生物利用度为 3%~4%,而口服生物利用度不足 1%。

药效学

加压素可激活两种 G 蛋白偶联受体的亚型(第 17 章)。V_1 受体主要分布在血管平滑肌细胞上,通过与 Gq 蛋白和磷脂酶 C 偶联介导血管收缩。V_2 受体主要分布在肾小管细胞上,通过 Gs 蛋白和腺苷酸环化酶增加水渗透性和集合管对水的重吸收,发挥抗利尿作用。肾外的 V_2 样受体可调节凝血因子Ⅷ和血管

临床药理

加压素和去氨加压素可用于治疗垂体性尿崩症。去氨加压素剂量为 10~40μg(0.1~0.4ml),可分为 2 至 3 次进行鼻内喷雾。片剂口服剂量为每次 0.1~0.2mg,每天 2 到 3 次。治疗多尿、多饮及高钠血症时,需要每 12~24 小时注射 1~4μg(0.25~1ml)。睡前经鼻或口服给予去氨加压素,可减少夜间尿液的生成,改善夜间遗尿症。注射加压素对某些食管静脉曲张破裂出血和结肠憩室出血,也有一定的疗效。高剂量加压素 40 单位静脉推注,可在无脉性心搏骤停的高级心血管生命支持(ACLS)复苏方案中代替肾上腺素。

去氨加压素还可用于治疗血友病 A 和血管性血友病的凝血障碍(第 34 章)。

毒性及禁忌证

少见头痛、恶心、腹部绞痛、精神激动和过敏反应等。过量使用可能会导致低钠血症和癫痫发作。

加压素(而非去氨加压素)可引起血管收缩。因此,冠状动脉疾病患者慎用。鼻喷去氨加压素时,若鼻充血,会导致药效降低。

加压素拮抗药

一些非肽类加压素受体拮抗药被开发用于低钠血症或急性心力衰竭的治疗。这些病症与加压素浓度升高有关。考尼伐坦(conivaptan)与 V_{1a} 和 V_2 受体均有高亲和力。托伐普坦(tolvaptan)对 V_2 受体的亲和力是 V_1 受体的 30 倍。一些临床试验研究表明,这两种药物均可以促进游离水的排出,缓解低钠血症和心功能衰竭的症状和体征。考尼伐坦(静脉注射)和托伐普坦(口服给药)已被 FDA 批准用于治疗低钠血症。由于肝毒性的风险,包括威胁生命的肝衰竭,托伐普坦的治疗时间被限制在 30 天。用于上述疾病的其他几种非选择性的非肽类加压素受体拮抗药,尚在研发中。

概要:下丘脑和垂体激素[1]

分类	作用机制	药效	临床应用	药动学特征,毒性,相互作用
生长激素(GH)				
• 生长激素 (Somatropin)	重组人生长激素 • 通过作用于 GH 受体,增加胰岛素样生长因子-1(IGF-1)的合成	使 GH 缺乏患者的生长发育和 GH 代谢恢复至正常水平 • 增加某些因 GH 缺乏导致身材矮小儿童的成年最终身高	GH 缺乏的替代疗法 • 增加某些疾病导致的身材矮小症儿童的成年最终身高(表 37-4)• 感染 HIV 后的消瘦 • 短肠道综合征	皮下注射 • 毒性:脑假瘤、股骨头骨骺滑脱、水肿、高血糖、脊柱侧凸进展、患普拉德-威利综合征、上呼吸道阻塞或睡眠呼吸暂停重度肥胖患者的窒息风险。

分类	作用机制	药效	临床应用	药动学特征,毒性,相互作用
IGF-1 激动药				
• 美卡舍明	重组 IGF-1 可兴奋 IGF-1 受体	改善 IGF-1 对严重 GH 抵抗所致 IGF-1 缺乏患者的生长和代谢	IGF-1 缺乏的替代疗法,对外源性 GH 无反应	皮下注射 • 毒性:低血糖,颅内高压,肝酶增加
生长抑素类似物				
• 奥曲肽	生长抑素受体激动药	抑制 GH 合成,也可轻度抑制 TSH、胰高血糖素、胰岛素及胃泌素合成	肢端肥大症和其他一些分泌激素的肿瘤 • 食管静脉曲张出血急性控制	皮下或静脉注射 • 长效制剂予以每月肌注 • 毒性:肠胃道紊乱,胆结石,心动过缓及心脏传导问题
• 兰瑞肽:类似于奥曲肽,作为治疗肢端肥大症的长效制剂				
GH 受体拮抗药				
• 培维索孟	阻断 GH 受体	缓解 GH 分泌过多的效应	肢端肥大症	皮下注射 • 毒性:肝酶增加
促性腺激素:卵泡刺激素(FSH)类似物				
• 促卵泡素 α	激动 FSH 受体	模拟内源性 FSH 效应	控制性超促排卵 • 男性促性腺激素分泌不足、性腺机能减退引起的不育	皮下注射毒性:女性的卵巢过度刺激综合征和多胎妊娠 • 男性乳房发育 • 男性和女性均发生的头痛、抑郁症和水肿。
• 促卵泡素 β:与促卵泡素 α 氨基酸序列相同的重组产物,二者不同之处在于糖基侧链不同				
• 尿促卵泡素:从绝经期妇女尿液中纯化的人 FSH				
• 尿促性素(hMG):从绝经期妇女尿液中提取纯化,含有 FSH 和 LH 的双重活性				
促性腺激素:黄体生成素(LH)类似物				
• 人绒毛膜促性腺激素(hCG)	LH 受体激动药	模拟内源性 LH 效应	启动控制性促排卵期间卵细胞的最终成熟和排卵 • 男性促性腺激素分泌不足的性腺功能减退	肌注或皮下注射 • 毒性:卵巢过度刺激综合征 • 男性女性均可能出现头痛、抑郁症、水肿
• 绒促性素 α:重组的 hCG				
• 促黄体激素:重组的人 LH				
• 尿促性素(hMG):从绝经期妇女尿液中提取纯化,含有 FSH 和 LH 的双重活性				
促性腺激素释放激素(GnRH)类似物				
• 亮丙瑞林	GnRH 受体激动药	间歇性给药促进 LH 和 FSH 的分泌 • 长期持续给药减少 LH 和 FSH 分泌	抑制卵巢 • 控制性促排卵 • 中枢性性早熟 • 晚期前列腺癌	可静注、肌注、皮下注射及经鼻给药 • 存在长效储库制剂 • 毒性:头痛,头晕,恶心,注射部位不适 • 持续治疗可能导致性腺机能减退

续表

分类	作用机制	药效	临床应用	药动学特征,毒性,相互作用
• 戈那瑞林为合成人 GnRH				
• 其他 GnRH 类似物:戈舍瑞林,布舍瑞林,组氨瑞林,那法瑞林和曲普瑞林				
促性腺激素释放激素(GnRH)受体拮抗药				
• 加尼瑞克	阻断 GnRH 受体	减少内源性 LH 和 FSH 的产生	防止控制性促排卵过程中过早产生的 LH 峰	皮下注射 • 毒性:恶心,头痛
• 西曲瑞克:与加尼瑞克类似,用于控制性促排卵				
• 地加瑞克和阿巴瑞克:批准用于晚期前列腺癌				
多巴胺受体激动药				
• 溴隐亭	激活多巴胺 D_2 受体	抑制垂体催乳素和 GH(效果稍差)的分泌 • 多巴胺对 CNS 的运动控制和行为	治疗高催乳素血症 • 肢端肥大症 • 帕金森病(第 28 章)	口服或阴道给药(用于治疗高催乳素血症) • 毒性:高剂量下出现胃肠失调、体位性低血压、头痛、精神紊乱、血管痉挛和肺部浸润
• 卡麦角林:另一麦角类衍生物,效果似溴隐亭				
催产素	激活催产素受体	增强子宫收缩	用于催生和引产 • 控制产后子宫内膜出血	静注或肌注 • 毒性:胎儿窘迫,胎盘早剥,子宫破裂,液体潴留,低血压
催产素受体拮抗药				
• 阿托西班	阻断催产素受体	减缓子宫收缩	产前抑制子宫收缩(保胎)	静注 • 毒性: • 考虑到婴儿死亡率增加;没有被 FDA 批准
加压素受体激动药				
• 去氨加压素	具有相对选择性的紧张素 V_2 受体激动药	作用于肾脏减少尿液排出 • 作用于肾外 V_2 受体增加因子Ⅷ和血管假性血友病因子	垂体性尿崩症 • 小儿原发性夜尿增加 • 血友病 A 和假性血友病	口服、静注、皮下注射或鼻内给药 • 毒性:胃肠不适,头痛,低纳血症和过敏反应
• 加压素:可用于治疗尿崩症,有时也用来控制食管静脉曲张破裂出血				
加压素受体拮抗药				
• 考尼伐坦	加压素 V_{1a} 和 V_2 受体的拮抗药	在加压素升高相关疾病中减少肾脏对水的排泄	住院患者的低钠血症	住院患者的低钠血症
• 托伐坦:与考尼伐坦类似,但是对 V_2 选择性更强;口服给药;由于肝毒性风险,疗程限制为 30 天				

[1] 本表中未描述的罕用下丘脑和垂体激素的临床应用总结见表 37-2 和表 37-3

制剂

通用名	制剂	通用名称	制剂
生长因子激动药和拮抗药		促黄体素 α(rLH)	Luveris[*]
醋酸兰瑞肽	Somatuline Depot	尿促生育素(hMG)	Menopur, Repronex
美卡舍明	Increlex	醋酸那法瑞林	Synarel
醋酸奥曲肽	仿制药, Sandostatin, Sandostatin LAR Depot	双羟萘酸曲普瑞林	Trelstar, Trelstar LA, Trelstar Depot
培维素孟	Somavert	尿促卵泡素	Bravelle, Fertinex
生长激素	Genotropin, Humatrope, Norditropin, Nutropin, Omnitrope, Saizen, Serostim, Tev-tropin, Zorbtive	**催乳素拮抗药(多巴胺激动药)**	
		甲磺酸溴隐亭	仿制药, Parlodel, Cycloset
促性腺素激动药和拮抗药		卡麦角林	仿制药, Dostinex
阿巴瑞克	Plenaxis	**催产素**	
醋酸西曲瑞克	Cetrotide	催产素	仿制药, Pitocin
绒毛促性腺素 α (rhCG)	Ovidrel	**加压素激动药和拮抗药**	
绒毛促性腺素(hCG)	仿制药, Profasi, Pregnyl	考尼伐坦 HCl	Vaprisol
地加瑞克	Firmagon	醋酸去氨加压素 (DDAVP)	仿制药, Minirin, Stimate
促卵泡素 α(rFSH)	Gonal-f		
促卵泡素 β(rFSH)	Follistim	托伐坦	Samsca
醋酸加尼瑞克	Antagon	加压素	仿制药, Pitressin
盐酸戈那瑞林	Factrel	**其他**	
醋酸戈舍瑞林	Zoladex	三氟醋酸可的瑞林(羊)	Acthrel
醋酸组胺瑞林	Supprelin LA, Vantas	促肾上腺皮质激素	H. P. Acthar Gel
醋酸促黄体素	仿制药, Eligard, Lupron	促皮质素	仿制药, Cortrosyn, Cosyntropin
		促甲状腺素 α	Thyrogen

[*] 在美国已撤市

案例思考答案

虽然生长激素(GH)可能具有一些直接促生长效应,但其介导骨骼生长的作用主要是通过骨骺产生的胰岛素样生长因子-1(IGF-1),以自分泌和旁分泌的方式介导的。IGF-1还通过内分泌机制促进身高生长。在该患者身上发现的小睾丸和小阴茎提示应诊断为性腺机能减退,这可能是由于促性腺激素缺乏所引起的。该患者有多重下丘脑/垂体缺陷的风险。可能已经出现或者稍后会发展成 ACTH/皮质醇和 TSH/甲状腺激素缺陷。因此,除了补充 GH 和睾酮,可能还需要补充氢化可的松和左甲状腺素。患者还应评估是否患有中枢性尿崩症,如果是,则使用去氨加压素(一种选择性 V_2 受体衍生物)治疗。

（张雪琼 译　崔翔宇 校　张永鹤 审）

参考文献

扫描本书二维码获取完整参考文献。

甲状腺激素和抗甲状腺药

Betty J. Dong, PharmD, FASHP, FCCP,
& Francis S. Greenspan, MD, FACP

第**38**章

案例思考

一位 33 岁的妇女主诉近两个月疲劳、呆滞、体重增加、寒冷耐受不良、皮肤干燥和肌无力。她疲劳到白天必须小睡几次才能完成工作。这些主诉对于她来说都是未曾体验过的，因为她以前总是感觉热，精力旺盛以致有时失眠，并且她说感觉心脏要从胸腔跳出来一样。她还说她最近准备怀孕。既往病史显示，她在大约 1 年前在经过短时的甲巯咪唑和普萘洛尔治疗后，进行过放射性碘治疗（radioactive iodine therapy,

RAI）。她接受过 RAI，由于她不能坚持用药，因而以后就未能按常规的预约就诊。物理检查显示，血压 130/89mmHg，脉搏 50 次/min。体重 136 磅（61.8kg），去年增加了 10 磅（4.5kg）。甲状腺不可触及并且其反射迟缓。化验检查所见：促甲状腺刺激素（TSH）水平为 24.9μIU/ml，游离甲状腺素水平为 8pmol/L。评价她甲状腺功能亢进的既往治疗史。选择对控制她目前甲状腺状态有效的治疗。

甲状腺生理学

正常的甲状腺分泌充足的甲状腺激素，即三碘甲状腺原氨酸（**triiodothyronine**, T_3）和甲状腺素（**thyroxine**, T_4），以维持正常的生长发育、体温和能量水平。碘作为分子的基本成分在这些激素中分别占 59% 和 65%。降钙素作为另一类甲状腺激素，在钙代谢的调节中起重要作用，将在第 42 章讨论。

碘化物代谢

碘化物（I^-）的推荐摄入量：成人每日 150μg（怀孕和哺乳期间 200μg）。从食物、水或药物中摄入的碘化物迅速吸收，并进入细胞外液。甲状腺每日从细胞外液摄取约 75μg 碘化物用于合成激素，剩余的从尿中排出。如果摄入的碘化物增加，则甲状腺的摄碘量减少。

甲状腺激素的生物合成

碘化物被甲状腺摄入后经过一系列酶促反应后成为有活性的甲状腺激素（图 38-1）。第 1 个步骤是碘化物经过位于滤泡细胞基膜的，被称作钠/碘转运体（sodium/iodide symporte, NIS）的膜蛋白转运至甲状腺。该过程可以被某些阴离子抑制，如：硫

氰酸盐（SCN^-）、高锝酸盐（TcO_4^-）和高氯酸盐（CIO_4^-）。在细胞顶膜另一种被称为潘特林的 I^- 转运酶控制碘化物的跨膜流动。潘特林也见于内耳耳蜗，如果潘特林缺乏或缺如（PDS 或 SLC26A4 突变），将会产生被称作家族性呆小聋哑症的甲状腺肿和耳聋遗传性综合征。在细胞顶膜碘化物被甲状腺过氧化物酶（TPO）氧化成为碘，这种形式的碘迅速使甲状腺球蛋白分子上的酪氨酸残基碘化形成一碘酪氨酸（monoiodotyrosine, MIT）和二碘酪氨酸（diiodotyrosine, DIT）。这一过程被称作**碘化物的有机化**（**iodide organification**）。甲状腺过氧化物酶可以被甲状腺内高水平的碘化物短暂地阻滞，并且被硫代酰胺类（thioamide）药物更持久地阻滞。促甲状腺激素（TSH）刺激 TPO 的基因表达。

在甲状腺球蛋白分子内两个分子的 DIT 结合成为左旋甲状腺素（T_4），一个分子的 MIT 和一个分子的 DIT 结合成为 T_3。除甲状腺球蛋白之外，腺体内的其他蛋白也可被碘化。但这些碘化的蛋白没有激素活性。甲状腺素、T_3、MIT 和 DIT 在细胞顶端胶质边缘从甲状腺球蛋白上经胞吐作用和甲状腺球蛋白蛋白水解作用被释放。然后 MIT 和 DIT 在腺体内被脱碘，碘被再利用。这一蛋白水解过程也可被甲状腺内高水平的碘化物阻滞。甲状腺球蛋白内 T_4 与 T_3 的比率大约是 5:1，所以释放出的激素大多数是甲状腺素。血循环中的 T_3 大多数来自于 T_4 外周代谢（图 38-2）。

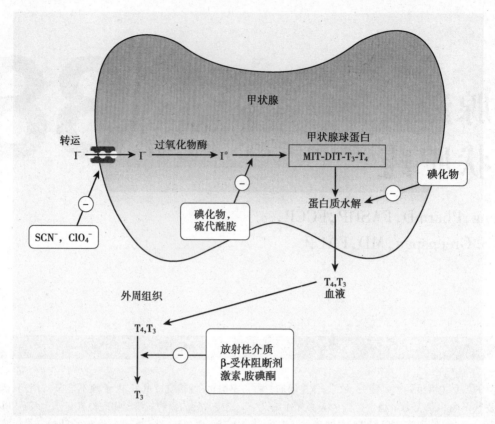

图 38-1　甲状腺激素的生物合成。表示不同药物作用的与甲状腺激素生物合成有关的位点

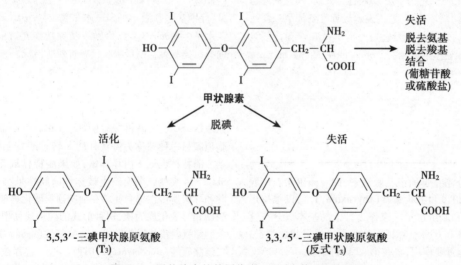

图 38-2　甲状腺素的外周代谢(经同意修改和复制)

甲状腺激素的转运

甲状腺素和 T_3 在血浆中与蛋白可逆结合,主要是甲状腺结合球蛋白(thyroxine-binding globulin,TBG)。仅 T_4 总量中的约 0.04% 和 T_3 总量中的约 0.4% 以游离型(作为 FT_4 和 FT_3)存在。许多生理和病理状态及药物影响 T_4、T_3 和甲状腺剂的转运。然而,通过反射性反馈控制,游离激素的实际水平通常保持正常。

甲状腺激素的外周代谢

甲状腺素外周代谢的主要途径是通过三种 5′ 脱碘酶(D1,D2,D3)的脱碘作用。T_4 通过外环单脱碘作用产生 3,5,3′-三碘甲状腺原氨酸(T_3),它比 T_4 的作用强 3~4 倍。酶 D1 负责循环中的 T_3,而 D2 调节大脑和垂体中 T_3 的水平。D3 脱碘作用产生代谢性无活性的 3,3′,5′-T_3(反式 T_3,或 rT_3)。在正常人血清低 T_3 和 rT_3 是由于这两种化合物的高代谢清除。

药物,如:胺碘酮、碘造影剂、β 拮抗药和皮质激素,以及严重疾病或饥饿抑制 T_4 转化为 T_3 所必需的 5′-脱碘酶都可引起血清低 T_3 或高 rT_3。D2 基因的多态性能降低 T_3 活性并损害甲状腺激素反应。甲状腺激素的药代动力学见表 38-1。

甲状腺功能评估

用于评估甲状腺功能的实验见表 38-2。

表 38-1　甲状腺激素药动学概要

变量	T_4	T_3
分布容积	10L	40L
外周甲状腺池	800μg	54μg
日产量	75μg	25μg
每日更新部分	10%	60%
每日代谢清除率	1.1L	24L
半衰期(生物学的)	7 日	1 日
血浆水平		
总量	4.8~10.4μg/100ml	60~181ng/100ml
	(62~134nmol/L)	(0.92~2.79nmol/L)
游离型	0.8~2.7ng/100ml	230~420pg/100ml
	(10.3~34.7pmol/L)	(3.5~6.47pmol/L)
数量范围	99.96%	99.6%
生物效应	1	4
口服吸收	70%	95%

表 38-2　甲状腺功能试验的典型数值

实验名称	正常值[1]	引起甲状腺功能减退	引起甲状腺功能亢进
总甲状腺素(T_4)	4.8~10.4μg/100ml(62~134nmol/L)	低	高
总三碘甲状腺素原氨酸(T_3)	59~156ng/100ml (0.9~2.4nmol/L)	正常或低	高
游离 T_4(FT_4)	0.8~1.4ng/100ml(10~18pmol/L)	低	高
游离 T_3(FT_3)	169~371pg/100ml(2.6~5.7pmol/L)	低	高
促甲状腺素(TSH)	0.45~4.12μIU/ml (0.45~4.12mIU/L)	高[2]	低
24 小时[123]I 摄取率	5%~35%	低	高
抗甲状腺球蛋白抗体(Tg-Ab)	<4.11IU/ml	常见	很常见
甲状腺过氧化物酶抗体(TPA)	<60IU/ml	常见	很常见
[123]I 或[99m]TcO_4 同位素扫描	正常图形	实验无法显示	腺体广泛增大
穿刺活组织检查(FNA)	正常图形	实验无法显示	实验无法显示
血清甲状腺球蛋白	女:1.5~38.5μg/L 男:1.4~29.2μg/L	实验无法显示	实验无法显示
TSH 受体刺激抗体或 甲状腺刺激免疫球蛋白(TSI)	<基线的 140%	实验无法显示	格雷夫斯病时增高

[1] 不同实验室的结果可能会有所不同

[2] 中枢性甲状腺功能减退症例外

A. 甲状腺-垂体关系

经过甲状腺-垂体反馈控制甲状腺功能也见于第 37 章。下丘脑细胞分泌促甲状腺激素释放激素(TRH)(图 38-3)。分泌的 TRH 进入垂体门静脉系统的毛细血管,在垂体内 TRH 刺激促甲状腺激素(甲状腺刺激素 TSH)的合成和释放。TSH 在甲状腺细胞内依次通过刺激一种腺苷酸环化酶介导的机制增加 T_4 和 T_3 的合成和释放。这些甲状腺激素以负反馈的方式作用于垂体阻滞 TRH 的作用并且作用于下丘脑抑制 TRH 的合成和分泌。其他激素或药物也可影响 TRH 或 TSH 的释放。

B. 甲状腺的自身调节

甲状腺也通过甲状腺内非依赖 TSH 的机制调节自身碘化物的摄取和甲状腺激素合成。这些机制主要与血中碘的水平有关。大剂量碘抑制碘化物的活化(Wolff-Chaikoff 阻滞,图 38-1)。在疾病的某一阶段(如:桥本甲状腺炎)它可抑制甲状腺激素的合成并导致甲状腺功能减退。甲状腺功能亢进症可起因于易感者 Wolff-Chaikoff 阻滞消失(如:多结节甲状腺肿)。

C. 异常的甲状腺刺激物

在 Graves 病(见后)淋巴细胞分泌一种 TSH 受体刺激抗体(TSH receptor-stimulating antibody,TSH-R Ab[stim]),即甲状腺刺激性免疫球蛋白(thyroid-stimulating immunoglobulin,TSI)。这种免疫球蛋与 TSH 受体结合并且以与 TSH 本身同样的方式刺激腺体。然而其效应持续时间比 TSH 长得多。TSH 受体也见于眼窝的纤维细胞,它可能受到高水平 TSH 受体抗体的刺激并引起眼病。

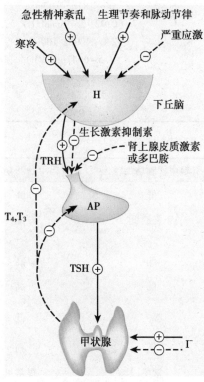

图 38-3 下丘脑-垂体-甲状腺轴。急性精神病或长期暴露于寒冷可激活该轴。下丘脑的甲状腺释放激素(TRH)刺激垂体的促甲状腺激素(TSH)释放,而生长抑素和多巴胺抑制其释放。TSH 刺激 T_4 和 T_3 从甲状腺合成并释放,它们依次抑制 TRH 和 TSH 合成及释放。少量碘化物对于激素的产生是必需的,但大量则抑制 T_4 和 T_3 产生及释放。实线箭头,刺激的影响;虚线箭头,抑制的影响;H,下丘脑;AP,腺垂体

■ 甲状腺的基础药理学和抗甲状腺药

甲状腺激素

化学

T_4、T_3 及与之相同的 rT_3 的结构式见图 38-2。所有这些天然产生的分子都是左旋异构体。合成的甲状腺素是右旋异构体

D-甲状腺素只有大约 4%L-异构体的生物活性,这可以被其较低的抑制 TSH 及纠正甲状腺功能减退活力所证明。

药代动力学

甲状腺素在十二指肠和回肠吸收最好;腔内因素,如:食品,药品,胃液酸度和肠道菌群,可改变其吸收。现今的左旋甲状腺素制剂的口服生物利用度约为 70%(表 38-1)。与此相反,T_3 几乎完全被吸收(95%)。T_4 与 T_3 吸收似乎没有受到轻度甲状腺功能减退的影响,但可能在严重的黏液性水肿肠损伤时被削弱。这些因素在从口服切换到肠胃外给药时很重要。对于肠胃外给药时,这两种激素的优选途径是静脉注射。

在甲亢患者 T_4 和 T_3 的代谢清除增加,半衰期缩短。相反甲状腺功能减退的患者则正常。诱导肝微粒体酶的药物(如:利福平、苯巴比妥、卡马西平、苯妥英、酪氨酸激酶抑制剂、HIV、蛋白酶抑制药)增加 T_4 和 T_3 两者的代谢(表 38-3)。尽管存在清除上的改变,但对于多数甲状腺功能正常的患者由于甲状腺功能亢进的代偿作用激素浓度仍维持正常。然而,依赖 T_4 替代治疗的患者可能需要增加剂量以维持临床疗效。如果结合位点改变可发生相似的代偿。如果由于妊娠、雌激素或口服避孕药使 TBG 位点增加,则会有激素由原来的游离型转变为结合型,并且激素的消除率将会减少,直到恢复正常的游离激素浓度。这样激素的总浓度和结合型激素的浓度将增加,但游离型激素的浓度和消除的稳态仍保持正常。如结合位点减少则相反。

作用机制

图 38-4 是一个描述甲状腺激素作用的模型,它显示了游离型甲状腺激素 T_4 和 T_3 从甲状腺结合蛋白解离,经主动转运蛋白[如单羧酸转运蛋白 8(MCT8)、MCT10 及有机阴离子转运多肽(OATP1C1)]进入细胞。转运蛋白突变能引起智力低下、肌病和低血清 T_4 水平的临床综合征(Allan-Herndon-Dudley 综合征)。在细胞内 T_4 在 5′-脱碘酶作用下被转化为 T_3,T_3 进入细胞核,并与特异的 T_3 甲状腺受体蛋白结合,该受体蛋白是 c-erb 癌基因家族成员。(这一家族还包括类固醇激素受体及维生素 A 和 D 受体)。T_3 受体以 α 和 β 两种形式存在,α 和 β 基因的突变与甲状腺激素抵抗有关。不同的受体形式在不同的组织浓度不同,这可以说明 T_3 对这些组织效应的差异。

甲状腺激素对代谢过程的大多数效应的产生是通过细胞核受体的激活所介导的,它可引起 RNA 生成增加,继而引起蛋白的合成,如:Na^+/K^+-ATP 酶生成增加。这与体内给药后甲状腺的作用延迟数小时或数日的表现是一致的。

多数对激素敏感的组织(垂体、肝、肾、心脏、骨骼肌、肺和肠)存在大量甲状腺激素受体,而对激素非敏感组织(脾、睾丸)只有少量受体。脑内包含中等量的受体,它缺乏对 T_3 的合成代谢的应答。与其生物活性一致,受体位点对 T_4 的亲和力比对 T_3 低大约 10 倍。在某些情况下,核受体的数量可以改变以保持机体内环境的稳定。如:饥饿时循环中的 T_3 及细胞内的 T_3 受体均减少。

表 38-3　药物效应和甲状腺功能

药物效应	药物
甲状腺激素合成的改变	
抑制 TRH 或 TSH 分泌不引起甲状腺功能减退或甲状腺功能亢进	贝沙罗汀、多巴胺、溴隐亭、卡麦角林、左旋多巴、皮质激素类、生长抑素、奥曲肽、二甲双胍、白介素-6、海洛因
抑制甲状腺激素合成或释放同时引起甲状腺功能减退（或偶可引起甲状腺功能亢进）	碘化物（包括胺碘酮）、锂、氨鲁米特、硫脲类、乙硫异烟胺、乙硫异烟胺、酪氨酸激酶抑制剂（如：舒尼替尼、索拉非尼、伊马替尼）、HIV 蛋白酶抑制药
甲状腺激素转运和血浆总 T_3 及 T_4 水平的改变，但通常无 FT_4 或 TSH 的改变	
TBG 增加	雌激素类、他莫昔芬、雷洛昔芬、海洛英、美沙酮、米托坦、5-氟尿嘧啶、奋乃静
TBG 减少	雄激素类、蛋白同化甾类、糖皮质激素类、达那唑、L-门冬酰胺酶、烟酸
T_3 和 T_4 从 TBG 上被置换引起短暂高甲状腺素血症	水杨酸盐类、芬氯酸、甲芬那酸，静脉给予呋塞米、甘素
T_4 和 T_3 代谢的改变伴随轻度血浆 T_3 和 T_4 水平改变但无 TSH 水平变化（除非接受甲状腺素替代治疗）	
增加肝代谢，增加甲状腺激素降解	尼卡地平、苯妥英、卡马西平、扑米酮、苯巴比妥、利福平、利福布汀、酪氨酸激酶抑制剂（如：舒尼替尼、索拉非尼、伊马替尼）、舍曲林、喹硫平
抑制 5′-脱碘酶伴 T_3 减少 rT_3 增加	碘番酸、碘泊酸盐、胺碘酮、β 拮抗药、皮质类固醇、丙硫氧嘧啶、黄酮类、白介素-6
其他相互作用	
干扰 T_4 肠道吸收	口服双磷酸盐类、考来烯胺、考来维仑、考来替泊、吡啶甲酸铬、木炭、环丙沙星、质子泵抑制药、硫糖铝、聚磺苯乙烯、雷洛昔芬、盐酸司维拉姆、氢氧化铝、硫酸亚铁、碳酸钙、糠/纤维、大豆、咖啡、奥利司他
诱导甲状腺自身免疫性疾病伴随甲状腺功能减退或甲状腺功能亢进	干扰素-α、白细胞介素-2、干扰素-β、锂、胺碘酮、酪氨酸激酶抑制剂（如：舒尼替尼、索拉非尼、伊马替尼）
药物效应对甲状腺功能的影响	
抗凝	小剂量华法林引起甲状腺功能亢进，大剂量引起甲状腺功能减退
葡萄糖控制	甲状腺功能亢进增加肝葡萄糖生成和葡萄糖耐受不良；甲状腺功能减退损害胰岛素的作用和对葡萄糖的处置
心脏药物	大剂量地高辛引起甲状腺功能亢进；小剂量引起甲状腺功能减退
镇静药；镇痛药	甲状腺功能减退可增强镇静药和阿片的镇静作用和呼吸抑制作用；甲状腺功能亢进则相反

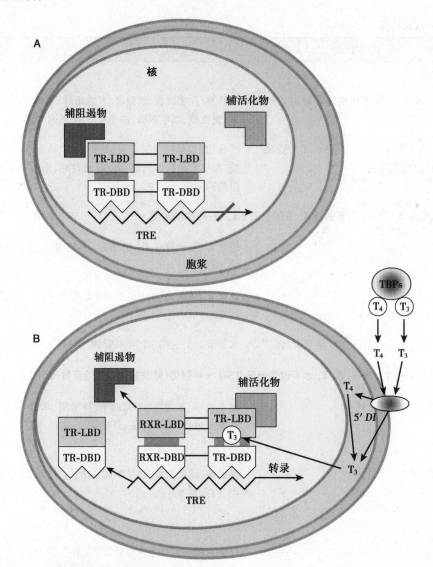

图 38-4　T_3 与 T_3 受体相互作用模型。A. 失活状态——非配体化 T_3 受体二聚体与和辅阻遏物连在一起的甲状腺激素效应元件(TRE)结合起到基因转录抑制药的作用;B. 激活状态——T_3 和 T_4 与甲状腺结合蛋白(TBPs)结合在一起循环。游离激素通过特殊的转运系统转运到细胞内。在细胞浆内 T_4 通过 5'-脱碘酶转化成为 T_3;然后 T_3 进入细胞核。在细胞核 T_3 与甲状腺受体单体的配体结合域结合。这促进了 TR 同型二聚体与和 TRE 内的视黄醇类 X 受体伴随的异二聚体的分裂,辅阻遏物的移位及共活化物的结合。TR-共活化物复合物刺激基因转录,导致蛋白合成和细胞表型的改变。TR-LBD,T_3 受体配体结合域;TR-DBD,T_3 受体 DNA 结合域;RXR-LBD,视黄醇类 X 受体配体结合域;RXR-DBD,视黄醇类 X 受体 DNA 结合域;T_3,三碘甲腺原氨酸;T_4,甲状腺素,左旋甲状腺素(左甲状腺素);5' DI,5'-脱碘酶

甲状腺激素的效应

　　甲状腺激素对于机体的所有组织的最佳生长、发育、功能及维持是至关重要的。过量或不足可分别引起甲状腺功能亢进或甲状腺功能减退的体征和症状(表 38-4)。因为 T_3 和 T_4 性质相似,所以他们被认为可能是同一种激素,这将在下面讨论。

　　甲状腺激素对于神经、骨骼和生殖组织的发育和功能是极其重要的。与生长激素的分泌和作用的增强作用一样,其效应依赖于蛋白质合成。在生命的早期甲状腺的缺失可导致不可逆的精神发育迟缓和侏儒症——典型的先天性呆小病。

　　对于生长和产热的效应常伴随着对于药物代谢及碳水化合物、脂肪、蛋白质和维生素代谢的广泛影响。许多这些变化依赖于其他激素的活性或被其他激素的活性所减轻。相反,所有其他激素的实际分泌和降解率也受甲状腺影响,包括儿茶酚胺类、氢化可的松、雌激素类、睾酮和胰岛素。

　　即使儿茶酚胺水平并未增加,但许多甲状腺功能亢进的表现却类似于交感神经系统过度兴奋(特别是心血管系统)。通过检测 cAMP 所反映的儿茶酚胺刺激的腺苷酸环化酶活性变化与甲状腺的活性变化相伴。甲状腺激素增加 β 受体数量并加强 β 受体信号扩增。其他临床症状也显示了过度的肾上腺素活性(部分地被肾上腺素受体拮抗剂所减轻),包括眼睑后退和收缩、震颤、多汗、焦虑和神经过敏。相反的效应见于甲状腺功能减退(表 38-4)。

表 38-4 甲状腺毒症和甲状腺功能减退的表现

系统	甲状腺毒症	甲状腺功能减退
皮肤及其附属器	发热、皮肤潮湿、出汗、热耐受不良、头发纤细稀疏、普卢默指甲(Plummer's nails);胫骨前皮肤病(格雷夫斯病)	苍白,凉,肿胀,皮肤、面部和手发黄,头发干脆;脆甲症
眼,颜面	上眼睑退缩伴有睁眼凝视;眶周水肿、眼球突出、复视(格雷夫斯病)	眼睑下垂、眶周水肿、暂时眉毛脱落、面部非凹陷性水肿、舌厚、嘶哑
心血管系统	外周血管阻力降低、心率增快、每搏输出量增加、心输出量增加、脉压增加、高排血量心力衰竭、收缩力和心率增加;心律失常、心绞痛	外周血管阻力增加、心率降低、每搏输出量降低、心输出量降低、脉压降低、低输出量性心力衰竭、心电图:心动过缓、PR 间期延长、t 波低平、低电压、心包积液
呼吸系统	呼吸困难、通气不足、肺活量减低	胸腔积液、通气不足和二氧化碳潴留
胃肠系统	食欲增加、肠运动频率增加、低蛋白质血症	食欲下降、肠运动频率降低、便秘、腹水
中枢神经系统	神经过敏、运动过度、情绪不稳定、激动	嗜睡、疲乏、思维迟缓;神经病变、虚弱、肌痉挛
运动系统	虚弱和肌肉疲劳、腱反射加深、震颤、高钙血症、骨质疏松	僵硬和肌肉疲劳、腕管综合征、腱反射减弱、碱性磷酸酶增加、乳酸脱氢酶增加、天冬氨酸氨基转移酶增加
肾脏系统	轻度多尿症、肾血流量增加、肾小球滤过率增加	水排泄受损、肾血流量减少、肾小球滤过率减少
造血系统	红细胞生成增加、贫血[1]	红细胞生成减少、贫血[1]
生殖系统	月经紊乱、闭经、不育、性激素代谢增加	月经过多、不育、性欲降低、阳痿、少精液症、性激素代谢降低
代谢系统	基础代谢率增加、负氮平衡、高血糖、游离脂肪酸增加、总胆固醇和甘油三酯减少、激素降解增加、脂溶性维生素和水溶性维生素需要增加、药物代谢增加、华法林需要量减少	基础代谢率降低、轻度正氮平衡、胰岛素降解延迟同时敏感性增加、总胆固醇和甘油三酯增加、低钠血症、激素降解减少、脂溶性维生素和水溶性维生素需要减少、药物代谢减少、华法林需要量增加

[1] 甲状腺功能亢进的贫血通常是正色素性的(normochromic),并且是由于红细胞的更新(turnover)增多所致。甲状腺功能减退的贫血可能是正常色素性的、高色素性的或低色素性的,并且是由于生成率降低、铁的吸收降低、叶酸的吸收降低或自身免疫性贫血所致。LDH(lactic dehydrogenase),乳酸脱氢酶;AST(aspartate aminotransferase),天冬氨酸氨基转移酶

甲状腺制剂

参见本章末的制剂栏。这些制剂可能是化学合成物[左旋甲状腺素(levothyroxine)、碘塞罗宁(liothyronine)、复方甲状腺素(liotrix)]或来源于动物(干燥甲状腺)。

甲状腺激素对于治疗甲状腺激素水平正常的肥胖、异常阴道出血或抑郁是无效并且有害的。与抗抑郁药同时应用 T_3 的有益效应的无对照报告未得到对照研究的证实。

合成的左旋甲状腺素是甲状腺替代治疗和抑制治疗可被首选的制剂,这是由于其稳定性、含量均一性、低价格、无抗原性、血浆水平较易实验室检测和半衰期长(7 日),可以每日或每周用药 1 次。另外,T_4 可在细胞内转化为 T_3,这样给予 T_4 可以产生 2 种激素而无需给予 T_3。普通的左旋甲状腺素制剂可产生与品牌制剂相当的功效而价格更低。在替代品间保持始终如一的左甲状腺素制剂,避免生物利用度的变化对患者是更好的。品牌软胶囊(Tirosint)具有更快、更完全的溶出度,并且比片剂较少受到胃 pH 或咖啡的影响。

虽然三碘甲状腺原氨酸(T_3)比左旋甲状腺素作用强 3~4 倍,但并不推荐它用作常规替代治疗,因为其半衰期短(24 小时),需要每日多次给药,并且很难通过常规实验室试验对其充分替代进行检测。由于较高的峰水平和较大的心脏毒性危险,心脏病患者也应避免使用 T_3。三碘甲状腺原氨酸主要用于短期抑制 TSH。因为 T_3 口服给药无效,使用更贵的甲状腺素和三碘甲状腺原氨酸的固定剂量复合剂(复方甲状腺素)和干燥的甲状腺粉并不比单独使用 T_4 更有效。T_3 最好用于短期 TSH 抑制。研究表明 T_3 是否更适用于那些存在 D2 基因多态性,且单独应用 T_4 还持续有疲劳、体重增加和精神损害上报的患者。

应用干燥甲状腺制剂而不用合成制剂是完全错误的,因为蛋白抗原性、产物的不稳定性、激素浓度的不确定性以及难以在实验室检测这些缺点远大于价格低廉的优点。在一些甲状腺提取物中发现大量的 T_3,这些提取物可引起 T_3 水平显著提高并产生毒性。等效剂量是 60mg 干燥甲状腺相当于 88~100μg 左旋甲状腺素和约 37.5μg 三碘甲状腺原氨酸。

合成激素制剂的适用期是大约 2 年,特别是如果保存在深色瓶中可减少自发脱碘。干燥甲状腺制剂的适用期是不确定的,但如果干燥保存其功效可更好保持。

抗甲状腺药

减弱甲状腺的活力和激素的效应可以通过药物,这些药物涉及甲状腺激素的产生,他们可以改变组织对甲状腺激素的反应性,也可通过放射线或手术来改变腺体结构。致甲状腺肿物质是一种抑制 T_3 和 T_4 分泌的因子,它可使 T_3 和 T_4 水平低于正常,因而增加 TSH,继而产生腺体增大(甲状腺肿)。临床应用的抗甲状腺药包括硫脲类、碘化物和放射性碘。

硫脲类

甲巯咪唑(methimazole)和丙基硫氧嘧啶(propylthiouracil)是治疗甲状腺毒症的主要药物。在英国,可在体内转化为甲巯咪唑的卡比马唑(carbimazole)被广泛使用。甲巯咪唑的效应比丙基硫氧嘧啶强大约 10 倍并可用于成人和儿童。由于严重肝炎的黑框警告,丙硫氧嘧啶应慎用于妊娠早期、甲状腺危象和对甲巯咪唑有不良反应者(除外粒性白细胞缺乏症或肝炎)。

这些化合物的化学结构见图 38-5。硫脲基团对于抗甲状腺活性是必需的。

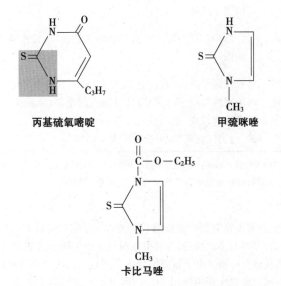

图 38-5　硫脲类结构。彩色阴影为硫脲部分

药代动力学

甲巯咪唑吸收完全,但速度可变。它较易蓄积在甲状腺,分布容积与丙基硫氧嘧啶相似。排泄比丙基硫氧嘧啶慢,在 48 小时内用药量的 65%～70%在尿中被重吸收。

相反,丙基硫氧嘧啶吸收迅速,1 小时后达血浆峰浓度。50%～80%的生物利用度可能是由于吸收不完全或在肝脏大量的首过效应。随着在甲状腺的蓄积,分布容积接近总体液量。摄入的丙基硫氧嘧啶几乎全部以无活性的葡萄糖醛酸苷在 24 小时内经肾排出。

这些血浆半衰期短的药物(丙基硫氧嘧啶 1.5 小时,甲巯咪唑 6 小时)对抗甲状腺作用的持续时间和用药间隔时间影响

较小,因为这两种药蓄积在甲状腺。对于丙基硫氧嘧啶每 6～8 小时给药一次是合理的,因为一个单剂量 100mg 能抑制碘活化 7 小时。一个单剂量 30mg 甲巯咪唑可以产生抗甲状腺作用 24 小时以上,因此每日用药一次可以有效地治疗严重甲状腺功能亢进。

两种硫脲类都可以穿过胎盘屏障并浓聚在胎儿甲状腺,因此在怀孕时必须慎用这些药物。由于胎儿甲状腺功能减退的危险,这两种硫脲类被划分在 FDA 妊娠类目 D 中(人类胎儿危险的证据来自于研究或销售经验的不良反应数据,第 59 章)。在这两药中,丙基硫氧嘧啶对妊娠早期更适合,因为它与蛋白结合更牢固,因此穿过胎盘会更少。另外,甲巯咪唑虽然很少却可引起先天畸形。两种硫脲类都可以少量从乳汁分泌,须考虑乳儿的安全。

药效学

硫脲类通过多种机制发挥作用。主要作用是通过抑制甲状腺过氧化物酶催化的反应并阻断碘的活化妨碍激素的合成。另外,他们阻断碘化酪氨酸的缩合。他们不阻止腺体摄取碘。丙基硫氧嘧啶而不是甲巯咪唑抑制 T_4 和 T_3 的外周脱碘作用(图 38-1)。因为是合成而不是释放受到影响,所以这类药起效慢,常需要 3～4 周待以前储存的 T_4 耗竭后才起效。

毒性

硫脲类不良反应的发生率是治疗患者的 3%～12%,绝大多数反应发生在早期,特别是恶心和胃肠道反应。甲巯咪唑可发生味觉或嗅觉改变。最多的普通不良反应是斑丘疹(4%～6%),有时伴有全身的体征,如:发热。少见的不良反应包括荨麻疹、血管炎、狼疮样反应、淋巴结病、低凝血酶原血症、剥脱性皮炎、多浆膜炎和急性关节痛。据报道丙硫氧嘧啶增加严重肝炎的危险,有时可危及生命(黑框警告),所以应避免用于儿童和成人除非没有其他可用的药物。胆汁郁积性黄疸在甲巯咪唑比丙硫氧嘧啶更常见。也可发生无症状的转氨酶水平升高。

最危险的并发症是粒细胞缺乏症(粒细胞计数<500 细胞/mm^3),这是一种罕见但可能致命的不良反应。占使用硫脲类患者的 0.1%～0.5%,但在老年人和接受剂量大于 40mg/d 甲巯咪唑治疗的患者危险性会增加。反应通常会在停药后迅速恢复,但广谱抗生素治疗可能合并感染。集落刺激因子(如:粒细胞集落刺激因子;第 33 章)可使粒细胞加速恢复。大约 50%的人在丙基硫氧嘧啶和甲巯咪唑之间有交叉过敏,因此严重反应的患者不推荐换药。

阴离子抑制药

一价阴离子如高氯酸盐(ClO_4^-)、高锝酸盐(TcO_4^-)和硫氰酸盐(SCN^-)能通过竞争性抑制碘化物转运机制阻断腺体摄取碘。因为这些效应可被大剂量碘化物所克服,所以其效应不太可靠。

高氯酸钾(potassium perchlorate)的主要临床应用是阻断碘(化物)所致甲状腺功能亢进患者(如:胺碘酮所致甲状腺功能

亢进)甲状腺再摄取 I⁻。然而由于高氯酸钾可引起再生障碍性贫血,故在临床上很少使用。

碘化物

在 20 世纪 40 年代硫脲类被采用之前,碘化物是主要的抗甲状腺药,现在它们已很少单独用于治疗。

药效学

碘化物对甲状腺有若干作用。他们可抑制活化作用和激素释放并减少增生腺体的大小和血管。对敏感者碘化物能引起甲状腺功能亢进[碘性巴塞多现象(Jod-Basedow phenomenon)]或甲状腺功能减退。

在药理剂量(>6mg/d),碘化物的主要作用是抑制激素释放,可能是通过抑制甲状腺球蛋白的蛋白水解作用。可在 2~7 日内迅速出现甲状腺毒性症状的改善,因此对于治疗甲状腺危象很有价值。另外,碘化物减少增生腺体的血管、大小和脆性,可用于外科手术前的准备。

碘化物的临床应用

碘化物治疗的危害包括腺体内碘储存增加,它可使硫脲类治疗起效延迟,或妨碍应用放射性碘治疗数星期。因此碘化物应该在硫脲类治疗起效后开始应用并且如果可能应用放射性碘治疗应避免使用碘化物。碘化物不应单独使用,因为腺体将在 2~8 周后从碘化物的阻断作用中恢复,并且停药后在富集碘的腺体可引起严重的甲状腺毒症的恶化。孕妇应避免长期应用碘化物,因为他们能穿过胎盘引起胎儿甲状腺肿。在引起放射性碘同位素释放的核事故中,如在射线照射之前用药,碘化钾的甲状腺封闭效应能保护腺体免受损害。

毒性

对于碘的不良反应(碘中毒)是不常见的,在多数情况停药后可恢复。这些不良反应包括痤疮样疹(与溴中毒相似)、唾液腺肿胀、黏膜溃疡、结膜炎、鼻漏、药热、金属味、出血性疾病和罕见的类过敏性反应。

放射性碘

¹³¹I 是唯一用来治疗甲状腺毒症的同位素(其他同位素用于诊断)。口服 Na¹³¹I 溶液后迅速吸收并浓聚于甲状腺,进入滤泡储存。¹³¹I 的治疗效应依赖于它所发射的 β 射线,其半衰期为 5 日,穿透距离 400~2 000μm。给药后几周内甲状腺实质被破坏,出现上皮细胞肿胀并坏死、滤泡破裂、水肿和白细胞浸润。放射性碘的优点包括容易给药、有效、低成本和无痛。对于辐射诱发的遗传损伤、白血病和肿瘤形成的担忧在临床上用放射性碘治疗甲状腺功能亢进 50 余年后仍未清楚了解。孕妇和哺乳母亲不应使用放射性碘,因为放射性碘可穿过胎盘破坏胎儿甲状腺并经乳汁排泄。

肾上腺素受体拮抗药

无内在拟交感神经活性的 β 拮抗药(如:美托洛尔、普萘洛

尔、阿替洛尔)对甲状腺毒症的辅助治疗是有效的,因为许多症状与交感神经刺激有关。普萘洛尔是研究最广泛的 β 拮抗药并广泛用于治疗甲状腺毒症。β 拮抗药引起甲亢症状的临床改善,但不能明显改变甲状腺激素水平。普萘洛尔在大于 160mg/d 的剂量下也可通过抑制 T₄ 在外周转化为 T₃ 而减少 T₃ 水平约 20%。

■ 甲状腺制剂和抗甲状腺药的临床药理学

甲状腺功能减退

甲状腺功能减退是一种由于甲状腺激素缺乏所致的综合征,并通过所有机体功能(表 38-4)可逆的下降而被大量地证明。在婴儿和儿童有明显的生长发育迟缓,这导致矮小和不可逆的智力迟钝。

甲状腺功能减退的病因学和发病机制简述于表 38-5。甲状腺功能减退可出现或无甲状腺肿大(甲状腺肿)。在成人很容易通过低游离甲状腺素和高 TSH 血浆水平(表 38-2)的组合来进行甲状腺功能减退的实验室诊断。

在美国目前甲状腺功能减退的最常见原因可能是乔本甲状腺炎(Hashimoto's thyroiditis),这是一种与遗传因素有关的免疫性疾病。在这种情况下,有体液免疫的证据表明存在抗甲状腺抗体和对甲状腺抗原的淋巴细胞致敏。基因突变如前面所述,并且某些药物也能引起甲状腺功能减退(表 38-5)。

表 38-5　甲状腺功能减退的病因学和发病机制

病因	发病机制	甲状腺肿	甲状腺功能减退程度
桥本甲状腺炎	甲状腺的自身免疫性破坏	早期有,晚期无	轻度到重度
药物诱发[1]	激素形成障碍[2]	有	轻度到中度
内分泌障碍	由于酶缺乏使 T₄ 合成受损	有	轻度到重度
辐射、¹³¹I、X 射线、甲状腺切除术	腺体破坏或切除	无	重度
先天性(呆小病)	无甲状腺或异位甲状腺,碘缺乏、TSH 受体-封闭(性)抗体	无或有	重度
继发性(TSH 缺乏)	垂体或下丘脑疾病	无	轻度

[1] 碘化物,锂,氟化物、硫代酰胺类,对氨基水杨酸,保泰松,胺碘酮,高氯酸盐,乙硫异烟胺,硫氰酸盐、细胞因子(干扰素,白介素),贝沙罗汀,酪氨酸激酶抑制剂,等,见表 38-3
[2] 见表 38-3 的确切发病机制

甲状腺功能减退的治疗

　　除了只需去除抑制药就能治疗的药物引起的甲状腺功能减退外,通常替代治疗的策略是适当的。最佳的制剂是左旋甲状腺素,即可以用品牌制剂也可用一般制剂。多项实验表明联合使用左旋甲状腺素和三碘甲状腺原氨酸未发现优于单独使用左旋甲状腺素。甲状腺素的吸收存在差异,剂量也因年龄和体重而异。婴儿和儿童比成人每公斤体重需要更多的 T_4。对于 1~6 个月的婴儿平均剂量是每日 10~15μg/kg,而对于成人大约是每日 1.7μg/kg(0.8μg/磅)或 125μg。老人(大于 65 岁)则需要较少的甲状腺素 1.6μg/(kg·d)[0.7μg/(kg·d)]进行替代治疗。甲状腺癌术后需要抑制治疗的住院患者,T_4 的平均剂量约是 2.2μg/(kg·d)[1μg/(磅·d)]。因为与某些食物(如:麦麸、大豆、咖啡)和药物(表 38-3)的相互作用能减少其吸收,甲状腺素应空腹(如:饭前 60 分钟,饭后 1 小时或睡前)给药,以保持 TSH 在 0.5~2.5mIU/L 的最佳范围内。长达 7 天的半衰期允许其每日用药 1 次。为了正常的生长发育,儿童应进行检测。应在服用甲状腺素前检测血清 TSH 和游离甲状腺素,以避免短暂的血清浓度改变。从开始给予甲状腺素到达到稳态血浓度需要 6~8 周。因此改变剂量应缓慢进行。

　　年轻或病情轻微的患者,完全替代治疗可立即进行。对于不伴有心脏病的老年(>50 岁)患者左甲状腺素起始剂量可以是 50μg/d。在长期的甲状腺功能减症患者和伴随潜在心脏病的老年患者,治疗必须从 12.5~25μg/d 的低剂量左甲状腺素开始给药 2 周,然后将每日的剂量增加 12.5~25μg,每 2 周增加 1 次,直到甲状腺功能正常或出现药物毒性。对于那些心脏病患者,心脏对于循环中的甲状腺素水平十分敏感,如果发生心绞痛或心律失常必须立即停药或减少甲状腺素的剂量。

　　甲状腺素的毒性与激素水平有直接关系。在儿童,坐立不安、失眠、骨的成熟和生长过快可能是甲状腺素毒性的征兆。成人的主要症状是神经过敏、不耐热、偶发心悸和心动过速或原因不明的体重下降。如果有这些症状存在,血浆 TSH 和 FT_4 水平的检测则是十分重要的,它可以确定这些症状是否是由于血中甲状腺素水平过高所致。长期用 T_4 过度治疗,特别是对于早期患者,可增加心房纤维颤动的危险并加速骨质疏松。

甲状腺功能减退治疗的特殊问题

A. 黏液水肿和冠心病

　　黏液性水肿多见于老年人,常伴随潜在的冠心病。循环中低水平甲状腺激素实际上可保护心脏以对抗那些越来越多的可导致心绞痛、心房颤动或心肌梗死的因素。治疗黏液性水肿一定要谨慎,以避免这些不必要的心脏病。如需冠状动脉手术,首先应该通过给予甲状腺素纠正黏液性水肿。

B. 黏液性水肿昏迷

　　黏液性水肿昏迷是甲状腺功能减退未经治疗的晚期状态,可伴随进行性衰弱、木僵、体温过低、通气不足、低血糖、低钠血症、水中毒、休克直至死亡。

　　黏液性水肿昏迷是医学上的急症。因为需要气管插管和人工呼吸,因此患者应在重病监护病房治疗。并发症如感染或心力衰竭也必须得到适当的治疗。所有的药物都应当静脉给药,因为黏液性水肿昏迷的患者从其他途径吸收药物很少。静脉输液要谨慎给予以免水摄入过剩。这些患者有大量空置的 T_3 和 T_4 结合空间,因此需在把这些空置的结合空间充满后才有足够的游离激素影响组织代谢。相应地,治疗黏液性水肿昏迷应先由静脉内给予负荷量左旋甲状腺素,通常最初 300~400μg,然后每日 50~100μg。T_3 也可静脉内给药,但心脏毒性可能更大且更难检测。如果患者伴有肾上腺或垂体功能不全,应静脉给予氢化可的松,但对于大多数初期黏液性水肿昏迷的患者可能不是必须的。应用罂粟碱类和镇静药必须十分谨慎。

C. 甲状腺功能减退和妊娠

　　甲状腺功能减退的妇女常有不排卵并且因此出现不孕,直到甲状腺功能恢复。这使得甲状腺素被广泛用于不孕症,尽管对于甲状腺功能正常的不孕症患者并没有效果。对于接受甲状腺治疗的怀孕的甲状腺功能减退患者,每日足够的甲状腺素的剂量是十分重要的,因为胎儿脑的早期发育依赖于母体的甲状腺素。在许多甲状腺功能减退患者,需要增加甲状腺素的剂量(约 25%~30%),使得怀孕期间血浆 TSH 水平正常。劝告妇女一旦怀孕应额外服用 25μg 甲状腺素并与服用产前维生素至少间隔 4 小时。由于母体 TBG 水平增高,并且因此总 T_4 水平增高,母亲足够的甲状腺素剂量可保证 TSH 维持在 0.1 和 3.0mIU/L(如:妊娠早期 0.1~2.5mIU/L,妊娠中期 0.2~3.0mIU/L,妊娠晚期 0.3~3.0mIU/L)之间及总 T_4 水平在正常范围或以上。

D. 亚临床型甲状腺功能减退

　　在普通人群中有 4%~10% 患亚临床型甲状腺功能减退症,但 50 岁以上妇女增加到 20%,他们有确定的 TSH 水平增高和正常的甲状腺激素水平。甲状腺的专门机构一致认为 TSH 水平大于 10mIU/L 的患者应该考虑使用甲状腺激素治疗,而对于 TSH 水平较低的患者可严密检测 TSH。

E. 药物引起的甲状腺功能减退

　　如果去除诱因,药物引起的甲状腺功能减退(表 38-3)能够用左旋甲状腺素获得满意的治疗。对于胺碘酮诱发的甲状腺功能减退,由于其很长的半衰期甚至在停药后左旋甲状腺素治疗可能仍是必要的。

甲状腺功能亢进

　　甲状腺功能亢进症(甲状腺毒症)是一种临床综合征,它是由于组织暴露于高水平甲状腺激素所致(表 38-4)。

格雷夫斯病

　　甲状腺功能亢进的最普通形式是格雷夫斯病(Graves' disease),或弥散性中毒性甲状腺肿(diffuse toxic goiter)。格雷夫斯病所呈现的体征和症状见表38-4。

病理生理学

格雷夫斯病被认为是一种自身免疫性疾病,患者的抑制性T淋巴细胞缺陷,刺激B淋巴细胞合成针对甲状腺的抗体。这种曾在前面描述过的抗体(TSH-R Ab[stim])是直接对抗甲状腺细胞膜上TSH受体位点的,并能刺激甲状腺细胞的生长和生物合成活性。在白种人的高频HLA-B8和HLA-DR3、中国人的高频HLA-Bw46和HLA-B5、非洲裔美国人的高频HLA-B17显示了格雷夫斯病的遗传倾向。格雷夫斯病可发生自发性缓解但有些患者需要数年的抗甲状腺治疗。

实验(室)诊断

对于多数甲状腺功能亢进的患者,T_3、T_4、游离T_4和游离T_3增高,并且TSH被抑制(表38-2)。放射性碘摄取率通常也明显增高。通常存在抗甲状腺球蛋白、甲状腺过氧化物酶和TSH-R Ab[stim]抗体。

格雷夫斯病的治疗

三种控制甲状腺功能亢进的主要方法是抗甲状腺药物治疗、外科甲状腺切除术和用放射性碘破坏腺体。

A. 抗甲状腺药物治疗

药物治疗对于腺体小、病情轻的年轻患者是最有用的。给予甲巯咪唑(首选)或丙基硫氧嘧啶直到病情自然缓解。这是保留完整甲状腺的唯一疗法,但这需要长期的治疗和观察(18个月),并且有50%~70%的复发率。

甲巯咪唑优于丙基硫氧嘧啶(除非妊娠或甲状腺危象),因为它发生严重肝损伤的危险低,只需每日用药一次,这有助于坚持用药。抗甲状腺药物治疗通常由分次剂量开始,在患者临床上甲状腺功能转为正常后过渡到每日单次剂量维持疗法。然而,轻度到较严重的甲状腺毒症在初期用甲巯咪唑早晨20~40mg一次给药4~8周常常可以控制,使激素水平正常。维持治疗需要每日5~15mg。如选用丙基硫氧嘧啶开始治疗,每6或8小时给予100~150mg,直到患者甲状腺功能正常,然后渐把剂量减少到每日50~150mg的维持量。除抑制碘的活化外,丙基硫氧嘧啶还抑制T_4转化为T_3,所以它使有活性的甲状腺激素水平下降的速度比甲巯咪唑更快。缓解的最佳临床指标是甲状腺肿的减小。检测治疗过程的最有用的实验室检查是血浆游离T_3、游离T_4和TSH水平。

对于抗甲状腺药的不良反应已在前面描述。少量的皮疹常能被抗组胺药治疗所控制。因为咽喉痛或高热常预示更严重的不良反应粒细胞缺乏症,所以如果出现这些症状,接受抗甲状腺药治疗的患者必须停药并立刻引起医生注意。白细胞和分类计数以及咽喉培养表明这种情况,应进行抗生素治疗。如发生转氨酶明显升高(两到三次正常值的上限)也应终止治疗。

B. 甲状腺切除

对于腺体很大或多结节甲状腺肿的患者可选择甲状腺次全切除术进行治疗。患者用抗甲状腺药治疗至甲状腺功能正常

(约6周)。另外,在手术前10~14天给予碘化钾饱和溶液,每日2次,每次5滴,使腺体血管减少便于手术。大约80%~90%的患者术后需要甲状腺制剂的补充治疗。

C. 放射性碘

利用^{131}I进行放射性碘治疗(RAI)对于大多数21岁以上的患者是首选。对于无心脏病的患者,治疗剂量范围是可以立刻给予80~120μCi/g被摄取率校正的估算甲状腺重量。对于有潜在心脏病的患者或严重甲状腺毒症患者以及老年患者,需用抗甲状腺药(可选甲巯咪唑)治疗至甲状腺功能正常,在给予RAI之前停药3~5日,以免干扰RAI但3~7天后可以重新开始,然后当甲状腺功能正常在4~6周内逐渐减量。应当避免碘化物以确保^{131}I最大量的摄取。在给予RAI 6~12周后,腺体的大小萎缩,患者通常甲状腺功能变为正常或甲状腺功能减退。如果在RAI 3个月后有轻微的反应可能需要第二次给药。RAI后大约80%的患者发生甲状腺功能减退。应定期检测血浆游离T_4和TSH水平。当发生甲状腺功能减退时,应马上每日口服左旋甲状腺素50~150μg进行替代治疗。

D. 抗甲状腺治疗的辅助药物

在甲状腺毒症的急性期,无内在拟交感活性的β肾上腺素受体拮抗药对于60岁以上的心率超过90次/min、伴有心脏血管病的患者是适当的。每6小时口服20~40mg普萘洛尔或每6~8小时口服25~50mg美托洛尔可控制心动过速、高血压和心房颤动。β肾上腺素受体拮抗药应在血浆甲状腺素水平恢复正常时逐渐停药。对于那些禁用β拮抗药的患者,如:哮喘患者,地尔硫草每次90~120mg,每日3或4次能用于控制心动过速。二氢吡啶类钙通道阻滞药药效可能不及地尔硫草或维拉帕米。适量营养和补充维生素是必要的。巴比妥类加速T_4的降解(通过诱导肝药酶)并且由于其作为镇静药和降低T_4水平可能是有益的。胆汁酸多价螯合剂(如:考来烯胺)也能通过增加T_4的粪便排泄迅速降低T_4水平。

毒性单结节性甲状腺肿和毒性多结节性甲状腺肿

这种甲状腺功能亢进常见于伴有结节性甲状腺肿的老年妇女。游离甲状腺素中度增高或偶尔正常,但游离T_3或T_3明显增高。单发毒性腺瘤能够用腺瘤的外科切除或放射性碘疗法加以治疗。毒性多结节性甲状腺肿往往伴有甲状腺肿大,最佳治疗是甲状腺次全切后用甲巯咪唑(更好)或丙基硫氧嘧啶治疗。

亚急性甲状腺炎

在甲状腺毒感染的急性期有甲状腺实质的破坏并伴随储存的甲状腺激素的短暂释放。乔本甲状腺炎也可发生相似的情况。这些短暂的甲状腺毒症发作被称作自发缓解性甲状腺功能亢进。支持疗法对于所有这些通常是必需的,例如:无内在拟交感活性的β肾上腺受体拮抗药(如:普萘洛尔)对于心动过速和

阿司匹林或非甾体抗炎药对于控制局部疼痛及发热。对于重症患者用皮质激素控制炎症可能是必须的。

特殊问题

甲状腺危象

甲状腺危象(thyroid storm)或甲状腺毒性危象(thyrotoxic crisis)是甲状腺毒症的所有症状突然急剧加重,出现危及生命的症状。必须进行有效的治疗。每 4 小时口服给予普萘洛尔 60~80mg,或每 5~10 分钟缓慢静脉注射普萘洛尔 1~2mg 至总量 10mg,或缓慢静脉注射艾司洛尔 50~100mg/(kg·min)对于控制严重的心血管症状是有益的。如果存在严重的心力衰竭或哮喘而禁用 β 肾上腺素受体拮抗药,高血压和心动过速可用地尔硫草 90~120mg 口服,每日 3~4 次或 5~10mg/h 静脉输注(仅用于哮喘患者)来控制。在给予硫脲类药后的每 6 小时的前 1 小时口服给予碘化钾饱和溶液每日 5 滴可妨碍甲状腺激素从腺体的释放。先给予 500~1 000mg 负荷量的丙基硫氧嘧啶,然后每 4 小时口服 250mg 可阻滞激素的合成。如果患者不能口服丙基硫氧嘧啶可用直肠方式给药,每 6 小时 1 次,每次 400mg 保留灌肠。也可用甲巯咪唑直肠给药,每日 60~80mg。每 6 小时静脉给予 50mg 氢化可的松,将保护患者以免休克并将阻止 T₄ 转化为 T₃,迅速降低血中促甲状腺活动物质的水平。

对于控制发热、心力衰竭和各种潜在的可能引起急性发作的疾病过程支持疗法是必要的。在个别情况下,上述方法不足以控制难题,口服胆汁酸螯合剂(如:考来烯胺)、血液透析或腹膜透析已被用于降低循环中甲状腺素水平。

眼病

虽然严重的眼病是罕见的,但眼病治疗起来很困难。严重眼病的加重可发生于 RAI 之后,特别是那些吸烟者。需要对甲状腺疾病进行有效的治疗,通常采用手术全切或 ^{131}I 腺体消融外加口服泼尼松疗法(见后面)。另外,可能需要局部治疗,如:抬高头部减少眶周水肿和人工泪液缓解眼球突出所致角膜干燥。应劝告患者戒烟以防眼病加重。对于严重的急性炎症反应,短程泼尼松可能有效,每日口服 60~100mg 大约 1 周,然后隔天 60~100mg,在 6~12 周以上的期间内逐渐减少剂量。如果甾类激素治疗无效或禁忌,用高能 X 射线疗法进行后眼眶照射常可引起急性病变的改善。先兆目盲是一个外科眼眶减压的指征。对于矫正急性病变后的后遗症可能需要眼睑或眼肌手术。

皮肤病

皮肤病或胫前黏液性水肿经常对用于有关区域和包扎部位的局部用皮质甾类起反应。

妊娠期甲状腺毒症

伴随严重疾病的分娩期妇女应进行最后的 ^{131}I 治疗或在妊娠前进行甲状腺次全切除术以免在妊娠期间或之后的分娩期间病情急剧恶化。如果甲状腺毒症在妊娠期间加重,禁用 RAI,因为它可以穿过胎盘并损伤胎儿甲状腺。前 3 个月患者能用丙基硫氧嘧啶(致畸危险低于甲巯咪唑),然后在剩下的孕期可用甲

巯咪唑以免可能的肝损害。丙基硫氧嘧啶的剂量必须保持在能控制病情的最小量(<300mg/d),因为它可以影响胎儿甲状腺的功能。在妊娠中间 3 个月能安全实施甲状腺次全切除术。在妊娠后期给予患者补充甲状腺剂是必要的。

新生儿格雷夫斯病

格雷夫斯病可发生在新生儿,或是由于母体 TSH-R Ab[stim]穿过胎盘刺激新生儿甲状腺,或是将特征基因转移给胎儿。实验室研究显示游离 T₄ 增高、T₃ 明显增高和 TSH 降低,这与正常婴儿在出生时 TSH 升高相反。TSH-R Ab[stim]通常见于孩子和母亲血浆中。

如果疾病由母体 TSH-R Ab[stim]所致,疾病通常有自限性并且在 4~12 周与婴儿 TSH-R Ab[stim]水平下降同步消退。然而治疗是必需的,因为婴儿会经历严重的代谢性应激。治疗包括丙基硫氧嘧啶每日 5~10mg/kg,每 8 小时用药 1 次。复方碘溶液(每滴 8mg 碘化物),每 8 小时 1 滴,普萘洛尔每日 2mg/kg,分次给药。细致的支持疗法是必要的。如果婴儿病情严重,口服泼尼松每日 2mg/kg,分次给药,这将有助于阻止 T₄ 转化为 T₃。这些药物在临床表现改善后逐渐减量,并可在 6~12 周停药。

亚临床型甲状腺功能亢进

亚临床型甲状腺功能亢进被定义为 TSH 水平被抑制(低于正常范围)同时甲状腺激素水平正常。心脏毒性(如:心房纤维颤动)是最令人担忧的,尤其在老人和那些潜在的心脏病患者。甲状腺的专家一致认为对于 TSH 低于 0.1mIU/L 的患者,甲状腺功能亢进的治疗是适当的,而对于 TSH 水平较少受抑制者严密检测 TSH 水平是适当的。

胺碘酮诱发的甲状腺毒症

除了那些因胺碘酮产生的甲状腺机能减退患者外,大约 3%接受该药的患者将发展成为甲状腺功能亢进。据报道有两种类型胺碘酮诱发的甲状腺毒症:一类是碘诱发的(Ⅰ型),常见于伴有潜在甲状腺疾病(如:多结节甲状腺肿、毒性弥漫性甲状腺肿)的人,另一类是甲状腺炎症(Ⅱ型),常见于并无甲状腺疾病而是由于甲状腺激素漏入循环的患者。Ⅰ型的治疗需要硫脲类,而Ⅱ型对糖皮质激素类反应最佳。因为两种类型不一定能区分开,所以硫脲类和糖皮质激素类经常一起使用。应尽可能停用胺碘酮,但由于其半衰期长不会迅速见效。

非毒性甲状腺肿

非毒性甲状腺肿是一种甲状腺肿大而无过量甲状腺激素产生的综合征。甲状腺肿大常由于甲状腺激素合成不足而使 TSH 刺激甲状腺。在世界范围内非毒性甲状腺肿的最常见原因是缺乏碘化物,但在美国是由于乔本甲状腺炎。其他原因包括种系(germ-line)或获得性与激素合成有关的基因突变、饮食致甲状腺肿物质和赘生物(neoplasms)(见后面)。

碘缺乏致甲状腺肿的最佳处理是预防性应用碘化物。每日摄入碘化物 150~200μg。在面粉和面包中的碘化食盐和被用

作防腐剂的碘酸盐是食物中很好的碘源。在使用碘化食盐和碘酸盐防腐剂有困难的地区肌内注射碘化罂粟子油溶液提供长期的无机碘来源。

由于在食物中摄取了甲状腺肿原所致甲状腺肿可通过除去致甲状腺肿物质或加入充足的甲状腺素以终止 TSH 刺激来治疗。同样,充分的甲状腺素治疗,口服每日 150~200μg,对于乔本甲状腺炎及机能障碍,将抑制脑垂体 TSH 并引起甲状腺肿的缓慢消退及甲状腺功能减退的改善。

甲状腺肿瘤

甲状腺肿瘤可以是良性的(腺瘤)或恶性的。初步的诊断性试验是细针抽吸活组织检查和细胞学检查。良性病变可以检测其生长或局部障碍的症状,确定是否外科切除。良性结节不推荐左甲状腺素治疗,特别是在缺碘地区。甲状腺癌的治疗需要甲状腺全切除术,一些情况需手术后的放射性碘治疗并且需用左甲状腺素终生替代治疗。对于一些甲状腺恶性肿瘤复发的评估经常包括停用甲状腺素替代治疗 4~6 周,同时会出现甲状腺功能减退的进展。如:在 TSH 升高时出现血清甲状腺球蛋白(一种肿瘤标记物)升高或 ^{131}I 扫描呈阳性,肿瘤有可能复发。给予重组人 TSH(促甲状腺素注射剂)能产生与未停止甲状腺素水平相当的 TSH 并避免甲状腺功能减退。重组人 TSH 肌内注射,每日 1 次,连用两天。血清甲状腺球蛋白升高或 ^{131}I 扫描呈阳性提示甲状腺癌将要复发。

摘要:在甲状腺疾病治疗中应用的药物

类别	作用机制和效应	适应证	药动学、毒性、相互作用
甲状腺制剂			
• 左甲状腺素(T_4) • 碘塞罗宁(T_3)	激活细胞核受体导致基因过度表达伴随 RNA 生成和蛋白质合成	甲状腺功能减退	见表 38-1 • 最大效应出现在治疗 6~8 周后 • 毒性:见表 38-4 甲状腺剂过剩的症状
抗甲状腺药			
硫脲类			
• 甲巯咪唑 • 丙硫氧嘧啶(PTU)	抑制甲状腺过氧化物酶反应 • 妨碍碘活化 • 抑制外周 T_4 和 T_3 脱碘(主要是 PTU)	甲状腺功能亢进	口服 • 作用持续时间:24h(甲巯咪唑)6~8h(PTU) • 起效慢 • 毒性:恶心、胃肠不适、皮疹、粒细胞缺乏、肝炎(PTU 黑框)、甲状腺功能减退
碘化物			
• 罗戈溶液(Lugol's solution) 碘化钾	抑制活化和激素释放 • 腺体缩小并血管减少	甲状腺切除术前准备	口服 • 2~7 日内起效 • 毒性:罕见(见正文)
β-拮抗药			
• 普萘洛尔,其他无内在活性 β 阻断剂	拮抗 β 肾上腺素受体 • 抑制 T_4 转化为 T_3(仅普萘洛尔)	甲状腺功能亢进、尤其是甲状腺危象 • 辅助治疗心动过速、高血压和心房纤维颤动	数小时内起效 • 持续 4~6h(口服普萘洛尔) • 毒性:哮喘、AV 阻滞、低血压、心动过缓
放射性碘^{131}I(RAI)			
	辐射破坏甲状腺实质	甲状腺功能亢进 • 患者应当甲状腺功能正常或在 RAI 之前用 β 拮抗药 • 禁用于孕妇或哺乳的母亲	口服 • 半衰期 5 日 • 6~12 周起效 • 最大效应在 3~6 个月 • 毒性:咽喉痛、涎腺炎、甲状腺功能减退

制剂

通用名	制剂	通用名	制剂
甲状腺素制剂		甲巯咪唑	仿制药,Tapazole
左旋甲状腺素(T₄)	仿制药, Levoxyl, Levo-T, Levothroid, Levolet, Novothyrox, Synthroid, Tirosint, Unithroid	碘化钾	
		口服液(SSKI)	Thyroshield
碘塞罗宁(T₃)	仿制药,Cytomel	口服液罗戈溶液 (Lugol's solution)	Lugol's solution
复方甲状腺素 (T₄:T₃=4:1)	Thyrolar	口服碘化钾片	IOSAT,Thyro-Block,Thyro-Safe
甲状腺素干燥剂	仿制药, Armour, Nature-Throid, Westhroid	甲基硫氧嘧啶[PTU]	仿制药
抗甲状腺素药		**诊断制剂**	
放射性碘(¹³¹I)钠	Iodotope,Sodium Iodide I-131 Therapeutic	促甲状腺素;重组 人 TSH	Thyrogen

案例思考答案

　　该患者具有典型的放射性碘治疗后的甲状腺机能减退的体征和症状。放射性碘治疗和甲状腺切除对于她的甲状腺功能亢进是合理并有效的确定性治疗策略,特别是在怀孕前以避免孕期或分娩时病情急剧恶化。该患者的甲状腺机能减退症状是很容易经每日给予左甲状腺素来纠正的,饭前60分钟空腹口服。6~8周后应进行甲状腺功能试验,检查应在给予甲状腺素前进行以免激素短暂的改变,并且剂量调整到正常 TSH 水平和甲状腺功能减退症状消除。

（李宇航 译　唐玉 校　金有豫 审）

参考文献

　　扫描本书二维码获取完整参考文献。

肾上腺皮质类固醇和肾上腺皮质拮抗药

第 39 章

George P. Chrousos, MD

案例思考

　　一位 19 岁男性患者主诉:近 8 个月来食欲减退、疲乏、头晕和体重降低。体检发现:有体位性低血压和中度白癜风(皮肤脱色)并做了常规血检。血液检查发现有低钠、高钾和酸中毒,怀疑是 Addison 病。医生做了 24 小时 ACTH 刺激试验,显示血浆中皮质醇反应不足,与原发性肾上腺功能不足相符。诊断为自身免疫性 Addison 病,患者自己不能产生激素,必须开始激素替代治疗。该患者应如何治疗? 他应注意些什么?

　　天然的肾上腺皮质激素(adrenocortical hormones)是由肾上腺皮质产生和释放的类固醇分子。天然和合成的皮质类固醇都用于肾上腺功能紊乱的诊断和治疗。它们还常大剂量用于治疗炎症性及免疫性疾病。

　　肾上腺皮质类固醇的分泌由垂体释放的促肾上腺皮质激素(corticotropin,ACTH)控制,保盐激素醛固酮的分泌主要受加压素影响。促肾上腺皮质激素还有一些不依赖其影响肾上腺皮质分泌的作用。然而,它作为抗炎药和用于检测肾上腺功能的药理学价值依赖于其分泌作用。其药理学在第 37 章讨论,这里仅做简单回顾。

　　合成抑制药或肾上腺皮质类固醇作用的拮抗物对于一些疾病的治疗是很重要的。这些药在本章的后面描述。

■ 肾上腺皮质类固醇

　　肾上腺皮质向循环中释放大量的甾类,其中一些具有少量生物学活性,并且主要起前体物的作用,而有一些已被确定是无功能的。激素性甾体可按照它们在中间代谢和免疫功能方面具有重要影响进行分类[**糖皮质激素类(glucocorticoids)**],一些主要具有保盐作用[**盐皮质激素类(mineralocorticoids)**],一些具有**雄激素(androgenic)** 或**雌激素(estrogenic)** 作用(第 40 章)。在人类主要的糖皮质激素是**皮质醇(cortisol)** 而最重要的盐皮质激素是**醛固酮(aldosterone)**。在数量上以硫酸化形式

(DHEAS)存在的脱氢表雄酮(dehydroepiandrosterone,DHEA)是主要的肾上腺雄激素。然而 DHEA 和两种其他肾上腺雄激素雄烯二酮和雄烯二醇是弱的雄激素,雄烯二醇是较强的雌激素。雄烯二酮在肾上腺外组织能被转化为睾酮和雌二醇(图 39-1)。在绝经期妇女和年轻的卵巢功能不全或缺乏的患者,肾上腺雄激素构成主要的内源性雌激素前体。

天然存在的糖皮质激素;皮质醇(氢化可的松)

药代动力学

　　皮质醇[又称氢化可的松(hydrocortisone),化合物 F(compound F)]产生广泛的生理效应,包括调节中间代谢,心血管功能,生长和免疫。其合成和分泌受中枢神经系统的严密调节,它对循环中的皮质醇和外源性(合成的)糖皮质激素的负反馈非常敏感。皮质醇由胆固醇合成而来(图 39-1)。控制其分泌的机制在第 37 章讨论。

　　在正常成人非应激状态下每日分泌 10~20mg 皮质醇,分泌程度遵循昼夜节律(图 39-2),这种节律受 ACTH 脉冲的控制,ACTH 的峰值出现在早晨饭后。在血浆中皮质醇与循环中的蛋白结合。皮质类固醇结合球蛋白(corticosteroid-binding globulin,CBG)是一种肝脏合成的 α_2 球蛋白。在正常情况下循环中的激素约 90% 与之结合。其余的是游离的(约 5%~10%)或与白蛋白松弛地结合(约 5%)并且这些是可用于对靶细胞产生效

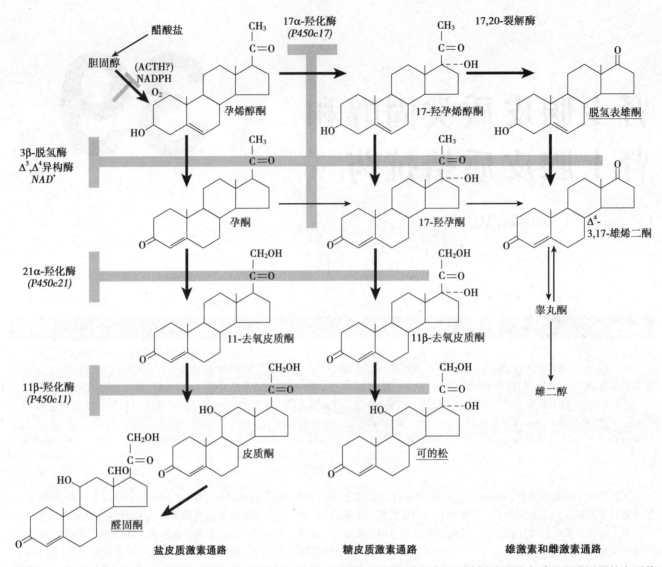

图 39-1 肾上腺皮质激素生物合成主要途径的框架图。下划线标记的是主要的分泌产物。孕烯醇酮是皮质酮和醛固酮的主要前体物,17-羟孕烯醇酮是皮质醇的主要前体物。在图的上部,从左至右的竖行显示了参与向下反应的一些酶和辅助因子。当特定的酶缺乏时,激素的生成就会在阴影柱所标示处被阻断

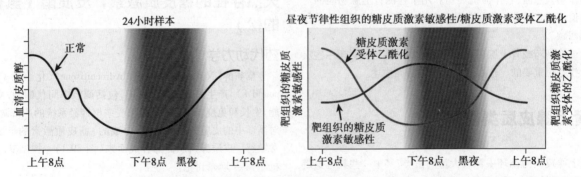

图 39-2 一天 24 小时中血浆皮质醇生理节律的变化(**左图**)。组织对糖皮质激素的敏感性也是有生理节律的,与皮质醇呈反向变化,在早晨敏感性低,而在夜间敏感性高(**右图**)。组织对糖皮质激素的敏感性与对转录因子 CLOCK 对糖皮质激素受体(GR)乙酰化作用相反;乙酰化的受体转录活性已减小

应的。当血浆皮质醇水平超过 20~30μg/100ml 时,CBG 达到饱和,游离皮质醇浓度迅速上升。在妊娠、应用雌激素及甲状腺功能亢进时 CBG 增多。甲状腺功能减退、遗传性 CBG 合成缺陷

和蛋白质缺乏状态时 CBG 减少。白蛋白具有很大容量但与皮质醇亲和力低,因此从实际结果上看与白蛋白结合的皮质醇应被认为是游离的。合成的皮质类固醇例如:地塞米松主要与白

蛋白结合而不是 CBG。

皮质醇在循环中的半衰期通常大约 60~90 分钟,当大剂量应用氢化可的松(皮质醇药物制剂)、应激、甲状腺功能减退或存在肝病时半衰期可能延长。仅 1% 皮质醇以原型经尿作为游离皮质醇排泄。约 20% 的皮质醇在到达肝脏之前在肾脏和其他有盐皮质激素受体的组织(见后面)经 11 羟类固醇脱氢酶转化为可的松。每日产生的皮质醇大约三分之一作为二羟基代谢产物经尿排泄,并以 17-羟皮质酮被检测出(图 39-3,为碳的数码)。在肝脏许多皮质醇代谢产物分别在 C_3 和 C_{21} 的羟基与葡糖醛酸或硫酸盐结合,然后从尿排泄。

在一些物种(如:大鼠)皮质酮是主要的糖皮质激素。它与蛋白结合不牢固,故迅速被代谢。这些皮质醇降解的途径是相似的。

药效学

A. 作用机制

大多数已知糖皮质激素的效应是由广泛分布的糖皮质激素受体介导的。这些蛋白质是核受体超家族的成员。包括类固醇、固醇(维生素 D)、甲状腺激素、维 A 酸和许多其他结合了未知的或不存在配体的受体(孤儿受体)。所有这些受体与启动因子的靶基因和调节转录的靶基因相互作用(图 39-4)。当激素的配体缺乏时,糖皮质激素受体主要在细胞质与伴侣热休克蛋白(heat shock proteins,hsp)形成低聚复合物。虽然也与其他蛋白质(如:hsp40,hsp70,FKBP5)有关,但其中最重要的是两种 hsp90 分子。血浆中和间隙液中的游离激素进入细胞并与受体结合,引起构象变化使其与热休克蛋白分离。然后二聚体配体

受体结合复合物经主动转运进入细胞核,与 DNA 和核蛋白相互作用。作为同二聚体与位于启动因子敏感基因上的**糖皮质激素受体元件(glucocorticoid receptor elements,GREs)**结合。GRE 由两个结合在激素受体二聚体的回文序列组成。

除与 GREs 结合之外,结合了配体的受体也与其他无 GRE 启动子的转录因子形成复合物并影响其功能,例如:激活物蛋白 AP1 和核因子 κB(NF-κB),以调节其敏感基因的转录。这些转录因子对于调节生长因子、致炎细胞因子等具有广泛作用,并且在很大程度上介导糖皮质激素的抗生长、抗炎和免疫抑制效应。

肾上腺皮质激素受体的两种基因已被确定,一种编码典型的糖皮质激素受体(GR),另一种编码盐皮质激素受体(MR)。人糖皮质激素受体 Pre-mRNA 的选择性剪接产生两种高度同源的亚型,称为 hGRα 和 hGRβ。hGRα 在激素结合状态是典型的配体激活的糖皮质激素受体,调节糖皮质激素敏感基因的表达。相反,hGRβ 不与糖皮质激素结合,并且呈现转录惰性。然而,hGRβ 能够抑制糖皮质激素敏感基因上激素激活的 hGRα 的效应,扮演糖皮质激素作用的内源性生理抑制剂的角色。近来证实两种 hGR 选择性转录体有 8 个不同的翻译起始位点,在人细胞可能有多达 16 个 GRα 和 GRβ 亚型,它们可形成多达 256 种同型二聚体和异二聚体,具有不同的转录和可能的非转录作用。这种变异型提示这种重要的类固醇受体种类具有复杂的随机作用。另外,hGR 的少见的变异可导致不完全的糖皮质激素抵抗。受累者因为垂体反馈减少而使 ACTH 分泌增加和其他的内分泌异常(见后文)。

典型 GR 亚型由大约 800 个氨基酸组成,并可被分成 3 个功能区(图 2-6)。结合糖皮质激素的功能区被定位在分子的羧基末端。结合 DNA 的功能区被定位在蛋白的中部,并包含 9 个半胱氨酸残基。该区域折叠成一个"两指"结构而形成两个四面

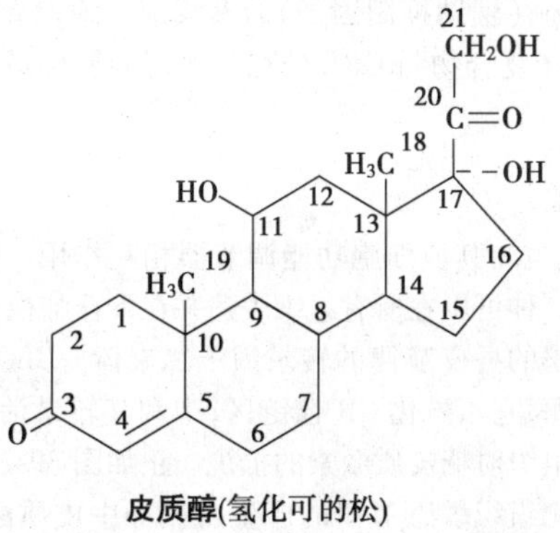

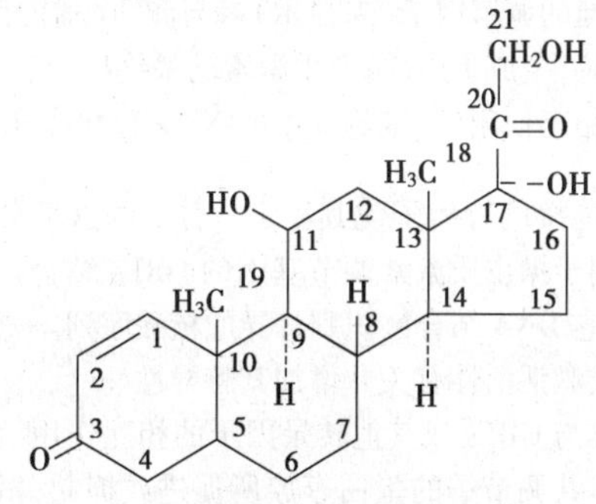

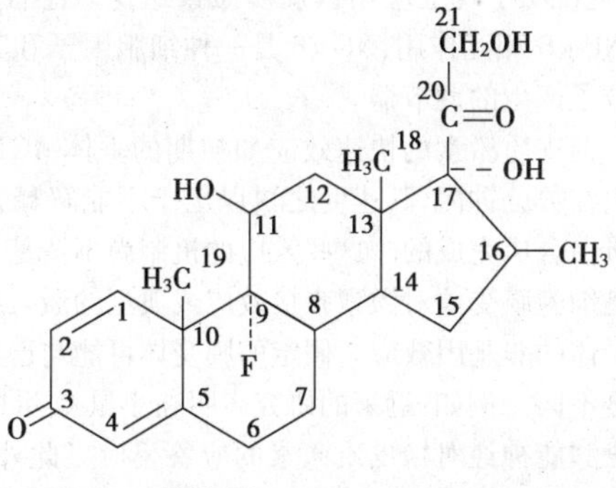

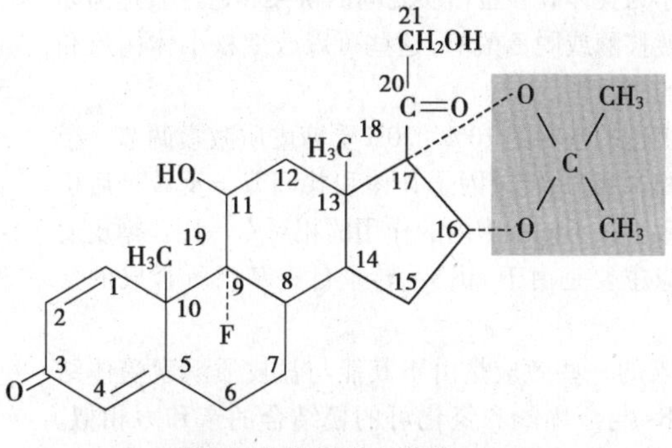

图 39-3 几种糖皮质激素的化学结构。丙酮化合物取代的衍生物(如:曲安奈德)增加了表面活性,用于皮肤疾病。除了碳 16 位的甲基结构不同以外,地塞米松与倍他米松基本相同,倍他米松是在 β 位(从环的平面投射出去);地塞米松是在 α 位

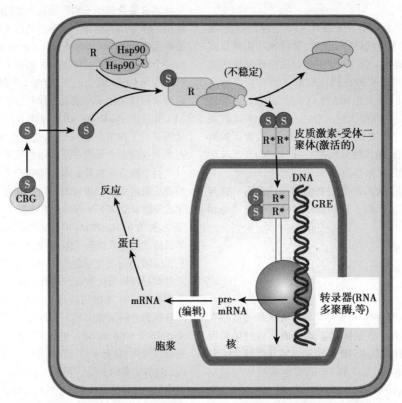

图 39-4 类固醇相互作用模式,S(如:皮质醇)和受体 R 及其在靶细胞内的后续反应。血液中的皮质激素以结合型结合在皮质激素结合蛋白(CBG)上,但以游离分子进入细胞。细胞内受体是结合在稳定蛋白上,包括两种热休克蛋白 90 和其他几种蛋白包括 FKBP5,图中以"X"标示。这个受体复合物没有激活转录的能力。当复合物结合了一个分子的皮质醇,形成不稳定的复合物,使热休克蛋白 90 和相关分子释放。这时激素-受体复合物形成二聚体,进入细胞核,与位于基因调节区域的糖皮质激素反应成分(GRE)结合,在多聚酶 II 和转录相关因子的作用下调节转录。不同的调节因子(未显示)参与激活(辅助激活因子)或抑制(辅助抑制因子)激素反应。编辑 mRNA,然后输出到胞浆,生成蛋白质,产生激素的最终反应。对于类固醇-受体复合物与 GRE 的相互作用的替代是,它与其他转录因子相互作用(如细胞核中的 NF-κB)并改变其功能

体,通过与半胱氨酸连接的锌离子使其稳定。分子的这部分与调节糖皮质激素作用于糖皮质激素调节基因的 GREs 结合。锌指是基本结构,通过它 DNA 结合区识别特异的核酸序列。氨基端区域则与受体反式激活活性有关并增加其特异性。

糖皮质激素受体与 GREs 或其他转录因子的相互作用被几个称为甾体激素受体共调节子的蛋白家族所促进或抑制,甾体激素受体共调节子可分成辅激活物和辅阻遏物。共调节子的这些作用是通过作为受体和核蛋白质之间的桥梁和通过表达诸如组蛋白乙酰基转移酶或脱乙酰酶,这些可以改变核小体构象和基因转录能力的酶活性。

细胞内所表达的基因的 10%~20%受糖皮质激素调节。激素受体的数量和亲和力、转录因子补体和共调节子及转录后机制决定了这些激素在不同细胞内的作用的相对专一性。糖皮质激素的这些效应主要是由于 mRNA 转录自靶基因所合成的蛋白质。

糖皮质激素的一些效应是由于其能与盐皮质激素受体结合。实际上 MRs 与醛固酮和氢化可的松结合的亲和力相似。高水平皮质醇在一些组织中(如:肾、结肠、唾液腺)无盐皮质激素效应是由于 11β-羟基固醇脱氢酶 II 的表达,该酶参与其 11-酮(基)衍生物(可的松)的生物转化,其衍生物对醛固酮受体的作用极弱。

GR 也与其他细胞功能调节器相互作用。CLOCK/BMAL-1 分子是一种可以在所有组织表达并在下丘脑视交叉上核产生皮质醇分泌的昼夜节律的转录因子二聚体。CLOCK 是一种乙酰基转移酶,它乙酰化 GR 铰链区,中和其转录活性,并且因而表现出靶组织对糖皮质激素的抵抗。正如图 39-2 右图所示,糖皮质激素靶组织敏感节律的产生与循环中皮质醇浓度呈反变关系,这说明了晚上应用糖皮质激素组织敏感性的增加。GR 也与 NF-κB 相互作用,NF-κB 是一种细胞因子和其他与炎症有关的分子产生的调节器。

糖皮质激素的快速效应如初期的垂体 ACTH 的反馈抑制,发生在数分钟内,其速度之快以至于不能解释是基于基因转录和蛋白合成完成的。这些效应的机制尚不清楚。可能的机制之一是细胞膜受体对激素直接效应或典型的激素结合的糖皮质激素受体的非基因效应。假定的膜受体可能与已知的细胞内受体完全不同。例如:近来的研究表明在小鼠 G 蛋白偶联的膜受体谷氨酸能神经对糖皮质激素的应答反应。此外,所有类固醇受体(除外 MRs)已显示出具有棕榈酰化作用,使棕榈酸盐的酶增加并增加受体在邻近质膜的局限化。这些受体可直接与不同的膜蛋白或细胞质的蛋白相互作用并产生效应,无需进入核及诱

导转录作用。

B. 生理效应

糖皮质激素具有广泛的效应,因为他们影响大多数体内细胞的功能。机体分泌或给予糖皮质激素的主要代谢效应是这些激素对细胞的直接作用。然而,一些重要的效应是由于胰岛素和胰高血糖素的内环境稳定性反应的结果。虽然糖皮质激素的许多效应是剂量相关的并被放大,但是当给予大剂量用于治疗时,还有一些其他效应,被称作允许效应,没有这些效应可造成许多正常功能缺乏。例如:血管和支气管平滑肌对儿茶酚胺的反应在缺乏氢化可的松时会减弱并被生理剂量的糖皮质激素所恢复。同样,脂肪细胞对儿茶酚胺、ACTH 和生长激素的分解脂肪反应在缺乏氢化可的松时也会减弱。

C. 代谢效应

糖皮质激素对碳水化合物、蛋白质和脂肪代谢有重要的剂量相关效应。同一种效应可引起一些与其治疗剂量相关的严重不良反应。糖皮质激素在禁食状态刺激并启动糖异生和糖原合成。他们刺激磷酸烯醇丙酮酸羧激酶、葡萄糖-6-磷酸酶和糖原合酶并且在肌肉分解代谢过程中释放氨基酸。

糖皮质激素增高血糖水平,这刺激了胰岛素释放和抑制肌细胞摄取葡萄糖,同时糖皮质激素刺激激素敏感性脂肪酶和脂解作用。胰岛素分泌的增加刺激脂肪生成并较少抑制脂解作用,引起脂肪沉着净增加同时脂肪酸释放增加及丙三醇进入循环增加。

这些作用的净结果在禁食状态最显著,此时来自糖异生的葡萄糖供给,肌肉分解代谢所释放的氨基酸,周围葡萄糖摄取的抑制和脂解作用的刺激全部用于维持对脑的足够的葡萄糖供给。

D. 分解代谢和抗合成效应

虽然糖皮质激素刺激 RNA 和蛋白质在肝脏的合成,但他们在淋巴组织、结缔组织、肌肉、外周脂肪和皮肤具有分解代谢和抗合成效应。超生理剂量的糖皮质激素可导致肌肉萎缩无力和皮肤变薄。分解代谢和抗合成效应在骨骼是引起库欣综合征患者骨质疏松的原因,并且是长期应用糖皮质激素治疗的主要缺陷。在儿童糖皮质激素抑制生长。这一效应可通过给予大剂量生长激素来部分预防,但生长激素的这一应用不被推荐。

E. 抗炎和免疫抑制效应

糖皮质激素可显著减少炎症的表现。这是由于他们在浓聚、分布和外周白细胞方面的强大效应和他们对炎症细胞因子、炎症趋化因子和其他炎症介导素的抑制效应。无论什么原因所致的炎症都具有白细胞溢出和渗入感染组织的特征。这些都是通过一系列复杂的白细胞黏附分子与内皮细胞的交互作用所介导的,并被糖皮质激素所抑制。给予单次剂量短效糖皮质激素之后,循环中性白细胞的含量增加而淋巴细胞(T 和 B 细胞)、单核细胞、嗜酸性粒细胞及嗜碱粒细胞减少。这种变化在用药 6 小时最大,然后在 24 小时内消失。中性白细胞增加是由于自骨髓进入血液增加和从血管移行减少,导致在炎症部位的细胞数量减少。循环中淋巴细胞、单核细胞、嗜酸性粒细胞和嗜碱粒细胞

的减少主要是由于他们从血管床到淋巴组织移行的结果。

糖皮质激素也抑制组织巨噬细胞和其他抗原呈递细胞的功能。这些细胞对抗原和有丝分裂原的反应能力降低。对巨噬细胞的影响尤其显著并且限制他们的吞噬和杀伤微生物及产生肿瘤坏死因子-α、白介素-1、金属蛋白酶和纤溶酶原激活物的能力。巨噬细胞和淋巴细胞两者都产生少量白介素-12、干扰素-γ、重要的 Th1 细胞激活诱导物和细胞免疫。

除了其对白细胞功能的影响外,糖皮质激素通过抑制磷脂酶 A_2 从而减少前列腺素前体花生四烯酸、白三烯和血小板激活因子的合成来影响炎症应答。最终糖皮质激素减少炎症细胞内环氧化酶 2(该酶的诱导型)的表达,因而减少可用于生成前列腺素类的酶的量(第 18 章和第 36 章)。

当直接应用于皮肤时,糖皮质激素可能通过抑制肥大细胞脱颗粒作用引起血管收缩。他们也通过减少嗜碱粒细胞和肥大细胞的组胺释放降低毛细血管通透性。

糖皮质激素的抗炎和免疫抑制效应主要是由于上述作用。在人类,补体激活无变化,但其效应被抑制。虽然中等剂量(泼尼松 20mg/d)未受影响,但大剂量甾体可减少抗体的产生。

这些药物的抗炎和免疫抑制效应被广泛用于治疗,但也会引起一些严重的不良反应(见下文)。

F. 其他效应

糖皮质激素对神经系统具有重要的影响。肾上腺功能减退引起显著的脑电图 α 节律缓慢并与抑郁有关。增加糖皮质激素的用量常常引起人的行为障碍:初期失眠、欣快,随后抑郁。大剂量糖皮质激素可增加颅内压(假脑瘤)。

长期给予糖皮质激素抑制垂体释放 ACTH、生长激素、促甲状腺激素和促黄体激素。

大剂量糖皮质激素与消化性溃疡的发生有关,可能是通过抑制局部抗幽门螺杆菌的免疫反应。他们也促进身体的脂肪再分布,增加内脏、面部、颈背和锁骨上的脂肪,他们呈现出对抗维生素 D 对钙吸收的效应。糖皮质激素对造血系统也有重要影响。除了其对白细胞的效应之外,他们增加血小板和红血细胞的数量。

皮质醇缺乏导致肾功能受损(特别是肾小球过滤),加压素分泌增加和排泄水负荷的能力降低。

糖皮质激素对胎儿肺的发育有重要影响。实际上,短期内肺脏结构和功能的变化,包括呼吸所需要的(表面活性物质)肺表面活性物质的产生是受糖皮质激素刺激的。

合成的皮质类固醇

糖皮质激素已经成为用于治疗许多炎症性疾病、免疫性疾病、血液病和其他疾病的重要的药物。这激发了许多具有抗炎免疫抑制活性的合成甾类的发展。

药代动力学

药用的类固醇的合成来自家畜的胆酸或植物中的甾体皂苷元。这些甾类的进一步修饰带来了大量的具有重要的药理学和治疗学特殊性状的合成甾类的市场(表 39-1,图 39-3)。

表 39-1　全身应用的常用天然的和合成的肾上腺皮质激素

制　剂	活性[1]			口服剂量等效性(mg)	给药方式
	抗炎	局部	保钠		
短效糖皮质激素					
氢化可的松[Hydrocortisone,皮质醇(cortisol)]	1	1	1	20	口服,注射,局部
可的松(Cortisone)	0.8	0	0.8	25	口服
泼尼松(Prednisone)	4	0	0.3	5	口服
泼尼松龙(Prednisolone)	5	4	0.3	5	口服,注射
甲泼尼龙(Methylprednisolone)[2]	5	5	0.25	4	口服,注射
甲泼尼松(Meprednisone)	5		0	4	口服,注射
中效糖皮质激素					
曲安奈德(Triamcinolone)	5	5[3]	0	4	口服,注射,局部
帕拉米松(Paramethasone)[2]	10		0	2	口服,注射
氟泼尼松龙(Fluprednisolone)[2]	15	7	0	1.5	口服
长效糖皮质激素					
倍他米松(Betamethasone)	25~40	10	0	0.6	口服,注射,局部
地塞米松(Dexamethasone)	30	10	0	0.75	口服,注射,局部
盐皮质激素					
氟氢可的松(Fludrocortisone)	10	0	250	2	口服
醋酸去氢皮质酮(Desoxy-corticosterone acetate)[2]	0	0	20		注射,丸剂

[1] 对氢化可的松有效
[2] 美国以外
[3] 曲安奈德:最高到 100

天然存在的肾上腺类固醇的代谢已在上面讨论。合成的皮质类固醇(表 39-1)口服给药大多数吸收迅速且完全。虽然它们的转运和代谢与内源的类固醇大致相似,但也存在重要差异。

糖皮质激素分子的改变除影响其蛋白结合力、侧链稳定性、消除率和代谢产物外也影响其对糖皮质激素受体和盐皮质激素受体的亲和力。9 位的卤化,A 环 Δ1 位和 2 位之间的不饱和键,2 位或 16 位甲基化使半衰期延长 50% 以上。Δ1 化合物以游离型排泄。在某些情况下,所用的药物为前药,如泼尼松在体内迅速转化成活性产物泼尼松龙。

药效学

合成类固醇的作用与氢化可的松相似(见上文)。他们与特异的细胞内受体蛋白结合并产生一样的效应,但糖皮质激素效应强度与盐皮质激素效应强度的比值不同(表 39-1)。

临床药理学

A. 肾上腺功能紊乱的诊断和治疗

1. 肾上腺皮质功能减退症

a. 慢性[艾迪生病(Addison's disease)]:慢性肾上腺皮质功能减退症的特征是虚弱、疲乏、体重减轻、低血压、色素沉着和在禁食期间不能维持血糖水平。在这样的患者较小的毒害、创伤或感染刺激可产生急性肾上腺皮质功能不全伴休克甚至死亡。

在原发性肾上腺机能不全每日必须给予大约 20~30mg 氢化可的松,在应激时需增加剂量。虽然氢化可的松有一些盐皮质激素活性,但仍必须补充适量保盐激素如氟氢可的松。长效的无保盐活性的合成糖皮质激素不能用于这些患者。

b. 急性:当怀疑患有急性肾上腺皮质功能减退时,必须立即开始治疗。治疗包括大剂量的非口服的氢化可的松,再加上液体和电解质异常的纠正和重要因素的治疗。

每 8 小时由静脉内给予氢化可的松琥珀酸钠或磷酸盐 100mg 直到病情稳定。然后剂量逐渐减少,在 5 日内达到维持剂量。

当氢化可的松的剂量减至每日 50mg 重新开始应用保盐激素。

2. 肾上腺皮质功能减退和亢进

a. 先天性肾上腺增生(congenital adrenal hyperplasia):其异常的特征是在合成氢化可的松方面的特异缺陷。先天性肾上腺增生在高危妊娠时,母亲应用地塞米松可保护胎儿避免生殖器异常。

最常见的缺陷是 P450c21(21β-羟化酶)[1] 活性减退或缺乏。

---

[1] 肾上腺类固醇合成酶的名称包括:P450c11(11-羟化酶),P450c17(17-羟化酶),P450c21(21-羟化酶)

如图 39-1 所示,这将导致氢化可的松合成减少并因而产生代偿性 ACTH 释放增加。肾上腺增生并且产生异常大量的前体物如 17-羟孕酮,后者可转化成雄激素,引起男性化并可导致女性胎儿性器官不明。该化合物在肝的代谢生成孕烷三醇,这种孕烷三醇可特异地从尿中大量排泄并可被用于诊断和监测糖皮质激素替代治疗的效果。然而监测该病的最可靠的方法是对 ACTH 刺激血浆 17-羟孕酮的反应性增加。

如果缺乏 11-羟基化作用则产生大量去氧皮质酮,因为该类固醇具有盐皮质激素活性,结果产生伴有或不伴有低血钾碱中毒的高血压。当肾上腺和性腺 17-羟基化作用欠缺时,也出现性腺功能减退症。然而,还可出现 11-脱氧皮质酮产生的量增加及与盐皮质激素过量相关的体征和症状,如:高血压和低钾血症。

当先天性肾上腺增生的婴儿出生时,可能表现为急性肾上腺危象应给予上述治疗,用适当的电解质溶液和大剂量氢化可的松的静脉内制剂。

一旦病情稳定后开始口服氢化可的松每日 $12 \sim 18 mg/m^2$,每日 2 次,不同剂量(早晨 2/3,晚上 1/3)。剂量调整到能够正常发育和骨成熟以及避免雄激素过剩。泼尼松隔日疗法也被用于达到更大的 ACTH 抑制而不增加生长抑制。还可口服氟氢可的松每日 $0.05 \sim 0.2 mg$,同时补盐以维持正常血压、血浆肾素活性和电解质。

b. 库欣综合征(Cushing's syndrome):库欣综合征通常是双侧肾上腺增生继发 ACTH 分泌型垂体腺瘤(库欣病)但有时是由于肾上腺肿瘤或结节性增生或由于其他肿瘤异位生产 ACTH。这些现象与慢性糖皮质激素过多的存在有关。当持续显著的糖皮质激素分泌过多时,明显的外观是满月脸、面部充血、躯干肥胖。蛋白丢失明显,包括肌萎缩;皮肤变薄、紫纹、易擦伤;伤口不易愈合;骨质疏松症。其他严重的障碍包括精神障碍、高血压和糖尿病。这种疾病可通过外科切除产生 ACTH 或氢化可的松的肿瘤,垂体瘤照射、一侧或双侧肾上腺切除术来治疗。这些患者在外科手术期间和术后必须接受大剂量氢化可的松。剂量直到 300mg 可溶的氢化可的松,可在手术日通过连续静脉输注给予。用药量须缓慢减少到正常替代水平,因为快速减量可产生戒断症状,包括发热和关节疼痛。如果已实施肾上腺切除术,长期维持治疗与上述肾上腺功能减退是相似的。

c. 原发性全身糖皮质激素抵抗(Chrousos 综合征):这种罕见的偶发或家族遗传性病症通常是由于糖皮质激素受体基因的钝化变异。下丘脑-垂体-肾上腺(HPA)轴功能亢进以补偿缺陷并增加 ACTH 的产生,导致循环中高水平肾上腺雄激素和皮质醇和皮质醇前体物,如皮质酮及具有盐皮质激素活性的 11-脱氧皮质酮。这些增高的皮质醇水平可引起高血压伴随或不伴随低钾血症性碱中毒和雄激素增多症,表现为男性化和儿童青春期早熟、痤疮、妇女多毛症、男人型脱发及妇女月经失调(主要为少经或闭经和生殖力减低)。该综合征的治疗是应用大剂量无固有盐皮质激素活性的合成糖皮质激素如:地塞米松。剂量应逐步增高致产生正常水平皮质醇、皮质醇前体物和肾上腺雄激素。

d. 醛固酮增多症(aldosteronism):原发性醛固酮增多症通常是由于肾上腺腺瘤使醛固酮过度生产。然而,也可由于增生

的腺体或恶性肿瘤的异常分泌。临床所见的高血压、虚弱和手足抽搐是由于不断的肾脏丢钾,而导致低钾血症、碱中毒和血清钠浓度升高。这一综合征也可见于因去氧皮质酮、皮质酮或 18-羟肾上腺皮质甾酮这些具有盐皮质激素活性的化合物的过度分泌而产生的肾上腺类固醇生物合成紊乱。

不同于继发性醛固酮增多症患者(见下文),这些患者血浆肾素活性和血管紧张素 II 较低。当用氟氢可的松(口服 0.2mg,每日 2 次,共用 3 日)或醋酸脱氧皮质固酮(每日肌内注射 20mg,共用 3 日——但在美国不能用)治疗时,患者不能保留钠并且醛固酮的分泌无明显减少。当疾病较轻时,如果用血清钾水平来筛选可能不被发现。但可通过血浆醛固酮对肾素的增加率检测到。当用醛固酮受体阻断剂螺内酯治疗时患者通常得到改善,对该药的反应具有诊断和治疗价值。

3. 糖皮质激素的诊断应用　有时必须抑制 ACTH 的生成以鉴别特定激素的来源或证实是否其产物受 ACTH 分泌的影响。在这种情况下用一种非常有效的药物如地塞米松是有益的,因为小量使用可减少在解释血或尿的激素分析时混淆的可能性。例如:如果应用 50mg 氢化可的松达到完全抑制,尿中 17-羟基皮质类固醇将是 $15 \sim 18 mg/24h$,因为给予 1/3 的剂量尿中 17-羟基皮质类固醇将恢复。如果应用 1.5mg 地塞米松等效剂量,尿中的排泄将仅为 0.5mg/24h 并且血中浓度将降低。

地塞米松抑制试验(dexamethasone suppression test)适用于库欣综合征的诊断并已用于精神抑郁状态的鉴别诊断。作为一种筛选试验,在晚上 11 点口服 1mg 地塞米松,次日早晨留取血浆样本。在正常个体早晨氢化可的松浓度通常低于 $3\mu g/100ml$,而在库欣综合征患者氢化可的松水平通常高于 $5\mu g/100ml$。在伴有抑郁、焦虑、并发疾病和其他应激状态的患者或正在接受能增强地塞米松在肝脏分解代谢的药物治疗的患者结果是不可靠的。为区分由于焦虑、抑郁和酒精中毒(假性库欣综合征)所致皮质醇增多症和真正的库欣综合征,可实施结合试验,包含地塞米松(每 6 小时口服 0.5mg,共 2 日)随后标准的促肾上腺皮质素释放素(corticotropin-releasing hormone,CRH)试验(在末剂地塞米松后,1mg/kg 静脉输注 2 小时)。

已被临床确认和发现尿中游离皮质醇升高确诊的库欣综合征患者,大剂量地塞米松的抑制作用有助于区别库欣病是生成类固醇的肾上腺皮质肿瘤引起还是异位 ACTH 综合征引起。每 6 小时口服地塞米松 0.5mg 共 2 日,随后每 6 小时口服 2mg 共 2 日,然后化验尿中氢化可的松或其代谢产物(利德尔试验,Liddle's test);或在晚上 11 点给予单次剂量地塞米松 8mg,在次日早晨 8 点检测血浆氢化可的松。在库欣病患者地塞米松的抑制药效应通常使激素水平减少 50%。在不出现抑制的患者当存在产生氢化可的松的肾上腺肿瘤时 ACTH 水平降低,在异位产生 ACTH 肿瘤的患者 ACTH 水平升高。

B. 皮质类固醇和刺激胎儿肺成熟

胎儿肺成熟受胎儿氢化可的松分泌的调节。母亲用大剂量糖皮质激素治疗减低早产婴儿呼吸窘迫综合征的发病率。当预期分娩在妊娠 34 周之前时通常采用肌肉注射倍他米松 12mg,随后在 18 ~ 24 小时后再给予 12mg。选择倍他米松是因为这种皮质类固醇与母亲蛋白质结合和在胎盘代谢低于氢化可的松,

使跨越胎盘转运到胎儿的量增加。一项超过 10 000 例出生于妊娠 23~25 周的婴儿的研究表明在出生前应用外源性皮质类固醇可减少死亡率和神经发育损害。

C. 皮质类固醇和非肾上腺紊乱

合成氢化可的松类似物常被用于治疗多种不同的与已知肾上腺功能紊乱无关的疾病（表 39-2）。正如上文所述（第 55 章），皮质类固醇用于这些疾病是由于他们具有抑制炎症和抑制免疫应答及改变白细胞功能的作用。这些药物用于那些宿主反应是疾病主要表现的原因的疾病。在炎症或免疫应答对于控制病理过程很重要的病例中，用皮质类固醇治疗可能引起危险但确可防止无法挽回的炎症反应的损害——如果与针对疾病过程中的特异疗法联合应用。

表 39-2 糖皮质激素对非肾上腺疾病的治疗适应证

病症	病例
变态反应	血管神经性血肿，哮喘，蜂蜇伤，接触性皮炎，药物反应，过敏性鼻炎，血清病，风疹
胶原-血管疾病	巨细胞动脉炎，红斑狼疮，混合结缔组织综合征，多肌炎，风湿性多肌痛，风湿性关节炎，颞动脉炎
眼病	急性葡萄膜炎，过敏性结膜炎，脉络膜炎，视神经炎
胃肠疾病	结肠炎综合征，非热带性口疮，亚急性肝坏死
血液病	获得性溶血性贫血，急性过敏性紫癜，白血病，淋巴瘤，自身免疫性溶血性贫血，先天性血小板减少性紫癜，多发性骨髓瘤
全身炎症	急性呼吸窘迫综合征（中等剂量维持治疗以加速康复，减少死亡率）
感染	急性呼吸窘迫综合征，败血病
骨和关节炎症	关节炎，滑囊炎，腱鞘炎
恶心呕吐	大剂量地塞米松减少化疗和身麻醉的催吐效应
神经系统疾病	脑水肿（脑外科手术后给予大剂量地塞米松以减少术后脑水肿），多发性硬化症
器官移植	预防和治疗排斥反应（免疫抑制）
肺部疾病	吸入性肺炎，支气管哮喘，预防婴儿呼吸窘迫综合征，结节病
肾病	肾病综合征
皮肤疾病	特应性皮炎，皮肤病，慢性单纯性苔藓（局部性神经性皮肤炎），真菌病，天疱疮，脂溢性皮炎，干燥病
甲状腺疾病	恶性突眼，亚急性甲状腺炎
其他	高血钙，高山病

因为皮质类固醇通常不能治愈，病理过程可在临床表现被抑制时还在进展。因此用这些药长期治疗应谨慎并仅在病情严重且无其他风险较小的方法时应用。

一般而言，除所有的辅助治疗尽可能保持低剂量之外，应当尝试使疾病过程在使用中度作用的糖皮质激素如泼尼松和泼尼松龙即可控制（表 39-1）。如果有可能，最好采取隔日疗法（见下文）。治疗不能突然减少或停止。如预期需长期治疗时，进行胸部 X 射线检查和结核菌素试验是有益的，因为糖皮质激素治疗使不活动的结核病再活动。还应考虑到糖尿病、消化性溃疡、骨质疏松症和精神障碍的存在以及进行心血管功能评价。

用于治疗移植排斥是糖皮质激素非常重要的应用。这些药物的功效是基于其降低移植组织的抗原表达能力，延迟血运重建，干扰细胞毒的 T 淋巴细胞致敏作用和主要抗体形成细胞的增殖。

毒性

糖皮质激素的优点相当多样化。但对此类药物的应用要小心衡量，因为它对各种器官有广泛的作用。应用糖皮质激素最不想看到的作用就是它的全身性激素作用，会导致医源性库欣综合征（Cushing's syndrome）（见下述）。

糖皮质激素短期应用时（<2 周）即使到中等剂量也并无严重的不良反应。但是也有患者在治疗几天后会出现失眠、行为改变（起初有轻度躁狂）、急性消化性溃疡等症状。急性胰腺炎是少见的但却是大剂量应用糖皮质激素的严重急性不良反应。

A. 代谢作用

大多数患者每日给予氢化可的松 100mg 或更多（或与合成的皮质激素等效量），持续 2 周时间，会出现所谓的医源性库欣综合征的一系列表现。发病率与药物剂量和患者遗传背景有关。在面部，有变圆、虚胖、脂肪沉积、过剩的表现（满月脸）。同样，也会有脂肪从四肢重新分布到躯干、背部、颈部和锁骨窝的趋势。面部、大腿和躯干长有细的毛发。可出现皮质醇诱发的痤疮，失眠和食欲增加。这些不良反应在一些危重患者或功能异常（disabling disorders）治疗时，不需停药。但是随着时间的推移，伴随着一系列代谢的改变就会很明显。长期的负氮平衡，从氨基酸转变为葡萄糖产物，需要增加胰岛素而造成体重的增加；内脏脂肪沉积；肌肉组织萎缩；皮肤变薄，长有细纹和痤疮；高血糖；最终导致骨质疏松、糖尿病、髋关节无菌性坏死，这种情况下会有伤口不易愈合。当发生糖尿病，就需要饮食控制和胰岛素治疗。这些患者常常产生胰岛素抵抗但很少发生酮症酸中毒。总之，患者应用皮质激素治疗时需要高蛋白和高钾饮食。

B. 其他并发症

其他严重不良反应包括消化性溃疡及后续反应。一些身体异常的临床表现，特别是细菌和真菌感染容易被糖皮质激素所掩盖，所以在应用大剂量激素时要格外小心避免严重的后果。长效糖皮质激素更容易出现严重的肌病。有些患者应用这种化合物还会出现恶心、头晕和体重减轻。治疗这些反应需要换药、减量和增加蛋白及钾的摄入。

一些接受超大剂量皮质激素的患者还会出现失眠和精神症状。用中长效、长效制剂长期治疗会出现抑郁和后囊下白内障（posterior subcapsular cataracts）对这类患者随后要进行精神方面的检查和接受裂隙灯检查眼底。眼内压增高也常见。当以每日 45mg/m² 的剂量给予氢化可的松或等效剂量时，儿童可能出现生长迟缓。中效、中长效和长效糖皮质激素比天然的皮质醇在等效剂量水平有明显的抑制生长作用。

当给予超过生理剂量的皮质醇如：可的松和氢化可的松时，除了糖皮质激素的作用还有盐皮质激素的作用，会引起水钠潴留和失钾。对心脏和肾功能正常的患者，可能导致低血钾、低氯性碱中毒，最终引起血压升高。对低蛋白血症、肝肾疾病患者，会造成水肿。对心脏病患者，即使有小量的钠潴留都会导致心衰。这些症状可以通过换用人工合成的非保盐甾类、限钠和补充大量的钾来减轻。

C. 肾上腺抑制

当应用皮质醇超过 2 周时，会出现肾上腺的抑制。如果超过数周到一个月，当遇到小的应激（增加 2 倍剂量持续 24～48 小时）或严重应激（10 倍剂量持续 48～72 小时）状态时，如意外创伤、大的手术，应当适量补充皮质激素。如果皮质醇的剂量需要减少，应慢慢减量。如果需要停药，减量的过程也应相当慢以能达到替代的水平。下丘脑-垂体-肾上腺皮质轴的恢复需要 2～12 个月，皮质激素的水平达到正常至少需要 6～9 个月。糖皮质激素引起的抑制与垂体无关，所以用 ACTH 并不能减少皮质轴恢复到正常功能所需的时间。

如果应用糖皮质激素治疗疾病的患者停药太快，会引起反跳或病情加重。而没有经历这些疾病的患者（如：外科手术治愈的库欣病）同样会出现皮质激素水平降低的症状，包括食欲减退、恶心呕吐、体重减轻、冷淡、头痛、发热、关节或肌肉疼痛及体位性低血压。尽管这些症状反映了真实的糖皮质激素的缺乏，但是在血浆中皮质醇水平正常甚至偏高时它们也可能会出现，提示对糖皮质激素的依赖性。

禁忌证和注意事项

A. 特别提示

接受糖皮质激素治疗的患者要特别注意监控高血糖、糖尿、伴随水肿带来的钠潴留或高血压、低血钾、溃疡、骨质疏松和隐性感染的发展。

尽可能保持低剂量，在能够保持满意的疗效时，尽可能采取间歇给药。即使保持在低剂量的皮质激素治疗，当再遇到应激时，如需要手术、出现并发症或意外创伤，也需要补充治疗。

B. 禁忌证

糖皮质激素在下述患者应用要格外注意：消化性溃疡、心脏病或高血压伴心衰、一些感染如：水痘、结核、精神疾病、糖尿病、骨质疏松或青光眼。

药物的选择和剂量表

糖皮质激素制剂在抗炎效应和盐皮质激素效应，作用时间、价格和剂型等方面均有不同（表 39-1）。这些因素均是在选择用药时需要考虑的。

A. ACTH 对肾上腺皮质激素

对肾上腺皮质正常的人，过去应用 ACTH 是为诱导内源性皮质激素产生和保持同样疗效。然而，除了可以增加雄激素的需要，ACTH 作为药物制剂已经被抛弃。所声称的 ACTH 的作用比糖皮质激素要高的例子可能是所给的 ACTH 剂量当中小量皮质醇的作用。

B. 剂量

在决定剂量时，医生必须要考虑患者病情的严重程度，能够获得所期望的疗效的剂量和疗程均要考虑。在某些病例，维持剂量比初始剂量要少，通过逐渐减量直到一些小的迹象或症状出现以保证在达到保持疗效的尽可能低的剂量。

如果需要继续维持升高血浆中皮质激素的水平以抑制 ACTH，可以采取缓慢吸收的非口服剂或小量口服剂量频繁间歇给药。在应用皮质类固醇抗炎和过敏性疾病的治疗中也有一些相反的状况出现。同等量的药物，一次少量比多次更少量或缓慢吸收的注射剂效果要好。

严重的自身免疫疾病包括重要器官的治疗需突击疗法，因为治疗不足与治疗过量同样危险。为减少免疫复合物的沉积和白细胞及巨噬细胞的流入，每日 1mg/kg 泼尼松按初始需要量分次给予。然后逐渐减量。

当需要长期大量治疗时，在达到控制疗效后，可以采取隔日疗法。这种方式给药，即使很大剂量（如：100mg 的泼尼松）副作用也不明显，因为在两次给药间隔时间有一个恢复期。过渡到隔日疗法的时间表可以在病情得到控制后实施。这种疗法应该逐渐开始并在两次给药之间增加一些支持措施。

当采用大剂量疗法时，选择中效或中长效的合成的皮质醇加上少许盐皮质激素效果更好。如果可能最好清晨一次给药。

C. 特殊剂型

局部治疗，如：皮肤、眼科、关节腔内给药，哮喘患者的吸入性皮质激素，溃疡性结肠炎的灌肠剂等，在病变组织给予大量皮质醇，可以减少全身的不良反应。

二丙酸倍氯米松（beclomethasone dipropionate）和其他主要的糖皮质激素，布地奈德（budesonide）、氟尼缩松（flunisolide）和糠酸莫米松（mometasone furoate）气雾剂被认为是治疗哮喘最有效的制剂（第 20 章）。

二丙酸倍氯米松、曲安奈德、布地奈德、氟尼缩松和其他制剂都可以作为鼻腔喷雾剂治疗典型的过敏性鼻炎。对大多数患者在这个有效剂量（每日 1～3 次，每次 1～2 下），使血浆中皮质激素水平低到不能影响肾上腺素的功能，对其他器官也不会产生影响。

肾上腺皮质激素可以做成软膏、乳膏、洗剂和喷雾剂广泛用于皮肤病的治疗，这些制剂将在第 61 章详细讨论。

近来新的定时释放的氢化可的松片用于艾迪生病和先天性肾上腺增生患者的替代治疗。这些片剂产生的血浆皮质醇水平与正常生理节奏的分泌相似。

盐皮质激素（醛固酮、去氧皮质酮、氟氢可的松）

人体中最重要的盐皮质激素是醛固酮（aldosterone）。小量的去氧皮质酮（DOC）也可以形成并释放。尽管正常时量很小，但在过去，DOC却是一个很重要的药物。它的作用、疗效和代谢与下面介绍的醛固酮非常相似。

氟氢可的松（fludrocortisone），一个合成的皮质激素，是很常用的保盐的激素。

醛固酮

醛固酮主要在肾上腺皮质的球状带合成。它的结构和合成见图39-1。

醛固酮分泌的速度受多种影响。ACTH对它的释放起中等程度的刺激，但这种作用在正常人体维持不了几天。尽管醛固酮对ACTH的抑制不少于皮质醇的1/3，但肾上腺皮质生成的醛固酮的量及它在血浆中的浓度不足以对ACTH的分泌产生任何反馈作用。

没有ACTH，醛固酮的分泌会下降到正常的一半，提示其他因素如：血管紧张素可能对维持或调解它的分泌有作用（第17章）。皮质醇和醛固酮二者之间的分泌可以通过对神经系统的损害来分别产生各自独立的改变，如大脑切除术使得皮质醇减少而醛固酮增加。

A. 生理和药理作用

醛固酮和其他带有盐皮质激素性质的类固醇促进钠从肾远曲小管的远端和集合管的皮质重吸收，同时伴随着部分钾离子和氢离子的分泌。

钠从汗液和唾液腺、胃肠黏膜及通过全身细胞膜的再吸收也增加。由肿瘤或超剂量使用盐皮质激素带来的多余的醛固酮会造成低血钾、代谢性酸中毒、血容量增加和高血压。

盐皮质激素通过与靶细胞，特别是肾脏远曲小管的远端和集合管的主细胞胞浆内的盐皮质激素受体结合发挥作用。药物-受体复合物激活一系列物质（同上述的糖皮质激素一样，图39-4）。有趣的是它的受体与存在于细胞外液中高浓度的皮质醇也有同样的亲和力。对肾脏中盐皮质激素的特异性值得商榷，至少部分是以11β-羟基皮质醇脱氢酶2（11β-hydroxysteroid dehydrogenase type 2）的形式存在，能将皮质醇转化为皮质酮。后者对受体的亲和力低，同盐皮质激素或糖皮质激素一样在肾脏被灭活。激活醛固酮受体的主要效应是增加Na^+/K^+-ATP酶和上皮钠通道的表达。

B. 代谢

在正常钠摄入的人体，醛固酮以100~200μg/d的速度分泌。男性（平卧）的血浆水平在0.007μg/100ml。微量注射的醛固酮其半衰期在15~20分钟，且不是与血浆蛋白稳定结合。

醛固酮的代谢与皮质醇一样，约50μg/24h的量，以共轭的四羟基醛固酮的形式出现在尿中。以游离型或3-oxo葡萄糖苷酸的形式，24h约排出5~15μg。

去氧皮质酮（DOC）

DOC作为醛固酮的前体物（图39-1），正常的分泌量为200μg/d。注入到体循环的DOC其半衰期是70分钟。初步估计它在血浆中的浓度为0.03μg/100ml。对其分泌的控制与醛固酮不同，DOC的分泌受ACTH调控。尽管对ACTH的反应被限制钠摄入所增强，但由于适应性，低钠饮食并不增加DOC的分泌。DOC的分泌在一些异常状况下明显增加，如：肾上腺肿瘤和伴随P450c11或P450c17活性降低的先天性肾上腺肥大。

氟氢可的松

这种类固醇化合物，同时具有糖皮质激素和盐皮质激素的活性，常作为盐皮质激素使用。每周口服2~7次，每次0.1mg，有很好的保钠作用，用于治疗肾上腺皮质功能不全带来的盐皮质激素缺乏。这个剂量太小，所以没有重要的抗炎和抗生长作用。

肾上腺雄激素

肾上腺皮质分泌大量的脱氢表雄酮（DHEA）和小量的雄烯二酮和睾丸激素（睾酮）。尽管这些雄激素被认为对正常发育成熟过程有作用，但它们对人类主要依赖雄激素的青春发育改变并不起刺激和支持作用。近期研究表明，DHEA和它的硫酸盐可能有其他的重要生理作用。如果这是正确的，这些结果主要归功于在外周DHEA向更有效的雄激素或雌激素转化，并分别与雄激素和雌激素受体产生反应。其余的效应可能是通过与脑的$GABA_A$受体和谷氨酸受体或一些中枢和外围部位的核受体反应的结果。在人类，DHEA的治疗作用早已被发现，但这种物质实际上早被作为运动药物和维生素类及食物补充类药物而热心追捧采用。

一个有安慰剂对照组的用EDHA治疗红斑狼疮患者的试验结果已表明，与那些用EDHA替代治疗女性肾上腺不足的研究结果一样。所有试验中都可以看到一些有益的结果，在前期对症状有显著改善，在后期有明显更加好转的感觉。DHEA中的雄激素或雌激素作用能够解释这种复合物在这些状况中的疗效。相反，没有证据支持DHEA用于增加肌肉强度或改善记忆。

■ 肾上腺皮质拮抗药

合成抑制药与糖皮质激素拮抗药

抑制皮质醇的合成在不同的步骤产生作用，而糖皮质激素的拮抗作用是在受体水平完成的。

氨鲁米特

氨鲁米特（Aminoglutethimide）（图39-5）阻断胆固醇向孕烯醇酮的转化（图39-1）并使所有内分泌活性皮质醇的合成减少。它与地塞米松或氢化可的松合用，减少或去除乳腺癌患者体内雌激素产物。患者对1g/d的剂量可以很好耐受；而较大剂量可以出现淡漠和皮疹。氨鲁米特对乳腺癌患者的应用现已被他莫昔芬或其他类药物,一种芳香酶的抑制药(第 40 章和第 54 章)所代替。肾上腺皮质癌引起的库欣综合征患者如果对米托坦无反应的,可以用氨鲁米特与甲吡酮或酮康唑合用减少这类患者皮质醇的分泌。

氨鲁米特可以明显增加一些皮质醇的清除。可以增加地塞米松的代谢,使其半衰期从 4~5 小时变成 2 小时。

酮康唑

酮康唑(ketoconazole),一个咪唑类抗真菌药(第 48 章),是有效的非选择性肾上腺和性腺皮质醇合成的抑制药。此复合物抑制胆固醇侧链的裂解,P450c17 酶、17,20-裂解酶、3β-17 羟基皮质醇脱氢酶和 P450c11 酶是皮质醇类激素合成的必需酶。哺乳动物组织中 P450 酶对这种复合物的敏感性比真菌要低,所以其对皮质醇生物合成的抑制作用只在高剂量时才可见到。

酮康唑用于治疗各种原因引起的库欣综合征。200 ~ 1 200mg/d 的剂量可以使激素水平减少,可以改善一些患者的临床症状。本药有肝毒性,剂量从 200mg/d 开始,每 2~3 日慢慢增加 200mg/d,直到 1 000mg/d。

依托咪酯

依托咪酯[R-1-(1-苯乙酯)咪唑-5-乙基酯]是唯一的用于诱导全身麻醉和镇静的药物。在 0.1mg/(kg·h)的亚催眠剂量该药在 11β-羟化酶水平抑制肾上腺类固醇合成并已被作为唯一非口服药剂用于治疗严重库欣综合征。

甲吡酮

甲吡酮(metyrapone)(图 39-5)是一个类固醇 11-羟化酶的选择性抑制药,干扰皮质醇和皮质酮的合成。在垂体正常存在的情况下,对垂体 ACTH 的释放和肾上腺 11-去氧皮质醇的分泌

起到补偿性增加的作用。这一反应可以作为测定垂体前叶生成 ACTH 能力的手段,并被作为诊断试验用于临床。尽管甲吡酮的毒性低于米托坦(见下文),但也会产生一过性头晕和胃肠道不适。此制剂并没有广泛用于库欣综合征的治疗。然而,对有内源性库欣综合征的患者,甲吡酮 0.25g,每日 2 次,增加到 1g,每日 4 次,可以减少皮质醇的生成达到正常水平。所以,它可能在控制皮质醇过量的明显症状及引起此状况的原因需要与放疗或外科手术联合用药时应用。甲吡酮是唯一可以用于伴有库欣综合征孕妇的肾上腺抑制药。主要不良反应是从 11-去氧皮质醇前体物转化成 DOC 和雄激素合成过程中带来的水钠潴留和多毛症。

甲吡酮常用于肾上腺功能的检测。在给药前后可以检测血液中 11-去氧皮质醇和尿液中 17-羟皮质激素类的分泌。正常情况下,尿液中 17-羟皮质激素类的分泌可以增加 2 倍或更多。常用量为每 4 小时给 300~500mg,一日 6 次,每日给药前后采集一次尿液。有库欣综合征的患者,对甲吡酮的正常反应是皮质醇过量,与肾上腺癌和腺瘤不同,因为肿瘤的分泌产生的是 ACTH 抑制和正常肾上腺皮质萎缩。

垂体的功能也能通过注入甲吡酮来测定,半夜口服 2~3g 药物,在清晨 8 点取血测定血中 ACTH 或 11-去氧皮质醇或比较给药前后 24 小时尿中 17-羟皮质激素类的分泌都可以。如果怀疑患者有垂体的损伤,这一测定也可以评估腺垂体生成 ACTH 的能力。甲吡酮已在美国退市,但用于某些特许治疗。

曲洛司坦

曲洛司坦(trilostane)是一个 3β-17 羟基皮质醇脱氢酶抑制药,与氨鲁米特一样,干扰肾上腺和性腺激素的合成。曲洛司坦的不良反应主要是胃肠道反应;服用曲洛司坦和氨鲁米特的患者有 50% 会有此副作用。二者之间没有交叉性抵抗或交叉的副作用。曲洛司坦在美国没有上市。

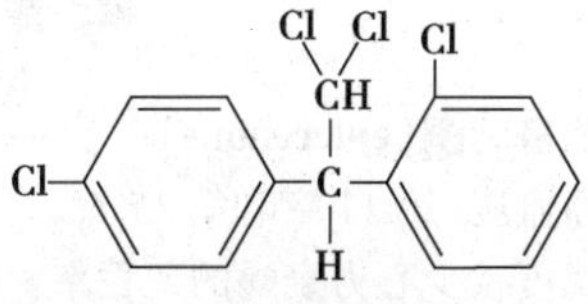

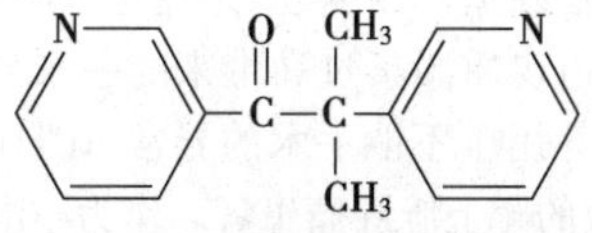

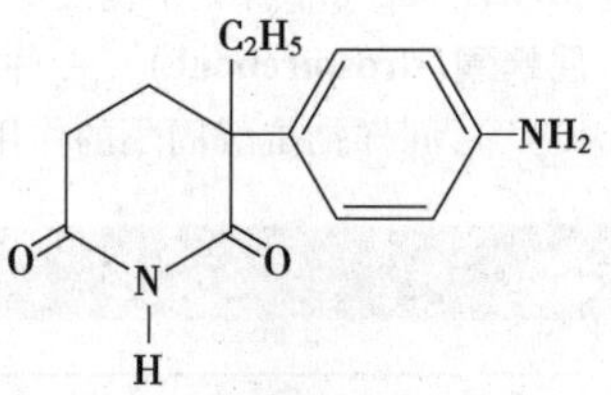

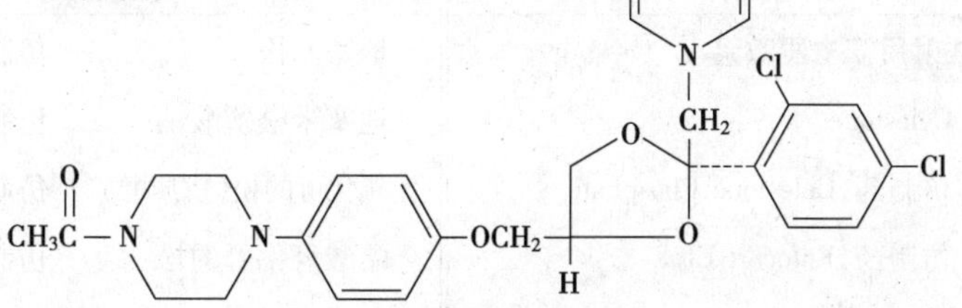

图 39-5 一些肾上腺皮质激素拮抗药。由于其毒性,有些化合物现在美国已不用

阿比特龙

阿比特龙(abiraterone)是一个已被批准的最新的类固醇抑制药。它阻断17α-羟化酶(P450c17)和17,20-裂解酶(图39-1)。并且预期可以减少皮质醇在肾上腺和性腺类固醇在性腺的合成。可有ACTH和醛固酮补偿性的增加,但可通过给予地塞米松来防止。阿比特龙是一个口服的活性类固醇前药,并已被批准治疗难治性前列腺癌。

米非司酮(RU-486)

对糖皮质激素受体拮抗药的研究最终在1980s早期成功地开发了用11β-氨基苯苯替代了19-去甲类固醇被称作RU-486的物质,后来命名为米非司酮(mifepristone)。与前边所述的酶的抑制药不同,米非司酮是一个皮质激素受体的拮抗药。这个化合物有很强的抗孕酮活性并在最初是作为避孕药物应用的。大剂量的米非司酮通过阻断糖皮质激素受体达到抗糖皮质激素作用,因为米非司酮与受体有很高的亲和力,可以:①使热休克蛋白-糖皮质激素受体复合物更加稳定并抑制RU-486结合的糖皮质激素受体从热休克陪伴蛋白上解离;②改变糖皮质激素受体与辅助调节因子之间的反应,使之更趋向于在核内形成转录灭活复合物。这个结果是对糖皮质激素受体激活的抑制。

米非司酮的平均半衰期为20小时。比其他的天然和合成的糖皮质激素激动剂要长(地塞米松半衰期为4~5小时)。低于每日剂量的1%从尿中排泄,提示肾脏对此复合物的清除作用很小。由于米非司酮与血浆蛋白的结合较强和广泛,所以血浆半衰期长。当采用平衡透析分析时,发现少于5%的复合物以游离形式存在于血浆中。米非司酮可以与白蛋白和α1-酸性糖蛋白结合,但与皮质类固醇结合球蛋白无亲和力。

在人体,米非司酮可以引起全身性糖皮质激素抵抗。对ACTH异常或肾上腺肿瘤引起的严重库欣病患者,口服给药可以逆转类库兴综合征的表现、消除糖不耐受、稳定血压、纠正甲状腺和性腺的抑制,以及改善由皮质激素过高带来的一系列精神症状。目前,米非司酮被推荐用于不能手术的异常ACTH分泌患者和对其他治疗措施无效的肾上腺肿瘤患者。作为孕酮的拮抗药用于妇女的药理作用和临床应用在第40章讨论。

米托坦

米托坦(mitotane)(图39-5),与DDT有关的一类杀虫剂,对狗和少数人群的肾上腺皮质有非选择性的细胞毒作用。人类口服剂量最大为12g/d。约1/3的肾上腺癌患者表现为肿瘤体积减小。其中80%的患者由于严重的细胞毒作用而需要减量。副作用包括腹泻、恶心、呕吐、抑郁、嗜睡和皮疹。此药在美国已退市,但用于某些特许治疗。

盐皮质激素拮抗药

除了干扰醛固酮的合成(见上),还有甾体醇与醛固酮竞争其受体,减少其外周的作用。黄体酮在这方面可能有效。

螺内酯(spironolactone)是一个7α-乙酰基硫代螺内酯。它起效慢,停药后作用维持2~3日。以50~100mg/d的剂量用于原发性醛固酮增多症。此药逆转醛固酮增多症的许多表现。它还可以对某些患者进行鉴别诊断,和对需要延迟切除肾上腺瘤的患者改善症状。用于诊断高血压患者是否有醛固酮增多症造成的低血钾时,剂量为400~500mg/d持续4~8日,并给予足够的钠和钾,使钾的水平接近或达到正常。螺内酯还可用于外科手术的术前准备,以300~400mg/d的剂量给药2周,减少心律失常的发生。

螺内酯用作利尿药已在第15章讨论过。其对心衰的好处优于单纯作为利尿剂的效应(第13章)。不良反应包括高血钾、心律失常、月经异常、男性乳房发育、镇静、头痛、胃肠道不适和皮疹。

螺内酯

依普利酮(eplerenone) 另一个醛固酮拮抗药,已被批准治疗高血压(第11章和第15章)。与螺内酯相似,依普利酮也被发现可减少心力衰竭的死亡率。该醛固酮受体的拮抗药比螺内酯更具选择性,对雄激素受体无作用。治疗高血压的标准剂量是50~100mg/d。常见不良反应是高血钾,但症状较轻。

屈螺酮(drospirenone) 一种类似于黄体酮的口服避孕药(第40章),同样拮抗醛固酮的作用。

制剂*

通用名	制剂	通用名	制剂
口服和注射用糖皮质激素		地塞米松	仿制药,Decadron
倍他米松	Celestone	地塞米松磷酸钠	仿制药
倍他米松磷酸钠	仿制药,Celestone Phosphate	氢化可的松(皮质醇)	仿制药,Cortef
布地奈德	仿制药,Entocort EC	醋酸氢化可的松	仿制药
可的松	仿制药	氢化可的松磷酸钠	Hydrocortone

续表

通用名	制剂	通用名	制剂
氢化可的松琥珀酸钠	Generic,SoluCortef,others	己曲安奈德	Aristospan
甲泼尼龙	仿制药,Medrol	**盐皮质激素**	
醋酸甲泼尼龙	仿制药,Depo-Medrol	醋酸氟氢可的松	仿制药,Florinef Acetate,Cortineff Acetate
甲泼尼龙琥珀酸钠	仿制药,Solu-Medrol,others	**肾上腺皮质激素拮抗剂**	
泼尼松龙	仿制药,Prelone,others	酮康唑	仿制药,Nizoral
醋酸泼尼松	仿制药,Flo-Pred	依托咪酯	Amidate
泼尼松磷酸钠	仿制药,Hydeltrasol	米非司酮	Mifeprex,Korlym
泼尼松	仿制药,Deltasone,Prednicot	米托坦	Lysodren
曲安奈德	仿制药,Kenalog,Azmacort		

* 糖皮质激素气雾剂见第 20 章。皮肤科用糖皮质激素见第 61 章。肠道用糖皮质激素见第 62 章

案例思考答案

该患者应当口服氢化可的松 10mg/(m² · d)和氟氢可的松 75μg/d 进行替代治疗。应对他给予医疗警报手环和指导,分别在 24 小时和 48 小时内用 2 倍和 10 倍氢化可的松替代量给予较小和较大糖皮质激素应激量。

(李宇航 译 唐玉 校 金有豫 审)

参考文献

扫描本书二维码获取完整参考文献。

第 **40** 章

性激素及其抑制药

George P. Chrousos, MD

案例思考

35 岁女性,于 13 岁时初潮,此后月经周期一直正常,直至 1 年前开始主诉潮热、皮肤及阴道干燥、虚弱、睡眠质量差以及月经量变少且周期延长。至妇科医师处就医时发现其促卵泡成熟激素和黄体生成素的血浆水平中度升高,诊断为卵巢早衰。建议采用雌激素和孕激素替代疗法。双能量吸收光谱扫描(DEXA)显示,其骨密度 t 评分<2.5SD(标准差),提示为骨质疏松症。针对该患者应如何替代卵巢激素? 在接受治疗时,应该采取什么其他措施治疗其骨质疏松症?

缩略语

CBG[corticosteroid-binding globulin(trans-cortin)]	皮质类固醇结合球蛋白(皮质素传递蛋白)
DHEA(dehydroepiandrosterone)	脱氢表雄酮
DHEAS(dehydroepiandrosterone sulfate)	硫酸脱氢表雄酮
ERE(estrogen response element)	雌激素反应元件
FSH(follicle-stimulating hormone)	促卵泡激素
GnRH(gonadotropin-releasing hormone)	促性腺激素释放激素
HDL(high-density lipoprotein)	高密度脂蛋白
HRT(hormone replacement therapy,HT)	激素替代治疗(HT)
LDL(low-density lipoprotein)	低密度脂蛋白
LH(luteinizing hormone)	黄体生成激素
PRE(progesterone response element)	孕激素应答元件
SERM(selective estrogen receptor modulator)	选择性雌激素受体调节剂
SHBG(sex hormone-binding globulin)	性激素结合球蛋白
TBG(thyroxine-binding globulin)	甲状腺素结合球蛋白

■ 卵巢（雌激素、孕激素、其他卵巢激素，口服避孕药，抑制药和拮抗药，促排卵药）

卵巢中配子的形成与其激素的产生密切相关。人类女性中，性腺在儿童期、快速生长期和成熟期相对静止。从青春期开始，卵巢进入了以周期性出血为特点的功能周期——月经周期，持续有月经周期的时间在 30~40 年间，之后卵巢丧失对垂体前叶促性腺激素的应答，周期性出血停止并进入绝经期。

普遍认为，青春萌发期卵巢功能启动的反应机制是神经源性的。因为未成熟性腺对垂体内促性腺激素能产生应答，垂体也能对外源性下丘脑促性腺激素释放激素产生反应。脑内中枢的成熟能够终止与儿童期相关的对下丘脑漏斗核神经元的抑制状态，从而允许以一定频率的脉冲产生促性腺激素释放激素（GnRH），而该脉冲又刺激促卵泡激素（FSH）和黄体生成素（LH）的产生（第 37 章）。起初，FSH 和 LH 在晚间呈低水平释放，可刺激少量雌激素产生并促进女性乳房的发育。随后，FSH 和 LH 持续分泌，使雌激素分泌水平明显增高，乳房进一步发育，脂肪重新分布，出现生长高峰，随后长骨骨骺闭合。青春期卵巢这种变化称之为性腺功能初现。

在性腺功能初现之后 1 年左右，所产生的足量雌激素可引起子宫内膜改变和周期性出血（初潮）。初期阶段月经周期不规律，为无排卵性出血，此后出现正常卵巢功能周期。

月经周期早期，一定量的卵泡（又称囊状卵泡，每个卵泡都含卵子）在 FSH 作用下开始更快地发育。在 LH 作用下，卵泡外壳和内颗粒迅速发育，以越来越快的速率合成与释放雌激素。雌激素又会抑制 FSH 的释放，导致未成熟的卵泡闭锁。成熟的优势卵泡由颗粒细胞和卵泡膜细胞围成卵泡腔，充满卵泡液，内含卵母细胞。在月经周期中期前，雌激素水平达高峰，颗粒细胞开始分泌黄体酮。这些变化刺激 FSH 和 LH 在排卵前出现短暂的大量释放，从而产生排卵。卵泡膜破裂后卵细胞排入输卵管开口处附近的腹腔。

卵细胞排出后，破裂的卵泡腔内充满血液（红体），黄素化的卵泡膜细胞和颗粒细胞增殖替代腔内血块形成黄体。该结构中的细胞分泌雌激素和孕激素直至该周期结束，若出现妊娠，则黄体的持续时间更长。

若未出现妊娠，则黄体退化，激素停止分泌，最终变成白体。子宫内膜在卵泡期增殖并在黄体期出现腺体功能，在月经期脱落。整个过程总结见图 40-1。

随着时间的推移，卵巢慢慢失去生成配子和内分泌的功能，这一变化伴随有周期性子宫出血的停止（绝经），美国女性绝经的平均年龄为 52 岁。虽然卵巢停止分泌雌激素，但是在多数女性体内仍有较高水平的雌激素，原因是肾上腺或卵巢的类固醇可在体内从雄烯二酮转化为雌酮，脂肪组织和其他非内分泌组织也可产生雌二醇等。

卵巢功能紊乱

女性在生育高峰期发生周期功能紊乱是常见现象。引起该现象的部分原因是炎症和肿瘤的发生影响了子宫、卵巢或垂体

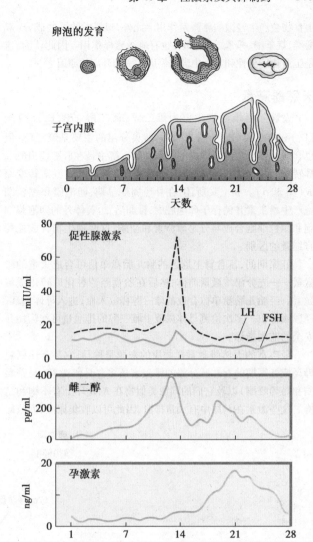

图 40-1 月经周期。图示垂体和卵巢激素的血浆水平以及组织学改变

的功能。出现的闭经或无排卵性月经紊乱的现象多数是自限性的，它们常与情绪或生理压力相关，是由于大脑中控制分泌 GnRH 的压力中枢暂时性改变。无排卵性月经周期常常与饮食异常（食欲过盛或神经性厌食）以及剧烈运动（如：长跑或游泳）有关。而导致持续性排卵紊乱的器质性原因中更常见的是垂体泌乳素瘤与综合征，以及可使卵巢或肾上腺生成过多雄激素的肿瘤。正常的卵巢功能由肾上腺皮质或肾上腺皮质肿瘤分泌的雄激素调节。卵巢存在着由雄激素诱导的肿瘤发生的可能，如卵巢睾丸母细胞瘤，同时也存在着由雌激素诱导的粒细胞瘤发生的可能。

雌激素

多种相关的化学物质均具有雌激素样活性。除动物来源的各种甾体雌激素外，还合成有大量的非甾体类雌激素。酚类化合物多具有雌激素活性，海洋沉积物中发现许多类似生命形态也被鉴定为具有雌激素活性。许多植物中也有雌激素类似化合物（黄酮类化合物），包括沙巴棕、大豆和其他食物。研究表明，食用以

上食物会产生轻微的雌激素作用。此外,塑料中的一些成分(双酚类、烷基酚、邻苯二甲酸酚)也有雌激素样作用。因此认为,这是工业化后男性和女性中乳腺癌患病率均升高的原因之一。

天然雌激素

女性分泌雌激素主要为雌二醇(雌二醇-17β,E₂)、雌酮(E₁)和雌三醇(E₃)(图 40-2)。卵巢分泌的主要是雌二醇,但也合成一部分雌酮。体内的雌酮和雌三醇主是在肝脏内由雌二醇转化而来,或是在外周组织中由雄烯二酮和其他激素转变而成(图 39-1)。如上文所述,在月经周期早期,卵泡膜和颗粒细胞产生雌激素并储存于卵泡腔中;排卵后,由黄体外的卵泡膜细胞和颗粒细胞合成与分泌雌激素和孕酮,这两种生物合成途径有细微的区别。

妊娠期间,富含肾上腺区的胎儿胎盘单位可合成大量的雌激素——先分泌雄激素前体,然后在胎盘经芳香化后转化成雌激素。经胎儿胎盘单位合成的雌三醇释放入血,进入母体循环,经尿液排出。多次检测母体尿液中雌三醇的排泄量可作为胎儿安全的监测指标。

最丰富的天然雌激素样物质的来源是种马,它甚至比妊娠母马或妊娠期的女性所分泌的雌激素还多。马雌激素(马萘雌酮和马烯雌酮)以及它们的同源类似物在 A、B 环上有不饱和结构。这些激素在马尿中有大量排泄,因此可以收集尿液,回收雌激素用于医学用途。

正常女性在月经周期中雌激素的分泌呈动态变化,卵泡期早期最低,血浆浓度为 50pg/ml,排卵后达最高峰,可达到 350~850pg/ml(图 40-1)。

合成雌激素

已有多种化学修饰应用于天然雌激素。这些替代物最重要的作用是增加雌激素口服有效性。一些化合物的结构见图 40-3。有治疗效果的化合物见表 40-1。

除了甾体类雌激素外,还有一系列有雌激素样作用的非甾体类化合物被合成并应用于临床,包括双烯雌酚、乙烯雌酚、苯雌酚、己烷雌酚、美雌酚、美沙雌酸和氯烯雌醚。

药代动力学

雌二醇进入循环后与 α₂ 球蛋白(性激素结合球蛋白[SHBG])紧密结合,但与白蛋白的亲和力低。结合型雌激素不能进入细胞,只有游离型的可部分发挥生物学活性。雌激素在肝脏和其他组织转化成雌酮和雌三醇(图 40-2)及雌酮和雌三醇的 2-羟基衍生物和轭合代谢产物(由于脂溶性小,不能自由通过细胞膜),并经胆汁排泄。雌酮和雌三醇对雌激素受体的亲和力低,但轭合物在小肠内可水解成可再吸收的活性化合物。在哺乳期,少量雌激素也可经乳汁排泄。

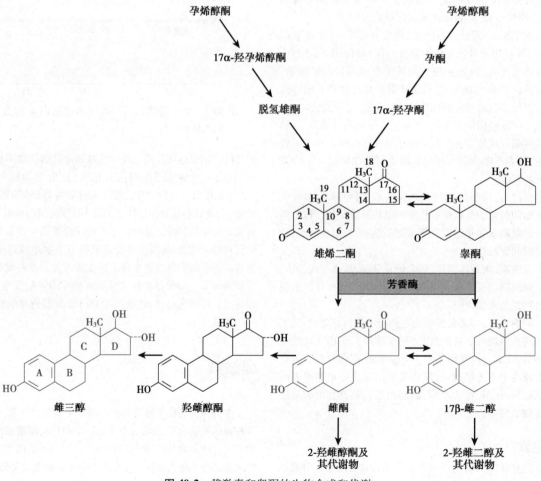

图 40-2　雌激素和睾酮的生物合成和代谢

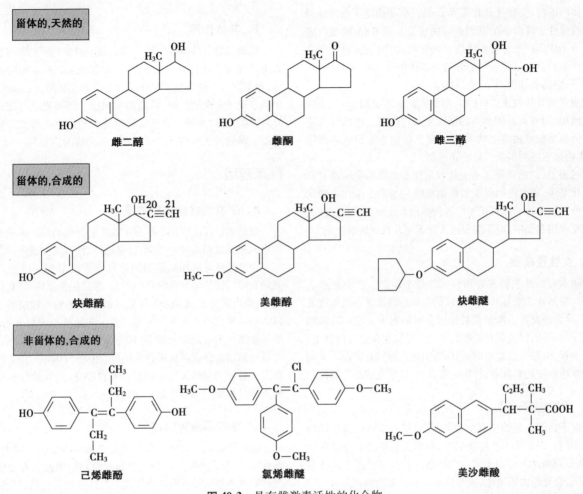

图 40-3　具有雌激素活性的化合物

表 40-1　常用雌激素

制剂	替换平均剂量
炔雌醇	0.005~0.02mg/d
微粒雌二醇	1~2mg/d
环戊丙酸雌二醇	2~5mg 每 3~4 周
戊酸雌二醇	2~20mg 隔一周
雌酮硫酸酯哌嗪	1.25~2.5mg/d
共轭的,酯化的,或混合的雌激素物质	
口服	0.3~1.25mg/d
注射	0.2~2mg/d
皮肤贴剂	贴片
炔雌醚	0.1~0.2mg/周
氯烯雌醚	12~25mg/d
美沙雌酸	3~9mg/d

由于大部分雌激素及其活性代谢产物都经胆汁排泄并在小肠重吸收,这样的肝肠循环保证了经口服吸收的雌激素有较高肝脏/外周效应比。肝脏效应被认为是某些负面作用的诱因,这些作用包括凝血因子和血浆肾素底物合成增加。经阴道或经皮吸收或经静脉注射给药可避免肝脏的首过效应,可使雌激素的肝脏效应最小化。

生理效应

A．机制

雌激素在血液和组织液与 SHBG 结合,解离后穿过细胞膜,进入细胞核与相应受体结合。两个基因分别编码了雌激素受体的 α、β 亚基,它们是类固醇、甾醇、视黄酸和甲状腺受体超家族成员。不像糖皮质激素受体,雌激素受体主要存在于与热休克蛋白结合的核中,热休克蛋白使受体作用保持稳定(图 39-4)。

激素与其受体结合后,使该受体构象改变,从稳定蛋白(主要是 Hsp90)上解离。受体激素复合物形成二聚体(通常为 ERα-ERα,ERβ-ERβI 或 ERα-ERβ),在各种基因的调控区域调节其转录,这一特定区域被称为雌激素应答元件(EREs)。ERE 由两个半位点以回文序列排列而成,中间由一小组被称作间隔区的核苷酸序列分开。此外还有一系列核蛋白,共调节子和转录子参与了受体二聚体与 ERE 的相互作用。各种协同调节剂的复杂相互作用能控制选择性雌激素受体调节剂(SERMs,见下文)的组织特异性。同时雌激素受体也与其他的转录因子结合,影响相应基因的转录。有趣的是,虽然 ERβ 有它与 ERα 不同的作用,但同时它也是 ERα 的主要负性抑制因子。因此,ERα 具有生长促进作用,而 ERβ 具有抗生长作用。许多植物雌激素通过 ERβ 发挥保护细胞的作用而非 ERα 的促生长作用。

受体的浓度、类型及其共调节子、转录因子决定了激素作用的细胞特异性。雌激素的基因效应由应答基因 RNA 转录合成的蛋白分子作用产生。有些效应是间接的，由靶细胞对雌激素应答时产生的自分泌和旁分泌方式分泌内因子（如：生长因子、脂类分子、糖脂和细胞因子）介导。

雌激素诱导的快速效应（如：卵巢颗粒细胞摄取 Ca^{2+}、子宫血流量增加等）在无基因激活的情况下即可进行。这些效应很可能是由典型的雌激素受体-雌激素复合物的非基因效应介导的，可影响细胞内的多条信号转导通路。

最近报道，除盐皮质激素受体外的所有类固醇受体都具有棕榈酰化基序，其允许促添加棕榈酸酯并增加受体在质膜附近的定位。这样的受体可用于与各种膜相关或细胞质蛋白质的直接相互作用和影响，而不需要进入细胞核并诱导转录作用。

B. 女性性成熟

雌激素对女性生长发育和性成熟是必需的。它能促进阴道、子宫、输卵管的发育及第二性征的出现。雌激素还可促进乳腺间质、导管的发育。雌激素对处于青春期的生长发育高峰期有加速作用，并能促进长骨骨骺的闭合。雌激素促进女性腋毛、阴毛的生长，引起女性脂肪的重分布，出现女性特有体态。大剂量雌激素还能使色素沉着，特别是在乳头、乳晕及阴部等部位。

C. 子宫内膜效应

除促子宫肌平滑肌生长效应外，雌激素对子宫内膜生长也起重要作用。在正常的月经周期中，雌激素与孕激素分泌相互协调，调节周期性出血和子宫内膜脱落。若长期暴露于高雌激素水平下，会导致内膜增生，常与伴发子宫异常出血有关。

D. 代谢及心血管方面的作用

雌激素对代谢和心血管系统有一系列重要作用。它能维持女性皮肤和血管的正常结构和功能。通过促进破骨细胞凋亡，对抗破骨细胞生成，促进甲状旁腺素和白介素-6 对破骨细胞的作用，减少骨质重吸收。雌激素也促进脂肪组织中瘦蛋白的产生，这在一定程度上与女性瘦蛋白水平高于男性有关。

雌激素不仅能刺激酶和生长因子的合成，从而促进子宫和乳腺的生长分化，它还能改变机体内多种蛋白的合成与活性。雌激素在肝脏的代谢修饰尤其重要，可使循环中的许多蛋白水平升高，如：结合皮质甾类球蛋白（CBG）、甲状腺素结合蛋白（TBG）、性激素结合球蛋白（SHBG）、转铁蛋白、肾素底物和纤维蛋白原等，这使循环中甲状腺素、雌激素、睾酮、铁、铜和其他物质水平升高。

雌激素引起血浆脂蛋白构成的改变，特征为升高高密度脂蛋白（HDL）、略微降低低密度脂蛋白、降低总血浆胆固醇。同时，血浆甘油三酯水平也升高。雌激素可减少肝脏的脂肪组织的脂质氧化为酮体，增加甘油三酯的合成。

E. 凝血作用

雌激素能增强凝血，改变多种参与凝血的因子在体内的水平（包括使因子 II、VII、IX、X 升高，而降低抗凝血酶 III），其原因可能是上述的肝脏作用引起。此外还可使纤溶酶原升高，血小板黏附能力降低等（见后文，激素避孕）。

F. 其他作用

雌激素诱导黄体酮受体合成，引起动物发情行为，可能影响人类的性欲及性行为。雌激素给药能刺激应激系统的中枢部分，包括促肾上腺皮质素释放激素生成和交感神经系统兴奋，当雌激素缺乏女性给药时，可提高幸福感。雌激素还可促进细胞外液潴留，导致水肿。而血浆容量减少的结果会导致肾脏水钠潴留。雌激素还可调节交感神经对平滑肌的控制。

临床应用

A. 原发性性腺功能减退

雌激素已广泛应用于雌激素缺乏的替代治疗。雌激素缺乏的原因主要是卵巢发育不全、过早绝经、性腺切除或绝经。

原发性性腺机功减退的治疗通常开始于 11~13 岁。目的是刺激第二性征的发育和月经来潮，维持生长高峰，防止骨质疏松，避免由于青春期延迟和雌激素缺乏带来的心理疾病。治疗目的是达到模拟青春期的生理特点。起始从小剂量开始（结合雌激素类 0.3mg 或炔雌醇 5~10μg），在每月的第 1~21 天服用，然后逐渐增加到成人量维持至绝经（将近 51 岁）。在子宫第一次出血后加服孕激素。一旦生长发育停止，长期治疗包括服用成人剂量的雌、孕激素（见后文）。

B. 绝经后激素治疗

除正常排卵功能停止后出现的症状与体征（如：周期丧失、血管收缩症状、睡眠障碍和生殖器萎缩）外，绝经后女性中还出现影响健康和幸福感的长期性改变。这些改变包括骨质流失加速，在体质较敏感的女性常出现椎骨、髋骨、腕骨骨折；脂类异常，绝经后女性动脉粥样硬化性心血管疾病的发病率升高。雌激素对骨的该类影响已被广泛的研究，激素撤除后效应已得到很好的证明。但是雌激素和孕激素对心血管疾病（每年引起350 000 人死于心血管疾病）和乳腺癌（每年引起 35 000 人死于乳腺癌）的成因和预防作用研究的还不是很清楚。

一旦正常卵巢功能停止，雌激素水平会随着绝经、卵巢切除、卵巢功能早衰等而下降，血中胆固醇、LDL 水平升高，LDL 受体减少；HDL 水平基本不受影响，但仍比男性高；极低密度脂蛋白和甘油三酯的水平也几乎不受其影响。由于心血管疾病是这个年龄段患者最主要的死因，因此，心血管疾病风险是是否适用激素替代治疗（HRT，更准确应为 HT）的主要顾虑，同时也影响激素的选择。雌激素替代治疗对循环中脂类和脂蛋白的水平有积极作用，早期报道雌激素替代能使心梗的发病率降低 50%、致命性中风发病率降低 40%。但这些结论受到了来自女性健康计划（WHI）的质疑研究报告显示雌激素加孕激素替代治疗对围绝经或年龄较大的绝经女性患者无心血管方面的效益，反而接受该替代治疗的女性中心血管疾病和乳腺癌的发病率出现小幅上升。有趣的是，观察到雌激素对结肠癌患者有较小的保护作用。尽管现行的临床治疗指南不建议对绝经后女性进行常规激素替代治疗，WHI 报告的有效性还是受到质疑。在绝经后立即给予雌激素进行替代治疗，7 年内的乳腺癌患病率没有变化，心血管患病风险也取决于治疗开始时的动脉硬化的程度。经皮或阴道给予雌激素可能与心血管患病风险的降低有关，因为避免了肝脏循环。对于过早绝经的女性,应该进行激素治疗。

在有些研究中,观察到雌激素替代疗法对阿尔茨海默病有保护作用。然而,另外的几项研究并不支持这一结论。

孕激素能在不同程度上拮抗雌激素对 LDL 和 HDL 的影响,但大量研究表明,雌激素替代后加服孕激素并不影响患心血管疾病的风险。

对绝经后患者的最佳治疗需要仔细评估患者症状,同时还应考虑患者年龄及其心血管疾病、骨质疏松症、乳腺癌、子宫内膜癌的患病风险。谨记性激素的不良影响,方可以确定治疗目标,并针对不同患者进行治疗风险的讨论和评估。

若治疗的主要指征为潮热和睡眠障碍,推荐用最低剂量以缓解症状。仅需治疗有限的一段时间,避免增加乳腺癌患病风险。对于子宫切除的患者,由于不需考虑加用孕激素减少子宫内膜增生或子宫内膜癌的风险,可单独给予雌激素,每周 5 天给药或持续给药。应用雌激素后,潮热、出汗、失眠、萎缩性阴道炎等症状可以得到缓解,许多患者幸福感增强,更年期抑郁症及其他的心理异常改善。

雌激素预防和治疗骨质疏松症方面也有大量详尽的报道(第 42 章)。骨量在 20~30 岁的青壮年时达到最高峰,中年开始加速下降。骨质疏松症的发展与骨质流失、维生素 D 和钙摄入、体育锻炼的强度相关。体格瘦弱的吸烟者、白种人、活动较少者、钙摄入少及有骨质疏松家族史者是骨质疏松症的高危人群。抑郁也是女性骨质疏松的一个高危因素。

雌激素应用以症状缓解为度,在子宫切除的女性,最佳方案是在每个月的前 21~25 天服用雌激素,推荐的剂量为结合雌激素 0.3~1.25mg/d 或炔雌醇 0.01~0.02mg/d。该剂量范围的雌激素在绝经期时显示出防止骨密度降低的最大效应,因此绝经后立即进行雌激素替代治疗可达到治疗的最佳效果。对于未进行雌激素治疗的人群,应补钙以保证每天摄入钙的总量达 1 500mg/d。

对于只有萎缩性阴道炎的轻症患者,患骨质疏松的风险较低,可以使用雌激素外用制剂。雌激素阴道给药对有尿路症状的患者也是有效。需要重视的是,虽然局部应用雌激素可以避免肝脏首过效应(故可以减少对肝脏的不良效应),但药物仍几乎完全被吸收入循环,这些药物应当按生理周期进行给药。

如下文所述,雌激素的应用会增加子宫内膜癌的患病风险,因此在雌激素的基础上加用孕激素制剂可防止内膜增生,显著降低内膜癌的患病率。相对于未接受激素替代的女性,每个月前 25 天应用雌激素且在最后 10~14 天加用甲羟孕酮(10mg/d)的女性患子宫内膜癌的风险降低一半。某些患者在停用雌激素期间症状复发,对于该类患者,可持续给予雌激素。若孕激素给药后出现镇静或其他不良反应,可在治疗周期的最后 10 天将其剂量减少至 2.5~5mg,但可使内膜增生的风险略微升高。每个治疗周期末期可出现子宫撤退性出血。某些患者在周期后期还出现偏头痛,持续应用雌激素常可避免这些反应。对周期性出血与序贯疗法相关的女性,可考虑持续疗法。应用结合雌激素 0.625mg/d、甲羟孕酮 2.5~5mg/d 即可消除周期性出血,控制血管舒张症状,防止生殖系萎缩,维持骨密度,维持血脂于合理水平(即 LDL 稍降低,HDL 升高)。但此类患者活检可见子宫内膜萎缩。这些患者中,约有半数在最初几个月可发生突破性出血,70%~80%在最初 4 个月后会出现闭经现象,且大部分会一直持续。持续疗法的缺点是,若在治疗开始几个月出现子宫出血,则必须进行子宫活检。

如上文所述,雌激素可经皮或阴道给药,从而避免肝脏首过效应,肝脏效应与外周效应之比降低。

若患者有雌激素禁忌(如:患有对雌激素敏感的肿瘤),可应用可乐定缓解血管舒张症状。

C. 其他应用

雌激素合并孕激素可用于顽固性痛经的患者以抑制排卵;对雄激素分泌过多的多毛症和闭经患者,可抑制其卵巢功能。在该类情况下,需要较强抑制,可采用含 50μg 雌激素的口服避孕药或低剂量雌激素片与 GnRH 抑制药联合给药。

不良反应

雌激素治疗时出现的不同程度的不良反应已有报道,其他与激素避孕药相关的反应可能与其雌激素成分相关。将在下文论述。

A. 子宫出血

雌激素治疗是引起绝经后子宫出血的主要原因,但子宫内膜癌也常会出现绝经后阴道流血。为鉴别两者,可周期性给予小剂量雌激素,若为雌激素引起的出血,出血会发生在雌激素撤退期。如上文所述,可在每个周期中采用孕激素联合雌激素防止子宫内膜增生。

B. 诱发癌症

雌激素治疗与癌症的关系仍是当前研究的热点,虽然短期应用雌激素不增加乳腺癌发生率,但长期应用后会使其有小幅度的增高。女性乳腺癌的发病率是 10%,应用雌激素患乳腺癌的风险因子虽小(1.25),但两者的加合效应就使之不容忽视,加用黄体酮也无保护作用。研究表明,行单侧乳房切除的患者,应用三苯氧胺(一种雌激素部分拮抗药,见下文)后,对侧乳腺癌的发生率与对照组相比下降 35%。这些研究还证实,大多数患者对他莫昔芬能够耐受,血脂水平呈现出雌激素样改变,骨质不再流失。有关他莫昔芬和雷洛昔芬对绝经后女性具有罹患乳腺癌高风险性方面的研究正在着手进行。最近有研究表明,绝经期激素进行替代疗法的绝经后女性,其乳腺上皮细胞增生和乳腺上皮密度增大的比率比单用雌激素或未进行替代治疗的患者要高。此外,雌激素合并孕激素治疗时,乳腺上皮增生主要发生在终末导管-小叶单元,而此处正是乳腺癌的高发区。因此需进一步研究以总结乳腺癌的患病风险与孕激素的关系。

多项研究显示,单独应用雌激素与内膜癌发病率的升高有关,其危险程度与治疗剂量和疗程长短有关:大剂量服用雌激素 5 年或 5 年以上,风险增加 15 倍;与之相反,服用小剂量雌激素短期应用只增加 2~4 倍。如上文所述,合并应用孕激素能够防止风险增加,进而减少内膜癌的发生率,甚至可低于正常人群。

有报道称,母亲在妊娠早期曾经接受过大剂量己烯雌酚治疗的年轻女性有出现阴道腺癌的风险,这类癌症在年轻女性(14~44 岁)中较为常见。雌激素暴露的女性中该发生率非常低(小于 1/1 000),因此尚不能建立明确病因-效应的关系。但是不孕、异位妊娠、早产的风险也升高。目前认为,妊娠期间无应用己烯雌酚的指征,应避免应用。目前尚不清楚其他雌激素是否存在类似效应,还仅是己烯雌酚特有的副作用。己烯雌酚仅限于用于癌症(如:前列腺癌)或者作为"事后避孕"使用(见后文)。

C. 其他

常见恶心和乳房压痛,应用最小的有效剂量雌激素可使之减轻。也可见色素沉积。雌激素治疗伴发的偏头痛、胆汁淤积、胆囊疾病及高血压的发生率有上升趋势。

禁忌

雌激素禁用于雌激素依赖性肿瘤的患者,如子宫内膜癌、乳腺癌或有患上述癌症高风险的患者。有不明原因的阴道出血、肝脏疾病、凝血异常或有凝血异常史的患者应避免使用。此外,过度吸烟者也应避免使用雌激素。

制剂和剂量

常用的天然雌激素和合成雌激素制剂的用量见表40-1。虽然所有雌激素都显示出相同的激素效应,但药物及给药途径不同,其效价也不同。如上文所述,雌二醇是活性最强的内源性雌激素,与雌激素受体亲和力最强。但雌二醇的代谢产物雌酮和雌三醇则对子宫的作用微弱。

以达到促性腺素抑制的固定水平为准,口服雌激素制剂相比经皮给药制剂对循环中 CBG、SHBG 及一系列肝脏蛋白(包括血管紧张素原)的影响更大。口服给药途径使得药物以较高浓度到达肝脏,使上述蛋白合成增加。经皮途径给予雌激素可避免上述现象。经皮给予 $50 \sim 100\mu g$ 雌三醇对促性腺激素浓度、子宫内膜、阴道上皮的影响,与 $0.625 \sim 1.25mg$ 口服结合雌激素的效果相同,且不增加血浆肾素底物、CBG、TBG 的浓度,不引起激素特异性的血脂变化。含结合雌激素 $0.625mg$ 和醋酸甲羟孕酮 $2.5mg$ 的复方口服制剂已有上市,可用于绝经后替代治疗。含有结合雌激素 $0.625mg$ 和醋酸甲羟孕酮 $5mg$ 的片剂可用于结合雌激素治疗后的后续治疗,第 $1 \sim 14$ 天单独应用雌激素,第 $15 \sim 28$ 天使用该复方。

孕激素

天然孕激素:孕酮

孕酮是人类最重要的孕激素。除了有重要激素类效应外,它还作为雌激素、肾上腺皮质类固醇的前体物质存在。孕酮在卵巢、睾丸、肾上腺皮质中利用循环中的胆固醇合成产生,此外妊娠期间胎盘也可合成并分泌大量孕酮。

在卵巢中,由黄体产生孕酮。正常男性每天分泌 $1 \sim 5mg$ 孕酮,血浆水平达到 $0.03\mu g/dl$。女性在卵泡期其孕酮水平稍高于男性,每天只有数毫克的激素分泌。在黄体期,血浆孕酮水平在 $0.5 \sim 2\mu g/dl$(或更高,图 40-1)之间。妊娠后期体内孕酮水平达最高峰。

孕激素的合成

目前合成了多种孕酮类化合物。它们中有的是经口服后才有活性。它们不是同一类别化合物,在结构上与孕酮有或多或少的不同。表 40-2 列出了部分化合物及其药效。通常,21-碳化合物(羟基孕酮、甲羟孕酮、甲地孕酮、地美炔酮)与孕酮在药理和化学结构上最相关。现在已生产了第三代合成孕激素,主要作为口服避孕药的成分。"19-去甲基,13-乙基"类固醇化合物包括去氧孕烯(图 40-4)、孕二烯酮和诺孕酯,比前两代合成孕激素有较低的雄激素活性。

表 40-2　一些促孕制剂的特性

	途径	作用时间	活性[1]				
			雌激素的	雄激素的	抗雌激素的	抗雄激素的	同化的
孕酮和衍生物							
孕酮	肌注	1 天	−	−	+	−	−
己酸孕酮	肌注	8~14 天	sl	sl	−	−	−
甲羟孕酮	肌注,口服	片剂:1~3 天;注射:4~12 周	−	+	+	−	−
乙酸甲地孕酮	口服	1~3 天	−	+	−	+	−
17-炔睾酮衍生物							
地美炔酮	口服	1~3 天	−	−	sl	−	−
19-去氧睾酮衍生物							
去氧孕烯	口服	1~3 天	−	−	−	−	−
异炔诺酮[2]	口服	1~3 天	+	−	−	−	−
炔雌烯醇[3]	口服	1~3 天	+	+	−	−	+
炔诺酮[2]	口服	1~3 天	sl	+	−	−	+
醋酸炔诺酮[2]	口服	1~3 天	sl	+	+	−	+
双醋炔诺酮[2]	口服	1~3 天	sl	+	+	−	+
L-甲基炔诺酮[2]	口服	1~3 天	−	+	+	−	+

[1] 解释:+,活性;−,无活性;sl,轻微活性。活性判断基于在各种动物的不同终点事件的报道,而不适用于人

[2] 见表40-3

[3] 在美国没有上市

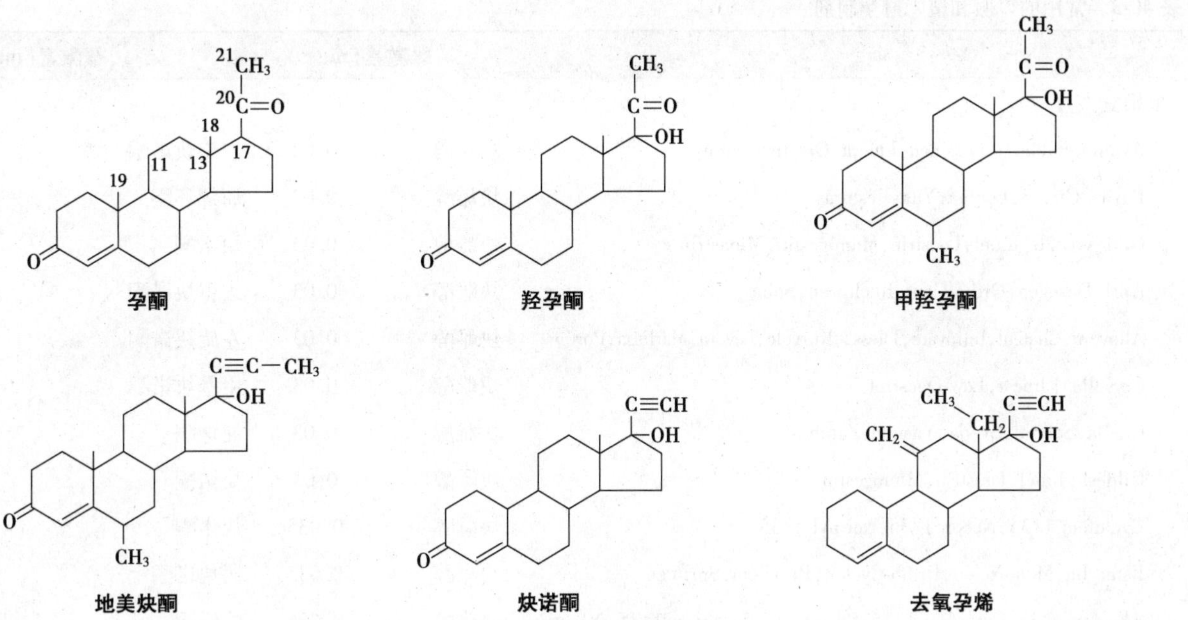

图 40-4 临床应用的孕酮和某些孕激素

药代动力学

孕酮无论经任何途径给药都能被迅速吸收。其半衰期约 5 分钟,小部分暂时储存在脂肪组织中。孕酮在肝脏完全代谢,因此一般的制剂经口服给药基本无效。但口服高剂量的孕酮微粒化制剂有足够强的孕激素效应。

在肝脏,孕酮代谢产生的孕二醇与葡糖醛酸结合,以孕二醇葡萄糖醛酸苷的形式经尿液排泄。因此,尿中孕二醇的含量是机体分泌孕激素量的指标,不论每天孕酮转化成孕二醇的比例是否固定或是否存在个体差异,该指标都十分准确。除孕酮外,还有 20-α-和 20-β-羟孕酮(20-α-和 20-β-羟-4-孕烯-3-酮),这些化合物在人类和其他物种有 1/5 的孕激素活性,目前其生理效应还不清楚。一些物种产生大量的 20α-羟孕酮,可能有重要的生物学意义。

合成孕激素制剂的常见给药途径和作用持续时间见表 40-2。大部分制剂都在体内代谢为无活性物质,随后经尿液排出体外。

生理效应

A. 机制

孕激素作用机制与其他类固醇激素(上文已详细描述)相似,孕酮进入细胞后与孕激素受体结合。孕激素受体分布于细胞核与胞浆中。配体-受体复合物结合于孕激素应答单元,激活基因转录。孕激素应答单元与皮质醇应答单元类似,应答的特异性取决于细胞中的受体、细胞特异性共调节子和相互作用的转录因子。孕酮-受体复合物形成二聚体,与 DNA 结合。与雌激素受体相似,它可在单体 A 和 B 间形成同源或异源二聚体,这两种单体由同一基因的不同剪接片段编码产生。

B. 孕激素作用

孕酮对蛋白质代谢影响极小。它主要刺激脂蛋白脂酶活性,促进脂肪沉积。孕酮对碳水化合物的影响更为显著。孕酮可使基础胰岛素水平升高,使胰岛素对葡萄糖的应答增强,但对糖耐量通常无明显影响。在肝脏中,孕酮增可加糖元储存,这可能与其增强胰岛素效应有关。此外孕酮还可增加酮体的生成。

孕激素与醛固酮竞争肾上管上的盐皮质激素受体,减少 Na^+ 的重吸收。它还可导致肾上腺皮质分泌醛固醇增多(如:在妊娠期间)。孕激素能使人体温升高,具体机制未明,但下丘脑体温调节中枢有所改变已得到证实。孕酮还能改变呼吸中枢的功能,它可增加 CO_2 刺激的通气量,但是含乙炔基的合成孕激素类对呼吸无此效应。因此,在妊娠期和月经周期的黄体期可检测到动脉和肺泡内 PCO_2 降低。此外,孕激素和相关类固醇类对大脑有抑制和催眠作用。

孕酮与乳腺组织中腺泡发育及其分泌功能相关,参与 LH 排卵峰的出现,引起排卵后内膜的成熟和分泌变化(图 40-1)。

孕酮可降低血浆多种氨基酸的水平,增加尿素氮分泌。在动物实验中,能诱导滑面内质网结构功能的变化。

孕酮及其类似物的其他效应见本章下文(激素避孕)。

C. 合成孕激素

21-碳孕酮类似物能拮抗醛固酮诱导的钠潴留(见上文)。其他化合物("19-去甲睾酮"第三代药物)能引起子宫内膜间质的蜕膜样改变,其可导致实验动物妊娠失败,被认为是更有效的促性腺素抑制药。该类化合物雌激素、雄激素效应或蛋白同化活性较小(表 40-2;图 40-4)。故有时也被称为"雄激素抑制药"。在美国,此类化合物与炔雌醇的复方一起用于口服避孕。含有醋酸环丙孕酮(也是一种抗雄激素药物)和炔雌醇的避孕药在美国还在试验阶段。

表 40-3　常用的口服和植入避孕制剂[1]

	雌激素（mg）		孕激素（mg）	
单相复方片				
Aviane,Falmina,Lessinea,Lutera,Orsythia,Sronyx	炔雌醇	0.02	左旋炔诺酮	0.1
Bayaz,Gianvi,Loryna,Yaz,Vestura	炔雌醇	0.02	屈螺环酮	3
Gildess1/20,Junel,Loestrin,Microgestin,Minastrin	炔雌醇	0.02	炔诺酮	1
Apri,Desogen,Ortho-Cept,Reclipsen,Solia	炔雌醇	0.03	去甲炔诺酮	0.15
Altavera,Chateal,Introvate,Jolessa,Kurvelo,Levora,Marlissa,Portia	炔雌醇	0.03	左旋炔诺酮	0.15
Crysella,Elinest,Low-Ogestrel	炔雌醇	0.03	甲基炔诺酮	0.30
Ocella,Safyral,Syeda,Yasmin,Zarah	炔雌醇	0.03	屈螺酮	3
Gildess,Junel,Loestrin,Microgestin	炔雌醇	0.03	炔诺酮	1.5
Cyclafem 1/35,Necon 1/35,Norinyl 1/35	炔雌醇	0.035	炔诺酮	1
Estarylla,MonoNessa,Ortho-Cyclen,Previfem,Sprintec	炔雌醇	0.035	肟炔诺酮	0.25
Alyacen 1/35;Cyclafem 1/35,Dasetta 1/35,Necon 1/35,Norinyl 1+35,Nortrel 1/35,Ortho-Novum 1/35,Pirmella 1/35	炔雌醇	0.035	炔诺酮	1
Brevicon,Modicon,Necon 0.5/35,Nortrel 0.5/35,Wera 0.5/35	炔雌醇	0.035	炔诺酮	0.5
Ovcon-35,Femcon Fe,Balziva,Briellyn,Gildagia,others	炔雌醇	0.035	炔诺酮	0.4
Ogestrel 0.5/50	炔雌醇	0.05	D,L-炔诺孕酮	0.5
Norinyl 1+50,Necon 1/50	炔雌醇甲醚	0.05	炔诺酮	1
双相复方片				
Azurette,Kariva,Mircette,Viorele				
第 1~21 日	炔雌醇	0.02	去甲炔诺酮	0.15
第 22~27 日	炔雌醇	0.01	无	
Necon 10/11				
第 1~10 日	炔雌醇	0.035	炔诺酮	0.5
第 11~21 日	炔雌醇	0.035	炔诺酮	1.0
三相复方片				
Enpresse,Levonest,Myzilra,Triphasil,Tri-Levlen,Trivora				
第 1~6 日	炔雌醇	0.03	左旋炔诺酮	0.05
第 7~11 日	炔雌醇	0.04	左旋炔诺酮	0.075
第 12~21 日	炔雌醇	0.03	左旋炔诺酮	0.125
Casiant,Cyclessa,Cesia,Velivet				
第 1~6 日	炔雌醇	0.025	去甲炔诺酮	0.1
第 7~14 日	炔雌醇	0.025	去甲炔诺酮	0.125
第 15~21 日	炔雌醇	0.025	去甲炔诺酮	0.15
Alyacen7/7/7,Cyclafen7/7/7,Dasetta7/7/7,Ortho-Novum7/7/7,Necon7/7/7,Nortrel7/7/7,Pirmella7/7/7				
第 1~7 日	炔雌醇	0.035	炔诺酮	0.5
第 8~14 日	炔雌醇	0.035	炔诺酮	0.75
第 15~21 日	炔雌醇	0.035	炔诺酮	1.0

续表

	雌激素（mg）		孕激素（mg）	
Ortho-Tri-Cyclen				
第 1~7 日	炔雌醇	0.035	肟炔诺酮	0.18
第 8~14 日	炔雌醇	0.035	肟炔诺酮	0.215
第 15~21 日	炔雌醇	0.035	肟炔诺酮	0.25
四相复方片				
Natazia				
第 1~2 日	戊酸雌二醇	3	无	—
第 3~8 日	戊酸雌二醇	2	地诺孕素	2
第 9~25 日	戊酸雌二醇	2	地诺孕素	3
第 26~27 日	戊酸雌二醇	1	无	—
日常用黄体酮片				
Camila, Errin, Heather, Jencycla, Jolivette, Lyza, Nora-BE, Nor-QD, Ortho Micronor	无	—	炔诺酮	0.35
避孕药透皮贴片（每周 1 片）				
Ortho Evra	炔雌醇	0.02/24h	降孕素	0.150/24h
植入性孕激素制剂				
Implanon, Nexplanon	无		催产素（每管 68mg）	

[1] 含雌激素化合物按雌激素含量增加的顺序排列。其他制剂采用同法（炔雌醇和炔雌甲醚效力相似）

临床应用

A. 治疗性应用

孕激素主要用于激素替代治疗（见上文）和激素避孕（见下文）。此外，它还可用于其他目的的长期卵巢抑制。孕激素大剂量（如：甲羟孕酮，150mg/d 肌肉注射，持续 90 天）肠外单独给药，可导致停止排卵期延长和闭经。该疗法可用于痛经、子宫内膜异位症以及雌激素禁忌的出血异常性疾病，还可用于避孕。目前主要的问题是，部分患者停止治疗后卵巢功能长期不能恢复，因此不能用于近期计划妊娠患者。对部分有雌激素禁忌的绝经女性，其潮热症状也可通过孕激素得到缓解。

醋酸甲羟孕酮，每次口服 10~20mg，每周 2 次（或 100mg/m²，1~2 周肌内注射一次）可停止月经周期，但不影响青少年青春期骨成熟。

一般认为，孕激素不能用于先兆性或者习惯性流产的治疗。早期关于孕激素有效的报道来自于无根据的假设，即在经历几次流产后，90%患者会反复性流产，而有流产史的患者应用孕激素后，80%出现好转。但事实上，该类患者若不应用孕激素，也仅 20%会再流产。另一方面，孕激素被探索性地用于延迟早产，获得了较理想的结果。

孕酮和甲羟孕酮也用于受孕困难的女性，这类女性基础体温有缓慢上升现象。但是还没有确凿的证据证实其确切疗效。

此外，孕酮和甲羟孕酮还可有效用于治疗经前期综合征。但是，除非达到足以抑制卵巢的剂量，对照研究还无法证实该疗法的有效性。

B. 诊断性应用

孕酮还可用于检测雌激素分泌。孕酮 150mg/d 或甲羟孕酮 10mg/d，应用 5~7 日后停用，若闭经患者的子宫内膜已受雌激素刺激，则会出现激素撤退性出血。孕酮和雌激素复方可用于检测闭经患者子宫内膜的反应性。

禁忌、注意事项及副作用

研究显示，孕激素类化合物单独使用或使用复方口服避孕药时，其中的孕激素素会使部分患者血压升高，具雄激素样作用的孕激素使血浆 HDL 水平降低（见下文激素避孕）。新近两项研究表明，绝经后女性进行雌孕激素合并替代治疗，患乳腺癌的风险显著高于仅用雌激素的女性。需对这些结果进行谨慎地考察，一经证实将对绝经后治疗产生重要影响。

其他卵巢激素

正常卵巢产生少量的雄激素，包括睾酮、雄烯二酮和脱氢表雄酮。其中，只有睾酮具有明显的生物学活性，但雄烯二酮可在外周组织转化为睾酮或雌酮。正常女性每天产生 200μg 睾酮，1/3 是由卵巢直接产生的。如此微量的雄激素其存在的生理意义还未明确，部分可能与青春期毛发的正常生长、刺激女性性欲或与代谢等相关。在某些异常情况下，卵巢产生的雄激素大量增加,导致如上文所述的多毛症和闭经。

卵巢也产生抑制素和激活素,这些多肽由 α、β 亚基的不同组合组成,在下文进一步详述。$\alpha\beta$ 二聚体(抑制素)抑制 FSH 的分泌,而 $\beta\beta$ 二聚体(激活素)则促进 FSH 分泌。研究提示,在灵长类动物中,抑制素对卵巢甾类生成直接效应无,而激活素可调节卵巢对 LH、FSH 的应答。例如:激活素和人 FSH 同步治疗可增强 FSH 刺激的颗粒细胞的孕激素合成和芳香化酶活性,若与 LH 合用,激活素能抑制 LH 诱导的孕激素分泌达 50%,但可显著增加基础芳香化酶和 LH-诱导的芳香化酶活性。在其他组织,激活素还起生长因子样作用。这些调节因子的生理作用还不完全清楚。

松弛素是卵巢中另一种多肽,其三维结构与促生长肽相关且与胰岛素相似。虽然氨基酸序列不同,但与胰岛素一样,松弛素的两条肽链也由二硫键连接,发挥作用时从前体激素上解离。卵巢、胎盘、子宫和血液中均存在松弛素。松弛素由黄体期的黄素化颗粒细胞合成,它能促进糖元合成,子宫肌膜对水的吸收,减弱子宫肌收缩力。在部分物种中,松弛素能改变子宫颈和耻骨韧带的机械应力,有利于分娩的进行。

女性体内的松弛素可经免疫方法检测,LH 达峰后和月经期松弛素立即达到最高水平,其生理效应还不是很明确。

已在痛经患者中对松弛素进行了临床试验。早产和产程延长的患者可用给予松弛素,利用其作用于宫颈,促进其扩张,缩短产程的作用。

卵巢还分泌一些非甾体类物质,如皮质激素释放激素、卵泡抑素、前列腺素等,它们可能在卵巢内有旁泌性效应。

激素性避孕(口服、肠外及埋植避孕药)

目前用于临床的口服避孕药均含有雌激素或孕激素(或两者均有)(表 40-3)。这些药物的在化学构成和药理作用上有共同的特点,又有明显差异,用药时应熟知这些异同,做出最佳选择。

口服避孕药共有两种制剂:①既含有雌激素又含有孕激素,②不含雌激素的持续孕激素疗法。雌孕激素复方避孕药又分单相片(整个周期中两种激素的量恒定)、双相片或三相片(整个周期中,其中一种或全部两种成分的剂量改变 1~2 次)。口服药物可被充分吸收,复方制剂中两种激素在药代动力学上也互不干扰。

目前只有一种埋植避孕药在美国上市——依托孕烯(etonogetrel)的皮下埋植制剂(表 40-3),该成分有时也作为口服避孕药使用。多种激素避孕以阴道环或宫内节育器上市。肌内注射大剂量的甲羟孕酮也可达到长期避孕的效果。

药理作用

A. 作用机制

雌激素与孕激素复方主要通过选择性抑制垂体功能以抑制排卵从而达到避孕效果。这些复方制剂使宫颈黏液、子宫内膜、输卵管的运动和分泌发生变化,影响受孕和着床。单独持续应用孕激素往往不能抑制排卵。因此,上文中所提及的其他因素在这些药物的避孕中起主要作用。

B. 对卵巢的作用

长期应用雌孕激素复方可抑制卵巢功能,排卵期的女性泡发育几乎停止,黄体、大卵泡、基质水肿及其他的形态学特征缺失。卵巢比用药前通常变小。

停止用药后,大部分患者均能恢复正常的月经周期,75%在停药后的第一个月经周期即出现排卵,97%在第三个周期出现排卵,2%患者在停药后闭经,可持续数年。

阴道涂片的细胞学结果取决于药物剂型,复方用药组的细胞成熟指数低,这是由避孕药中的孕激素所致。

C. 对子宫的作用

长期使用后,可能出现宫颈肥大和息肉,宫颈黏液呈排卵后黏液样改变,表现为:量少,黏稠。

在复方中孕激素的影响下,子宫内膜基质呈现出形态和生化改变,黄体期腺体分泌增多。含"19-去甲"孕激素的制剂(一般含较少量的雌激素)常使腺体萎缩,月经减少。

D. 对乳房的作用

使用含雌激素的避孕药的患者常有乳房变化,最常见的是乳房增大。应用雌激素和雌孕激素复方常抑制泌乳,但小剂量应用时不明显。研究显示,口服避孕药仅有极小部分经乳汁排泄,无明显生理效应。

E. 口服避孕药的其他作用

1. 对中枢神经系统的作用　在动物实验中,口服避孕药对中枢神经系统有一系列的影响,但在人类中尚不清楚。雌激素能增加大脑兴奋性,孕激素的作用相反。孕酮和部分合成孕激素的产热效应在中枢神经系统中也有所体现。

口服避孕药对人类行为或情感的影响很难评估。较少见显著影响情绪、感情及行为的病例,但常见轻度变化的病例。雌激素也常被用于经前紧张综合征、产后抑郁症和更年期抑郁症的治疗。

2. 对内分泌功能的影响　这些药物可抑制垂体促性腺激素分泌,雌激素影响肾上腺的结构和功能。相对于未给药的个体,雌激素口服或大剂量应用可使血浆 α_2 球蛋白(皮质醇结合蛋白)增加两倍以上,尿液中分泌的游离的皮质醇也增多。

此类避孕药制剂对肾素-血管紧张素-醛固酮系统也有影响,可使血浆肾素活性增加,醛固酮分泌增多。

此类药物可增加甲状腺素结合球蛋白,使血浆总甲状腺素(T_4)增高至妊娠常见水平,由于有更多的甲状腺素被结合,游离的甲状腺素可达到正常水平。雌激素还可使血浆的 SHBG 升高,并通过升高结合型雄激素水平,降低游离的雄激素水平。大剂量雌激素还可抑制垂体促性腺激素分泌,使雄激素水平降低。

3. 对血液系统的影响　服用口服避孕药的女性常出现血栓栓塞,在口服避孕药对凝血的影响方面已有大量的研究,但机制尚不明确。口服避孕药并不持续改变出血或凝血时间,其变化与妊娠期的变化类似,凝血因子Ⅶ、Ⅷ、Ⅸ、Ⅹ升高,抗凝血酶Ⅲ降低。在服用口服避孕药的患者中,可能需要增加香豆素类抗凝药的剂量以延长凝血酶原时间。

它还可使血清铁升高,总铁结合力增强,这与在肝炎患者中报道的变化相似。

目前尚无口服避孕药影响血细胞组成的报导,但有部分患者出现叶酸缺乏性贫血的报道。

4. 对肝脏的影响 雌孕激素对肝脏功能也有明显影响。部分影响是负面的,将在下文激素副作用部分讲述。雌激素影响多种 α_2 球蛋白和纤维蛋白原在肝脏的合成,可抑制肝脏生成的血清结合珠蛋白。肝脏代谢的变化也是雌孕激素影响碳水化合物及脂类代谢的原因之一(见下文)。

此外,对肝脏的药物代谢也有影响。妊娠水平或口服避孕药中的雌激素量可减缓磺溴酞的肾脏清除,减少胆汁的分泌,使胆汁酸中胆酸增多,鹅去氧胆酸减少,这与应用这类药物时胆石症发病率升高有关。

5. 对脂肪代谢的影响 如上所述,雌激素能使血清甘油三酯、游离和酯化胆固醇、磷酸酯酶、HDL 升高,LDL 降低。美雌醇或炔雌醇剂量达 100μg 时,可明显出现上述效应;剂量低于 50μg 时则不明显。孕激素(特别是"19-去甲睾酮"衍生物)能拮抗雌激素的作用。含有较低剂量雌激素和孕激素的复方仅可轻度降低甘油三酯和 HDL 水平。

6. 对碳水化合物代谢的影响 口服避孕药对碳水化合物代谢的影响与妊娠时相似,可使碳水化合物在胃肠道吸收率减少。孕酮增加基础胰岛素水平,使碳水化合物的代谢增加,含较强效孕激素(如:甲炔基诺酮)的制剂能使糖耐量大幅度降低,可持续数年。但若非持续用药,糖耐量的变化是可逆的。

7. 对心血管系统的影响 避孕药能使收缩压和舒张压升高,心率加快,心输出量略微升高。治疗停止后,血压可恢复正常。但有小部分患者的血压显著变化。因此,用药后必须监测患者血压。部分绝经女性单独应用雌激素后,血压也升高。

8. 对皮肤的影响 口服避孕药可使皮肤色素沉积(黄褐斑),在受紫外线照射后皮肤变黑更明显。部分雄激素样孕激素有增加皮脂分泌的作用,可导致痤疮。但由于对卵巢雄激素分泌的抑制,使皮脂分泌减少,痤疮和毛发生长减少。连续应用口服避孕药或单独使用雌激素均可减少皮脂分泌。

临床应用

雌孕激素复方主要用于口服避孕。目前有多种制剂用于临床,部分制剂见表 40-3。各制剂的包装为便于使用而进行特殊设计。总体而言,口服避孕十分有效,按照说明服用,妊娠可能性极小。服用复方后的妊娠风险估计为 5～12/100 女性·年,而在完全遵守的情况下,妊娠率仅约为 0.5～1/100 女性·年。避孕失败主要发生在漏服 1～2 次药物或同时服用苯妥英(可能会加速避孕药的分解代谢)、抗菌药物(改变避孕药代谢产物的肝肠循环)的患者。

孕激素和雌激素还有另一个用途是可治疗子宫内膜异位症。当痛经为主要症状时,服用雌激素可抑制排卵,缓解疼痛。但是大部分患者单独应用雌激素不能使症状明显好转,长期服用大剂量孕激素或联合应用雌孕激素可防止子宫内膜的周期性脱落,在部分患者中可引起内膜纤维化,长期起作用阻碍着床后再活化。

实际上,对大多数激素制剂而言,许多令人不快的生理和药理性的副作用仅在将其用于不适用的情况时发生。因此,使用

时应选择含有最小有效量的产品。

副作用

口服避孕药的已知严重毒性反应的发生率远低于避孕失败的风险。在中间代谢中可出现可逆性的变化。常见轻微副作用,但大部分均为轻度一过性。持续性的副作用可能与药物配方的改变有关。虽然无需因上述原因而停药,但仍有 1/3 的患者由于计划妊娠外的原因停药。

A. 轻度副作用

1. 恶心、乳房疼痛、突破性出血、水肿等副作用与避孕药制剂中雌激素含量有关,改服含雌激素较少或者含较强雄激素效应的孕激素的制剂时上述症状可减轻。

2. 当评估检测患者甲状腺、肾上腺、垂体功能时,应注意患者服用避孕药能引起血清蛋白和内分泌功能的改变(见上文)这一因素。红细胞沉降率的升高被认为与纤维蛋白的上升有关。

3. 常见轻度一过性头痛。然而,有报导称偏头痛加重可能与脑血管意外的发生率升高有关。若用药期间出现脑血管意外或偏头痛发作则应立即停药。

4. 有事不出现撤退性出血(常出现于应用复方制剂时)常被怀疑妊娠。若出现该情况,可换其他避孕药或其他避孕方法。

B. 中度副作用

若出现以下任何一种情况均应立即停止应用避孕药。

1. 应用避孕药避孕的患者中,有 25% 可出现突破性出血,是最常见的症状。服用含低剂量雌激素的复方制剂比含大剂量的雌孕激素的复方制剂更常见。双相和三相避孕药(表 40-3)可在不增加激素含量的情况下,减少突破性出血的发生。

2. 服用具雄激素样孕激素复方时体重增加更为常见。节食或改用雄激素活性较小的避孕药可减少体重的增加。

3. 可见皮肤色素沉积,尤其是深色皮肤的女性。该反应随时间的改变加重,用药第一年发生率为 5%,用药 8 年时则为 40%。维生素 B 缺乏会加重此症状。色素沉积一般是可逆的,但消退的速度较缓慢。

4. 服用含雄激素样孕激素的避孕药(表 40-2)可加重痤疮。而用含高剂量雌激素的制剂则可显著改善痤疮症状。

5. "19-去甲睾酮"衍生物可加重多毛症的症状,多毛症患者推荐使用不含雄激素活性的孕激素。

6. 有类似妊娠期出现的输尿管扩张的报道,菌尿症发生率升高。

7. 阴道感染发生率升高,对服用口服避孕药的患者较难治愈。

8. 部分患者可出现闭经。停用避孕药后,用药前月经规律者中有 95% 的患者可恢复到正常月经周期,少部分在数月后恢复。但也有患者闭经可持续数年,这些患者中大部分还并发溢乳。用药前月经不规律患者停药后常会出现长时间闭经,这些患者应检测血浆催乳素水平,以排除催乳素瘤。

C. 重度副作用

1. 血管异常 血栓栓塞是早期较严重的副作用之一,对该

反应的研究也最为透彻。

　　a. 静脉血栓栓塞性疾病：未服用口服避孕药的女性患浅静脉或深静脉血栓的几率为 1/1 000 女性年，服用低剂量避孕药的患者则是其 3 倍。在用药的第一个月时该风险即升高，持续数年或更长时间均保持恒定，但停药后一个月内可恢复正常。女性在有诱因的情况下发生静脉血栓或肺栓塞的风险增高，这些诱因包括淤滞、抗凝血酶 Ⅲ 等凝血因子改变、同型半胱氨酸升高或损伤等。家族遗传病，如编码蛋白 C（因子 V Leiden）、蛋白 S、肝辅助因子 Ⅱ 及其他蛋白的基因突变，可显著增加静脉血栓形成的风险。上述改变发生率太低以至于无法用目前方法进行成本-效益筛查，但患者早先的发作或家族史会对患者患病风险有指导意义。

　　静脉血栓栓塞的发生与雌激素相关，而与孕激素含量无关；也与年龄、经产状况、轻度肥胖、吸烟无关。而静脉血量下降、血管内皮增生、血小板功能和纤溶系统异常均与血栓形成的风险增加有关。在使用口服避孕药时，血浆中主要的凝血酶拮抗药（抗凝血酶Ⅲ）显著降低。这些变化在治疗的第一个月即出现，持续整个治疗期，治疗停止后一个月内恢复正常。

　　b. 心肌梗死：对于肥胖、有先兆子痫或高血压家族史、高脂蛋白血症、糖尿病史的女性，应用口服避孕药后心肌梗死的风险稍有升高，吸烟女性的风险显著升高。年龄 30～40 岁不吸烟的女性心肌梗死的患病率为 4/100 000/年，与之相比，40～44 岁严重吸烟的女性患病率则为 185/100 000/年。心肌梗死的发病与加速动脉粥样硬化形成相关，也与糖耐量降低、HDL 水平减低、LDL 升高、血小板凝集力减低有关。此外，部分病人易出现冠状动脉痉挛，也被认为是心肌梗死的原因之一。口服避孕药中孕激素成分可降低 HDL 水平，且与该孕激素的雄激素活性成正比。这类药物对心肌梗死的净效应取决于各药物的特殊成分及患者对其的敏感程度，最近有研究表明，曾口服避孕药但已停药的患者心肌梗死的风险并未升高。

　　c. 脑血管疾病：中风集中发生于年龄超过 35 岁的女性。正在用避孕药的患者患病风险增加，而过往用药史患者风险无明显增加。然而，珠网膜下腔出血的发生率在正在用药和过往用药患者中均增加，且随用药时间的延长而升高。据统计，每年由于服用口服避孕药（基于较陈旧的高剂量制剂）而引起的血栓性或出血性中风发病率为 37/100 000 人·年。

　　总之，已有资料显示，无论年龄高低或吸烟与否，口服避孕药可使各种脑血管疾病的发病率升高，但集中于 35 岁或 35 岁以上吸烟的女性。很明显，应该根据每个患者的特点及其避孕药来考虑评估风险因子。专家建议，开始口服避孕药前应做凝血疾病的筛查。

　　2. 胃肠道异常　目前报道了多例服用含孕激素的避孕药后患胆汁淤积性黄疸的患者，且与人种有关，说明遗传因素参与了胆汁淤积性黄疸的发生。这种黄疸与 17-烷基取代的类固醇引起的黄疸类似，常发生在用药的前三个周期，在有妊娠期胆汁淤积性黄疸史的女性则更常见。停药后 1～8 周黄疸和瘙痒症状消失。

　　口服避孕药可使有临床症状的胆囊疾病的发病率升高，包括胆囊炎和胆管炎。其原因可能与黄疸和胆汁酸异常有关。

　　有报道称，服用口服避孕药的女性其胆腺癌的患病率升高。另外，腹腔或肠系膜上、下动静脉血栓形成引起的缺血性肠病也

有报道。

　　3. 抑郁　服用某些避孕药的女性中，有 6% 出现一定程度的抑郁情况而需停药。

　　4. 癌症　服用口服避孕药是否影响恶性肿瘤发生进行了长期的研究，研究结果表明，这些药物能减少子宫内膜癌和卵巢癌的发生。在人群中服用口服避孕药与乳腺癌的长期患病率间似乎无关联。研究显示，服用口服避孕药的年轻患者癌症的发生率高，可能与年轻患者患肿瘤后，常会较快出现临床症状有关。宫颈癌的发生与服用避孕药是否相关还存在争议。目前有部分研究表明，服用口服避孕药的患者其感染人乳头瘤病毒和宫颈癌的高发生率相关。

　　5. 其他　除以上述反应外，还有一系列的副反应，包括脱发、多形性红斑、结节性红斑及其他皮肤病变，但是否由口服避孕药引起尚不能确定。

禁忌和注意事项

　　血栓性静脉炎、血栓栓塞症状、心脑血管疾病或有上述疾病史的患者应禁用口服避孕药，不明原因阴道出血的患者也应禁用。确诊或怀疑为乳腺癌或其他雌激素依赖性肿瘤也是禁忌之一。患肝脏疾病、哮喘、湿疹、偏头痛、糖尿病、高血压、视神经炎、球后神经炎、痉挛性疾病的患者应用口服避孕药后会加重疾病症状，因此也应避免使用或谨慎使用。

　　口服避孕药可引起水肿，因此对于心衰患者或其他对水肿有风险的患者，使用时应非常谨慎。

　　雌激素可加速纤维瘤生长，因此这类患者应选用含雌激素含量小且雄激素活性高的制剂。纯孕激素制剂可能更适合这类患者。

　　骨骺尚未完全闭合的青少年应禁用该类药物。

　　应特别关注口服避孕药与抗菌药物的相互作用。胃肠道菌群能加强雌激素的肝肠循环（和生物利用度），抗菌药物通过干扰胃肠道菌群的功能来影响口服避孕药的效果。此外，与强效肝微粒体代谢酶诱导剂（如：利福平）同时服用时，雌激素或孕激素在肝脏的代谢增强，影响用药效果。

单方孕激素类避孕药

　　小剂量口服或皮下埋植孕激素可达到避孕效果，特别适合用于雌激素应用不良的病人，其效果与宫内节育器或者炔雌醇含量为 20～30μg 的复合制剂相似。但异常出血的发生率较高。

　　每三个月注射 150mg 甲羟孕酮（DMPA）同样也可达到有效避孕，一次注射 150mg 后，即可抑制卵巢排卵最少 14 周。几乎所有患者，特别是用药的第一年，都会出现出血斑或出血，但随应用时间的延长会有所减少，闭经情况也与之相似。孕激素避孕疗法在停药后长时间抑制排卵，有时可达 18 个月，因此不适用于治疗停止后短期内计划妊娠的患者。长效应用避孕药 DMPA 可使月经失血量减少，也可降低患子宫内膜癌的发生率。这类避孕药可抑制内源性雌激素分泌，引起骨密度可逆性降低，也可引起血脂变化伴动脉粥样硬化风险增高。

　　孕激素埋植疗法采用皮下埋植依托孕烯胶棒，其释放的类固醇量为口服制剂的 1/5～1/3，可持续 2～3 年，效果极佳。低水平的激素对脂蛋白和碳水化合物代谢或血压的影响较小。其缺点在于需要手术植入和取出胶棒，且可出现可预知的月经外

的不规则出血。在较早期使用的炔诺孕酮埋植剂的植入早期，少量患者可出现与避孕药相关的颅内高压。出现头痛或视觉障碍的患者应检查是否出现视神经盘水肿。

孕激素类避孕药对患肝脏疾病、高血压、精神疾病或智力发育落后、易患血栓栓塞的患者有效。副作用包括头痛、眩晕、肿胀、体重增加 1~2kg 和可逆性糖耐量降低。

性交后避孕药

性交后单独服用雌激素、孕激素或联合应用雌孕激素（事后避孕）即可防止妊娠，在性交后 72h 内服用，避孕效果可达 99%。有关避孕有效率的时间表见表 40-4。激素类避孕常与止吐剂同时服用，因 40% 的患者在服用避孕药后出现恶心呕吐。其他的副作用包括头痛、眩晕、乳房触痛、腹部和股部痉挛。在美国，有关使用这些制剂无需处方的建议也还存在相当大的争议。

表 40-4　性交后避孕药的使用

共轭的雌激素：10mg 每日 3 次，共 5 天
炔雌醇：2.5mg 每日 2 次，共 5 天
己烯雌酚：每日 50mg，共 5 天
米非司酮：600mg 1 次，合用米索前列醇，400μg 1 次[1]
L-甲基炔诺酮：0.75mg 每日 2 次，共 1 天（如：计划 B[2]）
甲基炔诺酮，0.5mg，加炔雌醇，0.05mg（如：Ovral，Preven[2]）：两片，12 小时内 2 次

[1] 第一天用米非司酮，第三天用米索前列醇

[2] 作为紧急避孕药盒销售

米非司酮（属于孕酮和糖皮质激素受体的拮抗药）有促黄体生成的作用，是有效的性交后避孕药。与前列腺素联合应用也是有效的人工流产药。

口服避孕药的有益效应

降低口服避孕药各组分的剂量可显著减少各种程度的副反应的发生，为年轻女性提供了相对安全和方便的避孕方法。除避孕外，口服避孕药还有诸多其他的有益作用，包括降低卵巢囊肿、卵巢癌、子宫内膜癌及良性乳腺疾病的发生率。用药者异位妊娠的发病率降低，铁缺乏和风湿性关节炎少见。经前综合征、月经异常、子宫内膜异位症、痤疮、多毛症的患者其症状会有所改善。

■ 雌激素和孕酮的抑制药和拮抗药

他莫西芬和雌激素相关的部分激动剂

他莫西芬，与雌二醇竞争并部分激动雌激素受体，是雌激素受体抑制药，被认为是第一个上市的选择性雌激素受体调节剂。其激动剂/拮抗药混合后的相互关系以及对雌激素受体的影响机制正在进行深入的研究，但仍未完全明确。提出的设想包括，当共调节因子结合他莫昔芬而非雌激素时，不同的雌激素受体募集，通过激素活化差异异源二聚体（ERα-ERβ），与 ERα、ERβ 或其他分子发生竞争（图 40-5）。他莫西芬临床上广泛用于绝经后女性乳腺癌的对症治疗，同时也可化学性预防高乳腺癌风险女性乳腺癌发生率（第 54 章）。他莫西芬是一种口服非甾体类药物（结构见下文），服药后迅速达到血药浓度高峰，其循环初始半衰期为 7~14h，主要经肝脏排泄。使用剂量为每次 10~20mg，每天 2 次。25% 患者可出现潮红、恶心和呕吐，此外还有其他轻度副反应。研究显示，应用他莫西芬辅助治疗早期乳腺癌，对侧患乳腺癌的几率减少 35%。但是，辅助治疗超过 5 年，对乳腺癌患者的预后无任何改善。事实上，肿瘤细胞的耐药性可以将他莫昔芬视为激动剂而不是拮抗药，这可能是由于与雌激素受体相互作用的核心调节剂的变化导致的。

他莫昔芬

托瑞米芬是他莫昔芬的结构类似物，它与他莫昔芬有相似的特性、适应证和毒性。

用他莫昔芬治疗自然停经或手术后停经的患者，可预防腰椎骨密度降低，减小由血脂变化引起的动脉粥样硬化风险。但是他莫西芬的激动剂也会影响子宫，增加子宫内膜癌风险。

雷洛昔芬是另一个雌激素部分激动-拮抗药，它只作用于部分组织。它对血脂和骨有与雌激素相似的作用，但无刺激乳腺或子宫内膜的作用。雷洛昔芬的首过效应明显，但是其分布容积大，半衰期长（>24h），一天只需服用 1 次。在美国，雷洛昔芬可用于预防绝经后骨质疏松，对于有乳腺癌发病风险女性可预防其乳腺癌的发生。已经开发出更新型的 SERMs，其中一种与共轭雌激素组合的巴多昔芬已被批准用于治疗绝经期症状和预防绝经后骨质疏松症。

氯米芬是一个较老的雌激素受体部分激动剂，它本身是一种较弱的雌激素，能竞争性抑制内源性雌激素与受体的结合（图 40-5），它也以用于排卵诱导剂（见后）。

米非司酮（RU 486）

米非司酮是 19-去甲甾酮，通过与孕激素受体高亲和力结合，从而抑制孕酮的作用。在黄体期的中期应用，对 80% 的女性均有促黄体生成作用。尽管其具体机制不明，但米非司酮可用作避孕药（与流产药相反）。但因米非司酮的半衰期长，大剂量可使下一月经周期的卵泡期延长，使得起不能用于促黄体生成的目的。单次剂量 600mg 可以有效用于事后紧急避孕，同时抑制下一月经周期排卵。如第 39 章所述，米非司酮可与糖皮质激素受体结合并拮抗糖皮质激素。临床研究提示，米非司酮及其类似物（有相似特征）可有效治疗子宫内膜异位症、库欣综合征、乳腺癌和其他含表达糖皮质激素受体或孕激素受体的肿瘤（如：脑膜瘤等）。

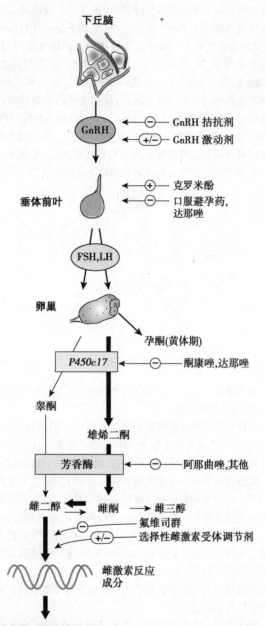

图 40-5 卵巢分泌的调节和卵巢分泌激素的作用。在卵泡期,卵巢主要产生雌激素,在黄体期主要产生雌激素和孕激素。参阅正文

米非司酮目前主要用于终止早期妊娠。剂量为 400mg~600mg/d,连用 4 天或 800mg/d 连用 2 天,85% 的女性均可有效终止妊娠。主要副作用是流血增多,但一般情况下无需治疗。在妊娠头 7 周内单次服用米非司酮 600mg 并配合用阴道栓(含前列腺素 E1 1mg),或者口服米索前列醇,可使 95% 的女性有效终止妊娠。主要的副作用是用药后呕吐、腹泻、腹部或骨盆痛。5% 会出现阴道流血,常需干预。因此,米非司酮必须由家庭计划生育中心的医生开具处方才能应用。注意:在极小的一部分人群中,前列腺素阴道片可引起败血症,因此建议所有患者均口服给药。

ZK 98734(利洛司酮)是一种有效的实验性孕激素抑制药,剂量为每次 25mg,每天 2 次,可终止妊娠。与米非司酮相似,利洛司酮具有抗糖皮质激素活性。

米非司酮

达那唑

达那唑是乙炔睾酮(17α-乙炔睾酮)的异噁唑衍生物,有较弱的孕激素、雄激素和糖皮质激素活性,能抑制卵巢功能。达那唑可抑制月经中期的 LH、FSH 峰和去势动物 LH、FSH 的代偿性升高,但不会降低正常女性体内 LH、FSH 基础水平(图 40-5)。达那唑可与上述受体结合,使雄激素受体向核内转位,启动雄激素特异性的 RNA 合成。达那唑胞与内雌激素受体无结合能力,但可与性激素结合球蛋白和皮质激素结合球蛋白结合。达那唑可抑制 P450scc(胆固醇侧链裂解酶)、3β 羟化类固醇脱氧酶、17α-羟化类固醇脱氧酶 P450c21(17α-羟化酶)、P450c11(11β-羟化酶)、P450c21(21β-羟化酶),但对雌激素合成必需的芳香化酶无抑制作用。达那唑可使孕酮的平均清除率升高,可能与激素竞争结合蛋白有关,因此有其他活性甾体激素类似的作用。达那唑的代谢产物乙炔睾酮具有孕激素效应和轻度雄激素效应。

达那唑在人体内代谢缓慢,半衰期大于 15h,一天 2 次用药即能维持稳定的循环血药浓度。达那唑可在肝脏、肾上腺、肾蓄积,经粪便和尿液排泄。

达那唑被当做性腺功能抑制药,主要用于子宫内膜异位症的治疗。通常剂量是 600mg/d。在用药第 1 个月后可减量至 400mg/d,第 2 个月可减至 200mg/d。3~12 个月后,85% 的患者的症状均能得到明显的改善。

达那唑还能用于乳腺纤维囊性病、血液病或过敏性疾病的治疗,包括血友病、血友病 B、特发性血小板减少性紫癜、血管神经性水肿。

主要的副反应有体重增加、水肿、乳房减小、痤疮、油性皮肤、毛发增多、声音加粗、头痛、潮红、性欲变化、肌肉痉挛。轻度副反应较为常见,通常无需停止用药。但由于达那唑具有内在糖皮质激素活性,常会引起肾上腺抑制。

对于肝功能异常患者,应谨慎使用达那唑。在部分患者中有达那唑引起轻度或中度肝细胞损害的报道,表现为相关酶的改变。妊娠和哺乳期禁使达那唑,因其可引起子代泌尿生殖系统异常。

其他抑制药

阿那曲唑是一种芳香化酶(该酶为雌激素合成必需酶,图

40-2、图 40-5）的选择性非甾体抑制药。对他莫昔芬抵抗的乳腺肿瘤患者有效（第 54 章），**来曲唑**与其类似。**依西美坦**属类固醇类化合物，为芳香化酶的不可逆性抑制药。阿那曲林和来曲唑常用于晚期乳腺癌患者。

其他几种芳香化酶抑制药正在乳腺患者中进行临床试验。**法倔唑**是一种口服非类固醇类（三唑类）芳香化酶抑制药。这些化合物与他莫西芬有有效性相同，除了能用于乳腺癌治疗外，芳香化酶抑制药还能与雄激素拮抗药一起辅助治疗性早熟和芳香酶综合征。

氟维司群是单纯雌激素受体拮抗药，与具有部分激动剂效应的药物相比，他对他莫西芬耐药患者更有效。氟维司群被批准用于已经耐多西他芬的乳腺癌患者。ICI164 384 是一种新型拮抗药，它能抑制结合后的雌激素受体二聚体化，干扰受体与 DNA 的结合。

促性腺激素释放激素及其类似物（那法瑞林、布舍瑞林等）在刺激和抑制卵巢功能中发挥重要作用，见第 37 章。

排卵诱导剂

氯米酚

枸橼酸氯米芬属雌激素部分拮抗药，与氯烯雌酚密切相关（图 40-3）。此化合物口服吸收良好，半衰期 5~7 天，主要经尿液排泄。其蛋白结合力较强呈现出明显的肝肠循环，主要分布于脂肪组织。

药理学作用

A. 作用机制

氯米芬是雌激素受体的部分激动剂，其雌激素受体激动作用在性腺功能障碍动物上表现明显。氯米芬能有效地抑制强效雌激素的作用，消除雌二醇对促性腺激素的负反馈调节，引起促性腺激素、雌激素分泌增多（图 40-3）。

B. 作用

氯米芬的药理学作用主要是能刺激月经量过少或闭经或排卵功能障碍的患者排卵。大部分患者属多囊性卵巢综合征（7% 的生育期女性患该疾病）。该疾病的特点为促性腺激素依赖的卵巢雄激素分泌过多，伴有肾上腺雄激素分泌过多，出现不排卵和不育。氯米芬能阻断雌激素对下丘脑的反馈性抑制，出现促性腺激素分泌高峰，从而诱发排卵。

临床应用

氯米芬常用于有排卵障碍但有生育愿望的女性。氯米芬一般不能恢复排卵功能，一个疗程只诱发一次排卵，因此意欲妊娠患者需反复应用直至妊娠。氯米芬对卵巢或垂体功能异常的患者无效。

氯米芬 100mg/d，连用 5 天，数日后可检测到血清中 LH、FSH 水平上升。对于排卵的患者，氯米芬导致的促性腺激素高峰将在排卵前 LH、FSH 高峰后出现。

副作用

常见的副作用为潮红，与更年期症状相似，停药后症状减轻或消失。有时可出现后视像加厚或拉长等眼部症状，但一般持续时间较短。头痛、便秘、过敏性皮肤反应、可逆性脱发等副作用较少见。

氯米芬在有效剂量下常可刺激卵巢，引起卵巢增大。在治疗前即有卵巢增大的患者出现的几率较高，卵巢增大的程度较明显。

其他副作用也有报道：恶心、呕吐、神经紧张性增强、抑郁、乏力、乳房疼痛、体重增加、尿频、月经量多等，但这些症状常与卵巢月经周期性激素水平变化有关。多胎妊娠的几率约为 10%。已经妊娠的女性误服氯米芬并无副作用产生。

禁忌及注意事项

卵巢增大的患者对氯米芬更敏感，因此应从小剂量开始服用。服药期间出现腹痛的患者，应进行相关检查。5 天的疗程结束后可出现最大程度的卵巢肿大；在治疗的第 7 天或第 10 天，多数患者出现可察觉的卵巢增大。氯米芬治疗 1 年以上可增加患者低度乳腺癌的风险，但是该效应的证据还有待进一步证实。

对应用氯米芬治疗出现视觉症状的患者应给予特别的注意，这类患者常会出现驾驶危险等状况。

排卵异常治疗中的其他药物

除了氯米芬外，一系列其他的激素类和非激素类药物均可用于治疗排卵异常，此部分将在第 37 章中讨论。

■ 睾丸（雄性激素、蛋白同化类固醇、抗雄激素及男性避孕药）

睾丸（与卵巢相同，具有配子形成和内分泌功能）其配子形成受垂体分泌的 FSH 调控。曲细精管中精子的产生需要局部高水平的睾酮。曲细精管中的支持细胞可使局部产生的睾酮芳香化生成为雌二醇。在 LH 的刺激下，曲细精管间的睾丸间质细胞也可产生睾酮。

睾丸间质细胞合成分泌多种活性蛋白质，包括米勒管抑制因子、抑制素、激活素。与卵巢相似，抑制素和激活素由 3 个基因编码而成，分别是一个 α 亚基和两个 β 亚基（A 和 B），其中两个 β 亚基组成激活素（$\beta_A\beta_B$）；但抑制素有两种（A 和 B），由 α 亚基分别与两个 β 亚基组成。激活素能刺激垂体释放 FSH，其结构与转化生长因子-β（TGF-β）相似，TGF-β 也能使 FSH 升高；抑制素与睾酮、双氢睾酮对垂体 FSH 分泌起反馈抑制作用。

雄性激素和蛋白同化类固醇

人类睾酮是睾丸分泌的最重要的雄性激素，睾丸合成睾酮的方式与肾上腺和卵巢相似（图 39-1 和图 40-2）。

男性每天分泌约 8mg 睾酮,其中 95% 由睾丸间质细胞产生,5% 由肾上腺产生。睾丸产生少量的强效雄激素双氢睾酮、弱雄激素雄烯二酮和脱氢表雄酮,孕烯醇酮、孕酮及其 17-羟基衍生物。青春期后男性体内睾酮约为 0.6μg/dl,50 岁后开始下降;女性血浆睾酮水平约为 0.03μg/dl,由卵巢、肾上腺分泌或者由外周其他激素转化而来。

在外周血液循环中,65% 的睾酮与性激素结合球蛋白(SHBG)结合,雌激素、甲状腺激素及肝硬化可使 SHBG 可升高,雄激素、生长激素和肥胖可使其降低。其余均与血浆白蛋白结合,此外尚有 2% 的游离睾酮可进入细胞与胞内受体结合。

代谢

在靶组织中,睾酮由 5α-还原酶转化为二氢睾酮,此为该组织中睾酮主要的活性形式。在其他组织(如:脂肪、肝脏、下丘脑)中则在 P450 芳香化酶作用下转化为雌二醇,调节性腺功能。

睾酮主要在肝脏降解,与其他 A 环上带 Δ4-酮基结构的甾体类化合物相似。肝脏通过减少睾酮 A 环上的双键和酮基,生成无活性产物(如:雄酮和本胆烷醇酮)经尿排泄。

人类还可大量分泌还会产生相当量的雄甾烯二酮、脱氢表雄酮(DHEA)和硫酸脱氢表雄酮(DHEAS),但主要是在肾上腺中分泌,而非睾丸。它们在青春期对其他雄激素依赖的发育成熟过程有一定影响,主要包括体毛和腋毛的生长及骨的成熟。如第 39 章中所述,研究显示 DHEA 和 DHEAS 可能对中枢神经系统和代谢过程有影响,还可延长家兔寿命。对男性,还可提高个人幸福感,防止动脉粥样硬化。在针对系统性红斑狼疮患者的安慰剂对照临床试验中,DHEA 有一定的作用(第 39 章肾上腺雄激素)。肾上腺雄激素的代谢与睾酮基本相同,这两种甾体类激素(特别是雄甾烯二酮)均能在外周组织经 P450 芳香化酶转化为少量雌酮(1%~5%),在脑中也存在这种转化过程,被视为与发育相关。

生理效应

对正常男性而言,睾酮或其活性代谢产物 5α-双氢睾酮在青春期的发育过程中起重要作用。这些激素除了能促进机体各个组织的生长发育外,还能促进阴茎和阴囊的发育。皮肤的变化表现在体毛、腋毛及胡须的生长;皮脂腺分泌旺盛,皮肤增厚且油脂多;喉头增长,声带变粗导致音调变低;骨骼生长及骨骺关闭加速。此外还有前列腺和精囊生长、肤色变暗、体表循环增加等。雄激素对刺激维持男性性功能有重要作用。雄激素可增加去脂肪体重,刺激毛发生长和皮脂分泌;在代谢方面,雄激素可使激素结合蛋白及其他载体蛋白减少,促进肝脏合成凝血因子、甘油三酯脂肪酶、α₁-抗胰蛋白酶、触珠蛋白及唾液酸。同时还可刺激肾脏合成促红细胞生成素,降低 HDL 水平。

具雄激素活性或蛋白同化作用的人工合成甾体化合物

睾酮口服吸收良好。然而大部分被转化为无活性的代谢产物,仅有 1/6 以活性形式存在。睾酮可经胃肠外给药,但所需要的吸收时间较长;其丙酸酯、庚酸酯、十一酸酯或环戊丙酸酯的制剂活性更强。这些制剂在注射部位经水解释放出游离睾酮。17 位烷基化的睾酮如:甲基睾酮和氟氢甲睾酮经口服给药活性较好。睾酮及其衍生物因其蛋白同化效应被用于睾酮缺乏的治疗。虽然睾酮和其他已知的具有活性的甾体类可得到其纯化形式并可准确称量,但目前仍采用生物学方法去寻找新的化学物。在包括部分动物实验的研究中,这些化合物的促合成作用可以通过检测对实验动物肌肉的营养作用或是否减少总氮排泄来判定,这些效应与该类化合物的雄激素效应无关。这也导致上市的化合物声称有良好的蛋白同化效应而仅有很弱的雄激素效应。不幸的是,与动物研究不同,人体中这两种效应的区分并不明显(表 40-5),所有化合物均有较强的雄激素效应。

表 40-5   雄激素:上市制剂和动物中相关的雄激素:同化活性比

药物	雄激素:同化活性
睾酮	1:1
环戊丙酸睾酮	1:1
庚酸睾酮	1:1
甲基睾酮	1:1
氟羟甲睾酮	1:2
羟甲雄酮	1:3
氧化甲基双羟睾酮	1:3~1:13
苯丙酸诺龙	1:2.5~1:4

药理作用

A. 作用机制

与其他甾体化合物相同,睾酮只有进入细胞内才能发挥作用。在皮肤、前列腺、精囊、附睾内由 5α-还原酶作用转化为 5α-双氢睾酮。在这些组织中,双氢睾酮为雄激素的主要形式。5α-还原酶在胎儿体内的分布与成人不同,这对人类的生长发育机制有重要提示。

睾酮和双氢睾酮在细胞内与雄激素受体结合,引发一系列类似于雌激素和孕酮的效应,直接导致了机体生长,组织分化及一系列酶和功能性蛋白的合成。

B. 效应

雄激素直接导致青春期男性第二性征的发育(如上所述)。成年男性中单用大剂量睾酮或睾酮衍生物可抑制促性腺激素的分泌,导致睾丸间质和小管组织产生一定程度的萎缩。由于抑制促性腺激素需要相当大剂量的雄激素,因此提出了伴随雄激素出现的抑制素能反馈性控制分泌的假设。雄激素对女性的影响与青春期男性相似,可促使女性面部和躯体毛发生长,声调变高,阴蒂增大,额部脱发,肌肉突出。天然雄激素还能刺激红细胞生成。

服用雄激素可减少尿素氮从尿液排泄,提示机体蛋白质合成增加或蛋白降解减少,与成年男性相比,此效应在女性和儿童中更明显。

临床应用

A. 男性的雄激素替代治疗

对于性腺功能减退的男性,雄激素常可用于内源性雄激素分泌缺乏或不足的替代治疗(表 40-6)。即使在出现垂体缺乏的情况下,也应使用雄激素而非促性腺激素,除非精子发生达到正常。对于垂体功能减退的患者,青春期时进行雄激素替代治疗,采用逐步增大剂量的方式以刺激产生生长发育高峰和第二性征的出现。在该类患者中,治疗起始时应采用长效制剂,如:50mg 庚酸睾酮或环戊丙酸睾酮肌肉注射,起始每 4 周 1 次,然后 3 周 1 次,最后为 2 周 1 次,各剂量变化间隔 3 个月;发育成熟后,剂量调整为每 2 周 100mg,成年后,每隔 2 周 200mg。

表 40-6　用于补充治疗的雄激素制剂

药物	给药途径	剂量
甲基睾酮	口服	25～50mg/d
	舌下(口颊)	5～10mg/d
氟甲睾酮	口服	2～10mg/d
庚酸睾酮	肌注	见书
环戊丙酸睾酮	肌注	见书
睾酮	经皮	2.5～10mg/d
	局部凝胶(1%)	5～10g/d

丙酸睾酮是强效雄激素,但作用时间短,不适于长期应用。十一酸睾酮可大剂量,每天 2 次口服(40mg/d),但口服睾酮常与肝癌的发生相关,因临床上不建议使用。睾酮还可经皮肤给药;目前有用于阴囊皮肤或其他区域皮肤的贴剂或凝胶上市。替代治疗时常需每天使用 2 次。埋植微丸和其他长效制剂尚在研制之中。替代治疗后若出现红细胞增多症或高血压,应减少剂量。

B. 妇科异常

雄激素也用于一些妇科疾病治疗,但常有副反应,因此应谨慎使用。雄激素常与雌激素合并用于减轻产后女性乳房肿胀,弱效的雄激素达那唑可用于治疗子宫内膜异位症(如上述)。

雄激素也可与雌激素合并用于绝经期女性的替代治疗,可减少雌激素单独使用所致的子宫出血,增强性欲。尚还可用于绝经的乳腺癌患者的化疗。

C. 用作蛋白同化剂

雄激素和蛋白同化激素常作为饮食和运动的辅助,用于促进外伤、手术、长期制动和消耗性疾病患者蛋白合成。

D. 贫血

雄激素曾用于难治性贫血如再生障碍性贫血、先天性全血细胞减少症、镰状细胞贫血、骨髓纤维化和溶血性贫血的治疗,但现在已被重组促红细胞生成素替代。

E. 骨质疏松

雄激素和蛋白同化剂类可单独或合并雌激素用于骨质疏松的治疗。但除作为性腺功能减退的替代治疗外,雄激素类用于治疗骨质疏松已基本被二膦酸盐类取代。

F. 生长刺激物

雄激素类药物还可用于青春期延迟的青少年,刺激其生长发育。若使用恰当,青少年常可达到成人的身高;若过度使用,在起始阶段常在快速的生长,但由于过快的骨骺闭合,患者常不能达到成人身高。即使临床上常通过 X 线监测骨骺闭合情况,但由于雄激素停用后仍对骨骺中心起作用,因此很难掌握治疗进程。

G. 体育运动界蛋白同化类固醇和雄激素的滥用

运动员使用蛋白同化及苏现已引起全世界的关注。多数运动员及其教练认为促合成类固醇(正常日分泌量的 100～200 倍)可增强运动员的力量和进攻性,提高运动员在比赛中成绩。研究证实了促同化类固醇在女性运动员中有上述作用,但副作用明显,临床上不建议使用。

H. 衰老

男性体内雄激素水平随年龄的增长而减少,引起男性肌肉质量、肌肉强度及性欲降低。初步研究显示,小剂量雄激素替代治疗用于老年男性,可使其去脂肪体重和红细胞容积增加,骨代谢减慢。但这种替代治疗的有效性还需长期研究证实。

副作用

雄激素类药物的副作用主要因其促男性化作用,在女性患者和青春期前少年患者表现明显。女性患者每月服用雄激素超过 200～300mg 常会出现多毛症、痤疮、闭经、阴蒂肥大、嗓音变粗。少数女性在应用小剂量雄激素时也可出现上述症状。部分雄激素样类固醇有促孕活性,停药后可致子宫内膜出血,这类激素可影响血浆血脂成分,增加女性患动脉粥样硬化的敏感性。

除极其特殊情况,雄激素不应用于新生儿。最近有动物实验表明,在动物早期发育阶段应用雄激素,对控制性欲发育的中枢神经系统中心的成熟有显著作用。妊娠女性应用这类药物可致女性胎儿外生殖器男性化或男性胎儿生殖器男性化不足。应用蛋白同化剂类药物后上述效应会明显减少,但也有发生。

钠潴留和水肿不常见,但心脏肾脏疾病的患者应谨慎使用。

多数合成雄激素和蛋白同化剂类属 17-烷基类固醇,应用这类药物后常有肝功能异常,一般在治疗早期发生,与治疗剂量成正比。可致胆红素水平升高,临床可出现明显的黄疸。胆汁淤积性黄疸是可逆的,在治疗停止后可恢复正常,很少会有永久性的异常。老年男性可导致前列腺增生,引起尿潴留。

男性患者应用雄激素进行替代治疗常引起痤疮、睡眠呼吸暂停、红细胞增多症、男性乳房女性化、精子减少症。

禁忌及注意事项

妊娠女性或在治疗期间计划妊娠的育龄女性禁用雄激素。

前列腺肿瘤或乳腺肿瘤的男性患者不能应用雄激素。因雄激素类药物对发育期青少年中枢神经系统的影响尚不清楚,因此新生儿和幼童应避免应用。

为刺激生长发育,儿童应用雄激素类药物应特别注意,大部分病例均使用生长激素(第 37 章)。

肾脏或心脏疾病患者易出现水肿,应用此类药物时应谨慎。若出现水钠潴留,应给予利尿治疗。

注意事项:再生障碍性贫血患者进行雄激素同化类疗法后发生肝癌的报导,可替代使用促红细胞生成素和集落刺激因子。

雄激素抑制药和抗雄激素类药

雄激素抑制药

近来对前列腺癌的治疗常采用睾丸切除或应用大剂量雌激素来拮抗体内过剩的雄激素。睾丸切除后带来的生理效应和大剂量雌激素治疗导致男性乳房发育使这两种疗法不可取。如第37章中所述,促性腺激素释放激素类似物如:戈舍瑞林、那法瑞林、布舍瑞林、醋酸亮丙瑞林在血液中能达到稳定水平,可有效抑制性腺功能(第37章和图40-6)。

抗雄激素类药

抗雄激素类药是治疗睾酮分泌过多的有效药物,因此目前正致力于寻找有效的抗雄激素类药物。抑制激素合成和拮抗雄激素受体是目前研制较为成功的途径。

类固醇合成抑制药

酮康唑,主要用于真菌性疾病的治疗,可抑制肾上腺和性腺类固醇激素的合成,如第39章中所述。在不影响卵巢芳香酶合成的情况下可使胎盘芳香酶活性减小。在体外可与雌二醇和二氢睾丸酮竞争结合性激素结合蛋白,在体内可通过不同机制增加雌激素:睾酮的血清比值。但长时间应用 $400 \sim 800\text{mg/d}$ 易产生毒性反应。临床上女性应用后通常无效。该类药物还实验性用于前列腺癌患者,但结果不佳。男性患者应用酮康唑治疗后常可有可逆性乳房女性化,可能与雌激素:睾酮比值升高所致。

类固醇前体物质转换为雄激素

多种化合物可抑制17羟化的孕酮或孕烯醇酮,从而抑制侧链裂解酶,进一步将此类类固醇激素的前体物质转化成活性雄激素。一部分化合物已进行临床试验但长期应用毒性非常大。如第39章所述,阿比特龙(一种新的17-羟化酶抑制药)已被批准用于转移性前列腺癌。

二氢睾酮(非睾酮)是前列腺中最基本的一种雄激素。前列腺和其他二氢睾酮依赖的组织中二氢睾酮的雄激素效应可被5α-还原酶的抑制药所抑制(图40-6)。**非那雄胺**是5α-还原酶的一种类固醇样抑制药,口服有效,可降低体内二氢睾酮的水平,口服后8h后开始发挥作用,持续24h。期半衰期约8h(年龄大者稍长),40%~50%被代谢,大部分经粪便排泄。美国临床试验已证实,非那雄胺(剂量为5mg/d)可用于良性前列腺增生症,使前列腺体积减小。**度他雄胺**也是类似的一种口服有效的类固醇类衍生物,起效缓慢,但体内作用比非那雄胺长,可用于治疗良性前列腺增生,剂量为0.5mg/d。这些药物不要用于妇女或儿童,尽管非那雄胺已成功用于治疗妇女多毛症。另外报道,非那雄胺可用于治疗早期男性秃发(1mg/d)。

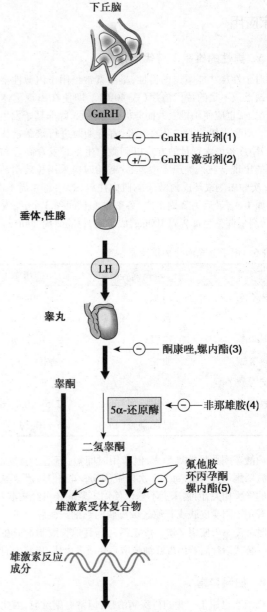

图40-6 雄激素分泌的调节、激素活性以及抗雄激素的部分作用位点:(1)促性腺激素释放激素受体的竞争性抑制作用;(2)兴奋作用(+,脉冲给药)或通过脱敏GnRH受体产生的抑制作用(-,连续给药);(3)睾丸内睾酮合成减少;(4)通过抑制5α-还原酶减少双氢睾酮的合成;(5)对细胞质雄激素受体的竞争性结合

非那雄胺

受体拮抗药

环丙孕酮和**醋酸环丙孕酮**均为有效的抗雄激素类药,可抑制雄激素对靶器官的作用。醋酸基团有显著的孕激素效应,抑制 LH 和 FSH 峰的反馈调节,从而发挥有效的抗雄激素效应。此类药物常用于治疗女性多毛症,降低男性性欲及其他需抑制雄激素效应的疾病。醋酸环丙孕酮(2mg/d)也可与雌激素合并用于治疗女性多毛症,剂量加倍时可作为避孕药。醋酸环丙孕酮在美国是孤儿药。

氟他胺,一种取代酰基苯胺,属强效抗雄激素类药,临床上用于前列腺癌的治疗。它不属类固醇类化合物,但是雄激素受体的一种竞争性拮抗药。在人体可被快速代谢,常引起轻度男性乳房女性化(可能与睾丸雌激素分泌增多有关),偶尔可改善未经内分泌治疗的前列腺癌患者的症状。初步研究显示,氟他胺也可用于女性雄激素分泌过多的治疗。

氟他胺(化学结构式)

氟他胺

比卡鲁胺、尼鲁米特和**恩扎洛胺**是有效的口服活性抗雄激素类药,每天服用 1 次剂量,可用于治疗转移性前列腺癌。在前列腺癌患者中的研究显示两种药物耐受性良好。临床上建议比卡鲁胺与 GnRH 类似物合并应用(减少肿瘤扩散),与尼鲁米特相比,可有轻度胃肠道反应。单独用药,150~200mg/d 的剂量能使前列腺特异性抗原下降至去势水平;若联合 GnRH 用药,50mg/d 即可。尼鲁米特 300mg/d 可用于去势术后,30 天后剂量减至 150mg/d。恩扎拉平口服剂量为 160mg/d。

安体舒通 醛固酮的竞争性抑制药(第 15 章),也可在靶组织中与二氢睾酮竞争性结合雄激素受体。还可降低 17-α 羟化酶的活性,降低睾酮和雄烯二酮血浆水平。临床上常用 50mg~ 200mg/d 治疗女性多毛症,其效果与非那雄胺、氟他胺、环丙孕酮一致。

男性化学性避孕药

目前,还未发现有效而无毒的男性口服避孕药。多种雄激素,如:包括睾酮和庚酸睾酮,每月 400mg 可使半数以下的男性精子减少,轻度副作用有男性乳房女性化、痤疮。睾酮联合达那唑用药的患者耐受良好,但疗效不如睾酮单独应用。雄激素合并雌激素如醋酸甲羟孕酮应用时与其效果相似。初期研究显示,每日口服左炔诺孕酮每次 500mg,加每周肌内注射庚酸睾酮每次 100mg 可使 94%的男性精子减少。视黄酸在精子的成熟中作用重要,睾丸含有将视黄醇转化为视黄酸的独特同工型醇脱氢酶,但迄今为止尚未发现该酶的无毒性抑制药。

醋酸环丙孕酮是一种非常强效的孕酮和抗雄激素类药,同样能使精子减少,但其避孕效果不佳。

目前,垂体激素和强效的 GnRH 拮抗药类似物引起了广泛的关注。一种 GnRH 拮抗药联合睾酮可引起非人类灵长目动物精子减少。

棉酚

大量试验表明,棉籽衍生物可损害生精上皮,但并不影响睾丸的内分泌功能。

在中国的研究中,大量男性服用棉酚或者醋酸棉酚 20mg/d 持续 2 个月后,采用每周 60mg 维持治疗,可使 99%的男性精子产生数量少于 4 000 000/ml。初步研究数据显示,停止用药后,精子数量降低不显著,用药时间不超过两年的男性其生精能力更易恢复正常。低钾血症为其主要的副作用,可引起一过性麻痹。由于其避孕效果不佳和显著的药物毒性,棉酚不能作为理想的临床用男性避孕药。

制剂*

通用名	制剂	通用名	制剂
雌激素		**孕激素**	
结合雌激素(Equine)	Premarin	左炔诺孕酮	仿制药,Plan B,等
己烯雌酚**	仿制药,DES,Stilphostrol	醋酸甲羟孕酮	仿制药,Provera
酯化雌激素	Cenestin,Enjuvia,Menest	醋酸甲地孕酮	仿制药,Megace
雌二醇	仿制药,Estrace,等	醋酸炔诺酮	仿制药,Aygestin
环丙戊酸雌二醇,混合在油中	Depo-Estradiol,等	孕酮	仿制药,Prometrium,等
经皮雌二醇	仿制药,Estraderm,Estrasorb,Estrogel,等	**雄激素及合成类固醇**	
戊酸雌二醇,混合在油中	仿制药,Delestrogen	氟甲睾酮	Androxy
		甲基睾酮	Android,others
硫酸哌嗪雌酮	仿制药,Ogen	癸酸诺龙	仿制药,Deca Durabolin,等

续表

通用名	制剂	通用名	制剂
氧甲氢龙	仿制药, Oxandrin	氯米芬	仿制药, Clomid, Serophene, Milophene
羟甲烯龙	Androl-50	达那唑	仿制药, Danocrine
睾酮	仿制药	度那雄胺	Avodart
环丙戊酸睾酮, 混合在油中	仿制药, Depo-testosterone	恩杂鲁胺	Xtandi
庚酸睾酮, 混合在油中	仿制药, Delatestryl	依西美坦	仿制药, Aromasin
睾酮经皮系统	Androderm, AndroGel	非那雄胺	仿制药, Propecia, Proscar
睾酮丸	Testopel	氟他胺	仿制药, Eulexin
拮抗药和抑制药		氟维司群	Faslodex
（第37章）		来曲唑	仿制药, Femara
阿比特龙	Zytiga	米非司酮	Mifeprex, Korlym
阿那曲唑	仿制药, Arimidex	尼鲁米特	Nilandron
巴多昔芬（与结合马雌激素合用）	Duavee	雷洛昔芬	Evista
		他莫昔芬	仿制药, Nolvadex
比卡鲁胺	仿制药, Casodex	托瑞米芬	Fareston

* 口服避孕药见表 40-3

** 在美国撤市

案例思考答案

建议患者在每个 28 天周期的后 12 天开始每日口服透皮雌二醇治疗（100mg/d）和口服天然孕酮（200mg/d）。采用该方案, 症状可以消除并且恢复正常月经。建议进行适当的运动并增加钙和维生素 D 的摄入量, 以防治骨质疏松症。

（张二娟 译　李卫东 校　汤韧 审）

参考文献

扫描本书二维码获取完整参考文献。

胰岛素与抗糖尿病药 第**41**章

Martha S. Nolte Kennedy, MD, & Umesh Masharani, MBBS, MRCP(UK)

案例思考

一位 56 岁西班牙裔女性,因出现疲倦、口干增加、尿频以及运动不耐受伴气短症状数月而就医。她未进行定期医疗保健,也未意识到任何健康问题。她有明显的家族史——双亲和多个兄弟姐妹均有肥胖、糖尿病、高血压和冠状动脉疾病。她未用任何药物进行治疗。她的 6 个子女中,有 5 个出生体重超过 9 磅。体检显示 BMI(体重指数)为 34,血压为 150/90mmHg,有轻度周围神经疾病迹象。实验室检查随机血糖为 261mg/100ml。进一步确认时发现空腹血糖 192mg/100ml;空腹血脂检查显示总胆固醇 264mg/100ml、甘油三酯 255mg/100ml、高密度脂蛋白 43mg/100ml、低密度脂蛋白 170mg/100ml。该女性患有何种类型的糖尿病? 应进行哪些进一步评价? 如何治疗她的糖尿病?

■ 内分泌胰腺

成人体内的内分泌胰腺由散布于胰腺中的约 100 万个 Langerhans 胰岛组成。在这些胰岛中,至少存在 4 种能产生激素的细胞(表 41-1)。其激素产物包括:**胰岛素(insulin)**,为机体贮存和合成代谢激素;**胰岛淀粉样多肽(islet amyloid polypeptide,IAPP 或胰淀素)**,可调节食欲、胃排空以及胰高血糖素和胰岛素的分泌;**胰高血糖素(glucagon)**,一种动员贮存糖原代谢的高血糖因子;**生长抑素(somatostatin)**,一种有广泛作用的分泌细胞抑制药;**胰肽(pancreatic peptide)**,一种小分子蛋白质,能促进消化,其机制仍不明确;**胃饥饿素(ghrelin)**是一种已知可增加垂体生长激素分泌的肽类。

糖尿病(Diabetes mellitus)的定义为与胰岛素分泌缺乏或不足相关的血糖升高,同时伴有或不伴胰岛素功能损害。根据对糖尿病的诊断,其疾病状态现在分为 4 个类型:1 型、2 型、其他和妊娠糖尿病。

1 型糖尿病

1 型糖尿病(type 1 diabetes mellitus)的特征是选择性 β 细胞(B 细胞)损毁,胰岛素严重或完全缺乏。1 型糖尿病进一步细分为免疫介导(1a 型)和特发性原因(1b 型)。最常见的 1 型糖尿病类型为免疫性。尽管得出诊断时大部分患者低于 30 岁,但

表 41-1 胰岛细胞及其分泌产物

细胞类型[1]	占胰岛质量的近似百分比	分泌产物
α(A)细胞	20	胰高血糖素、胰高血糖素原
β(B)细胞	75	胰岛素、C 肽、胰岛素原、胰淀素
δ(D)细胞	3~5	生长抑素
ε 细胞	<1	饥饿素

[1] 在成熟胰岛的胰多肽富集小叶中,仅在人胰腺前端后部缺乏胰高血糖素细胞(<0.5%),此处 80% 的细胞由 F 细胞构成

可能在任何年龄发病。所有民族中均可见 1 型糖尿病,但北欧和撒丁岛人的发病率最高。其易感性涉及多因素遗传连锁,但仅有 10%~15% 的患者有阳性家族史。大部分 1 型糖尿病患者在诊断时具有谷氨酸脱羧酶 65(GAD65)、胰岛素自身抗体、酪氨酸磷酸酶 IA2(ICA 512)、锌转运蛋白 8(ZnT8)的一种或多种循环抗体。这些抗体有助于 1a 型糖尿病的诊断,也可被用于筛查具有发生该疾病风险的家族成员。

对于患有 1 型糖尿病的人群,需终身采用胰岛素替代疗法。药物胰岛素的给药采用手动注射设备将其注射入皮下组织,或用胰岛素泵输注入皮下。中断胰岛素替代疗法可能威胁生命,

导致**糖尿病酮症酸中毒**(diabetic ketoacidosis)或死亡。糖尿病酮症酸中毒是由胰岛素不足或缺乏引起脂肪酸过量释放,然后产生中毒水平的酮类物质而引起。

某些 1 型糖尿病患者自身免疫进程不活跃,最初留存有足够的 β 细胞避免酮症。可首先采用口服降糖药对其进行治疗,但此后由于其 β 细胞功能衰退,需要使用胰岛素。在北欧人中进行的抗体研究显示,高达 10%~15% 的"2 型"患者可能实际患有这种更轻度形态的 1 型糖尿病(成人隐匿性自身免疫性糖尿病,LADA)。

2 型糖尿病

2 型糖尿病(type 2 diabetes mellitus)的特征是组织对胰岛素功能产生抵抗,伴有胰岛素分泌的相对缺乏。某些个体可能具有更强的抵抗或 β 细胞缺乏更严重,异常也可能是轻度或重度。尽管这些患者的 β 细胞能产生胰岛素,但不足以抵消这一抵抗,使得血糖升高。胰岛素功能损害还影响脂肪代谢,导致游离脂肪酸和甘油三酯水平升高,高密度脂蛋白(HDL)水平反而降低。

患有 2 型糖尿病的个体可能不需要胰岛素也能存活,但 30% 或更多的个体采用胰岛素疗法控制血糖而受益。尽管 2 型糖尿病患者一般不出现酮症,但在应激状态(如感染或使用诸如皮质激素类等能提高抵抗的药物)下可导致出现酮症酸中毒。未治疗的 2 型糖尿病患者或控制欠佳的 2 型糖尿病患者中,脱水可能导致威胁生命的状况,称为**高渗性非酮症昏迷**。在该状态下,血糖可能升高到正常范围的 6~20 倍,出现精神状态改变或意识丧失。需要紧急救护和补充体液。

其他特定类型糖尿病

"其他"是指多种其他特殊原因引起血糖升高,包括:胰腺切除、胰腺炎、非胰腺疾病、药物治疗等。相关原因的清单请读者参考 Expert Committee,2003。

妊娠糖尿病

妊娠糖尿病(GDM)被定义为妊娠期间首次发现的血糖水平异常。在美国,大约有 7% 的孕妇被诊断出妊娠糖尿病。在妊娠期间,胎盘和胎盘激素致使产生胰岛素抵抗,在最后 3 个月最为显著。建议从首次产前随访时就开始评估糖尿病风险。对于高风险女性,应立即筛查。对于低风险女性,可延迟至妊娠第 24~28 周进行筛查。

■ 胰岛素

化学

胰岛素(insulin)是一种小分子蛋白,人胰岛素的分子量为 5 808。由 51 个氨基酸排列成两条氨基酸链(A 链和 B 链),两条氨基酸链间通过二硫键连接;两条链的氨基酸组成存在种属差异。胰岛素原为一个长单链蛋白分子,在 β 细胞的高尔基体内加工形成颗粒,并通过去除四个氨基酸水解成胰岛素和一个残留连接片段,即 C 肽(图 41-1)。

在促胰岛素分泌因素作用下,胰岛素与 C 肽以等摩尔量分泌;同时也释放出少量未加工和部分水解的胰岛素原。尽管胰岛素原也有轻度降低血糖作用,但 C 肽没有已知的生理功能。胰岛素以结晶形式贮存于 β 细胞内的颗粒内,该结晶由两个锌原子和 6 个胰岛素分子组成。整个人类胰腺含有不超过 8mg 的胰岛素,约 200 生物学单位(biologic units)。最初该单位是根据胰岛素在兔体内的降糖作用来定义的。随着纯化技术的改进,该单位根据重量而定,用于测定的标准胰岛素是每毫克 28 单位。

胰岛素的分泌

胰岛素是由胰岛 β 细胞分泌,基础分泌速率较低,在多种刺激(尤其是葡萄糖)作用下的分泌速率非常快。已确认的其他刺激物包括:其他糖(如:甘露糖)、氨基酸(尤其是糖异生作用产生的氨基酸,如:亮氨酸、精氨酸)、激素[如:胰高血糖素样肽-1(glucagon-like polypeptide-1,GLP-1)]、葡萄糖依赖性促胰岛素激素(glucose-dependent insulinotropic polypeptide,GIP)、胰高血糖素(glucagon)、胆囊收缩素(cholecystokinin)高浓度脂肪酸以及 β 肾上腺素能交感神经活性。抑制信号为激素类,包括胰岛素自身、生长抑素(somatostatin)和瘦素(leptin),α 肾上腺素能交感神经活性,葡萄糖水平长期缓慢升高以及低脂肪酸浓度。抑制药物包括二氮嗪、苯妥英、长春碱和秋水仙碱。

刺激胰岛素分泌的机制如图 41-2 所示:高血糖引起细胞内 ATP 水平升高,从而使 ATP 依赖性钾通道关闭。钾离子外流的减少导致 β 细胞去极化,并使电压门控性钙通道处于开放状态。其结果使细胞内钙离子增加而触发激素分泌。促胰岛素分泌类药物(磺酰脲类、氯茴苯酸类和 D-苯丙氨酸)均通过这一机制起作用。

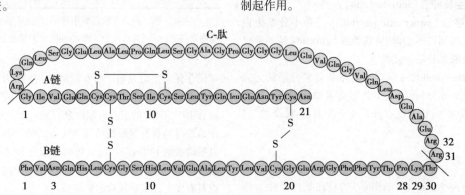

图 41-1　人胰岛素原(C 肽+A 和 B 链)和胰岛素的结构。胰岛素以阴影(橙色)A、B 肽链显示。速效胰岛素类似物(门冬、赖脯和谷赖)和长效胰岛素类似物(甘精和地特)在 A 和 B 链以及氨基酸修饰上的区别详见正文

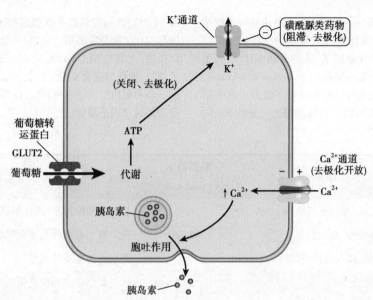

图 41-2　葡萄糖和磺酰脲类药物控制胰腺 β 细胞释放胰岛素的一种模型。ATP 水平正常(低)的静息细胞中,钾离子经 ATP 门控性通道的扩散降低了其自身浓度梯度,将细胞内电位维持在完全极化的负水平。胰岛释放降至最低。若葡萄糖浓度增加,ATP 生成增多,钾通道关闭,结果使细胞去极化。与在神经肌肉中一样,电压门控性钙通道对去极化产生应答而开放,允许钙离子进入细胞内。胞内钙的增加导致胰岛素分泌增加。胰岛素促泌药能关闭 ATP 依赖性钾通道,从而使细胞膜去极化,以相同机制导致胰岛素分泌增加

胰岛素的降解

　　肝脏和肾脏是消除循环胰岛素的两个主要器官。肝脏作为门静脉血流的终点,一般能从血液中清除胰腺释放的 60% 的胰岛素,肾脏能消除 35%~40% 的内源性胰岛素。但是,接受皮下胰岛素注射治疗的患者中,这一比例正好相反,60% 外源性胰岛素是被肾脏清除,而肝脏消除不足 30%~40%。循环胰岛素的半衰期为 3~5 分钟。

循环中的胰岛素

　　正常人基础血清胰岛素值为 5~15μU/ml(30~90pmol/L),餐后可达 60~90μU/ml(360~540pmol/L)的峰值。

胰岛素受体

　　胰岛素进入血液循环后,扩散进入组织,在组织内与特异性受体结合(大部分组织的细胞膜上均有该受体)。在一些调控能量代谢的主要靶组织(如:肝脏、肌肉和脂肪组织)中,均发现了胰岛素-受体复合物所产生的生物效应。在 pmol 数量级浓度下,这些受体即可与胰岛素产生高特异性和高亲和力的结合。整个胰岛素受体由两条异二聚体通过共价键连接构成,每条异二聚体含一个完全在胞外的 α 亚单位构成识别靶位,另有一个跨膜 β 亚单位(图 41-3)。β 亚单位含一分子酪氨酸激酶。胰岛素在细胞外表面与 α 亚单位结合后激活受体,通过变构作用将对位细胞质 β 亚单位引至更近的位置。这促进了 β 亚单位上的酪氨酸残基相互磷酸化,并使酪氨酸激酶活性作用于细胞质中的蛋白。

　　活化的受体酪氨酸激酶首先磷酸化的蛋白是停靠蛋白,它是胰岛素受体底物(IRS)。多个关键靶位的酪氨酸磷酸化后,该 IRS 分子与其他促进能量代谢的激酶结合,并将其激活——最具重要意义的是磷脂酰肌醇 3-激酶,它能导致进一步的磷酸

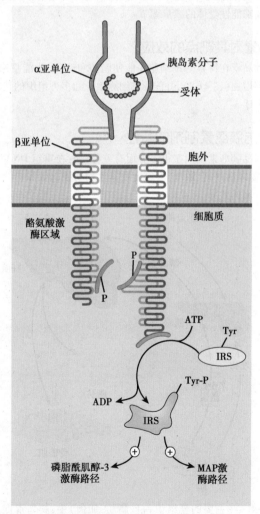

图 41-3　活化状态下胰岛素受体图示。IRS,胰岛素受体底物;MAP,丝裂原活化蛋白;P,磷酸盐;Tyr,酪氨酸

化作用。另外,它们还可刺激一条有丝分裂途径并与一种衔接蛋白结合,如:生长因子受体结合蛋白2,该蛋白能将胰岛素信号翻译成一种鸟嘌呤核苷酸释放因子,最终激活 GTP 结合蛋白、Ras 和丝裂原活化蛋白激酶(mitogen-activated protein kinase,MAPK)系统。特定 IRS 磷酸化酪氨酸激酶对下游分子具有结合特异性,这一特异性基于其可识别其他蛋白上特异性 Src 同

源2(SH2)区域的周围4~5氨基酸序列或基序。该胞内磷酸化网络构成了胰岛素的第二信使,引起多种效应,包括将葡萄糖转运蛋白(尤其是 GLUT 4,表41-2)迁移至细胞膜,而使葡萄糖摄入增加;增强糖原合成酶活性与增加糖原合成;对蛋白合成、脂肪分解和脂肪生成的多种效应;使促进 DNA 合成和细胞生长与分裂的转录因子激活。

表 41-2　葡萄糖转运蛋白

转运蛋白	组织	葡萄糖 K_m（mmol/L）	功能
GLUT 1	所有组织,尤其是红细胞、大脑	1~2	基础葡萄糖摄取;透血脑屏障转运
GLUT 2	胰腺 β 细胞、肝、肾、肠	15~20	调节胰岛素释放及葡萄糖动态平衡的其他因素
GLUT 3	大脑、肾、胰及其他组织	<1	摄取入神经及其他组织
GLUT 4	肌肉、结肠	约5	胰岛素介导的葡萄糖摄入
GLUT 5	肠、肾	1~2	果糖吸收

多种激素类药物(如:糖皮质激素)能降低胰岛素受体对胰岛素的亲和力;过量生长激素能轻微提高这一亲和力。胰岛素受体 β 亚单位或 IRS 分子的丝氨酸和苏氨酸异常可导致胰岛素抵抗及功能性受体的减量调节。

胰岛素对其靶点的效应

胰岛素在特异的靶细胞中能使脂肪和糖(均为能量来源)的储存增加(图41-4),并能影响细胞生长和多种组织的代谢功能(表41-3)。

已上市胰岛素制剂的特性

商品胰岛素制剂在很多方面有差异,如:在重组 DNA 生产技术、氨基酸序列、浓度、溶解度及其生物功能起效和持续的时间等方面的差异。

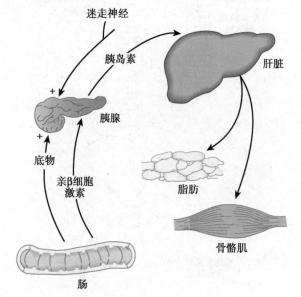

图 41-4　在主要的靶组织(肝、脂肪、肌肉)中,胰岛素促进糖原、甘油三酯和蛋白的合成和贮存。血糖、肠促胰岛素的升高,迷走神经刺激以及其他因素刺激胰腺释放胰岛素(见正文)

表 41-3　胰岛素的内分泌效应

肝脏效应:

　使胰岛素缺乏时分解代谢的特征逆转

　　抑制糖原分解

　　抑制脂肪酸和氨基酸转化成酮酸

　　抑制氨基酸转化成葡萄糖

　合成代谢作用

　　促使葡萄糖以糖原形式贮存(诱导葡萄糖激酶和糖原合成,抑制磷酸化酶)

　　增加甘油三酯合成和极低密度脂蛋白的形成

骨骼肌效应:

　增加蛋白合成

　　增加氨基酸转运

　　增加核糖体蛋白合成

　增加糖原合成

　　增加葡萄糖转运

　　诱导糖原合成酶,抑制磷酸化酶

脂肪组织效应:

　增加甘油三酯贮存

　　胰岛素诱导并激活脂蛋白脂酶以水解脂蛋白中的甘油三酯

　　葡萄糖转运至细胞内提供了磷酸甘油使脂蛋白转运所提供的脂肪酸酯化

　　胰岛素抑制细胞内脂酶

A. 胰岛素制剂的主要类型和作用持续时间

注射用胰岛素分为 4 种主要类型:①速效:起效非常迅速,持续时间短;②短效:起效迅速;③中效;④长效:起效缓慢(图 41-5,表 41-4)。注射用速效和短效胰岛素被配制为 pH 中性的澄清溶液,含有少量锌以增加其稳定性和有效期。注射用中效 NPH 胰岛素被修饰用以延长作用时间,在磷酸盐缓冲剂中与鱼精蛋白一起配制为 pH 中性的浑浊混悬液[中性鱼精蛋白锌(neutral protamine Hagedorn,NPH)胰岛素]。甘精胰岛素(insulin glargine)和地特胰岛素(insulin detemir)为澄清的可溶性长效胰岛素。

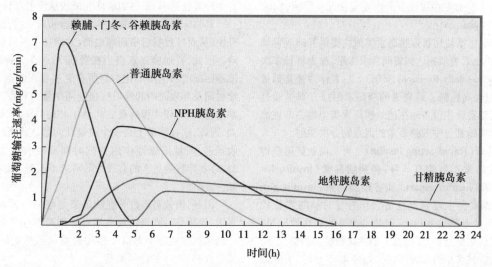

图 41-5 各种类型胰岛素作用强度及持续时间,以维持恒定血糖浓度所需的葡萄糖输注速率 mg/(kg·min)表示。图中所示为平均剂量 0.2~0.3U/kg 下具代表性的作用持续时间。剂量升高时,普通胰岛素和 NPH 胰岛素的作用持续时间显著延长

表 41-4 在美国已上市的一些胰岛素制剂[1]

制剂	物种来源	浓度
速效胰岛素		
赖脯胰岛素(Insulin Lispro),Humalog(Lilly)	人胰岛素类似物	U100
门冬胰岛素(Insulin Aspart),Novolog(Novo Nordisk)	人胰岛素类似物	U100
谷赖胰岛素(Insulin Glulisine),Apidra(Aventis)	人胰岛素类似物	U100
短效胰岛素		
普通胰岛素(Regular Novolin R)Novolin R(Novo Nordisk)	人胰岛素	U100
普通人胰岛素(Regular Humulin R)Humulin R(Lilly)	人胰岛素	U100,U500
中效胰岛素		
NPH Humulin N(Lilly)	人胰岛素	U100
NPH Novolin N(Novo Nordisk)	人胰岛素	U100
预混胰岛素		
Novolin 70 NPH/30 普通胰岛素(Novolin 70 NPH/30 regular)(Novo Nordisk)	人胰岛素	U100
Humulin 70 NPH/30 普通胰岛素与50/50(Humulin 70 NPH/30 regular and 50/50)(Lilly)	人胰岛素	U100
75/25 NPL、赖脯胰岛素(70/25 NPL,Lispro)(Lilly)	人胰岛素类似物	U100
70/30 NPA、门冬胰岛素(70/30 NPA,Aspart)(Novo Nordisk)	人胰岛素类似物	U100
长效胰岛素		
地特胰岛素(Insulin detemir),Levemir(Novo Nordisk)	人胰岛素类似物	U100
甘精胰岛素(Insulin glargin),Lantus(Aventis/Hoechst Marion Roussel)	人胰岛素类似物	U100

[1] 这些胰岛素(赖脯胰岛素、门冬胰岛素、地特胰岛素、谷赖胰岛素和 U500 普通胰岛素 Humulin)可不经处方获得。所有胰岛素需要冷藏,在注射前才能置于室温

NPL,中性鱼精蛋白赖脯胰岛素;NPA,中性鱼精蛋白门冬胰岛素

皮下胰岛素治疗的目标是重现正常的生理胰岛素分泌并替代夜间、空腹和餐间背景或基础水平，强化胰岛素或餐时胰岛素的目标也相同。由于胰岛素皮下给药的内在局限性，技术上不可能精确再现正常血糖水平曲线。由于胰岛素类似物的作用可预测，因此现在一般使用胰岛素类似物。强化治疗（"严格控制"）的目的是为了使血糖曲线在全天恢复至接近正常值，同时也为了使低血糖风险最小化。

强化治疗方案包括使用长效胰岛素类似物提供基础或背景水平，使用速效胰岛素类似物达到餐间需求水平，称为每日多次胰岛素注射（multiple daily injections，MDI）。后者作为补充剂量给药，以纠正一过性高血糖。最先进的胰岛素治疗方案是通过一种持续皮下胰岛素输注设备输注速效胰岛素类似物。常规治疗由速效或短效胰岛素与中效胰岛素的混合物分次注射。

1. 速效胰岛素（Rapid-acting insulin） 可从商业渠道获得的注射用速效胰岛素类似物有 3 种：赖脯胰岛素（insulin lispro）、门冬胰岛素（insulin aspart）和谷赖胰岛素（insulin glulisine）。速效胰岛素在生理学上更适合作为餐时胰岛素替代物，这是由于其与普通胰岛素相比，起效迅速且达到峰效应早，与正常内源性胰岛素更近似，还能在不牺牲血糖控制的情况下，在餐前即刻给药。其作用持续时间很少超过 4~5 小时，可降低餐后后期低血糖风险。在所有可从商业渠道获得的胰岛素中，注射用速效胰岛素的吸收个体差异最小（大约为 5%；与之相比，普通胰岛素为 25%，长效胰岛素类似物制剂和中效胰岛素分别为 25% 至 50% 以上）。其为用于持续皮下胰岛素输注设备的首选胰岛素。

赖脯胰岛素是最早上市的单体胰岛素类似物，采用重组技术生产，将 B 链羧基末端附近的 2 个氨基酸换位：即 B28 位的脯氨酸与 B29 位的赖氨酸的位置互换（图 41-1）。这 2 个氨基的换位不影响赖脯胰岛素与胰岛素受体结合，也不影响其循环半衰期和免疫原性，而与人普通胰岛素相近。然而该胰岛素类似物与正常人胰岛素相比，其优点是形成多聚物的倾向性非常低。为延长药瓶中胰岛素的有效期，用一种甲酚防腐剂将赖脯胰岛素稳定化为六聚物。皮下注射时，该药物能快速分解为单体而迅速吸收，在 5~15 分钟内起效，1 小时达到峰效应。达到峰效应的时间相对恒定，很少随注射剂量变化而改变。

门冬胰岛素是用一个带负电荷的门冬氨酸置换 B28 位的脯氨酸而产生（图 41-1）。这一修饰使得正常 ProB28 与 GlyB23 单体-单体间相互作用降低，从而抑制胰岛素的自聚集。其吸收和活性与赖脯胰岛素相似，比普通胰岛素的再现性更好；其免疫原性与普通胰岛素相当，结合性质、活性和促有丝分裂特性与普通胰岛素相近。

谷赖胰岛素是用一个赖氨酸置换 B3 位的门冬酰胺，同时用谷氨酸置换 B29 位的赖氨酸而形成。其吸收、功能和免疫学特性与其他注射用速效胰岛素相近。高剂量谷赖胰岛素与胰岛素受体产生相互作用后，相对于内源性胰岛素，在 IRS-2 路径激活中可能存在下游差异。该差异的临床意义仍不明确。

2. 短效胰岛素（Short-acting insulin） 普通胰岛（Regular insulin）素是一种短效可溶性结晶锌胰岛素，现在已采用重组 DNA 技术生产与人胰岛素分子结构相同的胰岛素。皮下注射后，约 30 分钟起效，2~3 小时后达到峰效应，其作用可持续 5~7 小时。在高浓度（如：在药瓶中）时，普通胰岛素分子以反向平

行的方式自聚集后形成二聚物，并稳定于锌离子周围形成六聚物。普通胰岛素的六聚物性质导致起效延迟，且达到峰效应的时间延长。皮下注射后，胰岛素六聚物分子过大，难以经血管内皮转运入血液。由于胰岛素库被组织液稀释，浓度开始下降，因此六聚物裂解为二聚物，最终成为单体。这导致注射用胰岛素有 3 种吸收速率，最终的单体能最快从注射部位吸收。

其临床后果是：当餐时给予普通胰岛素时，血糖比胰岛素上升快，从而导致餐后早期高血糖，并增加了餐后后期低血糖的风险。因此，普通胰岛素应当在餐前 30~45 分钟以上注射，以使该不匹配的情况最小化。与所有老胰岛素制剂一样，其作用持续时间及起效时间和峰效应强度随剂量的升高而升高。由于小剂量普通和 NPH 胰岛素的药动学和药效学与大剂量时差异较大，因此，这在临床上是一个关键性问题。普通的人胰岛素的吸收延迟、剂量依赖性作用持续时间和吸收个体差异（大约为25%）常导致胰岛素的有效性与需求不匹配，因此其应用已逐步减少。

但是，短效可溶性普通胰岛素是唯一一种可静脉给药的胰岛素，经稀释后六聚物胰岛素可立即裂解为单体。它尤其适用于糖尿病酮症酸中毒以及胰岛素需求迅速变化时（如：手术后或急性感染中）的静脉给药。

3. 中效和长效胰岛素（Intermediate-acting and long-acting insulins）

a. NPH 胰岛素（neutral protamine Hagedorninsulin, or isophane insulin, 中性鱼精蛋白锌胰岛素或低精蛋白锌胰岛素） NPH 胰岛素是一种中效胰岛素，由适量胰岛素与鱼精蛋白结合（胰岛素与鱼精蛋白均不以未结合的形态存在）形成，这使其吸收和起效时间延迟。皮下注射后，蛋白水解酶使鱼精蛋白降解，以利胰岛素吸收。NPH 胰岛素的起效时间为 2~5 小时，作用持续时间为 4~12 小时（图 41-5）；它经常与普通胰岛素、赖脯胰岛素、天冬胰岛素和谷赖胰岛素混合，每日给药 2~4 次作为胰岛素替代。剂量调控着其效应曲线，具体来说，小剂量的峰效应低，达峰时间早，作用持续时间短，而大剂量的情况正好相反。预测 NPH 的效应十分困难，其吸收的个体差异超过 50%。由于 NPH 的药动学劣势，且长效胰岛素类似物的作用更可预测，更符合生理学，因此，NPH 的临床应用正逐步减少。

b. 甘精胰岛素（Insulin glargine） 甘精胰岛素是一种可溶性、"无峰"（即血浆浓度具有较长的稳定期）、长效胰岛素类似物。能提供再现性良好且方便的背景胰岛素替代。将 2 个精氨酸分子与 B 链羧基末端链接，并用甘氨酸置换 A21 位的天冬酰胺，产生该类似物，它能溶于酸性溶液，皮下注射后在人体中性 pH 条件下沉淀。每个胰岛素分子从结晶库中缓慢溶出，提供了持续的低水平循环胰岛素。甘精胰岛素的起效缓慢（1~1.5 小时），在 4~6 小时后达到最大效应。该最大活性持续 11~24 小时或更长。甘精胰岛素通常每日给药 1 次，但一些胰岛素非常敏感或胰岛素抵抗的患者分剂量（每日 2 次）更佳。为保持甘精胰岛素的溶解性，其制剂一般为酸性（pH 4.0），不能与其他胰岛素混合。应使用单独的注射器，以使污染及其引起的失效风险最小化。甘精胰岛素的吸收曲线不取决于注射的解剖学部位，在动物研究中，其免疫原性比人胰岛素低。甘精胰岛素与胰岛素受体间的相互作用与天然胰岛素相似，体外研究未显示其能增加有丝分裂。其与胰岛素样生长因子-1（IGF-1）的亲

和力比天然胰岛素强 6~7 倍,但临床意义仍未明确。

c. 地特胰岛素(Insulin detemir)　该胰岛素为最新研发的长效胰岛素类似物。其 B30 位的末端苏氨酸脱落,并将豆蔻酸(C-14 脂肪酸链)与末端 B29 赖氨酸连接。这些修饰通过增加皮下组织中的自聚集以及可逆蛋白结合,延长了该注射用类似物的作用。在中效和长效胰岛素中,地特胰岛素作用的再现性最好,低血糖风险比 NPH 胰岛素小。地特胰岛素的起效时间为 1~2 小时,呈剂量依赖性,作用持续时间超过 12 小时。每日给药 2 次能获得平稳的背景胰岛素水平。

4. 胰岛素混合物(Mixtures of insulins)　由于中效胰岛素 NPH 达治疗水平需要数小时,用于糖尿病患者时通常需要在餐前补充速效或短效胰岛素。为使用方便,常常在注射前将其混合入同一注射器。赖脯胰岛素、天冬胰岛素和谷赖胰岛素可与 NPH 胰岛素即时混合(即在注射前),而不影响其迅速吸收。但预混制剂不稳定。为纠正该情况,研发出鱼精蛋白与赖脯胰岛素和门冬胰岛素的等量复合物组成的中效胰岛素。这些中效胰岛素被命名为"NPL"(中性鱼精蛋白赖脯胰岛素)和"NPA"(中性鱼精蛋白门冬胰岛素),其作用持续时间与 NPH 胰岛素相同。它们的优点是,NPL 与赖脯胰岛素、NPA 与门冬胰岛素能形成预混制品,并在临床试验中显示出良好的安全性和有效性。FDA 已批准 75%/25% NPL/赖脯胰岛素以及 70%/30% NPA/门冬胰岛素预混制剂。在其他国家已有其他比例的制剂上市。甘精胰岛素和地特胰岛素必须单独注射。它们不能与任何其他胰岛素制剂进行即时混合或预混。

70%/30% NPH/普通胰岛素的预混制剂仍然在售。这些制剂均具有普通胰岛素的局限性,即高度剂量依赖性药动学和药效学特征以及吸收差异较大。

B. 胰岛素的生产

人胰岛素和胰岛素类似物采用重组 DNA 技术进行大规模生产:将人胰岛素原基因或修饰过的人胰岛素原基因嵌入大肠埃希菌或酵母菌中,提取胰岛素原后进行处理,形成人胰岛素分子。

C. 浓度

在美国和加拿大,所有胰岛素的已上市浓度均为 100U/ml(U100)。U500 的普通人胰岛素用于需要大剂量胰岛素的严重胰岛素抵抗罕见病例,其可获得性受到限制。

胰岛素给药系统(Insulin delivery systems)

A. 标准给药

胰岛素治疗的标准方式是使用常规一次性针头和注射器进行皮下注射。

B. 便携笔状注射器

为方便胰岛素多次皮下注射,尤其是在胰岛素给药频繁期间,研发了定量便携笔状注射器(portable pen injectors),其包括胰岛素笔芯和可更换式针头。

某些处方也有一次性胰岛素笔。包括普通胰岛素、赖脯胰岛素、门冬胰岛素、谷赖胰岛素、甘精胰岛素、地特胰岛素以及 NPH 与普通胰岛素、赖脯胰岛素或门冬胰岛素的许多混合物(表 41-4)。由于不需在工作或旅行时携带胰岛素注射器和药瓶,患者乐意接受。

C. 持续皮下胰岛素输注设备

持续皮下胰岛素输注设备[Continuous Subcutaneous Insulin Infusion Devices,CSII,胰岛素泵(Insulin Pumps)]是一种用于胰岛素给药的外部开路泵。该设备有一个可用户编程的泵,可根据血糖自测结果输送个体化基础或强化胰岛素替代剂量。

通常来说,预先编程的每日 24 小时背景基础输送速率相对恒定,但也有可能暂时改变输送速率,以适应短期需求变化。例如:高强度运动使胰岛素敏感性增加,因此,需要降低基础输送速率数小时。

强化剂量是根据食物中碳水化合物的含量和现时活动,用于纠正高血糖水平,并满足餐时胰岛素需求。强化的量采用动态编程或采用预编程算法。当强化剂量采用动态编程时,使用者基于碳水化合物摄入量和当前血糖水平计算剂量。作为选择,正餐或加餐剂量算法(1 单位胰岛素覆盖的碳水化合物的克数)和胰岛素敏感度或血糖校正因子(对 1 单位胰岛素产生应答时血糖水平的下降值)可被预编程入泵中。若使用者输入食物中碳水化合物的含量和当前血糖值,胰岛素泵将计算最适宜的胰岛素剂量。先进的胰岛素泵还具有"胰岛素 on board"特性,可调节高血糖纠正剂量以纠正前期强化剂量的残留活性。

传统泵包括胰岛素库、程序电路、按键和显示屏,大约有寻呼机大小,通常置于腰带上或口袋中,胰岛素通过与皮下插入输注装置连接的细塑料管进行输注。腹部为放置输注装置最佳的部位,但也可置于胁部和股部。每 2 或 3 日,胰岛素库、输液管和输注装置需要使用无菌技术更换。目前,仅有 1 种泵不需要输液管。在该模型中,泵与输液管直接连接。用手持单元进行编程,它可与泵进行无线通讯。CSII 给药被认为是最符合生理学的胰岛素替代方法。

一些患者采用多次注射给药方案不能获得理想的效果,还有一些患者需要严格控制血糖(如:正处于妊娠期),鼓励这些患者使用这些持续输注装置。这些装置的最佳应用需要患者负责地参与和投入。门冬胰岛素、赖脯胰岛素和谷赖胰岛素均非常适合泵用。由于它们适当的药动学性质,能在不增加低血糖风险的前提下控制血糖,因此它们均为泵用首选胰岛素。

D. 吸入胰岛素

目前批准了一种重组普通胰岛素的干粉制剂(technosphere 胰岛素,Afrezza)用于患有糖尿病的成人。在从小型单次使用装置吸入后,在 12~15 分钟后达到峰水平,并于 3 小时内下降至极限,与皮下胰岛素相比,起效明显更为迅速,持续时间更短。在临床试验中,吸入胰岛素联合注射基础胰岛素在降糖方面的有效性与注射速效胰岛素联合基础胰岛素相同。吸入胰岛素的最常见副作用为咳嗽,累及 27% 的临床试验患者,应当监测肺功能。该药物禁用于吸烟者和慢性阻塞性肺疾病患者。

胰岛素治疗

现行糖尿病分类鉴别出实际无胰岛素分泌但依赖外源性胰岛素生存的患者组。在美国,胰岛素依赖组(1 型)占糖尿病人群的比例为 5%~10%。大部分 2 型糖尿病不需要外源性胰岛素生存,但其可能需要外源性胰岛素补充其内源性分泌,以达到最佳的健康状态。

糖尿病中控制血糖的获益

美国糖尿病联合会一致认为,强化血糖控制以及以正常或接近正常血糖为目标的控制结合综合自行锻炼是糖尿病患者的标准治疗方法(见文本框:糖尿病中严格控制血糖的获益)。但这一标准疗法也有例外,包括晚期肾病患者及老年人,这是因为在这些人群中,低血糖风险可能大于以正常或接近正常血糖为目标的控制所带来的获益。在 7 岁以下儿童中,正在发育中的大脑对低血糖引起的损害尤其敏感,应当禁用强化血糖控制。

胰岛素治疗方案

A. 强化胰岛素治疗

对每例 1 型糖尿病(伴内源性胰岛素生成严重不足或缺乏的糖尿病)患者,几乎均采用强化胰岛素治疗方案(intensive insulin therapy),许多 2 型糖尿病患者也采用该方案。

一般来说,每日总胰岛素需求以单位(U)计,相当于该患者的体重(以磅计)除以 4,或是体重(以 kg 计)乘以 0.55。大约有一半的胰岛素总日剂量用于满足背景或基础胰岛素需求,其余的满足正餐和点心需求以及纠正高血糖。这只是一种近似计算,必须个体化。胰岛素需求降低的例子包括:最近诊断的患者以及胰

岛素持续分泌的患者、长期糖尿病伴胰岛素敏感的患者、严重肾功能不全的患者或其他内分泌不足的患者。胰岛素需求增长典型地见于肥胖、青春期、妊娠晚期和 2 型糖尿病患者。

在强化胰岛素治疗方案中,采用公式开具在餐时、点心时和需要高血糖纠正时强化给药的处方。患者应根据正餐或点心中所含碳水化合物的量、现时血糖和目标血糖,使用该公式计算速效胰岛素的强化剂量。餐时或点心时强化剂量的公式表达为胰岛素与碳水化合物之比,是指多少克的碳水化合物能消耗 1 单位速效胰岛素。高血糖纠正强化剂量的公式表达为 1 单位速效胰岛素给药后,预期血糖下降的量(以 mg/100ml 计)。可通过开具不同的全天基础给药速率和强化胰岛素剂量适应胰岛素敏感性的昼夜变化。持续皮下胰岛素输注设备能提供最精密且符合生理学的胰岛素替代。

B. 常规胰岛素治疗

仅在某些 2 型糖尿病患者感觉不能从强化血糖控制受益时,才开具常规胰岛素治疗(conventional insulin therapy)。胰岛素治疗方案从每日注射 1 次到每日注射数次,方法有:单用中效或长效胰岛素;与短效或速效胰岛素联用;使用预混胰岛素。常规胰岛素治疗方案是按比例变化的治疗方案,通常是中效或长效胰岛素剂量固定,但短效或中效胰岛素根据注射前的血糖水平调整剂量。这一胰岛素替代方案假设每日就餐时间和碳水化合物含量是相似的。

糖尿病中严格控制血糖的获益

1993 年,一项涉及 1 441 例 1 型糖尿病患者的 29 中心长期随机前瞻性研究报道:"近正常化"的血糖致使糖尿病的微血管和神经病并发症推迟发生或减缓其进展长达 10 年[Diabetes Control And Complications Trial(DCCT)Research Group,1993]。强化治疗组中,平均糖化血红蛋白 HbA_{1c} 达 7.2%(正常为 <6%),平均血糖达 155mg/100ml;而常规治疗组 HbA_{1c} 平均达 8.9%,血糖平均达 225mg/100ml。在研究期间(平均 7 年),严格血糖控制组与对照组相比,糖尿病视网膜病变、肾病、神经病变的风险大约减少 60%。

另外,在该 DCCT 研究中,引入类血糖记忆的概念,对所有关键时期血糖控制的长期获益进行了比较。在 6 年跟踪随访期中,强化治疗组和常规治疗组均获得了相近水平的血糖控制,且在颈动脉厚度中位值方面均有进展。但是,强化治疗组颈动脉内膜厚度进展显著较少。

英国糖尿病前瞻性研究(UKPDS)为一项超大型随机前瞻性研究,用以研究 2 型糖尿病患者中多种疗法强化血糖控制的作用以及血压控制的作用。共对 3 867 例新诊断为 2 型糖尿病的患者进行了长达 10 年的研究。这些患者中有相当一部分患有超重和高血压。患者接受单独饮食治疗或胰岛素、氯磺丙脲、格列本脲或格列吡嗪的强化治疗。对这些治疗应答不足的患者,选用二甲双胍。严格血压控制被作为一个变量加入,采用一种血管紧张素转换酶抑制药、β 受体拮抗剂或在某些病例中采用一种钙通道阻滞药以达到该目的的。

严格糖尿病控制中,将 HbA_{1c} 从 9.1% 降低至 7%,与常规治疗组(主要采用单独饮食治疗,将 HbA_{1c} 降低至 7.9%)相比,显示出微血管并发症的风险总体降低。任一治疗组均未发现心血管并发症;二甲双胍单一治疗降低了大血管病(心肌梗死、脑卒中)的风险。该研究的流行病学分析显示,A_{1c} 每降低 1%,估计可降低 37% 的微血管并发症、21% 的总糖尿病相关性终点和糖尿病相关性死亡,以及 14% 的心肌梗死。

在这些糖尿病患者中,严格高血压控制对微血管病(以及其他与常规高血压相关的转归)也具有出乎意料的显著作用。该研究的流行病学分析显示,收缩压每降低 10mmHg,估计可降低 12% 的糖尿病微血管并发症、15% 的总糖尿病相关性并发症、15% 的糖尿病相关性死亡,以及 11% 的心肌梗死。

研究后监测显示,UKPDS 结束 5 年后,对糖尿病终点进行强化治疗的获益仍然持续,对心肌梗死风险的降低变得更为显著。二甲双胍治疗的获益也仍然存在。

这些研究显示,严格血糖控制对 1 型和 2 型糖尿病患者均有效。

STOP-NIDDM 试验跟踪了葡萄糖耐受损害的 1 429 例患者,这些患者随机采用阿卡波糖或安慰剂治疗 3 年。该试验证实,葡萄糖耐受损害的受试者血糖控制至正常化,可减少心血管风险。阿卡波糖治疗组主要心血管事件和高血压的发生显著减少。一项前瞻性安慰剂对照亚组分析显示,血管内膜厚度中位值进展显著减少。

特殊情况下的胰岛素治疗

A. 糖尿病酮症酸中毒

糖尿病酮症酸中毒(diabetic ketoacidosis,DKA)是一种危及生命的紧急医学状况,由胰岛素替代治疗不足或缺乏引起,多见于 1 型糖尿病患者,2 型糖尿病患者中较少见。该疾病典型发生于新近诊断为 1 型糖尿病的患者或胰岛素替代治疗中断的患者中,罕见发生于 2 型糖尿病伴其他应激状态(如:脓毒血症或胰腺炎)或使用高剂量皮质激素治疗时。其体征和症状包括:恶心、呕吐、腹痛、深慢(Kussmaul)呼吸、精神状态改变、血液和尿液中酮和葡萄糖上升以及动脉血 pH 低于 7.3 且碳酸氢盐低(<15mmol/L)。

DKA 的基本治疗包括大量静脉补液和胰岛素治疗,同时维持钾及其他电解质水平。根据患者的个体需要进行补液和胰岛素治疗,需频繁进行重估和调整。应严密关注体液和肾脏状态、钠钾水平以及血糖纠正速率与血浆渗透压。补液治疗一般从常规生理盐水开始。应采用普通人胰岛素进行静脉给药,通常起始剂量约为 0.1U/kg/h。

B. 高血糖高渗综合征

高血糖高渗综合征(hyperosmolar hyperglycemic syndrome,HHS)见于 2 型糖尿病患者中,其特点为严重高血糖和脱水。它与口服补液不足有关,尤其是老年人、伴发其他疾病、使用了可升高血糖或导致脱水的药物(如:苯妥英、皮质激素、利尿剂和 β 受体拮抗药)以及进行腹膜透析及血液透析的患者。其诊断标志为精神状态下降甚至癫痫发作、血糖超过 600mg/100ml 以及计算所得的血清渗透压超过 320mmol/L。HHS 患者除非还存在 DKA,否则不存在酸中毒。

HHS 治疗主要围绕大量补液以及保持糖与电解质稳定;必须对这些变量的纠正速率进行严密监测。可能需要低剂量胰岛素治疗。

胰岛素治疗的并发症

A. 低血糖

1. 发生机制和诊断(Mechanisms and diagnosis)　低血糖(hypoglycemia)反应是胰岛素治疗的最常见并发症。通常是由于碳水化合物摄入不足、非常规的体力活动或胰岛素剂量过大而导致。

在能完全感知低血糖者的体内,低血糖的迅速发生导致自主神经系统过度兴奋的体征——包括交感神经(心动过速、心悸、出汗、震颤)和副交感神经(恶心、饥饿),如不治疗,可发展为抽搐及昏迷。

严密血糖控制期间多次发生低血糖的患者中,低血糖产生的自主神经系统的警报信号并不常见,甚至缺乏。这一危险的获得性疾病称为"未察觉的低血糖症"。当患者缺乏低血糖预警信号时,可能不能及时采取纠正措施。在患有持续且未治疗的低血糖时,可能出现胰岛素过量的特征——意识模糊、虚弱、行为奇特、昏迷、癫痫发作,此时他们可能不能够摄入或安全地吞咽含葡萄糖食物。通过预防频繁发生低血糖,可使低血糖觉察功能恢复。每例正接受降血糖药治疗的糖尿病患者应携带身份识别戒指、项链,或在钱包中放置身份证,同时携带某一剂型的速吸收葡萄糖。

2. 低血糖的治疗(Treatment of hypoglycemia)　通过给予葡萄糖,能缓解所有低血糖症状。为加速吸收,应给予单糖或葡萄糖,最好是液体剂型。治疗意识清醒且能吞咽患者的轻度低血糖时,可给予葡萄糖片、葡萄糖凝胶或任何含糖饮料或食物。如出现更严重的低血糖,已导致无意识或昏迷,应选择给予 20~50ml 的 50%葡萄糖溶液静脉滴注不少于 2~3 分钟进行治疗。如不能进行静脉给药,可皮下或肌内注射 1mg 胰高血糖素,即可在 15min 内恢复意识,以便摄入糖类。如患者昏迷,且不能获得胰高血糖素,可用少量蜂蜜或糖浆注入颊囊。但是,一般来说在无意识患者中经口喂饲并不恰当。严重意识损害时,应立即呼叫急救中心。

B. 胰岛素治疗的免疫病理学

在糖尿病胰岛素治疗过程中,至少可产生 5 种胰岛素抗体:IgA、IgD、IgE、IgG 和 IgM。这些患者主要有两类免疫失调:

1. 胰岛素过敏(Insulin allergy)　胰岛素过敏是一种罕见的速发型超敏反应,是由抗胰岛素 IgE 抗体激活组织中肥大细胞释放组胺而导致的全身或局部荨麻疹。在严重病例中,可产生胰岛素过敏反应。由于通常是对非胰岛素蛋白污染物的敏感导致过敏,人胰岛素和其同系物能显著减少胰岛素过敏的发生率,尤其是局部反应。

2. 免疫性胰岛素抵抗(Immune insulin resistance)　大部分接受胰岛素治疗的患者体内均有低浓度 IgG 抗胰岛素抗体,能抵消胰岛素的作用,但这一抵消作用可忽略不计。在罕见病例中这一浓度的胰岛素抗体导致胰岛素抵抗,也可能导致其他全身性自身免疫疾病,如:红斑狼疮。

C. 注射部位脂肪代谢障碍(Lipodystrophy at Injection Sites)

动物源胰岛素制剂的注射有时导致注射部位皮下脂肪组织萎缩。自从中性 pH 的人胰岛素和胰岛素类似物制剂出现以来,此类免疫并发症几乎不再发生。向萎缩的部位直接注入这些新制剂,通常可使其恢复正常。

如在同一部位反复注射,仍可能出现皮下脂肪组织增生。但这可通过避免该部位注射或抽脂来进行纠正。

D. 癌症风险升高

在患有胰岛素抵抗、先期糖尿病和 2 型糖尿病的个体中已报道了由于胰岛素抵抗和高胰岛素血症引起癌症风险升高。采用升高循环胰岛素水平的胰岛素和磺酰脲类治疗可能加剧这一风险,二甲双胍则不然。这些流行病学观察是初步的,且未改变处方指南。

■ 口服降糖药

在美国,现已上市多类口服降糖药用于治疗 2 型糖尿病:①与磺酰脲受体结合并刺激胰岛素分泌的药物(磺酰脲类、氯茴苯酸类、D-苯丙氨酸衍生物类);②通过对肝脏、肌肉和脂肪组织的作用降低血糖水平的药物(双胍类、噻唑烷二酮类);③主要减缓肠道糖吸收的药物(α-葡萄糖苷酶抑制药);④模拟肠降血糖素效应或延长肠降血糖素作用时间的药物(高血糖素样肽-1[GLP-1]受体激动药、二肽基肽酶-4[DPP-4]抑制药);⑤抑制肾脏中葡萄糖重吸收的药物(钠-葡萄糖共转运蛋白抑制药[SGLTs]);⑥通过其他或不明机制起作用的药物(普兰林肽、溴隐亭、考来维仑)。

主要通过与磺酰脲受体结合刺激胰岛素释放的药物

磺酰脲类

作用机制

　　磺酰脲类(sulfonylureas)的主要作用是使胰腺分泌胰岛素增加(表41-5)。它们与140-kDa的磺酰脲高亲和力受体结合,该受体与β细胞内校正因子——ATP敏感的钾通道相关(图41-2)。与磺酰脲类的结合抑制钾离子经该通道的外流,并导致去极化。去极化使电压门控性钙通道打开,导致钙离子内流,并释放已合成的胰岛素。

磺酰脲类的有效性与安全性

　　磺酰脲类通过肝脏代谢,除醋磺己脲外,代谢产物为弱活性或无活性。代谢产物经肾脏排泄,第二代磺酰脲类部分经胆汁排泄。罕见特异质反应,低于0.1%的病例发生皮疹或血液学毒性(白细胞减少症、血小板减少症)。与第一代药物相比,第二代药物与其受体的亲和力更强。相应地,第二代药物有效剂量

和血浆浓度较低,因此,基于血浆结合靶位竞争或肝酶作用的药物-药物相互作用风险较低。1970年,全美糖尿病研究大学协作组(University group diabetes program,UGDP)报道:接受甲苯磺丁脲治疗的糖尿病患者中,死于心血管病的人数超过胰岛素治疗患者或接受安慰剂者。由于设计缺陷,该研究及其结论未被普遍接受。英国糖尿病前瞻性研究(UKPDS)在大型长期研究中,未发现磺酰脲类的心血管不良反应。磺酰脲类仍被广泛使用,在美国上市的有6种(表41-6)。

表41-5　人体内胰岛素释放的调节

胰岛素释放的刺激物
体液:葡萄糖、甘露糖、亮氨酸、精氨酸、其他氨基酸、脂肪酸(高浓度)
激素:胰高血糖素、胰高血糖素样肽(7-37)、葡萄糖依赖性促胰岛素多肽、胆囊收缩素、胃泌素
神经:β-肾上腺素能刺激、迷走神经刺激
药物:磺酰脲类、氯茴苯酸类、那格列奈、异丙肾上腺素、乙酰胆碱

胰岛素释放抑制物
体液:生长抑素、胰岛素、瘦素
神经:α-儿茶酚胺类的拟交感效应
药物:二氮嗪、苯妥英、长春碱、秋水仙碱

表41-6　磺酰脲类

磺酰脲类	化学结构	日剂量	作用持续时间(小时)
甲苯磺丁脲(Orinase)	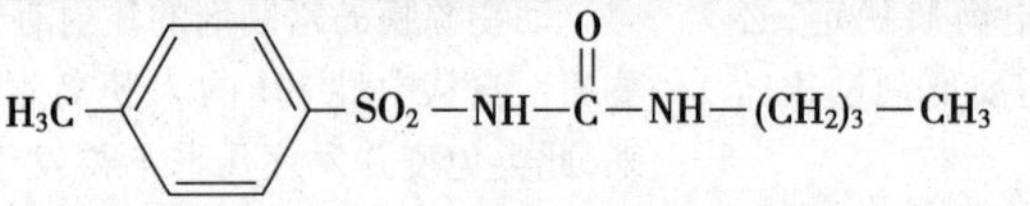 H₃C—〈〉—SO₂—NH—C(=O)—NH—(CH₂)₃—CH₃	0.5~2g,分次服用	6~12
妥拉磺脲(Tolinase)	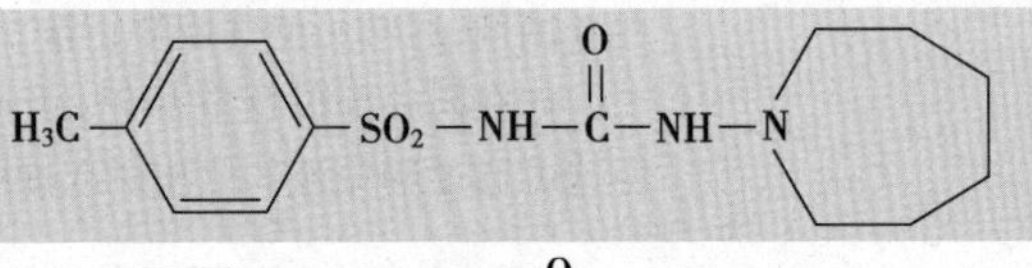 H₃C—〈〉—SO₂—NH—C(=O)—NH—N〈环庚〉	0.1~1g,顿服或分次服用	10~14
氯磺丙脲(Diabinese)	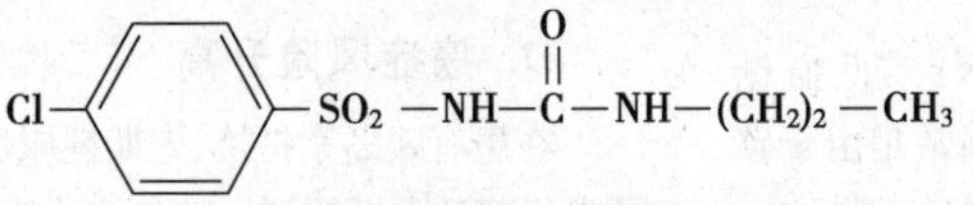 Cl—〈〉—SO₂—NH—C(=O)—NH—(CH₂)₂—CH₃	0.1~0.5g顿服	最长达60
格列本脲(glibenclamide[1])(Diaβeta,Micronase,Glynase PresTab)	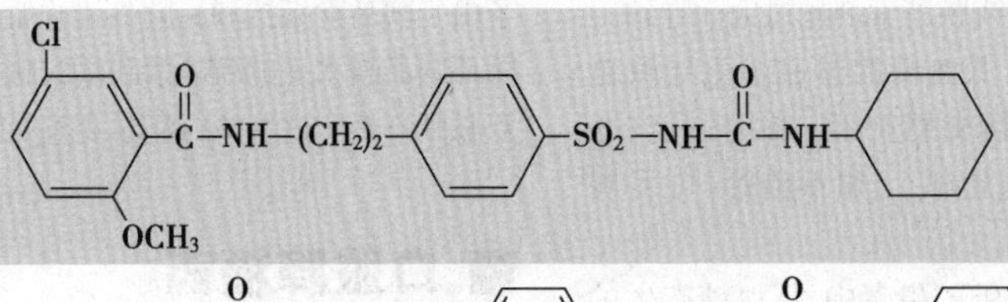 Cl,OCH₃取代苯甲酰—C(=O)—NH—(CH₂)₂—〈〉—SO₂—NH—C(=O)—NH—〈环己〉	1.25~20mg	10~24
格列吡嗪(glydiazinamide[1])(Glucotrol,Glucotrol XL)	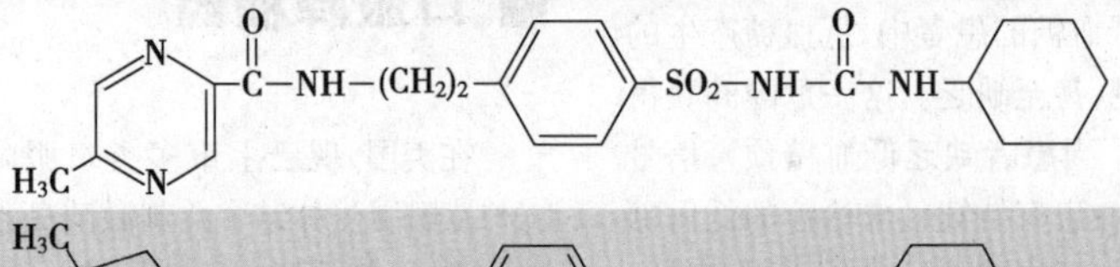 H₃C-吡嗪—C(=O)—NH—(CH₂)₂—〈〉—SO₂—NH—C(=O)—NH—〈环己〉	5~30mg(20mg Glucotrol XL为20mg)	10~24[2]
格列美脲(Amaryl)	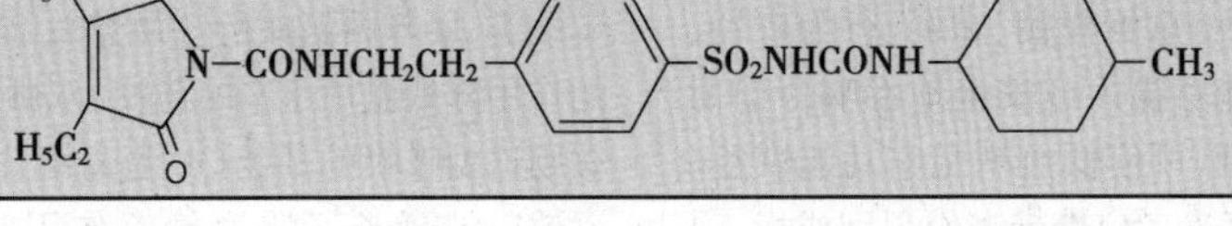 H₃C,H₅C₂-取代吡咯酮—N—CONHCH₂CH₂—〈〉—SO₂NHCONH—〈环己〉—CH₃	1~4mg	12~24

[1] 在美国以外的国家

[2] 消除半衰期相当短(见正文)

第一代磺酰脲类

甲苯磺丁脲（tolbutamide）能被良好吸收，但迅速在肝内代谢。其作用持续时间相对较短（6~10小时），消除半衰期为4~5小时，分剂量服用最佳（如：每餐前500mg）。某些患者仅需每日1或2片。最大日剂量为3 000mg。由于其半衰期短且通过肝脏灭活，因此在老年人或肾损害患者中相对安全。罕见低血糖反应延长的报道，多数为接受某些磺胺类抗菌药物（磺胺异噁唑）、保泰松用于关节痛或口服唑类抗真菌药治疗念珠菌病的患者。这些药物抑制甲苯磺丁脲在肝脏中的代谢，使其循环水平升高。

氯磺丙脲（chlorpropamide）半衰期为32小时，在肝内代谢缓慢代谢为仍有一定生理活性的产物；大约有20%~30%经尿液以原型排泄。平均维持日剂量为250mg，晨间单次给药。在老年患者中低血糖反应延长更常见，因此禁用于该人群。其他不良反应包括在有遗传因素的患者中酒精摄入后出现充血性潮红，以及由于其对加压素分泌和作用的效应导致的低钠血症。

妥拉磺脲（tolazamide）的效能与氯磺丙脲相当，但作用持续时间较短。妥拉磺脲比其他磺酰脲类吸收慢，对血糖影响在数小时后即消失。其半衰期为约7小时。妥拉磺脲代谢为仍具降糖作用的数种化合物。若需要500mg/d以上的剂量，应每日分2次给药。

醋磺己脲（acetohexamide）在美国已不可获得。其半衰期仅约1小时，但其活性更强的代谢产物羟己磺脲（hydroxyhexamide）具有4~6小时的半衰期，因此，该药物的作用持续时间为8~24小时。其剂量为0.25~1.5g/d单次服用或分2次服用。

氯磺丙脲、妥拉磺脲和醋磺己脲目前在临床时间中极少使用。

第二代磺酰脲类

格列本脲、格列吡嗪、格列齐特和格列美脲的效价比甲苯磺丁脲高100~200倍。它们应慎用于心血管疾病患者或老年患者，在这些患者中，低血糖特别危险。

格列本脲（glyburide）在肝脏代谢为降糖活性非常低的代谢产物。通常起始剂量不超过2.5mg/d，平均维持剂量为5~

10mg/d，每日晨间顿服；不推荐维持剂量超过20mg/d。有多种规格的片剂采用"微粉化"格列本脲配方（Glynase PresTab）。但是它与非微粉化制剂的生物等效性方面仍存在一些问题，FDA建议从标准格列本脲或其他磺酰脲类换用微粉化制剂时，应谨慎监测以确定剂量。

除引起低血糖的潜在风险外，格列本脲不良反应很少。罕见摄入酒精后产生潮红的报道，它还能轻微提高游离水的清除。格列本脲应禁用于肝损害或肾功能不全的患者。

格列吡嗪（glipizide）在较强效药物中的半衰期最短（2~4小时）。与食物同时服用时，吸收延迟，因此，为获得降低餐后高血糖的最大效果，应在餐前30分钟服用。推荐起始剂量为5mg/d，逐渐加量至15mg/d，单次顿服。当需要量更高日剂量时，应分次餐前服用。推荐最大总日剂量为40mg/d，但一些研究显示，15~20mg的药物即可达到最大治疗效应。一种缓释制剂（glucotrol XL）仅在每日晨间顿服便可24小时起效。但这种制剂也牺牲了该药物能减少严重低血糖的特点，与作用更长久的格列本脲（可以仿制药获得）相比，未显示出任何可证实的治疗优势。

至少90%格列吡嗪在肝脏代谢为非活性产物，其余在尿中以原形排泄。因此，格列吡嗪禁用于严重肝损害的患者，在老年人中首选格列本脲，因为其效价较低，且作用持续时间较短。

格列美脲（glimepiride）被批准作为单一治疗或联合胰岛素治疗，每日单次使用。在所有磺酰脲类中，格列美脲达到降糖作用所需剂量最低。1mg的日单次剂量便有效，推荐最大日剂量8mg。多剂量情况下格列美脲的半衰期为5~9小时。其被肝脏完全代谢为弱活性或无活性的代谢产物。

格列齐特（gliclazide）（未在美国上市）的半衰期为10小时。推荐起始日剂量为40~80mg，最大日剂量为320mg，较高剂量通常分为每天两次服用。其被肝脏完全代谢为无活性的代谢产物。

氯茴苯酸类似物类

瑞格列奈（repaglinide）是氯茴苯酸（meglitinides）胰岛素促泌药的首个成员（表41-7）。这类药物通过调节钾从上文论述的钾通道的流出而调节β细胞胰岛素分泌。其分子作用靶位与磺酰脲类有重叠，因为氯茴苯酸有2个结合位点与磺酰脲类重叠，另有1个特异性位点。

表 41-7　其他胰岛素促泌药

药物	化学结构	口服剂量	$t_{1/2}$	作用持续时间（小时）
瑞格列奈（Prandin）		0.25~4mg，餐前	1小时	4~7
那格列奈（Starlix）		60~120mg，餐前	1小时	4

瑞格列奈起效迅速,摄入后约 1 小时达到峰浓度和峰效应,作用持续时间为 4~7 小时。它通过肝 CYP3A4 清除,血浆半衰期为 1 小时。由于瑞格列奈起效迅速,因此适用于控制餐后血糖漂移。该药物应以 0.25~4mg 的剂量(最高 16mg/d)在餐前即刻服用;若用餐延迟、未进餐或餐中碳水化合物含量不足,则有低血糖风险。其可被用于肾损害患者和老年人。瑞格列奈被批准作为单一治疗使用或与双胍类联用。其结构中不含硫,因此可被用于对硫或磺酰脲类过敏的 2 型糖尿病患者。

米格列奈(**mitiglinide**)(美国未上市)是一种苄基琥珀酸衍生物,它与磺酰脲受体结合,临床效应与瑞格列奈相似。其在日本已获批使用。

D-苯丙氨酸衍生物类

那格列奈(**nateglinide**)是一种 d-苯丙氨酸衍生物(d-phenylalanine derivative),它通过关闭 ATP 敏感的 K^+ 通道,能迅速且短暂地刺激 β 细胞分泌胰岛素。口服给药后 20 分钟吸收,1 小时内达峰浓度。它在肝脏内被 CYP2C9 和 CYP3A4 代谢,半衰期约为 1 小时。总作用持续时间约为 4 小时。那格列奈单独使用或与非促泌性口服药物(如:二甲双胍)联用时均有效。主要副作用为低血糖。它可被用于肾损害患者或老年人。

主要通过对肝脏、肌肉和脂肪组织的作用降低血糖水平的药物

双胍类

二甲双胍(**metformin**)的结构如下图所示。由于苯乙双胍[一种较老的双胍类(biguanides)]可引起乳酸中毒,因此在美国已撤市。二甲双胍是美国唯一一个在售的双胍类药物。

$$H_2N-\underset{H_2N}{\overset{}{C}}=N-\underset{\parallel}{\overset{NH}{C}}-N\overset{CH_3}{\underset{CH_3}{}}$$

二甲双胍

作用机制

很难完整地解释双胍类的作用机制,但其主要作用是通过激活 AMP 激活性蛋白激酶(AMP-activated protein kinase,AMPK)和降低肝糖生成。2 型糖尿病患者服用双胍类药物后,显著减少的空腹高血糖和餐后高血糖;但是,双胍类治疗中罕见见低血糖。因此,这些药物更恰当地被称为"血糖正常性"药物("euglycemic" agents)。

代谢和排泄

二甲双胍半衰期为 1.5~3 小时,其不与血浆蛋白结合,也不被代谢,以活性化合物形式从肾脏排泄。作为二甲双胍阻碍糖异生作用的后果,该药物可能损害肝脏对乳酸的代谢。在肾功能不全患者中,双胍类产生蓄积,并因此升高了乳酸中毒的风险,是一种呈剂量相关性的并发症。在美国,不推荐二甲双胍用

于血清肌酐水平 ≥1.4mg/100ml 的女性和 1.5mg/100ml 的男性[估计肾小球滤过率[GFR]$<45ml/(min \cdot 1.73m^2)$],若血清肌酐超过 1.7mg/100ml[估计 $GFR<30ml/(min \cdot 1.73m^2)$]应停药。

临床应用

双胍类是 2 型糖尿病的一线治疗药物。由于二甲双胍是可减少胰岛素用量的药物,且不会增加体重或引起低血糖,使其在这类患者中比胰岛素或磺酰脲类具有更为显著的优势。UKPDS 报道二甲双胍治疗能降低大血管和微血管疾病风险;这与仅能改进微血管病变的其他治疗正好相反。双胍类还能与胰岛素促泌药或噻唑烷二酮类联用,用于单一口服治疗疗效不足患者。二甲双胍在 2 型糖尿病的预防中也很有用;糖尿病预防计划(Diabetes Prevention Program)确认二甲双胍能有效预防中年、伴糖耐受损害和空腹高血糖的肥胖者中新发生 2 型糖尿病。有趣的是,在老年或体瘦先期糖尿病者中,二甲双胍不能预防糖尿病的发生。

尽管推荐最大日剂量为 2.55g,单总日剂量超过 2 000mg 时几乎未观察到获益。起始治疗为餐时 500mg,在分次给药中逐步升高。最大剂量为 850mg 每天 3 次。流行病学研究显示,使用二甲双胍可能使某些癌症的风险降低,这些数据仍为初步数据,推测其机制为降低胰岛素(也作为一种生长因子起作用)水平,以及由 AMPK 介导的直接细胞效应。其他研究显示,在人类中降低了心血管死亡,在小鼠中延长了寿命(第 60 章)。

毒性

二甲双胍的常见毒性作用为胃肠道反应(厌食、恶心、呕吐、腹部不适和腹泻),可在 20% 的患者中出现。该反应与剂量相关,在治疗开始就可发生,通常为一过性。但是 3%~5% 的患者可能由于持续腹泻而停药。

二甲双胍干扰维生素 B_{12} 内因子复合物在回肠末端的钙依赖性吸收,多年使用二甲双胍后可能发生维生素 B_{12} 缺乏。应考虑定期筛查维生素 B_{12} 缺乏,尤其是在周围神经病或巨红细胞性贫血的患者中。增加钙的摄入可预防二甲双胍导致的维生素 B_{12} 吸收不良。

二甲双胍治疗中有时可能发生乳酸酸中毒。其更可能出现于组织缺氧(乳酸生成增加)和肾衰竭(乳酸清除降低)的情况下。几乎所有报告的病例均涉及存在与其禁忌相关的风险因素(肾脏、肝脏、心肺功能不全、酗酒)的患者。在糖尿病和初期肾病患者中,放射造影剂给药可能导致急性肾衰。因此,在使用放射造影剂当天应当暂停二甲双胍,并在确认肾功能未恶化的 1 天或 2 天后恢复使用。

噻唑烷二酮类

噻唑烷二酮类(thiazolidinediones)用于减少胰岛素抵抗。它们是**过氧化物酶体增生物激活受体-γ(peroxisome proliferator-activated receptor-gamma,PPAR-γ,属核受体的类固醇和甲状腺超家族)**的配体。这些 PPAR 受体存在于骨骼肌、脂肪和肝脏中。PPAR-γ 受体能调节涉及糖代谢、胰岛素信号转导

表 41-8　噻唑烷二酮类

噻唑烷二酮类	化学结构	口服剂量
吡格列酮（Actos）		15~45mg，每天 1 次
罗格列酮（Avandia）		2~8mg，每天 1 次

以及脂肪细胞和其他组织的分化的基因表达。观察到的噻唑烷二酮类的效应包括增加葡萄糖转运蛋白表达（GLUT 1 和 GLUT4）、降低游离脂肪酸水平、减少肝糖输出、增加脂联素和减少抵抗素从脂肪细胞中的释放、促进前脂肪细胞分化为脂肪细胞。噻唑烷二酮类还显示出可降低纤溶酶原激活物抑制物-1、基质金属蛋白酶-9、C 反应蛋白、白介素-6 的水平。

现已上市的噻唑烷二酮类药有 2 种：吡格列酮和罗格列酮（表 41-8）。截然不同的侧链使它们的治疗作用、代谢、代谢产物和不良反应有所不同。一种较早的化合物曲格列酮由于被认为与侧链相关的肝毒性而撤市。

吡格列酮（pioglitazone）同时具有 PPAR-α 和 PPAR-γ 活性。摄入后 2 小时内被吸收；尽管食物可能延迟摄取，但不影响总生物利用度。与胆汁酸螯合药联用时吸收降低。吡格列酮被 CYP2C8 和 CYP3A4 代谢为活性代谢产物。可影响其他经这 2 种酶降解的多种药物的代谢，包括含雌激素的口服避孕药；建议接受该药品治疗时采用其他避孕方法。吡格列酮每日给药 1 次；常规起始剂量为 15~30mg/d，最高 45mg/d。吡格列酮用于治疗 2 型糖尿病时可单独使用，也可与二甲双胍、磺酰脲类以及胰岛素联用。

罗格列酮（rosiglitazone）可被迅速吸收，与血浆蛋白高度结合。其在肝脏中被代谢为具有极低活性的代谢产物，代谢酶主要是 CYP2C8，其次是 CYP2C9。罗格列酮每日给药 1 次或 2 次，常用总剂量为 2~8mg。罗格列酮被批准用于治疗 2 型糖尿病，可单用，也可与一种双胍类或一种磺酰脲类二联使用，或者与一种双胍类、一种磺酰脲类和胰岛素四联使用。

一种噻唑烷二酮类药物与二甲双胍的联用具有不引起低血糖的优势。

这些药物还具有降糖之外的某些附加效应。吡格列酮可降低甘油三酯并增高 HDL 胆固醇，但不影响总胆固醇和低密度脂蛋白（LDL）胆固醇。罗格列酮使总胆固醇、HDL 胆固醇和 LDL 胆固醇升高，但对甘油三酯无显著影响。这些药物显示出可改善非酒精性脂肪肝的生物化学和组织学特征。它们似乎对内皮功能具有正面效应：吡格列酮可减少冠状动脉支架植入后新生内膜增殖，罗格列酮显示出可降低微量白蛋白尿。

安全性顾虑和令人困扰的副作用显著减少了这类药物的使用。对 42 项罗格列酮临床试验的荟萃分析显示，该药物增加了心绞痛或心肌梗死的风险。因此欧洲暂停使用，美国进行了严

格的限制。一项后续的大型前瞻性临床试验（RECORD 研究）未确证该荟萃分析的发现，因此，美国取消了限制。该药物在欧洲仍然不销售。

在噻唑烷二酮单药治疗时，约有 3%~4% 的患者出现体液潴留，在联合胰岛素治疗的患者中发生率更高（10%~15%）。可能出现心力衰竭，该药物禁用于纽约心脏学会 Ⅲ 级和 Ⅳ 级心脏状况的患者（第 13 章）。黄斑水肿是罕见副作用，停药后改善。对两种药物，均有女性中骨矿密度流失和非典型四肢骨折增多的描述，推测是由于成骨细胞形成减少。其他副作用包括贫血，可能是由于血浆容量增加的稀释效应，而非红细胞总量的降低。可出现体重增加，尤其是与一种磺酰脲类或胰岛素联用时。某些体重增加是体液潴留，但也存在脂肪总量增加。临床前实验中观察到吡格列酮给药的雄性大鼠膀胱癌风险升高。一项对采用吡格列酮治疗患者的长期观察性队列的计划期中分析发现膀胱癌风险升高。对一项被设计用于评价吡格列酮对大血管事件影响的研究进行的安全性分析发现了治疗组 14 例膀胱癌，安慰剂组 5 例膀胱癌，具有统计学意义。尽管目前未在膀胱癌筛查方面有建议，但在长期治疗的患者中应当引起关注。

曲格列酮（troglitazone）是该类别中的第一个药物，由于导致致死性肝衰竭而撤市。尽管未报告罗格列酮和吡格列酮引起该损伤，但不推荐这些药物用于活动性肝病或治疗前丙氨酸氨基转移酶（ALT）高于正常值 2.5 倍的患者。在开始治疗前，应当进行肝功能检测，此后应定期检测。

影响葡萄糖吸收的药物

α-葡萄糖苷酶抑制药（α-glucosidase inhibitors）竞争性抑制肠道 α-葡萄糖苷酶，并通过延迟淀粉和二糖的消化和吸收，减弱餐后血糖漂移（表 41-9）。阿卡波糖（acarbose）和米格列醇（miglitol）在美国上市。伏格列波糖（voglibose）在日本、韩国和印度上市。阿卡波糖和米格列醇是葡萄糖苷酶、α 淀粉酶和蔗糖酶的强效抑制药，但对异麦芽糖酶的效应较小，对海藻糖酶和乳糖酶几乎无任何效应。阿卡波糖具有四糖的分子量和结构特征，吸收很少。与之相反，米格列醇结构与葡萄糖相似，可被吸收。

表 41-9　α-葡萄糖苷酶抑制

α-葡萄糖苷酶抑制药	化学结构	口服剂量
阿卡波糖（Precose）	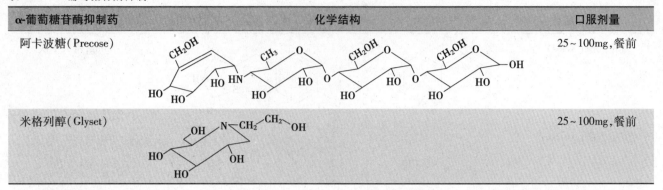	25～100mg，餐前
米格列醇（Glyset）		25～100mg，餐前

阿卡波糖的起始治疗剂量为 50mg 每天 2 次，逐步增高至 100mg 每天 3 次。它使餐后血糖水平降低 30%～50%。米格列醇的起始治疗剂量为 25mg 每天 3 次。常用维持剂量为 50mg 每天 3 次，但有可能需要 100mg 每天 3 次。该药物不被代谢而经肾脏清除，不得用于肾衰竭患者。

α-葡萄糖苷酶抑制药最显著的不良反应包括胃肠胀气、腹泻和腹痛，其原因是未消化的碳水化合物进入结肠，发酵形成短链脂肪酸后释放气体。随着服药的继续，这些不良反应逐渐消失，这是因为碳水化合物的慢性暴露诱导空肠和回肠中的 α-葡萄糖苷酶表达，增加小肠末段对葡萄糖的吸收，使进入结肠的碳水化合物降至最低。尽管单用或与双胍类联用不会出现低血糖，但如与磺酰脲类联用可能出现低血糖。出现低血糖时，应使用葡萄糖（右旋糖）进行治疗，而不能采用蔗糖，因为蔗糖的降解可能被阻断。在阿卡波糖临床试验中发现肝脏氨基转移酶升高，在高于 300mg/d 的剂量下尤为明显。停药后这一异常消退。

由于这些药物的显著胃肠道不良反应以及相对较低的降血糖获益，使其在美国很少使用。

模拟肠降血糖素效应或延长肠降血糖素作用时间的药物

与相同剂量的葡萄糖静脉给药相比，口服葡萄糖负荷可激惹更高的胰岛素应答。这是因为口服葡萄糖引起葡萄糖诱导性胰岛素分泌的肠道激素（"肠降血糖素"）释放增强，主要为胰高血糖素样肽-1（GLP-1）和葡萄糖依赖性胰岛素释放肽（GIP）。2 型糖尿病患者采用 GLP-1 输液时，刺激了胰岛素释放并降低血糖水平。GLP-1 效应具有葡萄糖依赖性，当血糖水平升高时，胰岛素释放更为明显，血糖水平正常时胰岛素释放较少。因此，GLP-1 比磺酰脲类的低血糖风险低。除这一胰岛素刺激物效应外，GLP-1 还有许多其他生物效应。它抑制胰高血糖素释放，延迟胃排空，并在培养中减少人胰岛细胞凋亡。在动物中，GLP-1 通过中枢神经系统机制抑制食欲。采用 GLP-1 治疗的 2 型糖尿病患者饥饿较少。不明这主要是与胃排空减缓有关还是与中枢神经系统效应有关。

GLP-1 被二肽基肽酶-4（DPP4）和其他酶（如：肽链内切酶 24.11）迅速降解，也经肾脏清除。因此，天然的肽不能用于治疗。解决这一问题的一个方法是开发不受相同酶降解或肾清除

的代谢稳定的 GLP-1 类似物或衍生物。对这类 GLP-1 受体激动药，艾塞那肽（exenatide）、利拉鲁肽（liraglutide）、阿必鲁肽（albiglutide）和度拉糖肽（dulaglutide）已上市用于临床。另一方法是开发 DPP-4 抑制药，延长内源性释放的 GLP-1 和 GIP 的作用时间。在美国已有 4 种 DPP-4 抑制药上市：西格列汀（sitagliptin）、沙格列汀（saxagliptin）、利格列汀（linagliptin）和阿格列汀（alogliptin）。在欧洲还有另一种抑制药上市：维格列汀（vildagliptin）。

胰高血糖素样肽-1（GLP-1）受体激动药

艾塞那肽（exenatide）以固定剂量的注射笔（5μg 和 10μg）给药，在早餐和晚餐前 60 分钟内皮下注射。其在大约 2 小时内达到峰浓度，作用持续时间高达 10 小时。起始治疗剂量为首月内 5μg 每天 2 次，如可被耐受，可增加至 10μg 每天 2 次。艾塞那肽 LAR 是一种每周 1 次用药的制剂，以粉末（2mg）给药。在注射前即刻将其混悬于所提供的稀释液中。当正在使用磺酰脲类，加入艾塞那肽治疗时，可能需降低口服磺酰脲类的剂量，以预防低血糖。主要副作用为恶心（约 44% 的使用者），呈剂量依赖，并随时间减弱。艾塞那肽单用或联合治疗导致 HbA$_{1c}$ 降低 0.2%～1.2%。出现体重降低的范围为 2～3kg，这归因于血糖控制的改善。在比较性临床试验中，长效（LAR）制剂对 HbA$_{1c}$ 水平的降低略高于每天 2 次制剂。艾塞那肽经肾小球滤过，该药物未获批用于估计 GFR 低于 30ml/min 的患者。

在大约 6% 的患者中出现抗艾塞那肽高滴度抗体，在这些患者中，有半数观察到血糖应答减弱。

利拉糖肽（liraglutide） 是一种可溶性脂肪酸酰化的 GLP-1 类似物。半衰期约为 12 小时，可每天给药 1 次。它被批准用于节食和运动不能达到充分控制，并同时接受二甲双胍、磺酰脲类或噻唑烷二酮类治疗的患者。起始治疗剂量为每天 0.6mg，1 周后升高至每天 1.2mg。剂量可按需升高至每天 1.8mg。在临床试验中，利拉糖肽导致 HbA$_{1c}$ 降低 0.8%～1.5%；体重减轻范围为 0～3.2kg。最常见的副作用为恶心（28%）和呕吐（10%）。

阿必糖肽（albiglutide） 是一种与人白蛋白融合的人 GLP-1 二聚体。阿必糖肽的半衰期约为 5 天，每周给药 1 次时，4～5 周后达到稳态。常规剂量为每周 30mg 皮下注射。该药物采用自行注射笔给药，其中含有的粉末在给药前即刻复溶。与艾塞那肽和利拉糖肽相比，体重降低较为少见。最常见的副作用为恶心和注射部位红斑。

度拉糖肽（dulaglutide）的构成为两个 GLP-1 类似物分子与一种人 IgG_4 的 F_c 片段以共价键连接。GLP-1 分子具有氨基酸取代基可抵抗 DPP-4 的作用。度拉糖肽的半衰期约为 5 天。常用剂量为每周 0.75mg 皮下注射。最大推荐剂量为每周 1.5mg。最常见的不良反应为恶心、腹泻和呕吐。

所有 GLP-1 受体激动剂可能使胰腺炎风险升高。应建议正在使用这些药物的患者，如发生不明的持续重度腹痛，应立即寻求医疗处理。在使用艾塞那肽的患者中已有肾功能损害和急性肾损伤病例报告。这些患者中有些在前期就存在肾病或肾损伤的其他风险因素。其中许多患者报告了出现恶心、呕吐和腹泻，可能是血容量降低促成了肾损伤的发生。艾塞那肽和利拉鲁肽均可在啮齿动物中激发甲状腺 C 细胞（滤泡旁）癌。人甲状腺 C 细胞表达的 GLP-1 受体非常少，其与人类治疗的相关性尚不明确。然而，这些药物不得用于甲状腺髓样癌或 2 型多发性内分泌肿瘤（MEN）既往病史或家族史的患者。

二肽基肽酶-4（DPP-4）抑制药

西格列汀（sitagliptin）以 100mg 每天 1 次口服给药，口服生物利用度超过 85%，在 1~4 小时内达到峰浓度，半衰期约为 12 小时。其主要通过尿液排泄，部分通过肾小管对该药物的主动分泌。肝代谢程度有限，主要经 CYP4A4 同工酶介导，经 CYP2C8 代谢的程度较低。代谢产物活性不显著。在肾功能损害的患者中，应当降低剂量（估计 GFR 为 30~50ml/min 时 50mg，<30ml/min 时 25mg）。已对西格列汀单用以及联合二甲双胍、磺酰脲类和噻唑烷二酮类进行了研究。西格列汀的治疗导致 HbA_{1c} 降低 0.5%~1%。

常见的副作用包括鼻咽炎、上呼吸道感染和头痛。当该药物与胰岛素促泌药或胰岛素联用时，可出现低血糖。已有急性胰腺炎（致死性和非致死性）以及过敏和超敏反应的上市后报告。若发生胰腺炎或过敏和超敏反应，西格列汀应立即停药。

沙格列汀（saxagliptin）每天 2.5~5mg 口服给药。该药物在 2 小时内达到峰浓度（其活性代谢产物为 4 小时）。其蛋白结合率极低，经肝脏 CYP3A4/5 代谢。主要代谢产物具有活性，经肾脏和肝脏途径排泄。沙格列汀末端血浆半衰期为 2.5 小时，活性代谢产物为 3.1 小时。对肾功能损害和同时使用强 CYP3A4/5 抑制药（如：抗病毒、抗真菌和某些抗菌药物）的个体，推荐进行剂量调整。它获批为单用以及联合双胍类、磺酰脲类和噻唑烷二酮类使用。在临床试验中，沙格列汀单用和联合治疗导致 HbA_{1c} 降低 0.4%~0.9%。

副作用包括感染率升高（上呼吸道和尿路感染）、头痛以及超敏反应（荨麻疹、面部水肿）。为避免出现低血糖，可能需要降低同时给药的胰岛素促泌药或胰岛素的剂量。

向二甲双胍、磺酰脲类或吡格列酮加入利格列汀（linagliptin）时，HbA_{1c} 降低 0.4%~0.6%。其日剂量为 5mg，由于其主要经胆汁排泄，肾衰竭患者无需剂量调整。

副作用包括鼻咽炎和超敏感应（荨麻疹、血管性水肿、限局性皮肤剥脱、支气管高反应性）。胰腺炎风险可能升高。

当向 2 型糖尿病患者的治疗方案中加入维格列汀（vildagliptin）（未在美国上市）时，HbA_{1c} 降低 0.5%~1%。其剂量为 50mg 每天 1 次或每天 2 次。不良反应包括上呼吸道感染、鼻咽炎、头晕和头痛。在罕见情况下，它可导致肝炎，在用药首年中，应每季度进行肝功能检测，此后应定期检测。

在动物研究中，高剂量的 DPP-4 抑制药和 GLP-1 激动药导致了胰管腺体增大和胰腺上皮内（PanIN）癌前病变，可能进展为胰腺腺癌。与人治疗的相关性不明，目前无证据证实这些药物导致人类胰腺癌。

钠-葡萄糖共转运蛋白 2（SGLT2）抑制药

葡萄糖可被肾小球自由滤过，并在近曲小管中通过钠-葡萄糖转运蛋白（SGLTs）的作用被重吸收。钠-葡萄糖转运蛋白 2（SGLT2）负责 90% 的葡萄糖重吸收，在 2 型糖尿病患者中，对其的抑制导致糖尿，并导致血糖水平降低。SGLT2 抑制药卡格列净（canagliflozin）、达格列净（dapagliflozin）和恩格列净（empagliflozin）已获批临床使用。

卡格列净（canagliflozin）将尿糖的阈值从血糖阈值（约 180mg/100ml）降低至 70~90mg/100ml。单用或联合其他口服药物或胰岛素时，显示出使 HbA_{1c} 降低 0.6%~1%。它还导致中度体重降低 2~5kg。常规日剂量为 100mg。在肾功能正常的患者中，将日剂量升高至 300mg，可使 HbA_{1c} 再降低 0.5%。

达格列净（dapagliflozin）单用或联合口服药物或胰岛素使用时可使 HbA_{1c} 降低 0.5%~0.8%。它也能使体重中度降低 2~4kg。常规日剂量为 10mg，但在肝衰竭患者中推荐起始日剂量为 5mg/d。

恩格列净（empagliflozin）单用或联合口服药物或胰岛素使用时可使 HbA_{1c} 降低 0.5%~0.7%。它也能使体重中度降低 2~3kg。常规日剂量为 10mg，但也可能用到 25mg/d。

正如可能预期的，在慢性肾病中，SGLT2 抑制药的有效性降低。卡格列净和恩格列净禁用于估计 GFR 低于 45ml/（min·$1.73m^2$）的患者。达格列净不推荐用于估计 GFR 低于 60ml/（min·$1.73m^2$）的患者。主要的副作用为生殖和泌尿道感染发生率升高，累及大约 8%~9% 的患者。渗透性利尿也可导致血容量降低和低血压。卡格列净和恩格列净引起 LDL 胆固醇水平中度升高（4%~8%）。在临床试验中，服用达格列净的患者乳癌（9 例病例 vs 对照药组 0 病例）和膀胱癌（9 例病例 vs 安慰剂组 0 病例）发生率较高。这些癌症发生率超出了同龄糖尿病参考人群。

其他降糖药

普兰林肽（pramlintide）是一种胰岛淀粉样多肽（IAPP，胰淀素）类似物。IAPP 是存在于胰岛素分泌颗粒中的一种 37 氨基酸肽，与胰岛素同时分泌。其与降钙素基因相关性肽（CGRP，第 17 章）有接近 46% 相同，在生理上对胰岛素分泌起到负反馈的作用。在药理学剂量下，IAPP 通过一种迷走神经介导的机制降低胰高血糖素分泌，减缓胃排空，并中枢性降低食欲。普兰林肽是一种 IAPP 类似物，在 25、28 和 29 位上有脯氨酸取代基。这些修饰使普兰林肽可溶且不发生自我聚集，并适合药理学使用。普兰林肽被批准用于使用胰岛素治疗不能达到目标餐后血糖的 1 型和 2 型糖尿病患者。普兰林肽皮下给药后吸收迅速;20min 内达峰浓度,作用持续时间不超过 150 分钟。它经肾脏代谢和排泄,但即使在肌酐清除率较低的情况下,生物利用度无显著变化。在透析患者中还未对其进行评价。

普兰林肽在进食前即刻注射;对于 1 型糖尿病患者,剂量为 15~60μg;对于 2 型糖尿病患者,剂量为 60~120μg。起始治疗时应采用最低剂量,逐步调整加量。鉴于可能产生低血糖风险,已在使用的速效或短效餐时胰岛素用量应降低 50% 或更多。普兰林肽应采用单独的注射器进行给药;不能与胰岛素混合后给药。其主要不良反应为低血糖和胃肠道症状(包括恶心、呕吐、食欲缺乏)。由于该药物延缓胃排空,可延迟速效碳水化合物的吸收,因此其对从低血糖恢复可能存在问题。

存在餐后高血糖问题的特定 1 型糖尿病患者可使用普兰林肽可有效控制血糖升高,尤其是在高碳水化合物进餐后。该药物在 2 型糖尿病患者中并非如此有效,应另行使用 GLP-1 受体激动药。

盐酸考来维仑(colesevelam hydrochloride)是一种胆汁酸螯合药和降胆固醇药,作为一种抗高血糖治疗获批用于正在使用其他药物或节食和运动不能达到充分控制的 2 型糖尿病患者。未知其确切机制,但推测涉及阻断肝肠循环和减少法尼酯 X 受体(FXR)活化。FXR 是一种核受体,对胆固醇、葡萄糖和胆汁酸代谢具有多重效应。胆汁酸是 FXR 的天然配体。此外,该药物可削弱葡萄糖吸收。在临床试验中,它使 HbA_{1c} 浓度降低 0.3%~0.5%。副作用包括胃肠道主诉(便秘、消化不良、胃肠胀气)。它还可使 2 型糖尿病患者中常见的高甘油三酯血症加剧。

溴隐亭(bromocriptine)是多巴胺激动剂,在安慰剂对照的随机研究中,与基线相比,使 HbA_{1c} 降低 0%~0.2%,与安慰剂相比,使之降低 0.4%~0.5%。未知其降低血糖水平的机制。主要不良事件为恶心、疲劳、头晕、呕吐和头痛。

考来维仑和溴隐亭在降低血糖水平方面的有效性很有限,它们用于这一目的还存在疑问。

2 型糖尿病的联合治疗

β 细胞数量逐步降低、身体运动减少、瘦体重下降或异常脂肪沉积导致长期治疗后难以维持良好的治疗应答,这仍是 2 型糖尿病治疗过程中难以解决的问题。可能需要多种药物以获得良好的血糖控制(图 41-6)。除非存在禁忌,否则药物治疗应当先从二甲双胍开始。若二甲双胍单用出现不能达到疗效要求,则加入第二种药物。选择包括磺酰脲类、瑞格列奈或那格列奈、吡格列酮、GLP-1 受体激动药、DPP-4 抑制药、SGLT2 抑制药和胰岛素。在选择第二种药物时,应考虑药物的有效性、低血糖风险、对体重的影响、副作用和费用。在高碳水化合物进餐(如:晚餐)后发生高血糖的患者中,该餐前使用短效促泌药足以控制血糖水平。重度胰岛素抵抗患者可选择吡格列酮。非常在意体重增长的患者可从 GLP-1 受体激动药、DPP-4 抑制药或 SGLT2 抑制药获益。若两种药物不足以控制血糖,则加入第三种药物,但这种联合治疗有效性方面的数据有限。

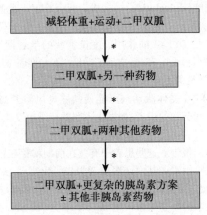

*在大约3个月后,若需要达到个体化 HbA_{1c} 目标所采取的步骤

图 41-6 2 型糖尿病的建议治疗法则。7 类主要类别的药物为二甲双胍、磺酰脲类(包括那格列奈、瑞格列奈)、吡格列酮、GLP-1 受体激动药、DPP-4 抑制药、SGLT2 抑制药、胰岛素(α-葡萄糖苷酶抑制药、考来维仑、普兰林肽和溴隐亭由于有效性有限且有明显的不良反应,未包含入内)

当口服药物与注射用 GLP-1 受体激动剂联用不足以控制血糖水平时,应开始胰岛素治疗。多种胰岛素方案可能有效。向口服治疗方案中简单地加入夜间中效或长效胰岛素可使口服血糖水平改善,并在日间达到充分控制。若日间血糖水平存在问题,早前和晚餐前使用预混胰岛素可能有帮助。若类似方案不能达到充分控制,或导致低血糖的发生率不可被接受,可开始更强化的基础团注胰岛素方案(长效基础胰岛素)联合餐前速效类似物。与胰岛素治疗联合时,二甲双胍显示出有效性,应当继续用药。吡格列酮可与胰岛素联用,但这一联合治疗可引起更多的体重升高和周围水肿。在选定患者中,继续使用磺酰脲类、GLP-1 受体激动药、DPP-4 抑制药和 SGLT2 抑制药可能产生获益。一旦患者开始胰岛素治疗,在决定某种药物继续使用时,应考虑费用、复杂性和不良事件风险。

■ 胰高血糖素

化学与代谢

胰高血糖素(glucagon)是在 Langerhans 胰岛的 α 细胞内合成(表 41-1)。在所有哺乳动物体内,胰高血糖素均为一种完全一致的多肽,由 29 个氨基酸单链构成,分子量为 3 485。选择性蛋白酶裂解使一个分子量约为 18 000 的前体物转化为胰高血糖素。前体物的中间体之一是由 69 个氨基酸组成的多肽——**肠高血糖素(glicentin)**构成,其中胰高血糖素序列嵌于肽扩展链之间。

胰高血糖素在肝脏、肾脏以及血浆和组织的受体靶位中高度降解。由于其被血浆迅速灭活,因此对循环中胰高血糖素进行免疫测定时,采集血样的试管必须冷冻,且添加蛋白水解酶抑制药。其血浆半衰期为 3 分钟,与胰岛素相近。

胰高血糖素的药理学效应

A. 代谢效应

胰高血糖素氨基末端的最初 6 个氨基酸与肝细胞表面特异性 G_s 蛋白偶联受体结合。这导致 cAMP 增加，促进贮存糖原的分解代谢，增加糖异生及酮体生成。胰高血糖素输注后的快速药理效应是消耗贮存的肝糖原，升高血糖。可能由于骨骼肌中无胰高血糖素受体，它对骨骼肌糖原无作用。药理学剂量的胰高血糖素可引起正常胰腺 β 细胞释放胰岛素、嗜铬细胞瘤释放儿茶酚胺，以及髓质癌细胞释放降钙素。

B. 心脏效应

胰高血糖素对心脏具有强效的变力和变时效应，由上文所述的 cAMP 机制介导。其产生的效应与 β 肾上腺素受体激动药非常相似，但无需功能性 β 受体。

C. 平滑肌效应

大剂量胰高血糖素使肠道产生强烈松弛。与上述肽类效应相反，其对肠道作用可能是由于非腺苷酸环化酶激活机制。

临床应用

A. 严重低血糖

胰高血糖素的主要用途是用于 1 型糖尿病患者严重低血糖

导致无意识，且不能进行口服食物或静脉注射葡萄糖时，作为紧急治疗。重组胰高血糖素每瓶 1mg 的肠外用（IV、IM 或 SC）制剂（Glucagon Emergency Kit）现已上市。为此目的，还开发了鼻喷雾剂，但还未获得 FDA 的批准。

B. 内分泌诊断

许多检验用胰高血糖素诊断内分泌疾病。在 1 型糖尿病患者中，一项经典的研究性胰腺 β 细胞分泌储备测试采用 1mg 胰高血糖素静脉推注。由于接受胰岛素给药的患者体内产生循环抗胰岛素抗体，能干扰胰岛素的放射免疫测定，测定 C 肽可用于标示 β 细胞分泌。

C. β 肾上腺素受体拮抗药过量

胰高血糖素能增加心脏 cAMP 的生成，有时能有效对抗 β 受体拮抗药过量引起的心脏效应。但是，在治疗心力衰竭中无临床获益。

D. 肠道放射学

胰高血糖素使肠道松弛，有助于肠道 x 光显像，因此被放射科广泛使用。

不良反应

胰高血糖素给药后可导致一过性恶心，偶见呕吐。这些反应一般为轻度，相对来说，胰高血糖素无严重不良反应。它不得被用于嗜铬细胞瘤患者。

摘要：糖尿病用药

亚类,药物	作用机制	效应	临床应用	药动学、毒性、相互作用
胰岛素类				
• 速效:赖脯胰岛素、门冬胰岛素、谷赖胰岛素、吸入普通胰岛素 • 短效:普通胰岛素 • 中效:NPH 胰岛素 • 长效:地特胰岛素、甘精胰岛素	激活胰岛素受体	降低循环葡萄糖	1 型与 2 型糖尿病	非肠道给药（SC 或 IV）• 持续时间不同（见正文）• 毒性:低血糖、体重增加、脂肪代谢障碍（罕见）
磺酰脲类				
• 格列吡嗪 • 格列本脲 • 格列美脲 • 格列齐特[1]	胰岛素促泌药:关闭 β 细胞中的 K^+ 通道 • 增加胰岛素释放	在具有功能性 β 细胞的患者中，降低循环葡萄糖	2 型糖尿病	口服起效 • 持续时间 10~24 小时 • 毒性:低血糖、体重增加
• 妥拉磺脲、甲苯磺丁脲、氯磺丙脲、醋磺己脲:较老的磺酰脲类，效能较差，毒性较大；很少使用				
氯茴苯酸类似物类,D-苯丙氨酸衍生物类				
• 瑞格列奈、那格列奈	胰岛素促泌药:与磺酰脲类相似，结合位点上有一些重叠	在具有功能性 β 细胞的患者中，降低循环葡萄糖	2 型糖尿病	口服 • 起效非常迅速 • 持续时间 5~8 小时 • 毒性:低血糖

亚类,药物	作用机制	效应	临床应用	药动学、毒性、相互作用
双胍类				
• 二甲双胍	活化 AMP 激酶 • 降低肝肾糖异生作用	降低循环葡萄糖	2 型糖尿病	口服 • 2~3 小时内达峰浓度 • 毒性:胃肠道症状、乳酸中毒(罕见)• 不得用于肝肾功能损害患者 • 充血性心力衰竭(CHF)、缺氧/酸中毒状态、醇中毒
α-葡萄糖苷酶抑制药				
• 阿卡波糖、米格列醇 • 伏格列波糖[1]	抑制肠 α-葡萄糖苷酶	减少淀粉和二糖转化为单糖 • 降低餐后高血糖	2 型糖尿病	口服 • 迅速起效 • 毒性:胃肠道症状 • 肝肾功能损害、肠道疾病不得使用
噻唑烷二酮类				
• 吡格列酮、罗格列酮	通过与 PPAR-γ 和 PPAR-α 结合调节基因表达	减少胰岛素抵抗	2 型糖尿病	口服 • 长效(>24 小时)• 毒性:体液潴留、水肿、贫血、体重增加、黄斑水肿、女性骨折 • CHF、肝病不得使用
胰高血糖素样肽-1(GLP-1)受体激动药				
• 艾塞那肽、利拉糖肽、阿必糖肽、度拉糖肽	GLP-1 类似物:与 GLP-1 受体结合	减少餐后血糖漂移:增加葡萄糖介导的胰岛素释放、降低胰高血糖素水平、延缓胃排空、降低食欲	2 型糖尿病	非肠道给药(SC)• 毒性:恶心、头痛、呕吐、厌食、轻度体重减轻、胰腺炎、啮齿动物中 C 细胞瘤
二肽基肽酶-4(DPP=4)抑制药				
• 西格列汀、沙格列汀、利格列汀、阿格列汀、维格列汀[1]	阻断 GLP-1 降解,提高循环 GLP-1 水平	减少餐后血糖漂移:增加葡萄糖介导的胰岛素释放、降低葡萄糖水平、延缓胃排空、降低食欲	2 型糖尿病	口服 • 半衰期~12 小时 • 24 小时作用持续时间 • 毒性:鼻炎、上呼吸道感染、头痛、胰腺炎、罕见过敏反应
钠-葡萄糖共转运蛋白 2(SGLT2)抑制药				
• 卡格列净、达格列净、恩格列净	阻断肾脏葡萄糖重吸收	升高尿糖,降低血糖水平	2 型糖尿病	口服 • 半衰期约 10~14 小时 • 毒性:生殖和泌尿道感染、多尿症、瘙痒、口渴、渗透利尿、便秘
胰岛淀粉样多肽类似物				
• 普兰林肽	胰淀素类似物:与胰淀素受体结合	减少餐后血糖漂移:降低胰高血糖素水平、延缓胃排空、降低食欲	1 型与 2 型糖尿病	非肠道(SC)给药 • 迅速起效 • 半衰期约 48min • 毒性:恶心、食欲缺乏、低血糖、头痛

续表

亚类,药物	作用机制	效应	临床应用	药动学、毒性、相互作用
胆汁酸螯合药				
• 盐酸考来维仑	胆汁酸结合药:通过未知机制降低血糖	降低血糖水平	2 型糖尿病	口服 • 24 小时作用持续时间 • 毒性:便秘、消化不良、胃肠胀气
多巴胺激动药				
• 溴隐亭	D_2 受体激动药:通过未知机制降低血糖	降低血糖水平	2 型糖尿病	口服 • 24 小时作用持续时间 • 毒性:恶心、呕吐、头晕、头痛

[1] 在美国未上市

制剂 *

通用名称	上市产品	通用名称	上市产品
磺酰脲类		**二甲双胍复方** **	
醋磺己脲[‡]	仿制药、Dymelor	利格列汀+二甲双胍	Jentadueto
氯磺丙脲	仿制药、Diabinese	阿格列汀+二甲双胍	Kazano
格列齐特[‡]	仿制药、Diamicron	**噻唑烷二酮衍生物类**	
格列美脲	仿制药、Amaryl	吡格列酮	仿制药、Actos
格列吡嗪	仿制药、Glucotrol、Glucotrol XL	罗格列酮	Avandia
格列本脲	仿制药、Diaβeta、Micronase、Glynase PresTab	**噻唑烷二酮复方**	
		吡格列酮+格列美脲	Duetact
妥拉磺脲	仿制药、Tolinase	阿格列汀+吡格列酮	Oseni
甲苯磺丁脲	仿制药、Orinase	罗格列酮+格列美脲	Avandaryl
氯茴苯酸类		**α-葡萄糖苷酶抑制剂**	
瑞格列奈	仿制药、Prandin	阿卡波糖	仿制药、Precose
米格列奈[‡]		米格列醇	Glyset
D-苯丙氨酸衍生物类		伏格列波糖[‡]	
那格列奈	仿制药、Starlix	**胰高血糖素样肽-1 受体激动药**	
双胍类		艾塞那肽	Byetta
二甲双胍	仿制药、Glucophage、Glucophage XR	利拉糖肽	Victoza
二甲双胍复方 **		阿必糖肽	Tanzeum、Eperzan
格列吡嗪+二甲双胍	仿制药、Metaglip	度拉糖肽	Trulicity
格列本脲+二甲双胍	仿制药、Glucovance	**二肽基肽酶-4 抑制药**	
吡格列酮+二甲双胍	ACTOplus Met	利格列汀	Tradjenta
瑞格列奈+二甲双胍	Prandi-Met	沙特列汀	Onglyza
罗格列酮+二甲双胍	Avandamet	西格列汀	Januvia
沙格列汀+二甲双胍	Kombiglyze	阿格列汀	Nesina
西格列汀+二甲双胍	Janumet	维格列汀[‡]	

续表

通用名称	上市产品	通用名称	上市产品
钠葡萄糖共转运蛋白 2 抑制药		胆汁酸螯合药	
卡格列净	Invokana	盐酸考来维仑	Welchol
达格列净	Farxiga	多巴胺受体激动药	
恩格列净	Jardiance	溴隐亭	仿制药、Parlodel、Cycloset
胰岛淀粉样多肽类似物		胰高血糖素	
普兰林肽	Symlin	胰高血糖素	仿制药

* 胰岛素制剂见表 41-4

** 其他复方已上市

‡ 美国未上市

案例思考答案

　　该患者有 2 型糖尿病的多种风险因素。尽管她未有空腹高血糖、葡萄糖不耐受或妊娠糖尿病的既往史,但存在其他风险因素。应当获得其他方面的评价,包括 HbA$_{1c}$ 浓度、散瞳眼底检查、基线实验室检查、即时尿检获得微白蛋白/肌酐比、血肌酐水平和神经病学检查。应教会该患者如何使用血糖仪监测她的手指血血糖水平,提交营养学专家进行饮食培训课程,并进行糖尿病自我处理教育。若她无肾脏或肝脏功能损害,保健学干预(节食和运动)与二甲双胍则为一线治疗。若二甲双胍不能达到血糖的充分控制,可加入另外一种药物,如:胰岛素促泌药(即一种磺酰脲类、氯茴苯酸类或那格列奈)、胰岛素或另一种抗糖尿病药物。

（汤韧 译　唐玉 校　金有豫 审）

参考文献

　　扫描本书二维码获取完整参考文献。

影响骨矿物质体内稳态的药物

第 42 章

Daniel D. Bikle, MD, PhD

案例思考

一位 65 岁的老翁,经他的初级保健医生(primary care physician,PCP)转到你处,对其可能的骨质疏松症的进行评估和治疗。他见过其 PCP 对腰痛的评估。脊柱的 X 射线透视呈现腰椎有些退行性变化,加上胸椎有几个楔形畸形。该患者病人是一位长期吸烟者(每天多达两包),在晚餐时饮用 2~4 杯葡萄酒,周末时更多饮用些。他患有慢性支气管炎,可能因吸烟所致,而且长期以来支气管炎病情加重时多次口服泼尼松。目前他每日口服泼尼松 10mg。体检显示胸椎脊柱后弯(kyphosis),拳击胸椎时有些压痛。腰椎的双能 X 射线吸收(骨密度)仪(dual-energy x-ray absorptiometry,DEXA)测量结果为是"在正常的范围之内",但放射科医生指出,该读数可能由于退行性改变而有误。髋测量显示股骨颈(femoral neck)评分 T=2.2[即标准差(SD)数值]。该患者所测得骨密度的 SD 与年轻成年人有差异。应该如何考虑进一步的处理以及应该开始什么治疗?

■ 基础药理学

钙和磷是骨的主要矿物成分,它们也是一般细胞功能中最重要的矿物质。因此,身体已经进化出了维护钙、磷的体内稳态(homeostasis)的复杂机制(图 42-1)。在成人体内含钙总量为 1~2kg 和含磷总量为 1kg,骨组织是这些矿物质的主要储存器,其中钙和磷约占各自总量的 98% 和 85%。此储存器是动态的,它可随着骨的不断重构以及骨矿物质与细胞外液进行交换。骨也作为身体的主要结构支撑和提供造血的空间。这种关系并非偶然的,就像骨髓的元素可影响骨骼过程那样,骨骼元素也可影响造血过程。在衰老和营养疾病,如:神经性厌食症和肥胖、脂肪积累于骨髓,都表明骨髓、脂肪和骨之间的动态相互作用。因此,骨矿物质稳态的异常,可导致多种细胞功能障碍(例如:手足抽搐,昏迷,肌无力),结构支撑(例如:骨质疏松的骨折)和造血容量的干扰(例如:婴儿骨硬化症)。

钙,磷从肠道进入人体。美国人的平均饮食提供量,钙为 600~1 000mg/d,其中约 100~250mg 被吸收。这一数量代表净吸收,因为吸收(主要在十二指肠和空肠上段)和分泌(主要

在回肠)同时发生。美国饮食的磷提供量约同于钙。但是,吸收(主要在空肠)的效率更高,范围从 70% 至 90%,取决于摄入。在稳定状态下,钙及磷酸盐在肾排泄与肠吸收可相平衡。在一般情况下,肾可再吸收过滤钙的 98% 以上和过滤磷酸盐的 85%。钙和磷通过肠和肾上皮的移动可精确地调节肠道吸收。肠功能障碍[例如:非热带性口炎性腹泻(nontropical sprue)或肾功能障碍(例如:慢性肾衰竭)均能破坏骨矿物质稳态。

有三种激素作为钙与磷酸盐体内稳态的主要调节物:**甲状旁腺激素(parathyroid hormone,PTH),成纤维细胞生长因子 23(fibroblast growth factor 23,FGF23)以及维生素 D(vitamin D)的活性代谢物 1,25-二羟维生素 D[1,25-dihydroxyvitamin D(1,25(OH)$_2$D)]**(图 42-2)。降钙素(calcitonin,CT)在成人生活中的作用不那么重要,但在怀孕和哺乳期间可能发挥更大的作用。术语维生素 D,当没有下标时,指的是维生素 D$_2$[麦角钙化醇(ergocalciferol)]和维生素 D$_3$[胆钙化醇(cholecalciferol)]。这也适用于维生素 D$_2$ 和 D$_3$ 的代谢产物。维生素 D$_2$ 及其代谢物与维生素 D$_3$ 及其代谢的不同之处仅在于侧链:维生素 D$_2$ 及其代谢物侧链的 C-22 与 C-23 之间以及 C-24 与甲基之间均为双键(图 42-3)。维生素 D 被认为是一种前激素(prohormone),

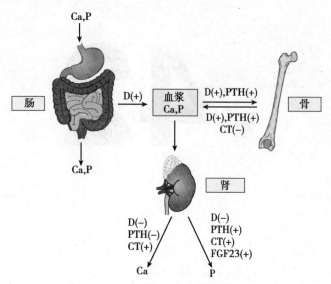

图 42-1 促进骨矿物质体内稳态一些机制。显示了直接作用示出和反馈可能改变净效应。血清钙（Ca）和磷（P）的浓度主要与三个激素 $1,25(OH)_2D_3$（D）、成纤维细胞生长因子 23（FGF23）和甲状旁腺激素（PTH）有关，通过它们对从肠和骨的吸收以及从肾的排泄来进行调控。PTH 和 $1,25(OH)_2D_3$ 可增加钙与磷从骨到血清的输入和促进骨形成。$1,25(OH)_2D_3$ 也增加钙、磷从肠道的吸收。$1,25(OH)_2D_3$ 可减少钙和磷的尿排泄，而 PTH 可降低钙、但会增加磷的排泄。FGF23 可促进磷酸盐的肾脏排泄。降钙素（calcitonin,CT）是一个不太重要的钙体内稳态激素，但在药理学浓度时，可通过抑制骨吸收和促进其肾脏排泄而降低血清的钙和磷。反馈可能改变所显示的效果；例如，由于对钙从肠的吸收作用和对 PTH 的作用，而维生素 D 通常会增加尿钙排泄。

是因为它必须被进一步被代谢才能获得生物活性（图 42-3）。维生素 D_3 是在紫外线 B（UVB）辐射下（例如：在阳光下）由它的前体 7-脱氢胆固醇在皮肤中产生的。初始产物维生素 D_3 前体，经历了对温度敏感的异构化为而成为维生素 D_3。维生素 D_2 的前体是麦角甾醇（ergosterol），它存在于植物和真菌（蘑菇）。在 UVB 辐射下，它经历了类似于维生素 D_2 的转化。因此，维生素 D_2 仅来自饮食，而维生素 D_3 可来自皮肤或饮食，或两者兼有。这两种维生素 D 的后继的代谢基本相同，并如图 42-3 中"维生素 D_3 代谢"所示。第一步是维生素 D 的 25-羟基化成 25-羟维生素 D[$25(OH)D$]。肝和其他组织中的许多酶执行这一功能，其中 CYP2R1 是最重要的。然后 $25(OH)D$ 在肾和别处被代谢成有活性的激素 1,25-二羟维生素 D [$1,25(OH)_2D$]。PTH 刺激肾产生 $1,25(OH)_2D$，而 FGF23 是抑制性的。血磷酸盐和钙水平的升高也抑制 $1,25(OH)_2D$ 的产生，部分原因是它们对 FGF23（高磷酸盐刺激 FGF23 的产生）和 PTH（高钙抑制 PTH 的产生）的作用所致。$1,25(OH)_2D$ 抑制其自身的产生，但至少同样重要的是，它可刺激 24-羟化酶（24-hydroxyase,CYP24A1），该酶启始 $1,25(OH)_2D$ 的分解代谢、抑制 PTH 的产生，然后刺激 FGF23 的产生，所有这些共同降低 $1,25(OH)_2D$ 水平。其他组织也可产生 $1,25(OH)_2D$；这种生产的控制不同于肾，这将在随后讨论。PTH、FGF23 和 $1,25(OH)_2D$

之间的复杂相互作用，将在后面详细讨论。

总而言之：$1,25(OH)_2D$ 可像钙那样的抑制 PTH 的产生，但它可刺激 FGF23 的产生。磷酸盐既刺激 PTH、又刺激 FGF23 的分泌。反过来，PTH 可刺激 $1,25(OH)_2D$ 的产生，而 FGF23 是抑制性的。$1,25(OH)_2D$ 可促进肠道吸收钙与磷酸盐。$1,25(OH)_2D$ 和 PTH 可促进骨形成和骨吸收，这是部分地由于通过刺激成骨细胞（osteoblasts）和破骨细胞（osteoclasts）的增殖和分化所致。PTH 和 $1,25-(OH)_2D$ 均可增强肾对钙的保留，但 PTH 却像 FGF23 那样促进肾脏磷排泄。而 $1,25(OH)_2D$ 它可促进肾重吸收磷酸盐。其他激素——降钙素（calcitonin），催乳素（prolactin），生长激素（growth hormone），胰岛素（insulin），甲状腺激素（thyroid hormone），糖皮质激素（glucocorticoids）和性激素（sex steroids）——可影响在某些生理情况下钙与磷酸盐体内平衡，并且可以被视为继发性调节物。这些继发性调节物在生理范围内的缺乏或过量并不产生钙与磷酸盐体内稳态的扰动，而这种扰动在 PTH，FGF23 和维生素 D 缺乏或过量的情况下可以观察到。其某些继发性调节物——尤其是降钙素，糖皮质激素和雌激素——在治疗上是有用的，并在随后的部分中讨论。

除了这些激素调控物，钙和磷酸盐本身，其他离子如钠和氟化物，以及和许多种药物［二膦酸盐（bisphosphonates），普卡霉素（plicamycin）和利尿剂］也可改变的钙与磷酸盐体内稳态。

骨矿物质体内稳态的主要激素调控物

甲状旁腺激素

甲状旁腺激素（Parathyroid hormone,PTH）是 84 个氨基酸组成的单链多肽激素。它在甲状旁腺生产是含有 115 个氨基酸的前体物，而在被分泌之前将其余 31 氨基末端氨基酸裂解出去。在甲状旁腺内，钙敏感蛋白酶（calcium-sensitive protease）能够将完整的激素分解成片段，从而提供一种钙限制 PTH 产生的机制。第二种机制涉及钙敏感受体（calcium-sensing receptor, CaSR），当它被钙刺激时，它会减少 PTH 的产生和分泌。甲状旁腺还含有维生素 D 受体（vitamin D receptor, VDR）和产生 $1,25(OH)_2D$ 的酶 CYP27B1，从而使循环的或内源性产生的 $1,25(OH)_2D$ 能够抑制 PTH 的产生。$1,25(OH)_2D$ 也可诱导 CaSR，使甲状旁腺对钙的抑制更敏感。生物活性位于 PTH 的氨基末端区域，因此可合成的 PTH 1-34[像特立帕肽（teriparatide）那样]]生物活性位于氨基末端区域，因此合成的 PTH 1-34 是完全有活性的。如果缺少氨基端的前 2 位氨基酸，则可能丧失大部分生物活性。

完整的 PTH 的代谢清除迅速，其半衰期以分钟计。其大多数由肝和肾清除。完整激素的代谢过程中产生的无活性的羧基末端片段，其清除慢得多，特别是在肾衰竭时。以往用它就解释了在肾衰竭的患者通过放免法对羧基末端区域分子直接测定激素时，显示出很高的 PTH 值的原因。但是现在，常用的 PTH 检测方法可以区分完整的 PTH 1-34 和大的无活性的片段，因而就可能更精确地评估肾衰竭患者的有活性的 PTH 的状态。

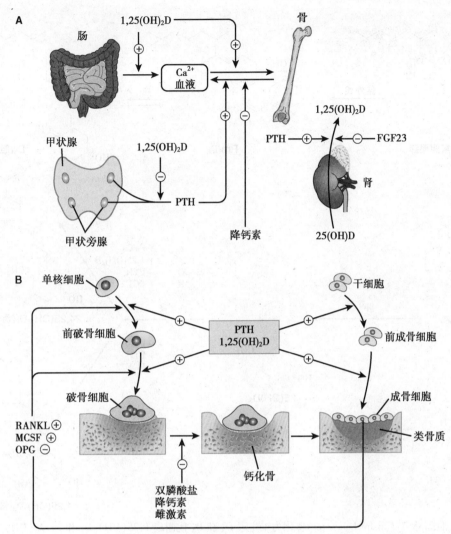

图 42-2 调控骨矿物质体内稳态的激素相互作用。在体内(A),肾脏在甲状旁腺激素调控下促进 1,25(OH)₂D 的生成,而成纤维细胞生长因子 23(FGF23)则抑制其生成。反过来,1,25(OH)₂D 可抑制甲状旁腺生成的 PTH 和促进骨释放 FGF23。1,25(OH)₂D 是肠吸收钙和磷酸盐的主要调节物。在骨(B)的水平,无论是 PTH 或是 1,25-(OH)₂D 都可以调节骨形成和骨吸收,它们各自均能促进两个过程。这是通过它们促进由前成骨细胞的增殖和分化为成骨细胞(骨形成细胞)而完成。PTH 和 1,25-(OH)₂D 促进由成骨细胞引起的 RANKL 的表达,其中,成骨细胞与 MCSF,促进分化和其后的破骨细胞(骨再吸收细胞)激活。过量的 FGF23 通过抑制 1,25(OH)₂D₃ 的生成和降低磷酸盐水平而导致软骨病。MCSF(macrophage colony-stimulating factor),巨噬细胞集落刺激因子;OPG(osteoprotegerin),骨原壳蛋白;RANKL(RANK ligand),RANK 配体,激活核因子 κB 的受体的配体

PTH 可调节骨骼和肾脏细胞膜对钙、磷酸盐的跨膜外流,而导致血清钙水平升高。磷酸盐水平下降(图 42-1)。在骨,PTH 可增加破骨细胞(主要功能与骨吸收有关)的活性和数量(图 42-2)。然而,这种对破骨细胞的刺激并非直接作用。而相反,PTH 可作用于成骨细胞(骨形成细胞)以诱导膜结合并分泌一种称为 **RANK 配体(RANK ligand,RANKL)**的可溶型蛋白。RANKL 作用于破骨细胞和破骨细胞的前体,以提高破骨细胞的数量和活性。这一作用可增加骨重构,这是一种由破骨细胞的骨吸收起始、继而形成成骨细胞的骨生成的、特定顺序的细胞事件。**地舒单抗(denosumab)**,它是一种可抑制

RANKL 作用的抗体,已被开发用于治疗骨质疏松症和某些癌症患者的过度骨吸收。PTH 还可抑制由骨细胞产生和分泌的硬化蛋白(sclerostin)。有一些蛋白可以通过抑制 Wnt 通路阻断成骨细胞增殖,硬化蛋白是其中之一。因此,PTH 间接地增加成骨细胞(与骨形成有关的细胞)的增殖。抗硬化蛋白的抗体在临床试验中用于治疗骨质疏松症。虽然 PTH 可增强骨吸收和骨形成,但过量的内源性 PTH 的纯净效果(net effect)是增加骨吸收。然而,以低剂量和间歇法给予内源性 PTH,则可增加骨形成而不出现首先的促进骨吸收。这一纯净同化代谢作用可能是间接的,它涉及其他生长因子,如胰岛素样

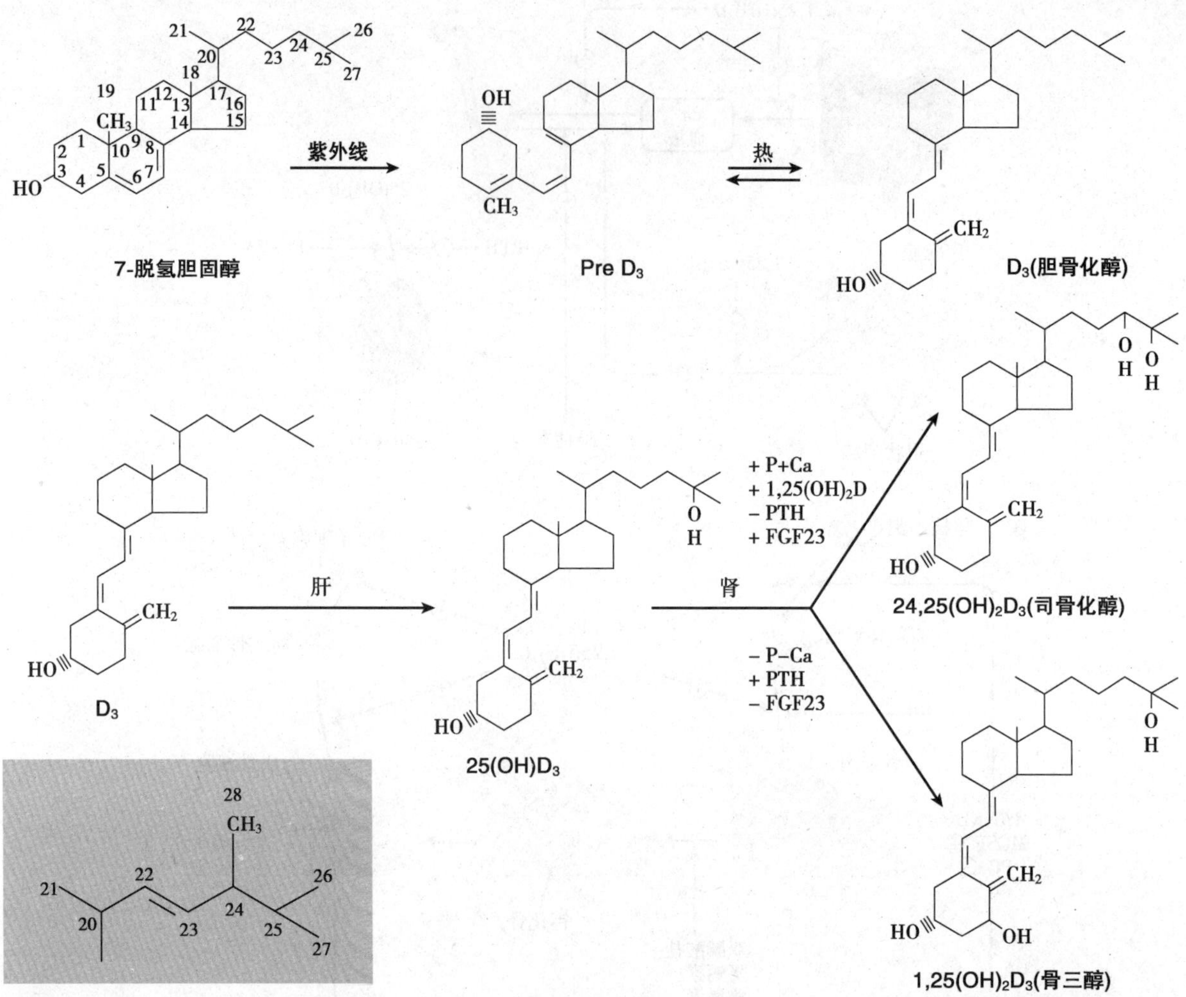

图 42-3 7-脱氢胆固醇(7-dehydrocholesterol)转化为维生素 D_3 和 D_3 代谢成 $1,25(OH)_2D_3$ 和 $24,25(OH)_2D_3$。后一过程的调控主要在肾,其中低血清磷、低血钙和高甲状旁腺激素有利于生成 $1,25(OH)_2D_3$,而纤维细胞生长因子 23 抑制其生成。插图显示侧链为麦角骨化醇(ergocalciferol)。麦角固醇经历相似转换成为维生素 D_2(麦角骨化醇),维生素 D_2 则可反过来被代谢为 $25(OH)D_2$、$1,25(OH)_2D_2$ 和 $24,25(OH)_2D_2$。在人体,对应的 D_2 和 D_3 衍生物具有同等的效效应和效价强度,因此它们在正文中简称时没有进行下标区分

生长因子-1(insulin-like growth factor 1,IGF-1)以及上述的对硬化蛋白的抑制。这些同化代谢作用就导致了被批准的将重组的 PTH 1-34[特立帕肽(teriparatide)]用于治疗骨质疏松症。在肾,PTH 可增加肾小管再吸收钙和镁,但可降低其再吸收磷酸盐、氨基酸、碳酸氢盐、钠、氯和硫酸盐。如前所述的,PTH 对肾脏的另一个重要作用是它可促进[$1,25(OH)_2D$]的生成。

维生素 D

维生素 D 是皮肤的 7-脱氢胆固醇(7-dehydrocholesterol)在紫外辐射的影响下,产生的开环固醇类化合物(secosteroid)。维生素 D 也存在于某些食品并加入乳制品和其他食物。食物中既含有天然形式的维生素 D_3[vitamin D_3,胆骨化醇(cholecalciferol)],又含有植物衍化的形式[维生素 D_2,麦角骨化醇(ergocalciferol)]。这些形式的不同之处在于麦角钙化醇含有双键(C_{22-23})和一个侧链附加的甲基(图 42-3)。麦角骨化醇及其代

谢物与维生素 D 结合蛋白(DBP)的结合,不如胆骨化醇及其代谢物与 DBP 的结合;DBP 是血液中维生素 D 的主要转运蛋白;其结合物具有不同的分解代谢途径。因此,麦角骨化醇及其代谢物与 DBP 的结合物的半衰期比胆骨化醇者为短。这将影响治疗策略,待讨论。然而,这些有活性的代谢物的关键步骤和生物活性是相对的,因此有例外,下面的讨论都适用于这两种形式的维生素 D。

维生素 D 是一些生物活性的代谢物的前体物(图 42-3)。维生素 D 首先在肝和其他组织中被羟基化成为 25-羟维生素 D[25-hydroxyvitamin D,$25(OH)D$]。如上所述,有些酶具有 25-强化酶的活性。该代谢物在肾被进一步转化为一些其他形式,研究得很透彻的是被两种酶 CYP27B1 和 CYP24A1,相应地被代谢为 1,25 二羟维生素 D[$1,25(OH)_2D$]和 24,25-二羟维生素 D[$24,25(OH)_2D$]。维生素 D 代谢的调节是复杂的,它涉及钙、磷酸盐和许多激素,其中最重要的是和 FGF23;PTH 可以刺激肾脏产生 $1,25(OH)_2D$;FGF23 则可以抑制之;而同时相互抑制或促进 24,25($OH)_2D$ 的生成。CYP24A1(24-位羟化

25(OH)D 和 1,25(OH)₂D 的酶)的重要性已在缺乏该酶的儿童中得到了很好的显示:他们体内的钙和 1,25(OH)₂D 水平很高,导致了由于肾钙沉着和结石引起的肾损伤。天然代谢物中,只有维生素 D 和 1,25(OH)₂D[如骨化三醇(calcitriol)]可用于临床(表 42-1)。还有一些合成的 1,25(OH)₂D 的类似物,被推广并将它们用于各种非经典的疾病。例如:**卡泊三醇(calcipotriol**,calcipotriene)正在用于治疗过度增生性皮肤疾病的银屑病(第 61 章)。**度骨化醇(doxercalciferol)**和**帕立骨化醇(paricalcitol)**已被批准由于治疗慢性肾脏疾病患者的继发性甲状旁腺功能亢进。**艾地骨化醇(eldecalcitol)**正在日本进行治疗骨质疏松症的 3 期临床试验。其他类似物也正在进行治疗各种肿瘤的研究。

表 42-1　维生素 D 及其主要代谢物和类似物

化学和通用名称	缩略语
维生素 D₃[Vitamin D₃;胆骨化醇(cholecalciferol)]	D₃
维生素 D₂[Vitamin D₂;麦角骨化醇(ergocalciferol)]	D₂
骨化二醇(25-Hydroxyvitamin D₃;calcifediol)	25(OH)D₃
骨化三醇(1,25-Dihydroxyvitamin D₃;calcitriol)	1,25(OH)₂D₃
司骨化醇(24,25-Dihydroxyvitamin D₃;secalcifediol)	24,25(OH)₂D₃
二氢速固醇(Dihydrotachysterol)	DHT
卡泊三醇(Calcipotriene,calcipotriol)	无
度骨化醇(1α-Hydroxyvitamin D₂;doxercalciferol)	1α(OH)D₂
帕立骨化醇(19-nor-1,25-Dihydroxyvitamin D₂;paricalcitol)	19-nor-1,25(OH)D₂

维生素 D 及其代谢物在血浆循环时紧密与维生素 D 结合蛋白(vitamin D-binging protein,BDP)相结合。相比之下,这一 α 球蛋白与 25(OH)D 和 24,25(OH)₂D 结合的亲和力较高,而对维生素 D 和 1,25(OH)₂D 的亲和力较低。越来越多的证据表明正是这些游离型的或结合型的代谢物都具有活性。这有很重要的临床意义,因为 BDP 在人群中存在不同的类型,它们对维生素 D 代谢物的亲和力有一定的差异。这种个体差异与游离型的代谢物的部分(fraction)相关。另外,如上所述,BDP 与 D₂ 代谢物的亲和力比与 D₃ 的亲和力为弱。注射的骨化二醇,在正常人,其终了半衰期为 23 日,而在无肾者约 42 日。24,25(OH)₂D 的半衰期大概相似。维生素 D 的示踪研究显示,它可从血液迅速清除。肝脏似乎是清除的主要器官。过量的维生素 D 被储存于脂肪组织。骨化三醇(1,25[OH]₂D)在人体内的代谢清除则相反地表明其周转快速,测得的终了则半衰期以小时计。有些

1,25(OH)₂D 类似物与 BDP 的结合很少。其结果是,它们的清除非常迅速,其半衰期只有几分钟。这种些类似物具有比骨化三醇引起的高血钙、高尿钙效应少的特点,这对于可以将它们用于治疗诸如牛皮癣和甲状旁腺功能亢进时,是很重要的。

维生素 D 代谢产物的作用机制仍在积极研究中。然而,骨化三醇已成为在促进对于肠道钙和磷酸盐转输以及骨吸收方面的最有效药物。骨化三醇对肠的作用,既可通过诱导新的蛋白质合成[例如:钙结合蛋白和 TRPV6,(一种肠钙通道)],又可通过调节刷状缘钙流和基底外侧膜的调制的过程(它们不需要新蛋白质合成)。骨化三醇对骨的分子作用很少受到关注。然而,像 PTH 一样,骨化三醇能诱导成骨细胞和蛋白质[如骨钙蛋白(osteocalcin),它能调节矿化过程]的 RANK 配体。代谢物 25(OH)D 和 24,25(OH)₂D 对促进肠道钙和磷酸盐转运输或骨吸收作用非常小。

1,25(OH)₂D(VDR)的特异性受体存在于几乎所有的各种组织中,而不仅仅是肠、骨和肾;因此,已经力图开发将以这些非经典组织靶的为目标的 1,25(OH)₂D 的类似物,它们不会增加血清钙。这些非经典性的,包括调节 PTH、胰岛素和肾素的分泌;树突状细胞以及 T 细胞的分化;以及一些癌细胞的增殖和分化。因此,1,25(OH)₂D 及其类似物的临床利用正在扩大。

成纤维细胞生长因子 23

成纤维细胞生长因子 23(fibroblast growth factor 23,FGF23)是具有 251 个氨基酸的单链蛋白,它包括一个 24 个氨基酸的前导序列。它可抑制 1,25(OH)₂D 的生成和肾脏磷酸盐重吸收(通过磷酸钠共转运蛋白 NAPi2a 和 2c),这就可导致低磷血症和循环中 1,25(OH)₂D 的不适当低水平。虽然 FGF23 原先是在某些间叶组织肿瘤分离出来的,但其主要生成部位似乎是成骨细胞和破骨细胞。然而,其他组织也生成 FGF23,但水平较低。FGF23 本身的分泌需要 O-糖基化(O-glycosylation),这种 O-糖基化是由糖基转移酶(glycosyl transferase,GALNT3)介导的。GALNT3 突变可导致伴有磷酸盐和 1,25(OH)₂D 升高的关节周围组织磷酸钙积异常[瘤钙质沉着(tumoral calcinosis)]。正常情况下,FGF23 的 RXXR 位点(176~179 位氨基酸)被酶裂解而失活。这一位点的突变可导致 FGF23 过量,这就是在常染色体显性遗传低磷血症性佝偻病的根本问题。其类似的疾病,X-关联低磷佝偻病(X-linked hypophosphatemic rickets),则是由于 PHEX(一种内肽酶)的突变所致,最初认为是 FGF23 被裂解。但是,这一概念已被证明是不正确的的,因而 PHEX 突变导致 FGF23 升高的机制仍然不明。在有辅助受体(accessory receptor)Klotho 存在时,FGF23 可与 FGF 受体 1 和 Ⅲc 结合。信号转导必须有 Klotho 和 FGF 受体的存在。Klotho 的突变则可破坏 FGF23 的信号转导,这就导致磷酸盐和 1,25(OH)₂D 水平升高,这是与使 FGF23 或 GALNT3 失活非常相似的一种显型(phenotype)。1,25(OH)₂D 和磷酸盐可促进 FGF23 的生成,并可直接或间接地被存在于骨细胞的牙本质基质蛋白 DMP1(dentin matrix protein)所抑制。DMP1 突变可导致 FGF23 水平增加和骨软化症(osteomalacia)。

甲状旁腺激素，成纤维细胞生长因子 23 和维生素 D 的相互作用

甲状旁腺激素（PTH），成纤维细胞生长因子 23（FGF23）和维生素 D 对 3 个主要靶组织——肠、肾和骨——的主要作用，并以摘要的方式列于表 42-2。PTH 的净效应为升高血清钙和降低血清磷酸盐；FGF23 的净效果是降低血清磷酸盐；维生素 D 的净效果是使两者均升高。钙和磷酸盐的体内稳态调节是通过多种重要的反馈回路而实现。钙是 PTH 分泌的主要调节者之一。它可与一种新型离子识别位点结合［该位点是 Gq 蛋白偶合受体、称作钙敏感受体（calcium sensing receptor, CaSR）的一部分，该受体可利用磷酸肌醇第二信使系统将细胞外钙浓度的变化与细胞内游离钙的变化联系起来］。由于血清钙水平上升并激活这一受体，以致细胞内钙水平升高和抑制 PTH 分泌。这一被钙所抑制的 PTH 分泌以及肾素和动脉利钠肽分泌的抑制，与钙可以刺激其他组织（如：胰的 β 细胞）的作用正好相反。磷酸盐则通过与血清钙形成复合物而直接或间接地调节 PTH 的分泌。由于甲状旁腺可感知细胞外离子化钙的浓度，因此当血清磷酸盐水平升高时，离子化钙水平降低，从而导致 PTH 分泌增加。这种负反馈调节作用适合于 PTH 升高血清钙和降低血清磷酸盐的净效应。同样，高水平的钙和磷酸盐可减少由肾生成 $1,25(OH)_2D$ 的量，而增加生成 $24,25(OH)_2D$ 的量。

高血清钙可通过减少 PTH 分泌而直接和间接地发挥作用。高磷酸盐则可通过增加 FGF23 的水平作而直接和间接地发挥作用。因为 $1,25(OH)_2D$ 可升高血清钙与磷酸盐，而 $24,25(OII)_2D$ 的作用较小，这样的反馈调节很合适。$1,25(OH)_2D$ 可通过对 PTH 基因转录的抑制而直接抑制 PTH 分泌（不依赖于其对血清钙的作用）。这就又提供了另一负反馈回路。在慢性肾衰竭患者，常常产生 $1,25(OH)_2D$ 不足，这就失去了这种 $1,25(OH)_2D$ 介导的反馈回路所致的磷酸盐排泄和肠钙吸受损而导致继发性甲状旁腺功能亢进。$1,25(OH)_2D$ 的这一直接抑制 PTH 分泌的能力正在将骨三醇

的同类物研发利用，因为它们对肠钙吸收的作用较小而对血清钙的影响不大。正在准备将这类药物用于治疗伴有慢性肾病的继发性甲状旁腺功能亢进，并且对一些的原发性甲状旁腺功能亢进可能有用。$1,25(OH)_2D$ 也可促进 FGF23 的生成。这就完成了负反馈回路，其中，在发生低磷血症时，FGF23 可抑制 $1,25(OH)_2D$ 的生成，反过来又抑制 FGF23 的生成和促进 $1,25(OH)_2D$ 的生成。

骨矿物质动态平衡的继发性激素调节物

许多激素可以介导 PTH，FGF23 和维生素 D 在调控骨矿物质动态平衡方面的作用。与 PTH、FGF23 和维生素 D 相比，这种次级调控对骨矿物质体内稳态生理影响是次要的。然而，在药理学剂量时，这些激素中有些（包括降钙素、糖皮质激素和雌激素）具有骨矿物质体内稳态的机制，这就能够作为治疗研发之用。

降钙素

由哺乳动物甲状腺的滤泡旁细胞分泌的降钙素（calcitonin）是一种单链肽激素，具有 32 个氨基酸，分子量为 3 600，位于 1 和 7 之间的二硫键对其生物活性是必需的。降钙素是从具有分子量 15 000 的前体生成的。循环型的降钙素的形态是多样的，从单体（分子量 3 600）到甚至分子量为 60 000 的不等。这种异质性，是否包括前体的形式的或共价连接的寡聚体，尚不明。由于其化学异质性，降钙素的制剂是在大鼠以生物检定进行标准测定的。其活性是与标准品相比较而得［该标准品由英国医学研究会（British Medical Research Council, MRC）保存］，并以 MRC 单位标示。

人降钙素单体的半衰期约 10 分钟。鲑降钙素（salmon calcitonin）的半衰期较长（40~50 分钟），这就使它更适合于治疗应用。大部分在经肾脏代谢清除，尿液只有少量完整的降钙素。

表 42-2　甲状旁腺激素、维生素 D 和成纤维细胞生长因子 23 对肠、骨和肾的作用

	甲状旁腺激素	维生素 D	成纤维细胞生长因子 23
肠	增加钙和磷酸盐的吸收［通过增加 $1,25(OH)_2D$ 的生成］	通过 $1,25(OH)_2D$ 增加钙和磷酸盐的吸收	通过减少 $1,25(OH)_2$ 的生成而减少钙和磷酸盐的吸收
肾	减少钙排泄，增加磷酸盐排泄，刺激 $1,25(OH)_2D$ 的生成	$25(OH)D$ 和 $1,25(OH)_2D$ 可能降低钙和磷酸盐的排泄[1]	增加磷酸盐排泄，降低 $1,25(OH)_2D$ 的生成
骨	高剂量可增加钙和磷酸盐的再吸收。低剂量可能增加骨生成	通过增加 $1,25(OH)_2D$ 而增加钙和磷酸盐的再吸收；可能通过 $1,25(OH)_2D$ 增加骨生成	由于低磷酸盐血症而降低化作用
对血清水平的净效应	血清钙升高，血清磷酸盐降低	血清钙和磷酸盐均升高	血清磷酸盐降低

[1] 直接作用。维生素 D 还可由于增加肠的钙吸收率和降低甲状旁腺素而间接增加尿钙

降钙素的主要作用是通过对骨和肾的作用而降低血清钙与磷酸盐。降钙素可抑制破骨细胞骨吸收。虽然在给予降钙素后并不首先影响骨形成，但随后可使骨形成和骨吸收都降低。在肾脏，降钙素可降低钙与磷酸盐重吸收以及其他离子，包括钠，钾和镁的重吸收。骨和肾以外的一些组织也受降钙素的影响。在药理学剂量的降钙素可减少胃泌素分泌并降低胃酸产量，同时增加肠的钠，钾，氯和水的分泌。五肽胃泌素（pentagastrin）是降钙素分泌的强力刺激物（如在高钙血症），这提示胃泌素和降钙素之间可能存在生理关系。在成人的缺乏降钙素（甲状腺切除）的病例或降钙素过量（甲状腺髓样癌）的病例，并未展现可证明的问题。然而，降钙素可阻断骨吸收和降低血清钙的能力，使其成为治疗佩吉特病（Paget's disease）、高钙血症，骨质疏松症的有用药物，虽然其疗效比其他现有药物为低。

糖皮质激素

糖皮质激素可通过拮抗维生素 D 促进肠道钙的转运、通过促进肾排泄钙以及通过阻断骨形成而改变骨矿物质的体内稳态。虽然这些观察强调糖皮质激素对骨矿物质动态平衡的不利影响，但已证明这些激素在逆转淋巴瘤和肉芽肿性疾病（如：结节病，其失控的 1,25[OH]D 异常生成）或在维生素 D 中毒病例伴有的高钙血症，是有益的。长期应用糖皮质激素是引起成年人骨质疏松症的以及可引起儿童儿骨骼发育不良的常见原因。

雌激素

雌激素可以预防当前绝经期的加速骨损失以及在绝经后妇女至少能短暂增加骨质。

普遍的假说曾对将这些观察解释为雌激素可降低 PTH 的骨吸收作用。应用雌激素可导致血中 1,25(OH)$_2$D 水平升高，但在体外试验（in vitro），雌激素并没有对 1,25(OH)$_2$D 生成的直接作用。在体内试验（in vivo），给予雌激素治疗后 1,25(OH)$_2$D 水平的升高，可能是由于血清钙和磷酸盐的降低以及 PTH 的增加所致。然而，雌激素也增加肝脏产生 DBP，这就增加了循环中的维生素 D 代谢物的总浓度而并没有增加所需要的游离的水平。已经发现骨中存在雌激素受体以及雌激素对骨重构有直接作用。近期的、在缺少雌激素受体或不可能生成雌激素（因为芳香酶缺陷）的男性病例报道，他们有明显的骨质疏松和骨骺关闭障碍。这进一步证实了雌激素在骨发育中的作用，甚至在男性。对骨矿物质提体内稳态失调的主要治疗应用雌激素是治疗或预防绝经后骨质疏松症。然而，长期使用雌激素失去了青睐，因为担心其有害的不良反应。现已研发了选择性雌激素受体调节药（selective estrogen receptor modulators，SERMs），它们可以保持对骨骼的有益作用，同时尽量减少对乳腺，子宫和心血管系统的有害作用（见文本框：骨质疏松症的较新疗法，以及第 40 章）。

骨质疏松症的较新疗法

骨经历涉及骨吸收和生成的连续重构（remodeling）过程。任何通过增加相对于生成的吸收而破坏这种平衡，则可以产生骨质疏松症。性激素的生成不足是男性和女性骨质疏松症的主要原因。绝经期的雌激素替代疗法是一种在妇女行之有效的预防骨质疏松症的手段，但许多妇女担心其不良影响，尤其是持续使用雌激素可增加患乳腺癌的风险（已证明，可以采用循环使用孕激素以避免患子宫内膜癌风险的增加），并且不喜欢常伴随这种疗法出现的持续性月经出血。对于这种治疗的医疗研究热忱已经减退。因为结果显示了于它并不能防止心脏疾病的发生。雷洛昔芬（raloxifene）是选择性雌激素受体调节药（selective estrogen receptor modulators，SERMs）（见第 40 章）中第一个被批准用于预防骨质疏松症的药物。雷洛昔芬既具有一些雌激素对骨的有益作用，但又不增加患乳腺癌或子宫内膜癌的危险性（实际上它可减少患乳腺癌的风险）。虽然在增加骨密度方面的效果不如雌激素，但却已显示雷洛昔芬可减少椎骨骨折。

也已经研发了在治疗骨质疏松症可有效减少骨折风险的非激素类药物。已证实连续使应用至少 5 年二膦酸盐类（bisphosphonates），如：阿仑膦酸钠（alendronate）、利塞膦酸钠（risedronate）和伊班膦酸钠（ibandronate）可增加骨密度，减少骨折；阿仑膦酸钠剂量为每日 10mg 或每周 70mg；利塞膦酸钠的剂量为每日 5mg 或每周 35mg；伊班膦酸钠的剂量为每日 2.5mg 或每月 150mg。以阿仑膦酸钠和降钙素（另一个被批准的治疗骨质疏松症的非雌激素类药物）一对一的临床试验表明，阿仑膦酸钠的疗效较高。二膦酸盐吸收较差，因此必须在空腹时服用或静脉输注。使用的较高口服剂量治疗 Paget 病时，阿仑膦酸钠可引起胃刺激，但在推荐用于骨质疏松症的剂量时，患者以一杯水的送服药物并保持直立，它并不是一个重要的问题了。最近批准的治疗骨质疏松症的药物是特立帕肽（teriparatide），PTH 1-34 的重组药。与其他被批准的治疗骨质疏松症药物不同，特立帕肽可促进骨形成，而不是抑制骨吸收。

但是，特立帕肽必须每日皮下注射。其预防骨折的疗效似乎至少与二膦酸盐一样。在所有的病例，必须保持摄取足够的钙和维生素 D。

因此，我们现在有几个治疗这个令人衰弱的普通疾病具有充分验证的、有效的证据。在欧洲，有已经使用了好几年雷奈酸锶（strontium ranelate）的大型临床试验，其效果良好；预期在美国可批准使用。

影响骨矿物质体内稳态的非激素药物

二膦酸盐类

二膦酸盐是焦磷酸盐类似物,其中的 P-O-P 键被一个不可水解的 P-C-P 键所替换为(图 42-4)。现在使用的有**依替膦酸盐(etidronate)、帕米膦酸盐(pamidronate)、阿仑膦酸盐(alendronate)、利塞膦酸盐(risedronate)、替鲁膦酸盐(tiludronate)、伊班膦酸盐(ibandronate)、唑来膦酸盐(zoledronate)**。由于研发出了更强的二膦酸盐类,依替膦酸盐已少用。

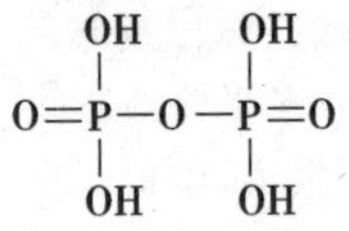

有机焦磷酸

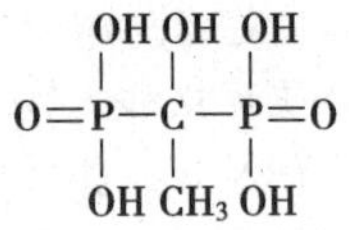

依替膦酸盐:乙烷-1-羟基-1,1-二膦酸盐

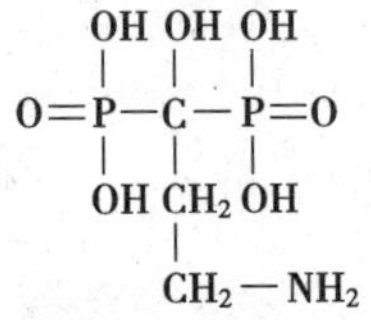

帕米膦酸盐:3-氨基-1-羟基-亚丙基-二膦酸盐

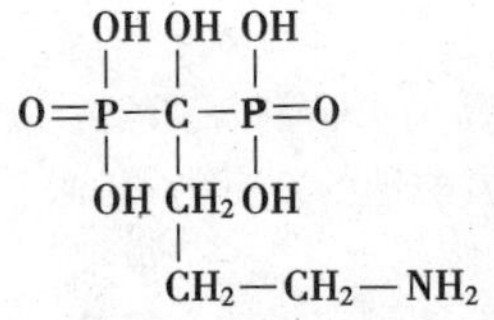

阿仑膦酸盐:4-氨基-1-羟基-亚丁基-二膦酸盐

图 42-4 焦磷酸盐和在美国被批准的前 3 个二膦酸盐类药物

在动物和临床研究的结果表明,这些药物被吸收的只有小于口服剂量的 10%。再者,食物可减少吸收,这就必须在空腹服用。口服双膦酸盐类药物(利塞膦酸盐,阿仑膦酸盐,伊班膦酸盐)的主要不良反应是对食管和胃的刺激,这就限制了上消化道疾病患者使用口服给药途径。这种并发症可以通过输注帕米膦酸盐、唑来膦酸盐和伊班膦酸盐来规避。静脉给药也允许更大量的药物进入体内并显著减少给药频率(如:唑来膦酸盐每年输注一次)。几乎近一半被吸收的药物蓄积在骨;其余的以原形由尿排泄。对肾功能低下者需降低剂量。药物保留在骨的量,部分取决于骨转换率;药物往往可保留于骨几个月到几年。

二膦酸盐类具有对骨矿物质的体内稳态的多种作用。因此,二膦酸盐可用于治疗恶性肿瘤相关的高钙血症、Paget 病以及骨质疏松症(见方框:骨质疏松症的较新疗法)。它们的临床用途和毒性,至少有一部分是由于它们能够在骨骼系统内外延缓羟基磷灰石晶体的形成和溶解。有些较新的二膦酸盐可呈现良好的骨矿物质密度增加,远远超过预测的 2 年,仅限于减慢骨吸收间。这可能是由于它们的其他细胞效应,包括抑制 1,25$(OH)_2$D 生成、抑制肠钙转运、骨细胞代谢的变化(如:抑制糖酵解、抑制细胞生长以及对在酸性和碱性磷酸酶活性的改变)。

已经证明,氨基二膦酸盐,如:阿仑膦酸盐和利塞膦酸盐,可阻滞法尼焦磷酸合酶(farnesyl pyrophosphate synthase),它是对破骨细胞生存关键的甲瓦龙酸途径(mevalonate pathway)中的一种酶。至少在动物研究中显示了,降脂他汀类药物可阻断甲瓦龙酸的合成(第 35 章),刺激骨形成。因此,甲瓦龙酸途径对骨细胞功能方面似乎很重要,并对研发药物了提供新靶点。甲瓦龙酸途径的效应各异,它取决于所用的二膦酸盐(只有氨基二膦酸具有这种特点),因而这可能是临床观察到的不同二膦酸盐在对骨矿物质体内稳态的作用有差异的原因。

除了几个问题(依替膦酸盐在比被批准的剂量大的时候可出现矿化的缺陷;口服的二膦酸盐可引起胃和食道的刺激)以外,这些药物已被证明,在治疗骨质疏松症时采用推荐的剂量显然没有不良反应。通过用一杯水服用药物的方法并保持直立 30 分钟,或采用这些制剂的静脉注射,可以将食道刺激减到最小限度。其他的并发症,如:下巴骨坏死(osteonecrosis of the jaw,ONJ)已受到重视,但在使用常规剂量二膦酸盐的患者很罕见(可能是 1/100 000 患者·年),在静脉高剂量唑来膦酸盐用于控制骨转移和癌症引起的高钙血症时,这种并发症比较频繁。

最近,人们对过度的抑制骨转换提出了关注。这可能是患者长期双磷酸盐治疗时发生下股骨粗隆下骨折(subtrochanteric femur fractures)的原因。这种并发症,与颌骨坏死相比,似乎是罕见的,而这就使一些权威机构建议,在临床条件允许的情况下(即,认为如果停用双磷酸盐后骨折风险并不高),在治疗 5 年后可实行"药物休假"("drug holiday")。

地舒单抗

地舒单抗(denosumab)是一种完全人单克隆抗体,它可结合 RANKL 并拮抗其作用。如前所述,RANKL 是由成骨细和其他细胞(包括 T 淋巴细胞)产生的。它通过 RANK(RANKL 的受体,位于破骨细胞和破骨细胞前体)刺激破骨细胞生成。地舒单抗通过干扰 RANKL 的功能而抑制破骨细胞的生成和活性。它在抑制骨吸收方面至少与强力的双膦酸盐一样有效,并已被批准用于治疗绝经后骨质疏松症和某些癌症(前列腺癌和乳腺癌)。后者的应用只限于因使用抑制性腺功能的药物导致的骨丢失和骨转移发展。地舒单抗每 6 个月皮下注射一次。该药似乎耐受性良好,但仍需考虑三个问题。首先,免疫系统中的许多细胞也表达 RANKL,这就提示使用地舒单抗可能会增加感染的风险。第二,由于地舒单抗抑制骨转换作用与强效双膦酸盐类似,因此可能会增加颌骨和股骨粗隆下骨折的骨坏死风险,尽管在 FDA 批准的临床试验中没有报道。第三,地舒单抗可导致短暂性低钙血症,特别是在有明显骨丢失(骨饥饿)或受损钙调节机制的患者中,包括慢性肾脏疾病和维生素 D 缺乏。

拟钙药(calcimimetics)

西那卡塞(cinacalcet)是一类新的、可以激活前文曾提的对钙敏感受体(calcium sensing receptor,CaSR)类药物的第一个代表药。CaSR 分布广泛,但它在甲状旁腺中的浓度最大。西那卡塞通过这一机制可阻滞 PTH 分泌,并已被批准用于治疗慢性肾脏病的继发甲状旁腺功能亢进和治疗甲状旁腺癌。CaSR 拮抗药还正在研发，可能用于甲状旁腺功能低下或用于骨质疏松症（作为一种间歇刺激 PTH 分泌的手段）。

普卡霉素

普卡霉素（plicamycin，mithramycin）是一种细胞毒类抗生素（第 54 章），它已用于临床治疗 2 种骨矿物质代谢疾病：Paget 病和高钙血症。其细胞毒的性质似乎涉及它与 DNA 结合并中断引导 RNA 的合成。它在治疗 Paget 病和高钙血的应用原因尚不清楚，但可能与维持骨吸收需要的蛋白质合成有关。治疗 Paget 病和高钙血所需的剂量是产生细胞毒作用所需量的约十分之一。**由于对这类的其他药物的研发，已少用普卡霉素。**

噻嗪类利尿药

噻嗪类药物的化学和药理学已于第 15 章讨论。噻嗪类药物主要应用于治疗骨矿物质疾病在于其减少钙的肾排泄。噻嗪类可能增加 PTH 的促进肾小管的钙重吸收的有效性，或可能作用于钙的重吸收（继发于近端小管钠重吸收的增加）。在远端小管，噻嗪类药物可阻滞其内腔表面的重钠吸收，这就增加了基底膜的钙-钠交换，从而增加这个部位钙的重吸收进入血液（图 15-4）。已有证明，在特发性高钙尿症患者，噻嗪类可有效地减少其高钙尿和尿结石形成发生率。它们有效地降低结石形成的部分原因可能在于其减少尿草酸排泄，并增加尿中镁和锌的水平（镁和锌都可抑制草酸钙结石形成）的能力。

氟化物

已公认氟化物对于预防龋齿是有效的，并一直在研究它对骨质疏松症的治疗。这两种治疗应用起源于在流行病学观察中发现，生活在自然含氟水（1~2ppm）地区的人比生活在不含氟水地区的人，较少发生龋齿和更少发生椎体压缩性骨折。氟化物可积累于骨骼和牙齿，在那里它可以形成稳定的羟基磷灰石晶体。这一机制可以解释氟化物的增加阻止龋齿的功效，但并不能解释其促进新骨生长的能力。

如果在恒牙萌出前饮用，则饮水中的氟化物似乎可最有效的预防龋齿。饮用水中的最佳浓度是 0.5~1ppm。如果刚刚萌出，局部应用是最有效的。恒牙完全形成之后给予氟化物则很少有益。饮用水中氟化物过量（超过 1ppm）可导致牙釉质斑纹，与浓度成正比。

由于骨质疏松症患者缺乏促进新骨生长的物质，已经研究了氟化物对该疾病的问题（见下文"骨质疏松症"）。早期的研究结果表明，单独的氟化物而没有足够的钙补充剂，则可以发生软骨病。最近的有足够的钙补充剂的研究，证明了改善钙平衡可增加骨矿物质和增加骨小梁体积。尽管氟化物对骨量有些有希望的影响，但临床研究未能证明骨折有可靠减少，并且还有些研究显示骨折率有所增加。目前，氟化物未被 FDA 批准用于骨质疏松症的治疗或预防，而且似乎不太可能。

在测试较大剂量氟化物效果时所观察到的不良反应，包括恶心和呕吐，胃肠道出血，关节痛和关节炎（患者的很大一部分）。这些反应往往采取降低剂量或随餐给予氟化物（或两者）。

雷奈酸锶

雷奈酸锶（strontium ranelate）由有机离子雷奈酸结合两个原子锶所组成。虽然在美国尚未被批准，但该药正在欧洲用于治疗骨质疏松症。雷奈酸锶可呈现阻断破骨细胞的分化而促进其凋亡，从而抑制骨吸收。同时，雷奈酸锶也呈现促进骨形成。与二膦酸盐、地舒单抗或特立帕肽不同，该药会增加骨形成标志物，而抑制骨吸收标志物。大规模的临床试验已经证明其在增加骨密度，减少脊柱和髋部骨折的疗效。迄今的报道，其毒性类似于安慰剂。

■ 临床药理学

个别的骨矿物质体内稳态障碍患者通常存在血清或尿液钙水平（或两者）的异常，常伴有异常血清磷酸盐水平。这些不正常的矿物质浓度本身就可能导致需要立即处理的症状（例如：恶性高钙血症的昏迷，低钙血症的手足抽搐）。更常见的是，它们可作为激素调节所致病症（例如：原发性甲状旁腺功能亢进症）、靶组织反应障碍（例如：慢性肾脏疾病）、或药物误用（例如：维生素 D 中毒）的线索。在这种情况下，治疗的致病的障碍是最重要的。

由于骨和肾在骨矿物质体内稳态方面起到中心的作用，所以能改变骨矿物质体内稳态的疾病通常会继发地影响这两个组织中的一个或两个。对骨的作用能够导致骨质疏松（骨质丧失异常；而骨的组织学正常），骨软化症（由于矿化不足而骨形成异常），或纤维性骨炎（过度骨吸收伴有吸收腔和骨髓与纤维化替代）。涉及骨的生化标志，包括化包括骨碱性磷酸酶和骨钙蛋白（osteocalcin）和 I 型胶原的 N-端 C-端的多肽等骨骼同工酶（反映成骨细胞活性）以及耐酒石酸磷酸酶、胶原降解产物在血清和尿的水平（反映破骨细胞活性）。当血清钙与磷的乘积升高超过［能发生异位钙化（ectopic calcification）的限度］时，或当尿钙与草酸盐（或磷酸盐）的乘积（可导致肾石病）时，这就会涉及肾。涉及肾的微妙早期迹象如：多尿、夜尿以及低渗尿。肾钙质沉着（nephrocalcinosis）和结石的影像学证据一般在后期才能观察到。最好是通过监测肌酐清除率的下降来了解肾衰竭的程度。

另一方面，慢性肾脏疾病可以是由于钙和磷酸盐调控变化、1,25(OH)$_2$D 的生成降低以及继发性甲状旁腺功能亢进所致骨病的一个主要原因。

血清钙及磷酸盐水平异常

高钙血症

高钙血症可导致中枢神经系统抑制，包括昏迷，并且是潜在的致命。其主要的原因（噻嗪类治疗除外）是甲状旁腺功能亢进症和伴有或无伴有无骨转移的癌症。较少见的原因是维生素D过多症(hypervitaminosis D)、结节病、甲状腺毒症、乳-碱综合征(milk-alkali syndrome)、肾上腺皮质功能不全以及制动术(immobilization)。除了维生素D过多症以外,其余的很少需要紧急降低血清钙。控制高钙血危象有许多手段。

盐水利尿

在程度严重到足以产生症状的高钙血症,需要快速降低血清钙。第一个步骤包括用盐水再水化和用利尿药呋塞米。虽然呋塞米在这方面的疗效尚未被证明,它似乎逐渐不再用作此用途。大多数呈现严重高钙血症的患者,由于脱水,可具有可观的肾前氮质血症(prerenal azotemia),它可防止肾脏代偿血钙上升而从尿中排泄更多的钙。因此,开始时可输注生理盐水500~1 000ml/h以扭转脱水和恢复尿流量而自行显著地降低血清钙。随再水化加用袢利尿药,如呋塞米,不仅可增强尿流量,而且也能抑制 Henle 袢升支对钙的重吸收(第15章)。对易感患者监测中心静脉压,对预防发生充血性心力衰竭和肺水肿很重要。在很多患者,盐水利尿足以将血钙水平降低到能更明确诊断和治疗的基本状态的水准。如果不是这种情况,或是需要更长时间的高钙血症治疗,可应用下面的制剂(按优先的顺序讨论)。

二膦酸盐

已被批准用于恶性高钙血症治疗是帕米膦酸盐(pamidronate),60~90mg,静脉输注维持2~4小时,或唑来膦酸盐(zoledronate),4mg,静脉输注维持至少15分钟;它们在很大程度上是取代了用于该适应证的低效依替膦酸盐(etidronate)。二膦酸盐的疗效通常可持续几周,但是,如果肾功能未受损,必要时还可以隔7日重复一次。有些患者在输注后出现自限流感样综合征(self-limited flu-like syndrome),但继续输注一般就没有这一副作用了。重复使用该药已与肾脏恶化和颌骨坏死有关,但这种不良反应属于罕见。

降钙素

已证明,降钙素(calcitonin)作为辅助治疗,在某些患者是有益的。降钙素本身很少使血钙恢复正常,而且可频繁地发生耐受性。然而,它由于其无毒而可以允许频繁地使用高剂量(200MRC单位或更多)。对血清钙的作用在4~6小时内呈现,并持续6~10小时。鲑降钙素(calcimar)可用于肠胃外和经鼻给药。

硝酸镓

硝酸镓(gallium nitrate)已被 FDA 批准用于治疗恶性肿瘤的高钙血症。它可抑制骨吸收。以每日200mg/m² 体表面积的剂量、溶于5%右旋糖连续静脉输注,共5日,已证明,硝酸镓在癌症病人降低血清钙的效果优于降钙素。由于其潜在的肾毒性,在开始输液前患者应充分地水化,并有良好的肾输出。

普卡霉素

普卡霉素(plicamycin,mithramycin),由于它的毒性,不是治疗高钙血症的首选药物。然而,当其他治疗失败后,可静脉给予普卡霉素25~50µg/kg,通常可在24~48小时内基本上降低血清钙。该效果可以持续数日。根据需要可重复该剂量。最危险的毒性反应是突发性血小板减少症并伴有出血。也可能发生肝和肾毒性。其低钙血症,恶心和呕吐可能使治疗受限制。在使用此药物的同时,必须仔细监测血小板计数、肝肾功能和血清钙水平。

磷酸盐

磷酸盐经静脉给药可能是降低血清钙最快和最可靠的方法,但如果处理不当,这是一个危险的过程。静脉磷酸盐只用于在采用了其他治疗(二膦酸盐,降钙素,和盐水利尿)未能控制症高钙血症状的时候才能应用。磷酸盐必须缓慢给注射(元素磷50mmol 或 1.5g 需6~8 小时),并且在患者的高钙血症症状消失后即刻改用口磷酸盐(元素磷1~2g/d,下面所示的品种之一)。静脉注射磷酸盐治疗的风险包括突然的低钙血症、异位钙化、急性肾衰竭以及低血压。如果不仔细监测血清钙与磷酸盐水平,口服磷酸盐也可导致异位钙化和肾衰竭但风险较小,发病时间更长。口服和静脉注射磷酸盐是其钠盐或钾盐。提供1g 元素磷所需的用量如下:

静脉注射:
In-Phos,40ml;或 Hyper-Phos-K,15ml
口服:
Fleet Phospho-Soda:6.2ml;或 Neutra-Phos:300ml;K-Phos-Neutral:4 片

糖皮质激素

糖皮质激素在紧急治疗高钙血症方面没有明确的作用。然而,在结节病、维生素D中毒和某些癌症的慢性高钙血症,糖质激素治疗在几天内可以有应答。虽然等效剂量的其他的糖皮质激素也有效,但常用泼尼松口服 30~60mg/d。然而对这些疾病,使用糖皮质激素的合理性各不相同。结节病的高钙血症继发于 1,25(OH)₂D 的产量增加,可能是由结节病组织本身引起的。糖皮质激素治疗针对结节病组织,导致恢复正常血清钙水平和降低 1,25(OH)₂D 水平。用糖皮质激素治疗维生素D过多可能并不在于显著改变维生素D代谢,但被认为是减少维生素D介导的肠钙转运。但尚未排除的是糖皮质激素有一个降低维生素D介导的骨吸收的作用。糖皮质激素对肿瘤的高钙血症的作用可能是双重的。恶性肿瘤对糖皮质激素的应答最好(即,多发性骨髓瘤和淋巴组织增生相关疾病),对糖皮质激素的细胞溶解作用敏感。因此其一部分效果的可能与减少肿瘤的质量和活性有关。也已显示了糖皮质激素可抑制由多发性骨髓瘤和相关的癌的分泌与促进破骨细胞骨吸收有关的细胞因子或作用。其他原因的高钙血症——尤其是原发性甲状旁腺功能亢进——对糖皮质激素治疗并不应答。

低钙血症

低钙血症的主要特征是神经肌肉方面的——抽搐、感觉异常、喉痉挛、肌肉痉挛及惊厥。成人低钙血症的主要原因是甲状旁腺功能减退、维生素D缺乏症、慢性肾病及吸收不良。低钙血症也可以伴随发生于输注强效双膦酸盐和地舒单抗治疗骨质疏松症之时，但这很少有临床意义，除非患者在输注开始时已经低钙。新生儿低钙血症是一种常见的疾病，它通常不经治疗就可恢复。PTH、维生素 D 和降钙素在新生儿综合征方面的作用正在积极研究。大量输注枸橼酸化血液可继发于由于形成枸橼酸钙复合物而出现低钙血症。钙和维生素 D（或其代谢物）成为治疗低钙血症的主体药物。

钙

许多钙制剂可用于静脉、肌内注射和口服。葡萄糖酸钙（calcium glucepate，钙 0.9mEq/ml）、葡萄糖酸钙（calcium gluconate，钙 0.45mEq/ml）及氯化钙（calcium chloride，钙 0.68 ~ 1.36mEq/ml）可用于静脉注射治疗。可优选葡萄糖酸钙，因为它对静脉刺激性较小。口服制剂包括碳酸钙（calcium carbonate，含 40% 钙），乳酸钙（calcium lactate，含 13% 钙），磷酸钙（calcium phosphate，含 25% 钙）及枸橼酸钙（calcium citrate，含 21% 钙）。

常常首选碳酸钙的制剂是因其含钙百分比高，易于获得（例如：Tums），价廉，及具有抗酸特性。在胃酸缺乏的患者，碳酸钙应与餐同服以增加吸收其，或给患者换成枸橼酸钙，它吸收的更好些。也可用维生素 D 和钙的组合制剂，但治疗必须针对个体患者和个体疾病，否则，固定的剂量组合将失去灵活性。

治疗症状严重的低钙血症，可以采用缓慢输注 5 ~ 20ml 的 10% 葡萄糖酸钙注射液。快速输注可导致心律失常。不太严重低钙血症最好采用足以提供约 400 ~ 1 200mg/d 元素钙的口服剂型（1 ~ 3g 碳酸钙）治疗。必须调整剂量，以避免高钙血症和高钙尿症。

维生素 D

当需要迅速发生作用时，首选维生素 D 的代谢物 $1,25(OH)_2D_3$（骨化三醇），$0.25 ~ 1\mu g/d$，因为它能够在 24 ~ 48 小时内提高血清钙。骨化三醇也升高血清磷酸盐，虽然在治疗早期通常观察不到这一作用。骨化三醇和维生素 D 代谢物和类似物对钙与磷酸盐的联合作用使我们要特别仔细监测这些矿物质的水平，以防止异位钙化（继发于异常高的血钙×磷酸盐乘积而发生的）。由于选择适当的维生素 D 代谢物或类似物作为长期治疗低钙血症是取决于基础疾病的性质，所以关于维生素 D 治疗就放在特殊疾病的标题下进一步讨论。

高磷酸盐血症

高磷酸盐血症（hyperphosphatemia）是肾衰竭的常见并发症，并也发现于所有类型（特发性、手术和假性）的甲状旁腺功能减退症、维生素 D 中毒和罕见的肿瘤钙质沉着（tumoral calcinosis）综合征（一般是由于缺乏有活性的 FGF23 所致）。高磷血症很少有必要紧急处理，但可以通过透析或葡萄糖和胰岛素输注治疗。在一般情况下，高磷血症的控制可采用限制食物中的磷酸盐，加上使用结合磷酸盐的凝胶，如：**司维拉姆（sevelamer）**或**碳酸镧**以及钙补充药。因为它们有潜在的诱导铝相关性骨病，所以当其他措施失败时，应尽量少用含铝抗酸药以控制高磷血症。在慢性肾脏病患者中，由于异位钙化的风险，以致不再强调使用大剂量钙来控制高磷血症了。

低磷酸盐血症

多种病症与低磷酸盐血症（hypophosphatemia）相关联，包括原发性甲状旁腺功能亢进/维生素 D 缺乏/特发性高钙尿症伴有有活性的 FGF23 增多（如 X 相关和常染色体显性低血磷性佝偻病、肿瘤诱导的骨软化症）、各种其他形式的肾磷酸盐消耗综合征[例如：范可尼（Fanconi）综合征]、过度使用磷酸盐结合药及磷酸盐含量不足的肠外营养。急性低磷血症可能导致细胞内高能量有机磷酸酯[例如：三磷酸腺苷（ATP）]水平降低，通过降低红细胞 2,3-二磷酸甘油酸水平而干扰正常的血红蛋白对组织的氧转移，并导致横纹肌溶解。然而，临床很少看到低磷血症的显著严重影响，而且一般也不是应急处理的适应证。其长期反应，包括近端肌无力和异常骨矿化（骨软化症）。因此，在应用能够引起发生低磷酸盐血症的一些治疗方式（如：应用磷酸盐结合物，某些类型的静脉营养）和治疗某些可以引起低磷酸盐血症的疾病时（如：各种类型的低磷酸盐血症性佝偻症）应避免出现低磷酸盐血症的出现。上文已论及口服磷酸盐制剂。

与骨矿物质调节激素有关的特殊疾病

原发性甲状旁腺机能亢进

这个相当常见的疾病，如果伴有症状和显著的高钙血症，最好是手术治疗。已进行过口服磷酸盐和二膦酸盐的试验，但不能推荐。无症状的轻度患者往往未见恶化，并且可以不进行治疗。前面讨论过拟钙药**西那卡塞（cinacalcet）**，已被批准用于继发性甲状旁腺功能亢进，并在进行对原发性甲状旁腺功能亢进的治疗的临床试验。如果这种药物被证明有效而且经济上也有益，本病的医疗管理将需要重新考虑。原发性甲状旁腺功能亢进常伴有低水平的 25(OH)D，这提示轻度维生素 D 缺乏可能是导致 PTH 水平升高的原因。已有证明，在这种情况下补充维生素 D 对于血清和尿钙水平的进一步升高是安全的，但是当提供维生素 D 时，仍应监测钙。

甲状旁腺功能减退症

在 PTH 缺乏（特发性或外科性甲状旁腺功能减退症）或靶组织对 PTH（假性甲状旁腺功能减退症）的反应异常时，血钙可下降和血清磷酸盐可上升。在这些患者，$1,25(OH)_2D$ 水平通常较低，这可能反映其 $1,25(OH)_2D$ 生成缺 PTH 的刺激。特发性或外科性甲状旁腺功能减退症患者，除了周转率缓慢以外，其骨骼是正常的。一些患者假性甲状旁腺功能减退症患者似乎有纤维性骨炎，这表明这些患者的正常或高的 PTH 能够作用于骨，但不作用于肾脏。假性甲状旁腺功能减退症与特发性甲状旁腺功能减退症之间的区别在于 PTH 水平正常还是偏高，但假性甲状旁腺功能减退症患者肾反应低下（即环磷酸腺苷或磷酸盐的减少排泄）。

主要的治疗目标是恢复正常血钙和正常血磷酸盐。以往，给予维生素 D（D_2、D_3 均可，25 000 ~ 100 000 单位，每周 3 次）和膳食补充剂钙。给予钙三醇可使血清钙更快上升。许多用维生素 D 治疗的患者可发生高钙血症和高钙尿症。发生该并发症时，停用骨三醇治疗比使用维生素 D 逆转得更快。这对于常发生高血钙危象的患者很重要。治疗甲状腺功能减退症的全长 PTH(natpara)，其Ⅲ期临床试验显示了可减少对大剂量钙和骨化三醇的需求，而降低高钙尿的风险。目前 FDA 正在评估这种情况。

营养性维生素 D 缺乏或不足

现在正在以赞赏的态度重新衡量一向认为维生素 D 的水平是维持良好健康之所以是必需的，是由于它可以作用于大量的、与骨和矿物质代谢有关细胞类型。25(OH)D 的水平高于 10ng/ml，对防止佝偻病或骨软化症是必需的。然而，大量的流行病学和一些前瞻性试验数据表明，需要更高的水平，如:20~30ng/ml，才能优化肠钙吸收、优化累积和维护骨量、减少跌倒和骨折和防止很多疾病，包括糖尿病、甲状旁腺功能亢进症、自身免疫性疾病和癌症。

医学研究所(the Institute of Medicine, IOM)的一个专家小组最近建议，20ng/ml(50nmol/L)的水平就足够了，尽管最高 50ng/ml(125nmol/L)也是安全的。一般认为，对于 1 岁至 70 岁之间的个体，600IU/d 的维生素 D 也足以达到这些目标，尽管多达 4 000IU 也是安全的。这些建议主要基于评估跌倒和骨折的随机对照临床试验(RCT)的数据;认为支持维生素 D 的非骨骼效应的数据太初级了(因为缺乏对一些其他作用的 RCT)，因此不能用于他们的建议。一些维生素 D 专家认为这些建议的下限太低，上限太严格，因此内分泌学会发表了一组不同的建议，建议 30ng/ml 是更合适的下限。然而，要求从 RCT 获得更好的临床数据(尤其是非骨骼性作用)是合适的。IOM 指南(至少在关于较低的维生素 D 补充推荐水平方面)似乎不太可能纠正由于肥胖、肤色暗淡、日光暴露能力有限或吸收不良所致的个体的维生素 D 缺乏。维生素 D 缺乏或不足可以通过较大的剂量(D$_2$ 或 D$_3$,1 000~4 000IU/d 或 50 000IU/周，持续数周)来治疗。没有其他维生素 D 代谢物是适合的。因为血液中维生素 D$_3$ 代谢物的半衰期大于维生素 D$_2$ 的半衰期，所以使用维生素 D$_3$ 而不是维生素 D$_2$ 补充是有好处的，尽管按日程或周程给药时，其差异可能并不明显。饮食中还应含有适量的钙，因为一些研究表明钙与维生素 D 在许多作用方面有协同作用。

慢性肾病

影响骨矿物质体内稳态的慢性肾疾病的后遗症是缺乏 1,25(OH)$_2$D 的生成、伴有离子钙水平降低的磷酸盐滞留以及继发性甲状旁腺功能亢进症(由于甲状旁腺对降低的离子钙水平和降低的 1,25(OH)$_2$D 水平的反应所致)。在这一疾病中水平也升高了(部分原因是由于磷酸盐的增多)，它继而导致肾减少 1,25(OH)$_2$D 的产生。尽管还在研究，但在肾衰竭的早期阶段，抗 FGF23 的抗体导致 1,25(OH)$_2$D 水平不能正常化了。随着受损的 1,25(OH)$_2$D 生成，钙从肠道的吸收少了，而且在 PTH 的影响下骨被再吸收也少了。其结果是常发生低钙血症，进一步发展成继发性甲状旁腺功能亢进症。骨骼显示混合的骨软化和纤维性骨炎。

与低钙血症相反，在与慢性肾脏疾病相关的一些患者,经常可能由于过度的钙治疗而变为高钙血症了。然而，最常见的引起高钙血症的原因是严重继发性[有时也被称为三发性(tertiary)]甲状旁腺功能亢进症的发生。在这种情况下，血液 PTH 水平非常高。血清碱性磷酸酶水平也往往是高的。往往需要甲状旁腺切除术治疗。

少见的导致高钙血症的情况是一种骨疾病的发生，其特征是骨细胞活性和钙对骨损失的缓冲作用的明显降低[骨无力病(adynamic bone disease)]。在不存在肾功能时，所有从肠道吸收的钙都累积于血液。因此，这类患者对 1,25(OH)$_2$D 的高钙血作用非常敏感。这些个体一般具有较高的血钙水平，但碱性磷酸酶和 PTH 水平接近正常。这些患者的骨铝含量可能高[尤其是在矿化前沿(mineralization front)]，它可阻断正常骨矿化作用。这些患者对甲状旁腺切除反应良好。用于螯合铁的去铁胺(deferoxamine)(第 57 章)，也可结合铝，因此正被用于治疗这种疾病。然而，随着含铝的磷酸盐结合药应用的减少，大多数骨无力病患者与铝沉积无关联，但都与过度的 PTH 分泌抑制有关。

维生素 D 制剂

在慢性肾病拟使用的维生素 D 制剂时选择，取决于骨疾病和甲状旁腺功能亢进症的类型和程度。维生素 D 缺乏或不足的患者首先应该使用维生素 D 使其 25(OH)D 水平恢复到正常(高于 30ng/ml)。1,25(OH)$_2$D$_3$[骨化三醇(calcitriol)]可迅速校正低钙血症并且和至少可以部分地反转继发甲状旁腺功能亢进及纤维性骨炎。许多肌肉无力和骨痛的患者可感到健康有改善。

在美国被批准用于治疗慢性肾病继发性甲状旁腺功能亢进的两个骨化三醇类似物为**度骨化醇(doxercalciferol)和帕立骨化醇(paricalcitol)**[在日本被批准的、用于这方面治疗的是马沙骨化醇(maxacalcitol, 22-oxa-calcitriol)和氟骨化三醇[falecalcitriol, 26,27F$_6$-1,25(OH)$_2$D$_3$)]。它们的主要优点是，对于任何 PTH 降低的患者，它们不像骨化三醇那样，不太可能引起高钙血症(氟骨化三醇则不那么真实)。它们最大的好处是能用于骨化三醇可能导致不可接受的高血钙水平的患者。

无论使用何种药物，必须仔细注意血清钙和磷酸盐的水平。钙×磷酸盐的乘积(以 mg/100ml 计)小于 55，是期望的钙和磷酸盐正常范围。以饮食和透析以及限制磷酸盐(饮食和口服磷结合药)进行调整钙应与使用维生素 D 代谢物一起进行。监测血清 PTH 和碱性磷酸酶水平，在确定治疗是否有效的纠正或防止继发甲状旁腺功能亢进方面十分有用。在透析的患者中，一般认为 PTH 值大约为正常上限值的两倍者是预防无力性骨病(adynamic bone disease)的理想值。虽然不是广泛应用，但是为了定量的织形态计量，进行皮骨活检(percutaneous bone biopsies)可能有助于选择适当的治疗和随访治疗的有效性，特别是在怀疑具有无力性骨病的病例。不像血清值可迅速变化，骨骼的形态改变需要几个月到几年。监测维生素 D 代谢物的血清水平对于了解依从性、吸收和代谢是有用的。

肠性骨营养不良

一些胃肠疾病和肝病可导致钙与磷酸盐体内稳态失常,它最终导致骨疾病。随着减肥手术变得越来越普遍,这个问题很可能会增加。在这些患者的骨骼展示出骨质疏松症和骨软化症的组合。与肾性骨营养不良相反,纤维性骨炎不会出现。这类疾病的重要的共同特点是钙和维生素 D 的吸收不良。另外,肝病可能减少维生素 D 生成 25(OH)D,虽然它对所有患者都很重要,但终端肝衰竭的重要性仍存在争议。维生素 D 的吸收不良可能是不仅限于外源维生素 D,因为肝脏还向胆汁分泌大量维生素 D 代谢物和结合物,而这些代谢物和结合物通常(可能)在远端空肠和回肠中重新吸收。对这一过程的干扰,除了限制膳食维生素 D 的吸收外,还可能消耗体内的内源维生素 D 代谢物。

在轻度吸收不良者,给予大剂量的维生素 D(25 000~50 000 单位,每周 3 次)足以将血清 25(OH)D 水平提高到正常范围。许多严重病患者对维生素 D 没有应答。以其他代谢物治疗的临床经验有限,但骨化三醇和骨化二醇(以类似于推荐用于治疗肾性骨营养不良的剂量)已被成功地应用。理论上,在这些条件下应首选骨化二醇,因为在这些患者,肾将 25(OH)D 代谢为 1,25(OH)$_2$D 和 24,25(OH)$_2$D 的功能并未受损。然而在美国不再使用骨化二醇了。无论骨化三醇和 24,25(OH)$_2$D 对逆转骨病可能都很重要。肌内注射维生素 D 是一种替代疗法,但是目前美国还没有 FDA 批准的供肌内注射的制剂。皮肤仍然是维生素 D 生产的良好来源,尽管还需要注意防止过度暴露于 UVB(即避免晒伤)以降低光老化和皮肤癌的风险。

如在以上讨论过其他疾病一样,用维生素 D 及其代谢物治疗肠性骨营养不良,应伴随适当的饮食补钙,并监测血清钙和磷

酸盐水平。

骨质疏松症

骨质疏松症(osteoporosis)的定义为骨的异常损耗诱发骨折。它最常见于绝经后的妇女,但也发生在男性。美国的中老年妇女和男性骨折的每年直接医疗费用估计至少为 200 亿美元,而且还随着人口的年龄增加而增长。骨质疏松症最常见的原因是由于绝经后性腺功能缺失所致,但它也可能作为长期应用药糖皮质激素或其他药物(包括一些能抑制性激素生产的药物)的不良反应;作为内分泌疾病(如:甲状腺功能亢进或甲状旁腺功能亢进)的症状;作为吸收不良综合征的一个特征;作为酗酒和吸烟的后果;或是并无明显的原因[特发性(idiopathic)]而发生的疾病。图 42-5 列出了可以逆转骨质疏松的骨损耗的一些药物。绝经后的骨质疏松症可以伴随 1,25(OH)$_2$D 水平降低和肠钙转运减少。这种类型的骨质疏松症是由于雌激素生产减少,因此可以用雌激素(采用含孕激素的子宫环,以防止子宫内膜癌)治疗。然而,考虑到雌激素会增加患乳腺癌的风险以及未能减少、甚至心脏疾病的发生,已经降低了这种治疗方式的热忱,至少在老年人群如此。

双膦酸盐是强力骨吸收抑制药。它们增加了骨密度,降低了髋部、脊柱和其他部位骨折的风险。**阿仑膦酸盐、利塞膦酸盐、伊班膦酸盐和唑来膦酸盐**被批准用于治疗骨质疏松症,其日剂量:阿仑膦酸盐 10mg/d,利塞膦酸盐 5mg/d,伊班膦酸盐 2.5mg/d。其周剂量:阿仑膦酸盐 70mg/周,利塞膦酸盐 35mg/周;其月剂量:表伊班膦酸盐 150mg/月;或每季度(每 3 个月)注射伊班膦酸盐 3mg;或每年输注唑来膦酸盐 5mg。这些药物在男性和女性以及各种原因的骨质疏松都有效。

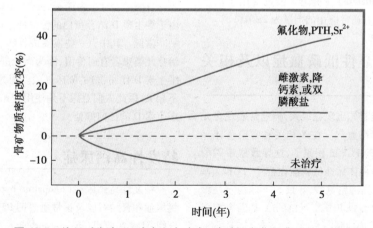

图 42-5　绝经后发病、经治疗和未治疗、随时间变化的典型骨矿物质密度改变。在未治疗的情况下,男性和女性在衰老过程中有骨丢失。氟化物,锶(Sr^{2+})和甲状旁腺激素(PTH)可促进新骨形成,受试者在整个治疗期间其骨密度增加反应良好,尽管 PTH 还可激活骨吸收。与此相反,雌激素、降钙素和二膦酸盐可阻滞骨吸收。这就因为骨形成最初并未降低而导致骨矿物质密度暂短升高。然而,随着时间的推移,骨形成和骨吸收由于这些纯抗骨吸收药而均被减少,而且骨矿物质密度达到一个新的平台

如前所述，已经研发了可以防止应用雌激素会增加乳腺癌和子宫癌的风险、但又保留了对骨有益的、类雌激素的选择性雌激素受体调节药（selective estrogen receptor modulators，SERMs）（见第 40 章）。SERM 类药物雷洛昔芬（raloxifene）就是一个被批准用于治疗骨质疏松症的这类药物。像他莫昔芬（tamoxifen）一样，它可降低患乳腺癌的风险。雷洛昔芬可以防止脊柱骨折，但不是髋部骨折——不像二膦酸盐、地舒单抗和特立帕肽那样能防止两种骨折。雷洛昔芬并不能妨止潮热，并具像雌激素同样的增加静脉血栓性栓塞的风险。为了对抗与骨质疏松症相关的肠钙转运减少，常应用维生素 D 治疗加上补钙饮食。几项大规模研究已证明，补充维生素 D（800 国际单位／日）加上钙显示出可以改善骨密度、减少跌倒和防止骨折。骨化三醇和其类似物 1α(OH)D₃ 也已显示出能增加骨量和减少骨折。虽然其他国家将这些药物用于骨质疏松症，但 FDA 并未批准将它们用于骨质疏松症。

特立帕肽（teriparatide），PTH 1-34 的重组药，被批准用于治疗骨质疏松症。特立帕肽可每日皮下注射 20μg。特立帕肽促进新骨形成，但与氟化物不同的是，其新骨呈现结构正常，并且大量减少骨折的发生率。特立帕肽被批准使用刚刚 2 年。现正在进行二膦酸盐后 1 年或 2 年继续使用特立帕肽的临床试验，并期待其前景。将特立帕肽与二膦酸盐合用并未显示出比单独使用二膦酸盐有更大的功效。

降钙素已被批准用于治疗绝经后骨质疏松症。它已被证明能增加骨量、减少骨折，但仅在脊柱。它不会出现像二膦酸盐或特立帕肽一样的疗效。

地舒单抗（denosumab），RANKL 抑制剂，最近已被批准用于治疗绝经后骨质疏松症。每 6 个月皮下注射 60mg。像双膦酸盐一样，它抑制骨吸收和次级骨形成。在降低椎体和非椎体骨折的风险的方面，地舒单抗与强效双膦酸盐可相媲美。

雷奈酸锶（strontium ranelate）在美国未被批准用于治疗骨质疏松症，但正在欧洲使用，通常应用的剂量为 2g/d。

X 相关和常染色体显性低磷血症以及相关疾病

这些疾病虽然它们可能首先出现在成人，但通常表现在儿童期，如：佝偻病和儿童低磷酸血症。在 X 相关和常染色体显性低磷血症中，有生物活性的 FGF23 积累了，这导致尿中磷酸盐丢弃和低磷血症。在常染色体显性低磷酸血症中，FGF23 基因的突变取代了蛋白水解所需的精氨酸，导致 FGF23 稳定性增加。X 相关的低磷血症是由编码 PHEX 蛋白的 A 基因突变引起的，PHEX 蛋白似乎是肽链内切酶。

最初，人们将 FGF23 认为是 PHEX 的直接底物，但不久似乎就不这么认为了。肿瘤诱导的骨软化症是一种表型相似、而是由肿瘤细胞中 FGF23 的过度表达引起的、在成人中获得的综合征。对所有这些疾病的现代概念是：FGF23 阻断了磷酸盐的肾脏摄取和阻断了 1,25(OH)₂D 的产生，导致了儿童佝偻病和成人骨软化症。

磷酸盐对于正常的骨矿化至关重要；当磷酸盐储存不足时，就会出现类似于维生素 D 依赖性佝偻病的临床和病理表现。然而，受影响的儿童对用于治疗营养性佝偻病的标准剂量的维生素 D 没有反应。肾脏产生 1,25(OH)₂D 的欠缺可导致表型的形成，因为 1,25(OH)₂D 水平相对于观察到的低磷酸血症程度来说较低。低血清磷酸盐以及低、或低-正常血清 1,25(OH)₂D 的这种组合，提供了以口服磷酸盐（1~3g/d）和骨化三醇（0.25~2μg/d）治疗这些患者的合理性。这样联合治疗的报告，对于这个令人衰弱的疾病，是鼓舞人心的，尽管长期治疗常可引起继发性副甲状腺亢进症。

伪维生素缺乏性佝偻病和遗传性维生素 D 抵抗佝偻病

这些完全不同的常染色体隐性遗传病表现为儿童佝偻病，它对常规剂量的维生素 D 没有反应。伪维生素 D 缺乏性佝偻病（pseudovitaminD deficiency rickets）是由于一个单独的 1,25(OH)₂D 生成缺陷［由于 25(OH)-D-1α-羟化酶，（CYP27B1）突变所引起的］所致。这种疾病可以使用骨化三醇（0.25~0.5μg/d）进行治疗。遗传性维生素 D 抵抗性佝偻病（hereditary vitamin D resistant rickets，HVDRR）是由于维生素 D 受体基因的突变所导致。HVDRR 的 1,25(OH)₂D 的血清水平非常高，但在伪维生素 D 缺乏性佝偻病者血清钙水平异常的低。用大剂量骨化三醇治疗一直声称可使某些 HVDRR 患者血钙恢复正常，据推测，可能是这些患者的维生素 D 受体还具有部分功能，尽管许多患者对所有形式的维生素 D 完全抵抗。在有些儿童给予钙和磷酸盐输注显示出可纠正佝偻病，类似于在被删除 VDR 基因的小鼠进行的研究。这些疾病是罕见的。

肾病综合征

肾病综合征患者能丢失尿液中的维生素 D 代谢物，可能是由于维生素 D 结合蛋白的流失所致。此类患者 25(OH)D 的水平非常低。其中有一些发展成骨病。目前尚不清楚以维生素 D 治疗此类患者有何价值，因为尚未进行过维生素 D（或任何其他维生素 D 代谢物）的临床试验。因为这个问题与维生素 D 代谢不相关，因此人们意想不到使用较昂贵的维生素 D 代谢物代替维生素 D 的任何好处。

特发性高钙尿症

特发性高钙尿症（idiopathic hypercalciuria）的患者，具有高钙尿症和肾结石以及正常血清钙 PTH 水平的特征，患者可分为三组：①高吸收组（hyperabsorbers），患者的肠道吸收钙增加，导致血清钙高、PTH 低和尿钙的继发性增加；②肾钙泄漏组（renal calcium leakers），患者的滤过肾钙的重吸收减少，导致低血钙和高血清 PTH；③肾磷酸盐泄漏组（renal phosphate leakers），患者具有原发性磷酸盐肾重吸收减少，导致 1,25(OH)₂D 生成增多，增加肠道钙吸收，增加离子化血钙，PTH 水平低，以及尿钙的继发性升高。对于这个分类还有一些分歧，许多患者不容易归类。有许多轻度低磷酸盐血症患者，已用口服磷酸盐治疗后，在减少结石形成方面患者有了一定的成功。然而，对于在磷酸盐这种疾病的治疗的明确作用尚未建立。

使用氢氯噻嗪治疗,推荐剂量可高达 50mg,每日 2 次,或用氯噻酮,每日 50~100mg。不应使用袢利尿药,如:呋塞米(furosemide)和依他尼酸(ethacrynic acid),因为它们可增加尿钙排泄。噻嗪类利尿剂的主要不良反应,除了低钾血症、低镁血症和高血糖,还有高钙血症。这是很少见的,要进行一个以上的生物化学观察,除非患者只有一种病(如:骨更新加速的甲状旁腺功能亢进症)。相应地,应该在噻嗪治疗开始前要对患者进行关于此病的筛选,并监测血清钙和尿钙。

一种可以替代噻嗪类的药物是别嘌呤醇(allopurinol)。一些研究表明,高尿酸特发性高钙血症相关联,并且还表明,小的尿酸盐结晶病灶可能与导致特发性高钙血症具有草酸钙结石形成的特性有关。别嘌醇 100~300mg/d,可以通过尿酸排泄减少而减少结石的生成。

其他骨矿物质体内稳态性疾病

佩吉特骨病

佩吉特病(Paget's disease)是一种局部性骨骼病症,其特征是破骨细胞吸收失控并继发骨形成不良的增加。尽管一些研究表明,佩吉特氏病涉及麻疹相关病毒(measles-related virus),但其病因仍不明。虽然症状性骨质病较少见,但本病很常见。新进的研究表明这一感染可能生成一个因子,该因子可以增加由 1,25(OH)$_2$D 所产生的骨吸收刺激。生化指标为血清碱性磷酸酶和尿羟脯氨酸升高,有利于诊断。与影像学特征和骨扫描结果一起,这些生化测定提供了其后治疗有所依的好标志。

治疗的目标是减少骨痛和稳定或防止其他问题,例如:进行性畸形,骨折,听力损失,高输出性心力衰竭以及和固定性高钙血症。降钙素和二膦酸盐是治疗这种疾病的一线药物。如治疗失败,可能对普卡霉素会有反应。降钙素可于每日或隔日皮下或肌内注射,剂量为 50~100MRC 单位/日。鼻腔吸入,在 200~400 单位/日,也有效。已有人提出,这个初始方案无效时,可用更高剂量或更频繁的给药。改善骨痛以及降低血清碱性磷酸酶和尿羟脯氨酸含量需要几个星期到几个月。通常,在开始时降钙素反应良好的患者可能在后来会失去反应。这一不应性

(refractoriness)与抗体的发生无关。

在美国当前已被批准临床使用于治疗骨 Paget 病的二膦酸盐有依替膦酸钠(sodium etidronate,)、阿仑膦酸钠(sodium alendronate)、利塞膦酸钠(sodium risedronate)、和替鲁膦酸钠(sodium tiludronate)。其他二膦酸盐,包括帕米膦酸盐(pamidronate),正被用于其他国家。二膦酸盐的建议剂量是:依替膦酸钠,每日 5mg/kg;阿仑膦酸钠 40mg/d;利塞膦酸盐 30mg/d;替鲁膦酸盐 400mg/d。患者有反应的磷酸盐可以进行有预期的长缓解期(几个月到几年)。每疗程不应超过 6 个月,但如有必要,可在 6 个月后重复。依替膦酸的主要毒性,是在剂量大大高于每日 55mg/kg 时,发生软骨病以及骨折的发生率增加。较新的双磷酸盐类药物,如:利塞膦酸盐和阿仑膦酸钠没有这种不良反应。有些用依替膦酸盐治疗的患者出现骨痛(性质与骨软化的骨痛相似)。它在停药后就可消退。高剂量的阿仑膦酸钠和一些新的双磷酸盐类药物的主要不良反应副作用是对胃的刺激。它在停药后可逆转。

在一般良性疾病,如:佩吉特病,只有在其他毒性较低的药物(降钙素,阿仑膦酸钠)都失败而且症状使人衰弱时,才推荐使用一个具有潜在致死性的细胞毒类药物,如:普卡霉素。长期使用普卡霉素的临床资料尚不足以确定其长期治疗的实用性。然而,已经应用于短期疗程(每日静脉注射 15~25μg/kg,共 5~10 日),然后继以每周静脉注射 15μg/kg 来控制病情。

肠原性草酸尿

短肠综合征(short bowel syndromes)并伴有脂肪吸收不良的患者,可呈现出钙和草酸钙组成的肾结石。这类患者的特征为有尿钙水平正常或降低,但尿中草酸水平值升高。这些患者发生草酸尿可能有两方面原因:首先,在肠腔中,钙(已与脂肪结合)无法结合草酸盐,因而不能阻止其吸收;第二,肠道菌群,作用于到达结肠的增量营养物,产生大量草酸盐。虽然人们通常会避免对治疗草酸钙结石的患者补钙,但这也恰恰是肠原性草酸尿(enteric oxaluria)患者的实际情况。增加肠钙可结合过量的草酸,并阻止其吸收。每日给予 1~2g 碳酸钙,分次服用,并与仔细监测尿钙和草酸,以便确定尿中草酸下降但无增加尿钙的危险。

摘要:主要用于骨矿物质体内稳态疾病的药物

类别	作用机制	效应	临床应用	毒性
维生素 D,代谢物,同系物				
• 维生素 D$_3$(Cholecalciferol) • 维生素 D$_2$(Ergocalciferol) • 骨化三醇(Calcitriol) • 度骨化醇(Doxercalciferol) • 帕立骨化醇(Paricalcitol) • 卡泊三醇(Calcipotriene)	通过维生素 D 受体调节基因转录	促进肠钙吸收,骨钙再吸收,肾钙和磷酸盐再吸收 • 降低甲状旁腺激素(PTH) • 改善先天性免疫 • 抑制适应性免疫	骨质疏松症,骨软化症,肾衰竭,吸收不良,银屑病	高钙血症,高钙尿症 • 维生素 D 制剂比代谢物和类似物有更长的半衰期

续表

类别	作用机制	效应	临床应用	毒性
二膦酸盐类				
• 阿仑膦酸钠（Alendronate） • 利塞膦酸钠（Risedronate） • 伊班膦酸钠（Ibandronate） • 帕米膦酸钠（Pamidronate） • 唑来膦酸钠（Zoledronate）	有一部分是由于通过抑制法尼焦磷酸合成而抑制破骨细胞的活性	抑制骨再吸收和继发性骨形成	骨质疏松症,骨转移,高钙血症	骨无力,可能有肾衰竭,罕见下巴骨坏死,罕见股骨粗隆下骨折
激素类				
• 特立帕肽（Teriparatide） • 降钙素（Calcitonin）	这些激素可作用于其同族 G 蛋白结合的受体	特立帕肽促进骨转换率,降钙素抑制骨重吸收	两者都用于骨质疏松•降钙素用于高钙血症	特立帕肽可能引起高钙血症和高钙尿症
选择性雌激素受体调节药				
• 雷洛昔芬（Raloxifene）	选择性地与雌激素相互作用	抑制骨重吸收,但不刺激乳腺或子宫内膜增生	骨质疏松	不能防止潮热•增加血栓性静脉栓塞的风险
RANK 配体（RANKL）抑制药				
• 地舒单抗（Denosumab）	单克隆抗体•与 RANKL 结合并对抗刺激破骨细胞的分化和功能	抑制骨吸收	骨质疏松	可能增加感染的风险
钙受体激动药				
• 西那卡塞（Cinacalcet）	激活钙敏感受体	抑制 PTH 分泌	甲状旁腺功能亢进	恶心
矿物质				
• 钙（Calcium）,磷酸盐（Phosphate） • 锶（Strontium）	通过调节多种酶通路产生多种生理作用	锶可抑制骨重吸收和增加骨生成•骨矿物质化所需要的钙和磷酸盐	骨质疏松•骨软化症•缺乏钙或磷酸盐	异位钙化

制剂

通用名	制剂	通用名	制剂
维生素,代谢物,同类物		维生素 D$_3$ Cholecalciferol（D$_3$, vitamin D$_3$）	仿制药,Delta-D
骨化三醇（Calcitriol）		度骨化醇（Doxercalciferol）	仿制药,Hectorol
口服	仿制药,Rocaltrol	维生素 D$_3$ Ergocalciferol（D$_2$, vitamin D$_2$,calciferol）	仿制药,Drisdol,等
非肠道给药	Calcijex		

续表

通用名	制剂	通用名	制剂
帕立骨化醇（Paricalcitol）	仿制药,Zemplar	碳酸镧(Lanthanum carbonate)	Fosrenol
钙		**二膦酸盐**	
醋酸钙（Calcium acetate, 25%钙）	仿制药,PhosLo	阿伦膦酸钠（Alendronate sodium）	仿制药,Fosamax
碳酸钙（Calcium carbonate, 40%钙）	仿制药, Tums, Cal-Sup, Os-Cal 500	依替膦酸钠（Etidronate disodium）	仿制药,Didronel
氯化钙（Calcium chloride, 27%钙）	仿制药	伊班膦酸钠（Ibandronate sodium）	仿制药,Boniva
枸橼酸钙（Calcium citrate, 21%钙）	仿制药,Cal-C-Caps,Cal-Cee	帕米膦酸钠（Pamidronate disodium）	仿制药,Aredia
葡乳醛酸钙（Calcium glubionate,6.5%钙）	Neo-Calglucon, Calcionate, Calciquid	利塞膦酸钠（Risedronate sodium）	Actonel,Atelvia
葡庚糖酸钙（Calcium gluceptate,8%钙）	仿制药	替鲁膦酸钠（Tiludronate disodium）	Skelid
葡萄糖酸钙（Calcium gluconate,9%钙）	仿制药	唑来膦酸(Zoledronic acid)	Zometa
乳酸钙（Calcium lactate, 13%钙）	仿制药	**其他药物**	
磷酸三钙（Tricalcium phosphate,39%钙）	Posture	鲑降钙素(Calcitonin-salmon)	Miacalcin,Calcimar,Salmonine
磷酸盐和磷酸盐结合药		西那卡塞（Cinacalcet）	Sensipar
磷酸盐（Phosphate）		地舒单抗（Denosumab）	Prolia,Xgeva
口服:溶液	Fleet Phospho-soda, K-Phos-Neutral,Neutra-Phos,Neutra-Phos-K	硝酸镓（Gallium nitrate）	Ganite
		普卡霉素（Plicamycin,mithramycin）	Mithracin
司维拉姆（Sevelamer）碳酸盐或酸盐	Renagel,Renvela	氟化钠（Sodium fluoride）	仿制药
		特立帕肽（Teriparatide,PTH 的 1-34 活性段）	Forteo

案例思考答案

　　该患者的骨质疏松症有多种原因,包括大量吸烟史、可能的酗酒以及用糖皮质激素治疗的慢性炎症性疾病。来自慢性炎症中的高水平细胞因子可激活破骨细胞。糖皮质激素可增加尿钙流失、抑制骨形成、抑制肠钙吸收以及减少促性腺激素的产生,因而导致性腺功能减退。其管理应包括测量血清睾酮、钙、25(OH)D 和 24 小时尿钙和肌酐水平(以验证收集的完整性),并根据适合这些次要的原因进行适当治疗,再加上开始使用二膦酸盐或地舒单抗作为主要的治疗。

（金有豫 译　唐玉 校　汤韧 审）

参考文献

　　扫描本书二维码获取完整参考文献。

抗微生物药物引言

抗微生物药物最能显著体现现代药物发展。许多感染疾病曾一度被认为是无法治愈的或致命的，但现在用几次药物就可有效治疗。抗微生物药物的显著且特异性功效归结于其对作用靶点的选择性，这些靶点只存在于原核或真菌微生物结构内，或与人体相比，对这些病原体起到更为关键的作用，包括细菌和真菌细胞壁合成酶（第 43 和 48 章）、细菌核糖体（第 44 和 45 章）、核苷酸合成及 DNA 复制过程所必需的酶（第 46 章）、病毒复制组装过程所必需的酶（第 49 章）。分枝杆菌感染用药在第 47 章介绍。防腐剂和消毒剂在第 50 章介绍。抗微生物药物的临床应用将在第 51 章介绍。

威胁抗微生物药物继续应用的主要问题是耐药病原体的产生。细菌在数十亿年前"创造"了抗生素，耐药主要是细菌适应抗生素暴露的结果。抗生素耐药在临床应用抗生素以前就存在，甚至是对 20 实际研发的化学药品的耐药。耐药是细菌天然存在的一种本能，因此选择出耐药微生物是应用抗微生物药物的不可避免的结果，这是生命体进化的最为显著的例子之一。在过去 70 年里，患者和动物的抗生素使用导致了耐药病原体流行的大幅度增加。近年来，有关新型耐药机制的高度耐药的革兰阴性病原体的报道日益增多。由于患者在不同的国家求医问诊，其中一些菌株已经扩散到更广泛的区域。

目前已经关注于通过避免抗生素的滥用以延缓耐药的浪潮。抗生素滥用的方式很多，包括用于不太可能存在细菌感染的患者、不必要的长时间使用，以及不必要时使用多种药物或广谱药物。大量抗生素用于农业以刺激农作物生长和预防牲畜感染，增加了选择压力，进而导致耐药病原体的产生。2013 年 12 月，FDA 宣布了一项关于逐步淘汰对牲畜的非治疗性使用抗生素的计划，然而即使这个计划成功了，也要等好几年才能看到成果。抗生素耐药可产生多种负面影响。耐药病原体的流行促使人们使用更广谱、less efficacious 或毒性更大的抗生素。毫无疑问，耐药病原体引起的感染会导致治疗成本、发病率和死亡率增加。在美国每年至少有 200 万人因耐药细菌导致严重感染，直接结果是导致每年至少 23 000 人死亡。对美国经济来说，抗生素耐药的总经济成本很难估算，结果不一，但是直接医疗成本超过 200 亿美元。

不幸的是，虽然近几年对抗微生物药物的需求不断增加，但新药的研发速度却减慢了。由于成功率和利润的降低，几家最大的制药公司放弃了这方面的研究和开发；由此导致了新药面世的减少，如下图所示，该图显示了截至 2012 年 FDA 每五年批准的新型全身性抗微生物药物（shows new systemic antibacterial agents approved by the FDA per 5-year period through 2012）。目前以确定对抗微生物药物最敏感的分子靶点，且多数可被结晶和定性。未来的十年里，在新靶点及新化合物确证期间，我们似乎将不得不依靠于目前现有的这些药物。面对细菌耐药性的不断发展，我们必须尽最大努力以保持现有药物的有效性。

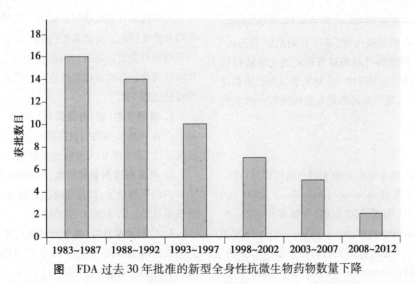

图　FDA 过去 30 年批准的新型全身性抗微生物药物数量下降

第43章

β-内酰胺类及其他作用于细胞壁或细胞膜的抗生素

Daniel H. Deck，PharmD，& Lisa G. Winston，MD

案例思考

一名55岁的老年男性被救护车送到当地医院急诊，他的妻子说他健康状况一直良好，3日前开始发热，并伴有咳嗽、咳痰，24小时前觉得头疼，且越来越强烈。患者既往只有高血压病史，应用氢氯噻嗪和赖诺普利治疗；有阿莫西林过敏史。患者多年前，因支气管炎应用阿莫西林时曾出现皮疹。在急诊，患者发热（体温38.7℃）、血压低（90/54mmHg）、呼吸急促（36/分）、心动过速（110/分）。患者无假性脑膜炎（meningismus）体征，但仅由接诊医生判断。胸片显示左下肺浸润影，符合肺炎诊断。计划开始经验性抗生素治疗，并行腰穿以排除细菌性脑膜炎。对于肺炎和脑膜炎，初始应选择什么抗生素治疗方案？患者的阿莫西林过敏史是否会对抗生素选择产生影响？为什么？

■ β-内酰胺类化合物

青霉素类药物

青霉素类药物与头孢菌素类药物、单环β-内酰胺类药物、碳青霉烯类药物及β-内酰胺酶抑制药具有相同的化学结构特征、作用机制、药理作用及免疫学特性。上述所有这些药物都是β-内酰胺类药物，这样命名是因为其都具有独特的四元内酰胺环结构。

化学

所有青霉素类药物的基本结构见图43-1。噻唑烷环（thiazolidine ring，A）附于含仲氨基 secondary amino group，RNH-）的β-内酰胺环（B）。取代基（R；图43-2示例）与氨基相连接。6-氨基青霉烷酸母核（6-aminopenicillanic acid nucleus，A环和B环）结构的完整性对于这类化合物的生物活性是必不可少的。细菌产生的β-内酰胺酶（β-lactamases）可水解β-内酰胺环（β-lactam ring）产生无抗菌活性的青霉噻唑酸（penicilloic acid，青霉素裂解酸）。

A. 分类

与6-氨基青霉烷酸相连接的取代基决定了这类分子的药理作用和抗菌特点。青霉素类药物可分为三类。这三类药中都有对胃酸相对稳定且适合口服的化合物，如：青霉素V、双氯西林和阿莫西林。各类青霉素类药物的部分代表药物的侧链及其显著特征见图43-2。

1. 青霉素类（如：青霉素G）：对革兰阳性菌、革兰阴性球菌及不产β-内酰胺酶的厌氧菌都有良好活性，但对革兰阴性杆菌几无活性，且易被β-内酰胺酶水解。

2. 抗葡萄球菌青霉素类（如：萘夫西林）：对葡萄球菌产生的β-内酰胺酶稳定，对葡萄球菌和链球菌有活性，但对肠球菌、厌氧菌及革兰阴性球/杆菌无活性。

3. 广谱青霉素类（氨苄西林和抗假单胞菌青霉素）：与青霉素的抗菌谱相同，且提高了对革兰阴性菌的活性，与第一类相似，也易被β-内酰胺酶水解。

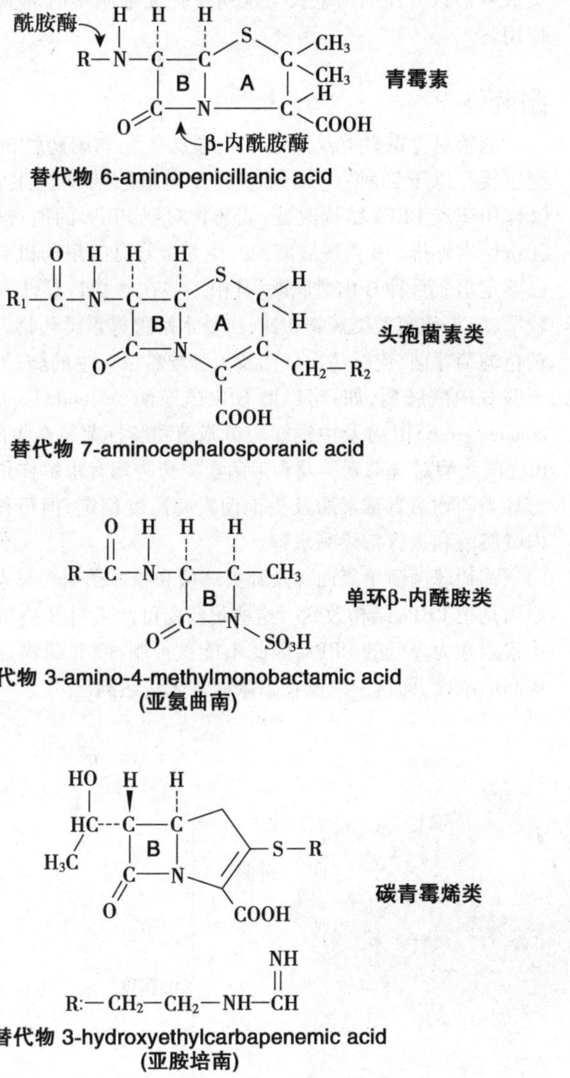
酰胺酶
β-内酰胺酶
青霉素
替代物 6-aminopenicillanic acid
头孢菌素类
替代物 7-aminocephalosporanic acid
单环β-内酰胺类
替代物 3-amino-4-methylmonobactamic acid
(亚氨曲南)
碳青霉烯类
替代物 3-hydroxyethylcarbapenemic acid
(亚胺培南)

图 43-1 四类 β-内酰胺类抗生素家族的母核结构。结构中标有 B 的环为 β-内酰胺环。青霉素类药物易于在图中所示的标记处被细菌代谢及在酰胺酶和内酰胺酶的作用下失活。注意碳青霉烯类药物的内酰胺环具有不同的立体化学构型,因此对多数常见 β-内酰胺酶稳定。青霉素类及头孢菌素类药物的取代物分别见图 43-2 和图 43-6

B. 青霉素单位和成分

青霉素 G 的活性最初用单位(U)表示,1mg 结晶性青霉素 G 钠约合 1 600U(1U=0.6μg;1 百万 U=0.6g)。半合成青霉素是以重量而不是以活性单位开具处方。青霉素类药物(或其他抗菌药物)的最小抑菌浓度(minimum inhibitory concentration,MIC)通常都以 μg/ml 表示。多数青霉素类药物为游离酸的钠盐或钾盐。每 1 百万 U 的青霉素 G 钾含有约 1.7mEq 的 K^+(2.8mEq/g);萘夫西林的 Na^+ 含量为 2.8mEq/g。普鲁卡因青霉素和苄星青霉素可供肌内注射。青霉素盐以干燥的结晶形式在 4℃时可稳定数年,但其溶液则很快失活(如:20℃时 24 小时内失活),因此使用时必须新鲜配制。

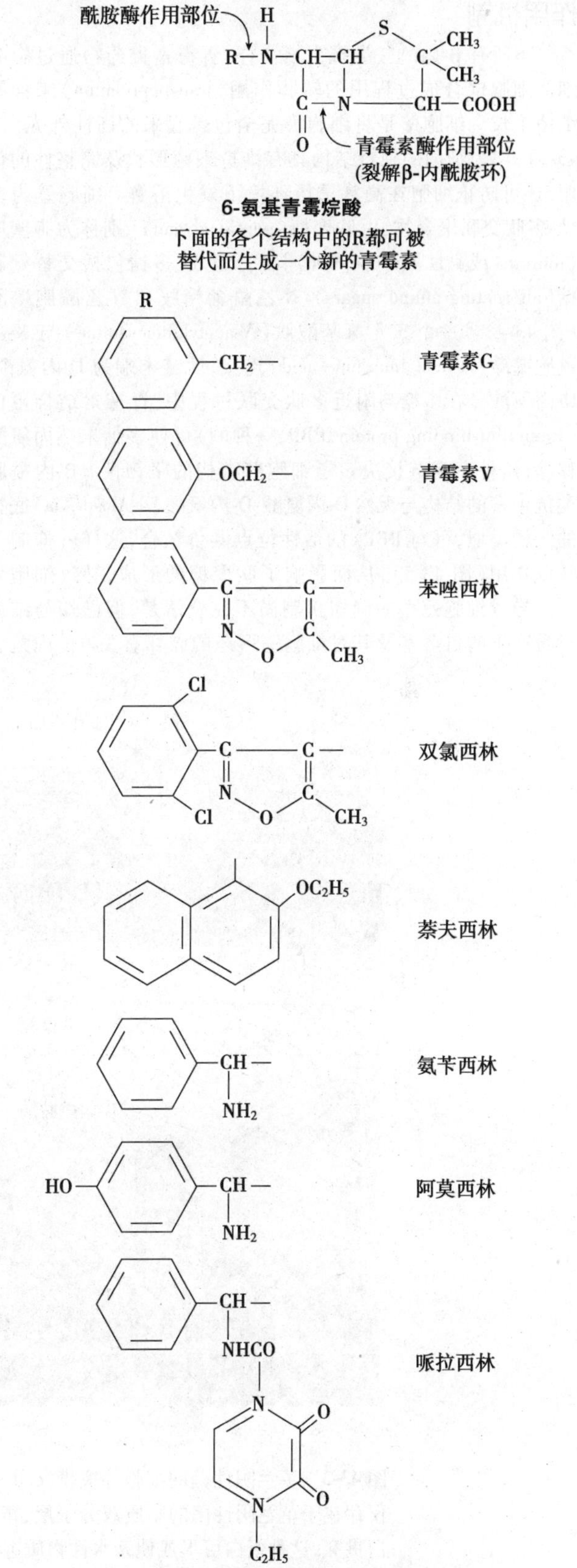
酰胺酶作用部位
青霉素酶作用部位
(裂解β-内酰胺环)
6-氨基青霉烷酸
下面的各个结构中的R都可被
替代而生成一个新的青霉素
青霉素G
青霉素V
苯唑西林
双氯西林
萘夫西林
氨苄西林
阿莫西林
哌拉西林

图 43-2 一些青霉素类药物的侧链(图 43-1 中的 R 基团)

作用机制

　　与所有 β-内酰胺类抗生素一样,青霉素类药物通过影响细菌细胞壁合成过程中的转肽作用(transpeptidation)来抑制细菌生长。细胞壁是将细胞膜完全包裹起来的韧性外壳(图43-3),作为细菌的独特结构具有维持细菌形状及完整性的作用,还可防止细胞在高渗透压环境下发生溶解。细胞壁为多糖-多肽交联聚合物,由肽聚糖(peptidoglycan)[别称为胞壁质(murein)或黏肽 mucopeptide]复合组成,多糖包括交替氨基糖(alternating amino sugars)、N-乙酰葡糖胺和 N-乙酰胞壁酸(图43-4)。一个 5 元氨基酸肽(N-acetylglucosamine)与 N-乙酰胞壁酸(N-acetylmuramic acid)连接,肽链末端为 D-丙氨酰-D-丙氨酸。在多糖与附近多肽交联过程中,青霉素结合蛋白(Penicillin-binding protein,PBP,一种酶)可使多糖末端丙氨酸移除,这种交互链接决定了细胞壁结构的坚韧性。β-内酰胺类抗生素的结构与天然 D-丙氨酸-D-丙氨酸(d-Ala-d-Ala)底物的结构类似,可与 PBPs 的活性位点共价结合,这样就抑制了转肽作用(图43-5),从而影响了肽聚糖的形成,导致细胞死亡。导致细胞死亡的确切机制尚不完全清楚,但已知与细菌自身产生的自溶素及其对细胞壁形态的破坏有关。β-内酰胺类抗生素只有在细菌生长活跃期及合成细胞壁时才具有杀菌作用。

耐药性

　　细菌对青霉素类及其他 β-内酰胺类药物耐药性的产生机制主要有以下四种:①细菌产生 β 内酰胺酶使抗生素失活;②作用靶点 PBPs 结构改变;③药物对靶 PBPs 的通透性异常;④抗生素外排。β 内酰胺酶的产生是最常见的耐药机制。目前已鉴定出数百种 β 内酰胺酶,其中一些在底物特异性方面相对较窄,与头孢菌素类药物相比,更易水解青霉素类药物,如:由金黄色葡萄球菌、流感嗜血杆菌及大肠埃希菌产生的酶;另外还有一些 β 内酰胺酶,如:超广谱 β 内酰胺酶(extended-spectrum β lactamases,ESBLs)及由铜绿假单胞菌和肠杆菌属产生的 AmpC β 内酰胺酶对青霉素类及头孢菌素类药物均有水解作用。碳青霉烯类药物对青霉素酶及头孢菌素酶高度稳定,但可被金属 β 内酰胺酶和碳青霉烯酶水解。

　　葡萄球菌耐甲氧西林及肺炎球菌和肠球菌耐青霉素的主要原因是靶 PBPs 结构改变。这些耐药菌可产生对 β-内酰胺类抗生素亲和力降低的 PBPs,因此不能被抑制,除非药物达到相对较高的浓度,而这一浓度在临床通常无法达到。

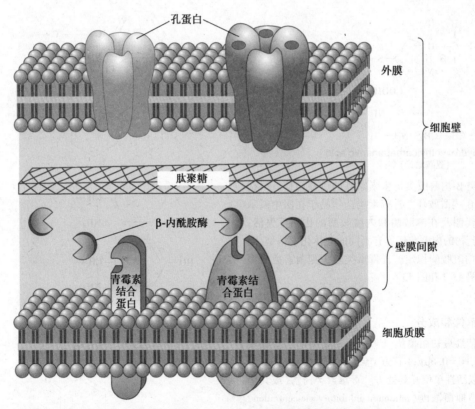

图 43-3　革兰阴性菌的细胞外被膜(cell envelop)高度简化简图。外膜(outer membrane)是仅存在于革兰阴性菌的脂质双分子层,革兰阳性菌不具有这种结构。其结构中有孔道蛋白贯穿,这种蛋白可形成使亲水性物质进入细胞膜的通道。肽聚糖层是细菌的独特结构,革兰阳性菌的这一结构较革兰阴性菌更厚。外膜和肽聚糖层共同组成了细胞壁结构青霉素结合蛋白(PBPs)为将肽聚糖交联在一起的膜蛋白。若存在 β 内酰胺酶,其通常存在于壁膜间隙(periplasmic space)膜外周间隙或细胞膜的外表面,可水解通过外膜进入细胞的 β 酰胺类抗生素,使之失活

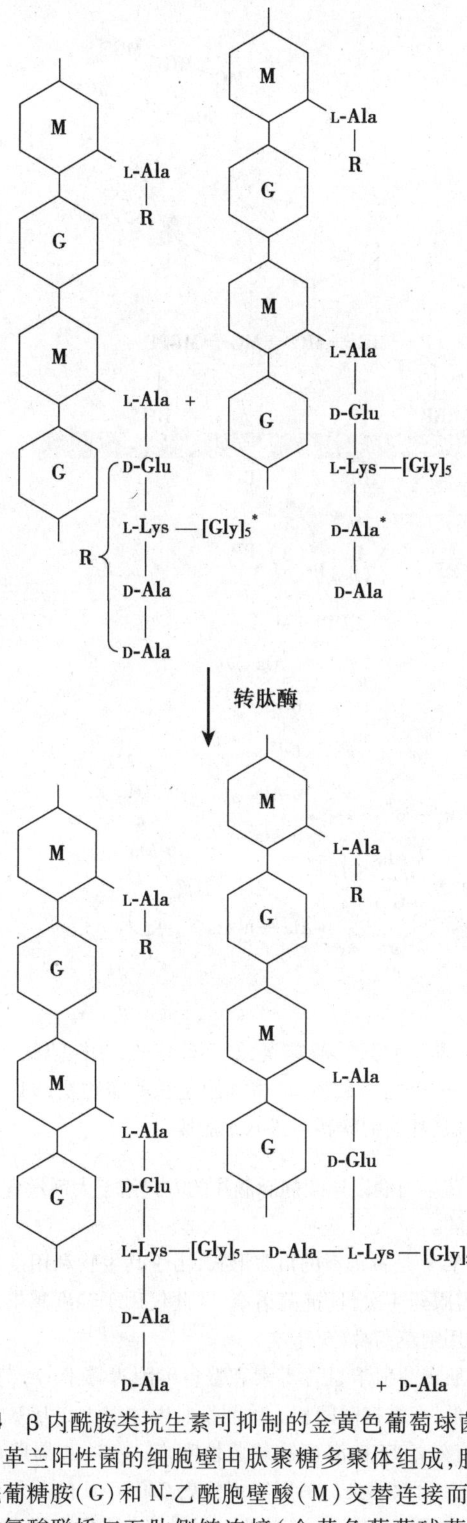

图 43-4 β 内酰胺类抗生素可抑制的金黄色葡萄球菌的转肽反应。革兰阳性菌的细胞壁由肽聚糖多聚体组成,肽聚糖由 N-乙酰葡糖胺(G)和 N-乙酰胞壁酸(M)交替连接而成,并通过五甘氨酸联桥与五肽侧链连接(金黄色葡萄球菌)。不同种属的细菌侧链组成各不相同。本图所示为两条这种聚合链及其氨基酸侧链的一小部分。这种线性聚合体必须在星号所示位置通过侧链的转肽作用进行交联,才能达到细胞生存所需的强度

药物对靶 PBPs 的通透性异常而产生的耐药性只存在于革兰阴性菌,由于其具有通透性不佳的细胞壁外膜,革兰阳性菌不具有这一结构。β-内酰胺类抗生素可经由细胞外膜孔道蛋白透过外膜而进入革兰阴性菌。若无合适的通道或通道生成减少,可显著减少进入细菌的药物量。由于最终将有足量抗生素进入细菌抑制细菌生长,因此通透性降低通常不足以引起耐药性,但当存在 β 内酰胺酶时,即使酶活性相对较低,只要其对药物的水解速度快于药物进入细胞的速度,这种屏障作用就显得重要了。革兰阴性菌也可产生由胞质及周质蛋白组成的外排泵,可有效将一些 β-内酰胺类抗生素由周质通过细胞壁外膜转运至胞外。

药动学

口服给药时,不同青霉素类药物的吸收具有显著差异,部分取决于其耐酸性及蛋白结合率。萘夫西林的胃肠吸收不稳定,因此不适合口服给药。双氯西林、氨苄西林和阿莫西林耐酸,且吸收性相对良好,口服 500mg 后,血清浓度为 4~8μg/ml。多数口服青霉素类药物(除阿莫西林)的吸收易受食物影响,因此应在饭前或饭后至少 1~2 小时服用。

对于青霉素 G,更适合静脉给药,因为大剂量肌内注射具有刺激性并引起局部疼痛。静脉注射 1g 青霉素 G(约等价于 160 万单位)30 分钟后的血清浓度为 20~50μg/ml。血清药物中只有一部分以游离形式存在,这部分药物的浓度取决于蛋白结合率。对于蛋白结合率高的药物(如:萘夫西林),其血清中游离药物浓度通常低于蛋白结合率低的药物(如:青霉素 G 或氨苄西林)。当药物的蛋白结合率≥95%时,具有临床意义。多数青霉素类药物在体液和组织中分布广泛。这类药物为极性分子,因此胞内浓度低于胞外浓度。

苄星青霉素和普鲁卡因青霉素制剂可延迟吸收,因而药物在血液及组织中的作用时间延长。单剂量肌内注射 120 万 U 的苄星青霉素后,血药浓度在>0.02μg/ml 的水平可保持 10 日,此浓度足以治疗溶血链球菌感染;3 周后,血药浓度仍在 0.003μg/ml 以上,此浓度足以预防溶血链球菌感染。单剂量肌内注射 60 万 U 的普鲁卡因青霉素后,血药峰浓度可达 1~2μg/ml,且可维持临床有效浓度 12~24 小时。

多数组织中的青霉素浓度与其血清浓度相同。青霉素也可排泌至痰液和乳汁中,其浓度可为血药浓度的 3%~15%。对眼、前列腺和中枢神经系统的渗透性差,但当脑膜存在炎症,如:细菌性脑膜炎时,若每日以非胃肠道途径给 1 800 万~2 400 万 U 青霉素,脑组织中的青霉素浓度可达 1~5μg/ml,此浓度足可以杀死肺炎球菌和脑膜炎球菌的敏感菌株。

青霉素迅速经肾排泄,小部分以其他途径排泄。约 90% 通过肾小管分泌,其余部分通过肾小球滤过。通常青霉素 G 的 $t_{1/2}$ 约为 30 分钟,但对于肾衰患者,$t_{1/2}$ 可延长至 10 小时。阿莫西林和广谱青霉素类药物的排泄较青霉素 G 慢,$t_{1/2}$ 为 1 小时。对于经肾消除的青霉素类药物,必须根据患者的肾功能调整给药剂量,若患者的肌酐清除率≤10ml/min,给药剂量约为正常患者的 1/4~1/3(表 43-1)。

萘夫西林主要通过胆汁排泄。苯唑西林、双氯西林和氯唑西林经肾和胆汁两条途径排泄,对于这些药物,肾衰患者无需调整剂量。由于新生儿对青霉素类药物的消除能力较差,若仅根据体重来调整剂量可导致新生儿体内药物浓度高于成人,且作用持续时间也较成人长。

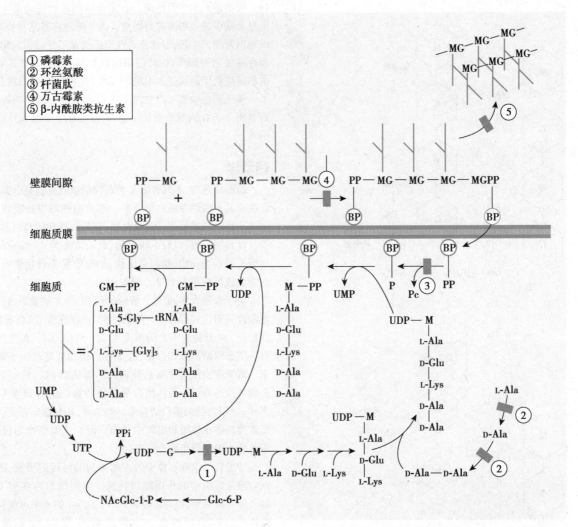

图 43-5　细胞壁肽聚糖的生物合成,图中所示为五种抗生素的活性位点(阴影;①磷霉素,②环丝氨酸,③杆菌肽,④万古霉素,⑤β-内酰胺类抗生素)。细菌萜醇(Bactoprenol,BP)是一种类脂膜载体,可将细胞生长所需物质,如:M,N-乙酰胞壁酸、甘油、葡萄糖、N-乙酰葡糖胺(NAc Glc)或 G,N-乙酰氨基葡萄糖转运进入细胞膜

临床应用

除阿莫西林外,口服青霉素应在餐前或餐后 1~2 小时服用,不应与食物同服以减少与食物蛋白的结合和酸灭活作用。对于阿莫西林,可不考虑食物的影响。由于丙磺舒可减少肾小管对弱酸性药物(如:β-内酰胺类化合物)的分泌,因此若同时每 6 小时口服 0.5g(儿童 10mg/kg)丙磺舒,可提高所有青霉素类药物的血药浓度。青霉素类药物不应用于病毒感染,仅当有理由怀疑或培养出敏感病原体时才可应用。

A. 青霉素

对于由链球菌、脑膜炎球菌、一些肠球菌、青霉素敏感的肺炎球菌、不产 β-内酰胺酶的金葡菌、梅毒螺旋体及某些其他螺旋体、一些梭状芽孢杆菌属、放线菌属和某些其他革兰阳性杆菌及不产 β-内酰胺酶的革兰阴性厌氧菌引起的感染,可选用青霉素 G 进行治疗。青霉素的有效静脉给药剂量范围取决于病原体种类、感染部位及程度,通常为每日 400 万 ~ 2 400 万 U,分

4~6 次给药。当然以连续静脉滴注的方式给予大剂量青霉素 G 也是可以的。

青霉素 V 是青霉素的口服形式,由于其生物利用度相对较低,一日需服药 4 次,且抗菌谱窄,因此仅用于轻度感染。通常替代性应用阿莫西林(见下文)。

虽然肌内注射苄星青霉素和普鲁卡因青霉素 G 产生的血药浓度较低,但维持时间长。单剂量肌内注射 120 万 U 苄星青霉素,可有效治疗 β-溶血链球菌性咽炎;每 3~4 周肌内注射 1 次,可预防再次感染。每周肌内注射 240 万 U 的苄星青霉素 G,连续 1~3 周,可有效治疗梅毒。过去普鲁卡因青霉素 G 常用于治疗无并发症的肺炎球菌性肺炎或淋病,但目前由于多数菌株已产生耐药,许多肺炎球菌需要更高剂量的青霉素 G 或更有效的 β-内酰胺类药物,因此极少应用。

B. 对葡萄球菌 β-内酰胺酶稳定的青霉素(甲氧西林、萘夫西林及异噁唑青霉素类)

尽管对青霉素敏感的链球菌和肺炎球菌对这类半合成青霉

表 43-1　一些常用青霉素类药物的推荐剂量

抗生素 （给药途径）	成人剂量	儿童剂量[1]	新生儿剂量[2]	肾衰患者剂量的调整：根据肌酐清除率（CL_{cr}）调整为正常剂量的百分比	
				CL_{cr} 约 50ml/min	CL_{cr} 约 10ml/min
青霉素类					
青霉素 G（静脉）	$1 \times 10^6 - 4 \times 10^6$U，q4~6h	每日 25 000~400 000U/kg，分 4~6 次给药	每日 75 000~150 000U/kg，分 2 或 3 次给药	50%~75%	25%
青霉素 V（口服）	0.25~0.5g，qid	每日 25~50mg/kg，分 4 次给药		None	None
抗葡萄球菌青霉素类					
氯唑西林 双氯西林（口服）	0.25~0.5g，qid	每日 15~25mg/kg，分 4 次给药		100%	100%
萘夫西林（静脉）	1~2g，q4~6h	每日 50~100mg/kg，分 4~6 次给药	每日 50~5mg/kg，分 2 或 3 次给药	100%	100%
苯唑西林（静脉）	1~2g，q4~6h	每日 50~100mg/kg，分 4~6 次给药	每日 50~75mg/kg，分 2 或 3 次给药	100%	100%
广谱青霉素类					
阿莫西林（口服）	0.25~0.5g，tid	每日 20~40mg/kg，分 3 次给药		66%	33%
阿莫西林/克拉维酸钾（口服）	500/125mg，tid ~ 875/125mg，bid	每日 20~40mg/kg，分 3 次给药		66%	33%
哌拉西林（静脉）	3~4g，q4~6h	每日 300mg/kg，分 4~6 次给药	每日 150mg/kg，分 2 次给药	50%~75%	25%~33%
替卡西林（静脉）	3g，q4~6h	每日 200~300mg/kg，分 4~6 次给药	每日 150~200mg/kg，分 2 或 3 次给药	50%~75%	25%~33%

[1] 总剂量不应超过成人剂量
[2] 所示剂量为出生一周内婴儿的剂量，出生超过一周的婴儿的日剂量应增加约 33%~50%，对于体重不足 2kg 的新生儿，应使用剂量低限。婴儿满月后，可使用儿童剂量

素也同样敏感,但这类药物主要用于治疗产 β-内酰胺酶的葡萄球菌感染。单核细胞增生李斯特菌(Listeria monocytogenes)、肠球菌及耐甲氧西林葡萄球菌对这类药物具有耐药性。近年来,由于耐甲氧西林葡萄球菌不断增多,这些药物的经验性应用显著减少。然而,若感染由对甲氧西林敏感的葡萄球菌菌株引起,则可选择这类药物。

异噁唑类青霉素,如氯唑西林或双氯西林,每 4~6 小时口服 0.25~0.5g(儿童每日 15~25mg/kg),用于治疗轻中度局部葡萄球菌感染。这类药物均对酸相对稳定,且生物利用度较佳。但由于食物可干扰其吸收,因此这些药物应于餐前或餐后 1 小时服用。

甲氧西林是第一个研发出的抗葡萄球菌青霉素,但由于不良反应发生率较高,临床已不再使用。对于严重全身性葡萄球菌感染,可每日给予苯唑西林或萘夫西林 8~12g(儿童 50~100mg/kg),每 4~6 小时间歇静脉输注 1~2g。

C. 广谱青霉素(氨基青霉素、羧基青霉素及脲基青霉素)

由于增强了透过革兰阴性菌外膜的能力,与普通青霉素相比,这类药物对革兰阴性菌的作用更强。与青霉素 G 一样,这类药物也可被多种 β-内酰胺酶水解失活。

氨基青霉素、氨苄西林及阿莫西林的抗菌谱和抗菌活性相似,但阿莫西林的口服吸收更好。口服阿莫西林 250~500mg,每日 3 次,等效于同样剂量的氨苄西林每日口服 4 次。口服阿莫西林可用于治疗泌尿系感染、鼻窦炎、耳炎及下呼吸道感染。氨苄西林和阿莫西林是对青霉素 MIC 最低抑菌浓度升高的肺炎球菌活性最强的口服 β-内酰胺类抗生素,因此对于疑似这类菌株引起的感染,在 β-内酰胺类药物中为首选。氨苄西林(而不是阿莫西林)对志贺菌病有效。

每日以静脉途径给予氨苄西林 4~12g,可有效治疗由对敏感病原体,包括厌氧菌、肠球菌、单核细胞增生李斯特菌(L.monocytogenes)及不产 β-内酰胺酶的革兰阴性球/杆菌(如:大肠埃希菌和沙门菌属)引起的严重感染。不产 β-内酰胺酶的流感嗜血杆菌通常对氨苄西林敏感,但目前出现了因 PBPs 结构改变而耐药的菌株。由于革兰阴性杆菌产生 β-内酰胺酶,氨苄西林不再用于尿路感染和伤寒(typhoid fever)的经验治疗。多种革兰阴性菌可因产生 β-内酰胺酶而耐药,因此氨苄西林不适合用于泌尿系感染、脑膜炎及伤寒热的经验治疗。氨苄西林对院内获得性感染中常见的克雷伯菌属、肠杆菌属、铜绿假单胞菌、柠檬酸菌属、沙雷菌属、吲哚阳性变形杆菌属及其他革兰阴性需氧菌无效,因为这些病原体可产生使氨苄西林失活的 β-内酰胺酶。

羧基西林作为第一个具有抗假单胞菌属活性的羧基青霉素,目前已经不在 USA 应用了,因为有其他活性更强、耐受性更佳的衍生物可供应用。替卡西林也属于羧基青霉素,其抗菌活性与羧苄西林相似,但对肠球菌的活性不及氨苄西林。脲基青霉素,如:哌拉西林、美洛西林和阿洛西林对包括肺炎克雷伯菌在内的部分革兰阴性杆菌也有活性。尽管目前缺乏联合用药疗效优于单药治疗的临床资料,但由于铜绿假单胞菌在治疗过程中易产生耐药,因此对于除泌尿系感染外的假单胞菌属感染,有时将抗假单胞菌青霉素与氨基糖苷类或氟喹诺酮类药物联合使用。

目前有氨苄西林、阿莫西林、替卡西林和哌拉西林与 β-内酰胺酶抑制药,如:克拉维酸、舒巴坦或他唑巴坦组成的复方制剂,酶抑制药的加入扩大了这些青霉素类药物的抗菌谱,复方制剂具有抗产 β-内酰胺酶的金黄色葡萄球菌及某些产 β-内酰胺酶的革兰阴性菌的活性(见 β-内酰胺酶抑制药)。

不良反应

青霉素类药物通常耐受性良好,然而这一特点也可能导致临床的不合理应用。多数严重不良反应由过敏引起。引起过敏的抗原决定簇是青霉素类药物的降解产物,特别是青霉噻唑酸及碱性条件下与宿主蛋白相连的水解产物。青霉素过敏反应史并不可靠,约 5%~8% 的患者主诉具有过敏史,但实际上只有少数患者应用青霉素后会发生严重过敏反应;对于无青霉素过敏史的患者,不到 1% 的患者应用青霉素后也会发生过敏反应。由于青霉素有引起过敏反应的可能,因此在使用时必须十分谨慎,对于有严重青霉素过敏史的患者应选用替代药品。青霉素皮试也可用于预测 I 型超敏反应,如果皮试结果是阴性的,大多数患者可以安全地接受青霉素治疗。

过敏反应包括过敏性休克(非常罕见,发生率为 0.05%)、血清病样反应(现在罕见,表现为荨麻疹、发热、关节肿胀、血管神经性水肿、剧烈瘙痒和呼吸障碍,多在用药 7~12 日后发生)、各种皮疹。还可引起口腔损伤、发热、间质性肾炎(青霉素-蛋白复合物引起的自身免疫反应)、嗜曙红细胞增多、溶血性贫血及其他血液学紊乱和脉管炎。多数青霉素过敏患者可用替代药物治疗,但必要时(如:治疗对青霉素严重过敏的肠球菌性心内膜炎或神经梅毒患者时),可通过逐渐增加青霉素的剂量对患者进行脱敏。

对于肾衰患者,大剂量应用青霉素可引起癫痫。萘夫西林可引起中性粒细胞减少;苯唑西林可引起肝炎;甲氧西林可引起间质性肾炎(因此不再应用)。口服大剂量青霉素类药物可致胃肠不适,特别是恶心、呕吐和腹泻。氨苄西林可引起伪膜性结肠炎,还可能引起二重感染,如:阴道念珠菌病。在病毒性疾病特别是急性人类疱疹病毒(Epstein-Barr virus)感染期间,氨苄青霉素和阿莫西林可引起皮疹,但是皮疹的发病率可能低于最初报道的。

■ 头孢菌素类及头孢霉素类药物

头孢菌素类药物与青霉素类药物相似,但对许多细菌产生的 β-内酰胺酶更加稳定,因此抗菌谱更广。但产超广谱 β-内酰胺酶的大肠埃希菌及克雷伯菌属可水解大部分头孢菌素类药物,目前已经越来越为临床关注。头孢菌素类药物对单核细胞增生性李斯特菌(L. monocytogenes)无活性,只有头孢洛林对肠球菌有一定的活性。

化学

头孢菌素类药物的母核——7-氨基头孢烷酸(图 43-6)的结构与 6-氨基青霉烷酸(图 43-1)极为相似。天然头孢菌素类药物的内在抗菌活性低,但连接不同的 R_1 及 R_2 基团后,即可产生数百种活性高的化合物,其中许多化合物具有低毒性。根据抗菌谱,头孢菌素类药物可分为四代。

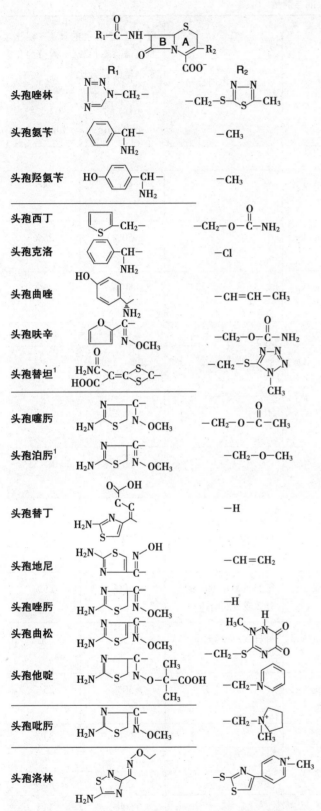

图 43-6　一些头孢菌素类药物的结构。R_1 和 R_2 结构为图顶端 7-氨基头孢烷菌酸核上的取代基。其他药物(头孢西丁及其下面的药物)的结构是完整的。其他取代基未显示

第一代头孢菌素

本代药物包括头孢唑林(cefazolin)、头孢羟氨苄(cefadroxil)、头孢氨苄(cephalexin)、头孢噻吩(cephalothin)、头孢匹林(cephapirin)和头孢拉定(cephradine)。这类药物的抗革兰阳性球菌活性非常强,如:链球菌和葡萄球菌。传统的头孢菌素类药物对耐甲氧西林葡萄球菌株无活性,但目前已经研发出对耐甲氧西林菌株有效的头孢菌素类化合物(见下文)。对大肠埃希菌、肺炎克雷伯菌和奇异变形菌也有活性,但对铜绿假单胞菌、吲哚试验阳性变形菌、肠杆菌属、黏质沙雷菌、柠檬酸细菌属和不动杆菌属活性差。对厌氧球菌(如:消化球菌、消化链球菌属)通常有活性,但对脆弱拟杆菌无效。

药动学及给药剂量

A. 口服

头孢氨苄、头孢拉定和头孢羟氨苄在消化道的吸收程度不定,口服 500mg 药物后,血药浓度为 15~20μg/ml,通常尿药浓度非常高,但在多数组织中的浓度各异,且通常低于血药浓度。头孢氨苄和头孢拉定口服剂量为每次 0.25~0.5g,每日 4 次(每日 15~30mg/kg);头孢羟氨苄的口服剂量为每次 0.5~1g,每日 2 次。这类药物主要通过肾小球滤过和肾小管分泌进入尿液而排泄,因此可阻断肾小管分泌的药物,如:丙磺舒可显著增加这类药物的血药浓度。对于肾功能不全患者,必须降低给药剂量(表 43-2)。

B. 胃肠外给药

目前,头孢唑林是唯一仍在临床普遍应用的胃肠外给药的第一代头孢菌素。静脉输注 1g 后,血药峰浓度为 90~120μg/ml。对于成人,头孢唑林的静脉给药剂量通常为每 8 小时 0.5~2g。头孢唑林也可肌内注射。由于经肾脏排泄,因此对于肾功能受损患者,必须调整剂量。

临床应用

口服头孢菌素可用于治疗泌尿系感染,以及葡萄球菌或链球菌感染,包括蜂窝织炎或软组织脓肿。但对于严重全身性感染,不应选用口服头孢菌素治疗。

头孢唑林对多数组织渗透性良好,可用于外科手术预防用药。头孢唑林毒性较低,还可用于治疗产青霉素酶大肠埃希菌或肺炎克雷伯菌感染的治疗。对于有青霉素过敏史的葡萄球菌或链球菌感染患者,若不是速发型过敏反应,可选择头孢唑林进行治疗。头孢唑林不能渗透进入中枢神经系统,因而不能用于治疗脑膜炎。对青霉素轻微过敏的患者,头孢唑林可作为抗葡萄球菌青霉素的替代药物,且对于严重葡萄球菌感染,如:菌血症,头孢唑林显示了良好的疗效。

表 43-2   一些常用头孢菌素类药物及其他作用于细胞壁的抗生素的推荐剂量

抗生素(给药途径)	成人剂量	儿童剂量[1]	新生儿剂量[2]	肾衰患者剂量的调整:根据肌酐清除率(CL_cr)调整为正常剂量的百分比	
				CL_{cr} 约 50ml/min	CL_{cr} 约 10ml/min
第一代头孢菌素					
头孢羟氨苄(口服)	0.5～1g,qd～bid	每日 30mg/kg,分 2 次给药		50%	25%
头孢氨苄 头孢拉啶(口服)	0.25～0.5g,qid	每日 25～50mg/kg,分 4 次给药		50%	25%
头孢唑林(静脉)	0.5～2g,q8h	每日 25～100mg/kg,分 3 或 4 次给药		50%	25%
第二代头孢菌素					
头孢西丁(静脉)	1～2g,q6～8h	每日 75～150mg/kg,分 3 或 4 次给药		50%～75%	25%
头孢替坦(静脉)	1～2g,q12h		50%	25%	
头孢呋辛(静脉)	0.75～1.5g,q8h	每日 50～100mg/kg,分 3 或 4 次给药		66%	25%～33%
第三及第四代头孢菌素,包括头孢洛林					
头孢噻肟(静脉)	1～2g,q6～12h	每日 50～200mg/kg,分 4～6 次给药	每日 100mg/(kg·d),分 2 次给药	50%	25%
头孢他啶(静脉)	1～2g,q8～12h	每日 75～150mg/kg,分 3 次给药	每日 100～150mg/kg,分 2 或 3 次给药	50%	25%
头孢曲松(静脉)	1～4g,q24h	每日 50～100mg/kg,分 1 或 2 次给药	每日 50mg/kg,qd	无	无
头孢吡肟(静脉)	0.5～2g,q12h	每日 75～120mg/kg,分 2 或 3 次给药		50%	25%
头孢洛林(静脉)	600mg q12h			50%～66%	33%
碳青霉烯类					
厄他培南(肌肉或静脉)	1g q24h			100%[3]	50%
多立培南	500mg,q8h			50%	33%
亚胺培南(静脉)	0.25～0.5g,q6～8h			75%	50%
美罗培南(静脉)	1g,q8h(脑膜炎 2g,q8h)	每日 60～120mg/kg,分 3 次给药(最大 2g,q8h)		66%	50%

续表

抗生素(给药途径)	成人剂量	儿童剂量[1]	新生儿剂量[2]	肾衰患者剂量的调整:根据肌酐清除率(CL$_{cr}$)调整为正常剂量的百分比	
				CL$_{cr}$ 约 50ml/min	CL$_{cr}$ 约 10ml/min
糖肽类					
万古霉素(静脉)	30~60mg/(kg·d),分2~3次给药	每日 40mg/kg,分 3 或 4 次给药	负荷剂量 15mg/kg,然后每日 20mg/kg,分 2 次给药	40%	10%
脂肽类(静脉)					
达托霉素	4~6mg/kg,qd			None	50%
替拉凡星	10mg/kg,qd			75%	50%

[1] 总剂量不应超过成人剂量

[2] 所示剂量为出生一周内婴儿的剂量,出生超过一周的婴儿的日剂量应增加约33%~50%,对于体重不足2kg的新生儿,应使用剂量低限。婴儿满月后,可使用儿童剂量

[3] 对于 CL$_{cr}$<30ml/min 的患者,剂量应减半

第二代头孢菌素

本代药物包括头孢克洛(cefaclor)、头孢孟多(cefamandole)、头孢尼西(cefonicid)、头孢呋辛(cefuroxime)、头孢丙烯(cefprozil)、氯碳头孢(loracarbef)和头孢雷特(ceforanide),还包括与之结构相近的对厌氧菌有活性的头霉素,如:头孢西丁(cefoxitin)、头孢美唑(cefmetazole)和头孢替坦(cefotetan)。第二代药物之间的抗菌活性、药代动力学及毒性存在显著差异,各具特点。总体上,第二代药物的抗菌谱与第一代头孢菌素相仿,但对革兰阴性菌的抗菌谱有所增加,通常对克雷伯菌属(包括头孢噻吩耐药菌属)敏感。头孢孟多、头孢呋辛、头孢尼西、头孢雷特、头孢克洛对流感嗜血杆菌有活性,但对沙雷菌属或脆弱拟杆菌无作用。与之相反,头孢西丁、头孢美唑、头孢替坦对有些沙雷菌属及脆弱拟杆菌有活性,但对流感嗜血杆菌作用较差。与第一代头孢菌素相仿,第二代头孢菌素对肠球菌和铜绿假单胞菌也无效。虽然体外试验显示第二代头孢菌素对肠杆菌属有活性,但实际不可用于肠杆菌感染的治疗,因为实际情况下可迅速选择出耐药突变菌株,这些突变株可表达染色体 β-内酰胺酶,从而水解这些化合物(包括第三代头孢菌素)。

药动学及给药剂量

A. 口服

头孢克洛、头孢呋辛酯、头孢丙烯和氯碳头孢均可口服,成人的通常给药剂量为每日 10~15mg/kg,分 2~4 次服用。儿童剂量为每日 20~40mg/kg,最大剂量为 1g/d。除头孢呋辛酯外,这类药物对青霉素不敏感的肺炎球菌没有预期的活性,因此通常不用于肺炎球菌感染。与其他药物相比,头孢克洛更易于被 β-内酰胺酶水解,因此减少了其临床应用。

B. 胃肠外给药

静脉输注 1g 药物后,多数第二代头孢菌素的血药浓度可达到 75~125μg/ml。这类药物肌内注射疼痛感强,因此应避免。由于半衰期和血浆蛋白结合率具有显著差异,因此这类药物的给药剂量和给药间隔各不相同(表 43-2)。这类药物均经肾消除,因此对于肾衰患者,应进行剂量调整。

临床应用

口服第二代头孢菌素对产 β-内酰胺酶的流感嗜血杆菌或卡他莫拉菌有活性,主要用于治疗由这些细菌引起的鼻窦炎、耳炎和下呼吸道感染。由于头孢西丁、头孢美唑或头孢替坦对厌氧菌(包括许多脆弱拟杆菌菌株)有抗菌作用,因此可用于治疗由混合厌氧菌感染引起的腹膜炎、憩室炎和盆腔炎。头孢呋辛对产 β-内酰胺酶的流感嗜血杆菌和肺炎克雷伯菌及多数肺炎球菌有活性,可用于社区获得性肺炎的治疗。尽管头孢呋辛可透过血脑屏障,但其对脑膜炎的疗效不如头孢曲松或头孢噻肟,因此不可选用。

第三代头孢菌素

本代药物包括头孢哌酮(cefoperazone)、头孢噻肟(cefotaxime)、头孢他啶(ceftazidime)、头孢唑肟(ceftizoxime)、头孢曲松(ceftriaxone)、头孢克肟(cefixime)、头孢泊肟酯(cefpodoxime proxetil)、头孢地尼(cefdinir)、头孢托仑酯(cefditoren pivoxil)、头孢布烯(ceftibuten)和拉氧头孢(moxalactam)。

抗菌活性

与第二代头孢菌素相比,这类药物对革兰阴性菌的抗菌谱进一步扩大,且其中一些药物可透过血脑屏障。这类药物通常对柠檬酸细菌属、黏质沙雷菌、普罗维登斯菌属有活性。这类药物对产 β-内酰胺酶的嗜血杆菌属和奈瑟菌属也有抗菌活性。这类药物中只有头孢他啶和头孢哌酮对铜绿假单胞菌有抗菌作用。与第二代头孢菌素相似,这类药物可被 AmpCβ-内酰胺酶水解,因此其对肠杆菌属的作用不可靠。沙雷氏菌属、普罗威登斯菌属和柠檬酸细菌属也可产生染色体介导的头孢菌素酶,进而对第三代头孢菌素耐药。头孢唑肟和拉氧头孢对脆弱拟杆菌有活性。头孢克肟、头孢地尼、头孢布烯和头孢泊肟酯为口服品种,具有相似的抗菌活性,差异在于头孢克肟和头孢布烯对肺炎球菌活性较低,且对金黄色葡萄球菌的抗菌作用也较差。

药动学及给药剂量

静脉输注 1g 药物后,血药峰浓度可达 60～140μg/ml。除头孢哌酮及所有口服品种外,这类药物具有很好的组织渗透性,在脑脊液中达到的药物浓度足以抑制包括革兰阴性杆菌在内的多数敏感病原菌。

这类药物的半衰期和相应的给药间隔相差很大。头孢曲松(半衰期为 7～8 小时)的剂量为每日 15～50mg/kg,可每 24 小时给药 1 次,对于多数严重感染,1g,一日 1 次的给药剂量是合适的,用于脑膜炎的推荐剂量为 2g,每 12 小时给药 1 次。头孢哌酮(半衰期为 2 小时)的剂量为每日 25～100mg/kg,可每 8～12 小时给药 1 次。这类药物中的其他药物(半衰期为 1～1.7 小时)的剂量介于 2～12g/d 之间,可根据感染的严重程度,每 6～8 小时给药 1 次。头孢克肟可口服(一次 200mg,一日 2 次;或 400mg,一日 1 次)用于治疗泌尿系感染。由于耐药性的不断增加,头孢克肟不再被推荐用于治疗非复杂性淋病性尿道炎和宫颈炎。肌肉注射头孢曲松是治疗淋球菌感染的首选药物,目前一般与另一种抗生素联合使用。对于成人,头孢泊肟酯或头孢托仑酯的剂量为 200～400mg,一日 2 次;头孢布烯的剂量为 400mg,一日 1 次;头孢地尼的剂量为 300mg,每 12 小时 1 次。头孢哌酮和头孢曲松主要通过胆道排泄,因此对于肾功能受损患者,无需调整给药剂量,但这类患者应用其他主要经肾排泄的药物时,需要调整给药剂量。

临床应用

这类药物可用于治疗多种由对其他多数药物耐药的病原菌引起的严重感染,但对产超广谱 β-内酰胺酶的菌株无效。即使体外试验显示敏感,也应避免将这类药物用于肠杆菌属感染的治疗,这是因为体内可产生耐药。头孢曲松和头孢噻肟可用于脑膜炎,包括由肺炎球菌属、脑膜炎双球菌属、流感嗜血杆菌和敏感的肠道革兰阴性杆菌引起的脑膜炎,但对单核细胞增生性李斯特菌引起的脑膜炎无效。头孢曲松和头孢噻肟是对青霉素不敏感肺炎球菌最有效的头孢菌素,因此当怀疑是由于这类菌株引起的严重感染时,推荐用于经验性治疗。对青霉素 MICs >1μg/ml 的肺炎双球菌株所致脑膜炎,这类药物可能无效,建议合用万古霉素。对于免疫功能正常及免疫功能抑制的患者,均可经验性用于脓毒症的治疗,另外,当可选择的药物当中这类药

物的毒性最低时,应首选这类药物进行治疗。对于中性粒细胞减少且免疫抑制的发热患者,头孢他啶通常与其他抗生素联合使用。

第四代头孢菌素

头孢吡肟(cefepime)是第四代头孢菌素的代表,其对染色体 β-内酰胺酶(如:由肠杆菌属产生的 β-内酰胺酶)更为稳定。然而,与第三代头孢菌素相似,也可被超广谱 β-内酰胺酶水解。头孢吡肟对铜绿假单胞菌、肠杆菌科、金黄色葡萄球菌及肺炎链球菌有很好的抗菌活性;对嗜血杆菌属及奈瑟菌属高度敏感。其对血脑屏障渗透性很好,主要经肾脏排泄,半衰期为 2h,药动学特征与头孢他啶相似。与头孢他啶不同,头孢吡肟对多数青霉素不敏感链球菌属菌株具有很好的活性,且可用于肠杆菌属感染的治疗。

对耐甲氧西林葡萄球菌有活性的头孢菌素

对耐甲氧西林葡萄球菌有活性的 β-内酰胺类抗生素目前正处于研发过程中。USA 第一个被批准用于临床的是头孢洛林(ceftaroline)的前药头孢洛林酯(ceftaroline fosamil)。头孢洛林对介导葡萄球菌对甲氧西林耐药的青霉素结合蛋白 2a 的结合能力更强,因此对这些菌株有效。与头孢曲松相似,它对肠球菌也具有一定活性,且对革兰阳性菌的抗菌谱较广,但对产 AmpC 或超广谱 β-内酰胺酶的病原体无活性。头孢洛林目前被批准用于皮肤和软组织感染以及社区获得性肺炎的治疗。

头孢菌素类药物的不良反应

A. 过敏反应

头孢菌素能致敏,可引起与青霉素相同的过敏反应,包括过敏、发热、皮疹、肾炎、粒细胞减少及溶血性贫血。与没有青霉素过敏史的患者相比,有青霉素过敏史的患者发生头孢菌素过敏反应的风险增加。但由于头孢菌素与青霉素结构中的母核差异很大,因此许多有青霉素过敏史的患者对头孢菌素可耐受。两类药之间发生交叉过敏的几率是很低的(～1%)。交叉过敏最常见于青霉素、氨基青霉素和早期的头孢菌素,由于这三类药物具有相似的 R-1 侧链,增加了发生交叉过敏反应的风险。有青霉素过敏史的患者不应使用第一代或第二代头孢菌素,谨慎使用第三代和第四代头孢菌素,最好在严密监护下使用。

B. 毒性

肌内注射可因局部刺激而引起疼痛,静脉注射可引起血栓静脉炎。目前发现某些头孢菌素类药物可导致肾毒性,包括间质性肾炎和肾小管坏死,也因此停止了头孢噻啶的临床应用。

含有甲硫四氮唑基团的头孢菌素(头孢孟多、头孢美唑、头孢替坦和头孢哌酮)可能引起凝血酶原减少及凝血障碍。口服维生素 K_1(一次 10mg,一周 2 次)可预防这种不常见反应。含有甲硫四氮唑基团的药物还可引起严重的双硫仑样反应,因此必须避免饮酒及应用含有酒精的药物。

■ 其他 β-内酰胺类药物

单环 β-内酰胺类药物

这是一类只含有单个 β-内酰胺环（monobactams）的药物（图 43-1）。与其他 β-内酰胺类药物不同，这类药物对革兰阳性菌或厌氧菌无抗菌作用，抗菌谱仅局限于需氧革兰阴性杆菌（包括铜绿假单胞菌）。氨曲南是唯一在美国上市的单环 β-内酰胺类药物，其结构与头孢他啶相似，对革兰阴性菌的抗菌谱与第三代头孢菌素类药物相似。氨曲南对多种 β-内酰胺酶稳定，但值得注意的是 AmpC β-内酰胺酶和超广谱 β-内酰胺酶除外。氨曲南渗透进入脑脊液的能力较强。通过静脉给药，每 8 小时 1 次，1 次 1~2g，血药峰浓度可达 100μg/ml。氨曲南的半衰期为 1~2 小时，对于肾衰患者，半衰期显著延长。

对青霉素过敏的患者可耐受氨曲南，不致引起过敏反应。应用过程中，偶见皮疹及转氨酶升高，但严重毒性反应并不常见。对于有青霉素过敏史的患者，可应用氨曲南治疗严重感染，如：由敏感革兰阴性菌引起的肺炎、脑膜炎及脓毒症。

β-内酰胺酶抑制药［（克拉维酸（clavulanic acid）、舒巴坦（sulbactam）、他唑巴坦（tazobactam）］

这类药物的化学结构与 β-内酰胺类药物分子相似（图 43-7），但其本身的抗菌作用很弱，为多种但并非全部细菌产生的 β-内酰胺酶的强效抑制药，可保护青霉素类药物免受 β-内酰胺酶的水解。其对 Ambler A 类 β-内酰胺酶（特别是质粒编码的转座子［TEM］β-内酰胺酶）的抑制作用最强，如：葡萄球菌、流感嗜血杆菌、淋病奈瑟菌、沙门菌、志贺菌、大肠埃希菌及肺炎克雷伯菌产生的 β-内酰胺酶；对由肠杆菌属、柠檬酸杆菌属、黏质沙雷菌及铜绿假单胞菌产生的可诱导的由染色体编码的 C 类 β-内酰胺酶的抑制作用不佳，但对脆弱拟杆菌和卡他莫拉氏菌产生的染色体编码的 β-内酰胺酶具有抑制作用。

这三种抑制药在药理作用、稳定性、效能及活性方面稍有差异，但这些差异通常无治疗学意义。目前上市的仅有与特定青霉素类药物以固定比例联合使用的复方制剂，这类制剂的抗菌谱取决于合用的青霉素类药物，而不是 β-内酰胺酶抑制药。（在美国上市的复方制剂见文末"制剂"部分。）若青霉素类药物的失活是由于 β-内酰胺酶的水解所致，且抑制药能抑制细菌产生的 β-内酰胺酶，则抑制药可扩大青霉素类药物的抗菌谱。氨苄西林-舒巴坦对产 β-内酰胺酶的金黄色葡萄球菌、流感嗜血杆菌有活性，但对沙雷菌属无活性，由于舒巴坦不能抑制沙雷菌属产的 β-内酰胺酶。同样，若某铜绿假单胞菌株对哌拉西林耐药，则其对哌拉西林-他唑巴坦也耐药，由于他唑巴坦不能抑制由铜绿假单胞菌产生的染色体编码的 β-内酰胺酶。

对于免疫功能抑制及免疫功能正常患者，青霉素类药物-β-内酰胺酶抑制药复方制剂可用于多种潜在病原体感染的经验性治疗，还可用于需氧菌及厌氧菌混合感染，如：腹腔内感染的治疗。给药剂量与单独应用青霉素类药物时的剂量相同，但对于哌拉西林-他唑巴坦，哌拉西林的推荐剂量为 3g，每 6 小时 1 次。对于肾功能不全的患者，应根据青霉素类药物成分进行剂量调整。

碳青霉烯类药物

碳青霉烯类药物（carbapenems）的结构与其他 β-内酰胺类抗生素相近（图 43-7）。目前美国批准的有多立培南（doripenem）、厄他培南（ertapenem）、亚胺培南（imipenem）和美罗培南（meropenem）。这类药物中首先研发出来的亚胺培南具有广谱抗菌作用，对包括铜绿假单胞菌在内的多种革兰阴性菌、革兰阳性菌及厌氧菌具有良好活性。除对碳青霉烯酶或金属-β-内酰胺酶不稳定外，其对多数 β-内酰胺酶稳定。屎肠球菌、耐甲氧西林葡萄球菌、艰难梭状芽胞杆菌、洋葱博克霍尔德菌及嗜麦芽窄食单胞菌对亚胺培南耐药。亚胺培南在肾小管可被脱氢肽酶水解失活，致使尿中药物浓度降低。因此临床应用时，常与肾脱氢肽酶抑制药西司他丁（cilastatin）合用。多利培南和美罗培南与亚胺培南相似，但对革兰阴性需氧菌的活性稍强，对革兰阳性菌的活性稍弱，这两种药物不为肾脱氢肽酶显著降解，因此无需合用抑制药。与其他碳青霉烯类药物相比，厄他培南对铜绿假单胞菌及不动杆菌属的活性较弱，也不为肾脱氢肽酶降解。

碳青霉烯类药物对包括脑脊液在内的组织和体液的渗透性好，所有药物均经肾清除，因此对于肾功能不全者，必须降低给药剂量。亚胺培南通常的静脉给药剂量为 0.25~0.5g，每 6~8 小时 1 次（半衰期为 1 小时）。美罗培南通常的成人静脉给药剂量为 0.5~1g，每 8 小时 1 次。通常多立培南的成人静脉给药剂量为 0.5g，每 8 小时 1 次，滴注时间 1~4 小时。厄他培南的半衰期最长（为 4 小时），因此可静脉或肌肉给药 1g，一天 1 次。肌内注射厄他培南具有刺激性，因此以此种方式给药的制剂中加入了 1% 的利多卡因。

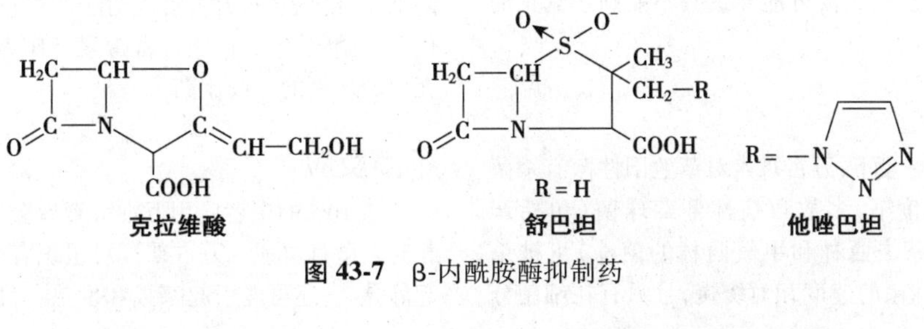

图 43-7　β-内酰胺酶抑制药

碳青霉烯类药物主要用于由对其他抗菌药物耐药的敏感病原体,如铜绿假单胞菌引起的感染,还可用于需氧菌及厌氧菌混合感染。这类药物对多种青霉素不敏感的肺炎球菌属菌株有活性。碳青霉烯类药物对肠杆菌感染有高度活性,由于这类药物可耐受这一菌属产生的β内酰胺酶。临床经验表明碳青霉烯类药物还可用于治疗由产超广谱β内酰胺酶的革兰阴性菌引起的严重感染。厄他培南对铜绿假单胞菌无效,因此不可用于铜绿假单胞菌引起的感染。对于中性粒细胞减少伴发热的患者,不管是否与氨基糖苷类药物联合使用,亚胺培南、美罗培南或多利培南都可能有效。

碳青霉烯类药物最常见的不良反应是恶心、呕吐、腹泻、皮疹及注射部位反应,这些反应对于亚胺培南更为常见。对于肾衰患者,过量应用亚胺培南可能引起癫痫,与亚胺培南相比,美罗培南、多利培南和厄他培南引起癫痫的可能性大大降低。对青霉素类药物过敏的患者可能对碳青霉烯类药物过敏,但交叉过敏反应发生率很低。

■ 糖肽类(glycopeptide)抗生素

万古霉素

万古霉素(vancomycin)是由东方链球菌(*Streptococcus orientalis*)和东方拟无枝酸菌(*Amycolatopsis orientalis*)产生的抗生素。该药仅对革兰阳性菌有活性。万古霉素是一种分子量为1 500的糖肽,可溶于水,且十分稳定。

作用机制及耐药机制

万古霉素可与新生成的肽聚糖五肽D-Ala-D-Ala末端牢固结合(图43-5)而抑制转糖酶,进而阻止肽聚糖的进一步延长和交联,削弱肽聚糖的作用,最终抑制细胞壁的合成,使细胞易于溶解。还可使细胞膜受损,进一步有利于其抗菌作用的发挥。

肠球菌对万古霉素产生耐药是由于细菌肽聚糖的D-Ala-D-Ala结合位点结构发生了改变——末端的D-Ala被D-乳酸取代,其结果导致丧失一个十分重要的氢键,而这一氢键介导了万古霉素与其结合位点的高亲和力,最终使万古霉素失效。对于耐万古霉素金黄色葡萄球菌(MIC≥16μg/ml),也存在这种耐药机制,因其可由肠球菌获得耐药决定簇。对于万古霉素中介的金黄色葡萄球菌(MICs=4~8μg/ml),其对万古霉素敏感性降低的机制目前还不完全清楚。然而这些菌株可改变其细胞壁的代谢,从而导致细胞壁加厚,并伴有D-Ala-D-Ala残基数目的增加,这些位点可与万古霉素结合,但不会发挥抗菌作用。万古霉素与细胞壁中的这些假位点结合,可能导致其不能到达真正的作用位点。

抗菌活性

在0.5~10μg/ml的浓度下,万古霉素对革兰阳性菌有杀菌作用,在≤2μg/ml的浓度下,多数致病性葡萄球菌(包括产β-内酰胺酶的菌株及耐萘夫西林和甲氧西林的菌株)可被杀灭。万古霉素杀灭葡萄球菌的速度相对缓慢,且只有在细菌分化活跃时才能发挥作用,体内外试验均表明,其杀菌速率不如青霉素。体外试验表明,对于非高水平耐氨基糖苷类药物的屎肠球菌和粪肠球菌,万古霉素与庆大霉素和链霉素具有协同作用。万古霉素对包括艰难梭菌在内的许多革兰阳性厌氧菌有活性。

药动学

万古霉素在肠道吸收很差,只有用于治疗由艰难梭菌引起的结肠炎时才采用口服给药的方式,其他情况下只能采用静脉给药的方式。1g药物静脉输注1小时,血药浓度可达15~30μg/ml,并可维持1~2小时。本药在体内分布广泛,当脑膜存在炎症时,脑脊液中的药物浓度可达血药浓度的7%~30%。90%的药物经肾小球滤过排出体外,因此对于肾功能不全的患者,可能发生显著的药物蓄积(表43-2)。对于肾功能完全丧失的患者,万古霉素的半衰期为6~10日。应用现代高通量膜的标准血液透析过程中,大量万古霉素(约50%)可被清除。

临床应用

万古霉素非胃肠道给药的重要适应证是由耐甲氧西林葡萄球菌引起的血流感染和心内膜炎。但对于由甲氧西林敏感菌株引起的严重感染(如:心内膜炎),万古霉素不如抗葡萄球菌青霉素有效。对于青霉素严重过敏的肠球菌性心内膜炎患者,可替代性联合使用万古霉素和庆大霉素。对于疑似或确诊由耐青霉素的肺炎球菌(如:青霉素MIC>1μg/ml)引起的脑膜炎,也推荐万古霉素(与头孢噻肟、头孢曲松或利福平联合使用)。对于肾功能正常的患者,推荐剂量为30~60mg/(kg·d),分2~3次给药。对于肾功能正常的成人患者,传统给药方案为1g,每12小时1次[约30mg/(kg·d)];但对于严重感染,这个剂量通常达不到推荐谷浓度(15~20μg/ml)。对于严重感染(见下文),建议给予初始剂量45~60mg/(kg·d),然后以谷浓度15~20μg/ml为目标调整给药剂量。儿童剂量为每日40mg/kg,分3~4次给药。万古霉素的清除率与患者的肌酐清除率成正比,对于肾功能不全的患者,应降低给药剂量。对于血液透析患者,常规给药方案是首先给予1g负荷剂量,每次透析后给予500mg。对于长期应用本药治疗的患者,应进行血药谷浓度监测。对于诸如蜂窝织炎这类轻中度感染,推荐的谷浓度为10~15μg/ml;对于心内膜炎、脑膜炎和坏死性肺炎这类更重度感染,推荐的谷浓度为15~20μg/ml。

治疗由艰难杆菌引起的结肠炎时,通常口服万古霉素0.125~0.25g,每6小时1次。过去的20年,由于耐万古霉素肠球菌的出现及口服万古霉素对这些耐药菌株的潜在选择性压力,通常推荐甲硝唑作为初始治疗药物。然而,口服使用万古霉素似乎不是产生耐万古霉素肠球菌的显著危险因素。而且近期的临床资料表明,万古霉素对于较严重的艰难梭菌结肠炎疗效优于甲硝唑,因此口服万古霉素可作为严重病例或甲硝唑治疗无效的病例的一线用药。

不良反应

约10%的患者应用万古霉素后会出现不良反应,多数反应相对轻微且可逆。万古霉素对组织有刺激性,在注射部位可引起静脉炎;还可能引起寒战和发热。目前的制剂引起耳毒性和肾毒性比较罕见,然而,在与其他有耳毒性和肾毒性的药物,如:氨基糖苷类药物合用时,引起耳/毒性的风险就会增加。使血药峰浓度<60μg/ml,即可将耳毒性的可能性降至最低。万古霉素较为常见的不良反应被称为"红人"综合征,这一与注射速度相关的皮肤发红由组胺释放引起,通过将输注时间延长至1~2小时或用抗组胺剂,如:苯海拉明预处理,可很大程度上预防这种反应。

替考拉宁

替考拉宁(teicoplanin)是一种糖肽类抗生素,作用机制及抗菌谱与万古霉素相似。与万古霉素不同的是,可通过肌肉或静脉方式给药。替考拉宁的半衰期较长(45~70 小时),因此可一日给药一次。此药已经在欧洲上市,但在美国还未被批准使用。

替拉凡星

特拉万星(telavancin)是由万古霉素衍生的半合成脂糖肽类药物,对革兰阳性菌有活性,包括对万古霉素敏感性降低的菌株。特拉万星通过两种作用机制发挥抗菌活性:①像万古霉素一样,可通过与生长中的细胞壁的肽聚糖的 d-Ala-d-Ala 末端结合从而抑制细菌细胞壁的合成;②与细菌细胞膜作用,影响膜电位,增加膜通透性。特拉万星的半衰期约为8h,可每日静脉给药 1 次。该药被批准用于治疗复杂性皮肤和软组织感染和医院获得性肺炎,10mg/kg,静脉给药,每天 1 次。与万古霉素不一样,特拉万星不需要血药浓度监测。特拉万星有潜在致畸性,孕妇禁用。

达巴凡星

达巴凡星(dalbavancin)是由替考拉宁衍生的半合成脂糖肽类药物,其作用机制与万古霉素和替考拉宁相同,但对包括甲氧西林耐药及万古霉素中介的金黄色葡萄球菌在内的许多革兰阳性菌的活性进一步增强,但对多数耐万古霉素肠球菌无效。达贝万星的半衰期极长,为 6~11 日,因此可每周静脉给药 1 次。达贝万星已进行治疗皮肤和软组织感染以及导管相关血流感染的临床试验,目前正在美国等待获批。

■ 其他作用于细胞壁或细胞膜的药物

达托霉素

达托霉素(daptomycin)是一种新型的具有环脂肽结构的玫瑰孢链霉菌(Streptomyces roseosporus)发酵产物(图 43-8)。本药的抗菌谱与万古霉素的相似,除了可能对耐万古霉素的肠球菌和金黄色葡萄球菌有效。体外研究表明其杀菌速度更快。目前还不十分清楚该药的作用机制,但已知其可依靠钙离子而将脂质部分插入细胞膜,进而与细胞膜结合,进而导致细胞膜去极化,同时引起钾外流及细胞的快速死亡(图 43-9)。达托霉素经肾消除。用于治疗皮肤及软组织感染的批准给药剂量为 4mg/kg,用于治疗菌血症及心内膜炎的推荐给药剂量为 6mg/kg,对于肾功能正常的患者,一日 1 次;对于肌酐清除率<30ml/min 的患者,隔日 1 次。对于严重感染,许多专家建议每剂使用 8~10mg/kg。目前认为较高剂量是安全的且耐受性良好,但缺乏其使增加疗效的证据。非劣效性临床试验(clinical trials powered for noninferiority)结果表明,达托霉素与万古霉素具有等效性。本药可引起肌病,因此应每周监测肌酸磷酸激酶水平。肺表面活性物质可拮抗达托霉素的作用,因此不适合用于治疗肺炎。对于长疗程(>2 周)患者,达托霉素还可导致过敏性肺炎。据报道,治疗期间可因达托霉素的 MIC 提高而导致治疗失败。达托霉素是万古霉素的有效替代药物,其在临床治疗方面的作用仍有待发现。

磷霉素

磷霉素(fosfomycin)的稳定盐形式——磷霉素氨丁三醇(fosfomycin trometamol),可抑制细菌细胞壁合成的早期阶段(图 43-5)。作为磷酸烯醇丙酮酸的类似物,其结构与其他任何一种抗微生物药物都无相关性。本药通过与活性位点的半胱氨酸残基共价结合,抑制细胞质内的烯醇丙酮酸转移酶,阻断磷酸烯醇丙酮酸与 UDP-N-乙酰氨基葡萄糖的缩合反应,从而阻断 UDP-N-乙酰胞壁酸形成的第一步,而 UDP-N-乙酰胞壁酸是 N-乙酰胞壁酸的前体,最终使细胞壁的合成受阻,且目前发现 N-乙酰胞壁酸是仅存在于细菌细胞壁的物质。本药通过甘油磷酸酯或 6-磷酸葡萄糖转运系统进入细菌细胞内,对本药产生耐药的原因通常是药物转运进入细胞的途径受阻,以致胞内药量不足。

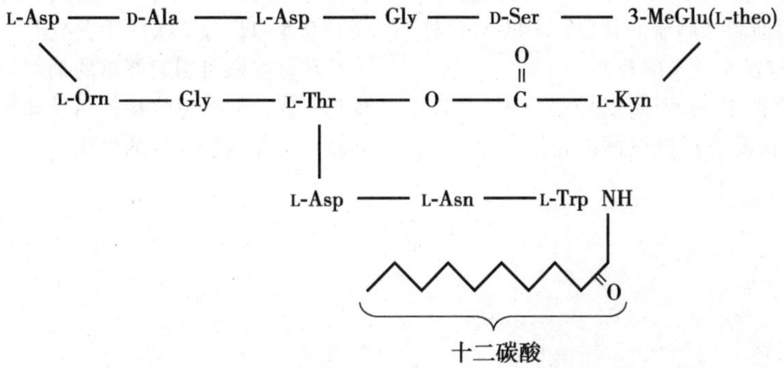

图 43-8 达托霉素结构(Kyn,脱氨色氨酸)

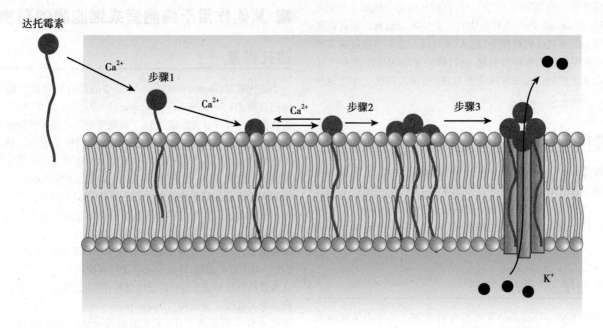

图 43-9　达托霉素的作用机制。达托霉素首先与细胞膜结合(步骤 1),然后在钙离子的作用下形成复合体(步骤 2 和 3)。形成的复合体可促使孔道形成及细胞膜去极化,使细胞快速失钾,随即导致 DNA、RNA 和蛋白质合成停止,最终导致细胞死亡,但细胞不会溶解

磷霉素在浓度≥125μg/ml 时对革兰阳性和阴性菌均有活性。应在添加 6-磷酸葡萄糖的菌种生长培养基上进行药敏试验,以降低显示耐药的假阳性结果。体外实验表明,磷霉素与 β-内酰胺类、氨基糖苷类及氟喹喏酮类药物之间具有协同作用。

磷霉素氨丁三醇既有口服剂型也有胃肠外给药剂型,但只有口服剂型在美国批准使用。本药的口服生物利用度约为 40%,口服 2g 或 4g 后的血药峰浓度分别为 10μg/ml 和 30μg/ml,半衰期约为 4 小时。活性药物经肾排泄,对于多数泌尿系病原体,尿药浓度可超过 MICs。

现已批准磷霉素以单剂量 3g 用于治疗女性单纯性下尿路感染,且目前发现本药对于妊娠期妇女是安全的。

杆菌肽

杆菌肽(bacitracin)是 1943 年首次从枯草芽孢杆菌的 Tracy 株获得的一种环肽混合物,对革兰阳性菌有活性。杆菌肽可干扰细胞壁形成过程中的脱磷酸作用,影响磷脂载体的转运及向细胞壁支架输送肽聚糖,从而抑制细胞壁的合成(图 43-5)。杆菌肽与其他抗微生物药物之间没有交叉耐药性。

杆菌肽全身给药的肾毒性很强,因此仅局部应用(第 61 章)。杆菌肽不易吸收,因此仅发挥局部抗菌的作用而不会引起全身毒性反应。含量为 500U/g 的杆菌肽软膏(通常还含有多粘菌素或新霉素),可用于皮肤表面损伤、伤口或黏膜等处的混合感染。溶于生理盐水中浓度为 100~200U/ml 的杆菌肽溶液可用于关节、伤口或胸膜腔的灌洗。

环丝氨酸

环丝氨酸(cycloserine)是由兰花链霉菌(*Streptomyces orchidaceus*)产生的抗生素,可溶于水,且在酸性环境中很不稳定。环丝氨酸可抑制多种革兰阳性菌和阴性菌,但临床上一般仅用于治疗对一线药物耐药的结核分枝杆菌感染。环丝氨酸与 D-丙氨酸的结构相似,可通过抑制丙氨酸消旋酶(alanine racemase,可将 L-丙氨酸转化为 D-丙氨酸)及 D-丙氨酰-D-丙氨酸连接酶而阻止 D-丙氨酸与五肽肽聚糖的结合(图 43-5)。口服 0.25g 环丝氨酸后,血药浓度可达 20~30μg/ml,这一浓度足以抑制多种分枝杆菌及革兰阴性菌。本药可广泛分布于全身组织,大部分药物以活性形式排入尿液。该药用于结核的剂量为每日 0.5~1g,分 2 次或 3 次给药。

环丝氨酸可引起严重的剂量依赖性中枢神经系统毒性,表现为头痛、震颤、急性精神病及惊厥。若每日口服剂量<0.75g,通常可避免这些反应的出现。

摘要:β-内酰胺类药物及其他作用于细胞壁或细胞膜的抗生素

类别	作用机制	作用	临床应用	药动学、毒性、相互作用
青霉素类				
• 青霉素 G	通过与细胞壁上的转肽酶结合并对其产生抑制,从而阻止细菌细胞壁的合成	对敏感菌可产生快速杀菌作用	链球菌感染、脑膜炎球菌感染、神经梅毒	静脉给药 • 快速经肾清除,半衰期为 30min,因此需频繁给药(每 4h 给药 1 次)• 毒性:速发型过敏反应、皮疹、癫痫

- 青霉素 V:口服,体内达到的浓度较低,因此限制了其广泛应用
- 苄星青霉素、普鲁卡因青霉素:肌内注射,长效剂型
- 萘夫西林、苯唑西林:静脉给药,对葡萄球菌产的 β 内酰胺酶稳定性增加,胆道清除
- 氨苄西林、阿莫西林、替卡西林、哌拉西林:对革兰阴性菌的作用增强;与 β-内酰胺酶抑制药组成复方制剂后对许多产 β 内酰胺酶的菌株恢复活性

头孢菌素类				
• 头孢唑林	通过与细胞壁上的转肽酶结合并对其产生抑制,从而阻止细菌细胞壁的合成	对敏感菌可产生快速杀菌作用	皮肤和软组织感染、泌尿系感染、外科手术预防	静脉给药 • 经肾清除,半衰期为 1.5h • 每 8h 给药 1 次 • 对中枢神经系统透过性差 • 毒性:皮疹、药热

- 头孢氨苄:口服,第一代,用于治疗皮肤及软组织感染及泌尿系感染
- 头孢呋辛:口服及静脉给药,第二代,对肺炎球菌及流感嗜血杆菌作用增强
- 头孢替坦、头孢西丁:静脉给药,第二代,对脆弱拟杆菌有效,因此可用于腹腔/盆腔感染
- 头孢曲松:静脉给药,第三代,通过肝/肾清除,半衰期长(6h),CNS 透过性好,有多种适应证,包括肺炎、脑膜炎、肾盂肾炎及淋病
- 头孢噻肟:静脉给药,第三代,与头孢曲松相似;但经肾清除,半衰期为 1h
- 头孢他啶:静脉给药,第三代,对革兰阳性菌作用差,对假单胞菌属作用好
- 头孢吡肟:静脉给药,第四代,抗菌谱广,且对染色体 β 内酰胺酶稳定性增强
- 头孢比普[1]、头孢洛林[1]:静脉给药,对耐甲氧西林葡萄球菌有效,对革兰阴性菌抗菌谱广

碳青霉烯类				
• 亚胺培南-西司他丁	通过与细胞壁上的转肽酶结合并对其产生抑制,从而阻止细菌细胞壁的合成	对敏感菌可产生快速杀菌作用	严重感染,诸如肺炎及脓毒症	静脉给药 • 经肾清除,半衰期为 1h,每 6~8h 给药 1 次,西司他丁是为了防止肾脱氢肽酶对亚胺培南的水解 • 毒性:癫痫,特别是肾衰患者或大剂量给药时(>2g/d)

- 美罗培南、多立培南:静脉给药,活性与亚胺培南相似;对肾脱氢肽酶稳定,癫痫发生率低
- 厄他培南:静脉给药,半衰期较长,因此可一日 1 次给药,对假单胞菌属及不动杆菌属缺乏活性

续表

类别	作用机制	作用	临床应用	药动学、毒性、相互作用
单环 β-内酰胺类				
• 氨曲南	通过与细胞壁上的转肽酶结合并对其产生抑制,从而阻止细菌细胞壁的合成	对敏感菌可产生快速杀菌作用	对于有速发型青霉素过敏史的患者,用于由需氧革兰阴性菌引起的感染	静脉给药 • 经肾清除,半衰期为 1.5h • 每 8 小时给药 1 次 • 毒性:与青霉素类无交叉过敏反应
糖肽类				
• 万古霉素	通过与新生成的肽聚糖的 D-Ala-D-Ala 末端结合,从而抑制细胞壁的合成	对敏感菌可产生杀菌作用,但杀菌速度不如 β-内酰胺类抗生素	由革兰阳性菌引起的感染,包括脓毒症、心内膜炎及脑膜炎 • 艰难梭菌结肠炎(口服剂型)	口服、静脉给药 • 经肾清除,半衰期为 6h • 对于肾功能正常的患者,初始剂量为每日 30mg/kg,分 2 或 3 次给药 • 对于多数感染,推荐谷浓度 10~15μg/ml • 毒性:"红人"综合征 • 罕见肾毒性

- 替考拉宁:静脉给药,与万古霉素相似,但半衰期更长(45~75h),因此可一日 1 次给药
- 达巴凡星[1]:静脉给药,半衰期非常长(6~11d),可 1 周给药 1 次,比万古霉素活性更强
- 替拉凡星[1]:静脉给药,具有双重作用机制,因此对于对万古霉素敏感性降低的菌株活性增强

类别	作用机制	作用	临床应用	药动学、毒性、相互作用
脂肽类				
• 达托霉素	与细胞膜结合,引起膜去极化及细胞快速死亡	对敏感菌可产生杀菌作用 • 比万古霉素的杀菌作用快	由革兰阳性菌引起的感染,包括脓毒症和心内膜炎	静脉给药 • 经肾清除,半衰期为 8h • 一日 1 次给药 • 在肺表面活性物质作用下可失活,因此不可用于治疗肺炎 • 毒性:肌病 • 推荐每周监测肌酸磷酸激酶水平

[1] 正在研究中

制剂

通用名	制剂	通用名	制剂
青霉素类		双氯西林(Dicloxacillin)	仿制药,Dynapen
阿莫西林(Amoxicillin)	仿制药,Amoxil,等	萘夫西林(Nafcillin)	仿制药,Unipen
阿莫西林/克拉维酸钾(Amoxicillin/potassium cla-vulanate)[1]	仿制药,Augmentin	苯唑西林(Oxacillin)	Generic,Prostaphlin
氨苄西林(Ampicillin)	仿制药	青霉素(Penicillin G)	Generic,Pentids,Pfizerpen
氨苄西林/舒巴坦钠(Ampicillin/sulbactam sodium)[2]	仿制药,Unasyn	苄星青霉素(Penicillin G benzathine)	Permapen,Bicillin
羧苄西林(Carbenicillin)	Geocillin	普鲁卡因青霉素(Penicillin G procaine)	仿制药

续表

通用名	制剂	通用名	制剂
青霉素 V(Penicillin V)	仿制药,V-Cillin,Pen-Vee K,others	头孢托仑(Cefditore)	Spectracef
哌拉西林(Piperacillin)	Pipracil	头孢吡肟(Cefepime)	仿制药,Maxipime
哌拉西林/他唑巴坦钠(Piperacillin and tazobactam sodium)[3]	Zosyn	头孢克肟(Cefixime)	Suprax
		头孢噻肟(Cefotaxime)	仿制药,Claforan
替卡西林(Ticarcillin)	Ticar	头孢泊肟酯(Cefpodoxime proxetil)	仿制药,Vantin
替卡西林/克拉维酸钾(Ticarcillin/clavulanate potassium)[4]	Timentin	头孢罗膦(Ceftaroline Fosamil)	Teflaro
		头孢他啶(Ceftazidime)	仿制药,Fortaz,Tazicef
头孢菌素类及其他 β-内酰胺类药物		头孢布烯(Ceftibuten)	仿制药,Cedax
窄谱(第一代)头孢菌素		头孢唑肟(Ceftizoxime)	Cefizox
头孢羟氨苄(Cefadroxil)	仿制药,Duricef	头孢曲松(Ceftriaxone)	仿制药,Rocephin
头孢唑林(Cefazolin)	仿制药,Ancef,Kefzol	**碳青霉烯类和单酰胺菌素**	
头孢氨苄(Cephalexin)	仿制药,Keflex,others	氨曲南(Aztreonam)	仿制药,Azactam,Cayston
中谱(第二代)头孢菌素		多立培南(Doripenem)	Doribax
头孢克洛(Cefaclor)	仿制药,Ceclor	厄他培南(Ertapenem)	Invanz
头孢美唑(Cefmetazole)	Zefazone	亚胺培南/西司他丁(Imipenem/cilastatin)	仿制药,Primaxin IM,Primaxin IV
头孢替坦(Cefotetan)	仿制药 Cefotan	美罗培南(Meropenem)	仿制药,Merrem IV
头孢西丁(Cefoxitin)	仿制药,Mefoxin	**本章其他药物**	
头孢丙烯(Cefprozil)	仿制药,Cefzil	环丝氨酸(Cycloserine)	仿制药,Seromycin Pulvules
头孢呋辛(Cefuroxime)	仿制药,Ceftin,Kefurox,Zinacef	达托霉素(Daptomycin)	Cubicin
氯碳头孢(Loracarbef)	Lorabid	磷霉素(Fosfomycin)	Monurol
广谱(第三代)头孢菌素		替拉凡星	Vibativ
头孢地尼(Cefdinir)	仿制药,Omnicef	万古霉素(Vancomycin)	仿制药,Vancocin,Vancoled

[1] 不同制剂的克拉维酸钾含量不同,详见说明书
[2] 舒巴坦含量为氨苄西林的一半
[3] 他唑巴坦含量为哌拉西林的 12.5%
[4] 克拉维酸钾含量为 0.1g

案例思考答案

应选用静脉给药的第三代头孢菌素(头孢曲松或头孢噻肟),此类药物可以充分渗透进入发炎的脑膜(inflamed meninges),对导致社区获得性肺炎和脑膜炎的常见细菌(肺炎球菌、脑膜炎双球菌,嗜血杆菌)有活性。为防止患者感染耐药肺炎球菌,直至培养和药敏结果出来前,应给予万古霉素。

尽管患者有阿莫西林皮疹史,但表现与过敏反应不一致。氨基青霉素引起的皮疹很多时候不是由 I 型超敏反应所致。在这种情况下,不太可能存在与头孢菌素的交叉反应(特别是第三代药物),若患者病情危急,需要选用合适的和证实有效的抗生素,以覆盖可能致病菌。

(温爱萍 译　沈素 校　史丽敏 审)

参考文献

扫描本书二维码获取完整参考文献。

第44章 四环素类、大环内酯类、克林霉素、氯霉素、链阳菌素类和噁唑烷酮类

Daniel H. Deck，PharmD，& Lisa G. Winston，MD

案例思考

一位19岁无医疗史的女性患者,在大学诊所就诊时主诉2周的阴道分泌物。否认有发热和腹痛,但性交之后有阴道出血。当询问性史时,告知最近6个月与两位男性有阴道性交史,且未采取保护措施。骨盆检查发现宫颈管脓性黏液。无宫颈部运动触痛。取尿液做衣原体和淋球菌检测。由于患者"忘记了最后一次月经时间",因此还做了妊娠试验。在等待这些结果期间,决定经验治疗淋球菌和衣原体宫颈炎。对于衣原体感染可能性的两种治疗选择? 她的妊娠可能性如何影响治疗?

本章所述药物通过与核糖体结合并干扰其功能,从而抑制细菌蛋白质的合成。大多数为抑菌药,仅少数是杀菌药。由于过度使用,四环素类和大环内酯类普遍耐药。除替加环素和链阳菌素类外,这些抗生素一般都是口服给药。

■ 四环素类

所有四环素类(tetracyclines)都具有以下基本结构:

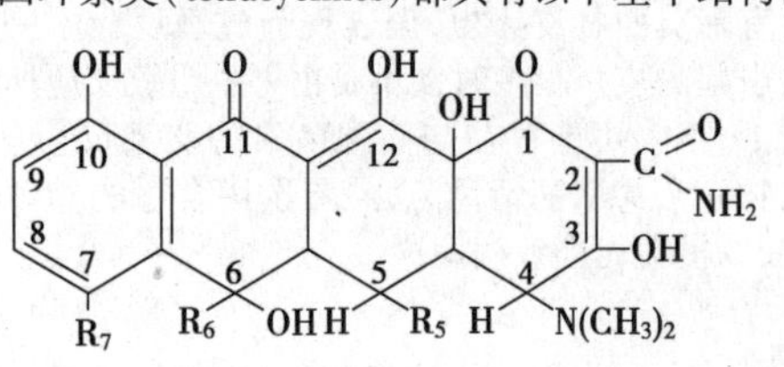

	R_7	R_6	R_5	肾清除率（ml/min）
金霉素	—Cl	—CH₃	—H	35
土霉素	—H	—CH₃	—OH	90
四环素	—H	—CH₃	—H	65
去甲环素	—Cl	—H	—H	35
美他环素	—H	=CH₂*	—OH	31
多西环素	—H	—CH₃*	—OH	16
米诺环素	—N(CH₃)₂	—H	—H	10

*在美他环素和多西环素6位上没有—OH

游离四环素类是晶状两性物质,溶解度低。它们的盐酸盐具有较高的溶解度。除金霉素外,这些溶液呈酸性且相当稳定。四环素类能螯合二价金属离子,后者能干扰四环素类的活性和吸收。新的四环素类似物替加环素,为甘氨酰环素类药物,是米诺环素的半合成衍生物。

作用机理和抗菌作用

四环素类是一类抑制细菌蛋白质合成的广谱抑菌性抗生素。四环素类进入病原微生物内部,部分是通过被动扩散方式,部分是通过耗能的主动转运方式。敏感菌的细胞内浓度很高。一旦进入细胞内部,四环素类即可逆性地与细菌核糖体30S亚单位结合,阻止tRNA的氨基端与mRNA核糖体复合物的受体位点结合(图44-1),从而阻断肽链延长过程的氨基酸转运。

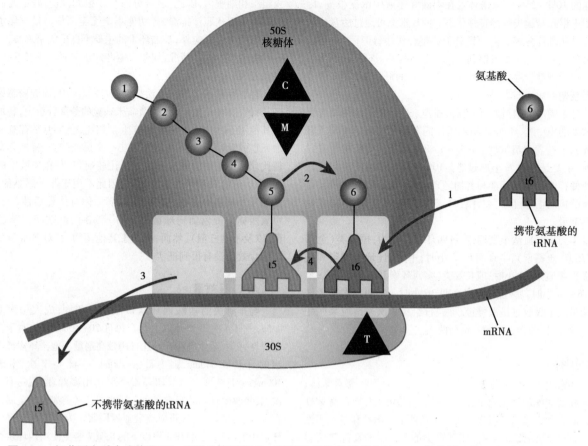

图 44-1 细菌蛋白质合成步骤和一些抗生素的靶点。氨基酸以数字循环表示。70S 核糖体 mRNA 复合物由 50S 和 30S 亚基组成。步骤 1，携带氨基酸的 tRNA 携带氨基酸 6 与 70S 核糖体的受体部位结合。肽酰 tRNA 处于给位，携带氨基酸 1 至 5，与氨基酸 6 结合（转肽，步骤 2）。不携带氨基酸的 tRNA 离开，给位留空（步骤 3），然后新的氨基酸链随着 tRNA 移动进入肽位（转位，步骤 4）。抗生素结合位点如缩略图。氯霉素（C）和大环内酯类（D）与 50S 亚基结合，阻止转肽（步骤 2）。四环素类（T）与 30S 亚基结合，阻止氨基酰 tRNA 的进入（步骤 1）

四环素类对许多革兰阳性和革兰阴性菌，包括某些厌氧菌、立克次体、衣原体和支原体有效。大多数四环素类抗菌活性相似，此外，四环素耐药菌株对多西环素、米诺环素和替加环素敏感，它们不容易被细菌耐药泵转运出来。这类药物对敏感菌的临床效能差别较小，主要是各药的吸收、分布和排泄情况不同。

耐药性

细菌对四环素类产生耐药性有以下三种机制：①通过蛋白泵的主动转运，减少药物内流或增加外流；②产生蛋白质以干扰四环素与核糖体结合，保护核糖体；③产生灭活酶。其中，最重要的是产生外流泵和保护核糖体。产 Tet（AE）外流泵的革兰阴性菌对较老的四环素类、多西环素和米诺环素耐药。但是，此类细菌对不是外流泵底物的替加环素敏感。类似地，葡萄球菌的 Tet（K）外流泵对四环素耐药，但对多西环素、米诺环素或替加环素敏感，后三个抗生素都不是外流泵的底物。产 Tet（M）核糖体保护蛋白的革兰阳性菌对四环素、多西环素和米诺环素耐药，但对替加环素敏感，因为后者大体积的叔丁基甘氨酰氨基取代基对 Tet（M）与核糖体的结合起着空间位阻作用。替加环素是变形菌和铜绿假单胞菌的染色体编码多种药物外流泵的底物，解释了这些细菌对所有的四环素类包括替加环素产生内在性耐药的原因。

药代动力学

四环素类药物的区别在于口服给药后的吸收和消除不同。口服给药后，金霉素（chlortetracycline）大约吸收 30%，四环素（tetracycline）、土霉素（oxytetracycline）、地美环素（demeclocycline）和美他环素（methacycline）约为 60%～70%，多西环素（doxycycline）和米诺环素（minocycline）约为 95%～100%。替加环素（Tigecycline）口服吸收差，必须静脉给药。四环素口服给药后，一部分停留在肠腔，改变了肠道微生物菌丛，并通过粪便排泄。吸收部位主要在小肠上段，减弱其吸收的有食物（多西环素和米诺环素除外）、多价阳离子（Ca^{2+}，Mg^{2+}，Fe^{2+}，Al^{3+}）、奶制品和含有多价阳离子的抗酸剂，以及 pH 碱性环境。特制的四环素缓冲液用于静脉内给药。

四环素类 40%～80% 与血清蛋白结合。每 6 小时口服 500mg 盐酸四环素或土霉素，血药浓度峰值达 4～6μg/ml。静脉注射的四环素类能达到更高的浓度，但维持时间较短。单次给药 200mg 的多西环素或米诺环素峰浓度能达到 2～4μg/ml。替加环素标准剂量的血清稳态峰浓度为 0.6μg/ml。除脑脊液外，四环素类广泛分布于组织和体液中，其在脑脊液的浓度仅为血清浓度的 10%~25%。米诺环素在泪液和唾液中浓度很高,因此可用于根除脑膜炎球菌带菌状态。四环素类可通过胎盘到达胎儿并可从乳汁分泌。由于钙离子的螯合作用,四环素类可沉积并损害生长发育中的骨骼和牙齿。卡马西平、苯妥英、巴比妥类和长期饮酒都能通过诱导代谢该类药物的肝药酶,使多西环素的半衰期缩短 50%。

四环素类主要通过胆汁和尿液排泄。胆汁的药物浓度超出血清浓度的 10 倍。部分分泌入胆汁的药物从小肠重吸收(肝肠循环),维持着血清浓度。10%~50% 的四环素类药物通过尿液排泄,主要是通过肾小球过滤。10%~40% 的四环素类药物通过粪便排泄。多西环素和替加环素与其他四环素类相反,通过非肾脏机制消除,因此在肾衰时,药物无明显蓄积,不需要调整给药剂量。

基于药物的血清半衰期,可将四环素类分为:短效类(金霉素、四环素、土霉素),半衰期 6~8 小时;中效类(地美环素和美他环素),半衰期 12 小时;或长效类(多西环素和米诺环素),半衰期 16~18 小时。替加环素半衰期 36 小时。多西环素和米诺环素几乎完全吸收且排泄缓慢,可一日给药 1 次来适应某些症状,但是这两种药物通常每日给药两次。

临床应用

四环素用于治疗立克次体引起的感染。治疗肺炎支原体、衣原体和某些螺旋体也效果极佳。联合用药可治疗幽门螺旋杆菌引起的胃和十二指肠溃疡。还用于各种革兰阳性和革兰阴性菌,包括不耐药的弧菌感染。四环素类能迅速阻断霍乱弧菌感染,但在流行期间会出现四环素耐药。四环素类对大多数衣原体感染,包括性传播性疾病有效。多西环素联合头孢曲松是淋病的一种替代疗法。四环素联合其他抗生素,用于治疗鼠疫、土拉菌病和布氏菌病。四环素类有时用于治疗或预防原虫感染,如:恶性疟原虫(第 52 章)。四环素类的其他适应证包括痤疮、重症支气管炎、社区获得性肺炎、莱姆病、回归热、钩端螺旋体病和某些非结核性分枝菌感染(如:海分枝杆菌)。四环素类早先用于治疗各种混合感染,包括细菌性胃肠炎及泌尿系统感染。但是,这些疾病的很多致病菌现在都耐药,四环素类已被其他药物替代。

米诺环素,每日 200mg,口服 5 天能根治脑膜炎球菌带菌状态,但由于药物的不良反应和耐药脑膜炎球菌的出现,主张首选环丙沙星或利福平。**地美环素**抑制抗利尿激素对输尿管的作用,用于治疗抗利尿激素或某些肿瘤产生的类抗利尿激素肽的分泌失衡(第 15 章)。

替加环素是第一个进入临床实践的甘氨酰环素,它的独特性质使其与老的四环素类有较明显差别。许多四环素耐药菌株对替加环素敏感,因为常见的耐药决定簇对其不起作用。替加环素的抗菌谱很广。凝固酶阴性葡萄球菌和金黄色葡萄球菌,包括耐甲氧西林、耐万古霉素的菌株;链球菌,包括对青霉素敏感或耐药菌株;肠球菌,包括耐万古霉素菌株;革兰阳性杆菌;肠杆菌;多耐药的不动杆菌;革兰阳性和阴性的厌氧菌;立克次体、衣原体和嗜肺军团菌;以及生长期的分枝杆菌,均对替加环素敏感。但是,变形菌和铜绿假单胞菌对替加环素耐药。

替加环素仅有静脉注射剂型,首剂负荷剂量为 100mg,之后每 12 小时给予 50mg。同其他的四环素类一样,替加环素易进入组织和细胞内;因此,表观分布容积很大,血清峰浓度低。替加环素主要从胆汁排泄,肾功能不全无需调整剂量。除了有四环素类的不良反应外,替加环素的主要不良反应是恶心,三分之一的患者发生这种情况,偶尔会呕吐。出现恶心或者呕吐的,通常需停药。

替加环素被批准用于治疗皮肤、皮肤组织、腹腔内感染和社区获得性肺炎。然而,在一项临床试验的荟萃分析中,替加环素与其他用于治疗这些感染的抗生素相比,会小但是有意义地增加死亡的风险。这导致 FDA 发出一个黑框警告,替加环素应在替代疗法不适用的情况下使用。比较而言,它在尿液中的药物浓度低,可能对泌尿道感染无效,因此不用于此类感染的治疗。替加环素对多种多重耐药的院内病原体有体外活性(例如:耐甲氧西林金黄色葡萄球菌、产超广谱 β-内酰胺酶的革兰阴性菌,以及不动杆菌),然而,相比于其他药物,其对多重耐药菌的临床疗效还没有得到证实。

A. 口服剂量

与排泄快的盐酸四环素口服剂量相同,成人每次 0.25~0.5g,一日 4 次,8 岁及以上儿童每日 20~40mg/kg。对于严重的全身性感染,至少应在开始几日用较高剂量。地美环素或美他环素的日剂量 600mg,强力霉素 100mg,一日 1~2 次,米诺环素 100mg,一日 2 次。口服四环素类可选用多西环素,一日给药 2 次,其吸收受食物的影响很小。所有四环素类都能与金属离子螯合,不可与牛奶、抗酸药或硫酸亚铁同服。为避免在发育骨骼或牙齿中的沉积,孕妇和 8 岁以下的儿童应避免使用四环素类。

B. 胃肠外给药剂量

一些四环素类药可静脉注射给药,剂量为每 6~12 小时 0.1~0.5g(与口服剂量相似),一般首选多西环素,每 12~24 小时 100~200mg。为避免注射部位的疼痛和炎症,不提倡肌肉注射给药。

不良反应

四环素类的超敏反应(药热,皮疹)不常见。大多数不良反应是由于药物的直接毒性或菌群的变化引起。

A. 胃肠道反应

恶心,呕吐和腹泻是四环素治疗中最常见的反应,原因是肠道的直接局部刺激。与食物或羧甲基纤维素同服、减少剂量或停药,通常可控制恶心,食欲减退和腹泻。

四环素类改变胃肠道正常菌群,抑制敏感的大肠杆菌、假单胞菌属、变形菌、葡萄球菌、耐药大肠杆菌类、梭状芽孢杆菌和念珠菌属过度繁殖。结果导致胃肠道功能紊乱、瘙痒症、阴道或口腔念珠菌病以及艰难梭菌相关的结肠炎。但是,四环素引起艰难梭菌结肠炎的可能性比其他抗生素低。

B. 骨结构和牙齿

四环素类容易沉积在幼儿牙齿并与新生骨骼中的钙结合。妊娠期间服用四环素,药物沉积于胎儿的牙齿中,导致荧光、变色和牙釉质发育不良;四环素还能沉积于骨骼,引起骨骼畸形和生长抑制。因此,妊娠期应避免使用。如果 8 岁以下儿童长期服用,会产生上述相似的后果。

C. 其他毒性

四环素类可以造成肝脏损害,特别是孕妇、肝功能潜在减退的患者,以及大剂量静脉给药时。有报道,静脉给药每日4g或更高剂量引起肝坏死。

过期的四环素制剂易引起肾小管性酸中毒和范科尼综合征。四环素类与利尿药合用有肾毒性。除多西环素外,四环素类在肾功能不全时可蓄积至中毒浓度。

静脉注射可引起静脉栓塞形成。肌内注射产生疼痛性的局部刺激,应避免。

四环素特别是地美环素全身给药,可诱发皮肤对日光或紫外线过敏,尤易发生于肤色较浅者。

特别需注意的是,米诺环素会引起头晕,眩晕,恶心和呕吐。米诺环素200~400mg/d,有35%~70%的患者会出现上述反应。大剂量应用多西环素时也会出现上述症状。

■ 大环内酯类

大环内酯类(macrolides)是一类由大环内酯环(通常14~16个碳原子)与脱氧糖紧密连接的化合物。1952年从链霉菌中分离得到原形药红霉素,由2个糖环与一个14碳原子的内酯环相连接而构成。克拉霉素和阿奇霉素是红霉素的半合成衍生物。

红霉素(R₁ = CH₃, R₂ = H)
克拉霉素(R₁, R₂ = CH₃)

红霉素

化学

红霉素的基本结构是大内酯环、脱氧糖胺(desosamine)和克拉定糖(cladinose)。难溶于水(0.1%),但易溶于有机溶剂。溶液在4℃时相当稳定,但在20℃和酸性PH条件下则迅速失活。红霉素常被制成各种酯和盐。

作用机制和抗菌活性

红霉素对敏感菌有抑菌或杀菌作用,尤其在高浓度时。碱性pH环境下其作用增强。红霉素通过与50S核糖体RNA结合,抑制氨酰基转移过程和起始复合物形成从而抑制蛋白质的合成(图44-1)。

红霉素对敏感的革兰阳性菌,尤其是肺炎球菌、链球菌、葡萄球菌和棒状杆菌有效。对肺炎支原体、嗜肺军团菌、沙眼衣原体、鹦鹉热衣原体、肺炎衣原体、幽门螺旋体、单核细胞增生李斯特菌和某些分枝菌(堪萨斯分枝杆菌,淋巴结核分枝菌)也敏感。还对革兰阴性菌如:奈瑟菌、百日咳杆菌、汉塞巴尔通体、五日热巴通体、某些立克次体、梅毒螺旋体和弯曲菌杆属敏感。流感(嗜血)杆菌敏感性低。

耐药性

红霉素的耐药通常是由质粒介导的。有以下三种机制:①降低细胞膜的通透性或主动外流;②(肠杆菌科)产生水解大环内酯的酶类;③染色体突变或大环内酯诱导或产生甲基化酶改变核糖体结合位点(所谓的核糖体保护)。外流和产生甲基化酶是目前导致革兰阳性菌产生耐药的最主要原因。红霉素与其他大环内酯类之间完全交叉耐药。结构型甲基化酶的产生也使结构不相关但作用机理相似,即都作用于相同核糖体结合位点的药物如克林霉素和链阳菌素B[亦称大环内酯-林可胺-链阳霉素,或耐药MLS型B(macrolide-lincosamide-streptogramin, or MLS-type B, resistance)]出现耐药。非大环内酯类几乎不能诱导产生甲基化酶,因此体外试验显示其对表达诱导甲基化酶的菌株敏感。但是,在克林霉素治疗过程会逐渐筛选出结构型耐药突变株。

药代动力学

红霉素碱能被胃酸破坏,因此以肠溶片给药。食物影响其吸收。硬酯酸盐和酯有相当的耐酸能力也更容易被吸收。红霉素丙酰酯月桂基盐(红霉素丙酸酯十二烷基硫酸盐[依托红霉素(erythromycin estolate)]是最易吸收的口服制剂。口服剂量2g/d,红霉素碱和红霉素酯类的血药浓度可达2μg/ml左右。但是,仅红霉素碱具有微生物学活性,其不同的制剂都能达到相似的血药浓度。乳糖红霉素500mg静脉给药1小时后血清浓度为10μg/ml。通常情况,血清半衰期约1.5小时,无尿患者则为5小时。肾衰患者不需调整剂量。透析不能消除红霉素。给药后大部分药物经胆汁分泌,从粪便排出,仅有5%随尿液排泄。除了脑和脑脊液,药物吸收后分布广泛。红霉素被多形核白细胞和巨噬细胞摄取。本品可透过胎盘进入胎儿体内。

临床应用

红霉素是治疗棒状杆菌感染(白喉,棒状杆菌败血症,红癣)和呼吸道、新生儿、眼睛或生殖器官的衣原体感染的传统药物;虽然因其抗菌谱包括肺炎球菌属,肺炎支原体和嗜肺军团杆菌属,可用于治疗社区获得性肺炎,但新型大环内酯类更常用。虽然大环内酯在肺炎球菌和肺炎支原体中的耐药率增加,红霉素仍然可以作为青霉素的替代品,用于治疗青霉素过敏患者的葡萄球菌、链球菌引起的感染。

耐红霉素的葡萄球菌和A组链球菌的出现,使得大环内酯类很少被作为治疗咽炎和皮肤和软组织感染的首选药。红霉素曾被推荐作为预防用药,用于心脏(瓣膜)疾病的患者在牙科手术期间的心内膜炎预防,现基本被克林霉素代替,因患者更容易耐受后者。尽管**依托红霉素**是吸收良好的盐,但它发生不良反应的风险也最大。因此首选红霉素硬脂酸盐或琥珀酸盐。

红霉素碱(base)、硬脂酸盐(stearate)或丙酸酯十二烷基硫酸盐(estolate)的口服剂量为每 6 小时 0.25~0.5g(儿童每日 40mg/kg)。琥乙红霉素(erythromycin ethylsuccinate)的剂量为每 6 小时 0.4~0.6g。口服红霉素碱(1g)有时与口服新霉素或卡那霉素联用,用于结肠手术的术前准备。静脉内给予葡庚糖酸红霉素(erythromycin gluceptate)或乳酸红霉素(erythromycin lactobionate)的剂量为成人每 6 小时 0.5~1.0g,儿童每日 20~40mg/kg。治疗嗜肺军团杆菌属引起的肺炎建议用高剂量。

不良反应

常见食欲减退、恶心、呕吐和腹泻。导致停药和改用其他抗生素最多见的原因是因为红霉素对消化道的直接刺激,使得胃肠道难以耐受。

红霉素类,特别是红霉素丙酸酯十二烷基硫酸盐,可引起急性胆汁淤积性肝炎(发热、黄疸、肝功能受损),很可能被视为过敏反应。大多数患者可以康复,但如果再次应用,则会导致肝炎。其他的变态反应包括发热、嗜红细胞增多和皮疹。

红霉素的代谢产物能抑制细胞色素 P_{450} 酶,因而升高许多药物的血清浓度,包括茶碱、华法林、环孢素和甲泼尼龙。红霉素通过提高生物利用度而升高口服地高辛的血清浓度。

克拉霉素

红霉素增加一个甲基形成克拉霉素(clarithromycin),与前者相比,后者的耐酸性增强,口服易吸收。克拉霉素的作用机制与红霉素相同。就抗菌活性而言,除了对分枝杆菌复合体的作用更强外(第 47 章),实际上克拉霉素和红霉素相同。克拉霉素对麻风分枝菌、鼠弓形体和流血嗜血杆菌也有作用。红霉素耐药的链球菌和葡萄球菌对克拉霉素也耐药。

克拉霉素口服 500mg 的血清浓度为 2~3μg/ml。与红霉素相比,长半衰期(6 小时)的克拉霉素可以每日给药两次。推荐剂量 250~500mg,每日 2 次,或者 1 000mg 缓释制剂,每日 1 次。克拉霉素对大多数组织的通透性良好,组织浓度达到或超过血清浓度。

克拉霉素经过肝脏代谢,主要代谢产物 14-羟基克拉霉素也有抗菌活性。部分活性药物和大部分代谢产物从尿液排泄,建议肌酐清除率少于 30ml/min 的患者减少剂量(例如:先给500mg 负荷剂量,然后 250mg,一日 1 次或 2 次)。克拉霉素的药物相互作用与红霉素类似。

与红霉素相比,克拉霉素的优点是较少发生难以耐受的胃肠道反应,而且给药次数少。

阿奇霉素

阿奇霉素(azithromycin)是一个 15 碳原子大环内酯化合物,在红霉素内酯环加上一个甲基化的氮原子。其抗菌谱,作用机理和临床应用与克拉霉素相同。阿奇霉素对分枝杆菌复合体和弓形虫属有效。阿奇霉素对葡萄球菌和链球菌的作用稍弱于红霉素和克拉霉素,但对 H 流感杆菌的作用稍强于二者。阿奇霉素对衣原体的作用很强。

阿奇霉素与红霉素和克拉霉素二者的主要不同之处是药物动力学。阿奇红霉素 500mg 的血清浓度较低,约为 0.4μg/ml。但是,阿奇红霉素很容易进入大多数组织(除脑脊液)和巨噬细胞,组织浓度超出血清浓度 10~100 倍。药物从组织中缓慢释放(组织半衰期 2~4 日),使得消除半衰期达到 3 日。这种独有的特性使得它可以一日 1 次给药,在很多病例中缩短了治疗期。例如:单剂量 1g 阿奇红霉素治疗衣原体宫颈炎和尿道炎的疗效与 7 日疗程的多西环素相同。社区获得性肺炎可给予阿奇霉素 500mg 首剂负荷剂量,之后的 4 日每日给予单剂量 250mg。

阿奇霉素口服吸收迅速且易于耐受。应在饭前 1 小时或饭后 2 小时服用。抗酸药的铝剂和镁剂不改变阿奇霉素的生物利用度但延缓其吸收并降低血清峰浓度。由于是 15(而非 14)的内酯环类,阿奇霉素不影响细胞色素 P_{450} 酶,因而不产生类似红霉素和克拉霉素的药物相互作用。

大环内酯类抗生素对钾离子通道的影响延长了 QT 间期。QT 间期的延长可导致尖端扭转型室性心律失常。最近研究表明,阿奇霉素可能与心源性猝死的风险增加有关。

酮内酯类抗菌药

酮内酯类(**酮基大环内酯类,ketolides**)抗菌药是半合成的14-环大环内酯族,区别在于红霉素中心的 1-二脱氧甲基己糖被 3-酮基替代。**泰利霉素(telithromycin)** 被批准用于临床。体外试验,化脓性链球菌、肺炎链球菌、金黄色葡萄球菌、乙型流感嗜血杆菌、卡他莫拉菌、支原体、嗜肺军团菌、衣原体、幽门螺旋杆菌、淋病奈瑟菌、脆弱类杆菌、人刚地弓形虫、某些非结核分枝菌对泰利霉素敏感。许多大环内酯类耐药的菌株对酮内酯类抗菌药敏感,因为此类化合物的结构修饰使得它们极少成为流出泵介导耐药的底物,而且它们与某些细菌核糖体结合的亲和力高于大环内酯类。

泰利霉素的口服生物利用度为 57%,通常易穿透组织和进入细胞内。泰利霉素在肝脏代谢,经胆汁消除,通过尿液排泄。一日 1 次给药,每次 800mg,血清浓度约 2μg/ml 泰利霉素可逆性地抑制 CYP3A4 酶,略微延长 QT_c 间期。在美国,泰利霉素只被用于治疗社区获得性细菌性肺炎。泰利霉素可能导致肝炎、肝衰竭而不适用于其他呼吸道感染。泰利霉素同样禁用于重症肌无力患者,因为它可能加重症状。

■ 克林霉素

克林霉素(clindamycin)是**林可霉素(lincomycin)**的氯取代衍生物,林可霉素由链霉菌属产生。

克林霉素

抗菌作用

克林霉素的作用机制与红霉素相似,都是通过干扰起始复合物形成及其氨基转移反应从而抑制蛋白质合成。克林霉素与细菌核糖体 50S 亚基结合的位点与红霉素相同。克林霉素浓度为 0.5～5μg/ml 时可抑制链球菌,葡萄球菌和肺炎球菌。肠球菌和需氧革兰阴性菌耐药。一般来说,它对类杆菌属和其他厌氧菌,包括革兰阳性和革兰阴性菌敏感。克林霉素与其他大环内酯类有交叉耐药性,产生耐药性的原因有:①核糖体的受体位点突变;②产生表达甲基化酶的受体位点改变(见上文红霉素耐药一节);③酶灭活克林霉素。革兰阴性需氧菌因药物对其外膜的通透性低而具有天然耐药性。

药物动力学

克林霉素口服,每 8 小时 0.15～0.3g(儿童 10～20mg/kg),血药浓度可达 2～3μg/ml。静脉内给药,每 8 小时 600mg,血清浓度可达 2～3μg/ml。静脉给予克林霉素,每 8 小时 600mg,浓度能达到 5～15μg/ml。90% 的药物与蛋白结合。克林霉素能进入大多数组织,但脑和脑脊液例外。易穿透脓肿组织并被吸收,浓集于巨噬细胞。克林霉素主要通过肝脏代谢,活性原药和代谢物均通过胆汁和尿液排泄。正常个体的半衰期 2.5 小时,无尿患者可延长至 6 小时。肾衰患者无需调整剂量。

临床应用

克林霉素适用于治疗链球菌和葡萄球菌引起的皮肤和软组织感染。也常用于社区获得性的耐甲氧西林金黄色葡萄球菌感染,该菌株是日益增长的皮肤和软组织感染源。克林霉素还用于由类杆菌和其他厌氧菌引起的感染。克林霉素有时与氨基糖苷类或头孢菌素联合用药,治疗腹部和肠道的穿透伤,女性生殖道感染如流产感染,盆腔脓肿,盆腔炎和肺脓肿。目前推荐克林霉素替代红霉素,用于患特定心脏瓣膜疾病的并对青霉素严重过敏的患者进行牙科操作时的预防用药。克林霉素加伯氨喹,可作为甲氧苄胺嘧啶-磺胺甲基异噁唑治疗艾滋病卡氏肺孢子虫肺炎的备选方案。克林霉素也可与乙胺嘧啶联合用药,治疗与艾滋病相关的脑部弓形虫病。

不良反应

常见的不良反应有腹泻,恶心和皮疹。有时发生肝功能损害(伴有或不伴有黄疸)和中性粒细胞减少症。克林霉素是艰难梭状芽孢杆菌诱发腹泻和结肠炎的高危因素。

■ 链阳菌素类

作用机制和抗菌活性

奎奴普丁/达福普汀(**Quinupristin-dalfopristin**)是两个**链阳菌素**(原霉素,streptogramins)的结合体,奎奴普丁为**链阳菌素 B**,达福普汀为链阳性菌素 A,奎奴普丁/达福普汀的组分比例为 30∶70。除对屎肠球菌的作用缓慢外,**链阳菌素对大多数细菌有迅速杀菌作用**。奎奴普丁/达福普汀对革兰阳性球菌,包括多重耐药的链球菌、耐青霉素的肺炎球菌、对甲氧西林敏感和耐药的葡萄球菌、屎肠球菌(粪肠球菌除外)均有效。奎奴普丁的耐药性是由于结合位点(MLS-B 型)的修饰,达福普汀则是因为酶灭活作用或药物的外流。

药代动力学

奎奴普丁/达福普汀静脉给药,每 8～12 小时 7.5mg/kg。7.5mg/kg 静脉输注 60 分钟后,奎奴普丁的血清峰浓度达 3μg/ml,达福普汀为 7μg/ml。奎奴普丁和达福普汀迅速代谢,半衰期分别为 0.85 和 0.7 小时。主要经粪便消除。肾衰、腹膜透析或血液透析不必调整剂量。但是,肝功能不全者不能耐受常规剂量,因为母体药物及其代谢物的时间曲线下面积均增加。给药剂量应减至每 12 小时 7.5mg/kg 或每 8 小时 5mg/kg。奎奴普丁和达福普汀显著抑制 CYP3A4,该酶参与华法林、地西泮、阿司咪唑、特非那定、西沙必利、非核苷类反转录酶抑制剂、环孢素等的代谢。环孢素应减量。

临床应用及不良反应

奎奴普丁/达福普汀被批准用于治疗葡萄球菌或万古霉素耐药的屎肠球菌(粪肠球菌除外)引起的感染,此类细菌很可能是因为药物外流机制而导致的天然耐药。主要的毒性与输注有关,例如:输注部位疼痛,以及关节痛-肌痛综合征。

■ 氯霉素

晶状氯霉素(chloramphenicol)是中性、稳定的化合物,具有以下结构:

氯霉素

可溶于酒精但难溶于水。胃肠外给药的琥珀酸氯霉素易溶于水,它在体内水解释放出游离氯霉素。

作用机制和抗菌作用

氯霉素是细菌蛋白质合成的强抑制剂。它与细菌核糖体 50S 亚基可逆性结合(图 44-1),抑制肽键形成(步骤 2)。氯霉素是一个广谱抗菌药,对需氧和厌氧的革兰阳性菌及革兰阴性菌均有效。对立克次体也有效,但对衣原体无效。氯霉素浓度为 1~10μg/ml 时能抑制大多数革兰阳性菌,0.2~5μg/ml 时能抑制许多革兰阴性菌。流感嗜血杆菌,奈瑟脑膜炎和某些拟杆菌属高度敏感,氯霉素对它们具有杀菌作用。

通过对药物低通透性的突变菌株选择产生的许多氯霉素敏感细胞,可能对氯霉素轻度耐药。

具有临床意义的耐药是由于产生了氯霉素乙酰转移酶,这是一种由质粒介导灭活氯霉素的酶。

药物动力学

氯霉素常用剂量为每日 50~100mg/kg。晶状氯霉素口服吸收迅速且完全。单次口服 1g,血药浓度可达 10~15μg/ml。无味氯霉素是前体药,在肠道水解为游离氯霉素。前体药琥珀氯霉素是胃肠外给药(注射)制剂,水解为游离氯霉素,血药浓度略低于口服的活性药物。氯霉素广泛分布于全身组织和体液,包括中枢神经系统和脑脊液,在脑组织中的浓度与血清中浓度相当。药物易通过细胞膜。

大部分药物的灭活是通过与葡萄糖醛酸(主要在肝脏)结合,或者降解(还原)为无活性的芳香氨基。活性氯霉素(约占给药总量的 10%)和失活的降解产物通过尿液消除。小部分活性药物通过胆汁和粪便排泄。肾功能不全时,氯霉素全身给药剂量不需调整,但肝功能衰竭的患者需明显减量。新生儿一周内和早产儿不能很好地清除氯霉素,故剂量应减至每日 25mg/kg。

临床应用

由于潜在毒性、细菌耐药,以及可选用许多其他的有效药物,因此美国很少应用氯霉素。氯霉素可考虑用于治疗严重的立克次体感染如:斑疹伤寒或落基山斑点热。

氯霉素可代替 β 内酰胺类抗生素,用于治疗对青霉素过敏患者的细菌性脑膜炎,给药剂量为每日 50~100mg/kg,分为 4 次给药。由于抗菌谱广且易于渗入眼组织和房水,氯霉素局部给药用于治疗眼部感染。它对衣原体感染无效。

不良反应

成人偶见胃肠道功能紊乱,包括恶心,呕吐和腹泻,儿童罕见。正常菌群改变可导致口腔或阴道念珠病。

氯霉素剂量超过每日 50mg/kg,用药 1~2 周后,常引起剂量相关性的可逆性红细胞生成抑制。尽管在延长治疗期间发生率较高,但任何给药途径导致罕见的再生障碍性贫血(治疗过程中的发生率为 1/24 000~40 000)是一种特异质反应,与剂量无关。发生的再生障碍性贫血趋于不可逆性,而且可能是致命的,尽管它可能对骨髓移植或免疫抑制治疗有反应。

新生儿缺乏有效的促氯霉素降解和解毒的葡萄糖醛酸结合机制。因此,当婴儿的给药剂量超过每日 50mg/kg 时,药物可蓄积导致**灰婴综合征**,伴随呕吐、乏力、体温过低、发绀、休克和血管崩溃。为避免此类毒性反应,氯霉素应慎用于婴儿,对出生超过一周的足月儿剂量应限制在每日 50mg/kg 或更低(新生儿第 1 周内),早产儿应限制在每日 25mg/kg。

氯霉素抑制肝微粒体酶,影响一些药物的代谢。导致苯妥英、甲苯磺丁脲、氯磺丙脲、华法林的血清浓度升高,半衰期延长。同其他干扰细菌蛋白质合成的抑菌药一样,氯霉素对杀菌药如:青霉素类和氨基糖苷类有拮抗作用。

■ 噁唑烷酮类

作用机制和抗菌作用

利奈唑胺(linezolid)属于噁唑烷酮类(oxazolidinones),一类较新的合成抗菌药。它对革兰阳性菌包括葡萄球菌、链球菌、肠球菌、革兰阳性厌氧球菌、革兰阳性杆菌如:棒状杆菌,诺卡菌属和单核细胞增生李斯特菌有效。除了对链球菌是杀菌药外,利奈唑胺主要用作抑菌药。利奈唑胺对结核分枝杆菌有效。利奈唑胺通过阻止启动蛋白质合成的核蛋白体复合体的形成,从而抑制蛋白质的合成。它的唯一结合位点,位于 50S 亚单位的 23S 核糖体 RNA 上,因此对其他的药物不产生交叉耐药。利奈唑胺耐药是由于 23S 核糖体 RNA 结合位点的突变引起。

药代动力学

利奈唑胺口服后 100% 生物利用,半衰期为 4~6 小时。它被氧化代谢,产生两种无活性的代谢产物。它既不是细胞色素 P450 酶的诱导剂也不是抑制剂。在 600mg 口服剂量之后,血清峰浓度平均为 18mcg/mL。大多数适应证的推荐剂量是 600 毫克,每天 2 次,口服或静脉注射。

临床应用

利奈唑胺被批准用于万古霉素耐药性屎肠球菌感染,保健相关性肺炎,社区获得性肺炎以及由易感革兰氏阳性细菌引起的复杂和不复杂的皮肤和软组织感染。利奈唑胺的超说明书用药包括治疗耐多药结核和诺卡菌感染。

不良反应

利奈唑胺的主要毒性是血液学的-可逆而且通常程度较轻。血小板减少最常见(治疗过程中大约有 3%),特别是用药时间超过 2 周。也发生贫血和中性粒细胞减少,多见于易感体质或骨髓抑制的患者。视觉损害和外周神经病变,以及乳酸性酸中毒的病例报道见于利奈唑胺延长治疗期。这些不良反应被认为与利奈唑胺诱导的线粒体蛋白质合成抑制相关。

当利奈唑胺与 5-羟色胺能药物(最常见的是选择性 5-羟色胺再摄取抑制剂抗抑郁药)共同给药时,有血清素综合征的病例报道(第 16 章)。FDA 对这种药物与 5-羟色胺能药物合用发出警告。

泰地唑胺是前体药物泰地唑胺磷酸酯(下一代噁唑烷酮)的活性部分,对革兰氏阳性菌(包括耐甲氧西林金黄色葡萄球菌)显著有效。目前处于治疗皮肤软组织感染和保健相关性肺炎临床发展的后期阶段。利奈唑胺的潜在优势包括增加对葡萄球菌的效力和每日 1 次的给药。

摘要:四环素类,大环内酯类,克林霉素,氯霉素,链阳菌素类和噁唑烷酮类

亚类	作用机制	效应	临床应用	药动学,毒性,相互作用
四环素类				
• 四环素	通过与核糖体 30S 亚基结合而抑制细菌蛋白质合成	对敏感菌有杀菌作用	支原体、衣原体、立克次体和某些螺旋体引起的感染 • 疟疾 • 幽门螺旋杆菌 • 痤疮	口服 • 混合消除(半衰期 8h)每 6h 给药 • 二价阳离子影响口服吸收 • 毒性:胃肠道不适,肝毒性,光过敏,在骨骼和牙齿中沉积
• 多西环素:口服和静注;半衰期较长(18h),因此每日 2 次给药;不经过肾消除;二价阳离子影响吸收;用于治疗社区获得性肺炎和支气管炎恶化				
• 米诺环素:口服;半衰期较长(16h)因此每日 2 次给药;常引起可逆性的前庭毒性				
• 替加环素:静注;不受常见的四环素耐药影响;抗菌谱广,革兰阳性、阴性菌,以及厌氧菌;主要的不良反应是恶心和呕吐				
大环内酯类				
• 红霉素	通过与核糖体 50S 亚基结合而抑制细菌蛋白质合成	对敏感菌有杀菌作用	社区获得性肺炎 • 百日咳 • 杆形菌,以及衣原体感染	口服,静注 • 肝脏消除(半衰期 1.5h)每 6h 给药 • 细胞色素 P450 抑制剂 • 毒性:胃肠道不适。肝毒性,QT$_c$ 间期延长
• 克拉霉素:口服;半衰期较长(4h),因此每日两次给药;对鸟型结核菌,弓浆虫属,以及麻风分枝杆菌活性增强				
• 阿奇霉素:口服,静注;半衰期很长(68h),因此可每日一次给药,社区获得性肺炎 5 日一个疗程;不抑制细胞色素 P450 酶				
• 泰利霉素:口服;不受流出介导的耐药影响,因此对许多红霉素耐药的肺炎球菌株有效;罕见暴发性肝衰竭病例				
林肯酰胺				
• 克林霉素	通过与核糖体 50S 亚基结合而抑制细菌蛋白质合成	对敏感菌有抑菌作用	皮肤和软组织感染 • 厌氧菌感染	口服,静注 • 肝脏清除(半衰期 2.5h) • 每 6~8h 给药 • 毒性:胃肠道不适,大肠炎(伪膜性肠炎)
链阳菌素				
• 奎奴普丁-达福普汀	通过与核糖体 50S 亚基结合而抑制细菌蛋白质合成	对大多数敏感菌有快速杀菌作用	葡萄球菌或万古霉素耐药的粪球菌株感染	静注 • 肝脏清除 • 每 8~12h 给药 • 毒性:与输注相关的严重肌痛和关节痛
氯霉素				
• 氯霉素	通过与核糖体 50S 亚基结合而抑制细菌蛋白质合成	对敏感菌有抑菌作用	因为严重的毒性,在发达国家极少使用	口服,静注 • 肝脏清除(半衰期 2.5h) • 每日 50~100mg/kg,分四 4 给药 • 毒性:剂量相关性贫血,特异质再生障碍性贫血,灰婴综合征

续表

亚类	作用机制	效应	临床应用	药动学,毒性,相互作用
噁唑烷酮类				
• 利奈唑胺	通过与 50S 亚单位的 23S 核糖体 RNA 结合而抑制细菌蛋白质合成	对敏感菌有抑菌作用	耐甲氧西林葡萄球菌和耐万古霉素肠球菌引起的感染	口服,静注 • 肝脏清除(半衰期 6h) • 每日 2 次给药 • 毒性:持久依赖性的骨髓抑制,神经病变和视神经炎 • 当与其他 5-羟色胺能药物(例如:选择性的 5-羟色胺重摄取抑制剂)合用时可发生 5-羟色胺综合征

制剂

通用名	可选药物	通用名	可选药物
氯霉素	仿制药,Chloromycetin	红霉素	仿制药等
四环素类		**酮内酯类**	
地美环素	仿制药,Declomycin	泰利霉素	Ketek
多西环素	仿制药,Vibramycin 等	**林可霉素**	
米诺环素	仿制药,Minocin 等	克林霉素	仿制药,Cleocin
四环素	仿制药等	**链阳菌素类**	
替加环素	Tygacil	奎奴普丁和达福普汀	奎奴普丁和达福普汀
大环内酯类		**噁唑烷酮类**	
阿奇霉素	仿制药,Zithromax	利奈唑胺	Zyvox
克拉霉素	仿制药,Biaxin		

案例思考答案

　　四环素类或大环内酯类在治疗衣原体宫颈炎方面是有效的。多西环素是优选的四环素类,剂量为 100mg Po,bid,疗程 7 天,而一日 1 次,每次 1g 的阿奇霉素是优选的大环内酯类。如果患者怀孕,那么四环素类作为禁忌,她应该接受阿奇霉素,这在怀孕期间是安全的。

(余俊先 译　沈素 校　史丽敏 审)

参考文献

　　扫描本书二维码获取完整参考文献。

氨基糖苷类和 大观霉素

第 **45** 章

Daniel H. Deck，PharmD， & Lisa G. Winston，MD[*]

案例思考

　　一位45岁无病历的男性患者,10天前全身三度烧伤住进重病监护病房(ICU)。他一直比较稳定,直到最近24小时。现在发热(39.5℃),全血白细胞计数从 8 500 上升至 20 000/mm³。偶尔也发生快速推注后的低血压(86/50mmHg)。做了发热时的 血培养,结果还未定。ICU 主治医师考虑败血病,预凭经验选用对抗假单胞菌属的联合用药包括妥布霉素。患者体重70kg,估计肌酐清除率90ml/min。采用传统的每日1次给药策略,妥布霉素应使用多少剂量?每种方案都应监测效能和毒性吗?

　　本章所介绍的药物是杀菌药,通过干扰核糖体功能,抑制蛋白质合成。这类药物主要用于需氧的革兰阴性菌感染。

■ 氨基糖苷类

　　氨基糖苷类(aminoglycosides)包括**链霉素**(streptomycin),**新霉素**(neomycin),**卡那霉素**(kanamycin),**阿米卡星**(amikacin),**庆大霉素**(gentamicin),**妥布霉素**(tobramycin),**西索米星**(sisomicin),**奈替米星**(netilmicin)等。它们广泛应用于与 β-内酰胺类抗生素联合治疗革兰氏阴性肠道细菌严重感染。与万古霉素或与β-内酰胺类联合应用治疗革兰氏阳性菌造成的心内膜炎,以及结核病。

氨基苷类的一般特性

A. 理化特性

　　氨基苷类有一个己糖环、或链霉胍(streptidine,在链霉素)或2-脱氧链霉胺(在其他氨基糖苷类),通过糖苷键与不同的氨基糖相连(图45-1和图45-2)。它们都溶于水,在溶液中稳定,在 pH 碱性中比 pH 酸性中作用更强。

---

　　[*] 作者感谢 Henry F. Chambers 博士对以前版本的贡献。

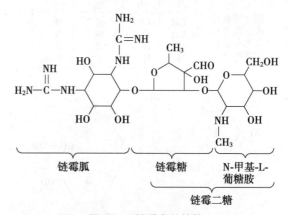

图 45-1 链霉素的结构

B. 作用机制

　　对链霉素的作用机制研究多于其他氨基糖苷类,但它们的作用机理都相似。氨基糖苷类都是不可逆地抑制蛋白质合成,但详细的杀菌机制不清楚。初步研究表明是通过外膜的多孔通道被动扩散进入细菌(图43-3)。然后,药物经过胞膜的需氧主动转运进入胞浆。跨膜电化学梯度为该过程提供能量,主动转运与一个质子泵偶联。细胞外低 pH 值和缺氧都能降低梯度而抑制转运。作用于细胞壁的药物如青霉素和万古霉素可增强转运功能;这种增强效应是此类抗生素与氨基糖苷类协同作用的基础。

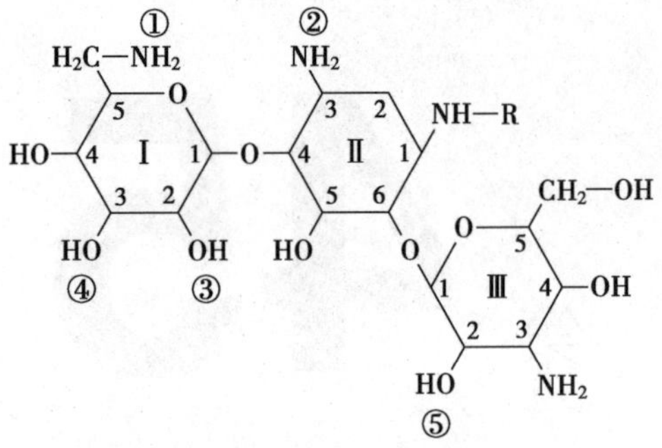

卡那霉素　　R =H

阿米卡星　R =C—CH—CH₂—CH₂—CH₂—NH₂

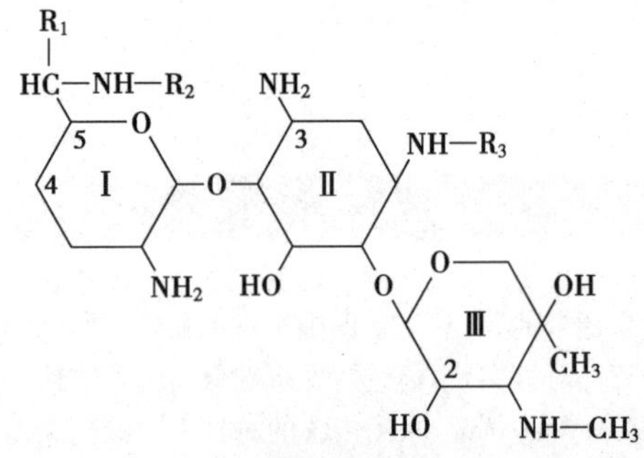

庆大霉素, 奈替米星

	环 I			环 II
	R₁	R₂	C4~C5 键	R₃
庆大霉素 C₁	CH₃	CH₃	单	H
庆大霉素 C₂	CH₃	H	单	H
庆大霉素 C₁ₐ	H	H	单	H
奈替米星	H	H	双	C₂H₅

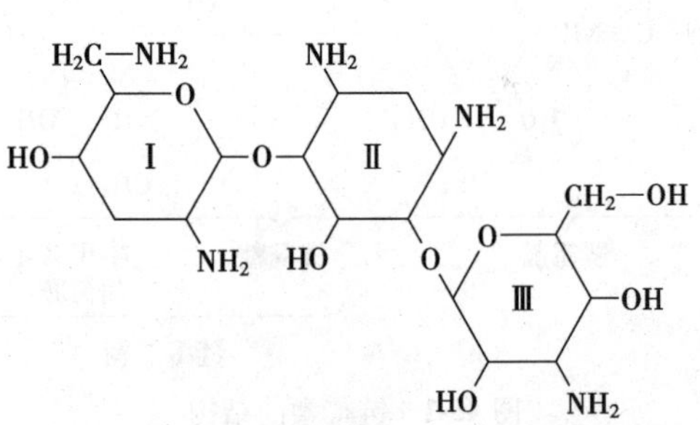

妥布霉素

图 45-2 几个重要的氨基糖苷类抗生素的结构。II 环是 2-脱氧链霉胺。可见卡那霉素与阿米卡星,庆大霉素、奈替霉素与妥布霉素相似。卡那霉素分子结构上所标的圈内数字表示由质粒介导使药物失活的细菌转移酶攻击位点。①、②和③乙酰转移酶;④磷酸转移酶;⑤腺苷酰(基)转移酶。阿米卡星在②、③、④和⑤位的修饰产生耐药

在胞内,氨基糖苷类与特异性 30S 亚基核蛋白体结合。氨基糖苷类抑制蛋白合成至少通过以下三种途径(图 45-3):①干扰肽链合成的起始复合物;②使 mRNA 错译,导致错误的氨基酸接至肽链,结果合成无功能蛋白质;③使多核糖体分解为无功

能的单核糖体。这些作用或多或少同时发生,最终不可逆性的导致细胞死亡。

C. 耐药机制

已经肯定的耐药机制主要有三种:①产生转移酶或灭活酶使氨基糖苷类发生腺苷酰化、乙酰化或磷酸化。这是临床遇到耐药的主要类型(特殊的转移酶类在下面讨论)。②减少氨基糖苷类进入细胞。这可能是基因型的,例如:由于细胞外膜孔道蛋白或参与并维持电化学梯度的蛋白发生变异或缺失;或者是表型的,例如:由于不具备上述的需氧主动转运过程所需的生长环境。③由于突变使得 30S 核糖体亚基上的受体蛋白缺失或改变。

D. 药物动力学和每日 1 次给药

氨基糖苷类在完整无损的胃肠道吸收很差,口服给药后,几乎所有的口服药物都通过粪便排泄。但是,如果有溃疡,药物可以吸收。氨基糖苷类抗生素通常静脉给药,输注时间为 30~60 分钟。氨基糖苷类肌内注射后吸收良好,30~90 分钟后可达峰浓度。在短暂的分布阶段,血药峰浓度与静脉注射后的血药浓度相同。血清氨基糖苷类正常的半衰期是 2~3 小时,肾功能明显损害的患者增加到 24~48 小时。通过血液透析,氨基糖苷类仅部分和不规则地去除,例如:庆大霉素为 40%~60%,甚至腹膜透析效果更差。氨基糖苷类是高度极性的化合物,不容易进入细胞。它们大部分被排除在中枢神经系统和眼睛之外。然而,存在活动性炎症的情况下,脑脊液水平可达到血浆水平的 20%,并且在新生儿脑膜炎中,水平可能更高。提高脑脊液中药物浓度必须鞘内或脑室注射。即使肠胃外给药后,除肾皮质以外的大多数组织中氨基糖苷类的浓度也不高。大多数分泌物的浓度也不多。在胆汁中,水平可能达到血液的 30%。经过长时间的治疗,扩散到胸膜或滑液中可能达到血浆浓度的 50%~90%。

传统上,肾功能正常的患者,氨基糖苷类的每日剂量分成 2~3 次等量给药。但在某些临床情况下,氨基糖苷优先考虑每日 1 次给药,原因有两个。氨基糖苷类是**浓度依赖性杀菌药**(concentration-dependent killing);也就是说,更高的浓度会以更快的速度杀死更大比例的细菌。它们还有显著的**抗生素后效应**(postantibiotic effect),即在超出可测到药物浓度的时间之后仍具抗菌活性。氨基糖苷类的抗生素后效应能持续若干小时。因为这些特性,单次大剂量给药比多次小剂量给药,氨基糖苷总药量的效能可能更强。

当与细胞壁活性抗生素(一种 β-内酰胺类或万古霉素)一起使用时,氨基糖苷类对某些细菌具有协同杀伤作用。药物组合的作用大于单独使用各药物的预期作用,即组合的杀灭作用大于加和作用。这种协同作用在某些临床情况下很重要,如:心内膜炎。

氨基糖苷的不良反应是时间和浓度依赖性的。直至达到某个阈浓度时,才可能产生毒性,但是一旦达到这个浓度时,超过这个阈浓度的时间则是关键因素。这个阈值不能精确测定,但是超出谷浓度的 2mg/ml 以上则是中毒的前兆。临床给药时,多次小剂量给药比单次大剂量给药,出现在该阈值之上的总时间多。

正常细菌细胞

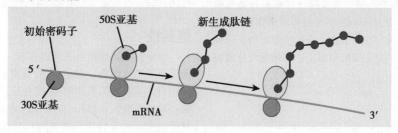

氨基糖苷类药物治疗的细菌细胞

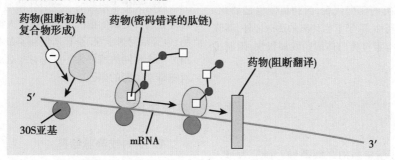

图 45-3　推测氨基糖苷类的作用机制。最上图为正常蛋白质合成示意图。下图描述了氨基糖苷类的至少三种作用机制：阻止起始复合物的形成；错译 mRNA 从而形成错误编码的肽链；阻止 mRNA 的移位。阻止核糖体移动可发生在单体起始复合物形成之后。单体起始复合物的形成，导致一个 mRNA 链上只有单个核糖体，称为单核糖体

　　许多临床研究表明，氨基糖苷日剂量单次给药——而且可能毒性较小——与多次小剂量给药的疗效相当。因此，很多权威专家现在推荐，在许多临床情况下氨基糖苷类的日剂量应单次给药。然而，每日 1 次的氨基糖苷类药物联合治疗肠球菌和葡萄球菌性心内膜炎的疗效仍有待确定，建议以标准的低剂量，每日 3 次给药相反，少数的数据确实支持链球菌心内膜炎每日 1 次的给药。妊娠期和新生儿每日 1 次给药的疗效不确定。

　　每日 1 次给药有潜在的实际优点。例如：没必要重复测定血清浓度，除非氨基糖苷给药时间超过 3 天。每日 1 次而不是 3 次给药，这样更省力。每日 1 次给药可用于门诊患者治疗。

　　氨基糖苷类通过肾脏清除，排泄直接与肌酐清除率成比例。如果肾功能受损，为了避免累积和毒性水平，通常避免氨基糖苷类每天 1 次给药。急性肾损伤时可能发生的急性肾功能改变，也必须加以监测，以避免药物过量或不足。假设这种缺陷可以避免，氨基糖苷每日 1 次的剂量就是安全和有效的。如果肌酐清除率大于 60ml/min，那么推荐使用庆大霉素或妥布霉素的单次日剂量 5～7mg/kg（阿米卡星 15mg/kg）。如果肌酐清除率小于 60ml/min，推荐如下所述的传统剂量。每日 1 次给药，根据肾功能的稳定性和预期的治疗持续时间，不需常规监测血清浓度，直至治疗的第 2 日或第 3 日，不必监测峰浓度，因为它们很高。目的是给药后 18～24 小时内浓度低于 1mg/ml。这为第 2 次给药前提供了充足的时间让药物清除。已经开发和验证了几种诺模图来帮助临床医生每天 1 次给药（见参考文献 Freeman）。

　　根据传统给药剂量，肾功能不全的患者必须调整剂量以避免药物的蓄积和毒性。可采用剂量不变但延长给药间隔，或者给药间隔不变但减少用药剂量。已建立与血浆肌酐水平相关的线图和公式，用于治疗方案的剂量调整。最因为氨基糖苷类的清除直接与肌酐清除率成比例，所以确定氨基糖苷类剂量的方法是根据第 60 章描述的 Cockcroft-Gault 公式估算肌酐清除率。

　　对于传统的每日 2～3 次给药，给药 30～60 分钟后应采血样测定血清峰浓度，在下次给药前，采血样获得血清谷浓度。应调整庆大霉素和妥布霉素的剂量，使峰浓度保持在 5～10µg/ml 之间，谷值水平小于 2µg/ml（最好小于 1µg/ml）。

E. 不良反应

　　所有氨基糖苷类都具有耳毒性和肾毒性。多发生于持续用药超过 5 日、较高剂量、老年患者以及肾功能不全的情况。与髓祥利尿剂（如：呋塞米和利尿酸）或其他肾毒性抗微生物药（如：万古霉素或两性霉素）合用会增加肾毒性，如果可能应尽量避免。耳毒性表现为听力损害，导致耳鸣和高频听力丧失，或者前庭功能损害，伴有眩晕、共济失调和平衡缺失。尽管肾毒性最初表现为氨基糖苷血清谷浓度升高，最终导致血清肌酐水平升高或肌酐清除率下降。新霉素、卡那霉素和阿米卡星的耳毒性最高。链霉素和庆大霉素的前庭毒性最大。新霉素、妥布霉素和庆大霉素的肾毒性最强。

　　在大剂量时，氨基糖苷类对神经肌肉产生箭毒样阻断作用导致呼吸麻痹。这种麻痹通常可被葡萄糖酸钙（及时给药）或新斯的明逆转。超敏反应罕见。

F. 临床应用

　　氨基糖苷类广泛应用于治疗需氧革兰阴性肠菌感染，尤其是当分离菌株可能耐药或者怀疑败血症时。它们几乎都是与

β-内酰胺类抗生素联合应用以扩大包括潜在革兰阳性致病菌在内的抗菌范围，并发挥这两类药物协同效应。青霉素与氨基糖苷类联合在治疗肠球菌性心内膜炎时还可获得杀菌作用，并能缩短草绿色链球菌和一些葡萄球菌心内膜炎的治疗时间。选择氨基糖苷类药物的品种和剂量必须依据感染治疗情况和分离菌的敏感性而定。

链霉素

链霉素(图 45-1)是从灰色链霉菌中分离得到。链霉素的抗菌活性是其他氨基糖苷类的典型代表，耐药机制也是如此。很多菌种对链霉素产生耐药性，除了下面列出的适应证外，其临床应用受到严格限制。链霉素核蛋白体耐药发展很快，限制了其单独应用。

临床应用

A. 分枝菌感染

链霉素主要用于治疗结核病的二线药物。剂量为每天 0.5～1g(儿童每日 7.5～15mg/kg)，肌内或静脉给药。仅用于与其他药物联合应用预防出现耐药。链霉素用于治疗分枝杆菌感染的其他信息参见第 47 章内容。

B. 非分枝杆菌感染

肌内注射链霉素每日 1g(儿童每日 15mg/kg)与口服四环素联合应用治疗鼠疫，兔热病，及布氏菌病。

青霉素加链霉素对肠球菌性心内膜炎以及草绿色链球菌心内膜炎治疗两周有效。这些适应证大部分被庆大霉素取代。但是，由于某些对庆大霉素(以及奈替米星，妥布霉素和阿米卡星)耐药的肠球菌分离菌株对链霉素敏感，因此链霉素仍然是治疗肠球菌感染的有效药物。

不良反应

链霉素超敏反应可出现发热，皮疹和其他过敏反应。这种情况最常发生在长期的治疗过程中(如：结核病)脱敏治疗有时奏效。

注射部位的疼痛常见但不严重。链霉素最严重的毒性反应是干扰前庭功能——出现眩晕和丧失平衡。其发生频率和严重程度与患者的年龄，血药浓度水平和持续给药时间成比例。前庭功能障碍常发生于血药浓度异常升高几周之后(如：肾功能损害的患者)，或者血药浓度相对较低的数月之后。前庭毒性是不可逆的。妊娠期使用链霉素可导致新生儿耳聋，因此禁用。

庆大霉素

庆大霉素(gentamicin)是从紫色单孢丝菌属中分离得到的 C1，C1A 和 C2 这三种密切相关的组分的混合物(图 45-2)。它对革兰阳性和阴性菌都有效，它的许多特性类似于其他氨基糖苷类。

抗菌活性

硫酸庆大霉素 2～10μg/ml，在体外能有效抑制葡萄球菌和大肠杆菌以及其他革兰阴性细菌。单用有效，但也常与 β-内酰胺类抗生素发挥协同作用抑制对多种抗生素耐药的其他革兰阴性菌。同所有的氨基糖苷类一样，庆大霉素对厌氧菌无效。

耐药性

链球菌和肠球菌对庆大霉素有一定的耐药性，原因是庆大霉素不能透入细胞。但是，庆大霉素与万古霉素或青霉素联合应用可产生有效的杀菌作用，部分原因是促进了抑制细胞壁合成药物的摄取。在单药治疗期间，葡萄球菌由于对通透性的选择性突变而出现对庆大霉素的快速耐药性。核蛋白体耐药罕见。革兰阴性菌耐药最常见的原因是质粒介导的氨基糖苷钝化酶。对庆大霉素耐药的革兰阴性菌通常对阿米卡星敏感，后者对钝化酶有更高的抵抗力。修饰庆大霉素的肠球菌酶是双功能酶，也灭活阿米卡星、奈替米星和妥布霉素，但链霉素例外；后者由另一个不同的酶修饰。这是有些对庆大霉素耐药的肠球菌却对链霉素敏感的原因。

临床应用

A. 肌内或静脉给药

庆大霉素主要用于可能对其他药物耐药的革兰阴性菌引起的严重感染特别是假单胞菌属，肠道细菌，沙雷菌属，变形菌属，不动杆菌属和克雷伯杆菌属。由于氨基糖苷单用可能对泌尿道外感染无效，它通常与其他药物联合应用。例如：庆大霉素不能单用治疗葡萄球菌感染，因为耐药性发展很快。氨基糖苷也不单用治疗肺炎，因为难以穿透感染的肺组织，而且局部的低 pH 环境和低氧分压也导致其活性低。庆大霉素常规按每日 5～6mg/kg，分 3 次静脉给药，但某些病原体每日给药 1 次同样有效而且毒性更低(见上文)。

庆大霉素与细胞壁活性抗生素联合使用，也被用于治疗由革兰氏阳性菌(链球菌，葡萄球菌和肠球菌)引起的心内膜炎。通过联合治疗获得的协同作用可以达到治愈所需的杀菌活性或缩短治疗的持续时间。用于联合治疗革兰氏阳性细菌的庆大霉素的剂量低于传统剂量。通常药物以 3 个分剂量以 3mg/(kg·d)的剂量施用。峰浓度应该是大约 3μg/ml，而谷浓度应该是 1μg/ml。支持以 3mg/kg 剂量作为单次每日注射给予链球菌心内膜炎治疗的数据有限。

B. 局部和眼部给药

含有 0.1%～0.3%硫酸庆大霉素的乳膏，软膏及溶液用于治疗烧伤感染，伤口或皮肤损伤以及预防静脉插管感染。目前还不清楚这些适应证的局部用药的有效性。局部用庆大霉素部分可被脓性渗出液灭活。结膜下注射 10mg 用于治疗眼部感染。

C. 鞘内给药

硫酸庆大霉素每日 1～10mg 鞘内注射治疗革兰阴性菌引起的脑膜炎。但是，庆大霉素鞘内或心室内给药对新生儿脑膜炎无益，且心室内给药有毒，这种治疗方式的有效性已引起一些问题。而且，在大多数病例中，已应用第三代头孢菌素治疗革兰阴性菌脑膜炎而废弃此种治疗方式。

不良反应

肾毒性可逆。接受庆大霉素治疗超过 3～5 天的患者有

5%~25% 发生肾毒性。发生肾毒性时,至少应调整用药剂量,并应考虑立即停止使用本药的必要性,尤其是有毒性更小的药物可替代时。应监测庆大霉素的血清浓度。耳毒性是不可逆的,主要表现为前庭功能障碍。可丧失听力。耳毒性的发生率部分是遗传因素决定的,与线粒体 DNA 点突变有关,接受庆大霉素超过 5 天的患者有 1%~5% 发生耳毒性。庆大霉素的过敏反应罕见。

妥布霉素

本品抗菌谱与庆大霉素相似(图 45-2)。虽然庆大霉素与妥布霉素(tobramycin)有部分交叉耐药性,但是单个菌株难以预测。因此,有必要分离菌株进行药敏实验。

实际上,妥布霉素的药物动力学特性与庆大霉素相同。妥布霉素的每日剂量 5~6mg/kg,肌内或静脉给药,传统上分为 3 次等量,每隔 8 小时给药。肾功能不全的患者必须监测血药浓度,指导调整合适的剂量。

除少数不同外,妥布霉素与庆大霉素的抗菌谱几乎相同。庆大霉素对黏质沙雷菌作用略强,而妥布霉素则对铜绿假单胞菌属作用稍强;粪肠球菌对庆大霉素和妥布霉素都敏感,但屎肠球菌对妥布霉素耐药。除此之外,庆大霉素与妥布霉素在临床上可以互换。

像其他氨基糖苷类一样,妥布霉素具有耳毒性和肾毒性。妥布霉素的肾毒性较庆大霉素稍轻。

妥布霉素也可制成溶液(300mg 溶于 5ml),吸入法治疗下呼吸道的铜绿假单胞菌感染并发的囊性纤维化病。建议给药剂量 300mg,不需考虑患者的年龄和体重,每日 2 次,28 日为一个周期,然后停药休息 28 日。吸入给药后 1 小时的血清浓度为 1mg/ml;因此,罕见肾毒性和耳毒性。已有肾脏、前庭或听力障碍的患者应慎用妥布霉素。

阿米卡星

阿米卡星(amikacin)是庆大霉素的半合成衍生物;其毒性小于母体分子(图 45-2)。它能耐受许多可灭活庆大霉素和妥布霉素的酶,因此阿米卡星可用于对庆大霉素和妥布霉素耐药的微生物。体外试验阿米卡星 1~20μg/ml 对很多革兰阴性肠道细菌,包括变形杆菌属、假单胞菌属、肠道菌属,以及沙雷菌属都有抑制作用。每 12 小时肌内注射阿米卡星 500mg(每日 15mg/kg),血清峰浓度可达 10~30μg/ml。

结核分枝杆菌的多重耐药菌株,包括链霉素耐药菌株,通常对阿米卡星敏感。卡那霉素耐药菌株对阿米卡星有交叉耐药性。阿米卡星治疗结核病时,剂量为每日 7.5~15mg/kg,每日 1 次,或每周 2~3 次注射给药,常与其他敏感药联用。

像所有的氨基糖苷类一样,阿米卡星也有肾毒性和耳毒性(尤其是第八对脑神经的听觉部分)。应监测血清浓度。每 12 小时给药,峰浓度靶值应达 20~40μg/ml,谷浓度应维持在 4~8μg/ml 之间。

奈替米星

奈替米星(netilmicin)兼有庆大霉素和卡那霉素的很多

特性。但是,在 2-脱氧链霉胺环(图 45-2,环 Ⅱ)的 1-氨基位增加一个乙基集团(环 Ⅱ,图 45-2),从空间上保护了奈替米星不被酶在 3-氨基(环 Ⅱ)和 2-脱氧位点(环 Ⅲ)降解。因此,奈替米星对某些庆大霉素耐药和妥布霉素耐药的细菌有效。

给药剂量(每日 5~7mg/kg)和给药途径与庆大霉素相同。奈替米星很大程度上可以与庆大霉素或妥布霉素互换,但是在美国不行。

新霉素和卡那霉素

新霉素(neomycin)和卡那霉素(kanamycin)二者关系密切。巴龙霉素(paromomycin)也归入此类。它们都具有相似的特性。

抗菌活性和耐药性

新霉素类对革兰阳性和阴性菌及一些分枝杆菌都有效。假单胞菌属与链球菌通常耐药。抗菌作用机制和耐药机制与其他氨基糖苷类相同。由于选择性作用于耐药菌株,此类药物广泛用于择期手术前肠道准备,结果导致医院选择性的耐药菌产生和结肠炎的暴发。在卡那霉素与新霉素之间存在完全交叉耐药性。

药物动力学

新霉素类的胃肠道吸收很差。口服给药后,肠内菌群受到抑制或改变,药物经粪便排泄。吸收的药物主要通过肾小球滤过经尿液排出。

临床应用

新霉素和卡那霉素现在仅限于局部应用和口服给药。新霉素胃肠外给药毒性太强。随着效能更高而毒性更低的氨基糖苷类问世,已禁止卡那霉素胃肠外给药。最近发现,巴龙霉素胃肠外给药对内脏利什曼原虫病有效(第 52 章),该药的一个重要用途是治疗此种严重感染。巴龙霉素可用于肠溶组织内阿米巴感染,有时用于肠道感染和其他的寄生虫。

A. 局部给药

含 1~5mg/ml 的溶液可用于感染表面或注射入感染的关节、胸膜腔、组织间隙或脓腔。给药总量需限制在每日 15mg/kg,因为较高剂量的药物经吸收后会产生全身毒性。恰当的全身性治疗活动性感染是否应增加局部治疗仍有疑问。软膏剂,常配制成新霉素-多粘菌素-杆菌肽的复合制剂,用于治疗皮肤损伤感染或抑制鼻孔葡萄球菌,但多数情况下无效。

B. 口服给药

择期手术术前准备,新霉素每 6~8 小时口服 1g,服用 1~2 天,常与 1g 红霉素联用。这样可以减少肠道需氧菌丛,但很少影响厌氧菌。肝性脑病患者,每 6~8 小时给药 1g,可抑制大肠杆菌丛并减少蛋白摄取,因而减少氨的产生。新霉素大部分被乳果糖和其他毒性更小的药物所取代来治疗肝性脑病。巴龙霉素治疗原虫感染在第 52 章讨论。

不良反应

　　所有的新霉素类都有明显的肾毒性和耳毒性。听力功能比前庭功能更容易受影响。可发生耳聋,特别是肾功能受损和血药浓度持续升高的成人。

　　术后缓慢输注新霉素(3~5g)后腹膜腔的迅速吸收,会导致箭毒样神经肌肉阻断和呼吸停止。可用葡萄糖酸钙和新斯的明解救。

　　虽然超敏反应不常见,但是皮肤和眼睛长时间使用含新霉素的软膏会导致严重过敏反应。

■ 大观霉素

　　大观霉素(Spectinomycin)是一个结构与氨基糖苷类相关的氨基环多醇抗生素。它没有氨基糖和糖苷键。

大观霉素

　　大观霉素在体外对许多革兰阳性和阴性菌都有效,但它几乎只作为唯一的替代品用于治疗耐药或对青霉素过敏的淋病。大观霉素 6μg/ml 可抑制大多数淋球菌分离株。淋球菌株对大观霉素可产生耐药,但不与治疗淋病的其他药物发生交叉耐药。大观霉素肌内注射后迅速吸收。

　　单剂量 40mg/kg 给药,给予的最大剂量可达 2g。注射部位可产生疼痛,偶尔出现发热和恶心。罕见肾毒性和贫血。大观霉素不再在美国使用,但可能在其他地方可能还在使用。

摘要:氨基糖苷类

亚类	作用机制	效应	临床应用	药动学,毒性,相互作用
氨基糖苷类 & 大观霉素				
• 庆大霉素	通过阻止 30S 核糖体亚基而抑制细菌蛋白质合成	对敏感菌有杀菌作用 • 当与 β 内酰胺类或万古霉素合用时,对革兰阳性菌有协同作用。• 杀菌作用呈浓度依赖性和显著的抗生素后效应。	需氧的革兰阴性菌引起的败血病 • 对链球菌、葡萄球菌和肠球菌引起的心内膜炎有协同效应。	静注 • 肾清除(半衰期 2.5h) • 常规剂量 1.3~1.7mg/kg,q8h,目标峰浓度 5~8μg/ml • 谷浓度<2μg/ml • 每日 1 次的剂量 5~7mg/kg 有效,毒性低于常规剂量 • 毒性:肾毒性(可逆),耳毒性(不可逆),神经肌肉阻断

• 妥布霉素:静注;对假单胞菌属比庆大霉素活性强;肾毒性较低

• 阿米卡星:静注;对灭活庆大霉素和妥布霉素的许多酶耐受;比庆大霉素和妥布霉素的剂量大,靶值峰浓度和谷浓度也比二者高

• 链霉素:肌内注射,广泛的耐药限制了其特殊的适应证如肺结核和肠球菌性心内膜炎

• 新霉素:口服或局部用药,生物利用度低;用于肠道手术前减少需氧菌群;也用于治疗肝性脑病

• 大观霉素:肌内注射;仅用于耐抗生素的淋球菌感染或青霉素过敏的淋球菌感染

制剂

通用名	制剂	通用名	制剂
阿米卡星	仿制药,Amikin	巴龙霉素	仿制药,Humatin
庆大霉素	仿制药,Garamycin	链霉素	仿制药
卡那霉素	仿制药,Kantrex	妥布霉素	仿制药,Nebcin
新霉素	仿制药,Mycifradin		

案例思考答案

患者具有正常的肾功能,可以每日一次给药。妥布霉素可以以 350~490mg(5~7mg/kg)的剂量,每日一次的注射给药。输注后 8 小时测得的血清浓度在 1.5~6μg/ml 之间,为相应的谷浓度。或者,作为常规给药策略,可以将相同的总日剂量分开,每 8 小时给药。在常规给药的情况下,应监测峰浓度和谷浓度,目标峰浓度为 5~10μg/ml,目标谷浓度小于 2μg/ml。

（余俊先　译　　沈素　校　　史丽敏　审）

参考文献

扫描本书二维码获取完整参考文献。

第 **46** 章 磺胺类、甲氧苄啶和喹诺酮类

Daniel H. Deck，PharmD，& Lisa G. Winston，MD*

案例思考

一位 59 岁的女性患者，因尿频尿痛 4 天前来急诊就医。最近两天出现发热、寒战和肋痛。内科医师建议她立即前往医院进行评估，当时发热（38.5℃），但是其他情况稳定，也无恶心或呕吐。尿试纸试验检查白细胞酯酶阳性。也做了尿液分析和尿培养。既往病史里去年出现过三次尿路感染。每次的偶发尿路感染并不复杂，以磺胺甲噁唑-甲氧苄啶治疗后很快治愈。患者还有骨质疏松症，每日补充钙片。诊疗决定让其口服抗菌药物治疗复杂的尿路感染并密切随访。根据其病史，应选择什么样的经验性抗菌药物？根据选择的抗生素，需要给她关于潜在的药物相互作用忠告吗？

■ 抗叶酸药（antifolate drugs）

磺胺类

化学

磺胺类药物的基本结构与图 46-1 所示的对氨基苯甲酸（PABA）相似。磺胺类母核分子上连接的磺酰氨基（-SO₂-NH-R）或氨基（-NH₂）决定了药物的理化性质、药理作用及抗菌特性。磺胺类药物在碱性溶液中的溶解度比在酸性溶液中大得多。大多可被制成钠盐，用于静脉给药。

作用机制和抗微生物活性

与哺乳动物不同的是，对磺胺类敏感的微生物不能利用外源性的叶酸，而必须利用 PABA 合成。因该合成路径是生成嘌呤与核酸合成的重要步骤（图 46-2）。因为磺胺类的结构与 PABA 相似，所以可抑制二氢叶酸合酶及叶酸的生成。磺胺类对 G⁺ 和 G⁻ 菌、诺卡氏菌属、沙眼衣原体和某些原虫均有效。还能

抑制某些肠细菌，例如：大肠杆菌、肺炎克雷伯菌、沙门菌、志贺菌和肠杆菌属。有趣的是，磺胺类药物不但不抑制立克次体反而能促进其生长。对厌氧菌的活性弱。铜绿假单胞菌本质上对磺酰胺抗生素耐药。

磺胺类药物与二氢叶酸还原酶抑制药（甲氧苄啶或乙胺嘧啶）联用，由于序贯抑制叶酸的合成（图 46-2）而有协同作用。

耐药性

某些细菌缺乏利用 PABA 合成叶酸的酶类，就像哺乳动物一样，需依赖外源叶酸；因此，它们对磺胺类不敏感。磺胺类耐药可由以下的突变产生：①细菌产生大量 PABA；②产生与磺胺类低亲和力的叶酸合成酶；③介导降低药物的通透性。与磺胺类低亲和力的二氢叶酸合酶常为质粒介导，可迅速而广泛地转移和播散。磺胺类耐药的二氢叶酸合酶突变也可在选择性的压力下出现。

药动学

磺胺类药物可分为三大类：①口服可吸收的；②口服不吸收的；③局部用。口服可吸收的磺胺类药物根据半衰期可分为短、中、长三类（表 46-1）。主要在胃、小肠内吸收并广泛分布于组织和体液（包括中枢神经系统和脑脊液）、胎盘和胎儿。磺胺类

* 作者感谢 Henry F. Chambers 对本章前版的贡献

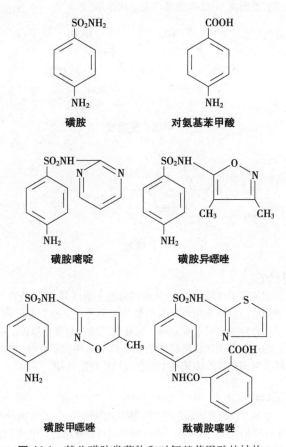

图 46-1　某些磺胺类药物和对氨基苯甲酸的结构

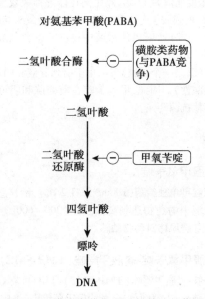

图 46-2　磺胺类药物和甲氧苄啶的作用

药物钠盐溶于 5% 葡萄糖液中可以静脉给药,但 SMZ+TMP 较少静脉给药。主要在胃、小肠内吸收。血浆蛋白结合率为 20% ~ 90%。分布于各组织、体液(包括脑脊液)、胎盘及胎儿。治疗血药浓度为 $40 \sim 100\mu g/ml$。血药浓度通常在口服后 2~6 小时后达峰值。

表 46-1　某些磺胺类药物和甲氧苄啶的药动学特性

药物	半衰期	口服吸收
磺胺类药物		
磺胺西汀 (Sulfacytine)	短	迅速(达峰浓度 时间 1~4 小时)
磺胺异噁唑 (Sulfisoxazole)	短(6 小时)	迅速
磺胺甲二唑 (Sulfamethizole)	短(9 小时)	迅速
磺胺嘧啶 (Sulfadiazine)	中等(10~17 小时)	慢(达峰浓度时 间 4~8 小时)
磺胺甲噁唑 (Sulfamethoxazole)	中等(10~12 小时)	慢
磺胺吡啶 (Sulfapyridine)	中等(17 小时)	慢
磺胺多辛 (Sulfadoxine)	长(7~9 天)	中等
嘧啶类		
甲氧苄啶 (Trimethoprim)	中等(11 小时)	迅速
乙胺嘧啶 (Pyrimethamine)	长(4~6 天)	迅速

吸收的部分药物在肝脏被乙酰化或葡萄糖醛酸化。磺胺类和灭活的代谢物主要经肾小球滤过经尿排出。严重肾衰时,磺胺类药物必须减量。

临床应用

磺胺类药物很少单用。许多原来敏感的菌株包括脑膜炎球菌、肺炎球菌、链球菌、葡萄球菌、淋球菌现在都已耐药。固定的甲氧苄氨嘧啶-磺胺甲基异噁唑联合,被选用于治疗金罗维氏肺孢子虫(以前称卡氏肺囊虫)肺炎、弓形虫病、诺卡菌病,以及偶尔用于其他细菌感染。

A. 口服可吸收的药物

磺胺异噁唑和磺胺甲噁唑为短中效类药物,几乎只用于治疗泌尿道感染。通常的成人剂量磺胺异噁唑为 1g,每日 4 次,磺胺甲噁唑为 1g,每日 2 次或 3 次。

磺胺嘧啶与乙胺嘧啶联用,是治疗弓形虫病的首选方案。磺胺嘧啶与有效的二氢叶酸还原酶抑制药乙胺嘧啶联用具有协同效应,因为二者连续阻断叶酸的合成步骤(图 46-2)。磺胺异噁唑的剂量为 1g,每日 4 次,乙胺嘧啶给予 75mg 负荷剂量,之后是 25mg 的维持量,每日 1 次。每日应同服 10mg 叶酸,最大限度地减少骨髓抑制。

磺胺多辛是一种与乙胺嘧啶配伍的长效磺酰胺。这种组合在美国不再使用,但是可能在其他地方还在使用,它被用作疟疾的二线治疗(第 52 章)。

B. 口服不吸收药物

柳氮磺吡啶[sulfasalazine,水杨酸偶氮磺胺吡啶(salicylazo-sulfapyridine)]广泛用于溃疡性结肠炎、肠炎及其炎性肠病。

C. 局部用药

磺胺醋酰钠(sodium sulfacetamide)眼液或软膏可有效治疗细菌性结膜炎,以及作为沙眼的辅助治疗。另一个磺胺类,磺胺米隆(mafenide acetate)为局部用药而且在烧伤部位能够吸收。磺胺米隆和它的主要代谢物可抑制碳酸酐酶导致代谢性酸中毒,这个副作用限制了它的使用。磺胺嘧啶银(silver sulfadiazine)是毒性较低的局部用磺胺类药物,在预防烧伤感染方面优于磺胺米隆。

不良反应

历史上,含有磺酰胺部分的药物,包括抗菌磺胺类药物、利尿剂、二氮嗪和磺酰脲类,曾经被认为有交叉过敏反应。然而,最近的证据表明交叉反应不常见,对非抗生素磺胺类药物过敏的患者可能可以安全地接受磺酰胺抗生素。常见不良反应是发热、皮疹、剥脱性皮炎、光过敏、荨麻疹、恶心、呕吐、腹泻及泌尿系统障碍(见下文)。尽管发生率相对罕见(例如:治疗过程中<1%),但是使用磺胺类可发生特别严重的 Stevens-Johnson 综合征,甚至可导致潜在致命性的皮肤和黏膜疹。其他的不良反应有口腔炎、结膜炎、关节炎、造血障碍(见下面)、肝炎,以及罕见的结节性多动脉炎和精神病。

A. 泌尿道障碍

磺胺类可在尿中沉淀,尤其是中性或酸性尿,引起结晶尿、血尿甚至尿道阻塞。易溶的磺胺类药物较少见上述现象(例如:磺胺异噁唑)。磺胺类药物大剂量服用或补液量不足时,易引起结晶尿。同服碳酸氢钠碱化尿液或大量饮水以增加尿流量。磺胺类药物亦可引起各型肾病及过敏性肾炎。

B. 血液障碍

磺胺类可引起溶血性或再生障碍性贫血、粒细胞减少、血小板减少和白血病样反应。葡萄糖-6-磷酸脱氢酶缺乏的患者可激发溶血反应。在妊娠末期服用磺胺类药物增加新生儿核黄疸的风险。

甲氧苄啶及甲氧苄氨嘧啶-磺胺甲基异噁唑混合物

作用机制

甲氧苄啶[trimethoprim,三甲氧苯嘧啶(trimethoxybenzylpyrimidine)]选择性地抑制细菌二氢叶酸还原酶,二氢叶酸还原酶可催化二氢叶酸形成四氢叶酸,促使嘌呤合成及最后形成 DNA(图 46-2)。甲氧苄啶对细菌二氢叶酸还原酶的抑制强度比对哺乳动物高很多。乙胺嘧啶是另一个苯嘧啶类,比较哺乳动物细胞,它只选择性地抑制原生动物的二氢叶酸还原酶。正如上面提到的,甲氧苄啶或乙胺嘧啶与磺胺类联用可以阻断叶酸合成的连续步骤,产生显著的增强(协同)效应。与单用抑菌作用

的磺胺类药物相比,合用可产生杀菌作用。

甲氧苄氨嘧啶

乙嘧啶

耐药性

细胞渗透性降低、二氢叶酸还原酶生成过多、或者药物与改变的酶的结合减少均可导致甲氧苄啶耐药。突变引起耐药,虽然质粒介导的甲氧苄啶耐药二氢叶酸还原酶是常见原因。这些耐药酶可能是由广泛耐药的结合质粒上的转位子介导,解释了甲氧苄啶耐药在许多菌株中的快速而广泛的传播。

药动学

甲氧苄啶通常口服给药,单用或与磺胺甲噁唑合用,两种药物的半衰期相近。甲氧苄啶-磺胺甲噁唑也可静脉给药。甲氧苄啶经肠道吸收良好,广泛分布于体液和组织,包括脑脊液。由于甲氧苄啶的脂溶性比磺胺甲噁唑高,因此它的表观分布容积比后者大。

因此,当甲氧苄啶与磺胺甲噁唑按 1∶5 组合(制剂的比例)时,血浆峰浓度比值为 1∶20,此比例在体外抑菌效果最佳。大约 30%~50% 的磺胺类药物和 50%~60% 的甲氧苄啶(或者说它们的代谢物)在 24 小时内从尿液中排出。患者肌酐清除率在 15~30ml/min 时,剂量应减半。

甲氧苄啶(是一个弱碱)可浓集于前列腺液和阴道液(它们比血浆更呈酸性)。因此,甲氧苄啶在前列腺和阴道液中的抗菌活性比其他抗菌药强。

临床应用

A. 口服甲氧苄啶

甲氧苄啶可单独给药(100mg 每日 2 次),治疗急性泌尿道感染。当尿液中的药物达到高浓度时(200~600μg/ml),大多数社区获得性病原体对药物敏感。

B. 口服甲氧苄啶-磺胺甲噁唑(TMP-SMZ)

甲氧苄啶-磺胺甲噁唑(TMP-SMZ)合用,可有效治疗包括卡氏肺囊虫肺炎、志贺细菌、全身沙门氏菌感染、泌尿道感染、前列腺炎,以及一些非结核菌的分枝杆菌的感染。它对大多数金黄色葡萄球菌株包括甲氧西林敏感和耐甲氧西林,呼吸道病原体如:肺炎球菌、嗜血杆菌属、黏膜炎莫拉菌、肺炎杆菌(不含支原体肺炎)等都有效。但是,经验性地使用 TMP-SMZ 治疗上尿路感染或肺炎之前,必须考虑日益增长的大肠杆菌(达到 30% 甚至更多)和耐 TMP-SMZ 肺炎球菌的播散。

每 12 小时服用一片双倍强度的片剂（每片含 TMP160mg+SMZ800mg），可有效治疗泌尿道感染和前列腺炎。半片普通型片剂（单倍强度）每周服药 3 次，可用于预防女性泌尿道感染的复发。每 12 小时服用一片双倍强度的片剂，可有效治疗敏感的志贺杆菌和沙门氏菌引起的感染。儿童志贺杆菌、泌尿道感染或中耳炎的治疗剂量是 TMP 8mg/kg 加 SMZ 40mg/kg，每 12 小时服药 1 次。

治疗卡氏肺囊虫及其他病原菌引起的感染，可口服大剂量的复方制剂［以甲氧苄啶的含量计算为 15~20mg/(kg·d)］，正在应用免疫抑制药的患者可每日 1 次或每周 3 次服用一片双倍强度的片剂进行预防。

C. 静脉用甲氧苄啶-磺胺甲噁唑

TMP 80mg+SMZ400mg 混合液 5ml 溶于 125ml 的 5% 葡萄糖溶液，可在 60~90 分钟内静脉输注完。用于治疗轻度至重度的卡氏肺囊虫肺炎。可治疗革兰阴性菌脓毒血症，包括一些多重耐药的菌株如：肠道细菌、沙雷氏菌、志贺氏菌、伤寒，或者由敏感菌引起的泌尿道感染而不能使用口服制剂时。甲氧苄啶复方的给药剂量为每日 10~20mg/kg。

D. 口服乙胺嘧啶-磺胺联用

乙胺嘧啶-磺胺嘧啶联用于治疗利什曼病及弓形虫病。乙胺嘧啶与磺胺多辛合剂（Fansidar）用于治疗恶性疟（第 52 章）。

不良反应

甲氧苄啶具有可预知的干扰叶酸代谢而引起的不良反应，尤其是巨幼细胞性贫血、白细胞减少和粒细胞减少。甲氧苄啶-磺胺甲基异噁唑合用可引起磺胺类药物的不良反应。偶尔也发生恶心、呕吐、发热、血管炎、肾损伤和中枢神经系统紊乱。艾滋病和卡氏肺囊虫性肺炎患者应用甲氧苄啶-磺胺甲基异噁唑的不良反应发生率特别高，尤其是发热、皮疹、白细胞减少、腹泻、肝脏氨基转移酶升高、高钾血症和低钠血症。

■ DNA 螺旋酶抑制药

氟喹诺酮类（fluoroquinolones）

重要的喹诺酮类（quinolones）是合成的、萘啶酸（nalidixic acid）的氟化类似物（图 46-3）。对许多革兰阳性和阴性菌均有抑制作用。

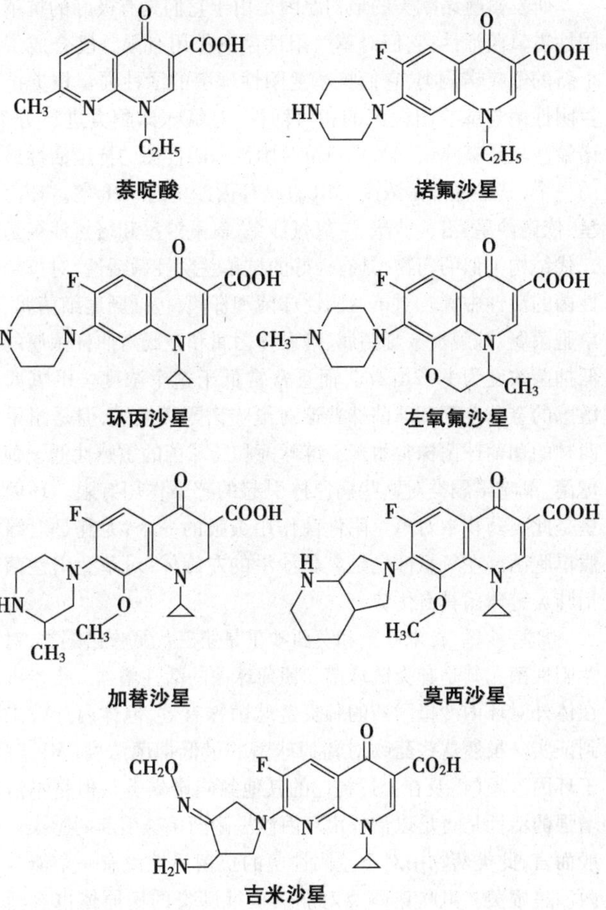

图 46-3 萘啶酸和一些氟喹诺酮类药物的结构

作用机制

喹诺酮类通过抑制拓扑异构酶Ⅱ［topoisomerase Ⅱ，DNA 螺旋酶（DNA gyrase）］和拓扑异构酶Ⅳ，阻断细菌 DNA 的合成。DNA 螺旋酶的抑制阻止了正向超螺旋 DNA 的解旋，后者为正常转录和复制所需。拓扑异构酶Ⅳ的抑制干扰了细胞分裂期的复制染色体 DNA 分离进入各自的子细胞。

抗菌活性

早期的喹诺酮类，如：萘啶酸，不能达到全身的抗菌浓度，仅用于治疗下泌尿道感染。与萘啶酸相比，氟化的衍生物（环丙沙星、左氧氟沙星，以及其他的氟喹诺酮类；图 46-3、表 46-2）抗菌活性大大增强，在血液及组织中达到杀菌浓度。

表 46-2 氟喹诺酮类的药动学特性

药物	半衰期（h）	口服生物利用度（%）	血清峰浓度（μg/ml）	口服剂量（mg）	主要排泄途径
环丙沙星（Ciprofloxacin）	3~5	70	2.4	500	肾
加替沙星（Gatifloxacin）	8	98	3.4	400	肾
吉米沙星（Gemifloxacin）	8	70	1.6	320	肾及不经过肾
左氧氟沙星（Levofloxacin）	5~7	95	5.7	500	肾
洛美沙星（Lomefloxacin）	8	95	2.8	400	肾
莫西沙星（Moxifloxacin）	9~10	>85	3.1	400	不经过肾
诺氟沙星（Norfloxacin）	3.5~5	80	1.5	400	肾
氧氟沙星（Ofloxacin）	5~7	95	2.9	400	肾

研发氟喹诺酮类的最初原因是由于它们具有极好的抗革兰阴性需氧菌活性;它们对革兰阳性菌的作用有限。已合成了几个新的氟喹诺酮类,它们抗革兰阳性球菌的活性强。根据抗革兰阴性菌与革兰阳性菌的相对活性,对氟喹诺酮类进行分类。诺氟沙星是氟喹诺酮类中对革兰阳性和阴性菌的抗菌活性最弱的一个,其最低抑菌浓度(MICs)是环丙沙星的4~8倍。环丙沙星、依诺沙星、洛美沙星、左氧氟沙星、氧氟沙星和培氟沙星是第二代结构类似的药物,具有极好的抗革兰阴性菌活性,对革兰阳性菌的活性中等。对革兰阴性球菌和杆菌,包括肠道细菌属、假单胞菌属、脑膜炎奈瑟菌属、嗜血杆菌属和空肠弯曲杆菌属的最低抑菌浓度为 $1 \sim 2 \mu g/ml$,而且常常低于这个浓度。甲氧西林敏感的金黄色葡萄球菌株普遍对氟喹诺酮类敏感,但是耐甲氧西林的葡萄球菌株常耐药。链球菌和肠球菌的敏感性低于葡萄球菌,氟喹诺酮类对这些病原体引起的感染作用有限。环丙沙星是此类药物中对革兰阴性菌作用最强的一个,尤其是对绿脓假单胞菌。左氧氟沙星是氧氟沙星的左旋体,对革兰阳性菌包括肺炎链球菌具有优势。

加替沙星、吉米沙星和莫西沙星是第三代氟喹诺酮类,对革兰阳性菌尤其是肺炎链球菌和葡萄球菌的活性增强。吉米沙星在体外对环丙沙星耐药的肺炎链球菌株有效,但体内疗效未得到证实。虽然这些药物对葡萄球菌的最低抑菌浓度(MICs)低于环丙沙星(以及在上述提起的其他氟喹诺酮类),但是不清楚增强的活性是否足以治疗由环丙沙星耐药菌株引起的感染。一般而言,此类药物中对革兰阴性菌的抗菌活性没有一个能与环丙沙星媲美。氟喹诺酮类对非典型性肺炎的病原体也有活性(例如:支原体和衣原体),对细胞内病原体如:军团杆菌属、某些分枝杆菌包括结核分枝杆菌和鸟分枝杆菌复合体。莫西沙星对厌氧菌也有中度活性。因为毒性,美国已经不再使用加替沙星。

耐药性

氟喹诺酮治疗期间,耐药菌株出现的概率为 $1/10^7 \sim 10^9$,尤其是葡萄球菌、假单胞菌属和粘质沙雷菌属。喹诺酮耐药是由于靶酶的药物结合区一个或多个点位突变,或者是菌体的渗透性改变。但是,这种现象不能解释敏感菌相对容易耐药的原因。最近阐明了两种类型的质粒介导的耐药。一种是利用Qnr蛋白,抑制氟喹诺酮类与DNA旋转酶结合。另一种是氨基糖苷乙酰转移酶变异体,能够修饰环丙沙星。两种机制都是低浓度耐药,促进了高浓度耐药的点突变。某个氟喹诺酮耐药,尤其是高浓度耐药时,通常对此类药物的其他所有成员都交叉耐药。

药动学

氟喹诺酮类口服给药后,吸收良好(生物利用度达80%~95%),广泛分布于体液和组织液(表46-2)。血清半衰期3~10小时。半衰期长的左氧氟沙星、吉米沙星、加替沙星和莫西沙星可每日1次给药。二价和三价的阳离子,以及抗酸药,影响口服药的吸收。因此,应在进食含有这些阳离子的食物前2小时,或

者进食后4小时再服用氟喹诺酮类。静脉给药的血清药物浓度与口服给药相似。大多数氟喹诺酮类通过肾脏消除,经肾小管分泌或肾小球过滤(表46-2)。肌酐清除率低于50ml/分钟的患者应调整剂量,准确的调整依据是肾功能损害的程度和所用的药物。肾衰竭的患者使用莫西沙星不需调整剂量。不经肾消除的氟喹诺酮类对肝功能衰竭患者是相对。

临床应用

氟喹诺酮类(莫西沙星除外,它在泌尿道的浓度相对较低)对泌尿道感染有效,包括由铜绿假单胞菌所引起的感染。亦可用于志贺杆菌、沙门菌、产毒大肠杆菌和弯曲杆菌引起的腹泻。氟喹诺酮类(诺氟沙星除外,它不能达到足够的全身浓度)用于治疗软组织、骨关节、腹腔及呼吸道感染,包括由多重耐药菌如:假单孢菌和肠杆菌等引起的感染。环丙沙星被选用于预防和治疗炭疽,新推出的氟喹诺酮类在体外有效很可能体内也有效。

由于耐药普遍,美国不再推荐环丙沙星和左氧氟沙星治疗淋球菌感染。但是,二者治疗衣原体性尿道炎或子宫颈炎有效。环丙沙星、左氧氟沙星或莫西沙星偶用于治疗结核病和非典型的分枝杆菌感染。氟喹诺酮类可用于脑膜炎双球菌携带者的根除治疗或者中性白细胞减少症的癌症患者的感染预防。

左氧氟沙星、加替沙星、吉米沙星和莫西沙星,即所谓的呼吸道氟喹诺酮类,对革兰阳性菌和非典型肺炎致病因子(例如:衣原体、支原体和军团杆菌)的活性增强,愈来愈多用于治疗上呼吸道和下呼吸道感染。

不良反应

氟喹酮类通常耐受性好。最常见的不良反应有恶心、呕吐、腹泻。偶尔出现头痛、头晕、失眠、皮疹或肝功能检查异常。洛美沙星和培氟沙星有光过敏的报道。加替沙星、左氧氟沙星、吉米沙星和莫西沙星可发生 QT_c 间期延长,应避免或者谨慎用于已有 QT_c 间期延长或未纠正低钾血症的患者;正在使用 I A 类(例如:奎尼丁或普鲁卡因胺)或 Ⅲ 类抗心律失常药物(索他洛尔、伊布利特、胺碘酮)的患者;以及正在使用能延长 QT_c 间期药物的患者(例如:红霉素、三环抗抑郁药)。加替沙星可诱发糖尿病患者高血糖症,也能诱发正在服用口服降糖药的患者发生低血糖症。由于这些严重的不良反应(包括一些致命性事故),加替沙星在2006年从美国市场上撤出。

氟喹酮类会破坏正在生长的软骨,导致关节病。因此,此类药物不推荐常规用于18岁以下的患者。但是,关节病是可逆的,氟喹诺酮类可用于儿童某些疾病(例如:治疗囊性纤维化病的假单胞菌感染)的观点日益一致。已有报道,成人罕见引起肌腱炎,肌腱断裂的风险因而可能比较严重。肌腱炎的高危因素包括老年、肾功能不全和联用甾体类药物。由于具体的安全性资料缺乏,应避免在妊娠期使用氟喹酮类。氟喹诺酮口服或静脉内给药也与周围神经病有关。在使用氟喹诺酮类药物治疗期间,任何时候都可能发生神经病变,药物停药后仍可持续数月至数年。在某些情况下,这可能是永久的。

摘要:磺胺类药物、甲氧苄啶和氟喹诺酮类

亚类	作用机制	效应	临床应用	药动学、毒性、相互作用
叶酸拮抗物				
• 甲氧苄啶-磺胺甲噁唑	与叶酸拮抗剂协同作用,阻断嘌呤的合成和核苷酸的形成	敏感菌的杀菌活性	尿路感染 • 卡氏肺孢子虫肺炎 • 弓形虫病 • 诺卡菌病	口服,静注 • 肾清除(半衰期 8h) • 每 8~12h 给药 • 制剂中磺胺甲噁唑与甲氧苄啶的比例为 5∶1 • 毒性:皮疹,发热,骨髓抑制,高钾血症
• 磺胺异噁唑:口服;仅用于下尿路感染				
• 磺胺嘧啶:口服;与乙胺嘧啶联用,弓形虫病的一线治疗方案				
• 甲氧苄啶:口服;仅用于下尿路感染;磺胺过敏的患者应用本品安全				
• 乙胺嘧啶:口服;与磺胺嘧啶联用,弓形虫病的一线治疗方案;与亚叶酸钙同服减轻骨髓抑制的毒性				
• 乙胺嘧啶磺胺多辛:口服;疟疾治疗的二线药				
氟喹诺酮类				
• 环丙沙星	通过与 DNA 回旋酶和拓扑异构酶 IV 结合,抑制 DNA 复制	敏感菌的杀菌活性	尿路感染 • 胃肠炎 • 骨髓炎 • 炭疽	口服,静注 • 混合消除(半衰期 4h) • 每 12h 给药 • 二价和三价阳离子影响口服吸收 • 毒性:胃肠道不适,神经毒性,腱炎
• 氧氟沙星:口服;左氧氟沙星提高药动学和药效学;仅限于尿路感染和非淋菌性尿道炎与宫颈炎				
• 左氧氟沙星:口服,静注;氧氟沙星左旋同分异构体;每日一次给药;肾清除;"呼吸"氟喹诺酮类;对肺炎球菌的活性增强				
• 莫西沙星:口服,静注;"呼吸"氟喹诺酮类;每日一次给药;对厌氧菌和结核分枝杆菌的活性增强;肝脏清除,下尿道浓度低,因此不建议用于尿路感染				
• 吉米沙星:口服;"呼吸"氟喹诺酮类				

制剂

通用名	制剂	通用名	制剂
		乙胺嘧啶-磺胺多辛	仿制药,Fansidar
一般用途的磺胺类药物		**喹诺酮类及氟喹诺酮类**	
磺胺嘧啶	仿制药	环丙沙星	仿制药, Cipro, Cipro I. V., Ciloxan(眼用)
磺胺异噁唑	仿制药		
特殊用途的磺胺类药物		吉米沙星	Factive
磺胺米隆	仿制药,Sulfamylon	左氧氟沙星	Levaquin,Quixin(眼用)
磺胺嘧啶银	仿制药,Silvadene	洛美沙星	Maxaquin
磺胺醋酰钠(眼科)	仿制药	莫西沙星	仿制药,Avelox,等
甲氧苄啶		诺氟沙星	Noroxin
甲氧苄啶	仿制药,Proloprim,Trimpex	氧氟沙星	仿制药,Floxin,Ocuflox(眼用),Floxin Otic(otic)
甲氧苄啶-磺胺甲噁唑	仿制药,Bactrim,Septra,等		
乙胺嘧啶			
乙胺嘧啶	仿制药,Daraprim		

案例思考答案

可达到良好的尿液水平的氟喹诺酮(环丙沙星或左氧氟沙星)是该患者的复杂泌尿道感染的经验治疗的合理选择。她最近用了多个疗程的甲氧苄氨嘧啶-磺胺甲噁唑,增加了她尿路感染对这种抗生素有抗药性菌株的机会,使得经验性的甲氧苄氨嘧啶-磺胺甲噁唑是一个不好的选择。应该告诉患者补钙前2小时或补充钙后4小时服用口服氟喹诺酮,因为二价和三价阳离子会显著影响口服氟喹诺酮的吸收。

（余俊先 译 沈素 校 史丽敏 审）

参考文献

扫描本书二维码获取完整参考文献。

抗分枝杆菌药

Daniel H. Deck, PharmD,
& Lisa G. Winston, MD

第47章

案例思考

一位45岁的流浪汉来到急诊,主诉近两个月感觉疲惫、体重下降(10kg)、发热、夜间盗汗、咳嗽、有痰。目前,他住在街上,但在过去的几年间曾住过收容所及监狱。他过去15年中每天喝2~3品脱的烈酒,且具有静脉注射毒品史。急诊胸片显示患者右肺尖端有浸润影,因此高度怀疑肺结核,予以隔离。该患者的第一次痰涂片发现多数耐酸杆菌,且快速HIV抗体试验回报结果为阳性。对于疑似肺结核,初始应采用什么药物进行治疗?该患者是否具有较高出现药物毒性反应的风险?何种药物容易引发毒性反应?

分枝杆菌对多数抗生素天然耐药。由于与其他细菌相比,分枝杆菌生长速度相对缓慢,因此那些对快速生长的细胞具有很好活性的抗生素对分枝杆菌的作用相对较差。分枝杆菌也可呈休眠状态,这样就对许多药物处于完全耐药状态,即使某些药物有效,杀菌作用也很缓慢。分枝杆菌的细胞壁富含脂质,因此许多药物难以渗透。另外,分枝杆菌属于细胞内病原体,寄生于巨噬细胞内,因此对巨噬细胞渗透性差的药物很难发挥抗分枝杆菌的作用。而且,分枝杆菌极易对单个药物产生耐药,因此常需联合使用两种或多种药物以防止在治疗过程中出现耐药。分枝杆菌感染对药物的反应很缓慢,疗程需数月至数年,具体疗程取决于所应用的药物。本章主要介绍结核病、非典型性分枝杆菌感染及麻风病用药。

■ 结核病用药

异烟肼(isoniazid,INH)、利福平[rifampin,或其他利福霉素(rifamycin)]、吡嗪酰胺、(pyrazinamide)、乙胺丁醇(ethambutol)和链霉素(streptomycin)是治疗结核的传统一线药物(表47-1)。链霉素已经不再常规推荐用于结核病的一线治疗。异烟肼和利福平的作用最强。异烟肼与利福平联合使用9个月可治愈95%~98%的由敏感菌引起的结核病,如果在治疗最初的两个月再联合吡嗪酰胺,可在疗效不受影响的情况下,将疗程缩短至6个月(表47-2)。实际上,在治疗初期药敏情况不明的

表 47-1 用于结核病治疗的抗微生物药物

药物	常规成人剂量[1]
一线药物(大致按选择顺序排列)	
异烟肼(Isoniazid)	300mg/d
利福平(Rifampin)	600mg/d
吡嗪酰胺(Pyrazinamide)	每日 25mg/kg
乙胺丁醇(Ethambutol)	每日 15~25mg/kg
链霉素(Streptomycin)	15mg/kg
二线药物	
阿米卡星(Amikacin)	每日 15mg/kg
对氨基水杨酸(Aminosalicylic acid)	8~12g/d
贝达喹啉(Bedaquiline)	400mg/d
卷曲霉素(Capreomycin)	每日 15mg/kg
环丙沙星(Ciprofloxacin)	1 500mg/d,分次给药
氯法齐明(Clofazimine)	200mg/d
环丝氨酸(Cycloserine)	500~1 000mg/d,分次给药
乙硫异烟胺(Ethionamide)	500~750mg/d
左氧氟沙星(Levofloxacin)	500mg/d
莫西沙星(Moxifloxacin)	400mg/d
利福布汀(Rifabutin)	300mg/d[2]
利福喷汀(Rifapentine)	600mg 每周 1 或 2 次

[1] 对于肾功能正常的患者
[2] 若同时应用蛋白酶抑制剂,给药剂量为150mg/d

表 47-2　结核病治疗的推荐疗程

治疗方案（大致按选择顺序排列）	疗程（月）
异烟肼+利福平+吡嗪酰胺	6
异烟肼+利福平	9
利福平+乙胺丁醇+吡嗪酰胺	6
利福平+乙胺丁醇	12
异烟肼+乙胺丁醇	18
其他	≥24

情况下，通常联合应用四种药物：异烟肼+利福平+吡嗪酰胺+乙胺丁醇。乙胺丁醇或其他药物（如：链霉素）对整体治疗效果并无显著影响（如：不能缩短疗程），但若菌株对异烟肼、利福平耐药，这两种药物的加入则可进行补充性覆盖。在美国，分枝杆菌对异烟肼的耐药率约为 10%，对异烟肼和利福平二者均耐药（被定义为多重耐药）的发生率约为 3%。罕见单独对利福平耐药。

异烟肼

对于由敏感菌株引起的结核病，异烟肼（isoniazid）是活性最强的治疗药物。异烟肼是小分子物质（分子量只有 137），易溶于水，结构与维生素 B_6 相似（见图示）。

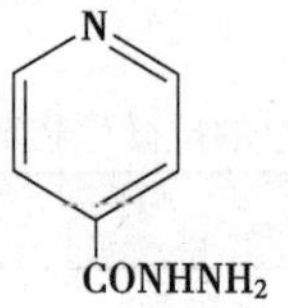

异烟肼

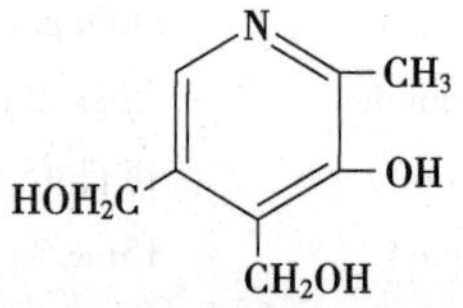

维生素 B_6

在体外，浓度 ≤0.2μg/ml 的异烟肼可抑制多数结核杆菌，对生长期结核杆菌具有杀菌作用，但对非典型分枝杆菌的活性相对较差。异烟肼可进入吞噬细胞内，对细胞外及细胞内病原体均有活性。

作用机制及耐药机制

异烟肼可抑制分枝杆菌细胞壁的主要成分分枝菌酸的合成。异烟肼为前药，需经 KatG（分枝杆菌过氧化氢酶-过氧化物酶）激活。异烟肼的活化形式可与脂酰基载体蛋白 M（acyl carrier protein M, AcpM）及 KasA（β-酮脂酰载体蛋白合成酶）通过共价键形成复合体，这一复合体可阻断分枝菌酸的合成。分枝杆菌对异烟肼的耐药机制包括：①由突变引起的编码 NADH-依赖性的酰基载体蛋白还原酶的 *inhA* 基因过度表达；②*katG* 基因的突变或缺失；③启动子突变引起的 *ahpC* 基因的过度表达，目

前推测 *ahpC* 基因可能与保护细胞免受氧化应激伤害有关；④*kasA* 基因突变。*inhA* 基因过度表达的菌株对异烟肼表现为低水平耐药，与乙硫异烟胺存在交叉耐药。*katG* 基因突变的菌株对异烟肼表现为高水平耐药，但与乙硫异烟胺无交叉耐药。

耐药突变菌株在分枝杆菌菌群中的存在比例约为 $1/10^6$，结核灶的结核杆菌含量通常在 10^8 以上，因此单独应用异烟肼或其他任何一种药物均易选择出耐药菌株。同时应用两种作用机制不同的药物可大大提高疗效。分枝杆菌初期对两种药物同时耐药的发生率约为 $1/10^{12}$，数量级远远大于结核灶内的病原体数量。因此，对于活动性结核，为了预防在治疗过程中产生耐药，应同时应用至少两种（或特殊情况下多种）治疗药物。

药动学

异烟肼的胃肠吸收良好，口服 300mg（儿童 5mg/kg）后，1~2 小时内血药浓度可达峰值（3~5μg/ml），且其在体液及组织中分布广泛，中枢神经系统及脑脊液中的药物浓度可达血药浓度的 20%~100%。

异烟肼主要通过肝脏 N-乙酰转移酶代谢，目前已经对这一酶进行遗传分型（第 4 章）：快乙酰化个体的平均血药浓度为慢乙酰化个体的 1/3~1/2，半衰期则分别为 <1 小时和 3 小时。若每日以常规剂量给药，快乙酰化个体对异烟肼较快速的消除通常不会影响治疗效果，但若每周给药 1 次或患者存在吸收不良方面的问题，即有可能达不到治疗浓度。

异烟肼代谢物及少量原形药物主要通过肾脏排泄，对于肾衰患者，无需调整剂量。对于严重肝功能不全的患者，剂量调整方案目前还没有确定，若考虑需要进行剂量调整，应根据血药浓度来确定。

临床应用

异烟肼的常规剂量为每日 5mg/kg，成人常规剂量为 300mg，每日 1 次。对于严重感染或吸收不良患者，剂量可达每日 10mg/kg。当与另一抗结核药（如：利福平 600mg）联合应用时，可 15mg/kg 或 900mg，每周 2 次。可同时补充维生素 B_6 25~50mg/d 以预防异烟肼产生的神经系统毒性。异烟肼通常口服，但也可等剂量注射给药。

异烟肼还可单药用于潜伏结核的治疗，剂量为 300mg/d（每日 5mg/kg）或 900mg，每周 2 次，疗程通常为 9 个月。

不良反应

异烟肼不良反应的发生及严重程度与给药剂量及疗程有关。

A. 免疫反应

偶见发热、皮疹，有诱发系统性红斑狼疮的报道。

B. 直接毒性

诱发性肝炎是异烟肼最常见的严重毒性反应，这种情况不同于肝脏转氨酶的轻微性升高（升至正常值的 3~4 倍，通常无症状，无需停药，发生率为 10%~20%），表现为食欲缺乏、恶心、呕吐、黄疸及右上腹疼痛，发生率为 1%，若不及时停药，可能致死，组织学证据表明，肝细胞损害及坏死。肝炎的发生与年龄有

关,20 岁以下的患者罕见,21 ~ 35 岁患者的发生率为 0.3%,36 ~ 50 岁患者的发生率为 1.2%,≥50 岁的患者的发生率为 2.3%。酒精依赖者、孕/产期妇女发生率增加。一旦出现肝炎,严禁继续使用。

异烟肼给药每日剂量 >5mg/kg 时,约 10% ~ 20% 的患者可出现周围神经炎,但当给予常规成人剂量(300mg)时,少见。周围神经炎更常见于慢乙酰化个体及存在易感因素如营养不良、酗酒、糖尿病、AIDS 和尿毒症的个体。神经炎的发生与维生素 B_6 相对缺乏有关,异烟肼可促进维生素 B_6 排泄,因此补充小剂量维生素 B_6(10mg/d)即可预防此毒性。中枢神经系统毒性少见,包括记忆丧失、精神病和癫痫,维生素 B_6 也可能有预防作用。

其他不良反应包括血液学异常、维生素 B_6 缺乏性贫血、耳鸣和胃肠不适。异烟肼可减少苯妥英的代谢,使其血药浓度升高、毒性增加。

利福平

利福平(rifampin)是利福霉素(rifamycin,由地中海链霉菌产生的抗生素)的半合成衍生物,体外对 G^+ 球菌、G^- 球菌、某些肠道菌、分枝杆菌和衣原体均有活性。<1µg/ml 浓度的利福平即可对敏感病原体产生抑制作用。耐药突变菌株在分枝杆菌菌群中的存在比例约为 $1/10^6$,单独应用利福平可迅速选择出耐药菌株,特别是对于活动性感染的患者。利福平与其他种类的抗微生物药物无交叉耐药,但与其他利福霉素衍生物,如:利福布丁及利福喷丁存在交叉耐药。

作用机制、耐药性及药动学

利福平可与细菌 DNA 依赖性 RNA 多聚酶的 β 亚单位结合,进而抑制 RNA 合成。编码 RNA 多聚酶 β 亚单位的 *rpoB* 基因的任何点位的突变都有可能导致利福平与 RNA 多聚酶的结合能力降低,从而导致耐药。人 RNA 多聚酶不与利福平结合,因此不会被其抑制。利福平对于分枝杆菌具有杀菌作用,易于渗透进入多数组织,且可进入巨噬细胞,因此可杀灭许多其他药物无法接近的病原体,如胞内、脓肿及肺空洞中的病原体。

利福平口服吸收良好,主要经胆汁排泄,形成肝肠循环,大部分以脱酰基代谢物形式经粪便排泄,小部分经尿排出。对于肾或肝功能不全的患者,无需调整剂量。常规给药剂量可使血药浓度达到 5 ~ 7µg/ml。利福平在体液及组织中分布广泛,与蛋白结合程度相对较高,只有脑膜炎时,脑脊液中的药物浓度才能达到治疗要求。

临床应用

A. 分枝杆菌感染

利福平的常规口服剂量为 600mg/d(每日 10mg/kg),对于活动性结核患者,须与异烟肼或其他抗结核药物联合使用以避免耐药菌的产生。对于某些需短期治疗的情况,可给予利福平 600mg,每周 2 次。利福平 600mg,每日 1 次或每周 2 次,与其他药物联合连续治疗 6 个月可有效治疗非典型分枝杆菌感染及麻风病。对于仅患有潜伏结核的患者,若不适合服用异烟肼或曾密切接触活动性结核(对异烟肼耐药、对利福平敏感)患者,可单独应用利福平替代异烟肼,600mg,每日 1 次,疗程 4 个月。

B. 其他

利福平还可用于其他细菌感染。口服 600mg,每日 2 次,疗程 2 日,可用于清除脑膜炎球菌。对于 B 型流感嗜血杆菌感染儿童的接触者,可应用利福平进行预防,每日 20mg/kg,疗程 4 天。利福平与另一药物联合使用可用于清除葡萄球菌,还可用于治疗严重葡萄球菌感染,如:骨髓炎及人工瓣膜心内膜炎。

不良反应

利福平可使尿液、汗液及泪液染成对人体无害的橘红色(软隐形眼镜可能被永久染色)。偶可引起皮疹、血小板减少及肾炎,还可能引起胆汁郁积性黄疸及暂时性肝炎,常可引起轻链蛋白尿。如果给药频率 <每周 2 次,可引起流感样症状,表现为发热、寒战、肌痛、贫血及血小板减少。还可能引起急性肾小管坏死。利福平可强力诱导多数细胞色素 P450 酶亚型(CYP 1A2、2C9、2C19、2D6 及 3A4)的活性,因此可加速如:美沙酮、抗凝血药、环孢素 A、某些抗惊厥药、蛋白酶抑制剂、某些非核苷类反转录酶抑制剂、避孕药等多种药物的消除(第 4 章和第 66 章)。与利福平联合应用可导致这些药物的血药浓度水平显著降低。

乙胺丁醇

乙胺丁醇(ethambutol)为水溶性、且对热稳定的合成化合物,其右旋异构体的结构见图示,制剂中为其二盐酸盐。

$$CH_2OH \qquad\qquad C_2H_5$$
$$H-C-NH-(CH_2)_2-NH-C-H$$
$$C_2H_5 \qquad\qquad CH_2OH$$

乙胺丁醇

作用机制及临床应用

在体外,浓度为 1 ~ 5µg/ml 的乙胺丁醇可抑制结核分枝杆菌及其他分枝杆菌的敏感菌株。乙胺丁醇可抑制由 *embCAB* 操纵子编码的分枝杆菌阿拉伯糖基转移酶,阿拉伯糖基转移酶参与分枝杆菌细胞壁的关键组分阿拉伯聚糖的聚合反应。乙胺丁醇的耐药机制为导致 *emb* 基因过度表达的突变或 *embB* 结构基因的突变。

乙胺丁醇在胃肠道吸收良好,口服 25mg/kg 后,2 ~ 4 小时内血药浓度可达峰值 2 ~ 5µg/ml。约 20% 的药物经粪便排泄,50% 的药物以原形经尿排泄。对于肾衰患者,乙胺丁醇可在体内蓄积,对于肌酐清除率 <10ml/分钟的患者,剂量应减半。乙胺丁醇仅在脑膜炎时才可透过血脑屏障,但脑脊液中药物浓度波动较大,当存在脑膜炎时,为血药浓度的 4% ~ 64%。

与所有抗结核药相似,乙胺丁醇单独使用时可迅速诱导耐药,因此一般应与其他抗结核药联合使用。

用于治疗活动性结核病时,盐酸乙胺丁醇的常规给药剂量为 15 ~ 25mg/kg,每日 1 次,通常与异烟肼或利福平联合使用。治疗结核性脑膜炎时,可使用更高剂量。若将给药剂量提高至

50mg/kg,可每周给药 2 次。

不良反应

罕见过敏反应,最常见的严重不良反应为球后视神经炎,进而可引起视力下降及红绿色盲,属于与剂量相关的不良反应,在每日 25mg/kg 连续给药数月时更易发生,当每日剂量≤15mg/kg 时,罕见视觉障碍。给药每日剂量为 25mg/kg 时,应定期进行视力检查。对于不易于评估视力及红绿色区别能力的婴幼儿,一般应禁用乙胺丁醇。

吡嗪酰胺

吡嗪酰胺(pyrazinamide)为烟酰胺同系物,仅用于结核病的治疗。本品稳定、微溶于水,在中性 pH 值时无活性,在 pH 为 5.5 的酸性环境中,当浓度约为 20μg/ml 时,可抑制结核杆菌。吡嗪酰胺可被巨噬细胞吞噬,对存在于溶酶体这个酸性环境中的分枝杆菌发挥抗菌活性。

吡嗪酰胺(PZA)

作用机制及临床应用

吡嗪酰胺主要通过由 pncA 编码的分枝杆菌吡嗪酰胺酶转化为其活性形式——吡嗪酸。吡嗪酸可影响结核分枝杆菌细胞的代谢和转运功能。耐药机制可能为对吡嗪酰胺的摄取障碍或可导致吡嗪酰胺活化受阻的 pncA 基因突变。

口服每日 25mg/kg 后,血药浓度可在 1~2h 时达到 30~50μg/ml。吡嗪酰胺从胃肠道吸收良好,在组织中分布广泛,脑膜炎时,可透过血脑屏障。半衰期为 8~11 小时。母体化合物通过肝脏代谢,代谢物经肾消除,因此对于行血液透析的患者及肌酐清除率<30ml/min 的患者,吡嗪酰胺的给药方案应调整为 25~35mg/kg,每周 3 次(不可每日 1 次)。对于肾功能正常的患者,给药剂量可为 40~50mg/kg,每周 2~3 次。吡嗪酰胺是重要的一线药物,短疗程(如:6 个月)治疗时,常与异烟肼和利福平联合使用,可对可能引起结核复发的残存于细胞内的病原体产生杀灭作用。

结核杆菌对吡嗪酰胺产生耐药的速度相当快,但与异烟肼及其他抗分枝杆菌药物无交叉耐药性。

不良反应

吡嗪酰胺的主要不良反应为肝毒性(发生率为 1%~5%)、恶心、呕吐、药物热及高尿酸血症,除肝毒性外均为常见反应,不能作为停药的理由。高尿酸血症可能引起急性痛风性关节炎。

链霉素

链霉素(streptomycin)的作用机制及其他药理学特征见第

45 章。链霉素的常规成人剂量为 1g/d[每日 15mg/(kg·d)]。对于肌酐清除率<30ml/min 的患者或血液透析的患者,给药剂量为 15mg/kg,每周 2~3 次。在体外,浓度为 1~10μg/ml 的链霉素可抑制多数结核杆菌。但除鸟-胞内分枝杆菌复合体(MAC)和堪萨斯分枝杆菌外,结核杆菌外的分枝杆菌均对链霉素耐药。结核杆菌菌群中均包含一些对链霉素耐药的突变体,浓度为 10~100μg/ml 时,对链霉素耐药的突变体的比例平均约为 $1/10^8$。链霉素的可能耐药机制为编码 S12 核蛋白体蛋白的 rpsL 基因或编码 16S 核糖体 RNA 的 rrs 基因的点突变引起的核糖体结合位点的改变。

链霉素很难进入细胞内,主要作用于细胞外的结核杆菌。可透过血-脑脊液屏障,脑膜炎时可达到治疗浓度。

临床应用

当需要使用注射药物及治疗对其他药物耐药的感染时,可应用硫酸链霉素。常规成人给药剂量为每日 15mg/kg,肌内注射或静脉给药,每日 1 次(儿童每日 20~40mg/kg,最大 1~1.5g),疗程数周,随后 1~1.5g,每周 2~3 次,继续治疗数月。肌内注射链霉素 15mg/kg,30~60 分钟后的血药浓度可达到约 40μg/ml。为了防止耐药的发生,常需联合使用其他药物。

不良反应

链霉素具有耳毒性和肾毒性。最常见的不良反应为眩晕及听力受损,且可能为永久性的。链霉素的毒性与给药剂量有关,对于老年患者,引起毒性的风险增加。与所有氨基苷类药物相似,须根据患者的肾功能调整剂量(第 45 章)。若可能,使疗程<6 个月可减少毒性反应。

结核病的二线药物

二线药物通常仅在下列情况时考虑使用:①对一线药物耐药;②常规治疗失败;③出现与治疗相关的严重药物不良反应。希望能有指南针对这些二线药物毒性反应的处理给出专业指导。下述许多药物的给药剂量、耐药机制及长期毒性还不完全清楚。

乙硫异烟胺

乙硫异烟胺(ethionamide)的化学结构与异烟肼相似,也可阻断分枝菌酸的合成。乙硫异烟胺难溶于水,仅有口服形式。在肝脏代谢。

乙硫异烟胺

在体外,乙硫异烟胺对多数结核杆菌的抑菌浓度为 2.5μg/ml 或更低,10μg/ml 的浓度可对某些其他种属的分枝杆菌产生抑制作用。给药剂量为每天 1g/时,血浆及组织中的药物浓度约可达到 20μg/ml,脑脊液中药物浓度与血药浓度相近。

乙硫异烟胺初始给药剂量为 250mg,每日 1 次,若患者耐受性好,可以 250mg 的速度递增,直至达到推荐剂量每日 1g(或每日 15mg/kg)。每日 1g 的剂量是理论上期望达到的,但实际情况下,由于常可引起胃刺激及神经症状患者的可耐受日剂量通常为 500~750mg。乙硫异烟胺还具有肝毒性。补充维生素 B₆ 可缓解患者的神经症状。

不管在体内还是在体外,单独使用均可迅速诱导耐药,与异烟肼存在低水平的交叉耐药。

卷曲霉素

卷曲霉素(capreomycin)是从缠绕链霉菌培养液中获得的具有抑制蛋白合成作用的肽类抗生素。每日肌内注射 1g,血药浓度可 ≥10μg/ml,此浓度在体外可抑制多种分枝杆菌,包括多重耐药的结核分枝杆菌。

对于耐药结核菌,卷曲霉素(每日 15mg/kg)是重要的注射用药物。对链霉素或阿米卡星耐药的结核分枝杆菌通常对卷曲霉素敏感。对卷曲霉素产生的耐药可能与 rrs 基因突变有关。

卷曲霉素具有肾毒性和耳毒性,可引起耳鸣、耳聋、前庭功能障碍。注射可引起显著的局部疼痛及无菌脓肿。

卷曲霉素的给药剂量与链霉素相同。初始每日 1 次的给药方案起效后,可将给药方案调整为 1g,每周 2~3 次,以减少毒性反应。

环丝氨酸

环丝氨酸(cycloserine)可抑制细胞壁合成(第 43 章),对多种结核分枝杆菌的抑菌浓度为 15~20μg/ml。用于结核病治疗的给药剂量为 0.5~1g/d,分 2 次口服给药。环丝氨酸经肾清除,对于肌酐清除率<50ml/min 的患者,剂量应减半。

环丝氨酸最严重的毒性反应为外周神经炎及中枢神经系统功能障碍,包括抑郁及精神异常。须同时补充维生素 B₆(150mg/d)以减轻这种神经毒性反应。不良反应最常见于治疗的前两周,发生率 ≥25%,在较大剂量给药时尤其容易出现。通过监测血药峰浓度可降低不良反应的发生率,一般在给药 2~4h 内达峰,推荐的峰浓度范围为 20~40μg/ml。

对氨基水杨酸

对氨基水杨酸(aminosalicylicacid,PAS)为叶酸合成抑制剂,几乎仅对结核分枝杆菌有效。对氨基水杨酸的结构与对氨苯甲酸及磺胺类药物(第 46 章)相似。

对氨基水杨酸(PAS)

在体外,对氨基水杨酸对结核杆菌的抑菌浓度为 1~5μg/ml。对氨基水杨酸经胃肠道吸收良好,口服 4g 后,血药浓度可 ≥50μg/ml。成人剂量为 8~12g/d,儿童剂量为每日 300mg/kg。

在组织及体液中分布广泛,不能透过血脑屏障。部分以具有活性的原形药物形式,部分以乙酰化物及其他代谢产物的形式快速经尿排出,尿中对氨基水杨酸的浓度非常高,可形成结晶尿。

由于其他口服药物的耐受性更佳,对氨基水杨酸现已少用。常可引起胃肠道症状,餐时服用或同时使用抗酸药可减轻,还可能引起消化性溃疡及出血。使用 3~8 周后,常可引起超敏反应,表现为发热、关节痛、皮疹、肝脾肿大、肝炎、腺病、粒细胞减少,若出现这些反应,必须暂时或永久性停药。

卡那霉素及阿米卡星

氨基糖苷类抗生素相关内容见第 45 章。卡那霉素(kanamycin)曾经用于治疗由链霉素耐药菌株引起的结核病,现多已被毒性更低的药物(如:卷曲霉素和阿米卡星)取代。

随着多重耐药结核发生率及播散性的增加,阿米卡星(amikacin)在结核病治疗方面的地位不断上升。对阿米卡星耐药的菌株很少见(<5%),多数多重耐药菌株对其仍敏感。浓度 ≤1μg/ml 的阿米卡星即可抑制结核分枝杆菌。另外,阿米卡星对非典型分枝杆菌也有活性。与链霉素无交叉耐药性,但与卡那霉素存在交叉耐药性。静脉给予 15mg/kg 后,经 30~60min 血药浓度可达 30~50μg/ml。阿米卡星可用于治疗疑似或明确由对链霉素耐药或多重耐药菌株引起的结核病。对于耐药患者,须与至少 1 种,最好 2~3 种对菌株敏感的其他药物联合使用。推荐剂量同链霉素。

氟喹诺酮类药物

氟喹诺酮类药(fluoroquinolones)物除了对多种革兰阳性菌及革兰阴性菌有效(第 46 章)外,浓度<2μg/ml 的环丙沙星、左氧氟沙星、加替沙星及莫西沙星还可抑制结核分枝杆菌。这些药物对非典型分枝杆菌也有活性。在体外,莫西沙星对结核分枝杆菌的活性最强,左氧氟沙星的活性较环丙沙星稍强,但环丙沙星对非典型分枝杆菌的活性稍强。

氟喹诺酮类药物是其他结核病用药的重要补充,特别是对于对一线药物产生耐药的菌株。单独应用氟喹诺酮类药物可迅速诱导耐药,可能由螺旋酶 A 亚单位的一个点突变引起,因此须与 2 种或多种其他药物联合使用。环丙沙星的常规口服剂量为 750mg,每日 2 次。左氧氟沙星的给药剂量为 500~750mg,每日 1 次。莫西沙星的给药剂量为 400mg,每日 1 次。

利奈唑胺

在体外,利奈唑胺(linezolid)(第 44 章)对结核分枝杆菌的抑菌浓度为 4~8μg/ml。在细胞内可达到治疗浓度,对结核病模型大鼠有效。利奈唑胺已与其他二线及三线药物用于多重耐药菌株引起的结核病的治疗,可使患者的痰培养结果转阴。据报道,因治疗需要而延长疗程时,可引起明显的不良反应,包括骨髓抑制及不可逆的外周和视神经炎。成人的常规给药剂量为 600mg,每日 1 次(为用于其他细菌感染的剂量的一半),这样可能减少上述不良反应的发生。尽管利奈唑胺被证实是一个用于结核病治疗的重要新药,正因为这样,只有确定由对多种其他一线及二线药物耐药的多重耐药菌株引起感染时,才可应用。

利福布汀

利福布汀(rifabutin,ansamycin)为利福霉素的衍生物,结构与利福平相近,对结核分枝杆菌、鸟-胞内分枝杆菌及偶发分枝杆菌具有显著活性(见下文)。活性与利福平相似,且与利福平存在完全交叉耐药。在体外,一些对利福平耐药的菌株可能显示对利福布汀敏感,但临床不可能有效,因为二者耐药的分子基础是相同的,均由 *rpoB* 基因突变引起。利福布汀既是细胞色素 P450 酶的底物,也是细胞色素 P450 酶的诱导剂,对于感染了结核病的接受抗反转录病毒治疗的 HIV 患者,由于需同时使用细胞色素 P450 酶的底物——蛋白酶抑制剂或非核苷类反转录酶抑制剂(如:依法韦仑),一般选择诱导作用相对较弱的利福布汀代替利福平进行治疗。

利福布汀的常规给药剂量为 300mg/d,若患者正在应用蛋白酶抑制剂,给药剂量应降低。若患者同时使用依法韦仑(也是 P450 酶诱导剂),推荐利福布汀的给药剂量为 450mg/d。

利福喷汀

利福喷汀(rifapentine)为利福平的同系物,对结核分枝杆菌及鸟型分枝杆菌有活性。与所有的利福霉素类药物相似,为细菌 RNA 聚合酶抑制剂,与利福平存在完全交叉耐药性。与利福平一样,利福喷汀也是细胞色素 P450 酶的强效抑制剂,药物相互作用情况也与利福平相同。毒性反应也与利福平相似。利福喷汀及其具有微生物活性的代谢物 25-脱乙酰基利福喷汀的消除半衰期为 13 小时。对于由对利福平敏感的菌株引起的结核病,仅在持续期(如:开始治疗 2 个月后,且最好痰培养结果转阴后)推荐使用利福喷汀 600mg(10mg/kg),每周 1 或 2 次。利福喷汀不可用于 HIV 感染患者,由于对利福平耐药的可能性非常大。对于潜在结核感染,利福喷汀联合异烟肼每周 1 次,治疗 3 个月,为有效的短疗程治疗方案。

贝达喹啉

贝达喹啉(bedaquiline),一种二芳基喹啉(diarylquinoline)类药物,是 1971 年以来被批准的第一个以全新作用机制用于结核分枝杆菌治疗的药物。贝达喹啉抑制分枝杆菌中的 5'-三磷酸腺苷(ATP)合成酶,对复制和非复制杆菌有体外活性,且在肺结核鼠模型中有杀菌活性。未发现贝达喹啉与其他用于治疗结核病的药物之间存在交叉耐药性。

与高脂食物同服时,贝达喹啉的血浆峰浓度和血浆暴露量约增加两倍。贝达喹啉的蛋白结合率高(>99%),主要通过细胞色素 P450 系统代谢,主要通过粪便排泄。贝达喹啉及其主要代谢产物(M2)的平均终末半衰期约为 5.5 个月,M2 的抗分枝杆菌活性比原型药低 4~6 倍。长消除相表明外周组织释放贝达喹啉和 M2 的过程比较缓慢。CYP3A4 是贝达喹啉的主要代谢酶,该酶的强抑制剂或诱导剂可导致临床显著的药物相互作用。

目前建议,如果分离株对异烟肼和利福平都耐药,对于实验室确诊肺结核的成人患者,可选用贝达喹啉联合至少其他三种活性药物,治疗 24 周。贝达喹啉的推荐剂量是 400mg,口服,每日 1 次,治疗 2 周,然后 200mg,每周 3 次,治疗 22 周,与食物同服以使吸收最大化。贝达喹啉可能导致肝毒性和心脏毒性(QTc 间期延长)有关,因此在治疗期间须密切监护患者。

■ 对非典型分枝杆菌有活性的药物

在美国许多分枝杆菌感染是由非典型分枝杆菌引起的。这些病原体具有独特的实验室特征,存在于环境中,通常在人群间无传染性,对抗结核药物的敏感性通常较结核分枝杆菌差。另外,结核分枝杆菌不敏感的药物,如:大环内酯类、磺胺类药物及四环素类可能对由非典型分枝杆菌引起的感染有效。对于这些分枝杆菌,治疗期间出现的耐药也是需要考虑的问题,常需联合用药。堪萨斯分枝杆菌对利福平及乙胺丁醇敏感、对异烟肼部分敏感、对吡嗪酰胺完全耐药,对于这类感染,常规需联合使用异烟肼、利福平和乙胺丁醇三种药物。部分典型病原体、临床表现及通常对其敏感的药物,见表 47-3。

表 47-3 非典型分枝杆菌感染的临床特征及治疗药物

病原体种类	临床特征	治疗药物
堪萨斯分枝杆菌(*M kansasii*)	类似结核	环丙沙星,克拉霉素,乙胺丁醇,异烟肼,利福平,甲氧苄啶-磺胺甲噁唑
海分枝杆菌(*M marinum*)	皮肤肉芽肿	阿米卡星,克拉霉素,乙胺丁醇,多西环素,米诺环素,利福平,甲氧苄啶-磺胺甲噁唑
瘰疬分枝杆菌(*M scrofulaceum*)	儿童颈淋巴腺炎	阿米卡星,红霉素(或其他大环内酯),利福平,链霉素(通常外科手术可治愈)
鸟胞内分枝杆菌(*M avium complex*,MAC)	慢性肺病患者的肺部疾病;AIDS 患者的播散性感染	阿米卡星,阿奇霉素;克拉霉素,环丙沙星,乙胺丁醇,利福布汀
龟分枝杆菌(*M chelonae*)	脓肿,窦道,溃疡;骨,关节,腱感染	阿米卡星,多西环素,亚胺培南,大环内酯,妥布霉素
偶然分枝杆菌(*M fortuitum*)	同上	阿米卡星,头孢西丁,环丙沙星,多西环素,氧氟沙星,甲氧苄啶-磺胺甲噁唑
溃疡分枝杆菌(*M ulcerans*)	皮肤溃疡	异烟肼,链霉素,利福平,米诺环素(外科手术可能有效)

鸟-胞内分枝杆菌复合体(*M avium complex*,MAC,包括鸟型及胞内分枝杆菌)是引起 AIDS 晚期患者(CD4 计数<50/μl)播散性疾病的重要且常见的病原体。与结核分枝杆菌相比,鸟-胞内分枝杆菌复合体对多数抗结核药的敏感性差得多,对这类病原体

需联合用药。阿奇霉素 500mg,每日 1 次或克拉霉素 500mg,每日 2 次,联合乙胺丁醇每日 15~25mg/kg,可有效治疗播散性疾病,且患者耐受性良好,一些专家推荐联合第三种药物,特别是利福布汀 300mg,每日 1 次。其他可能有效的药物见表 47-3。对于 CD4 计数<50/μl 的 AIDS 患者,阿奇霉素和克拉霉素可用于预防 MAC 的播散。研究表明,每日单剂量应用利福布汀 300mg 可降低 MAC 菌血症的发生率,但有效性不如大环内酯类药物。

■ 麻风病用药

麻风分枝杆菌在体外无法生长,但小鼠足垫模型提供了药物的实验室评价方法。本部分仅介绍临床应用最广泛的药物。由于对氨苯砜耐药菌株的报道不断增多,推荐联合使用下述药物。

氨苯砜及其他砜类药物

一些与磺胺类药物的结构非常接近的药物可有效用于麻风病的长期治疗。使用最广泛的药物是氨苯砜(dapsone),与磺胺类药物一样,可抑制叶酸合成。很多麻风杆菌菌群,如:瘤型麻风可出现耐药,特别是使用低剂量时。因此瘤型麻风的初始治疗常推荐氨苯砜与利福平和氯法齐明联合使用。氨苯砜联合利福平常用于更低病原体载量(lower organism burden)的麻风病。氨苯砜还可用于预防及治疗 AIDS 患者的耶氏肺孢子虫肺炎。

氨苯砜

氨苯砜口服吸收良好,在体液及组织中分布广泛,半衰期 1~2 日,易沉积于皮肤、肌肉、肝脏和肾脏。严重感染麻风杆菌的皮肤中的药物浓度比正常皮肤高数倍。氨苯砜经胆汁分泌,形成肝肠循环,尿排泄差异较大,多数为乙酰化物。对于肾衰患者,应调整剂量。成人麻风病的常规给药剂量为 100mg,每日 1 次,儿童应根据体重相应调整剂量。

氨苯砜通常耐受性较好。很多患者可出现溶血,特别是葡萄糖-6-磷酸脱氢酶缺乏的患者。常可引起高铁血红蛋白血症,但通常无临床意义。还可引起胃肠不适、发热、瘙痒、各类皮疹。应用氨苯砜治疗瘤型麻风期间,经常会出现麻风结节性红斑,有时很难与麻风症状相区别,沙利度胺(thalidomide)可能对其有效(第 55 章)。

利福平

利福平(见上文)600mg,每日 1 次,对麻风具有显著作用,但为了防止耐药,通常与至少一种其他药物联用。联合治疗中即使 600mg,每月 1 次给药也可获益。

氯法齐明

氯法齐明(clofazimine)是一种吩嗪染料,可用于治疗多菌型麻风病(multibacillary leprosy,定义为任一感染位点涂片阳性)。本品作用机制目前不明。氯法齐明口服吸收差异较大,大部分药物经粪便排出。可广泛沉积于网状内皮组织及皮肤,吞噬性网状内皮细胞内可见药物结晶,药物可从这些沉积物中缓慢释放,因此半衰期达 2 个月。氯法齐明的常规口服剂量为每天 100mg。最显著的不良反应为皮肤和颜色改变,还常可引起胃肠不适。

摘要:一线抗分枝杆菌药物

亚类	作用机制	药理作用	临床应用	药动学,毒性,相互作用
利福霉素类				
● 利福平	抑制 DNA 依赖性 RNA 聚合酶,进而阻断 RNA 的生成	对敏感细菌及分枝杆菌具有杀菌活性 ● 单独用于活动性感染时,易迅速产生耐药	结核病一线治疗药物 ● 非典型分枝杆菌感染 ● 脑膜炎球菌、葡萄球菌感染的根除	口服,静脉给药 ● 肝清除(半衰期 3.5h) ● 强效细胞色素 P450 酶诱导剂 ● 可将体液染成橙色 ● 毒性:皮疹,肾炎,血小板减少,胆汁郁积,周期性给药引起的流感样症状
● 利福布汀:口服;与利福平相似,但对细胞色素 P450 酶的诱导性较弱,因此不易与其他药物发生相互作用				
● 利福喷汀:口服;利福平的长效同系物,在结核病治疗的持续阶段可一周给药 1 次				
异烟肼	抑制分枝菌酸的合成,分枝菌酸是分枝杆菌细胞壁的关键成分	对敏感结核分枝杆菌具有杀菌作用	结核病的一线治疗药物 ● 隐匿性感染的治疗 ● 对其他分枝杆菌活性较弱	口服,静脉给药 ● 肝清除(半衰期 1h) ● 可降低苯妥英的血药浓度 ● 毒性:肝毒性,外周神经病(可预防性应用维生素 B_6)

续表

亚类	作用机制	药理作用	临床应用	药动学,毒性,相互作用
吡嗪酰胺	尚不完全清楚 • 吡嗪酰胺在巨噬细胞溶酶体的酸性环境下,可转化为活性吡嗪酸	对敏感结核分枝杆菌具有抑菌活性 • 对分化活跃的病原体可能具有杀菌作用	治疗前 2 个月作为"杀菌"剂使用 • 可使总疗程缩短至 6 个月	口服 • 肝清除(半衰期 9h),但代谢物通过肾清除,因此对于肌酐清除率<30mL/min 的患者,应用每周给药 3 次的给药方案 • 毒性:肝毒性,高尿酸血症
乙胺丁醇	抑制分枝杆菌阿拉伯糖转移酶(arabinosyl transferases),而阿拉伯糖转移酶参与阿拉伯聚糖(arabinoglycan)的聚合反应 • 阿拉伯聚糖是分枝杆菌细胞壁的关键成分	对敏感分枝杆菌具有抑菌活性	在不清楚药敏情况前,作为初始四药联合方案的药物之一 • 还可用于非典型分杆菌感染	口服 • 肝肾双途径清除(半衰期 4h) • 对于肾衰患者,须降低给药剂量 • 毒性:球后视神经炎
链霉素	通过与 S12 核糖体亚单位结合,从而阻断细菌合成(第 45 章)	对敏感分枝杆菌具有杀菌作用	当需使用注射用药物及产生耐药菌株时,用于结核病的治疗	肌肉,静脉给药 • 肾清除(半衰期 2.5h) • 初始每天给药 1 次,然后每周给药 2 次 • 毒性:肾毒性,耳毒性

制剂

通用名	制剂	通用名	制剂
用于结核病的药物		吡嗪酰胺	仿制药
对氨基水杨酸钠	仿制药	利福布汀	仿制药,Mycobutin
富马酸贝达喹啉	Sirturo	利福平	仿制药,Rifadin,Rimactane
卷曲霉素	Capastat	利福喷汀	Priftin
环丝氨酸	仿制药,Seromycin	链霉素	仿制药
乙胺丁醇	仿制药,Myambutol	**用于治疗麻风病的药物**	
乙硫异烟胺	Trecator,Trecator-SC	氯法齐明	Lamprene
异烟肼	仿制药	氨苯砜	仿制药

同于抗非典型分枝杆菌的药物见第 43~46 章

案例思考答案

　　该患者应开始使用利福平、异烟肼、吡嗪酰胺和乙胺丁醇四药联合治疗。但如果患者使用基于蛋白酶抑制剂的抗反转录病毒疗法来治疗他的 HIV，考虑到利福平和蛋白酶抑制剂之间存在严重的药物相互作用，应该用利福布汀替代利福平。该患者有慢性酒精依赖史，因此异烟肼和吡嗪酰胺导致肝毒性的风险增加。

（温爱萍　译　沈素　校　史丽敏　审）

参考文献

　　扫描本书二维码获取完整参考文献。

第 48 章

抗真菌药

Don Sheppard, MD,
& Harry W. Lampiris, MD

案例思考

　　一位 55 岁老年男性患者在急诊室叙述其左下肢有溃烂持续 2 周。他患有慢性中性白细胞减少症,需要输血治疗贫血,又继发了骨髓增生异常综合征,需要用去铁铵治疗肝脏铁超载。他首次注意到左腿有红印是他在树林里的小屋钓鱼时,刚开始以为是虫咬。但红处很快变大了,而且出现了红肿区域,并且很快出现溃疡。他口服了双氯西林,但症状无改善。在急诊室他发烧至体温 39℃,看起来状况很不好。在他左腿有一处 6cm×12cm 的黑色溃疡,周围肿大伴有红斑,红斑看起来很柔软。他的全血计数,中性粒细胞绝对计数为 300,白细胞计数 1 000。对他的患处进行了紧急清创术并送病理证实为广谱社区样无隔菌丝感染并有广泛的组织坏死。什么样的初始治疗对他最合适?

　　近年来,人类真菌感染的发病率和严重性都显著增加,主要是由于外科手术、癌症治疗、实质器官和骨髓移植治疗的进步、HIV 的流行,以及危重患者使用广谱抗菌药的增加。这些改变导致了感染真菌风险的患者数量增加。

　　多年来,**两性霉素 B** 是用于全身治疗唯一有效的抗真菌药。尽管它对许多严重感染疗效很好,但毒性也十分强。过去几十年,真菌性疾病的药理学治疗已彻底改变,引入了相对无毒的**吡咯类(azole)**药物(口服或非消化道给药制剂)和**棘白菌素类**(只能非消化道给药)。这些新的药物与老药如:治疗严重全身感染的两性霉素 B 相比,作用靶点更多,毒性更低。可考虑联合治疗,也可使用老药的新剂型。遗憾的是,吡咯类耐药菌的出现以及真菌感染风险的患者数目增加,向人类又提出了新的挑战。

　　目前可用的抗真菌药物分为以下几类:治疗全身感染的全身应用药物(口服或非消化道),治疗黏膜皮肤感染的口服全身应用药物,治疗黏膜皮肤感染的局部药物。

■ 治疗全身感染的全身应用药物

两性霉素 B

　　两性霉素 A 和 B 是由结节状链霉素属产生的抗真菌抗生素,两性霉素 A 不用于临床。

化学和药代动力学

　　两性霉素 B(amphotericin B)是两性多烯大环内酯(多烯为含有多个双键;大内酯环为含有 12 或更多原子的内酯环)。几乎不溶于水,故静脉注射制剂是两性霉素 B 和去氧胆酸钠的胶体混悬液。人们又发展了几种新剂型,其中两性霉素 B 被一种脂质递药系统所包裹(表 48-1:两性霉素 B 脂质体)。

　　两性霉素 B 经胃肠道吸收差。口服两性霉素 B 只对肠腔内的真菌有效,不用于全身性感染的治疗。两性霉素 B 静脉注射 0.6μg/(kg·d),平均血药浓度为 0.3~1μg/ml;90% 以上的药物与血清蛋白结合。尽管大部分被代谢,但是一部分两性霉素 B 需经过几日的时间缓慢地从尿中排泄。血清 $t_{1/2}$ 大约 15 日。肝功能损害、肾功能不全和透析对药物浓度影响很小,因此不需调整剂量。该药广泛分布于大多数组织内,但脑脊液浓度只有血药浓度的 2%~3%,因此对于某些真菌性脑膜炎有必要采取鞘内疗法。β-葡糖激合酶。

作用机制和耐药性

　　两性霉素 B 选择性杀菌作用是因为真菌细胞和哺乳细胞膜脂质成分的不同。真菌细胞膜中含胞膜的固醇为麦角固醇,而细菌和人细胞上的主要固醇是胆固醇。两性霉素 B 与麦角固醇结合,通过在细胞膜上形成两性霉素 B 相关的孔而改变

表 48-1 常用两性霉素 B 和某些脂质体制剂的特性[1]

药物	物理形式	剂量(每日 mg/kg)	C_{max}	清除率	肾毒性	输注毒性	日费用($)
常见制剂							
Fungizone	Micelle 胶粒	1	…	…	…	…	24
液体制剂							
AmBisome	Sphere 球体	3~	↑	↓	↓	↓	1 300
Amphotec	盘形	5	↓	↑	↓	↑(?)	660
Abelcet	Ribbon 带状	5	↓	↑	↓	↓(?)	570

[1] C_{max}(血浆峰浓度)、清除率、肾毒性和输注毒性的变化均为与常用两性霉素 B 相对而言

细胞的通透性(图 48-1)。根据其化学结构,两性霉素 B 通过富含双键的一侧紧密地与脂质(麦角固醇)相连,羟基一侧与水分子相连。这种双亲性质的特性有利于多个两性霉素分子孔的形成,即亲脂性部分环绕在孔的外面,亲水性部分衬在孔的里面。这种孔可使细胞内离子和大分子泄漏,最终导致细胞死亡。两性霉素 B 与人细胞膜上的胆固醇部分结合,可以解释该药的显著毒性。

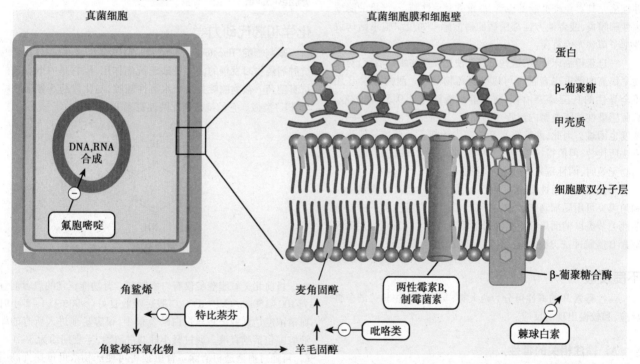

图 48-1 抗真菌药物作用靶点。除氟胞嘧啶(可能还有灰黄霉素,未显示),所有目前常用抗真菌药的靶点在真菌细胞膜或细胞壁

两性霉素 B 的脂质制剂

两性霉素 B 由于其毒性,特别是对肾脏的损伤,限制了它的应用。这就导致有这样一种假设即将药物用脂质包装成制剂使其不易与哺乳类的细胞膜结合,使其在有效浓度时,产生的毒性小。两性霉素 B 脂质体制剂就是将活性药物包装在脂质输送体中,它与胶状混悬液不同,此输送体是一种有效的形式。两性霉素 B 与输送体上的脂质结合,这一输送体在真菌的角固醇和人类的胆固醇之间有亲和力。脂质输送体作为两性霉素的储库,减少了与人类细胞膜的非特异性

结合。这种选择性的结合,使得不用牺牲药物的效能就可以达到减少毒性的作用,而且可以使用较大的剂量。此外,含有脂肪酶的真菌可以将两性霉素 B 直接释放到感染部位。

有三种类似的制剂有效,且药理学的特性不同点见表48-1。尽管临床试验证实其肾毒性和滴注相关的毒性与常规的两性霉素 B 不同,但是没有对这类脂质体制剂间的比较试验。有限的临床试验显示,与传统两性霉素比,在中度改善症状方面,脂质体制剂显示了较好的疗效。但由于脂质体制剂太贵,因此它们的应用常限于对传统制剂不能耐受和反应不佳的一些患者。

抗真菌活性和临床应用

两性霉素 B 是抗菌谱最广的抗真菌药。临床上其敏感菌有酵母菌类包括白色念珠菌、新型隐球菌,导致地方流行性霉菌病的真菌包括荚膜组织胞浆菌、皮炎芽生菌和粗球孢子菌,以及致病真菌。如:烟曲真菌和毛真菌。有些真菌如:葡萄牙念珠菌和波依德假霉样真菌对两性霉素 B 表现出固有的抗药性。

由于两性霉素 B 的广谱抗菌活性和杀真菌作用,它几乎用于所有致命真菌感染,尽管新型低毒药物在很大程度上已经替代了两性霉素 B 的大多数适应证。两性霉素 B 常用作最初的诱导治疗,目的是快速减少真菌的负荷,随后用一些吡咯类(**azole**)新药(见后文)代替进行长期治疗或预防复发。这种诱导疗法尤其对免疫抑制的患者、严重的真菌性肺炎、严重的隐球菌性脑膜炎,或者地方性霉菌病的播散感染如组织胞浆菌病或球孢子菌病尤为重要。

一旦获得临床疗效,这些患者常使用唑药物维持治疗,对复发率很高的严重患者甚至可以以终身药物治疗。两性霉素 B 用于全身性的真菌感染治疗,缓慢静脉滴注每日 0.5~1mg/kg。真菌感染性脑膜炎鞘内治疗不易耐受,维持脑脊液需要达到的浓度也困难。因此,两性霉素 B 的鞘内治疗正逐渐被其他治疗方法所代替,但值得一提的是当中枢神经系统真菌感染而其他药物无效时,两性霉素 B 仍是一种选择。

局部或外用两性霉素 B 也已取得成功。真菌性角膜溃疡和角膜炎可用局部滴剂治愈,效果与结膜下直接注射一样。真菌性关节炎以辅助局部直接注射至关节治疗。念珠菌尿用两性霉素 B 膀胱冲洗,这种方法不会引起明显的全身毒性。

不良反应

两性霉素 B 的毒性可分为两大类:与药物输注相关的急性反应,和较慢出现的反应。

A. 输注相关的毒性

输注相关的毒性反应非常普遍,包括发热、寒战、肌肉痉挛、呕吐、头痛和低血压。

减慢输液速度或减少每日用量可以缓解。预先应用退热药、抗组胺药、哌替啶或皮质激素有助于减轻反应。开始治疗时,许多临床医生以 1mg 的试验剂量静注给药,以评估反应的严重程度。可用于指导制定最初用药方案和预先给药策略。

B. 蓄积毒性

最显著的毒性反应是肾脏损伤。几乎所有用两性霉素 B 临床有效剂量治疗的患者都会发生肾脏损伤。氮质血症的程度不定,在疗程中经常是稳定的,但也可能变得非常严重以致必须透析治疗。伴随肾脏灌注减少而出现的一种可逆成分,表现出肾前性肾衰的形式。不可逆的两性霉素 B 肾毒性通常发生于长期给药(累积量>4g)的情况下。肾脏毒性通常表现为肾小管性酸中毒和严重的钾、镁丢失。有证据表明肾前损伤能随着钠的摄入而缓解,通常做法是把每日剂量的两性霉素 B 配制于生理盐水中滴注。肾小管损伤导致促红细胞生成素减少引起不同程度的贫血,偶尔也可出现肝功能检查异常。两性霉素 B 鞘内治疗后可诱发癫痫和化学性蛛网膜炎,且常常伴随严重的神经系统后遗症。

氟胞嘧啶

化学和药代动力学

氟胞嘧啶(flucytosine,5-FC)是在 1957 年,人们在寻找新的抗肿瘤药物时发现的。尽管缺乏抗癌作用,但它是一个有效的抗真菌药。氟胞嘧啶是一个水溶性嘧啶,与化疗药 5-氟尿嘧啶(5-FU)类似。它的抗菌谱比两性霉素 B 窄的多。

氟胞嘧啶

目前北美氟胞嘧啶仅有口服制剂。肾功能正常的患者剂量为 100~150mg/(kg·d)。口服后吸收良好(>90%),1~2 小时血清浓度达到峰值。与蛋白结合很少,很容易地进入所有的体液腔隙包括脑脊液。通过肾小球滤过清除,半衰期约为 3~4 小时,可通过血液透析清除。肾脏损害可使药物浓度迅速升高引起毒性。艾滋病患者和已有肾功不全的患者似乎更容易出现毒性。肾功能不全的患者,应定期监测药物的血清峰浓度,维持在 50~100μg/ml。

作用机制和耐药性

氟胞嘧啶通过胞嘧啶透酶系统进入真菌细胞。在细胞内首先转化为 5-氟尿嘧啶,然后转变成单磷酸 5-氟脱氧尿嘧啶(F-dUMP)和三磷酸氟尿嘧啶(FUTP),分别抑制 DNA 和 RNA 的合成(图 48-1)。人类细胞不能把母体药物转变成活性代谢产物,后者有选择性毒性。

体内外试验显示氟胞嘧啶与两性霉素 B 有协同效应。可能与两性霉素 B 破坏真菌细胞膜使得氟胞嘧啶易于进入相关。虽然作用机制不明，但是体外试验也显示氟胞嘧啶与唑类药物有协同效应。

氟胞嘧啶代谢的改变介导了耐药，而且，尽管在初期的分离菌中不常见，但用氟胞嘧啶单一治，耐药性迅速发展。

临床应用和不良反应

氟胞嘧啶的抗菌谱限于吉氏隐球菌、一些念珠菌和引起着色芽生菌病的暗色真菌。已证实氟胞嘧啶和其他药物有协同作用，而且为了预防继发性耐药，故氟胞嘧啶不单独用药。目前临床上都是联合应用，与两性霉素 B 联用治疗隐球菌性脑膜炎，或者与伊曲康唑联用治疗着色芽生菌病。

氟胞嘧啶的不良反应归因于代谢（可能是通过肠内菌丛）为抗肿瘤的化合物氟尿嘧啶。最常见的不良反应是骨髓毒性引起的贫血、白细胞减少和血小板减少，肝酶紊乱少见。有时也出现中毒性结肠炎。氟胞嘧啶的治疗窗似乎很窄，毒性风险随着剂量的增加而增加，治疗浓度以下又很快产生耐药。进行药物浓度监测有助于减少毒性反应发生率，尤其是在氟胞嘧啶与肾毒性药物如：两性霉素 B 合用时。

吡咯类

化学和药代动力学

吡咯类（azoles）是合成化合物，根据 5-吡咯环的氮原子数又可划分为咪唑类（imidazoles）或三唑类（triazoles），咪唑类包括酮康唑（ketoconazole）、咪康唑（miconazole）和克霉唑（clotrimazole）（图 48-2）。后两种药物仅用于局部治疗。三唑类包括伊曲康唑（itraconazole）、氟康唑（fluconazole）、伏立康唑（voriconazole）和泊沙康唑（posaconazole）。其他三唑目前正在研究中。

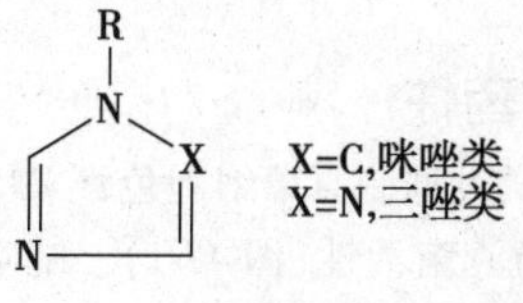

X=C,咪唑类
X=N,三唑类

吡咯核

吡咯类的每个药物的药动学各有其特点，因而临床应用有差别。表 48-2 概况了 5 种吡咯类的区别。

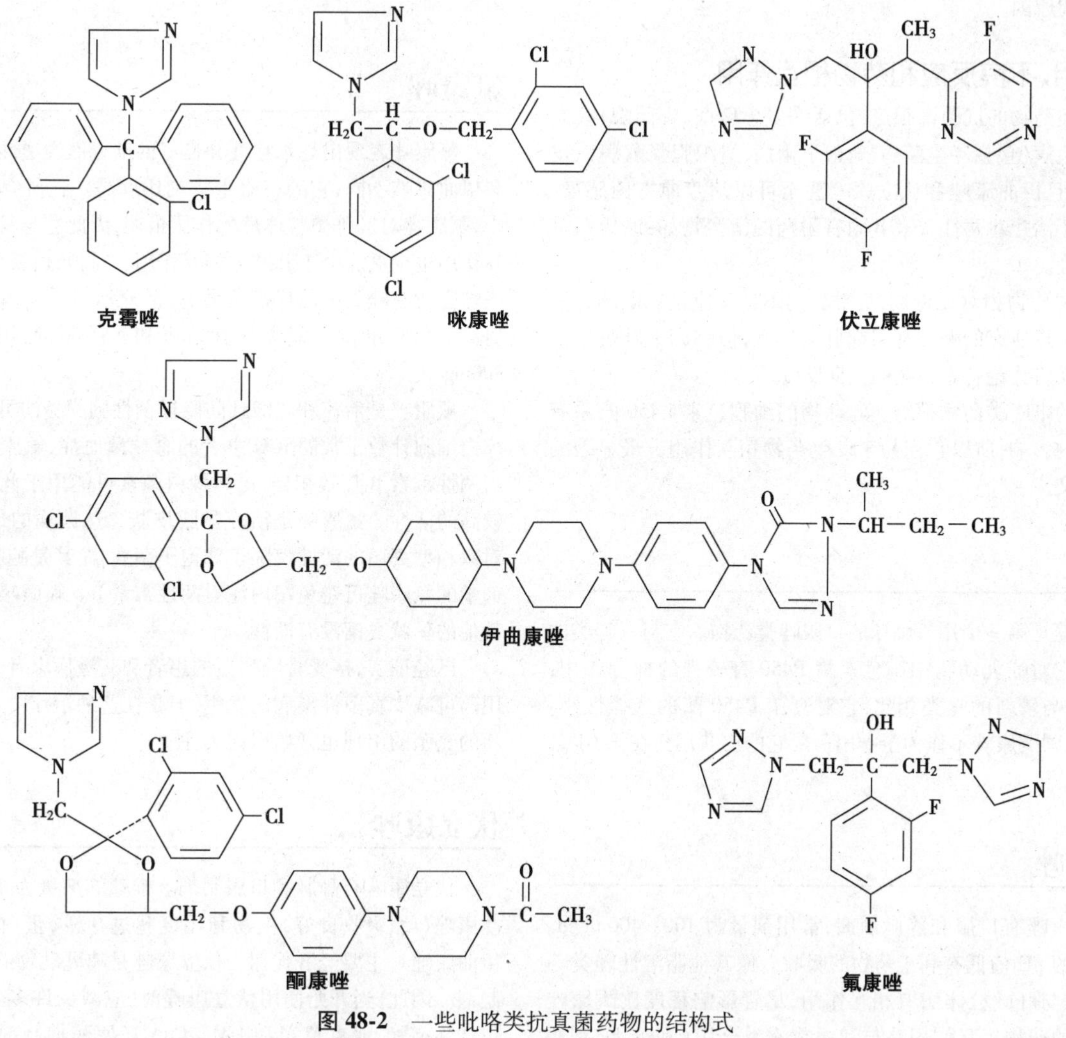

克霉唑　　　　　咪康唑　　　　　伏立康唑

伊曲康唑

酮康唑　　　　　氟康唑

图 48-2　一些吡咯类抗真菌药物的结构式

表 48-2　5 种唑类药物的药动学特性

	水溶性	吸收	脑脊液：血清比率	半衰期（小时）	消除	剂型
酮康唑（Ketoconazole）	低	不定	<0.1	7~10	肝	口服
依曲康唑（Itraconazole）	低	不定	<0.01	24~42	肝	口服，静注
氟康唑（Fluconazole）	高	高	>0.7	22~31	肾	口服，静注
伏立康唑（Voriconazole）	高	高	—	6	肝	口服，静注
泊沙康唑（Posaconazole）	低	高	—	25	肝	口服

作用机制和耐药性

吡咯类药物通过抑制真菌细胞色素 P450 酶，减少麦角固醇的合成而发挥抗真菌活性（图 48-1）。吡咯类药物的选择性毒性是因为它们对真菌细胞色素 P450 酶的亲和力比人类的 P450 酶高得多。咪唑类比三唑类的选择性低，解释了其药物相互作用和不良反应的发生率较高的原因。

吡咯类的耐药有多重机制。以前很少，而现在耐药菌株数量增加的报道增多，提示在一些病症中，这类药物应用的增加是产生耐药的原因。

临床应用、不良反应和药物相互作用

吡咯类药物的抗菌谱很广，包括许多念珠菌、吉氏隐球菌、地方性霉菌病（包括芽生菌病、球孢子菌病、组织胞浆菌病）、皮肤癣菌，而且伊曲康唑和伏立康唑甚至可以治疗曲霉菌感染。它们也用于治疗对两性霉素 B 固有耐药的微生物如：波氏假霉样真菌感染。

吡咯类药物相对无毒性，最常见的不良反应是轻微的胃肠不适。据报道所有的唑类都引起肝酶异常，但临床上肝炎极少发生。下面将讨论各个药物的不良反应。

所有的吡咯类药物都对哺乳动物的细胞色素 P450 酶系有一定程度的影响，所以它们易于发生药物相互作用。最显著的反应见下文。

酮康唑

酮康唑是第一个用于临床的口服唑类药物。它与三唑类的区别在于它对哺乳动物细胞色素酶 P450 有较强的抑制作用；也就是说，与较新的唑类相比，它对真菌 P450 酶的选择性小。因此，在美国酮康唑不作为全身用药。它的皮肤用药在第 61 章讨论。

伊曲康唑

伊曲康唑有口服和静脉制剂，常用剂量为 100~400mg/d。食物和胃的 pH 值低有利于药物的吸收。像其他脂溶性唑类药物一样，它与肝微粒体酶有相互作用，尽管影响程度比酮康唑小。主要的药物相互作用是与利福霉素类合用（利福平、利福布汀、利福喷汀）会降低伊曲康唑的生物利用度。伊曲康唑不影响哺乳动物的类固醇合成，且对其他经肝脏代谢清除的药物的影响比酮康唑小得多。由于伊曲康唑有强抗真菌活性，因此生物利用度降低将使疗效降低。较新的制剂包括口服液体和静脉制剂，使用环糊精作为分子载体提高溶解度和生物利用度。与酮康唑相似，它难进入脑脊液。由双相型真菌组织胞浆菌、芽生菌、孢子丝菌等引起的真菌病，伊曲康唑作为可选的唑类药物。伊曲康唑对曲霉菌有抗菌活性，但已被伏立康唑取代作为治疗曲霉病的唑类药物。伊曲康唑广泛用于治疗皮肤癣菌病和甲癣。

氟康唑

氟康唑表现出高水溶性和良好的脑脊液通透性。与酮康唑和伊曲康唑不同，它的口服生物利用度高。在所有的唑类药物中，氟康唑对肝脏微粒体酶的作用最弱，因此它与其他药物的相互作用也少见。由于肝酶的相互作用少，胃肠道易耐受，因此氟康唑在所有唑类中治疗指数最宽，治疗不同的真菌感染时允许更高的药物浓度。氟康唑有口服和静脉制剂，用量为 100~800mg/d。

氟康唑是治疗和二级预防隐球菌性脑膜炎的可选唑类。治疗白细胞计数正常的 ICU 患者的念珠菌血症，氟康唑静脉注射与两性霉素 B 疗效相当，虽然棘白菌素可能用于此适应证具有较高的活性。氟康唑是治疗黏膜皮肤念珠菌病的最常用药物。对双相型真菌的活性仅限于球孢子菌病，尤其是脑膜炎，使用大剂量的氟康唑可避免鞘内注射两性霉素 B。氟康唑对曲霉菌或其他的丝状真菌没有活性。

已经证实，接受骨髓移植的患者和艾滋病患者，氟康唑预防用药可减少真菌性疾病的发生，但是在这种治疗中，对氟康唑耐药的真菌的出现也开始引起关注。

伏立康唑

伏立康唑有静脉和口服制剂。推荐的剂量为 400mg/d。伏立康唑口服吸收良好，生物利用度超过 90%，蛋白结合率低于伊曲康唑。主要经肝代谢。伏立康唑是哺乳动物的 CYP3A4 抑制剂。因此，当开始使用伏立康唑时，应减少许多药物的剂量，包括环孢素、他克莫司和 HMG-CoA 还原酶抑制剂。观察到的毒性包括皮疹和转氨酶升高。常见视觉障碍,接受伏立康唑静脉制剂的发生率超过 30%,包括视物模糊、色泽改变或亮度刺眼。这些视觉改变在伏立康唑给药后立即发生,30 分钟内缓解。接受长期口服治疗的患者常观察到光敏感性皮炎。

伏立康唑抗菌谱与伊曲康唑相似,对念珠菌属(包括氟康唑耐药的菌株如:克鲁斯假丝酵母)和双相型真菌作用很强。伏立康唑的毒性比两性霉素 B 低,可选做治疗侵袭性的曲霉病。和一些环境真菌(见专栏:医源性真菌性脑膜炎)。伏立康唑浓度的测量可以预测毒性和临床功效,特别是在免疫功能低下的患者中。治疗窗浓度范围应该在 1 和 5μg/ml 之间。

泊沙康唑

泊沙康唑是获得美国批准的最新三唑类,仅有液体口服制剂,使用剂量为 800mg/d,分两或三次服用。与高脂肪食物同服吸收增加。静脉注射的泊沙康唑和具有较高的生物利用度的片剂形式已经在试验中进行了评估,并且可能很快会有结果。泊沙康唑迅速分布于各组织,组织浓度高但血浆浓度相对低。在严重侵袭性真菌感染(特别是真菌感染)的患者中,建议测定泊沙康唑水平。稳态泊沙康唑水平应该在 0.5 和 1.5mcg/mL 之间。资料显示,药物的相互作用与升高 CYP3A4 底物如:他克莫司和环孢素的浓度有关。

泊沙康唑是唑类家族中抗菌谱范围最广的一个,对念珠菌属和曲霉菌属中的大多数菌种敏感。它是对毛霉菌病高度敏感的唯一唑类。泊沙康唑获批用于侵袭性曲霉病的抢救治疗,白血病诱导化疗期间的真菌感染预防,以及移植物抗宿主病患者的同种异体骨髓移植。

棘白菌素

化学和药代动力学

棘白菌素(echinocandins)是最新的抗真菌类。它们的长链脂肪酸上连接有大环肽。卡泊芬净(caspofungin)、米卡芬净(micafungin)和阿尼芬净(anidulafungin)是这类抗真菌药中仅有的获批药物,尽管还有其他的药物在研究中。这些药物对念珠菌属和曲霉菌属敏感,但对新型隐球菌或接合菌病和毛霉菌病不敏感。

棘白菌素仅有静脉用制剂。卡泊芬净负荷剂量 70mg 单次输注,然后每日 50mg。卡泊芬净为水溶性,蛋白结合率高。半衰期 9~11 小时,代谢物通过肾脏和胃肠道排泄。仅在严重的肝功能不全时需要调整剂量。米卡芬净表现出相似的特性,半衰期 11~15 小时,150mg/d 治疗食管念珠菌病,100mg/d 治疗念珠菌血症,50mg/d 预防真菌感染。阿尼芬净半衰期 24~48 小时。对食管念珠菌病,第一日静脉给予 100mg,随后 50mg/d 连续 14 日。对念珠菌血症,推荐负荷剂量 200mg,最后一次血培养阳性后继续 100mg/d 至少用药 14 日。

作用机制

棘白菌素通过抑制 β(1-3)-葡聚糖(图 48-1)作用于真菌细胞壁。导致真菌细胞壁破裂和死亡。

临床应用和不良反应

卡泊芬净目前被批准用于散发性和皮肤粘膜性念珠菌感染,以及在发热性嗜中性白细胞减少症中用于经验性抗真菌治疗,并且已经在很大程度上替代了两性霉素 B 用于后者的适应证。值得注意的是,卡泊芬净被许可用于侵袭性曲霉病时仅作为对两性霉素 B 无效的患者的抢救治疗,而不是作为主要治疗。米卡芬净获准用于黏膜皮肤念珠菌病,念珠菌血症和预防骨髓移植患者的念珠菌感染。阿尼芬净被批准用于食管念珠菌病和侵入性念珠菌病,包括念珠菌血症。

棘白菌素类耐受良好,胃肠道反应小,罕有脸红的报道。几例接受卡泊芬净和环孢素合用的患者观察到肝酶升高,应避免这种联用。米卡芬净升高硝苯地平、环孢素和西罗莫司的浓度。阿尼芬净似乎没有显著的药物相互作用,但静脉输注时可引起组胺释放。

■ 治疗黏膜皮肤感染的全身性抗真菌药

灰黄霉素

灰黄霉素(griseofulvin)是从一种青真菌中提取的难溶性抑真菌剂。仅用于皮肤真菌病的全身治疗(第 61 章)。灰黄霉素以微晶型给药,剂量 1g/d。与脂肪性食物同服可促进它的吸收。灰黄霉素在细胞水平的作用机理并不清楚,但是它沉积在新生皮肤上与角蛋白结合,防止皮肤发生新的感染。由于其作用是防止新生皮肤感染,因此灰黄霉素治疗皮肤、毛发感染时必须用药至 2~6 周,直到已被感染的角蛋白被有抵抗力的结构所替代。指甲的感染需治疗数月,直到有抵抗力的新甲再生,但感染常复发。不良反应包括过敏性综合征诸如:血清疾病、肝炎,以及和华法林、苯巴比妥等药物的相互作用。灰黄霉素已大量被新的抗真菌药物所替代,例如:伊曲康唑和特比萘芬所替代。

特比萘芬

特比萘芬(terbinafine)是一种合成丙烯胺,有口服制剂,剂量为 250mg/d。用于治疗皮肤真菌病,尤其是甲癣(第 61 章)。和灰黄霉素类类似,特比萘芬是一种角质药物,但与灰黄霉素不同的是,它是一种杀真菌剂。和唑类药物一样,它影响麦麦角固醇的生物合成,但不影响 P450 酶系统,特比萘芬抑制真菌鲨烯环氧酶(图 48-1)。这导致了固醇角鲨烯蓄积,引起对机体的毒性。治疗甲癣,每日服一片连续 12 周,治愈率达到 90% 以上,比灰黄霉素和伊曲康唑有效。不良反应少见,主要是用药初期的胃肠不适和头痛。特比萘芬似乎不影响 P450 酶系统,目前为止未见明显的药物相互作用。

■ 局部抗真菌治疗

制霉菌素

制霉菌素(nystatin)是一种与两性霉素 B 非常相似的多烯大环内酯药物。注射给药时,毒性太大,仅局部用药。目前可供使用的有乳膏、软膏、栓剂以及其他供皮肤粘膜使用的剂型。它不能通过皮肤、黏膜或胃肠道大量吸收。虽然口腔局部制真菌素有一种令人不愉快的味道而应用受限,但其毒性低。

制霉菌素对大多数念珠菌都有效,最常用于抑制局部念珠菌感染。常见适应证包括口咽部鹅口疮、阴道念珠菌病和擦伤部位的念珠菌感染。

局部用吡咯类药物

最常用的两种局部用吡咯类是克霉唑(clotrimazole)和咪康唑(miconazole);还有几个其他可用的药物(见可用制剂)。这两种药都是非处方药,常用来治疗女性阴道念珠菌病。口服克霉唑片剂用于口腔鹅口疮,且口感好,可代替制霉菌素。两种药物的乳膏对皮肤感染都有效,包括体癣、脚癣和股癣。药物的吸收可以忽略不计,因此不良反应罕见。

局部用和香波型的酮康唑治疗脂溢性皮炎和花斑癣有效。几个其他的唑类药物也供局部使用(见文末"制剂")。

局部用烯丙胺类

特比萘芬(terbinafine)和萘替芬(naftifine)局部用乳膏是可用的烯丙胺类(allylamines)(第 61 章)。两种药物对治疗股癣和体癣都有效。在美国它们是处方药。

摘要:抗真菌药

分类	作用机制	效应	临床适应证	药代动力学,毒性,相互作用
多烯类				
• 两性霉素 B	在真菌细胞膜形成孔(含有角固醇)但不是哺乳类动物细胞膜(含胆固醇)	细胞内容物从孔道丢失,达到杀真菌作用•广谱	局部和全身应用念珠菌•隐球菌•组织胞浆菌属•芽生菌•球孢子菌属•曲霉菌	口服但不吸收•全身静脉注射给药•对真菌性脑膜炎用鞘内注射•局部用于眼内和膀胱内感染•持续时间,几日•毒性:输液反应•肾功能损伤•相互作用:与其他有肾毒性的药物有叠加
• 脂质体制剂:低毒,可以用高剂量				
嘧啶同系物				
• 氟胞嘧啶	选择性干扰真菌的 DNA 和 RNA 合成	与两性霉素有协同作用•宿主的全身性毒性是与 DNA,RNA 相关的	隐球菌和黄色酵母菌感染	口服,持续时间,几小时•肾脏排出•毒性:骨髓抑制

续表

分类	作用机制	效应	临床适应证	药代动力学,毒性,相互作用
吡咯类				
• 酮康唑	阻断真菌 P450 酶并且干扰角固醇合成	选择性差 • 干扰哺乳类 P450 功能	广谱但毒性使其只能局部应用	口服,局部 • 毒性和相互作用:干扰皮质激素的合成和药物的 I 相代谢
• 依曲康唑	与酮康唑相同	比酮康唑选择性高	广谱:念珠菌,隐球菌,酵母菌,球孢子菌,组织胞浆菌	口服和静脉注射 • 持续时间,1~2 日 • 难进入 CNS • 毒性和相互作用:低毒

• 氟康唑,伏立康唑,泊沙康唑:氟康唑有很好的中枢神经系统穿透性,用于真菌性脑炎

分类	作用机制	效应	临床适应证	药代动力学,毒性,相互作用
棘白菌素				
• 卡泊芬净	阻断 β-葡聚糖合成	抑制真菌细胞壁合成	杀真菌作用念珠菌属 • 也用于曲霉菌病	仅供静脉注射 • 持续时间,11~15h • 毒性:轻微胃肠道反应,面部发红 • 相互作用:I 增加环孢素浓度(避免合用)

• 米卡芬净,阿尼芬净:米卡芬净增加硝苯地平、阿尼芬净这种药物之间相互作用相对较少

分类	作用机制	效应	临床适应证	药代动力学,毒性,相互作用
烯丙胺				
• 特比萘芬	抑制真菌细胞上鲨烯的环氧化 • 增高的浓度对其有毒	减少麦角固醇 • 抑制真菌细胞膜合成	黏膜与皮肤的真菌感染	口服 • 持续时间,几日 • 毒性:胃肠道不适,头痛,肝毒性 • 相互作用:无报道

制剂

通用名	制剂	通用名	制剂
两性霉素 B		酮康唑	仿制药,Nizoral,等
肠外给药:		米卡芬净	Mycamine
常规制剂	仿制药,Amphocin,Fungizone	咪康唑	Oravig
脂质制剂	Abelcet,AmBisome,Amphotec	萘替芬	Naftin
外用:	仅有仿制药	那他霉素	Natacyn
阿尼芬净	Eraxis	制霉菌素	仿制药,Mycostatin,等
布替萘芬	Mentax	奥昔康唑	Oxistat
布康唑	Gynazole-1,Mycelex-3	泊沙康唑	Noxafil
卡泊芬净	Cancidas	硫康唑	Exelderm
克霉唑	仿制药,Lotrimin,等	特比萘芬	仿制药,Lamisil,Terbinex
益康唑	仿制药,Spectazole,Ecoza	特康唑	仿制药,Terazol 3,Terazol 7
氟康唑	仿制药,Diflucan	噻康唑	Vagistat-1,Monistat 1
氟胞嘧啶	仿制药,Ancobon	托萘酯	仿制药,Aftate,Tinactin,等
灰黄霉素	Grifulvin,Grisactin,Fulvicin P/G	伏立康唑	仿制药,Vfend
伊曲康唑	仿制药,Sporanox,Onmel		

案例思考答案

　　案例思考中所描述的患者进行了广泛的清创手术,术中标本的真菌培养呈根霉菌(*Rhizopus*)阳性,该菌为毛(白)霉菌病的病原菌之一。该患者随后采用脂质体两性霉素 B 和卡泊芬净的延程治疗,继而用泊沙康唑进行了长期抑制疗法。

（余俊先 译　沈素 校　史丽敏 审）

参考文献

　　扫描本书二维码获取完整参考文献。

抗病毒药

Sharon Safrin, MD

第 **49** 章

案例思考

一名 35 岁白人,女性,近来检测出 HIV 病毒和乙肝病毒表面抗原呈阳性反应,被送来进行评估。她目前感觉一切良好但有 25 年吸烟史。每周喝 3~4 次啤酒,无药物过敏史。用过海洛因,且近来又服用过美沙酮。体检生命指征正常。白细胞计数 5 800 个/mm^3 分类正常,血红蛋白 11.8g/100ml,肝功能检查正常,CD_4 细胞计数 278 个/mm^3,病毒载量(HIV RNA)为 110 000 个复制/ml,还需要做哪些实验室检查? 可以开始用哪些抗反转录病毒药治疗?

缩略语

3TC(Lamivudine)	拉米夫定
AZT(Zidovudine, previously azidothymidine)	齐多夫定(以前称叠氮胸苷)
CMV(Cytomegalovirus)	巨细胞病毒
CYP(Cytochrome P450)	细胞色素 P450
d4T(Stavudine)	司他夫定
ddC(Zalcitabine)	扎西他滨
ddI(Didanosine)	去羟肌苷
EBV(Epstein-Barr virus)	E-B 病毒
FTC(Emtricitabine)	恩曲他滨
HAART(Highly active antiretroviral therapy)	高(效)活性抗反转录病毒治疗
HbeAg(Hepatitis e antigen)	肝炎抗原
HBV(Hepatitis B virus)	乙型肝炎病毒
HCV(Hepatitis C virus)	丙型肝炎病毒
HHV-6(Human herpesvirus-6)	人类疱疹病毒-6
HHV-8(Human herpesvirus-8)	人类疱疹病毒-8
HIV(Human immunodeficiency virus)	人类免疫缺陷病毒
HSV(Herpes simplex virus)	单纯性疱疹病毒
INSTI(Integrase strand transfer inhibitor)	整合链转移抑制剂
NNRTI(Nonnucleoside reverse transcriptase inhibitor)	非核苷类反转录酶抑制药
NRTI(Nucleoside reverse transcriptase inhibitor)	核苷类反转录酶抑制药
PI(Protease inhibitor)	蛋白酶抑制药
RSV(Respiratory syncytial virus)	呼吸道合胞体病毒
SVR(Sustained antiviral response)	持久抗病毒反应
UGT1A1(UDP-glucuronosyltransferase 1A1)	UDP-葡萄糖醛酸转移酶 1A1
VZV(Varicella-zoster virus)	水痘-带状疱疹病毒

病毒寄生在细胞内,其复制主要依赖宿主细胞的合成。因此,要发挥作用,抗病毒药要么能阻止病毒进入细胞或使病毒排出细胞,要么能在宿主细胞内起效。非选择性的病毒复制抑制药可能干扰宿主细胞的功能并引起毒性反应。

抗病毒的化学治疗始于 20 世纪 50 年代早期,在寻找抗癌药的过程中发现了几种能够抑制病毒 DNA 合成的新化合物。两个第一代抗病毒药,5-碘-脱氧尿嘧啶核苷(5-iododeoxyuri-dine)和三氟胸腺嘧啶核苷(trifluorothymidine)的特异性差(例如:它们既抑制宿主细胞 DNA 也抑制病毒 DNA),使得其全身应用的毒性过大。但是,这两个药局部治疗疱疹角膜炎都有效。

了解了病毒复制的机制,人们把目光聚焦在病毒生存周期的关键步骤,作为抗病毒治疗的潜在靶点。近来的研究重点是寻找高敏感、高效能、体内稳定和毒性减少的药物。抗病毒治疗现在用于疱疹病毒、丙肝病毒、乙肝病毒、乳头瘤病毒、流感病毒、人类免疫缺陷病毒(HIV)和呼吸道合胞病毒(RSV)。抗病毒药物与抑制病毒的药物特性相同;它们都只对复制期的病毒有效,对潜伏期的病毒不起作用。有些感染需要短疗程的单一疗法(例如:阿昔洛韦治疗单纯疱疹病毒),有些需要较长疗程的双重疗法(α 干扰素/利巴韦林治疗乙肝病毒),而另一些则需要永久的多重药物治疗(HIV)。慢性疾病如:病毒性肝炎和 HIV 感染,有效抑制病毒复制是限制其系统性损害的关键。

病毒复制包括几个步骤(图 49-1):①病毒黏附宿主细胞表面受体;②通过胞膜进入宿主细胞;③病毒核酸脱壳;④合成早期调控蛋白,例如:核苷酸聚合酶;⑤合成新的病毒 RNA 或 DNA;⑥融入核基因组合成后期的结构蛋白;⑦病毒颗粒的装配(成熟期);以及⑧从细胞里释放出来。这些步骤均可作为抗病毒药物的潜在作用靶点。

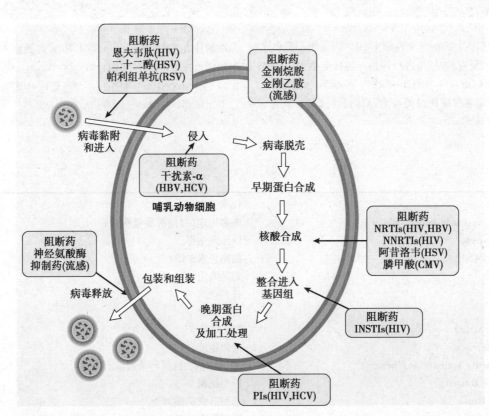

图 49-1　抗病毒药主要作用位点。注:推测干扰素 α 类(Interferon alfas)是多重作用部位。NNRTIs(nonnucleoside reverse transcriptase inhibitor),非核苷类反转录酶抑制药;NRTIs(nucleo-side reverse transcriptase inhibitor),核苷类反转录酶抑制药;PIs(protase inhibitor),蛋白酶抑制药;INSTIs(integrase strand transfer inhibitor),整合链转移酶抑制药

■ 治疗单纯疱疹病毒(HSV) 及水痘-带状疱疹病毒(VZV) 感染的药物

三种口服核苷类似物获得批准用于治疗 HSV 和 VZV 感染:阿昔洛韦、伐昔洛韦、泛昔洛韦。它们有相似作用机制和临床适应证;都有良好的耐受性。阿昔洛韦研究的最多;在美国它最先获得批准,并且是三者之中唯一一个能静脉注射的药物。

比较试验表明,三者治疗 HSV 的效果相当,但是泛昔洛韦和伐昔洛韦首选用于治疗带状疱疹感染。

阿昔洛韦

阿昔洛韦(acyclovir)是无环的鸟嘌呤核苷衍生物,临床对 HSV-1、HSV-2 和 VZV 有效,但是对 HSV-1 和 HSV-2 的效能大约超出 VZV 效能的 10 倍。体外试验,它对 EB 病毒(EBV)、巨细胞病毒(CMV),以及疱疹病毒-6(HHV-6)有效但作用较弱。

阿昔洛韦的激活需要三个步骤的磷酸化。首先通过病毒特异性的胸苷激酶转变为单磷酸盐衍生物,然后通过宿主细胞酶转变成二或三磷酸化合物(图 49-2)。由于最初的磷酸化需要病毒激酶,阿昔洛韦的有选择性激活——以及活性代谢物累积——仅在受感染细胞内发生。三磷酸阿昔洛韦通过两种机制抑制病毒 DNA 合成:与脱氧-GTP 酶竞争病毒 DNA 多聚酶,形成不可逆化合物与 DNA 模板的结合;以及嵌入病毒 DNA 导致链终止。

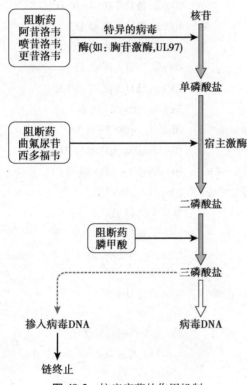

图 49-2 抗疱疹药的作用机制

阿昔洛韦的口服生物利用度低(15%~20%),不受食物的影响。有静脉制剂可用。局部用药可在疱疹性病变部位形成高浓度,局部用药在全身未测得有效浓度。

阿昔洛韦主要通过肾小球滤过和肾小管分泌清除。肾功能正常的患者半衰期为 2.5~3 小时,无尿患者则为 20 小时。阿昔洛韦易扩散至大多数组织和体液中。脑脊液浓度为血清的 20%~50%。

阿昔洛韦口服可治疗多种疾病。初发的肛门生殖器疱疹,口服阿昔洛韦可缩短症状期约 2 日,治疗期为 4 日,以及病毒散布期 7 日。对再发的生殖器疱疹,治疗过程可缩短为 1~2 日。初发的生殖器疱疹治疗,并不能改变其再发的频率或严重程度。阿昔洛韦对频繁复发的生殖器疱疹的长期抑制,降低了症状性复发和无症状的病毒散布频率,因而减少了在两性之间的传播。但是,阿昔洛韦抑制作用中止后,仍然可能复发。口服阿昔洛韦仅对复发性唇疱疹有中等强度的作用。相反,在水痘和带状疱疹患者中,阿昔洛韦能显著减少损害数量、缩短症状的维持时间,以及减少病毒散布(如果水痘开始治疗 24 小时内用药或皮肤出现带状疱疹 72 小时内用药);如果早期开始治疗,疱疹后神经痛的风险也会降低。但是,与 HSV 相比,由于 VZV 对阿昔洛韦的敏感性更低,因此需要更高的剂量(表 49-1)。器官移植

患者预防用药时,口服或者静脉注射阿昔洛韦可预防 HSV 和 VZV 感染的再激活。临床试验的证据表明,每日 2 次使用阿昔洛韦(400mg,每日 2 次)可降低 HIV-1 的血浆病毒载量以及在感染了 HSV-2 和 HIV-1 的个体中 HIV 相关疾病进展的风险。

静脉注射阿昔洛韦用于治疗单纯性疱疹脑炎、新生儿 HSV 感染、严重的 HSV 或 VZV 感染(表 49-1)。在患有中枢神经系统 HSV 感染的新生儿中,在急性治疗之后口服阿昔洛韦 6 个月可改善神经发育结果。VZV 感染的免疫功能缺陷患者,静注阿昔洛韦可降低其在表皮和内脏的播散。

治疗原发的 HSV 感染,阿昔洛韦乳膏局部用药比口服用药效果差很多。阿昔洛韦对复发的生殖器疱疹无效。

阿昔洛韦的耐药源于 HSV 或 VZV 的病毒胸苷激酶或 DNA 多聚酶的改变,已有免疫功能缺陷宿主产生临床耐药感染的报道。大多数的临床隔离群产生耐药是基于胸苷激酶的活性不足,因而对伐昔洛韦、泛昔洛韦和更昔洛韦产生交叉耐药。膦甲酸、西多福韦和曲氟尿苷不需要病毒胸苷激酶的活化,因此对大多数常见的阿昔洛韦耐药病毒株有效(图 49-2)。

阿昔洛韦普遍耐受良好。尽管可能发生恶心、腹泻和头痛。静脉输注可发生可逆性的肾毒性(例如:晶体性肾病或间质性肾炎)或神经影响(例如:震颤、谵妄、癫痫发作)。但是,在补足水分或避免快速输注的情况下这些毒性少见。高剂量的阿昔洛韦可引起大鼠染色体损害和睾丸萎缩,但没有证据表明能致畸、减少精子生成、或使接受超过 10 年的日常治疗生殖器疱疹患者的外周血淋巴细胞遗传学改变。最近的一项研究发现,孕早期暴露于阿昔洛韦的 1 150 名婴儿并未有出生缺陷增加。事实上,美国妇产科医学院建议有活动性复发性生殖器疱疹的孕妇在孕 36 周后开始抑制性的阿昔洛韦治疗,以减少分娩复发的风险和需要剖宫产的可能性。这种干预措施对新生儿感染的影响尚未确定。

合用肾毒性的药物可增强潜在的肾毒性。丙磺舒和西咪替丁减少阿昔洛韦消除并增加其暴露(AUC)。合用齐多夫定和阿昔洛韦的患者可发生瞌睡和倦怠。

伐昔洛韦

伐昔洛韦(valacyclovir)是阿昔洛韦的 L-缬氨酰酯。口服给药后,经过肝脏和小肠的首过酶水解作用,伐昔洛韦迅速转变为阿昔洛韦,血清浓度比口服阿昔洛韦高 3~5 倍,接近静脉注射阿昔洛韦达到的浓度。口服生物利用度为 54%~70%,脑脊液浓度约为血清的 50%。消除半衰期为 2.5~3.3 小时。

一天两次的伐昔洛韦对初发或复发的生殖器疱疹和水痘和带状疱疹感染有效;它被批准用作口服疱疹的一天治疗,并抑制经常复发的生殖器疱疹(表 49-1)。伐昔洛韦每日 1 次,可缓慢抑制复发的生殖器疱疹,显著降低其性传播的风险。与阿昔洛韦比较治疗带状疱疹的试验,二者的皮下治愈率相似,但伐昔洛韦缩短带状疱疹相关的疼痛期。更高剂量的伐昔洛韦(2g,每日 4 次)可有效预防器官移植后的巨细胞病毒(CMV)疾病,抑制性伐昔洛韦疗法可防止造血干细胞移植后的 VZV 再激活。

表 49-1　治疗或预防单纯疱疹病毒(HSV)和水痘-带状疱疹病毒(VZV)感染的药

	给药途径	用途	推荐的成人剂量和用法
阿昔洛韦(Acyclovir)[1]	口服	首次偶发的生殖器疱疹	400mg,每日 3 次,7~10 日
		复发的生殖器疱疹	800mg,每日 3 次×2 日 或 800mg 每日 2 次×5 日
		生殖器疱疹抑制复发	400 或 800mg,每日 2 次
		疱疹直肠炎	400mg,每日 5 次直至治愈
		首发口唇疱疹	400mg,每日 2 次,7~10 日
		复发性口唇疱疹	400mg,每日 5 次×5 日
		口唇疱疹抑制复发	400 或 800mg,每日 2 次或 3 次
		水痘(≥两年)	800mg,每日 4 次×5 日
		带状疱疹	800mg,每日 5 次×7~10 日
	静注	严重的 HSV	5mg/kg,q8h×7~10 日
		免疫妥协的宿主黏膜皮肤疱疹	10mg/kg,q8h×7~14 日
		疱疹性脑炎	10~15mg/kg,q8h×14~21 日
		新生儿 HSV 感染	10~20mg/kg,q8h×14~21 日
		免疫妥协的宿主水痘或带状疱疹	10mg/kg,q8h×7 日
	局部(5%乳膏)	唇疱疹	每日 5 次×4 日
泛昔洛韦(Famciclovir)[1]	口服	首次偶发的生殖器疱疹	250mg,每日 3 次×7~10 日
		复发的生殖器疱疹	125mg 每日 2 次×3~5 日 或 1 000mg 每日 2 次×2 剂
		艾滋病毒感染的宿主的生殖器疱疹	500mg,每日 2 次,5~10 日
		生殖器疱疹抑制复发	250 或 500mg 每日 2 次[2]
		首发口唇疱疹	1 500mg,每日 2~3 次,7~10 日
		复发口唇疱疹	1 500mg,一次
		口唇疱疹抑制复发	500mg 每日 2 次
		带状疱疹	500mg 每日 3 次×7 日
伐昔洛韦(Valacyclovir)[1]	口服	首次偶发的生殖器疱疹	1 000mg 每日 2 次×7~10 日
		生殖器疱疹复发	500mg 每日 2 次×3 日 或 1g 每日 1 次×5 日
		生殖器疱疹抑制复发	500~1 000mg,一天 1~2 次
		首发口唇疱疹	1g 每日 2 次×7~10 剂
		复发口唇疱疹	2g 每日 2 次×1 日
		口唇疱疹抑制复发	500~1 000mg 每日 1 次
		水痘(≥两年)	20mg/kg 每日 3 次×5 日(极量,1g 每日 2 次)
		带状疱疹	1g 每日 3 次×7 日
膦甲酸(Foscarnet)[1]	静注	阿昔洛韦耐药的 HSV 和 VZV 感染	40mg/kg 或 60mg/kg q8h,直至治愈
二十二醇(Docosanol)	局部(10%乳膏)	复发性口唇疱疹	清醒时,q2h
更昔洛韦(Ganciclovir)	局部(0.15%乳膏)	角膜炎	清醒时,q2h
喷昔洛韦(Penciclovir)	局部(1%乳膏)	口唇疱疹或生殖器疱疹	清醒时,q2h
曲氟尿苷(Trifluridine)	局部	疱疹性角膜炎	1 滴,每日 9 次×7 日
		阿昔洛韦耐药的 HSV 感染	每日 5 次

[1] 肾功能不全的患者剂量必须减少

[2] 对于免疫功能低下的患者推荐使用更高的剂量

HIV,人类免疫缺陷病毒;HSV,单纯疱疹病毒;VZV,水痘-带状疱疹病毒尽管可能发生恶心、头痛、呕吐或皮疹,伐昔洛韦普遍耐受良好。高剂量时,有意识错乱、幻觉和癫痫发作的报道。长期接受高剂量伐昔洛韦的艾滋病患者(例如:每日 8g)增加胃肠道不耐受、血栓形成性血小板减少性紫癜和溶血性尿毒症综合征的发生率;肾移植患者的意识错乱和幻觉与高剂量相关。在最近的一项研究中,在妊娠早期暴露于伐昔洛韦的 181 名婴儿中没有证据显示出生缺陷增加。

泛昔洛韦

泛昔洛韦(famciclovir)是 6-脱氧喷昔洛韦的二乙酰酯前体药物,无环鸟嘌呤核苷类似物。口服给药后,泛昔洛韦经首过代谢迅速脱乙酰基氧化为喷昔洛韦。在体外,它对 HSV-1、HSV-2、VZV、EBV 和 HBV 有效。与阿昔洛韦一样,泛昔洛韦的磷酸化激活作用由感染细胞内的病毒特异性胸苷激酶催化,该激酶与病毒 DNA 聚合酶通过竞争性抑制作用阻断 DNA 合成。但是,与阿昔洛韦不同的是,喷昔洛韦不引起 DNA 链的终止。三磷酸喷昔洛韦对病毒 DNA 多聚酶的亲和力较三磷酸阿昔洛韦低,但是其细胞内浓度较后者高。临床最常见的 HSV 突变株缺乏胸苷激酶;它们对阿昔洛韦和泛昔洛韦交叉耐药。

泛昔洛韦口服后,喷昔洛韦的生物利用度为 70%。三磷酸喷昔洛韦细胞内的半衰期延长至 7~20 小时。喷昔洛韦主要通过尿液排泄。

口服泛昔洛韦可治疗初发和复发的生殖器疱疹,长期日常用药可抑制生殖器疱疹,以及治疗唇疱疹和急性带状疱疹(表 49-1)。泛昔洛韦每日 1 次给药显著缩短复发的生殖器疱疹和唇疱疹的愈合时间。泛昔洛韦与伐昔洛韦相比,在治疗免疫功能正常患者的带状疱疹方面,治愈率和疼痛缓解方面相似;与阿昔洛韦相比,二者均能缩短带状疱疹相关的疼痛持续时间。

口服泛昔洛韦通常耐受良好,尽管也会发生头痛、恶心或腹泻。和阿昔洛韦一样,接受重复剂量的动物显示出睾丸毒性。但是,男性接受日常剂量的泛昔洛韦(每 12 小时 250mg)连续 18 周,精子的形态学和活性没有改变。在最近的一项研究中,在孕早期暴露于泛昔洛韦的 32 名婴儿中没有证据表明,他们的出生缺陷增加。接受泛昔洛韦连续两年的雌性大鼠,乳腺癌的发病率升高。

喷昔洛韦

鸟嘌呤核苷类似物喷昔洛韦(penciclovir)是泛昔洛韦的活性代谢物,可局部用药。喷昔洛韦乳膏(1%)治疗复发的唇疱疹有效(表 49-1)。喷昔洛韦在前驱症状开始的 1 小时内用药,并在随后的 4 日发作期间每 2 小时用药 1 次,平均愈合时间比安慰剂缩短了 17 小时。尽管约有 1% 的患者发生用药部位反应,但不良反应罕见。

二十二醇

二十二醇(docosanol)是饱和的 22-碳脂肪乙醇,抑制宿主细胞的细胞膜与 HSV 病毒外膜的融合,因而防止病毒进入细胞及随后的病毒复制。局部用的 10% 二十二醇乳膏是非处方药。复发的唇疱疹在前驱症状开始 12 小时内用药,每日 5 次,平均愈合时间比安慰剂缩短了 18 小时。约有 2% 的患者发生用药部位反应。

曲氟尿苷

曲氟尿苷[Trifluridine,三氟胸苷(trifluorothymidine)]是氟化的嘧啶核苷,抑制 HSV-1、HSV-2、CMV、牛痘和某些腺病毒的 DNA 合成。它被宿主细胞内的酶磷酸化,然后与三磷酸胸苷竞争嵌入病毒的 DNA 聚合酶(图 49-2)。三磷酸胸苷掺入病毒和宿主 DNA 妨碍了它的全身应用。应用 1% 的溶液能有效治疗由 HSV-1 或 HSV-2 引起的角膜结膜炎和复发的上皮角膜炎。曲氟尿苷溶液皮肤单用,或与 α-干扰素联用,成功治疗阿昔洛韦耐药的 HSV 感染。

试验药

Valomaciclovir 是病毒 DNA 聚合酶的抑制剂;目前正在对急性带状疱疹和急性 EBV 感染(传染性单核细胞增多症)患者进行临床评估。

■ 治疗巨细胞病毒感染的药物

巨细胞病毒(cytomegalovirus,CMV)感染主要发生于早期的免疫抑制状态,而且是由于潜在性感染重激活引起的。感染的播散导致终末器官疾病,包括视网膜炎、大肠炎、食管炎、中枢神经系统疾病和肺炎。随着有效的抗反转录病毒治疗,尽管 HIV 感染的患者发生率显著减少,但器官移植后的 CMV 感染重激活在临床上仍然普遍。

缬更昔洛韦(valganciclovir)口服和更昔洛韦(ganciclovir)人工晶体给药可以减少更昔洛韦、膦甲酸、西多福韦静脉给药治疗终末器官 CMV 感染的应用(表 49-2)。口服缬更昔洛韦很大程度上取代了口服更昔洛韦,因为前者的片剂费用更低。

更昔洛韦

更昔洛韦是无环的鸟嘌呤核苷类似物,需要经过三磷酸化激活后才能抑制病毒 DNA 多聚酶。磷酸化由 CMV 感染细胞内的病毒特异性蛋白激酶-磷酸转移酶 UL97 催化。激活的化合物竞争性地抑制病毒 DNA 多聚酶,使得病毒 DNA 链的延伸终止(图 49-2)。在体外更昔洛韦对 CMV、HSV、VZV、EBV、HHV-6 和 HHV-8 有效。它对 CMV 的效能比阿昔洛韦强一百多倍。

更昔洛韦静脉给药。更昔洛韦口服生物利用度低,在美国已不再可用。更昔洛韦凝胶可用于治疗急性疱疹性角膜炎。脑脊液浓度大约为血清浓度的 50%。消除半衰期 4 小时,细胞内的半衰期延长至 16~24 小时。药物的清除与肌酐清除率呈线

表 49-2　治疗巨细胞病毒(CMV)感染的药物

药物	给药途径	用法	推荐成人剂量[1]
缬更昔洛韦(Valganciclovir)	口服	CMV 视网膜炎治疗	诱导:900mg 每日 2 次,21 日 维持:每日 900mg
	口服	CMV 预防(移植患者)	每日 900mg
更昔洛韦(Ganciclovir)	静注	CMV 视网膜炎治疗	诱导:5mg/kg q12h,14~21 日 维持:每日 5mg/kg 或 6mg/kg 每周 5 次
膦甲酸(Foscarnet)	静注	CMV 视网膜炎治疗	诱导:60mg/kg q8h 或 90mg/kg q12h,14~21 日 维持:90~120mg/(kg·d)
西多福韦(Cidofovir)	静注	CMV 视网膜炎治疗	诱导:5mg/kg 每周×2 周 维持:5mg/kg 每周

[1] 肾功能不全的患者剂量必须减少

性关系。血液透析容易清除更昔洛韦。

更昔洛韦静注延缓免疫功能低下患者 CMV 视网膜炎的进展。尽管副作用多,但膦甲酸和更昔洛韦的双重疗法延缓艾滋患者视网膜炎的进展比二者单用效果好得多(见膦甲酸)。更昔洛韦静注也用于免疫功能缺陷患者的 CMV 结肠炎、食管炎和肺炎(后者常与巨细胞病毒免疫球蛋白联合治疗)。更昔洛韦静注,随后或者更昔洛韦口服或高剂量阿昔洛韦口服,降低移植接受者感染 CMV 的风险。有限数据表明,有症状的先天性神经系统巨细胞病毒感染的婴儿,静脉应用更昔洛韦可减少听力损失。更接受更昔洛韦长期治疗的艾滋病患者,卡波西肉瘤(Kaposi's sarcoma)的风险下降,推测原因是其具有的抗 HHV-8 活性。

更昔洛韦的玻璃体内注射可用于治疗 CMV 视网膜炎。全身性抗 CMV 药物的同时治疗对于防止其他末端器官 CMV 疾病的发生是必要的。在美国,不再用眼内更昔洛韦植入物。

更昔洛韦耐药增加药物应用持续时间。UL97 突变较常见,可导致更昔洛韦三磷酸化型的水平下降(例如:活性成分)。UL54DNA 多聚酶的突变较少导致耐药增加,以及潜在的与西多福韦和膦甲酸交叉耐药。推荐临床怀疑抵抗的患者进行抗病毒药物敏感性试验。

更昔洛韦静脉用药后,最常见的副作用是骨髓抑制,尽管骨髓抑制的可逆性可能是剂量相关的。同时接受齐多夫定、硫唑嘌呤或霉酚酸酯的患者骨髓抑制作用可能累加。其他潜在的副作用为恶心、腹泻、发热、皮疹、头痛、失眠和周围神经病变。罕见中枢神经系统毒性(意识错乱、癫痫发作、精神障碍)和肝毒性的报道。玻璃体腔内更昔洛韦与玻璃体积血和视网膜脱离有关。动物实验中,高剂量更昔洛韦诱导哺乳动物细胞突变、致癌和胚胎毒性,并导致精子生成缺乏;这些临床前数据的临床意义尚不明确。

患者同时应用丙磺舒或甲氧苄啶时可升高更昔洛韦浓度。更昔洛韦与去羟肌苷同用可导致后者血药浓度升高。

缬更昔洛韦

缬更昔洛韦是更昔洛韦的 L-缬氨酰酯前体药物,以两种非对映体混合物存在。口服给药后,两种非对映体在肠壁和肝脏中迅速水解为更昔洛韦。

缬更昔洛韦吸收良好,口服的绝对生物利用度为 60%;建议药物与食物同服。缬更昔洛韦的 AUC_{0-24}(900mg,每日 1 次)与每日 1 次 5mg/kg 的更昔洛韦静脉注射相似,大约为更昔洛韦口服的 1.65 倍。主要的代谢途径是肾脏,经肾小球滤过和肾小管主动分泌。血液透析可使缬更昔洛韦的血浆浓度降低约 50%。

与静脉注射更昔洛韦治疗 CMV 视网膜炎一样,缬更昔洛韦同样有效,也可用于预防高危实体器官和骨髓移植受者的 CMV 疾病。副作用、药物相互作用和耐药机制与更昔洛韦相同。

膦甲酸

膦甲酸[foscarnet,磷酰基甲酸(phosphonoformic acid)]是无机焦磷酸盐类似物,膦甲酸(膦甲酸)是无机焦磷酸类似物,其直接抑制疱疹病毒 DNA 聚合酶,RNA 聚合酶和 HIV 反转录酶,而不需要磷酸化激活。膦甲酸阻断这些酶的焦磷酸盐结合位点,抑制三磷酸脱氧核苷酸上的焦磷酸盐脱离。在体外具有抗 HSV、VZV、CMV、EBV、HHV-6、HHV-8、HIV-1 和 HIV-2 活性。

膦甲酸仅有静脉注射制剂;口服生物利用度低和胃肠道不耐受妨碍了其口服应用。脑脊液浓度为稳态血清浓度的 43%~67%。虽然平均血浆半衰期 3~7 小时,但是 30% 的药物可能沉积于骨骼,半衰期达数月。临床反应尚不清楚。膦甲酸主要通过肾清除,与肌酐清除率成正比。血液透析使血清药物浓度降低约 50%。

膦甲酸可有效治疗终末器官巨细胞病(即视网膜炎,结肠炎和食管炎),包括更昔洛韦耐药性疾病;对抗阿昔洛韦 HSV 和 VZV 感染也是有效的。膦甲酸每次输注前,给药剂量需根据患者的肌酐清除率进行调整。应用输注泵控制输液速度对于预防中毒非常重要,而且由于药物的溶解度差,因此需要的溶媒量大。膦甲酸与更昔洛韦体外联用对 CMV 有协同效应,在延缓视网膜炎进展方面优于二者单用;但是,当二者同时给药时毒性也增加。长期接受膦甲酸治疗的患者,由于与更昔洛韦联用,卡波西肉瘤(Kaposi's sarcoma)的发生率下降。

膦甲酸玻璃体内给药用于治疗艾滋病患者的 CMV 视网膜炎,但是有关效能和安全性的资料不全。

HSV 和 CMV 分离株对膦甲酸的耐药,是由于 DNA 聚合酶基因的点突变,与药物的长期和重复暴露密切相关。也有 HIV-1 反转录酶基因的突变。尽管膦甲酸耐药的 CMV 分离株对更昔洛韦交叉耐药,但是膦甲酸对更昔洛韦和西多福韦耐药的 CMV 分离株通常能保持活性。

膦甲酸潜在的不良反应包括肾功能损害、低钙血症或高钙血症、低磷酸血症和高磷酸血症、低血钾和低镁血症。事先补盐,避免与潜在肾毒性的药物合用(例如:两性霉素 B、喷他脒、氨基糖苷类),有利于预防肾毒性。与喷他脒联用,会增加二价阳离子螯合引起的严重低钙血症的风险。膦甲酸相关的生殖器溃疡可能是由于尿中的高浓度游离药物。报道有恶心、呕吐、贫血、肝脏酶升高和疲乏;合用齐多夫定的患者贫血风险可能增加。中枢神经系统毒性有头痛、幻觉、癫痫发作;合用亚胺培南可增加癫痫发作的风险。临床前试验表明膦甲酸可损伤染色体。

西多福韦

西多福韦(cidofovir)是胞嘧啶核苷酸类似物,体外具有抗 CMV、HSV-1、HSV-2、VZV、EBV、HHV-6、HHV-8、腺病毒、痘病毒、多瘤病毒属和人乳头状瘤病毒的活性。与更昔洛韦相比,西多福韦磷酸化为有活性的二磷酸不依赖病毒的酶(图 49-2);因此,胸苷激酶缺乏或 CMV 或 HSV 病毒株改变时,仍能保持活性。二磷酸西多福韦具有病毒抑制作用,还可作为病毒 DNA 多聚酶的错配底物,竞争性的抑制 DNA 合成并掺入病毒 DNA 链。西多福韦耐药的分离株对更昔洛韦交叉耐药,但是对膦甲酸敏感。

尽管西多福韦的终末半衰期大约是 2.6 小时,但是活性代谢物二磷酸西多福韦在细胞内的半衰期 17～65 小时,因此不用频繁给药。另一个代谢产物,西多福韦磷酸胆碱的半衰期至少 87 小时,可作为活性药物在细胞内的储备。本品不易进入脑脊液。通过主动的肾小管分泌消除。高流量的血液透析可减少血清西多福韦约 75%。

静脉注射西多福韦对治疗 CMV 视网膜炎是有效的,可用于实验性治疗腺病毒,人乳头瘤病毒,BK 多瘤病毒,牛痘和痘病毒感染。西多福韦静注时必须同用高剂量丙磺舒(输注前给予 2g,输注后 2～8 小时给予 1g),后者能阻止西多福韦的肾小管主动分泌并降低肾毒性。西多福韦每次输注前,给药剂量应根据肌酐清除率的改变或尿蛋白进行调整,并且需要附加水化作用。肾功能不全的患者禁用西多福韦治疗。由于眼睛毒性,不推荐西多福韦直接玻璃体内给药。

西多福韦静注主要的不良反应是剂量依赖性的近端肾小管毒性,事先应用生理盐水进行水化作用可以减少毒性。可发生蛋白尿、氮质血症、代谢性酸中毒和 Fanconi 综合征。应避免同时给予其他潜在的肾毒性药物(例如:两性霉素 B、氨基糖苷类、非甾体类抗炎药、喷他脒、膦甲酸)。事先给予膦甲酸会增加肾毒性的风险。其他潜在的不良反应包括葡萄膜炎、眼张力低下和中性粒细胞减少症(15%～24%)。同用丙磺舒可导致其他毒性或药物的相互作用(第 36 章)。西多福韦可致遗传改变、性腺毒性和胚胎毒性,以及诱导动物血小板减少和乳腺癌。

■ 抗反转录病毒药

自 1987 年第一个抗反转录病毒药齐多夫定上市以来,抗反转录病毒治疗取得实质性的进展。目前有六类抗反转录病毒药物可供使用:核苷/核苷酸反转录酶抑制剂(NRTI),非核苷反转录酶抑制剂(NNRTI),蛋白酶抑制剂(PI),融合抑制剂,CCR5 共受体拮抗剂(也称为进入抑制剂)和 HIV 整合酶链转移酶抑制剂(INSTIs)(表 49-3)。这些药物在周期的不同时期抑制 HIV 复制(图 49-3)。

通过病毒载量和耐药测试获知的大量病毒动力学特性明确表明,与高效能的药物联合治疗可以使病毒复制减少至最低水平,从而减少累积突变的数量并降低抗性出现的可能性。因此,通常包括至少三至四种具有不同敏感性模式的抗反转录病毒药物的高效活性组合的抗反转录病毒疗法已成为护理的标准。病毒对特殊药物的敏感性因患者而异,因此,此类联合必须根据治疗情况选药,量体裁衣,更改治疗方案。除了效能和敏感性,任何患者选药的重要因素是耐受、依从性和最优化。随着新药的推出,一些老药的使用已经减少,原因是安全性不理想或抗病毒疗效不佳。例如:扎西他滨(ddC;双脱氧胞苷)不再销售。

通过抗反转录病毒疗法减少循环病毒载量与存活率的增加以及发病率的降低相关。此外,最近的证据表明,除了为患者提供临床益处之外,使用抗反转录病毒疗法大大降低了异性性 HIV 传播的风险。

本章讨论抗反转录病毒药物是特定于 HIV-1 的。HIV-2 对这些药物易感性的模式可能有所不同;然而,NNRTIs 通常具有天生的抗性,对 NRTIs 和 Pis 更易耐药;关于马拉维若的数据是不确定的。

表 49-3　当前的有效抗反转录病毒药

药物	药物类型	推荐成人剂量	推荐服药方式	典型的不良反应	注意事项
阿巴卡韦 （Abacavir）	NRTI[1]	300 或 600mg 每日 2 次	推荐在开始治疗前测试，排除存在 HLA-B *5701 等位基因	皮疹，过敏反应，恶心心肌梗死风险增加	忌酒
阿扎那韦 （Atazanavir）	PI[2]	400mg 每日 1 次或 300mg 每日 1 次与利托那韦 100mg 每日 1 次，肝功能不全调整剂量	与食物同服，与 ddI 或制酸剂间隔 1h 服药 与西咪替丁或其他减少胃酸分泌的药物间隔 12h 服药	恶心，呕吐，腹泻，腹痛，头痛，外周神经病变，皮疹，间接高胆红素血症，PR 和/或 QTc 间期延长	见注释 4 禁忌药物。避免使用依曲韦林、福沙那韦、奈韦拉平和质子泵抑制剂严重肝功能不全避免应用
达芦那韦 （Darunavir）	PI[2]	有过治疗经历：用利托那韦 100mg bid 出价 600mg。初治：每天 800mg，利托那韦 100mg，每天 1 次。片剂可以溶于水	与食物同服	腹泻，头痛，恶心，皮疹，高脂血症，↑肝酶，↑血清淀粉酶	磺胺类过敏患者避免应用。见注释 4 禁忌药物
地拉韦啶 （Delavirdine）	NNRTI	400mg 每日 3 次	与 ddI 或制酸剂间隔 1h 服药	皮疹，↑肝酶，头痛，恶心，腹泻	见注释 4 禁忌药物。避免同时用呋山那韦和利福平（可致大鼠畸形）
去羟肌苷 （Didanosine, ddI）	NRTI[1]	片剂，400mg，每日 1 次或 200mg 每日 2 次[3]根据体重调整剂量，缓冲粉末，250mg 每日 2 次[3]	餐前 30 分钟或餐后 2h 服药，与氟喹诺酮类或四环素类间隔 2h 服药	外周神经病变，胰腺炎，腹泻，恶心，高尿酸血症	避免同时用神经性药物（例如：司他夫定、扎西他滨、异烟肼），利巴韦林和乙醇。不与诺福韦同服
多替拉韦 （Dolutegravir）	INSTI	50mg，每日 1 次	与抗酸剂分开给药 2 小时	失眠，头痛，超敏反应，↑肝酶	见注释 4 禁忌药物。多非利特也是禁忌的
依发韦仑 （Efavirenz）	NNRTI	600mg 每日 1 次	空腹服药，推荐开始应睡前服药，是中枢神经系统副作用最低	中枢神经系统影响，皮疹，↑肝酶，头痛，恶心	见注释 4 禁忌药物。可致灵长类动物畸形
艾维雷韦 （Elvitegravir）	INSTI	150mg 每日 1 次。只有与考西司他，替诺福韦和恩曲他滨联合使用才可以使用	与食物同服	尚不明确	内生肌酐清除率< 70mL/min 时不应使用，内生肌酐清除率< 50mL/min 时停止使用
恩曲他滨 （Emtricitabine）	NRTI[1]	200mg 每日 1 次[3]，片剂可溶于水	口服溶液应置放于冰箱	头痛，腹泻，恶心，衰弱，皮肤色素沉着	不能与拉米夫定同服。口服溶液避免双硫仑和甲硝唑
恩夫韦肽 （Enfuvirtide）	融合抑制药	90mg 皮下注射每日 2 次	粉末贮藏于室温；复溶时贮存于冰箱	注射局部反应，过敏反应	

续表

药物	药物类型	推荐成人剂量	推荐服药方式	典型的不良反应	注意事项
依曲韦林 （Etravirine）	NNRTI	200mg 每日 2 次	餐后服药	皮疹,恶心,腹泻	见注释 4 禁忌药物。不与其他 NNRTIs、茚地那韦、阿扎那韦-利托那韦、呋山那韦-利托那韦、替拉那韦-利托那韦或 PI 同服
呋山那韦 （Fosamprenavir）	PI[2]	1 400mg 每日 2 次或 700mg 每日 2 次,利托那韦 100 每日 2 次或 1 400mg 每日利托那韦 100~200mg 每日 1 次。肝功能不全调整剂量	与抗酸药或去羟肌苷间隔 1h 服药。避免同时进高脂饮食	腹泻,恶心,呕吐,高甘油三酯血症,皮疹,头痛,口周感觉异常,↑肝酶	见注释 4 禁忌药物。不与依曲韦林、洛匹那韦/利托那韦同服,严重肝功能不全禁用,用口服溶液时避免西咪替丁、双硫仑、甲硝唑、维生素 E、利托那韦口服溶液,酒精
茚地那韦 （Indinavir）	PI[2]	800mg 每日 3 次或者 800mg 每日 2 次,与利托那韦 100~200mg 每日 2 次。肝功能不全调整剂量	空腹服药最佳,服后每日饮入液体至少 1.4L,与 DDI 间隔 1h 服药,原容器贮存,含干燥剂	肾结石,恶心,间接高胆红素血症,头痛,衰弱,视力模糊	见注释 4 禁忌药物。避免依发韦仑
拉米夫定 （Lamivudine）	NRTI[1]	150mg 每日 2 次或每日 300mg[3]		恶心,头痛,眩晕,乏力	不与扎西他滨同服
洛匹那韦/利托那韦 （Lopinavir/ritonavir）	PI/PI[2]	已有治疗经历:400mg/100mg 每日 2 次或初始治疗:800mg/200mg 1 次,肝功能不全需调整剂量	与食物同服,与 ddI 间隔 1h 服药。胶囊与溶液贮存于冰箱	腹泻,腹痛,恶心,高甘油三酯血症,头痛,↑肝酶	见注释 4 禁忌药物。避免呋山那韦。口服溶液避免与双硫仑和甲硝唑同服
马拉韦罗 （Maraviroc）	CCR5 抑制药	300mg 每日 3 次;与 CYP3A 抑制,150mg,每日 2 次;与 CYP3A 诱导剂,600mg 每日 2 次[3]		咳嗽,肌肉痛,腹泻,睡眠障碍,↑肝酶	见注释 4 必须谨慎合用的药物
奈非那韦 （Nelfinavir）	PI[2]	750mg 每日 3 次,或 1 250mg 每日 3 次	与食物同服	腹泻,恶心,肠胃气胀	见注释 4 禁忌药物。禁止与依发韦仑合用
奈韦拉平 （Nevirapine）	NNRTI	200mg 每日 3 次。肝功能不全调整剂量	剂量在 14 日内从每日 200mg 逐步增加,以减少皮疹的发生率	皮疹,肝炎(偶为爆发性),恶心,头痛	见注释 4 禁忌药物。禁止与阿扎那韦合用
拉替拉韦 （Raltegravir）	INSTI	400mg 每日 2 次,如果使用利福平,增加剂量至 800mg 每日 2 次	与抗酸药同服,错开四小时及以上	失眠,头痛,腹泻,恶心,头晕,肌肉酸痛,↑肝脏酶,↑肌酸激酶,超敏反应	
利匹韦林 （Rilpivirine）	NNRTI	25mg 每天服用食物	避免同时使用质子泵抑制剂。与抗酸剂分开给药 4 小时及以上	失眠,抑郁,皮疹,↑肝酶	见注释 4 禁忌药物

续表

药物	药物类型	推荐成人剂量	推荐服药方式	典型的不良反应	注意事项
利托那韦 (Ritonavir)	PI[2]	600mg 每日 3 次	与食物同服。与 ddI 间隔 2h 服药。 1~2 周增内从 300mg 每日 2 次逐步增加剂量,以改善耐受。胶囊需冷藏,口服溶液不需要	恶心,腹泻,感觉异常,肝炎	见注释 4 禁忌药物。避免同时口服双硫仑和甲硝唑
沙奎那韦 (Saquinavir)	PI[2]	1 000mg 每日 2 次,与利托那韦 100mg 每日 2 次	饱餐后 2h 内服药。推荐冰箱保存	恶心,腹泻,鼻炎,腹痛,消化不良,皮疹	见注释 4 禁忌药物。严重肝功能不全禁用,使用防晒霜由于光敏性的增加避免与大蒜胶囊同服
司他夫定 (Stavudine)	NRTI[1]	30~40mg 每日,次,根据体重给药[3]		外周神经病变,脂肪代谢障碍,高脂血症,快速进行性神经肌肉衰弱(罕见),胰腺炎	避免同时用齐多夫定和神经性药物(例如:ddI,扎西他滨,异烟肼)
替诺福韦 (Tenofovir)	NRTI[1]	300mg 每日 1 次[3]	与食物同服	恶心,腹泻,呕吐,肠胃胀气,头痛,肾功能不全	避免同时用阿扎那韦,丙磺舒,去羟肌苷
替拉那韦 (Tipranavir)	PI[2]	替拉那韦 500mg 每日 2 次/利托那韦 200mg 每日 2 次。肝功能不全避免使用。	与食物同服,与ddI至少间隔 2h 服药,避免合用抗酸药。磺胺类过敏患者避免应用,需冰箱保存	腹泻,恶心,呕吐,腹痛,皮疹,↑肝酶,高胆固醇血症,高甘油三酯血症	见注释 4 禁忌药物。避免同时用呋山那韦,沙奎那韦,依曲韦林。不能用于出血风险的患者
扎西他滨 (Zalcitabine)	NRTI[1]	0.75mg 每日 3 次[3]	服抗酸药前 1h 或 2h 后服药	外周神经病变;口服溃疡,胰腺炎,头痛,恶心,皮疹,关节痛	避免同时用西咪替丁;避免同时用神经性药物(例如:ddI,扎西他滨,异烟肼)。不与拉米夫定同服
齐多夫定 (Zidovudine)	NRTI[1]	200mg 每日 3 次,或 300mg 每日 2 次[3]		巨细胞性贫血,中性粒细胞减少,恶心,头痛,失眠,衰弱	避免同时用司他夫定和骨髓抑制药(例如,更昔洛韦,利巴韦林)

[1] 所有的 NRTI 药,包括替诺福韦,都有潜在的肝脂肪变性乳酸酸中毒不良反应的风险

[2] 所有的 PI 药,可能除了呋山那韦,都有高脂血症,脂肪分布不均,高血糖症和胰岛素抵抗潜在的不良反应

[3] 肾功能不全调整剂量

[4] 由于全身暴露量的改变,禁忌与一些药物合用包括:抗心律失常药(氟卡尼,普罗帕酮),抗组织胺药(阿司咪唑,特非那定),镇静催眠药(阿普唑仑,地西泮,氟西泮,咪达唑仑,三唑仑,曲唑酮,氯草酸钾),安定药(匹莫齐特)麦角生物碱衍生物,HMG CoA 还原酶抑制药(阿托伐他汀,辛伐他汀,洛伐他汀,瑞苏伐他汀),抗惊厥药(苯巴比妥,苯妥英),口服避孕药(乙炔雌二醇/醋炔诺酮),西沙必利,利福平,利福喷汀,约翰麦芽汁。改变药物浓度的药物要慎用,包括:胺碘酮,苄普地尔,奎尼丁,利多卡因,硝苯地平,尼卡地平,非洛地平,昔多芬,伐地那非,他达拉非,华法林,左旋多巴,他克莫司,环孢霉素 A,雷帕霉素,伏立康唑,伊曲康唑,酮康唑,阿司咪唑,卡马西平,地昔帕明,丁氨苯丙酮,多非利特,氟替卡松,阿托伐醌,氨苯砜,地塞米松,美沙酮,奥美拉唑,兰索拉唑。当与利福布汀和克拉霉素合用时,应减少剂量

NNRTI,非核苷反转录酶抑制药;NRTI,核苷反转录酶抑制药;PI,蛋白酶抑制药;RTI,反转录酶抑制药

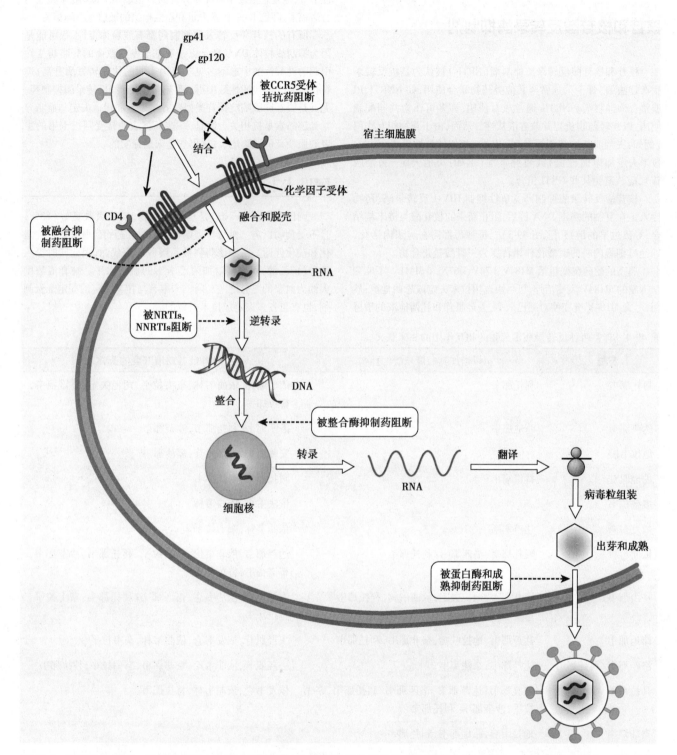

图 49-3　HIV 生命周期。病毒的糖蛋白与宿主细胞 CD4 和趋化因子的受体结合产生融合进入细胞。经过病毒的脱壳,反转录复制,单链的 HIVRNA 基因变成双链 DNA,整合到宿主细胞基因组。通过宿主细胞酶完成基因转录生成 mRNA,进而翻译成蛋白在从宿主细胞膜生成的未成熟的非感染病毒体内组装。通过蛋白水解作用成熟为具有感染性的病毒。NNRTIs,非核苷酸类反转录酶抑制药;NRTIs,核苷酸类反转录酶抑制药

核苷和核苷酸反转录酶抑制剂

核苷和核苷酸反转录酶抑制剂(NRTIs)被认为是抗反转录病毒疗法的"骨干",通常与其他类药物联合使用,如 NNRTI,PI 或整合酶抑制剂。NRTIs 通常成对使用,许多可作为共同配制使用,以减轻药物负担并改善依从性。然而,由于药物相互作用(例如:去羟肌苷加替诺福韦;表 49-4),相似的抗性模式(例如:拉米夫定加恩曲他滨)或重叠毒性(例如:司他夫定+去羟肌苷),应该避免某些 NRTI 组合。

核苷酸反转录酶抑制药竞争性抑制 HIV-1 反转录酶;药物掺入正在复制的病毒 DNA 链后,阻止新来的核苷酸与链末端结合,导致过早的链终止(图 49-3)。每种药都需在胞浆内活化,即经过细胞内酶的磷酸化作用转变为三磷酸盐化合物。

典型的耐药突变包括 M184V、L74V、D67N 和 M41L。不能完全抑制的 M184V 突变治疗,可尽快选用拉米夫定或恩曲他滨;然而,尽管 M184V 突变使对阿巴卡韦、去羟肌苷和扎西他滨的敏感性下降,但是它恢复了对齐多夫定的表型敏感。K65R/N 突变与替诺福韦、阿巴卡韦、拉米夫定和恩曲他滨的敏感性下降相关。

所有的核苷酸反转录酶抑制药都有线粒体毒性,很可能是因为抑制线粒体 DNA 聚合酶 γ 亚基。发生致命的肝脂肪变性引起的乳酸性酸中毒不多见。原因未明的快速转氨酶升高、进行性肝肿大或代谢性酸中毒,都应停用核苷酸反转录酶抑制药。尤其是脱氧胸腺嘧啶核苷类似物齐多夫定和司他夫定与血脂异常和胰岛素抵抗相关。而且,一些证据表明接受阿巴卡韦的患者心肌梗死的风险增大;这仍然是未经证实的。

阿巴卡韦

阿巴卡韦(abacavir)是鸟苷类似物,口服吸收良好(83%)且不受食物影响。血清半衰期 1.5 小时。药物经肝脏葡萄糖苷酸化和羧化代谢。由于该药物被乙醇脱氢酶代谢,因此同时摄入乙醇(即乙醇)可能会增加阿巴卡韦的血清水平。脑脊液浓度大约为血浆的三分之一。阿巴卡韦有与拉米夫定的固定剂量制剂,也有与齐多夫定加拉米夫定的。

表 49-4　有关两种反转录病毒药物的相互作用的临床意义[1]

药物	可增加其血清浓度的药物	可降低其血清浓度的药物
阿扎那韦	利托那韦	依地维林,依曲韦林,奈韦拉平,司他夫定,替诺福韦,替拉那韦
达芦那韦	茚地那韦	洛匹那韦/利托那韦,沙奎那韦
地拉韦啶		安普那韦,去羟肌苷,福沙那韦
去羟肌苷	替诺福韦	阿扎那韦,利托那韦
多替拉韦		依法韦仑,依曲韦林
依发韦仑	达芦那韦	依曲韦林,奈韦拉平
依曲韦林	阿扎那韦,洛匹那韦/利托那韦	达芦那韦,依非韦伦,奈韦拉平,利托那韦,沙奎那韦,替诺福韦,替拉那韦
呋山那韦	阿扎那韦,地拉夫定,依曲韦林,利托那韦	去羟肌苷,依法韦仑,洛匹那韦/利托那韦,奈韦拉平,替拉那韦
茚地那韦	达芦那韦,地拉呋啶,奈非那韦,利托那韦	去羟肌苷,依发韦仑,依曲韦林,奈韦拉平
洛匹那韦/利托那韦	达芦那韦,奈法那韦	去羟肌苷,依非韦伦,奈非那韦,奈韦拉平,替拉那韦
马拉韦罗	阿扎那韦,达芦那韦,洛匹那韦/利托那韦,奈韦拉平,沙奎那韦,利托那韦	依发韦仑,依曲韦林,替拉那韦
奈非那韦	地拉韦啶,茚地那韦,利托那韦	
奈韦拉平		依曲韦林
拉替拉韦	阿扎那韦	依曲韦林,替拉那韦
沙奎那韦	阿扎那韦,地拉韦啶,茚地那韦,洛匹那韦/利托那韦,奈非那韦,利托那韦	依发韦仑,奈韦拉平,替拉那韦
替诺福韦	阿扎那韦	
替拉那韦		依发韦仑

[1] 如果合用很可能需要调整剂量

阿巴卡韦的高浓度耐药至少需要 2~3 个的伴随突变,因此耐药发生较慢。

报道称,高达 8% 接受阿巴卡韦治疗患者发生过敏反应,偶尔是致命的。每日 1 次给药时,可能更严重。通常发生在治疗开始前 6 周内,症状有发热、疲劳、恶心、呕吐、腹泻和腹痛。也有呼吸道症状如呼吸困难、咽炎和咳嗽,50% 的患者出现皮疹。实验室检测可见轻度血清转氨酶异常或肌酐水平升高,但缺乏特异性。虽然停药后症状迅速消退,但是阿巴卡韦再次给药会导致症状在几小时内复发而且可能是致命的。推荐在阿巴卡韦治疗前进行 HLA-B * 5701 等位基因检测,以确定患者是否属于阿巴卡韦相关高敏反应的高危人群。虽然该测试的阳性预测值仅为 50% 左右,但阴性预测值接近 100%。

其他潜在的不良反应有皮疹、发热、恶心、呕吐、腹泻、头痛、呼吸困难、疲乏和胰腺炎(罕见)。在一些研究中,阿巴卡韦与心肌梗死的高风险有关,但在另一些研究中并不有关。由于阿巴卡韦可能会降低美沙酮的水平,所以同时接受这两种药物的患者应监测阿片戒断的迹象,并可能需要增加剂量的美沙酮。

去羟肌苷

去羟肌苷(didanosine,2′,3′-双脱氧肌苷)是去氧腺苷的合成类似物。口服生物利用度大约为 40%;空腹服用最佳,但是需用缓冲制剂以防胃酸的灭活(表 49-3)。药物的脑脊液浓度大约为血清浓度的 20%。血清半衰期 1.5 小时,但是细胞内活性药物的半衰期长达 20~24 小时。药物经细胞代谢和肾脏排泄消除。

去羟肌苷治疗的主要临床毒性是剂量相关的胰腺炎。胰腺炎的其他高危因素(例如:滥用酒精、高甘油三酯血症)是相对禁忌证,应避免同时使用可能导致胰腺炎的药物,包括扎西他滨、司他夫定、利巴韦林和羟基脲(表 49-3)。同时使用司他夫定、异烟肼、长春新碱或利巴韦林可能会增加另一种潜在毒性-外周远端感觉神经病变的风险。其他不良反应包括腹泻(尤其是使用缓冲剂型)、肝炎、食管溃疡、心肌病、中枢神经毒性(头痛、激惹、失眠)和高甘油三酯血症。由于与司他夫定联合应用可增加患乳酸酸中毒和肝脂肪变性的风险,应避免使用该组合,特别是在怀孕期间。以前无症状的高尿酸血症可能会导致痛风在易感人群中发作;同时使用别嘌呤醇可能会增加去羟肌苷的水平。有报道,接受去羟肌苷的患者发生视网膜改变和视神经炎,尤其是使用高剂量的成年人以及儿童,应进行定期的视网膜检查。接受去羟肌苷或其他胸苷类似物的患者可能更易发生脂肪萎缩。去羟肌苷片剂中的缓冲剂干扰茚地那韦、地拉韦啶、阿扎那韦、氨苯砜、伊曲康唑和氟喹诺酮类药物的吸收;因此给药时间应分开。当与替诺福韦或更昔洛韦合用时,去羟肌苷血清浓度升高,而与阿扎那韦、地拉韦啶、利托那韦、替拉那韦和美沙酮合用时血清浓度降低(表 49-4)。去羟肌苷不应该与利巴韦林联合使用。

恩曲他滨

恩曲他滨(emtricitabine,FTC)是拉米夫定的氟化类似物,细胞内半衰期长(>24 小时),因而可每日 1 次给药。胶囊的口服生物利用度为 93%,不受食物影响,但进入脑脊液的量少。通过肾小球滤过和肾小管主动分泌消除。血清半衰期约 10 小时。

口服溶液含丙二醇,幼儿、孕妇、肾或肝衰竭的患者,以及应用甲硝唑或双硫仑的患者禁用。而且,由于它在对 HBV 有效,合并 HBV 和 HIV 感染的患者如果恩曲他滨中断或停药,应进行密切监测,因为有并发肝炎的可能性。

恩曲他滨有和替诺福韦固定剂量复方制剂,可以单独或与依非韦伦,利匹韦林或埃替格韦加**考西司他**(一种增强剂)组合。根据临床试验的结果,替诺福韦和恩曲他滨的联合应用被推荐为暴露前预防,以减少男男性接触者、男女性接触者以及注射吸毒者感染艾滋病毒的风险。

像拉米夫定一样,恩曲他滨最多见的相关性突变点位是病毒 M184V/I,患者可迅速出现,导致抑制作用不完全。由于作用机理和耐药机制相似,不推荐拉米夫定与恩曲他滨联用。

接受恩曲他滨的患者,观察到的最常见不良反应是头痛、失眠、恶心和皮疹。此外,可观察到掌和/或足底的色素沉着(小于 3%),尤其是特别是非裔美国人(高达 13%)。

拉米夫定

拉米夫定(lamivudine,3TC)是胞嘧啶类似物,体外对 HIV-1 有效,与不同的抗病毒核苷类似物包括齐多夫定和司他夫定有协同效应,对齐多夫定敏感和耐药的 HIV-1 病毒株均有效。与恩曲他滨一样,拉米夫定也具有抗 HBV 活性;因此,共同感染 HIV 和 HBV 的患者停药可能与肝炎的发作有关。拉米夫定治疗迅速选择 M184V 突变方案,这些方案不能完全抑制。

口服生物利用度超过 80%,不受食物影响。在儿童,拉米夫定的平均脑脊液:血浆浓度比值平均为 0.2。血清半衰期 2.5 小时,而细胞内三磷酸化合物的半衰期 11~14 小时。拉米夫定大多数以原型从尿液消除拉米夫定仍然是孕妇推荐的抗反转录病毒药物之一(表 49-5),拉米夫定有齐多夫定和阿巴卡韦的固定剂量复方制剂。

表 49-5 抗反转录病毒药物的妊娠应用[1]

推荐药物	可选药物
核苷/核苷反转录酶抑制药(NRTIs)	
拉米夫定,齐多夫定	阿巴卡韦,恩曲他滨,替诺福韦
非核苷反转录酶抑制药(NNRTIs)	
奈韦拉平	
蛋白酶抑制药(PIs)	
洛匹那韦/利托那韦,阿扎那韦/利托那韦	达芦那韦,沙奎那韦

[1] 当前数据不足于推荐进入抑制药或整合抑制药在妊娠期的应用

潜在的不良反应包括头痛、眩晕、失眠、疲乏、口干和胃肠道不适,这些症状均较轻及罕见。与复方新诺明合用时,拉米夫定的生物利用度增加。拉米夫定和扎西他滨可互相抑制其细胞内的磷酸化;因此,如果可能应避免合用。

司他夫定

胸苷类似物司他夫定(stavudine,d4T)口服生物利用度很高(86%),不受食物影响。血清半衰期1.1小时,细胞内半衰期3.0~3.5小时,平均脑脊液浓度是血浆的55%。通过肾小管主动分泌和肾小球滤过排泄。

主要的毒性是外周感觉神经病变。当司他夫定与其他潜在的神经毒性药物,如:去羟肌苷,长春新碱,异烟肼或利巴韦林,或晚期免疫抑制的患者时,可能会增加神经病变的发生率。完全停用司他夫定才能消除典型症状;此类病例,在开始治疗时就应谨慎减量。其他潜在的不良反应有胰腺炎、关节痛和血清转氨酶升高。接受司他夫定的患者,比接受其他反转录酶抑制药的患者,更易发生肝脂肪变性引起的乳酸性酸中毒,以及皮下脂肪萎缩。此外,由于司他夫定与去羟肌苷的合用可增加乳酸性酸中毒和胰腺炎的风险,应避免二者合用。有几例HIV感染孕妇合用导致死亡。罕见的不良反应是迅速并进行性加重的神经性肌肉无力。齐多夫定可减弱司他夫定的磷酸化,二者不能合用。

替诺福韦

替诺福韦(tenofovir)是无环的腺苷核苷磷酸盐化合物(例如,核苷酸)的类似物(图49-2)。与核苷类似物一样,替诺福韦竞争性的抑制HIV反转录酶,掺入DNA后导致合成链终止。然而,主动抑制DNA合成只需两种而不是三种细胞内的磷酸化。替诺福韦也被批准用于治疗HBV感染的患者。

富马酸替诺福韦二索罗酯(tenofovir disopoxilfumarate)是水溶性活性替诺福韦的前体药。快代谢患者的口服生物利用度约为25%,高脂肪饮食后可增加至39%。血清半衰期(12~17小时)和细胞内半衰期很长使得药物可每日1次给药。通过肾小球滤过和肾小管主动分泌消除。并建议肾功能不全患者进行剂量调整。

替诺福韦有几种固定剂量的复方制剂,包括仅与恩曲他滨或与依非韦伦,利匹韦林和埃替格韦联合考西司他使用。根据几项临床试验的结果,现在推荐替诺福韦和恩曲他滨组合作为暴露前预防剂,以减少男性接触者,性活跃的男性和女性以及注射吸毒者感染艾滋病毒。与替诺福韦耐药相关的主要突变是K65R/N和K70E。主诉胃肠道不适(例如:恶心、腹泻、呕吐、肠胃气胀)是大多数共同的不良反应,但不需停药。由于替诺福韦与乳糖一起配制,这些可能在乳糖不耐症患者中更频繁地发生。其他潜在的副作用包括头痛,皮疹,头晕和虚弱。已经观察到累积的肾功能损失,可能随着同时使用增强的PI方案而增加。急性肾衰竭和范可尼综合征也有报道。出于这个原因,对于肾功能不全的患者,应该谨慎使用替诺福韦在治疗过程中应监测血清肌酐水平,新的蛋白尿,糖尿或计算的肾小球滤过率≥30mL/min时停用替诺福韦治疗。替诺福韦相关的近端肾小管疾病可导致肾的过度磷酸化和钙的流失,以及维生素D不能进行1-羟基化。在一些动物物种中已经证实了软骨化,在一些研究中替诺福韦使用已经是骨折的独立危险因素。因此,骨质疏松症的监测应考虑长期使用骨密度危险因素的患者以及儿童;

另外,绝经后妇女可考虑使用替代药物。替诺福韦与其他通过肾脏分泌的药物,例如西多福韦、阿昔洛韦和更昔洛韦有竞争作用。同时使用阿扎那韦或洛匹那韦/利托那韦可能会增加替诺福韦的血清水平(表49-4)。

齐多夫定

齐多夫定[Zidovudine,叠氮胸苷(azidothymidine),AZT]是脱氧胸苷类似物,吸收良好(63%),易分布于大多数组织和体液,脑脊液浓度是血清浓度的60%~65%。虽然血清半衰期平均为1小时,但是细胞内磷酸化化合物的半衰期3~4小时,可每日两次给药。齐多夫定经肝脏的葡萄苷酸化后,主要通过肾脏排泄消除。

齐多夫定有与拉米夫定的固定剂量复方制剂,单独或与阿巴卡韦组合。齐多夫定是第一个被批准的抗反转录病毒药,经过了大量的研究。HIV感染个体,本品能降低临床病程进展的速率,延长生存期。齐多夫定对HIV伴发的痴呆和血小板减少症也有效。在妊娠,分娩和产后使用齐多夫定的研究显示,垂直传播显著减少,齐多夫定仍然是孕妇使用的一线药物之一(表49-5)。

高浓度齐多夫定耐药的病毒株常见三个或者超过五个的突变点位:M41L、D67N、K70R、T215F和K219Q。但是,对照降低某种药物敏感性的突变点位(例如:L74V对应去羟肌苷和M184V对应拉米夫定),可增强原来齐多夫定耐药毒株对齐多夫定的敏感性。停用齐多夫定,可使齐多夫定耐药的HIV-1病毒株恢复为敏感的野生型。

齐多夫定最常见的不良反应是骨髓抑制,导致巨幼红细胞性贫血(1%~4%)或中性粒细胞减少症(2%~8%)。可发生胃肠不适、头痛和失眠,但在治疗过程中趋于消失。接受齐多夫定的患者比接受其他胸苷类似物可能更易发生脂肪萎缩。不常见的毒性包括血小板减少、指甲色素沉着和肌病。高剂量可引起焦虑、意识错乱和颤抖。

齐多夫定与丙磺舒、苯妥英、美沙酮、氟康唑、阿托伐醌、丙戊酸和拉米夫定合用,或者通过抑制1相代谢或者通过减少消除,促使齐多夫定血清浓度升高。齐多夫定可降低苯妥英浓度。与其他骨髓抑制药如更昔洛韦、利巴韦林和细胞毒药物合用期间,血液毒性增加。由于体外的拮抗作用,齐多夫定应避免与司他夫定同服。

非核苷反转录酶抑制药

非核苷反转录酶抑制药(NNRTIs)直接与HIV-1反转录酶结合(图49-3),抑制RNA和DNA依赖的DNA多聚合酶的活性。NNRTIs的结合位点与核苷反转录酶抑制药(NRTIs)的结合位点接近但不是同一位点。与NRTI不同的是,NNRTIs既不与三磷酸核苷竞争也不需要经磷酸化激活。在开始NNRTI治疗之前,建议进行基线基因型检测,因为主要的耐药率范围从大约有2%到8%。NNRTI单一疗法可迅速产生耐药,可能是由于单个点位突变。K103N和Y181C突变使对第一代NNRTIs的耐药,但不对新药(即,依曲韦林,利匹韦林)耐药。其他突变(例如：L100I，Y188C，G190A）同样使 NNRTI 类产生交叉耐药。但是，NNRTIs 与 NRTIs 没有交叉耐药；实际上，有些对核苷耐药的病毒对 NNRTIs 表现出高度敏感。

NNRTI 类，可导致不同程度的胃肠道不适和皮疹，后者很少发展为严重的病例（例如史-约综合征）。由于 NNRTI 类药物通过 CYP450 酶代谢，导致许多潜在的药物相互作用（表 49-3 和表 49-4），高效抗反转录病毒疗法（HAART）中进一步限制了它的使用。所有的 NNRTI 类药物都是 CYP3A4 的底物，可作为诱导药（奈韦拉平）、抑制药（地拉韦啶），或者混合的诱导因子和抑制药（依发韦仑、依曲韦林）。如给予大量同样经此途径代谢的非抗 HIV 药物（第 4 章）；可发生药物之间的相互作用。经常需要进行剂量调整，有些组合是禁忌的。

地拉韦啶

地拉韦啶（delavirdine）口服生物利用度约 85%，但是制酸剂或 H_2 受体阻断剂可降低其生物利用度。血浆蛋白结合率高（~98%），脑脊液浓度相对较低。血清半衰期约 6 小时。

应用地拉韦啶的患者皮疹发生率达 38%；治疗开始的 1~3 周最常见，而且不排除复发。但是，罕有严重的皮疹如多形性红斑和 Stevens-Johnson 综合征的报道。其他可能的不良反应有头痛、疲乏、恶心、腹泻和血清转氨酶升高。地拉韦啶可导致大鼠致畸，不同的剂量情况下可引起人类的室间隔缺损和其他畸形。因此，妊娠期应避免服用地拉韦啶。

地拉夫定被 CYP3A 和 CYP2D6 酶广泛代谢，同时也是 CYP3A4 和 2C9 的抑制药。因此，应考虑许多潜在的药物相互作用（表 49-3 和表 49-4）。不推荐地拉韦啶与福沙那韦和利福布汀同用，因为地拉韦啶的浓度会降低。其他可能改变地拉夫定水平的药物包括去羟肌苷、洛匹那韦、奈非那韦和利托那韦。地拉维林与茚地那韦或沙奎那韦的共同给药延长了这些蛋白酶抑制剂的消除半衰期，因此每天 2 次给药，而不是每天 3 次。

依发韦仑

由于半衰期长（40~55 小时），依发韦仑（efavirenz）可以每日 1 次给药。口服后有中等程度的吸收（45%）。依发韦仑应该空腹服用，因为高脂饮食会导致生物利用度增加，从而导致毒性增加。依发韦仑主要经 CYP3A4 和 CYP2B6 代谢为无活性的羟基化产物；余下的部分通过粪便以原形消除。血浆蛋白结合率高（~99%），脑脊液浓度为血浆的 0.3%~1.2%。

依发韦仑的主要副作用发生在中枢神经系统。随着治疗的持续，眩晕、困倦、失眠、噩梦和头痛逐渐消除；应睡前服用。有的出现精神症状例如：抑郁、躁狂和精神病，必须停药。有治疗早期出现皮疹的报道，28% 的患者出现，通常是轻度至中度，继续用药会消失。很少见的，皮疹严重或有生命危险。其他潜在的副作用是恶心、呕吐、腹泻、结晶尿、转氨酶升高、血清总胆固醇增加 10%~20%。妊娠猴应用相当于人类的依发韦仑剂量，发生胎儿发育异常（例如：神经管缺陷）的概率很高；有几例人类先天异常的报道。因此妊娠妇女应避免使用依发韦仑，尤其是妊娠前三个月。

依发韦仑既是 CYP3A4 的诱导药又是抑制药，因此可诱导自身代谢，以及与许多其他药物的相互作用（表 49-3 和表 49-4）。由于依发韦仑可能会降低美沙酮水平，所以同时接受这两种药物的患者应监测阿片戒断症状，并可能需要增加美沙酮的剂量。

依曲韦林

依曲韦林被设计为对由于诸如 K103N 和 Y181C 的突变已经对第一代 NNRTIs 产生耐药性的 HIV 株有效，并且被推荐用于对其他 NNRTI 具有抗性的治疗经历的患者。比其他的 NNRTIs 相比，尽管依曲韦林对耐药有较高的遗传屏障，但是由依曲韦林选择产生的突变通常对依发韦仑、奈韦拉平和地拉韦啶耐药。

应餐时服用依曲韦林，以增加全身暴露。它是高度蛋白质结合的，主要由肝代谢。平均半衰期约为 41 小时。

依曲韦林最常见的不良反应是皮疹、恶心和腹泻。典型皮疹为轻度，无需停药，通常在治疗 1~2 周后能消失。罕见严重或威胁生命的皮疹。实验室检查异常包括血清胆固醇、甘油三酯、血糖和转氨酶升高。转氨酶升高多见于 HBV 感染或合并 HCV 感染的患者。

依曲韦林是 CYP3A4 的底物和诱导药，也是 CYP2C9 和 CYP2C19 的抑制药；有许多显著的药物之间相互作用（表 49-3 和表 49-4）。有些相互作用难以预测。例如：依曲韦林可降低伊曲康唑和酮康唑的浓度，但升高伏立康唑的浓度。依曲韦林不应与其他 NNRTIs，原蛋白酶抑制剂，阿扎那韦/利托那韦，福沙那韦/利托那韦，或替拉那韦/利托那韦合用。

奈韦拉平

奈韦拉平（nevirapine）的口服生物利用度很高（>90%），而且不受食物影响。本品脂溶性高，脑脊液浓度可达血浆浓度的 45%。血清半衰期 25~30 小时。奈韦拉平经 CYP3A 异构酶泛代谢为羟基化物，主要通过尿液排泄。

产程开始时母亲单剂量服用奈韦拉平（200mg），并且在婴儿诞生后 3 日内按体重 2mg/kg 口服本品，可预防 HIV 从母体传播至新生儿。奈韦拉平仍然是孕妇推荐的药物之一（表 49-5）。缺乏人类致畸性的证据。但是，有文献报道这种单剂量用药可产生耐药性。

20% 的患者可发生皮疹，通常是分布于掌和足部的斑丘疹，常见于开始治疗的 4~6 周内。通常皮疹轻度而且自限，但 7% 的患者呈剂量限制性。女性皮疹的发生率更高。治疗开始时，推荐在起始的 14 日内逐级增加剂量，以减少皮疹的发生率。罕有严重的和危及生命的皮疹报道，例如：史-约综合征和中毒性上皮坏死溶解。奈韦拉平治疗应立即停止在严重皮疹患者和全身症状的患者，因为皮疹可能伴有肝毒性，应评估肝功能。在高达 4% 的患者中可能出现症状性肝毒性，可能是严重的，而多见于治疗前 CD4 细胞计数更高的患者（例如：女性>250/mm^3，男性>250/mm^3）、女性、HBV 感染或合并 HCV 感染的患者。据报告，暴发性致命性肝炎通常在治疗的前 18 周内。其他不良反应包括发烧，恶心，头痛和嗜睡。奈韦拉平对 CYP3A 代谢有中度诱导作用，可降低氨普那韦、茚地那韦、洛匹那韦、沙奎那韦、依发韦仑和美沙酮的浓度。诱导 CYP3A 酶系的药物,例如利福平、利福布汀和 St. John's 麦芽汁,可降低奈韦拉平的浓度,反之,那些抑制 CYP3A 活性的药物,例如:氟康唑、酮康唑和克拉霉素,能升高奈韦拉平的浓度。由于奈韦拉平可能会降低美沙酮水平,因此应同时监测这两种药物的使用情况,以监测阿片戒断症状,并可能需要增加剂量的美沙酮。

利匹韦林

利匹韦林仅推荐用于 HIV-1 RNA ≤ 100 000copies/mL 的未接受治疗的患者,且仅与至少 2 种其他抗反转录病毒药物联合使用。它可以与恩曲他滨和替诺福韦固定剂量制剂一起使用。

利匹韦林必须与餐时(最好是高脂肪或 >400 千卡)一起服用。在降酸剂的存在下其口服生物利用度可以显著降低。应该谨慎使用抗酸剂和 H2 受体拮抗剂。利匹韦林与质子泵抑制剂(PPIs)的使用是禁忌的。利匹韦林与蛋白质高度结合,消除半衰期为 50 小时。

在利匹韦林治疗期间,E138K 取代最频繁,通常与 M184I 取代组合。与其他 NNRTIs 有交叉耐药性,不建议使用利匹韦林与其他 NNRTIs 联合使用。

利匹韦林主要由 CYP3A4 代谢,因此诱导或抑制 CYP3A4 的药物可能影响利匹韦林的清除。然而,临床上与其他抗反转录病毒药物的显著的药物相互作用尚未被确定。同时使用卡马西平,地塞米松,苯巴比妥,苯妥英,质子泵抑制剂,利福布丁,利福平,利福喷汀和圣约翰草是禁忌。美沙酮戒断可能会随着并发使用而降低。

利匹韦林治疗最常见的不良反应是皮疹,抑郁,头痛,失眠和血清转氨酶升高。已经报道了血清胆固醇增加和脂肪再分布综合征。更高的剂量与 QTc 延长有关。

蛋白酶抑制药

在 HIV 生长周期的后期,Gag 和 Gag-Pol 基因产物翻译成多聚蛋白,形成未成熟的出芽颗粒。HIV 蛋白酶负责劈开这些前体分子组装为成熟病毒粒子的终末结构蛋白。蛋白酶抑制药(PIs)通过阻断 Gag-Pol 多聚蛋白的翻译后裂解,阻止病毒蛋白形成功能性蛋白,形成未成熟产物,即无传染性的病毒颗粒(图 49-3)与 NRTIs 不同的是,它们不需要在细胞内激活。

表型耐药的特殊基因型改变在此类药物中相当普遍,因此禁用单一疗法。对蛋白酶抑制药普遍耐药最常见的突变是 10、46、54、82、84 和 90 密码子的替代,突变的数目可以预测表型耐药的程度。阿扎那韦治疗期间出现的 I50L 替代与其他蛋白酶抑制药(PI)敏感性的增加相关。地瑞拉韦和替拉那韦似乎可增强隐匿性 PI 耐药的 HIV-1 病毒活性。

作为一个种类,蛋白酶抑制药(PIs)与轻度到中度的恶心,腹泻和血脂异常有关。已经观察到导致中心性肥胖,颈背部脂肪增大(水牛驼峰),外周和面部萎缩,乳房肿大和丘疹样外观的体内脂肪重新分布和积聚综合征,阿扎那韦可能较少见(见下文)。同时也注意到甘油三酯和低密度脂蛋白水平的同时升高,以及高血糖和胰岛素抵抗。在一些但并非全部的研究中,阿巴卡韦,洛匹那韦/利托那韦和福沙那韦/利托那韦与心血管疾病的风险增加有关。所有 PIs 均可能与心脏传导异常相关,包括 PR 或 QT 间期延长或两者兼有。应考虑基线心电图和避免引起 PR 或 QT 间期延长的其他药物。据报道,药物引起的肝炎和罕见的严重肝毒性均与不同程度的 PIs 有关。替拉那韦/利托那韦的肝事件发生率高于其他 PI。目前正在研究 PI 药物是否与长期使用后的骨质流失和骨质疏松症有关。PIs 与血友病 A 或 B 患者的自发性出血增加有关;据报道,接受利他扎韦治疗的患者颅内出血风险增加。长期应用是否会导致骨流失和骨质疏松症颇有争议,仍在观察研究中。蛋白酶抑制药与 A 或 B 型血友病患者的自发性出血增加相关。

所有抗反转录病毒蛋白酶抑制药的代谢都经 CYP3A4,利托那韦抑制病毒作用最强,沙奎那韦最弱。有些蛋白酶抑制药如氨普那韦和利托那韦还是特异性的 CYP 亚型的诱导药。因此,本类药物与其他的抗反转录病毒药和常用的药物发生药物间相互作用的潜在可能性很大(表 49-3 和表 49-4)。有关药物相互作用,应该咨询专家,因为经常需要调整剂量,有些组合是禁忌的。值得注意的是,利托那韦对 CYP3A4 的强力抑制特性已被视作优点用于临床,联用时能"拔高"蛋白酶抑制药的浓度,因此作为药动学增强剂的作用比抗反转录病毒药作用强。利托那韦增加药物的暴露量,从而延长药物的半衰期,使得用药频率降低;此外,耐药的遗传屏障增加。

阿扎那韦

阿扎那韦(atazanavir)是氮杂肽类蛋白酶抑制药,药代动力学类型使得它可以每日 1 次给药。阿扎那韦的吸收需要酸性环境,在水中的溶解度表现出 pH 依赖性;因此,它需要与食物同服,并且建议如果服用抑酸药应间隔 12 小时再服用本品,与质子泵抑制剂合用是禁忌。阿扎那韦能够进入脑脊液和精液。血浆半衰期 6~7 小时,与利托那韦同服时增加至 11 小时左右。主要的消除途径是胆汁;阿扎那韦不用于严重的肝功能不全患者。阿扎那韦是推荐用于孕妇的抗反转录病毒药物之一(表 49-5)。

对阿扎那韦的抗性与各种已知的 PI 突变以及与新型 I50L 取代有关。在体外,一些阿扎那韦耐药突变与其他 PIs 易感性降低相关,而 I50L 突变与增加对其他 PIs 的易感性有关。

阿扎那韦最常见的不良反应是腹泻和恶心;也会发生呕吐、腹痛、头痛、外周神经病变和皮疹。与茚地那韦联用时,由于抑制 UGT1A1 葡萄醛酸化酶,在约 10% 的患者中可发生伴有明显黄疸的间接高胆红素血症。也出现肝脏酶升高,通常是 HBV 感染或合并 HCV 感染的患者。已知阿扎那韦联合使用与肾结石有关,并且长期使用加强的阿扎那韦与持续的肾功能降低有关。与其他蛋白酶抑制药相反,阿扎那韦不导致血脂异常、脂肪再分布或代谢综合征。

作为 CYP3A4 和 CYP2C9 抑制药,阿扎那韦发生药物相互作用的可能性很高(表 49-3 和表 49-4)。当与质子泵抑制剂联用时,阿扎那韦的 AUC 减少高达 76%;因此,应避免二者合用。此外,阿扎那韦禁止与其他抑制 UGT1A1 的药物如伊立替康同服,可能会增加其水平。除了为升高浓度而加服利托那韦之外,替诺福韦和依发韦仑是不能与阿扎那韦同服的。

达芦那韦

达芦那韦(darunavir)获批必须与利托那韦合用。达芦那韦应与食物一起服用以改善生物利用度。它是高度蛋白质结合的,主要由肝代谢。达芦那韦的全身不良反应包括腹泻、恶心、头痛和皮疹。实验室检查异常有血脂障碍(虽然发生频率低于与其他蛋白酶抑制药的联用)与淀粉酶和肝转氨酶升高。达芦那韦的肝脏毒性,包括严重的肝炎,已有报道;感染 HBV、HCV 或其他慢性肝病的患者发生肝毒性的风险增加。

达芦那韦含有磺酰胺部分,并可能导致超敏反应,特别是在磺胺过敏的患者中。

达芦那韦既抑制也经 CYP3A 酶系代谢,可能发生许多药物间相互作用(表 49-3 和表 49-4)。此外,合用的利托那韦是 CYP3A 和 CYP2D6 的强效抑制药,以及其他肝药酶的诱导药。

福沙那韦

福沙那韦(fosamprenavir)是氨普那韦(amprenavir)的前体药,经肠道上皮细胞内的酶迅速水解。由于每日给药剂量大为减少,福沙那韦片已替代氨普那韦胶囊用于成人。福沙那韦常与低剂量的利托那韦(ritonavi)联用。

福沙那韦水解后,氨普那韦经胃肠道迅速吸收,它的前体药服用不受食物影响。但是,高脂饮食减少其吸收,因此应避免。血浆半衰期相当长(7~11 小时)。氨普那韦经肝脏代谢,肝功能不全时慎用。

福沙那韦最常见的不良反应是头痛、恶心。呕吐、口感异常、抑郁福沙那韦含有磺胺类药物,高达 3% 的患者可能出现皮疹,有时甚至严重到足以使药物停药。氨普那韦是 CYP3A4 的诱导药和抑制药,与许多药物有禁忌(表 49-3 和表 49-4)。含有丙二醇的口服溶液禁用于幼儿、孕妇、肾或肝功能衰竭的患者,以及应用甲硝唑或双硫仑的患者。而且,氨普那韦和利托那韦溶液不能同服,因为丙二醇和乙醇合在一起,二者竞争相同的代谢途径,导致其中的一种在体内蓄积。由于推荐日剂量的口服液中含有维生素 E,应避免补充维生素 E。氨普那韦禁用于有磺胺过敏史的患者,因为它本身是磺胺类。洛匹那韦/利托那韦不能与氨普那韦合用,因为可减少氨普那韦的暴露,但改变洛匹那韦的暴露。当与依发韦仑(添加或者不添加利托那韦以升高依发韦仑浓度)合用时,建议增加氨普那韦的剂量。

茚地那韦

茚地那韦(indinavir)在酸性环境中能达到最大溶解,为了达到最大吸收(60%~65%)必须空腹或者少量、低脂、低蛋白饮食。血清半衰期 1.5~2 小时,蛋白结合率 60%,脑脊液浓度高(可达血清浓度的 76%)。主要经粪便排泄。肝功能不全时 AUC 增加 60%,半衰期延长至 2.8 小时,需减量。

茚地那韦最常见的不良反应是间接高胆红素血症和药物尿结晶引起的肾结石。治疗开始数日即可发生肾结石,估计发生率约 10%。保持足够水化作用的关键是每日摄入至少 48 盎司的水。也有血小板减少症、血清转氨酶升高、恶心、腹泻、失眠、

咽干、干性皮肤和间接高胆红素血症的报道。与其他的蛋白酶抑制药相比,胰岛素抵抗更常见于茚地那韦,3%~5% 的患者发生。罕见急性溶血性贫血的病例。

由于茚地那韦是 CYP3A4 的抑制药,可发生许多复杂的药物相互作用(表 49-3 和表 49-4)。与利托那韦(辅助剂)联用,可每日 2 次而不是每日 3 次给药,服用茚地那韦饮食也有限制。与茚地那韦单用相比,二者联用增加并发肾石病的可能性;因此,建议摄入大量液体(1.5~2L/d)。

洛匹那韦

现在,洛匹那韦(lopinavir)只有与利托那韦按比例配制的复方制剂,后者抑制 CYP3A 介导的洛匹那韦代谢,因此增加洛匹那韦的暴露。由于剂量减少,洛匹那韦/利托那韦除了提高患者的顺应性外,通常耐受良好。

洛匹那韦蛋白结合率高(98%~99%),半衰期 5~6 小时。洛匹那韦经 CYP3A 代谢,利托那韦抑制 CYP3A。肝功能不全的患者洛匹那韦血清浓度升高。洛匹那韦/利托那韦是推荐用于孕妇的抗反转录病毒药物之一(表 49-5)。

洛匹那韦最常见的不良反应是腹泻、腹痛、恶心、呕吐和衰弱。促进利托那韦的洛匹那韦可能比其他 PIs 更常见胃肠道不良事件有关。常见血清胆固醇和甘油三酯升高。长期使用强化的洛匹那韦与持续的肾功能降低相关,在一些(但不是全部)研究中,洛匹那韦的使用一直是骨折的独立危险因素。潜在的药物间相互作用很多(表 49-3 和表 49-4)。当与依发韦仑或奈韦拉平联用时,建议增加洛匹那韦/利托那韦的剂量,因为前二者诱导洛匹那韦的代谢。由于氨普那韦浓度的降低,洛匹那韦的暴露改变,所以应避免与福沙那韦合用。而且,禁止同时使用洛匹那韦/利托那韦和利福平,因为肝毒性增加。由于口服溶液含有酒精,禁止同时使用双硫仑和甲硝唑。

奈非那韦

奈非那韦与食物同服吸收高(70%~80%),经 CYP3A 代谢,主要通过粪便排泄。人类血浆半衰期 3.5~5 小时,超过 98% 的药物与蛋白结合。

奈非那韦最常见的不良反应是腹泻和肠胃胀气。腹泻可用止泻药但应限制剂量。奈非那韦是 CYP3A 酶系的抑制药,可发生多重药物相互作用(表 49-3 和表 49-4)。当奈非那韦与利福布汀(小剂量的利福布汀)合用时,建议增加奈非那韦的剂量,而奈非那韦与沙奎那韦合用时,建议减少沙奎那韦的剂量。由于降低了奈非那韦的水平,应避免与依发韦仑共同给药。

利托那韦

利托那韦(ritonavir)与食物同服生物利用度高(约 75%)。蛋白结合率 98%,血清半衰期 3~5 小时。经 CYP3A 和 CYP2D6 亚型代谢为活性产物;主要通过粪便排泄。肝功能不全的患者慎用本品。利托那韦是推荐用于孕妇的抗反转录病毒药物之一(表 49-5)。

利托那韦潜在的不良反应,尤其在足量给药时,包括胃肠功

能紊乱、感觉异常（嘴边或末梢）、血清转氨酶升高、味觉改变、头痛和血清肌酸激酶升高。治疗的开始几周可发生恶心、呕吐、腹泻或腹痛，可随着时间或者与食物同服消失。建议在1~2周内慢慢增加剂量，以减少剂量依赖性的不良反应。

利托那韦是CYP3A4的强效抑制药，可以导致许多潜在的药物相互作用（表49-3和表49-4）。但是，当低剂量的利托那韦（每日100~200mg）与其他任何一种蛋白酶抑制药联用时，这种特性被作为优点使用，因为在给药剂量较低或者给药频率减少（或者二者兼之）的情况下，能升高蛋白酶抑制药的浓度和耐受性，以及增强其抗耐药病毒的效能。当地高辛和茶碱与利托那韦联用时，应监测前二者的治疗浓度，因为它们的浓度可能升高。由于QT间期延长（尖端扭转型室性心律失常）和PR间期延长的风险增加，禁用沙奎那韦和利托那韦。

沙奎那韦

沙奎那韦（saquinavi）最早的制剂是硬胶囊，口服制剂生物利用度低（餐后仅为4%）。但是，每日1次的沙奎那韦-H与低剂量利托那韦联用可以提高抗病毒效能，降低胃肠道不良反应。之前沙奎那韦在软凝胶胶囊中的配方不再使用。

沙奎那韦应在进食油脂食物后2小时内服用以增加吸收。蛋白结合率97%，血清半衰期约2小时。沙奎那韦表观分布容积大，但基本不进入脑脊液。主要通过粪便排泄。已有报道的不良反应包括胃肠道不适（恶心、腹泻、腹部不适、消化不良）和鼻炎。当与低剂量的利托那韦联用时，表现出比其他辅助蛋白酶抑制药更低的血脂异常和胃肠道毒性。然而，同时使用沙奎那韦和利托那韦可能会增加QT间期延长（伴尖端扭转型室性心律失常）和PR间期延长的风险。

沙奎那韦主要通过Ⅰ相代谢经CYP3A4介导，既是CYP3A4的抑制药又是底物；因此，有许多潜在的药物间相互作用（表49-3和表49-4）。当与奈非那韦合用时，建议减少沙奎那韦的剂量。当与奥美拉唑合用时，可增加沙奎那韦的剂量，但必须密切监测毒性。如果与沙奎那韦合用，地高辛浓度升高，因此必须监测后者的浓度。如果沙奎那韦与地拉韦啶或利福平合用，应监测肝功能。

替拉那韦

替拉那韦是一种较新的PI，用于有其他PI药物耐药的患者。它与利托那韦联合使用以达到有效的血清水平。生物利用度低，但与高脂饮食同服时生物利用度增加。本品通过肝脏微粒体酶系统代谢。肝功能不全的患者禁用。替拉那韦结构的一半是氨苯磺胺，因此不用于对磺胺过敏的患者。

替拉那韦最常见的不良反应是腹泻、恶心、呕吐和腹痛；荨麻疹或斑丘疹在妇女中更常见，可伴有全身症状或脱屑。已观察到比其他PI跟常见的肝毒性包括危及生命的肝失代偿，尤其多见于慢性HBV或HCV感染的患者。血清转氨酶超过正常值上限10倍的患者或伴有血清胆红素升高的血清转氨酶超过正常值5倍，应停用替拉那韦。由于接受替拉那韦/利托那韦的患者颅内出血风险增加，因此有头部创伤或出血倾向的患者应避免使用本品。其他潜在的副作用包括抑郁症，淀粉酶升高和白

细胞计数降低。替拉那韦既抑制也诱导CYP3A4酶系统。当与利托那韦联用时，净效应是抑制。替拉那韦也诱导P-糖蛋白转运体，因此可以改变其他药物的体内分布（表49-4）。应避免替拉那韦与福沙那韦或沙奎那韦同服，因为后二者的血药浓度降低。替拉那韦/利托那韦还可降低丙戊酸和奥美拉唑的血清浓度。洛伐他汀、辛伐他汀、阿托伐他汀和瑞苏伐他汀的浓度升高，横纹肌溶解和肌病的风险增加。

进入抑制药

HIV-1进入（entry）宿主细胞过程是复杂的；每一步都可作为潜在的抑制靶点。黏附在宿主细胞上的病毒必须通过病毒外膜的糖蛋白复合体gp160（由gp120和gp41组成）与细胞受体CD4结合。这种结合诱导gp120构象变化，使其能进入趋化因子受体CCR5或CXCR4。与受体的结合诱导gp120的构象进一步改变，引起gp41暴露并导致病毒外膜与宿主细胞膜的融合，随后病毒核进入细胞质。

恩夫韦肽

恩夫韦肽（enfuvirtide）是合成的36个氨基酸肽融合抑制药，阻断病毒进入细胞（图49-4）。恩夫韦肽与病毒外膜糖蛋白上的gp41亚单位结合，阻止需要与细胞膜融合的病毒构象改变。它与其他抗反转录病毒药物联合使用，可用于正在进行抗反转录病毒疗法但有病毒复制证据的患者恩夫韦肽必须皮下注射给药，是唯一经胃肠外给药的抗反转录病毒药物。通过蛋白水解代谢，不需经过CYP450系统。消除半衰期3.8小时。

Gp41突变可导致恩夫韦肽耐药；发生的频率和意义正在研究中。但是，恩夫韦肽对当前已批准的其他抗病毒药没有交叉耐药。

恩夫韦肽最常见的不良反应是注射部位的局部反应，包括疼痛的红斑结节。虽然频繁，但这些通常是轻度至中度，很少导致停药。其他副作用可能包括失眠、头痛、头晕和恶心。超敏反应罕见，严重程度不等，激发试验可复发。嗜酸性粒细胞增多是恩夫韦肽的主要实验室指标异常。未观察到需要改变其他抗反转录病毒药剂量的药物相互作用。

马拉韦罗

马拉韦罗被批准与其他抗反转录病毒药物联合使用，用于只能感染对其他抗反转录病毒药物耐药的CCR5趋向性的HIV-1病毒且有治疗史的成年患者。马拉韦罗特异性地和选择性地结合宿主蛋白CCR5，这是HIV进入CD4+细胞所必需的两种趋化因子受体之一。

因为马拉韦罗只对CCR5复合受体HIV有效，对CXCR4、双或混合趋向性的HIV毒株无效，在马拉韦罗使用之前，应进行增强的灵敏度趋向性测定，通过特异性测试确定共受体趋向性。大量患者，尤其是感染艾滋病毒晚期的患者，可能具有不完全是CCR5趋向性的病毒。

马拉韦罗吸收快但有差异，最大吸收时间通常是在口服1~

4 小时后。大多数药物（≥75%）通过粪便排泄，大约 20% 的经尿排泄。马拉韦罗的推荐剂量根据肾功能和合并使用 CYP3A 诱导剂或抑制剂而变化。对服用 CYP3A 抑制剂或诱导剂的严重或终末期肾功能不全的患者，禁忌使用马拉韦罗，建议在肝功能损害患者和共同感染 HBV 或 HCV 的患者中慎用。马拉韦罗极易进入脑脊液，浓度大约超过血浆浓度的 4 倍。

马拉韦罗的耐药与 gp120V3 环的一个或多个点位的突变相关。马拉韦罗没有与其他类药物的交叉耐药，包括融合抑制药恩夫韦肽。然而，出现 CXCR4 病毒（以前未检测到或新发现）似乎是比抗性突变发生更常见的抗病毒治疗失败原因。

马拉韦罗是 CYP3A4 的底物，在含有与此类酶相互作用药物的情况下，需调整剂量（表 49-3 和表 49-4）。马拉韦罗也是 P-糖蛋白的底物，因而细胞内药物浓度有限。如果与 CYP3A 强效抑制药（例如：地拉韦啶、酮康唑、伊曲康唑、克拉霉素或除替拉那韦之外的任何蛋白酶抑制剂）合用，马拉韦罗剂量必须减少，如果与 CYP3A 诱导药（例如：依发韦仑、依曲韦林、利福平、卡马西平、苯妥英或 St. John's 麦芽汁）合用则需增加剂量。

可能的不良反应包括咳嗽、上呼吸道感染、肌肉和关节痛、腹泻、睡眠障碍和血清转氨酶升高。已知有肝毒性，其可以发生在全身性过敏反应（即，瘙痒性皮疹，嗜酸性粒细胞增多或升高的 IgE）之前。如果这一系列反应发生的话，应该马上停止马拉韦罗。此外，应该谨慎应用于合并有肝功能不全或合并感染 HBV 或 HCV 的患者。在接受马拉韦罗的患者中观察到心肌缺血和梗死；因此对心血管疾病风险增加的患者慎用。

人们一直担心，趋化因子 CCR5 受体（一种人类蛋白质）的阻断可能导致免疫监视能力下降，随之而来的是恶性肿瘤（如：淋巴瘤）或感染的风险增加。但是，直到目前为止，没有因使用马拉韦罗而导致恶性肿瘤或感染的风险升高的证据。

整合酶链转移抑制剂

整合酶链转移抑制剂（INSTIs）结合整合酶，整合酶是 HIV-1 和 HIV-2 复制的必备酶。与酶结合后，拉替拉韦抑制病毒整合的第三步和最后一步的链转移，因此干扰 HIV 反转录的 DNA 与宿主细胞染色体的整合（图 49-3）。这类药物大多耐受性良好，头痛和胃肠道反应是最常见的不良事件。其他神经系统（包括神经精神系统）的影响经常被报道，但是比依非韦伦更温和更少。有限的数据表明，与依法韦仑和 PIs 相比，对脂质代谢的作用是有利的，由于与增强剂卡西司他共同施用，埃替维韦有比拉替拉韦和多替拉韦更多的可变结果。罕见和严重事件包括系统性超敏反应和横纹肌溶解症。

多替拉韦

多替拉韦（dolutegravir）可以和或不和食物同服。绝对口服生物利用度尚不清楚。在服用含阳离子抗酸剂或泻药，硫糖铝，口服铁剂，口服钙剂或缓冲药物之前 2 小时或之后 6 小时服用多替拉韦。终末半衰期约为 14 小时。

多替拉韦主要通过 UGT1A1 进行代谢，部分通过 CYP3A。因此，可能发生药物相互作用（表 49-4）。应该避免与代谢诱导剂苯妥英、苯巴比妥、卡马西平和圣约翰草合用。多替拉韦抑制肾有机阳离子转运蛋白 OCT2，从而增加通过 OCT2 消除的药物如多非利特和二甲双胍的血药浓度。出于这个原因，禁止与多非利特合用，并且建议与二甲双胍联合给药时，密切监测，并可能需要剂量调整。

目前的证据表明，多替拉韦对一些耐拉替格韦和艾维雷韦的病毒有活性。

多替拉韦最常见的不良反应是失眠和头痛。过敏性反应的特点是皮疹，全身反应，有时出现包括肝脏损伤在内的器官功能障碍，已有报道，可能会危及生命。如果发生这种情况，应立即停药，而不是重新开始。其他的副作用包括血清转氨酶升高和脂肪再分布综合征。

艾维雷韦

艾维雷韦（elvitegravir）需要用另外的药物如卡西司他（抑制 CYP3A4 的药物动力学增强剂以及某些肠道转运蛋白）或洛匹那韦加强。因此，艾维雷韦仅作为固定剂量组合的组分，与卡西司他，恩曲他滨和替诺福韦组合。复方制剂应与食物一起服用。

卡西司他可以抑制肾小管分泌肌酐，导致血清肌酐升高，这可能不具有临床意义；在固定剂量制剂中，可能难以区分卡西司他引起的和替诺福韦诱导的肾毒性。建议在肌酐清除率<70ml/min 的患者中不应开始使用固定剂量艾维雷韦/卡西司他/替诺福韦/恩曲他滨，肌酐清除率<50ml/min 的患者应停用；如果血清肌酐增加 0.4mg/dl 或更多，应考虑停药。

拉替拉韦

嘧啶酮类似物拉替拉韦的绝对生物利用度不确定，但似乎不受食物的影响。本品与 P450 色素酶系统没有相互作用；但是被葡糖醛酸化代谢，特别是 UGT1A1。UGT1A1 的诱导剂或抑制剂可能影响拉替拉韦的血清水平。例如：由于同时使用利福平显著降低拉替拉韦浓度，拉替拉韦的剂量应增加。由于多价阳离子（例如：镁、钙和铁）可能与整合酶抑制剂结合并干扰其活性，所以应谨慎使用抗酸剂，并将其与雷替拉韦相隔至少 4 小时。咀嚼片可能含有苯丙氨酸，苯丙酮尿症患者可能有害。

尽管迄今为止拉替拉韦临床试验中的病毒学治疗失败不常见，体外试验发现耐药只需一个点位的突变（例如：148 或 155 密码子）。易产生耐药性强调联合治疗和坚持治疗的重要性。整合酶突变不会影响其他抗反转录病毒药的敏感性。

拉替拉韦潜在的副作用包括失眠，头痛，头晕，腹泻，恶心，疲劳和肌肉酸痛。可能发生胰腺淀粉酶，血清转氨酶和肌酸激酶（伴有横纹肌溶解症）的增加。已经报道了严重的，可能危及生命并且致命的皮肤反应，包括史蒂文斯-约翰逊综合征，过敏反应和中毒性表皮坏死松解症。

■ 抗肝炎药

干扰素 α

干扰素(interferons)是宿主细胞素,有综合抗病毒、免疫调节和抗增殖效应(第55章),有些已被证明对 HBV 和 HCV 有用。α 干扰素似乎是通过与特殊的细胞膜受体结合而诱导细胞内信号起效,抑制病毒入侵、转译、转录、蛋白质加工、成熟和释放,以及增加主要组织相容性复合抗原的表达、提高巨噬细胞的吞噬活性,并促进细胞毒性 T 细胞的增殖和存活。

干扰素 α(interferon alfa)注射剂用于治疗 HBV 和 HCV 感染(表 49-6)。干扰素 α-2a(Interferon alfa-2a)和干扰素 α-2b(interferon alfa-2b)可皮下或肌内注射给药,消除半衰期为 2~5 小时,与给药途径有关。干扰素 α 经肾小球滤过,在肾小管重吸收期间迅速经蛋白水解而降解,因此体循环浓度难以检测出。

次要的代谢途径是肝脏代谢以及随后的胆汁排泄。

聚乙二醇干扰素 α-2a[pegylated interferon alfa-2a,培干扰素 α-2a(peginterferon Alfa-2a)]和聚乙二醇干扰素 α-2b[pegylated interferon alfa-2b,培干扰素 α-2a(peginterferon Alfa-2a)](聚乙二醇复合的),由于清除慢使得其终末半衰期延长,血浆药物浓度更平稳,因此慢性 HCV 感染的患者用药次数减少。肾脏大约能消除 30%,肾功能不全的患者清除率减半,因此必须调整剂量。

干扰素 α 治疗的第一周,超过 30% 的患者在用药后 6 小时内发生不良反应,常见有流感样症状(例如:头痛、发热、寒战、肌痛和不适),继续给药后逐渐消失。治疗开始的 8~12 周可发生短暂的肝酶升高,多见于出现不良反应的患者。长期治疗期间潜在的不良反应包括神经毒性(心境障碍、抑郁、瞌睡、意识错乱、癫痫发作)、骨髓抑制、深度疲劳、体重减轻、皮疹、咳嗽、肌痛、脱发、耳鸣、可逆的听力丧失、视网膜病变、肺炎和可能的心脏毒性。能诱导自身抗体,引起自身免疫性疾病(尤其是甲状腺炎)恶化或爆发。聚乙二醇分子是无毒的多聚体,很容易通过尿液排泄。

表 49-6 治疗肝炎病毒的药物

药物	适应证	推荐成人剂量	给药途径
核苷/核苷酸类似物			
阿德福韦酯[1]	慢性乙型肝炎	10mg qd	口服
恩替卡韦[1]	慢性乙型肝炎	500mg qd	口服
拉米夫定[1]	慢性乙型肝炎	100mg qd(如果共同感染 HIV,则 150mg, qd)	口服
替诺福韦[1]	慢性乙型肝炎	300mg qd	口服
替比夫定[1]	慢性乙型肝炎	600mg qd	口服
干扰素			
干扰素 α-2b	慢性乙型肝炎	500 万单位 qd 或 1 000 万单位每周 3 次	皮下或肌肉注射
干扰素 α-2b[1]	急性丙型肝炎	500 万单位 qd,3~4 周,然后五百万单位每周 3 次	皮下或肌肉注射
聚乙二醇干扰素 α-2a[1]	慢性乙型肝炎	180mcg 每周 1 次	皮下注射
聚乙二醇干扰素 α-2a[1]	慢性丙型肝炎	180mcg 每周 1 次加利巴韦林(800~1 200mg/d)	皮下注射
聚乙二醇干扰素 α-2b[1]	慢性丙型肝炎	1.5mcg/kg 每周 1 次加利巴韦林(800~1 200mg/d)	皮下注射
蛋白酶抑制剂			
波普瑞韦	慢性丙型肝炎	800mg tid×24~44 周加聚乙二醇干扰素 α-2a 或聚乙二醇干扰素 α-2b	口服
替拉瑞韦	慢性丙型肝炎	75mg tid×12 周加聚乙二醇干扰素 α-2a 或聚乙二醇干扰素 α-2b	口服
聚合酶抑制剂			
索磷布韦	慢性丙型肝炎	400mg qd(见正文)	口服

[1] 肾功能不全的患者必须减量

干扰素 α 治疗的禁忌证包括肝失代偿、自身免疫性疾病和有心律失常病史。精神病、癫痫、甲状腺疾病、缺血性心脏病、严重的肾功能不全和血细胞减少。干扰素 α 是灵长类的堕胎药，妊娠期不能使用。潜在的药物相互作用包括升高茶碱浓度和美沙酮浓度。由于有肝衰竭的风险，不建议与去羟肌苷合用，与齐多夫定合用可加剧血细胞减少。

乙肝病毒感染的治疗

长期 HBV 治疗的目的是抑制 HBV 的 DNA 至不能检测出的水平，血清 HBeAg（或者更罕见的 HBsAg）从阳性转化为阴性，并使已经升高的肝转氨酶降低。这些终点与改善坏死性炎症疾病、降低肝癌和肝硬化的风险，以及减少肝移植的必要，密切相关。所有当前批准的治疗都是为了达到这个目的。但是，由于当前的治疗是抑制 HBV 复制而不是根除病毒，初始的反应未必能持久。共价闭环（covalently closed circular，CCC）的 DNA 以稳定的形式无限期存在于细胞内，作为 HBV 的贮库贯穿细胞生命的起始，并有再生能力。所以，HBV 和丁型肝炎病毒混合感染的患者复发更常见。

美国 2013 年批准了 7 个药物用于治疗慢性 HBV 感染：5 个口服核苷/核苷酸类似物（拉米夫定、阿德福韦酯、替诺福韦、）和 2 个干扰素注射剂（干扰素 α-2b，聚乙二醇干扰素 α-2a）（表 49-6）。干扰素的使用已被长效聚乙二醇干扰素所取代，每周一次而不是每天或每周三次给药。一般来说，核苷/核苷酸类似物疗法比干扰素具有更好的耐受性并产生更高的应答率，现在是一线治疗。联合治疗可能会减少耐药。治疗的最佳时间仍然未知。几种抗 HBV 药物也具有抗 HIV 活性，包括替诺福韦，拉米夫定和阿德福韦。恩曲他滨作为一种 NRTI，虽然它没有被批准用于乙型肝炎病毒感染的患者的艾滋病毒感染，但是有优秀的生化，病毒学和组织学改善。具有双重 HBV 和 HIV 活性的药物在合并感染患者中作为一线方案的组成部分特别有用。但是，重要的是要注意在停止或中断这些药物后可能发生肝炎急性加重；这可能是严重的甚至是致命的。

阿德福韦酯

尽管阿德福韦酯最初用于治疗 HIV 感染而且失败，但是用于 HBV 治疗获得批准，其剂量较低且毒性低。阿德福韦酯（adefovir dipivoxil）是阿德福韦的二脂酶前体药，为无环的磷酸腺嘌呤核苷酸类似物。细胞激酶使其磷酸化为活性的二磷酸代谢物，然后竞争性地抑制 HBV 的 DNA 多聚酶，嵌入病毒 DNA 后使得链终止。阿德福韦在体外对许多的 DNA 和 RNA 病毒包括 HBV、HIV 和疱疹病毒有活性。

阿德福韦酯的口服生物利用度约 59%，不受食物影响；肠道和血液中的酯酶将其快速水解为母体化合物。蛋白结合率低（<5%）。二磷酸代谢物的细胞内半衰期延长至 5~18 小时，因不同的细胞而异；这使得每日 1 次给药成为可能。阿德福韦通过肾小球滤过和主动性的肾小管分泌排泄，肾功能不全时需调整剂量；不过，肝失代偿的患者可以使用本品。

阿德福韦口服制剂对 HBV 的 DNA 水平抑制弱，诱导

HBeAg 血清转化的可能性很低。经过 5 年的使用后，耐药率为 20%~30%。已经报道了天然存在的（即主要的）阿德福韦耐药的 rt233 HBV 突变体。阿德福韦和拉米夫定或恩替卡韦之间不存在交叉耐药。阿德福韦易于耐受。阿德福韦有剂量依赖性肾毒性，可能会出现血清肌酐升高和血磷降低，在使用高剂量（30~60mg/d）或预先存在的氮质血症的患者更常见。其他潜在的不良反应有头痛、腹泻、衰弱和腹痛。与其他的 NRTI 类一样，乳酸性酸中毒和肝脂肪变性的风险是由于线粒体功能障碍。阿德福韦代谢的副产物三甲基醋酸（Pivalic acid），能酯化游离卡尼汀使卡尼汀（carnitine）的浓度下降。但是，HBV 患者（10mg/d）的治疗没必要补充小剂量卡尼汀。

据报道，高达 25% 的停用阿德福韦酯的患者有严重急性加重肝炎。临床前研究发现高剂量阿德福韦对大鼠有胚胎毒性和遗传毒性。

恩替卡韦

恩替卡韦（entecavir）是口服的鸟嘌呤核苷类似物，竞争性抑制 HBV 的 DNA 多聚酶三种功能，包括碱基启动、负链的反转录和 DNA 正链合成。口服生物利用度 100% 但饮食可减少其吸收；因此，恩替卡韦应空腹给药。活性磷酸化化合物的细胞内半衰期为 15 小时。并且血浆半衰期延长至 128~149 小时，允许每天一次给药。通过肾脏排泄，包括肾小球滤过和肾小管分泌。

在比较试验中，恩替卡韦抑制 HBV DNA 水平高于拉米夫定或阿德福韦酯。恩替卡韦比拉米夫定有更高的抗耐药屏障，但抗拉米夫定耐药性可能更大。尽管在治疗期间的耐药隔离筛选试验已证实 S202G 突变，但临床耐药罕见（4 年的发生率 <1%）。恩替卡韦具有较弱的抗 HIV 活性，可诱导 HBV/HIV 共感染患者 M184V 变异的发生，导致对恩曲他滨和拉米夫定耐药。

恩替卡韦耐受良好。潜在不良反应是头痛、疲劳、眩晕、恶心、皮疹和发烧。在不同剂量下，观察到小鼠的肺腺瘤和肺癌、大鼠和小鼠肝腺瘤与肝癌、小鼠的血管瘤，以及脑神经胶质瘤和纤维瘤。恩替卡韦与影响肾功能或竞争肾小管主动分泌的药物合用，可使恩替卡韦或合用药物的血清浓度增加。

拉米夫定

拉米夫定（lamivudine）的药动学在本章的前面部分已经阐述（见核苷酸和核苷酸反转录抑制药部分）。它在 HBV 细胞株的细胞内半衰期（17~19 小时）长于 HIV 感染的细胞株半衰期（10.5~15.5 小时），因此给药剂量减少，给药频率降低。肝失代偿患者应用拉米夫定安全。长期治疗已经显示了大约降低 50%HBV 的临床进展，以及肝细胞癌的发展。此外，拉米夫定在妊娠最后 4 周内有效预防 HBV 从母亲向新生儿的垂直传播。

拉米夫定与三磷酸脱氧胞苷（deoxycytidine triphosphate）竞争性地抑制 HBV 的 DNA 多聚酶和 HIV 反转录酶，掺入病毒 DNA，导致链的终止。

尽管拉米夫定最初能快速而强效地抑制病毒，但是长期治疗最终因拉米夫定耐药的 HBV 分离株（例如：L180M 或 M204I/V）

出现而受限,估计在治疗期的第 1 年有 15%~30%,第 5 年有 70% 的患者出现耐药。耐药与肝炎的爆发和进行性肝病相关。拉米夫定可与恩曲他滨或恩替卡韦发生交叉耐药;然而,阿德福韦和替诺福韦对拉米夫定耐药的 HBV 株有效。

拉米夫定用于治疗 HBV 感染的剂量,安全范围广。头痛,恶心,腹泻,头晕,肌痛和全身乏力罕见。与 HIV 合用可增加胰腺炎的风险。

替比夫定

替比夫定(telbivudine)是脱氧胸腺嘧啶核苷类似物,对 HBV 的 DNA 多聚酶有活性。细胞的激酶使其磷酸化为活性的三磷酸盐形式,细胞内半衰期为 14 小时。磷酸化的化合物竞争性地抑制 HBV 的 DNA 多聚酶,掺入病毒 DNA,导致链的终止。替比夫定在体外对 HIV-1 没有活性。

口服生物利用度不受食物的影响。血浆蛋白结合低(3%),分布广。血清半衰期约 15 小时,经肾排泄。未发现已知的代谢产物,与 CYP450 酶系或其他药物之间没有相互作用。

在比较试验中,替比夫定比拉米夫定或阿德福韦诱发更高的病毒学应答率。然而,出现耐药则是典型的 M204I 突变,治疗超过一年的发生率达 22%,可能导致病毒的反跳。替比夫定对拉米夫定耐药的 HBV 患者无效。

不良反应轻微,包括疲劳,头痛,咳嗽,恶心,腹泻,皮疹和发烧。已经报道了无并发症的肌痛和肌病,同时具有增加的肌酸激酶水平,周围神经病也有报道。与核苷类似物一样,治疗期间可发生乳酸性酸中毒和脂肪变性的肝肿大,停药后可引起肝炎的爆发。

替诺福韦

替诺福韦是一种用作抗反转录病毒药物的腺苷核苷酸类似物,具有有效的抗 HBV 活性。替诺福韦的特性在本章前面部分已阐述。替诺福韦对拉米夫定和恩替卡韦耐药的肝炎病毒分离毒株有活性,但阿德福韦耐药的毒株活性下降。尽管在结构上与阿德福韦酯相似,但是比较试验显示病毒学应答和组织学改善的比率较高,并且慢性 HBV 感染患者对替诺福韦耐药性的出现率较低。替诺福韦在 HBV 感染患者中最常见的副作用是恶心,腹痛,腹泻,头晕,疲劳和皮疹;其他潜在的不利影响已在前面列出。

丙型肝炎感染的治疗

与慢性乙肝病毒感染的治疗不同,丙型肝炎病毒(HCV)感染的主要治疗目的是根除病毒。临床试验中,主要的效能终点是获得持续的病毒应答(SVR),定义为完全终止治疗后 24 周都没有可测定到的病毒血症。SVR 与肝组织改善和肝癌风险降低相关,偶尔也见肝硬化逆转。获得 SVR 出现后期复发的患者不足 5%。

未经治疗的急性丙型肝炎,病毒清除率估计为 15%~30%。在一项(自由的)研究中,用高于治疗慢性丙肝剂量的干扰素

α-2b 治疗急性感染,结果有 95% 的患者 6 个月表现为持续清除。因此,如果初期血清转化 12 周后的 HCV RNA 测试显示顽固的病毒血症,建议进行抗病毒治疗。

建议对进行性肝硬化风险增加的慢性 HCV 感染患者进行治疗。参数的选择很复杂。对那些准备治疗的,传统的治疗标准是每周 1 次的聚乙二醇干扰素 α 与每日 1 次的口服利巴韦林联用。聚乙二醇干扰素 α-2a 和 α-2b 已经取代了未经修饰的干扰素 α 类似物,如果不考虑基因型,它们与利巴韦林联用的效果更佳。很明显,与口服利巴韦林联用比单用干扰素或利巴韦林更有效。因此,仅在不能耐受利巴韦林的患者中推荐聚乙二醇干扰素 α 单一疗法。干扰素联合利巴韦林治疗对所有 HCV 感染基因型都有效,其中 HCV 基因型 2 或 3 感染者的持续的病毒应答率为 70%~80%,其他基因型者为 45%~70%。靠近编码干扰素-λ-3(IL28B rs12979860)基因的一个遗传变异体是聚乙二醇干扰素 α 和利巴韦林响应的强烈预测物。

然而,最近出现的 NS3/4A 蛋白酶抑制剂和 NS5B 聚合酶抑制剂正在改变慢性 HCV 治疗的应对措施。给予波普瑞韦,西美瑞韦或替拉瑞韦联合聚乙二醇干扰素和利巴韦林可显著提高 HCV 基因型 1 患者的病毒清除率;索磷布韦对抗 HCV 基因型 1,2,3 和 4 是有效的。尽管这四种新药都被许可与聚乙二醇干扰素和利巴韦林联合给药,但最近的临床试验结果显示,其中一种或多种可能是有效的与干扰素和与利巴韦林的联合方案。

聚合酶抑制剂

索磷布韦

索磷布韦(sofosbuvir)是一种核苷酸类似物,在感染 HCV 基因型 1,2,3 或 4 的患者中抑制 HCV NS5B RNA 依赖的 RNA 聚合酶。每天 1 次给药,和或不和食物同服,联合聚乙二醇干扰素 α 和利巴韦林,共用 12~24 周(感染 HCV 基因型 3 的患者建议持续时间更长)。据报告治愈率很高,但药物非常昂贵。

索磷布韦与血浆蛋白结合 61%~65%,并在肝脏中代谢形成活性核苷类似物三磷酸 GS-461203。通过肾脏清除,严重肾功能不全患者的安全性尚不清楚。

索磷布韦是药物转运蛋白 P-gp 的底物;因此,在肠道内有效的 P-gp 的诱导物不应该被共同施用。常见的不良反应是疲劳和头痛。

蛋白酶抑制剂

最近有三种口服蛋白酶 NS3/4A 抑制剂与聚乙二醇干扰素和利巴韦林联合用于治疗 HCV 基因型 1 感染:波普瑞韦、西美瑞韦或替拉瑞韦。这些药物直接通过结合裂解 HCV 编码的多蛋白的 NS3/4A 蛋白酶来抑制 HCV 复制(图 49-4)。值得关注的是,当与聚乙二醇干扰素和利巴韦林联合使用时,毒性增强,药物相互作用的高度可能性以及抵抗的低遗传障碍,其可能早在开始治疗后 4 天时发展为单一疗法。不建议使用这些药物治疗其他 HCV 基因型。预期 NS3/4A 蛋白酶抑制剂具有交叉耐药性。

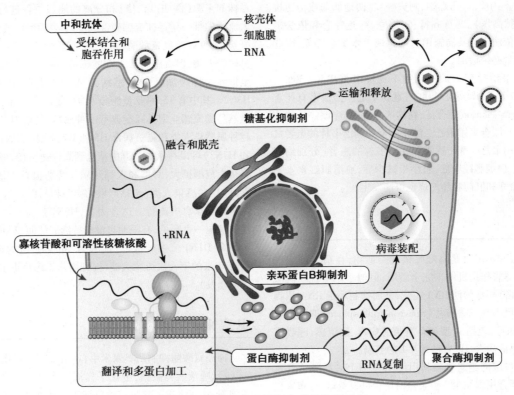

图 49-4 HCV 的生命周期和药物作用机制

所有三种药物都是 CYP3A 抑制剂的抑制剂和底物。与许多药物同时使用，特别是 HIV/HCV 合并感染患者中的 NNRTIs 和 PIs，可能有药物-药物相互作用。与强 CYP3A4 诱导剂（包括利福平）共同施用是禁忌的，因为抗-HCV 剂的血清水平可能降低，并且由于导致他汀类药物的血清水平升高，与他汀类药剂的共同施用是禁忌的。与波普瑞韦或替拉瑞韦共同施用，会减少减少激素避孕药的有效性。

由于波普瑞韦、西美瑞韦或替拉瑞韦总是与利巴韦林共同给药，所以它们在怀孕妇女和有怀孕伴侣的男性中的禁止使用。

波普瑞韦

波普瑞韦（boceprevir）疗法在聚乙二醇干扰素和利巴韦林治疗 4 周后开始。治续导检测不到的病毒。

波普瑞韦应与食物一起服用以使吸收最大化。蛋白结合率月 75%，平均血浆半衰期约 3.4 小时。波普瑞韦被醛-酮还原酶和 CYP3A4/5 途径代谢，是 CYP3A4/5 和 P-糖蛋白转运蛋白的抑制剂。波普瑞韦禁忌与很多药物合用，包括卡马西平、苯巴比妥、苯妥英、利福平、麦角衍生物、西沙必利、洛伐他汀、辛伐他汀、圣约翰草、屈螺酮、阿夫唑嗪、西地那非或他达拉非（用于肺动脉高压）、匹莫齐特、三唑仑、咪达唑仑和依法韦仑。

与波普瑞韦治疗相关的最常见的副作用是疲劳，贫血，嗜中性白细胞减少症，恶心，头痛和味觉障碍。联合使用聚乙二醇干扰素和利巴韦林的波普瑞韦组患者的贫血率高于服用聚乙二醇干扰素和利巴韦林组的患者的贫血率（分别为 50% 和 25%）；中性粒细胞减少率也较高。

西美瑞韦

西美瑞韦（simeprevir）每日 1 次与聚乙二醇干扰素和利巴韦林联合使用，共治疗 12 周用于感染 HCV 基因 1 型的代偿性肝病（包括肝硬化）患者。

西美瑞韦必须与食物一起服用以使吸收最大化。它与血浆蛋白广泛结合（99%），通过 CYP3A 途径在肝脏中代谢，并从胆汁排泄。尚未建立中重度肝功能不全患者的安全性。与高加索人相比，亚洲患者的平均西美瑞韦暴露量高出三倍，可能导致不良事件的频率更高。西美瑞韦是 CYP3A 的底物和轻度抑制剂，是 P-gp 和 OATP1B1/3 的底物和抑制剂。与中度或强效的 CYP3A 抑制剂或诱导剂共同施用可显著增加或降低西美瑞韦的血浆浓度。

基线时存在的 NS3 Q80K 多态性与治疗效果的降低相关，并且推荐在开始治疗之前进行筛选。在治疗过程中已经有导致药物敏感性降低的氨基酸取代的出现，可能与降低的反应性有关。

报告的不良事件包括光敏反应和皮疹（在治疗的头 4 周内最常见）。由于西美瑞韦含有磺胺基团，应该谨慎用于有磺胺过敏史的患者。

替拉瑞韦

在初治 HCV 感染的患者中，用替拉瑞韦（telaprevir）加聚乙二醇干扰素和利巴韦林治疗至少持续 12 周。和波普瑞韦一样，治疗的持续时间取决于检测不到病毒。

替拉瑞韦必须与食物一起服用才能使吸收最大化。血浆蛋白结合率为 59%~76%，稳态有效半衰期为 9~11 小时。替拉瑞韦由肝脏中的 CYP 途径代谢，是 CYP3A4 和 P-糖蛋白的抑制剂。不可与替拉瑞韦同时使用的禁忌药物非常多，包括：卡马西平、苯巴比妥、苯妥英、利福平、麦角衍生物、西沙必利、洛伐他汀、辛伐他汀、圣约翰草、屈螺酮、阿夫唑嗪、西地那非或他达拉非(用于肺动脉高压)、匹莫齐特、三唑仑、咪达唑仑和依法韦仑。由于当与依法韦仑共同施用时替拉端韦水平会降低,因此替拉瑞韦的剂量必须增加。

与替拉瑞韦治疗相关最常见的不良反应是皮疹(30%~55%)、贫血、疲劳、瘙痒、恶心和肛门直肠不适。据报道有严重的皮疹或 Stevens-Johnson 综合征;在这些患者中,应该停止给药并且不再给药。联合服用聚乙二醇干扰素和利巴韦林的患者贫血率高于仅服用聚乙二醇干扰素和利巴韦林的患者(分别约为36%和17%)。白细胞减少症,血小板减少症,血清胆红素水平升高,高尿酸血症和肛门直肠灼烧也可能发生。

利巴韦林

利巴韦林(ribavirin)是鸟嘌呤核苷类似物,在宿主细胞内被酶磷酸化。尽管作用机制未完全阐明,但似乎是干扰三磷酸鸟苷的合成,抑制病毒信使 RNA 帽化,从而抑制病毒 RNA 依赖性聚合酶。利巴韦林三磷酸酸盐(ribavirin triphosphate)抑制多种 DNA 和 RNA 病毒,包括 A 型和 B 型流感病毒、副流感、呼吸道合胞病毒、副黏液病毒、HCV 和 HIV-1 的复制。

利巴韦林口服的绝对生物利用度 45%~64%,高脂饮食可增加,与抗酸药合用则减少。血浆蛋白结合可以忽略,分布容积大,脑脊液浓度约为血浆的 70%。利巴韦林主要通过尿液消除;因此,肌酐清除率低于 30ml/min 的患者消除减少。

那些对治疗的反应可能较低下或已经复发的患者,使用利巴韦林较高剂量(例如:根据体重,1 000~1 200mg/d,而不是 800mg/d)或较长时间治疗,或者二者兼之,可能更有效。必须在可能增加的毒性之间找到平衡点。10%~20%的患者发生剂量依赖性的溶血性贫血。其他潜在的副作用包括抑郁、疲乏、易激惹、皮疹、咳嗽、失眠、恶心和瘙痒。利巴韦林治疗的禁忌证包括贫血、终末期肾衰、缺血性血管疾病和妊娠。利巴韦林可产生动物的畸形和胚胎毒性,以及哺乳动物细胞的遗传改变。暴露于药物的患者停药后至少 6 个月内不能怀孕。

新的和研发中的药物

目前正在临床研究中的药物有第二代 NS3/NS4A 蛋白酶抑制剂(例如:faldaprevir, simeprevir, asunaprevir),核苷/核苷酸 NS5B 聚合酶抑制剂(例如:索磷布韦,见上文)和非核苷 NS5B 聚合酶抑制剂(例如:deleobuvir)。目标是确定不需要同时施用干扰素或利巴韦林的有效且耐受性良好的方案;此外还需要具有除 1 以外的 HCV 基因型的活性的药物(例如:索磷布韦)。正在开发的其他类别的药剂包括 NS5A 抑制剂(例如:达卡他韦),p7 和 NS4B 抑制剂,亲环蛋白抑制剂和抑制 miR122 的反义寡核苷酸(例如:miravirsen)。

■ 抗流行性感冒药

流行性感冒病毒株根据它们的核心蛋白(例如:A、B、C)、毒株的来源(例如:鸟、猪)和分离的地理位置进行分类。引起大流行的唯一一病毒株流感病毒 A,基于表面蛋白被分成 16H(血凝素)和 9N(神经氨酸酶)的已知亚型。尽管流感病毒 B 通常只感染人类,但流感病毒 A 却能感染许多种动物宿主。当前在全世界人群中循环的流感病毒 A 亚型包括 H1N1,H1N2 和 H3N2。其中有 15 种亚型感染鸟类,提供了一个巨大的储库。虽然鸟类流感亚型具高度典型的种属特异性,但却罕有机会跨越种属感染人类和猫。病毒 H5 和 H7 亚型(例如:H5N1,H7N7 和 H7N3)可以在家禽羊群中从低到高快速突变,形成致病源并将宿主范围扩大,对鸟和人都致病。特别担心的是禽 H5N1 病毒,1997 年感染人类(包括严重的疾病和死亡),从 2003 年开始在东南亚家禽中流行。迄今为止,H5N1 病毒在人与人之间传播的情况一直罕见,有限而且没有持续。然而,2009~2010 年的 2009 年 H1N1 流感病毒(之前称为"猪流感")的出现,造成了 40 多年来的第一次流感大流行(即由新流感病毒引发的全球性疾病暴发)。

奥塞米韦与扎那米韦

神经氨酸酶抑制药奥塞米韦(oseltamivir)和扎那米韦(zanamivir),唾液酸类似物,干扰子代流感病毒从感染者释放至宿主细胞,从而终止了呼吸道感染病毒的传播。它们竞争性和可逆性干扰活性酶部位,在低纳摩尔浓度时抑制病毒神经氨酸酶的活性。病毒神经氨酸酶的抑制导致新释放的流感病毒粒子相互聚集并且感染细胞的膜。与金刚烷胺和金刚乙胺不同的是,奥塞米韦和扎那米韦对 A 型和 B 型流感病毒均有活性。早期给药非常关键,因为流感病毒的复制高峰时间在疾病开始的 24~72 小时。在疾病发作后 48 小时内开始 5 天疗程治疗,可以减少症状持续时间,病毒脱落和传播,以及并发症如:肺炎、哮喘、住院和死亡率。暴露于疾病的防护,每日 1 次给药的预防有效率为 70%~90%。

奥塞米韦是口服前体药,由肝酯酶活化,广泛分布于全身。给药剂量每次 75mg,每日 2 次,连续 5 日,每日 1 次 75mg 用于预防。口服生物利用度 80%,血浆蛋白结合率低,中耳和窦液的浓度与血浆相近。奥塞米韦的半衰期 6~10 小时,通过肾小球滤过和肾小管分泌排泄。丙磺舒减少奥塞米韦的肾清除约 50%。奥塞米韦活性代谢物奥塞米韦羧酸盐的血清浓度随着肾功能减退而升高;因此,肾功能不全患者应该调整剂量。潜在的不良反应包括恶心,呕吐和头痛,治疗早期有 5%~10%的患者出现,但是趋向于自行缓解。奥塞米韦与食物同服不影响吸收,可缓解恶心与呕吐。也有、疲乏和腹泻的报道,多见于预防用药。罕见皮疹。神经精神性事件(自残或谵妄)已有报道,特别是在日本的青少年和成年人中。

扎那米韦经吸入直接进入呼吸道。10%~20%的活性化合物到达肺,余下的贮存在口咽部。估计呼吸道的药物浓度超过神经氨酸酶抑制浓度的 1 000 倍,肺的半衰期 2.8 小时。总剂量的 5%~15%(10mg 每日 2 次,连续 5 日,或者 10mg 每日 2 次预防用药)被吸收并经尿液排泄,代谢极少。潜在的不良反应包括咳嗽、支气管痉挛(偶尔剧烈)、可逆的肺功能下降和短暂的鼻喉不适。不建议对潜在的呼吸道疾病患者使用扎那米韦。奥司他韦和扎那米韦都可以从制造商的同情使用基础上获得静脉制剂。

虽然在治疗期间可能出现对奥司他韦和扎那米韦的耐药性并且可以传播，但 2012～2013 年间由疾病控制中心测试的 H1N1、H3N2 和乙型流感病毒的接近 100% 的毒株仍然对这两种药物敏感。然而，奥塞米韦抗性已被记录在新型禽 H7N9 病毒株中，治疗期间出现一个实例。

金刚烷胺与金刚乙胺

金刚烷胺（amantadine, 1-aminoadamantane hydrochloride）和它的 α-甲基衍生物金刚乙胺（rimantadine），是金刚烷胺家族的三环胺类，阻断病毒颗粒 M2 蛋白的离子通道并抑制感染宿主细胞的病毒 RNA 的脱壳，从而阻止复制。它们仅对 A 型流感病毒有效。金刚乙胺在体外的活性是金刚烷胺的 4～10 倍。金刚烷胺吸收良好，67% 与蛋白结合。血浆半衰期 12～18 小时，随肌酐清除率而变化。金刚乙胺约有 40% 与蛋白结合，半衰期 24～36 小时。鼻分泌物和唾液中的浓度与血清浓度相近，脑脊液的浓度约为血清浓度的 52%～96%；鼻黏液中金刚乙胺的浓度约比血浆高出 50%。金刚烷胺以原型通过尿液排泄，金刚乙胺经过羟基化、结合与葡萄糖醛酸等泛代谢后，从尿液排出。老年和肾功能不全的患者两种药物都应减量，显著的肝功能减退者金刚乙胺应减量。

不耐药时，金刚烷胺和金刚乙胺每日 2 次 100mg，或者每日 1 次 200mg，在接触病毒前开始服用，对预防临床疾病的保护率为 70%～90%。疾病开始后 1～2 日开始服药，可使发热和全身症状持续期缩短 1～2 日。但由于 H1N1 和 H3N2 病毒的耐药率较高，不再推荐用于预防或治疗流感。

最常见的不良反应是胃肠道（恶心、食欲减退）和中枢神经系统（神经质、难以集中精力、失眠、头晕）；更严重的副作用（如：显著的行为改变，谵妄，幻觉，兴奋和癫痫发作）可能是由于多巴胺神经传递的改变（第 28 章）。金刚乙胺比金刚烷胺的发生率要低；与高血浆浓度有关；可能在肾功能不全，癫痫发作或高龄患者中出现频率更高；并伴随抗组胺药，抗胆碱药，氢氯噻嗪和甲氧苄氨嘧啶-磺胺甲噁唑。急性金刚烷胺过量倾向于存在抗胆碱能活性的临床表现。

这两种药物对啮齿类动物均具有致畸性和胚胎毒性，在怀孕期间暴露后出生缺陷已有报道。

研究中的药物

神经氨酸酶抑制剂帕拉米韦（一种环戊烷类似物）对甲型和乙型流感病毒均有活性。由于甲型 H1N1 流感大流行，2009 年 11 月份帕拉米韦临时接受了由美国食品及药物管理局（FDA）进行的静脉注射应急使用许可，但目前尚未批准在美国使用。报告的副作用包括腹泻，恶心，呕吐和中性粒细胞减少症。长效神经氨酸酶抑制剂，拉尼米韦辛酸盐对奥司他韦耐药的病毒有效。

DAS181 是宿主定向的抗病毒剂，其通过从相邻的聚糖结构中除去病毒受体，唾液酸来起作用。

■ 其他的抗病毒药

干扰素类

研究表明干扰素有许多临床适应证。除 HBV 和 HCV 感染（见抗肝炎药）外，损伤区干扰素 α-2b 或 α-n3 注射可用于尖锐湿疣的治疗（第 61 章）。

利巴韦林

除了口服给药与干扰素 α 合用治疗丙型肝炎（参见抗肝炎药物）外，呼吸道合胞病毒（RSV）细支气管炎或肺炎的儿童和婴儿可用利巴韦林气雾剂（200mg/ml，每日 12～18 小时），以减轻疾病的严重程度和缩短持续时间。利巴韦林气雾剂也用于治疗 A 型和 B 型流感病毒感染，但未广泛应用。全身吸收低（<1%）。雾化利巴韦林可能会导致结膜或支气管刺激，雾化药物可能会沉积在隐形眼镜上。利巴韦林具有致畸性和胚胎毒性。卫生保健工作者和怀孕女性暴露于吸入给药环境时应采取保护措施。

如果利巴韦林早期静注，可降低拉沙热和其他出血热的死亡率。高浓度利巴韦林在体外抑制西尼罗病毒，但缺乏临床数据。有治疗严重麻疹肺炎和某些脑炎病例的临床获益报道，利巴韦林连续输注可减少严重下呼吸道流感或副流感的病毒生成。脑脊液的稳态浓度约为血浆的 70%。

帕利珠单抗

帕利珠单抗（palivizumab）是人单克隆抗体，直接与 RSV 蛋白 F 表面 A 抗原位点的抗原决定簇结合。被批准用于高危婴儿和儿童 RSV 感染的预防，例如：早产儿和那些支气管、肺发育异常或先日性心脏病患儿。一项安慰剂对照试验，在 RSV 季节开始进行每月 1 次肌内注射（15mg/kg），连续 5 个月，表明 RSV 感染患者的住院风险下降了 55%，对辅助供氧的需求、疾病的严重分值和重症监护的需求均减少。尽管实验室里分离出了耐药株，但临床至今还未分离出耐药株。潜在的不良反应包括上呼吸道感染、发热、鼻炎、皮疹、腹泻、恶心、咳嗽、中耳炎和血清转氨酶升高。

研究中的用于治疗或预防 RSV 感染患者的药物包括 RNA 干扰（RNAi）治疗剂 ALN-RSV01 和苯二氮䓬类 RSV604。

咪喹莫德

咪喹莫德（imiquimod）是免疫反应修饰药，对外阴和肛周疣（例如：尖锐湿疣；第 61 章）的局部治疗有效。5% 的乳膏剂每周 3 次，每次用后 6～10 小时清洗。咪喹莫特也可能有效预防传染性软疣。但在美国没有获得这种适应证的许可。局部皮肤反应是最常见的不良反应；治疗后几周内趋于缓解。但是，皮肤的色素改变持续存在。偶有全身不良反应如疲乏和流感样综合征的报道。

制剂

通用名	制剂	通用名	制剂
阿巴卡韦	仿制药,Ziagen	洛匹那韦/利托那韦	Kaletra
阿巴卡韦/拉米夫定	Epzicom	马拉韦罗	Selzentry
阿巴卡韦/拉米夫定/齐多夫定	Trizivir	奈非那韦	Viracept
阿昔洛韦	仿制药,Zovirax	奈韦拉平	仿制药,Viramune
阿德福韦	仿制药,Hepsera	奥司他韦	Tamiflu
金刚烷胺	仿制药,Symmetrel	帕利珠单抗	Synagis
阿扎那韦	Reyataz	聚乙二醇干扰素 α-2a(聚乙二醇化干扰素 α-2a)	Pegasys
波普瑞韦	Victrelis	聚乙二醇干扰素 α-2b(聚乙二醇干扰素 α-2b)	PEG-Intron
西多福韦	仿制药,Vistide		
达芦那韦	Prezista(must be taken with ritonavir)	喷昔洛韦	Denavir
拉韦啶	Rescriptor	拉替拉韦	Isentress
地达诺新(双脱氧肌苷,双脱氧次黄嘌呤核苷)	仿制药,Videx,Videx-EC	利巴韦林	仿制药,Rebetol
		利巴韦林/干扰素 α-2b	Rebetron
二十二烷醇	Abreva(非处方药)	利巴韦林气雾剂	Virazole
依法韦仑	Sustiva	利匹韦林	Edurant
恩曲他滨	Emtriva	利匹韦林/恩曲他滨/替诺福韦	Complera
恩曲他滨/替诺福韦	Truvada		
恩曲他滨/替诺福韦/依法韦仑	Atripla	金刚乙胺	仿制药,Flumadine
		利托那韦	Norvir
恩夫韦地	Fuzeon	沙奎那韦	Invirase
恩替卡韦	Baraclude	索磷布韦	Sovaldi
依曲韦林	Intelence	司他夫定	仿制药,Zerit,Zerit XR
泛昔洛韦	仿制药,Famvir	替拉瑞韦	Incivik
福沙那韦	Lexiva	替比夫定	Tyzeka
膦甲酸钠	仿制药,Foscavir	替诺福韦	Viread
更昔洛韦	仿制药,Cytovene	替拉那韦	Aptivus
咪喹莫特	仿制药,Aldara,others	三氟胸苷	仿制药,Viroptic
茚地那韦	Crixivan	伐昔洛韦	仿制药,Valtrex
干扰素 α-2a	Roferon-A	缬更昔洛韦	Valcyte
干扰素 α-2b	Intron A	扎西他滨(双脱氧胞苷,ddC)	Hivid(退市)
干扰素 α-2b/利巴韦林	Rebetron		
干扰素 α-n3	Alferon N	扎那米韦	Relenza
干扰素 α-1	Infergen	齐多夫定(叠氮胸苷,叠氮脱氧胸苷)	仿制药,Retrovir
拉米夫定	仿制药,Epivir,Epivir-HBV		
拉米夫定/齐多夫定	Combivir	齐多夫定/拉米夫定	Combivir
拉米夫定/阿巴卡韦/齐多夫定	Trizivir	齐多夫定/拉米夫定/阿巴卡韦	Trizivir

案例思考答案

考虑到高病毒载量和低 CD4 细胞计数,在该患者中使用对 HIV 和乙型肝炎病毒(HBV)的组合抗病毒疗法。然而,使用美沙酮和可能的过量饮酒需要谨慎。替诺福韦和恩曲他滨(两种核苷/核苷酸反转录酶抑制剂)作为初始方案的组成部分是极好的选择,因为它们都对 HIV-1 和 HBV 有活性,不与美沙酮发生相互作用,并且每日 1 次,固定剂量组合。依非韦伦(一种非核苷反转录酶抑制剂)可以被加入并且仍然保持每日 1 次的方案。还有几个其他的选择。在开始这种方案之前,应该检查肾功能,评估 HBV DNA 水平,并且应该考虑骨密度测试。应排除怀孕,并建议患者在怀孕期间不要服用依非韦伦。应该建议避免饮酒。依非韦伦降低美沙酮水平的可能性需要密切监测,并可能增加美沙酮的剂量。最后,应该让患者意识到这些药物的突然停止可能会引起急性肝炎。

(余俊先 译　沈素 校　史丽敏 审)

参考文献

扫描本书二维码获取完整参考文献。

Daniel H. Deck, PharmD, &

Lisa G. Winston, MD*

56 岁男性患者,在医院重症监护室治疗社区获得性肺炎。住院后他接受头孢曲松钠和阿奇霉素,很快有所改善,转到双人病房(semiprivate ward room)。住院第 7 日,发生严重腹泻,每日排便 8 次但临床状况尚稳定。粪便检测证实艰难梭菌感染。对此患者腹泻应采取什么治疗? 接下来患者被转到单人病房,病房打扫人员询问对旧病房是否需要用酒精或漂白剂清洁? 还可选用哪些制剂? 为什么?

■ 甲硝唑、莫匹罗星、多黏菌素类及尿道防腐药

甲硝唑

甲硝唑(metronidazole)是硝基咪唑类抗原虫药(第 52 章),对厌氧菌包括拟杆菌属和梭状芽孢杆菌属也有潜在的抗菌活性。甲硝唑被厌氧菌和敏感原生动物选择性吸收。一旦被厌氧菌所吸收,其通过与还原的铁氧还蛋白反应而被非酶降解。这种减少产生对厌氧细胞有毒的产物,并允许其在厌氧菌中选择性积累。甲硝唑的代谢物被吸收到细菌 DNA 中,形成不稳定的分子。这种作用只发生在甲硝唑部分还原时,由于这种还原通常只在厌氧细胞中发生,所以对人体细胞或好氧细胞的影响相对较小。甲硝唑口服吸收很好,广泛分布于各组织,250mg 剂量口服后,血清药物浓度可达 4~6μg/ml。甲硝唑也可静脉给药。它易于进入脑脊液和脑,其浓度与血清浓度相似。甲硝唑经过肝脏代谢,肝功能功不全时,药物可在体内蓄积。

甲硝唑的适应证为厌氧菌或腹腔内混合感染(与对需氧生物体具有活性的其他药剂组合)、阴道炎(毛滴虫感染、细菌性

阴道炎)、艰难梭状芽孢菌大肠炎和脑脓肿。常用剂量为 500mg 口服,每日 3 次或静注 30mg/(kg·d)。阴道炎单次可用到 2g 的剂量。阴道凝胶剂供局部使用。

不良反应包括恶心、腹泻、口腔炎,以及长期使用后的外周神经病变。甲硝唑有双硫仑样反应,应告诉患者避免饮酒。尽管甲硝唑在有些动物试验中可致畸,但人体不会产生这种作用。甲硝唑的其他特性在第 52 章详述。

替硝唑(tinidazole)是结构相似的化合物,每日 1 次给药,被批准用于毛滴虫属感染、贾第虫病、阿米巴病和细菌性阴道炎。它对厌氧菌也有作用,但是 FDA 未批准其用于厌氧菌感染。

莫匹罗星

莫匹罗星[mupirocin,pseudomonic acid(假单胞菌酸)]是荧光假单胞菌的天然产物。吸收后迅速灭活,未检测到其全身的浓度。软膏剂可供局部使用。

莫匹罗星对革兰阳性球菌包括对甲氧西林敏感和甲氧西林耐药的金黄色葡萄球菌有活性。它可以通过抑制葡萄球菌的异亮氨酰 tRNA 合成酶。最小抑菌浓度(MIC)达 100μg/ml 的低浓度耐药,是由于靶酶基因点突变的结果。已观察到长期使用莫匹罗星可产生低浓度耐药。但是,局部使用时的局部浓度远高于 MIC,故不会导致临床治疗失败。MIC 超过 1 000μg/ml 的

---

* 感谢前版作者 Henry F. Chambers 博士做出的贡献

高浓度耐药是由于存在另一个异亮氨酰 tRAN 合成酶基因，该基因是质粒介导的。高浓度耐药可导致药物活性完全丧失。高浓度耐药的菌株可引起医院相关葡萄球菌感染的爆发和集群。尽管莫匹罗星使用过程中的高浓度耐药发生率较高，但是大部分的分离葡萄球菌菌株仍然敏感。

莫匹罗星适应证为局部使用治疗较轻的皮肤感染，例如：脓疱病（第 61 章）。局部用于大面积感染如：褥疮或开放性外伤，被认为是导致莫匹罗星耐药株的出现一个重要因素，所以不建议使用。莫匹罗星能有效杀灭患者或健康携带者鼻腔的金黄色酿脓葡萄球菌，但是就预防并发的葡萄球菌感染而言，效果不一。

多黏菌素类

多黏菌素类（polumyxins）是一类抗革兰氏阴性菌的碱性肽，包括**多黏菌素 B（polymyxin B）**和**多黏菌素 E（colistin, polymyxin E）**。多黏菌素类的作用为阳离子去污剂。它们黏附并使细胞膜破裂。它们还能与内毒素结合并使之灭活。对革兰氏阳性菌、变形菌和奈瑟菌属耐药。

由于全身用药的显著毒性（尤其是肾毒性），直到现在，多黏菌素类主要是局部应用。多黏菌素 B 软膏 0.5mg/g 与杆菌肽或新霉素（或者二者）混合，常用于表皮病损的感染。对所有其他药物耐药的鲍曼不动杆菌，铜绿假单胞菌和肠杆菌科菌株的出现，重新引起了人们对多粘菌素作为胃肠道外药物的兴趣，以补救由这些生物引起的感染。

非达霉素

非达霉素是一种窄谱，大环抗生素，对革兰氏阳性需氧菌和厌氧菌有活性，但缺乏对革兰氏阴性菌的活性。非达霉素通过与 RNA 聚合酶的 σ 亚基结合来抑制细菌蛋白质合成。口服时，全身吸收可忽略不计，但粪便浓度高。非达霉素已被 FDA 批准用于治疗成人中的艰难梭菌感染。它与口服万古霉素一样有效，可能有较低的复发率。非达霉素口服 200mg 片剂，每天 2 次，共 10 天。

尿道防腐药

尿道防腐药（urinary antiseptics）是在尿道产生抗菌活性的口服药，但其全身效应很弱或者没有。它们的使用局限于下尿路感染。

呋喃妥因

在治疗剂量下，呋喃妥因对许多革兰氏阳性和革兰氏阴性细菌是杀菌的；然而，铜绿假单胞菌和许多变形菌株具有内在的抗性。呋喃妥因具有复杂的作用机制，尚未完全清楚。抗菌活性似乎与通过细菌还原酶将呋喃妥因快速细胞内转化成高活性中间体相关联。这些中间体与许多核糖体蛋白质非特异性反应，破坏蛋白质，RNA，DNA 和代谢过程的合成。目前还不知道呋喃妥因的多重作用中的哪一个主要负责其杀菌活性。

呋喃妥因和其他抗菌药之间没有交叉耐药性，而且耐药出现慢。由于对甲氧苄氨嘧啶-磺胺甲基异噁唑和氟喹诺酮类耐药的大肠杆菌较常见，呋喃妥因已成为治疗单纯泌尿道感染的重要可选口服药之一。

呋喃妥因口服吸收良好。其代谢和消除均非常迅速，所以无全身抗菌作用。药物通过肾小球过滤和肾小管分泌排泄入尿。使用日平均剂量的情况下，尿中药物浓度可达 200μg/ml。肾功能不全时，尿液中的药物浓度不足以发挥抗菌作用，但血药浓度过高会引起中毒。显著的肾功能不全患者禁用呋喃妥因（肌酐清除率<60mL/min）。

成人尿路感染的给药剂量是口服 100mg，每日 4 次。长效制剂（Macrobid）每天服用两次。每个长效胶囊含有两种形式的呋喃妥因。百分之二十五为微晶呋喃妥因，其溶解度和吸收速度比一水合呋喃妥因缓慢。其余的 75% 是粉末混合物中所含的呋喃妥因一水合物，其在暴露于胃液和肠液时形成一种随时间推移释放呋喃妥因的凝胶基质。

本品不用于上尿路感染。理想的状况是尿液 pH 值维持在 5.5 以下，能大大增强药物的活性。呋喃妥因每日单次剂量 100mg，可预防女性尿路感染的复发。呋喃妥因的主要不良反应是食欲减退、恶心和呕吐。葡萄糖-6-磷酸脱氢酶缺乏的患者会引起神经病变和溶血性贫血。呋喃妥因拮抗萘啶酸的作用。也有皮疹、肺部浸润和其他过敏反应的报道。

扁桃酸乌洛托品和马尿酸乌洛托品

扁桃酸乌洛托品（methenamine mandelate）是乌洛托品和扁桃酸形成的盐，兼具有这两种物质的尿道防腐特性。马尿酸乌洛托品（methenamine hippurate）是乌洛托品和马尿酸形成的盐。pH 低于 5.5 时，乌洛托品释放出甲醛，后者有抗菌作用（见下面的醛）。扁桃酸或马尿酸口服以原形排泄入尿，当尿 pH 低于 5.5 时这些药物对某些革兰阴性菌有杀菌作用。

扁桃酸乌洛托品 1g 口服，每日 4 次，或者乌洛托品马尿酸盐 1g 口服，每日 2 次（儿童每日 50mg/kg 或每日 30mg/kg），本品仅作为尿道防腐抑制药而不是治疗尿路感染。酸化的药物（例如：抗坏血酸 4~12g/d）可使尿 pH 降低至 5.5 以下。不能在同一时间给予磺胺类，因为它可与乌洛托品释放的甲醛形成不溶性化合物。服用乌洛托品扁桃酸盐的患者儿茶酚胺代谢检测可出现升高的假象。

■ 消毒药、防腐药和杀菌药

消毒药（disinfectants）是抑制或杀死微生物的强效化学物质或物理物质（表 50-1）。防腐药（antiseptics）是具有很低宿主细胞毒性的化学消毒药，可直接用于皮肤、黏膜或伤口。杀菌药（sterilants）是在合适的时间和温度可杀死生长细胞和芽孢的药物。这部分术语的定义见表 50-2。

表 50-1　消毒药的活性

	细菌				病毒		其他		
	革兰阳性	革兰阴性	耐酸性	芽胞	亲脂性	亲水性	真菌	阿米巴原虫	蛋白感染素
醇(异丙醇、乙醇)	HS	HS	S	R	S	V	-	-	R
醛(戊二醛、甲醛)	HS	HS	MS	S(慢)	S	MS	S	-	R
葡萄糖酸氯己定	HS	MS	R	R	V	R	-	-	R
次氯酸钠,二氧化氯	HS	MS	MS	S(pH7.6)	S	S(高浓度)	MS	S	MS(高浓度)
六氯酚	S(慢)	R	R	R	R	R	R	R	R
聚维酮,碘	HS	HS	S	S(高浓度)	S	R	S	S	R
酚,季铵化合物	HS	HS	+	R	S	R	-	-	R

注:HS,高敏感;S,敏感;MS,中度敏感;R,抗药;V,不定;-,无证据

表 50-2　化学和物理性杀伤微生物的相关常用术语

防腐杀菌(antisepsis)	药物预防活组织感染
净化(decontamination)	破坏或显著减少微生物的数量和活性
消毒(disinfection)	用化学和物理的方法破坏无机物表面或内部的大多数生长细菌或病毒,但不能杀死芽孢
清洁(sanitization)	减少细菌附着在无机物表面至可接受水平以满足公众健康
灭菌(sterilization)	用来杀死各种微生物的方法,包括芽孢以及敏感的低生存能力的病毒
巴斯德消毒法(Pasteurization)	在 65～100℃用热水或蒸汽杀死无芽孢微生物的方法

消毒(disinfection)是通过杀死、除去或稀释,减少潜在感染的微生物数量而起到预防感染的作用。可使用化学物质或物理方法如:电离辐射、干燥、湿热或过热的蒸气(高压灭菌器,120℃)等杀死微生物的方法进行消毒。通常采用联合方法,例如:水和超时的中度加热(巴氏消毒法);环氧乙烷和湿热(杀菌药);或者将消毒液加入清洁剂中。预防感染也可采用清洗,清洗稀释了潜在有传染性的微生物,或者采用阻挡层,例如:手套、避孕套或口罩,阻止病原体进入宿主。

手部卫生可能是预防感染原从一个人传播到另一个人或从高微生物寄居区,例如:嘴、鼻或肠,传播到潜在感染区的最重要方式之一。酒精为基础的擦手剂,肥皂和温水被用来消除细菌。皮肤消毒剂以及洗涤剂和水通常在手术前用作外科手术的擦洗。尽管消毒药、防腐药和灭菌剂的有效性评估原则上看起来简单,但实际上是非常复杂的。任何评估因素都包括微生物的内在性耐药、目前的微生物数量、微生物的混合种群数、有机物的数量(如:血液、粪便、组织)、消毒药或杀菌药的浓度和稳定性、暴露的时间和温度、pH 值,以及与表面的水合和结合作用。每一种用途均有明确标准的活性评价定义。还必须评估对人体的毒副作用。在美国,环境保护局(EPA)管理消毒药和灭菌剂;食品药物管理委员会(FDA)管理防腐药。

使用防腐药、消毒药和杀菌药应考虑它们的短期和长期毒性,因为它们普遍具有杀生物活性,并且可能在环境中、患者体内蓄积。消毒药和防腐药也可以被耐药微生物如:芽孢、铜绿假单胞菌或黏质沙雷菌所污染—实际上是传播感染。大多数局部防腐药在某种程度上妨碍伤口愈合。用肥皂和水清洗伤口可能比使用防腐剂伤害小。下文简述了一些化学类的防腐药、消毒药和杀菌药。读者可去查阅有关描述物理性消毒和灭菌方法的通用参考书。

醇类

醇类(alcohols)中两种最常于防腐和消毒的是乙醇(ethanol)和异丙醇(isopropyl alcohol,isopropanol)。它们起效快、杀死生长期细菌、结核杆菌、许多真菌以及无活性的亲脂性病毒。最适宜的杀菌浓度是 60%～90%的水溶液。作用机制可能是使蛋白质变性。因为它们不能杀灭孢子,不能穿透含蛋白质的有机体,对亲水性病毒无活性,所以不用作杀菌药。配方中添加润滑剂,可部分减轻它对皮肤的干燥作用。乙醇擦手可减少医疗相关细菌性病原体的传播,疾控中心(Centers for Disease Control and Prevention,CDC)推选其为医疗保健场所的首选的手消毒方法。乙醇擦手对艰难梭菌芽孢无效,护理此类病原体感染的患者后仍需用肥皂和水勤洗手来消毒。

醇类都是易燃物,必须贮存在低温通风的地方。用于烧灼术、电外科及激光外科前必须使醇类挥发完。如果直接作用于角膜组织,醇类会造成损伤。因此,一些已经用乙醇消毒的仪器如:眼压计在应用前必须用无菌水清洗,或者在使用前确认乙醇已挥发完全。

氯己定

氯己定(chlorhexidine)是低水溶性的阳离子双胍。水溶性的氯己定二葡萄糖酸盐碱性溶液可作为防腐药。氯己定对生长期细菌和分枝杆菌的活性强,对真菌和病毒的作用中等。它对细菌的膜有强烈吸附作用,能使小分子外漏,并使细胞质蛋白沉淀。pH5.5~7.0 时氯己定活性强。葡萄糖酸氯己定起效比醇类慢,但由于它的持久性,重复使用时有后遗效应,产生等同于醇类的杀菌作用。氯己定对革兰阳性球菌作用最强,而对革兰阳性和阴性杆菌作用较弱。它还可抑制芽孢出芽。葡萄糖酸氯己定(chlorhexidine gluconate)对血液和有机材料的抑制作用有抗药性。但是,加湿剂中的阴离子及非离子型活性剂、中性肥皂,以及表面活性剂可以中和其作用。浓度为 4% 的氯己定葡萄糖酸盐制剂抗菌活性较 2% 制剂作用略强。在包括美国在内的一些国家,70% 酒精与葡萄糖酸氯己定组合是用于许多手术和经皮过程的皮肤消毒的优选剂。与聚维酮碘相比,这种组合的优点可能来自于其施用后更快速的作用,其暴露于体液后的保留活性以及其在皮肤上的持续活性。氯己定对皮肤的敏化和刺激作用很弱。氯己定经消化道吸收很少,故口服毒性低。中耳手术时不能用氯己定,因为它可造成感觉神经性耳聋。神经外科手术也可能发生相似的神经毒性。

卤素类(halogens)

碘

1∶20 000 的碘(Iodine)溶液在 1 分钟内有杀菌作用,并可在 15 分钟内可杀死芽孢。美国药典的碘酊是含 2% 碘和 2.4% 碘化钠的乙醇溶液。它是完整皮肤的强效杀菌药。由于可发生严重的过敏反应,而且可使衣服染色,故碘的应用并不广泛。

碘伏

碘伏(iodophors)是碘与表面活性剂,如:聚乙烯吡咯酮(polyvinyl pyrrolidone, PVP)、聚维酮碘(povidone-iodine)的络合物。碘伏保留了碘的活性。它能杀死生长期细菌、分枝杆菌、真菌和含脂病毒。也可杀死长期暴露的芽孢。碘伏可用作防腐药或消毒药,后者含更多的碘。游离碘的数量很少,但当溶液稀释时可释放出碘。

必须根据生产厂商的说明稀释碘伏溶液,以获得完全活性。

碘伏比碘酊刺激性小,且很少引起皮肤过敏。它们在起效之前需要在皮肤上干燥,这可能是它的缺点。尽管碘伏比氯己定具有更宽的活性范围,包括杀芽孢作用,但是它们在皮肤上没有持续的活性。

氯

氯(chlorine)是强氧化剂和常用消毒药,常见的 **5.25%次氯酸钠**(**sodium hypochlorite**)溶液,是典型的**家用漂白剂**(household bleach)配方。由于配方可以变化,确切的浓度应以标签为准。1∶10 的家用漂白粉稀释液(浓度为 0.525%)可产生 5 000ppm 有效氯。疾病控制预防中心(CDC)推荐用这个浓度对溅出的血液进行消毒。低于 5ppm 时杀灭生长期细菌,而杀死芽孢则需达到 5 000ppm。1 000~10 000ppm 的浓度可杀死结核杆菌。100ppm 可在 1 小时内杀死生长期真菌,但杀死真菌芽孢需 500ppm。200~500ppm 可灭活病毒。次氯酸钠用 pH7.5~8.0 的自来水稀释,当保存在密闭且不透明容器中时活性可维持数月。频繁开关容器可使其活性显著降低。

由于血液、血清、粪便和含蛋白物质可使氯失活,所以在使用含氯消毒药之前应先清洁表面。不溶解的次氯酸(HOCl)是活性杀生物剂。当 pH 升高时,形成低活性的次氯酸离子(OCl⁻)。当次氯酸盐溶液与甲醛接触时,可形成致癌物双氯甲醚。次氯酸盐溶液与酸和尿混合时,可快速释放出刺激性氯气。次氯酸盐溶液对铝、银和不锈钢都具有腐蚀性。

备选的可释放出氯的化合物包括**二氧化氯**(**chlorine dioxide**)和**氯胺 T**(**chloramine T**)。它们可使氯作用持久并有长效杀菌作用。

酚类化合物

酚(phenol)本身(可能是最古老的外科防腐药)不再作为消毒药,因为其对组织有腐蚀作用,而且吸收后产生毒性并有致癌性。芳环上的氢原子被功能基团所取代形成的衍生物可减少这些不良反应。常用的酚类化合物(phenolics)有**邻苯基苯酚**(**o-phenylphenol**)、**邻苯基对氯苯酚**(**o-benzyl-p-chlorophenol**)和**对-叔戊基苯酚**(**p-tertiary amylphenol**)。酚类衍生物常混合使用。其中一些是从煤焦油蒸馏物如甲酚和二甲苯酚中提取出来的。这些衍生物能被皮肤吸收性且有刺激性,使用时应适当地防护。配方中常加入清洁剂,清洁和除去那些可降低酚类化合物活性的有机物。

酚类化合物破坏细胞壁和细胞膜,沉淀蛋白,灭活酶。它们杀灭细菌(包括分枝杆菌)和真菌,并可使亲脂性病毒失活。但它们不能杀灭芽孢。它们的稀释度和暴露时间必须遵循厂商的推荐。

酚类消毒药常用于医院和实验室中硬物表面的清洁,如:地板、床、诊台或长凳表面。但不提倡用于托儿所,尤其是接近婴儿,这些地方使用可导致高胆红素血症。**六氯酚**(**hexachlorophene**)作为皮肤消毒药可引起早产儿脑水肿和抽搐,偶尔也会诱发成年人。

季铵类化合物

季铵类化合物(quaternary ammonium compounds,"quats")是阳离子表面活性剂。活性阳离子至少含一个长的疏水烃链,可使分子在溶液、胶体液或悬浮微粒表面浓缩成一个定向层。阳离子中带电荷的氮对水有高亲和力,可防止从溶液中分离出来。季铵化合物的杀菌作用归因于产能酶的失活、蛋白变性和细胞膜的破坏。它们可抑制真菌和芽孢,也能抑制藻类。它们可杀灭革兰阳性菌,对革兰阴性菌也有中度杀菌作用。可使亲脂性病毒灭活。不能杀死结核杆菌或芽孢,不能使亲水性病毒失活。季铵化合物可与血液、血清及牛奶中的胶体蛋白表面结合,也可与棉花、拖把、布料和纸巾中的纤维结合,从而使季铵化合物脱离溶液而失效。阴离子去污剂(肥皂)、许多非离子去污剂以及钙、镁、三价铁、铝离子均可使其失效。

季铵类化合物可用于非临界面(如地板、台面等)的卫生处理。低毒性可作为食品生产设备的消毒药。由于发生了几起因季铵化合物消毒液中的假单胞菌和其他革兰阴性菌繁殖而引起的感染爆发,CDC 建议不用季铵化合物如**苯扎氯铵**(**benzalkonium chloride**)作为消毒药。

醛类(aldehydes)

甲醛(**Formaldehyde**)和**戊二醛**(**glutaraldehyde**)可用来对诸如:纤维内镜、呼吸治疗设备、血液透析器和牙科机头等不能耐受高压蒸汽灭菌的器械消毒和灭菌。它们不腐蚀金属、塑料或橡胶,具有广谱抗微生物作用。它们通过使蛋白质和核酸中化学基团烷基化来发挥作用。稀释至有效浓度之下,或存在有机物以及液体不能进入械具的缝隙中时,往往导致灭菌及消毒失败。可以利用自动循环浴来增加醛溶液进入械具的机会,而减少工作人员暴露于刺激性气味中。

甲醛常用 40%W/V 的水溶液[100%的**福尔马林**(**formalin**)]。8%的甲醛水溶液具有广谱抗细菌、真菌、病毒的作用。杀芽孢需用 18 小时。甲醛溶于 70%的异丙醇溶液中活性可迅速增加。甲醛溶液可用于高标准的血液透析器消毒、疫苗制备,以及组织的保存和尸体防腐。用于组织固定和尸体防腐的 4%甲醛溶液[10%的福尔马林]没有杀菌作用。

戊二醛(**Glutaraldehyde**)是一个二醛[dialdehyde,1,5-戊二醛(1,5-pentanedial)]。最常用戊二醛溶液浓度为 2%W/V。溶液必须碱化至 pH7.4~8.5 时才有活性。活性溶液可杀菌、杀芽孢、真菌,以及亲脂亲水性病毒。戊二醛比甲醛杀芽孢的活性更强,但是杀结核杆菌的活性弱于甲醛。杀灭分枝杆菌和芽孢的作用需要较长时间。溶液一旦活化,能贮存 14 天,随后聚合作用会降低其活性。其他的活化和稳定方法可延长其贮存时间。由于戊二醛溶液频繁的反复使用,所以其活性降低的最常见原因是稀释和暴露于有机物中。推荐一种测定残余活性的试纸。

甲醛有特殊的刺激性臭味,浓度为 2~5ppm 时可强烈刺激呼吸道黏膜和眼睛。美国职业安全与卫生管理局(Occupational Safety and Health Administration,OSHA)已宣称甲醛有潜在的致癌性,并且制定了工人暴露标准,即 8 小时内平均暴露(time-weighted average,TWA)为 0.75ppm。为了保护工人健康,建议戊二醛的暴露浓度比甲醛高 0.2ppm。必需增加空气流通、废气来源加罩、拧紧暴露溶液的设备盖,以及使用诸如:护目镜、呼吸面罩、手套等个人防护设备以达到暴露限度。

邻苯二醛(**ortho-phthalaldehyde,OPA**)是苯二醛化学杀菌药,抗菌谱与戊二醛相当,尽管它的杀菌速度快几倍。常规

的邻苯二醛溶液含有 0.55%的 OPA。其标签说明,室温下它能在 12 分钟内达到高水平消毒作用,而 2.4%的戊二醛需要 45 分钟。与戊二醛不同的是,OPA 不需要活化,对黏膜的刺激性较小,不需要进行暴露监测。它的有机相容性好,环境安全可接受。OPA 用于内窥镜、手术器械和其他医疗器械的消毒或灭菌。

超氧化水(superoxidized water)

将盐进行电解可产生多种氧化剂的混合物,主要是次氯酸和氯,具有消毒和杀菌特性。以该过程产生的溶液已上市,商品名为 Sterilox,用于内镜和牙科材料的消毒,能够迅速杀灭细菌、真菌、结核菌和芽孢。接触时间 10 分钟可达到高水平的消毒。该溶液无毒无刺激,无需特殊的预处理。

过氧化物类

过氧化氢(**hydrogen peroxide**)和**过氧乙酸**(**peracetic acid**)等过氧化物(peroxygen compounds,)在适当的浓度时具有高效杀灭以及广谱抑制细菌、芽孢、病毒的作用。其优点是它们的分解产物无毒且不污染环境。它们是强氧化剂,主要用作消毒药和灭菌剂。

过氧化氢对无机物或有机物含量很少的材料如水的消毒效果非常好。含过氧化氢酶和过氧化物酶的有机物可迅速降解为过氧化氢。无毒降解产物为氧气和水。用电化学方法可制备 90%W/V 的过氧化氢浓溶液。用高品质的去电离水稀释至 6% 和 3%并存放于干净的容器中时可保持稳定。浓度为 10%~25%的过氧化氢可杀死芽孢。气相过氧化氢(vapor phase hydrogen peroxide,VPHP)是一种冷气体灭菌剂,可取代有毒或致癌的环氧乙烷和甲醛。VPHP 不需要加压装置,在温度低至 4℃和浓度低至 4mg/L 时具有活性。它与液体和纤维素物不相容,可穿透一些塑料表面。过氧化氢汽化或者过氧化氢与甲酸混合的自动化装置可用于内窥镜消毒。

过氧乙酸(CH_3COOOH)是以 90%的过氧化氢和乙酸为原料,硫酸为催化剂工业生产。纯品具有爆炸性。使用时通常将溶液稀释,并存放于带有气孔盖的容器中,以防氧气释放压力增加。过氧乙酸杀灭细菌和芽孢的活性较过氧化氢强。在 pH7.0、温度 20℃条件下,250~500ppm 的过氧乙酸有广谱抗菌作用。500~3 000ppm 过氧乙酸可灭活细菌芽孢。存在有机物质时,轻度增加其浓度是必要的。杀灭病毒的时间不定。肠道病毒需要 2 000ppm 过氧乙酸 15~30 分钟灭活。

现已发明出一种用于医疗、手术、牙科灭菌的自动仪器,它使用 0.1%~0.5%过氧乙酸为缓冲液。过氧乙酸灭菌系统已应用于血液透析器。过氧乙酸高稀释度的分解产物不产生令人不悦的气味、味道或毒性,也不需要冲洗,故食品生产和饮料工业也广泛应用过氧乙酸。

过氧乙酸是一种强力肿瘤促进剂和弱致癌物。在 Ames 试验中它没有显示出诱导突变作用。

重金属类

重金属(heavy metals),主要是汞和银,现已很少用作消毒药。汞危害环境,一些病原菌已产生了质粒介导的对汞的抗药性。40%的人对硫柳汞普遍存在超敏感性。这些复合物可在溶液中被橡胶和塑料吸收。0.001~0.004%硫柳汞仍可安全用作疫苗,抗毒素和免疫血清的防腐剂。尽管自闭症的病因尚未确定,但无硫柳汞疫苗可用于儿童和孕妇。无机银盐有强效杀菌作用。最常用的 1:1 000 硝酸银(Silver nitrate),特别适用于预防新生儿淋球菌眼炎。硝酸银的这个适应证已被抗生素软膏取代。磺胺嘧啶银(Silver sulfadiazine)可缓慢释放出银,用于抑制烧伤创面细菌的生长(第 46 章)。

灭菌剂

多年来,120°C、30 分钟的高压蒸汽(steam autoclaving)是器械灭菌、其他耐热材料消毒的最基本方法。当透镜设施及含有塑料和橡胶的材料不能用高压灭菌器时,则以环氧乙烷(ethylene oxide)——用碳氟化合物或二氧化碳稀释以减少其爆炸的危险度——在 440~1 200mg/L、45~60°C、30%~60%相对湿度下使用。较高浓度的环氧乙烷可增加穿透性。

环氧乙烷被列为诱变剂和致癌物。OSHA 对环氧乙烷的允许暴露极限(permissible exposure limit PEL)为 1ppm,以时间加权平均值计算出。现在应用日益广泛的可选择杀菌药包括气相过氧化氢、过氧乙酸、臭氧、亲离子气体、二氧化氯、甲醛和环氧丙烷。每一种灭菌剂均有潜在的优缺点。自动化的过氧乙酸系统由于高效、自动及灭菌后的残余物低毒等特点,现已越来越多地用于内镜和血液透析器的高标准净化和灭菌。

防腐药

消毒药用于防腐是为了预防细菌和真菌在药品、试验血清和试剂、化妆品和隐形镜片的过度繁殖。可通过橡胶隔膜污染的重复使用药瓶、滴眼和鼻滴剂,需用防腐药。防腐药不应对所用部位的组织有刺激性或毒性,必须有效抑制可污染微生物的生长,且必须有足够的溶解性和稳定性以保持活性。

常用的防腐药包括有机酸如苯甲酸(benzoic acid)及其盐、对羟基苯甲酸的烃基酯类(parabens)、山梨酸(sorbic acid)及其盐、酚类化合物、季铵类化合物、醇以及汞制剂,如:浓度为 0.001~0.004%的硫柳汞。

摘要:其他抗菌药

分类	作用机制	效应	临床适应证	药代动力学,毒性和药物之间相互作用
硝基咪唑				
• 甲硝唑	裂解电子转运链	对敏感的厌氧菌和原虫有杀菌活力	厌氧菌感染 • 阴道炎 • 艰难梭状菌肠炎	口服或静注 • 肝脏清除(半衰期 = 8h) • 当给予酒精时有双硫仑样反应 • 毒性:胃肠道不适 • 金属味道 • 神经病变 • 癫痫
• 替硝唑:口服;与甲硝唑相同但每日用药一次;用于治疗滴虫,贾第鞭虫和阿米巴虫				
大环内酯类				
• 非达霉素	抑制细菌 RNA 聚合酶	革兰氏阳性菌的杀菌作用	艰难梭菌结肠炎	口服 • 血液水平可以忽略不计 • 毒性:非特异性
尿道防腐药				
• 呋喃妥因	不完全清楚 • 抑制一些细菌酶的合成	对敏感菌有抑菌或杀菌活力	单纯尿道感染 • 长期预防	口服 • 快速肾脏清除(半衰期 = 0.5h) • 血浓度忽略不计 • 禁忌证为肾衰竭 • 毒性:胃肠功能紊乱 • 神经病变 • 肺纤维化患者有过敏
• 马尿酸乌洛托品和扁桃酸乌洛托品:口服;在尿液酸性环境下释放甲醛;仅用于抑制细菌繁殖,不用于治疗尿道感染				

制剂

通用名	制剂	通用名	制剂
其他抗菌药物		外用氯己定葡萄糖酸盐	仿制药,Hibiclens,Hibistat,others
磺黏菌素	仿制药,Coly-Mycin M		
非达霉素	Dificid	洗必泰葡萄糖酸盐,口腔清洗剂:0.12%	Peridex,Periogard
马尿酸乌托洛品	仿制药,Hiprex,Urex		
扁桃酸乌托洛品	仿制药	戊二醛	Cidex
甲硝唑	仿制药,Flagyl	六氯酚	pHisoHex
莫匹罗星	仿制药,Bactroban,Centany	碘水溶液	仿制药,Lugol's Solution
呋喃妥因	仿制药,Macrodantin,Macrobid	碘酊	仿制药
多黏菌素 B(硫酸多黏菌素 B)	仿制药	呋喃西林	仿制药,Furacin
消毒剂、防腐剂和灭鼠药		邻苯二甲醛	Cidex OPA
苯甲烃铵	仿制药,Zephiran	聚维酮碘	仿制药,Betadine
过氧化苯丙酰	仿制药	硝酸银	仿制药
		硫柳汞	仿制药,Mersol

案例思考答案

患者可以口服甲硝唑治疗,这是一种适用于轻度至中度艰难梭菌感染的药物。口服万古霉素也是一个合理的选择。

房间应该用漂白剂溶液(5 000ppm)清洗,因为它是杀孢子的。其他杀孢子消毒剂也可能是有效的。

（余俊先 译　沈素 校　史丽敏 审）

参考文献

扫描本书二维码获取完整参考文献。

抗微生物药物的临床应用

Harry W. Lampiris, MD, &

Daniel S. Maddix, PharmD

第 51 章

案例思考

一名51岁的酗酒患者来到急诊,主诉发热、头痛、精神状态改变12h。生命体征:血压90/55mmHg、心率120次/min、呼吸频率30次/min、直肠体温40°C。该患者对声音几乎无反应,检查发现其右侧第三脑神经麻痹及项强直,血常规结果:白细胞24 000/mm^3,伴有左偏移,但其他血常规及血生化结果在正常范围。头部急诊CT扫描结果正常。留取了血培养,腰椎穿刺后脑脊液常规结果为:白细胞5 000/mm^3、红细胞10/mm^3、蛋白200mg/100ml、葡萄糖15mg/100ml(同时间点血糖为96mg/100ml)。脑脊液革兰染色结果回报为革兰阳性双球菌。该患者最可能的诊断是什么?经验治疗时,应针对什么病原体?开始抗微生物治疗前,还应考虑什么其他药理方面的问题?

不管是在严重感染的控制方面,还是在进行其他治疗,如:肿瘤化疗、免疫抑制和手术时,对感染并发症的预防和治疗方面,抗微生物药物的研发代表着治疗学方面最重要的进展之一。然而,越来越多的证据表明,在美国医院门诊存在很严重的抗微生物药物滥用现象,在许多发展中国家,无需医生处方即可买到抗微生物药物,因此促进了耐药性的产生,结果导致对于危及生命的感染,抗微生物药物的选择受到严重限制。因此,对于某一具体患者,医生应首先明确是否有必要进行抗微生物药物治疗。需要考虑的具体问题包括:

1. 根据患者的临床表现,现在应用抗微生物药物?还是等患者的临床表现更加明显时,再应用抗微生物药物?

2. 为了获得微生物学诊断,是否已留取了合适的临床标本?

3. 患者所患疾病的可能病原体是什么?

4. 为了预防与患者接触的其他个体发病,应采取什么措施?如何防止该病的进一步传播?

5. 是否有临床证据(如:规范的临床试验)表明抗微生物治疗对患者有益?

一旦根据微生物学检查明确了病原体,应进一步考虑下列

问题:

1. 如果确定了病原体,是否应将初始的经验治疗药物换为窄谱的抗微生物药物?

2. 是应用一种药物还是联合用药?

3. 最佳剂量应为多大?应选择什么给药途径?疗程应为多长?

4. 如果想判断一种药物是否对某患者有效,应进一步做什么试验(如药敏试验)?

5. 为了彻底根除感染,应该采取什么辅助措施?例如:对于抗微生物药物不易渗透进入的组织,是否应手术切除坏死组织,清除异物或切开排脓?对于器官移植患者,可否需降低免疫抑制剂的剂量?是否能通过降低宿主对感染的免疫反应,例如:应用肾上腺皮质激素治疗由金罗维肺孢子虫引起的严重肺炎或由肺炎链球菌引起的严重脑膜炎,降低感染的发生率或死亡率?

■ 抗微生物经验治疗

临床上,通常在病原体或药敏情况未明确之前即开始应用抗微生物药物,这种情况被称为抗微生物经验治疗,是以对某一

疾病的以往治疗经验为依据。经验治疗的目的是,期望通过早期干预改善患者的预后,通过安慰-对照、双盲、前瞻性临床试验,已经证实了这一点。例如:对于伴有中性粒细胞减少的肿瘤患者的发热,只有极少数确定了病原菌,但实验证明,通过经验治疗可显著降低患者的发病率及死亡率。

另外,临床上有许多疾病很难确定由某一特定病原体引起,如:社区获得性肺炎,此时,患者对经验治疗的反应可提供可能病原体的重要线索。

通常,感染的体征及症状可因经验治疗而减轻,当获得微生物检验结果时,可根据明确微生物学诊断,确定患者所患疾病的病原体,此时,最好将经验治疗调整为针对性治疗,即应用可针对病原体的较为窄谱的抗微生物药物,并根据临床试验结果来确定合适的疗程,或在临床资料不足的情况下,根据经验确定合适的疗程。

经验治疗的方法

经验治疗应遵循规范、系统的方法:

A. 明确微生物感染的临床诊断

临床医生应利用所有可获得的资料,确定是否存在符合感染(如:肺炎、蜂窝织炎、鼻窦炎)的症状。

B. 留取实验室检查标本

通过显微镜观察染色标本或对未离心的尿液标本进行简单检查,观察是否有白细胞及细菌,即可迅速获得重要的病原学线索。通过对临床标本(血液、痰液、尿液、脑脊液及粪便)的培养及非培养方法(抗原检查、多聚酶链式反应及血清学检查)还可确定病原体。

C. 明确微生物学诊断

通过病史、体格检查及快速获得的实验室检查结果(如:尿液或痰液的革兰染色结果),可获得大量有助于明确病原体的信息。例如:一名患有尿道炎的年轻男性患者,尿道口分泌物涂片革兰染色,发现细胞内有革兰阴性双球菌,最有可能的病原体是淋病奈瑟菌。然而,临床医生应意识到,许多淋球菌性尿道炎患者的革兰染色检查结果为阴性,且许多淋球菌性尿道炎患者同时伴有革兰染色不能诊断的衣原体感染。

D. 确定经验治疗的必要性

是否开始经验治疗,是部分依靠临床经验、部分依据临床试验资料而做出的重要临床决策。当患者病情危重,若等待微生物检查结果明确后再进行治疗可能出现严重后果时,应进行经验治疗。

另外,经验治疗可从公共健康角度出发,而不是考虑使某一具体患者更好的获益。例如:对性功能活跃的年轻男性尿道炎患者,尽管就诊时尚无微生物学证据,通常也应进行淋病奈瑟菌及沙眼衣原体的治疗,因为这类患者随访困难,通过经验治疗可避免这些经性传播病原体的进一步传播。

E. 实施治疗

可根据微生物学诊断,或在无微生物检查结果时,根据临床诊断选择经验治疗方法。若不能获得微生物学信息,应考虑患者所患疾病最可能的病原体,选择抗菌谱较宽的抗微生物药物。

抗微生物药物的选择

影响药物选择的宿主因素,包括:①合并疾病(如:AIDS、由于应用细胞毒药物引起的中性粒细胞减少、器官移植、严重慢性肝病或肾病)或应用免疫抑制药物;②药物不良反应史;③对药物的消除或解毒功能异常(可通过遗传学检查确定,但通常与潜在疾病引起的肾或肝功能不全有关);④年龄;⑤妊娠;⑥流行病学接触情况(如:接触患病的家人或宠物、近期住院、近期旅行、职业接触或新的性伙伴)。

影响药物选择的药理学因素包括:①药物吸收、分布及消除的动力学特征;②药物转运进入感染部位的能力;③药物的潜在毒性;④与其他药物在药动学及药效学方面的相互作用。

了解医院或社区内某种病原体对某种抗微生物药物的敏感性,对于经验治疗药物的选择是非常重要的。对于抗菌谱类似的药物,应考虑其在药动学方面的差异,以减少给药次数(如:头孢曲松、厄他培南或达托霉素可每 24 小时给药 1 次)。最后,当有多种疗效及毒性类似的抗微生物药物可供选择时,还应充分考虑抗微生物治疗的花费。对于长期治疗,将静脉给药转换为口服给药,可显著降低医疗成本。

根据推定的微生物学诊断及感染部位的经验治疗的简要指南(Brief guides),表 51-1 和表 51-2。

表 51-1　根据病原微生物选择的经验性抗微生物治疗

疑似或确诊的疾病或病原体	一线药物	替代药物
革兰阴性球菌(需氧)		
卡他莫拉菌	TMP-SMZ[1],头孢菌素(第二代或第三代)[2]	喹诺酮[3],大环内酯[4]
淋病奈瑟球菌	头孢曲松,头孢克肟	大观霉素,阿奇霉素
脑膜炎奈瑟菌	青霉素 G	氯霉素,头孢曲松,头孢噻肟
革兰阴性杆菌(需氧)		
大肠埃希菌,克雷白菌,变形菌	头孢菌素(第一代或第二代)[2],TMP-SMZ[1]	喹诺酮[3],氨基糖苷[5]
肠杆菌,柠檬酸细菌,沙雷菌	TMP-SMZ[1],喹诺酮[3],碳青霉烯[6]	抗假单胞菌青霉素[7],氨基糖苷[5],头孢吡肟

续表

疑似或确诊的疾病或病原体	一线药物	替代药物
志贺菌	喹诺酮[3]	TMP-SMZ[1],氨苄西林,阿奇霉素,头孢曲松
沙门菌	喹诺酮[3],头孢曲松	氯霉素,氨苄西林,TMP-SMZ[1]
空肠弯曲杆菌	红霉素或阿奇霉素	四环素,喹诺酮[3]
布氏杆菌	多西环素+利福平或氨基糖苷[5]	氯霉素+氨基糖苷[5]或TMP-SMZ[1]
幽门螺旋菌	质子泵抑制剂+阿莫西林+克拉霉素	铋剂+甲硝唑+四环素+质子泵抑制剂
弧菌	四环素	喹诺酮[3],TMP-SMZ[1]
铜绿假单胞菌	抗假单胞菌青霉素±氨基糖苷[5]	抗假单胞菌青霉素±喹诺酮[3],头孢吡肟,头孢他啶,抗假单胞菌碳青霉烯[6]或氨曲南±氨基糖苷[5]
洋葱伯克霍尔德菌(曾名洋葱假单胞菌)	TMP-SMZ[1]	头孢他啶,氯霉素
嗜麦芽寡养单胞菌(曾名嗜麦芽黄单胞菌)	TMP-SMZ[1]	米诺环素,替卡西林-克拉维酸钾,替加环素,头孢他啶,喹诺酮[3]
军团菌	阿奇霉素或喹诺酮[3]	克拉霉素,红霉素
革兰阳性球菌(需氧)		
肺炎链球菌	青霉素[8]	多西环素,头孢曲松,抗肺炎球菌喹诺酮[3],大环内酯[4],利奈唑胺
化脓性链球菌(A群)	青霉素,克林霉素	红霉素,头孢菌素(第一代)[2]
无乳链球菌(B群)	青霉素(±氨基糖苷[5])	万古霉素
草绿色链球菌	青霉素	头孢菌素(第一代或第三代)[2],万古霉素
金黄色葡萄球菌		
β-内酰胺酶-阴性	青霉素	头孢菌素(第一代)[2],万古霉素
β-内酰胺酶-阳性	耐青霉素酶的青霉素[9]	同上
甲氧西林-耐药	万古霉素	TMP-SMZ[1],米诺环素,利奈唑胺,达托霉素,替加环素
肠球菌[10]	青霉素±氨基糖苷[5]	万古霉素±氨基糖苷[5]
革兰阳性杆菌(需氧)		
芽胞杆菌(非炭疽)	万古霉素	亚胺培南,喹诺酮[3],克林霉素
李斯特菌	氨苄西林(±氨基糖苷[5])	TMP-SMZ[1]
奴卡菌	磺胺嘧啶,TMP-SMZ[1]	米诺环素,亚胺培南,阿米卡星,利奈唑胺
厌氧菌		
革兰阳性(梭状芽胞杆菌,消化球菌,放线菌,消化链球菌)	青霉素,克林霉素	万古霉素,碳青霉烯[6],氯霉素
难辨梭状芽胞杆菌	甲硝唑	万古霉素,杆菌肽
脆弱拟杆菌	甲硝唑	氯霉素,碳青霉烯[6],β-内酰胺-β-内酰胺酶-抑制剂复方制剂,克林霉素
梭形杆菌,普雷沃菌,卟啉单胞菌	甲硝唑,克林霉素,青霉素	同脆弱拟杆菌

续表

疑似或确诊的疾病或病原体	一线药物	替代药物
分枝杆菌		
结核分枝杆菌	异烟肼+利福平+乙胺丁醇+吡嗪酰胺	链霉素,莫西沙星,阿米卡星,乙硫异烟胺,环丝氨酸,PAS,利奈唑胺
麻风分枝杆菌		
多菌型	氨苯砜+利福平+氯法齐明	
少菌型	氨苯砜+利福平	
肺炎支原体	四环素,红霉素	阿奇霉素,克拉霉素,喹诺酮[3]
衣原体		
沙眼衣原体	四环素,阿奇霉素	克林霉素,氧氟沙星
肺炎衣原体	四环素,红霉素	克拉霉素,阿奇霉素
鹦鹉衣原体	四环素	氯霉素
螺旋体		
回归热螺旋体	多西环素	红霉素,氯霉素,青霉素
伯氏疏螺旋体		
早期	多西环素,阿莫西林	头孢呋辛酯,青霉素
晚期	头孢曲松	
钩端螺旋体	青霉素	四环素
梅毒螺旋体	青霉素	四环素,阿奇霉素,头孢曲松
真菌		
曲霉	伏立康唑	两性霉素 B,伊曲康唑,卡泊芬净
芽生菌	两性霉素 B	伊曲康唑,氟康唑
念珠菌	两性霉素 B,棘白真素类[11]	氟康唑,伊曲康唑,伏立康唑
新型隐球菌	两性霉素 B±氟胞嘧啶(5-FC)	氟康唑,伏立康唑
粗球孢子菌	两性霉素 B	氟康唑,伊曲康唑,伏立康唑,泊沙康唑
夹膜组织胞浆菌	两性霉素 B	伊曲康唑
毛真菌(根真菌,犁头真属)	两性霉素 B	泊沙康唑
申克孢子丝菌	两性霉素 B	伊曲康唑

[1] 甲氧苄啶-磺胺甲噁唑(TMP-SMZ)为甲氧苄啶和磺胺甲噁唑的复方制剂(含量1∶5)

[2] 第一代头孢菌素:胃肠外给药的头孢唑林;口服的头孢羟氨苄或头孢氨苄。第二代头孢菌素:胃肠外给药的头孢呋辛;口服的头孢克洛、头孢呋辛酯、头孢丙烯。第三代头孢菌素:胃肠外给药的头孢他啶、头孢噻肟、头孢曲松;口服的头孢克肟、头孢泊肟、头孢布烯、头孢地尼、头孢托仑。第四代头孢菌素:胃肠外给药的头孢吡肟。头霉素:胃肠外给药的头孢西丁和头孢替坦

[3] 喹诺酮:环丙沙星,吉米沙星,左氧氟沙星,莫西沙星,诺氟沙星,氧氟沙星。诺氟沙星对全身性感染无效。吉米沙星、左氧氟沙星和莫西沙星对肺炎球菌活性非常好。环丙沙星和左氧氟沙星对铜绿假单胞菌活性良好

[4] 大环内酯:阿奇霉素、克拉霉素、地红霉素、红霉素

[5] 通常,链霉素和庆大霉素用于革兰阳性菌感染;庆大霉素、妥布霉素和阿米卡星用于革兰阴性菌感染

[6] 碳青霉烯:多利培南、厄他培南、亚胺培南、美罗培南。厄他培南对肠球菌、不动杆菌及铜绿假单胞菌无效

[7] 抗假单胞菌青霉素:哌拉西林、哌拉西林/他唑巴坦、替卡西林/克拉维酸

[8] 耐青霉素肺炎球菌脑膜炎的治疗指南见表51-2 中的角标 3

[9] 胃肠外给药的萘夫西林或苯唑西林;口服的双氯西林

[10] 目前,对于临床越来越常见的耐万古霉素肠球菌,无可靠的杀菌药物;达托霉素在体外具有杀菌作用。报道有效的药物包括呋喃妥因(用于泌尿系感染);对于菌血症可能有效的药物包括达托霉素、利奈唑胺和达福普汀/奎奴普丁

[11] 棘白真素类:阿尼芬净、卡泊芬净、米卡芬净

表 51-2　根据感染部位选择的经验性抗微生物治疗

可疑感染部位	常见病原体	首选药物	替代药物
细菌性心内膜炎			
急性	金黄色葡萄球菌	万古霉素+头孢曲松	耐青霉素酶青霉素[1]+庆大霉素
亚急性	草绿色链球菌,肠球菌	青霉素+庆大霉素	万古霉素+庆大霉素
脓毒性关节炎			
儿童	流感嗜血杆菌,金黄色葡萄球菌,β-溶血性链球菌	万古霉素+头孢曲松	万古霉素+氨苄西林-舒巴坦或厄他培南
成人	金黄色葡萄球菌,肠杆菌,淋病奈瑟球菌	万古霉素+头孢曲松	万古霉素+厄他培南,或喹诺酮
急性中耳炎,鼻窦炎	流感嗜血杆菌,肺炎链球菌,卡他莫拉菌	阿莫西林	阿莫西林-克拉维酸钾,头孢呋辛酯,TMP-SMZ
蜂窝织炎	金黄色葡萄球菌,A 群链球菌	耐青霉素酶青霉素,头孢菌素(第 1代)[2]	万古霉素,克林霉素,利奈唑胺,达托霉素
脑膜炎			
新生儿	B 群链球菌,大肠埃希菌,李斯特菌	氨苄西林+头孢菌素(第 3 代)	氨苄西林+氨基糖苷,氯霉素,美罗培南
儿童	流感嗜血杆菌,肺炎球菌,脑膜炎双球菌	头孢曲松或头孢噻肟±万古霉素[3]	氯霉素,美罗培南
成人	肺炎球菌,脑膜炎双球菌	头孢曲松,头孢噻肟	万古霉素+头孢曲松或头孢噻肟[3]
内脏破裂引起的腹膜炎	大肠菌群,脆弱拟杆菌	甲硝唑+头孢菌素(第 3 代),哌拉西林/他唑巴坦	碳青霉烯,替加环素
肺炎			
新生儿	同新生儿脑膜炎		
儿童	肺炎球菌,金黄色葡萄球菌,流感嗜血杆菌	头孢曲松,头孢呋辛,头孢噻肟	氨苄西林-舒巴坦
成人(社区获得性)	肺炎球菌,支原体,军团菌,流感嗜血杆菌,金黄色葡萄球菌,肺炎衣原体,大肠菌群	**门诊患者**:大环内酯[4],阿莫西林,四环素 **住院患者**:大环内酯[4]+头孢噻肟,头孢曲松,厄他培南,或氨苄西林	**门诊患者**:喹诺酮 **住院患者**:多西环素+头孢噻肟,头孢曲松,厄他培南,或氨苄西林;呼吸类喹诺酮[5]
败血症[6]	任一病原体	万古霉素+头孢菌素(第 3 代)或哌拉西林/他唑巴坦或亚胺培南或美罗培南	
伴有粒细胞减少的败血症	任一病原体	抗假单胞菌青霉素+氨基糖苷;头孢他啶;头孢吡肟;亚胺培南或美罗培南;若经验治疗 5 日后患者仍发热,应考虑合用全身性抗真菌药物	

[1] 见表 51-1 中的角标 9
[2] 见表 51-1 中的角标 2
[3] 当怀疑脑膜炎由耐青霉素肺炎球菌引起时,推荐这种经验治疗方案
[4] 可应用红霉素、克拉霉素或阿奇霉素(一种氮杂内酯类药物)
[5] 用于肺炎球菌感染的喹诺酮类药物包括左氧氟沙星、莫西沙星和加替沙星
[6] 对于严重脓毒症患者,还可考虑加用免疫调节药,如:重组人活化蛋白 C

■ 病原体明确的感染的抗微生物治疗

培养结果解读

通过正确获取及处理培养标本一般可得到病原体的可靠信息,不能明确微生物学诊断的原因可能有以下几个方面:

1. 样本采集错误,如使用抗微生物药物后才采样、采样量不足或送去培养的样本已经遭到污染。

2. 病原体生长缓慢或无合适的条件进行培养(如:荚膜组织浆菌、巴尔通体菌或布氏杆菌),这种情况下,通常在培养终止之前,病原体还未生长到足以检测的数量,故无法做出诊断。

3. 当感染由其他病原体引起时,仅进行细菌培养。

4. 未意识到需使用特殊的培养基或特殊的分离技术(如:需用活性炭酵母琼脂培养基对军团菌进行培养,shell-vial 细胞培养系统可用于巨细胞病毒的快速诊断)。

即使是已建立数十年的常见感染性疾病的病原体分离技术(如:肺炎球菌性肺炎、肺结核、链球菌性咽炎),由于培养技术灵敏度的问题,也不足以在所有情况下做出明确诊断。

确诊感染的抗微生物治疗原则

药敏试验

在体外检测致病菌对抗微生物药物的**敏感性**,具有重要意义,尤其是其对窄谱、无毒的抗微生物药物的敏感性。药敏试验测定抑制致病菌生长所需的药物浓度[最小抑菌浓度(**minimal inhibitory concentration**,MIC)]或杀灭致病菌所需的药物浓度[最小杀菌浓度(**minimal bactericidal concentration**,MBC)],然后与已知的药物在机体各部位可能达到的浓度进行对比,指导治疗方案的调整。对于多数感染通常仅常规测定 MICs,但对于需清除感染的情况(如:脑膜炎、心内膜炎、粒细胞减少者的脓毒症),测定 MBC 可能有帮助。

特殊检测方法

A. β-内酰胺酶检测

对于某些细菌(如:嗜血杆菌),药敏情况相似,差异主要在于是否产 β-内酰胺酶,这种情况下,就无需进行广泛的药敏试验,仅需应用显色的 β-内酰胺底物(nitrocephin disk),直接检测 β-内酰胺酶即可。

B. 协同试验

这类体外试验是用于检测药物之间是否存在协同、相加、无关或拮抗作用的方法。这类试验一般尚未标准化,而且与临床疗效的相关性不佳(详见"抗微生物药物联合应用"项下的内容)。

疗效监测:疗程

治疗效果可通过监测微生物学或临床指标来衡量。从感染部位获取的样本应最终无菌或显示致病菌已被根除,这对判断感染是否复发也提供了依据。定期进行微生物培养还有利于发现二重感染或耐药性的产生。从临床角度,患者的感染症状(如:不适、发热、白细胞增多)应减轻,临床体征应改善(如:肺炎患者的胸片透视清晰、低氧状态改善)。

疗程的长短取决于病原体、感染部位及宿主自身的因素(如:免疫抑制患者通常需较长疗程)。对于某些感染(如:链球菌性咽炎、梅毒、淋病、结核病、及隐球菌性脑膜炎),疗程已有确切资料,而其他许多情况下,需依靠经验确定疗程。对于反复发作性感染(如:鼻窦炎、泌尿系感染),通常有必要进行较长时间的抗微生物治疗或进行外科干预治疗,以彻底治愈。

抗微生物治疗失败

若根据微生物学及临床指标判断,患者对根据体外药敏试验结果选择的药物疗效不佳,应全面分析治疗失败的原因。药敏试验很少发生错误,但应重复送检以确证最初的检验结果。另外,应仔细考虑给药剂量和患者的吸收情况,直接进行血药浓度测定,检查给药剂量是否准确或直接观察治疗情况。

应重新回顾临床资料,判断患者免疫功能是否正常,若不正常,应采取何种方法以增强患者的免疫功能。例如:粒细胞计数是否正常?是否存在未被诊断的免疫抑制、恶性肿瘤或营养不良?是否有脓肿及异物?最后应重复微生物培养和药敏试验,以确定是否存在由其他病原体引起的二重感染或是否为最初的致病菌产生了耐药。

抗微生物治疗的药效学

抗微生物药物体内浓度随时间的变化与其在感染部位的抗微生物作用及毒性反应密切相关。药效学因素包括致病菌对药物的敏感性,药物的杀菌/抑菌活性,药物的协同、拮抗作用及抗生素后效应。药效学信息与药动学资料相结合,有利于优化抗微生物治疗的给药方案。

抑菌/杀菌活性

抗菌药物可分为抑菌药和杀菌药(表 51-3),对于主要具有抑菌活性的药物,其抑菌浓度较杀菌浓度低得多。作用于细胞壁的药物一般为杀菌药,抑制蛋白合成的药物一般为抑菌药。

将抗菌药物分为抑菌药或杀菌药是有局限的,某些抑菌药对特定病原体可能具有杀菌活性,而万古霉素、青霉素或氨苄西林单独使用时,对肠球菌产生的是抑菌作用,而不是杀菌作用。

对于免疫功能正常患者的多数感染性疾病,抑菌药和杀菌药的作用相当,但若患者局部或全身防御机制受损,应优先选择杀菌药,对于心内膜炎及其他血管内感染、脑膜炎及伴有中性粒细胞减少的癌症患者的感染,也应选择杀菌药进行治疗。

杀菌药可分为两类:**浓度依赖型**杀菌药(如:氨基糖苷类和喹诺酮类)及**时间依赖型**杀菌药(如:β-内酰胺类和万古霉素)。对于浓度依赖型杀菌药,杀菌速率及程度与药物浓度成正比。氨基糖苷类每日给药 1 次即可发挥作用,药效学原因之一是其属于浓度依赖型杀菌药。

对于时间依赖型杀菌药,只要体内药物浓度>MBC,便可持续发挥杀菌作用。

表 51-3　具有杀菌和抑菌作用的抗菌药物

杀菌药	抑菌药
氨基糖苷	氯霉素
杆菌肽	克林霉素
β-内酰胺类抗生素	乙胺丁醇
达托霉素	大环内酯
糖肽类	呋喃妥因
异烟肼	新生霉素
酮内酯类	噁唑烷酮类
甲硝唑	磺胺类
多粘菌素类	四环素
吡嗪酰胺	替加环素
喹诺酮	甲氧苄啶
利福平	
链阳菌素类	

表 51-4　体外后效应≥1.5h 的抗菌药物

抗革兰阳性球菌	抗革兰阴性杆菌
氨基糖苷	氨基糖苷
碳青霉烯	碳青霉烯
头孢菌素	氯霉素
氯霉素	喹诺酮
克林霉素	利福平
达托霉素	四环素
糖肽类	替加环素
酮内酯类	
大环内酯	
噁唑烷酮类	
青霉素	
喹诺酮	
利福平	
链阳菌素类	
磺胺类	
四环素	
替加环素	
甲氧苄啶	

抗生素后效应

抗生素后效应(postantibiotic effect,PAE)指与抗微生物药物在有限时间内接触后,细菌生长持续受到抑制的作用,PAE可用数学公式表示为:

$$PAE = T - C$$

T 代表体外试验中,移除药物纸片后继续培养,活菌计数增至移除纸片时的 10 倍所需的时间;C 代表相同培养条件、相同操作步骤、但纸片中未加药物的条件下,活菌计数增至移除纸片时的 10 倍所需的时间。PAE 反映了细菌恢复对数生长所需要的时间。

目前提出的 PAE 机制包括:①对细胞结构产生的非致死性损伤恢复缓慢;②药物持续存在于结合位点或胞质周围间隙中;③细菌恢复生长前,需合成新的酶。多数抗微生物药物在体外对敏感性革兰阳性球菌具有显著 PAE(≥1.5h)(表 51-4)。对敏感性革兰阴性杆菌具有显著 PAE 的仅有碳青霉烯类及抑制蛋白或 DNA 合成的药物。

体内的 PAE 通常较体外 PAE 长得多,可能是由于**抗生素后白细胞活性增强效应(postantibiotic leukocyte enhancement,PALE)**的存在及细菌暴露于抗微生物药物亚抑菌浓度的结果。每日给药 1 次的给药方案的确定部分基于 PAE。氨基糖苷类和喹诺酮类均有浓度依赖性 PAEs。由于具有这种药效学特性,即使氨基糖苷类的血药浓度低于病原体的 MICs,仍能持续发挥抗菌作用。

需考虑的药动学因素

给药途径

许多抗微生物药物(如:四环素、甲氧苄啶-磺胺甲基异噁唑、喹诺酮类、氯霉素、甲硝唑、克林霉素、利福平、利奈唑胺及氟康唑)口服或胃肠外给药后,药物学特性相似。多数情况下,这些药物口服与胃肠外给药同样有效,花费较低,且引起的并发症较胃肠外给药少。

下列情况首选静脉给药途径:①危重病患者;②细菌性脑膜炎或心内膜炎患者;③有恶心、呕吐、胃切除、肠梗阻或患有可能影响口服药物吸收的疾病的患者;④需应用胃肠吸收差的药物时。

影响抗微生物药物药动学的因素

多种疾病和生理状态都可改变抗微生物药物的药动学特征。肝或肾功能损害可减少药物的消除,对于肝或肾功能受损患者,需降低给药剂量的药物见表 51-5,若仍按常规剂量给药可能引起毒性反应。相反,对于烧伤、囊性纤维化或外伤患者,可能需增加药物剂量。对于老年人(第 60 章)、新生儿(第 59 章)及孕妇,抗微生物药物的药动学特性也会改变。

表 51-5 肾或肝功能不全患者需调整剂量或禁用的抗微生物药物

肾功能不全患者需调整剂量	肾功能不全患者禁用	肝功能不全患者需调整剂量
阿昔洛韦，金刚烷胺，氨基糖苷，氨曲南，头孢菌素[1]，克拉霉素，多粘菌素 E，环丝氨酸，达托霉素，去羟肌苷，恩曲他滨，乙胺丁醇，乙硫异烟肼泛昔洛韦，氟康唑，氟胞嘧啶，膦甲酸，更昔洛韦，拉米夫定，青霉素[2]，多粘菌素 B、吡嗪酰胺、喹诺酮类[3]、利福平，金刚乙胺，司他夫定，泰拉万星，替比夫定，泰利霉素，替诺福韦，特比萘芬，甲氧苄啶-磺胺甲噁唑，伐昔洛韦，万古霉素，齐多夫定	西多福韦，乌洛托品，萘啶酸，呋喃妥因，磺胺类（长效），四环素[4]	阿巴卡韦，阿扎那韦，卡泊芬净，氯霉素，克林霉素，红霉素，膦沙那韦，茚地那韦，甲硝唑，金刚乙胺，替加环素

[1] 除头孢哌酮

[2] 除抗葡萄球菌青霉素（如:萘夫西林和双氯西林）

[3] 除莫西沙星

[4] 除多西环素和米诺环素

体液中的药物浓度

多数抗微生物药物对除脑脊液外的多数组织及体液分布性良好，多数药物不能透过未发炎的脑膜，在脑脊液中达不到治疗浓度，但存在脑膜炎时，许多抗微生物药物的脑脊液浓度增加（表 51-6）。

表 51-6 某些抗微生物药物的脑脊液渗透性

抗微生物药物	脑脊液浓度（非炎性脑膜）与血药浓度的比值（%）	脑脊液浓度（炎性脑膜）与血药浓度的比值（%）
氨苄西林	2~3	2~100
氨曲南	2	5
头孢吡肟	0~2	4~12
头孢噻肟	22.5	27~36
头孢他啶	0.7	20~40
头孢曲松	0.8~1.6	16
头孢呋辛	20	17~88
环丙沙星	6~27	26~37
亚胺培南	3.1	11~41
美罗培南	0~7	1~52
萘夫西林	2~15	5~27
青霉素 G	1~2	8~18
磺胺甲噁唑	40	12~47
甲氧苄啶	<41	12~69
万古霉素	0	1~53

抗微生物药物的血药浓度监测

对于多数抗微生物药物，已确定了给药剂量和疗效的相关性，对这些药物无需进行血药浓度监测。进行血药浓度监测的指征为:①药物浓度与疗效或毒性反应直接相关;②给予常规剂量后,患者的血药浓度存在显著的个体间差异;③血清中药物治疗浓度与中毒浓度接近;④药物临床疗效或毒性反应延迟出现或难评估;⑤有精确的测定方法。

临床实践中,对应用氨基糖苷类药物或万古霉素的患者常规进行血药浓度监测。通过监测氟胞嘧啶的血药浓度进行剂量调整,将其峰浓度控制在 100μg/ml 以下,可降低毒性反应。

■ 抗微生物药物毒性反应的处置

由于抗微生物药物种类很多,所以当患者应用某一药物出现严重毒性反应时,通常可替代性选择其他有效药物（表 51-1）。但对于某些感染,无其他有效替代药物,例如:具有青霉素过敏史的神经梅毒患者,必须进行皮试及青霉素脱敏治疗。清楚了解患者的药物过敏史及其他药物不良反应史非常重要。有抗微生物药物过敏史的患者,应携带标有致敏药物名称及过敏反应情况的卡片。青霉素类与头孢类药物之间出现交叉过敏反应的几率<10%,若青霉素过敏患者仅表现为斑丘疹,可选择性应用头孢类药物,但若表现为速发型过敏反应,则应避免使用头孢类药物。氨曲南与青霉素类药物之间无交叉过敏反应,有青霉素过敏史者可安全使用。对于轻微过敏反应,必要时,可通过降低给药剂量或给予辅助药物而继续治疗。

对于某些群体,包括新生儿、老年患者、肾衰患者及 AIDS 患者,抗微生物药物不良反应发生率增加。为了防止不良反应的发生,有必要对肾衰患者的给药剂量进行调整,见表 51-5。另外,对于肾功能不全患者,某些药物的严重毒性反应发生率增加,应禁用（表 51-5）。具体药物的相关内容见前面章节。

■ 抗微生物药物的联合使用

抗微生物药物联合治疗的原理

对于多数感染,应使用一种抗微生物药物进行治疗。虽然存在联合用药指征,但临床经常存在过度采取抗微生物药物联合治疗的情况。不必要地联合使用抗微生物药物,不仅可增加毒性反应及花费,而且有时可能由于药物之间发生拮抗作用而使疗效降低。抗微生物药物联合治疗的指征包括:

1. 对于危重病患者,需进行广谱经验治疗时。

2. 用于治疗混合感染(如:通常由厌氧菌、需氧革兰阴性菌及肠球菌共同引起的腹腔脓肿)。联合使用的抗微生物药物应覆盖多数已知或可疑的病原体,但无需覆盖所有可能的病原体。目前存在对多种微生物有较佳活性的广谱药物(如:β-内酰胺酶抑制剂复方制剂或碳青霉烯类药物),因此治疗混合感染时可减少联合治疗。

3. 减少耐药菌株的出现。结核病治疗可充分说明联合用药在这方面的意义。

4. 通过降低联合治疗中的一种或多种药物的给药剂量,以降低与剂量相关的毒性反应。氟胞嘧啶与两性霉素 B 联合用于非 HIV 感染患者的隐球菌性脑膜炎治疗,可减少两性霉素 B 的用量以降低其肾毒性发生率。

5. 加强抑菌或杀菌作用,详见下文。

协同及拮抗

协同作用(synergism)是指两种或多种药物联合使用时的抑菌或杀菌作用显著大于每种药物单独使用时的总和,判断标准为:与药物单独使用时相比,联合治疗中每种药物的 MIC 或 MBC 下降程度≥4 倍。拮抗作用(antagonism)是指两种或多种药物联合使用时的抑菌或杀菌作用显著小于每种药物单独使用时的总和。

协同作用的机制

对于肠球菌性心内膜炎,已经明确抗微生物药物联合使用以发挥协同作用的必要性。杀菌作用对于细菌性心内膜炎的治疗是非常关键的。青霉素或氨苄西林与庆大霉素或链霉素联合使用的疗效优于单独使用青霉素或万古霉素。试验表明,青霉素或万古霉素单独使用时对敏感肠球菌株仅具有抑菌作用,但其与氨基糖苷类药物联合使用时,可发挥杀菌作用。对于草绿色链球菌心内膜炎患者,青霉素与庆大霉素或链霉素联合治疗,可缩短疗程。有证据表明,对于中性粒细胞减少的癌症患者的革兰阴性杆菌感染及由绿脓杆菌引起的全身感染,联合使用抗微生物药物发挥协同作用可能有益。

目前发现,其他具有协同作用的抗微生物药物联合使用比每种药物单独使用效果更好。甲氧苄啶-磺胺甲基异噁唑已成功用于细菌感染及耶氏肺孢子虫[1]肺炎。β-内酰胺酶抑制剂可恢复易被 β-内酰胺酶水解的 β-内酰胺类药物对病原体(如:金黄色葡萄球菌和脆弱拟杆菌)的内在活性。抗微生物药物产生协同作用的机制主要有三种:

1. 代谢方面的序贯阻断作用:甲氧苄啶-磺胺甲基异噁唑是序贯阻断的最好例子(第 46 章),两药联合时,可相继阻断叶酸合成途径中的两个步骤,因此抑菌作用较两药物单独使用时更为完全。

---

[1]耶氏肺孢子虫是主要感染人类的真菌(卡氏肺孢子虫主要感染动物),抗原虫药物对其有效,详见第 52 章。

2. 对灭活酶产生抑制作用:病原体对 β-内酰胺类药物产生耐药的主要机制为酶灭活,β-内酰胺酶抑制剂(舒巴坦)可抑制 β-内酰胺酶活性从而产生协同作用。

3. 促进病原体对抗微生物药物的摄取:青霉素类及其他作用于细菌壁的药物可促进许多细菌,包括葡萄球菌、肠球菌、链球菌及铜绿假单胞菌对氨基糖苷类药物的摄取。一般认为,由于肠球菌存在渗透屏障,对氨基糖苷类药物天然耐药。同样,两性霉素 B 可促进真菌对氟胞嘧啶的摄取。

拮抗作用机制

临床上,抗微生物药物产生具有临床意义的拮抗作用的例子很少,最明显的例子是一项对肺炎球菌脑膜炎患者的研究。在这项研究中,以青霉素和金霉素联合治疗的患者的死亡率达 79%,而仅使用青霉素单独治疗的患者的死亡率仅为 21%(见下文所述的第 1 项机制)。

具有拮抗作用的抗微生物药物的联合使用有时也可能有益。例如:利福平可拮抗青霉素类药物或万古霉素的抗葡萄球菌作用,但联合使用时,青霉素类药物或万古霉素可防止利福平耐药性的产生。

抗微生物药物拮抗作用的机制主要有两个方面:

1. 抑菌药抑制了杀菌药的杀菌活性:抑菌药,如:四环素和氯霉素可拮抗作用于细胞壁的杀菌药的活性,由于作用于细胞壁的药物在细菌活跃生长、分化时的活性最佳。

2. 诱导酶灭活:某些革兰阴性杆菌,包括肠杆菌属、铜绿假单胞菌、黏质沙雷菌及弗氏柠檬酸杆菌含有可诱导的 β-内酰胺酶。β-内酰胺类抗生素,如亚胺培南、头孢西丁、氨苄西林是 β-内酰胺酶产生的强力诱导剂,若这类诱导剂与可被 β-内酰胺酶水解的 β-内酰胺类药物(如:哌拉西林)合用时,可产生拮抗作用。

■ 抗微生物药物的预防性应用

多数情况下,抗微生物药物可有效预防感染的发生。只有当预防用药的利大于弊、且作用肯定时,才可预防性应用抗微生物药物。抗微生物药物的预防性应用包括外科预防性应用和内科预防性应用。

外科预防性应用

外科切口感染是医院院内感染的主要类型。在美国,估计全年用于治疗外科切口感染的费用为 15 亿美元以上。

美国国家研究委员会(National Research Council, NRC)的切口分类标准是抗微生物药物预防性应用的基础。NRC 标准分为四类(见文本框:NRC 切口分类标准)。

医院感染控制效果研究(The Study of the Efficacy of Nosocomial Infection Control, SENIC)确定了 4 个与术后切口感染有关的独立危险因素:腹部手术;手术时间超过 2 小时;污染手术切口;合并疾病≥3 种。对于接受清洁手术的患者,根据 SENIC 若危险因素≥2 个,切口感染的几率明显增加,应预防性应用抗微生物药物。

有必要预防性应用抗微生物药物的手术包括:污染手术及清洁-污染手术;术后感染可能致命的手术,如:心脏手术;需放置假体材料的清洁手术;免疫抑制患者所接受的任何手术。手术操作可引起细菌污染或使手术部位感染的风险增加。

抗微生物药物外科预防性应用的原则包括：

1. 选择对切口感染常见致病菌有活性的抗微生物药物，且应避免选用不必要的广谱抗微生物药物。

2. 选择临床试验证明有效的抗微生物药物。

3. 整个手术过程中，抗微生物药物浓度必须大于可疑致病菌的 MIC。

4. 选择疗效最佳、毒性最低的抗微生物药物，并尽可能缩短疗程，最好是单剂量给药。

5. 较新的广谱抗微生物药物应保留用于耐药菌感染的治疗。

6. 其他因素均相同时，选择最便宜的药物。

NRC 切口分类标准

清洁切口：择期、闭合性手术；手术不涉及呼吸道、胃肠道、胆道、泌尿生殖道、或口咽部；无急性炎症且术中未损伤污染腔道；预计感染率≤2%。

清洁污染切口：急诊的清洁手术伤口；择期、可控的涉及呼吸道、胃肠道、胆道或口咽部的手术；术中仅有少量溢出或损伤较少；预计感染率≤10%。

污染切口：存在急性非化脓性炎症；术中损伤较大或空腔脏器（hollow organ）有大量溢出；开放性创伤<4h；需植皮的慢性开放性伤口；预计感染率约 20%。

感染切口：手术野存在化脓或脓肿；术前有呼吸道、胃肠道、胆道或口咽部穿孔；开放性创伤≥4h；预计感染率约 40%。

预防用抗微生物药物的正确选择及合理应用非常重要，外科手术预防用药的常见指征见表 51-7。对于头颈部、胃十二指肠、胆道、妇科及清洁手术，可选择头孢唑林。选择预防性抗微生物药物时，应考虑本地切口感染的易发类型，如对于耐甲氧西林金黄色葡萄球菌和表皮葡萄球菌发生率高的医院，应优先选择万古霉素而不是头孢唑林。在手术开始前及整个手术过程中，预防性抗生素在手术部位应能维持在有效浓度以上；初始剂量取决于药物的分布容积、峰浓度、清除率、蛋白结合率及生物利用度。胃肠外给予的药物应于切皮前 60 分钟内给药。对于剖宫产术，应在结扎脐带后给予抗微生物药物。对于许多抗微生物药物，若手术时间>2~6h，应重复给药。对多数手术，单剂量预防即可，以减少毒性反应及耐药的发生。

抗微生物药物预防性使用不当可增加外科切口感染的发生率。常见问题包括抗微生物药物选择不当；首剂量给药时间太早或太迟；手术时间延长时未重复给药；预防给药疗程过长；不适当地应用广谱抗生素。

非外科预防性应用

非外科抗微生物药物的预防性应用是指应用抗微生物药物预防致病菌的优势生长或无症状感染，或当发现病原体定植或接触病原体后，在患者发病前，应用药物预防疾病的发生。适合非外科预防性用药的患者包括：短时间暴露于致病力较强的病原体的高危患者；所患疾病（如：免疫抑制）导致感染发生率风险性增加的患者。当预防性药物可直接作用于敏感病原体时，预防作用最佳。抗微生物药物非外科预防性应用的常见指征及常用药物见表 51-8。

表 51-7　外科抗微生物药物预防性应用推荐

手术种类	常见病原体	选择药物
心脏手术（胸骨中央切开）	葡萄球菌、肠道革兰阴性杆菌	头孢唑林
非心脏的胸部手术	葡萄球菌、链球菌、肠道革兰阴性杆菌	头孢唑林
血管手术（腹部及下肢）	葡萄球菌、肠道革兰阴性杆菌	头孢唑林
神经外科手术（开颅术）	葡萄球菌	头孢唑林
矫形手术（植入）	葡萄球菌	头孢唑林
头颈部手术（进入口咽腔）	金黄色葡萄球菌、口腔菌丛	头孢唑林+甲硝唑
胃十二指肠手术	金葡菌、口腔菌丛、肠道革兰阴性杆菌	头孢唑林
胆道手术	金黄色葡萄球菌、肠球菌、肠道革兰阴性杆菌	头孢唑林
结肠直肠手术（择期）	肠道革兰阴性杆菌、厌氧菌	口服红霉素+新霉素[1]
结肠直肠手术（急诊或梗阻）	肠道革兰阴性杆菌、厌氧菌	头孢西丁，头孢替坦，厄他培南，或头孢唑林+甲硝唑
阑尾切除术，未穿孔	肠道革兰阴性杆菌、厌氧菌	头孢西丁，头孢替坦，或头孢唑林+甲硝唑
子宫切除术	肠道革兰阴性杆菌，厌氧菌，肠球菌，B 群链球菌	头孢唑林，头孢替坦，或头孢西丁
剖宫产	肠道革兰阴性杆菌，厌氧菌，肠球菌，B 群链球菌	头孢唑林

[1] 需合用肠动力药

表 51-8　非外科抗微生物药物预防性应用推荐

预防感染	适应证	选择药物	效果
炭疽	疑似暴露	环丙沙星或多西环素	预计有效
霍乱	密切接触者	四环素	预计有效
白喉	未免疫的接触者	青霉素或红霉素	预计有效
心内膜炎	高危者[1] 牙、口腔、上呼吸道手术[2]	阿莫西林或克林霉素	预计有效
生殖器单纯疱疹	反复感染（每年发病≥4 次）	阿昔洛韦	非常好
围产期 2 型单纯疱疹感染	患有原发性 HSV 或频繁反复发作的生殖器 HSV 的母亲	阿昔洛韦	预计有效
B 群链球菌（GBS）感染	宫颈或阴道 GBS 定植的母亲及其符合下列一种或多种情况的新生儿：(a) 孕 37 周前分娩或胎膜破裂者；(b) 胎膜破裂时间 > 12h；(c) 产时发热；(d) 孕期有 GBS 性菌尿史；(e) 母亲分娩前曾有 GBS 病史或在妊娠期间曾有链球菌性菌尿史	氨苄西林或青霉素	非常好
B 型流感嗜血杆菌感染	有密切接触史的免疫功能不完善的幼儿（<48 月龄）	利福平	非常好
HIV 感染	因注射针头损伤而接触患者血液的医务工作者	替诺福韦/恩曲他滨和拉替拉韦（raltegravir）	好
	HIV 感染的妊娠≥14 周的孕妇；HIV 感染的妇女所分娩的新生儿，出生后的前 6 周（出生 8~12h 后开始）	HAART[3]	非常好
A 型和 B 型流感	未接受免疫接种的老年患者，免疫抑制宿主及暴发期间的医务工作者	奥司他韦	好
疟疾	到对氯喹敏感疫区旅行者	氯喹	非常好
	到对氯喹耐药疫区旅行者	甲氟喹，多西环素或阿托伐醌/氯胍	非常好
脑膜炎球菌感染	密切接触者	利福平，环丙沙星或头孢曲松	非常好
鸟-胞内分枝杆菌复合体	CD4 计数<75/μl 的 HIV 感染患者	阿奇霉素，克拉霉素或利福布汀	非常好
中耳炎	反复发作	阿莫西林	好
百日咳	密切接触者	阿奇霉素	非常好
疟疾	密切接触者	四环素	预计有效
肺炎球菌血症（neumococcemia）	镰刀形红细胞贫血或无脾的儿童	青霉素	非常好
耶氏肺孢子菌肺炎（PCP）	高危患者（如：艾滋病、白血病和移植患者）	甲氧苄啶-磺胺甲噁唑，氨苯砜或阿托伐醌	非常好
风湿热	有风湿热或风湿性心脏病病史的患者	苄星青霉素	非常好
弓形虫病	弓形虫 IgG 抗体阳性及 CD4 计数<100/μL 的 HIV 感染患者	甲氧苄啶-磺胺甲噁唑	好

续表

预防感染	适应证	选择药物	效果
结核病	结核菌素皮肤试验阳性并符合下列一种或多种情况的患者：(a)HIV 感染；(b)与新近确诊的结核患者密切接触者；(c)近期皮肤试验结果改变者；(d)存在增加患结核病风险的疾病；(e)年龄<35 岁	异烟肼或利福平或异烟肼+利福平	非常好
泌尿系感染(UTI)	反复感染	甲氧苄啶-磺胺甲噁唑	非常好

[1] 下列情况推荐预防用药：涉及牙龈、根尖周部位或口腔黏膜穿孔的牙科手术；涉及切口或进行取呼吸黏膜活检的呼吸道侵入性操作，如：扁桃体和增殖腺切除术

[2] 存在下列风险因素的患者应预防用药：人工心脏瓣膜、有细菌性心内膜炎史、先天心脏畸形、发生心脏瓣膜病的心脏移植患者

[3] 强效抗反转录病毒治疗，最新指南见 http://aidsinfo.nih.gov/for updated guidelines

案例思考答案

该患者最有可能的诊断是肺炎链球菌脑膜炎，这是成人脑膜炎最常见的致病菌。其他可能的病因微生物包括脑膜炎奈瑟菌、单核细胞增生李斯特菌和肠道革兰阴性杆菌。开始应静脉注射对本地菌株敏感的抗菌药物，同时等待培养和敏感性的结果。此外，已证明，结合适当的抗菌治疗使用地塞米松，可以减少成人肺炎链球菌脑膜炎的死亡率。

（温爱萍 译　沈素 校　史丽敏 审）

参考文献

扫描本书二维码获取完整参考文献。

抗原虫药物

Philip J. Rosenthal, MD

第**52**章

案例思考

一名 5 岁的美国女孩有 1 周内发生间隙性寒战、发烧和出汗史。她曾首次离开美国,在尼日利亚同她的祖父母生活了三周,两周前才返回家。她曾接受所有儿童标准免疫接种,但旅行前没有其他的处理,由于她的父母经常回他们本国尼日利亚,没有医治。三日前,这个女孩去看门诊,诊断有病毒性综合征。检查发现小孩缺乏生气,体温 39.8℃,脾肿大。没有皮疹或淋巴结肿大。初步实验室检查显示红细胞比容 29.8%,血小板 45 000/mm³,肌酐酸 2.5mg/100ml(220μmol/L)和胆红素和转氨酶轻度升高。血涂片显示 1.5% 的寄生虫血有环状恶性疟原虫。应当开始什么治疗?

■ 疟疾(Malaria)

疟疾是人类最重要的寄生虫病,每年导致上亿人患病。引起人类疟疾的代表性疟原虫有四种:恶性疟原虫(plasmodium falciparum)、间日疟原虫(P. vivax)、三日疟原虫(P. malariae)和卵形疟原虫(P. ovale)。第五种,诺氏疟原虫(P. knowlesi)是猴的主要病原体,但最近已经意识到能引起疾病,包括在亚洲人中的严重疾病。虽然后面几种也可引起值得注意的疾病,但恶性疟原虫是大多数严重并发症和死亡的原因。药物的耐药性是一个重要的治疗问题,尤其是对恶性疟原虫。

寄生虫的生活周期

疟原虫孢子体(sporozoites)通过疟蚊叮咬导致人类感染(图 52-1)。循环中的孢子体迅速地侵入肝细胞、然后在肝脏中成熟为红细胞外期(exoerythrocytic stage)的组织裂殖体(schizonts)。随后裂殖子(Merozoites)从肝脏释放并侵入红细胞。只有红细胞的寄生生物,即红细胞内期(erythrocytic stage)裂殖体能引起患病。反复地传染循环,能导致很多红细胞感染和严重疾病。在被蚊子吸取之前,它们在红细胞发展中还存在有性阶段的配子体,可在蚊子体内发展成有传染性的孢子体。

在恶性疟原虫和三日疟原虫感染中,只出现肝脏细胞入侵和增殖一次循环,肝脏感染在不到四周内会自动停止,因此,清除红细胞寄生生物的治疗能治愈这些感染。在间日疟原虫和卵

形疟原虫感染中,肝脏的休眠阶段,休眠子(hypnozoite)不能被大多数药物根除,因此在针对红细胞寄生生物的治疗后能出现复发。对于这些感染的治愈,红细胞寄生生物和肝脏寄生生物都必须被根除,这通常需要两种或更多的药物。

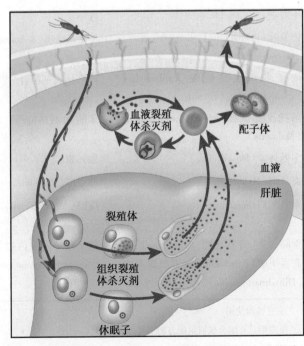

图 52-1 疟原虫的生活周期。只有感染的无性红细胞期才引起有临床症状的疟疾。所有有效的抗疟疾治疗是杀灭这个阶段的血液裂殖体杀灭药

药物分类

有很多类抗疟药可以使用(表 52-1 和图 52-2)。排除正在发展或肝脏休眠体的药物称为**组织裂殖体杀灭药(tissue schizonticides)**;那些作用在红细胞寄生物体的药物叫**血液裂殖体杀灭药(blood schizonticides)**;杀灭有性阶段和防止传播到蚊子的是**杀配子药(gametocides)**。没有一个单一的可用药物具有可靠地根治效果,即排除肝脏和红细胞期两种生物体。几乎没有可用的药物是**病因预防性药,**即能预防红细胞被感染。然而所有有效的化学预防药,能在其数量增加到足够引起临床病变前杀灭红细胞寄生生物。

化学预防和治疗

在同患者就诊关于预防疟疾时,势必强调防止蚊子叮咬的措施(如:用驱蚊剂、杀虫药或蚊帐),因为疟原虫越来越对多种药物有耐药性,没有化学预防方案能完全防护。最近来自疾病防治中心(Centers for Disease Control and Prevention,CDC)的建议包括,在只被对氯喹敏感的疟原虫感染的少数区域(主要在的伊斯帕尼奥拉岛和中美洲巴拿马运河以西)使用氯喹(chloroquine)作为化学预防,而甲氟喹(mefloquine)、Malarone[1] 或多西环素(doxycycline)则用于大多数其他疟疾流行区域。多西环素最好用在对多种药物有耐药性的恶性疟疾大流行区域(主要是在泰国边境)(表 52-2)。应当经常查阅 CDC 的建议(电话:770-488-7788;下班后电话 770-488-7100;网址:http://www.cdc.gov/malaria),因为,在应对耐药性模式改变和使用新药的经验不断增加的过程中,上述情况可能有改变。在有些情况下,对于旅行者随身携带药物,以备万一无医疗条件可用时,患上发烧疾病时使用是可行的。自我治疗用药的方案,包括新的已广泛地在国际可提供的青蒿素以(artemisinin)为基础的复方药(见下面,在美国则采用 Coartem[2])、Malarone(马拉隆)、甲氟喹(mefloquine)和奎宁(quinine)。大多数权威人士没有推荐在旅行后用伯氨喹宁(primaquine)作为常规的终端化学预防,根治间日疟原虫和卵形疟原虫的肝脏休眠体,这在某些情况下可能是适宜的,特别是对这些寄生虫有更多接触的旅行者。

表 52-1 主要的抗疟药

药物	类别	用途
氯喹(Chloroquine)	4-氨基喹啉(4-Aminoquinolin)	敏感性原虫感染的治疗和化学预防
阿莫地喹(Amodiaquine)[1]	4-氨基喹啉(4-Aminoquinolin)	用于治疗某些抗氯喹恶性疟原虫株感染和与同青蒿琥酯组合成固定复方制剂
哌喹(Piperaquine)[1]	双喹啉(Bis-quinoline)	同双氢青蒿素组合成固定复方制剂治疗恶性疟原虫感染
奎宁(Quinine)	喹啉甲醇(Quinoline methanol)	恶性疟原虫感染的口服和静脉注射[1]治疗
奎尼丁(Quinidine)	喹啉甲醇	严重恶性疟原虫感染的静脉注射治疗
甲氟喹(Mefloquine)	喹啉甲醇	恶性疟原虫感染的化学预防和治疗
伯氨喹(Primaquine)	8-氨基喹啉(8-Aminoquinoline)	间日疟原虫和卵形疟原虫感染的根治和终端预防;所有疟原虫株感染的替代化学预防
磺胺多辛-乙胺嘧啶[Sulfadoxine-Pyrim-ethamine,(Fansidar)]	叶酸拮抗剂组合	某些耐氯喹性恶性疟原虫感染的治疗,包括与青蒿琥酯组合;流行区域的间隙预防治疗
阿托伐醌-氯胍[Atovaquone-proguanil,(Malarone)]	苯醌-叶酸拮抗药组合	恶性疟原虫感染的化学预防和治疗
多西环素(Doxycycline)	四环素	恶性疟原虫感染的治疗(与奎宁一起);化学预防
卤泛群(Halofantrine)[1]	菲甲醇(Phenanthrene methanol)	恶性疟原虫感染的治疗
本芴醇(Lumefantrine)[2]	戊醇(Amyl alcohol)	与青蒿素甲醚组合成固定复方制剂[复方蒿甲醚,Coartem]治疗恶性疟原虫疟疾
青蒿素类[青蒿琥酯(Artesunate),青蒿素甲醚(Artemether)[2],双氢青蒿素(Dihydroartemisine)[1]]	倍半萜烯内酯内过氧化物(Sesquiterpene lactone endoperoxides)	恶性疟原虫感染的治疗;单纯疾病的口服组合治疗;对严重疾病静脉注射青蒿琥酯

[1] 未在美国使用

[2] 在美国只有组合成固定配方制剂复方蒿甲醚(Coartem)

[1] Malarone 是阿托伐醌(atovaquone)加氯胍(proguanil)的一个专利配方。

[2] Coartem 是青蒿素甲醚(artemether)和本芴醇(lumefantrine)的一个专利配方。

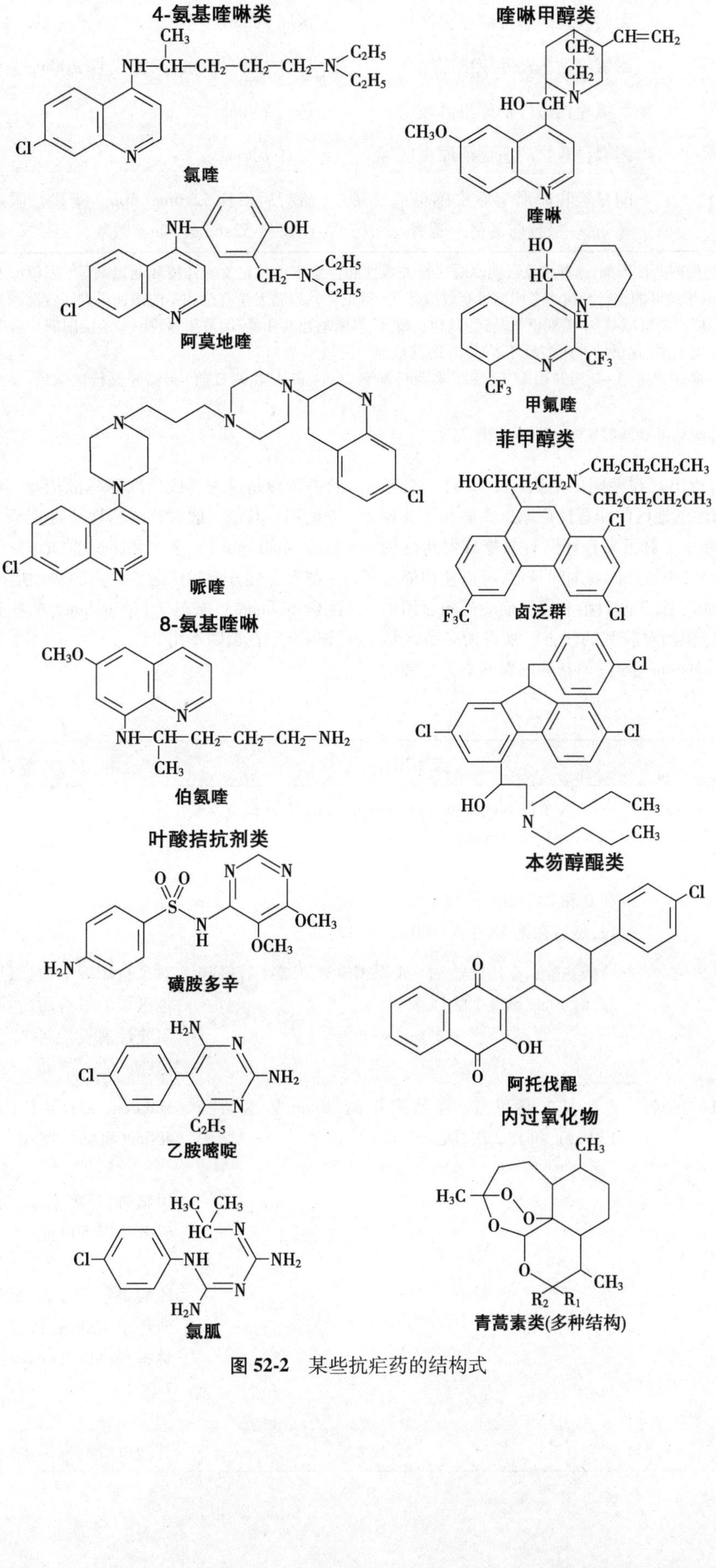

4-氨基喹啉类

氯喹

阿莫地喹

哌喹

8-氨基喹啉

伯氨喹

叶酸拮抗剂类

磺胺多辛

乙胺嘧啶

氯胍

喹啉甲醇类

喹啉

甲氟喹

菲甲醇类

卤泛群

苯芴醇醌类

阿托伐醌

内过氧化物

青蒿素类(多种结构)

图 52-2　某些抗疟药的结构式

表 52-2　旅游者预防疟疾的药物[1]

药物	使用[2]	成人剂量[3]
氯喹(Chloroquine)	无耐药性的恶性疟原虫区域	每周 500mg
Malarone	耐氯喹性恶性疟原虫区域	每日 1 片(250mg 阿托伐醌/100mg 氯喹)
甲氟喹(Mefloquine)	耐氯喹性恶性疟原虫区域	每周 250mg
多西环素(Doxycycline)	耐多种药物的恶性疟原虫区域	每日 100mg
伯氨喹(Primaquine)[4]	间日疟和卵形疟原虫感染的终端预防;一级预防的另一选择	旅行后每日 52.6mg(30mg 碱基),服用 14 日;对于初级预防每日 52.6mg(30mg 碱基)

[1] 随着对所有可用药物的耐药性增加,这些建议可能改变。有关毒性和注意事项见正文。详情和儿童剂量,见 CDC 指南(电话;877-FYI-Trip;http://www.cdc.gov)。到偏远地区的旅行者应当考虑携带有效治疗药(见正文),以备发生高热和不能迅速得到医疗照顾的情况下使用

[2] 未知耐氯喹性恶性疟原虫的区域是:中美洲巴拿马运河以西、海地、多米尼加共和国、埃及和多数中东疟疾国家。最近建议将 Malarone 或甲氟喹(mefloquine)用于除了泰国边境(这里推荐用多西环素)以外的其他疟疾区域

[3] 除了伯氨喹以外的药物,出发前 1~2 周开始服药(除了多西环素和 Malarone 是在两日前)到离开流行区域后,持续 4 周(除了 Malarone 为 1 周),所有剂量按盐折算

[4] 使用伯氨喹前进行葡萄糖-6-磷酸脱氢酶(G6PD)缺陷筛选

有多种药物用于治疗出现在美国的疟疾(表 52-3)。对于大多数来自不知道耐药性的地区的非恶性疟原虫感染和恶性疟原虫感染,应当用氯喹治疗。对于来自怀疑对氯喹有耐药性的地区,包括印度尼西亚和巴布新几内亚的间日疟,可以使用能有效对抗恶性疟的其他治疗。对于间日疟和卵形疟应当随后用伯氨喹(primaquine)处理以根治对肝脏的侵害。来自大多数区域的单纯恶性疟,最常用 malarone 治疗,但新的以青蒿素为基础的合并治疗是越来越成为国际标准治疗。Coartem 现在在美国可以使用。其他一般对有耐药性恶性疟原虫有效的药物,包括甲氟喹(mefloquine)、奎宁和卤泛群(halofantrine)三个在治疗剂量上都有毒性方面的忧虑。严重的恶性疟疾是用静脉注射青蒿琥酯(artesunate)、奎尼丁(quinidine)或奎宁(quinine)治疗(静脉注射奎宁在美国不用)。

表 52-3　疟疾的治疗

临床情况	药物治疗[1]	替代药物
对氯喹敏感的恶性疟原虫和三日疟原虫感染	磷酸氯喹(Chloroquine phosphate)1g,随后在 6、24 和 48 小时各 500mg 或 在 0 和 24 小时,磷酸氯喹 1g,然后在第 48 小时 500mg	
间日疟和卵形疟原虫感染	磷酸氯喹(同上),然后(如果 G6PG 正常)伯氨喹 52.6(30mg 碱基)服 14 日	对来自印度尼西亚、巴布亚新几内亚和其他区域的疑有耐药性的感染,列于单纯耐氯喹性恶性疟原虫感染的治疗可加用伯氨喹
耐氯喹的恶性疟原虫的单纯感染	4 片复方蒿甲醚(青蒿素甲醚 20mg 加本芴醇 120mg),每日 2 次,服用 3 日	Malarone 每日 4 片(总量为 1g 阿托伐醌,400mg 氯胍),服用 3 日 或 甲氟喹 1 次 15mg/kg 或 750mg,然后每 6~8 小时 500mg 或 硫酸奎宁 650mg,每日 3 次,共 3 日,加多西环素 100mg,每日 2 次,总共 7 日,或克林霉素(clindamycin)600mg,每,2 次,服用 7 日 或 其他以青蒿素为主的复方制剂(表 52-4)

临床情况	药物治疗[1]	替代药物
恶性疟原虫的严重或复杂性感染	青蒿琥酯[2] 2.4mg/kg IV,每 12 小时 1 次,一日,随后每日 1 次,总共 2 日;接着使用多西环素或克林霉素口服,疗程 7 日;或用复方蒿甲醚、Malarone 或甲氟喹的全疗程 或 葡萄糖酸奎尼丁(Quinidine gluconate[4,5]) 10mg/kg IV 经 1~2 小时,然后每分钟 0.02mg/kg IV 或 葡萄糖酸奎尼丁[4,5] 15mg/kg IV 经 4 小时,然后每 8 小时 7.5mg/kg IV 经 4 小时	青蒿素甲醚[3] 3.2mg/kg IM,然后每日 1.6mg/kg,IM;随后用口服治疗,如:青蒿琥酯 或 二盐酸奎宁[3-5] 20mg/kg IV;然后 10mg/kg,每 8 小时:1 次

[1] 除非另外标明,所有剂量均指口服其盐。其他内容,包括毒性和注意事项可见正文。更多的资料和儿童剂量见 CDC 指南(电话:770-488-7788;http://www.cdc.gov)

[2] 在美国仅为通过 CDC(电话:770-488-7788)的研究性使用

[3] 在美国不使用

[4] 静脉注射奎尼丁或奎宁期间,应对患者进行心脏监护。患者一旦能忍受时尽快换成口服方案

[5] 24 小时前接受过奎宁、奎尼丁或甲氟喹的患者,避免使用负荷剂量

G6PD,葡萄糖-6-磷酸脱氢酶

氯喹(Chloroquine)

自 1940 年代以来,氯喹就是疟疾治疗和化学预防的首选药物,但它对抗恶性疟原虫的有效性,由于耐药性而严重受限。它仍然是治疗敏感恶性疟原虫和人类疟疾其他疟原虫的首选药物。

化学和药代动力学

氯喹是一个合成的 4-氨基喹啉(图 52-2),以磷酸盐口服使用。它能从肠胃道迅速地、几乎完全地吸收,经大约 3 小时达到最大的血浆浓度和迅速地分布到组织。它有一个高达 100~1 000L/kg 的非常大的表观分布容积,并缓慢地从组织释放和被代谢。氯喹主要经尿排泄,有 3~5 日的初始半衰期和长达 1~2 个月的消除相半衰期。

抗疟作用和耐药性

在不受耐药性的限制时,氯喹是一个高度有效的血液裂殖体杀灭药。它对间日疟、卵形疟和三日疟的配子体也有中等程度的效果,但不能抗恶性疟原虫的配子体。氯喹对肝脏阶段的原虫没有效。氯喹可能是通过集中到原虫饮食泡而起作用,阻止了血红蛋白分解产物亚铁血红蛋白(heme)的生物结晶(biocrystallization)为疟原虫色素(hemozoin),因此,由于游离的亚铁血红蛋白的积累而引起原虫毒性。

现在对氯喹的恶性疟原虫耐药性十分普遍,在间日疟中尚不普遍,但正在增加。在恶性疟原虫的耐药性方面,一般认为与转运蛋白基因(PfCRT)的突变有关。对氯喹的耐药性能被某些药物逆转,包括维拉帕米(varapamil)、地昔帕明(desipramine)和氯苯那敏(chlorpheniramine),但耐药性逆转药的临床价值尚未确定。

临床应用

1. 治疗 氯喹是单纯非恶性疟和敏感的恶性疟的治疗首选。它能迅速中止敏感寄生虫引起的发烧(在 24~48 小时内)和清除寄生虫血症(在 48~72 小时内)。现在氯喹已经被其他药物,主要是以(在大多数流行国家作为处理恶性疟疾的标准治疗的)青蒿素为基础的组合治疗所取代。氯喹不能清除间日疟和卵形疟原虫的肝脏休眠体,由于这个原因根治这些原虫必须加上伯氨喹。

2. 化学性预防 在无耐药性恶性疟流行地区,氯喹是首选化学预防药。间日疟和卵形疟原虫的根治需要一个疗程的伯氨喹,以清除其肝脏阶段的疟原虫。

3. 阿米巴肝脓肿 氯喹在肝中可有很高的浓度,可用于初始用甲硝唑治疗失败的阿米巴脓肿(见下文)。

不良反应

氯喹的耐受性通常很好,即或是长期使用。瘙痒很普遍,主要在非洲人。不常见的为恶心、呕吐、腹痛、头疼、厌食、不适、视力模糊和荨麻疹。饭后用药可减轻某些不良反应。罕见的反应包括有葡萄糖-6-磷酸脱氢酶缺乏患者的溶血、听力损害、困惑、精神错乱、惊厥、粒性白细胞减少、剥落性皮炎、秃头症、毛发脱色、低血压和心电图改变(QRS 变宽,T 波异常)。对于风湿疾病(第 36 章),大剂量氯喹的长期使用可导致不可逆性耳毒性、视网膜病变、肌病和周围神经病变。这些异常在每周使用一次的化学预防标准剂量,甚至长期给予,几乎从未见到。盐酸氯喹的肌内注射或静脉滴注能导致严重低血压和呼吸停止以及心脏停搏,应当避免。

禁忌证和注意事项

氯喹禁用于有牛皮癣或卟啉症的患者。它一般不应当用于

有视网膜或视野方面异常或有肌病的患者。对有肝病、神经病学或血液学疾患的患者，使用氯喹要倍加小心。止泻药高岭土和含有钙和镁的抗酸药可干扰氯喹的吸收，不应当同时服用。氯喹对孕妇和幼童为是安全的。

其他的喹啉类药物

阿莫地喹（Amodiaquine）与氯喹关系密切，它们可能共享作用和耐药性机制。阿莫地喹由于成本低、有限的毒性，广泛地用于治疗疟疾，在有些地区，它对耐氯喹的恶性疟疾原虫有效，但其毒性，包括粒性白细胞减少、再生障碍性贫血和肝毒，限制了它的使用。然而，最近的重新评估显示，阿莫地喹的严重毒性并不常见。目前阿莫地喹最重要的使用在于组合治疗。世界卫生组织（WHO）将阿莫地喹加青蒿琥酯列为对恶性疟疾的推荐治疗（表52-4）。现在已将这种组合制成单一的片剂（ASAQ, Arsucam, Coarsucam）使用，在非洲的很多国家已成为治疗单纯恶性疟疾的第一线药物。另一个组合是阿莫地喹加磺胺多辛-乙胺嘧啶（sulfadoxine-pyrimethamine），治疗恶性疟疾仍然相当有效。由于它的长期使用，毒性明显增加，最好避免使用阿莫地喹作化学预防，但现在用阿莫地喹加磺胺多辛-乙胺嘧啶作短期季节性疟疾化学预防（传播季节期间，每月治疗用药，3～4个月），被WHO推荐给非洲的萨赫勒次区（Sahel sub-region of Africa）。

表 52-4　WHO 推荐的恶性疟疾治疗

用药方案	注释
蒿甲醚-本芴醇（Coartem, Riamet）	复合处方；在很多国家为第一线治疗；许可在 USA 使用
青蒿琥酯-阿莫地喹（ASAQ, Arsucam, Coarsucam）	复合处方；在很多非洲国家为第一线治疗
青蒿琥酯-甲氟喹（Artesunate-mefloquine）	复合处方；在部分东南亚和南非国家为第一线治疗
双氢青蒿素-哌喹（Artekin, Duocotecxin）	复合处方；在某些东南亚国家为第一线治疗
青蒿琥酯-磺胺多辛-乙胺嘧啶	在某些国家为第一线治疗，但比大多数区域的其他方案的效果为低

资料来自世界卫生组织：疟疾治疗指南，第 2 版。世界卫生组织，日内瓦，2010

哌喹（Piperaquine）是一个双喹啉，在 20 世纪 70 年代到 80 年代间，曾在中国广泛用于治疗耐氯喹性恶性疟疾，但由于其耐药性变得普遍，它的使用已经衰落。最近，哌喹同双氢青蒿素（dihydroartemisinin）组成复方片（Artekin, Duocotecxin），对于治疗恶性疟疾，显示有极好的效果和安全，没有明显的耐药性。哌喹的半衰期（大约 28 日）比阿莫地喹（大约 14 日），甲氟喹（mefloquine，大约 14 日）或本芴醇（大约 4 日）长，导致双氢青蒿素-哌喹用于治疗后预防期，比其他基于青蒿素的主要组合制剂者更长；这种特点在高度流行区域是特别有利。现在，在某些亚洲国家，双氢青蒿素-哌喹是单纯疟疾的第一线治疗药物。

青蒿素及其衍生物

青蒿素（Qinghausu, artemisinin）是一个倍半萜烯内酯内过氧化物（图 52-2）。它是在中国作为退烧药使用了 2 000 多年的草药的有效成分。青蒿素不可溶因而只能口服使用。为了提高溶解度和改善抗疟功效，已经合成一系列类似物。这些类似物中最重要的是**青蒿琥酯**（**artesunate**，水溶性，可用于口服、静脉、肌内注射和直肠给药），**青蒿素甲醚**（**蒿甲醚**，**artemether**，脂溶性，可用于口服、肌内注射和直肠给药）和**双氢青蒿素**（**dihydroartemisinin**，水溶性，可用于口服给药）。

化学和药代动力学

青蒿素（**artemisinin**）和它的同类物能迅速吸收，血浆峰浓度立即出现。口服后半衰期，青蒿素琥酯和双氢青蒿素是 30～60 分钟，青蒿素甲醚是 2～3 小时。青蒿素、青蒿素琥酯和蒿甲醚是被迅速地代谢为活性代谢物双氢青蒿素。治疗若干日后，药物水平似乎会降低。

抗疟作用和耐药性

现在青蒿素类药被广泛地使用。但强烈不建议作为单一治疗单纯性疟疾。相反，为了改善疗效和为预防耐青蒿素性疟原虫的发生，推荐以青蒿素为基础的复方组合治疗。口服复合处方制剂，复方蒿甲醚（蒿甲醚-本芴醇，Coartem）在 2009 年被FDA 批准，可能考虑在美国作为单纯恶性疟的新的第一线治疗，虽然这个药并不能广泛地获得。静脉注射用的青蒿琥酯曾在 2007 年由 CDC 提供；通过同 CDC 联系而启动该药的使用，CDC 将对适当的适应证（有严重疾病征兆或无法使用口服药的恶性疟疾），从在美国周围的库存中发放药物。

青蒿素和它的同类物对抗所有人类疟原虫、非常迅速作用于血液裂殖体的杀药。青蒿素类药对肝脏阶段的疟原虫无效。它们的抗疟活性，似乎是由于青蒿素内过氧化物连接被铁催化而断裂、产生的自由基所致。青蒿素耐药性尚未成为广泛的问题，但在东南亚部分地区，恶性疟原虫的清除时间延迟和治疗效果下降，呈现出对耐药性令人焦虑。

临床应用

目前青蒿素类复方疗法，几乎是所有恶性疟疾流行区域治疗单纯恶性疟的标准方法。这种主导方案高度有效，安全和耐受性良好。这些方案的发展，是由于青蒿素类药的血浆半衰期短，它导致短期治疗后出现难以接受的高复发率，但这个问题可通过与长效作用药物的合用得到纠正。组合治疗也有助于防止青蒿素的耐药性选择（selection of resistance）。然而 3 日后随着用药完成，青蒿素成分被迅速排泄，对配合药物的耐药性选择则令人关注。

WHO 推荐了 5 种以青蒿素为基础的处理单纯恶性疟疾的组合治疗配方（表 52-4）。其中一个，青蒿琥酯-磺胺多辛-乙胺嘧啶，由于对磺胺多辛-乙胺嘧啶有无法接受的耐药性水平，在很多区域不被推荐，但它在某些国家是第一线治疗药。另一个推荐的方案可以作为组合配方使用，虽然制造的标准不同。青蒿琥酯-甲氟喹在东南亚高度有效，这里对很多抗疟药有耐药性很普遍,它是东南亚和南美洲一些国家的第一线治疗。这个药方在其他区域,特别是非洲不太适用,因为它的成本相对较高和耐受性差。无论青蒿琥酯-阿莫地喹,或是蒿甲醚-本芴醇,都是非洲大多数国家和其大陆的某些疟疾流行国家的单纯恶性疟疾的标准治疗。双氢青蒿素-哌喹是一个较新的配方,显示有极好的功效,它是东南亚部分地区的恶性疟疾的第一线治疗药物。

青蒿素类在复杂型恶性疟疾的治疗中也有杰出的疗效。大型随机试验和系统分析显示,蒿甲醚肌内注射有相当于奎宁的效果,静脉注射青蒿琥酯在原虫清除时间和——最重要的——在患者幸存率指标,优于静脉注射奎宁。静脉注射青蒿琥酯在不良反应特性方面,也优于静脉注射奎宁或奎尼丁。因此,青蒿琥酯静脉注射已经替代奎宁,作为治疗严重恶性疟疾的标准治疗,虽然它在很多地区尚未使用。青蒿琥酯和蒿甲醚直肠给药,也能有效的治疗严重疟疾,这在不能使用肠胃道外用药时,提供了一个有价值的治疗方法。

不良反应和注意事项

青蒿素类药一般耐受性很好。报告的最常见的不良反应是恶心、呕吐、腹泻和眩晕,这些反应常常是因为潜在的疟疾,而不是来自药物本身。严重毒性罕见,包括嗜中性粒细胞减少、贫血、溶血、肝脏酶水平升高和过敏反应。不可逆性神经毒性在动物身上可见到,但仅仅是在使用比治疗疟疾大得多的剂量之后。动物实验中,青蒿素类有胚胎毒,但妊娠期间接受青蒿素类药的妇女中,先日性畸形、死胎和流产的发生率,与对照组相比较并没有升高。基于这个信息和妊娠期间疟疾的重大风险,WHO 建议,在妊娠第二和第三期间,对单纯恶性疟疾,用以青蒿素为基础的组合治疗(在妊娠第一期,推荐奎宁加克林霉素),对于妊娠第一期的严重疟疾治疗,用静脉注射青蒿琥酯或奎宁,静脉注射青蒿琥酯治疗妊娠第二和第三期间的严重疟疾。

奎宁和奎尼丁

奎宁(quinine)和奎尼丁(quinidine),虽然其毒性可能使治疗复杂化,但对于恶性疟仍然是重要的治疗方法,特别是对于严重疾病。

化学和药代动力学

奎宁来源于金鸡纳树皮,一种来自南美洲的对于间隙热的传统治疗药材。奎宁生物碱在 1820 年被纯化,从那时起,一直用于治疗和预防疟疾。奎尼丁,奎宁的右旋立体异构体,在严重恶性疟的治疗中,至少与奎宁肠胃道外用药同等有效。口服奎宁吸收迅速,在 1～3 小时内达到血浆峰水平,并广泛地分布于机体组织。在严重疟疾病例使用负荷剂量,可在几小时内获得峰值水平。奎宁的药代动力学,在人群中各异。患疟疾的个体比健康的对照组,有更高的血浆药物水平,但毒性并没有增加,显然是因为蛋白结合增加了。奎宁在严重疟疾患者的半衰期(18 小时)也比在健康人更长(11 小时)。奎尼丁的半衰期比奎宁的短,多半是由于蛋白结合降低的结果。奎宁主要是在肝脏代谢和经尿排泄。

抗疟作用和耐药性

奎宁作用迅速,是对抗四种人类疟原虫的高度有效的血液裂殖体杀灭药。它对间日疟和卵形疟是杀配子体药,但对恶性疟不是。它对肝期疟原虫没有作用。奎宁的作用机制不详。在东南亚某些地区,对奎宁的耐药性很普遍,特别是在泰国边境地区,如果只使用单一药物来治疗恶性疟疾可能失败。然而,在大多数患者中,奎宁仍然能提供至少部分治疗效果。

临床应用

1. 严重恶性疟疾的肠胃道外给药治疗 很多年来,二盐酸奎宁或葡萄糖酸奎宁曾经是严重恶性疟疾的首选治疗,虽然现在认为静脉注射青蒿琥酯比较好。奎宁可以缓慢地静脉给药,或以稀释溶液作肌内注射,但在美国没有这种供肠胃道外使用的制剂。在美国,奎尼丁可用于严重恶性疟疾的肠胃道外给药(虽然并非总是容易取得)。奎尼丁可以分剂量,或持续静脉滴注使用;治疗应当使用负荷剂量,以迅速取得有效的血浆浓度。由于它的心脏毒性以及相对地药代动力学不可预测性,静脉注射奎尼丁应当在心脏监测下缓慢进行。当病情得到改善和患者能忍受口服用药时,应当尽快地换成有效的口服药。

2. 恶性疟疾的口服治疗 对于单纯恶性疟疾,除了缺乏文件证明感染是在耐氯喹性疟疾区域传染上的,硫酸奎宁是合适的治疗。奎宁通常与第二个药物(最常用的是多西环素,或在儿童用克林霉素)一起使用,以缩短奎宁的使用期(通常到 3 日)和限制其毒性。奎宁一般不用于治疗非恶性疟疾,因为它不如氯喹对这些原虫有效和更毒。

3. 疟疾的化学预防 虽然每日 325mg 的剂量是有效的,但由于它的毒性。一般不用奎宁进行化学预防。

4. 巴贝西虫病(Babesiosis) 在治疗微小巴贝虫(*Babesia microti*)和其他人类巴贝西虫感染中,奎宁同克林霉素组合,是第一线治疗。

不良反应

治疗剂量的奎宁和奎尼丁常常引起耳鸣、头疼、恶心、眩晕、脸红和视觉障碍等一组称为金鸡纳反应(cinchonism)的综合征。轻度金鸡纳反应症状不需要中断治疗。通常在长期治疗后出现更严重的临床表现,包括有更显著的视觉和听力异常、呕吐、腹泻和腹痛。过敏反应包括皮疹、荨麻疹、血管性水肿和支气管痉挛。血液学异常包括溶血(特别是有 G6PD 缺陷者)、白细胞减少、粒性白细胞减少、血小板减少。治疗剂量可通过刺激胰岛素释放引起低血糖症;这是严重感染和妊娠患者中的一个特殊问题,因为它们对胰岛素的敏感度已经升高。奎宁能刺激子宫收缩,特别是在妊娠第三期。然而,这种效果是轻微的,即或是在妊娠期间,奎宁和奎尼丁仍是严重恶性疟的适当治疗药物。静脉滴注这些药物,可能引起血栓性静脉炎。

静脉滴注奎宁或奎尼丁太快,可出现严重低血压。心电图异常(QT 间隔延长)伴随奎宁的静脉注射十分普遍,但药物在配合有监测装置下适当使用,发生危险的心律失常并不普遍。

黑尿热(Blackwater fever) 是一种罕见的危重疾病,它包括在用奎宁治疗疟疾时,出现的显著溶血和血红素尿。虽然其发病机理尚不清楚,它好像是由于对药物的高敏性所致。

禁忌证和注意事项

如果出现严重金鸡纳反应、溶血或过敏,应当停止使用奎宁(或奎尼丁)。对有潜在视觉或听力问题的患者,应当尽量避免使用。有潜在心脏异常情况的患者,使用应当特别小心。奎宁不应当与甲氟喹合用,用于以前接受过甲氟喹化学预防的患者要谨慎。含铝的抗酸药可能阻止它的吸收。奎宁能升高华法林和地高辛的血浆水平。在肾功能不全的情况下应当减少剂量。

甲氟喹

甲氟喹(mefloquine)对恶性疟原虫的很多耐氯喹性虫株和其他各种疟原虫是一种有效治疗药。虽然它的毒性令人担忧,但在大多数有耐氯喹性虫株的疟疾流行区域,甲氟喹仍是推荐用作化学预防的药物之一。

化学和药代动力学

盐酸甲氟喹是一个合成的 4-喹啉醇,化学上同奎宁有关。由于肠胃道外使用,可发生严重局部刺激,因此它只能口服使用。它吸收好,约 18 小时左右达到峰浓度。甲氟喹高度与蛋白结合,广泛分布于组织,排泄缓慢,这就容许作单次剂量治疗用药。消除相的半衰期大约是 20 日,可容许作每周一次的化学预防。采用每周一次用药时,需要数周内才能获得药物稳态水平。甲氟喹及其代谢物,排泄缓慢,主要是经粪便排泄。

抗疟作用和耐药性

甲氟喹对恶性疟原虫和间日疟原虫有强烈的杀血液裂殖体活性,但它对肝期裂殖体或配子体没有作用。它的作用机制不详。很多区域的报道称已有零星的甲氟喹性耐药。目前除了抗多种药物、高发生率的东南亚区域(特别是泰国边境地区)以外,耐药性似乎还不普遍。甲氟喹的耐药性好像同奎宁和卤泛群耐药性有关,但与氯喹的耐药性无关。

临床应用

1. 化学预防　甲氟喹对大多数虫株的恶性疟原虫有效,和可能所有其他人类疟原虫的预防有效。因此,除了没有氯喹性耐药的那些区域(在这里,氯喹最好)和耐甲氟喹疟疾大流行的东南亚某些农村地区之外,甲氟喹被 CDC 推荐为对所有疟疾流行区的化学预防药之一。像使用氯喹那样,根治间日疟原虫和卵形疟原虫需要一个疗程的伯氨喹。

2. 治疗　甲氟喹治疗大多数单纯恶性疟疾有效。该药不适于治疗患严重或复杂疟疾的个体,因为奎宁、奎尼丁和青蒿素类药更为迅速有效,并且不容易发生对这些药物耐受性。青蒿琥酯加甲氟喹的组合,在东南亚对甲氟喹性耐药的区域,显示极好的抗疟效果,这个配方现在是 WHO 推荐治疗单纯恶性疟疾的组合治疗之一(表 52-4)。青蒿琥酯-甲氟喹在亚洲和南美洲很多国家,是对于单纯恶性疟疾的第一线治疗药物。

不良反应

用每周一次甲氟喹的化学预防,可能引起恶心、呕吐、眩晕、睡眠和行为障碍,上腹部疼痛、腹泻、腹痛、头疼、皮疹和眩晕。尽管有关痉挛和精神错乱的轶事频繁报告,大量的对照研究发现,甲氟喹的严重副作用,类似于其他常用抗疟化学预防药,但是神经精神病学毒性已经受到广泛宣传。然而,报道中的有关短期使用甲氟喹后的长期影响,导致 FDA 在 2013 年附加一个有关潜在的神经和精神病学毒性的黑框警告。已有白细胞增多、血小板减少和氨基转移酶升高的报道。

甲氟喹的不良反应,随着治疗所需要的剂量增大而更普遍。这些影响可以通过将药物分成两个剂量、间隔 6~8 小时使用而减弱。约有 50% 的报道称神经精神症状的发生率,似乎比用化学预防用药时高 10 倍以上,而且发生频率差别很大。已有报道称严重的神经精神毒性(忧郁、困惑、急性精神病或惊厥)的发生率低于千分之一,但有些权威人士相信,这些毒性事实上更为普遍。甲氟喹也能改变心脏的传导性,已有心律失常和心动过缓的报道。

禁忌证和注意事项

甲氟喹忌禁用于有癫痫、精神疾病、心律失常、心脏传导缺陷或对相关药物过敏病史的患者。它不应与奎宁、奎尼丁或卤泛群合用;如果在甲氟喹的化学预防后,用奎宁或奎尼丁治疗疟疾需要小心。CDC 不再在建议中反对接受 β-肾上腺受体拮抗剂的患者使用甲氟喹。现在甲氟喹在幼童也认为是安全的,并且它是除氯喹外,唯一批准用于体重低于 5 公斤的幼童和怀孕妇女的化学预防药。虽然用于妊娠第一期中的经验有限,但有效的数据建议甲氟喹在整个妊娠期是安全的。对于一个较旧的建议——需要精细运动技巧者(如:飞行驾驶员)应避免使用甲氟喹——仍有争议。如果出现显著的神经精神症状,应当停止甲氟喹化学预防用药。

伯氨喹

伯氨喹是根治间日疟和卵形疟原虫肝脏休眠体的首选药物,也可用于对所有疟原虫种的化学预防。

化学和药代动力学

磷酸伯氨喹(primaquine phosphate)是一个合成的 8-氨基喹啉(图 52-2)。该药口服吸收良好,在 1~2 小时内达到血浆峰水平。血浆半衰期为 3~8 小时。伯氨喹广泛分布于组织,但只有少量在那里被结合。它被迅速代谢和经尿排泄。它的三个主要代谢物,似乎只有较弱的抗疟活性,但其诱导溶血的作用比母体药更强。

抗疟作用和耐药性

伯氨喹对所有人类疟原虫的肝脏阶段有效。它是能有效对抗间日疟和卵形疟原虫的休眠体阶段的唯一可用的药物。伯氨喹也是对抗 4 种人类疟原虫的杀配子体药。对红内期疟原虫也有微弱的活性。其抗疟作用机制不详。

在新几内亚、东南亚、中南美洲和其他区域,间日疟的有些虫株,对伯氨喹有相当的耐药性。这些疟原虫的肝脏阶段,可能不会被单一的伯氨喹标准治疗所根除,可能需要重复治疗。由于效果逐渐降低,伯氨喹根治间日疟感染的标准剂量,在 2005

年已经加倍到每日 30mg 的碱基,使用 14 日。

临床应用

1. 急性间日疟和卵形疟的(根除)治疗　对于这些感染的标准治疗,包括用氯喹根除红内期型、用伯氨喹清除肝脏休眠体和预防继后复发。急速给予氯喹以及合用伯氨喹治疗则保留到知道患者的葡萄糖 6-磷酸脱氢酶(G6PD)状态后再用。如果 G6PD 水平正常,可给予 14 日的伯氨喹疗程。尽快评估 G6PD 水平很有帮助,因为在完成氯喹用药之前开始用伯氨喹似乎最有效。

2. 间日疟和卵形疟的终端预防　标准化学预防不能防止间日疟和卵形疟的复发,因为这些疟原虫的休眠体,不能被氯喹或其他可以使用的血液裂殖体杀灭药根除。为了显著减少复发的可能性,有些权威人士主张,结束在流行区域的旅行之后再使用伯氨喹。

3. 疟疾的化学预防　已研究了伯氨喹作为每日一次的化学预防药。每日用 30mg(0.5mg/kg)的碱基治疗,能提供预防恶性疟和间日疟的良好水平。然而,长期使用的潜在毒性仍令人担忧,因此一般仅在不能使用甲氟喹、malarone 和多西环素时,才为此目的而推荐使用伯氨喹。

4. 杀灭配子体作用　一个单一剂量的伯氨喹(45mg 的碱基),可以使恶性疟原虫配子体不会传染给蚊子。这种治疗虽然对患者没有临床益处,但能中断传播。可以用低得多剂量获得配子体杀灭作用,正在研究为了促进对恶性疟疾的控制,用低剂量的伯氨喹作为集体给药或短期治疗。

5. 耶氏肺孢子虫病　克林霉素和伯氨喹合用,是治疗肺孢子虫病的一种替代用药方案,特别是对于轻度到中等程度的疾病。该方案与大剂量甲氧苄啶-磺胺甲噁唑(trimethoprim-sulfa-methoxazole)或喷他脒(pentamidine)的用药方案相比,耐受性方面得到了改善,虽然它对抗严重的肺孢子虫性肺炎的效果,尚未深入研究。

不良反应

推荐的剂量的伯氨喹一般耐受性很好。它通常引起恶心、上腹部疼痛、腹部绞痛和头疼,这些症状在较高的剂量和空腹用药时更加普遍。更严重但十分罕见的不良反应是白细胞减少、粒性白细胞缺乏、白细胞增多和心律失常。伯氨喹的标准用药可能引起溶血或高铁血红蛋白症(临床表现为发绀),特别是在有 G6PD 缺陷或其他遗传性代谢缺陷者。

禁忌证和注意事项

伯氨喹应当避免用于有粒细胞减少或高铁血红蛋白血症历史、正在接受可能抑制骨髓的药物(如:奎尼丁)和那些常涉及骨髓抑制的患者。由于它可能引起显著的低血压,决不能注射给药。

在开伯氨喹处方之前,应当对患者作缺乏葡萄糖-6-磷酸脱氢酶(G6PD)的测试。当患者缺乏 G6PD 时,治疗策略应当提出撤销治疗和处理继后复发的方案,如果出现复发,在密切注意他们的血液学状况下,采用氯喹、以标准用药治疗患者;或每周用伯氨喹(45mg 的碱基)治疗 8 周。地中海和亚洲后裔的葡萄糖-6-磷酸脱氢酶(G6PD)缺乏个体,最可能有严重缺陷,而非洲裔者通常只有轻度的生物化学缺陷。这种区别,可以在选择治疗方案时予以考虑。在任何情况下,如果有证据显示溶血或贫血,应当停用伯氨喹。妊娠期间应避免使用伯氨喹,由于胎儿相对地缺乏 G6PD,因而可处于发生溶血的风险中。

阿托伐醌

阿托伐醌(atovaquone),一个羟基萘醌(图 52-2),最初研发作为抗疟药,并是 Malarone 的一个成分,被推荐用于治疗和预防疟疾。阿托伐醌也被 FDA 批准用于轻度到中等程度耶氏肺孢子虫(P jiroveci)肺炎的治疗。

这个药只用于口服。其生物利用度低而且不规律,因脂肪性食物吸收可增加。此药具高度蛋白结合,半衰期为 2～3 日。大多数药物以原型经粪便排泄。阿托伐醌通过干扰线粒体的电子转移而发挥其抗原虫作用。它对组织和红内期裂殖体都有效,容许在结束用药后一周,即可停止使用化学预防(相比使用用甲氟喹或多西环素需要 4 周,因它们缺乏抗组织裂殖体的活性)。

最初使用阿托伐醌治疗疟疾时,结果频频失败,令人失望,显然这是由于治疗期间疟原虫的耐药性选择。相反,Malarone(一种 250mg 阿托伐醌和 100mg 氯胍组合成固定配方制剂)对恶性疟疾的治疗和预防却非常有效,现在被美国批准用于这两种适应证。对于化学预防,马拉隆必须每日服用(表 52-2)。它优于甲氟喹和多西环素的优点是在疟疾传染危险期间前后,只需更短的治疗期,但它比其他药物昂贵。它应当与食物一起服用。

阿托伐醌是耶氏肺孢子虫感染的替代治疗,虽然它的效果低于甲氧苄啶-磺胺甲噁唑。标准用药是 750mg,每日 2 次,与食物一起服用,疗程 21 日。不良反应包括发烧、皮疹、恶心、呕吐、腹泻、头疼和失眠。严重的不良反应似乎很少,虽然使用这个药物的经验尚十分有限。阿托伐醌对少数患弓形体病、对其他药物没有反应的免疫功能不全的患者也有效,但它在这种疾病中的作用尚未确定。

malarone 一般耐受性很好。不良反应包括腹痛、恶心、呕吐、腹泻、头疼和皮疹,这些反应随着治疗需要更大的剂量而更为普遍。已有肝脏酶类水平可逆性升高的报道。阿托伐醌在妊娠期中的安全性尚未知,因此不建议在妊娠妇女使用。对于体重 5kg 以下的儿童,被认为是安全的。同四环素或利福平合用时,阿托伐醌的血浆浓度可下降约 50%。

叶酸合成抑制药

一般用在组合方案的、涉及叶酸代谢酶的抑制药,可用于治疗和预防疟疾。

化学和药代动力学

乙胺嘧啶(pyrimethamine)是一个与甲氧苄啶相关的 2,4-二氨基嘧啶(第 46 章)。氯胍(proguanil)是一个双胍衍生物(图 52-2)。两个药都能从肠胃道缓慢、但充分地被吸收。乙胺嘧啶在口服用药后 2～6 小时达到峰浓度,因与血浆蛋白结合,排泄半衰期约 3.5 日。氯胍在口服用药后,约 5 小时达到血浆峰浓度,排泄半衰期约 16 小时。因此,作化学预防,氯胍必须每日使用 1 次,而乙氨嘧啶可以一周给药 1 次。乙氨嘧啶排泄前被广泛地代谢。氯胍是一个前体药物,只有它的三嗪代谢物环氯胍(cycloquanil)是有活性的。**Fansidar** 是由磺胺类药药**磺胺多辛**(**sulfadoxine**,每片 500mg)和**乙胺嘧啶**(每片 25mg)组成的固定配方制剂,吸收良好。其成分在服用后 2~8 小时呈现血浆峰浓度,主要经肾脏排泄。磺胺多辛的平均半衰期约 170 小时。

抗疟作用和耐药性

乙胺嘧啶和氯胍作用缓慢,能对抗人类四种疟原虫敏感虫株的红内期型。氯胍对肝脏型也有一些活性。两个药都没有足够的配子体杀灭作用,对间日疟或卵形疟原虫的持续的肝脏期也无效。磺胺类和砜类药有微弱的抗红内期裂殖体活性,但不能对抗肝脏期或配子体。它们不能单独用作抗疟药,但与其他药物组合时有效。

乙胺嘧啶和氯胍的作用机制,涉及对疟原虫的二氢叶酸还原酶(dihydrofolate reductase,一种叶酸合成途径的关键酶)的选择性抑药。磺胺类和砜类药,还抑制叶酸合成途径中的另一个酶,二氢蝶酸合成酶(dihydropteroate synthase)。正如第 46 章所叙述的,这两种酶抑制药的合并使用,可提供一种协同作用(图 46-2 所示)。

对叶酸拮抗药和磺胺类药的耐药性,常见于恶性疟原虫的很多区域,而在间日疟原虫的区域则不太普遍。耐药性主要是由于二氢叶酸还原酶和二氢蝶酸合成酶的突变,随着突变数目的增加,导致耐药性水平上升。目前,耐药性严重地限制了磺胺多辛-乙胺嘧啶(Fansider)在大多数区域的治疗疟疾效果,但在非洲,大多数疟原虫仅显示中等水平的耐受性,因此抗叶酸药物,可能继续对疟疾提供某些预防效果。由于不同的突变可能介导不同药物的耐药性,所见到的交叉耐药性并不一致。

临床应用

1. 化学预防 由于频繁的耐药性,已不再推荐单一使用叶酸拮抗药作化学预防,但许多药物被用于合并用药方案。以前广泛使用氯喹(每周 500mg)和氯胍(每日 200mg)组合,但随着对两个药的耐药性不断增加,已经不再被推荐。Fansider 和 Maloprim[乙胺嘧啶与氨苯砜(dapsone)的复合制剂]是两个每周用药一次的、对敏感疟原虫有效的药物,但由于耐药性和毒性也不再被推荐。考虑到在流行区域保护公众,甲氧苄啶-磺胺甲噁唑(一个抗叶酸药的组合,其抗细菌比抗疟原虫更有效)正越来越多地在发展中国家对感染 HIV 的患者作每日一次的预防性治疗。虽然它主要是用于预防典型 HIV 机会性和细菌性感染,但该药在非洲对疟疾提供了部分预防效果。

2. 间歇性预防治疗 控制疟疾的一个新策略是间歇性预防治疗,其中,不论感染状态如何,要对高风险患者进行对疟疾的间歇性治疗。妊娠期间接受这种治疗的最多,现在非洲的标准方案是,妊娠第一期后,用两剂或更多剂的磺胺多辛-乙氨嘧啶。在儿童中,间隙预防治疗还没有被广泛接受。但 WHO 现在推荐在非洲萨赫勒次区(其疟疾是高度季节性的,对抗叶酸药物的耐受性相当不普遍)使用阿莫地喹加磺胺多辛-乙氨嘧啶作为季节性疟疾化学预防药,不幸的是,在大多数其他地区,对药物的耐药性严重地限制了抗叶酸药物的预防功效。

3. 氯喹耐药性恶性疟疾的治疗 直到最近,Fansidar 普遍用于治疗单纯性恶性疟。Fansidar 的优点是容易使用(一个单一的口服用药)和价格低。然而,由于无法接受的耐药性水平,Fansidar 已经不再是一个被推荐的治疗药。特别是 Fansidar 不应用于严重疟疾,因为它比其他可用的药物作用更为缓慢。在间日疟原虫疟疾,Fansidar 的疗效也不可靠,它对抗卵形疟原虫和三日疟原虫的有效性还没有进行足够研究。WHO 推荐青蒿琥酯加磺胺多辛-乙氨嘧啶用于治疗恶性疟原虫疟疾(表 52-4),但其耐药性比其他推荐的组合更限制了这个治疗方案的功效。

4. 弓形体病 乙氨嘧啶同磺胺嘧啶组合,是治疗弓形体病,包括急性感染、先天性感染和免疫功能不全患者发病的第一线治疗药。对于免疫功能不全患者,在长期抑制治疗后需采用大剂量治疗。纳入亚叶酸(folinic acid)是为了被来限制骨髓抑制。复方组合的毒性,通常主要是由于磺胺嘧啶。用克林霉素替代磺胺嘧啶则提供了另一个有效的替代方案。

5. 肺孢子虫病 耶氏肺孢子虫(P jiroveci)是引起人类肺囊虫病的病原体,现在它被认为是一种霉菌,这个生物体在本章讨论,因为它是对抗原虫药,而不是抗真菌药具有的反应。[相关的虫种,卡氏肺囊虫(P carinii)现在被认为是引起动物感染的原因]。肺囊虫病的第一线治疗,是甲氧苄胺嘧啶加磺胺甲噁唑(第 46 章)。标准治疗,包括大剂量静脉或口服治疗(每日 15mg/kg 甲氧苄胺嘧啶和 75mg/kg 磺胺甲噁唑,分成 3 或 4 次使用)21。大剂量治疗隐藏着很大的毒性,特别是在艾滋(AIDS)患者。重要的毒性包括有恶心、呕吐、发烧、皮疹、白细胞减少、低钠血症、肝脏酶水平上升、氮血症、贫血和血小板减少。较不常见的影响,包括严重皮肤反应、精神状态改变、胰腺炎和低钙血症。甲氧苄胺嘧啶-磺胺甲噁唑(复方新诺明),也是对免疫功能不全个体中,预防耶氏肺孢子虫感染的标准化学预防药。用法是每日一片,或每周 3 次双倍强度的复方片。在免疫功能不全患者,这种化学预防用药方案,比起大剂量治疗,耐受性好得多,但如果发生皮疹、发烧、白细胞减少和肝炎有必要换其他药物。

不良反应和注意事项

大多数患者对乙氨嘧啶和氯喹有很好的耐受性。肠胃道症状,皮疹和瘙痒罕见。伴随氯胍的使用,有口腔溃疡和秃头症的描述。Fansidar 已不再推荐用于化学预防,由于不普遍,但却十分严重的皮肤反应,包括多形性红斑、史-约(Stevens-Johnson)综合征和中毒性表皮坏死症。伴随单剂量用药或间歇性治疗的严重反应,似乎罕见得多,这种药物的使用是否合理,是凭恶性疟疾的相关风险来判断。

伴随 Fansidar 单次用药的罕见不良反应是其他磺胺类药所伴有的包括血液学、肠胃道、中枢神经系统、皮肤病学和肾脏毒性。由于粒性白细胞减少症的不可接受的高发生率,乙氨嘧啶-氨苯砜复合制剂 Maloprim 不再推荐于化学预防。在有肾脏或肝脏功能紊乱的情况,用叶酸拮抗药要特别小心。虽然乙胺嘧啶在动物身上是可致畸的,Fansidar 在妊娠期用于治疗是安全的。氯胍在妊娠期应用是安全的。妊娠期间应常规使用叶酸补充剂,但正在接受 Fansidar 预防性治疗的妇女中,大剂量叶酸补充剂(如:每日 5mg)应换成推荐的标准剂量(每日 0.4~0.6mg),

以避免预防功效可能减少。

抗生素

除了叶酸拮抗药和磺胺类药,很多抗生素具有中等程度的抗疟作用。作为细菌蛋白质合成抑制药的抗生素,似乎是通过抑制疟原虫的原核生物样的细胞器[质体样细胞器(apicoplast)]的蛋白合成而发挥其抗疟原虫作用。没有一个抗生素可以作为单一的药物用于治疗疟疾,由于它们的作用比标准抗疟药缓慢得多。

四环素和多西环素(第 44 章)能有效对抗所有人类疟原虫的红内期裂殖体,它们对其肝脏期没有活性。多西环素连同奎宁一起用于恶性疟疾的治疗,容许用药过程更短和能被更好耐受。在启动用静脉注射奎宁、奎尼丁或青蒿琥酯治疗严重疟疾后,多西环素也用于完满的治疗疗程。在所有这些病例中,实行多西环素的一周疗程。多西环素也已成为一种标准的化学预防药,特别是用于对其他抗疟药(包括甲氟喹)高度耐药性发生率的东南亚区域。多西环素的副作用包括肠胃道症状,念珠菌阴道炎和光敏性。它在长期化学预防中的安全性,尚无广泛评估。

克林霉素(第 44 章)能缓慢地有效对抗红内期裂殖体,它可用于那些在奎宁、奎尼丁,或青蒿琥酯疗程后、不推荐使用多西环素的患者,如:儿童和妊娠妇女。阿奇霉素和氟喹诺酮类药的抗疟活性已被证实,但对疟疾的治疗或化学预防效果尚未达到最佳标准。

抗生素也是其他原生虫类的有效对抗药。四环素和红霉素是处理肠道阿米巴原虫的替代疗法。克林霉素与其他药物组合,是弓形体病、肺囊虫病和巴贝虫病的有效治疗剂。螺旋霉素(spiramycin)是用于治疗妊娠期间获得的原发性弓形体病的大环内酯类抗素。治疗可降低发生先天性弓形体病的风险。

卤泛群和本芴醇

盐酸卤泛群(halofantrine hydrochloride),一个菲甲醇,是一个有效的对抗所有人类疟原虫红内期(而不对抗红外期)的药物。口服吸收不规则,且可被食物增多。出于毒性的考虑,它不应当在进餐时服用。用药后 16 小时,血浆水平达到峰值,半衰期约 4 日。主要经粪便排泄。卤泛群的作用机制不详。在美国(虽然它被 FDA 批准)没有这个药物可用,但在其他疟疾流行的国家,可广泛应用。

卤泛群(3 次 500mg 的剂量,每间隔 6 小时 1 次;对于无免疫性的个体,在一周内重复 1 次)能迅速有效地对抗恶性疟原虫的大多数虫株,但它的应用受到吸收不规则和心脏毒性的限制。它不应用作化学预防药。卤泛群一般耐受良好。最常见的不良反应是腹痛、腹泻、呕吐、咳嗽、皮疹、头疼、瘙痒和肝脏酶升高。更多的关注是,此药可改变心脏传导性,有剂量相关的 QT 和 PR 延长,并且可被先前的甲氟喹治疗加剧。已有报道罕见的危险性心律失常和死亡实例。该药禁用于有心脏传导缺陷的患者和最近服用过甲氟喹者。卤泛群在动物有胚胎毒,因此妊娠期间禁用。

本芴醇(lumefantrine),一个与卤泛群有关的芳香醇,它仅用在青蒿素甲醚(artemether)的固定剂量配方制剂 Coartem 和

Riamet 中,当前在很多国家,它是治疗单纯恶性疟疾的第一线疗法。此外,复方蒿甲醚已得到很多非疫区国家的批准,包括美国。本芴醇的半衰期,用在组合制剂中约 3~4 日。药物水平可因与其他药物,包括那些影响 CYP3A4 代谢的药物的相互作用而改变。同卤泛群一样,口服吸收有高度变异性,与食物一起服用时吸收会有改善。由于本芴醇并不造成像使用卤泛群时所担心的毒性风险,Coartem 应当与脂肪性食物一起服用,以发挥最大的抗疟疾效果。用 Coartem 治疗恶性疟疾,每日 2 次,使用 3 日,高度有效。Coartem 可引起轻度的 QT 间隙延长,但这种影响似乎在临床上无关紧要。并且本药没有使用卤泛群和奎尼丁时所见到的危险性的心律失常的风险。事实上,Coartem 的耐受性非常好。药物试验中,最常见报道的不良反应是肠胃失调、头疼、眩晕、皮疹和瘙痒,并且在很多病例中,这些毒性可能是由于潜在的疟疾本身或伴存使用的药物所致,而不是由于 Coartem。

■ 阿米巴病

阿米巴病是溶组织内阿米巴(Entamoeba histolytica 的感染。该生物体能引起无症状的肠道感染、轻度到中等程度的结肠炎、严重的肠道感染(痢疾)、阿米巴瘤(ameboma)、肝脓肿和其他肠道外感染。对于阿米巴病需根据临床表现选择药物(表 52-5)。

特殊类型阿米巴病的治疗

1. 无症状的肠道感染　无症状的带菌者在流行区域一般不治疗,但在非流行区域,可用一种肠腔杀阿米巴药治疗。并不需要组织杀阿米巴药。标准的肠腔杀阿米巴药是糠酸二氯沙奈(diloxanide furoate)、双碘喹啉(iodoquinol)和巴龙霉素(paromomycin)。每种药的一个单一疗程能根除大约 80%~90% 的患者携带的原虫。治疗所有其他类型阿米巴病,也需要用肠腔杀阿米巴药处理。

2. 阿米巴结肠炎　甲硝唑(Metronidazole)加上一个肠腔杀阿米巴药,是阿米巴结肠炎和痢疾的治疗首选。四环素和红霉素是中等程度结肠炎的替代药物,但对肠道外疾病无效。也可使用去氢依米丁(dehydroemetine)或依米丁(emetine),但由于其毒性最好避免使用。

3. 肠道外感染　肠道外感染的首选治疗药物,是甲硝唑加一个肠腔杀阿米巴药。一个 10 日的甲硝唑疗程能治愈超过 95% 的单纯性肝脓肿。对于不寻常的病例,这种病例中甲硝唑启始治疗已经失败,应当考虑脓肿吸引术和将氯喹加入到甲硝唑的重复疗程中。去氢依米丁或依米丁是有毒性的替代药。

甲硝唑和替硝唑

甲硝唑(metronidazole),一个硝基咪唑(图 52-3),是治疗肠腔外阿米巴的首选药。它能杀灭溶组织内阿米巴(E. histolytica)的滋养体,而不能杀灭它的孢囊,它能有效地根治肠道和肠道外组织感染。替硝唑(tinidazole),一个相关的硝基咪唑,好像有类似的活性和更好的毒性属性。它提供更简单的用药方案,并可作为治疗下表所列适应证的替代药。

表 52-5 阿米巴病的治疗。美国并非有所有的制剂[1]

临床状况	首选药物和成人剂量	替代药物和成人剂量
无症状的肠道感染	腔道药物:糠酸二氯沙奈[2],500mg 每日 3 次,用 10 日 或 双碘喹啉,650mg 每日 3 次,服用 21 日 或 巴龙霉素,10mg/kg 每日 3 次服用 7 日	
轻度到中等程度的肠道感染	甲硝唑,750mg 每日 3 次(或 500mg IV 每 6 小时 1 次)使用 10 日 或 替硝唑,每日 2g,服用 3 日 加 腔道药物(见上面)	腔道药物(见上面) 加 四环素,250mg 每日 3 次,服用 10 日 或 红霉素,500mg 每日 4 次服用 10 日
肠道严重感染	甲硝唑,750mg 每日 3 次(或 500mg IV 每 6 小时 1 次)使用 10 日 或 替硝唑,每日 2g 服用 3 日 加 腔道药物(见上面)	腔道药物(见上面) 加 四环素,250mg 每日 3 次,服用 10 日 或 红霉素,500mg 每日 4 次服用 10 日
肝脓肿、阿米巴瘤和肠道外其他疾病	甲硝唑,750mg 每日 3 次(或 500mg IV 每 6 小时 1 次),使用 10 日 或 替硝唑,每日 2g 服用 3 日 加 腔道药物(见上面)	甲硝唑,750mg 每日 3 次(或 500mg IV 每 6 小时 1 次),10 日 或 替硝唑,每日 2g 服用 3 日 加 腔道药物(见上面)

[1] 除非特别标明,用药途径是口服,其他详情和注意事项见正文

[2] 未在美国使用

药代动力学和作用机制

口服甲硝唑和替硝唑容易吸收,并通过简单扩散穿透进入所有组织。细胞内浓度容易很快达到细胞外液水平。血浆峰浓度在 1~3 小时获得。两个药的蛋白结合率都低(10%~20%);原形药物的半衰期,对于甲硝唑是 7.5 小时,对于替硝唑为 12~14 小时。甲硝唑及其代谢物主要经尿排泄。在肝功能受损的患者,甲硝唑的血浆清除率降低。甲硝唑的硝基在厌氧细菌和敏感原虫体内被化学还原。有活性的还原产物似乎是其抗微生物活性有关。推测替硝唑的机制也是一样。

临床应用

1. 阿米巴病 甲硝唑或替硝唑是治疗所有溶组织阿米巴原虫(E. histolytica)组织感染的首选药物。但没有一个对肠腔原虫有可靠的效果,因此为了保证的根治,必须配合肠腔抗阿米巴药使用。

2. 梨形鞭毛虫病 甲硝唑是治疗梨形鞭毛虫病的首选。治疗梨形鞭毛虫病的剂量,比用于治疗阿米巴的低得多,因此药物能更好地被耐受。单一治疗后的效果大约为 90%。替硝唑至少有相同的效果。

3. 阴道滴虫病 甲硝唑是治疗首选。一个 2g 的单剂量有效。耐甲硝唑的生物体可导致治疗失败。替硝唑对抗这些耐药性生物体的某些虫株可能有效。

不良反应和注意事项

普遍发生恶心、头疼、口干和口腔金属味。不常见的不良反应包括呕吐、腹泻、失眠、虚弱、眩晕、鹅口疮、皮疹、排尿困难、黑色尿、眩晕、感觉异常和嗜中性白细胞减少。进餐时用药可减轻其肠胃道刺激。罕见胰腺炎和严重中枢神经系统毒性(共济失调,脑病,痉挛)。甲硝唑有双硫仑(disulfiram)样的作用,因此治疗期间饮酒,可发生恶心和呕吐。对中枢神经系统疾病的患者,应慎用。静脉滴注偶尔引起痉挛或周围神经病变。对严重肝肾病变的患者,应当调整剂量。替硝唑有类似的不良反应表现,虽然它似乎比甲硝唑的耐受性更好一些。

据报道甲硝唑有增强香豆素类型抗凝药的抗凝血作用。苯妥英钠和巴比妥可能加速这个药物的清除,而西咪替丁(cimetidine)可能降低其血浆清除。锂与甲硝唑同时使用时,可出现锂的毒性。甲硝唑及其代谢物对细菌中可致突变。给小鼠大剂量长期使用可导致肿瘤。有关致癌性的数据不一致。因此尽管在人类中使用甲硝唑与先天异常没有明确关联,但在人体,最好避免将甲硝唑用于妊娠和哺乳妇女。

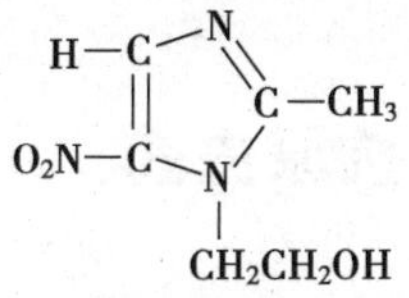

图 52-3 其他抗原虫药的结构式

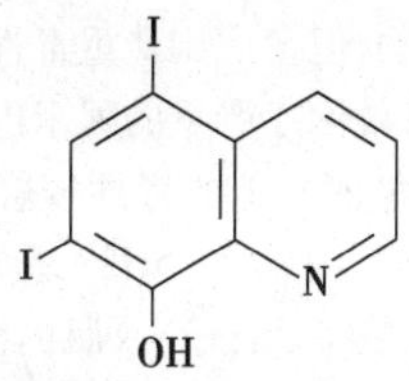

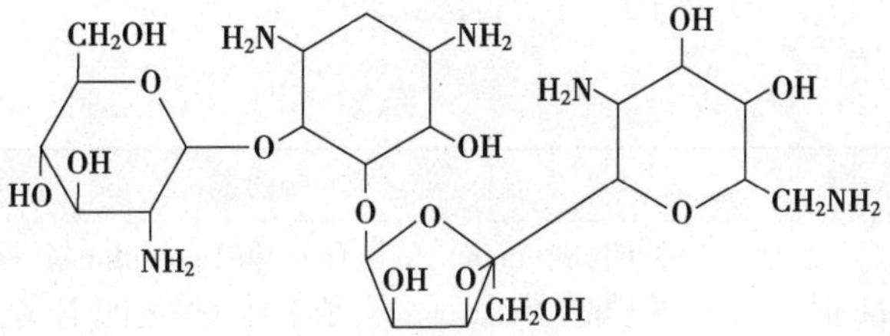

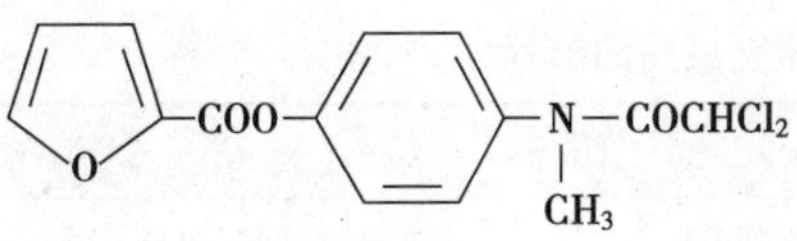

双碘喹啉

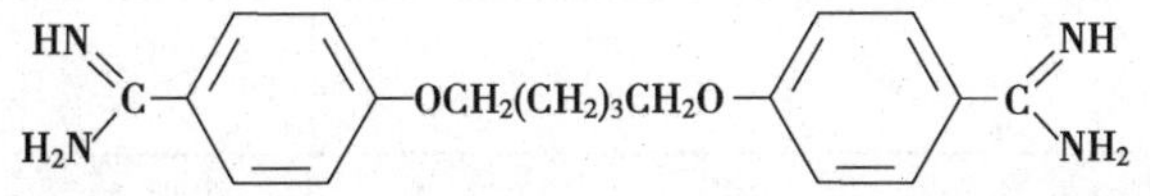

双碘喹啉(Iodoquinol,二碘羟基喹)是一个卤代羟基喹啉。它是有效的杀灭腔道阿米巴药,通常与甲硝唑合用于治疗阿米巴感染。药代动力学资料尚不完全,但90%的药物保留在肠道并经粪便排泄。剩余的进入循环,半衰期11~14小时,以葡萄糖醛酸的形式经尿排泄。双碘喹啉对抗滋养体的作用机制不明。它在直肠腔内有效地抗原生物体,但对小肠壁内或肠外组织的滋养体无效。

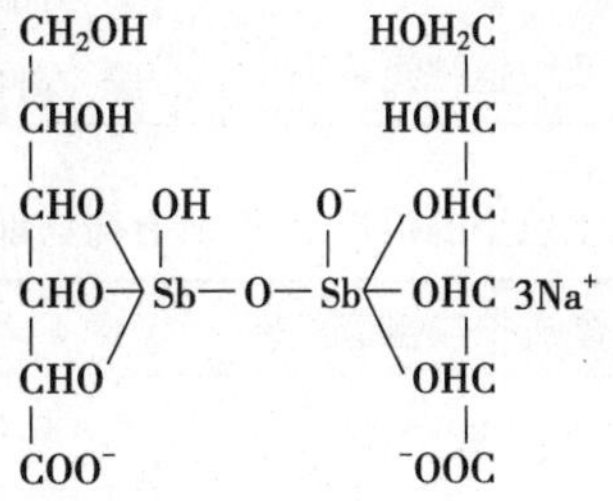

不常发生的不良反应包括腹泻(通常在若干日后可停止)、厌食、恶心、呕吐、腹痛、头疼、皮疹和瘙痒。此药可能增加血清碘与蛋白的结合,导致测得的[131]I摄取降低,可持续数月。有些卤代羟基喹啉可随着大于推荐剂量的持续使用,产生严重的神经毒性。双碘喹啉在推荐剂量从不引起这些后果,因此,绝不应当超过这个剂量。

双碘喹啉应在进餐时服用,以限制肠胃道毒性。对视神经病变、肾脏或甲状腺疾病或非阿米巴肝病的患者,要慎用。如果发生持续性腹泻或碘中毒(皮炎、荨麻疹、瘙痒、发烧)征兆,应当停药。它禁用于不能耐受碘的患者。

糠酸二氯沙奈

二氯沙奈是二氯乙酰胺衍生物。它是有效的杀腔道阿米巴药,但它对组织滋养体无效。糠酸二氯沙奈(diloxanide furoate)在肠道分解成二氯沙奈和糠酸;大约90%的二氯沙奈被迅速吸收,然后经共轭形成葡萄糖醛酸产物,立即经尿排泄。未被吸收的二氯沙奈是有效的抗阿米巴物质。糠酸二氯沙奈的作用机制尚不详。很多人考虑将糠酸二氯沙奈作为无症状腔道感染的首选药物。在美国它没有商品供应,但能从某些调剂型药房买到。它通常与组织抗阿米巴药甲硝唑合并使用治疗严重的肠道和肠外感染。糠酸二氯沙奈无严重的副作用。普遍有肠胃胀气,但恶心和腹绞痛很少发生,罕见皮疹。不推荐在妊娠期中使用此药。

硫酸巴龙霉素

硫酸巴龙霉素(Paromomycin sulfate)是一个氨基糖苷类抗生素(第45章),它从肠胃道没有明显的吸收。它通常仅作为一种抗腔道阿米巴药用,对肠外阿米巴感染无效。被吸收的少量药物,以原形缓慢排泄,主要经肾小球过滤。然而,由于肾功能不全,药物可能被积蓄而致肾毒性。巴龙霉素是一个有效的腔道杀阿米巴药,它似乎有类似其他药物的效力和可能更低的毒性。在最近的研究中,它在清除无症状感染方面优于糠酸二氯沙奈。不良反应包括有偶尔腹部不适和腹泻。现在,注射巴龙霉素被用于治疗内脏利什曼病(leishmaniasis),这将在随后的正文中分别讨论。

依米丁和去氢依米丁

依米丁(emetine),一种来自吐根植物的生物碱,和去氢依米丁(dehydroemetine),一个合成的类似物,是有效的抗溶组织阿米巴的组织滋养体的药物,但考虑到严重毒性,它们的使用仅限于特定的状况,即需要有效治疗严重的阿米巴病,而甲硝唑又不能使用的情况。由于去氢依米丁的毒性较轻,较为适用。这些药应当仅在所需最短时期(通常 3~5 日)缓解严重症状时使用,并且是在严密监控下作皮下(最好)或肌内注射。依米丁和去氢依米丁不应静脉注射。在 3~5 日的应用中,副作用一般轻微,超过该时间,副作用增加,包括有注射部位疼痛、触痛和无菌脓肿;腹泻、恶心和呕吐;肌肉无力和不适;以及心电图的轻度改变。严重的毒性包括心律失常、心衰和低血压。

■ 其他抗原虫药

主要用于治疗非洲锥虫病的药物列于表 52-6。对于其他原虫感染的药物列于表 52-7。没有被涵盖于本章或其他章节的重要药物将在下文讨论。

表 52-6　非洲锥虫病的治疗

疾病	阶段	第一线药	替代药
西非	早期 累及中枢神经系统	喷他脒(Pentamidine) 依氟鸟氨酸(Eflornithin)	舒拉明(Suramin),依氟鸟氨酸(Eflornithine) 美拉肿醇(Melarsoprol),依氟鸟氨酸-硝呋替莫(Eflornithine-nifurtimox)[1]
东非	早期 累及中枢神经系统	舒拉明(Suramin)[1] 美拉肿醇(Melarsoprol)[1]	喷他脒(Pentamidine)

表 52-7　其他原虫感染的治疗,并非所有药物都在美国使用[1]

生物体或临床疾病	首选药物[2]	替代药物
巴贝西虫(Babesia species)	克林霉素,600mg,每日 3 次,7 日 加 奎宁,650mg,7 日	阿托伐醌(Atovaquone)或 阿奇霉素
结肠小袋虫(Balantidium coli)	四环素,500mg,每日 4 次,10 日	甲硝唑,750mg,每日 4 次,5 日
隐孢菌(Cryptosporidium species)	巴龙霉素,500~750mg,每日 3 或 4 次,10 日	阿奇霉素,500mg,每日 1 次,21 日
环孢子虫(Cyclospora cayetanensis)	甲氧苄啶-磺胺甲噁唑,双倍强度片,每日 4 次,7~14 日	
脆双核阿米巴(Dientamoeba fragilis)	双碘喹啉,650mg,每日 3 次,20 日	四环素 500mg,每日 4 次,10 日; 或 巴龙霉素,每日 400mg,5 日
蓝氏贾第鞭毛虫(Giardia lamblia)	甲硝唑 250mg,每日 3 次,5 日, 或 替硝唑,2 克,1 次	呋喃唑酮(Furazolidone),100mg,每日 4 次,7 日 或 阿苯达唑(Albendazole),400mg,每日 1 次,5 日。
贝氏同形孢子球虫(Isospora belli)	甲氧苄啶-磺胺甲噁唑,双倍强度片,1 片每日 4 次,10 日,然后每日 2 次,21 日	乙胺嘧啶,75mg,一日 1 次,14 日, 加 亚叶酸(Fonilic acid),10mg,一日 1 次,14 日
微孢子虫 Microsporidia	阿苯达唑(Albendazole),400mg,每日 2 次,20~30 日	
利什曼原虫病(Leishmaniasis)		
内脏[杜氏利什曼原虫病(L. donovani),恰氏利什曼原虫病(L. chagasi),婴儿利什曼原虫病 L. infantum)或黏膜[巴西利什曼原虫病(L. braziliensis)]	葡萄糖酸锑钠(Sodium stibogluconate),每日 20mg/kg IV 或 IM,28 日	葡甲胺锑酸盐(Meglumine antimoniate) 或 喷他脒(Pentamidine) 或 两性霉素 或 米替福新(Miltefosin) 或 巴龙霉素

生物体或临床疾病	首选药物[2]	替代药物
皮肤[重大利什曼原虫病(L. major),热带利什曼原虫病(L. Tropica),墨西哥利什曼原虫病(L. mexicana),巴西利什曼原虫病(L. braziliensis)	葡萄糖酸锑钠(Sodium stibogluconate),每日 20mg/kg IV 或 IM,20 日	葡甲胺锑酸盐 　　　　　或 两性霉素 　　　　　或 喷他脒 　　　　　或 局部或病灶内给药治疗
耶氏肺孢子虫(Pneumocystis jiroveci),卡氏肺孢子病(p carinii)[3]	甲氧苄啶-磺胺甲噁唑,每日甲氧苄啶成分 15~20mg/kg,IV,或双倍强度片,每 8 小时 2 片,21 日。	喷他脒 　　　　　或 甲氧苄啶-氨苯砜 　　　　　或 克林霉素 　　　　　加 伯氨喹 　　　　　或 阿托伐醌(atovaquone)
刚地弓形虫(Toxoplasma gondii) 急性,先天性,免疫功能不全 怀孕	乙胺嘧啶加克林霉素加亚叶酸 螺旋霉素(Spiramycin),每日 3g 直到分娩	乙胺嘧啶加磺胺嘧啶加 亚叶酸
阴道毛滴虫(Trichomonas vaginalis)	甲硝唑,一每日 2g 或 1 次 250mg,一日 3 次用 7 日 　　　　　或 替硝唑,1 次,2g	
克氏锥虫(Trypanosoma cruzi)	硝呋替莫(Nifurtimox) 　　　　　或 苄硝唑(Benznidazole)	

[1] 另外的资料可从乔治亚州,亚特兰大,疾病防治中心,寄生虫病部,寄生虫病药物服务处获得(电话:404-639-3670;http//www.cdc.gov/laboratory/drugsevice/index. html)

[2] 提供确定的、相对简单的用药方案。除非另外标明,用药途径是口服。另外的信息、毒性、注意事项和更罕见使用的药物的用药,它们通常有更高的毒性,其讨论见正文

[3] 耶氏肺孢子虫(卡氏肺囊虫)习惯上考虑为原生动物,因其形态学和对药物的敏感性,但近年来的分子学分析显示它们最接近于真菌

喷他脒

喷他脒(Pentamidine)能有效地对抗锥虫体病原生动物和耶氏肺孢子虫,但毒性显著。

化学和药代动力学

喷他脒是一个芳香族二咪(图 52-3),以羟乙基磺酸盐供医用。喷他脒仅作肠胃道外用药。药物迅速离开血液循环,始初半衰期 6 小时,但它易与组织结合。因此,它可积蓄,清除非常缓慢,终端半衰期约 12 小时。此药在治疗 6 周或更久后在尿中仍能测出。仅有痕迹量的喷他脒出现在中枢神经系统,因此它对中枢神经系统性的非洲锥虫病无效。喷他脒也可以气雾粉末的方式吸入来预防肺孢子虫病。吸入后似乎极少吸收进入全身循环。喷他脒的作用机制不详。

临床应用

1. 肺孢子虫病　喷他脒是治疗耶氏肺孢子虫引起的肺内和肺外疾病的公认的替代治疗药。这个药比甲氧苄啶-磺胺甲噁唑的效果略微低,且毒性更大。标准剂量是每日 3mg/kg,静脉注射,用药 21 日。有临床意义的不良反应很普遍,由于近来有多种处理耶氏肺孢子虫感染的用药方案,喷他脒最好留给有严重疾病、但不能忍受其他药物或治疗失败的患者。

在免疫功能不全的个体,包括晚期艾滋病(AIDS)患者,对于原发性或继发性肺孢子虫病预防,喷他脒也是一个替代药。这种使用,喷他脒是作气溶剂吸入(每月吸入 300mg)。对该剂型的药物耐受性很好,效果极佳,但效果明显地比每日使用甲氧苄啶-磺胺甲噁唑要低。由于它的成本高和对非肺部疾病无效,它最好被保留给不能耐受其他口服化学预防药物的患者。

2. 非洲锥体虫病(嗜睡病) 自从 1940 年,喷他脒就被使用作为处理布氏比亚锥体虫(西非嗜睡病,*Trypanosoma brucei gambiense*)引起的早期血淋巴病的首选药物。该药对于治疗早期东非嗜睡病,次于舒拉明(suramin)。喷他脒不应当用于治疗累及中枢神经系统的晚期锥体虫病。已有若干用药方案的描述,一般每日用 2~4mg/kg,或隔日 1 次,总共用 10~15 剂药。喷他脒也以 4mg/kg 的剂量,每 3~6 个月 1 次,用于对抗非洲嗜睡病的化学预防。

3. 利什曼原虫病(Leishmaniasis) 对内脏利什曼原虫病的治疗中,喷他脒是葡萄糖酸锑钠的比较新的替代品。该药已成功地用于含锑药物治疗失败的一些病例。剂量是每日肌内注射 2~4mg/kg,或每隔日 1 次,以 15 剂为一疗程,并且可能需要第二个疗程。喷他脒对侵犯皮肤的利什曼病也显示成功,但它不能常规地用于此目的。

不良反应和注意事项

喷他脒是一个剧毒药物,在每日接受 4mg/kg 的患者有 50% 出现的不良反应。迅速静脉注射能导致严重低血压、心动过速、眩晕和呼吸困难,因此该药应当缓慢使用(经 2 小时),治疗期间患者应当斜卧,并在密切监测之下。肌内注射时,普遍有注射部位疼痛,并可发生无菌性脓肿。

胰腺毒性普遍可见。可有由于胰岛素不适当释放所致的低血糖,常在治疗开始后的 5~7 日出现,能持续数日到数周,并随后伴有高血糖。可逆性肾功能不全也常见。其他不良反应还包括有皮疹、金属味、发烧、肠胃道症状、肝功能试验异常、急性胰腺炎、低钙血症、血小板减少、幻觉和心律失常。吸入喷他脒一般耐受很好,但可引起咳嗽,呼吸困难,和支气管痉挛。

葡萄糖酸锑钠

含五价锑的化合物,包括葡萄糖酸锑钠(sodium stibogluconate,Pentostam;图 52-3)和葡甲胺锑酸盐(meglumine antimoniate),除了印度部分地区(在这些药物的效果大大减弱)外,一般考虑作为皮肤和内脏利什曼病的第一线治疗药。静脉(最好)或肌内注射后,这些药吸收和分布迅速,并呈两相排泄,始初半衰期短(约 2 小时)和长得多的终端半衰期(大于 24 小时)。剂量是以每日 20mg/kg,1 日 1 次静脉或肌内注射,对皮肤利什曼病使用 20 日,对内脏和黏膜皮肤利什曼病,用药 28 日。

含锑药剂的作用机制不详。它们对抗不同种类原虫的疗效可能各异,可能基于局部耐药性的模式。治愈率一般很好,但对葡萄糖酸锑钠的耐药性,在某些流行区域正在增加,尤其是在印度,这里一般推荐其他药剂[如:两性霉素(amphotericin)或米替福新(miltefosine)]。

开始几乎没有不良反应发生,但葡萄糖酸锑钠的毒性,随疗程的进行而增加。最常见的是肠胃道症状、发烧、头疼、肌痛、关节痛和皮疹。肌内注射可能很痛,并能导致无菌性脓肿。心电图改变可能发生,最常见的是 T-波改变和 QT 延长。这些改变一般是可逆的,但继续治疗可导致危险的心律失常。因此,治疗期间,应当用心电图监测。罕见溶血贫血以及严重肝、肾和心脏影响。

硝唑沙奈

硝唑沙奈(Nitazoxanide)是一个硝基噻唑基水杨酰胺前体药物。硝唑沙奈最近在美国获得批准用于抗蓝氏贾第鞭毛虫(*Giardia lamblia*)和小型隐孢菌(*Cryptosporidium parvum*)。其吸收迅速,并转变成替唑沙奈(tizoxanide)和替唑沙奈共轭化合物,它们随后排泄进入尿和粪便中。它的活性代谢物替唑沙奈可抑制原虫的丙酮酸-铁氧还蛋白-氧化还原酶途径。硝唑沙奈似有抗甲硝唑耐药性原虫虫株的活性,且耐受性很好。不像甲硝唑,硝唑沙奈及其代谢物似乎没有诱变效应。可能对硝唑沙奈敏感的其他生物体还包括溶组织阿米巴(E histolytica)、幽门螺杆菌(Helicobacter pylori)、人蛔虫(Ascaris lumbricoides)、很多条虫和肝片吸虫(fasciola hepatica)。推荐的成人剂量是 500mg,每日 2 次,使用 3 日。

治疗非洲锥体虫病和利什曼病的其他药物

可用于治疗各种锥体虫病的治疗在疗效、安全或两者都有严重缺陷。这些治疗药的获得性也令人担心,因为它们主要是通过制药公司捐赠或非营利生产而提供的。对于内脏利什曼病,三个有希望的治疗药物,是脂质体两性霉素(liposomal amphotericin),米替福新(miltefosine),和巴龙霉素(paromomycin)。

A. 舒拉明

舒拉明(Suramin)是一个硫酸化的萘胺,在 1920 年引入。它是早期血淋巴性东非锥体虫病[布氏罗得西亚锥体虫(*T brucei rhadesiense*)感染]的第一线治疗药,但由于它不能进入中枢神经系统,它对晚期疾病没有作用。舒拉明对早期西非锥体虫病,不如喷他脒有效。药物的作用机制不详。它是作静脉注射给药,呈现有紧密的蛋白结合、复杂的药代动力学。舒拉明地始初半衰期短暂,此外,终端排泄半衰期约 50 日,它通过肾脏排泄,清除缓慢。

舒拉明在使用一个 200mg 的静脉试验用药后,才开始用药。常用的用药方案,包括在第 1、3、7、14 和 21 日各 1g,或者每周 1g,使用 5 周。与喷他脒合并使用,可能改善效果。舒拉明也可用于对非洲锥体虫病的化学预防。不良反应普遍。即刻反应可能包括疲惫、恶心、呕吐和更为罕见的痉挛、休克和死亡。后期反应包括发烧、皮疹、头疼、感觉异常、神经病变、包括蛋白尿在内的肾脏异常、慢性腹泻、溶血性贫血和粒性白细胞缺乏症。

B. 美拉肿醇

美拉肿醇(Melarsoprol)是一个三价砷药物,于 1949 年开始使用,是晚期中枢神经系统东非锥体虫病的第一线治疗药和治疗晚期西非锥体虫病的第二线药[依氟鸟氨酸(eflornithine)之后]。静脉注射后,排泄迅速,但 4 日内在中枢神经系统有临床相关的浓度积蓄。美拉肿醇是在丙二醇中,以每日 3.6mg/kg 的剂量缓慢静脉滴注,给药 3~4 日,如果需要,间隔一周重复 1 疗程。一个新的用药方案,是以每日 2.2mg/kg 的剂量,使用 10 日,其效果和毒性同原先进行 26 日的三个疗程所观察到的相类似。美拉肿醇是剧毒,这种毒药的使用,仅仅是出于晚期锥体虫病的严重性和缺乏替代药可用的情况下才予以考虑。即刻的不良反应包括、发烧、呕吐、腹痛和关节痛。最重要的毒性是反应性脑病,它一般出现在治疗的第一周(5%～10%的患者),可能是由于中枢神经系统中锥体虫的破裂所致。这种脑病的普遍后果包括脑水肿、痉挛、昏迷或死亡。其他严重毒性还包括,肾脏和心脏疾病和过敏反应。近年来,在非洲某些地区使用美拉肿醇的失败率似乎有所上升,暗示有耐药性的可能。

C. 依氟鸟氨酸

依氟鸟氨酸[Eflornithine,二氟甲基鸟氨酸(difluoromethylornithine)],一个鸟氨酸脱羧酶抑制药,是过去半个世纪来,注册治疗非洲锥体虫病的唯一新药。现在是晚期西非锥体虫病的第一线药,但它对东非锥体虫病无效。依氟鸟氨酸的毒性比美拉肿醇低,但不像它那样广泛使用。直到最近,当其被发作为局部脱毛霜,才导致以捐赠药物的方式治疗锥体虫病,这个药的可用性还非常有限。依氟鸟氨酸是供静脉注射,能取得好的中枢神经系统药物水平。半衰期约 3 小时。通常用药剂量 100mg/kg,每 6 小时静脉注射 1 次,连续 7～14 日(对于新诊断的感染者,最好 14 日)。依氟鸟氨酸对抗晚期布氏赞比亚锥体虫(T brucei gambiense)感染,似乎同美拉肿醇一样有效,但对布氏罗得西亚锥体虫,它的效果受到耐药性的限制。依氟鸟氨酸与硝呋替莫(nifurtimox)的 10 日疗程合并,提供了类似单独用依氟鸟氨酸的 14 日疗程,有效治疗西非锥体虫病的更简单,疗程更短(每 12 小时注射 1 次,7 日)的用药方案。来自依氟鸟氨酸的毒性很大,但比起美拉肿醇是相当小。不良反应包括,腹泻,呕吐,贫血,血小板减少,白细胞减少,和惊厥。这些影响一般可逆。这个化合物在流行区域,越来越多的使用经验和可利用性,可导致它在治疗布氏赞比亚锥体虫(T brucei gambiense)感染中,替代舒拉明、喷он胨和美拉肿醇。

D. 苄硝唑

苄硝唑(Benznidazole)是一个供口服的硝基咪唑,在治疗美洲锥体虫病(恰加斯氏病)中,比起硝呋替莫可能在疗效和安全性方面都有改善。这些药物排除原虫,防止进展到或治疗与慢性恰加斯氏病有关的严重症状的能力,都是次优的。直到最近,这个药的生物利用度是主要问题。标准剂量是每日 5mg/kg,分 2 次或 3 次服用,与食物一起服用 60 日。重大的毒性包括,周围神经病变,皮疹(治疗人数的 20%～30%),肠胃道症状,和骨髓抑制。

E. 硝呋替莫

硝呋替莫(Nifurtimox),一个硝基呋喃,是用于美洲锥体虫病[南美洲锥体虫病,恰加斯病(Chaga's disease)]最普遍的药物。硝呋替莫正在被研究用于非洲锥体虫病的治疗,特别是与依氟鸟氨酸组方。口服后硝呋替莫吸收很好,血浆排泄半衰期约 3 小时。治疗急性恰加斯氏病,每日 8～10mg/kg(分 3～4 次)口服 3～4 个月。硝呋替莫能降低急性病的严重性,通常能排除可检测的原虫,但它通常不能完全根除感染。因此,它常常失败于防止疾病、向伴随慢性感染的肠胃道和心脏综合征发展,这是克氏锥体虫(Trypanosoma cruzi)感染最重要的临床后果。在南

美不同地区,效果可能各异,这可能同某些地区的耐药性有关。硝呋替莫在慢性恰加斯氏病的治疗中,没有证明有效。其有关毒性普遍。不良反应包括有恶心、呕吐、腹痛、发烧、皮疹、烦躁、失眠和神经病变。这些影响一般是可逆的,但常常导致治疗在完成标准疗程之前即中断。

F. 两性霉素

这个重要的抗霉菌药两性霉素(amphotericin)(第 48 章)是治疗内脏利什曼病(leishmaniasis),特别是印度某些区域对葡萄糖酸锑钠有高度耐药性的替代药。脂质体两性霉素在第 1～5、14、和 21 日,以每日 3mg/kg 的剂量使用,显示效果极好。非脂质体两性霉素(以 1mg/kg 的剂量,隔日静脉注射 1 次,用 30 日),便宜得多,也有效并广泛地用于印度。然而,在印度的一个试验中显示,脂质体两性霉素的一次性滴注,在疗效和降低费用方面,并不比两性霉素的 30 日标准疗程为差。在某些区域,两性霉素也用于侵犯皮肤的利什曼病。两性霉素,特别是脂质体两性霉素制剂的使用,在发展中国家,受到使用不方便、价格和毒性的限制。

G. 米替福斯

米替福斯(Miltefosine)是一个烷基化胆碱磷酸类似物,它是治疗内脏利什曼病的第一个有效口服药。最近它在印度治疗内脏利什曼病(每日 2.5mg/kg 的剂量,以不同的用药方案),以口服使用 28 日,显示极好效果。最近在一个包括脂质体两性霉素单一用药、随后使用 7～14 日的米替福斯的用药方案中,也显示有效。一个 28 日疗程的米替福斯(每日 2.5mg/kg),对于治疗新世界皮肤利什曼病(New World cutaneous leishmaniasis)也有效。呕吐和腹泻普遍,但一般毒性短暂。也可见肝脏酶的短暂升高和肾毒性。因为它的致畸效应,应避免用于妊娠期(或在治疗的 2 个月内可能成为孕妇者)。米替福斯在印度和其他某些国家批准为治疗内脏利什曼病,并且(考虑到其他药物的严重限制,包括肠胃道外使用、毒性、耐药性)它或许能变成治疗这种疾病的首选。在体外试验表用,它对米替福斯的耐药性容易发展。

H. 巴龙霉素

硫酸巴龙霉素(Paromomycin sulfate)是一个氨基糖苷类抗生素,到目前为止,在寄生虫学方面,它仅用作肠道寄生虫感染的口服治疗药(见前面正文)。最近它已发展到用于治疗内脏利什曼病。在印度,对于这种疾病的第 3 期药物试验显示极好的效果,以 11mg/kg 的剂量,每日肌内注射,疗程 21 日,治愈率 95%,同两性霉素相比较,并不逊色。2006 年,它在印度批准为治疗内脏利什曼病。然而,在非洲,最近的试验显示的效果较差,巴龙霉素的治愈率显然不如用葡萄糖酸锑钠。在最初的试验中,巴龙霉素耐受性很好,普遍伴有轻微的注射疼痛,罕有耳毒和可逆性肝脏酶上升,没有肾脏毒性。巴龙霉素局部使用、单独或与庆大霉素合用,对于皮肤利什曼病的治疗,也显示很好的疗效。

I. 治疗内脏利什曼病的合并用药

为了改善疗效,缩短疗程和减少原虫耐药性的选择,合并用

物的研究一个活跃区域。最近在一个印度的试验中,脂质体两性霉素单一剂量加 7 日的米替福斯疗程、脂质体两性霉素单一剂量加 10 日的巴龙霉素疗程或米替福斯加巴龙霉素的一个 10 日疗程,均未见比两性霉素的 30 日标准疗程的疗效和降低不良反应方面更差。在东非的一个试验中,葡萄糖酸锑钠加巴龙霉素的 17 日疗程与葡萄糖酸锑钠 30 日疗程相比,疗效类似。

制剂

通用名	制剂	通用名	制剂
阿苯达唑(Albendazole)	Albenza	硝唑沙奈(Nitazoxanide)	Alinia
青蒿素甲醚/本芴醇 (Artemether/lumefantrine)	Coartem,Riamet	巴龙霉素(Paromomycin)	仿制药,Humatin
青蒿琥酯(Artesunate)*		喷他脒(Pentamidine)	Pentam 300,Pentacarinat,penta-midine isethionate,Nebupent(气溶胶)
阿托伐醌(Atovaquone)	仿制药,Mepron		
阿托伐醌-氯胍 (Atovaquone-proguanil)	Malarone	伯氨喹(Primaquine)	仿制药
苄硝唑(Benznidazole)*		乙胺嘧啶(Pyrimethamine)	Daraprim
氯喹(Chloroquine)	仿制药,Aralen	葡萄糖酸奎尼丁 (Quinidine gluconate)	仿制药
克林霉素(Clindamycin)	仿制药,Cleocin	奎宁(Quinine)	仿制药
多西环素(Doxycycline)	仿制药,Vibramycin	葡萄糖酸锑钠 (Sodium stibogluconate)*	
依氟鸟氨酸(Eflornithine)	Vaniqa,Ornidyl		
双碘喹啉(Iodoquinol)	Diquinol,Yodoxin	磺胺多辛-乙胺嘧啶 (Sulfadoxine-Pyrimethamine)	Fansidar
甲氟喹(Mefloquine)	仿制药,Lariam		
美拉胂醇(Melarsoprol)*	Mel B	舒拉明(Suramin)*	
甲硝唑(Metronidazole)	仿制药,Flagyl	替硝唑(Tinidazole)	仿制药,Tindamax
硝呋替莫(Nifurtimox)*			

* 美国仅能从乔治亚州亚特兰大疾病防治中心药物服务部获得使用

案例思考答案

　　该儿童患急性恶性疟疾,其昏睡和实验室检查异常,与疾病的严重发展相一致。她应当住院,并立即用静脉注射青蒿琥酯治疗,如果没有,或用静脉注射奎宁或奎尼丁。她应当被密切监视严重疟疾的进展,特别是在神经病学、肾脏或呼吸道的并发症;如果是用奎宁或奎尼丁治疗,应当监测潜在心脏毒性。

（李文运 译　何厚文 校　金有豫 审）

参考文献

　　扫描本书二维码获取完整参考文献。

驱肠虫药的临床药理学

53 章

Philip J. Rosenthal, MD

一位 29 岁的秘鲁人，偶然在腹部计算机断层（CT）扫描上发现 10cm×8cm×8cm 大的肝囊肿。该患者两日以来有腹痛和发烧，其临床评估和 CT 扫描与阑尾炎相符合。其临床症状在腹腔镜阑尾切除手术后得到解决。十年前，该

患者从秘鲁农村地区移民来到美国，其家庭是做羊皮买卖的。其父亲和姐妹曾经作过腹腔包块切除，但未获得详细诊断。你的鉴别诊断是什么？你的诊断和治疗计划是什么？

■ 蠕虫感染的化学治疗

蠕虫是可感染非常多的人、引起诸多疾病的多细胞生物。超过 10 亿的人被肠线虫（intestinal nematodes）感染和数百万人被丝线虫（filarial nematodes），吸虫（flukes），和绦虫（tapeworms）所感染。它们对家畜家禽也是一个大问题。很多药物，直接针对大量不同的靶目标，可能用于治疗蠕虫感染。在很多情况下，特别是在发展中国家，以消灭大多数寄生虫、缓解疾病症状和降低感染的传播为目标以控制传播。在另外一些情况，则以完全消灭寄生虫为治疗目标，虽然这种目标对于某些肠虫感染可能是一种挑战，因为它既受限于药物的疗效，又由于在病区治疗后的频繁再感染。

表 53-1 列出了主要的蠕虫感染，并对每种感染的首选药物和替代药物提供指南。在下文中，这些药物将按字母顺序安排。一般说来，治疗开始前，应当确认寄生虫。

阿苯达唑

阿苯达唑（Albendazole）是一个广谱口服驱肠虫药，被批准在美国用于治疗包虫囊病（hydatid disease）和囊虫病（cysticercosis）的首选药。它也用于治疗蛲虫（pinworm）和钩虫（hookworm）感染、蛔虫病（ascariasis）、鞭虫病（trichuriasis）和粪圆线虫病（strongyloidiasis）。

基础药理学

阿苯达唑是一个苯并咪唑氨基甲酸酯。口服后吸收不规则（脂肪餐可增加吸收），然后迅速在肝脏遭受首关代谢，转变成活性代谢产物阿苯达唑硫氧化物。口服 400mg 3 小时后可达到不同的最高血浆浓度，血浆半衰期为 8~12 小时。硫氧化物多半呈蛋白结合状态，能很好地分布到各种组织，并能进入胆汁、脑脊液，和棘球蚴囊。阿苯达唑的代谢物经尿排泄。

苯并咪唑被认为是通过抑制微管合成而产生抗线虫类的作用。阿苯达唑在包虫囊病、囊虫病、蛔虫病和钩虫感染也有杀蚴效果，对蛔虫病、钩虫病和鞭虫病有杀卵作用。

临床应用

阿苯达唑用于对抗肠腔寄生虫时是空腹服用，但在抗组织寄生虫时，是同脂肪性餐一起服用。

1. 蛔虫、鞭毛虫、钩虫及蛲虫感染 对于感染蛔虫和蛲虫的成人和两岁以上的儿童，其治疗是口服 400mg 的单剂量（对于严重感染，重复使用 2~3 日；而对于蛲虫感染则在 2 周内，重复使用 2~3 日）。这些治疗可经典地能取得很好治愈率，并显著减少未被治愈者的虫卵计数。对于钩虫和鞭毛虫感染，现在推荐使用 400mg 的口服剂量，每日 1 次，使用 3 日，阿苯达唑的疗效优于甲苯咪唑。此外，与单剂量治疗相比，阿苯达唑无论与甲苯咪唑，或是与伊维菌素一起使用，对治疗鞭毛虫感染，能显著改善治疗效果。

表 53-1 治疗蠕虫感染的药物[1]

感染的生物体	首选药物	替代药物
蛔虫类（线虫类）		
人蛔虫（Ascaris lumbricoides，roundworm）	阿苯达唑（Albendazole）或双氢萘酸噻嘧啶（pyrantel pamoate）或甲苯咪唑（mebendazole）	伊维菌素（Ivermectin），哌嗪（piperazine）
鞭虫（Trichuris trichiura，whipworm）	甲苯咪唑（Mebendazole）或阿苯达唑（albendazole）	
美洲钩虫（Necator americanus，hookworm）；十二指肠钩虫（Ancylostoma duodenale，hookworm）	阿苯达唑（Albendazole）或甲苯咪唑（mebendazole）或双氢萘酸噻嘧啶（pyrantel pamoate）	
粪类圆线虫（Strongyloides stercoralis，threadworm）	伊维菌素（Ivermectin）	阿苯达唑（Albendazole）或噻苯达唑（thiabendazole）
蠕形住肠线虫，蛲虫（Enterobius vermicularis，pinworm）	甲苯咪唑（Mebendazole）或双氢萘酸噻嘧啶（pyrantel pamoate）	阿苯达唑（Albendazole）
旋毛虫（Trichinella spiralis，trichinosis）	甲苯咪唑（Mebendazole）或阿苯达唑（albendazole）；严重感染加皮质激素	
毛圆线虫（Trichostrongylus species）	双氢萘酸噻嘧啶（Pyrantel pamoate）或甲苯咪唑（mebendazole）	阿苯达唑（Albendazole）
皮肤游走性幼虫，匐行疹（Cutaneous larva migrans，creeping eruption）	阿苯达唑（Albendazole）或伊维菌素（ivermectin）	噻苯达唑（Thiabendazole）（局部应用）
内脏游走性幼虫（Visceral larva migrans）	阿苯达唑（Albendazole）	甲苯咪唑（Mebendazole）
广东住血线虫（Angiostrongylus cantonensis）	阿苯达唑（Albendazole）或甲苯咪唑（mebendazole）	
斑氏丝虫（Wuchereria bancrofti，filariasis）；马来丝虫（Brugia malayi，filariasis）；热带嗜酸粒细胞增多症（tropical eosinophilia）；罗阿丝虫病（Loa loa，loiasis）	乙胺嗪（Diethylcarbamazine）	伊维菌素（Ivermectin）
旋盘尾丝虫（Onchocerca volvulus，onchocerciasis）	伊维菌素（Ivermectin）	
麦地那龙线虫（Dracunculus medinensis，guinea worm）	甲硝唑（Metronidazole）	噻苯达唑（Thiabendazole）或甲苯咪唑（mebendazole）
菲律宾毛细线虫（Capillaria philippinensis，intestinal capillariasis）	阿苯达唑（Albendazole）	甲苯咪唑（Mebendazole）
吸虫类（Flukes，trematodes）		
曼森血吸虫（Schistosoma mansoni）	吡喹酮（Praziquantel）	奥沙尼喹（Oxamniquine）
日本血吸虫（Schistosoma japonicum）	吡喹酮（Praziquantel）	
华支睾吸虫，肝吸虫（Clonorchis sinensis，liver fluke）；后睾吸虫（Opisthorchis species）	吡喹酮（Praziquantel）	阿苯达唑（Albendazole）
肺吸虫（Paragonimus westermani，lung fluke）	吡喹酮（Praziquantel）	硫氯酚（Bithionol）
肝片吸虫，羊（Fasciola hepatica．sheep liver fluke）	硫氯酚（Bithionol）或三氯苯达唑（triclabendazole）	
布氏姜片虫，大肠（Fasciolopsis buski，large intestinal fluke）	吡喹酮（Praziquantel）或氯硝柳胺（niclosamide）	

续表

感染的生物体	首选药物	替代药物
异形异形吸虫（Heterophyes heterophyes）；横川后殖吸虫，小肠（Metagonimus yokoga-wai，small intestinal flukes）	吡喹酮（Praziquantel）或氯硝柳胺（niclosamide）	
绦虫类（Tapeworms，cestodes）		
牛肉绦虫（Taenia saginata，beef tapeworm）	吡喹酮（Praziquantel）或氯硝柳胺（niclosamide）	甲苯咪唑（Mebendazole）
阔节裂头绦虫，鱼（Diphyllobothrium latum，fish tapeworm）	吡喹酮（Praziquantel）或氯硝柳胺（niclosamide）	
猪肉绦虫（Taenia solium，pork tapeworm）	吡喹酮（Praziquantel）或氯硝柳胺（niclosamide）	
囊尾幼虫，猪，幼虫期（Cysticercosis，pork tapeworm larval stage）	阿苯达唑（Albendazole）	吡喹酮（Praziquantel）
短膜壳绦虫，短小（Hymenolepis nana dwarf tapeworm）	吡喹酮（Praziquantel）	氯硝柳胺（Niclosamide），硝唑沙奈（nitazoxanide）
细粒棘球绦虫，包虫囊病（Echinococcus granulosus，hydatid disease）；多房棘球囊（Echinococcus multilocularis）	阿苯达唑（Albendazole）	

[1] 其他资料可从乔治亚州、亚特兰大、疾病防治中心、寄生虫病分部、寄生虫病药物服务处获得。列出的有些药在美国并非普遍使用

2. 包虫囊病（Hydatid Disease）　阿苯达唑是该病的首选药物治疗，并且有益于配合手术移除或囊肿抽吸。它对细粒棘球绦虫（*Echinococcus granulosus*）比对多房棘球绦虫（*E multilocularis*）更有效。剂量是 400mg，每日 2 次，进餐时服用一个月或更长时间。每日治疗达 6 个月，耐受性很好。有一个报道的治疗策略，是用阿苯达唑和吡喹酮（praziquantel），治疗一个月或更长时间后，评估反应，依据反应情况再安排患者继续作化疗，或是联合手术和药物治疗。

3. 脑囊虫病（Neurocysticercosis）　对脑囊虫病的药物治疗适应证有争议，因为驱肠虫治疗并不明显地比单独用皮质类固醇治疗更好，而且还可能恶化神经病变。其治疗可能最适用于有症状的实质性组织的或室内的囊胞。皮质类固醇类药通常和驱肠虫药合用，以降低死亡生物体引起的炎症。现在一般认为对阿苯达唑的选择优于吡喹酮，因为当与皮质类固醇一起使用时，它的疗程较短、费用低、更容易进入蛛网膜下腔和提高药物水平（而吡喹酮相反，其水平可降低）。阿苯达唑是以 400mg 的剂量，每日给 2 次，达 21 日。

4. 其他感染　阿苯达唑是治疗皮肤游走性幼虫症（每日 400mg，服用 3 日）、内脏游走性幼虫症（400mg，每日 2 次，服用 5 日）、肠道毛细线虫病（每日 400mg，10 日）、微孢子虫（microsporidial）感染（400mg，每日 2 次，使用 2 周或更长）和颚口线虫病（gnathostomiasis，400mg，每日 2 次，用 3 周）的首选药物。它对旋毛虫病（400mg，每日 2 次，1~2 周）和支睾吸虫病（400mg，每日 2 次，1 周）也有效。有报道它治疗后睾吸虫病、弓蛔虫病和罗阿丝虫病也有效。阿苯达唑被列入控制淋巴丝虫病（lymphatic filariasis）方案的药品，对此目的它似乎没有乙胺嗪或伊维菌素那样有效，但在控制方案中，在与这些药物的任何一

个药的合用中都含有它。阿苯达唑已经被推荐用于从热带回来的、伴有持续性和无法解释的嗜伊红细胞增多者，进行经验性治疗。至于原虫感染，阿苯达唑对贾第鞭毛虫病，显示有类似甲硝唑的疗效和更低的毒性。

不良反应，禁忌证和注意事项

当服用 1~3 日，阿苯达唑几乎没有明显的不良反应。可能发生轻度和短暂的上腹部不适、腹泻、头疼、恶心、眩晕、疲乏和失眠。治疗棘球蚴病而长期使用，阿苯达唑能很好耐受，但可能引起腹部不适、头疼、发烧、疲惫、秃头症、肝脏酶水平上升和各类血细胞减少。

长期治疗期间，应进行血细胞计数和肝脏功能监测。该药不应给予已知对其他苯并咪唑药物过敏、或有肝硬化的患者。阿苯达唑在妊娠期和小于 2 岁的幼儿的安全性，还没有建立。

硫氯酚（Bithionol）

硫氯酚是治疗肝片吸虫病（羊肝吸虫）的三氯苯咪唑（triclabendazole）的替代药。硫氯酚也是治疗肺吸虫病的吡喹酮的替代药。

基础药理学和临床应用

摄入后 4~8 小时硫氯酚可达到血液峰水平。似乎主要是经肾脏排泄。

对于肺吸虫病和肝片吸虫病的治疗，硫氯酚的剂量是隔日 30~50mg/kg，分成 2 个或 3 个分剂量饭后服用，共用 10~15 个

剂量。肺吸虫病治愈率超过 90%。脑型肺吸虫病可能需要重复疗程。

不良反应、禁忌证和注意事项

不良反应一般轻微和短暂，约在 40% 的患者发生，但有时可因其严重性需要中断治疗。这些问题包括腹泻、腹绞痛、厌食、恶心、呕吐、眩晕和头疼。治疗 1 周或更久后可发生皮疹，有人认为这是对从死虫释放的抗原的反应。8 岁以下的儿童，应慎用硫氯酚，因为用于这种年龄组的经验有限。

枸橼酸乙胺嗪

乙胺嗪（Diethylcarbamazine）是治疗丝虫病、罗阿丝虫病和热带嗜酸粒血细胞增多的首选药物。在盘尾丝虫病的治疗，它已经被伊维菌素替代。

基础药理学

乙胺嗪，一个合成的哌嗪衍生物，能从肠胃道迅速吸收；服用一剂 0.5mg/kg 后，在 1~2 小时获得血浆峰水平。当尿液呈酸性时，血浆半衰期为 2~3 小时，如尿液被碱化，血浆半衰期可约为 10 小时，属汉-哈稳定效应（见第 1 章）。药物迅速在所有组织（除了脂肪）取得平衡。它主要以原形和 N-氧化代谢物经尿排泄。对肾损害的患者应减少剂量。

乙胺嗪能使微丝蚴固定和改变它们的表面结构，从组织上置换，使其更容易被宿主的防御机制破坏。抗成虫的作用模式尚不明。

临床应用

此药应饭后服用。

1. 斑氏丝虫、马来丝虫、帝纹丝虫和罗阿丝虫——由于其疗效和没有严重毒性，乙胺嗪是治疗这些寄生虫感染的首选药物。所有这些寄生虫的微丝蚴能被迅速杀灭，成虫的杀灭比较缓慢，常常需要若干个疗程。该药对罗阿丝虫成虫高度有效。对斑氏丝虫（Wbancrofti）和马来丝虫成虫的杀灭种程度不详，但适当治疗后，大多数患者没有再出现微丝蚴。对淋巴丝虫病（Lymphaticfilariasis）可采用 2mg/kg，每日 3 次，治疗 12 日；对罗阿丝虫病（loiasis）是用同样的方案治疗 2~3 日。在治疗的最初几日，为了限制过敏反应，可以给抗组胺药，如果出现严重反应，应开始使用皮质类固醇，乙胺嗪的剂量应减少或中断。治愈可能需要若干个疗程。对于有高负荷罗阿丝虫感染（每 ml 含 2 500 个以上的循环寄生虫）的患者，减少其严重毒性的策略包括：①如果可能，在用乙胺嗪治疗前用血浆分置换法，移除微丝蚴，或者②在乙胺嗪或伊维菌素治疗前用阿苯达唑治疗，阿苯达唑的作用较慢但耐受性更好。乙胺嗪也可用于丝虫病感染的化学预防（对于罗阿丝虫病，每周 300mg，或 300mg 每个月连续服用 3 日；为了预防斑氏丝虫和马来丝虫，每个月 50mg）。

2. 其他应用——对于热带嗜酸粒细胞增多症，乙胺嗪是以 2mg/kg 的剂量，每日 3 次，口服 2~3 周。乙胺嗪对链曼森线虫（Mansonella streptocerca）感染有效，因为它能杀灭成虫和微丝蚴。然而，有限的资料暗示，它对奥氏曼森线虫（Mansonella ozzardi）或常现曼森线虫（Mansonella perstans）成虫无效，这使其

作用仅限于这些寄生虫的微丝蚴。乙胺嗪的一个重要应用，是作为减少斑氏丝虫感染流行的集体治疗，一般是同伊维菌素或阿苯达唑合用。这种策略已经在很多国家疾病控制中取得极好的进展。

不良反应、禁忌证和注意事项

乙胺嗪的反应一般轻微和短暂，它包括有头疼，不适，厌食，软弱，恶心，呕吐，和眩晕。不良反应也由于死微丝蚴或成虫释放蛋白的作用而出现。反应以盘尾丝虫病时特别严重，但乙胺嗪已不再普遍用于这种感染，因为伊维菌素有同等疗效和毒性更低。对死微丝蚴的反应，通常在斑氏丝虫病时轻微；而在马来丝虫病较重；在罗阿丝虫病有时很严重。反应包括发烧、萎靡不振、丘疹、头疼、肠胃道症状、咳嗽、胸痛和肌肉或关节疼痛。常见白细胞增多，嗜酸性粒细胞可随治疗而增加。也可发生蛋白尿。这些症状最易出现在高负荷微丝蚴的患者。已有报道视网膜出血和罕见的脑病。局部反应可能发生在死成虫或未成熟蠕虫附近。它包括在斑氏丝虫病和马来丝虫病表现得局部肿胀的淋巴管炎、在罗阿丝虫病呈现的皮肤小水泡和在链尾丝虫病感染出现的扁平丘疹。对于因为斑氏丝虫病或马来丝虫病而遭受淋巴管炎侵袭的患者，应在侵袭之间的静止期进行治疗。有高血压或肾脏病的患者使用乙胺嗪宜慎重。

多西环素

这个四环素类的抗生素在第 44 章中曾详细描述。多西环素（doxycycline）最近已有报道斑氏丝虫有显著的杀灭微丝蚴作用，表明它有比任何其他可用于对抗成虫的药物更好的活性。这种活性也见于旋盘尾丝虫病。多西环素是通过杀灭沃尔巴克体（wolbachia，一种丝虫细胞内的细菌共生生物）而间接地发挥作用。它或许能为丝虫病在活动期疾病的治疗和集体化疗活动提供了一个重要药物。

伊维菌素

伊维菌素（Ivermectin）是治疗粪园线虫病和旋盘尾丝虫病的首选药物。对于很多其他蠕虫感染，它也是一个替代药物。

基础药理学

伊维菌素，起源于土壤放线菌（streptomyces avermitilis）的大环内酯的半合成衍生物，是伊维菌素 B_{1a} 和 B_{1b} 的混合物。伊维菌素在人类只作口服使用。它吸收迅速，一次给予 12mg，4 小时可达到血浆峰浓度。它广泛分布于组织，分布容积约 50L。半衰期约 16 小时。药物及其代谢产物几乎完全经粪便排泄。

伊维菌素似乎是通过加强 γ-氨基丁酸（γ-aminobutyric acid，GABA）中介的周围神经中的信号传递而麻痹线虫和节肢动物。在盘尾丝虫病，伊维菌素是杀灭微丝蚴药，它不能有效地杀灭成虫，但治疗后能阻断微丝蚴的释放达数月之久。一个单一标准剂量后，皮肤中的微丝蚴在 2~3 日内迅速减少，低水平可保持数月，然后逐渐增加；眼睛前房中的微丝蚴经历数月缓慢降低，最终清除，然后逐渐恢复。重复伊维菌素用药，似乎有一

个低水平的微丝蚴杀灭作用,并将永久性地减少微丝蚴的产生。

临床应用

1. 旋盘尾丝虫病　治疗采用伊维菌素的单一口服剂量 150mg/kg,与水空腹服用。剂量可重复,用药方案可各异,从每个月 1 次到间隔更久(每 6~12 个月 1 次)。急性治疗后,则以 12 个月为间隙、重复进行、直到成虫死亡,这可能需 10 年或更长的时间。角膜或前房里有微丝蚴的患者,仅在第一次治疗需用皮质类固醇以避免眼睛的炎症反应。

伊维菌素现在也在控制旋盘尾丝虫病中发挥关键作用。年度集体治疗已经导致疾病传染的大大降低。然而,集体使用伊维菌素后,反应性下降的证据已经引起人们对耐药性寄生虫选择的关注。

2. 粪类圆线虫病　治疗采用 200μg/kg 的剂量,每日 1 次,治疗 2。免疫功能低下的播散性感染的患者,常常需要重复治疗,治疗不可能痊愈。在这种病例,抑制性治疗(suppressive therapy,即每月 1 次)可能有帮助。

3. 其他寄生虫　伊维菌素可减少马来丝虫和奥氏曼森线虫感染的微丝蚴,而对常现曼森线虫感染无效。现已将它与乙胺嗪和阿苯达唑合用于控制斑氏丝虫,但它不能杀灭成虫。对罗阿丝虫病,虽然它能降低微丝蚴的浓度,但它可偶尔引起严重反应,因此就这点而言,似乎比乙胺嗪更危险。伊维菌素在控制疥疮、虱子和皮肤游走性幼虫症以及消灭大量蛔虫等方面也有效。

不良反应,禁忌证和注意事项

在粪圆线虫病的治疗中,不常见的不良反应有疲惫、眩晕、恶心、呕吐、腹痛和皮疹。在旋盘尾丝虫病的治疗中,不良反应主要来自微丝蚴的杀灭,并可包括发烧、头疼、眩晕、嗜睡、软弱、皮疹、瘙痒加剧、腹泻、关节和肌肉疼痛、低血压、心动过速、淋巴腺炎、淋巴管炎和外围水肿。这些反应开始于治疗后的第 1 日,第 2 日可达到高峰。5%~30% 的人群发生这种反应,一般轻微,但在旋盘尾丝虫病流行区的非长期居民中,可能更频繁和更严重。有 1%~3% 的人群发生程度更强烈的反应;有严重反应者为 0.1%,包括高烧、低血压和支气管痉挛。皮质类固醇类药适用于这些病例,有时需要用若干日。毒性可随着重复用药而减弱。偶有在治疗的 1~3 周发生肿胀和脓肿,推测是在成虫的部位。有些患者在治疗后,发生角膜浑浊和眼睛其他病变若干日。这些情况,很少是严重的,一般不需皮质类固醇药处理就能解决。伊维菌素最好避免同增强 GABA 作用的其他药物,如:巴比妥类、苯二氮䓬类和丙戊酸(valproic acid)同时合用。妊娠期间不应使用伊维菌素。它在 5 岁以下的儿童中的安全性还没有建立。

甲苯咪唑

甲苯咪唑(Mebendazole)是一个合成的苯并咪唑,具有广泛的抗蠕虫作用谱和低的副作用发生率。

基础药理学

口服甲苯咪唑后被吸收的不到 10%。已吸收的药物可被蛋白结合(>90%),并迅速地转变成无活性的代谢物(主要在肝脏经首关效应),半衰期 2~6 小时。多半以去羧基衍生物的形式经尿和胆汁排泄。如果同脂肪餐一起服用药物,吸收将增加。

甲苯咪唑可能是通过抑制微管合成发挥作用;母体药似乎是有效形式。药物的疗效随其在肠胃道通过的时间、感染的程度和可能寄生虫的品种而异。该药能杀灭十二指肠虫(钩虫)、蛔虫和鞭虫虫卵。

临床应用

甲苯咪唑适用于蛔虫、鞭虫、钩虫和蛲虫以及某些其他蠕虫的感染。它可以饭前或饭后服用;吞食前应当将片剂嚼碎。对于蛲虫感染,剂量是 100mg,1 次,第 2 周重复 1 次。对于蛔虫病、鞭虫病、钩虫病和毛圆线虫感染,成人和 2 岁以上的儿童,以 100mg 的剂量,每日 2 次,服用 3 日。对蛲虫感染和蛔虫病的治愈率高,但最近在鞭毛虫的研究中,正在令人失望,虽然对鞭毛虫病的功效比阿苯达唑为好。对钩虫感染,治愈率也较低,但在这些未治愈的患者,显著降低了蠕虫负荷。对于肠道毛细线虫病,常用甲苯咪唑 200mg,每日 2 次,服用 21 日或更久。对于旋毛虫病,有限的报告显示它有对抗肠道中的成虫和组织里的幼虫的效果。治疗剂量 200~400mg,每日 3 次,同脂肪性食物一起服,服用 3 日,然后以每剂 400~500mg,服用 10 日;对于严重感染,应同时使用皮质类固醇类药。

不良反应,禁忌证和注意事项

甲苯咪唑对肠道线虫的短期治疗,几乎没有不良反应。轻微的恶心、呕吐、腹泻和腹痛偶有报道。通常伴随大剂量治疗出现罕见的不良反应,如:过敏反应(皮疹,荨麻疹)、粒性白细胞减少、秃头症和肝酶升高。

甲苯咪唑在动物有致畸性,因此妊娠期间禁用。对 2 岁以下的儿童用药要特别小心,因为经验有限和有发生惊厥的罕见报告。同时使用卡马西平(carbamazepine)或苯妥英钠可能降低其血浆水平,而与西咪替丁(cimetidine)合用,可使血浆水平升高。肝硬化患者慎用甲苯咪唑。

美曲膦酯

美曲膦酯(Metrifonate,美国的名称为 Trichlorfon)是治疗埃及血吸虫感染的安全、低价替代药。它对曼森血吸虫或日本血吸虫无效。它在美国也不用。

基础药理学

美曲膦酯,一个有机磷酸酯,口服后吸收迅速。一剂口服标准剂量后,1~2 小时内获得血峰浓度,半衰期约 1.5 小时。似乎是通过非酶性转化成敌敌畏(dichlorvos)而清除,它的活性代谢物。美曲膦酯和敌敌畏能很好分布于组织,在 24~48 小时内完全排出。

一般认为其作用模式与抑制胆碱酯酶有关。这种抑制暂时麻痹成虫,导致它们从膀胱静脉丛转移动到肺微动脉而被杀死。此药对埃及血吸虫虫卵无效;在所有成虫被杀灭后,活虫卵继续进入尿液可达数月之久。

临床应用

治疗埃及血吸虫,以 14 日为间隔,给予 3 次 7.5 ~ 10mg/kg 的口服剂量。这种用药方案的治愈率是 44% ~ 93%;未被治愈的那些患者,其虫卵计数显著下降。在高流行地区,美曲膦酯也作为一种有效的预防药,以每月 1 次的方式给予儿童,它也已经用于集体治疗方案。在埃及血吸虫和曼森血吸虫的混合感染中,美曲膦酯已成功地同奥沙尼喹(oxamniquine)合用。

不良反应,禁忌证和注意事项

有些研究注意到有轻微和短暂胆碱能症状,包括恶心和呕吐、腹泻、腹痛、支气管痉挛、头疼、出汗、疲惫、虚弱、头晕和眩晕。这些症状可能在 30 分钟内开始,持续达 12 小时。

美曲膦酯不应用于最近才接触过杀虫剂的人或可能服用过能加强胆碱酯酶抑制作用的药物的人。妊娠期间禁忌使用美曲膦酯。

氯硝柳胺

氯硝柳胺(Niclosamide)是治疗大多数绦虫感染的二线药,但它未能在美国使用。

基础药理学

氯硝柳胺是水杨酰胺衍生物。它似乎从肠胃道吸收非常有限——从血液或尿液中既没发现药物,也没发现其代谢物。它能迅速杀灭成虫(不是虫卵),据推测那可能是由于对氧化磷酸化的抑制,或加强腺苷三磷酸酶的活性。

临床应用

氯硝柳胺的成人剂量是 1 次 2 克,早上空腹使用。片剂必须充分咀嚼,然后用水吞下。

1. 牛肉绦虫、猪肉绦虫和鱼阔节裂头绦虫　氯硝柳胺 2 克的单剂量,对鱼阔节裂头绦虫可有 85% 的治愈率;对牛肉绦虫则达 95%。它可能对猪肉绦虫同样有效。治疗猪肉绦虫感染后,因为虫体片段消化后,有生命力的虫卵被释放进入肠腔,从理论上看可能发生囊尾幼虫病,但并没有这种情况的报道。

2. 其他绦虫　用氯硝柳胺治疗缩小膜壳绦虫(Hymenolepsis diminuta)和犬复孔绦虫(Dipylidium caninum)感染,大多数患者用一个 7 日的疗程即可治愈;有些需要第二个疗程。对于短膜壳绦虫感染,吡喹酮更好。氯硝柳胺对囊尾幼虫病或细粒棘球绦虫病无效。

3. 肠吸虫感染　氯硝柳胺可用做治疗布氏姜片虫、异形异形吸虫和横川后殖吸虫感染的替代药物。使用标准剂量,每隔日 1 次,共 3 次。

不良反应,禁忌证和注意事项

不常见、轻微而短暂的不良反应包括恶心、呕吐、腹泻和腹部不适。治疗的当日和随后一日应避免饮酒。妊娠期间和对 2 岁以下的儿童的安全性尚未建立。

奥沙尼喹

奥沙尼喹(Oxamniquine)是治疗曼森血吸虫感染药吡喹酮(praziquantel)的替代药。它也广泛地用于集体治疗。它对埃及血吸虫或日本血吸虫无效。在美国不用。

基础药理学

奥沙尼喹,一个半合成的四氢喹啉,口服易吸收;它应与食物一起服用。血浆半衰期约 2.5 小时。药物大部分被代谢成为无活性代谢物,并经尿排泄——在最初 24 小时达 75%。已经注意到血清浓度上存在个体差异,它或许是某些治疗失败的原因。

奥沙尼喹能有效地抗曼森血吸虫的成熟期和未成熟期,但似乎不杀灭尾蚴。作用机制不明。虫体被收缩和麻痹,导致其从肠系膜末端小静脉脱离和转运到肝脏,很多死在这里;幸存的雌性回到肠系膜血管,但停止产卵。世界不同地区的曼森血吸虫虫株对药的敏感性不同。对吡喹酮(praziquantel)有耐药性的,奥沙尼喹仍有效。

临床应用

奥沙尼喹对曼森血吸虫病的所有阶段都是安全和有效的,包括晚期的肝脾肿大。它在儿童一般效果较低,他们需要比成人更大的剂量。与食物一起服用,耐受性较好。

最佳用药方案,世界各地不同。在西半球和西非,奥沙尼喹的成人剂量是 12 ~ 15mg/kg,一次性给药。在北非和南非,标准剂量是 15mg/kg,一日 2 次,用 2 日。在东非和阿拉伯半岛,标准剂量是 15 ~ 20mg/kg,一日 2 次,用 1 日。治愈率达 70% ~ 95%,未治愈者的虫卵排泄显著减少。在血吸虫混合感染治疗中,奥沙尼喹已成功地与美曲膦酯合用。

不良反应,禁忌证和注意事项

三分之一以上的患者,出现轻微的症状,开始于服药后约 3 小时,持续达若干小时。中枢神经系统症状(头晕、疼痛、困倦)最普遍;也有发生恶心和呕吐、腹泻、腹部绞痛、瘙痒和荨麻疹。不常见的不良反应有低烧、尿呈橘红到红色、蛋白尿、显微镜检血尿和一过性白细胞减少。罕有惊厥报道。

由于药物使很多患者眩晕或困倦,工作或活动需要精神清醒的人,需慎用(如:不能 24 小时开车)。有癫痫病史的患者慎用。孕妇禁用奥沙尼喹。

哌嗪(Piperazine)

哌嗪是治疗蛔虫病的替代药物,使用 2 日,治愈率达 90%,但它未被推荐用于其他寄生虫感染。哌嗪常用其六水合物和各种盐。它易于吸收,2 ~ 4 小时可达最高血浆水平。大多数药物在 2 ~ 6 小时内以原形式经尿排泄,排泄在 24 小时内完成。

哌嗪通过对神经肌肉连接点的乙酰胆碱的阻断而麻痹蛔虫;活的成虫通过正常蠕动被排出。

对于蛔虫病,哌嗪的剂量(以六水合物计算)是 75mg/kg(最大剂量,3.5 克),每日口服 1 次,连续 2 日。对于严重感染,治疗应当持续 3~4 日,或 1 周后,再重复 1 次。

偶尔出现的轻微不良反应包括恶心、呕吐、腹泻、腹痛、头晕和头疼。罕见神经毒性和过敏反应。哌嗪化合物不应给予妊娠妇女、肾脏和肝脏功能损害的患者、或有癫痫或慢性神经病变者。

吡喹酮 (Praziquantel)

吡喹酮对各个品种的血吸虫感染和大多数其他吸虫类和绦虫感染(包括囊尾蚴病)的治疗都有效。这个药的一个单一的口服剂量是安全和有效的,这就使其用于集体治疗很多感染。

基础药理学

吡喹酮是一个合成的异喹啉-吡嗪衍生物。它吸收迅速,口服后生物利用度约达 80%。一个治疗剂量后 1~3 小时达峰浓度。吡喹酮的脑脊液浓度可达血浆药物浓度的 14%~20%。血浆蛋白结合率 80%。通过肝脏中的首关代谢后,大多数药物迅速地被代谢成无活性的单羟或多羟化产物。半衰期为 0.8~1.5 小时。它主要经肾脏(60%~80%)和胆汁(15%~35%)排泄。吡喹酮与高碳水化合物饮食或与西咪替丁同服,其血浆浓度可增高;而与某些抗癫痫药(苯妥英钠,卡马西平)或皮质类固醇类药一起使用,其生物利用度显著下降。

吡喹酮似乎能增加吸虫类和绦虫类药细胞膜的钙渗透性而导致麻痹、移位和死亡。在血吸虫感染的实验动物中,吡喹酮能有效对抗蠕虫的成虫和其未成熟阶段,因而对尾蚴感染有预防效果。

临床应用

吡喹酮片是在饭后用流质服用,它最好不要咀嚼吞服,因为它的苦味能引起干呕和呕吐。

1. 血吸虫病 吡喹酮是所有血吸虫病的首选药物。用法是每 4~6 小时服 20mg/kg 服用 2 次(对曼森血吸虫和埃及血吸虫)或 3 次[对日本血吸虫和湄公血吸虫(S. mekongi)]。在 3~6 个月对患者进行评估,可获得高治愈率(75%~95%)。未能痊愈的患者其虫卵计数显著减少。它此药对成人和儿童有效,而且晚期肝脾型血吸虫重症患者一般能很好耐受。对急性血吸虫病[Katayama syndrome(日本血吸虫病综合征)]没有标准用药方案,但标准剂量可如上所述,通常建议与皮质类固醇类药一起使用,以限制由于急性免疫反应和死亡蠕虫一起的炎症。越来越多的证据显示,对罕见的曼森血吸虫耐药性可以通过延长疗程(如:用 3~6 日的标准用药)或用奥沙尼喹处理来对抗。用吡喹酮作为化学预防的有效性尚未建立。

2. 华支睾吸虫病,后睾吸虫病和肺吸虫 对这些吸虫的感染的标准用药是 25mg/kg,每日 3 次,用 2 日。

3. 绦虫病和阔节裂头绦虫病 吡喹酮(5~10mg/kg)的单剂量,可获得牛肉绦虫、猪肉绦虫和阔节裂头绦虫感染 100% 的治愈率。由于吡喹酮不能杀灭虫卵,理论上,从大肠中虫卵释放出来猪肉绦虫的幼虫,可能穿透小肠壁,引起囊尾蚴病,但实际这种危险可能很小。

4. 脑囊虫病 目前阿苯达唑是首选药物,但当其不适于或不能得到时,吡喹酮有类似的疗效。吡喹酮的适应证类似阿苯达唑。吡喹酮的剂量是每日 100mg/kg,分成 3 次,使用 1 日,然后使用每日 50mg/kg 的剂量,完成 2 到 4 周的疗程。对治疗的临床反应各异,痉挛和其他神经病学出现的令人激动的改善、没有反应,甚至病情恶化等均有。吡喹酮(不像阿苯达唑那样)在与皮质类固醇类药同时使用时,其生物利用度下降。对于抗蠕虫病药和皮质类固醇类药两者在脑囊虫虫病中使用,有各式各样的建议。

5. 短膜壳绦虫 吡喹酮是短膜壳绦虫感染的首选药物,也是卓有成效的第一个药。从 25mg/kg 的单一剂量开始,1 周内重复使用。

6. 细粒棘球蚴病 在细粒棘球蚴病中,吡喹酮能杀灭原头蚴(protoscoleces),但不影响胚膜。正在被评估将吡喹酮与阿苯达唑合用作为手术前后的一种辅助手段。除了它的直接作用外,吡喹酮还能提高阿苯达唑的血浆浓度。

7. 其他寄生虫病 有限的试验表明,吡喹酮在 25mg/kg 的剂量,每日 3 次,服用 2 日,对姜片虫病、后殖吸虫病(metagonimiasis)和另一型的异形吸虫病(heterophyiasis)均有效。然而,吡喹酮对肝片吸虫病,甚至在剂量高达 25mg/kg,每日 3 次,使用 3~7 日的情况下也无效。

不良反应、禁忌证和注意事项

常见轻微和一过性不良反应。它们开始于摄入吡喹酮后几小时内,可持续大约一日。最常见的是头疼、头晕、嗜睡和疲惫;其他包括有恶心、呕吐、腹痛、稀便、瘙痒、荨麻疹、关节痛、肌肉痛和低烧。已有报道肝脏酶轻度和短暂升高。吡喹酮治疗开始后若干日可出现低烧、瘙痒和皮疹(有斑点的和荨麻疹),有时伴随嗜酸性粒细胞增多恶化,可能是由于死亡蠕虫的蛋白,而不是药物的直接毒性。不良反应的程度和发生频率可随剂量而增加,接受 1 日 25mg/kg 剂量,每日 3 次的患者,发生率可能高达 50%。

在脑囊虫病中,神经病学异常可能因死亡寄生虫周围的炎症反应而加重。没有接受皮质类固醇的患者,通常在治疗中或治疗后短时间内呈现的普遍表现是头疼、脑膜刺激征、恶心、呕吐、精神改变和痉挛(通常伴随脑脊液细胞增多)。也可能发生更严重的蛛网膜炎、高烧和颅内压升高。在脑囊虫病的治疗中,普遍将皮质类固醇类药与吡喹酮合用以降低炎症反应,但这还有争论,并且更复杂化的是,皮质类固醇药可降低吡喹酮血浆水平达 50%。吡喹酮禁用于眼囊尾蚴病,因为眼睛中的寄生虫被破坏后,可引起不可弥补的损害。有些工作者还建议在脊髓脑囊虫病中谨慎用。

儿童应用吡喹酮是安全的,并有良好的耐受性。如果可能,应避免用于妊娠期。由于此药可诱导头晕和困倦,治疗期间患者不应驾驶,并应告知其注意需要高度协调性或警觉性的活动。

双氢萘酸噻嘧啶

双氢萘酸噻嘧啶(Pyrantel pamoate)是广谱驱肠虫药,对治疗蛲虫、蛔虫和东方毛圆线虫(Trichostrongylus orientalis)感染高度有效。它对两个种属的钩虫也有中等疗效。双氢萘酸奥克太尔(Oxantel pamoate),噻嘧啶的一个类似物,不在美国使用,已成功地用于治疗鞭毛虫;这两个药已经因其广谱驱肠虫活性而组合。

基础药理学

双氢萘酸噻嘧啶是一个四氢嘧啶衍生物。它从肠胃道吸收差,主要对肠腔生物体有效。血浆达峰时间1~3小时。自粪便回收的原形药物占服用的药物一半以上。双氢萘酸噻嘧啶有效地抗肠道中敏感蠕虫的成熟和未成熟型,但不抗在组织中的迁移阶段或虫卵。它是引起乙酰胆碱释放和抑制胆碱酯酶的神经-肌肉阻断药,这就导致蠕虫麻痹,从而被驱除。

临床应用

标准剂量是11mg(碱基)/kg(最多,1g),口服1次,不论有没有进食。对于蛲虫,该剂量在2周内重复,治愈率可高达95%以上。这个药可在美国使用,用于这种目的不需要处方。

对于蛔虫病,单一剂量可产生85%~100%的治愈率。如果在治疗后两周仍发现虫卵,需要重复治疗。对于钩虫感染,单一剂量对轻度感染有效;但对于重感染,特别是美洲钩虫感染,需要一个3日的疗程,以达到90%的治愈率。可在2周内重复疗程。

不良反应、禁忌证和注意事项

不良反应不常见,轻微而短暂。它们包括恶心、呕吐、腹泻、腹部绞痛、困倦、头疼、失眠、皮疹、发烧和乏力。肝脏功能不全的患者使用双氢萘酸噻嘧啶需慎重,由于已经注意到在少数患者中有短暂的氨基转移酶升高。在妊娠妇女和2岁儿童以下的用药经验有限。

噻苯达唑

噻苯达唑(Thiabendazole)是伊维菌素(ivermectin)或阿苯达唑(albendazole)在治疗类园线虫病和皮肤游走性幼虫病时的替代药。

基础药理学

噻苯达唑是一个苯并咪唑化合物。虽然它是一个能同很多金属,包括铁,形成稳定复合物的螯合剂,它并不与钙结合。

摄入后,噻苯达唑吸收迅速。采用一个标准用药,血浆药物浓度达峰时间1~2小时,半衰期为1.2小时。它几乎在肝完全代谢成5-羟基形式;90%在48小时内经尿排泄,大部分为葡糖醛酸苷或硫酸共轭物。噻苯达唑也可从皮肤吸收。噻苯达唑的作用机制可能与其他苯并咪唑类药相同(抑制微管合成,见上文)。此药对某些寄生虫有杀灭虫卵的作用。

临床应用

标准剂量25mg/kg(最大1.5克),一日2次,应饭后服用。片剂应嚼碎。对于圆线虫感染,治疗2日,据报道治愈率可达93%。如果必要,在1周内可以重复疗程。对于有高度感染综合征的患者,标准用药是每日2次,连续服用5~7日。对于皮肤虫蚴移行症,可在局部使用噻苯达唑霜剂,或可以给予2日的口服药(虽然阿苯达唑毒性更低,因此而偏爱)。

不良反应、禁忌证和注意事项

噻苯达唑比其他苯并咪唑类药的毒性大,也比伊维菌素的毒性更大,因此,现在对这些适应证更愿首选其他药物。常见的不良反应包括头晕、厌食、恶心和呕吐。不太常见的有上腹部痛、腹绞痛、腹泻、瘙痒、头疼、嗜睡和神经精神病学症状。已有报道可发生不可逆性肝衰和致命性史-约(Stevens-Johnson)综合征。在体重15kg以下的儿童使用噻苯达唑的经验有限。妊娠期间或有肝、肾脏病变的患者禁用。

制剂[1]

通用名	制剂	通用名	制剂
阿苯达唑(Albendazole)	Albenza	双氢萘酸酚嘧啶(Oxantel Pamoate)[1]	Quantrel
硫氯酚(Bithionol)[1]	Bitin	奥克太尔/双氢萘酸噻嘧啶(Oxantel/Pyrantel pamoate)[1]	Telopar
乙胺嗪(Diethylcarbazine)	Hetrazan,Stromectol		
伊维菌素(Ivermetin)	Mectizan,Stromectol	哌嗪(Piperazine)[1]	仿制药,Vermizine
甲苯咪唑(Mebendazole)	仿制药,Vermox	吡喹酮(Praziquantel)	Bitricide;美国之外的其他名称
美曲膦酯(Metrifonate)[1]	Trichlorfon,Bilarcil	双羟萘酸噻嘧啶(Pyrantel pamoate)	Ascarel,Pamix,Pin-rid,Pin-X
氯硝柳胺(Niclosamide)[1]	Nicloside		
奥沙尼喹(Oxamniquine)[1]	Vansil,Mansil	噻苯唑(Thiabendazole)	Mintezol

[1] 其他资料可从乔治亚州亚特兰大疾病防治中心寄生虫病分部寄生虫病药物服务处获得

案例思考答案

该表现高度提示为包囊球病(细粒棘球绦虫感染),它是通过与家畜接触的狗粪便中的虫卵所传染。其他引起肝积液的原因包括阿米巴和化脓性囊肿,但这些通常在外观上不是囊状。典型的囊性损害和血清学阳性支持对于棘球蚴病的诊断,一般需用阿苯达唑治疗,结合十分谨慎的手术或经皮穿刺抽吸。一种方法是先用阿苯达唑治疗,然后抽吸以确认诊断,如果确诊,则清除大部分感染的蠕虫。

（李文运 译 何厚文 校 金有豫 审）

参考文献

扫描本书二维码获取完整参考文献。

第54章

肿瘤化疗

Edward Chu，MD，& Alan C. Sartorelli，PhD

案例思考

　　一位 55 岁男性患者感觉到越来越疲劳，体重减轻了 15 磅，患有小红细胞性贫血。结肠镜检查发现在升结肠中有一个肿块；活检标本显示为分化良好的结肠直肠癌（colorectal cancer，CRC）。他在接受外科切除手术时发现是有 5 个阳性淋巴结的高风险的 Ⅲ 期 CRC。手术后，他感觉完全好了，没有任何症状。值得注意的是，他没有其他共患疾病。这个

患者的预后如何？他应该接受辅助化疗吗？患者接受了 5-氟尿嘧啶（5-FU）、亚叶酸和奥沙利铂的联合作为辅助治疗。在接受第一个疗程一周后，他经历了严重的毒性，包括骨髓抑制、腹泻和精神状态改变。对这种这么多反应毒性最可能的解释是什么？基因检测对确定这一毒性水平的病因学有什么作用吗？

　　在 2014 年，美国大约有 160 万新发癌症病例，有将近 580 000 人死于这种疾病。肿瘤是美国第二大死亡原因，占死亡人数的四分五裂之一。肿瘤是一类以调控细胞存活、增殖和分化的正常机制缺失为特点的疾病。发生恶性转化的细胞通常表达有正常胚胎型的细胞表面抗原，它们可能在表面上显示其他不成熟的标志，可能在染色体上有质和量的异常，包括各种异位并出现基因序列扩增。现在已经明确地证实，在肿瘤的肿块中有一小部分称作肿瘤干细胞的细胞亚群，它们保有不断增殖和转移的能力。在这个称作转移的过程中，瘤细胞迁移到机体内远离肿瘤原发部位的其他部位，在不同器官居住下来，形成同样性质的肿瘤。因此，这些肿瘤干细胞能够表达形成无性系（或克隆形成）的能力，它们的特点是染色体异常，反映了它们的遗传不稳定性，这可导致它们不断地筛选亚克隆以便更容易地在宿主的多细胞环境中生存。这种遗传学不稳定性也使得肿瘤干细胞能够抵抗化疗和放疗。除非通过治疗根除恶性肿瘤，肿瘤的浸润和转移以及一系列代谢异常将导致患者发病和最终死亡。

肿瘤的病因

　　肿瘤的发病率、地理分布和特定类型的生物学行为与多种因素有关，包括性别、年龄、种族、遗传易感性和接触环境中的致癌物。在这些因素中，**环境暴露**可能是最重要的。大量文献记录证实，离子辐射暴露是许多肿瘤的重要危险因素在，包括急性白血病、甲状腺癌、乳腺癌、肺癌、软组织肉瘤及皮肤基底细胞和鳞状细胞癌。化学致癌物（尤其是烟草中的物质）及诸如：偶氮染料、黄曲霉毒素、石棉、苯和氢等物质均可明确诱发人类肿瘤。

　　一些**病毒**可以诱发不同类型人类肿瘤的发生。例如：乙型肝炎病毒（HBV）和丙型肝炎病毒（HCV）都与肝细胞肝癌的发生发展有关；艾滋病病毒（HIV）与霍奇金淋巴瘤及非霍奇金淋巴瘤有关；人类乳头瘤病毒（HPV）与子宫颈癌有关；埃布斯坦-巴尔（EB）病毒，又名人类疱疹病毒 4（HHV-4），与鼻咽癌有关。病毒诱导的肿瘤表达可能还取决于其他宿主和调控转化过程中的环境因素。众所周知，细胞基因与反转录病毒（RNA 病毒家族）的转化基因具有同源性，可以诱导致癌性转化。在哺乳动物中，这类细胞基因称为**癌基因**，它能编码特异性生长因子及其相应的受体。这些基因可能被扩增（基因拷贝数增多）或发生突变，两者都可以导致恶性细胞的超表达。*Bcl-2* 癌基因可能是一系列促进生存的基因，它可以直接抑制细胞凋亡，后者是细胞程序化死亡的一条重要途径。

缩略词

ABVD	多柔比星(阿霉素,羟基柔红霉素),博来霉素,长春花碱,达卡巴嗪[doxorubicin(adriamycin,hydroxydauno-rubicin),bleomycin,vinblastine,dacarbazine]
BCNU	卡莫司汀(carmustine)
CCNU	洛莫司汀(lomustine)
CHOP	环磷酰胺,多柔比星(羟基柔红霉素,阿霉素),长春新碱(安可平),泼尼松[cyclophosphamide,doxorubicin(hydroxydaunorubicin,adriamycin),vincristine(Oncovin),prednisone]
CMF	环磷酰胺,甲氨蝶呤,氟尿嘧啶[cyclophosphamide,methotrexate,fluorouracil]
COP	环磷酰胺,长春新碱,泼尼松[cyclophosphamide,vincristine(Oncovin),prednisone]
CRC	结肠直肠癌(colorectal cancer)
FAC	5-氟尿嘧啶,多柔比星(羟基柔红霉素,阿霉素),环磷酰胺[5-Fluorouracil,doxorubicin(adriamycin,hydroxy-daunorubicin),cyclophosphamide]
FEC	5-氟尿嘧啶,表柔比星,环磷酰胺(5-fluorouracil,epirubicin,cyclophosphamide)
5-FU	5-氟尿嘧啶(5-fluorouracil)
FOLFIRI	5-氟尿嘧啶,亚叶酸,伊立替康(5-fluorouracil,leucovorin,irinotecan)
FOLFOX	5-氟尿嘧啶,亚叶酸,奥沙利铂(5-fluorouracil,leucovorin,oxaliplatin)
MP	美法仑,泼尼松(melphalan,prednisone)
6-MP	6-巯基嘌呤(6-mercaptopurine)
MOPP	氮芥,长春新碱,甲基苄肼,泼尼松[mechlorethamine,vincristine(Oncovin),procarbazine,prednisone]
MTX	甲氨蝶呤(methotrexate)
NSCLC	非小细胞肺癌(non-small cell lung cancer)
PCV	甲基苄肼,洛莫司丁,长春新碱(procarbazine,lomustine,vincristine)
PEB	顺铂(铂),依托泊苷,博来霉素[cisplatin(platinum),etoposide,bleomycin]
6-TG	6-硫鸟嘌呤(6-thioguanine)
VAD	长春新碱,多柔比星(阿霉素),地塞米松[vincristine,doxorubicin(adriamycin),dexamethasone]
XELOX	卡培他滨,奥沙利铂(capecitabine,oxaliplatin)

另一类基因,被称为**肿瘤抑制基因(tumor suppressor genes)**,其缺失或突变导致了肿瘤表型的产生。p^{53}基因是迄今为止最著名的肿瘤抑制基因,它的正常野生型基因对抑制恶性转化起有重要的作用。其中值得注意的是,在人类所有实体瘤中p^{53}基因的突变率高达50%,包括肝癌、乳腺癌、结肠癌、肺癌、宫颈癌、膀胱癌、前列腺癌和皮肤癌。

肿瘤治疗的模式

以目前的治疗方法,若在诊断时肿瘤局限于原位,则约1/3患者可通过局部治疗达到治愈,如:手术或放射治疗。早期诊断也许可以提高局部治疗的治愈率。然而,在其他情况下,由于早期微转移是恶性肿瘤的特征,所以需采用全身化疗来有效控制肿瘤。对于局部晚期肿瘤患者,通常采用化疗联合放疗从而使随后手术切除得以进行,而这种综合疗法已改善了临床的结局。目前,约50%开始被诊断为肿瘤的患者可以被治愈,相比之下,单纯化疗仅可治愈不到10%的患者。

目前化疗用于三种主要临床环境:①对处于晚期且无其他有效治疗方法的肿瘤进行的初始诱导治疗(primary induction treatment);②新辅助化疗(neoadjuvant treatment):适用于相对局限性肿瘤,经手术、放疗或二者联合仍不能彻底根除者;③辅助化疗(adjuvant treatment):局部治疗方法的辅助治疗,包括手术或放疗,或两者兼之。

初始化疗(primary chemotherapy)是指对无其他有效方法治疗的晚期肿瘤患者采取的药物治疗,是治疗晚期转移性肿瘤的主要方法,并且在大多数情况下,其治疗目标是缓解肿瘤相关症状,提高整体生活质量,延缓肿瘤发展进程。对多种实体瘤的研究表明,与支持治疗相比,若条件许可,化疗可明显使晚期肿瘤患者获得生存收益。然而,肿瘤化疗仅能治愈小部分晚期患者。在成人中,这些可治愈的肿瘤包括霍奇金淋巴瘤、非霍奇金淋巴瘤,急性髓细胞性白血病,生殖细胞癌及绒毛膜癌,而在儿童中可治愈的肿瘤包括急性淋巴细胞白血病,伯基特淋巴瘤,肾母细胞瘤,胚胎性横纹肌肉瘤。

新辅助化疗是指对局部治疗如外科手术等不能完全治愈的局限性肿瘤所采用的化疗。目前,新辅助化疗多用于肛门癌,膀胱癌,乳腺癌,食道癌,喉癌,局部晚期非小细胞肺癌(NSALA)及骨肉瘤的治疗。对于其中的一些疾病,如:肛门癌、胃食管癌、喉癌及非小细胞肺癌,化疗与放疗同时或顺序使用得到了最佳的临床效益。新辅助治疗方法的目的是减少原发性肿瘤的大小,使手术切除可以变得更容易。此外,在某些情况下,如直肠癌和喉癌,在手术前的联合治疗可以使诸如直肠或喉部这样的重要器官得到保留。在大多数情况下,在手术完成后还会进行额外的化疗。

肿瘤化疗最重要的作用之一是作为局部治疗方式如手术或

放疗的辅助治疗,称为**辅助化疗**。在这种情况下,在外科手术完成后再给予化疗。化疗的目标是降低局部和全身的复发率,提高患者的生存率。一般来说,在外科手术切除原发肿瘤后,若给予适当的化疗剂量与疗程,晚期肿瘤有治愈的可能性。辅助化疗对于延长乳腺癌、结肠癌、胃癌、非小细胞肺癌、肾母细胞瘤、间变性星形细胞瘤、骨肉瘤患者的无病生存期(disease-free survival, DFS)和总生存期(overall survival, OS)都是有效的。辅助化疗与生物制剂 α-干扰素合用可使具有高度局部复发和全身转移风险的原发性恶性黑色素瘤患者获益,但是该治疗须维持1年才能达到最大的临床疗效。最后,应用抗激素类药物他莫昔芬、阿那曲唑及来曲唑对绝经后妇女孕激素受体阳性的早期乳腺癌有较好疗效(更多细节参见第40章)。然而,由于这些药物只是抑制细胞生长而不是毒杀细胞,所以必须长期用药,推荐的标准疗程为5年。

细胞周期动力学的重要性和抗癌作用

细胞周期动力学的主要原理最初是从鼠类的 L1210 白血病实验模型体系获得的(图54-1)。然而,对人类肿瘤的合理药物治疗须清楚的认识啮齿类动物白血病与人类癌症的区别,以及二者正常靶组织生长率之间的差异。例如:通过对氚胸腺嘧啶(标记物)的吸收测量发现,L1210 是一种快速发展的白血病,细胞合成 DNA 的比例较高。由于 L1210 白血病生长分数为 100%(即所有细胞都处于细胞周期中),所以其生命周期是一致和可预测的。基于 L1210 小鼠模型,抗癌药物的细胞毒作用遵循对数杀灭假说。一般情况下,一种药物能杀死一定比例而不是一定数量的细胞。

因此,如果某种特定剂量的药物能杀死 3 个数量级的癌细胞,使肿瘤负荷从 10^{10} 减少到 10^7 个,那么同样剂量作用在 10^5 个肿瘤细胞上能使细胞减少到 10^2 个。因此,肿瘤细胞的杀灭是成比例的,与瘤负荷大小无关。化疗的首要准则——细胞数和治愈率呈反比例关系的理论即来自于该模型,这种相关性也适用于其他恶性血液病。

尽管鼠类白血病细胞的生长动力学模拟指数生长,但数学建模的数据表明,大多数人类实体肿瘤并不遵循这样一个指数的方式生长。综合起来看,人类实体瘤实验研究数据支持肿瘤生长和衰退的 Gompertzian 模型。Gompertzian 模型与指数增长的关键区别在于在 Gompertzian 模型动力学中,肿瘤的生长分数并不是固定的,而是随时间呈指数递减(由于血供限制和其他因素影响,指数增长与指数增长迟滞相匹配)。当肿瘤接近其最大尺寸的三分之一时,生长分数达到峰值。在 Gompertzian 模型中,当一个晚期肿瘤患者接受治疗时,肿块越大,生长分数越低,因而被杀灭的细胞越少。Gompertzian 增长的一个重要特征是药物敏感性肿瘤对化疗的反应在很大程度上取决于肿瘤处于其生长曲线的哪个时期。

细胞和肿瘤细胞群体动力学理论在某种程度上能够解释大多数抗癌药物的效用是有限的。细胞周期动力学原理概要如图54-2。该原理对给药方式、适应证以及细胞周期特异性药物(CCS)和细胞周期非特异性(CCNS)药物的应用时序安排均有重要作用。

抗肿瘤药主要分为两大类,总结见表54-1。

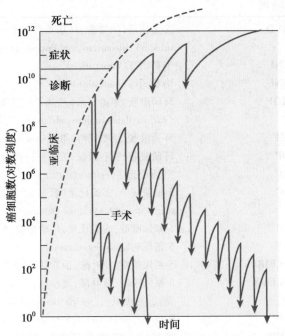

图54-1 对数杀灭学说:肿瘤细胞数与诊断时间、症状、治疗和生存的关系。三种药物治疗反应与肿瘤生长过程中未给予任何治疗(虚线示)的比较。如图最上方所示,间断治疗(箭头所示)可以延长患者生存,但在治疗间歇期和患者最终死亡前有复发症状。如图中间部分所示,联合化疗开始较早且强度较大,肿瘤细胞的杀伤超过了再生,未产生耐药,结果治愈。在这个例子中,治疗持续至临床上肿瘤消失后很长时间(1~3年)。对儿童急性白血病、睾丸癌及霍奇金病的治疗已达到上述有效水平。如图下方所示,早期手术切除原发肿瘤和长期(直至1年)强效辅助化疗可以根除隐蔽的微小转移灶的残存肿瘤细胞

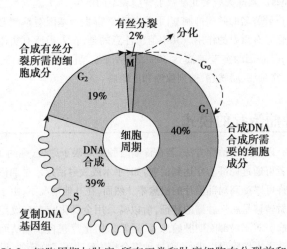

图54-2 细胞周期与肿瘤:所有正常和肿瘤细胞在分裂前和分裂中所经过的各时相模式图。百分数代表典型恶性细胞各时相大致时间比例,G_1 期时间可有很大变化。许多有效的抗癌药物作用于进入细胞分裂期的细胞,被称为细胞周期特异性(cell cycle-specific, CCS)药物(表54-1)。第二类药物称细胞周期非特异性(cell cycle-nonspecific, CCNS)药物,可以杀灭无论是进入细胞分裂周期还是静止于 G_0 期的肿瘤细胞,但对分裂期细胞更敏感

表 54-1　几种主要抗癌药物对细胞周期的影响

细胞周期特异性药物	细胞周期非特异性药物
抗代谢药（S 期）	**烷化剂**
卡培他滨（capecitabine）	六甲蜜胺（altretamine）
克拉屈滨（cladribine）	苯达莫司汀（bendamustine）
克罗拉滨（clofarabine）	白消安（busulfan）
阿糖胞苷（cytarabine,ara-C）	卡氮芥（carmustine）
氟达拉滨 fludarabine	苯丁酸氮芥（chlorambucil）
5-氟尿嘧啶（5-fluorouracil,5-FU）	环磷酰胺（cyclophosphamide）
吉西他滨（gemcitabine）	达卡巴嗪（dacarbazine）
6-巯嘌呤（6-mercaptopurine,6-MP）	洛莫司汀（lomustine）
甲氨蝶呤（methotrexate,MTX）	氮芥（mechlorethamine）
奈拉滨（nelarabine）	马法兰（melphalan）
普拉曲沙（pralatrexate）	替莫唑胺（temozolomide）
6-硫鸟嘌呤（6-thioguanine6-TG）	噻替派（thiotepa）
Ⅱ型拓扑异构酶抑制药（G_1-S 期）	**抗肿瘤抗生素**
依托泊甙（etoposide）	放线菌素 D（dactinomycin）
	丝裂霉素（mitomycin）
Ⅰ型拓扑异构酶抑制药喜树碱类（G_1-M 期）	**铂类药物**
	卡铂（carboplatin）
伊立替康（irinotecan）	顺铂（cisplatin）
拓扑替康（topotecan）	奥沙利铂（oxaliplatin）
紫杉醇类（M 期）	**蒽环类药物**
白蛋白结合型紫杉醇（albumin-bound paclitaxel）	柔红霉素（daunorubicin）
卡巴他赛（cabazitaxel）	多柔比星（doxorubicin）
多烯他赛（docetaxel）	表柔比星（epirubicin）
紫杉醇（paclitaxel	伊达比星（idarubicin）
	米托蒽醌（mitoxantrone）
长春碱类（M 期）	
长春碱（vinblastine）	
长春新碱（vincristine）	
长春瑞滨（vinorelbine）	
抗微管抑制药（M 期）	
伊沙匹隆（ixabepilone）	
艾立布林（eribulin）	
抗肿瘤抗生素（G_2-M 期）	
平阳霉素（bleomycin）	

联合用药的作用

除了极个别特例（例如:绒毛膜癌和 Burkitt 淋巴瘤），单一药物在临床可耐受剂量下无法治愈肿瘤。在 20 世纪 60 年代和 70 年代初,开展了联合化疗,该方案是基于已知抗肿瘤药物的生化作用机制,而并非其临床疗效。然而,这种方案在很大程度上是无效的。有效联合化疗的时代始于采用不同类型的化疗药物联合应用治疗白血病和淋巴瘤。继在恶性血液病中获得成功之后,联合化疗的范围扩大到实体肿瘤的治疗。

联合化疗十分重要,其原因如下:首先,它在患者可耐受的毒性范围内发挥了最大的细胞杀伤作用,且每种药物的剂量不必减少;其次,它为药物和具有不同遗传学异常的异质性肿瘤细胞提供了更广泛的相互作用范围;最后,它可以防止或延缓细胞耐药性的发展。同样的原则也适用于一些慢性感染性疾病的治疗,例如:艾滋病和结核病。

某些原则指导了联合用药方案中药物的选择,并为开发新的药物治疗项目提供了良好的范例。

1. 功效　只有在单独使用时对某一肿瘤有效的某些药物

才能联合用药。如果联合化疗方案有效,则优先选择用药后能完全缓解的患者,而不是仅能获得部分缓解的患者。

2. 毒性 当一类药物中的多种均可应用且疗效相同时,则应选择毒性无重叠性的药物。尽管这样的选择将导致更大范围的不利影响,但它最大限度地减少了由不同的药物导致同一器官系统的多重损害所造成的风险,并允许剂量强度最大化。

3. 优化调度 药物应用须注意最佳剂量和疗程,联合方案中各药间歇期应一致。因为长时间的间隔周期会对剂量强度产生不利影响,治疗周期之间最短的时间间隔应为最敏感正常靶组织恢复的时间,通常是骨髓复苏所必要的。

4. 作用机制 应该对特定联合方案中各种药物间生化、分子、药代动力学机制的相互作用有一个清晰的理解,以便获得最大的疗效。联合方案中一种药物的遗漏将导致那些对该药敏感而对组合中其他药物耐药的肿瘤克隆过度生长。

5. 避免任意改变剂量 任意减少某一有效药物的剂量,而增加其他疗效稍差药物的剂量,会导致联合化疗方案的实际疗效低于疗效阈值,以致破坏其治疗疾病的能力。

剂量因素

剂量强度是限制化疗或放疗达到治愈能力的主要因素之一。如第 2 章所述,生物系统中的剂量反应曲线通常呈 S 形曲线,包括一个阈值、一个线性相位和一个平台期。对于化疗,具体治疗方法的选择取决于正常组织和肿瘤组织的剂量反应曲线的差异。在实验动物模型,剂量反应曲线在线性相位通常是陡峭的,若肿瘤处于线性相位,剂量的减少常在抗肿瘤活性降低之前导致抗肿瘤疗效的降低。虽然在剂量低到 20% 理想剂量时仍可观察到完全缓解,但是残留的肿瘤细胞可能无法完全消除,从而引起最终的复发。由于抗癌药物的毒性,所以临床医生常通过减少给药剂量以及延长给药间隔来避免急性毒性。然而,这样凭经验修改剂量是药物敏感性肿瘤治疗失败的一个主要原因。

剂量强度和临床疗效之间的正相关性在几种实体肿瘤中已被证实,如晚期卵巢癌,乳腺癌,肺癌和结肠癌,以及恶性血液病,包括淋巴瘤。目前,有三种主要的大剂量化疗方案:第一种方法,**剂量递增**,是抗癌药物的剂量依次递增;第二个策略是通过**缩短化疗间隔**达到强化治疗的目的;而第三种方法则涉及单药或联合用药的**顺序安排**。上述每种策略都适用于目前大多数固体瘤,包括乳腺癌、直肠癌和非小细胞肺癌,而在一般情况下,这样的强化给药方案能明显改善临床治疗效果。

抗药性

肿瘤化疗的一个主要问题是细胞耐药性的产生。原发性,或固有的耐药性是指之前没有使用标准药物时的耐药性。固有耐药性由 Golide 和 Coleman 于 20 世纪 80 年代首次提出,认为与大多数肿瘤的基因组不稳定性紧密相关。例如:*p53* 抑癌基因在 50% 的人类肿瘤中发生突变。临床前和临床研究表明,*p53* 基因功能的丧失会导致对放疗以及广泛的抗癌药物的耐药。错配修复酶家族的缺陷与家族性和散发性大肠癌的产生紧密相

连,导致对几个无关抗癌药物的耐药,包括氟尿嘧啶、硫代嘌呤类药物,以及顺铂/卡铂。与原发性耐药不同,获得性耐药多来源于对某种抗癌药物的暴露。实验中,耐药性可以对某种药物有高度特异性,通常基于肿瘤细胞特定的遗传学改变,出现某种基因的扩增或过表达。在其他情况下,多药耐药表型发生与多药耐药基因(*MDR1* 基因)表达增加有关,它是一种编码细胞表面转运糖蛋白[P-glycoprotein(P-糖蛋白),第 5 章]的基因。这种耐药性将导致药物外排增加和细胞内各种不同化学结构的药物积累量的减少,包括蒽环类、长春花碱类、紫杉醇类、喜树碱类、表鬼白毒素(epipodophyllotoxins),甚至是小分子抑制药,如:伊马替尼。

■ 肿瘤化疗药物的基础药理学

烷化剂

临床上应用的主要烷化剂(alkylating agents)(图 54-3)含有一个双氯乙胺基[bis(chloroethyl)amine]、乙胺基(ethyleneimine)或亚硝基脲(nitrosourea)结构,并将它们分成几个不同的类别。在含有双氯乙胺基结构的药物中,环磷酰胺、氮芥、马法兰和苯丁酸氮芥应用最为广泛。异环磷酰胺与环磷酰胺结构十分接近,但有某些不同的抗癌活性谱和毒性。塞替派和白消安主要适用于乳腺癌、卵巢癌和慢性髓性白血病。主要的亚硝基脲类药物包括卡莫司汀(carmustine,BCNU)和洛莫司汀(lomustine,CCNU)。

作用机制

烷化剂是一类通过将烷基转移到细胞内不同组分而发挥其细胞毒作用的药物。细胞核内 DNA 的烷化可能是引起细胞死亡的主要原因。然而,这些药物也能与巯基、氨基、羟基、羧基和磷酸基等其他细胞亲核物质发生化学反应。该类药物主要作用机制为分子内环化形成乙撑亚胺离子,后者可以直接或通过形成碳离子将烷基传递给细胞成分而发挥作用(图 54-4)。除烷化作用外,另一作用机制是亚硝基脲类药物通过形成异氰酸盐使蛋白质赖氨酸残基氨甲酰化。

DNA 的主要烷化位点为鸟嘌呤的 N7,然而其他碱基同样可被烷化,但程度较弱,包括腺嘌呤的 N1 和 N3,胞嘧啶的 N3、鸟嘌呤的 O6、磷原子和与 DNA 相关的蛋白质。上述反应可通过交叉联结,在 DNA 单链或双链上进行,大多数主要烷化剂具有两种反应基团,是双功能的。鸟嘌呤的烷基化可导致其与胸腺嘧啶碱基错配引起编码错误,或删除鸟嘌呤残基引起脱嘌呤。后者可致 DNA 糖-磷酸骨架的断裂从而使 DNA 链断裂。DNA 的交叉联结对烷化剂的细胞毒作用具有重要意义,多数复制期的细胞对上述药物敏感。因此,尽管烷化剂不属于细胞周期特异性药物,但 G_1 晚期和 S 期的细胞大多数对烷化剂敏感。

抗药性

引起对烷化剂继发性耐药的机制包括:通过增加 DNA 修复

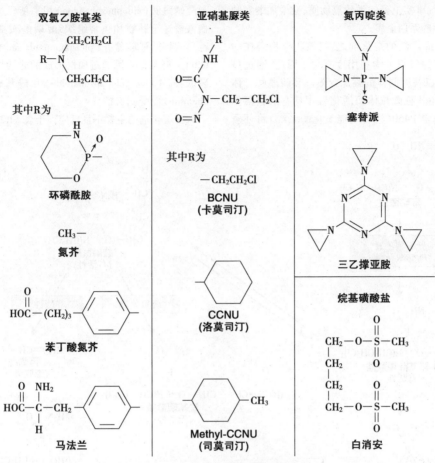

图 54-3　主要烷化剂类的化学结构

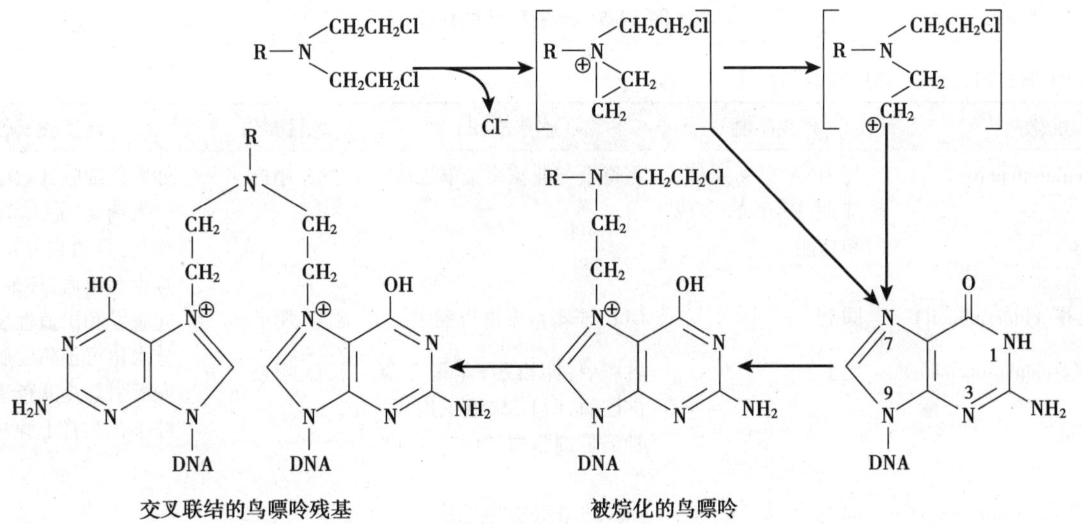

图 54-4　DNA 鸟嘌呤的烷化作用机制。双氯乙胺基形成乙撑亚胺离子和碳离子,前者与碱基如 DNA 鸟嘌呤的 N7 发生反应,产生烷化的嘌呤。如图所示,第二个鸟嘌呤残基的烷化导致 DNA 链的交叉联结

酶的表达和活性增加 DNA 损伤修复能力;降低细胞对烷化剂药物通透性;增加谷胱甘肽及谷胱甘肽相关蛋白的表达和活性,后者在谷胱甘肽 S-转移酶的催化作用下与烷化剂发生共轭结合反应,导致烷化剂失活。

不良反应

烷化剂的不良反应通常是剂量依赖性的,主要发生在迅速生长的组织如骨髓、胃肠道和生殖系统,恶心、呕吐为其主要副

反应。此外,它们都是强的发疱剂,可引起注射部位组织损伤和全身毒性反应。烷化剂事实上是一类致癌物质,会增加继发肿瘤的风险,尤其是急性髓系白血病。

环磷酰胺是使用最广泛的烷化剂之一,该化合物潜在的优点之一与它的较高的口服生物利用度有关。因此,通过口服和静脉注射途径可以获得同样的临床疗效。环磷酰胺母体形式没有活性,必须经肝脏微粒体酶活化后才具有细胞毒作用(图 54-5)。细胞色素 P450(混合功能氧化酶系统)将环磷

酰胺转化为 4-羟基环磷酰胺(4-hydroxycyclophosphamide),并与醛磷酰胺(aldophosphamide)相平衡。这些活性代谢产物随血液输送至肿瘤和正常组织,醛磷酰胺被非酶性裂解为细胞毒形式即磷酰胺氮芥(phosphoramide mustard)和丙烯醛(acrolein)。肝脏似乎通过酶性形成的非活性代谢产物 4-酮基环磷酰胺(4-ketocyclophosphamide)和羧基磷酰胺(carboxyphosphamide)而受到保护。

各烷化剂的主要不良反应列于表 54-2,并讨论如下。

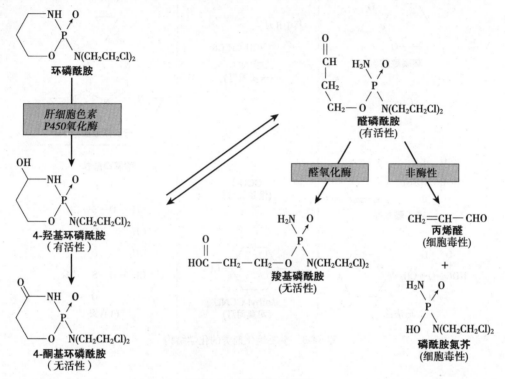

图 54-5 环磷酰胺的代谢

表 54-2 烷化剂和铂类药物:临床疗效和毒性

烷化剂	作用机制	临床应用	急性毒性	迟发性毒性
氮芥(mechlorethamine)	与 DNA 交叉连接,抑制 DNA 的合成和功能	霍奇金与非霍奇金淋巴瘤	恶心、呕吐	外周血细胞计数中度下降;过大剂量可引起严重骨髓抑制,导致白细胞、血小板减少和出血;环磷酰胺可引起脱发和出血性膀胱炎;充分水化可预防膀胱炎;白消安可引起皮肤色素沉着、肺纤维化和肾上腺功能衰退
苯丁酸氮芥(chlorambucil)	同上	CLL,非霍奇金淋巴瘤	恶心、呕吐	
环磷酰胺(cyclophosphamide)	同上	乳腺癌,卵巢癌,非霍奇金淋巴瘤,CLL,软组织肉瘤,神经母细胞瘤	恶心、呕吐	
苯达莫司汀(bendamustine)	同上	CLL,非霍奇金淋巴瘤		
马法兰(melphalan)	同上	多发性骨髓瘤,乳腺癌,卵巢癌	恶心、呕吐	
塞替派 thiotepa	同上	乳腺癌,卵巢癌,浅表性膀胱癌	恶心、呕吐	
白消安(busulfan)	同上	CML	恶心、呕吐	

烷化剂	作用机制	临床应用	急性毒性	迟发性毒性
卡莫司汀（carmustine）	同上	脑癌,霍奇金及非霍奇金淋巴瘤	恶心、呕吐	骨髓抑制;极少出现肺间质性疾病和间质性肾炎
洛莫司汀（lomustine）	同上	脑癌	恶心、呕吐	
六甲蜜胺（altretamine）	同上	卵巢癌	恶心、呕吐	骨髓抑制,周围神经病变,流感样综合征
替莫唑胺（temozolomide）	掺入 DNA 抑制 DNA 的合成和功能	脑癌,黑色素瘤	恶心、呕吐,头痛、疲乏	骨髓抑制,轻度肝功能异常,光敏反应
丙卡巴肼（procarbazine）	掺入 DNA 抑制 DNA 的合成和功能	脑癌,霍奇金及非霍奇金淋巴瘤	中枢神经系统阻抑	骨髓抑制,超敏反应
达卡巴嗪（dacarbazine）	掺入 DNA 抑制 DNA 的合成和功能	霍奇金淋巴瘤,黑色素瘤,软组织肉瘤	恶心、呕吐	骨髓抑制;中枢神经系统毒性,表现为神经病变、共济失调、昏睡和意识模糊
顺铂（cisplatin）	与 DNA 形成链内和链间交叉,连接细胞核和细胞质蛋白	非小细胞及小细胞肺癌,乳腺癌,膀胱癌,胃肠道肿瘤,头颈部肿瘤,卵巢癌,生殖细胞肿瘤	恶心、呕吐	肾毒性,周围神经病变,耳毒性,神经功能障碍
卡铂（Carboplatin）	同顺铂	非小细胞及小细胞肺癌,乳腺癌,膀胱癌,头颈部肿瘤,卵巢癌	恶心、呕吐	骨髓抑制,极少出现:外周神经病变,肾毒性,肝功能衰竭
奥沙利铂（oxaliplatin）	同顺铂	结直肠癌,胃食管癌,胰腺癌	恶 心、呕 吐,咽喉部触痛	骨髓抑制,外周神经病变,腹泻

CLL,慢性淋巴细胞白血病;CML,慢性粒细胞白血病

亚硝基脲类

本类药物似乎与其他烷化剂没有交叉反应,它们都需通过非酶性降解的生物转化,产生具有烷化和氨甲酰化活性作用的衍生物。亚硝基脲类（nitrosoureas）具有高度脂溶性,易于通过血脑屏障,对治疗脑肿瘤具有重要价值。尽管亚硝基脲类的烷化多在 DNA 鸟嘌呤的 N7 位点,但是对细胞毒性起关键作用的是鸟嘌呤的 O6 位点,后者导致 DNA 发生 G-C 交联。口服洛莫司汀后,代谢产物的血浆峰值在 1~4 小时内出现。在中枢神经系统浓度为血浆有效浓度的 30%~40%,经尿液排泄是其主要的清除途径。链脲菌素是一种天然含糖的亚硝基脲,之所以引人关注是因为其骨髓毒性最小,能有效治疗胰腺胰岛细胞瘤。

非经典的烷化剂

其他几种化合物主要以 DNA 烷基化作为其细胞毒性作用机理。这些药物包括丙卡巴肼、达卡巴嗪和苯达莫司汀。其临床活性及毒性见表 54-2。

丙卡巴肼

丙卡巴肼（procarbazine）是口服有活性的甲苄肼衍生物,而且在临床上常联合应用于霍奇金及非霍奇金淋巴瘤、脑瘤的治疗。

虽然丙卡巴肼的确切作用机制尚不清楚,但是它能抑制 DNA、RNA 和蛋白质的生物合成,延长分裂间期,并引起染色体断裂。微粒体酶对该药的过氧化代谢作用,使其产生偶氮丙卡巴肼和过氧化氢,后者可以造成 DNA 链断裂。该药的其他代谢物可能均具有细胞毒作用。其中一种代谢物为单胺氧化酶（MAO）抑制药,当丙卡巴肼与其他单胺氧化酶抑制药以及拟交感神经药,三环抗抑郁药,抗组胺药,中枢神经系统抑制药,降糖药,酒精以及富含酪胺的食物合用时,会产生副作用。

丙卡巴肼可导致继发肿瘤风险增加,主要为急性白血病,丙卡巴肼致癌的可能性高于大多数其他烷化剂。

达卡巴嗪

达卡巴嗪（dacarbazine）是一个人工合成化合物,在肝微粒

体酶作用下转化为具有烷化剂功能的代谢物,通过去甲基状态的 N 氧化为单甲基衍生物。这种代谢产物自发分解为重氮甲烷,生成的甲基正碳离子被认为是细胞毒性的关键。达卡巴嗪是胃肠道外给药,主要应用于恶性黑色素瘤、霍奇金病、某些软组织肉瘤及神经母细胞瘤的治疗。主要限制剂量的毒性是骨髓抑制,但在某些情况下恶心和呕吐亦会很严重。本剂是一种强力的发疱剂,给药时必须小心避免药物外渗。

苯达莫司汀

苯达莫司汀(bendamustine)是一种由嘌呤咪唑环和氮芥基组成的双功能烷化剂。与其他烷基化剂一样,它与 DNA 形成交联从而使其单、双链断裂,进而导致 DNA 合成和功能的抑制。这个分子也可抑制有丝分裂检查点,并诱导有丝分裂失败,从而导致细胞死亡。值得注意的是,苯达莫司汀和其他烷化剂仅有部分交叉耐药性,因而为它的临床活性提供了合理性,尽管对其他烷化剂产生抗药性。这个药物被批准用于慢性淋巴细胞白血病患者,同时观察发现其对霍奇金淋巴瘤、非霍奇金淋巴瘤、多发性骨髓瘤和乳癌亦有效。主要毒性包括骨髓抑制和轻度恶心和呕吐,输液反应、皮疹及其他皮肤反应很少发生。

铂类

目前有三种铂类(platinum analogs)药物普遍应用于临床实践中:顺铂,卡铂,奥沙利铂。顺铂[顺二氯二氨铂(Ⅱ)]是一种无机金属复合物,最初科学家无意中观察到中性铂化合物可以抑制分裂和大肠杆菌(Escherichia coli)丝状生长。目前,已合成了许多重要的铂类化合物。尽管还不清楚铂类的确切作用机制,但一般认为它与烷化剂以相同的方式发挥细胞毒作用。它可以杀灭处于各种细胞时期的肿瘤细胞,通过链内交叉或链间交叉结合 DNA,从而抑制 DNA 生物合成与功能。主要的结合位点为鸟嘌呤的 N7 位点,但与腺嘌呤 N3 位点和胞嘧啶 O6 位点同样可发生共价反应。除了靶向作用于 DNA 外,铂类化合物亦可与细胞质或细胞核蛋白结合,这可能与其细胞毒作用与抗肿瘤作用有关。铂类与其他化疗药具有协同抗肿瘤作用,包括烷化剂、氟尿嘧啶及紫杉醇类。各个铂类似物的主要毒性列于表 54-2。

顺铂(cisplatin)在多种实体瘤中均有重要的抗肿瘤活性,包括非小细胞与小细胞肺癌、胃食管癌、胆管癌、头颈部肿瘤、泌尿生殖系肿瘤,特别是睾丸癌、卵巢癌及膀胱癌。在联合化疗方案中,以铂类为基础的化疗方案使得非精原细胞性睾丸癌获得了彻底治愈。顺铂及其他铂类主要经肾脏清除,随尿液排出,因此,肾功能不全的患者用药时必须调整剂量。

$$H_3N \diagdown \underset{\displaystyle Pt}{} \diagup Cl$$
$$H_3N \diagup \diagdown Cl$$

顺铂

卡铂(carboplatin)是第二代铂类化合物,其作用机制、耐药机理及临床药理学均与顺铂相同。与顺铂一样,卡铂对多种实体瘤具有广泛的抗肿瘤活性。但与顺铂不同的是,其肾毒性与胃肠道毒性均显著减轻。其主要剂量限制性毒性为骨髓抑制,因此广泛用于难治性血液系统恶性肿瘤的移植治疗。此外,因卡铂无需大剂量水化,患者更易于管理,因此在各种联合化疗方案中已广泛取代了顺铂。

奥沙利铂(oxaliplatin)是第三代环己二胺铂类化合物,其作用机制、临床药理学与顺铂、卡铂相同。研究发现肿瘤细胞在错配修复基础上产生了对顺铂和卡铂的耐药性,而奥沙利铂与上述两药并无交叉耐药性,该发现能很好地解释奥沙利铂在结直肠癌中的应用。奥沙利铂最初被批准用于转移性结直肠癌的二线治疗,与氟尿嘧啶类药物 5-氟尿嘧啶、亚叶酸联用,称为 FOLFOX 方案。有各种复杂的 FOLFOX 方案,它已经成为临床上使用最广泛的治疗晚期结直肠癌的一线联合用药方案。此外,这个方案被广泛地用于Ⅲ期大肠癌和Ⅱ期高危大肠癌的辅助治疗,且对其他胃肠道肿瘤也有较好的疗效,如:胰腺癌、胃食管癌及肝细胞肝癌。奥沙利铂限制剂量的主要副作用为神经毒性,表现为周围感觉神经病变。神经毒性有两种形式,急性毒性常由寒冷刺激触发或加重,而慢性毒性则为剂量依赖性。虽然慢性毒性是由长期累积形成的,但其倾向于可逆性,与顺铂引起的神经毒性形成了鲜明的对比。

抗代谢药

开发作用于增殖细胞中间代谢产物的药物在理论上与临床应用上都具有重要意义。尽管尚未发现所有肿瘤细胞共有的独特生化特性,但是瘤细胞较正常细胞在代谢量方面确有一定不同,这使得它们对一些抗代谢药物更为敏感。根据 DNA 生物合成的关键步骤,目前已合理设计并合成了许多此类药物。各种抗代谢药物(antimetabolites)的临床应用及毒性见表 54-3,其中主要抗代谢药物将在下文中详细讨论。

叶酸拮抗药

甲氨蝶呤

甲氨蝶呤(methotrexate,MTX)是一种叶酸类似物,可高亲和力结合于二氢叶酸还原酶(dihydrofolate reductase,DHFR)的酶促反应活性位点,干扰四氢叶酸(THF)的合成,后者作为关键的一碳单位参与多种酶促反应,包括胸苷酸、嘌呤核苷酸的全部合成过程,以及丝氨酸、蛋氨酸的合成。甲氨蝶呤通过抑制上述代谢过程从而干扰 DNA、RNA 和关键细胞蛋白的形成(图 33-3)。细胞内高达 5~7 个谷氨酸残基的多聚谷氨酸衍生物的形成对 MTX 发挥治疗作用十分重要,该过程由叶酰聚谷氨酸合酶(FPGS)催化。甲氨蝶呤多聚谷氨酸有选择性地保留在肿瘤细胞中,且对嘌呤核苷酸和胸苷酸重新合成相关酶的抑制作用更强,使其成为 MTX 发挥细胞毒性作用的决定因素。

表 54-3　抗代谢药:抗肿瘤谱和毒性

化疗药物	作用机制	临床应用	毒性
卡培他滨(capecitabine)	抑制 TS;FUTP 掺入 RNA 分子中,阻断 RNA 的加工;FdUTP 掺入 DNA 分子中,机制 DNA 的合成和功能	乳腺癌、结直肠癌、胃食管癌、肝细胞癌、胰腺癌	腹泻,手足综合征,骨髓抑制,恶心和呕吐
5-氟尿嘧啶(5-fluorouracil)	抑制 TS;FUTP 掺入 RNA 分子中,阻断 RNA 的加工;FdUTP 掺入 DNA 分子中,机制 DNA 的合成和功能	结直肠癌,肛门癌,乳腺癌,胃食管癌,头颈部癌,肝细胞癌	恶心,黏膜炎,腹泻,骨髓抑制,神经毒性
甲氨蝶呤(methotrexate)	抑制 DHFR;抑制胸 TS;抑制嘌呤核苷的合成	乳腺癌,头颈部癌,骨肉瘤,主要中枢神经系统淋巴瘤,非霍奇金淋巴瘤,膀胱癌,绒毛膜癌	黏膜炎,腹泻,骨髓抑制:中性粒细胞及血小板减少
培美曲塞(pemetrexed)	抑制 TS、DHFR 及嘌呤核苷合成	间皮瘤,非小细胞肺癌	骨髓抑制,皮疹,黏膜炎,腹泻,疲乏
阿糖胞苷(cytarabine)	抑制 DNA 链伸长、DNA 合成和修复;减少 dNTPs 抑制核苷酸还原酶;其三磷酸盐掺入 DNA 分子中	AML,ALL,CML(急变期)	恶心呕吐,骨髓抑制:中性粒细胞及血小板减少;小脑共济失调
吉西他滨(gemcitabine)	抑制 DNA 合成和修复;减少 dNTPs 抑制核苷酸还原酶;其三磷酸盐掺入 DNA 分子中,抑制 DNA 的合成和功能	胰腺癌,膀胱癌,乳腺癌,非小细胞肺癌,霍奇金淋巴瘤,软组织肉瘤	恶心,呕吐,腹泻,骨髓抑制
氟达拉滨(fludarabine)	抑制 DNA 合成和修复;抑制核苷酸还原酶;其三磷酸盐掺入 DNA 分子中;诱导凋亡	非霍奇金淋巴瘤,CLL	骨髓抑制,免疫抑制,发热,肌痛,关节痛
克拉屈滨(cladribine)	抑制 DNA 合成和修复;抑制核苷酸还原酶;其三磷酸盐掺入 DNA 分子;诱导凋亡	毛细胞白血病,CLL,非霍奇金淋巴瘤	骨髓抑制,恶心呕吐,免疫抑制
6-巯嘌呤(6-thiopurine)	抑制嘌呤核苷合成;其三磷酸盐掺入 RNA 和 DNA 中	AML	骨髓抑制,免疫抑制,肝毒性
6-硫鸟嘌呤(6-thioguanine)	同上	ALL,AML	同上

ALL,急性淋巴细胞白血病;AML,急性髓细胞白血病;CLL,慢性淋巴细胞白血病;CML,慢性粒细胞白血病;DHFR,,二氢叶酸还原酶;dNTP,脱氧核苷三磷酸;FdUTP,5-氟-2′脱氧尿嘧啶-5′三磷酸;FUTP,5-氟尿嘧啶-5′三磷酸;TS,胸苷酸合成酶

COOH
CH-N-C
|
CH₂ H O
|
CH₂
|
COOH

叶酸

COOH
CH-N-C
|
CH₂ H O
|
CH₂
|
COOH

甲氨蝶呤

肿瘤细胞对 MTX 耐药的原因可归为:①叶酸载体或叶酸受体蛋白的降低导致药物转运降低;②具有细胞毒作用的多聚谷氨酸形成减少;③通过基因扩增或其他基因机制导致 DHFR 合成水平升高;④DHFR 改变,与 MTX 亲和力下降。最近的研究表明,多药耐药性转运蛋白 P170 的激活也可能导致耐药性,由于它可减少药物在细胞内的积累。

MTX 通过静脉、鞘内或口服途径给药,但是口服生物利用度易饱和,且剂量大于 25mg/m² 时是不稳定的。甲氨蝶呤主要经肾排泄,由肾小球滤过和肾小管分泌功能介导,因此,对肾功能障碍的患者须调整剂量。当使用一些药物如:阿司匹林、盘尼西林、头孢菌素及非甾体类抗炎药时,MTX 的使用须小心谨慎,因这些药物可抑制 MTX 经肾排泄。甲氨蝶呤的生物学效应可被亚叶酸(5-甲酰四氢叶酸)或左旋甲酰四氢叶酸(活性的对映异构体)逆转。甲酰四氢叶酸联合大剂量 MTX 治疗用于解救正常细胞,避免药物毒性损伤,同时也用于意外服用过量药物的案例中。主要不良反应见表 54-3。

培美曲塞

培美曲塞(pemetrexed)是一种含有吡咯嘧啶基团的抗叶酸制剂,主要作用于细胞周期的 S 期。和甲氨蝶呤一样,它也经叶酸载体转移至细胞内,需要叶酰聚谷氨酸合酶活化成更高活性的多聚谷氨酸形式。然而,该药的作用靶点是二氢叶酸还原酶(DHFR)以及与嘌呤重新合成有关的酶,主要作用机制是抑制胸苷酸合成酶(thymidylate synthase, TS)。目前,这种抗叶酸剂联合顺铂用于间皮瘤的治疗,作为单药用于非小细胞肺癌的二线治疗,亦可联合顺铂用于非小细胞肺癌的一线治疗。最近,作为非小细胞肺癌患者的维持治疗,在经过了四次以铂为基础的化疗后,他们的病情没有进展。和 MTX 一样,该药也主要经尿液排出,因此肾功能障碍的患者须调整剂量。主要的副作用包括:骨髓抑制、皮疹、黏膜炎、腹泻、疲劳和手足综合征。值得注意的是,补充含叶酸和维生素 B_{12} 的维生素可以减少与培美曲塞有关的毒性,而不会影响临床疗效。手足综合征的表现为手和脚的疼痛红斑和肿胀,而使用地塞米松的治疗方法可以有效地降低这种毒性的发生率和严重程度。

普拉曲沙

普拉曲沙(pralatrexate)是一种 10-去氮-氨基蝶呤的反叶酸类似物,就像 MTX 一样,它通过减少叶酸载体(RFC)被转运到细胞中,并需要通过 FPGS 激活来产生更高的聚谷氨酸酯形式。然而,这种分子被设计成一种更强的 RFC-1 载体蛋白的底物,同时也为 FGP 提供了改进的底物。它可以抑制 DHFR,抑制嘌呤核苷酸从头到尾生物合成中所需的酶,也抑制 TS。尽管普拉曲沙最初是为治疗非小细胞肺癌开发的,但现在它已经被批准用于治疗复发性或难治性的外周 T 细胞淋巴瘤。和其他抗叶酸的类似物一样,普拉曲沙主要是在尿液中排泄,肾功能障碍的患者需要调整剂量。主要的副作用包括:骨髓抑制、皮疹、黏膜炎、腹泻和疲劳。补充含叶酸和维生素 B_{12} 的维生素可以减少与普拉曲沙有关的毒性,而不会影响临床疗效。

氟尿嘧啶类

5-氟尿嘧啶

5-氟尿嘧啶(5-fluorouracil, 5-FU)的母体形式并无活性,它的活化需要一系列复杂的酶促反应将其转化为核糖基和脱氧核糖核苷酸的代谢物。这些代谢物之一,5-氟-2′-脱氧尿苷-5-单磷酸盐(5-fluoro-2′-deoxyuridine-5′-monophosphate, FdUMP)与胸苷酸合成酶(TS 酶)形成共价结合的三元复合物和被还原的叶酸盐,5,10-亚甲基四氢叶酸盐(5,10-methylenetetrahydrofolate),这是对从头合成胸苷酸盐(thymidylate)的关键反应。通过"无胸腺式死亡"抑制 DNA 合成。5-FU 转化为 5-氟尿嘧啶-5′-三磷酸(FUTP)掺入 RNA,干扰 RNA 合成和 mRNA 的转化。5-FU 亦可转化为 5-氟-2′脱氧尿嘧啶-5′-三磷酸盐(FdUTP)而掺入 DNA,干扰 DNA 合成和功能。因此认为 5-FU 通过影响 DNA 和 RNA 两者介导的事件而产生其细胞毒作用。

尿嘧啶   5-FU

5-FU 通常经静脉给药,临床作用具有高度的时间依赖性,因为它极短的、10~15 分钟级别的半衰期,因此有利于负荷量用药。高达 80%~85% 的 5-FU 被二氢嘧啶脱氢酶(dihydropyrimidine dehydrogenase, DPD)分解。值得注意的是,有一种遗传药理学综合征,涉及 DPD 活性部分或完全缺乏,可见于 5% 的肿瘤患者,该基因型患者使用 5-FU 可出现严重的毒性,表现为骨髓抑制、腹泻、恶心、呕吐以及神经毒性。

5-FU 在结直肠癌中的应用仍最为广泛,既可用于早期的辅助治疗,亦可用于晚期疾病的姑息治疗。5-FU 对多种其他实体瘤也有较好疗效,包括乳腺癌、胃癌、胰腺癌、食管癌、肝癌、头颈部癌及肛门癌。5-FU 的主要毒性包括骨髓抑制,神经毒性,胃肠道毒性表现为黏膜炎和腹泻,皮肤毒性表现为手足综合征。

卡培他滨

卡培他滨(capecitabine)是氟尿嘧啶的氨基甲酸酯类前体药物,口服生物利用度为 70%~80%。在与 5-FU 联合用药时,卡培他滨的原形形式是无活性的,因而在肝脏中经羧酸酯酶裂解,合成中间产物 5′-脱氧-5-氟胞嘧啶核苷,后者在脱氨酶的作用下转化为 5′-脱氧-5-氟尿嘧啶核苷,这两步初始反应主要发生在肝脏。5′-脱氧-5-氟尿嘧啶核苷随后在肿瘤细胞中最终被胸苷磷酸化酶水解为 5-FU。胸苷磷酸化酶已证实在多种实体瘤中的表达显著高于相应的正常组织,尤其在乳腺癌及结直肠癌中。

卡培他滨作为单药或联合其他抗肿瘤药物用于转移性乳腺癌的治疗,包括多烯紫杉醇、紫杉醇、拉帕替尼、伊沙匹隆及曲妥珠单抗。它也被批准用于Ⅲ期及高危Ⅱ期结肠癌的辅助化疗或作为单药用于转移性结直肠癌的治疗。目前,进一步研究致力于将其与其他细胞毒性化疗药联合应用,包括伊立替康及奥沙利铂。卡培他滨/奥沙利铂已经被批准为转移性结直肠癌的一线治疗方案。卡培他滨的主要毒性包括腹泻及手足综合征。虽然在一些病例中也出现有骨髓抑制、恶心、呕吐及黏膜炎,但它们的发生率远低于静脉应用 5-FU。

脱氧胞苷类似物

阿糖胞苷

阿糖胞苷(阿拉伯糖苷胞嘧啶, Cytarabine, ara-C)是 S 期特异性抗代谢药,经脱氧胞苷激酶转化为 5′-单核苷酸(阿糖胞苷一磷酸盐, Ara CMP), Ara CMP 进一步代谢为三磷酸盐(阿糖胞苷三磷酸盐, Ara CTP),后者被认为是主要细胞毒性代谢产物,能竞争性抑制 DNA 多聚酶-α 及 DNA 多聚酶-β,分别阻断了 DNA 合成和修复。Ara-C 也掺入 RNA 和 DNA,掺入 DNA 影响链延长,减弱新合成 DNA 片段的连接。Ara CTP 滞留于细胞内的时间与它对恶性细胞的杀伤作用有关。

脱氧核糖
胞嘧啶

阿拉伯糖苷
胞嘧啶
(阿糖胞苷)

静脉注射后,该药被迅速清除,大部分经脱氨基转化为无活性形式。合成代谢酶脱氧胞苷激酶与使其失去活性的胞苷脱氧酶的比例对 Ara-C 的细胞毒作用十分重要。

阿糖胞苷的临床活性具有高度时间依赖性,常常持续静脉输注给药 5~7 天以上。它仅对血液系统恶性肿瘤有效,包括急性髓细胞性白血病以及非霍奇金淋巴瘤,对实体瘤完全无效。主要不良反应包括骨髓抑制、黏膜炎、恶心及呕吐,大剂量阿糖胞苷可引起神经毒性。

吉西他滨

吉西他滨(gemcitabine)是氟被替代的脱氧胞苷的类似物,先在脱氧胞苷酸激酶的作用下转化成单磷酸盐,然后在其他核苷激酶的作用下转化为二磷酸盐及三磷酸盐。它的抗肿瘤机制包括:二磷酸盐能抑制核苷酸还原酶,从而减少了 DNA 合成所需的脱氧核苷酸的量;三磷酸盐可抑制 DNA 聚合酶,从而阻断 DNA 的合成和修复;此外,三磷酸吉西他滨可掺入 DNA 链,此时于 DNA 合成终止前增加一个核苷酸,导致 DNA 链合成终止,抑制 DNA 的合成和功能。

吉西他滨

与阿糖胞苷相比,阿糖胞苷在实体肿瘤中没有活性,吉西他滨对实体肿瘤和血液恶性肿瘤有广谱活性。这种核苷类似物最初被批准用于晚期胰腺癌的治疗,现已广泛应用于非小细胞肺癌、膀胱癌、卵巢癌、软组织肉瘤、非霍奇金淋巴瘤等恶性肿瘤。最重要的剂量限制性毒性是骨髓抑制,主要为中性粒细胞减少。约 70% 的患者出现恶心、呕吐,同时也观察到有些患者会出现流感样综合征,极少数患者会出现肾脏微血管病变,包括溶血性尿毒综合征及血栓性血小板减少性紫癜。

嘌呤拮抗药

6-硫嘌呤类

6-巯嘌呤(6-mercaptopurine,6-MP)是第一个被发现的硫代嘌呤类抗癌药物。主要用于治疗儿童急性白血病,其结构类似物硫唑嘌呤(azathioprine)为一免疫抑制药(第 55 章)。与其他硫嘌呤一样,它必须经次黄嘌呤-鸟苷酸转移酶(HG-PRT)代谢为核苷酸形式(6-巯基嘌呤核苷酸),才能抑制多种从头合成嘌呤核苷酸合成的酶的活性(图 54-6)。6-巯基嘌呤核苷酸的一磷酸形式最终被代谢成三磷酸形式,然后整合到 RNA 及 DNA 分子中。6-MP 也可形成大量硫鸟嘌呤核苷酸和 6-甲基巯嘌呤核苷(MMPR),这些代谢物也有助于 6-MP 发挥细胞毒性作用。

6-硫鸟嘌呤(6-thioguanine 6-TG)还抑制嘌呤核苷酸代谢途径中的多种酶活性(图 54-6)。许多代谢损伤与巯基嘌呤的细胞毒作用有关,它包括:抑制嘌呤核苷酸转化;降低细胞内鸟嘌呤核苷酸水平,从而抑制糖蛋白合成;干扰 DNA 和 RNA 合成;与 6-MP 共同掺入 DNA 和 RNA。6-TG 与阿糖胞苷合用治疗成人急性白血病有协同作用。

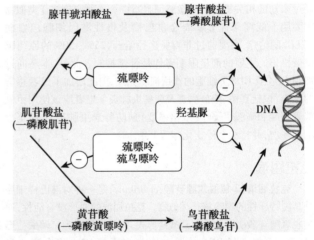

图 54-6 6-巯嘌呤和 6-巯鸟嘌呤的作用机制

6-MP 在黄嘌呤氧化酶的催化作用下氧化为非活性代谢物 6-硫脲酸,而 6-TG 在经这种酶催化前必须脱氨基,这一过程十分重要,因为别嘌呤醇(系嘌呤类似物)是有效的黄嘌呤氧化酶抑制药,在治疗血液肿瘤时通常与化疗合用来预防肿瘤细胞坏死后出现的高尿酸血症。由于别嘌呤醇抑制黄嘌呤氧化酶,因此与 6-MP 同时应用会导致 6-MP 水平增高从而增加其毒性,在这种情况下,硫嘌呤剂量需减为原剂量的 50%~75%。相比之下,别嘌呤醇并不增加 6-TG 毒性,因此可以与全剂量的 6-TG 合用。

硫嘌呤类还通过硫嘌呤甲基转移酶(TPMT)代谢,使甲基与硫代嘌呤环相连。有遗传药物遗传学综合征的患者,其硫嘌呤甲基转移酶部分或完全缺乏,携带该基因型的患者使用硫嘌呤类发生严重毒性的危险性更高,主要表现为骨髓抑制、胃肠道毒性如:黏膜炎和腹泻。

次黄嘌呤　　　6-巯基嘌呤　　　别嘌呤醇

鸟嘌呤　　　6-巯基鸟嘌呤

氟达拉滨

磷酸氟达拉滨(fludarabine)在体内迅速去磷酸化代谢为2-氟-阿拉伯糖苷呋喃糖腺苷酸,然后由脱氧胞苷激酶在细胞内磷酸化为一磷酸盐,最终转化成三磷酸盐。三磷酸氟达拉滨这通过抑制DNA多聚酶-α和DNA多聚酶-β干扰DNA合成和修复。三磷酸氟达拉滨还可以直接掺入DNA分子,抑制DNA的合成和功能。氟达拉滨的二磷酸盐代谢产物可抑制核苷酸还原酶,进而抑制生理活动所必需的脱氧核糖核苷酸的合成,最后,通过未知的相关机制诱导敏感细胞凋亡。这种嘌呤核苷类似物主要用于低度恶性非霍奇金淋巴瘤及慢性淋巴细胞白血病(CLL)的治疗,主要通过非胃肠途径给药,25%～30%的原药随尿液排出。主要的剂量限制毒性是骨髓抑制。此外,本药通过抑制CD4及CD8 T细胞的作用抑制免疫,因此增加了患者感染的风险,包括真菌、疱疹病毒及肺囊虫肺炎。患者应该使用甲氧苄氨嘧啶和磺胺甲噁唑(双倍强度)预防肺囊虫肺炎,1周至少给药3次,并持续至停止化疗后1年。

克拉屈滨

克拉屈滨(2-氯脱氧腺苷酸,cladribine)是一种对淋巴样细胞有高度特异性的嘌呤核苷类似物。克拉屈滨的原形没有活性,通过脱氧胞苷激酶转化为单磷酸盐形式,并最终代谢为三磷酸盐形式,后者可掺入到DNA分子中,并通过干扰DNA聚合酶-α和DNA聚合酶-β分别抑制DNA的合成和修复。克拉屈滨适合于治疗毛细胞白血病对其他低度淋巴样恶性肿瘤如:慢性淋巴细胞白血病(CLL)及低度恶性非霍奇金淋巴瘤。通常治疗方案为单药静脉输注连续7天。它的有非常易于处理的安全问题,主要毒性为短暂的骨髓抑制,所以安全性较高。与其他嘌呤核苷类似物相似,克拉屈滨具有免疫抑制作用,在患者观察观察发现克拉屈滨可导致CD4及CD8T细胞减少,时间长达1年以上。

天然产物肿瘤化疗药物

长春生物碱类

长春花碱

长春花碱(vinblastine)是从夹竹桃科植物长春花中提取的

一种生物碱,其作用机制为抑制微管聚合,后者是构成细胞骨架和有丝分裂纺锤体的重要部分。这种抑制作用导致有丝分裂停止于中期,细胞停止分裂并最终死亡。长春花碱及其他长春碱类通过肝药酶P450系统代谢,大部分代谢产物通过胆道系统经粪便排出。因此,肝功异常患者需调整剂量。其主要不良反应见表54-4,包括恶心、呕吐、骨髓抑制及脱发,该药也是一种强有力的发疱剂,使用时必须小心。主要用于霍奇金淋巴瘤、非霍奇金淋巴瘤、乳腺癌及生殖细胞肿瘤的治疗。

R: O=C—H　　　　　R: CH₃

长春新碱　　　　　长春花碱

长春新碱

长春新碱(vincristine)也是从长春花属提取出的生物碱,它与长春花碱结构类似,作用机制、耐药机制及临床药理学也相同。尽管与长春碱有很多相似之处,但是临床抗瘤活性谱和安全性明显不同。

长春新碱与泼尼松联合化疗成功地用于诱导儿童急性白血病缓解,对其他多种血液系统恶性肿瘤如:霍奇金淋巴瘤、非霍奇金淋巴瘤及多发性骨髓瘤及一些小儿肿瘤如:横纹肌肉瘤、神经母细胞瘤、尤文氏肉瘤及肾母细胞瘤亦有效。

长春新碱主要剂量限制毒性为神经毒性,主要表现为外周感觉神经病变,但也会引起自主神经功能紊乱,如:直立性低血压、尿潴留、麻痹性肠梗、便秘、脑神经麻痹、共济失调、癫痫及昏迷。偶可引起骨髓抑制,但程度远轻于长春花碱,也有可能引起抗利尿激素分泌异常综合征(SIADH)。

长春瑞滨

长春瑞滨(vinorelbine)是长春花碱半合成的衍生物,其作用机制与长春花碱及长春新碱相同,即通过抑制微管聚合使有丝分裂停止于中期。该药主要用于非小细胞肺癌、乳腺癌及卵巢癌的治疗。主要剂量限制性毒性为骨髓抑制,表现为中性粒细胞减少,其他不良反应包括恶心、呕吐、短暂肝功异常、神经毒性及抗利尿激素分泌异常综合征(SIADH)。

紫杉烷类及其衍生物

紫杉醇(paclitaxel)是从短叶紫杉(Taxus brevifolia)和欧洲紫杉(Taxus baccata)中衍生的的生物碱酯,通过增强微管蛋白聚合对有丝分裂纺锤体有毒性作用。在缺乏微管相关蛋白(microtubule-associated proteins)和三磷酸鸟苷时,紫杉醇促进微管蛋白装配。

紫杉醇对许多实体瘤都非常有效,包括卵巢癌、晚期乳腺癌、非小细胞肺癌、小细胞肺癌、头颈部肿瘤、食管癌、前列腺癌、膀胱癌及艾滋病相关性卡波济氏肉瘤。该药通过肝脏 P450 系统代谢,约 80% 的紫杉醇以代谢产物形式通过胆道系统经粪便排出,因此,肝功异常患者需调整剂量。主要剂量限制性毒性见表 54-4,约 5% 的患者会出现超敏反应,但通过化疗前使用地塞米松、苯海拉明及 H_2 受体抑制药可显著降低其发生率。

一种白蛋白结合型的紫杉醇纳米制剂(Abraxane)已被批准应用于转移性乳腺癌的治疗,与紫杉醇相比,这种剂型不会产生超敏反应,因此也无须化疗前预防性用药。此外,该剂型还可显著降低骨髓抑制的发生率,其产生的神经毒性比常见的紫杉醇更容易逆转。

多西他赛(docetaxel) 是从欧洲紫杉树中提取的一种半合成紫杉醇类药物。它的作用机制、药物代谢与紫杉醇相同。现已作为晚期乳腺癌、非小细胞肺癌的二线用药,同时对头颈部肿瘤、小细胞肺癌、胃癌、晚期耐铂类卵巢癌、膀胱癌亦有效,主要毒性作用见表 54-4。

卡巴他赛(cabazitaxel) 是一种从紫杉树提取的前体产生半合成的紫杉醇类。它的作用机制、代谢机制和消除机制与其他紫杉醇相同。然而,与其他紫杉醇不同的是,卡巴他赛是多药耐药性 p-糖蛋白外流泵的一个很差的底物,因此可能对治疗多耐药性肿瘤有帮助。它被批准与强的松联合用于在治疗难治性转移性前列腺癌的二线治疗药,该疗法之前使用的是一种含多西他赛的治疗方法。它的主要毒性包括髓细胞抑制、神经毒性和过敏反应。

伊沙匹隆(ixabepilone) 严格地讲不属于紫杉醇类药物,是一种埃博霉素 B(epothilone B)的半合成类似物,作用是微管抑制药,可直接结合至微管的 β-微管蛋白的亚单位上,抑制正常的微管动力学。这样,它对细胞周期的 M 期有活性。这个药物被批准可单独或联合口服氟嘧啶类卡培他滨用于转移性乳腺癌的治疗。值得注意的是,该药对 P-糖蛋白过表达或微管变异的耐药性肿瘤也有效。主要不良反应为骨髓抑制、超敏反应及以外周神经病变为主要表现形式的神经毒性。**艾布林(eribulin)** 是一种合成的软海绵素 B(halichondrin B)的类似物,它能抑制微管的功能,导致细胞周期的 G2-M 期阻滞。这种药物对多药耐药性调节的 P-糖蛋白流出泵不那么敏感,并且对过度表达 p-糖蛋白的耐药肿瘤继续存在着活性。目前已批准用于转移性乳腺癌患者的治疗。

鬼臼毒素类

依托泊苷(etoposide) 是鬼臼毒素的半合成衍生物,是从鬼臼(Podophyllum peltatum)根中提取的。在美国,静脉及口服剂型均已获批准进入临床。口服生物利用度约为 50%,因此口服剂量应为静脉用药的 2 倍。该药约 30%~50% 经尿液排出,当肾功能异常时须调整剂量。依托泊苷主要用于生殖细胞肿瘤、小细胞及非小细胞肺癌、霍奇金及非霍奇金淋巴瘤和胃癌的治疗。主要毒性见表 54-4。

喜树碱类

喜树碱(camptothecins)是最初从中国喜树(Camptotheca acu-

minate)中分离出来的一种天然化合物,能抑制拓扑异构酶 I 的活性,该酶负责剪切和重新连接单链 DNA,这个酶的活性受抑可导致 DNA 损伤。这类药物中的**拓扑替康(topotecan)** 和**伊立替康(irinotecan)** 在美国已应用于临床实践中。最初,拓扑替康多与铂类联合应用,目前拓扑替康已作为晚期卵巢癌及小细胞肺癌的二线用药方案。该药主要通过肾脏排泄,对肾功能损害的患者须调整剂量。虽然这两种药物抑制相同的分子靶点,当他们的临床活性却大相径庭。

拓扑替康适合于治疗晚期卵巢癌,并在最初采用以铂为基础的化疗后作为二线治疗药物。它也被批准为小细胞肺癌的二线治疗。排泄的主要途径是肾脏,在肾损害患者中必须调整剂量。

伊立替康是一种前体药物,在肝脏中经羧酸酯酶转化为 7-乙基-10 羟基喜树碱(SN-38)发挥作用,SN-38 是拓扑异构酶 I 的强抑制药,比伊立替康的作用强 1 000 倍。与拓扑替康相比,伊立替康及 SN-38 主要经肝清除,因此肝功能异常患者须调整剂量。最初伊立替康单独应用被批准用于经氟尿嘧啶化疗失败的转移性结肠癌的二线治疗,目前伊立替康联合 5-FU 及亚叶酸已被批准为转移性结直肠癌的一线治疗方案。最常见的不良反应是骨髓抑制及腹泻(表 54-4)。腹泻有两种形式,一种为早期腹泻,发生在用药后的 24 小时内,认为与胆碱能作用亢进有关,可用阿托品治疗;另一种形式为迟发性腹泻,通常发生在用药后的 2~10 天,程度较重,在一些病例可引起严重的电解质紊乱及脱水。

抗肿瘤抗生素

通过对微生物产物的筛选发现了数种生长抑制药,已经证实可以在临床上作为有效的抗癌化疗药物。该类抗生素的多种药物插入到特异性碱基之间,与 DNA 结合,阻断新 RNA 和(或)DNA 合成,引起 DNA 链分裂,干扰细胞复制。目前具有临床应用价值的抗肿瘤抗生素均是各种土壤霉菌链霉素菌株的产物,它包括:蒽环类抗生素、博来霉素和丝裂霉素。

蒽环类(ANTHRACYCLINES)

从链霉菌属(Streptomyces peucetius var caesius)中分离的蒽环类抗生素是最有价值的细胞毒性抗癌药物之一。同一种属的两个药物多柔比星和柔红霉素,它们的结构如下图所示。

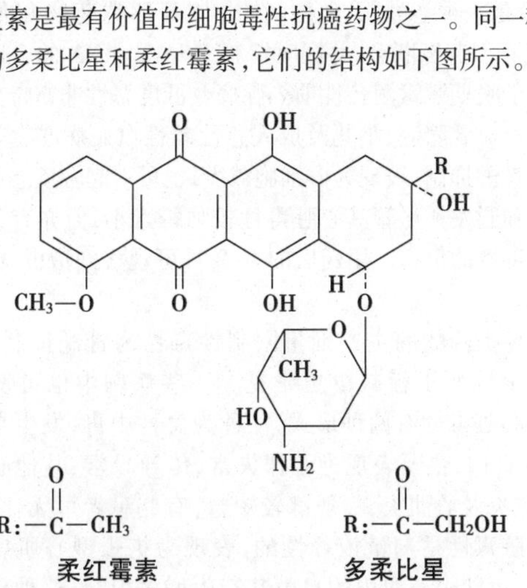

R: $-\overset{O}{\overset{\|}{C}}-CH_3$ R: $-\overset{O}{\overset{\|}{C}}-CH_2OH$

柔红霉素　　　　　　　　多柔比星

几种其他蒽环类类似物已进入临床试验阶段，包括伊达比星、表柔比星和米托蒽醌。蒽环类药物发挥其细胞毒性作用主要通过以下四种机制，包括：①抑制拓扑异构酶Ⅱ；②通过插入高亲和力地与DNA结合，阻断DNA和RNA合成，并使DNA链断裂；③通过铁依赖酶介导的还原过程产生半醌自由基和氧自由基；④与细胞膜结合改变其流动性和离子转运。尽管蒽环类药物发挥其细胞毒性的作用机制仍需要验证（可能取决于肿瘤的具体类型），但自由基可引起蒽环类相关心脏毒性已得到广泛的认同（表54-4）。

临床上，蒽环类药物通过静脉给药，它们经经肝脏广泛代谢，其环状取代基经还原、水解，其醇类代谢产物仍有活性，而糖苷配基类代谢产物则无活性。约50%的代谢产物经胆汁进入粪便排出，因此肝功能异常患者须调整剂量。尽管蒽环类药物通常的治疗方案为每3周为一疗程，但其他替代方案如低剂量连用1周或72~96小时连续静滴可取得同样的临床疗效，而且其毒性作用较小。

多柔比星（doxorubicin）是最主要的抗癌药物之一，临床上主要用于治疗乳腺癌、子宫内膜癌、卵巢癌、睾丸癌、甲状腺癌、胃癌、膀胱癌、肝癌、肺癌、软组织肉瘤及一些儿童癌症，包括神经母细胞瘤、尤文氏肉瘤、骨肉瘤和横纹肌肉瘤。它对治疗血液肿瘤亦十分有效，包括急性淋巴细胞白血病、多发性骨髓瘤、霍奇金和非霍奇金淋巴瘤。通常与其他药物（如：环磷酰胺、顺铂、5-氟尿嘧啶）联合应用具有协同作用。

柔红霉素（daunorubicin）是第一个分离得到的蒽环类药物，现仍用于急性髓细胞性白血病的治疗。与道诺霉素相比，它对实体瘤作用有限。

依达比星（idarubicin）是柔红霉素的半合成衍生物，已获准用于急性髓细胞性白血病的治疗。与阿糖胞苷合用时，依达比星在某种程度上较柔红霉素更有效，可使急性髓细胞性白血病患者获得完全缓解，对照研究表明可延长急性髓细胞性白血病患者生存期。

表柔比星（epirubicin）是一种蒽环类的半合成衍生物，其作用机制及临床药理学与其他蒽环类药物相同。它最初用于早期淋巴结阳性乳腺癌的辅助治疗，但同时也用于转移性乳腺癌及胃食管肿瘤的治疗。

米托蒽醌（二羟蒽二酮，dihydroxyanthracenedione，DHAD）是一种蒽类复合物，结构与蒽环类药物相似。它与DNA结合引起链断裂，并同时抑制DNA和RNA的合成。目前主要用于晚期激素耐药性前列腺癌及低度恶性非霍奇金淋巴瘤的治疗。对乳腺癌、小儿及成人急性髓性白血病亦有效。主要毒性为骨髓抑制，表现为白细胞减少，也可引起轻度恶心、呕吐、黏膜炎和脱发。尽管其心脏毒性较阿霉素小，但亦有急性及慢性心脏毒性的报道。用药后的1~2日可观察到指甲、巩膜及尿液变蓝。

蒽环类药物的主要剂量限制性毒性为骨髓抑制，其中白细胞减少较血小板减少更常见。一些病例中也可发生黏膜炎。其心脏毒性有两种形式，一种为急性中毒，发生在用药后的2~3日内，主要表现为心律失常、传导异常、其他心电图改变、心包炎及心肌炎，一般都较短暂，有些患者可无任何症状；慢性心脏毒性是剂量依赖性的，表现为扩张型心肌病伴心功能不全，可能由心肌内的自由基产生增多引起，这种作用在阿

霉素的总剂量<500~550mg/m²时很少发生。小剂量给药1周或持续静脉滴注方案都可能使心脏毒性减低。此外，对接受化疗的转移性乳腺癌患者的研究发现，阿霉素的累积剂量为300mg/m²时，联合使用铁螯合剂**右雷佐生（dexrazoxane，ICRF-187）**可降低或阻止蒽环类相关心脏毒性的发生。蒽环类可产生一种"辐射召回反应"，表现为先前行放射治疗部位的皮肤出现红斑及脱屑。

丝裂霉素

丝裂霉素（mitomycin C）是从链霉菌属（*Streptomyces caespitosus*）分离出的一种抗生素。该药在体内通过酶作用还原成有活性的烷化剂与DNA发生交叉联结。实体瘤的乏氧肿瘤干细胞所处环境有利于还原反应的发生，所以它们对丝裂霉素的细胞毒作用较正常细胞和含氧充足的肿瘤细胞更敏感。它在细胞周期的所有阶段均起作用，是现有辅助X-线放疗、攻击乏氧肿瘤细胞的最好药物。丝裂霉素主要与5-FU及放疗联合用于肛门鳞状细胞癌的综合治疗。此外，还可联合其他化疗药物用于治疗宫颈鳞状细胞癌、乳腺癌、胃癌及胰腺癌。丝裂霉素的特殊用途是局部膀胱内给药治疗表浅的膀胱癌。因为丝裂霉素不会吸收入全身，因此这种给药方案几乎无全身毒性。

丝裂霉素的一般毒性作用见表54-4。已有报道丝裂霉素还可引起溶血性尿毒综合征、微血管病性溶血性贫血、血小板减少及肾衰竭，偶见引起间质性肺炎的报道。

博来霉素

博来霉素（bleomycin）是一种小分子肽，其中一端含有一个DNA结合部位，另一端含有一个铁结合区域。它可通过与DNA结合，引起DNA单链和双链断裂，随后可导致自由基的生成，从而抑制DNA的合成。DNA的断裂是由于形成了一个DNA-博来霉素-Fe（Ⅱ）的复合物，后者还可导致染色体畸变。博来霉素是一种细胞周期特异性药物，可使细胞分裂停止于G_2期。

博来霉素主要用于霍奇金及非霍奇金淋巴瘤，生殖细胞肿瘤，头颈部肿瘤，皮肤、宫颈及外阴部鳞状细胞癌的治疗。该药的一个优点是可通过皮下、肌肉注射及静脉多途径给药。主要通过肾脏排泄，肾功能不全的患者须调整剂量。

博来霉素的主要剂量限制性毒性为呼吸系统毒性，多表现为咳嗽、呼吸困难，肺部听诊可闻及捻发音，胸部X线检查可见肺泡渗出。对于年龄大于70岁、体内博来霉素累积剂量>400单位、有基础肺部疾病及已行纵隔或胸部放疗的患者，其呼吸系统毒性的发生率增加。对极少数病例，其呼吸系统毒性是致命的。其他的毒性作用见表54-4。

其他抗肿瘤药物

许多不符合传统分类方法新型抗肿瘤药物已经批准临床应用，它们都列于表54-5。

表 54-4　天然抗肿瘤化疗药物:临床疗效和毒性

药名	作用机制	临床应用[1]	急性毒性	迟发性毒性
博来霉素 (bleomycin)	氧自由基与 DNA 结合导致单链或双链 DNA 断裂	霍奇金和非霍奇金淋巴瘤,生殖细胞肿瘤,头颈部肿瘤	过敏反应,发热,低血压	皮肤毒性,肺纤维化,黏膜炎,脱发
柔红霉素 (daunorubicin)	氧自由基与 DNA 结合导致单链或双链 DNA 断裂;抑制拓扑异构酶 Ⅱ;插入 DNA 内部	AML,ALL	恶心、呕吐,发热,红色尿液(并非血尿)	心脏毒性(见文中),脱发,骨髓抑制
多西他赛 (docetaxel)	抑制有丝分裂	乳腺癌,非小细胞肺癌,前列腺癌,胃癌,头颈部肿瘤,卵巢癌,膀胱癌	超敏反应	神经毒性,尿潴留,骨髓抑制:主要为中性粒细胞减少
阿霉素 (doxorubicin)	氧自由基与 DNA 结合导致单链或双链 DNA 断裂;抑制拓扑异构酶 Ⅱ;插入 DNA 内部	乳腺癌,霍奇金和非霍奇金淋巴瘤,软组织肉瘤,卵巢癌,非小细胞肺癌及小细胞肺癌,甲状腺癌,肾母细胞瘤,神经母细胞瘤	恶心、呕吐,红色尿液(并非血尿)	心脏毒性(见文中),脱发,骨髓抑制,口腔炎
依托泊苷 (etoposide)	抑制拓扑异构酶 Ⅱ	非小细胞肺癌及小细胞肺癌,非霍奇金淋巴瘤,胃癌	恶心,呕吐,低血压	脱发,骨髓抑制
依达比星 (idarubicin)	氧自由基与 DNA 结合导致单链或双链 DNA 断裂;抑制拓扑异构酶 Ⅱ;插入 DNA 内部	AML,ALL,CML(急变期)	恶心,呕吐	骨髓抑制,黏膜炎,心脏毒性
伊立替康 (irinotecan)	抑制拓扑异构酶 Ⅰ	结直肠癌,胃食管癌,非小细胞肺癌及小细胞肺癌	腹泻,恶心,呕吐	腹泻,骨髓抑制,恶心,呕吐
丝裂霉素 (mitomycin)	像烷化剂一样与 DNA 形成铰链结构;形成氧自由基靶向作用于 DNA	表浅膀胱肿瘤,胃癌,乳腺癌,非小细胞肺癌,头颈部肿瘤(与放疗联合)	恶心,呕吐	骨髓抑制,黏膜炎,厌食和疲劳,溶血尿毒综合征
紫杉醇 (paclitaxel)	抑制有丝分裂	乳腺癌,非小细胞肺癌及小细胞肺癌,卵巢癌,胃食管癌,前列腺癌,膀胱癌,头颈部肿瘤	恶心,呕吐,低血压,心律失常,超敏反应	骨髓抑制,外周感觉神经病变
拓扑替康 (topotecan)	抑制拓扑异构酶 Ⅰ	小细胞肺癌,卵巢癌	恶心,呕吐	骨髓抑制
长春花碱(长春碱 vinblastine)	抑制有丝分裂	霍奇金及非霍奇金淋巴瘤,生殖细胞肿瘤,乳腺癌,卡波济肉瘤	恶心,呕吐	骨髓抑制,黏膜炎,脱发,抗利尿激素分泌异常综合征(SIADH),血管意外
长春新碱 (vincristine)	抑制有丝分裂	急性淋巴细胞白血病(ALL),霍奇金及非霍奇金淋巴瘤,横纹肌肉瘤,神经母细胞瘤,肾母细胞瘤	无	周围神经系统毒性,麻痹性肠梗阻,骨髓抑制,脱发,SIADH
长春瑞滨 (vinorelbine)	抑制有丝分裂	非小细胞肺癌,乳腺癌,卵巢癌	恶心,呕吐	骨髓抑制,便秘,SIADH

[1] 参考表 54-3 之下的首字母缩略词

表 54-5 其他抗肿瘤药:临床疗效和毒性

药名	作用机制[1]	临床应用[1]	急性毒性	迟发性毒性
硼替佐米(bortezomib)	抑制 26S 蛋白体而使 NF-κB 信号转导通路向下调节	多发性骨髓炎,被套细胞淋巴瘤(mantle cell lymphoma)	恶心和呕吐,发热	外周感觉神经病,腹泻,直立性低血压,发热,肺毒性,可逆性后脑白质病(reversible posterior leukoencephalopathy, RPLS),充血性心力衰竭,罕见 QT 延长病例
卡非佐米(carfilzomib)	抑制 26S 蛋白体而使 NF-κB 信号转导通路向下调节,对硼替佐米耐药的肿瘤仍有作用	多发性骨髓炎	发热	疲乏,心脏毒性所致的充血性心力衰竭和心肌梗死,骨髓抑制,肝毒性,直立性低血压
厄洛替尼(erlotinib)	抑制 EGFR 酪氨酸激酶从而抑制 EGFR 信号转导途径	非小细胞肺癌,胰腺癌	腹泻	皮疹,腹泻,厌食,间质性肺疾病
吉非替尼(gefitinib)	同上	非小细胞肺癌	高血压,腹泻	同上
伊马替尼(imatinib)	抑制 Bcr-Abl 酪氨酸激酶及其他受体酪氨酸激酶,包括 PDGFR,干细胞因子和 c-kit	慢性粒细胞白血病(CML),胃肠道间质肿瘤(GIST),费城染色体阳性的急性淋巴细胞白血病(ALL)	恶心,呕吐	踝关节及眶周水肿,腹泻,肌痛,充血性心力衰竭
西妥昔单抗(cetuximab)	与 EGFR 结合抑制其下游信号转导;促进对放化疗的敏感性	结直肠癌,头颈部肿瘤(联合放疗),非小细胞肺癌	输液反应	皮疹,低镁血症,疲乏,间质性肺疾病
帕尼单抗(panitumumab)	与 EGFR 结合抑制其下游信号转导;促进对放化疗的敏感性	结直肠癌	输液反应(极少见)	皮疹,低镁血症,疲乏,间质性肺疾病
贝伐单抗(bevacizumab)	抑制 VEGF 与 VEGF 受体结合,从而抑制 VEGF 信号转导途径;抑制肿瘤血管的通透性但增加肿瘤血流量及药物输送	结直肠癌,乳腺癌,非小细胞肺癌,肾细胞癌	高血压,输液反应	动脉血栓栓塞,胃肠穿孔,创口愈合障碍,蛋白尿
阿柏西普(Ziv-aflibercept)	抑制 VEGF-A、VEGF-B 和 PlGF 与 VEGFR 的结合,从而抑制 VEGF 信号传导;抑制肿瘤血管通透性;增强肿瘤的血流量和药物输送	大肠癌	高血压	动脉血栓栓塞,胃肠穿孔,创口愈合障碍,出血,腹泻,黏膜炎,蛋白尿
索拉菲尼(sorafenib)	抑制多个受体酪氨酸激酶(RTKs),包括 raf 激酶,VEGF-R2,VEGF-R3 及 PDGFR-β,从而抑制肿瘤血管生成、浸润及远处转移	肾细胞癌,肝细胞肝癌	恶心,高血压	皮疹,疲乏无力,并发出血,低磷酸盐血症
舒尼替尼(sunitinib)	抑制多个受体酪氨酸激酶(RTKs),包括 VEGF-R1,VEGF-R2,VEGF-R3,PDGFR-α 及 PDGFR-β,从而抑制肿瘤血管生成、浸润及远处转移	肾细胞癌,胃肠道间质肿瘤(GIST)	高血压	皮疹,疲乏无力,并发出血,少数病例因心脏毒性导致充血性心衰

[1] 首字母缩略词参考正文

伊马替尼和其他酪氨酸激酶抑制药(TKIs)

伊马替尼(imatinib) 是一种酪氨酸激酶抑制药,可有效地抑制 Bcr-Abl 瘤蛋白的酪氨酸激酶活性,阻断 ATP 对激酶底物的磷酸化。伊马替尼用于慢性髓细胞性白血病(CML)的治疗,后者的特点是多能造血干细胞的 9 号和 22 号染色体易位 t(9:22)。这种易位导致 Bcr-Abl 融合蛋白的形成,即为慢性粒细胞白血病的病因,95% 的患者体内可见该蛋白。伊马替尼对其他酪氨酸激酶受体如 c-kit 及血小板衍生生长因子受体(platelet-derived growth factor receptor,PDGFR)也有抑制作用。

伊马替尼口服生物利用度很高,在肝脏内代谢,以代谢物的形式主要经胆汁进入粪便排出。该药是慢性髓细胞白血病(CML)慢性期及急变期的一线用药,且作为 α-干扰素治疗失败后的 CML 慢性期患者的二线用药。伊马替尼还对表达 c-kit 酪氨酸激酶的胃肠道间质瘤亦有效。主要不良反应见表 54-5。

达沙替尼(dasatinib) 是一种口服的酪氨酸激酶抑制药,可抑制多种酪氨酸激酶,包括 Bcr-Abl、Src、c-kit 及 PDGFR-α。与伊马替尼不同的是达沙替尼与有活性的及失活的 Abl 激酶域均可结合,克服了因 Bcr-Abl 激酶突变而导致的伊马替尼耐药问题。该药已被批准用于治疗慢性髓细胞性白血病(CML),以及对伊马替尼耐药或无法耐受的 Ph 染色体阳性的急性淋巴细胞白血病(ALL)。

尼罗替尼(nilotinib) 是一种二代苯胺基嘧啶分子,可抑制 Bcr-Abl、c-kit 及 PDGFR-β 多种酪氨酸激酶。与伊马替尼相比,其与 Abl 激酶具有更高的亲和力(高达 20~50 倍),且克服了因 Bcr-Abl 激酶变异而对伊马替尼耐药的问题。尼罗替尼以前批准用于对伊马替尼耐药的慢性髓细胞性白血病慢性期及加速期的治疗,现在批准用于慢性期慢性髓细胞性白血病的一线治疗。

伯舒替尼(bosutinib) Bcr-Abl 酪氨酸激酶的一种强效抑制药,它在 18 种具有耐药性的 Bcr-Abl 突变中的 16 种保有活性。然而,它对 T315I 和 V299L 突变无效,这些突变位于 Abl 酪氨酸激酶的 ATP-结合域内。它目前已被批准用于治疗成人患者的慢性、加速或爆炸阶段的 Ph-染色体阳性的慢性髓细胞性白血病,对之前的治疗有抵抗或不耐受。

伊马替尼和其他 TKI 均在肝脏内代谢,主要经 CYP3A4 肝微粒体酶代谢,大部分经肝胆管系统进入粪便排出。用药时了解患者当前处方药和非处方药的使用情况非常重要,因为药物之间存在潜在相互作用,特别是同样经 CYP3A4 系统代谢的药物。此外,患者应避免使用葡萄柚产品及圣约翰麦芽汁,因为它们可能改变这些小分子抑制药的临床疗效(第 4 章)。

生长因子受体抑制药

西妥昔单抗和帕木单抗

表皮生长因子受体(epidermal growth factor receptor,EGFR)是 erb-B 家族中的一个成员,在一些实体瘤中高表达,包括结直肠癌、头颈部肿瘤、非小细胞肺癌和胰腺癌。EGFR 信号通路的激活导致其下游几个关键细胞事件活化,包括细胞生长、增殖、侵袭、转移及血管生成。此外,该途径可抑制放疗及很多抗肿瘤

药物的细胞毒作用,据推测可能是通过抑制关键凋亡机制导致细胞耐药性的产生。

西妥昔单抗(cetuximab) 是一种人鼠嵌合的单克隆抗体,直接作用于 EGFR 的胞外段,该药联合伊立替康用于治疗耐药的转移性结肠癌,或单药治疗对伊立替康耐药的患者。因为西妥昔单抗与 IgG1 同型,它的抗肿瘤活性在某种程度上可能由免疫机制介导。越来越多的事实证明,以伊立替康和奥沙利铂为基础联合西妥昔单抗可作为转移性结直肠癌的一线治疗方案。其中要注意的是,西妥昔单抗的效能仅限于肿瘤表达野生型 *KRAS* 的患者。西妥昔单抗联合细胞毒性化疗药可能对肝功能障碍患者的新辅助化疗有特别益处,尽管该药最初规定为每周用药 1 次,但药代动力学研究表明每两周用药 1 次与每周 1 次具有相同的临床疗效。该药亦可与放疗联合用于局部晚期头颈部肿瘤的治疗。西妥昔单抗的耐受性较好,主要的不良反应包括痤疮样皮疹、输液相关反应及低镁血症。

帕木单抗(panitumumab) 是一种完全的人类单克隆抗体,直接作用于 EGFR,通过抑制 EGFR 信号途径发挥作用。与西妥昔单抗相比,该药与 IgG2 同型,因此,不会对免疫效应有任何影响。目前帕木单抗被批准用于经其他方法治疗无效的难治性转移性结直肠癌。与西妥昔单抗一样,这个抗体只对肿瘤表达野生型 *KRAS* 的患者有效。

最近的临床研究表明,这种抗体可以有效和安全地联合奥沙利铂和伊立替康为基础的一线和二线治疗转移性结肠直肠癌化疗。痤疮样皮肤红斑和低镁血症是这两种药物使用的主要副作用。尽管它是一种完全的人体抗体,其输液相关反应的发生率很低。

厄洛替尼

厄洛替尼(erlotinib) 是作用于 EGFR 相关酪氨酸激酶的小分子抑制药,目前,它已被批准为肿瘤有表皮生长因子受体 19 或 21(L858R)突变的、并且对至少一种先前的化疗方案不耐药的非小细胞肺癌患者的一线治疗。它也被批准用于治疗转移性、经过 4 个疗程的铂化疗后没有进展的非小细胞肺癌的患者。对不吸烟患者及具有支气管肺泡组织学亚型的患者对该药更为敏感。此外,厄洛替尼已获准与吉西他滨联合用于晚期胰腺癌的治疗。它在肝内经 CYP3A4 酶系统代谢,大部分代谢产物经粪便排出,与同样经 CYP3A4 系统代谢的药物如苯妥英钠和华法林合用时须谨慎,也须避免与葡萄柚产品同时应用。这些小分子抑制药最常见的不良反应包括痤疮样皮疹、腹泻、厌食及疲乏(表 54-5)。

贝伐单抗、Ziv-阿伯西普、索拉菲尼、舒尼替尼和帕唑帕尼

血管内皮生长因子(vascular endothelial growth factor VEGF)是最重要血管生长因子之一,原发性和转移性肿瘤的生长均需要完整的脉管系统。因此,VEGF 信号途径是一个备受瞩目的化疗靶点。目前采用多种方法抑制 VEGF 信号传导,包括:应用针对 VEGF 配体的抗体或可溶性嵌合受体类似物靶向抑制 VEGF 与其受体之间的相互作用;或采用小分子抑制药直接抑制 VEGF 相关酪氨酸激酶的活性。

贝伐单抗(bevacizumab) 是一种作用于所有形式的 VEGF-

A 的重组人源化单克隆抗体。该抗体与 VEGF-A 结合并阻止 VEGF 与其受体之间的相互作用。贝伐单抗可安全有效地与以 5-FU、伊立替康和奥沙利铂为基础的化疗方案联合，用于转移性结直肠癌的治疗。贝伐单抗已被美国 FDA 批准与静脉用氟尿嘧啶类药物联合用于转移性结直肠癌的一线治疗，也已获准用于转移性非小细胞肺癌及乳腺癌的联合化疗。该抗体一个潜在的优势在于与细胞毒性化疗药物联用时不会增加其毒性。与贝伐单抗安全性相关的问题包括：高血压、增加动脉血栓栓塞事件（短暂性脑缺血发作、中风、心绞痛和心肌梗死）的发生率、影响伤口愈合、胃肠道穿孔和蛋白尿。

阿柏西普（ziv-aflibercept）是一种重组融合蛋白，由融合到人类 IgG1 分子 Fc 部分的人类 VEGF 受体（VEGFR）1 和 2 的细胞外域部分组成。这种分子是 VEGF-A、VEGF-B 和胎盘生长因子（placental growth factor，PlGF）的可溶性受体，它与 VEGF-A 的亲和力比贝伐珠单抗更大。据推测，VEGF 配体的结合阻止了它们与目标 VEGF 受体的后续交互，从而导致下游 VEGFR 信号转导的抑制。这一药物是 FDA 批准结合 FOLFIRI 治疗方案用于对基于奥沙利铂化疗已经取得进展的转移性结肠直肠癌患者。主要的副作用与贝伐单抗的观察结果相似。

索拉菲尼（sorafenib）是多种受体酪氨酸激酶的小分子抑制药，尤其是 VEGF-R2、VEGF-R3、、PDGFR-β 和 raf 激酶。该药最初被批准用于晚期肾细胞癌的治疗，最近也获准用于晚期肝细胞肝癌的治疗。

舒尼替尼（sunitinib）与索拉菲尼相似，也是多种受体酪氨酸激酶的抑制药，但其抑制的具体类型有些差异，它们包括 PDGFR-α、PDGFR-β、VEGFR-R1、VEGFR2、VEGF-R3 和 c-kit。舒尼替尼被批准用于治疗晚期肾细胞癌及无法耐受伊马替尼或经伊马替尼治疗后继续进展的胃肠道间质瘤（GIST）。

帕唑帕尼（pazopanib）是一种小分子，它可以抑制多个 rtk，尤其是 VEGF-R2 和 VEGF-R3、PDGFR 和 raf 激酶。这种口服药剂被批准用于治疗晚期肾细胞癌。

索拉菲尼、舒尼替尼和帕唑帕尼均在肝内经 CYP3A4 系统代谢，主要经胆道进入粪便排出。因此，它们均与经 CYP3A4 系统代谢的药物有潜在的相互作用，尤其是华法林。此外，患者应避免使用葡萄柚产品及圣约翰麦芽汁，因为它们可能改变上述药物的临床疗效。它们最常见的不良反应为高血压、出血和疲乏。对于索拉菲尼，高达 30%~50% 的患者会出现皮疹和手足综合征。而舒尼替尼可增加心功能不全的危险性，在一些病例中会出现充血性心力衰竭。

天门冬酰胺酶

天门冬酰胺酶（左旋天门冬酰胺酶，L-asparagine amidohydrolase）是从大肠杆菌或欧文氏菌中分离出来并应用于临床的一种酶，主要用于治疗儿童急性淋巴母细胞白血病（ALL）。左旋门冬酰胺酶将血液循环中的左旋门冬酰胺降解为天冬氨酸和氨间接发挥作用。急性淋巴细胞白血病的肿瘤细胞中缺乏天冬酰胺合成酶，需要外源性左旋门冬酰胺，因此左旋门冬酰胺的消耗可有效地抑制蛋白质的合成。与此相反，正常细胞可以合成左旋门冬酰胺，所以受门冬酰胺酶的细胞毒性作用影响较小。该药的主要不良反应为超敏反应，表现为发热、寒战、恶心、呕吐、皮疹和

荨麻疹。严重病例可表现为支气管痉挛、呼吸衰竭及低血压。

■ 抗肿瘤化疗药的临床药理学

为肿瘤患者设计理想的化疗方案，必须具有肿瘤细胞增殖动力学和药理学知识，了解抗肿瘤化疗药物的作用机制。设计药物方案时必须了解不同肿瘤的特点，是否有较高的增殖比例，自发细胞死亡率是否高，大多数细胞是否处于 G$_0$ 期，乏氧干细胞是否占肿瘤组成主要部分，相应正常组织是否受激素控制。同样，掌握具体药物的药理学知识也非常重要；肿瘤细胞对化疗药物是否敏感？化疗药物是否有细胞周期特异性？药物的活化是否需要特定的组织环境，如：在肝脏中活化（环磷酰胺）或在肿瘤自身活化（卡培他滨），具体细胞内信号转导通路异常的相关知识（如：EGFR 突变，*KRAS* 突变）对新一代抗癌药非常重要。

对于某些类型的肿瘤，其受体表达的相关知识至关重要。对于乳腺癌患者来说，分析雌、孕激素受体的表达情况对于是否选择雌激素受体调节剂治疗有着十分重要的指导意义。另外，对 HER-2/*neu* 生长因子受体表达乳腺癌的分析可以确定是否具有人类单克隆抗 HER-2/*neu* 抗体曲妥珠单抗是合适的治疗方法。在前列腺癌的治疗中，采用促性腺激素激动剂或拮抗剂抑制雄激素的分泌十分重要。关于内分泌治疗的基础药理学知识已在第 40 章讨论，本章主要探讨细胞毒性药物和生物制剂在癌症治疗中的作用。

白血病

急性白血病

儿童白血病

急性淋巴细胞白血病（ALL）是儿童白血病（childhood leukemia）的主要形式，也是儿童最常见的肿瘤类型。目前，儿童 ALL 患者预后相对较好，但恶性淋巴细胞表达 T 淋巴细胞表面抗原的患者预后差（第 55 章）。许多 ALL 患者也表达末端脱氧胞苷转移酶，该酶由正常胸腺细胞产生，是一种胞浆酶。T 细胞性 ALL 患者也表达高水平的腺苷脱氨酶（adenosine deaminase ADA），这激发了人们用 ADA 抑制药喷司他丁（pentostatin, deoxycoformycin）治疗这类白血病患者的兴趣。截止 1948 年，ALL 的中数生期为 3 个月。随着甲氨蝶呤的出现，白血病的生存期有了明显的延长。随后发现皮质类固醇激素、巯嘌呤、环磷酰胺、长春新碱、柔红霉素及左旋门冬酰胺酶均对该类肿瘤有效。目前多采用长春新碱加泼尼松以及其他药物联合应用诱导缓解。该方案可使 90% 以上的患儿获得完全缓解，且毒性轻微。然而，血液循环中的白血病细胞往往隐蔽于脑及睾丸组织中，"预防性"甲氨蝶呤鞘内注射治疗对防止中枢神经系统白血病（白血病复发的主要机制）疗效肯定。因此甲氨蝶呤鞘内治疗应作为儿童 ALL 标准诱导方案的组成部分。

成人白血病

急性髓细胞白血病是成人白血病（adult leukemia）最常见的

类型。治疗 AML 最有效的药物为阿糖胞苷,其与蒽环类药物联合应用疗效更好,可以诱导约 70% 的患者完全缓解。多种蒽环类药物与阿糖胞苷联用均有较好的疗效,但依达比星仍是首选的蒽环类药物。

在接受诱导化疗期间,患者通常需要强有力的支持治疗,包括:输血小板防止出血,应用粒细胞集落刺激因子非格司亭缩短中性粒细胞减少症的持续时间,应用抗生素抗感染。对于相对年轻的患者(指年龄小于 55 岁),在完全缓解期内,如果有 HLA 配型吻合的供者,应做同种异体骨髓移植。移植前应做大剂量化疗和全身放疗,移植后要应用免疫抑制药。该方法可治愈 35%~40% 的急性白血病患者。60 岁以上患者化疗效果较差,这主要是因为他们对侵入性治疗(攻击性治疗或积极治疗)的耐受性较差,机体抗感染能力较低。

达到完全缓解后,仍需进行巩固化疗,以获得疾病的长期缓解乃至治愈。

慢性髓性白血病

慢性髓性白血病(chronic myelognous leukemia, CML)起源于染色体异常的造血干细胞,90%~95% 的病例中存在 9 号染色体和 22 号染色体长臂易位突变。上述易位突变表达 Bcr-Abl 融合蛋白,其分子量为 210KDa。慢性髓性白血病的临床症状和病期与白细胞水平以及增殖速率有关。大部分白细胞计数超过 50 000/μL 的患者应该接受治疗。治疗目的在于将粒细胞水平降至正常,血红蛋白浓度升至正常,缓解疾病相关症状。对于未经治疗的慢性期 CML 患者,首选酪氨酸激酶抑制药伊马替尼进行治疗。几乎所有应用伊马替尼的患者均表现出完全的血液学缓解,近 40%~50% 的患者出现细胞遗传学完全缓解,如前所述,该药耐受性好,副作用轻微。起初,达沙替尼和尼洛替尼批准用于对于不能耐受伊马替尼或对其耐药的患者,达沙替尼、尼罗替尼表现出了良好的临床疗效,两者现在还适用于一线治疗慢性期慢性髓性白血病。除了这些酪氨酸激酶抑制药外,对 CML 的其他治疗方法包括 α-干扰素、白消安、口服烷化剂以及羟基脲等。

慢性淋巴细胞性白血病

早期慢性淋巴细胞白血病(chronic lymphocytic leukemia)预后相对较好,治疗并不能逆转肿瘤分期,但对于控制疾病危象或缓解肿瘤相关症状疗效显著。

在 CLL 的治疗中,苯丁酸氮芥和环磷酰胺是应用最为广泛的烷化剂。苯丁酸氮芥常与泼尼松联合使用,但尚无明确的临床证据表明联合用药的应答率和生存期优于单药化疗。对大多数病例,常联合应用环磷酰胺、长春新碱及泼尼松(COP 方案),或再加用同类药物阿霉素(CHOP 方案)。苯达莫司汀是最新被批准用于治疗 CLL 的烷化剂,可以单独应用,也可与泼尼松联用。嘌呤类似物氟达拉滨亦能有效治疗 CLL,可单独应用,也可与环磷酰胺、米托蒽醌、地塞米松联合应用,或与**利妥昔单抗**联用。

目前单克隆抗体靶向治疗已广泛应用于 CLL,尤其是针对复发病例或难治性病例。利妥昔单抗是针对 CD-20 的抗体,具有确切的临床疗效,它能增强细胞毒性药的抗肿瘤作用,且对化疗药耐药的肿瘤亦有效。奥法木单抗是一种完全人类 IgG1 抗体,与不同的 CD20 表位的结合力超过利妥昔单抗。其中应该注意的是它对利妥昔单抗耐药的肿瘤保有活性,现在被批准用于氟达拉滨和阿伦单抗治疗无效的 CLL。

霍奇金淋巴瘤和非霍奇金淋巴瘤

霍奇金淋巴瘤

过去 40 年中,霍奇金淋巴瘤(Hodgkin's lymphoma)的治疗有了长足进步。目前公认霍奇金淋巴瘤是一种 B 细胞恶性肿瘤,其恶变细胞(Reed-Sternberg 细胞)有 VH 基因重排,且 80% 以上肿瘤组织中可检出 EB 病毒基因组成分。

为了对该病进行有效的治疗,必须充分评估病期以设计合理的治疗方案。I 期和 II A 期患者的治疗方案有了极大的改变,最初,多采用扩野照射,但是,考虑到证据充分的放射治疗的远期副作用,如:甲状腺功能减退、导致继发肿瘤及冠状动脉疾病等,目前多推荐使用短程联合化疗加局部放射治疗。20 世纪 60 年代以来,随着 MOPP 方案(氮芥、长春新碱、甲基苄肼、泼尼松)的提出,III 期和 IV 期霍奇金淋巴瘤的治疗有了极大的进步,该方案初治完全缓解率高达 80%~90%,治愈率可达 60%。最近发现,含有蒽环霉素的 ABVD 方案(阿霉素、博来霉素、长春花碱、氮烯咪胺)优于 MOPP 方案,该方案有效率更高,毒性较小,对生育功能影响较小,较少引起继发性肿瘤,通常多采用四个周期为一疗程。另一种方案称为 Stanford V,该方案先进行为期 12 周的联合化疗(包括阿霉素、长春花碱、氮芥、长春新碱、博来霉素、依托泊苷、泼尼松),待化疗结束后再行局部放射治疗。

基于以上所有治疗方案,80% 以上此前未经治疗的晚期霍奇金淋巴瘤(III 期和 IV 期)患者有望获得完全缓解,包括所有症状及客观肿瘤病灶的消失。一般来说,约 50%~60% 的霍奇金淋巴瘤患者最终可痊愈。

非霍奇金淋巴瘤

非霍奇金淋巴瘤(non-Hodgkin's lymphoma)是一种异质性疾病,其临床特征取决于肿瘤的组织病理学特征及浸润范围。通常,结节型或滤泡型淋巴瘤的预后(中数生存期可达 7 年)较弥漫型(中数生存期约为 1~2 年)好。

弥漫型非霍奇金淋巴瘤的标准治疗方法为联合化疗,含蒽环霉素的 CHOP 方案(环磷酰胺、阿霉素、长春新碱、泼尼松)是初治的最佳方案。临床 III 期随机对照研究发现,CHOP 方案与利妥昔单抗联合应用优于单用 CHOP 方案,二者联用有效率更高,无病生存期更长,整体存活率更高。

结节滤泡型淋巴瘤恶性程度低、相对生长缓慢,多在晚期发现,肿瘤局限于淋巴结、骨髓及脾脏。该型淋巴瘤发现时多为晚期,无法治愈,多采用姑息性治疗。到目前为止,对该型淋巴瘤多采用"观察等待",待出现临床症状后再行化疗,尚无临床证据表明一经发现立即化疗更为有效。

多发性骨髓瘤

目前，浆细胞性肿瘤是人类恶性肿瘤的一种模型，因为该肿瘤起源于单一骨髓干细胞，且瘤细胞产生一种标记性蛋白（骨髓瘤免疫球蛋白），从而使人们可以对全身瘤细胞负荷定量。肿瘤主要侵犯骨髓和骨组织，引起骨痛、溶骨性病灶、骨折、贫血和易感染。

大多数多发性骨髓瘤患者发现时即有临床症状，需用细胞毒性药行化疗。近30年来烷化剂、马法兰、泼尼松（MP方案）联合应用为治疗多发性骨髓瘤的标准方案，约对40%患者有效，中数缓解期约为2~2.5年。

对于拟行大剂量化疗和干细胞移植的患者，应避免使用马法兰或其他烷化剂，因为它们会影响干细胞的采集。

沙利度胺用于治疗难治性或复发性骨髓瘤，对约30%的患者有效。将沙利度胺与地塞米松联用，据观察其有效率达65%。许多研究目前正在直接比较长春碱、阿霉素和地塞米松（VAD方案）联合与沙利度胺和地塞米松联合的治疗效果。对于某些患者，特别是临床症状重的患者，用地塞米松逐周冲击治疗可有效缓解症状。来利多胺（Lenalidomide）和泊马度胺（pomalidomide）是萨利多胺的两个免疫调节类似物（IMiDs）。来利多胺已被批准用于多发性骨髓瘤患者，这些患者先前至少接受过至少一种治疗，临床资料显示，这种组合在一线治疗中是有效的。泊马度胺是最近得到批准的IMiDs，它可以克服对萨利多胺和莱利多胺的耐药性。这些IMiDs的副作用概要起来看是相似，尽管观察到萨利多胺的神经毒性很普遍，但泊马度胺常少一些，来利多胺则罕见。

硼替佐米（bortezomib）最初被批准用于复发性或难治性多发性骨髓瘤，现在被广泛应用于一线治疗。认为硼替佐米是通过抑制26S蛋白体（proteosome）来发挥它的主要细胞毒性作用的，导致核因子kappa B（NF-κB）信号转导通路下调，这个通路是多发性骨髓瘤的主要信号转导途径。值得注意的是，对NF-κB的抑制也被证明能恢复化学敏感性。基于这一机制，进一步的研究重点是在不同的组合方案中开发硼替佐米。卡非佐米（carfilzomib）是一种环氧氧酮26S蛋白体抑制药，它是一种被批准用于先前至少接受了两种药物（包括硼替佐米和一种免疫调节剂）治疗的多发性骨髓瘤患者。该药物具有克服对硼替佐米耐药性的重要作用，临床前和临床研究表明，它对血液恶性肿瘤和实体肿瘤具有广泛的活性。

乳腺癌

Ⅰ、Ⅱ期乳腺癌

由于早期诊断技术的进步（通过鼓励自我检查以及癌症检测中心的普查）和以手术为主、辅以全身化疗和放疗的综合治疗措施的开展，原发性乳腺癌的治疗取得了长足的进步。目前对Ⅰ期乳腺癌患者（小的原发性肿瘤，无腋窝淋巴结转移）仅需单独手术治疗，有80%治愈的可能。

有一个或多个淋巴结转移的患者局部及全身复发率均升高。因此，淋巴结转移情况直接提示远处微小转移灶存在的可能性。对于这种情形，术后以环磷酰胺-甲氨蝶呤-氟尿嘧啶（CMF方案）或氟尿嘧啶-阿霉素-环磷酰胺（FAC方案）行6个疗程的全身辅助化疗（每月1次）可显著降低复发率，延长生存时间。具有等效临床效益的替代方案包括（对于伴有1~3个腋淋巴结转移的Ⅱ期乳腺癌患者），采用4个疗程的阿霉素-环磷酰胺方案或6个疗程的氟尿嘧啶-表柔比星-环磷酰胺方案（FEC方案。对于有1~3个淋巴结转移的Ⅱ期乳腺癌患者都从每一种这些化疗方案获益。对于伴有4个或4个以上淋巴结转移的患者，辅助化疗效果有限。长期分析研究明确地显示，对于淋巴结阳性的绝经前期妇女，使用强有力的联合化疗能明显改善生存率。随机临床试验结果显示，，以蒽环霉素和紫杉醇为主的辅助化疗加**曲妥珠单抗**（能显著提高HER-2过表达乳腺癌患者的无病生存率和整体生存率，后者为一种针对HER-2/neu受体的单克隆抗体。

乳腺癌是第一种激素治疗有效的肿瘤。**他莫昔芬**单用或与细胞毒性化疗药合用对绝经后妇女均有效，目前推荐在外科手术治疗后实施他莫昔芬持续治疗5年，超过5年其临床疗效并无显著增加。绝经后妇女在完成为期5年的他莫昔芬治疗后，须进一步采用芳香化酶抑制药阿那曲唑维持治疗至少2.5年，但是其最佳疗程尚不明确。对于已接受他莫昔芬治疗2~3年的患者，目前推荐使用内分泌治疗联合芳香化酶抑制药，总疗程5年（第40章）。

许多乳腺癌化疗的随机临床试验结果表明，对绝经前患者的辅助化疗以及绝经后患者的辅助他莫昔芬治疗能使Ⅰ期（无淋巴结转移）乳腺癌患者受益。该组患者单纯术后复发率最低（15年约35%~50%），但这种风险可被辅助治疗进一步降低。

Ⅲ、Ⅳ期乳腺癌

对于晚期乳腺癌的治疗仍是一个挑战，当前通用的治疗仅为姑息性治疗，联合化疗或内分泌治疗或两者联合总有效率为40%~50%，完全缓解率仅为10%~20%。表达雌激素受体或孕激素受体的乳腺癌，保留了正常乳腺对许多内源性激素的敏感性，包括对卵巢、肾上腺和垂体激素的促生长刺激反应。对激素治疗反应良好的患者加用他莫昔芬治疗亦有效。目前芳香化酶抑制药阿那曲唑和来曲唑被批准作为激素受体阳性的晚期乳腺癌治疗的一线用药，此外，上述药物与依西美坦亦可作为经他莫昔芬治疗后的二线用药。

伴有重要脏器转移如肺、肝、脑转移或疾病进展迅速的患者内分泌治疗作用有限，对这种患者应首选全身化疗。由于25%~30%的乳腺癌患者表达细胞表面标志HER-2/neu，人源性抗HER-2/neu单克隆抗体曲妥珠单抗单独或联合细胞毒性化疗药对其治疗有效。

远处转移的患者初次化疗应答率为50%~60%，多种抗癌药物均对其有效，包括蒽环类（阿霉素、米托蒽醌和表柔比星）、紫杉醇类（多西他赛、紫杉醇和白蛋白结合紫杉醇）以及微管抑制药伊沙匹隆、温诺平、卡培他滨、吉西他滨、环磷酰胺、甲氨蝶呤和顺铂。阿霉素和紫杉醇类是两种最有效的细胞毒药物，联合化疗可诱导50%~80%患者获得更为持久的缓解，含有蒽环类药物的化疗方案是目前的一线治疗方案。就大多数联合方案而言,部分缓解的中数持续时间约为 10 个月,完全缓解的中数持续时间约为 15 个月。遗憾的是,应用上述任一方案仅有 10%~20% 的患者可达到完全缓解,且远地转移患者的完全缓解期持续时间不长。

前列腺癌

前列腺癌(prostate cancer)是第二种激素治疗有效的肿瘤。转移的前列腺癌的治疗主要是消除睾酮的产生,可采用手术去势,也可采用化学去势。此前,双侧睾丸切除术及以己烯雌酚为主的内分泌治疗为一线治疗方案。目前,促黄体激素释放素(LHRH)包括亮丙瑞林、戈舍瑞林等单独应用或与抗雄激素药物(如:氟他胺、比卡鲁胺、尼鲁米特)合用已成为治疗前列腺癌的首选方案。与单药治疗相比,LHRH 激动剂与抗雄激素药联用阻断雄激素对生存率似乎并无明显改善。甾体合成抑制药(第 39 章)阿比特龙(Abiraterone)最近已获批准。激素治疗能有效缓解 70%~80% 患者的症状,特别是骨痛症状,同时可显著降低前列腺特异性抗原(prostate-specific antigen, PSA)的水平,目前普遍认为 PSA 水平反映了前列腺癌对治疗的反应。尽管初始的激素治疗可有效控制前列腺癌症状达 2 年,但无法控制疾病的进展。二线激素治疗包括氨鲁米特加氢化可的松、抗真菌剂酮康唑加氢化可的松或单用氢化可的松。

遗憾的是,几乎所有晚期前列腺癌患者最后都会对激素耐药,米托蒽醌与泼尼松联用被批准用于晚期激素耐药性前列腺癌的治疗,因为该方案能有效缓解晚期患者的剧烈骨痛。抗微血管制剂雌莫司汀单独应用有效应答率约为 20%,但与依托泊苷或紫杉醇类抗肿瘤药多西他赛及紫杉醇合用时其有效应答率可升高 2 倍以上,达 40%~50%。与米托蒽醌-泼尼松方案相比,多西他赛与泼尼松联用可明显提高生存率,因此已作为激素耐药性前列腺癌的标准治疗方案。

胃肠道肿瘤

结直肠癌(colorectal cancer, CRC)是最常见的胃肠道恶性肿瘤,美国每年新诊断的病例数达 145 000 人,世界范围内每年新诊断病例则高达 100 万人。在疾病初期,有 40%~45% 的病例可能通过单纯手术治愈,Ⅱ 期和 Ⅲ 期的高危型患者须在手术切除后进行为期 6 个月的辅助化疗,通常采用以奥沙利铂为基础加用 5-氟尿嘧啶及亚叶酸(FOLFOX or FLOX),或奥沙利铂与口服卡培他滨(XELOX)合用的联合化疗方案。与单纯手术相比,手术辅助化疗可使术后复发率下降 35%,并能显著提高整体生存率。

在过去的 10 年中,对转移性结直肠癌的治疗取得了重大进展。目前有 4 种有效的细胞毒性药:5-氟尿嘧啶、口服氟尿嘧啶类药物卡培他滨、奥沙利铂及伊立替康,另有 5 种生物制剂:抗 VEGF 抗体贝伐单抗、针对 VEGF-A、VEGF-B 和 PIGF 的重组融合蛋白 ziv-阿伯西普、抗 EGFR 抗体西妥昔单抗和帕尼单抗与小分子 TKI 抑制药瑞格拉非尼。通常,氟嘧啶与 5-氟尿嘧啶或口服卡培他滨均细胞毒为联合化疗方案的主要基础。最近的临床研究发现,对携带野生型 V-Ki-ras 肉瘤病毒癌基因同系物(KRAS)的肿瘤,FOLFOX/FOLFIRI 方案与 VEGF 抗体贝伐单抗或 EGFR 抗体西妥昔单抗或帕尼单抗联用能显著提高疗效,且与普通化疗相比其毒性并未增加,患者应接受规范的序贯治疗以获得最好的疗效。采用上述方法,患者的中位数总生存期可达到 24~26 个月范围,部分病例可长达 3 年。

胃癌、食管癌及胰腺癌的发病率均远低于结直肠癌,但这些肿瘤侵袭性更强,临床症状更为突出。上述肿瘤在许多情况下不能通过手术完整切除,因为大部分病例在诊断伊始已出现局部浸润或远处转移。以 5-氟尿嘧啶为基础的化疗方案,无论是静脉使用 5-氟尿嘧啶或口服卡培他滨均是胃食管癌的主要化疗方案。另外,在卡培他滨的基础上联合应用伊立替康或紫杉醇类药物紫杉醇、多西他赛等也显示出了良好的临床疗效,据报道其有效应答率为 40%~50%。最近的研究显示,在含顺铂的化疗方案中加入生物制剂曲妥单抗可以明显提高过度表达 HER-2/neu 受体的为受体患者的临床治疗效果,虽然吉西他滨已被批准用于转移性胰腺癌的治疗,但其总体有效率不足 10%,且根治病例非常罕见。目前进一步的研究着力于吉西他滨与其他化疗药的联合应用以及作用于细胞信号转导途径的靶向治疗方法,后者被认为是抑制胰腺癌生长的关键所在。厄洛替尼即是此类药物的代表,虽然临床收效甚微,但该药已被批准与吉西他滨联用治疗局部浸润或远处转移性胰腺癌。还有证据支持在已经成功地手术切除的早期胰腺癌患者中使用单剂吉西布滨或 5-FU/亚叶酸进行辅助化疗。

肺癌

肺癌(lung cancer)分为两种组织病理类型,非小细胞肺癌和小细胞肺癌。其中,非小细胞肺癌约占 75%~80%,包括腺癌、鳞癌及大细胞肺癌,其余 20%~25% 为小细胞肺癌。非小细胞癌若诊断时已为晚期或出现远处转移,则其预后极差,中数生存期仅为 8 个月。预防(主要是避免吸烟)和早期诊断仍是控制肺癌最有效的手段,若能在早期诊断,则可通过外科手术切除治愈。此外,最近研究发现以铂类为基础的辅助化疗可有效改善 Ⅰ B 期、Ⅱ 期和 Ⅲ 期肺癌患者的生存期。然而,大多数病例在诊断时已出现远处转移。在某些情况下,若患者一般状况欠佳,不能耐受侵入性治疗时,放疗可有效减轻肿瘤引起的疼痛、气道梗阻及出血症状。

对于晚期患者,多推荐使用对症化疗。包括一种铂剂["双铂"("platinum doudlets")]的联合治疗方案似乎优于非双铂,顺铂或卡铂制剂都是适合这种治疗方案。对于第二种药物,紫杉醇和维诺尔宾具有独立于组织学的活性,而抗叶酸药培美曲塞应该用于非鳞状细胞癌,而吉西他滨用于鳞状细胞癌。对于一般状况较好的患者和此前无其他鳞癌病史的患者,可选择 VEGF 抗体贝伐单抗与卡铂和紫杉醇联合化疗不失为标准的治疗选择。对于不能使用贝伐单抗的患者和有鳞癌病史的患者,以铂类为基础的化疗方案联用抗 EGFR 抗体西妥昔单抗是一种合理的治疗策略。目前,对于使用了四次以铂为基础的化疗后、病情没有进展的非鳞状细胞非小细胞肺癌患者用培美曲塞进行维持化疗。最后,使用埃洛替尼的一线治疗可以显著改善敏感 EGFR 突变的非小细胞肺癌患者的结局。

小细胞肺癌是肺癌中恶性程度最高的一类,对以铂类为基础的联合化疗,包括顺铂-依托泊苷方案及顺铂-伊立替康方案,极为敏感,至少开始时。遗憾的是,在所有广泛期疾病的患者最终产生有药物耐药性。若在早期得到诊断,这个病联合化疗与放疗有可能治愈。拓扑替康用作对铂类治疗无效患者的二线单药治疗。

卵巢癌

对于大多数患者来说,卵巢癌(ovarian cancer)较隐匿,出现临床症状时常常已发生腹腔转移,此期多表现为恶性腹水。应用腹腔镜、B 超或 CT 对该病进行准确分期十分重要。Ⅰ 期患者受益于盆腔放疗,也可能进一步受益于顺铂及环磷酰胺联合化疗。

联合化疗是治疗 Ⅲ、Ⅳ 期患者的标准方法。临床对照研究显示,与此前的顺铂-环磷酰胺方案相比,顺铂-紫杉醇联用可进一步提高生存率。最近,卡铂加紫杉醇方案成为卵巢癌化疗新的选择。对于复发病例,可采用拓扑异构酶 Ⅰ 抑制药拓扑替康、烷化剂六甲密胺或多柔比星进行单药治疗。

睾丸癌

以铂类为基础的联合化疗方案的应用使晚期睾丸癌(testicular cancer)的治疗取得了长足的进步。目前,对 Ⅱ C 期及 Ⅲ 期精原细胞瘤或非精原细胞瘤均推荐使用化疗。化疗对 90% 以上的患者有效,根据肿瘤浸润范围及恶性程度的不同,其完全缓解率可达 70% ~ 80%,半数以上完全缓解者可最终经化疗治愈。对于有保护因素的患者,三周期顺铂、依托泊苷、博来霉素(PEB 方案)或四周期顺铂、依托泊苷疗效相同。对于有高危因素的患者,可选用顺铂、依托泊苷及异环磷酰胺方案或依托泊苷、博来霉素及大剂量顺铂方案化疗。

恶性黑色素瘤

局限性恶性黑色素瘤(malignant melenoma)可经手术切除而治愈(第 61 章),但是,一旦发展为转移性黑色素瘤,则成为最难治疗的恶性肿瘤之一,因其耐药性肿瘤。虽然达卡巴嗪、替莫唑胺、顺铂是治疗恶性黑色素瘤最有效的细胞毒性药,但其总体有效率仍很低。生物制剂,包括 α-干扰素、白细胞介素-2(IL-2)等,较传统的细胞毒性药有更好的疗效,大剂量白细胞介素-2 可治愈恶性黑色素瘤,但仅对小部分患者有效。**伊匹木单抗(Ipilimumab)是**最近被批准用于转移性黑色素瘤的生物制剂。

这个分子与细胞毒性 T 淋巴细胞相关的抗原 4(CTLA-4)结合,后者表达在激活的 CD4 和 CD8 T 细胞表面。CTLA-4 通常抑制 T 细胞抗肿瘤活性的作用。伊匹木单抗的结合会抑制 CTLA-4 和它的目的配体 CD80/CD86 之间的相互作用,从而增强 T 细胞的免疫反应,包括 T 胞的激活和增殖。在少量的患者中报告了伊匹木单抗的反应,但是它的毒性非常大。目前正在研究 IL-2+伊匹木单抗组合以及包括伊匹木单抗和其他免疫检查点抑制药的组合方案,这些免疫检查点抑制药针对的是程序性死亡蛋白-1(PD-1)受体/程序性死亡配体-1(PD-L1)信号转导通路。

在大多数黑色素瘤中发现存在 BRAF:V600E 突变。这一突变导致 BRAF 激酶的本构激活,从而激活了参与细胞生长和增殖的下游信号转导途径。自 2011 年以来,两种口服和高度选择性的 BRAF:V600E 小分子抑制药已经被批准用于转移性黑色素瘤[维莫非尼(**vemurafenib**)和达拉非尼(**dabrafenib**)]。正在进行的研究是确定他们与其他细胞毒性和生物制剂组合对转移性黑色素瘤的活性以及他们在早期黑素瘤的辅助和新辅助治疗中的潜在作用。

一种新型的**特马替尼(trametinib)**被批准用于表现为 BRAF:V600E 或 V600K 突变的转移性黑色素瘤患者的治疗。这种小分子的作用是抑制有丝分裂、细胞外信号调节激酶(MEK),当它被批准用作单药疗法时,迄今为止的临床研究表明,当它与 BRAF 抑制药结合使用时,最具前景的临床活性是可见的。

脑肿瘤

一般化疗对恶性脑胶质瘤的疗效有限。亚硝基脲类是治疗颅脑肿瘤最有效的药物,因其对血脑屏障有良好的通透性。可单用卡莫司汀(BCNU)或联用洛莫司汀(CCNU)、甲基苄肼、长春新碱(PCV 方案)来治疗脑胶质瘤。此外,新型烷化剂替莫唑胺与放疗联合对于新发现的多形性胶质母细胞瘤(GBM)或复发病例均有较好疗效。少突神经胶质瘤对化疗较为敏感,因此该型肿瘤多采用 PCV 方案治疗。现已明确抗 VEGF 抗体单用或与伊立替康合用对成人多形性胶质母细胞瘤有较好的疗效。贝伐单抗现在被批准用于一线化疗后晚期成人多形性胶质母细胞瘤的单药治疗药物。

继发恶性肿瘤和肿瘤化疗

继发恶性肿瘤是使用烷化剂或表鬼白毒素的远期并发症。这两种药物最常见的继发性恶性肿瘤为急性髓细胞白血病(AML)。一般 AML 出现在高达 15% 的曾接受过放疗加 MOPP 方案化疗的霍奇金病患者和多发性骨髓瘤、卵巢癌或曾用马法兰治疗的乳腺癌患者。早在初始化疗 2 ~ 4 年后,AML 发生的风险即增加,在 5 ~ 9 年后达到高峰。随着化疗临床疗效的提高、患者生存期的延长以及某些癌症的彻底治愈,继发肿瘤对长期生存率的影响问题越来越突出。已有证据表明某些类型的烷化剂(如:环磷酰胺)致癌性低于其他类型(如:马法兰)。除了 AML,对其他继发恶性肿瘤有系统的研究,如:非霍奇金淋巴瘤、膀胱癌等亦,其中后者是典型的环磷酰胺相关性肿瘤。

摘要：抗癌药物

见表 54-2~表 54-5。

制剂

读者可以参考互联网和制造商的文献，了解最新的有关制剂的信息。

案例思考答案

高危Ⅲ期 CRC 的患者的 5 年生存率是 25%~30%。因为患者在手术后没有任何症状，也没有共患病，所以他是接受积极辅助化疗的合适人选。辅助化疗通常在手术后 4~6 周开始，以便手术伤口有足够的时间愈合。通常的建议是使用 6 个月以氟铂为基础的化疗，氟吡啶碱和奥沙利铂联合时输注 5-FU 或口服卡培他滨。

双氢吡啶脱氢酶（DPD）部分或完全缺乏的患者对氟吡啶的严重毒性反应发生率增加，如骨髓抑制、黏膜炎、腹泻、神经毒性等。尽管 DPD 的突变可以用外周血单核细胞识别，但近 50% 表现严重 5-FU 毒性的患者的 DPD 基因并没有明确的突变。此外，这种突变可能不会导致 DPD 蛋白表达减少，也不会导致酶活性改变。出于这个原因，目前不推荐见基因检测作为常规临床实践的一部分。现在有一种免疫测定法可以在外周血中测量 5-FU 的药物水平，即使在 DPD 缺乏的患者中，也可以帮助指导 5-FU 的给药剂量。

（赵新汉　译　张殿增　校　邱培伦　审）

参考文献

扫描本书二维码获取完整参考文献。

第55章

免疫药理学

Douglas F. Lake,PhD & Adrienne D. Briggs,MD

案例思考

　　一位 30 岁的妇女有一个 6 岁的孩子,她的孩子和丈夫是 Rh 阳性,她是 Rho(D) 和 D" 阴性。她现在怀孕 9 个月,因有 阵阵宫缩而进入产房,她早前的 Rh 抗体检查显示阴性。该 患者应当使用何种免疫治疗? 何时进行? 如何进行?

　　免疫抑制药在保留组织或器官器移植物、治疗因免疫应答紊乱所致的某些疾病中有重要的作用。这类药物的某些作用机制尚不很清楚,故掌握免疫系统的基础知识对了解它们的作用非常重要。这些能增强免疫应答或能选择性改变免疫系统不同组分之间平衡的药物,在治疗某些疾病如癌症、AIDS、自身免疫性及炎症性疾病中日趋重要,同时这些药物也越来越多的应用于如感染、心血管疾病、器官移植等一些其他疾病中。

■ 免疫系统的组成

正常免疫应答

　　免疫系统已经进化到可阻止病原菌的入侵它的宿主机体、防止疾病的发生和消除疾病的程度。在功能处于最佳状态时,免疫系统对入侵的病原可产生强烈的应答,同时保留了对自体组织和它耐受的自身抗原识别的能力,而依靠固有免疫和获得性免疫系统保护机体免受感染和疾病的困扰。

固有免疫系统

　　固有免疫系统是机体抵抗病原菌(如细菌、病毒、真菌、寄生虫)入侵和机械、生化以及细胞等成分的第一道防线。机械成分包括皮肤/上皮和黏膜;生化成分包括抗微生物肽和蛋白质(如防御素)、补体、酶(如溶酶体、酸性水解酶)、干扰素、酸性 pH 和自由基(过氧化氢、超氧阴离子);细胞成分包括嗜中性粒细胞、单核细胞、巨噬细胞、自然杀伤细胞(natural killer,NK)和自然杀伤 T(natural killer-T,NKT)细胞。与获得性免疫不同,固有免疫反应在感染之前就存在,不能被反复感染增强,而且没有抗原特异性。完整的皮肤或黏膜是应对感染的第一道屏障。当这道生理屏障被破坏时,固有免疫反应,即"炎症"反应被唤醒,最终导致病原体破坏。例如,病原体的破坏过程可通过生化成分如溶酶体(可以破坏细菌的肽糖细胞壁)和补体激活完成。补体(图 55-1)可以调理素(C3b)和化学引诱物(C3a、C5a),的方式作用,增强巨噬细胞和嗜中性粒细胞的吞噬能力,后者可以将血液中的免疫细胞募集到感染部位。激活补体可以通过产生在病原体膜上打孔的膜攻击复合物,导致病原体裂解而杀死病原体。

　　在感染诱发的炎症反应期间,中性粒细胞和单核细胞从外周循环进入组织。这种细胞聚集由从活化的内皮细胞和炎症部位的免疫细胞释放的(多为组织巨噬细胞)趋化性细胞因子(趋化因子)[chemoattractant cytokines(chemokines)](如白介素 8 [IL-8;CXCL8]、巨噬细胞趋化蛋白 1[macrophage chemotactic protein-1,MCP-1;CCL2]和巨噬细胞炎性蛋白 1α(macrophage inflammatory protein-1a,MIP-1α;CCL3)介导。免疫细胞从血管进入炎性部位的过程由免疫细胞表面受体[如 L-选择素(L-selectin),整合素(integrins)]和活化的内皮细胞表面配基[如 sialyl-Lewis x、细胞间黏附分子-1(intercellular adhesion molecule-1,ICAM-1)]之间的相互作用介导。组织巨噬细胞以及树突状细胞表达的模式识别受体(pattern recognition receptors,PRRs)包括 Toll 样受体(Toll-like receptors,TLRs)、核苷酸结合寡聚体域样受体(nucleotide-binding oligomerization domain,NOD,NLRs)、清道夫受体、甘露糖受体和脂多糖结合蛋白[lipopolysaccharide(LPS)-binding protein],它可以识别称作病原有关分子模式(pathogen-associated molecular patterns,PAMPs)的、保守的病原成分。PAMPs 的例子包括微生物衍生的甲基化 CPG DNA、标签蛋白、双链 SNA、肽糖和 LPS。PRRs 识别各种病原体成分中的 PAMPs，刺激前炎性细胞因子趋化因子和干扰素的释放。如果固有免疫被

成功执行，入侵的病原体可被摄入、降解及消除，疾病可被阻止或持续时间缩短。

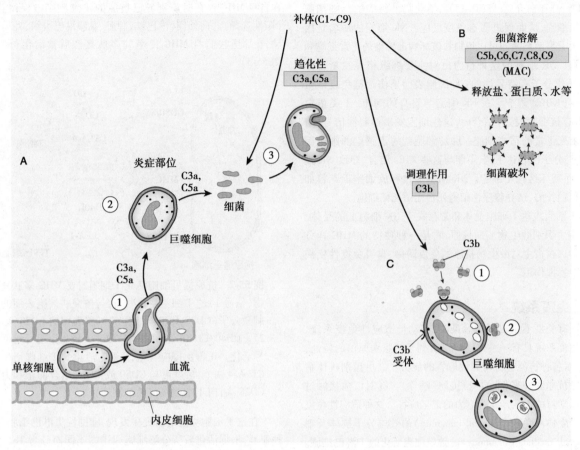

图 55-1 固有免疫中补体的作用。补体由九种蛋白质组成（C1～C9），在活化时裂解成多个片段。**A.** 补体成分（C3a、C5a）吸引吞噬细胞①向炎症部位移动②，从而摄取、降解病原体③；**B.** 补体成分 C5b、C6、C7、C8 和 C9 连接形成攻膜复合体（MAC）溶解细菌，使其死亡；**C.** 补体成分 C3b 可充当调理素与细菌结合①，促使吞噬细胞对其摄入②和消化③

缩略语

ADA	脱苷脱氨酶（adenosine deaminase）	**IFN**	干扰素（interferon）
ADC	抗体-药物结合物（antibody-drug conjugate）	**IGIV**	静脉内免疫球蛋白（immune globulin intravenous）
ALG	抗淋巴细胞球蛋白（antilymphocyte globulin）	**IL**	白介素（interleukin）
APC	抗原呈递细胞（antigen-presenting cell）	**LFA**	leukocyte function-associated antigen
ATG	抗胸腺细胞球蛋白（antithymocyte globulin）	**MAB**	单克隆抗体（monoclonal antibody）
CD	分化群（cluster of differentiation）	**MHC**	主要组织相容性复合体（major histocompatibility complex）
CSF	集落刺激因子（colony-stimulating factor）		
CTL	细胞毒性 T 淋巴细胞（cytotoxic T lymphocyte）	**NK cell**	自然杀伤细胞（natural killer cell）
DC	树突状细胞（dendritic cell）	**SCID**	严重的联合免疫缺陷病（severe combined immunodeficiency disease）
DTH	迟发型超敏反应（delayed-type hypersensitivity）		
FKBP	FK 结合蛋白（FK-binding protein）	**TCR**	T 细胞受体（T-cell receptor）
GVH	移植物抗宿主（graft-versus-host）	**TGF-β**	转化生长因子 β（transforming growth factor-b）
HAMA	人抗鼠抗体（human antimouse antibody）	**Th1, Th2**	1、2 型辅助性 T 细胞（T helper cell types 1 and 2）
HLA	人白细胞抗原（human leukocyte antigen）	**TNF**	肿瘤坏死因子（tumor necrosis factor）

除了单核细胞和中性粒细胞,聚集到炎症部位的自然杀伤(NK)细胞、自然杀伤T(NKT)细胞和γdT(γdT)细胞分泌γ-干扰素(IFN-γ)和白介素-17(IL-17)[1],活化局部组织的巨噬细胞和树突状细胞,从而促进固有免疫反应。NK 细胞的命名是因为它们无需事前刺激即可以识别和破坏病毒感染的正常细胞和肿瘤细胞。NK 细胞的这种行为由对主要组织相容性复合体(MHC)Ⅰ类分子有特异性的 NK 细胞表面杀伤细胞免疫球白样受体(KIRs)调节。在 NK 细胞与自身的 MHC Ⅰ类蛋白(在所有有核细胞表达)结合时,这些细胞发出抑制性信号,阻止它们杀死正常的宿主细胞。肿瘤细胞或病毒感染的细胞因MHC Ⅰ类分子的表达下调,不能与这些 KIRs 结合,导致 NK 细胞激活,而破坏这些靶细胞。NK 细胞通过释放细胞毒颗粒如穿孔素和颗粒酶,诱导程序性细胞死亡而杀死靶细胞。

NKT 细胞表达 T 细胞受体和常存在于 NK 细胞上的受体。NKT 细胞可识别微生物脂质抗原,它是一种独特的 MHC 样分子,即 CD1,在宿主对微生物抗原的免疫防御、自身免疫性疾病和肿瘤中发挥作用。

获得性免疫系统

当固有免疫不足以对付感染时,需动员适应性免疫系统。适应性免疫系统具有一系列(很多)有利于消除病原菌的特性,包括:①对各种抗原进行特异性应答的能力。②可识别机体宿主的自身抗原和外来(非自身)抗原(病原)。③对以前接触过的抗原以学习的方式产生强有力的记忆应答。这种适应性免疫应答可产生体液免疫(humoral immunity)的效应分子抗体及细胞免疫(cell-mediated immunity)的效应细胞活化的 T 淋巴细胞。

适应性免疫的产生需抗原提呈细胞(APC)的参与。它包括树突状细胞(DC)、巨噬细胞和 B 淋巴细胞,这些细胞在诱发适应性免疫应答中发挥着极为关键的作用,这些细胞可吞噬特殊的抗原(病原体)或内化蛋白质抗原、酶解为多肽,然后这些多肽与 MHC Ⅰ类、Ⅱ类分子相结合,提呈给 T 细胞表面受体(TCR)(图 55-2)。CD8 T 细胞可识别 MHC Ⅰ类多肽复合物,而 CD4 T 细胞识别 MHC Ⅱ类多肽。T 细胞的活化至少需要两种信号。在 TCR 与肽结合的 MHC 分子结合后发出第一种信号,在缺乏第二信号时,T 细胞会无免疫应答(无能)或凋亡。第二信号涉及 APC 细胞表面的共刺激因子[CD40,CD80(也称B7-1)]和 CD86(亦称 B7-2)和它们各自的配体(CD40 的配体 CD40L 和 CD80 或 CD86 的配体 CD28)的结合。T 细胞的活化通过称作细胞毒 T 淋巴细胞相关抗原 4(CTLA-4)的另一个分子有关的负反馈调节,随着 CD28 和 CD80 或 CD86 结合,胞浆中的 CTLA-4 向细胞表面移动,因其与 CD80 和 CD86 有高度亲和力,可与 CD28 竞争配体或取代 CD28,从而抑制 T 细胞的活化和增殖。CTLA-4 的这种性质已经被直接应用于持久、理想的癌症免疫治疗方法中。重组人抗体 ipilimumab 能抑制 CTLA-4和 CD80/CD86 结合,从而导致 T 细胞持久活化。近期完成的疫苗试验发现,部分接受抗 CTLA-4 抗体治疗的转移性黑色素瘤患者获得了可喜的临床反应,但不幸的是,这些有利反应同时伴随有自身免疫毒性,使人们对这种疗法表示担心。

---

[1] 干扰素和白介素是本章下面要讨论的细胞因子

T 淋巴细胞在胸腺产生和学习识别自身和异己抗原。在胸腺中与自身抗原有高度亲和性的 T 细胞将凋亡(阴性选择),而在自身 MHC 存在时识别异己抗原的 T 细胞则被保留且扩增(阳性选择)并向外周(淋巴结、脾脏、黏膜淋巴组织、外周血)移动,在那里它们与 MHC 提呈的多肽接触后被活化(图 55-2,图 55-3)。

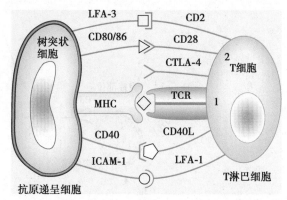

图 55-2　抗原提呈细胞活化 T 细胞需要 MHC-多肽复合物(信号 1)的 T 细胞受体参与,与树突状细胞表面的共刺激分子(CD80,CD86)结合,T 细胞表面的 CD28(信号2)。CD40/CD40L 和 ICAM-1/LFA-1 相互作用可增强信号活化。正常免疫应答中,T 细胞活化受 T 细胞衍生的CTLA-4 调节,后者可与 CD80 或 CD86 结合的亲和力较CD28 高,向 T 细胞核传递抑制信号

在鼠 T 细胞克隆的研究中发现,辅助性 T 淋巴细胞存在两种亚群,根据活化后所分泌细胞因子的不同而分为 Th1 和 Th2细胞。在人类,这种界限不是很明确。Th1 亚群的特征是可产生 IFN-r、IL-2 和 IL-12,并活化巨噬细胞、细胞毒性 T 细胞(CTL细胞)和 NK 细胞,诱导细胞免疫。Th2 亚群可产生 IL-4、IL-5、IL-6 和 IL-10(有时是 IL-13),诱导 B 细胞增生,分化成分泌抗体的浆细胞。两亚群间可相互调节。Th2 产生的 IL-10 可降低APC 对 MHC 的表达,抑制 Th1 合成细胞因子。与之相反,Th1细胞产生的 IFN-γ 可抑制 Th2 细胞的增生(图 55-3)。尽管这些亚群的功能在体外试验中已有详尽的描述,它们在机体内的抗原性竞争机制仍不太清楚。胞外菌可诱导 Th2 对细胞因子的合成,在产生中和的或调理素性抗体时达到高峰。而胞内菌(如分枝杆菌属)可诱导 Th1 细胞因子的合成,诱导巨噬细胞等效应细胞的激活。另一种不太明确的 T 细胞亚群是 Th3 细胞,可分泌转化生长因子 β(TGFβ),下调淋巴细胞的增生和分化。

最近发现,CD4 T 细胞的一个亚群可以分泌 IL-17(Th17),它能动员中性粒细胞进入炎症部位。调节性 T(Treg)细胞是一群 CD4 T 细胞,它们是防止自身免疫和过敏以及维持内稳态和对自身抗原的耐受性的必要因素。这个细胞群包括直接在胸腺生成的自然 Treg(nTreg)、由外周幼稚 CD4T 细胞生成的诱导型(适应性)Treg(iTreg)。这两群 T 细胞还显示抑制抗肿瘤的免疫反应,并有促进肿瘤生长和进展的作用。最近在区分这两群细胞的过程中发现,在 nTreg 细胞中存在转录因子 Helios,但在 iTreg 中没有。

CD8 T 淋巴细胞可识别病毒感染细胞和肿瘤细胞提呈的内源性处理多肽,这些是肽来源于胞浆病毒或蛋白质肿瘤抗原

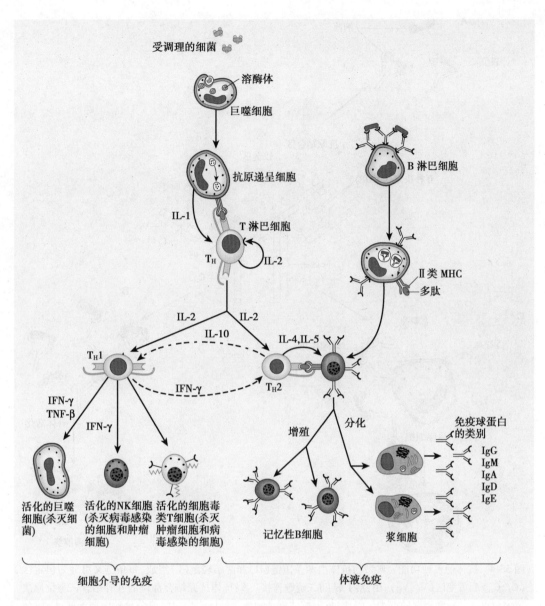

图 55-3 细胞免疫和体液免疫时细胞间相互作用的机制(见正文)。细胞免疫应答包括抗原提呈细胞如巨噬细胞摄入和消化抗原,活化 Th 细胞分泌 IL-2,导致细胞毒性 T 细胞、Th1 和 Th2 亚群增生。Th1 细胞可产生 IFN-γ 和 TNF-β,直接活化巨噬细胞和 NK 细胞。体液免疫由 B 细胞通过表面免疫球蛋白与抗原结合所触发,Th2 衍生 IL-4 和 IL-5,诱导 B 细胞增生和分化为记忆细胞和抗体分泌型浆细胞。IFN-γ 和 IL-10 可分别下调 Th2 和 Th1 反应

的、与内质网中 I 类 MHC 分子结合(图 55-2)的 9 个氨基酸片断。相反,II 类 MHC 分子将来源于病原菌(外源性)的肽(常常是 11～22 个氨基酸)提呈给 CD4 T 辅助细胞。在一些情况下,APC 细胞摄取的外源性抗原也可以和 I 类 MHC 分子结合,并提呈给 CD8 T 细胞,这种现象称作"交叉提呈",它涉及在蛋白体中生成肽时抗原从内体至胞浆的反向移位,认为它在感染的宿主细胞不能启动 T 淋巴细胞时产生有效的免疫应答非常重要。CD8 T 细胞激活后,可以通过释放颗粒蛋白酶("颗粒酶")、穿孔素和 Fas-Fas 配体(Fas-FasL)、凋亡途径而诱导靶细胞死亡。

B 淋细胞在骨髓经历选择,除去自反应性 B 细胞克隆,保留和扩增对外来抗原有特异性反应的 B 细胞克隆。T 细胞的抗原特异性由遗传决定,由 T 细胞受体基因重排产生,而 B 细胞的特异性由免疫球蛋白基因重排产生。对这两种细胞,这些决定因素的出现早于与抗原的接触。当与抗原相遇,成熟的 B 细胞可结合抗原,然后内化和处理,抗原多肽与 II 类 MHC 分子结合后提呈给 CD4 辅助细胞,然后 CD4 细胞分泌 IL-4、IL-5。这些白介素刺激 B 细胞增殖,并分化为记忆性 B 细胞和分泌抗体的浆细胞。早期的抗体应答主要产生 IgM 型免疫球蛋白,后期抗原刺激引起的激烈的"级联反应"伴随着抗体类别(同型)转换,生成具有不同效能的 IgG、IgA 和 IgE(图 55-3)。这些抗体也要经过亲和力成熟过程,以便与抗原更有效地结合。随着时间的推移,加速清除随后感染的微生物。抗体通过发挥调理素的功能,增强吞噬和细胞毒性作用,并通过活化补体引起炎症反应,诱导细菌溶解(图 55-4)。

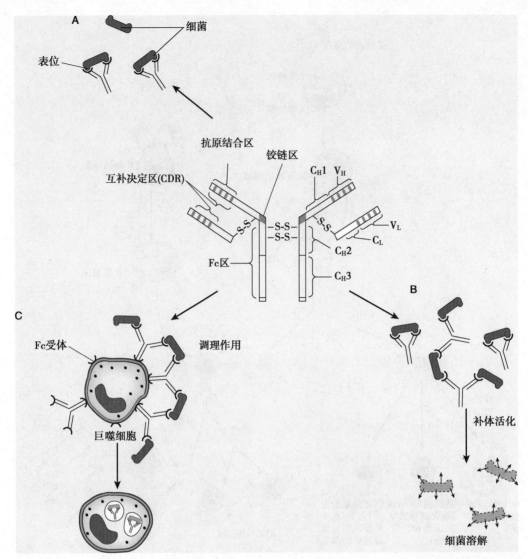

图 55-4 抗体的多种功能。典型的抗体由两条重链(H)和两条轻链(L)组成,每条链又可分为恒定区(C_L,C_H)和可变区(V_L,V_H),由链内、链间二硫键连接。**A:**抗体抗原结合部位的互补结合区与抗原决定表位以类似锁和钥匙的方式作用;**B:**抗原抗体复合物活化补体产生裂解成分导致细菌溶解;**C:**抗体的 Fc 区与吞噬细胞(如巨噬细胞和嗜中性粒细胞)的 Fc 受体结合,使之吞噬细菌(调理作用)

异常免疫反应

正常免疫反应可成功的中和毒素、灭活病毒、破坏转化细胞和消除病原菌。异常的免疫反应可致严重的组织损伤(超敏反应)、对自身抗原发生排斥反应(自身免疫病)和不完全的反应(免疫缺陷病)。

超敏反应

超敏反应可分为抗体介导的反应以及细胞介导的反应,抗体介导的超敏反应有三种类型(Ⅰ~Ⅲ型),第四型由细胞介导,即Ⅳ型超敏反应。超敏反应分为两个时期:致敏期和效应期。初次接触抗原即致敏期,随后再次接触此抗原即效应期,包括免疫记忆和组织发生病变的过程。

1. Ⅰ型 速发型或Ⅰ型超敏反应由 IgE 介导,患者二次接触抗原后数分钟内即出现症状,是抗原与血中嗜碱性粒细胞或组织肥大细胞膜上结合的 IgE 发生交联的结果。这种相互作用使细胞脱颗粒、释放组胺、白三烯、嗜曙红细胞趋化因子等介质而导致患者出现哮喘、枯草热和荨麻疹等超敏反应。严重的Ⅰ型超敏反应如系统性过敏反应(昆虫叮咬、食物中毒或药物过敏)需要立即进行医学治疗。

2. Ⅱ型 Ⅱ型超敏反应是外源性抗原和 IgM、IgG 型抗体形成抗原抗体复合物的结果。血型不符所导致的输血反应即属于此类超敏反应。形成的抗体与红细胞膜表面的抗原结合,形成抗原抗体复合物并激活补体,形成攻膜复合体,破坏输入的红细胞。在新生儿溶血病中,Rh-母亲可产生抗 Rh 抗体,经胎盘与 Rh+的胎儿红细胞结合,从而破坏红细胞。在分娩后 24~48 小时内,给母体注射抗 Rh 抗体可预防此病(见免疫抑制抗体部分)的发生。Ⅱ型超敏反应也可因为给过敏患者注射青霉素时发生。在患者体内,青霉素可与红细胞或其他组织细胞结合形成新的抗原而致机体产生抗体,诱导补体参与的细胞溶解反应。在这种情况下再次注射药物可导致全身过敏性疾病(Ⅰ型超敏反应)。

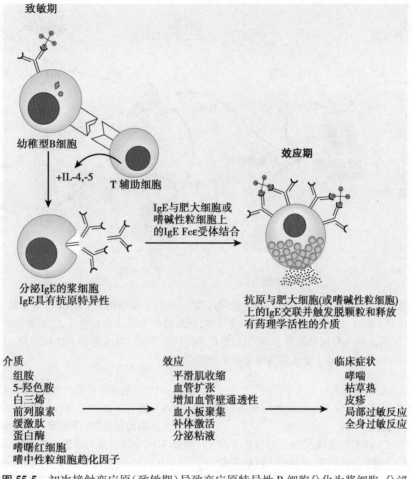

致敏期

幼稚型B细胞

+IL-4,-5

T 辅助细胞

分泌IgE的浆细胞
IgE具有抗原特异性

IgE与肥大细胞或
嗜碱性粒细胞上
的IgE Fcε受体结合

效应期

抗原与肥大细胞(或嗜碱性粒细胞)
上的IgE交联并触发脱颗粒和释放
有药理学活性的介质

介质	效应	临床症状
组胺 5-羟色胺 白三烯 前列腺素 缓激肽 蛋白酶 嗜曙红细胞 嗜中性粒细胞趋化因子	平滑肌收缩 血管扩张 增加血管壁通透性 血小板聚集 补体激活 分泌粘液	哮喘 枯草热 皮疹 局部过敏反应 全身过敏反应

图 55-5　初次接触变应原(致敏期)导致变应原特异性 B 细胞分化为浆细胞,分泌 IgE。再次接触变应原膜结合的 IgE 交联(效应期),引起细胞脱颗粒、释放介质,导致血管扩张、平滑肌收缩、血管通透性增加,出现典型的 I 型超敏反应症状。

3. Ⅲ型　Ⅲ型超敏反应是由于循环中的抗原抗体复合物水平增高,沉积在组织和血管基底膜而导致的组织损伤。免疫复合物的沉积可以活化补体、产生趋化因子(C3a、C4a、C5a)和过敏素,导致血管通透性增高,中性粒细胞向复合物沉积部位聚集。复合物的沉积和嗜中性粒细胞释放溶酶体酶,可导致患者出现皮肤皮疹、肾小球肾炎和关节炎。如果患者对某一种特定抗原有Ⅲ型超敏反应,则在接触该抗原3~4 天后即出现症状。

4. Ⅳ型　即迟发型超敏反应。与 I、Ⅱ、Ⅲ型超敏反应不同,迟发型超敏反应(DTH)由细胞介导。在机体再次接触敏感抗原2~3 天后出现反应,DTH 可由抗原特异性 DTH Th1 细胞介导,导致局部炎症反应和组织损伤,并伴有特征性的非抗原特异性炎细胞聚集,尤其是巨噬细胞。这些细胞在 Th1 细胞产生的细胞因子(图 55-6)作用下聚集,诱导循环中单核细胞和嗜中性粒细胞趋化游走,诱导髓细胞生成和巨噬细胞活化。活化的巨噬细胞造成迟发型超敏反应相关的广泛组织损伤。尽管一般认为迟发型超敏反应对人体有害,但它在消除胞内寄生菌(如结核杆菌、利什曼原虫)的感染非常有效。DTH 的临床表现包括结核菌素和接触性超敏反应。结核菌素反应是 DTH 皮肤试验,阳性者由于受试部位巨噬细胞和 DTH T(T_{DTH})细胞的聚集而出现皮肤红斑。毒常春藤(poison ivy)是最常见的导致接触性超敏反应的物质,毒常春藤中的亲脂成分十五烷基儿茶酚,可改变组织细胞结构,导致 DTH T 细胞反应。

自身免疫

当机体不能识别"自身"组织和外来抗原或失去自身耐受性而机体出现免疫反应时,就会发生自身免疫性疾病。这种现象是由于自反应性 T 细胞和 B 细胞活化,对自身抗原产生细胞或体液免疫反应的结果。这种反应的病理学后果就构成了几种不同的自身免疫性疾病。由于 MHC 的遗传性、环境因素、感染的本质和免疫功能失调不同,所以自身免疫性疾病如类风湿性关节炎、系统性红斑狼疮、多发性硬化症和胰岛素依赖性糖尿病(1 型糖尿病)的机制就显得非常复杂。类风湿性关节炎是由于该关节中产生了 IgM 抗体(类风湿因子)与 IgG 的 FC 段结合后,形成免疫复合物,活化的补体产生补体裂解片段,导致关节和肾脏的慢性炎症。系统性红斑狼疮是由于产生了抗自身 DNA、红细胞、组织、血小板和其他细胞组分的抗体。多发性硬化症和 1 型糖尿病是一种由细胞介导的自身免疫反应,分别破坏神经细胞周围的髓鞘质和胰腺中能合成胰岛素的 β 细胞。在 1 型糖尿病中,活化的 CD4 T_{DTH} 细胞浸润胰岛的郎罕细胞,识别自身胰岛 β 细胞的脂质后,产生的细胞因子刺激巨噬细胞释放水解酶破坏胰岛 β 细胞,针对胰岛 β 细胞抗原可产生自身抗体,但对该病不甚重要。

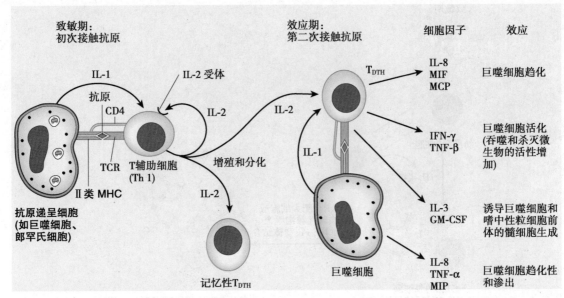

图 55-6　Ⅳ型超敏反应（DTH）机制。在致敏期，处理过的变应原（如毒橡树）与 MHC Ⅱ 分子结合，由抗原提呈细胞提呈给 CD4 Th1 细胞，T 细胞受诱导表达 IL-2 受体，刺激增生分化为记忆性 T_{DTH} 细胞。再次接触变应原（效应期），记忆性 T_{DTH} 细胞释放细胞因子，吸引和活化非特异性炎症巨噬细胞和中性粒细胞，这些细胞可提高吞噬和杀灭微生物的活性，释放大量水解酶而导致组织广泛损伤

为了解释自身免疫发生的机制而提出了几个假说。

1. 以前从免疫系统隐退的自反应 T 淋巴细胞与抗原（如晶体蛋白、髓鞘碱性蛋白）接触。

2. 外来病原拟似的分子，其中的免疫反应针对与正常宿主组织有相同或类似抗原的病原上的抗原决定物。这种现象发生在化脓性链球菌感染后的风湿热，其中的心脏损伤认为是产生自与心脏肌肉相同的链球菌抗原。病毒导致的自身免疫患者为是由拟似自身抗原的病毒抗原表位介导的免疫反应（细胞免疫和体液免疫）。

3. 正常时不表达 Ⅱ 类 MHC 分子的细胞膜（如胰岛 β 细胞）上不恰当地表达 MHC Ⅱ 类分子。MHC Ⅱ 类分子的表达升高，则向 T 辅助细胞提呈的自身肽类增多，然后诱发 CTL、T_{DTH} 和 B 淋巴细胞对自身抗原产生免疫应答。

免疫缺陷病

免疫缺陷病是免疫系统功能不足的；结果包括对感染的易感性增高，感染持续时间延长，病情严重度提高。免疫缺陷病可以是先天获得或由于外源性细菌、病毒感染或药物治疗所致。患者可频发由对免疫功能正常宿主为弱致病性的条件致病菌感染。X-连锁丙种球蛋白血症、DiGeorge 综合征和由于腺苷脱氨酶（ADA）缺乏所致的严重联合免疫缺陷病（combined immunodeficiency disease, SCID）都是先天性获得的免疫缺陷病。

X 性连锁丙种球蛋白血症是一种只影响男性的疾病，其特点为 B 淋巴细胞不能发育为产生抗体的浆细胞，患者反复发生细菌感染，虽然对病毒和真菌的细胞免疫应答正常。DiGeorge's 综合征是由于胸腺不能发育而导致 T 细胞（T_{DTH}，CTL）免疫应答低下，虽然体液免疫反应不受影响，但不能得到 T 细胞的帮助。

腺苷脱氨酶缺陷病（ADA）在正常情况下是防止有毒性的

脱氧-ATP 在细胞内蓄积。脱氧-ATP 对淋巴细胞的毒性最强，导致 T 细胞和 B 细胞的死亡。因此，ADA 缺乏可以造成 SCID。输注此酶的纯化物（牛甲氧聚乙二醇琥珀酰胺腺苷脱氨酶）和移植 ADA 基因转染的淋巴细胞可以成功治疗此病。

AIDS 是一种典型的由外源性病毒（这里指人类免疫缺陷病毒，HIV）感染导致的免疫缺陷病。这种病毒对 CD4 辅助性 T 细胞有高度亲嗜性，最终导致这种细胞耗竭，导致患者发生机会性感染和肿瘤的机会增多。AIDS 还有一个特点就是 Th1 和 Th2 细胞失衡，使细胞的比例及其功能到偏向于 Th2，导致细胞毒性淋巴细胞活动丧失，失去迟发型超敏反应，且伴有高丙种球蛋白血症。

■ 免疫抑制药治疗

现已证实，免疫抑制药可减少过强、异常的免疫应答及对机体的不良影响，遗憾的是，这些药物同样可以导致疾病或增加感染和恶性肿瘤的发生率。

糖皮质激素

糖皮质激素（皮质类固醇）是第一类被认识到有破坏淋巴细胞能力的激素类制剂。任何糖皮质激素均可缩小脾脏、淋巴结和淋巴组织，对脊髓或骨髓红细胞系干细胞无毒性作用。

糖皮质激素可干扰活化淋巴细胞循环，作用机制见第 39 章。糖皮质激素对某些 T 细胞亚群有细胞毒性作用，它们的免疫作用可能通过修饰细胞功能，而不是直接的细胞毒性作用。尽管糖皮质激素对细胞免疫的影响远远大于体液免疫，但初次抗体反应还是有所降低，以前建立的抗体反应也降低。此外，长期使用泼尼松，可加快主要的免疫球蛋白 IgG 的分解代谢，

降低特异性抗体的有效浓度。用皮质类固醇可减轻皮肤迟发型超敏反应。DTH T 细胞介导的接触性超敏反应一般不用糖皮质激素治疗

糖皮质激素在临床上的应用广泛（表 55-1）。糖皮质激素的免疫抑制和抗炎作用认为是它们治疗自身免疫病如原发性血小板减少性紫癜、类风湿性关节炎的原因。而且肾上腺皮质激素可调节过敏反应，可用于治疗哮喘或输血和可能产生不良免疫反应的其他药物（如血液制品，化疗药物）使用前的用药。糖皮质激素是实体器官和造血干细胞移植的一线免疫抑制药物，但结果多变。长期使用糖皮质激素的毒副作用很严重，详见第 39 章。

钙调磷酸酶抑制药

环孢素

环孢素（cyclosporin A，CSA，环孢素 A）是一种非常有效的免疫抑制药，它可用于人类器官移植，治疗造血干细胞移植后的移植物抗宿主反应和选择性自身免疫病。环孢素是一种脂溶性多肽类抗生素，在抗原受体诱导 T 细胞分化的早期发挥作用，能阻止其活化。环孢素可与细胞内的一种蛋白即亲和素结合，形成复合体，从而抑制胞质磷酸酶、钙调磷酸酶，而这两种酶是 T 细胞活化必需的 T 细胞特异性转录因子（transcription factor，NF-AT），它与 T 细胞合成白介素如 IL-2 有关。体外研究表明，环孢素可抑制 IL-2、IL-3、IFN-γ 的基因转录和抗原刺激 T 细胞产生的其他因子，但既不抑制这些因子对活化的 T 细胞的作用，也不阻断与抗原的相互作用。

环孢素可经静脉或口服给药，吸收率低，不完全，仅有 20%～50% 吸收。吸收的药物由肝脏中的 P450 3A 酶代谢，与多种药物有相互作用。这种药物的相互作用特性可导致患者间药物利用度有显著差异，故在使用环孢素时，需要根据患者血液中药物的稳定状态和药物的预期使用范围对药物剂量进行调整。环孢素眼药水已经用于严重的干眼症患者和眼 GVH 病。在肺脏移植中使用的环孢素吸入剂正在研究当中。

毒副作用较多，有肾毒性、高血压、高血糖、肝功能障碍、高钾血症、精神异常和多毛症。对骨髓的毒性较小。像其他免疫抑制药可以使移植受体容易发生癌症一样，环孢素可增高移植受体淋巴瘤和其他肿瘤（卡波济肉瘤、皮肤癌）的发病率。研究表明环孢素可增加肿瘤发病率，因其可诱导 TGF-β，促进肿瘤的侵袭和转移。

表 55-1　免疫抑制药的临床应用

来源	常用的免疫抑制药	反应
自身免疫病		
原发性血小板减少性紫癜（ITP）	泼尼松[1]，长春新碱，偶用环磷酰胺，巯嘌呤，或硫唑嘌呤；常用大剂量 γ 球蛋白，血浆免疫吸附或血浆置换	通常好
自体免疫性溶血疾病	泼尼松[1]，环磷酰胺，苯丁酸氮芥苯丁酸氮芥，巯嘌呤，硫唑嘌呤，大剂量 γ 球蛋白	通常好
急性肾小球肾炎	泼尼松[1]，巯嘌呤，环磷酰胺	通常好
获得性XIII因子抗体病	环磷酰胺加XIII因子	通常好
自体反应的病（自身免疫病）[2]	泼尼松，环磷酰胺，甲氨蝶呤，IFN-α、IFN-β，硫唑嘌呤，环孢素，英夫利昔单抗，依那西普，阿达木单抗	常好，但有变化
同种免疫病		
新生儿溶血	Rh₀(D)免疫球蛋白	良好
器官移植		
肾脏	环孢素，硫唑嘌呤，泼尼松，ALG，OKT3，他克莫司，巴利昔单抗[3]，达珠单抗[3]，西罗莫司	很好
心脏	环孢素，硫唑嘌呤，泼尼松，ALG，OKT3，他克莫司，巴利昔单抗[3]，达珠单抗[3]，西罗莫司	好
肝脏	环孢素，泼尼松，硫唑嘌呤，他克莫司，西罗莫司	一般
骨髓	环孢素，环磷酰胺，泼尼松，甲氨蝶呤，ALG	好
预防细胞增殖		
冠状动脉支架	西罗莫司（浸渍的支架）	好
新生血管黄斑变性	兰尼单抗（按说明书应用），贝伐单抗（超说明书应用）	一般

[1] 首选药

[2] 包括系统性红斑狼疮、类风湿关节炎、硬皮病、皮肌炎、混合性结缔组织病、多发性硬化症、韦格纳肉芽肿、慢性活动性肝炎、脂性肾病及炎症性肠病

[3] 达珠单抗和巴利昔单抗仅被批准用于肾移植

环孢素可以单独或与其他免疫抑制药联合使用,尤其是糖皮质激素。它已经被成功的作为单独免疫抑制药应用于尸体肾脏、胰腺、肝脏的移植,对心脏移植尤其有效。环孢素与甲氨蝶呤联用,可以预防同种异体器官移植受体发生移植物抗宿主病。环孢素可用于自身免疫病如葡萄膜炎、类风湿性关节炎、银屑病和哮喘病。与新型药物联用,在实验及临床都有很好的疗效,且毒性较低。新型环孢素制剂已经研制成功,可以改善患者的适应性(小,味道较好的片剂),且提高药物的生物利用度。

他克莫司

他克莫司(tacrolimus,FK 506)是由链霉菌属(*Streptomyces tsukubaensis*)产生的一种有免疫抑制作用的大环内酯类抗生素,它的化学结构与环孢素不同,但二者的作用机制几乎相似。

两种药物都与组织中丰富的胞浆内肽基-辅氨基异构转化酶结合。环孢素与亲和素结合,而FK506与FK结合蛋白(FK-BP)结合,两种复合物均可抑制胞浆内参予特异性T细胞转录因子NF-AT活化的钙调磷酸酶。

以重量计算,他克莫司抑制免疫应答的作用是环孢素的10~100倍,他克莫司的应用范围同环孢素类似,尤其在器官和干细胞移植。美国和欧洲的多中心研究结果发现,使用两种药物后,移植物和患者的生存率相近。他克莫司对实体器官移植患者有良好的疗效,甚至可用于常规的排异治疗失败病例,包括产生了抗T细胞抗体的患者。目前,他克莫司是用于移植物抗宿主病的常规预防药物(常与甲氨蝶呤或麦考酚酸酯联用)。

他克莫司可口服或经静脉给药,静脉给药后的半衰期约9~12小时,主要在肝脏由P450酶代谢,故与其他药物可发生相互作用。给药剂量视血液中药物的稳定状态而定。毒副作用与环孢素类似,包括肾毒性、神经毒性、高血糖、高钾血症、消化道不适。

因对某些皮肤病疗效较好,目前已有他克莫司软膏上市,用于治疗异位性皮炎和牛皮癣。

增殖信号抑制药

增殖信号抑制药(proliferation-signal inhibitors,PSI)是一类新型的免疫抑制药,包括**西罗莫司(雷帕霉素)[sirolimus(rapamycin)]**和它的衍生物**依维莫司(everolimus)**。PSI的作用机制与钙调磷酸酶抑制药不同,它可与循环中亲免素FK506结合蛋白12结合,形成活化的复合物,它可阻滞雷帕霉素的分子靶位(molecular target,mTOR)。mTOR是参与细胞进程如细胞生长、增生、血管发生和代谢的细胞内信号通道的主要组分,因此mTOR被阻滞后可抑制白介素驱使的T细胞增生。西罗莫司和依维莫司都可以抑制B细胞的增殖和抗体的产生。

西罗莫司仅可用于口服,半衰期约60小时,依维莫司的半衰期约43小时。与环孢素和他克莫司一样,两种药物都可被快速吸收和清除,是细胞色素P450 3A和P糖蛋白作用的底物,所以可发生显著的药物相互作用。与环孢素联用可提高血浆中西罗莫司和依维莫司水平,所以需要监测药物水平。药物的靶剂量范围据临床使用而有所不同。

西罗莫司可单独使用,或与其他免疫抑制药如皮质类固醇、

环孢素、他克莫司和麦考酚酸酯联用,可抑制异体实体器官移植的排异反应。用于预防和治疗干细胞移植受体的类固醇耐药、急性和慢性移植物抗宿主病。西罗莫司可用于治疗某些局部皮肤疾患,或与环孢素联用于葡萄膜视网膜炎的治疗。近来,由于其抗增殖的效应,用罗莫司可冲洗冠状动脉支架,可降低哪些有严重冠状动脉疾病的患者发生冠状动脉再狭窄和严重心脏意外。依维莫司是一种较新的药物,像西罗莫司一样可用于实体器官移植的受体,可用于治疗慢性心脏异体移植物的血管病。

PSI的毒性作用有明显的骨髓抑制(尤其是血小板减少症)、肝毒性、腹泻、高甘油三酯血症、肺炎和头痛。肾脏毒性是使用钙调磷酸酶抑制药时主要担心的问题,而PSI对肾脏的毒性较低,越来越多的兴趣是早期使用PSI类药物。然而与GVH病一样,在干细胞移植方案中的使用中发现可增加溶血性尿毒症综合征的发生,特别是与他克莫司联用时。

吗替麦考酚酯

吗替麦考酚酯(mycophenolate mofetil,MMF)是一种从青霉属灰绿青霉菌(*Penicillium glaucus*)分离的霉酚酸的半合成衍生物。在体外,它可抑制嘌呤的起始合成,抑制一系列T、B细胞反应,包括有丝分裂原和混合淋巴细胞的反应。吗替麦考酚酯可以水解成霉酚酸,即免疫抑制活性的部分。为了提高生物利用度,它以MMF形式合成和使用。

吗替麦考酚酯可口服或静脉注射,经口服后可快速代谢为霉酚酸,尽管细胞色素P450 3A系统不参与其代谢,也可和某些药物发生相互反应。钙调磷酸酶抑制药和PSI一样,使用中需监测血药浓度。

吗替麦考酚酯常用于实体器官移植后有顽固性排斥反应患者的急救,常与泼尼松联用。作为环孢素或他克莫司的替代品,可用于对这些药物不能耐受的患者。吗替麦考酚酯抗增殖的性质使之成为预防或降低心脏移植受体发生慢性异体移植物血管病变的一线药物,并可用于防和治疗造血干细胞移植患者的急性和慢性移植物抗宿主病,亦可用于治疗狼疮性肾炎、类风湿性关节炎、炎性肠病和皮肤疾患。

毒性作用有消化道不适(如恶心、呕吐、腹泻和腹痛)、头痛、高血压和一过性骨髓抑制(原发性中性粒细胞减少症)。

沙利度胺

沙利度胺(thalidomide)是一种口服镇静药,因它有致畸作用,从1960年开始已停止使用。然而,它有重要的免疫抑制作用,目前可用于40多种临床疾病。沙利度胺有抑制血管生成、抗炎和免疫调节功能,可抑制肿瘤坏死因子α(TNF-α),降低中性粒细胞的吞噬作用,升高IL-10水平,改变黏附分子的表达,通过和T细胞相互作用增强细胞免疫功能。

目前沙利度胺可用于多发性骨髓瘤的初期治疗和复发治疗,患者通常在药物使用后2~3个月出现反应,反应率约为20%~70%。某些研究表明,如与地塞米松联用,反应率可提高至90%,甚至更高。许多复发患者的反应时间可以长达12~18

个月之久,初治者的这一时间可以更长。鉴于对多发性骨髓瘤的良好疗效,人们对沙利度胺治疗其他疾病如骨髓增生异常综合征、急性骨髓性白血病、移植物抗宿主病、实体瘤如结肠癌、肾细胞癌、黑色素瘤、前列腺癌的疗效进行了研究,结果差别较大。沙利度胺被用以治疗麻风已有很多年。在美国,已被重新纳入麻风结节性红斑的治疗中,同时还对治疗红斑狼疮的皮肤病变有良好疗效。

沙利度胺的不良反应较多,最重要的毒性是其致畸性。因此,厂商对沙利度胺的使用进行了严密的调整,其他副作用有周围神经病、便秘、皮疹、疲乏、甲状腺功能减退,并有增加深度静脉血栓形成的风险,故当用于血液恶性肿瘤治疗中,需要使用抗凝血剂以降低其副作用。

因沙利度胺的毒性作用较大,人们一直致力于研发它的类似物,其免疫调节衍生物(immunomodulatory derivatives)称为IMiD,某些 IMiD 在调节细胞因子和影响 T 细胞增生方面较沙利度胺效果更好。**来那度胺**(lenalidomide)是一种口服的 IMiD,在动物和体外实验与沙利度胺有类似功能,但毒性更低,尤其在致畸性方面。当试验表明雷利度胺对由于染色体 5q31 缺失所致的骨髓增生异常综合征有效时得到 FDA 的批准,临床试验用来那度胺治疗多发性骨髓瘤显示类似的疗效,因而被批准用于治疗复发性/难治性骨髓瘤。**泊马度胺**(pomalidomide,原名CC-4047)是 FDA 批准的最新 IMiD。与其他 IMiD 一样,它的作用机制各种各样,包括抗血管生成活性、抑制 TNF-a、兴奋凋亡和细胞毒活性。泊马度胺的大多数临床试验是针对复发性/难治性多发性骨髓瘤患者,因此在 2013 年获得的批准。来那度胺和泊马度胺的副作用与沙利度胺相同。

细胞毒类药物

硫唑嘌呤

硫唑嘌呤是巯嘌呤(6-MP)的前体药物,它的作用与巯嘌呤类似,也属于抗代谢药(见第 54 章)。虽然它的作用可能由转化成巯嘌呤和进一步的代谢产物介导,作为人类的免疫抑制药,它的使用范围比巯嘌呤更广泛。这些药物是抗代谢类细胞毒性免疫抑制药的原型,许多其他能杀死增殖细胞的药物在相似的免疫反应水平作用。

硫唑嘌呤经消化道吸收良好,大部分代谢为巯嘌呤,经黄嘌呤氧化酶裂解成 6-硫脲酸后从尿中排泄。给药后,小部分原形药物和巯嘌呤通过肾脏排泄。对肾发育不全或无尿症患者的毒性可增加两倍。因药物的灭活大部分要靠黄嘌呤氧化酶,对接受别嘌呤醇(见第 36 章、第 55 章)治疗的高嘌呤血症的患者,为防止过多的毒副作用,硫唑嘌呤的剂量应减为正常剂量的 1/4~1/3。

硫唑嘌呤和巯嘌呤在抗原刺激后淋巴样细胞增殖阶段干扰嘌呤核酸代谢而产生免疫抑制作用。因此,嘌呤类似物都是能破坏受到刺激的淋巴细胞的细胞毒性药物。虽然不断地信使RNA 合成对浆细胞持续性是必需的,这些嘌呤类似物对信使RNA 合成的影响比对增殖细胞核酸合成的影响要小一些,这些药物能阻断细胞免疫及初级和次级血清抗体的反应。

硫唑嘌呤和巯嘌呤对保持肾脏同体移植物有明显疗效,对其他组织移植亦有一定作用,这类抗代谢药物在治疗急性肾小球肾炎和系统性红斑狼疮的肾脏病变方面亦取得良好效果,它们亦被证实对类风湿性关节炎、克罗恩病及多发性硬化症有效,也可被用于治疗泼尼松耐药的抗体介导的特发性血小板减少性紫癜和自体免疫溶血性疾病。

硫唑嘌呤和巯嘌呤的主要毒副作用是骨髓抑制,主要表明为白细胞减少,有时也有贫血和血小板减少。大剂量使用时可导致皮疹、发热、恶心、呕吐,有时还有腹泻等消化道症状,偶尔会并发肝功能障碍,表现为血清碱性磷酸酶水平升高和轻度黄疸,在肝功能障碍患者中更易发生。

环磷酰胺

烷化剂环磷酰胺(cyclophosphamide)是作有效的免疫抑制药,它能破坏增殖的淋巴细胞(见第 54 章),也可以烷基化静止细胞。将环磷酰胺大剂量(大于 120mg/kg,静注几天)与抗原同时或稍后给药后,可诱导对新抗原产生明显的特异性耐受。小剂量可用于治疗自身免疫性疾病(包括系统性红斑狼疮)、获得性ⅩⅢ因子抗体和出血综合征、自身免疫性溶血性贫血、抗体诱导的单纯红细胞发育不全及韦格纳肉芽肿。

大剂量环磷酰胺可致全血细胞减少症,因此一般与干细胞急救(移植物)过程联用。环磷酰胺可以诱导脊髓或免疫细胞移植物耐受,但不能阻止并发 GVH 综合征,尽管大剂量环磷酰胺可诱导严重的免疫抑制,但如果供体的组织相容性较差,则后果严重甚至致命。它引起的出血性膀胱炎可以用巯乙基磺酸钠(mesna)预防和治疗。环磷酰胺可导致其他副作用,如恶心、呕吐、心脏毒性和电解质紊乱。

吡啶合成抑制药

来氟米特(leflunomide)是嘧啶合成抑制药的前体。**特立氟胺**(teriflunomide)是来氟米特的代谢产物。两者可以可逆性地抑制线粒体酶二氢乳清酸二氢脱氢酶,后者与吡啶合成有关,最终导致淋巴细胞的活性降低。它们除了免疫抑制作用外,还有抗炎的性质。

来氟米特口服有效,它的代谢产物的半衰期可长达数周,故应从负荷剂量开始用药,当血药浓度达到稳定状态后每天用药一次。目前只批准用于类风湿性关节炎的治疗,正在研究它与来氟米特、吗替麦考酚酯联用治疗自身免疫性和炎症性皮肤病、保存实体器官移植物等。研究表明(鼠类实验资料),来氟米特有一定抗病毒活性。毒性作用包括肝脏酶升高、肝损伤,肾脏损伤,严重肝病患者不能接受来氟米特。这个药物有致畸作用,不适合于孕期用药。临床试验表明其可致心血管异常(心绞痛、心动过速)。但发生率较低。

FDA 批准特立氟胺治疗复发性-缓解型多发硬化症。尽管有免疫调节作用,但治疗多发硬化症的机制还不清楚。有人假定是降低了中枢神经系统激活的淋巴细胞数。与来氟米特不同,它可以每天口服一次,不需要负荷量给药。特立氟胺的副作用与来氟米特相似,不适合于严重肝病患者和孕妇。服药的患者中的中性粒细胞减少症发病率为 15%,10% 患者有血小板计数减少。

羟氯喹

羟氯喹（hydroxychloroquine）一种具有免疫抑制作用的抗疟药，可通过升高溶酶体和内体室 pH 值抑制细胞内抗原处理和多肽与 II 类 MHC 分子结合，因此抑制 T 细胞活化。

因其免疫抑制作用，羟氯喹可用于治疗一些自身免疫病如类风湿性关节炎和系统性红斑狼疮（见第 36 章），也可用于异体干细胞抑制后移植物抗宿主病的治疗和预防。

其他细胞毒性药物

其他细胞毒性药物，包括甲氨蝶呤，长春新碱和阿糖胞苷（见第 54 章）亦有免疫抑制效应，甲氨蝶呤最近被广泛用于类风湿性关节炎（见第 36 章）和移植物抗宿主病的治疗。尽管其他药物也有免疫抑制作用，但它们不像嘌呤拮抗药那样广泛使用，用作免疫抑制的适应症较少。口服甲氨蝶呤可用于对嘌呤拮抗药有特异质反应的患者。抗生素放射菌素 D 可用于严重的肾脏移植排斥，长春新碱对耐受泼尼松的特发性血小板减少性紫癜有良好疗效，相关的长春藤属生物碱长春新碱，在体外实验中，可通过与细胞内微导管结合，抑制组胺和其他作用于血管的复合物释放，从而抑制肥大细胞脱颗粒作用。

喷司他丁（pentostatin） 是腺苷脱氨酶抑制药，最初是主要用于治疗淋巴恶性肿瘤的抗肿瘤药，可致明显的淋巴细胞减少症。现在被用于异体干细胞移植后的激素抵抗型移植物抗宿主病，也可提前给药，产生严重的免疫抑制作用从而预防异体移植物排斥反应。

其他免疫抑制药

FDA 批准的其他三种免疫抑制药只用于治疗复发性间歇性多发硬化症。

二甲基延胡索酸盐（Dimethyl fumarate，DMF） 是富马酸的甲酯类化合物，它的确切作用机制未知，虽然它似乎可以激活核因子（红细胞衍生的）-样-2［nuclear factor（erythroid-derived）-like-2，NFR-2］转录途径。NFR-2 路径的激活减少了造成脱髓鞘的氧化应激状态；它还有助于保护神经细胞免于炎症。DMF 可口服用药。淋巴细胞减少明显，因此需要定期监测血细胞计数。如果存在主动感染，应该及时停药。治疗初期常见潮红，但常常随着时间的推移而缓解。其他较少见的副作用有恶心、腹泻、腹痛、肝酶水平升高和嗜酸性粒细胞增多。

醋酸格拉默（glatiramer acetate，GA） 是合成的多肽与四种氨基酸（L-谷氨酸、L-丙胺酸、L-赖氨酸、L-酪氨酸）以固定的摩尔比例混合的合剂。它对多发性硬化的免疫抑制尚不明了。许多研究认为，GA 通过诱导和激活迁移到中枢神经系统的抑制性 T 细胞下调了对抗原髓磷脂的免疫反应。它可以不同的剂量和方法经皮下（不是静脉）注射给药。其毒性作用是注射部位出现皮肤超敏反应、罕见的脂肪萎缩和皮肤坏死。其他不良反应是潮红、胸痛、呼吸困难、喉梗和心悸，所有症状常很轻、自限。

盐酸芬戈莫德（fingolimod hydrochloride，FH） 是一种口服有活性的、由真菌代谢产物多球亮菌素（myriocin）衍生的神经胺 1-磷酸（sphingosine 1-phosphate，SIP）受体调节剂。SIP 受体（亚型 1）控制淋巴结核胸腺对淋巴细胞的释放。FH 被代谢成磷酸芬戈莫德，随后与 SIP 受体结合，最终降低外周和中枢神经系统中循环的淋巴细胞数。SIP 还表达在神经元上，所以 FH 也能影响神经降解、神经胶质过多症、内源性修复机制以及为改变多发硬化症疾病活性而引起得淋巴细胞减少症。FH 引起的心脏毒性包括心动过缓、QT 间期延长和其他心律失常。由于这些潜在的并发症，要求第一次给药后 6 小时监测心脏功能。FH 不适合于以前患有 II 型或 III 型心脏阻滞、QT 间期延长和近期出现心肌梗塞或心衰的患者。常少见的不良反应包括黄斑水肿、肝酶升高、头痛、腹泻和咳嗽。FH 主要经细胞色素 P450 代谢，因此与以同样方式代谢的药物联合使用时应注意可能引起的药物相互作用。

免疫抑制性抗体

在 1975 年，Milstein 和 Kohler 革命性发展了抗体领域的杂交瘤技术学，从根本上提高了使用在临床和实验室诊断中的抗体纯度和特异性。杂交瘤即抗体形成细胞与分泌靶抗原特异性单克隆抗体的永生化浆细胞瘤细胞融合的 B 细胞。目前制药厂采用大规模杂交瘤培养设施生产诊断和临床级单克隆抗体。

最近，已经开始用分子生物学开发单克隆抗体，对编码免疫球蛋白重链和轻链的重组噬菌体 cDNA 文库进行筛选，可得到对目标抗原有高度特异性和亲和性的抗体片段。这种技术已经被用于开发病毒（如 HIV）、细菌蛋白、肿瘤抗原甚至细胞因子的特异性抗体，FDA 已批准以这种方式开发的几种这类抗体在人体的使用。

因鼠源性抗体可激发机体产生人抗鼠抗体（human anti-mouse antibodies，HAMA），可将原来的鼠蛋白快速清除。故可采用其他遗传工程技术生产嵌合型和人源化的鼠源性单克隆抗体，从而降低其抗原性，并提高在患者体内的半衰期。人源化抗体是用人类的基因取代鼠抗体的大部分区域，仅保留了完整的抗原特异性可变区，嵌合型的鼠人抗体与之特性相似，但取代的鼠抗体片段较少。目前，在对基因工程制品命名时约定，用后缀"-umab"或"-zumab"表示人源化抗体，"-imab"或"-ximab"表示嵌合制剂。以上方法已经成功地用于减少或防止下面要讨论的这些抗体产生 HAMA。

抗淋巴细胞和抗胸腺细胞抗体与嵌合分子

100 多年前，人们偶然制备了制淋巴细胞的抗血清，随着人类器官移植技术的出现并作为一种诊视的治疗手段，异源性抗淋巴细胞球蛋白 antilymphocyte globulin，ALG）变得更加重要。目前，许多医学中心在使用 ALG 和抗胸腺细胞球蛋白（antithymocyte globulin，ATG），抗血清通常由用人淋巴样细胞免疫大动物如牛、羊或兔而获得。

抗淋巴细胞抗体主要作用于在血液和淋巴液之间循环的小而长寿的周围淋巴细胞。随着连续给药，类淋巴滤泡中的"胸腺依赖性"（antithymocyte globulin，T）淋巴细胞耗竭（像正常情况下参与循环池一样）。因 T 细胞的破坏或灭活，故迟发型超敏反应和细胞免疫受损，而体液抗体形成不受影响。ALG 和

ATG 可有效地抑制免疫系统的某些组分,如 T 细胞,在实体器官和骨髓移植中发挥决定性作用。

细胞表面蛋白如 CD3、CD4、CD25、CD40 的直接单克隆抗体和各种整合素以高度的选择性影响各个 T 细胞亚类的功能。这些抗体的高特异性提高了选择性,降低了治疗的毒性,改变了几种不同自身免疫病的病程。

在器官移植的处理中,ALG 和单克隆抗体可用于诱导免疫抑制、治疗初期的排斥反应和抗类固醇性排斥。ALG 和 ATG 与环孢素联用已经成功地用于骨髓移植受体的准备,在从供体移植骨髓细胞 7~10 天之前,给受体大剂量的 ALG 或 ATG,残留的 ALG 可破坏供体骨髓移植物中的 T 细胞,降低发生严重移植物抗宿主综合征的几率。

ALG 的毒副作用大多与注射异种血清有关。注射部位经常会出现局部疼痛和红肿(Ⅲ型超敏反应)。因受者的体液抗体机制保持活跃,机体可以针对外来的 IgG 产生皮肤反应性和沉淀性抗体。对鼠源性单克隆抗体可发生类似反应,人们认为这种反应是由 T 细胞和单核细胞释放细胞因子所致。

人们已经观察到 ALG 和鼠源性单克隆抗体导致的过敏反应或血清病,发现后需停止治疗。马 ALG 与宿主抗体的复合物可沉淀于肾脏肾小球而引起肾脏损伤。

静脉用免疫球蛋白

与免疫调节不同的方法是静脉使用多克隆人免疫球蛋白。免疫球蛋白制剂(通常是 IgG),来源于几千个健康供体的总库,这种"治疗性抗体"不针对某一特异性抗原,而是利用抗体库使患者的免疫网络正常化。

已证实大剂量(2g/kg)静脉用免疫球蛋白(immune globulin intravenous, IGIV)对很多疾病,如免疫球蛋白缺陷、自身免疫病、HIV 感染和骨髓移植都有效,对 Kawasaki 综合征的患者,它既安全又有效,能减轻全身性炎症,预防冠状动脉瘤。对亚急性红斑狼疮,顽固的原发性血小板减少型紫癜亦有良好临床疗效。静脉内免疫球蛋白的可能作用机制是:减少辅助性 T 细胞,增加抑制性 T 细胞,降低自身免疫球蛋白产生,阻滞 Fc 受体,促进抗体分解代谢,独特性抗独特型抗体与病理性抗体相互作用。尽管其详细的作用机制仍有争议,但不可否认,IVIG 对许多临床疾病有良好疗效。

Rho(D)免疫球蛋白

早期免疫药理学的一个重大进展就是发现了能预防新生儿 Rh 溶血病的方法。这种方法是基于如果在接触到某一抗原之前被动输入针对该抗原的抗体,则外来抗原不能激发机体初次抗体反应。Rho(D)免疫球蛋白是浓缩的(15%)人 IgG 溶液,含高滴度的抗红细胞 Rho(D)抗原的抗体。

阴性母亲对 D 抗原的致敏发生在 Rho(D)阳性或 Du 阳性婴儿出生时,新生儿的红细胞可渗透入母体血液循环,也偶发在流产或异位妊娠的孕妇。再次妊娠时,在妊娠晚期,母体的抗 Rh 阳性细胞抗体可进入胎儿,导致胎儿成红细胞增多症(新生儿溶血病)。

如果在分娩 Rh 阳性婴儿 48~72 小时内给母体注射 Rho(D)抗体,则母体对外来 Rho(D)阳性细胞的自身抗体反应可

被抑制,因循环中的新生儿红细胞被清除要早于母体产生针对 Rho(D)的 B 细胞反应,所以在二次孕育 Rho(D)阳性胎儿时,母体没有记忆 B 细胞。

当母亲用这种方式治疗后,以后分娩的新生儿就不会发生 Rh 溶血。这种预防性治疗很成功,但母体必须是 Rho(D)阴性和 RhDu 阴性,而且以前未经 Rho(D)因子的免疫。也可用于治疗有流产、异位妊娠或堕胎而胎儿血型不清楚的 Rho 阴性的 26~28 孕周母亲,**注意:Rho(D)免疫球蛋白只能用于母亲而不可用于新生儿。**

Rho(D)免疫球蛋白的使用剂量通常是 2ml[含约 300μg 抗 Rho(D)IgG)],肌注。不良反应不常见,可有注射位部位的不适,体温略升高。

超免疫球蛋白

超免疫球蛋白是一种 IGIV 制剂,它用含有某一特定抗原如病毒或毒素(见附录)高效价抗体的人或动物供体的混合物制备,目前,有多种高免疫球蛋白可用于治疗**呼吸道合胞病毒、巨细胞病毒、EB 病毒、人疱疹病毒 3、乙型肝炎病毒、狂犬病毒、破伤风和地高辛过量中毒**等病。超免疫球蛋白静脉内给药,即被动输注高滴度抗体,减轻感染的危险和严重性。狂犬病超免疫球蛋白可在静脉给药的同时在伤口周围注射。破伤风超免疫球蛋白静脉给药以预防疾病发生。**响尾蛇和银环蛇**超免疫球蛋白(抗蛇毒素)是马或牛源性的,对北美和南美响尾蛇、某些银环蛇(不包括亚利桑那银环蛇)咬伤有效。目前对响尾蛇咬伤有马源性和绵羊源性蛇毒素,对银环蛇咬伤只有马蛇毒素,绵羊抗蛇毒素是 Fab 制品,比完整的马 IgG 抗蛇毒素免疫原性低,但保留了中和响尾蛇毒液的能力。亚利桑那树皮蝎抗毒素是马的(Fab)′2 制品。这个制剂预防蝎子叮咬后的神经症状,一般用于儿童和婴儿。

单克隆抗体

最近,在免疫球蛋白基因操纵能力的进展,制备了一大批直接针对治疗靶点的人源化和**嵌合型单克隆抗体**(monoclonal antibodies, MABS)。如上所述,仅人源化单克隆抗体中的鼠源性成分是免疫球蛋白重链和轻链可变域的补体决定区,补体决定区主要负责抗体的抗原结合能力。嵌合型单克隆抗体中常含有抗原结合的鼠源可变区和人类恒定区,下面将介绍已经批准临床使用的基因工程抗体。

抗肿瘤单克隆抗体

阿仑组(珠)单抗(alemtuzumab)是人源化的 IgG1,通过 κ 链与正常和恶性 B 细胞、T 细胞、NK 细胞、单核细胞、巨噬细胞以及一小群粒细胞表面的 CD52 结合。目前,阿仑珠单抗被批准用于治疗已用烷化剂治疗和氟达拉滨治疗无效的 B 细胞慢性淋巴细胞白血病(CLL),阿仑组单抗通过抗体依赖性溶细胞作用破坏白血病和正常细胞。最近,欧盟批准阿伦组单抗治疗复发性缓解期的多发硬化症。后来,在药物进入循环时,阿伦组单抗清除了自身免疫性炎症性 T 细胞和 B 细胞。淋巴细胞的再生能暂时平衡免疫系统。接受治疗的患者可发生淋巴细胞减

少、中性粒细胞减少、贫血、血小板减少等不良反应,需密切监测有无机会致病菌感染和血液毒性。

贝伐组(珠)单抗(bevacizumab) 是人源化 IgG1 单克隆抗体,能和血管内皮生长因子(VEGF)结合,抑制 VEGF 和其受体特别是内皮细胞上的受体结合。它是一种抗血管生成药,可抑制肿瘤血管生长(血管发生),是被批准用于治疗转移性结直肠癌的一线和二线药,可单独或与适当的化疗药联用。它还被批准用于治疗前处于进展期的非小细胞肺癌、成胶质细胞瘤,与 α-干扰素联合治疗转移性肾癌。因贝伐组单抗可抗血管形成,不能在患者手术未痊愈之前使用,对用药患者应监测出血、胃肠道穿孔、伤口愈合等反应。贝伐组单抗可玻璃体内注射用于减慢黄斑变性新血管形成的进展(见其他 MABs 下的兰尼珠单抗)。

卡妥索单抗(catumaxomab) 是一种重组的双特异性三功能大鼠-小鼠 IgG 杂交的、针对肿瘤细胞上皮细胞黏附分子(epithelial cell adhesion molecule,EpCAM)和 T 细胞 CD3 的单克隆抗体。这个双特异性单克隆抗体被欧盟和美国批准用于治疗卵巢癌和胃癌的腹水。卡妥索单抗双特异性特性背后的合理性是它能把表达 CD3 的抗肿瘤细胞带到表达 EpCAM 的肿瘤细胞附近。这个抗体的 Fc 部分还可以动员能够介导抗体依赖性细胞的细胞毒的吞噬细胞和导致肿瘤细胞补体依赖性细胞毒性的补体。

西妥昔单抗(cetuximab) 是表皮生长因子受体(EGFR)的人-鼠嵌合型单克隆抗体,与 EGFR 结合可通过多种机制抑制肿瘤细胞生长,包括降低激酶活性、基质金属蛋白酶活性、产生生长因子、促进凋亡。可用于治疗 EGFR 高表达的转移性结直肠癌。它被批准与放疗或适当的化疗联合治疗 EGFR 阳性患者头颈部鳞状细胞癌。还批准与放疗或适当的化疗联合治疗 kRas 阴性、EGFR 阳性的转移性结直肠癌,或单用于对某些化疗药物不能耐受的患者。西妥昔单抗用于伊立替康不耐受患者或与伊立替康联用,约 4% 经西妥昔单抗治疗的患者可产生 HAMA。

奥法木单抗(ofatumumab) 是淋巴细胞 CD20 表位的 IgG1 单克隆抗体。利妥昔单抗是批准的第一个 CD20 单克隆抗体(见下文),它可以结合不同的 CD20 表位。奥法木单抗批准用于对氟达拉宾和阿伦单抗无效的 CLL 患者。奥法木单抗可以结合所有 B 细胞,包括 B-CLL。认为在补体存在下裂解 B-CLL,并介导抗体依赖性细胞的细胞毒性。在服用奥法木单抗的患者中有出现乙肝病毒复活的风险。

帕木单抗(panitumumab) 是一种完全人类 IgG2κ 轻链单克隆抗体。它被批准用于治疗进展期或含氟嘧啶、奥沙利铂、伊利替康化疗方案后的表达 EGFR 的转移性结直肠癌。帕木单抗结合 EGFR(类似于西妥昔单抗),抑制表皮生长因子与它的受体结合,阻止配基诱导的受体自磷酸化,激活受体相关的激酶。它可以抑制细胞生长、诱导细胞凋亡,减少血管生长因子的产生,抑制 EGFR 的内化。虽然输注帕木单抗后的皮肤病变和给药有关的毒性很常见,明显优于西妥昔单抗的是它是完全人源化(即不是引发的 HAMA),因此在循环中的半衰期较长。这是 FDA 批准的第一个从表达人免疫球蛋白基因位点的转基因小鼠生产的单克隆抗体。

培妥组(珠)单抗(pertuzumab) 是一种重组的人源化的 IgG1 单克隆抗体。它被批准与曲妥珠单抗(见下文)联合治疗转移性或局部进展期 HER-2/neu 阳性乳腺癌,而多西他赛用于新的佐剂疗法。这个抗体通过阻止人表皮生长因子 HER-2/neu 与其他 HER 家族成员形成异二聚体,因此通过 MAP 激酶和 PI3 激酶途径抑制配基介导的细胞内信号转导。培妥组单抗还参与对 HER-1/neu 阳性肿瘤细胞抗体依赖性细胞介导的细胞毒性。

利妥昔单抗(rituximab) 是一种鼠-人嵌合型 IgG1(人 Fc)单克隆抗体,可与正常和恶性 B 淋巴细胞的 CD20 分子结合,被批准用于治疗 CD20 阳性的大量 B 细胞弥散性非何杰金淋巴瘤和复发性、难治性低分化或滤泡非霍奇金 B 淋巴细胞淋巴瘤,但用或与适当的化疗药物联用。它被批准于化疗药物联合治疗 CLL。还与甲氨蝶呤联用于治疗抗 TNF-α 治疗失败的类风湿关节炎患者。利妥昔单抗最近的适应证是治疗 Wegener 肉芽肿和显微多血管炎。作用机制包括补体介导的溶解、抗体依赖性细胞毒性和诱导类风湿关节炎和肉芽肿和多血管炎有关的恶性淋巴细胞和 B 细胞凋亡。与氟达拉滨(CHOP,见第 54 章)联合化疗用于治疗淋巴瘤。重要的不良反应贫血和中性粒细胞减少可以用粒细胞集落刺激因子(G-CSF)纠正。其他不良反应有低血压、皮疹、胃肠道功能紊乱、发热和乏力。

曲妥组(珠)单抗(trastuzumab) 是一种重组 DNA 衍生的人源化单克隆抗体,与人表皮生长因子受体 HER-2/neu. 胞外域结合,可阻滞正常配体结合,并下调受体。曲妥组单抗被批准用于治疗 HER-2/neu 过表达的转移性乳腺癌、转移性胃食道联合腺癌患者。单独用药可使 15%～20% 患者缓解;与化疗药联合,可提高反应率和时间,延长 1 年的生存率。曲妥组单抗对其他表达 HER-2 肿瘤的疗效仍在研究当中(见第 54 章)。服药期间应该监测患者潜在的心血管病。

用于对肿瘤释放同位素和毒素的单克隆抗体

Ado 曲妥珠单抗(Ado-trastuzumab)emtansine 是一种抗体药物交联体,它是用化学的方法将抗 HER-2/neu 抗体曲妥组单抗(见上文)与细胞毒药物微管破坏剂 mertansine 连接在一起。Ado 曲妥珠单抗 emtansine 被批准治疗以前分别接受过曲妥组单抗和紫杉醇分别或联合治疗,而且在之前的治疗中疾病处于复发期或进展期的 HER-2/neu 阳性乳腺癌患者。它的毒性与曲妥组单抗单用一致,但还包括由于 emtansine 的肝毒性。

阿西莫单抗(arcitumomab) 是 99m 锝(99mTc)标记的鼠抗癌胚抗原(CEA)抗体的 F(ab)片段。可用于转移性结肠癌(免疫闪烁成像)的成像,以决定病变程度。胃肠道癌的 CEA 通常上调,Fab 片段可降低药物免疫原性,故可反复使用,其他完整鼠单克隆抗体可以产生较强的 HAMA。

维布妥昔单抗(brentuximab vedotin) 是一种新的、能与 CD30 结合的抗体药物交联体。CD30 是 TNF 受体超家族的细胞表面标志物,表达在大量发育不全的淋巴瘤和 Reed-Sternberg 何杰金淋巴瘤上,在活化的白细胞上也有表达。维布妥昔单抗由单甲基奥瑞他汀 E(monomethylauristatin E,MMAE)与嵌合型(鼠-人)IgG1 组成。MMAE 是一种能诱导细胞周期停止和凋亡的微管破坏剂。在这个 ADC 与细胞表面的 CD30 结合时,形成的复合物被内化,随后 IgG 的 MMEA 被蛋白水解而裂解。维布妥昔单抗被批准用于治疗自体干细胞移植治疗失败或以前至少两次化疗方案失败的何杰金淋巴瘤患者。它还被批准治疗以前至少有两次化疗失败的发育不全的大细胞淋巴瘤患者。服用维布妥昔单抗的患者应该主要观察和监测中性粒细胞减少症和外周感觉神经病。

喷卡罗单抗（capromab pendetide）是一种鼠源性、铟（^{111}In）标记的前列腺特异性膜抗原的单克隆抗体，用于免疫闪烁成像，以确定活检所证实的前列腺癌和前列腺特异性抗体升高的前列腺切除术患者的病变范围。

替伊莫单抗（ibritumomab tiuxetan）是同位素钇（^{90}Y）或^{111}In标记的抗CD20鼠单克隆抗体。用抗体偶联的同位素照射而产生抗肿瘤活性。替伊莫单抗被批准用于复发性或难治性、低分化、滤泡型或B细胞非霍奇金淋巴瘤，包括利妥昔单抗耐药的滤泡病，在两步法治疗方案中与利妥昔单抗联用。

用作免疫抑制药和抗炎药的单克隆抗体

阿达木单抗（adalimumab）、**培化舍组单抗（certolizumab pegol）**、**依那西普（etanercept）**、**戈利木单抗（golimumab）**和**英夫利昔单抗（infliximab）**都是能与TNF-α结合的抗体。TNF-α是在类风湿病和类似炎症性疾病中有重要作用的一种促炎细胞因子。**阿巴西普（abatacept）**是一种重组的融合蛋白，由融入人IgG1 Fc区铰链Ch2、CH3域的细胞毒性T-淋巴细胞相关抗原-4（CTLA-4）的细胞外域组成。**托组单抗（tocilizumab）**是重组的人源化IgG1，它可以与可溶性和膜相关的IL-6受体结合，抑制IL-6在淋巴细胞上的信号转导，而抑制炎症过程。这些药物被批准用于类风湿关节炎和其他形式的关节炎，并在第36章中讨论。

阿来西普（alefacept）是一种工程蛋白，是由白细胞功能相关抗原-3（leukocyte-function-associated antigen-3, LFA-3）的CD2结合部分融入人IgG1 Fc区（铰链Ch2、Ch3域）而成。它通过与细胞表面的CD2结合而抑制T细胞活化，抑制正常的CD2/LFA-3相互作用。阿来西普治疗的患者还可以导致循环中的T细胞总数，特别是银屑病斑块中的CD4和CD8记忆效应亚群。要求严格监视接受阿来西普治疗患者的外周血T细胞计数，若CD4淋巴细胞低于250个/ml时应该停药。

巴利昔单抗（basiliximab）巴利昔单抗是鼠-人嵌合型IgG1单克隆抗体，可结合CD25，即活化的T淋巴细胞表面的IL-2受体α链。**达克组单抗（daclizumab）**是人源化的IgG1，也可以与IL-2受体的α亚单位结合。两者是IL-2拮抗药，通过与活化的淋巴细胞结合而抑制IL-2的活性，具有免疫抑制作用。可用于预防肾移植患者的急性器官排斥反应，是包括糖皮质激素和环孢素A免疫抑制治疗方案的一部分。

卡那奴单抗（canakinumab）是一个人IgG κ链单克隆抗体，它可以阻止IL-1β与它的受体结合，被批准用于成年和4岁以上儿童核酸结合区蛋白cryopyrin相关间歇性综合征（cryopyrin-associated periodic syndromes, CAPS）的治疗。CAPS包括家族性寒冷自身免疫综合征、Muckle-Wells综合征和2岁及以上幼童系统性幼年原发性关节炎。这些疾病是由于编码cryopyrin的基因（NLRP-3）突变，cryopyrin是一个重要的炎性体成分。NLRP-3可以引起IL-1β过度释放，引起自身免疫性炎症，出现发热、荨麻疹样皮疹、关节痛、肌肉痛、疲劳和结膜炎。

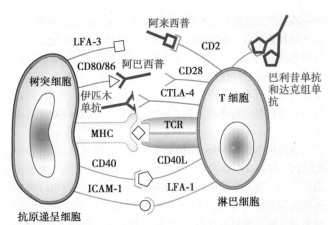

图 55-7 某些单克隆抗体的作用（红色所示）。CTLA-4-lgFc融合蛋白（CTLA-4-lg，阿巴西普）与DC的CD80/86结合并抑制T细胞的共同刺激。阿来西普通过阻滞白细胞功能相关抗原-3（LFA-3）和CD2相互作用而抑制T细胞活化。巴利昔单抗和达克组单抗阻滞IL-Ⅱ与T细胞的IL-Ⅱ受体结合（CD25）而防止了活化；如果用抗CTLA-4抗体（伊匹木单抗）阻滞CTLA-4与CD80/86的相互作用，则T细胞活化能维护或恢复；伊匹木单抗可抑制CTLA-4信号并延迟活化

那他组单抗（natalizumab）是一个人源化的IgG$_4$单克隆抗体，它可以与表达在除中性粒细胞外的所有白细胞表面的α4β1和α4β7整合素的α4亚单位结合，抑制α4介导的白细胞与它的同源受体结合。它适合于对常规治疗不耐受和反应差的多发性硬化症和克罗恩病患者治疗。那他组单抗不能和上述的抗TNF-α药物联合使用。

奥马组单抗（omalizumab）是抗IgE的重组人源性单克隆抗体，被批准用于治疗对吸入性皮质类固醇制剂耐受（见第20章）的成人和青少年过敏性哮喘，还被批准用于慢性荨麻疹。这个抗体可阻断IgE与嗜碱性粒细胞、浆细胞表面高度亲和性Fcε受体结合，抑制Ⅰ型超敏反应介导物如组胺、白三烯类所介导的IgE释放，使用此抗体一年以上的患者血清总IgE水平可升高。

乌司奴单抗（ustekinumab）是一种结合于IL-12和IL-23细胞因子p40亚单位的人IgG1单克隆抗体。它阻断IL-12和IL-23和受体结合，因此抑制淋巴细胞受体介导的信号转导。乌司奴单抗适合于成年中、重度斑块型银屑病，单用或甲氨蝶呤联合应用。比乌司奴单抗治疗银屑病更好的原因是起效快、作用时间长、无需频繁用药。

维多组单抗（vedolizumab）是胃肠道α4β7整合素的人源化单克隆抗体。它不能引起其他α4β7整合素结合抗体如那他组单抗的系统性免疫抑制，因为它不能与淋巴细胞上的大多数α4β7整合素结合。它被推荐用于克罗恩病和溃疡性肠炎的治疗。

其他单克隆抗体

阿昔单抗（Abciximab）是鼠-人单克隆抗体的一个Fab片断，它可以与活化血小板上的整合素GPⅡb/Ⅲa受体结合，抑制纤维素原von Willebrand因子和其他黏附分子与活化的血小板结合，因此阻止血小板聚集。为了防止心脏缺血性并发症，它可以与

阿司匹林和肝素联合用于经皮冠状动脉干预。详见第34章。

地舒单抗（denosumab）是人RANKL（核因子κB配基的受体激活剂，见第42章）的人IgG2单克隆抗体。它与RANKL结合后，抑制负责骨吸收的细胞破骨细胞的成熟。地舒单抗适合于治疗未来有骨质疏松危险的更年期妇女。开始给药前，应该评价患者没有低钙血症。患者在治疗期间应同时补充钙和维生素D。

依库组单抗（eculizumab）是人IgG单克隆抗体，可与补体C5结合，抑制其裂解成C5a和C5b，抑制补体终末期孔隙形成裂解活动。被批准治疗阵发性夜间血红蛋白尿症（PNH）和非典型性溶血性尿毒症综合征（aHUS），可显著减少使用红细胞输血量。通过抑制血管内溶血，防止贫血的PNH症状、疲倦、血栓形成和血红蛋白血症等。与aHUS一样，依库组单抗阻止补体介导的血栓性微血管病。需要注意，接受这个抗C5单克隆抗体治疗的患者有增加感染脑膜炎球菌的可能。

帕利组单抗（palivizumab）是呼吸道合胞体病毒（RSV）融合蛋白的人源化单克隆抗体，阻止严重的下呼吸道道病，用于有这种病毒感染危险的新生儿，可减少感染频率和50%的住院治疗时间（见第49章）。

雷组单抗（ranibizumab）是一个可与VEGF-A结合的重组的人IgG1 Fab。它通过阻断VEGF与受体结合而阻止新血管形成。雷组单抗被批准经玻璃体内注射治疗新血管形成的黄斑退化、糖尿病黄斑水肿和继于视网膜静脉梗塞的突发性视力模糊和视力丧失患者。**培加尼布（pegaptanib）**是一个可与细胞外VEGF结合的哌酰化寡核苷酸，也可以经玻璃体内注射以减缓黄斑退化。

雷西库单抗（raxibacumab）是一个可与炭疽杆菌PA蛋白结合的人IgG1λ链单克隆抗体，它可以阻止炭疽毒素（致死性和水肿因子）进入细胞。雷西库单抗被批准治疗或预防成年人和儿童吸入炭疽，需联合适当的抗菌药。有意思的是，雷西库单抗没有在人体试验，因为让对照人群吸入炭疽是不道德的，并且参与适当的临床试验的天然感染的人太少。

■ 免疫抑制药的临床应用

免疫抑制药通常用于移植和自身免疫病这两种临床情形。正如用药一览表所示，对不同疾病的治疗效果不同（见特异性抗原和表55-1）。因自身免疫病非常复杂，不像其他临床疾病那样，其中许多目前尚未制定出最佳治疗措施。

实体器官和骨髓移植

在器官移植中，组织分型非常重要，它以供体和受体的人类白细胞抗原（HLA）单体型系统相容性配型为依据。相近的组织相容性配型可减少移植物排斥反应，减少进一步的免疫抑制治疗得必要性。在进行移植前，患者需接受免疫抑制治疗，包括抗胸腺细胞球蛋白、达克组单抗或巴利昔单抗。实体器官移植受体可发生四种排斥反应：**超急性、加速性、急性**和**慢性**。超急性排斥的发生是由于对供体器官预成抗体，如抗血型抗体，超急性排斥反应在移植后数小时内即可发生，且不能被免疫抑制药缓解，可导致移植器官快速坏死和移植失败。加速型排斥由抗体和T细胞共同介导，同样也不能被免疫抑制药物缓解。急性排斥反应发生在移植后几天至几个月，是许多因素特别是细胞免疫作用的结果。急性排斥反应通常可通过免疫抑制药物如硫唑嘌呤、吗替麦考酚酯、环孢素、他克莫司、糖皮质激素、环磷酰胺、甲氨蝶呤和西罗莫司治疗后发生逆转。近期，生物制剂如抗CD3单克隆抗体已经被用于急性干细胞移植排斥。慢性排斥通常发生在移植后数年，以移植器官的脉管系统增厚和纤维化为病变特征，细胞和体液免疫均参与，治疗药物与急性排斥相同。

异基因造血干细胞移植已经成功的用于许多恶性和非恶性疾病，确定HLA匹配的供体（通常是家族成员），患者通过大剂量化疗或放疗预处理，然后输入供体干细胞。预处理方案不仅可杀死恶性肿瘤细胞，同时可抑制免疫系统，使患者不对供体干细胞产生排斥反应。当患者的血细胞计数正常后（预处理方案后正常），就会由供体干细胞建立新的免疫系统。对供体干细胞的排斥并不常见，如果发生，则只能输注更多的供体干细胞进行治疗。

移植物宿主病（GVH）很多见，大多数发生在异体器官移植患者。当供体T细胞不能识别患者的皮肤、肝脏和肠道（常见）为自身的组织，则袭击这些组织，发生GVH。尽管患者在移植早期就接受了免疫抑制治疗（环孢素、甲氨蝶呤和其他药物），以防止产生GVH，但GVH仍经常发生。急性GVH在最初100天内发生，经常表现为皮疹、严重腹泻或肝毒性，需进行进一步治疗，常使用大剂量皮质类固醇和增加使用如吗替麦考酚酯、西罗莫司、他克莫司、达克组单抗等药物。患者通常进展为慢性GVH（100天后），需要不断进行治疗。不像实体器官移植，大多数干细胞移植患者可以在GVH消退后（通常在移植后1~2年），不再使用免疫抑制药。

自身免疫病

免疫抑制药对自身免疫病的疗效变化很大。但不管怎样，免疫抑制治疗能减轻自身免疫性溶贫、原发性血小板减少性紫癜（ITP）、1型糖尿病肌炎、桥本甲状腺炎、颞动脉炎，能明显改善系统性红斑狼疮、急性肾小球肾炎、获得性Ⅷ因子抑制（抗体）、类风湿性关节炎、炎性肌病、硬皮病及其他自身免疫状态。

免疫抑制治疗可用于慢性严重哮喘，环孢素通常有效，西罗莫司可作为备选药物。奥马组单抗（抗IgE抗体）已经被批准治疗严重哮喘（见前）。他克莫司正在进行临床试验，用于治疗自身免疫性慢性活动性肝炎和多发性硬化，这里IFNβ起决定性作用。

■ 免疫调节治疗

调节而非抑制免疫反应的药物的发展在药理学中日趋重要，该进展的理论基础是这类药物能提高选择性或普遍性免疫缺患者的免疫应答能力。最大的用途在于免疫缺陷病、慢性感染性疾病和癌症。AIDS 的流行大大提高了人们对开发更有效免疫调节剂的兴趣。

细胞因子

细胞因子是一大群功能不同的异质蛋白。一些是由淋巴网状细胞合成的免疫调节蛋白,在免疫系统的相互作用和控制造血功能中有巨大作用。已被准确鉴定的细胞因子见表 55-2。在大多数情况下,细胞因子的作用机制与激素类似。经过细胞表面受体或相关靶细胞来发挥它们的作用。在另一些情况下,细胞因子有抗增殖、抗微生物、抗肿瘤作用。

最先被发现的细胞因子是干扰素(IFN),然后是集落刺激因子类(CSF,在第 33 章中讨论),后者可调节骨髓祖/干细胞的增殖和分化。近来发现的大多数细胞因子被归类到白介素(IL),其中的数字是发现的时间顺序号。药理学活性的细胞因子可用基因克隆技术生产。

大多数细胞因子[包括 TNF-α、IFN-γ、IL-2、粒细胞集落刺激因子(granulocyte colony-stimulating factor,G-CSF)、粒细胞巨噬细胞集落刺激因子(granulocyte-macrophage colony-stimulating factor,GM-CSF]的血清半衰期非常短(以分钟计),常采用皮下注射,使药物缓慢释放入血液循环,并发挥持续时间长的疗效。每一种细胞因子都有其独特的毒性,但有些毒性是共有的。如 IFN-α、IFN-β、IFN-γ、IL-2 和 TNF-α 均可导致发热、类感冒症状、厌食、疲倦和全身乏力。

表 55-2 细胞因子

细胞因子	特性	细胞因子	特性
干扰素-α(IFN-α)	抗病毒,抗肿瘤,活化 NK 细胞	白介素-19(IL-19)	促炎症反应
干扰素-β(IFN-β)	抗病毒,抗肿瘤,活化 NK 细胞	白介素-20(IL-20)	促进皮肤分化
干扰素-γ(IFN-γ)	抗病毒,抗肿瘤,分泌和提高或上调 Th1 细胞、NK 细胞、CTL 和巨噬细胞的活性	白介素-21(IL-21)	促进活化 T 细胞的增生,NK 细胞成熟
白介素-1(IL-1)	活化 T 细胞,B 细胞的增殖和分化,	白介素-22(IL-22)	调节 Th2 细胞
白介素-2(IL-2)	T 细胞的增殖,Th1、NK、和 LAK 细胞的活化	白介素-23(IL-23)	促进 Th1 记忆细胞增生
白介素-3(IL-3)	定向造血干细胞的增殖、分化	白介素-24(IL-24)	诱导肿瘤凋亡、诱导 Th1 反应
白介素-4(IL-4)	Th2、CTL 的活化,B 细胞的增殖	白介素-27(IL-27)	刺激幼稚 CD4 细胞产生 IFN-γ
白介素-5(IL-5)	嗜酸性粒细胞的增殖,B 细胞的增殖、分化	白介素-28 和-29(IL-28,IL-29)	抗病毒,IFN 样活性
白介素-6(IL-6)	HCF、Th2、CTL 和 B 细胞的增殖	白介素-30(IL-30)	IL-27 的 p28 亚单位
白介素-7(IL-7)	CTL、NK、LAK 和 B 细胞的增殖,刺激胸腺祖细胞	白介素-31(IL-31)	参与 I 型超敏反应和 Th1 反应
白介素-8(IL-8)	趋化嗜中性白细胞,促炎症反应	白介素-32(IL-32)	参与炎症
白介素-9(IL-9)	T 细胞的增殖	白介素-34(IL-34)	CSF-1 受体(CSF-1R)刺激单核细胞增殖
白介素-10(IL-10)	抑制 Th2 细胞、CTL 的活化、B 细胞的增殖有关	白介素-35(IL-35)	有大批调节性 T 细胞(iTR35)
白介素-11(IL-11)	巨核细胞的增殖,B 细胞的分化	肿瘤坏死因子 r-α(TNF-α)	抗瘤、巨噬细胞的活化、促炎症反应
白介素-12(IL-12)	Th1 和 CTL 的增殖和活化	肿瘤坏死因子 r-β(TNF-β)	抗瘤、促炎症、趋化
白介素-13(IL-13)	调节巨噬细胞的功能,B 细胞的增殖	粒细胞集落刺激因子	粒细胞的产生
白介素-14(IL-14)	B 细胞增殖和分化	粒细胞巨噬细胞集落刺激因子	粒细胞,单核细胞,嗜酸性粒细胞的产生
白介素-15(IL-15)	活化 Th1、CTL、NK/LAK 细胞,扩充 T 细胞存储单元记忆池	巨噬细胞集落刺激因子	单核细胞的产生、活化
白介素-16(IL-16)	趋化 T 淋巴细胞,抑制 HIV 的复制	促红素(红细胞生成素,EPO)	红细胞的产生
白介素-17(IL-17)	基质细胞因子的产生	血小板生成素(TPO)	血小板的产生
白介素-18(IL-18)	诱导 Th1 反应		

干扰素属于蛋白质,目前分为三个家族:IFN-α、IFN-β 和 IFN-γ。IFN-α 和 IFN-β 属于 I 型 IFN,对酸稳定,作用于靶细胞的同一受体。IFN-γ 属 II 型 IFN,对酸不稳定,作用于靶细胞的不同受体。I 型干扰素通常由病毒感染诱导产生,白细胞产生 IFN-α,成纤维细胞和上皮细胞产生 IFN-β,而 IFN-γ 则通常由活化的淋巴细胞产生。

不同种类的干扰素与细胞上相应的受体结合而产生不同的效应,IFN 尤其是 IFN-γ,有增强免疫的作用,包括提高抗原提呈细胞和巨噬细胞、NK 细胞和细胞毒性 T 细胞的活性。IFN 还能抑制细胞增殖,在这方面 IFN-α 和 IFN-β 比 IFN-γ 的作用强。IFN 的另一个重要作用是可增加细胞表面 MHC 分子的表达,三种 IFN 都可诱导 I 类 MHC 分子的表达,只有 IFN-γ 可诱导 II 类 MHC 分子的表达,IFNβ 可拮抗神经胶质细胞中的这种效应,减少神经系统中的抗原提呈。

IFN-α 已经被批准用于肿瘤治疗,如毛细胞白血病、慢性髓性白血病、恶性黑色素瘤和卡波西肉瘤,也可用于乙肝和丙肝治疗,在肾细胞癌、类癌综合征和 T 细胞白血病中也显示与抗癌活性。IFN-β 可用于复发性多发性硬化患者;IFN-γ 已被批准用于慢性肉芽肿病的治疗;IL-2 可用于转移性肾细胞癌和恶性黑色素瘤。其他细胞因子如 IL-1、IL-3、IL-4、IL-6、IL-11 和 IL-12,仍在临床研究当中。IFN 的毒性包括发热、寒战、乏力、肌痛、骨髓抑制、头痛和抑郁,可严重影响其在临床上的使用。

对 TNF-α 在治疗各种恶性肿瘤方面做了大量试验,但因剂量限制性毒性而令人失望。例外的是大剂量 TNF-α 动脉内应用能治疗极恶的黑色素瘤和软组织肉瘤,在这些方法中,有效率可超过 80%。

对细胞因子作为疫苗佐剂已在进行临床试验。IFN、IL-2 与 HBV 疫苗联合有阳性作用。**地尼白介素 2(denileukin diftitox)** 是融入白喉毒素的 IL-2,用于治疗 CD25+皮肤 T-细胞淋巴瘤。IL-12 和 GM-CSF 同样有疫苗佐剂的作用,尤其是 GM-CSF 可以提高抗原提呈细胞的募集反应,如启动抗原特异性 T 淋巴细胞应答所需要的树突状细胞。有人认为,GM-CSF 自身可刺激抗肿瘤免疫应答,导致黑色素瘤和前列腺癌消褪。

需要注意的是,细胞因子与靶细胞的相互作用可导致不同内源性细胞因子的级联释放,可连续或协同产生作用。例如 IFN-γ 可升高细胞表面 TNF-α 受体数量,IL-2 可诱导 TNF-α 的产生,而 IL-12 治疗可诱导 IFN-γ 的产生。

细胞因子抑制药

免疫调节疗法的一个重要用途是用细胞因子治疗炎症性疾病(见第 36 章)及感染性休克、细胞因子如 IL-2 和 TNF-α(见上文)参与发病过程的病症。目前正在使用的和研究中的药物包括抗细胞因子的单克隆抗体、可溶性细胞因子受体。**阿那白滞素(anakinra)** 是重组型天然阻止 IL-1 与受体结合的 IL-1 受体拮抗药,终止其他部位释放的细胞因子的级联反应。阿那白滞素被批准治疗用一种或多种疾病改善抗风湿药失败但不再长期用于这个适应症的成人风湿性关节炎。如上所述,**卡那奴单抗(canakinumab)** 是一个重组的抗 IL-1β 单克隆抗体,它与人 IL-1β 结合而阻止 IL-1β 与 IL-1 受体结合。**利纳西普(rilonacept)** 是一个由融合入人 IgG1 Fc 部分的人 IL-1 受体构件(IL-1R1)和

IL-1 受体附件蛋白(IL-1RAcP)组成的二聚体融合蛋白。这些分子是用于治疗蛋白 cryopyrin 相关的间歇性综合征。

对于同时服用抗 TNF-α 药物、有慢性感染或有其他免疫抑制措施的患者,应该密切监视和防止严重感染或恶性疾病的发生。

■ 对药物的免疫反应和药物过敏反应

本章前面已经讨论了基础免疫机制和它能被药物抑制或刺激的方式,药物也能活化免疫系统产生不良反应,这些反应常归为广泛的一类"**药物过敏**"("drug allergy")。事实上,许多药物反应如对青霉素、碘化物、苯妥英和磺胺药的反应在本质上是过敏性(allergic)的。这些药物反应的表现为皮疹、水肿、过敏样反应(anaphylactoid reactions)、肾小球肾炎、发热和嗜酸性粒细胞增多。

由免疫因素介导的药物反应是通过几种不同的机制。因此,药物的过敏反应与在本章前面讨论过的四种类型的超敏反应有关:

- I 型:由 IgE 介导的对螫伤、花粉和药物的急性过敏反应,包括过敏、荨麻疹和血管水肿。是与抗原接触后,IgE 与组织肥大细胞和血液嗜碱性粒细胞结合,在与药物作用后细胞释放的强调质所致。
- II 型:药物常会修饰宿主的蛋白质,因此对被修饰的蛋白产生抗体。这种过敏反应通常有 IgE、IgM 类抗体参与,抗体与宿主细胞结合,从而激活依赖补体的溶细胞效应或依赖抗体的细胞介导的细胞毒作用。
- III 型:药物可导致的血清病。它涉及含有与外来抗原复合的 IgG 免疫复合物,表现为多系统补体依赖性血管炎,也可能导致荨麻疹。
- IV 型:细胞介导的过敏反应是包括局部给药导致的接触性皮炎或皮内注射抗原产生部位皮肤硬结的机制。

在一些药物反应中,几种这些超敏反应可以同时出现。一些药物的不良反应可被错误的划分为过敏反应或免疫反应,而事实上是由于免疫缺陷状态或乖僻的机制而非免疫机制所介导(例如,伯氨喹用于葡萄糖-6-磷酸脱氢酶缺乏症所导致的溶血或氯霉素所致的再生障碍性贫血)。

速发型(I 型)药物过敏反应

对某些药物的 I 型敏感性过敏(速发型)的发生并不是药物自身所诱导,而是药物与宿主载体蛋白(半抗原)共价链接而导致的。当药物-半抗原之间以共价链接时,免疫系统即开始检测药物-半抗原交联物的"自我修饰"("modified self"),通过产生药物-载体蛋白特异性 IgE 抗体而产生反应。尚不清楚为什么一些人装配有对药物产生反应的 IgE,而另一些人则装配的是 IgG。在 Th2 细胞分泌的 IL-4、IL-5 和 IL-13 的影响下,B 细胞分泌药物特异性 IgE 抗体。IgE 介导的速发型超敏反应的机制如图 55-5 所示。

IgE 抗体与血嗜碱性粒细胞及其组织等效物(肥大细胞)上的高亲和性 Fc 受体(high-affinity Fc receptors,FceRs)结合为急

性过敏反应建立起一个平台。肥大细胞主要分布在皮肤、鼻黏膜上皮、肺脏和胃肠道。当致敏药物再次进入机体,与嗜碱性粒细胞和肥大细胞表面上的 IgE 交叉连接和结合,发出脱颗粒、释放介质(如组胺、白三烯,见第 16、18 章)的信号。介质的释放与钙内流和肥大细胞细胞内 cAMP 降低有关。许多能抑制介质释放的药物是通过 cAMP 机制(如儿茶酚胺、皮质类固醇、茶碱)作用的,某些药物是通过抑制组胺释放,有些是通过阻滞组胺受体。其他血管活性物质如激肽类也可在组胺释放时产生。这些调质可促使血管平滑肌迅速松弛,增加血管通透性,降低血压,引起水肿和支气管收缩。

速发型过敏反应的药物治疗

通过简单的皮肤划痕试验可检测出个体对药物的敏感性,即将极度稀释的药物溶液用针尖在皮肤做一个划痕。如果存在过敏,很快(10~15 分钟内)局部就出现风团(水肿)或潮红(血流增加)。然而某些时候,尽管机体对半抗原或药物的代谢产物有明显的 IgE 超敏反应,皮肤试验却表现为阴性,这种现象常见于使用甾体类固醇或抗组胺药的患者。

调节过敏反应的药物可在这中间的几个环节发挥作用。泼尼松通常用于严重的过敏反应,属免疫抑制药,可阻断 IgE 反应中产生 IgE 的克隆增生、抑制辅助性 T 细胞产生 IL-4,因为糖皮质激素对淋巴细胞一般有毒性。在过敏反应的传出支,异丙肾上腺素、肾上腺素和茶碱可减少肥大细胞、嗜碱性粒细胞释放介质,而导致支气管扩张。肾上腺素可对抗组胺,松弛支气管平滑肌,收缩血管肌肉,缓解支气管痉挛和低血压。如在第 8 章指出,肾上腺素是抗过敏反应的可选药物。抗组胺药可竞争性的抑制组胺,否则后者会导致支气管收缩和靶器官的毛细血管通透性增高。糖皮质激素也可以减轻炎性组织中的组织水肿和损伤,提高儿茶酚胺对肾上腺素和异丙肾上腺素耐药细胞的作用。某些可直接抑制白三烯合成的药物可用于急性过敏性疾病和炎症(见第 20 章)。

对药物脱敏

遇到某些危及生命的疾病,在没有合适的备选药物时,虽然知道存在过敏,也必须使用这些药物(青霉素、胰岛素)。在这种情况下,可进行脱敏(也称低敏化)治疗,即经几个小时或数天,将药物从小剂量逐渐增加到有效治疗范围(见第 43 章)。

这种做法存在危险,所以需备有可立即注射的肾上腺素并在严格的监测下进行。在未达到脱敏前,可能发生过敏。缓慢、递增给药可使药物与肥大细胞表面的 IgE 结合,使之缓慢脱颗粒,当肥大细胞表面上的所有 IgE 都被结合、细胞脱颗粒后,治疗剂量下的药物可激发微小的反应,因此仅在用药期间对患者进行药物脱敏。

对药物的自身免疫反应(Ⅱ型)

药物可诱发某些自身免疫病。例如,肼苯达嗪或普鲁卡因胺治疗后可发生系统性红斑狼疮,对泻药敏感可导致“狼疮状肝炎”,甲基多巴可致自身免疫性溶血性贫血、奎尼丁能导致血小板减少性紫癜,多种药物可诱发粒细胞缺乏症。在本书其他章节已经阐述过,许多药物和Ⅰ型和Ⅱ型超敏反应有关。在这些药物所致的自身免疫状态,IgG 抗体与药物修饰的组织结合,通过补体系统或巨噬细胞和 Fc 受体结合而造成组织损伤。庆幸的是,对药物的自身免疫反应常在停药后数月内消退,只有在自身免疫反应极为严重时需要采取免疫抑制治疗。

血清病或血管反应(Ⅲ型)

对引起血清病的药物的反应远较速发型过敏反应常见,Ⅱ型和Ⅲ型超敏反应经常会同时发生。血清病的临床表现有荨麻疹、皮肤红斑、关节痛或关节炎、淋巴结病、肾小球肾炎、外周性水肿和发热,通常持续 6~12 天,在敏感药物被清除后即消退。常有 IgM、IgG 型抗体的参与,由于免疫复合物形成并沉积在基底膜(如肺脏、肾脏),激活补体,白细胞浸润,从而导致组织损伤。糖皮质激素可缓解药物引起的严重血清病。对于严重病例,可采用血浆置换术清除循环中的过敏药物和免疫复合物。

药物也可诱导免疫性血管炎。已发现磺胺药、青霉素、硫脲嘧啶、抗惊厥药和碘化物等可导致过敏性脉管炎,多形红斑是一种较温和的皮肤脉管炎,在药物超敏反应中居第二位。斯-约二氏综合征是较严重的这类超敏反应,可表现为多形红斑、关节炎、肾炎、中枢神经系统异常和心肌炎,常与氨苯磺胺治疗有关。使用非人源化单克隆抗体或多克隆抗体如响尾蛇抗毒素可导致血清病。

制剂

通用名	制剂	通用名	制剂
阿巴西普(abatacept)	Orencia	抗胸腺细胞球蛋白(antithymocyte globulin)	Thymoglobulin
阿昔单抗(abciximab)	ReoPro		
阿达木单抗(adalimumab)	Humira	硫唑嘌呤(azathioprine)	仿制药,Imuran
阿来西普(lefacept)	Amevive	巴利昔单抗(basiliximab)	Simulect
阿仑组单抗(alemtuzumab)	Campath	贝伐组单抗(bevacizumab)	Avastin
阿那白滞素(anakinra)	Kineret	卡那奴单抗(canakinumab)	Ilaris

续表

通用名	制剂	通用名	制剂
舍组单抗(certolizumab)	Cimzia	来那度胺(Lenolidomide)	Revlimid
西妥昔单抗(cetuximab)	Erbitux	淋巴细胞免疫球蛋白(lymphocyte immune globulin)	Atgam
环孢素(cyclosporine)	Generic,Sandimmune,Restasis	吗替麦考酚酯(mycophenolate mofeti)	仿制药,CellCept
达克组单抗(daclizumab)	Zenapax	那他组单抗(natalizumab)	Tysabri
地尼白介素2(denileukin diftitox)	Ontak	奥法木单抗(ofatumumab)	Arzerra
地舒单抗(denosumab)	Prolia	奥马组单抗(omalizumab)	Xolair
二甲基延胡索酸酯(dimethyl fumarate)	Tecfidera	帕木单抗(panitumumab)	Vectibix
依那西普(etanercept)	Enbrel	牛腺苷脱氨酶(bovine adenosine deaminase)	Adagen
盐酸芬戈莫德(fingolimod hydrochloride)	Gilenya	培加尼布(pegaptanib)	Macugen
醋酸格拉默(glatiramer acetate)	Copaxone	培干扰素 α-2a(peginterferon alfa-2a)	Pegasys
戈利木单抗(golimumab)	Simponi	培干扰素 α-2b(peginterferon alfa-2b)	PEG-Intron
替伊莫单抗(ibritumomab tiuxetan)	Zevalin	雷组单抗(ranibizumab)	Lucentis
静脉用免疫球蛋白[IGIV]	Various	$Rh_o(D)$微小剂量免疫球蛋白(Rh_o(D)immune globulin micro-dose,)	RhoGam,等
英夫利昔单抗(infliximab)	Remicade	利纳西普(rilonacept)	Arcalyst
干扰素 α-2a	Roferon	利妥昔单抗(rituximab)	Rituxan
干扰素 α-2b	Intron-A	蝎子抗毒素[马(Fab)2]	Anascorp
干扰素 β-1a	Avonex,Rebif	西罗莫司(sirolimus)	仿制药,Rapamune
干扰素 β-1b	Betaseron,Extavia	他克莫司(FK 506)	仿制药,Prograf,其他
干扰素 γ-1b	Actimmune	沙立度胺(thalidomide)	Thalomid
白介素-2[IL-2,阿地白介素(aldesleukin)]	Proleukin	妥组单抗(tocilizumab)	Actemra
伊匹木单抗(ipilimumab)	Yervoy	曲妥组单抗(trastuzumab)	Herceptin
来氟米特(leflunomide)	Arava	乌司奴单抗(ustekinumab)	Stelara

注:本章节讨论的某些药物是罕用药品,但未列在此表中。表中没有列出的其他药物见其他章节

案例思考答案

在分娩后的24~72小时内,这个产妇应该肌内注射2ml 300μg 抗 Rho(D)免疫球蛋白,这样可以从她的循环中清除胚胎致命性 Th 阳性红细胞,以至于不再产生危害未来妊娠的抗 Rho(D)B 细胞。

附:本章药物名称中英对照表

中文	英文	中文	英文
阿巴西普	abatacept	静脉用免疫球蛋白	immune globulin intravenous, IGIV
阿昔单抗	abciximab	英夫利昔单抗	infliximab
阿来西普	alefacept	伊匹木单抗	Ipilimumab
阿仑组(珠)单抗	alemtuzumab	来氟米特	leflunomide
阿那白滞素	anakinra	来那度胺	lenalidomide
抗胸腺细胞球蛋白	antithymocyte globulin, ATG	吗替麦考酚酯	mycophenolate mofetil
阿西莫单抗	arcitumomab	那他组单抗	natalizumab
巴利昔单抗	basiliximab	奥法木单抗	ofatumumab
贝伐组(珠)单抗	bevacizumab	奥马组单抗	omalizumab
维布妥昔单抗	brentuximab vedotin	帕利组单抗	palivizumab
卡那奴单抗	canakinumab	帕木单抗	panitumumab
喷卡罗单抗	capromab pendetide	培加尼布	pegaptanib
卡妥索单抗	catumaxomab	喷司他丁	pentostatin
培化舍组单抗	certolizumab pegol	培妥组(珠)单抗	pertuzumab
西妥昔单抗	cetuximab	泊马度胺	pomalidomide
环磷酰胺	cyclophosphamide	雷组单抗	ranibizumab
环孢素	cyclosporin A	雷帕霉素	rapamycin
达克组单抗	daclizumab	雷西库单抗	raxibacumab
地尼白介素2	denileukin diftitox	利纳西普	rilonacept
地舒单抗	denosumab	利妥昔单抗	rituximab
二甲基延胡索酸盐	Dimethyl fumarate	西罗莫司	sirolimus
依库组单抗	eculizumab	他克莫司	tacrolimus
依那西普	etanercept	特立氟胺	teriflunomide
依维莫司	everolimus	沙利度胺	thalidomide
芬戈莫德	fingolimod	托组单抗	tocilizumab
醋酸格拉默	glatiramer acetate	曲妥组(珠)单抗	trastuzumab
戈利木单抗	golimumab	乌司奴单抗	ustekinumab
羟氯喹	hydroxychloroquine	维多组单抗	vedolizumab
替伊莫单抗	ibritumomab tiuxetan		

注:本表格为中文版译者归纳整理,方便读者参考

(杨娥 译 张殿增 校 邱培伦 审)

参考文献

扫描本书二维码获取完整参考文献。

毒理学导论：职业毒理学与环境毒理学

第**56**章

Daniel T Teitelbaum, MD *

人类生活在一个化学世界里。他们吸入、食入和通过皮肤吸收许多这些化学物质。职业环境毒理学家主要关注的是在工作环境或一般环境中接触到的化学物质对人体产生的不良影响。在临床实践中，职业环境毒理学家必须识别和治疗接触这些化学物质所带来的不良健康影响。此外，要求训练有素的职业环境毒理学家评估和识别与工作场所使用的、或引入到人类环境中的化学物质有关的危害。

职业和环境毒理学案例呈现出异常复杂的问题。职业和环境暴露很少只局限于一种类型的化学分子。大多数的工作场所或环境材料都是化合物或混合物，而这些成分在供医生审阅的文献中往往没有很好地描述。此外，尽管许多国家的监管机构都要求披露有害物质及其对健康的影响，但专有信息排斥往往使那些处理职业和环境污染患者的人难以理解患者出现的疾病的性质和范围。因为这些疾病中有许多在出现明显症状之前都有很长的潜伏期。当患者最终出现疾病时，这通常需要做一番调查工作，确定接触的化学物质的性质，并将其与临床表现联系起来。监控工作场所和一般环境内的暴露浓度变得更加普遍，但还远远没有普及。所以当这些信息对识别中毒引起的疾病及其处理至关重要时，但却缺乏这样的信息资料，往往使确定暴露的程度、持续的时间及其剂量率变得非常困难。

职业毒理学

职业毒理学研究工作场所中发现的化学物质。职业毒理学的主要重点是确定关注的化学物质、确定它们引起的急性和慢性疾病，确定它们可以安全使用的条件，并防止吸收这些化学物

质的有害量。还要求职业毒理学家治疗这些化学物质引起的疾病，如果他或她是一名医生的话。职业毒理学家也可以规定和实施监视暴露工人和他们工作环境的计划。他们经常与职业卫生人员、认证的安全专业人员和职业卫生护士在他们的活动中携手工作。为了建立在工作场所中发现的许多化学物质的安全室内空气浓度，制定了控制限值和自愿准则。世界各地的政府和卫生机构已经制定了工作场所的健康和安全规定，包括对工人的短期和长期暴露限值。这些允许的暴露限值（PELs）在美国具有法律效力。美国职业安全与卫生管理局（OSHA）标准的副本可在 OSHA 的网站上找到。美国矿山安全与卫生管理局（MSHA）标准的副本可在上找到。除了在 OSHA 出版物和网站上出现的 PELs 外，OSHA 还公布了一些特别严重的毒性物质的标准。这些标准是在广泛的科学研究、在听证会上的利益相关者的投入、公众意见以及其他诸如在联邦公报上发表的步骤之后制定的。这些标准具有法律效力，使用这些材料的雇主有义务遵守这些标准。OSHA 标准的全文可以在职业安全局的网站上找到。

志愿组织，如美国政府工业卫生组织会议（ACGIH），定期为许多化学物质准备推荐的阈限值（TLVs），这些指南定期更新。当有关毒性的新信息出现时，美国的监管规定可能也会及时更新。然而，这个过程是缓慢的，需要许多资源的投入，除非在某些特殊情况下。在这些情况下，可以对标准进行紧急修改，并经过适当的监管程序之后发布紧急临时标准。ACGIH TLV准则在评估潜在的工作场所风险时是很有用的。在美国，遵守这些自愿的准则并不能代替服从 OSHA 的要求。TLV 没有法律效力。

---

* 对本章前版作者 Gabriel L. Plaa, PhD 的长期贡献表示感谢。

环境毒理学

环境毒理学研究的是化学物质（即环境污染物）对生物有机体的潜在有害影响。"环境"这个词包括了一个有机体的所有环境，尤其是空气、土壤和水。尽管认为人类是特别感兴趣的目标物种，但其他物种作为潜在的生物目标具有相当重要的意义。对动物发出的信号（作为生态毒性影响的结果）的科学研究经常会对人类即将发生的事件提供预警。

大气污染是工业化、技术革新和城市化发展的产物。在极少数情况下，如：火山爆发这样的自然现象可能使大气受到气体、蒸汽以及危害人体的颗粒的污染。人类也会暴露于农业环境中使用的化学物质，如：农药或在食品加工过程中的残留物以及食物成品中的某些成分。在美国，大气污染物由美国环境保护局（EPA）根据健康与环境审美进行管理。美国境内的许多州也有各自的空气污染物规定，这些规定可能比EPA更严格。许多其他的国家组织机构与也有推荐的空气污染标准。近年来，在毗邻国家的情况下，跨境空气和水污染问题一直是人们关注的焦点。颗粒物、放射性核素、酸雨以及类似的问题导致了不同国家的空气和水的交叉污染。沿海地区的洋污染也引起了人们对海洋污染的担忧，并对一些国家的渔业产生了影响。这种类型的污染现在是许多研究和新国际条约的主题。

联合国粮食和农业组织和世界卫生组织（FAO/WHO）食品添加剂联合专家委员会采用了"**可接受的每日摄入量**"（ADI）这个术语表示每天从食物中摄入的、在一生中没有明显风险的化学物质。当新的信息可用时，这些指南将被重新评估。在美国，食品和药物管理局和农业部负责对食品中农药、药品和化学制品等污染物的监管。

生态毒理学

生态毒理学研究的是化学物质或物理介质对生态系统中生物种群和群落的毒性作用，它包括这些物质的传输路径以及它们与环境的相互作用。传统毒理学研究的是对个体生物的毒性作用；生态毒理学研究的是对生物或生态系统污染的影响。生态毒理学研究已成为毒理学家最重要的研究领域之一。

毒理学术语和定义

危害性和危险度

危害性是指化学物质在特定情况下或环境中造成伤害的能力；使用的条件和暴露是主要考虑的因素。为了评估危害性，我们需要了解物质的内在毒性和个体容易被接触的数量。危害性通常是一种基于主观估计的描述而非客观评估。

危险度是指接触化学物质或物理介质而产生损害作用的预期频率。危险度的评估利用的是剂量-反应资料，并从观察到的关系推断在实际暴露中发生的剂量下的预期反应。在这些评估中使用的生物数据的质量和适宜性是主要的限制因素。在大多数国家，危险度评估已成为监管过程中不可或缺的一部分。然而，许多危险度评估科学家的假设仍未得到验证，只有对人口原因和结果的长期观察才能为新危险度评估技术的验证提供

依据。

暴露途径

在不同的暴露环境下，化学物质进入人体的途径是不同的。在工业环境中，吸入是进入人体的主要途径。经皮的途径也很重要，但是口服摄入是一个相对少的途径。因此，初级预防应设计成通过吸入或局部接触来减少或消除吸收。大气污染物是通过吸入和皮肤接触进入人体内的。水和土壤污染物是通过吸入、摄入和皮肤接触吸收的。

暴露的量、持续时间和强度

毒性反应可能因暴露量、持续时间以及接触发生的速率不同而有所不同。暴露在被目标人或动物吸收的有毒物质中会产生一个暴露剂量。急性暴露包括一次暴露或在几秒到1~2天短时间内的多次暴露。有些物质在小剂量下通常可能通过酶作用机制而解毒，但强烈的、快速地吸收急性剂量的这种物质，可能会超过身体对此物质的解毒能力，而导致严重甚至致命的毒性。同样数量的物质，慢慢吸收，可能会产生很小分的毒性或无毒性。这就是氰化物暴露的情况。在人体中存在的一种线粒体酶——硫氰酸酶，在少量氰化物的情况下，它能有效地将氰化物转化成相对无毒的硫氰酸盐，但在大量的、快速的氰化物剂量下，这种酶的脱毒作用被淹没，从而产生致命的损害作用。

慢性暴露是指在长时间内单次或多次暴露。在职业环境中，会发生急性暴露（如：意外放电）和慢性暴露（如：重复处理化学物质）。环境中的化学物质暴露，如：空气和水污染物，通常是慢性暴露，会导致慢性疾病。例如：在日本水俣湾甲基汞灾难。突然的大量化学物质释放可能导致严重的大规模人口暴露，并造成严重或致命的后果。在印度博帕尔的悲剧就是这样的一个事件。在这个事件中，甲基异氰酸酯被释放到一个人口密集区域，导致近4 000人死亡，超过50万人受伤。在意大利的塞维索，二噁英的释放污染了一个人口密集的地区。二噁英是有一种持久稳定的有机化学物质，它具有急性和长期的慢性影响。最近，英国石油公司在墨西哥湾的深水地平线钻井平台发生爆炸，引发大规模漏油事件，凸显了涉及广泛地理区域的长期生态毒性影响。

环境影响

某些化学和物理特性对环境毒物潜在危害的评估很重要。关于不同生物的毒性作用的数据以及关于可降解性、生物富集和通过食物链的生物运输的了解，对这一估计很有帮助。（见文本框：生物富集和生物放大，这是一个涉及大湖区的经典的例子）。降解率低的化学物质（通过非生物或生物途径）表现出了环境的持久稳定性，并能产生积累。这些化学物质包括持久稳定性有机污染物（POPs）、多氯联苯、二噁英和呋喃类物质及其类似物。亲脂性物质，如：被广泛禁止或废弃的有机氯农药，往往会在人体脂肪中堆积。这就导致了组织内的残留物随着时间的推移而慢慢释放。这些残留物和它们的代谢物可能会产生长期的损害作用，如内分泌紊乱。当有毒物质被整合到食物链中、一个物种捕食另一个物种时，就会发生生物放大作用，把化学物质集中在食物链中较高的生物体上。人类站在食物链的顶端，

在生物富集和生物放大发生时,它们可能会暴露在高度集中的污染物中。对环境影响最大的污染物都很难降解,可以在空气、水和土壤中相对移动,可表现为生物体内积聚,也可表现为生物放大。

■ 常见的化学污染物

空气污染物

空气污染可能是由蒸汽、气溶胶、烟、微粒和个别化学物质造成的。据说有五种主要物质占空气污染的 98%:一氧化碳(约 52%),硫氧化物(约 14%),碳氢化合物(约 14%),氮氧化物(约 14%)和臭氧的分解产物,颗粒物(约占 4%)。农业,特别是产业规模化农业,造成了多种空气污染物:粉尘、农药、硫化氢。污染物的来源包括:化石燃料燃烧、运输、制造、其他工业活动、发电、空间供热、垃圾处理等。赫尔辛基和其他城市的研究表明,未催化的汽车交通排放对地面空气的污染比其他任何来源的影响都严重。在许多国家引入了催化转化器,并强制使用,极大地减少了汽车排放对空气的污染。此外,禁止在汽油中使用四乙基铅,消除了城市环境铅污染的主要来源和儿童铅中毒。在新兴经济体中,使用双循环引擎的交通工具在非常拥挤的城市中制造了严重的地面空气污染。"清洁、低硫"柴油的引入有助于减少城市和高速公路上的污染物,如:硫氧化物。

一氧化碳

一氧化碳(CO)是一种无色、无味、无臭和无刺激性的气体。为不完全燃烧的副产品。在大气中 CO 的平均浓度约 0.1ppm;在交通繁忙地段,一氧化碳浓度可超过 100ppm。目前推荐的允许暴露限(PEL)值显示在表 56-1 中。

1. 中毒机制　一氧化碳可与血红蛋白上氧结合位点紧密但可逆地结合;它与血红蛋白的亲和力是氧的 220 倍。形成的产物碳氧血红蛋白不能携带氧气,而且碳氧血红蛋白的存在还阻碍了氧从剩下的氧合血红蛋白上释放,产生 Bohr 效应,从而减少了向组织运送的氧。高耗氧的器官(大脑、心脏和肾脏)受到影响最严重。正常不吸烟的成年人体内碳氧血红蛋白水平低于 1%饱和度(即总血红蛋白的 1%为碳氧血红蛋白形式),这样促成了来自血红素降解形成的内源性一氧化碳。吸烟者可出现 5%~10% 的 CO 饱和,这个水平取决于他们的吸烟习惯。一个人如果呼吸的空气中包含 0.1%CO(1 000ppm),那么他体内的碳氧血红蛋白水平在短时间内将达到 50%。

2. 临床表现　一氧化碳中毒主要的症状是缺氧的那些表现:①精神运动性的损伤;②颞区头疼和紧张;③意识模糊和视力丧失;④心动过速、呼吸急促、晕厥、昏迷;⑤深度昏迷、抽搐、休克和呼吸衰竭。每个人对碳氧血红蛋白浓度反应的差异性很大。碳氧血红蛋白浓度低于 15% 可能产生头痛和不适;浓度达到 25% 时许多工人主诉头痛、疲劳、注意力下降以及运动协调丧失;40% 时可出现虚脱和晕厥,60% 以上会因大脑和心肌出现不可逆损伤而死亡。临床症状可因重体力劳动、高海拔和高室温而恶化。一氧化碳中毒通常认为是一种急性中毒的形式,然而也有证据表明长期接触低水平的一氧化碳也可导致心脏损害、神经功能障碍和情绪障碍。发育中的胎儿最易于收到 CO 暴露的影响,在胎儿发育的关键时期,孕妇暴露于高水平的 CO 会引起胎儿死亡或严重的、不可逆性但可存活的出生缺陷。

3. 治疗　CO 暴露的患者必须立即脱离暴露原,必须维持呼吸,并迅速给予高流量和高浓度的氧。如果出现呼吸衰竭,即使给予机械通气,但不能给予高浓度的氧,否则会导致急性呼吸窘迫综合征。因此,患者应在短时间内得到高浓度的氧治疗。在 1 个大气压的室内空气下,CO 的消除半衰期大约是 320 分钟;用 100% 的氧气,CO 的半衰期大约是 80 分钟;使用高压氧(2~3 大气压),CO 的半衰期可以减少到 20 分钟。虽然对高压氧治疗 CO 中毒有争议,如果它容易,但使用方便时还是可以使用的。特别建议对暴露 CO 的孕妇用高压氧治疗。低体温疗法可以减少大脑的代谢需求。一氧化碳中毒引起的脑水肿似乎对甘露醇或类固醇治疗没有反应,而且可能是持续性的。一氧化碳中毒经过治疗可以逐渐恢复,即使是严重的中毒也常常是可以完全恢复的。但一些一氧化碳急性中毒的患者在恢复后的长时间内表现有持续性的神经心理和运动功能障碍。

二氧化硫

二氧化硫(SO_2)是一种无色、有刺激性的气体,主要由燃烧含硫矿物燃料而产生。

生物富集和生物放大

如果一个生物体摄入的持续时间长的污染物超过了他的代谢或排泄的能力,那么这种化学物质就会在生物体的组织内聚集。这就是所谓的**生物富集**。虽然污染物在水中的浓度几乎是无法检测的,但当污染物进入食物链时,它可能会被放大数百倍或数千倍。这就是所谓的**生物放大**。

根据加拿大政府和其他地方公布的一份**加拿大环境**报告所提供的残留值绘制了北美大湖区多氯联苯(PCBs)的生物放大图。从浮游植物开始,以鲥鱼为结尾,食物链中这种物质的生物放大将近 5 万倍。家畜和人类可能会吃来自五大湖的鱼,也导致这些物种体内产生 PCB 残留。

来源	PCB 浓度(ppm)[1]	相对于浮游植物的浓度
浮游植物	0.002 5	1
浮游动物	0.123	49.2
美洲胡瓜鱼	1.04	416
湖红点鲑	4.83	1 932
银鸥	124	49 600

表 56-1 一些常见大气污染及有机溶剂的允许暴露限值

化合物	PEL[1](ppm)
苯	1.0
一氧化碳	50
四氯化碳	10
氯仿	50
二氧化氮	5
臭氧	0.1
二氧化硫	5
四氯乙烯	100
甲苯	200
三氯乙烷	350
三氯乙烯	100

[1] PEL,允许暴露限制,是一个工人将在 8 小时工作日或 40 小时工作周中重复的暴露而不致有不良反应的剂量。

1. 中毒机制 在室温下,SO_2 在水中的溶解度约为 200g SO_2/L。由于它的溶解度高,在 SO_2 接触到湿润的黏膜时,在短时间内极易形成亚硫酸,后者对眼睛、黏膜和皮肤有强烈的刺激作用。大约 90% 吸入的二氧化硫被上呼吸道吸收,这个部位二氧化硫的主要作用部位。二氧化硫的吸入可引起支气管收缩,并产生大量的支气管黏液;由于副交感神经反射而改变平滑肌张力。大多数人在 50ppm 浓度暴露 10 分钟可导致通气阻力增加。据报道,在 5~10ppm 暴露可引起严重的支气管痉挛;约 10%~20% 健康年轻成年人甚至对较低的浓度也有反应。据报道,工人对刺激性的浓度有适应的现象,但目前的研究还不能肯定正这种现象。哮喘患者对二氧化硫特别敏感。

2. 临床表现与治疗 SO_2 中毒的主要症状与体征包括对眼、鼻、喉的刺激作用以及反射性支气管收缩和支气管分泌物增多。对于哮喘患者,二氧化硫暴露可以导致急性哮喘发作,如果发生严重暴露可以导致迟发型肺水肿。对 SO_2 的慢性低水平暴露的蓄积作用不明显,特别是在人类,但这些效应与慢性心肺病的恶化有关。当与可吸入的颗粒物联合作用时可以增加对呼吸系统的毒性反应。对二氧化硫中毒的治疗没有特效的方法,但取决于治疗呼吸道的刺激作用与哮喘的手段。在某些严重污染的城市空气盆地,升高的二氧化硫浓度结合升高的颗粒负荷导致了空气污染突发事件和急性哮喘支气管炎病例显著增加。儿童和老人的风险最大。城市二氧化硫的主要来源是家庭取暖和燃煤电厂对煤的燃烧。高硫运输燃料也有贡献。同时,这两个来源的 SO_2 也有助于可吸入微细颗粒负载和增加城市肺心的发病率和死亡率。

氮氧化物

氮氧化物是一种褐色的刺激性气体,有时也可以因为燃料燃烧产生,它可以来自新鲜的青储饲料,农民接触地窖的氮氧化物能够导致地窖工作者病(silo-filler's disease),这种疾病是一种严重的和潜在的致死形式的急性呼吸窘迫综合征,现在这种病症已经不常见。经常暴露于柴油设备排气口的矿工特别容易受氮氧化物排放的影响而罹患严重呼吸系统疾病。今天最常见的人类氧化氮暴露的来源包括汽车和卡车交通运输排放的 NO_2。最近在交通拥堵城市高空气污染目录已经证明了内燃机在增加城市空气 NO_2 污染中的重要作用。各种呼吸系统、心血管系统疾和其他问题都与 NO_2 曝露有联系。

1. 作用机制 二氧化氮是一种相对不溶的肺深部刺激物,它能产生肺水肿和急性成年呼吸窘迫综合征(ARDS)。吸入 NO_2 损坏了肺脏产生表面活性物质必需的基础结构,表面活性物质能使肺泡平滑而省力地扩张。对于在急性暴露时受影响的主要是 I 型肺泡细胞。在高浓度时对 I 型与 II 型肺泡细胞都会产生影响。如果只有 I 型细胞受损,严重危机的急性期后,用现代通气设备和药物治疗很可能使其恢复。在这样呼吸到损伤后,一些患者出现非过敏性哮喘或"痉挛性呼吸道"疾病,。如果发生 I 型和 II 型肺泡细胞严重损伤时,替换可能受损的 I 型细胞,进行性纤维化可能接踵而至,最终导致支气管消融和肺泡塌陷,导致永久性限制性呼吸道疾病。除了直接深肺作用,长期接触低浓度的二氧化氮与心血管疾病、中风的发病率增加和其他慢性疾病有关联。

现行的 NO_2 的 PEL 见表 56-1。暴露 25ppm 的二氧化氮对个别人会产生刺激作用。暴露 50ppm 二氧化氮对眼和鼻子可产生中度刺激。50ppm 的二氧化氮暴露 1 个小时可引起肺水肿和亚急性或慢性肺损伤;暴露 100ppm 二氧化氮可引起肺水肿甚至死亡。

2. 临床表现 急性暴露二氧化氮产生的症状和体征包括对眼睛和鼻的刺激作用、咳嗽、咳黏液性或泡沫样痰、呼吸困难和胸痛,在 1~2 小时内出现肺水肿。对某些人来说,临床症状约 2 周后减轻;然后患者可能进人疾病突然加重的第二阶段,包括再次发生肺水肿和终末支气管纤维样变性(支气管炎性变性)。实验动物慢性暴露 10~25ppm 的二氧化氮可引起肺气肿样改变。因而人类的慢性接触也应予以关注。

3. 治疗 对二氧化氮急性中毒,没有特效治疗方法。控制深部肺刺激作用和非心源性肺水肿是主要治疗措施。这些措施包括供应足够的氧和肺泡换气以维持气体交换,药物治疗包括支气管扩张药、镇静药,抗生素类。治疗 NO_2 引起的 ARDS 的新方法已经产生,但对任何患者使用精确的呼吸系统救治方案目前还存在相当激烈的争议。

臭氧和其他氧化物

臭氧(O_3)是在大气层中发现的一种淡蓝色刺激性气体,是高海拔地区吸收紫外线的重要成分。在地面上,臭氧是一种重要的污染物。大气层中臭氧污染物是氮、挥发性有机化合物和 CO 的氧化物的光解产物。这些化合物主要产生于化石燃料如汽油、石油、煤燃烧时或某些化学物质(如:溶剂)蒸发时,电厂、汽车和其他高温燃烧来源排放的氮氧化物,机动车、化工厂、炼油厂、工厂、加油站、油漆厂和其他来源排放的挥发性有机化合物。地面臭氧的 EPA 简报、它的来源、后果可以在 http://www.epa.gov/glo/找到。

臭氧可以在工作场所产生由高压电器设备和用于水与空气净化的臭氧发生器产生。臭氧的农业来源也很重要。在臭氧暴露(20~100ppb/h)与支气管平滑肌反应之间有近似线性的梯度关系。现行的 PEL 见表 56-1。

1. 作用机制和临床表现　臭氧是一种黏膜刺激物。轻微暴露可产生上呼吸道刺激作用。严重暴露能引起深部肺组织刺激。抽香烟在肺部的穿透力取决于潮气量,因此,运动能增加臭氧到达肺末端的量臭氧的一些作用类似于放射线,提示臭氧的毒性来自于活性自由基的形成。臭氧(O_3)可使呼吸短促,降低肺顺应性。还观察到臭氧可以增加肺对支气管收缩药的敏感性。在 0.1ppm 臭氧中暴露 10~30 分钟可引起喉咙刺激与干燥,在 0.1ppm 以上可有视力改变、胸骨下疼痛、呼吸困难。浓度超过 0.8ppm 则肺功能受到损害。

在人类已观察到呼吸道高反应性和呼吸道炎症。肺对臭氧的反应是一个动态过程。形态学和生化学的改变是由直接损伤和最初损伤引起的继发反应的结果。动物经长期暴露可导致肺形态学和功能的改变。据报道,在不同物种,包括人,暴露于浓度超过 1ppm 时,出现慢性气管炎、支气管炎、纤维变性及肺气肿样改变。在臭氧警报期间,因心肺疾病访问医院急诊的人数增加。对人类暴露于臭氧的基本生理反应和诱发的生物标记物的研究进一步了解臭氧的基本毒理学影响提供了有用的基础。

2. 治疗　对于急性臭氧中毒没有专门的治疗方法。控制方法依赖于对深部肺组织的刺激和非心源性肺水肿所采取的治疗措施,从而导致了 ARDS。现行的国家室内臭氧空气质量标准见 http://www.epa.gov/air/criteria.html。

溶剂

卤代脂肪族烃类

这些"卤代烃类"曾经在工业上广泛用作溶剂、脱脂剂及清洁剂。这些物质包括四氯化碳、氯仿、三氯乙烯、四氯乙烯(全氯乙烯),以及 1,1,1-三氯乙烷(甲基氯仿)。许多卤代脂肪族烃类归类为已知的或可能的人类致癌物。四氯化碳与三氯乙烯从生产环境中大量的撤除。全氯乙烯与三氯乙烷仍然作为干洗剂与脱脂剂,但在未来它们的这些用途可能非常有限。PEL 现在认为全氯乙烯可能是人类致癌物。国际抗癌研究机构(IARC)将干洗行业列为 2B 类致癌活性职业。

氟化脂肪酸(如:氟利昂)以及相关化合物也在工业生产、消费品与固定和移动空调系统中使用。由于它们导致大气层中的臭氧层的严重破坏,它们的使用已经被严格限值,并在国际贸易协定中淘汰。常用的卤代脂肪族溶剂因为是一种持久性水污染物也会产生严重的问题,在地下水与饮用水中因为难以清除而被广泛地发现。推荐的阈限值(TLVs)见表 56-1(参见 http://www.osha.gov, Table Z-1)。

1. 中毒机制及临床表现　对于实验动物,卤代烃在中枢神经系统镇静、肝损伤、肾损伤以及某种程度上的心脏毒性。其中几种对动物有致癌性,因而考虑对人有致癌的可能性。三氯乙烯和四氯乙烯被美国国家毒理学计划列为"有相当可能是人类致癌物",IARC 将其列入 2A 类可能的人类致癌物。这些物质是人类中枢神经系统的抑制剂。慢性工作场所暴露卤代烃容积可引起明显的神经毒性,导致记忆损伤和外周性神经病。所有的卤代烃溶剂可以引起人类心律失常,特别在交感神经兴奋和去甲肾上腺素释放的情况下。

肝脏毒性也是在急性或慢性卤代烃暴露后在人体常见的毒性作用。四氯化碳、氯仿和三氯乙烯暴露可发生肾脏毒性。在大鼠和小鼠进行的终生暴露研究以及人类的流行病学调查中已观察到用氯仿、四氯化碳、三氯乙烯、四氯乙烯有致癌作用。二氯甲烷(亚甲基氯)是一种强烈的神经毒素,人体的 CO 发生器,而且可能是人类致癌物,它被广泛地用于除漆剂、塑料胶和其他用途。流行病学研究了暴露于包括二氯甲烷、三氯乙烯和四氯乙烯在内的脂肪族碳氢化合物溶剂的工人发现与肾癌、前列腺癌、睾丸癌明显相关,IARC 认为三氯乙烯现在是 I 类抑制的人类致癌物,肾癌和非霍奇金淋巴瘤的发生常见报道,其他的肿瘤发现也增多,但它们的发生率没有达到统计学意义。

2. 治疗　对于接触脂肪族卤代烃类引起的急性中毒没有有效的治疗方法。治疗依赖于被累及的器官系统。

芳香烃类

苯　苯被用作溶剂和合成其他化学物质的中间体,它仍然是汽油中的重要成分,高品质汽油中的苯约为 1.5%。在寒冷的阿拉斯加地区,为了提高辛烷值,汽油中苯的浓度约为 5%,它是世界上使用最广泛的工业化学物质之一。现行的空气中的 PEL 值是 1.0ppm(表 56-1 和 http://www.osha.gov, Table Z-1),推荐的皮肤暴露限值为 5ppm。国家职业安全和卫生研究所(NIOSH)和其他机构建议,苯的暴露限值降低到 0.1ppm,因为在相现行的 PEL 发生过多的血癌。

苯的急性毒作用是中枢神经系统抑制。在 7 500ppm 浓度下暴露 30 分钟可引起死亡。暴露的浓度超过 3 000ppm 时可引起欣快感、恶心、运动障碍、昏迷;眩晕、嗜睡、头疼、恶心等症状发生在 250~500ppm 范围内。对于苯急性中毒目前没有有效的治疗方法。慢性接触苯可引起很严重的毒性作用,其中最重要的是骨髓损伤。与白血病一样,可发生再生障碍性贫血、白细胞减少、全血细胞减少或血小板减少。很低水平慢性暴露也发现与几种白血病相关,比如:淋巴瘤、骨肉瘤、骨髓发育不良综合征。最近的研究显示,最低 2ppm 年暴露量也可以导致白血病的发生增加。多能骨髓干细胞可能是苯及其代谢产物作用的靶细胞,其他的干细胞也可能是靶细胞。

苯长期以来被认为是一种强有力的染色体断裂剂,即也就是一种能引起染色体断裂的突变体。即通过引起染色体裂解作用的诱变剂。最近的研究表明,特定的染色体重组和基因组模式与苯诱发的白血病有关。流行病学研究证实在工人中的苯暴露与白血病及其他骨髓癌的发生有着肯定的因果联系。IARC 将苯列为 I 类已知的人类致癌物。目前,大多数国家和国际组织都将苯视为已知的人类致癌物。

甲苯　甲苯(Toluene, methylbenzene)并不拥有苯的骨髓毒性作用,也与白血病无关。它不是致癌物,IARC 分类为 III 类。然而,它有中枢神经系统抑制作用,并且是皮肤、眼睛的刺激剂,还有胎体毒性。PEL 值见表 56-1 和 OSHA 表 Z-1 和 Z-2(http://www.osha.gov)。暴露 800ppm 甲苯可导致严重的乏力和共济失调,暴露 10 000ppm 浓度的甲苯能产生快速的意识丧失。长期甲苯暴露的长期效应还不清楚,由于人体研究显示的纤维表现常常不仅仅涉及甲苯暴露,常同时涉及几种溶剂暴露。然而,在有限的职业研究中,代谢性相互作用及甲苯效应的变化尚未在其他溶剂暴露的工人中发现。如果在人类接触或暴露的地方使用技术级甲苯,建议分析材料中的苯含量。

二甲苯　二甲苯(Xylene,dimethylbenzene)一直被用来代替苯作为脱脂剂。与甲苯一样,二甲苯不具有骨髓毒性作用,也与白血病没有关系,二甲苯具有中枢神经系统抑制作用和皮肤刺激作用。经过良好提炼的二甲苯很少含有苯。估计的 TLV-TWA 和 TLV-STEL 是 100ppm 和 150ppm。现行的 OSHA PELs 见 http://www.osha.gov 网站的表 56-Z-1。

杀虫剂

有机氯杀虫剂

有机氯类杀虫剂常被分为为四类:DDT(氯苯乙烷)及其类似物、六氯化苯类、环戊二烯类和八氯莰烯类(表 56-2)。它们都是含氯取代基的芳香化合物、碳环化合物或异环化合物。每个化合物在生物转运和组织蓄积能力有很大的差异,毒性与蓄积之间没有明显相关性。它们可通过皮肤吸收,也可经呼吸道吸入或口摄取。然而,许多种衍生物吸收的量明显不同。溶液中 DDT 皮肤吸收差,而环戊二烯类经皮肤吸收的效率很高。有机氯杀虫剂因为其环境破坏而被大部分被放弃不用,现在人们知道他们是动物和人类的内分泌破坏者。DDT 在非洲的疟疾肆虐地区被限制用于杀灭蚊子。这种用途饱受争议,但很有效并在可以预见的将来还在那个地方继续使用。有机氯杀虫剂在人与动物体内残留以及在环境中长期存在的问题仍然没有得到充分的解决。

表 56-2　卤代烃杀虫剂

化合物分类	化合物	毒性分级[1]	ADI[2]
DDT 和类似物	二氯二苯基三氯乙烷(DDT)	4	0.005
	甲氧氯	3	0.1
	四氯二苯乙烷(TDE)	3	——
氯化苯	六氯化苯(BHC,六氯环己烷)	4	0.008
	林丹	4	0.008
环氯化苯	绿甲桥萘(Aldrin)	5	0.000 1
	氯丹	4	0.000 5
	狄氏剂(Dieldrin)	5	0.000 1
	七氯	5	0.000 1
毒杀芬	氯化莰烯(莰烯氯,八氯莰烯)	4	——

[1] 毒性分级:人类口服致死剂量,3 级 = 50 000mg/kg,4 级 = 50～500mg/kg,5 级 = 5～50mg/kg(Gossclin 等,1984)

[2] ADI = 可接受的日摄入量[mg/(kg·d)]

1. 人体毒理学　所有有机氯类杀虫剂对人类的急性毒性作用在性质上大体上相似。这些物质干扰可兴奋膜上的钠通道失活,引起许多神经元重复放电。钙离子的转运也被抑制。这些效应影响了后除极,并增强了神经元的兴奋性。主要的效应是对中枢神经的兴奋。对于 DDT,最先表现出来的症状是震颤,且有可能继续发展到抽搐,而对其他化合物来说,抽搐常是中毒的第一体征。对急性中毒没有特效的治疗方法,仅能对症处理。

有机氯杀虫剂潜在的致癌作用已经得到广泛地研究,结果表明,对实验动物长期慢性染毒可使肿瘤的发生率增加。内分泌系统功能的紊乱是假设的机制,假设了许多外源性雌激素(雌激素样)致癌作用的机制。然而,到目前为止,几项在人体进行的大规模流行病学研究发现,患癌症的风险与具体化合物或有几率杀虫剂代谢产物的血清水平之间有明显的关系。为研究二氯二苯二氯乙烯(DDE 的主要代谢产物)和 DDT 乳腺脂肪水平和乳腺癌危险性之间关系而进行的病例对照研究结果没有肯定它们之间的阳性关系。相反,最近的研究工作支持青春期保留 DDT 和脑癌之间的关系。最近的研究还发现,有机氯水平提高的人患睾丸癌和非霍奇金淋巴瘤的几率增加。非癌症终点也有意义。最近的工作发现新生儿隐睾症和尿道下裂与母体脂肪中的氯丹代谢物水平之间有关系,这些残留物也与睾丸癌有关。

2. 环境毒理学　有机氯类杀虫剂一向被认为是非常稳定的化学物质。与其他杀虫剂相比,它们的降解速度非常缓慢,而且有生物积蓄作用,尤其在水生生态系统中。他们在土壤中的迁移与土壤的构成有关,土壤中的有机物质可促进这些化学物质进入土壤颗粒,而沙质土壤则没有吸附。一旦被吸附,很不容易清除。它们会引起敏感动物和鸟类内分泌系统功能紊乱,除了对人类的不利影响。20 世纪 60 年代初,Rachel Carson 的工作和随后的著作《临近的春天》引起人们对这个问题的注意,有机氯杀虫剂被认为是有害的环境毒素。他们的使用在大多数司法辖区都是被禁止。

有机磷杀虫药

此类化合物中被列于表 56-3 的一些用于杀灭各种各样的害虫。在与昆虫接触时它们都是有用的杀虫剂,或者在生态系统将这些化合物转移到植物内,对食用这些植物的昆虫上产生作用。目前正在使用的许多品种都采用包括手工、拖拉机和航空方法在内的喷雾技术进行防虫治虫。它们经常随刮风天气广泛传播和广泛的漂移。这些有机磷杀虫剂是根据如:索曼、沙林和塔崩这些战争毒气的基础上合成的。有些毒性低的有机磷化合物作为人和兽药用于局部或全身抗寄生虫(第 7 章和第 53 章),此类化合物可通过皮肤、呼吸道和胃肠道等途径吸收,它们的生物转化迅速,特别是与卤代烃类杀虫剂比较。Storm 和合作者回顾了目前的杀虫剂,并推荐了 30 种有机磷农药人类吸入职业暴露的限值(参考文献)。

1. 人体毒理学——对于哺乳动物和昆虫,这些物质的主要作用是通过磷酸化酯酶位点抑制乙酰胆碱酯酶,特征性急性中毒症状和体征主要表现为乙酰胆碱酯酶抑制和乙酰胆碱的堆积。一部分这些物质也有直接的胆碱能活性。对于这些中毒症状可以用抗解毒药和有效的拮抗药进行针对性的治疗。此外,

表 56-3　有机磷杀虫药

化合物	毒性分级[1]	ADI[2]
保棉磷（Azinphos-methyl）	5	0.005
氯氟磷（Chlorfenvinphos）	–	0.002
二嗪磷（Diazinon）	4	0.002
敌敌畏（Dichlorvos）	–	0.004
乐果（Dimethoate）	4	0.01
杀螟硫磷（Fenitrothion）	–	0.005
马拉硫磷（Malathion）	4	0.02
对硫磷（Parathion）	6	0.005
甲基对硫磷（Parathion-methy）	5	0.02
敌百虫（Trichlorfon）	4	0.01

[1] 毒性分级:人类口服致死剂量,4 级 = 50 ~ 500mg/kg,5 级 = 5 ~ 50mg/kg,6 级 ≤50mg/kg（Gossclin 等,1984）

[2] ADI = 可接受的日摄入量[mg/（kg·d）]

用毒扁豆碱和其他短效化合物进行预处理,可以对这些农药或它们的战时气体类似物进行保护,如果及时使用的话。这些表现与它们的处理见本书第 7 章和第 8 章。精神和认知功能的改变以及各个阶段的精神症状也与暴露这些有机磷杀虫剂相关,因此,有一些迹象表明,在海湾战争退伍军人中的神经综合征与芳香基酯酶活性较低有关,除了抑制乙酰胆碱酯酶外,一些有机磷化合物能够磷酸化神经组织中的另一些酶,即**神经病靶酯酶**（**NET**）,导致最长的神经纤维脱髓鞘。因为与麻痹和轴突退化有关,所以这种病变称作有机磷酯诱发的迟发性多发性神经病（OPIDP）。在一些中毒患者中可能发生迟发性中枢和自主神经病。母鸡对这种毒性作用尤其敏感,并且已证实对研究病变的发病机制、别有潜在的神经毒性的有机磷衍生物非常有用。对 NET 中毒没有特殊的治疗办法。在人体观察到三甲酚磷酸酯（TOCP）有神经毒性,TOCP 是一种非杀虫剂有机磷化合物,认为和杀虫剂敌敌畏、敌百虫、溴苯磷、甲氨磷、丙胺氟磷和毒壤磷等同时存在时发生神经毒性。多发性神经病经常从刺痛和烧灼感开始,尤其在双脚,几天后发展为运动无力,感觉和运动困难可扩展到腿和手,步态也受到影响,并出现共济失调。对于这种形式的迟发性神经毒没有特效的治疗方法。长期的神经靶酯酶的抑制预后的多变的。在农药生产工人与农业上的农药使用者中这种神经病理（或其他毒性）方面的研究已经有报告（参考文献）。最近的临床观察还在严重有机磷中毒患者中确定了一种中间综合征。这种综合征的特点是神经肌肉传导障碍,而心脏衰竭是更典型的烟碱中毒而非毒蕈碱中毒。进行性神经肌肉传导障碍会导致呼吸肌无力,最终导致死亡。生理上的异常很复杂,但涉及神经肌肉接头传输效率进行性降低。产生这种中间综合征的患者最大风险是心脏衰竭,可能需要人工呼吸。由于有机磷中毒经常发生在世界上欠发达的地区,那里的医疗资源非常有限,因此,中间综合征的发生常常是致命的并发症。常规的处理方法对有机磷农药中毒无效。

　　2. 环境毒理学——有机磷杀虫剂不是长效杀虫剂,因为它

们相对不稳定,在环境中易于被水解或光解。认为是一类对环境的影响小而持久、对生物有急性毒性的化合物。

氨基甲酸酯类农药

　　这些化合物（表 56-4）通过氨甲酰化酯酶位点抑制乙酸胆碱酯酶。因此,它们也拥有与有机磷杀虫剂中介绍的抑制乙酸胆碱酯酶有关的毒性性质。它的作用及治疗在第 7 章和第 8 章中介绍。一般说来,氨基甲酸酯类引起的临床表现比有机磷化合物引起的持续时间短。氨基甲酸酯引起最小中毒的剂量和导致死亡的剂量之间的范围较有机磷杀虫剂大。在被氨基甲酸酯类抑制后胆碱酯酶复活得更快。氨基甲酸酯中毒的临床处理与有机磷农药中毒的治疗相似,但不建议使用解磷定。氨基甲酸酯类杀虫剂属于不稳定性杀虫剂,对环境的影响很小。

表 56-4　氨基甲酸酯类杀虫剂

化合物	毒性分级[1]	ADI[2]
涕灭威（Aldicarb）	6	0.005
灭害威（Aminocarb）	5	–
甲萘威（西维因,carbaryl）	4	0.01
克百威（呋喃丹,C）	5	0.01
地灭威（Dimetan）	4	–
敌蝇威（Dimetilan）	4	–
异索威（Isolan）	5	–
甲氨叉威（灭虫多,Methomyl）	5	–
残杀威（Propoxur）	4	0.02
嘧喔威（Pyramat）	5	–
吡唑威（Pyrolan）	5	–
自克威（Zectran）	5	–

[1] 毒性分级:人类口服致死剂量,4 级 = 50 ~ 500mg/kg,5 级 = 5 ~ 50mg/kg,6 级 ≤50mg/kg（Gossclin 等,1984）

[2] ADI = 可接受的日摄入量[mg/（kg·d）]

植物性杀虫剂

　　天然资源衍生的杀虫剂包括**烟碱**、**鱼藤酮**和**除虫菊**。烟碱从烟碱属烟草（*Nicotiana tabacum*）和烟碱属香野草（*N. rustica*）的干叶中获得。它能迅速从黏膜表面吸收,游离生物碱容易经过皮肤吸收,其盐不易经过皮肤吸收。烟碱可与突触后膜（交感或副交感神经节,神经肌肉连接处）上的乙酰胆碱能受体作用,导致膜去极化。毒性剂量可迅速导致兴奋和随后的传导阻滞。这些作用在第 7 章中介绍。治疗主要针对的是维持重要的生命体征和控制抽搐的发生。烟碱类（**neonicotinoids**）杀虫剂已经被开发用于农业杀虫剂,并被指摘有毁灭种群的作用。

　　鱼藤酮（图 56-1）从鱼藤属毛鱼藤（*Derris elliptica*）、异翅鱼藤（*D. mallaccensis*）和醉鱼豆属糙皮桦（*Lonchocarpus utilis*）和 L. Urucu 中获得。口服鱼藤酮可引起胃肠刺激,也可发生结膜炎、皮炎、咽炎和鼻炎。治疗主要是对症处理。

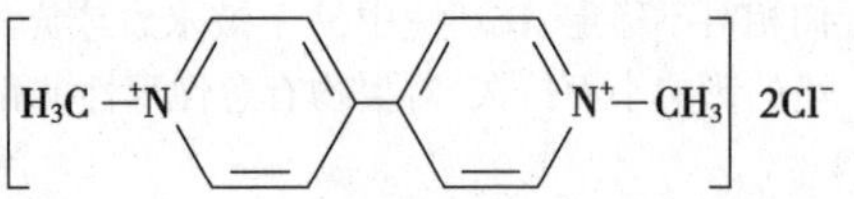

二氯百草枯

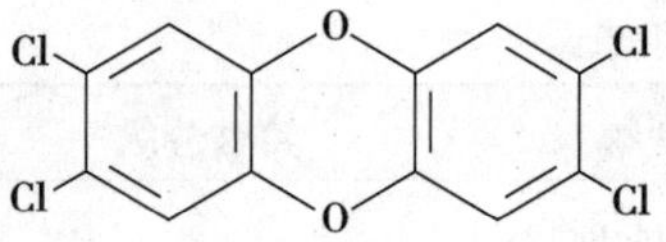

2,3,4,8-四氯二苯氧异二噁英(TCDD)

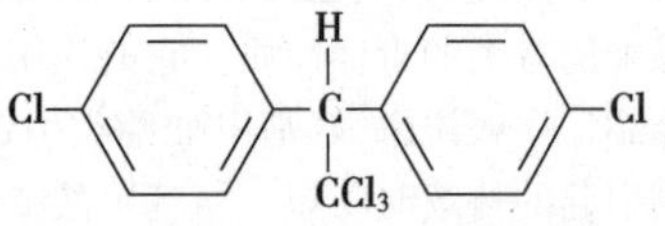

二氯二苯基三氯乙烷(DDT)

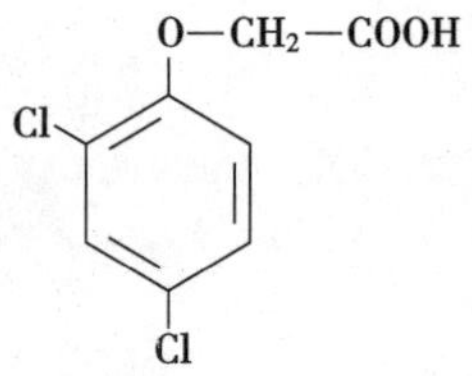

2,4-二氯苯氧乙酸(2,4-D)

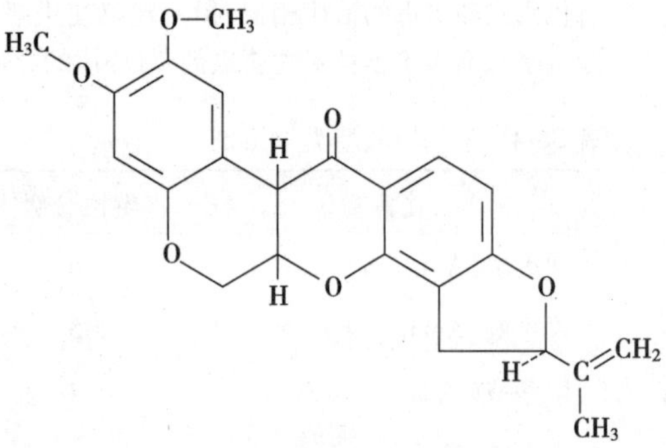

鱼藤酮

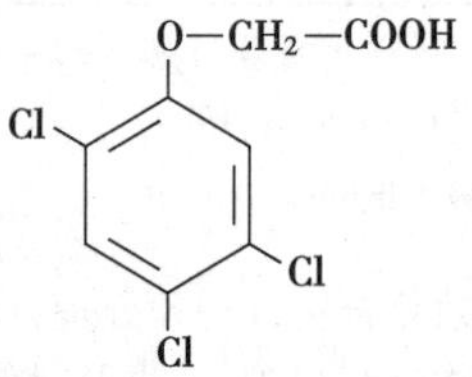

2,4,5-三氯苯氧乙酸(2,4,5-T)

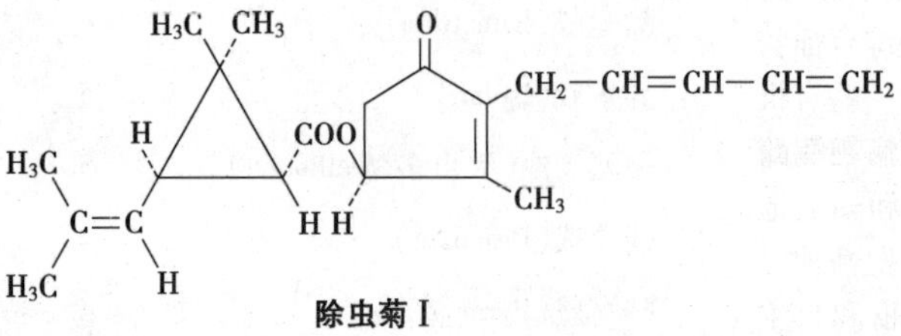

除虫菊Ⅰ

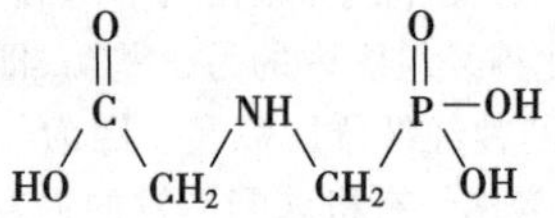

草甘膦

图 56-1 除草剂与杀虫剂的结构

除虫菊由六种已知的杀虫酯组成:除虫菊酯Ⅰ(图 56-1)、除虫菊酯Ⅱ、丁烯除虫菊酯Ⅰ、丁烯除虫菊酯Ⅱ、茉莉菊酯Ⅰ和茉莉菊酯Ⅱ。合成的除虫菊酯占世界杀虫剂用量的份额越来越大。除虫菊可通过吸入或经口食入而吸收。吸收足量除虫菊酯杀虫剂后,毒性作用的主要部位是中枢神经系统,可发生兴奋、抽搐、强直性瘫痪等症状。电压依赖性钠、钙、氯离子通道以及外周性苯二氮草类受体是其作用的靶点。暴露后的治疗主要是对症处理,抗惊厥治疗的疗效不确切。使用氯离子通道激动剂伊佛霉素的治疗效果与苯巴比妥和甲苯丙醇一样。拟除虫菊酯还对眼、皮肤、呼吸道有强烈地刺激作用,它们可以导致刺激性哮喘,反应性气道紊乱综合征(RADS)以及过敏反应,这类物质对人类最常见的损害是对呼吸道和皮肤的致敏作用与刺激作用。在喷撒合成除虫菊酯的工人中发现有皮肤感觉异常。用合成的长效拟除虫菊酯根除对飞机上的昆虫时引起乘务员和其他飞行人员的呼吸和皮肤问题以及一些神经系统的症状。在中国,严重的拟除虫菊酯职业性暴露已导致明显的中枢神经系统毒性作用,包括抽搐。其他未报道的中毒症状在除虫菊暴露的个人也表现明显。

除草剂

氯苯氧类除草剂

2,4-二氯苯氧乙酸(2,4-D)和 2,4,5-三氯苯氧乙酸(2,4,5-T)及它们的盐类和酯类是目前用于消灭杂草的除草剂的主要成分(图 56-1),这些化合物对人类的急性毒性都很低。

然而,尽管他们的急性危害低,但可以导致严重的长期的人类和环境毒性。2,4-d 仍在世界商业和国内广泛地用于草坪除草。2,4,5-T 有类似的用途,但应臭名昭著被纳入在越南战争中用作脱叶剂的**橙剂**。橙剂污染的是 2,3,7,8-四氯二苯并-*p*-二噁英(一种强烈的动物致癌物质和可能的人类致癌物质)和其他有毒的、稳定的、不受欢迎的多氯化合物。当发现这种毒性时,美国农业部取消了三氯苯酚除草剂的国内农药注册登记,并不再使用这些化合物。然而,,其他没有彻底研究的化合物,如:氯化氧杂蒽,存在二氯苯氧和三氯苯氧除草剂中(见下文)。

对于人类,大剂量的 2,4-D 可引起昏迷和全身肌张力减退。罕见的肌无力和明显的肌张力减退可持续几个星期。对于实验动物,已报道使用氯苯氧基除草剂有肝肾功能障碍的体征。美国国家癌症研究院进行的几项流行病学研究肯定 3,4-D 和非霍奇金淋巴瘤有因果关系。然而,关于引起软组织肉瘤的证据仍是不明确的。

二氯苯氧和相关除草剂被发现在环境转换以及非氯水消毒时会含有和生成二甲基亚硝胺(NDMA),后者是一种强烈的人类致癌物质。《环境加拿大》的研究和其他人质疑使用这种化合物会引起水污染。相关形成亚硝胺的除草剂化合物的研究对这些化合物是否适合用作普通除草剂提出质疑。因为除草剂对于农业社区有极高的经济价值,然而,关于它们的使用的长期决策一直被推迟。

草甘膦

草甘膦(N-[磷酸甲基]甘氨酸,图 56-1)是一种接触性除草剂,也是现在广泛使用的一种除草剂,它可以通过植物的叶子和根部吸收。由于它杀灭杂草的作用是非选择性的,所以它也曾经伤害重要的作物,即使在有目的的使用时。因此,经过遗传改良,对草甘膦已经产生耐受性的植物如大豆、玉米、棉花已经问世,并获得专利。这将使草甘膦在全世界更广泛地使用。今天几乎所有的大豆作物和许多玉米作物都是草甘膦耐受性类型的作物。用专利种子种植这些转基因(GMO)作物,对种植户来说有很大的经济价值,对食品供应也非常有意义。然而,在某些行政辖区它们的使用饱受争议。虽然没有证据表明改良作物对人类或动物是有毒或有危险的,对抗性作物广泛使用草甘膦除草剂的长期农业影响仍有待确定。此外,有效消除杂草对一些重要的昆虫如蜜蜂和一些迁徙鸟类的食物和栖息地的影响造成越来越多的担忧。

因为这种除草剂的普遍易得和广泛使用,草甘膦表面活性剂的中毒事件很常见。许多吞食和中毒的报道来自发展中国家,在这些国家用农药自杀很常见。草甘膦造成的很多伤害都较轻,但也有一些严重和致命性中毒的报告。草甘膦对眼睛和皮肤有强烈的刺激性。经口摄入可引起轻度至中度食管腐蚀。它还会引起吸入性肺炎和肾衰竭。有一些使处理和应用草甘膦的工人产生畸形的报告,但流行病学证据还不清楚。有关处理急性草甘膦中毒的文献越来越多。草甘膦中毒的治疗,没有特定的方法,主要是对症处理。血液透析已成功地用于肾衰竭患者。

尽管草甘膦比其他除草剂的稳定性差,毒性低,但商业用的产品中常常含有表面活性剂以及使产品的毒性复杂化的其他活性化合物。一些毒性作用时相对于表面活性剂的。

二吡啶类除草剂

百草枯(paraquat)是该类物质中最重要的一种(图 56-1)。它对动物和植物的作用机制相同,都是见除草剂的单电子还原成自由基。摄入(事故或自杀)是最严重和潜在致死性杀虫剂中毒中的主要原因。许多严重的暴露发生在发展中国家,因为这些国家的医疗资源有限。百草枯通过主动过程在肺部缓慢蓄积,并引起肺水肿、肺泡炎及进行性纤维化,这可能是它抑制了超氧化物歧化酶,在细胞内产生了自由基氧的毒性所致。

对于人类,口服暴露后最早出现的症状和体征为吐血和便血。然而几天之内,发生迟发性,出现呼吸窘迫,并发生伴随广泛细胞增殖的充血性出血性肺水肿。在急性期,治疗呼吸困难和发绀时应谨慎用氧,因为它可加重肺损害。肝脏、肾脏和心肌也可能受累。摄入到死亡可能需要数周之间。

由于迟发型肺毒性,迅速固定百草枯对防止吸收很重要。适当地加入吸附剂(如:活性炭、漂白土)结合将百草枯通常可减少其吸收。不推荐洗胃,因为它可以将胃内的百草枯吸入肺部。百草枯被吸收后,治疗的成功率不到50%。监测血浆和尿液百草枯浓度可以用于预后评估。产生肺损伤后用 CT 扫描,为预后提供帮助。肺增殖期开始于百草枯摄入后 1~2 周。尽管一些报告显示一些透析成功的病例,但血液透析和血液灌流很少改变临床进程。许多方法被用来减缓或终止肺纤维化的进展。使用糖皮质激素和环磷酰胺免疫抑制剂很广泛,但疗效的证据不足。抗氧化剂如:乙酰半胱氨酸和水杨酸通过清除自由基、抗炎和核因子 kappa-B 抑制作用可能是有益的,但没有发表的人体试验的证据。在治疗中心的病死率高,尽管处理上有很大的不同。患者需要长时间的观察,并治疗呼吸和肾功能不全,如果他们在中毒的急性期生存。

环境污染物

多氯化和多溴化联苯类

高度卤代联苯化合物在 20 世纪中叶在大量生产,它们具有理想的绝缘性能、阻燃和许多其他用途,生产的数量及其中结合的分散材料产生了一个巨大的环境问题。氯化和溴化联苯对环境危害很大,而且有强烈地毒性,现在禁止使用。

多氯化联苯类(PCBs,共面联苯)用作电和热的绝缘液体、润滑油、增塑剂、蜡膨胀剂和阻燃剂。美国从 1977 年起已禁止生产和使用。不幸的是,它们在于环境中非常稳定,久存不散。商业用的产品实际上是含 12%~68%氯的 PCB 异构体和同系物的混合物。这些化学物质很稳定,亲酯性高,很少被代谢分解,并很难在环境中降解。

食物是人类 PCB 残留的主要来源。PCB 在鱼类中的富集导致加拿大和美国限制商业捕鱼,并限制消费来自北美五大湖的鱼(见文本框:生物富集和生物放大,早些时候)。此外,大型工业污染、非法倾倒、从危险废物站迁移和其他大规模的来源以及在变压器中广泛使用多氯联苯,导致多个局部地区污染和人类暴露。社区和后院变压器绝缘液体泄漏已经引起了相当数量的严重但高度局地化的 PCB 暴露事件。

有无数广大人群 PCBs 暴露的报道。1968 年,在日本发生了一次持续几个月的严重的 PCBs 暴露事件(Yusho 病),由于含 PCB 的热传媒污染了食用油。在台湾同一时期发生了类似的称作禹城病的大爆发。据报道对胎儿及中毒妇女后代的发育也产生了影响。目前已知,被污染的食用油不仅含 PCBs 类物质,也含有多氯联苯呋喃(PCDFs)和多氯四联苯类(PCQs)物质。结果,最初认为是由 PCBs 引起的作用,实际上由混合污染物引起的。工人职业性暴露 PCBs 产生了皮肤问题(包括氯痤疮、毛囊炎、红斑、干燥、皮疹、表皮角化病、色素沉着症)。在

PCB 中毒中发现有肝功能异常和血浆甘油三酯水平升高。

关于 PCBs 对生育和发育影响的资料不断增多。卤化杀虫剂是一种强的内分泌干扰物,人们普遍担心这些化学物质的持久雌激素样作用。在许多动物研究中发现了多氯联苯对生殖系统的损害作用。对人类的直接致畸作用尚未确定:对中等或高水平多氯联苯暴露的工人和普通人群的研究还没有结论。婴儿的一些行为的不良影响可见报道。在产前接触 PCBs 和儿童智力功能缺陷之间的联系是对那些食用大量受污染鱼类的母亲所生孩子描述。流行病学研究已经证实了各种癌症的增加,包括黑素瘤、乳腺癌、胰腺癌和甲状腺癌。这些发现和动物研究为 IARC 在 IARC 专著的第 100 卷中将某些共平面 PCBs 分类为 I 类人类致癌物提供了一个充分的基础。关于多氯联苯类的全面 EPA 简报上可在 http://www. epa. gov/epawaste/hazard/tsd/pcbs/index. htm 找到。

多溴联苯类(PBBs)和它们的酯类(PBDEs)与大量的 PCBs 一样,具有许多毒性和对环境的持久性破坏。它们在 20 世纪 50 年代被作为阻燃剂引入,从那时起就被大量使用。联苯类现在已不再生产,可能不再使用,但联苯酯仍在塑料中作为阻燃剂用于床上用品和汽车内饰。PBB 阻燃污染在大湖地区广泛存在,造成了大量的人群暴露。PBBs 认为是 IARC 2a 类可能的人类致癌物。PDBE 没有分类。关于 PBB 和 PBDEs 的 EPA 技术简报可以在 http://www2. epa. gov/fedfac/technical-fact-sheet-polybrominated-diphenyl-ethers-pbdes-and-polybrominated-biphenyls-pbbs 找到。

多氯二苯并对二噁(PCDDs) 或二噁英为一类卤化同系物,其中的四氯二苯二噁英(TCDD)研究得最仔细。还有一大类二噁英类化合物,包括**多氯二苯并呋喃类(PCDFs)** 和共平面联苯类。虽然 PCBs 是在商业上使用的,但 PCDDs 和 PCDFs 是出现在环境和工业产品中的有害的、因为燃烧过程控制不适当的副产品。在含 PCB 的变压器遭到的雷击或电器火灾、温度超过 600 摄氏度时它们还会产生。和多氯联苯一样,这些化学物质是非常稳定,亲脂性高。它们很难代谢,对环境降解的抵抗力很强。发生了几起涉及工业场所的二噁英和呋喃的重大环境污染事件。最近发表的文献显示,在暴露的人群中继发的慢性病(如:糖尿病、代谢综合征和肥胖)的发病率上升。对 TCDD 及其代谢物的血液浓度的实验室研究进一步深刻地认识到污染物的持久性和代谢。

在实验动物,TCDD 产生了大量的毒性作用。产生了消瘦综合征(严重的体重减轻伴随着肌肉和脂肪组织减少)、胸腺萎缩、表皮改变、肝毒性、免疫毒性、生殖及发育的影响、致畸和致癌作用。在生产 2,4,5-T(和因此可能暴露 TCDD)的工人中观察到的作用包括接触性皮炎和氯痤疮。对于 TCDD 中度严重的患者,唯一的表现是不明显的氯痤疮。

在商用名为 Silvex 的 2,4,5-T 中含有的 TCDD 认为是与除草剂有关的其他人类毒性。流行病学证据显示,在职业性暴露苯氧基除草剂和非霍奇金淋巴瘤过高的发病率有关。这些除草剂中的 TCDD 污染在软组织肉瘤、肺癌、霍奇金淋巴瘤以及其他肿瘤的发生中有重要的作用。TCDD 是 IARC 的 I 类已知的人类致癌物。这种类型的其他卤化化合物目前还不能归类为致癌性化合物,它们被列为 IARC III 类化合物。

全氟化化合物(PFCs)

自 20 世纪中叶以来,氟化烃化学品一直是有商业利益的。他们的使用包括空调系统中的冷却剂材料、实验临床研究中的人工携氧物质和用于炊具、织物和其他材料的加热、染色、防粘涂料等。氟碳化合物大量生产,并在环境中广泛扩散。当后来人们明白将低分子量的氟碳释放到对流层中对臭氧层的保护是有害的,它们被禁止使用。分子量越大,化合物的氟化成都越高,现在被称为"全氟化物质"(例如:特氟龙)仍然在广泛使用。与多氯化烃和多溴化烃一样,它们的商业用途因认识到它们对环境不利和对人类有毒而变得复杂起来,这些物质的不利特性与其他卤代烃类相似。一个有用的参考资料是疾病控制中心(CDC)关于 PFCs 的技术简报,它可在 http://www. cdc. gov/biomonitoring/pdf/PFCs_FactSheet. pdf 找到。

1. 人类毒性 对 PFCs 的毒理学研究的关注主要集中在他们的雌激素特性以及在人体的蓄积和持久性。人类通过摄入和吸入暴露全氟化合物。由于这些化合物可以进入食物链和水源,而且是持久性的,因此,摄入受污染的食品和水产品是人体蓄积的主要来源。据估计,PFOA 的人体半衰期大约为 3 年。作为一种持久性的化学物质和内分泌干扰物,它可能会对生殖功能、细胞增殖和其他细胞平衡机制产生长期的不良影响。一些 PFCs(但不是来自 PFOA 的全氟化合物)发现是乳腺癌细胞的增殖剂。然而,最近的一项大型流行病学研究表明,在工人高和非常高的血清 PFOA 水平和肾癌以及可能的前列腺癌、卵巢癌和非霍奇金 n 的淋巴瘤之间的关系有统计学意义,也可能与胆固醇升高和尿酸异常有轻微的联系。最后,由 PFOA 的热解可以引起急性肺疾病,即聚合物烟热。就像在电焊工人中看到的镉蒸发造成的金属烟热一样,暴露于汽化的 PFOA 后几小时,就会出现聚合物烟热急性发作,并可能导致严重的呼吸窘迫症。全身症状、不适、发冷、发烧、呼吸窘迫等症状的出现是烟雾热的典型症状。因为聚合物烟热通常是温和的、自限性的,参会发生非心脏性肺水肿。当 PFOA 加热到 350~400 摄氏度以上时,就会释放出能够引起聚合物烟雾热的有毒气体。过热的家用炊具或燃烧的涂层织物也会带来这种风险。

对人类的其他影响还不清楚,虽然动物研究显示对免疫、肝脏和内分泌功能有毒性作用,使一些肿瘤的发生率增加,并导致新生儿死亡。美国癌症协会关于这个问题的一份有用的资料可以在 http://www. cancer. org/cancer/cancercauses/other-carcinogens/athome/teflon-and-perfluorooctanoic-acid-pfoa 找到。

2. 环境毒理学 全氟化合物是一种持久的环境化学物质,具有广泛的环境影响。PFOA 和相关的化合物现在广泛存在于水、土壤和许多陆生动物和鸟类中。水生生物体内积累大量的 PFCs。《加拿大环境》对全氟化合物进行了广泛的风险评估,并为 PFOA 和相关化合物的管理制定了指导方针。这些可以是在 http://www. ec. gc. ca/ese-ees/default. asp? lang = En&n451C95ED-1 中找到。

内分泌干扰物

如前所述,在环境中一些污染物的潜在的毒性作用得到人们的重视是因为它们的类雌激素作用或者抗雄激素作用,影响胸腺功能的污染物也非常让人担心。从 1998 年以来,对有这类作用的很多化学品的优化、筛检与检验程序已经在世界范围内展开。这些化学物质模仿、增强或抑制激素的活性,它们包括许多植物成分(植物性激素)和一些真菌性激素以及工业化学产品、持久稳定的有机氯化合物(如:DDT)、PCBs 和溴化阻燃剂。随着环境污染的增加、生物富集的出现,它们的潜在毒性作用非常令人担忧。针对监管目的的单独的体外测试是不可靠的,整体动物试验不可缺少。在一些爬行动物与海生无脊椎动物已经观察到了内分泌系统的变化被,然而在人类接触特定的环境污染物与不利健康效应之间的因果联系因为内分泌调整而没有证实。暴露高浓度环境内分泌干扰物人群的流行病学研究正在进行中。有迹象表明,乳房与其他生殖系统肿瘤在这些患者中是增长的。理智的做法是应该减少对干扰内分泌功能的环境化学污染物的暴露。

石棉

各种类型的石棉产品在工业中已经使用了 100 多年,各种形式的石棉已经显示能引起进行性纤维化肺病(石棉肺)、肺癌和间皮瘤。甚至在低浓度短纤维暴露也会引起肺损伤,而长纤维需要高浓度才能导致肺损害。每一种形式的石棉,包括温石棉可以导致肺癌发生率增加,甚至在远低于产生石棉肺的浓度下也可以发生肺癌。吸烟与氡子体暴露以协同作用的方式增加石棉导致的肺癌的发生率。

各种类型的石棉在一个非常低的浓度下也可以导致胸膜与腹膜的间皮瘤,在石棉暴露的患者中包括结肠癌、喉癌、胃癌、也许还有淋巴瘤等其他类型的肿瘤发生率也提高。石棉引起癌症的机制还不清楚。温石棉不能引起间皮瘤的争论被很多流行病学研究反驳。对各种石棉的危险性与致癌性的认识使很多国家与地区开始禁止使用各种石棉。加拿大、津巴布韦、俄罗斯、巴西等部分国家仍然生产石棉,认为在细心控制下石棉可以安全使用。然而工业场所的研究显示石棉的安全使用是高度极不可能的。

石棉工业和生产国家的沉重压力阻碍了近期限制石棉国际贸易的努力。禁止石棉的国家和目前国际石棉运动的信息可以在 http://ibasecretariat.org/alpha_ban_list.php 找到。

金属

职业与环境中的金属、类金属、金属化合物引起的中毒是一个严重的健康问题,在在许多行业的工作场所暴露、居室内暴露和非职业环境暴露的现象非常普遍。经典的金属毒物(砷、铅、汞)继续被广泛使用(这些物质中毒治疗在第 57 章讨论),由于铍、镉、锰、铀的职业暴露是新的职业卫生问题,也是以前和现在都没有解决的问题。

铍

铍(Be)是一种轻的碱性金属,它在合金和陶瓷中具有特殊的性质。铍-铜合金可以作为计算机的组件、第一阶段核武器的包装和需要硬化的设备,如:导弹陶瓷鼻锥以及在太空飞行器中使用的隔热瓦。由于在牙科设备中使用铍,牙医和牙科器械制造商经常暴露在有毒浓度的铍粉尘中,并可能会产生铍病。

铍是一种高毒性的吸入物,被 IARC 分类为一级已知的人类致癌物。吸入铍颗粒会产生急性铍病和慢性疾病,其特点是进行性肺纤维化。皮肤疾病也会发生在铍暴露的工人身上。称为慢性铍病(CBD)的肺疾病是一种慢性肉芽肿性肺纤维化。在对铍有免疫敏感性的 5%~15% 的人群中,CBD 是激活自身免疫对皮肤和肺攻击的结果。这种疾病是渐进性的,可能导致严重的残疾、癌症和死亡。虽然在 CBD 的一些治疗方法显示出了希望,但在大多数情况下的预后都很差。

目前允许的铍暴露水平 30 天周期内平均为 $0.01\mu g/m^3$ 或在 8 小时周期内 $2\mu g/m^3$ 不足以预防性阻止 CBD 的发生。NIOSH 和 ACGIH 都建议将 8 小时的 PEL 和 TLV 降低到 $0.05\mu g/m^3$,这些建议还没有得到实施。

除了在工业场所附近的空气、水和土壤发生污染外,通常认为环境铍暴露对人类健康没有危害。

镉

镉(Cd)是一种广泛应用于工业的过渡金属。工人们在镍镉电池、颜料、低熔点共晶材料、焊料、电视荧光粉的制造电镀操作和中接触镉。它还作为稳定剂广泛应用于半导体和塑料中。镉冶炼通常是在铅冶炼操作过程中产生的残余粉尘中完成的,因此镉冶炼厂的工人经常面临铅和镉的毒性。

镉是通过吸入和摄入而中毒的。当焊接镀镉金属或含镉的材料时,镉被焊枪的火炬或切割工具产生的高温蒸发,释放出的细粉尘和烟雾会产生一种急性呼吸系统疾病,即所谓的镉烟热。这种疾病在焊工中很常见,通常表现为寒战、咳嗽、发烧和不适。虽然它可能导致肺炎,但通常是短暂的。然而,长期暴露在镉粉尘中会产生一种非常严重的进行性肺纤维化。镉还会造成严重的肾脏损害,如果继续暴露,还会导致肾衰竭。镉是一种人类致癌物,被 IARC 列为一级已知的人类致癌物。

目前镉的 OSHA PEL 为 $5\mu g/m^3$,但不足于保护工人的健康。

纳米材料

天然或者合成纳米材料为至少有一个维度介于 1 和 100纳米(nm)大小的任何材料。斯坦福大学健康和安全部门在 http://www.stanford.edu/dept/EHS/prod/researchlab/IH/nano/what_are_nanomaterials.html 对纳米材料提供了一个更加精确的定义。

纳米材料一直在增加商业利益,现在被用于各种各样的用途。在制药工业中,正在测试用于传送癌症化疗和其他药物的纳米颗粒。目前生产的纳米材料包括金、银、镉、锗、陶瓷和氧化铝纳米线;碳、硅和锗纳米管;氧化锌纳米晶体;黄金纳米晶片和铜氧化物纳米管。越来越多的纳米材料的使用使得这些纳米级的物质被释放到工作场所和一般的环境中。由于纳米材料的化学和物理反应的独特模式,它们的毒理学通常很新奇,而且关于这些纳米产品在环境中扩散引起的可能的人类或环境影响的信息还很不足。北卡罗莱纳大学实验室在 http://ehs.unc.edu/manuals/laboratory/docs/lsm18.pdf 上的安全卫生手册概述了纳米材料在实验室工作的问题和他们的安全使用。

1. 人体毒理学 吸入、口服、皮肤吸收,以及非胃肠道使用都是纳米材料人体暴露的来源。由于纳米材料具有独特的物理化学性质,其毒性可能与传统毒理学研究中遇到的较大的、体积松散的材料的毒性相似或完全不同。暴露的性质会影响纳米材料到达目标器官或细胞的可能性。纳米材料可以穿过细胞膜,穿透核材料和遗传信息,并可能在纳米级别上影响细胞反应。二氧化硅纳米颗粒已经证明能在人体中产生肾脏毒性,而氧化锌纳米颗粒对人体肝细胞有毒。多壁碳纳米管对人类的肺细胞具有细胞毒性。二氧化钛纳米颗粒广泛应用于防晒产品、其他化妆品、药品和许多其他产品中,认为它们对肺和其他部位有毒。

2. 环境毒理学 纳米材料可以在工业生命周期的各个阶段进入环境,包括制造、运输、使用和处置。当纳米材料被放置在废物流中时,它们可能进入水系统,或由风或土壤携带而进入食物链。关于环境纳米材料的 EPA 简报可在 http://www.epa.gov/athens/research/nano.html 找到。

纳米材料的不断增加及其多种用途已经造成了环境污染。在实验室评估了纳米材料对许多物种的毒性作用,包括细菌、小型哺乳动物、鱼类和其他水生生物。纳米材料的生态毒理学仍是一个值得深切关注、深入研究的领域。

（易建华 译 张殿增 校 邱培伦 审）

参考文献

扫描本书二维码获取完整参考文献。

重金属中毒和螯合物

Michael J. Kosnett,MD,MPH

案例思考

一位 48 岁的油漆工最近开始觉得腹痛、头痛与肌肉痛。在上周他用磨具与喷灯去除一座铁桥上的旧油漆。他的雇主说他为全部桥梁工人提供了相同的防护"危险物质"的服装。

他应该进行什么检测? 假如出现阳性结果适当的治疗方法是什么?

一些金属(如:铁)对生命至关紧要,而另一些金属(如:铅)存在于所有的器官内,但却没有任何有用的生物学作用。许多古老的人类疾病都与金属的开采、冶炼和使用中造成的金属中毒有关,即使基于目前对于重金属危害性的认识,其中毒的发病率仍旧很高,依然很需要研究其预防策略和有效的治疗方法。有毒的重金属干扰重要的离子功能,导致酶的抑制,产生氧化应激反应,改良基因的表达,因此重金属中有着多系统的症状与体征。

当重金属毒性发生的时候,螯合剂及其在体内的代谢产物可以被用来与重金属结合使它们易于从体内排泄。螯合剂的在本章的第二部分讨论。

■ 重金属的毒理学

铅(lead)

铅中毒是世界上最古老的职业性疾病之一,尽管有已被认识到的危害性,但铅仍在广泛的商业应用中,包括生产蓄电池(美国消费量接近90%)、弹药、和金属合金(如:黄铜、青铜和钢)以及、焊料、玻璃、塑料、染料和陶瓷等产品。旧建筑或供水管道中铅管道的腐蚀可能会增加自来水的铅浓度。由于取消铅作为汽油添加剂以及减少接触含铅油漆和其他含铅的消费产品,如:用作食品容器的罐头铅焊料,环境铅暴露、无处不在的人为的铅在空气、水和食物的分布在过去三十年里大幅下降。虽然这些公共卫生措施和工作环境的改善降低了严重铅中毒的发生,人类仍十分注重接触低水平铅的影响。大量的证据提示,低水平铅暴露对儿童神经认知功能有微妙的亚临床损害作用,并可能造成成年人的高血压和心血管疾病。铅对人体没有任何有益的作用,对重要的靶器官如:发育中的中枢神经系统,没有铅暴露则一直没有显示毒害作用。

药物动力学

无机铅通过呼吸道和胃肠道缓慢但持续地吸收。无机铅很少经皮肤吸收,而有机铅却很容易。经呼吸道吸入铅尘是工业中毒最常见原因。经肠道是非工业接触铅进入机体的主要途径(表57-1)。铅化合物的性质不同,经胃肠吸收的量也不同,但一般说来,成人吸收大约10%~15%的摄入量,而儿童接近50%。饮食低钙,低铁以及空腹摄入都与加快铅的吸收有关。

一旦经呼吸道或胃肠道被吸收,铅会进入血流,大约99%的铅与红细胞结合,约1%的铅与血浆蛋白结合,随后分布到骨髓、脑、肾、肝、心、肌肉、性腺等软组织。然后到骨膜下表面,最后到骨质。铅还能穿透胎盘屏障引起胚胎毒性。铅从体内的消除遵循多室动力学模型,主要沉积在血液与软组织,半减期约为1~2个月,骨骼中的半减期约为几年到几十年。大约70%铅从泌尿系统排泄,少量铅通过胆汁、皮肤、头发、指甲、汗液和乳汁排泄。没有迅速排泄的部分,大约吸收的一半可能进入骨骼,约占成年人体内铅储存的90%。高骨铅负荷的患者,在暴露停止多年之后,骨骼中的铅缓慢释放会提升血铅水平,病理性高骨转换状态如:甲状腺功能亢进症或固定可以直接导致铅中毒,留在关节以及临近骨骼部位的子弹碎片在很多年后还可以产生铅中毒的症状与体征。

表 57-1　常见的砷、铅和汞化合物毒理学

	进入机体形式	主要吸收路径	分布	主要临床表现	关键机制	代谢的排泄
砷	无机砷盐	胃肠道、呼吸道（所有黏膜表面，皮肤）	主要在软组织（肝、肾最高），与皮肤、头发、指甲有强烈亲和力	心血管：休克、心律失常；中枢神经系统；脑病、外周神经病；胃肠炎；血细胞减少；癌（多部位）	抑制酶；干扰氧化磷酸化作用；改变细胞信号转导、基因表达	甲基化。肾（主要）；汗和粪便（次要）
铅	无机铅氧化物和盐	胃肠道、呼吸道	软组织；重新分布于骨骼（>成人机体负荷的90%）	中枢神经系统缺损；外周神经病；贫血；肾病高血压；生殖系统毒性	抑制酶；干扰主要的阳离子；改变膜结构	肾（主要），乳汁（次要）
	有机铅（四乙基铅）	皮肤、胃肠道、呼吸道	软组织，特别是肝、CNS	脑病	肝的脱烷基反应（快）→三烷基代谢产物（慢）→解离成铅	尿和粪便（主要）、汗液（次要）
汞	元素汞	呼吸道	软组织，特别是肾、CNS	CNS：震颤，行为（兴奋性增强）；齿龈-口腔炎；外周神经病；肢痛症；肺炎（高剂量时）	抑制酶，改变膜结构	元素汞转换成 Hg^{2+}。尿（主要），粪便（次要）
	无机汞；Hg^+ 低毒，Hg^{2+} 高毒	胃肠道，皮肤（次要）	软组织，特别是肾	急性肾小管坏死；胃肠炎；CNS 效应（罕见）	抑制酶，改变酶结构	尿
	有机汞：烷基，芳香基	胃肠道，皮肤，呼吸道（次要）	软组织	CNS 影响；出生缺陷	抑制酶，改变微管、神经元结构	脱酰基。粪便（烷基，主要），尿（脱酰基化后的 Hg^{2+}，次要）

药物动力学

　　铅通过多种作用模式对多系统产生毒性，包括抑制酶的功能、干扰基本阳离子的作用，尤其是钙、铁、锌，产生氧化应激反应、改变基因表达、改变细胞信号转导，破坏细胞与细胞器生物膜的完整性。

A. 神经系统

　　胎儿婴幼儿发育中的中枢神经系统是铅中毒的最敏感的靶器官。流行病学研究证实，血铅浓度即使低于 5μg/dl 也可以造成铅暴露幼儿神经认知功能障碍，所以没有可证明的阈值会"无效应"水平。血铅水平与婴幼儿的认知功能障碍的剂量反应关系是非线性的，以致血铅水平低于 1~10μg/dl 时的智力降低（IQ 变化 6.2 分）超过了血铅水平在 10~30μg/dl 的变化（IQ 变化 3.0 分）。

　　成年人的神经系统对铅相对不敏感，但长期暴露于 10~30μg/dl 的血铅也会出现微弱的亚临床的认知功能改变，当接触量大于 30μg/dl 时，行为以及认知功能方面的症状与体征逐渐开始出现，包括易怒、疲劳、性欲减低、厌食、失眠、协同能力降低、反应时间减慢。常抱怨头痛、关节痛、肌肉痛经。也有少量的机会发生震颤。铅中毒性脑病通常发生在血铅高于 100μg/dl 时，有颅内压升高、共济失调、呆滞、昏迷、抽搐以及死亡。最近的流行病学研究显示，铅可以恶化老年人与年龄相关的认知功能障碍，在实验动物中，发育期铅暴露可能是通过表观遗传机制作用，与老年脑中 β 淀粉样蛋白表达增加、磷酸化 τ 蛋白增加、氧化 DNA 损伤和老年痴呆症的病理有关。引起明显的铅有关的症状和体征所需要的铅暴露量有明显的个体差异。

　　在长期高水平铅暴露后会出现明显的周围神经病，常常在血铅浓度高于 100μg/dl 数月到数年后。神经病变主要以运动性为特征，在临床上可表现为无疼痛的伸肌无力，尤其是上肢，导致典型的腕下垂。由铅引起的周围神经功能障碍的临床症状可以通过肌电图检测。

B. 血液

　　铅可以引起贫血，包括正正常红血细胞型、小红细胞型、

低色素型。铅可以干扰血红素的合成。主要机制是干扰铁合成原卟啉Ⅸ,抑制在血红素合成过程中的酶的功能,包括氨基酮戊二酸脱水酶、血红素合成酶等。在接触较高水平血铅(通常在 30~50μg/dl 或更高)2~8 周后,在血液中可以被检测到血红素的前体、游离的红细胞原卟啉以及锌原卟啉增加。铅还可以通过增加红细胞膜的脆性、减少红细胞的生存时间而引起贫血。在严重暴露条件下,溶血性贫血也可以发生,在外周血涂片上出现嗜碱性粒细胞彩色斑点(铅抑制 3′,5′嘧啶核酸酶的结果)可以为铅中毒的存在提供线索,尽管它不敏感、非特异。

C. 肾

慢性高剂量的铅暴露(比如:连续几个月到几年血铅高于 80μg/dl)可以导致肾纤维化、肾硬化。铅引起肾损害可以有几年的潜伏期。铅可以改变尿酸的排泄,导致痛风性关节炎经常发生。急性高剂量的铅接触有时还可以产生短暂的氮质血症,这可能是干扰血管收缩功能所致。在人群样本的研究中,血清肌酐以及肌酐清除率等肾功能指标的测定结果与铅暴露的浓度相关,其他引起肾功能不全的因素如高血压、糖尿病的存在可以增加个体对铅引起肾功能损害的易感性。

D. 生殖器官

高剂量的铅暴露认为可以引起死产与自发性流产。流行病学研究低水平的铅暴露对生殖结局的影响,如:低出生体重、早产、自发流产等,得到的是混合的结果。然而,一个设计良好的病例对照研究检测了母亲血铅浓度在 5~20μg/dl 范围内每提高 5μg/dl 时自发流产的优势率为 1.8(95% CI = 1.1~3.1)。最近的研究也显示产前低水平(即母体血铅浓度 5~15μg/dl)铅暴露使新生儿与婴幼儿期间的体格以及认知发育降低。在男性,血铅浓度高于 40μg/dl 与精子数量减少和形态异常有关。

E. 胃肠道

中度铅中毒会引起缺乏食欲、便秘和偶发腹泻等。在高剂量时可发生间歇的严重的腹绞痛(铅绞痛),其机制尚不清楚,但可能与肠壁平滑肌痉挛性收缩有关。在接触高水平铅和口腔卫生不佳的人,铅与微生物作用产生的硫离子反应在齿龈边缘产生黑色硫化铅沉淀(龈铅线),尽管过去作为一个诊断的线索经常被提起,但现在已经是一个相对罕见的铅中毒的体征。

F. 心血管系统

流行病学研究、动物试验以及体外试验的研究显示,铅暴露提高了实验动物和易感个体的血压。铅的升压作用可能是干扰了钙诱导的血管平滑肌收缩,产生了氧化应激,干扰了一氧化氮信号转导通路。在生活环境与职业环境中接触铅的人群中血铅的浓度同收缩压与舒张压的增加相关。中老年男女的研究也支持在普通人群低血铅水平持续暴露是高血压的独立因素。铅暴露还与心电图 QTc 间期延长有关。其中公共卫生特别担心的问题,流行病学研究揭示中低水平铅暴露是提高心血管疾病的死亡率的危险因素之一。

铅中毒的主要形式

A. 无机铅中毒(表 57-1)

1. 急性　急性无机铅中毒如今已不常见。这大多是由于工业中吸入大量的氧化铅烟气或是儿童口嚼铅基漆碎屑、小物品如铅或织物包被的玩具、受铅污染的饮料与食物而摄入大量的铅。严重症状的出现通常需要在几天或几星期反复接触铅,表现出脑病、腹纹痛等症状和体征,可出现溶血性贫血(如果是亚急性接触则出现带嗜碱性点彩颗粒性贫血)和肝转氨酶升高。

急性无机铅中毒的诊断较难,主要依据出现的临床症状,易与阑尾炎、消化性溃疡、胰腺炎和感染性脑膜炎混淆。亚急性中毒的症状常以头痛、疲劳、周期性腹部肌肉痉挛痛和关节痛为特征,易误认为类流感的病毒性感冒而不引起重视。近期内摄入含铅的碎屑、釉料、子弹以及重物,腹部 X 线片可显示出 X 线这些物品的不透射性。

2. 慢性　慢性铅中毒患者常见的症状为多系统疾病,全身自觉症状包括厌食、疲劳、乏力,神经系统主要表现为头痛、注意力不集中、易怒、沮丧、虚弱、关节痛、肌肉痛以及胃肠症状。当患者出现头痛、腹痛和贫血、不常见的运动系神经疾病、痛风和肾功不全时应注意有无铅中毒。当儿童表现为感觉神经缺损、生长停滞或发育迟缓时也应注意有无慢性铅中毒。铅对公共卫生学有害作用的表现都是非特异性的,如:儿童的神经发育迟缓、成年人的高血压等,从而没有引起足够的医学关注。

铅中毒的诊断最好通过全血中铅的测定来确认。尽管这个指标反应最能反映血液与软组织中的铅,但也不是近期和累积铅暴露的可靠标志,因为大多数有铅相关疾病的患者血铅都高于正常值。在北美与欧洲近几十年来血铅的背景值已经平均下降了 90%。2009—2010 年美国人的血铅浓度的数估计为 12μg/dl。虽然非介入性 KX-射线荧光法是一项主要的研究技术,用它测定骨骼中铅浓度的估计显示与长期累积性铅暴露有关,并且与许多铅相关性疾病的关系成为正在研究的课题。单次使用螯合剂(有时也称诊断性驱铅试验)后测量尿液中铅的排泄量主要反映的软组织中的铅含量,这并不是反映长期接触、很早以前的接触量和骨髓中铅负荷的可靠指标。因此,这个试验很少在临床应用。由于与铅造成的循环中血红蛋白升高有关的时间延迟,出现血铅浓度为 30μg/dl 或更高而没有锌原卟啉的同步增加是最近有铅暴露的标志。

B. 有机铅中毒

有机铅中毒现在非常罕见。大部分是因为在全世界范围内在汽油中大量使用四乙基铅与四甲基铅作为防爆剂。然而有机铅化合物如铅硬脂酸盐和环烷酸铅仍然于商业过程中。有机铅具易挥发性和脂溶性,因此容易被皮肤与呼吸道吸收。有机铅的主要靶点时中枢神经系统,并且产生剂量依赖性的效应包括认知缺陷、失眠、幻觉、谵妄、震颤和惊厥和死亡。

治疗

A. 无机铅中毒

无机铅中毒的治疗包括迅速脱离铅暴露、支持疗法与合理使用螯合剂(螯合剂在本章讨论)。铅中毒性脑病属急症,注意加强护理,对脑水肿与颅内压升高可使用皮质类固醇和甘露醇,对惊厥发作使用抗惊厥的药物。存在保留的铅物品维持需要胃肠道去污染患者建议用腹部放射显影术的放射检查。维持正常排尿量,但应避免过多补液。以 1 000~1 500mg/(m² · d)约 30~50mg/(kg · d)剂量静脉给予**依地酸二钠钙(CaNa₂-ED-TA)**,连续 5 天以上。一些临床医生提倡对铅中毒性脑病存在时经过静脉给予**二巯基丙醇**,4 小时后同时给予依地酸二钠钙和 EDTA,非肠道给予螯合剂的时间被限制在 5 天或更少的时间内,在这时口服给予另外一个螯合剂二巯琥珀酸替代。在没有中毒性脑病而有症状的铅中毒的治疗有时开始用**二硫琥珀酸**。螯合剂的治疗终点是患者症状消失或血铅水平回到发病前范围。在慢性铅中毒的患者,螯合剂的停用可能因为骨骼中储存的铅与血液中使血铅水平再平衡而出现反弹。

尽管大多数临床医生支持对血铅水平高有症状的患者使用螯合剂,但对无症状的个体使用螯合化还很有争议。1991 年以来,美国疾病预防与控制中心(CDC)还是建议对所有血铅水平 45μg/dl 或以上的儿童推荐使用螯合剂。然而最近的一项对血铅水平在 25μg/dl 和 44μg/dl 之间儿童使用二巯丙磺钠的随机、双盲以及安慰剂对照的临床试验中发现对神经认知功能的恢复以及长期血铅水平降低是没有益处的。对铅暴露工人预防性的使用螯合剂绝不能替代降低和预防过量的铅接触。

对血铅水平升高的儿童与成人应该积极努力识别与减少未来各种来源的铅接触。许多地方、州以及政府部门制定铅中毒应急预案,以便铅中毒事件发生时给予帮助。铅中毒患者家属与同事的血铅水平的筛检常常能够指示暴露的范围。在 2012 年,CDC 采取新的政策,儿童的血铅水平在或超过参考值 5μg/dl 时认为是血铅水平提高,应该进行临床随访和环境调查。尽管美国职业安全和卫生管理局(OSHA)1970 年引入的铅条例强调,在血铅水平超过 50~60μg/dl 时,工人应该立即脱离铅暴露现场。2007 年的一个专家组建议,单次血铅水平高于 30μg/dl 时,或每隔 4 周连续两次测量的血铅水平在 20μg/dl 或以上时,建议开始离开铅暴露现场。对工人的较长期的目标是保持血铅水平在 10μg/dl 以下。这个 CDC 使用的儿童铅中毒相关的血铅标准一直没有被修订过,对儿童的低水平有害影响已经有广泛的认识,对铅接触采取预防措施成为工作的重点。虽然美国 OSHA 1970 年末规定血铅水平高于 50~60μg/dl 的工人要脱离铅接触,但是一些专家组认为血铅水平高于 30μg/dl 的工人就应该脱离铅接触,当在 4 周内 2 个连续的血铅测定如果超过 20μg/dl,工人就应该脱离铅接触。长期目标应该是血铅水平保持在 10μg/dl 以下。孕妇应该避免导致血铅水平高于 5μg/dl 的职业或短期铅暴露。

环境保护局(EPA)2010 年生效的法规要求进行革新、修缮和在使用 1978 年以前的铅基漆而干扰居民和儿童设施刷漆项目的承包商必须认证,并必须遵守防止铅污染特种工作条例的规定。

B. 有机铅中毒

早期的治疗包括清除皮肤上的铅污染,避免更进一步的铅接触。慎重考虑使用抗惊厥药物治疗惊厥,如果血铅浓度升高可据经验尝试使用螯合剂。

砷

砷(arsenic)是地壳中的一种自然元素,作为商业和工业产品中的成分已由来已久。亦用作药品成分和蓄意杀人的毒药。近来砷的商业应用包括制造半导体、工业用木材(如:海洋木材和电线杆)防腐剂、非铁合金、玻璃、除草剂和某些家禽用的有机砷药物硝苯胂酸。由于天然矿藏中的砷的泄漏,世界上一些地区的地表水中砷含量较高。在印度和孟加拉的恒河三角洲饮水中的砷认为是世界上最紧迫的环境卫生问题。环境危险度评估认为,沉积在无衬砌的垃圾填埋处的燃煤废弃物(如:煤灰)中的砷可能对附近的地表水造成污染。砷的氢化物(AsH₃)胂气有很强的溶血作用,它主要用于半导体产业,当含砷矿石与酸性物质接触后它也会偶然产生。

从 18 世纪到 20 世纪中叶,含 1% 亚砷酸钾的 Fowler 溶液有着历史性意义,作为药物广泛地用于治疗多种疾病,例如:气喘。20 世纪上半叶,有机砷被当做抗生素广泛地应用,直到被磺胺药和其他更有效、毒性较小的药物替代。其他有机砷化合物,较著名的有路易毒气[二氯(2-氯乙烯基)砷]在 20 世纪也作为化学武器被开发。三氧化二砷 2000 年重新被收录到美国药典作为治疗恶性急性早幼粒细胞性白血病,并被广泛用于实验性癌症治疗方案(第 54 章),另一个三价砷化物美拉胂醇被用来治疗晚期非洲锥虫病(第 52 章)。

药物代谢动力学

可溶性砷化合物易被呼吸道和胃肠道吸收(表 57-1)。经皮肤吸收是有限的,但在大量接触含砷化学制剂后也可引起显著的临床症状。大多被吸收的无机砷在肝脏中甲基化成为单甲基砷酸和二甲基砷酸,与剩余的无机砷一起从尿中排出。当可溶性砷的长期吸收量小于 1 000μg 时,大约 2/3 在 2~3 天内从尿中排泄。大量摄入时的生物消除半减期将延长。吸入微溶性砷化合物将沉积于肺中,尿中砷含量不能反映砷排泄量。砷与巯基结合长期蓄积在角化组织中。在停止砷接触后,尿中砷含量也恢复正常时,头发、指(趾)甲、皮肤中砷含量仍维持较高水平。砷在头发和指(趾)甲中的出现究竟是外部接触沉积还是内吸收后结合的还难区分。

药效学

砷化物可通过多种方式产生毒性作用,通过三价砷与巯基结合、取代磷酸盐(五价砷)干扰某些酶的功能,无机砷及其代谢产物可以引起氧化应激,改变基因表达,干扰细胞信号转导通路。尽管在摩尔浓度上三价砷(As³⁺,亚砷酸盐)毒性是五价砷(As⁵⁺,砷酸盐)的 2~10 倍,但两者可在体内相互转化,在大量接触以上两者之一时,均可产生损伤广泛的砷中毒。最近的研究显示,三价砷的甲基化代谢产物三价形式[如单甲基化砷酸(MMA)][1]比其无机的前体砷化物有更大的毒性。MMA 甲基化成 DMA 的效率降低会造成尿中的 MMA 比例提高,从而提高慢性不良损害的风险。砷的甲基化需要体内的万能甲基化供体 S-腺苷酸甲硫氨酸,而一碳单位代谢中砷相关的紊乱可能参与砷诱导的表观遗传学效应。如:改变基因表达。

砷化气在体内被氧化,改变红细胞膜的离子流动性,产生强烈的溶血作用,同时也可破坏其他组织的细胞呼吸。砷已被认

---

[1] Paul Ehrlich 用来治疗梅毒的"神奇的子弹"(胂凡纳明,萨尔佛散)就是一种胂剂。

定是一种人类致癌物,与肺癌、皮肤癌、肝癌、肾肿瘤和膀胱癌发生有关。海洋生物体内含大量易于吸收的三甲基有机砷和砷甜菜碱以及各种各样的胂糖和胂脂。动物摄取后可以产生未知的毒性作用,并以原形从尿液中排泄。胂糖部分被代谢成二甲基砷酸。巯基二甲基砷酸最近被认作是一种常见的但对人类有较小的毒理学意义不确定的砷代谢产物。

砷中毒的主要形式

A. 急性无机砷中毒

接触较高剂量(几十到几百毫克)可溶性砷化合物几分钟或几小时后许多系统会受到影响。起初的胃肠中毒症状和体征有恶心、呕吐、腹泻和腹痛,弥漫性毛细血管渗漏并发胃肠道体液丢失可引起低血压、休克,甚至死亡。心肺毒性包括充血性心肌病、心源性或非心源性肺水肿和室性心率失常,可立即发病或几天后才出现症状。一星期之内会出现血细胞减少症,不久红细胞中出现嗜碱性点彩颗粒。中枢神经系统疾病在中毒的前几天可发生谵妄、脑病和昏迷。在潜伏 2~6 周后上行的周围感觉运动神经病可涉及邻近肌肉,导致神经肌肉呼吸衰竭。急性中毒几个月后,指(趾)甲上会出现白色条纹(Aldrich-Mees 线)。

一个患者如果有突然发生的胃肠炎并伴随低血压和代谢性酸中毒,应该考虑到急性无机砷中毒。开始出现心脏功能紊乱、全血细胞减少、周围神经症状时更应该怀疑。通过检测尿中无机砷以及代谢产物的量可以得到确诊(尤其在伴有急性中毒症状的最初 2~3 天出现几千毫克砷)。除无尿的患者外,砷会迅速从血中消失,故血砷浓度水平不能作为诊断指标。治疗的中心在于清除胃肠道砷,认真护理,及时使用螯合剂二巯基丙磺酸 3~5mg/kg 静脉注射,二巯基丙醇 3~5mg/kg 肌肉注射,每 4~6 小时 1 次。动物实验表明,在接触砷几分钟至几小时内给予二巯基丙醇疗效最好。因此如果怀疑砷中毒的可能性较大,也不要等待几天或几星期得到化验结果后再治疗。

二硫琥珀酸对动物模型也有效。治疗指标优于二巯基丙醇。但是由于在美国仅用口服治疗,严重胃肠炎和内脏水肿限制其吸收,二硫琥珀酸对急性砷中毒的治疗作用并不明显。

B. 慢性无机砷中毒

慢性无机砷中毒也可导致多系统症状与体征。慢性吸收 0.01mg/(kg·d)(成年人约 500~1 000μg/d)无明显致癌作用。症状出现的时间与接触剂量和个人的耐受程度有关。全身症状为疲劳、体重降低和虚弱,伴随贫血、非特异性的胃肠不适和周围感觉神经病——尤其是典型的袜套样感觉迟钝。在砷接触几年后皮肤出现特征性改变,其中包括雨滴样大量色素沉着和手掌与脚底过度角化(图 57-1)。也会发生周围血管疾病和非肝硬化性门静脉高压。流行病学研究认为有发生高血压、性血管病死亡、糖尿病、慢性非致死性呼吸病和生育异常。长期接触不致引起急慢性砷中毒剂量的砷,几年后可出现肺癌、皮肤癌、肝癌、肾肿瘤和膀胱以及其他部位癌。一些研究认为,吸烟可能在提高某些不利于健康风险中与砷有协同性相互作用。

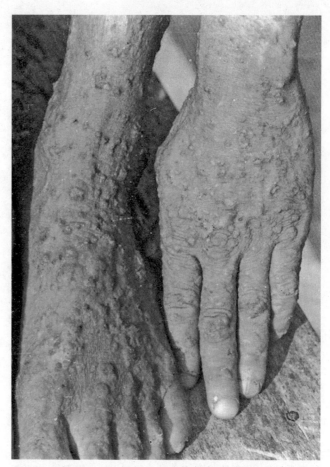

图 57-1 饮水中慢性铅摄入引起的皮肤损害

在化疗方案中给予砷酸盐,通常的剂量为 10~20mg 数周至数月,会引起心电图 QT 间期延长和偶发性恶性室性心律失常如尖端扭转型发生。

慢性砷中毒的诊断要有完整的临床实验检查证明砷接触。在一般人群,尿中总的无机砷及其主要代谢产物 MMA 和 DMA 浓度低于 20μg/L。与明显损害作用有关的高尿液水平在体制暴露数天至数周后可恢复正常。由于海洋产品中含大量无毒的有机砷化物,尿检诊断前三天要禁食海产。头发和指甲中的砷含量(常低于 1ppm)可表示过去的高水平接触,但由于潜在的外部污染解释仍要谨慎。

慢性砷中毒的处理包括脱离暴露现场和非特异性支持治疗。虽然经验上对有症状的尿砷浓度提高的患者考虑短期使用口服螯合剂二巯基丙磺钠或二硫琥珀酸,但没有证明它比单独脱离暴露现场有什么好处。初步研究认为,饮食补充叶酸(认为是砷甲基化的辅因子)对砷暴露者可能有价值,特别是对叶酸缺乏的人。

C. 砷化氢气体中毒

砷化氢气体产生与众不同毒效应类型,主要以严重溶血为特征。吸入气体后发病潜伏期从 2 小时到 24 小时不等(这主要由接触量决定),大量血管内溶血也可发生。最初的症状有不适、头痛、呼吸困难、虚弱、恶心、呕吐、腹痛、黄疸和血尿。在 1~3 天内发生由血红蛋白在肾小管中沉淀所致少尿型肾衰。如果大量接触砷化氢气体,因细胞呼吸受损而导致的患者死亡常在肾衰发生之前发生。尿中砷含量升高但在疾病的严重期不能作为诊断指标。强化支持治疗——包括输血治疗溶血性贫血、强力补水和在急性肾衰时血液透析——是主要的治疗手段。尚未证明现有螯合剂对砷气体中毒有疗效。

汞

金属汞(mercury)即水银(唯一在常温下成液态的金属),从古至今都引起学者和科学家的兴趣。很早人们就认识到开采汞矿对健康有害,在过去的 200 年中汞在工业生产中普遍应用。许多新型毒性由汞的不同转化形式所致。20 世纪 50 年代初期,在日本水俣渔村中流行一种神秘的出生缺陷和神经系统疾病。这种怪病是由甲基汞引起。附近一家工厂向水中排汞,甲基汞是汞在水中代谢转化形成的有机物。除了汞元素和烷基汞(也包括甲基汞),其他重要汞制剂包括无机汞盐和芳基汞化合物。其中每一种在临床上都可产生相当罕见的中毒类型。

汞矿主要是在矿石中的硫化汞,经过商业生产被转化为各种化学形式的金属汞。汞在工商业中的应用主要有电解生产氯气和苛性苏打、电器设备、温度计与其他仪器的制造、荧光灯、口腔科用银汞合剂。元素汞在汞齐法炼金术在发展中国家的广泛应用带来了越来越多的问题。在 2014 年初,由联合国建立的国际贸易准则严格限制元素汞的国际交易。近几年来汞用做药品和杀虫剂的主要成分已被逐渐减少,但在防腐剂和民间用药中还偶尔使用。硫汞撒是一种有机汞防腐剂,在以前允许使用的疫苗中已经不允许使用,因为经过代谢可以产生乙基汞。周围环境中的汞来源于矿物燃料的燃烧,鱼类体内甲基汞的生物积累,在世界有一些地区仍引人注目。在牙科汞合金填充剂的使用过程中可以低水平地接触汞,但这个来源的系统毒性仍然没有被证实。

药物动力学

汞的吸收主要取决于其化学形式。元素汞极易挥发,能从肺吸收(表 57-1),而胃肠道很少吸收。汞的吸入主要由职业暴露引起。短链的烷基汞易挥发,经肺吸入和经口摄入都有潜在毒性。大量急性与长期慢性接触金属汞与无机汞后的吸收应该在临床上得到足够的关注。烷基汞化合物能够很好地通过皮肤吸收,急性的接触几滴二甲基汞可以导致严重的迟发型的毒性作用。吸收后几小时汞被分配到各组织,在肾中的浓度最高。无机汞主要通过尿粪排泄。排泄的动力学过程遵循多室模型,大部分在几周或几个月内被排泄;而小部分会在肾和脑中存在多年;元素汞蒸汽吸收后尿汞水平的半减期大约是 1~3 个月。甲基汞在血液与整体的半减期大约是 50 天,从胆汁排泄的汞因为肝肠循环有一部分被重吸收,最后约 2/3 由粪便排出体外;汞与角化组织中巯基结合,与铅和砷一样,宏量的汞可在头发与指(趾)甲中检出。

汞中毒的主要形式

汞与体内巯基结合,抑制酶并改变细胞膜结构。汞中毒的临床表现主要取决于接触的化学形式、途径和接触水平。

A. 急性汞中毒

急性汞蒸汽的吸入会引起化学性肺炎、非心源性肺水肿、急性齿龈炎,接着发生的是神经系统后遗症。急性经口摄入无机

汞盐(如:氯化汞)会导致腐蚀性、具有生命危险的出血性胃肠炎,并在几天后出现急性肾小管坏死性和少尿型肾衰竭。

B. 慢性汞中毒

吸入汞蒸汽导致的慢件汞中毒可致传统的震颤、神经精神症状(易兴奋症)和齿龈炎三联症。震颤通常以手指细微的目标性震颤开始,也可波及面部,最终发展为肢体舞蹈样运动。神经精神症状普遍表现为记忆力丧失、疲劳、失眠和食欲缺乏。也可有不自觉情感变化,害羞、胆怯、沮丧、压抑、易怒、易激动(与兴奋有关的类型)。最近研究表明,低剂量接触会产生亚临床症状,高剂量暴露有齿龈炎,有时还伴随牙齿松动。周围神经的损害可用电诊断试验测定,但明显的外周神经病很少发生。肢痛症是一个显著的对亚急性或慢性汞接触的在儿童的特殊性反应。其特点为肢体疼痛性红斑,常伴发高血压、盗汗、食欲缺乏、失眠、易怒或冷漠、粟粒样红斑。在病例报告和病例系列中,慢性汞盐暴露可引起神经症状和肾毒性,有时是通过外用化妆品皮肤亮白乳暴露。

甲基汞中毒主要影响中枢神经系统,导致感觉异常、共济失调、听力减退、构音障碍、关节炎和进行性视野缩小。在接触汞几星期或几个月后可出现症状和体征。甲基汞具有生殖毒性,在出生前高剂量甲基汞暴露在后代中引起智力障碍和大脑类脑瘫样综合征。在出生前低水平甲基汞暴露可引起亚临床神经发育缺陷。

医学免疫安全审评会议 2004 年的一个报告的结论支持排斥含硫汞撒疫苗与孤独症之间的因果关系的证据。同样,最近 CDC 进行的回顾性人群研究不支持出生前或出生后早期含硫汞撒疫苗的汞暴露与儿童神经精神功能迟缓之间的因果关系。

二甲基汞是很少遇到的有机汞形式,但神经毒性极强,小量即可以致死。

汞中毒的诊断要密切联系病史和查体发现与化验指标以及其他暴露的证据。非职业接触者尿中汞浓度一般低于 5μg/L,全血中汞浓度低于 5μg/L。1990 年美国政府工业卫生大会(ACGIH)的生物暴露指数(BEI)建议,生产环境中接触所致尿中汞浓度低于 35μg/g 肌酐,工作周末要低于 15μg/L。为了使甲基汞的发育神经毒性最小化,EPA 和 FDA 建议,孕妇和即将怀孕的妇女接受护理的母亲和幼儿避免消费含高水平汞的鱼类(如:剑鱼),每周消费含低水平汞的鱼类不能超过 340g(或平均两餐)。

治疗

A. 急性暴露

除了强有力的支持疗法外,立即使用螯合剂治疗(二巯基丙醇和二巯丙磺钠)在急性接触无机汞盐后减少肾中毒方面很有价值。尽管口服二巯丙磺钠在一般情况下很有效,但严重的肠胃炎和休克会影响药物吸收,此时二巯基丙醇常用作最初的无螯合剂,不经肠道使用的二巯基内磺酸处理此种病情最为有效,但在美国不能使用。

B. 慢性接触

二巯丙磺钠、二硫琥珀酸在急慢性金属汞吸入后可加速汞从尿中的排泄,但这种治疗法对于临床治疗效果影响仍不清楚。二巯基丙醇会使其他组织中的汞再分布到中枢神经系统,由于

大脑是重要靶器官,二巯基丙醇不能用于金属汞和有机汞暴露的治疗。有限的资料表明二硫琥珀酸、二巯丙磺钠、N-乙酰-L-半胱氨酸(NAC)可以加速体内甲基汞的清除。

■ 螯合剂的药理学

螯合剂是一类用于防止或逆转重金属对酶或其他靶细胞产生毒性作用的药物,它们通过与重金属形成复合物来加速体内金属的清除。螯合剂使重金属不能与酶、蛋白质、辅酶、细胞亲核物质以及细胞膜的功能基团结合并产生有毒效应。螯合剂含有的一个或几个配位原子通常是 O、S、N,它们能够贡献一对电子给阳离子金属离子而形成一个或几个配位共价键。依据这些金属-配位体共价键数,复合物可以被称为单、双、多配位基。图 57-2 描述了乙二胺四乙酸盐与金属原子比如:铅形成的 6 配位基螯合物。

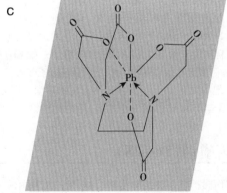

图 57-2　乙二胺四乙酸盐(EDTA)螯合物形成。
A. 在 EDTA 二钠钙盐溶液中钠与氢离子是游离的;**B.** 在 EDTA 二钠钙盐溶液中,钙以配位共价键与氮元素结合;**C.** 在铅 EDTA 螯合物中,铅被加入五个杂环内

在某些情况下,治疗用的螯合剂引起的金属元素的迁移不仅能够如预期的那样促进重金属的排泄,还能促进重金属重新分布到其他重要的器官。这些作用在二巯基丙醇得到证实,它加速汞、砷从尿排泄的同时还能促进汞、砷再分布到脑组织。尽管一些螯合剂有迁移镉的能力,但它们的再分布镉到肾脏增加肾脏毒性效应的倾向已经否定了它在镉中毒中的治疗价值。

一些螯合剂在清除体内有毒性效应的目标重金属的同时也能加速排泄有用的必需元素,如 EDTA 与二乙烯三氨五乙酸(DTPA)能清除体内的锌,二巯丙磺钠清除体内的锌铜。尽管一些动物试验资料显示有有害的发育影响,这些效应的临床意义还没有证明。如果在胚胎期以及婴幼儿期必须长时间持续使用螯合剂,应该考虑在膳食中额外提供更多的锌。

金属在特定器官中的半衰期越长,被螯合剂清除的效果越差。例如:铅与 EDTA 钙以及二硫琥珀酸以及钚与 DTPA 的螯合物从软组织比从骨骼中更容易移除,与骨骼基质结合的重金属会导致其长时间的滞留。

在多数情况下,急性重金属暴露早期快速使用螯合剂后,螯合剂预防与减轻有害重金属的毒性作用的能力是最大的。急性金属暴露终止后使用螯合剂几天到几周,或者治疗慢性金属中毒时仍然使用可以加速金属的排泄,但这种情况下通过促进排泄减轻金属暴露后的病理作用的能力减弱。

在美国目前使用的最重要的螯合剂叙述如下:

二巯基丙醇

二巯基丙醇(2,3-Dimercaptopropanol,BAL)(图 57-3)是一种有强烈硫醇样臭味的油性、无色液体。在二战期间,它被英国用来作为含砷战争毒气(路易气)中毒的治疗药物。因此它被公称为不列颠抗路易气或 BAL。由于二巯基丙醇的水溶液不稳定且易氧化,所以它被配制成 10%的花生油溶液,并且必须通过肌肉注射,这通常十分痛苦。在动物模型中,接触砷后立即给予二巯基丙醇能预防和逆转砷诱导的巯基酶抑制,以及对抗无机砷和有机砷剂的致死作用。人类方面的数据表明,它能提高砷和铅的排泄速度,并且能用于治疗急性砷、铅和汞中毒。

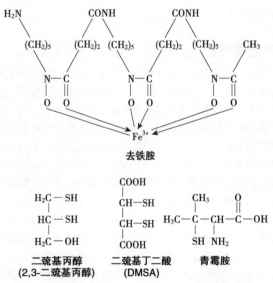

图 57-3　几种螯合剂的化学结构。去铁胺(铁草胺)没有与铁螯合的是去铁胺。这里显示的是功能基团,铁好像关在一个笼式系统内。在体内金属螯合剂(二巯基丙醇、二硫琥珀酸、青霉胺和二巯基丙磺钠)复合物的结构

适应证和毒性

FDA 批准二巯基丙醇单用治疗急性砷、汞中毒，与依地酸二钠钙（EDTA，见下文）联合用于治疗严重的铅中毒。肌肉注射给予二巯基丙醇，易于吸收、代谢，在 4～8 小时内经肾排泄。动物模型表明，它也可经胆汁排泄。但是人类是否有这种排泄途径，及其生物转化细节还并未确定。

当以治疗剂量给药时，二巯基丙醇的不良反应发生率很高，包括高血压、心动过速、恶心、呕吐、流泪、多涎、发热（儿童多见）以及注射部疼痛。使用后也有血小板减少和凝血酶原时间延长。在注射部位形成血肿是限于肌肉注射使用的原因。尽管对急性中毒动它有解毒作用，但二巯基丙醇可能使砷和汞重新分布到中枢神经系统，所以不提倡用它来治疗慢性中毒。二巯基丙醇的水溶性类似物二巯琥珀酸（DMSA）和二巯基丙磺酸（Unithid，DMPS）有更高的治疗指数，在许多方面，它们已取代了二巯基丙醇。

二巯丙磺钠

二巯丙磺钠（DMSA）是水溶性的二巯基丙醇类似物，和二巯基丙醇一样，在动物实验中，它表明能预防或逆转金属导致的巯基酶抑制作用，以及对抗砷的急性致死作用。在人类用二巯丙磺钠治疗能加速铅经尿排泄，降低血铅浓度，它也能减少肾中汞的含量，肾是无机汞盐重要的靶器官。在美国销售的二巯丙磺钠用于口服，但在其他国家成功地运用于静脉给药方式。口服能很快吸收，但有一定的个体差异。大约服药 3 小时后出现血药峰值。药物可能在体内快速地与半胱氨酸结合形成 1∶1 和 1∶2 二硫化物，储存于肾脏。活性螯合部分可能就是这些复合物。试验结果显示，多药耐受性蛋白 2（Mrp2），细胞排泄外源性化合物相关蛋白之一，促进与转化形式的二巯丙磺钠或二巯基丙磺钠结合的汞从肾脏排泄。

适应证和毒性

当前，二硫琥珀酸被 FDA 批准用于治疗血铅浓度高于 45μg/dl 的儿童，但它也常用于成人。其常用剂量是口服 10mg/kg，一天 3 次。口服的二硫琥珀酸在降低血铅浓度方面与胃肠道外给予的 EDTA 相当，而且在能够吸收口服药物的门诊患者中已取代了 EDTA。然而尽管已证明二硫琥珀酸和 EDTA 均有加速铅排泄的能力，它们在逆转已形成的铅毒性或在提高治疗效果方面的价值还有待通过安慰剂-对照临床实验证明。根据它在动物试验中能对抗砷的保护作用和它将汞从肾脏解离的能力，二巯丙磺钠也已被用来治疗汞和砷中毒。最近对铅暴露幼年大鼠的研究中，大剂量二硫琥珀酸不能减少中、高剂量铅暴露动物的铅引起的神经认知障碍。相反，当与没有铅暴露的对照组相比时，二硫琥珀酸与神经认知能力降低有关。根据它在动物试验中能对抗砷的保护作用和它将汞从肾脏解离的能力，二硫琥珀酸也已被用来治疗汞和砷中毒。

在有限的临床试验中，二硫琥珀酸被较好的耐受。它对于机体中钙、铁和镁的含量影响很小。它诱导锌和少量的铜的尿排泄轻度升高，这种对微量元素平衡作用与明显的不良损害作

用没有关系，但它对神经发育的长期还没有确定。胃肠功能紊乱包括食欲减退、恶心、呕吐和消化不良是最常见的副作用，仅在少于 10% 的患者中发生。据报道，少于 5% 肠的患者发生皮疹，这常需要停止用药。有报道 6%～10% 的患者出现可逆性转氨酶轻微升高。轻度到中度白细胞减少也有报道。

依地酸二钠钙

乙二胺四乙酸（图 57-2）在体外是许多二价和三价金属的有效螯合物，当用于治疗铅中毒时，为了防止潜在的钙耗竭而威胁生命，治疗金属中毒应只使用 EDTA 的二钠钙盐形式（依地酸二钠钙）。

EDTA 很少穿透细胞膜。因此，其螯合细胞外的离子比细胞内的离子更有效。依地酸的高离子极性限制了它的口服吸收。更有甚者，其口服方式会加大铅被肠道吸收。因此，这种螯合剂（二钠钙盐）要经缓慢静脉注射给予。肾功正常的患者，依地酸很快被肾小球滤过滤排泄，1 小时内尿中即出现注射剂量的 50%。依地酸可以迅速转移软组织内的铅，引起铅经尿明显地排出，血铅浓度明显下降。肾功不全的患者，药物的排泄和解离金属的作用会延迟。

适应证和毒性

依地酸二钠钙主要用于与铅螯合，但它也有治疗锌、镁和某些重放射性核素中毒的作用。最近的一项随机、双盲安慰剂对照的依地酸二钠（不是依地酸二钠钙）回顾性研究观察到降低了之前有心肌梗死的糖尿病患者心血管事件的发生率。进一步的研究是重复这些结果，开发潜在的有益机制。

因为药物和解离的金属经尿排泄，对于无尿患者禁用此药。在这种情况下，低剂量的 EDTA 的使用与高流量血液透析以及血过滤联合使用已经有报道。依地酸所致的肾脏毒性也有报道，但在大多数病例，通过维持适当的排尿量、避免剂量过高和将疗程限制在连续 5 天或 5 天以下时，能防止肾毒性的情况发生。依地酸能引起短暂的没有确定临床意义的锌耗损。一种 EDTA 的类似物，二乙烯三胺五乙酸（DTPA）的二钠钙锌盐，三胺五乙酸已被用于去除（"促排"）地球上罕见的超铀元素和过度金属、放射同位素，在 2004 年 FDA 推荐用于处理钚、镅、锔污染。

二巯基丙磺钠（DMPS）

二巯基丙磺钠是一种巯醇基螯合剂，是二巯基丙醇的水溶性类似物，在俄罗斯以及其他前苏联国家从 1958 年以来以及德国 1976 年以来被允许使用。在美国 1999 年以后也可以在类药物商店合法销售。二巯基丙磺钠可以经静脉与口服给药。经口服途径的生物利用度大约是 50%，血中的峰值出现在口服后约 4 小时。静脉给药后 80% 从尿中排泄，主要以环化磺酸 DMPS 的形式。总的二巯基丙磺钠（前体以及代谢产物）的排泄半减期大约为 20 小时。二巯基丙磺钠在动物模型中显示出对汞、砷毒性效应的保护作用，在人它增加了汞、砷、铅的排泄。动物试验与少量的案例报道显示二巯基丙磺钠在治疗铋化合物中毒也有效果。

```
       SH   SH   SO₂H
       |    |    |
      CH₂—CH—CH₂
        二巯基丙磺钠
```

适应证和毒性

尽管二巯基丙磺钠没有获得 FDA 批准,但实验研究与它的药理学以及药效学结果显示在无机汞、砷严重的急性中毒的早期治疗时血管内使用二巯基丙磺钠明显好于肌肉注射或者口服用药。二巯基丙磺钠的水溶性制剂(通常在无菌水中 50mg/ml)能够以每 4 小时 3～5mg/kg 的剂量使用,注意要在 20 分钟以上缓慢地静脉注射。如果患者的心血管以及胃肠道状态良好,给药方式可以变为口服(每 6～8 小时 4～8mg/kg),治疗铅中毒时也可以考虑用口服二巯基丙磺钠替代口服二硫琥珀酸。

二巯基丙磺钠被报道有很低的有害作用发生率(<4%)。自限性皮肤病学反应(药疹、风疹)是经常被报道的不良反应,也有极少发生的严重的过敏反应,包括多形糜烂性红斑和 Stevens-Johnson 综合征。由于快速的静脉注射会导致血管舒张与低血压,故二巯基丙磺钠应该在 15～20 分钟内缓慢注射。

青霉胺(D-二甲基半胱氨酸)

青霉胺(Penicillanmine)(图 57-3)是一种白色晶体状体,青霉素的水溶性衍生物。D-青霉胺的毒性比它的 L-异构体低,因此是首选治疗形式。青霉胺易经肠道吸收,且不易被代谢降解。

适应证和毒性

在 Wilson's 病(肝豆状核变性)人,青霉胺主要用于治疗铜中毒或用于防止铜在体内聚集。它也偶用于治疗严重的类风湿性关节炎(第 36 章)。它能增加尿中铅和汞的排泄的能力,因此偶尔用于这些金属中毒的门诊患者,但是,由于二硫琥珀酸有更强的解离金属的能力以及较小的副作用,在这方面的治疗,它已在这个目的上广泛的取代了青霉胺。

1/3 以上接受青霉胺治疗的患者发生不良反应。过敏反应包括皮疹、瘙痒和药物热,所以应非常小心地使用,特别是对曾有青霉素过敏史的患者。也有伴蛋白尿肾脏毒性作用的报道。长时间用药会导致肾功不全,长期用药可致全血细胞减少。维生素 B₆ 缺乏是使用其他形式青霉胺时常发生的毒性,但在 D 型青霉胺很少发生。乙酰化衍生物 N-乙酰青霉胺已被试验性用于治疗汞中毒,且其可能有更好的离解金属的能力,但它还无商品销售。

去铁胺

去铁胺(deferoxamine)是从链霉菌中分离出来的化合物。它能强烈和铁结合(图 57-3),且与痕量金属的结合能力很低。甚至,它和运铁蛋白(含铁血红素和铁蛋白)争夺结合疏松的铁,它不能争夺生物螯合后的铁,如:在微粒体、线粒体、细胞色素和血红蛋白中的铁(第 33 章、58 章)。因此它被选择用于非胃肠道治疗铁中毒。它加上血液透析也能用于治疗肾衰时的铝中毒。去铁胺口服吸收差,口服去铁胺可以增加铁的吸收。因此应该肌肉注射或首选静脉给药。口服去铁胺吸收率很低,且能加速铁的吸收,因此它得通过肌肉注射或静脉注射给予。它被确信能被代谢,但途径未明。铁螯合复合物经尿排出,尿液呈橘红色。

快速静脉往射去铁胺能导致低血压。特异性反应如潮红、腹部不适,皮疹也能被观察到。肺部并发症(如:急性呼吸窘迫综合征)曾在一些去铁胺静脉注射持续 24 小时以上的患者中有报道,神经毒性和对某些感染的易感性增加(入耶尔森小肠结肠炎)常在长期铁过负荷治疗后(如:地中海贫血)出现。

去铁斯若(Deferasirox)

去铁斯若对铁有高亲和力、对其他金属如锌铜亲和力低的三叉螯合剂。它口服有活性,吸收好。在循环血液中与铁结合,形成的复合物从胆汁排泄。去铁斯若 2005 年被 FDA 批准口服治疗输血引起的铁过量以及地中海贫血、脊髓发育不良综合征的问题。五年以上的临床经验认为,每天长期使用一般耐受良好,最常见的不良反应包括轻到中度胃肠道紊乱(<15%患者)和皮疹(约5%患者)。

普鲁士蓝(铁氰化物)

铁氰化物(不溶解的普鲁士蓝)是一种水合结晶体,其中的 Fe^{2+} 与 Fe^{3+} 与氰基结合形成立体格子的框架结构。尽管被作为深蓝色商用颜料使用已经几乎 300 年了,但它作为药用螯合剂的潜在用途仅在最近 30 多年才被发现。主要作为离子交换剂、其次对单价的阳离子有高度的亲和力,尤其是对铯和铊。经口给药时,不溶解的铁氰化铁在胃肠道吸收很少(<1%),与铯和铊形成的复合物也不能被吸收,口服给药能减少肠道吸收干扰阳离子的肠肠循环、肝肠循环,加速它们在粪便中的排泄。在临床上普鲁士蓝的使用与缩短放射性同位素铯和铊的半减期有关。

适应证和毒性

在 2003 年,FDA 批准普鲁士蓝作为处理放射性[137]Cs 与铊盐中毒的螯合剂。也可以应用于恐怖分子散播的脏弹污染后的应急处理。这个药物是美国 CDC 的国家战略药物与医学材料储备的一部分(注:尽管可溶性的铁氰化钾可能在治疗铊中毒时更为有效,但仅有不溶性的普鲁士蓝才是目前可用的药物)。[137]Cs 与铊暴露之后,成年人的允许使用剂量是口服 3 克,每天 3 次;2～12 岁儿童为 1 克,每天 3 次。一系列尿与粪便汇总的放射性[137]Cs 与尿中铊浓度的监测可以用来帮助计划治疗的持续时间。对可能的急性放射病(^{137}Cs)或系统铊中毒的附加支持治疗在需要时就跟进。

普鲁士蓝没有明显的有害作用,便秘在一些患者可以发生,使用轻泻剂或增加食物中的纤维来治疗。

制剂

通用名	制剂	通用名	制剂
去铁斯若(Deferasirox)	地拉罗司	青霉胺(Penicillamine)	Cuprimine,Depen
去铁胺(Deferoxamine)	仿制药,除铁灵	三胺五乙酸钙三钠(Pentetate Calcium Trisodium([calcium DTPA])	仿制药
二巯丙醇(Dimercaprol)	二巯基丙醇油溶液	普鲁士蓝(Prussian Blue)	Radiogardase
乙二胺四乙酸钙(Edetate calcium [calcium EDTA])	乙二胺四乙酸二钠钙	二巯丁二酸(Succimer)	Chemet
		二巯丙磺钠(Unithiol)	Dimaval

案例思考答案

　　这个案例很有可能是急性铅中毒。含铅的油漆已被广泛用于铁和钢结构的防腐涂层,而研磨和焊炬切割可以导致吸入含铅粉尘和烟雾而产生高剂量暴露。测量整个血液铅浓度是一项关键的诊断试验。如果血铅浓度的升高得到确认,那么主要的治疗干预措施是让患者离开工作岗位,直到血液铅浓度下降,症状得到缓解。如果血铅浓度超过 $80\mu g/L$ $(4\mu mol/L)$,应考虑使用螯合剂,如:口服二巯丙磺钠或非胃肠道乙二胺四乙酸二钠的治疗。在返回工作岗位时,使用适当的呼吸防护和坚持保护工作是至关重要的。

（易建华 译　张殿增 校　邱培伦 审）

参考文献

　　扫描本书二维码获取完整参考文献。

中毒患者的管理

Kent R. Olson, MD

第 58 章

案例思考

一位 62 岁的有抑郁病史的妇女被发现在她的公寓里处于昏睡状态。一个空的安非他酮药瓶在她床边的桌子上。在急诊室,她对声音与疼痛刺激没有反应。她在短暂的全身痉挛后,出现呼吸停止。急诊医生为她实施了气管插管术和静脉注射给药,接着通过鼻胃管给予另一种药物。然后送进监护病房继续支持治疗,第二天早晨她恢复正常。为了继续预防癫痫发作应该给予什么药物? 用什么物质来吸收仍然存在于胃肠道内的药物?

在美国每年大约发生一百万的急性中毒事件,虽然只有少数是致命的。大多数的死亡是由于成人或青少年故意自杀性过量服用药物所致。至于儿童的死亡,大多是由于误服药物或有毒的家庭用品。由于安全包装及有效的中毒预防教育,这类死亡在过去的 40 年中明显地减少。

即使大剂量的接触毒物,在受害者立即接受医生处理及良好支持治疗的情况下,这样的中毒极少致命。对呼吸道阻塞、呼吸衰竭、低血压、惊厥、体温调节紊乱的悉心护理可提高送到医院时仍活着的患者的存活率。

本章将讨论中毒的基本原理、致死性中毒的病理生理,以及对于服药过量患者的急诊处理与中毒的专科治疗,包括增加药物和毒物清除方法。

■ 毒物代谢动力学与毒物作用动力学

毒物代谢动力学(toxicokinetics)是指毒物的吸收、分布、代谢与排泄,药物的中毒剂量及其代谢产物。**毒物作用动力学**(toxicodynamics)是指这些物质对机体功能的损伤作用。虽然大多数物质的药物代谢动力学与毒物代谢动力学有着许多共同点,但也存在明显的差别。毒物作用动力学与药效动力学的注意事项相同。

毒物代谢动力学的特征

分布容积

分布体积(Vd)被定义为一种物质在体内分布的表观容积

(第 3 章)。一个药物的分布容积大,说明不宜用血液浓度衡量它在体内分布的情况,如:血液透析。分布容积大($>5L/kg$)的药物包括抗抑郁药、抗精神病药、抗疟药、鸦片类药物、普萘洛尔、维拉帕米。分布容积小($<1L/kg$)的药物包括水杨酸盐、乙醇、苯巴比妥、锂、丙戊酸和苯妥英(表 3-1)。

它由给予的剂量和相应的血浆浓度来计算:Vd = 剂量/血浆浓度(推测至零时间)。如果一个化学物质有高度的组织亲和力或其他原因使之完全脱离血浆,毒物浓度将很低而 Vd 很大。大的 Vd 意味着净化血液的方法(如:血液透析)很难将药物(毒物)从体内清除。具有较大分布容积的药物(Vd>5~10L/kd)有抗抑郁药、酚噻嗪、心得安(普萘洛尔)、异搏定(维拉帕咪)、分布容积较小的药物(Vd<1L/kg)包括苯巴比安、茶碱(1,3-二甲基黄嘌呤)、水杨酸盐、锂和苯妥因(表 3-1)。

清除率

清除率测定的是单位时间内被清除药物的血浆体积(第 3 章)。大多数药物的总清除率是通过肾脏排泄和肝脏代谢的清除率之和。在制定解毒方案时,了解各个器官的清除率对总清除率的贡献很重要。比如一种药物 95% 由肝脏代谢清除,仅有 5% 靠肾脏的排泄清除,那么即使大量增加尿量,对药物的总清除率的影响不大。

药物过量可改变正常的药代动力学过程,若将动力学用于中毒患者时必须考虑这一点。例如:药片溶解和胃排空速度减慢会导致吸收和峰值毒性作用时间延迟。药物可损伤胃肠道上皮屏障而增加药物的吸收。如果超过了肝解毒能力的极限,第一关卡效应将降低,使更多的药物进入循环系统。随着血药浓度的急剧上升,超过组织及蛋白结合毒物的能力,导致游离药物增高,发生更强的毒性作用。在常规剂量下,大多数药物的清除速度与血浆药物浓度(一级动力学)成比例。如果血药浓度很高,正常的代谢过程达到饱和,那么消除率可固定不变(零级动力学)。这个动力学变化可明显地延长血浆中的表观半衰期,并使毒性增加。

毒物作用动力学的特征

在第 2 章中介绍的一般的剂量-反应关系在判断中毒时的潜在的严重性具有相当大的重要性。当分析量反应量效关系数据时,必须同时考虑治疗学指数和治疗与毒性反应曲线的重叠部分。比如:两个药物的治疗指数相同,但它们的剂量反应曲线的斜率不同,所以安全剂量范围不同。对于一些药物,如:镇静催眠药,它们的主要毒性作用是对治疗效应的放大,如质反应量效曲线所示(图 22-1)。具有线性剂量反应关系的药物(A 药),它们的致死量是治疗量的 10 倍。相反,一个药物的量效关系曲线达到平台(B 药),即使用 100 倍的治疗剂量也不会引起致死效应。

对许多药物来说,只有少部分的毒作用不同于治疗作用。例如:有阿托品样作用的药物(如:三环类抗抑郁药)中毒可减少发汗,使散热更加困难。在三环类抗抑郁药中毒时,肌肉活动增加或抽搐发作,以至于机体产热增加,可导致致死性的高热。抑制心血管系统的药物过量,如:β-肾上腺素能受体阻断剂或巴比妥药物,不仅明显改变了心脏功能,而且改变了依靠血流量的所有器官的功能,包括肾和肝对毒物以及其他同时使用的药物的清除。

■ 处理中毒者的方法

中毒者死亡的原因

对中毒死亡的一般机制的认识可帮助医生有效地治疗患者。许多毒物抑制中枢神经系统,导致抑郁或昏迷。昏迷患者经常失去呼吸道防御性反射和自主呼吸。所以,这类患者通常死于舌瘫、胃内容物进入气管-支气管引起的呼吸道堵塞或呼吸停止。最常见的死亡原因是麻醉药和镇静催眠药(如巴比妥类和酒精)。

心血管毒性在药物中毒中也很常见。低血压可能是由于心脏收缩性抑制,低血容量是由于呕吐、腹泻或体液分流,外周血管衰是由于 α-肾上腺素能受体介导的血管张力降低或心率失常。许多药物暴露以及对体温调节功能的破坏而造成的低体温或高体温也能导致低血压。许多心脏活性的药物(过量可以发生致死性心律失常室性心动过速和心室纤颤,如:肾上腺素、安非他命、可卡因、洋地黄毒苷和茶碱以及一些常不认为有心脏活性的药物如三环类抗抑郁药、抗组胺药和一些鸦片类似物。

有足够的肺通气及供氧情况下发生的细胞缺氧多由氰化物、硫化氢、一氧化碳及其他影响氧的运输和利用有关的药物引起。在这些患者中,细胞缺氧可表现为心动过速、血压过低、严重的乳酸性酸中毒、心电图上的心肌缺血症候。

惊厥、肌肉活动性增高和肌肉强直均会导致死亡。惊厥可导致肺呼吸困难、缺氧及脑损伤。持续性肌肉活动过强可引起高热、肌肉组织分解、肌球蛋白尿、肾衰竭、乳酸性酸中毒和高钾血症。常引起惊厥的毒物和药物包括抗抑郁药、异烟肼(INH)、苯海拉明、可卡因、安非他命。

中毒后还会发生其他器官、系统损伤,有时它们的发作会推迟。百草枯攻击肺组织,食入后的开始几天可引起肺纤维化。食入对乙酰氨基酚和毒蕈 48~72 小时或更长时间后引起的大片肝坏死可造成肝性脑病或死亡。

最后,一些患者可能入院前就已死亡,由于服药后的行为效应会造成创伤性伤害。酒精和其他镇静催眠药物中毒是交通事故的常见原因。在迷幻药如:苯环己哌啶(PCP)或麦角酸二乙基胺(LSD)影响下的患者可能死于斗殴或从高处摔下。

■ 中毒者的初期处理措施

无论何种中毒,对昏迷、惊厥或其他精神状态改变的患者的初期处理遵循相同的原则:支持疗法是中毒处理的基础(**ABCDs**)。

首先,清除**呼吸道**内的呕吐物或其他杜塞物,必需时建立经口呼吸或行气管内插管。对许多患者来说,简单的侧卧位,左侧卧位,即可将瘫软的舌头移出呼吸道。经观察和脉动血氧测定评估**呼吸**功能,若有怀疑,测量动脉血气确定。呼吸功能不足的患者应插管进行机械通气。通过连续测定脉搏、血压、尿量和外周血液灌注水平评估**循环系统**状况。静脉内插管抽血化验血糖及其他常规项目。

此时,除病床边快速血糖测试表明无低血糖的患者外,每个有精神状态变化的患者都应接受高浓度**右旋葡萄糖**静脉注射,成人剂量 25g(50ml 50% 的右旋葡萄糖溶液),儿童剂量 0.5g/kg(25% 的右旋葡萄糖 2ml/kg 体重)。这些措施应常规且迅速,因为低血糖所致的昏迷可引起迅速且不可逆的脑细胞死亡。低血糖患者也可表现为中毒状态,目前并无可靠的方法来区分低血糖患者与中毒患者。酒精性或营养不良的患者此时也应接受 100g 硫胺素的肌肉或静脉注射以防止 Wernicke's 综合征。

静脉使用 0 4~2mg 的阿片类拮抗剂纳络酮。纳络酮可逆转由各种阿片类药物引起的呼吸和中枢神经系统抑制(第 31 章),牢记这些药物主要通过抑制呼吸而导致死亡是非常必要的,但如果辅助呼吸道和呼吸辅助设施已建立的话,纳络酮可能就不必要了。过量服用丙氧芬、可待因与其他鸦片类药物的患者可以使用更大剂量的纳络酮。苯二氮䓬类拮抗剂氟马西尼(第 22 章)可用于疑似苯二氮䓬类摄入过量的患者,但它一定不可用于有三环类抗抑郁药物过量或有脑卒中病史的患者,因为它可诱导这类患者发生惊厥。

病史和体检

一旦完成了基本紧急措施后,医生可开始详细的评估以进行明确诊断。这包括收集可利用的病史与进行针对性的毒理学体格检查。对引起昏迷与惊厥的其他病因(如:头部创伤、脑膜炎或代谢异常等)应进行鉴别和处理。一些常见的中毒在**常见**

中毒症状中介绍。

A. 病史

口述在中毒事故中所服药物的剂量及类型都可能是不可靠的。即使这样,家庭成员、警察、消防队员或与医疗有关的人员都应作为询问对象,详尽地询问中毒时发生的一切情况,还应将事发当时中毒患者临近的所有注射器、空瓶、家用品以及非处方药带至急诊科(室)。

B. 体检

应进行简单的体检,应特别注意最可能提供毒理学诊断线索的项目。这些包括生命体征、眼和嘴、皮肤、腹部以及神经系统。

1. 生命体征　仔细检查生命体征(血压、脉搏、呼吸和体温)在所有中毒急诊处理中是必需的。高血压和心动过速常见于安非他敏、可卡因和抗毒蕈碱(抗胆碱能)药物中毒。低血压伴心动过缓是钙通道阻断药、β-肾上腺素能受体阻断药、可乐定和镇静催眠药过量时的常见体征。心动过速伴低血压常见于三环类抗抑郁药、酚噻嗪和茶碱中毒。快速呼吸常见于水杨酸盐、一氧化碳和其他能产生代谢性酸中毒或组织性缺氧的毒物中毒。高体温可能与拟交感神经药、抗胆碱能药、水杨酸盐及引起抽搐和肌强直的药物有关。低体温是由中枢神经系统抑制药引起,尤其易发生在暴露于较冷的环境中时。

2. 眼　眼部症状和体征是中毒信息的重要来源。瞳孔缩小是阿片类药物、可乐定、酚噻嗪及胆碱酯酶抑制剂(如:有机磷杀虫剂)中毒的常见表现,而深昏迷多由镇静药物引起。瞳孔扩大常见于安非他敏、柯卡因、二乙酰麦角酰胺(LSD)阿托品和抗胆碱能药物的中毒。眼球水平震颤是苯妥因、酒精、巴比妥类药品及其他镇静药品的特征。同时出现眼球水平和垂直方向震颤的是苯环己哌啶中毒的明显指征。上睑下垂和眼肌麻痹是肉毒杆菌毒素中毒的特征表现。

3. 嘴　嘴可因腐蚀性物质或吸入烟尘的黑灰而显烧伤的体征。酒精、烃类溶剂和氨的特异性气味也可被闻到。由氰化物所致的中毒可由检查者从患者口中的苦杏仁味判断出。

4. 皮肤　阿托品及其他抗毒蕈碱药中毒时,皮肤的常见体征有潮红、发热和干燥。大汗淋漓常见于有机磷农药、尼古丁和拟交感神经类药物中毒。发绀可由低氧血或正铁血红蛋白血症引起。黄疸可暗示退热净或捕蝇蕈属毒伞素样毒蕈中毒引起的肝坏死。

5. 腹部　腹部检查可发现肠梗阻,这是抗毒蕈碱类及阿片类物质和镇静剂中毒的常见症状。肠鸣音亢进、腹部痛性痉挛、腹泻常见于有机磷农药、铁、砷、茶碱、毒伞和毒蕈中毒。

6. 神经系统　对神经系统的详细检查极为必要。局灶性癫痫样发作或肌运动功能丧失表明结构损伤(如:创伤致颅内出血)而不是中毒或代谢性脑病。眼球震颤、口吃、运动失调是苯妥因、酒精、巴比妥和其他镇静药物中毒的常见体征。抽搐和肌肉活动增强常见于阿托品和其他胆碱类的抑制剂、可卡因和其他拟交感神经药。肌肉强直可由氟哌定醇和其他抗精神分裂

药及士地宁(马钱子碱)中毒引起。惊厥常见于抗抑郁药(特别是三环类抗抑郁药、丁氨苯丙酮,如案例思考的例子)、可卡因、安非他敏、茶碱、异烟肼和苯海拉明中毒。伴反射消失的软瘫性昏迷和等电压脑电图可在由类阿片或镇静催眠药或其他中枢神经系统抑制药中毒引起的深昏迷时见到,且常被误诊为脑死亡。

实验室及影像检查

A. 动脉血气分析

换气不足可导致动脉血 CO_2 分压上升(高碳酸血症)。PO_2 降低可见于吸入性肺炎和药物所致的肺水肿。由低氧血症、低血压或氰化物中毒所致的组织供氧不足会引起代谢性酸中毒。PO_2 仅测量溶解于血浆中的氧而不是总的血氧含量或氧合血红蛋白的饱和度,而且在严重 CO 中毒患者中可能表现正常。脉冲式血氧计在一氧化碳中毒时也可能会出现错误的正常结果。

B. 电解质

应测定钠、钾、氯和碳酸氢盐。阴离子差可由阳离子减去阴离子得到:

$$阴离子差 = (Na^+ + K^+) - (HCO_3^- + Cl^-)$$

正常情况下应该不大于 $12 \sim 16 mEq/L$(若是估计阴离子差的公式省略了钾的水平时为 $8 \sim 12 mEq/L$)。大于正常值的阴离子差多由伴有代谢性酸中毒不可测量的阴离子(如:乳酸等)过多引起。这可发生于多种情况下,如糖尿病酮症酸中毒、肾衰或休克导致的乳酸性酸中毒,可增加阴离子差代谢性酸中毒的药物(表 58-1)包括阿司匹林、二甲双胍、甲醇、乙烯基乙二胺、异烟肼和铁。

表 58-1　药物诱导性 AG 代谢性酸中毒举例

AG 提高的类型	药物
有机酸代谢	甲醇、乙烯基乙二醇、二乙烯基乙二醇
乳酸酸中毒	氰化物、CO、异烟肼、二甲双胍、水杨酸盐、可导致抽搐的药物、缺氧、低血压的一切药物

注:正常阴离子差由 $(Na^+ + K^+) - (HCO_3^- + Cl^-)$ 计算,在$(12 \sim 16 mEq/L)$ 由 $Na^+ - (HCO_3^- + Cl^-)$ 计算,在 $8 \sim 12 mEq/L$

血清钾离子浓度的改变极危险,因为它们可导致心律失常。在肾功正常的情况下可导致高血钾的药物包括钾离子本身、β-肾上腺素能受体阻断药、强心苷和氟化物。与低钾血症有关的药物包括钡、β-肾上腺素能受体激动药、咖啡因、茶碱、噻嗪类和襻利尿药。

C. 肾功能测定

一些毒物具有直接肾毒性,在有些情况下,肾衰竭源于休克或肌红蛋白尿。血尿素氮和肌酐水平应被测定,还应进行尿液分析。血清肌酐激酶(k)水平和尿中肌红蛋白增加均提示抽搐和肌肉强直所致的肌肉坏死。尿中草酸盐管型提示乙烯基乙二

醇中毒。

D. 血清渗透压

血清渗透压的计算主要依靠于血清钠、葡萄糖和血尿素氮水平,可用以下公式估计:

$$血清渗透压 = 2 \times Na^+(mEq/L) + \frac{葡萄糖(mg/dl)}{18} + \frac{BUN(mg/dl)}{3}$$

正常值为 280~290mOsm/L。乙醇和其他醇类的质可对血清渗透压起重大影响,但它们不包括在上述公式中,故引起了一个"渗透差":

渗透差=测量到的渗透压-计算到的渗透压。

当缺乏渗透活性的毒性分子时,渗透间隙为零。表 58-2 列举了在中毒过程中乙醇、甲醇、乙二醇和异丙醇对血清渗透压的影响。

表 58-2　一些导致渗透差的物质

物质	潜在致死剂量（mg/dl）	相应渗透压差（mOsm/kg）
乙醇	350	75
甲醇	80	25
乙二醇	200	35
异丙醇	350	60

其他可增加渗透间隙的物质包括丙酮、甘露醇和镁。多数实验室使用冰点方法测定渗透浓度,然而如果蒸发点方法被使用,乙醇可能挥发,它对渗透浓度的贡献将要消失

E. 心电图

QRS 波群增宽(大于 100ms)常见于三环类抗抑郁药和奎尼丁过量(图 58-1)。有些药物中毒时 QTc 间期延长(超过 440ms)包括奎尼丁、抗抑郁药和抗精神病药、酚噻嗪、安定药、锂和砷。不同的房室(AV)传导阻滞和各种房性、室性的节律不齐均可见于地高辛和其他强心苷中毒。CO 中毒所致的低氧血症可导致心电图上缺血性表现。

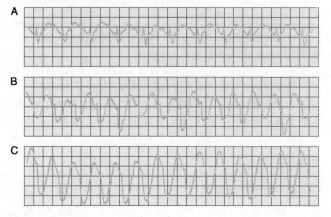

图 58-1　三环类抗抑郁药物过量的心电图改变。**A.** 减慢心室内传导导致 QRS 间期延长(0.18s;正常值 0.08s);**B** 和 **C.** 室上性心动过速使 QRS 复合波变宽,类似于室性心动过速

F. 影像学发现

腹部平片常常有用,因为一些药片剂,尤其是铁、钾不透射线。胸部 X 线照射可显示吸入性肺炎、有机溶剂性肺炎或肺水肿。如有头部创伤,建议用计算机辅助的断层分析仪(CT)进行扫描。

毒理学筛选试验

常见的错误概念认为广泛的毒理学"筛检"是诊断和处理急性中毒的最佳方法。遗憾的是,毒理学全面筛检既耗时,又昂贵,而且检查的结果常常无用。因此,在筛检过程中不包括许多高毒性药物如钙通道阻滞剂、β-受体阻断药和异烟肼等,对患者的临床检查和有针对性的常规的实验室检查一般足以建立一个尝试性的诊断和适当的治疗计划。虽然筛选实验在确定可疑中毒或排除中毒引起的明显脑死亡的原因方面是有效的,但它们不应该延迟必要的治疗。

定量的实验室检验合适于特殊的解毒剂或其他治疗。比如:测定醋氨酚的水平对估计应用乙酰半胱氨酸解毒功效的必要性时极有用。血清水杨酸盐(阿司匹林)、乙烯基二乙醇、甲醇、茶碱、卡马西平、锂、丙戊酸及其他药物和毒物的水平均可提示血液透析的必要性(表 58-3)。

表 58-3　药物过量与中毒时的血液透析[1]

严重中毒时可以使用血液透析的药物
立痛定（Carbamazepine）
乙二醇（Ethylene glycol）
锂（Lithium）
甲醇（Methanol）
二甲双胍（Metformin）
苯巴比妥米那（Phenobarbital）
水杨酸盐（Salicylate）
茶碱（Theophylline）
丙戊酸（Valproic acid）

血液透析无效或无用的药物

苯异丙胺（Amphetamines）

抗抑郁药（Antidepressants）

抗精神病药（Antipsychotic drugs）

苯二氮䓬类药物（Benzodiazepines）

钙通道阻滞剂（Calcium channel blockers）

地高辛（Digoxin）

美托洛尔和心得安（Metoprolol 和 propranolol）

类罂粟碱（Opioids）

[1] 本表只选录了部分可以血液透析解毒的药物,而不是全部

清除毒物污染

清除污染毒物过程应与紧急措施、诊断、实验室检查同步进行。清除毒物污染包括清除皮肤以及胃肠道的毒物。

A. 皮肤

完全脱掉污染的衣物，并用双层包裹以防止医护人员患病，并为可能的实验室检查留取证据。能经皮肤吸收的毒物不多且容易识别。用肥皂水冲洗污染的皮肤。

B. 胃肠道

关于用催吐或胃灌洗的方法进行胃肠排空的效果还有争议，特别是在食入超过 1 小时后开始处理时。对于服毒者，临床毒理学专家建议在毒物吸收之前仅用活性炭吸附胃肠道中食入的毒物（如：案例思考）。在一些特殊情况下催吐和灌胃还是可行的。

1. 催吐　口服吐根糖浆（吐根的提取物）可以用于催吐，这种方法以前在医生和毒物控制中心人员在电话监护下作为家庭内处理儿童食入性中毒的措施之一。然而，不恰当地使用带来的风险超过了未被证明的益处。而且这种方法很少再家庭和医院使用。如果怀疑食入的是腐蚀性毒物、石油提取物或速效致痉挛药则不应该使用吐根。以前流行的催吐方法如指压咽部刺激、盐水和阿朴吗啡均无效且危险，应禁用。

2. 胃灌洗　如果患者清醒或已行气管内插管以保护呼吸道，可用口胃管或鼻胃管行胃灌洗，胃管应尽可能大。灌洗液（常为生理盐水）应与体温的温度一致，以防降低体温。

3. 活性炭　由于活性炭的表面积大，它可以吸附许多药物和毒素。活性炭和估计的毒物的重量比至少为 10∶1 时最有效。活性炭不能和铁、锂或钾结合，与乙醇和氰酸盐的结合差。对腐蚀性矿物酸和碱中毒无用。研究证明，在胃排空（如：吐根催吐或胃灌洗）后，单独使用活性炭有效。反复口服活性炭可以通过"胃肠透析"机制增加一些药物（包括卡马西平、氨苯砜和茶碱）的全身消除，虽然临床效益未被证明。

4. 导泻　导泻药可以加速胃肠道毒物的消除，减少毒物的吸收，虽然没有人做过对照研究。用聚乙烯乙二醇电解质平衡液（GoLYTELY，Colyte）冲洗肠道可加强对含铁药片、肠衣片、违法的药盒及异物的清除。溶液以 1~2L/h（儿童 500ml/h）速度用上几小时，直至直肠流出物澄清为止。

特效解毒剂

很多人有一个错误的概念，每一种毒物都有特效解毒剂。事实上仅有很少几类毒素有可以选择的解毒剂。主要的解毒剂以及它们的特性见表 58-4。

表 58-4　特异性解毒药

解毒药	毒物	注解
乙酰半胱氨酸（Acetylcysteine，Acetadote，Mucomyst）	醋氨酚	如果在过量使用后 8~10 小时内结果最好，依据肝功能与血中醋氨酚浓度给药，Acetadote 静脉注射给药，Mucomyst 口服。
阿托品（Atropine）	抗胆碱酯酶剂 有机磷类 氨基甲酸酯类	给予 1~2mg 进行尝试（儿童，0.05mg/kg）重复使用直到阿托品化（心动过速，瞳孔放大，肠闭塞）。剂量可以每 10~15 分钟加倍，用分泌物减少作为治疗终点
碳酸氢钠（Bicarbonate，sodium）	膜抑制性心脏毒药（三环类抗抑郁药三环类抗抑郁药，喹啉，奎尼丁等）	用 1~2mEq/kg 静脉注射可以逆转心脏毒性效应（QRS 变宽，低血压）在心衰小心使用（避免钠过量）
钙（Calcium）	氟化物；钙通道阻滞剂	在严重钙通道阻滞剂过量时需要大剂量使用，开始时用 15mg/kg 静脉注射
去铁胺（Deferoxamine）	铁盐	如果中毒严重给予 15mg/（kg·h）静脉注射，100mg 去铁胺可以结合 8.5mg 铁
地高辛抗体（Digoxin antibodies）	地高辛与相关强心苷	一小瓶 0.5mg 地高辛 digoxin；适应证为严重的心律失常，血钾过高
艾司洛尔，4-苯丙酸甲酯的盐酸盐（Esmolol）	茶碱，咖啡因，二羟苯基异丙氨基乙醇	快速反应的 β-受体阻断剂，静脉注射 25~50μg/（kg·min）
乙醇（Ethanol）	甲醇、乙烯基乙二醇（ethylenegthycol）	实验室诊断开始以前即可给予乙醇治疗。剂量应达到使血浆药物浓度为 100mg/dl（成人为 42g/70kg）
氟马西林（flumazenil）	苯二氮䓬（benzodiazepines）	成人剂量 0.2mg 静脉注射，可重复给药至最大剂量 3mg。不给予抽搐和苯二氮䓬成瘾及三环类抗抑郁药过量的患者

续表

解毒药	毒物	注解
甲吡唑（Fomepizole）	甲醇，乙二醇	比乙醇更方便，给药 15mg/kg；每 12 小时重复一次
胰高血糖素（Glucagon）	B 受体阻滞剂	5～10mg 静脉注射可以逆转低血压与心动过缓
羟钴胺素（Hydroxocobalamin）	氰化物（Cyanide）	成人 5g 在 15 分钟以上缓慢静脉注射。变氰化物为氰钴维生素
纳络酮（naloxone;narcan）	麻醉药，其他阿片类衍生物	一个阿片类药物的特殊拮抗剂。最初为 1～2mg 静注、肌肉注射或皮下注射。为逆转丙氧卡因、可待因、雨氧芬、芬太尼派生物过量引起的作用，需要大剂量的纳络酮。作用的时间（2～3 小时）将比被拮抗的阿片类物短得多
氧（Oxygen）	一氧化碳	用 100% 高流量无重复呼吸面具，用高压舱尚有争议，但对严重中毒者被推荐使用
毒扁豆碱（Physostigmine）	建议用于抗毒蕈碱能抗胆碱药物。不用于三环类抗抑郁药	成人剂量 0.5～1mg 缓慢静脉注射。作用短暂（30～60 分钟）。当症状再现时，应重复应用最低有效剂量。可能引起心动过缓、气管分泌物增加、抽搐。应准备好阿托品以防止过量反应。不用于三环类抗抑郁药物过量
解磷定（Pralidoxime,2-PAM）	有机磷酸酯类胆碱酯酶抑制药	成人剂量为 1.0g 静脉注射，必要时 3～4 小时后重复，或维持 250～400mg/h 的持续滴注。儿童剂量大约为 250mg，对氨基甲酸酯类中毒无明显的效果

增加毒素清除的方法

恰当的诊断与清除过程之后给予解毒剂能够改善临床结局，象血液透析或尿液碱化等增强清除的方法都被认为非常重要。表 58-3 列举了适合于透析的一些中毒形式。

A. 透析的方式

1. 腹膜透析　腹膜透析是一种相对简单而实用的技术，但在对大多数毒物来说它的效率很低。

2. 血液透析　血液透析比腹膜透析更有效，而且已得到充分的研究。血液透析可以帮助改善水与电解质的平衡，还可以加强清除毒性代谢产物（甲醇中毒时的甲酸、乙烯基乙二醇中毒时的草酸和二乙醇酸）。腹膜透析和血液透析与毒物的分子量、水溶性、蛋白质结合能力、内源性清除率以及特殊毒素在体内的分布有关。血液透析在超量摄入中毒时可以用来清除毒物以及纠正存在的水与电解质紊乱（如：水杨酸中毒）。

B. 强迫利尿和尿 pH 值干预

强制利尿可以导致血容量过负荷以及电解质紊乱，过去广泛使用，但它的价值还没有证实，现在不推荐使用。少数毒素经肾脏清除，改变尿液的 pH 值可以加速它们的排泄。如水杨酸过量的时候可以使用碱化尿液的方法。尿液酸性化可以提高药物（如：苯环己哌啶、安非他明）在血液中的浓度，但不建议使用，因为它会恶化常在中毒时伴随的横纹肌溶解及其引起的肾脏并发症。

■ 常见药物中毒的症状

醋氨酚

醋氨酚是常常与自杀企图和中毒事故有关的药物之一，它常单用或与其他药物联合使用。急性摄入 150～200mg/kg（儿童）以上或者 7 克（成人）被认为有潜在的毒性。在肝脏中还可以产生一种具有高毒性的代谢产物（图 4-5）。

起初患者可以无明显临床症状或者仅有轻微的胃肠道不适（恶心、呕吐）。大约 24～36 小时后出现肝脏损害的证据，转氨酶水平升高或出现低凝血酶原血征。在严重的患者可以出现突发性肝衰竭、肝性脑病、甚至死亡，也可能发生肾衰竭。

中毒的程度可以通过测定血清中醋氨酚的浓度进行估计。如果服用之后大约 4 小时血清中醋氨酚的浓度到达 150～200mg/L 以上时患者就有肝脏损伤的危险。慢性酒精中毒、服用能增强 P_{450} 药物的人可以促进毒物的代谢，使危险处于较低的水平，服用 4 小时后血清中醋氨酚的浓度可以低于 100mg/L。解毒剂乙酰基半胱氨酸可以与毒性代谢产物形成共价结合。早期给予的时候最为有效，如果可能，应该在服用后 8～10 小时内开始使用。对于爆发性肝衰竭的患者也可以考虑肝移植。

安非他明和其他兴奋剂

在美国被广泛常滥用的兴奋剂包括甲基苯丙胺（"crank"，

"crystal")、亚甲基二氧甲基苯丙胺(MDMA,"ecstasy")、可卡因("crack")以及药品如:伪麻黄碱("苏达非")、麻黄碱(如:草药麻黄)(第 32 章)。咖啡因常常用作食品添加剂而当做代谢增强剂,脂肪消耗剂销售。新合成的安非他明类似物如 3,4-亚甲基二氧砒咯戊酮和各种甲卡西酮衍生物成为流行的滥用药物,常常在大街上当作"浴盐"以"Ivory Wave"、"Bounce"、"Bubbles"、"Mad Cow"和"Meow Meow"名称售卖。

在兴奋剂滥用者通常使用的剂量下,可以产生兴奋、不眠伴随着一种强壮与舒服的感觉。在高剂量下,可能发生坐立不安、激动、精神变态,同时伴有高血压与心动过速。持续性的多动症或惊厥可以导致体温过高、横纹肌溶解。体温可以高达 42℃,体温过高可以导致脑损伤、血压过低、凝血功能异常甚至肾衰竭。

治疗兴奋剂中毒的措施一般是尽早采取支持疗法,没有特效的解毒剂。震颤与体温过高是最危险的表现,必须严肃对待。震颤通常使用苯二氮平类药物(如:劳拉西泮)静脉内注射,减少衣物、用温水喷雾促进蒸发,并鼓励用冷气流蒸发以降低体温。对于非常高的体温(如:高于 40~41℃),通常用神经肌肉麻痹的方法停止肌肉快速活动。

抗胆碱能药

大量的处方药与非处方药物同多种多样的植物与毒蕈一样能够抑制乙酰胆碱对毒蕈样受体的作用,许多用于其他目的药物(如:抗组胺药物)也有抗胆碱能作用。例如:抗组胺药如:苯海拉明可以引起惊厥,有抗胆碱能、奎尼丁样作用和三环类抗抑郁药它们当中许多有其他潜在的毒性作用,比如:抗组胺药物苯海拉明能够导致抽搐,有抗胆碱作用、类奎尼丁样作用、α 受体阻滞作用的三环类抗抑郁药物能够导致严重的心血管毒性。

典型的反抗胆碱能(严格来说是抗毒蕈碱样)作用综合征因为会造成很多体征而被人们记住,如:"红若甜菜"(皮肤潮红)、"热如脱兔"(体温过高)、"干若骨头"(皮肤粘膜干燥、无汗)、"盲若蝙蝠"(视力模糊,睫状肌麻痹)、"狂若帽商"(困惑,谵妄)。患者通常有窦性心动过速、瞳孔放大(第 8 章),也可以出现极度兴奋、昏迷。肌肉抽搐很常见,但突发痉挛少见,除非患者服用了抗组胺药或者三环类抗抑郁药,尿潴留很常见,尤其是老年男性。

对抗胆碱能综合征的治疗以支持治疗为主,焦虑的患者可能需要用苯二氮草类药物或者抗精神病药(如:氟哌丁醇)镇静。对周围与中枢神经系统抗胆碱能综合征的特效解毒剂是毒扁豆碱,它有快速而明显的效果,尤其是对那些极度兴奋的患者。毒扁豆碱应该在密切监护下小心地从静脉给药,剂量为0.5~1mg,因为它如果太快给药可以导致心动过缓与痉挛。对于怀疑三环类抗抑郁药物过量的患者不能用毒扁豆碱治疗,因为它能恶化心脏毒性,导致心脏传导阻滞,心跳停止。为了预防膀胱过度充盈需要插导尿管。

抗抑郁类药物

三环类抗抑郁药物(如:阿密曲替林、脱甲丙咪嗪、多虑平等,)(第 30 章)使用频繁的处方药,但过量时可以威胁到生命。三环类抗抑郁药物服用超过 1g(大约 15~20mb/kg)可以引起致死作用。

三环类抗抑郁药是毒蕈碱胆碱能受体的竞争性拮抗剂。在中等水平剂量下即有心动过速、瞳孔缩小、口干等症状。一些还是强的 α 受体阻滞剂,可以导致血管舒张。中枢调节的兴奋以及癫痫发作会在抑制和血压过低后发生。最重要的是三环类抗抑郁药有奎尼丁样抑制作用,导致心脏传导减慢,QRS 间期变宽,抑制心脏收缩。这种心脏毒性可以导致严重的心律失常(图 58-1),包括心室传导阻滞与室性心动过速。

三环类抗抑郁药过量的治疗包括尽早进行支持治疗,需要气管插管和人工呼吸,血压过低给予静脉补液,如有必要可以给予多巴胺与去甲肾上腺素。许多毒理学家推荐对三环类抗抑郁药引起的血压过低应选择去甲肾上腺素作为早期治疗的药物。奎尼丁样心脏抑制作用(表现为 QRS 综合波增宽)的解毒剂是大剂量碳酸氢钠 50~100mEq(1~2Eq/kg),可以快速增加细胞外的钠以帮助克服钠通道阻滞。禁止使用毒扁豆碱!尽管它可以逆转抗胆碱作用,但它有强的心脏传导抑制作用,并可导致痉挛。

单胺氧化酶抑制剂(如:反苯环丙胺、苯乙肼)是比较老的抗抑郁药,偶尔用于治疗抑郁症。在与食物或服用的药物相互作用时它们能够导致严重的高血压反应(第 9 章、第 30 章),它们能还与选择性五羟色胺再摄取抑制剂(SSRIs)相互作用。

新的抗抑郁药(如:氟西汀、氟苯哌苯醚、西酞普兰、文拉法辛)是选择性五羟色胺再摄取抑制剂(SSRIs),比三环类抗抑郁药、单胺氧化酶抑制剂更安全,尽管它们有致痉挛作用。**安非拉酮**(非 SSRIs)在治疗剂量下也有致痉挛作用。一些抗抑郁药物被认为有引起 QT 时间延长与尖端扭转型室性心动过速作用。选择性五羟色胺再摄取抑制剂(SSRIs)也可以互相作用尤其是与单胺氧化酶抑制剂相互作用导致**血清素综合征**,特点是兴奋、肌肉活动过度、体温过高(第 16 章)。

抗精神病药

抗精神病药包括老的吩噻嗪类与丁酰苯类,也包括新的非典型药物,所有这些药物都可以导致中枢神经系统抑制、痉挛、血压过低。有一些还可以导致 QT 延长。强的多巴胺 D2 受体阻滞剂与帕金森运动功能障碍(张力障碍反应)有关,罕见典型特征为肌强直、体温过高,自主意识不稳定的抗精神病药物恶性症候群(第 16 章、第 29 章)。

阿司匹林(水杨酸盐)

自从使用防儿童容器和减少儿童用阿司匹林后,水杨酸盐中毒(第 36 章)导致儿童死亡的事件明显减少,但它仍然是无数自杀和偶发中毒事件的原因。急性服用 200mg/kg 以上的阿司匹林可能导致中毒。中毒也可以由长期过量用药引起,多数是老年人使用水杨酸缓解慢性痛时弄错了他们的剂量,中毒可以导致氧化磷酸化脱偶联,正常细胞代谢功能紊乱。

水杨酸中毒最先出现的症状是因为脊髓刺激引起的肺换气过度以及呼吸性碱中毒,接着就是代谢性酸中毒,乳酸堆积与由于肾代偿呼吸性碱中毒而过量排泄碳酸氢盐引起的阴离子差增加。动脉血气分析常常能够揭示这种混合型的呼吸性碱中毒与代谢性酸中毒,氧化磷酸化脱偶联可以引起体温过高。严重地体温过高可以发生在严重中毒患者。呕吐与肺换气过度以及体温过高可以导致液体流失与脱水。对于非常严重的中毒,可以导致深度的代谢性酸中毒、抽搐、昏迷、肺水肿和心衰。过量非常大以及服用肠衣片后水杨酸的吸收以及毒性的出现可能被延迟。

支持治疗是必不可少。在服用大量(比如:100 片以上)的阿司匹林后,清除肠道内的水杨酸是非常明智的,包括灌胃冲洗、反复的使用活性炭、全部肠道冲洗。静脉内补液缓解因为肺换气过度、呕吐以及发热引起的体液流失。轻度中毒可以静脉内给予碳酸氢钠碱化尿液,通过俘获离子与极性状态的水杨酸而促进水杨酸排泄。对于严重的酸中毒(如:患者有严重的酸中毒、昏迷、血清水杨酸盐水平>100mg/dl)应紧急血液透析快速地清除血液中的水杨酸,改善水与酸碱平衡和体液状态。

β受体阻滞剂

在过量时,β受体阻滞剂阻滞 β_1 与 β_2 肾上腺素受体,在高剂量时将失去选择性。毒性最大的 β受体阻滞剂是普萘洛尔,使用治疗剂量的 2~3 倍就能导致严重中毒,这可能是因为普萘洛尔在高剂量时可以导致与奎尼丁样钠通道阻滞作用,它是亲脂性的可以进入中枢神经系统(第 10 章)。

心动过缓与低血压是最常见的毒性作用表现。部分激动剂(如:吲哚洛尔)能够导致心动过速与高血压。惊厥、心脏传导阻滞(QRS 波群变宽)可以在普萘洛尔过量时产生。

一般支持治疗应该尽早实施。提高血压与心率,静脉输液、β受体激动剂、阿托品等常用的措施一般无效。胰高血糖素是有用的解毒剂,与 β受体激动剂的作用类似,它是通过提高心脏细胞内 cAMP 而不是只作用于 β肾上腺素受体。当高剂量(5~20mg 静脉给药)给药时可以改善心率与血压。

钙通道阻滞剂

钙通道阻滞剂在相对轻微过量时就能导致严重的毒性作用甚至死亡。这些阻滞剂能够抑制窦房结的自动节律,减慢 AV 结传导(第 12 章),还能减少心输出量,降低血压。硝苯吡啶和其他二氢吡啶类药物过量可以引起严重的低血压。但在严重过量时,上述所有的心血管毒性效应在所有钙通道阻滞剂均可以发生。

治疗需要常规的支持疗法。鉴于多数钙通道阻滞剂是缓释剂形式,有可能在它们完全吸收之前清除它们。在它们诱导肠梗阻之前尽快使用肠道刺激以及口服活性炭。对于心脏收缩性抑制,钙是一种有用的解毒剂,静脉给药剂量为 2~10g,但它对窦房结阻滞或者周围血管衰竭的效果微弱。已经报道的其他应对钙通道阻滞剂中毒引起的低血压的药物还有胰高血糖素、抗利尿激素、肾上腺素和高剂量的胰岛素外加葡萄糖补液维持血糖正常。最近的病例报道建议,对严重戊脉安过量使用脂肪乳(Intralipid,一般用于静脉饮食脂肪补充剂)有一定益处。

一氧化碳及其他有毒气体

一氧化碳(CO)是一种无处不在的无色无味气体,多由于含碳化合物燃烧产生。在美国,一氧化碳是中毒导致死亡的原因之一。多数发生在火灾受害者,少数是由于事故与自杀引起。一氧化碳中毒的诊断与处理在第 56 章中已经介绍。许多其他有毒气体是在燃料燃烧以及工业事故中产生(表 58-5)。

表 58-5　一些气体中毒的特征

气体	毒性机制	临床表现与治疗
刺激性气(氯气,氨气,二氧化硫,氮氧化物	对上下呼吸道的腐蚀性的作用	咳嗽,喘鸣,喘息,肺炎湿润的氧气,支气管扩张剂
一氧化碳	与血红蛋白结合减少氧输送到组织	头痛,头晕,恶心,呕吐,癫痫发作,昏迷 吸纯氧,或者用高压氧舱治疗
氰化物	与细胞色素结合,阻滞细胞利用氧	头痛,恶心,呕吐,昏厥,癫痫发作,昏迷 治疗:方便的解毒剂由诱导高铁血红蛋白症形成的亚硝酸盐与硫代硫酸盐组成还有一个新的解毒剂羟钴胺(hydroxocobalamin)其可直接与氰离子结合生成氰钴维生素
硫化氢	与氰化物类似	类似氰化物,一股臭鸡蛋的味道 治疗:没有特效解毒剂,一些权威人士推荐亚硝酸盐
氧化剂	高铁血红蛋白症	呼吸困难,发绀,昏厥,癫痫发作,昏迷 治疗:亚甲蓝使高铁血红蛋白逆转为正常血红蛋白

胆碱酯酶抑制剂

有机磷与氨基甲酸酯类胆碱酯酶抑制剂(第 7 章)被广泛地应该于杀灭昆虫与其他有害生物。严重的有机磷与氨基甲酸酯类农药中毒发生于自杀者通过消化道故意摄入,在工作(农药的包装与使用)中也可以发生,罕见的也可以因为食物污染以及恐怖袭击(如:1995 年东京地铁中化学武器神经毒气沙林的释放)引起。

毒蕈碱样受体兴奋可以导致腹部痉挛、腹泻、流涎、多汗、尿频、支气管分泌物增加(第 6,7 章)。烟碱受体兴奋可以广泛地激活神经节,引起高血压、心动过速或心动过缓。肌肉抽搐与震颤可以发展到体质虚弱、呼吸肌麻痹。中枢神经系统症状有激动、意识模糊和抽搐。缩写词 DUMBELS(腹泻、尿频、瞳孔缩小和肌无力、支气管痉挛、兴奋、流泪和癫痫发作、多汗和流涎)可以帮助你记住常见的症状。血液检查可以用于记录抑制的红细胞(乙酰胆碱酯酶)以及血浆(丁酰胆碱酯酶)活性,它们间接估计神经节乙酰胆碱酯酶的活性。

胆碱酯酶抑制剂中毒的支持疗法同前面提到的一样。额外的预防措施应该用来保护那些接触污染衣物与皮肤的救助者以及医护人员。对某些高毒的物质(如:对硫磷、神经毒气)尤其需要严重关注。解毒药治疗包括阿托品与解磷定(表 58-4),阿托品是毒蕈碱样受体竞争性抑制剂,对烟碱样受体无效。早期给予解磷定可恢复乙酰胆碱酯酶的活性,在毒蕈碱样受体与烟碱样受体均有效。

氰化物

氰酸盐(CN^-)与氢氰酸盐(HCN^-)是一种用于化学合成的高毒化学物质,也被用来做杀鼠剂。前者是执行死刑的一种方法,也是自杀与谋杀的一种药物。氢氰酸来自于塑料、羊毛以及其他人工合成与天然物质的燃烧。氰酸盐可以通过摄食多种植物(如,木薯)和果实(如,苹果、桃、杏)而获得。

氰化物容易与细胞色素氧化酶结合,抑制细胞内的氧利用,导致细胞缺氧以及乳酸酸中毒。氰化物中毒的症状包括呼吸短促、焦虑、心动过速,随之抽搐、昏迷、血压降低以及死亡。严重的代谢性酸中毒是其特征。由于氧不能被细胞利用静脉氧含量会升高。

氰化物中毒的治疗包括快速给予活性炭(尽管活性炭结合氰化物的能力有限,但至少可以减少氰化物吸收),并给予支持治疗。在美国常用的解毒剂包括亚硝酸盐(亚硝酸异戊酯、亚硝酸钠)和硫代硫酸钠两种形式。亚硝酸盐可诱导高铁血红蛋白形成,高铁血红蛋白与游离的 CN^- 结合变成低毒性的氰化高铁血红蛋白。硫代硫酸钠是将 CN^- 转化成毒性更低的硫氰酸盐(SCN^-)的酶的辅因子。

在 2006 年,FDA 批准了一种新的氰酸盐解毒药,浓缩的羟钴胺制剂。羟钴胺能快速的与 CN^- 结合形成氰钴胺(另一种形式的维生素 B_{12})。

地高辛

洋地黄毒苷和其他强心苷类是在许多植物以及一些蟾蜍皮肤内发现的(见第 13 章),地高辛中毒可以发生在急性过量摄入、因肾功能不全地高辛在体内蓄积的患者以及服用了干扰地高辛排泄的其他药物的患者。长期接受地高辛治疗的患者有时也要服用利尿药,它可能导致电解质耗竭(尤其是钾)。

呕吐常见于洋地黄摄入过量的患者,急性洋地黄过量或严重中毒可导致高血钾,而在长时间使用利尿药的患者也可以出现高血钾(洋地黄不会引起低血钾)。洋地黄中毒也可以发生一系列心脏节律紊乱,包括窦性心动过缓、AV 阻滞、房性心动过速伴阻滞、房室结和节律加速、室性期前收缩、双向室性心动过速以及其他室性心律失常。

常规的支持治疗应该提供。阿托品对心动过缓与 AV 阻滞常常有效。地高辛抗体的使用(第 13 章)已经革命性地改变了地高辛中毒的治疗,它应该按说明书上指示的剂量经静脉给药。抗体使用之后 30~60 分钟症状可以得到改善。地高辛抗体也可以用于其他强心苷类药物中毒(如:洋地黄毒苷、夹竹桃),由于不完全交叉反应可能需要大剂量使用。

乙醇与镇静催眠药

乙醇与镇静催眠药[苯二氮䓬类药物、巴比妥酸、γ-羟基丁酸(GHB)、异丙基甲丁双脲(苏玛)等](第 22、23 章)过量是因为它们容易得到与常用。

乙醇与镇静催眠药过量的患者表现为欣快而粗暴(醉酒),或者在不省人事或昏迷(烂醉如泥)。昏睡状态的患者常常有呼吸动力抑制,保护性气道反应的抑制可能导致胃内容物吸入,呼吸困难。由于环境暴露以及肌肉活动减少可能出现体温过低。血乙醇水平高于 300mg/dl 时可以导致深度昏迷,但有节制的使用者常常能耐受乙醇的作用,尽管血中乙醇水平很高,他们仍然活动自如。γ-羟基丁酸过量的患者常常深度昏睡 3~4 小时后,在几分钟内完全觉醒。

常规的支持治疗应该提供。细心的注意以及保护呼吸道(包括气管插管)与辅助通气,更多的患者是在药物效应逐渐消失后恢复。低血压常对静脉补液有反应,如果寒冷就提高体温,如果需要也可以使用多巴胺。仅有苯二氮䓬类药物过量的患者可以在血管内给予氟马西尼(一种苯二氮䓬类药物拮抗剂)后苏醒。然而,这种药物不能凭经验在药物过量患者广泛使用,因为它可能使苯二氮䓬类药物成瘾或者服用有致惊厥作用药物(如三环抗抑郁药)的患者促成癫痫发作。对于乙醇、巴比妥酸与多数其他镇静催眠药是没有解毒作用的。

乙二醇与甲醇

乙二醇与甲醇都是有高毒性的醇类,因为其可以代谢促成为有高毒性有机酸(第 23 章)。它们也能导致中枢神经系统抑制,过量时醉酒状态类似乙醇过量。此外,它们产生的代谢产物(来自于甲醇的甲酸、马尿酸、醋浆草酸、来自乙二醇的羟基乙酸)能够导致严重的代谢性酸中毒、昏迷、致盲(甲酸所致)、肾衰竭(马尿酸与羟基乙酸所致)。最初患者出现醉酒状态,但耽搁几小时后出现严重的阴离子差增高性代谢性酸中毒,并伴随着换气过度,精神状态改变。甲醇中毒的患者可以导致视力模糊、失明等视觉紊乱。

乙二醇与甲醇代谢成有毒代谢产物的过程能够用竞争性药物如甲吡唑(4-甲基吡唑)抑制乙醇脱氢酶来阻滞,乙醇也是一种有效的解毒药,但到难以达安全而有效的血液水平。

铁与其他金属

铁作为一种维生素类非处方药被广泛使用,是一种儿童中毒死亡的主要原因。仅仅 10~12 倍含铁出生前复合维生素就可以导致儿童产生严重的疾病。其他金属(铅、汞、砷)中毒也非常重要,尤其在工业中。对铁以及其他金属的详细讨论第 33、56、57 章。

阿片类

阿片类(鸦片、吗啡、海洛因、度冷丁、美沙酮等)是常见的滥用药物(第 31、32 章),过量是因为使用了在街头购买的非标准制剂所致,阿片类过量的详细讨论与治疗见第 31 章。

响尾蛇咬伤

在美国,响尾蛇是最常见的有毒类爬行动物。蛇咬伤极少致命,其中 20% 不会有毒性反应。但是,约 60% 的蛇咬伤可由蛇毒中的破坏性消化酶引起明显死亡率。响尾蛇毒咬伤的表现为剧痛、肿胀、淤血、出血性肿块和明显的齿痕。全身性反应包括恶心、呕吐、肌肉自发性收缩、刺痛、口腔金属味、休克、凝血机制紊乱(凝血时间延长、血小板计数减少)。

研究表明,野外急救措施,如切开、引流或使用止血带阻止咬伤部位血液回流,冰敷更有害而无益处。另一方面避免不必要的运动可限制毒液在体内的扩散。最终的治疗措施依赖于尽可能快的静脉内使用抗毒素。

茶碱类

尽管它已经被大量可吸入的 β 受体激动剂替代,茶碱类继续被用作治疗某些患有哮喘与支气管炎的患者的支气管解痉药

(第 20 章)。一次 20~30 片的剂量就可以导致严重的或者致死性的中毒。慢性或亚慢性茶碱类中毒也可以由于偶然的过度医疗或者使用了干扰茶碱类代谢的药物(如:甲氰咪胺、环丙沙星、红霉素等,第 4 章)所致。

除了窦性心动过速与震颤,呕吐在过量之后也很常见。可能是因为 β_2 肾上腺素受体激活。低血压、心动过速、低血钾、高血糖症也可能发生。这种 β_2 受体激活激活的原因还不完全了解,但能被 β 受体阻滞剂改善(见下文)。心脏节律紊乱包括心性心动过速、室性早搏、室性心动过速。在严重中毒(如:急性过量血清水平>100mg/L)时,常常发会发生抽搐,对常用的抗惊厥药有抗性。毒性可以在服用的缓释制剂后多个小时发作。

常规的支持治疗应该提供。积极地清除肠内毒物,包括反复使用活性炭,全肠道冲洗。普萘罗尔或其他的 β 阻滞剂(如:艾司洛尔)可以缓解 β-受体介导的低血压与心动过速。苯妥英引起的抽搐可以首选苯巴比妥治疗。多数抗抽搐药物无效。血液透析最适宜于血清浓度高于 100mg/L 和血清水平低但有顽固性抽搐的患者。

案例思考答案

过量的安非他酮可引起癫痫发作,这种发作会经常复发或延长。药物诱发的癫痫发作可通过静脉注射苯并二氮杂草类药物如劳拉西泮或地西泮治疗。如果无效,可以使用苯巴比妥或其他更有效的中枢神经系统抑制药。为了防止摄入的药物和毒药被全身吸收,经常口服或通过鼻胃管给予液体活性炭。

(易建华 译 张殿增 校 邱培伦 审)

参考文献

扫描本书二维码获取完整参考文献。

围产期与儿科药理学专题

Gideon Koren, MD*

第59章

药物对胎儿和新生儿的效应以本书 1~4 章的一般原理为基础。但是,这些药理学法则运行的生理环境与孕妇和迅速成熟的婴儿并不相同。目前,对孕妇、胎儿和新生儿患者的这种特殊的药代动力学因素开始得到了解,但是对由此带来的药效学方面(如,受体特性和反应性方面)的差异的认识尚不全面。

妊娠期药物治疗

药代动力学

妊娠期妇女服用的大多数药物都可跨过胎盘屏障,直接与发育中的胚胎和胎儿接触,而产生药理作用和致畸作用。影响药物的胎盘转运及其对胎儿效应的关键因素包括:①药物的理化性质;②药物跨胎盘转运的速度和到达胎儿的药物量;③与药物接触的时间;④药物在胎儿各个组织中的分布特征;⑤药物暴露时胎盘和胎儿发育的阶段;⑥联合用药的影响。

A. 脂溶性

与跨其他生物膜转运一样,药物跨胎盘转运的过程均依赖于药物的脂溶性和解离的程度。亲脂性药物很容易跨胎盘扩散而进入胎儿循环。例如:通常用于剖宫产手术麻醉的硫喷妥钠,可迅速透过胎盘而引起新生儿镇静或窒息。而高度离子化的琥珀胆碱和筒箭毒碱,同样也用于剖宫产手术,它们跨胎盘转运缓慢,进入胎儿循环的药物浓度很低。胎盘对极性化合物的不渗透性是相对的而非绝对的。如果母体-胎儿的药物浓度梯度足够高,那么极性化合物穿过胎盘的量是明显而可以测出的。如:水杨酸,虽然在生理 pH 下几乎全部解离,但可迅速通过胎盘屏障。这种现象之所以能够发生,是因为少量未被离子化的水杨酸有高度的脂溶性。

B. 分子大小

药物的分子量也影响药物转运的速率及其穿过胎盘的量。分子量在 250~500 之间的药物凭借其亲脂性和解离程度,可轻易通过胎盘屏障;分子量在 500~1 000 之间的药物较难通过胎盘屏障;而分子量超过 1 000 的药物几乎不能通过胎盘屏障。如:肝素是极性化合物,且分子量很大,不能通过胎盘屏障。根据此特点,临床上常选用肝素座位孕妇的抗凝药。而华法林则不同,因具有致畸作用,在第一妊娠期不能使用,而且在以后的孕期内(由于胎儿的大脑还在发育中),也应尽量避免使用。因此,肝素对需要抗凝的孕妇更为安全。值得注意的是,胎盘具有药物转运蛋白,可将大分子携带至胎儿。例如:许多种母体抗体可通过胎盘屏障影响胎儿发育,如:Rh 不相容性。

C. 胎盘转运蛋白

在过去的十年里,在胎盘中发现了多种药物转运蛋白,并越来越多地认识到它们对转运至胎儿的药物的影响。例如:由 MDR1 基因编码的 P-糖蛋白转运子,可将包括抗癌药物长春碱、多柔比星和其他药物泵回母亲的循环系统。而 P-糖蛋白的底物病毒蛋白酶抑制剂在胎儿体内浓度较低,因此胎儿从母亲那

* 受加拿大健康研究所基金资助。

里感染 HIV 的风险增加。降糖药物格列本脲在脐血中几乎检测不到,尽管在母体血液中达到了治疗浓度。近期的研究证明,此药物可通过位于胎盘刷状缘膜上的 BCRP 转运蛋白以及 MRP3 转运蛋白而从胎儿循环系统转运出去。

D. 蛋白结合

药物与血浆蛋白(特别是白蛋白)结合的程度也可能影响药物转运的速度及转运的量。但如果化合物的脂溶性很强(如:一些麻醉气体),则不受蛋白结合的影响。这些脂溶性药物的转运及其总平衡速率更多地依赖于(并成比例的)胎盘的血流量。这是由于脂溶性高的药物跨胎盘扩散的速度如此迅速,以至于它们的平衡速率与达到两边药物浓度相等的游离药物浓度无关。如果药物的脂溶性很差,并被离子化,它的转运速度就很慢,并因与母体血浆蛋白结合而阻止其转运。不同的蛋白结合也很重要,因为母体的血浆蛋白结合率比胎儿大,胎儿的蛋白结合的亲和力低。这种现象常见于磺胺类、巴比妥类、苯妥英和局麻药。

E. 胎盘和胎儿药物代谢

保护胎儿免受母体循环体系中药物作用的机制有两种:①胎盘本身有两种作用,一种是半渗透性屏障,一种是一些胎盘的药物代谢的部位。在胎盘组织可发生不同类型的芳香族氧化反应(如:羟基化、N-脱烷基化、去甲基化)。戊巴比妥即通过此途径而被氧化。相反,胎盘的代谢能力可能导致生成某些毒性代谢产物,因此胎盘扩大毒性(如:乙醇、苯丙芘类)。②通过脐静脉穿过胎盘进入胎儿的循环系统的药物。大约 40%~60% 的脐静脉血进入到胎儿的肝脏;剩余的则绕过肝脏进入到胎儿的全身循环系统。另外,大部分脐动脉(返回到胎盘)内的药物可能再次通过胎盘返回到腔静脉和肝脏而被分流。值得注意的是,一些药物的代谢产物的活性可能比源性化合物更强,并对胎儿产生不良反应。

药效学

A. 母体的药物作用

药物对孕妇生殖组织(乳房、子宫等)的作用有时可改变各个妊娠阶段适宜的内分泌环境。妊娠对母体组织(心、肺、肾、中枢神经系统等)的药物效应并无大的改变,虽然有些生理指标(心输出量、肾血流量等)会发生变化。但有时可能要服用未怀孕时不需的药物。例如,对妊娠增加心脏负荷而促成的心衰需要使用强心甙类和利尿药,或者对妊娠引起的糖尿病需要用胰岛素控制孕期的血糖。

B. 治疗药物对胎儿的作用

胎儿治疗学是围产期药理学新出现的一个领域。包括以治疗胎儿为目的让孕妇服药。目前,预期有早产可能时,用皮质激素刺激胎儿肺成熟。对临产孕妇使用苯巴比妥,可诱导活化胎儿肝酶以促进胆红素葡萄苷酸化。服用苯巴比妥母亲的新生儿黄疸的发生率明显低于没有服用药物的母亲。在光疗法成为治疗新生儿间接高胆红素血症的优先模式之前,苯巴比妥已经用于此适应证。近期建议母亲服用苯巴比妥以降低早产儿颅内出血的风险。但是大规模随机研究并没有证实这一效应。母亲服用抗心律失常药用以治疗胎儿心律不齐。虽然没有对照研究证实这种方法的效能,地高辛、氟卡尼、普鲁卡因胺、维拉帕米和其他抗心律失常药对病例系列显示有效。近 20 年来,研究证实对母体使用齐多夫定,可使母亲向胎儿传播 HIV 的几率降低三分之二。三种抗反转录病毒药物联用几乎可完全消除胎儿感染的概率(见第 49 章)。

C. 毒性可预测的药物对胎儿的影响

母亲长期应阿片类药物可引起胎儿及新生儿对此药物的依赖。这种戒断综合征在分娩时会很会明显地表现出来。孕期服用血管紧张素转化酶抑制剂对胎儿的毒性并不十分清楚。但孕妇禁用此类药物,因为这些药物可引起胎儿显著地、不可逆的肾损伤。而有些药物的有害作用是迟发的,如,母亲孕期服用己烯雌酚,孩子若为女性,那么孩子青春期后患阴道腺癌的风险大大提高。

D. 致畸药物的作用

子宫内一次药物暴露可影响正在迅速发育的胎儿的组织结构。沙利度胺就是一个典型的例证。短暂服用沙利度胺后,会明显影响胎儿肢体的发育。但这个暴露必须在胎儿肢体发育的关键时期。在第 4 孕周到 7 孕周期间,会发生沙利度胺胎儿海豹肢症,因为这个时期正是胎儿胳膊和腿发育的时期(图 59-1)。

1. 致畸的机制 不同药物产生致畸作用的机制尚不清楚,可能是多因素的。例如,药物对母亲的组织有直接作用,同时继发或间接影响胎儿。药物可能干扰氧和营养物质通过胎盘,因此最终影响胎儿大多数快速代谢的组织。最后,药物可能直接影响处在发育中的组织的分化过程。例如,维生素 A(视黄醇)对正常组织表现出重要的分化导向作用。有些维生素 A 类似物(异维甲酸、阿维甲酯)是很强的致畸剂,这些类似物可能改变正常的分化过程。最后,关键物质的缺失会引发各种类型的畸形。例如,孕期补充叶酸可减少神经管缺陷(如,脊柱裂)的发生率。

连续暴露致畸物可能引起累积效应,或可能影响部分器官渡过不同的发育阶段。在孕期,特别是孕早期(1~3 个月)和孕中期(4~6 个月),习惯性的服用高剂量的酒精,可能导致胎儿酒精综合征(见第 23 章)。此综合征表现为中枢神经系统、生长及面部发育异常。

2. 致畸物的定义 有致畸作用的物质或过程是①对某些组织具有选择性,并引起特有的畸形;②在胎儿发育的某一特定阶段发挥作用,如在靶器官形成的阶段(图 59-1)。③发生率有剂量相关性。一些已知的致畸物或对妊娠有其他不良反应的药物列于表 59-1。致畸作用不仅仅限于重大畸形,也包括子宫内的生长限制(如:吸烟引起的)、流产(如:酒精引起的)、死产(如:吸烟引起的)和神经性认知延迟(如:酒精引起)。

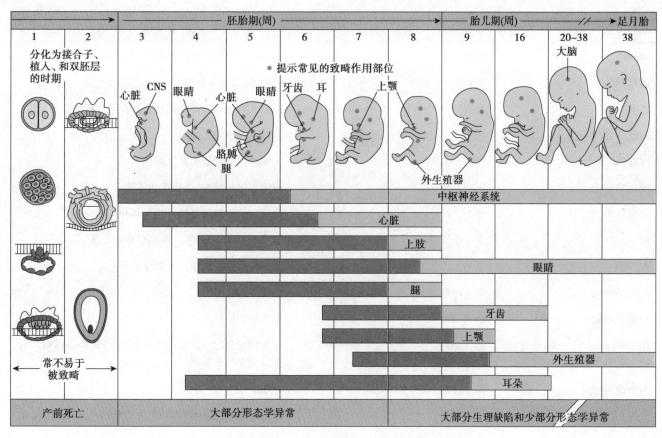

图 59-1 人类发育关键时期示意图

表 59-1 对胎儿有明显致畸作用或其他不良反应的药物

药物	孕 3 个月	效应
ACE 抑制剂	全部孕期,特别是妊娠第 2、3 孕期	肾损伤
氨甲蝶呤	第 1 孕期	多种肉眼可见的异常
苯丙胺类	全部	有发育异常嫌疑,学习成绩降低
雄激素	第 2、3 孕期	女胎男性化
三环抗抑郁药	第 3 孕期	少数病例报道氯米帕明、地昔帕明和丙米嗪有新生儿戒断症状
巴比妥类	所有	长期使用引起新生儿依赖性
白消安	所有	多种先天畸形,低出生体重
卡马西平	第 1 孕期	神经管缺陷
氯磺丙脲	所有	延长新生儿症状性低血糖
氯米帕明	第 3 孕期	新生儿嗜睡、肌张力减退、发绀、低体温
可卡因	所有	低体温、流产,早产、新生儿脑梗死、发育异常及学习成绩降低的风险增加
环磷酰胺	第 1 孕期	多种先天畸形
阿糖胞苷	第 1、2 孕期	多种先天畸形

续表

药物	孕3个月	效应
地西泮	所有	长期使用引起新生儿依赖
己烯雌酚	所有	阴道腺病,透明细胞阴道癌
乙醇	所有	有胎儿酒精综合征酒精相关的神经发育缺陷的风险
阿维A酯	所有	多种高风险先天畸形
海洛因	所有	长期使用引起新生儿依赖
碘化物	所有	先天性甲状腺肿,甲状腺功能低下
异维A酸	所有	高风险中枢神经系统、面部、耳和其他畸形
锂	第1孕期,第3孕期	三尖瓣下移畸形,第3孕期后新生儿毒性
美沙酮	所有	长期使用引起新生儿戒断综合征
甲氨蝶呤	第1孕期	多种先天性畸形
甲硫氧嘧啶	所有	甲状腺功能低下
甲硝唑	第1孕期	可能致突变(动物实验研究有;没有证据表明对人有致突变和致畸作用)
米索前列醇	第1孕期	Möbius综合征
麦考酚酸吗乙酯	第1孕期	面部、四肢和其他器官的严重畸形
有机溶剂	第1孕期	多发性畸形
青霉胺	第1孕期	皮肤松弛、其他先天畸形
苯环利定	所有	神经病学检查异常,吸吮反射和进食差
苯妥英	所有	胎儿乙内酰脲综合征
丙硫氧嘧啶	所有	先天性甲状腺肿
5-HT重吸收抑制剂	第3孕期	新生儿戒断症状,持久性新生儿肺高压
吸烟(烟草烟雾的主要成分)	所有	宫内发育迟缓,早产,婴儿猝死综合征,围产期并发症
他莫昔芬	所有	自然流产或胎儿损伤的风险增加
四环素	所有	牙齿缺如和变色,骨骼生长改变
沙利度胺	第一孕期	短肢(四肢的长骨缺失或变短)及许多内部畸形
三甲噁唑烷二酮	所有	多发性先天性异常
丙戊酸	所有	神经管缺损,心脏和四肢畸形
华法林	第1孕期	鼻梁、软骨发育不全
	第2孕期	中枢神经系统畸形
	第3孕期	出血的风险,分娩前一月停止使用

　　FDA的潜在致畸物分级方法是把致畸风险量化为A(安全)到X(对人类有明确致畸性)的一种尝试,而且已经被广泛引用。但受到多方面的批评,认为这种方法是错误的,不切实际的。例如:有些药物尽管有多方面明确的安全数据,但仍被归为X类(如:口服避孕药)。而地西泮和其他苯二氮䓬类药物归为D类,尽管并没有明确的证据证明其对胎儿具有风险。目前,FDA将它的A、B、C分级方法改为叙述性评价,目的是在基于事实的基础上,评价每个药物对胎儿的风险和安全性。

表 59-2　FDA 致畸风险分类

类别	说　明
A	在怀孕前三个月无法对妇女进行对照研究对胎儿的危险(也没有后三个月风险的证据)和偏远的地方出现的对胎儿的危害。
B	既没有动物生育风险研究对胎儿的证据,也没有对妊娠妇女进行有对照的研究,或动物生育实验表明有不良作用(生育力降低除外),但没有得到怀孕三个月妇女有对照的研究证实(也没有怀孕后三个月的风险证据)。
C	要么在动物研究中已经显示对胎儿有不良反应(致畸胎或杀胚胎或其他形式的副作用),要么缺少对妇女有无对照研究或对妇女和动物的研究。药物应只给予如果潜在的好处证明对胎儿有潜在的风险。在动物研究中显示对胎儿有不良反应(致畸或致死胎其他不良反应),但没有对孕妇进行有对照的研究,或对妇女和动物无法使用。药物应只给予证明对胎儿潜在的利益胜过对胎儿的潜在的风险时。
D	有确凿的证据表明对人类胎儿有风险,但对怀孕的妇女使用的利益是可接受的,尽管有风险(例如:如果这种药物对危及生命的疾病是需要的,或对严重的疾病不能使用更安全的药物,或使用更安全的药物无效时)。
X	动物和人类的研究已经证明有致畸胎作用,或者已经证明对人类和动物胎儿有风险,对怀孕妇女使用药物的风险超过了其任何可能的好处。这个药物对妇女或孕妇是禁忌的。

3. 对妇女进行致畸风险咨询　自从沙利度胺灾难发生以来,在医学实践中,一般假设每一个药物都有潜在的致畸性,结果发现这样的药物不到 30 种,证明成百上千种药物对未出生的胎儿是安全的。因为在北美有一半的妊娠不是有计划的,所以孕妇中的焦虑水平非常高,每年均有大量的妇女因为胎儿可能接触药物、化学试剂或者辐射而需要咨询医生。在多伦多的母亲风险计划中,每月有很多妇女需要接受咨询辅导,已经证明通过适当地咨询可以阻止不必要的流产。希望为孕妇提供这类咨询的临床医生必须保证他们所提供的信息是最新的,而且是有事实证据的,保证孕妇了解孕期可能产生畸形风险的底线(如:没有任何已知致畸因素暴露时发生新生儿畸形的风险)大约是 3%。同时也必须向孕妇声明,如果不进行药物治疗,不治疗的病症对母亲-胎儿造成的风险。近期研究发现,对妊娠抑郁症停止使用选择性五羟色胺再吸收抑制剂的妇女出现严重的症状。

婴幼儿的药物治疗

影响婴儿药代学参数的生理过程在一岁以内有明显的改变,特别是前几个月内。因此,应该特别关注婴儿这个年龄组的药代学特点。目前对儿科与其他科病人的药效学差异没有进行详细而系统地研究,而且研究的很少,仅对出生时或出生后成熟的特殊靶组织(如,动脉导管)做了相关的研究。

药物吸收

婴幼儿的药物吸收过程与成人的一般原理大致相似。影响药物吸收的独特因素包括给药部位的血流量,取决于婴幼儿的生理状态;对于口服药物的吸收取决于胃肠道功能,因为婴幼儿在出生后几天内胃肠道功能变化迅速。出生后婴幼儿的年龄也影响药物吸收的调节。

A. 给药部位的血流量

与成人相似,新生儿肌肉或皮下注射后,药物的吸收主要取决于肌肉或皮下注射部位血液流动的速度。减少给药部位血液流量的生理状态有心源性休克、拟交感神经药引起的血管收缩及心衰等。但是,需要肌肉注射的生病的早产儿,肌肉可能会出现非常小的肿块,而进一步减少了注射部位周围的血流灌注。在这种情况下,药物吸收不规则,难以预期。如果循环突然改善,进入循环的药物量会突然的且不可预测的增加,导致血药浓度升高,达到可能的中毒浓度。在这种情况下出现特别危险的药物包括强心苷类、氨基糖苷类及抗惊厥药。

B. 胃肠功能

在出生后短期内,新生儿胃肠道的生理生化功能迅速发生改变。对于足月儿,出生后胃酸即开始分泌,而且过几个小时会逐渐增加。早产儿的胃酸分泌非常缓慢,出生后第四天胃酸浓度才达到高峰。通常在酸性条件下易被部分灭活或完全灭活的药物不宜于口服。

婴儿出生后第一天或以后胃排空时间(达 6 或 8 小时)延长。因此,主要由胃吸收的药物会比预期吸收的更完全。新生儿的肠蠕动不规则且缓慢,经小肠吸收的药物起效时间会延长,同时难以确定小肠吸收药物的量,肠蠕动缓慢时吸收的药物量比正常多,在标准的剂量下有可能产生潜在的毒性。表 59-3 简单介绍了新生儿口服不同药物的生物利用度,并与儿童和成人作了比较。肠蠕动增加,如:腹泻时,药物与小肠吸收面接触的时间缩短,而减少了药物的吸收。

表 59-3　新生儿与幼儿和成人口服不同药物的吸收率(生物利用度)比较

药物	口服吸收率
对乙酰氨基酚	降低
氨苄青霉素	升高
地西泮	正常
地高辛	正常
青霉素 G	降低
苯巴比妥	降低
苯妥英	降低
磺胺类药物	正常

与成年人相比,新生儿胃肠道酶的活力较低。四月龄婴儿十二指肠的 α-淀粉酶和其他胰酶的活力均很低。婴儿的胆酸和脂肪酶浓度较低,对脂溶性药物的吸收减少。

药物分布

婴儿身体成分随着发育而发生改变,药物的分布容积也会发生改变。新生儿体内水分占体重的比重(70%~75%)比成人(50%~60%)大。在足月儿(70%)和早产儿(85%)也可以观察到这种差异。同样,新生儿细胞外的水分占约体重的40%,而成人仅为20%。出生后24~48小时之间,大多数新生儿都体验过多尿。大多数药物分布在细胞外的水间隙内,细胞外水房室的大小(容积)确定受体部位药物浓度。这一点对于水溶性药物(如:氨基糖苷类药物)特别重要,而对脂溶性药物影响不大。

早产儿的脂肪含量比足月儿少许多,早产儿的总体脂仅占体重的1%,足月儿为15%。因此,一些易在成人和儿童的某些器官累积的脂溶性药物,在早产儿的脏器内则很少蓄积。

影响药物分布的另一个重要因素是药物与血浆蛋白的结合。白蛋白是结合能力最强的血浆蛋白。通常情况下,新生儿能结合药物的蛋白较少,这种现象在局麻药、地西泮、苯妥英、氨苄西林和苯巴比妥等可以观察到。因此,血浆中游离(未结合的)药物的浓度最初是增加的。游离药物具有药理活性,血浆中游离药物浓度提高会导致较大的药理作用或毒性,即使药物的总量(结合型和非结合型)正常或甚至低于正常。假如给患者使用治疗剂量的药物(如:地西泮),血浆药物总浓度为300μg/L,成人或儿童的药物蛋白结合率为98%,那么游离药物浓度为6μg/L,假设此浓度下药物产生治疗作用而不产生毒性作用。如果根据体重给早产儿使用这个药物时,达到血浆药物总浓度为300μg/L,而且蛋白结合率仅为90%。那么,游离药物浓度则为30μg/L,或者是成人或儿童的5倍多。即使游离药物浓度高可加速药物消除(第3章),如此高的药物浓度可能首先是非常有毒的浓度。

有些药物与血清胆红素竞争性结合白蛋白。治疗新生儿黄疸时药物可将胆红素从结合的白蛋白中置换出来。新生儿血脑屏障通透性较高,大量胆红素进入大脑可引起核黄疸症。在应用磺胺类抗生素预防早产儿败血病时发现有此现象。相反,由于生理因素或血型不合而引起血清胆红素升高时,胆红素可将药物置换出来,大量增加游离药物浓度。在不改变药物总浓度的情况下,这种现象会导致正常给药浓度时药物的治疗作用或毒性作用增强。应用苯妥英时会发生这种情况。

药物代谢

大部分药物在肝脏代谢(第4章)。新生儿出生早期药物代谢所需的细胞色素酶 P450 依赖性混合功能氧化酶和结合酶比出生后期低(只有成人的50%~70%)。在这个发育时期,酶的活性大多取决于相关的特异性酶系统。葡萄糖苷酸在婴儿出生后3~4年才接近成人水平(每公斤体重)。新生儿代谢药物的能力较低,导致很多药物的清除速率减慢,消除半衰期延长。如果未恰当地调整药物剂量和给药时间,这些由肝脏代谢的药物会对新生儿产生不良反应。表59-4表明新生儿和成人药物消除半衰期如何改变及苯巴比妥和苯妥英的半衰期如何随新生

儿年龄增加而降低。当对此年龄段用药时,应考成熟的过程,特别是长期用药时。

表 59-4　新生儿和成人对不同药物的消除半衰期比较

药物	新生儿的年龄	新生儿 $t_{1/2}$（小时）	成人 $t_{1/2}$（小时）
对乙酰氨基酚		2.2~5	0.9~2.2
地西泮		25~100	40~50
地高辛		60~70	30~60
苯巴比妥	0~5 天	200	64~140
	5~15 天	100	
	1~30 月	50	
苯妥英	0~2 天	80	12~18
	3~14 天	18	
	14~50 天	6	
水杨酸盐		4.5~11	10~15
茶碱	新生儿	13~26	5~10
	儿童	3~4	

对新生儿用药时另一个令人关心的因素是母体孕期是否使用诱导肝药酶成熟的药物(如:苯巴比妥)。这种情况下,新生儿代谢某种药物的能力会比预期强,导致在常规剂量时血浆药物浓度降低,治疗作用减弱。幼儿学步期(12~36个月)对许多药物的代谢速率比成人还强,因此这个时期的幼儿每公斤体重给药剂量更大。

药物排泄

新生儿的肾小球滤过率比较大点儿的婴儿、儿童或成人低得多,而且在出生后的头几天里它会持续存在。根据体表面积法计算,新生儿的肾小球滤过量仅为成人的30%~40%。34孕周前出生的早产儿的肾小球滤过率则更低,而其功能在实质上的改善是在出生后的第一周。新生儿出生第一周末的肾小球滤过率和肾血流量较第一日增加50%;第3周末,肾小球滤过率是成人的50%~60%;到6~12个月即接近成人水平(每单位体表面积)。随后在幼儿期超过成人水平,此时需增加每公斤体重用药剂量。这与之前描述的药物代谢率的变化相似。由此可见,在出生后的前几周内,依赖于肾功能消除的药物,从体内消除的速度非常缓慢。

例如:根据体表面积计算,早产儿对青霉素类药物的清除率仅为成人的17%,而根据体重计算,其清除率为成人的34%。通常,出生后一周内的新生儿对氨苄西林的剂量为50~100mg/(kg·d),一日2次,每次间隔12小时。一周以上新生儿的剂量为100~200mg/(kg·d),一天3次,每次间隔8小时。研究发现,新生儿对卡那霉素、庆大霉素、新霉素及链霉素等氨基葡萄苷类药物的肾的消除率也较低。一周以内的新生儿应用庆大霉素的剂量一般为5mg/(kg·d),一天2次,每次间隔12小时。

一周以上新生儿的用药剂量为 7.5mg/（kg·d），一天 3 次，每次间隔 8 小时。对地高辛的全身清除主要依赖于良好的肾功能，当肾小球滤过功能下降时，地高辛就在体内会发生蓄积。患有疾病的婴儿在出生后几周或几个月内，其肾功能可能无法发育至预期的那么完全，因此调整合适的剂量、制定出恰当的给药方案是非常困难的。这种情况下，最好是在药物治疗期间定时监测血浆药物浓度，根据血浆药物浓度的变化，随时调整用药剂量。

虽然大量的焦点集中在新生儿，也需要注意，学步期幼儿的药物消除半衰期较成人和较大的儿童更短，可能取决于幼儿的肾消除和代谢功能更强。比如：按照每公斤体重给学步期幼儿地高辛剂量，要比成人高得多。目前尚不清楚在幼儿发育过程中，引起这种与成人或较大的儿童之间差异的原因。

新生儿的药效学特点

合理的用药可挽救很多患有严重疾病、可能在出生后数天或数周内死亡的新生儿的生命。给予吲哚美辛可使新生儿未闭合的动脉导管快速闭合（第 35 章），否则就需要进行手术治疗。另一方面，输注前列腺素 E_1 可保持动脉导管开放，有利于抢救患大血管易位或法洛四联征的新生儿（第 18 章）。前列腺素 E_1 也存在一些不良反应，临床上发现服用该药的 74 名，6 名新生儿出现胃幽门梗阻伴随胃窦增生。这种现象与剂量有关。与较大的儿童和成人相比，新生儿对阿片类药物的中枢抑制作用更为敏感，因此，当新生儿通过乳汁接触到这类药物（如：可待因）时，应格外注意。

儿科药物剂型及其依从性

药物剂型和给药方式决定实际的给药剂量。很多小儿用药物制成酊剂或混悬剂。**酊剂**是一种酒精溶液，药物在其中完全溶解，均匀分布；用前不需要振摇，除非一些溶剂挥发掉；第 1 次给药时和最后 1 次给药时瓶中所含的药量应该相等。**混悬剂**含有不可溶解的药物颗粒，用前通过振摇使其分布均匀。如果每次服药前振摇得不完全，那么第一次给的药物的浓度较低，最后一次给的药物浓度较浓，结果治疗开始阶段未表现出预期的血药浓度或药效。同时，治疗末期会产生难以预期的毒性反应。儿童服用苯妥英混悬剂时，常因为药物分布不均而影响药效或引起毒性。因此，开这些处方时必须了解药物剂型及其配制特点，给予药剂师及病人或病人家属以必要的说明。

儿科用药的依从性可能比其他科室更难以达到，这不仅需要患者努力配合，执行医嘱，还与用药过程中量取的误差、药液散失或吐出等有关。比如：药勺的测量体积为 2.5 到 7.8ml，因此需要家长到药房购买带有刻度的药勺或注射器。使用这些器具能准确测地量取体积，因此给药剂量会更加准确，使给儿童用药的方法更加简单。

小儿服用药物时如果把一半药洒落了，家长询问是否再给 1 次药，这对评价依从性很有帮助。事实上家长不应满怀信心地说，孩子实际上服用了多少药。必须告诉家长，不论白天黑夜，每隔 6 小时喂药时是否要摇醒孩子。这些细节应该提前清楚地告诉家长，不能做出类似于也许可以或也许不可以这样的假设。当应用抗生素治疗中耳炎或尿道感染时，小儿常表现出不依从的现象，在治疗进行到第 4、5 天的时候，小儿就感觉舒服一些了。此时家长认为继续给药没有必要，即便处方要求给药 10 天或 14 天。医生应该预期到这种常见的情况，及时向家长讲明，即便孩子看似"治愈"，阐明仍应按照处方要求持续给药的重要性及其原因。

要尽可能地选择实用的、操作简便的剂型和给药方案。给药或服药的方式越简便，给药方案执行起来也就越容易，相应的也就越可能取得良好的依从性。

在符合儿童理解能力、配合能力的情况下，适当地让儿童具备一些责任感，让他们懂得应该为自己健康负责并主动服药。这需要以合适的形式，在孩子和家长同时在场的情况下一起探讨。并说明可能出现的不良反应、药物与非处方药或食物可能出现的相互作用。不论何时，只要药物未达到治疗作用，那么就应该考虑在给药过程中可能出现的不依从的现象。关于这方面的报道有很多，证据显示，家长或儿童在给药过程中十分不准确，比如：随意地数药片或量取上清液的浓度，表现出不依从现象。而使用电脑化的盛药容器后，可以有效地获得量取方面的依从性。

很多儿科的剂量需要计算，如根据体重折算，而不是简单地从表单上读取。因此计算错误常导致重大的剂量错误。典型的错误包括小数点位置点错引起十倍量的错误。如应用地高辛，正常剂量为 0.1ml 其中含 5mg 地高辛，如果换成 1ml 剂量，尽管也是很小的体积，但足以过量而引起死亡。避免类似的"小数点"错误的原则之一是当剂量少于 1.0 时，尽量用"0"加小数点作为提醒，避免在小数点后直接使用 0（第 65 章）。

哺乳期用药

事实上大多数药物从乳汁排出时浓度很低，不足以产生不良反应影响乳婴健康，但是很多妇女由于对风险的认知错误，在服药期间并不进行母乳喂养。不幸的是，这种偏见常是医生促成的。必须记得奶粉喂养与整个社会群体高发病率和死亡率有较高关系。

哺乳期妇女服用的大多数药物在乳汁中均可检测出来。幸运的是，乳汁中的药物浓度通常很低（表 59-5）。因此，乳婴一天通过乳汁接受的药物总量远远低于治疗量。如果乳母必须要服用药物，药物又相对安全，那么最好在哺乳后的 30~60 分钟服药，与下次哺乳间隔 3~4 小时。这样药物有足够的时间从母亲血液中清除，乳汁的药物浓度相对降低。对于在哺乳期服用时安全性未知的药物，应避免使药，或者用药时暂停母乳喂养。

乳母服用的大多数抗生素在乳汁中可检测出来。四环素在乳汁中的浓度大约是乳母血清浓度的 70%，因此对婴儿存在恒牙染色的风险。异烟肼可在乳汁和乳母血液中迅速达到平衡状态，其在乳汁中的浓度足以引起乳婴维生素 B_6 缺乏，因此乳母需补充维生素 B_6。

大部分镇静催眠药在乳汁中的浓度可对一些乳婴产生药理作用。乳母服用催眠时的巴比妥类药物剂量时，乳婴表现出嗜睡、镇静及吸吮反射不良。当水合氯醛在乳汁中的浓度达峰值时哺乳，乳婴出现镇静状态。地西泮对乳婴具有镇静作用，然而最重要的是，其半衰期很长，易在婴儿体内明显蓄积。

表 59-5 哺乳期常用药物及其对乳婴的影响

药物	对婴儿的影响	说　明
氨苄青霉素	小	无明显的副作用,可能发生腹泻或变应性过敏反应
阿司匹林	小	偶尔使用可能安全,大剂量可能在乳汁内明显浓缩
咖啡因	小	适当使用是安全的,在乳汁中的浓度低
水合氯醛	明显	在高峰期喂食婴儿,可能会引起睡意
氯霉素	明显	浓度太低不至于引起灰婴综合征,存在骨髓抑制的可能性,建议哺乳期不要服用氯霉素
氯噻嗪	小	没有产生副作用的报道
氯丙嗪	小	不明显
可待因	根据遗传多形性变化	大多数情况下是安全的。若母亲是超快型 2D6 代谢者,有新生儿毒性,而且吗啡产生副作用的几率比可待因大
双香豆素	小	无副作用的报道,根据新生儿大的凝血酶原时间而定
地高辛	小	进入乳汁的量不明显
乙醇	中等	母亲适当摄入不易于对婴儿产生作用,大量摄入会引起婴儿酒精症状
海洛因	明显	可进入乳汁,并延长新生儿的麻醉药依赖性
碘(有放射活性)	明显	进入乳汁的量足以引起婴儿甲状腺抑制
异烟肼(INH)	小	乳汁内的浓度与血浆浓度相等,可能引起婴儿维生素 B_6 缺乏
卡那霉素	小	无不良反应的表报道
锂剂	变化	有些案例(而不是其他)大量进入乳汁
美沙酮	明显	(见海洛因)在医生的严密监视下,可载哺乳期使用,若母亲停止服用美沙酮,或突然停止哺乳,婴儿会发生阿片戒断症状
口服避孕药	小	大剂量会抑制泌乳
青霉素	小	乳汁内的浓度非常低
苯巴比妥	中等	催眠剂量可引起婴儿镇静
苯妥英	中等	进入乳汁的量不足以引起婴儿副作用
泼尼松	中等	母体低剂量(5mg/d)可能是安全的,避免使用 2 倍生理量(>15mg/d)或以上的剂量
普萘洛尔	小	进入乳汁的量非常少
丙基硫氧嘧啶	变化	罕见,可能抑制婴儿的甲状腺功能
安体舒通	小	进入乳汁的量非常少
四环素	中等	有使婴儿发育中的牙齿永久着色的可能,哺乳期应避免使用
茶碱	中等	适量进入乳汁,但不易于产生明显的效应
甲状腺素	小	治疗剂量下没有副作用
甲糖宁	小	乳汁中的浓度低
华法林	小	进入乳汁的量非常少

如果孕期母亲长期服用阿片类如：海洛因、美沙酮或吗啡，其在乳汁中分布浓度较高，很容易引发并延长新生儿对麻醉剂成瘾的状态。如果这种状态得到很好的控制，而且母亲和医生保持良好的联系，也许母亲可以服用美沙酮并且母乳喂养婴儿。母亲不能突然停止服药，婴儿可通过母亲逐渐减少服用美沙酮而戒掉对其的依赖。应该密切观察婴儿是否出现麻醉药戒断症状。虽然可待因认为是一种安全的药物，但近期一例婴儿阿片类中毒死亡案件显示，母亲是细胞色素 2D6 底物的异常迅速代谢者，产生了更多量的吗啡。因此母亲对药物代谢的多样性可能影响新生儿接触药物的时间，威胁其生命安全。之后的病例对照研究发现，上述案例中的情况并不罕见。FDA 发出警告，乳母服用含可待因的镇痛药时应该格外小心。

未见关于母亲服用极微量酒精会伤害乳婴健康的报道。然而母亲过度饮酒，可以引起乳婴酒样症状。吸烟的母亲乳汁中尼古丁含量较低，不会对婴儿产生影响。母亲喝咖啡时，只有极少量的咖啡因分泌进入乳汁中。

锂在乳汁中达到的浓度几乎与其在母亲血清中的浓度接近。对锂的清除主要依赖于肾的排泄功能，因此乳母服用锂剂时婴儿体内锂浓度也很高。

放射性^{125}I 标记的白蛋白或放射性碘可抑制婴儿甲状腺功能，日后婴儿患甲状腺癌的风险会增加十倍。因此接触大剂量放射性碘时禁止哺乳，接触小剂量放射性碘应在数日至数周内中断哺乳。同样，在母亲接受化疗药物治疗或用细胞毒或免疫调节剂治疗如红斑狼疮这样的胶原病或器官移植后，均应停止哺乳。

小儿给药剂量

由于婴儿及儿童药代动力学上存在差异，因此不适合通过简单地用按比例降低成人剂量的方式计算小儿的有效剂量和安全剂量。关于小儿剂量最可信的信息往往来自于药品生产厂家提供的药品说明书。然而，尽管已有相关医学文献显示，大多数药品生产厂家仍不提供小儿用药说明书，说明他们不愿把药品定位为儿科用药。近期 FDA 明确表明期望厂家提供婴儿和儿童用药的实验资料。但是大多数药物仍按照固定方式注明：请遵医嘱，而并未核准儿童用药信息，部分原因是评估儿科用药对药品生产厂家缺乏经济利益。

多数获得认可用于儿童的药物均有推荐的小儿用药剂量，一般以 mg/kg 或 mg/lb 表示。如果没有明确的推荐剂量，可通过几种方法换算，如：年龄、体重或体表面积。当药品生产厂家提供有小儿用药剂量时，就不用这些换算方法进行换算，因为这些方法并不精确。通过计算得知的剂量，或药品生产厂家提供的剂量，均不应超过成人用药量。

体表面积、年龄和体重

根据年龄或体重（如下）计算的剂量通常较实际需要剂量低。根据体表面积（表 59-6）换算的剂量更接近实际所需量。

表 59-6　根据体表面积确定药物剂量[1]

体重		大概年龄	体表面积	成人剂量%
（ *kg* ）	（ *lb* ）		（ m² ）	
3	6.6	血新生儿	0.2	12
6	13.2	3 月	0.3	18
10	22	1 岁	0.45	28
20	44	5.5 岁	0.8	48
30	66	9 岁	1	60
40	88	12 岁	1.3	78
50	110	14 岁	1.5	90
60	132	成年	1.7	102
70	154	成年	1.76	103

[1] 例如，如果成人剂量为 1mg/kg，3 月龄婴儿的剂量即为 0.18mg/kg 或总共 1.1mg

年龄（幼儿的规则）

$$剂量 = 成人剂量 \times \frac{年龄（年）}{年龄 + 12}$$

体重（Clark 规则更加精确一些）：
或者

$$剂量 = 成人剂量 \times \frac{体重（kg）}{70}$$

或者

$$剂量 = 成人剂量 \times \frac{体重（lb）}{150}$$

尽管可以估算剂量的近似值，但是儿童的指导性研究中提供的不同年龄组的有效剂量才是安全的。

（韩纯洁 译　张殿增 校　邱培伦 审）

参考文献

扫描本书二维码获取完整参考文献。

第 60 章

老年药理学

Bertram G. Katzung, MD, PhD

案例思考

一位77岁的老人在妻子的坚持下来到医生的办公室,病历记录他已经有中度高血压10年了,但不喜欢服用降血压药。他说他没有什么真正的痛苦,但他妻子说他最近变得越来越健忘,几乎不再读报纸、看电视。简易精神状态检查显示,他对名字和地址很清楚,但不能答出月份和年代;记不住他三个成年孩子的姓名,也不能把三个随机出现的字词(树、旗帜、椅子)记住2分钟多。没有白内障,但不借助高倍放大器就无法阅读标准印刷体。为什么他不愿意服用降血压药呢? 治疗阿尔茨海默病有什么措施呢? 黄斑退化如何治疗?

按照传统社会分类,人们通常将年龄大于65岁的人归为"老年人"。但官方认为,老年医学领域适用于75岁以上的老人,虽然这也是一个随意的定义。此外,生理年龄变化只是决定老年人对药物治疗效果发生改变的因素之一。除了成年慢性病外,许多疾病在老年人中的发生率明显增加。这些疾病包括阿尔茨海默病、巴金森病、血管性痴呆、视力障碍(特别是白内障和黄斑退化)、动脉粥样硬化、冠心病、心衰、糖尿病、关节炎、骨质疏松和骨折、癌症和大小便失禁等。因此,这个年龄段药物治疗的需求量大大增加。

当所有的混杂因素都考虑在内时,年龄本身仍然是心血管和退行性疾病以及大多数癌症的最大风险因素。对衰老的分子基础研究已经回答了一些问题,并打开了更多的大门。人们早就知道,仅仅限制热量摄入就可以延长动物的寿命,包括哺乳动物。一些证据表明,限制热量摄入的小鼠也能在较长时间内保持健康。模拟热量限制的药物已经证明可以延长线虫和包括老鼠在内的其他物种的寿命。二甲双胍和雷帕霉素单独使用均可延长寿命,并在联合使用时表现有协调作用。Sirtuins是一类内源性的去乙酰化酶,可能与某些动物的寿命有关,但某些Sirtuins的激活剂(如白藜芦醇)尚未在小鼠显示出延长寿命的作用。假设可以找到比二甲双胍或雷帕霉素更安全的替代品,那么40岁或60岁以上的人都应该服用这种药物吗? 很少有人会坚持认为,单纯的生命的延长是可取的,除非能拥有健康的长寿。

随着年龄的增加,许多人对一些药物的反应发生重大变化。对于其他药物,年龄相关的变化很小,特别是"健康老人"。疾病发生率随年龄不断增加,导致药品使用的模式也发生改变,在疗养院,倾向于给患者开大处方。老年人生活上的一般变化会明显影响药物使用的方式。随着年龄增加,几种疾病同时发生的几率也在增加,还有营养问题、资金资源减少,而对一些患者,因多种原因而减少用药的顺从性。医务人员应了解老年人对药物反应可能发生的变化,并应该知道如何处理这些变化。

与衰老有关的药理学变化

在一般人群,对大多数重要脏器功能能力的测量表明,有些人从年轻时其主要脏器的功能就开始下降,并持续终生。图60-1表明,没有出现一个"中年期平台",而是在45岁以前即开始出现一个近似线性的下降。然而,这个资料只反映平均水平,并不符合上述某一特定年龄时每个个体的真实情况。例如:75岁以前,大约1/3的健康人的肌酐清除率没有这种与年龄相关的下降。与青年人、中年人相比,老年人的某些脏器功能并不是以加速度的方式衰退,而是随着时光流逝,许多的缺陷不断积累的结果。一些脏器功能的改变可以引起药代学的变化。对于药剂师和医生来说,其中最重要的莫过于肾功能下降;其他的改变和并发疾病可能会改变某些患者对个别药物的药效学特性。

药代学改变

A. 吸收

几乎没有证据表明,机体对药物的吸收会随着年龄而发生较大的改变。但是,与年龄有关的情况如饮食习惯的改变、大量使用非处方药物(如:抗酸药和通便药)、多见于老年人的胃排空减慢(特别是糖尿病患者)等,均可改变药物的吸收速度。

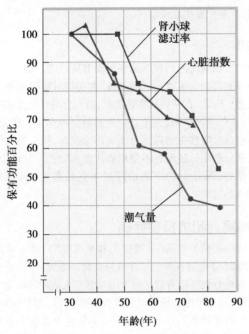

图 60-1　年龄对一些生理功能的影响

B. 分布

与年轻成年人比较,老年人躯体干重减小,体内水分减少,而脂肪含量增多。这些改变(表 60-1),可结合药物的蛋白质,尤其是结合弱酸性药物的人血白蛋白通常减少;可结合许多碱性药物的血清类粘蛋白(α-酸性糖蛋白)也同时升高。因而,血清中与蛋白结合的药物减少,游离的、未结合的药物明显增多。在第 3 章中已经解释过,这种变化可以改变患者对药物的负荷量。但是,由于药物的清除速率及药物效应都与游离药物的浓度有关。因此,维持稳定治疗效果的剂量,仅仅因这些因素就会发生改变。例如:对于患有充血性心力衰竭的老年人,由于其表观分布容积的减少,地高辛的负荷量随之减少;因为清除速率的下降,地高辛的维持剂量也不得不减少。

表 60-1　一些影响老年人药代学变化的因素

参数	年轻成年人 (20～30 岁)	老年成年人 (60～80 岁)
体内水分(体重%)	61	53
瘦体重(体重%)	19	12
体内脂肪(体重%)	26～33(女性) 18～20(男性)	38～45 36～38
人血白蛋白(g/dl)	4.7	3.8
肾脏重量(年轻成年人%)	100	80
肝血流量(年轻成年人%)	100	55～60

C. 代谢

并不是所有药物的肝内代谢能力都会随年龄增加而持续降低。动物试验和一些临床试验证明,一些药物肝内代谢很慢(表 60-2)。虽然,最大的改变发生在主要由肝微粒体 P450 系统来完成的 I 相反应,肝脏执行共轭反应(Ⅱ相)能力的变化非常小,其中许多变化是由肝血流量减少引起的(表 60-1)。肝血

流量是药物肝清除率的一个主要参数。另外,随着年龄的增长,肝脏对诸如:酒精、肝炎病毒引起的损伤的修复能力不断下降。因此,对于近期有肝病史的老年人,即使已完全从肝损伤中恢复过来,也应注意调整那些主要通过肝脏清除的药物的剂量。影响肝脏功能的严重营养不良症及其他疾病,如:充血性心力衰竭,在老年人中更为常见,这些疾病可极大的改变肝脏代谢药物的能力,也会引起肝血流量减少。同样,常发生于老年人的营养缺乏症,也能损害肝脏功能。

表 60-2　衰老对一些药物肝脏清除率的影响

与年龄相关的肝清除率减少	无年龄相关差异
阿普唑仑	乙醇
巴比妥类药物	异烟肼
甘珀	利多卡因
甲氨二氮草	劳拉西泮
氯美噻唑	硝西泮
氯巴占	奥沙西泮
去甲地西泮	哌唑嗪
地西泮	水杨酸盐
氟西泮	华法林
丙咪嗪	
哌替啶	
去甲替林	
苯基丁氮酮	
普萘洛尔	
奎尼丁,奎宁	
茶碱	
甲苯磺丁脲	

D. 消除

由于肾脏是药物从体内清除的主要器官,上面提到的年龄相关的肾功能衰减就很重要。大约 2/3 的人群对肌酐的清除速率随年龄的增长而下降。但这并不说明血清肌酐会因此而升高。因为随着年龄的增加,肌肉的总量在减少,肌酐的生成量也在减少。这种变化引起的实际结果是:许多药物的半衰期明显延长。如不减少药物的用量或给药次数,可能会因为药物蓄积而中毒。为老年人推荐剂量时,通常要参考肾脏对药物的清除能力;对于一个经过肾脏排泄的药物,知道年轻人的用量后,可用 Cockcrofl-Gault 公式估计粗略计算适用于年龄在 40～80 岁之间的人的用药剂量:

$$肌酐清除率(ml/min) = \frac{(140-年龄) \times 体重(kg)}{72 \times 血清肌酐(mg/dl)}$$

对于女性,由于肌肉减少,上式计算的结果还要乘以 0.85。必须强调的是,这些估计至多也只是一个人群估计值,不适用于每一个特定的患者。如果患者的肾功能正常(大约 1/3 的老年人),在这个估计的基础上修正的剂量会显得太低。但如果事前不知道所有患者的肾功能,从低剂量开始用药,是令人满意的方法。如果需要做精确监测,应做 12 或 24 小时肌酐测定。上面已提到,营养状态变化可改变药物动力学参数。一个严重脱水的患者(在中风或其他运动中枢损伤的患者并不少见),也会

减少肾脏对药物的排泄,但通过补液可完全逆转。

肺脏对排出挥发性药物上很重要,随着老年人的呼吸功能下降(图 60-1),活动性肺病的发病率增加,使用吸入性麻醉方法已很少见。而胃肠外给药也越来越普遍地受到人们的重视(第 25 章)。

药效学改变

长期以来,人们一直认为老年人对许多药物的敏感性较高,暗示药物与其受体相互作用的能力发生改变。现在认识到许多——也许是大多数——这些明显的变化是由于药代学或自身反应的稳定性减少而引起的。临床研究也支持这样一种观点:老年人对一些镇静催眠药及止痛药更敏感。另外,许多动物实验表明,少数受体的数量及特性实际上随衰老而发生变化。广泛的研究表明,老年人对 β-肾上腺素能受体激动剂及阻滞剂的反应性明显降低。其他的例子将在下面讨论。

某些内环境稳态调节机制在老年人中变得迟钝而不灵敏,内环境的稳态反应性是一个药物总反应性的重要组成部分之一。这些生理性变化可以改变老年人对药物反应的方式及强度。在心血管系统,轻至中度运动所需要增加的心输出量,至少对 75 岁的老年人(个体无明显心脏疾病)是可以完全实现的。但是老年人心输出量的增加是由于每搏量的增加的结果,而不是像年轻人那样,是由于心跳加快的结果。平均血压随年龄的增加而升高(在大多数西方国家),但是症状性体位性高血压的发生率也明显增加。同样,50 岁以上的人,每增加 1 岁,餐后 2 小时的血糖值平均升高 1mg/dl;体温调节也被损害,老年人对低温的耐受能力明显降低。

行为和生活方式的改变

日常生活条件的重大变化伴随着整个衰老过程,并且对健康产生影响。其中有些(如:忘记服用自己的药片)是与血管或其他病理学相关的认知能力改变的结果。与收入大大减少、可能由于看病费用增加的相关经济压力等其他因素而是老年人的生活方式发生改变,而影响老年人的用药方式和治疗策略。老年人生活最重要的变化之一是丧失配偶。

■ 老年人常用的主要药物

中枢神经系统药物

镇静催眠药

在 30 岁到 70 岁之间,许多苯二氮䓬类和巴比妥类药物的半衰期延长 50%~150%,这种变化多数发生在 60~70 岁之间的人群。对于许多苯二氮䓬类药物,它的原型及其肝内代谢产物均有药理活性(第 22 章)。随着年龄的增长,肝、肾功能下降,对机体这些药物的消除速率降低;另外,一些药物的分布容积增大。这些变化对劳拉西泮和奥沙西泮的影响很小。人们普遍认为,除了这些药物的代谢动力学因素外,在药物效应动力学基础上,老年人对镇静催眠药敏感性的变异性更大。在这些药物的毒性中,尤其要注意关注的是老年人的共济失调和其他运动障

碍征兆,以避免发生意外事件。

镇痛药

阿片类镇痛药的药代学随年龄而有所改变。但是,由于老年人的呼吸功能发生改变,他们对这类药物对呼吸系统的影响特别敏感。因此,在使用此类药物时,应充分估计每个患者的敏感性后,方可谨慎使用,直至达到最适的全效剂量。研究表明,对诸多癌症性慢性疼痛需强力镇痛药治疗时,鸦片类药物一直没有被充分利用。还没有不使用鸦片类药物的充分理由,尤其对老年患者,况且好的疼痛治疗措施更易起效(见 Morrison,2006;Rabow,2011)。

抗精神病药和抗抑郁症药

传统的抗精神病药(酚噻嗪类和氟哌啶醇)被大量地用于(也可能滥用)控制各种老年性精神疾病。毫无疑问,这些药物对老年精神分裂症很有效。对于治疗老年人出现的谵妄、痴呆、激动、好斗及妄想综合征等有关症状也很有效。但是,这些药物对老年人的疗效并不完全令人满意,剂量也不能按完全控制症状的要求而一味增加;还没有证据表明这些药物对阿尔茨海默痴呆有很满意的效果。在理论上,酚噻嗪类药物的毒蕈碱样作用可能会使记忆损伤及智力障碍更加恶化(见后)。

对有焦虑、好斗症状患者的大部分明显改善,只能简单地说明这些药物的镇静作用。需要镇静性抗精神病药物治疗时,酚噻嗪类药物中的硫利哒嗪最为合适。如果不需要镇静作用,氟哌啶醇更合适。但后者可加重锥体外系的毒性。因而应避免将这类药物应用于以前有锥体外系病的患者。尤其像氯丙嗪这样的老酚噻嗪类药,由于其 α-肾上腺素能受体阻滞效应,常会引起体位性低血压,对于老年人,发生这种情况的倾向性更大。由于对这些药物的反应性增强,这些药物的剂量应该从年轻人用量的几分之一开始,逐渐增加剂量,直至获得最佳治疗效果。

治疗老年性躁狂症常用锂剂。由于锂主要经肾脏排泄,它的剂量应调整至最适水平,并要求检测血药水平。锂剂与噻嗪类利尿药同时应用,可减少肾脏对锂的清除率。所以,应该进一步减少服用剂量,并多次监测血中的锂水平。

人们认为,老年人的精神病性抑郁症常不能得到准确诊断和合理治疗。65 岁以上人群的自杀率(是普通人群的 2 倍)支持这个观点。不幸的是,人们常将老年人的情感淡漠、单调、严重抑郁而脱离社会等症状,误认为是老年性痴呆症。临床证据说明,老年人对(所有)抗抑郁药的反应与年轻人相同,但对其毒性作用更为敏感。这些因素和老年人对这些药物的肾清除率减少,强调人们在使用这些药物时,应注意调整药物用量、密切观察其毒性反应的重要性。如果需要用三环类抗抑郁药治疗,最好选择抗毒蕈碱作用弱的药物,如:去甲替林或去甲丙咪嗪(表 30-2)。为了减少对自主神经系统作用,应选用选择性 5-羟色胺重摄取抑制药(SSRI)。

用于阿尔茨海默病的药物

阿尔茨海默病以进行性记忆功能和认知功能损伤为特征,并且可导致完全植物状态,大量社会经济瓦解和早死。随着年龄的增长,阿尔茨海默病的患病率也增加,85 岁以上人群中的发生率为 20%。业已发现,阿尔茨海默病以家族式和零星分散的形式发病。阿尔茨海默病早期发作与几个基因缺陷有关,包

括第 21 对三染色体性(第 21 对染色体)、第 14 对染色体早老蛋白-1 基因的突变和第 19 对染色体上的异常等位基因 ε4(表达脂质相关蛋白 ApoE)。与正常形式的等位基因 ApoE ε2 不同,ApoE ε4 形式的等位基因易化了 β 淀粉样蛋白沉积物的形成。

阿尔茨海默病的病理学改变包括大脑皮层 β 淀粉样肽的沉积增加,最终形成细胞外斑块和脑血管病变,包含 tau 蛋白的

纤丝在神经元内缠结(图 60-2),神经元进行性减少(尤其是胆碱能神经元),皮层变薄。胆碱能神经元减少导致胆碱乙酰转移酶和其他胆碱能活性标志物明显减少。阿尔茨海默病患者对抗毒蕈碱作用药物的中枢神经系统毒性格外敏感。一些证据表明,谷氨酸盐引起的过度兴奋可以促进神经元死亡。另外,线粒体功能异常也可以促进神经元死亡。

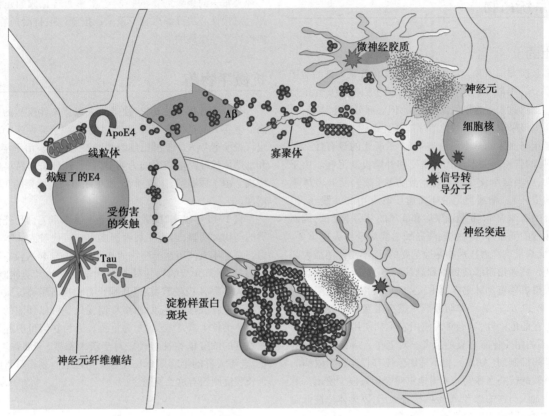

图 60-2 阿尔茨海默病的一些病理过程。从左边开始:线粒体功能障碍,可能与糖利用有关;tau 蛋白合成和丝状缠结聚集;β-淀粉样蛋白(Aβ)合成并分泌到细胞外空间,在此干扰突触信号转导和积聚成斑块

人们业已开发了许多治疗阿尔茨海默病的方法(表 60-3),并将更多的注意力集中在拟胆碱能药物上,由于上面提到阿尔茨海默病患者的胆碱能神经元有不同程度的减少。用司来吉兰(L-丙炔苯丙胺)抑制 B 型单胺氧化酶对阿尔茨海默病有良好的效果。抑制 N-甲基-D-天冬氨酸(NMDA)谷氨酸受体(见后)的药物是可用的;在谷氨酸 AMPA 受体易化突触活性的底物"安帕金类药物"正在紧张的研究中。一些证据说明,他汀类降血脂药对阿尔茨海默病很有效。据报道,初步研究证明,PPAR-γ(过氧化物酶体增殖物激活受体-γ)药罗格列酮对阿尔茨海默病有效,而所谓的脑血管扩张药物是无效的。

他克林(四氢氨基吖啶,THA)是一种长效胆碱酯酶抑制剂和毒蕈能调质,是第一个对阿尔茨海默病显示有效的药物。由于肝毒性,塔克林几乎被一些较新的胆碱酯酶抑制剂取代:**多奈哌齐、卡巴拉汀和加兰他敏**。这些药物口服有效,能完全透过血脑屏障而进入中枢神经系统,而且毒性比塔克林小得多。虽然证明胆碱酯酶抑制剂(和美金刚胺,见下文)的效果有明显的统计学意义,但这些药物的临床效果却有些逊色,且作用时间也较短暂。

胆碱酯酶抑制剂可引起明显的不良反应,包括恶心,呕吐等周边拟胆碱样作用。使用其他抑制细胞色素 P450 酶的药物

(如:酮康唑,奎尼丁,第 4 章)时应该小心谨慎。在第 7 章中列举了一些可用的制剂。

表 60-3 一些防治阿尔茨海默病的可能策略

治疗方法	注释
胆碱酯酶抑制剂	增加胆碱能活性,已经有四种药物或得批准
N-甲基-D-天冬氨酸谷氨酸拮抗剂	抑制谷氨酸兴奋性毒性;批准了一个药物
改变葡萄糖利用的药物	PPAR-γ 激动剂;罗格列酮(标签上未标明此种用途)
抗脂质药	他汀类(标签上未标明此种用途)
NSAID	用环氧酶(COX)-2 抑制剂的结果很失望,单有兴趣继续使用
抗淀粉样蛋白疫苗	临床试验中
抗淀粉样蛋白抗体	Bapineuzumab,临床试验中
β 淀粉样蛋白合成抑制剂	γ-分泌素调制,研究进展中
抗氧化剂	结果不满意
神经生长因子	一个非常小的试验

PPAR-γ:过氧化物酶体增殖物-激活受体-γ

激活兴奋毒性谷氨酸通过 NMDA 受体传递对老年痴呆症的病理生理学有促进作用。美金刚胺以剂量依赖方式与 NMDA 受体通道结合,而产生非竞争性拮抗作用。这种药物比胆碱酯酶抑制剂的耐受性更好,毒性更低。美金刚胺的商品名 Namenda(盐酸美金刚胺)是 5 和 10 毫克的口服片剂。

心血管系统药物

抗高血压药

在大多数西方国家和大多数高盐摄入文化背景人群的血压(尤其是收缩压)会随年龄的增长而增加,50 岁以上的女性增加得更明显。虽然过去一直采取保守疗法,但大部分医生认为,对老年高血压应该采取积极有效地治疗措施。

治疗老年高血压的基本原理与第 11 章所述的没有什么不同,而最常见的告诫是关于药代学改变和补偿机制迟钝。由于它的安全性,应当鼓励使用非药物治疗方法(减轻肥胖者体重和限制盐的摄入)。噻嗪类是治疗高血压时常用的一线药,由于老年人群中心律失常、Ⅱ 型糖尿病和痛风的发病率增高,因而此类药物导致的低血钾、高血糖、高尿酸血症对老年人更重要。因此,使用低剂量抗高血压药物是很重要的,而不是使用最大剂量的利尿药。钙通道阻滞剂调整到最适剂量,是比较有效且安全的。如果患者伴有动脉粥样硬化、心绞痛,使用钙通道阻滞剂更为合适(第 12 章)。β-受体阻滞剂对患有阻塞性呼吸道疾病的患者有潜在的危险性,对老年人使用它不如使用钙拮抗剂的效果好,但不适用于伴有心衰的患者。对老年人应该使用血管紧张素转换酶抑制剂(ACEI),但不适用于伴有心衰和糖尿病的患者。最有效的抗高血压药物米诺地尔对老年人很少使用。对于服用抗高血压药物的患者,要定期检查血压,因为体位性低血压有大脑缺血而跌倒的危险。

正性肌力药

心力衰竭是老年人群中常见的、致命的疾病。这种疾病令人担心的一个原因是医生对这个人群过量使用强心苷类药物。强心苷对老年人群非常危险,因为老年人易于发生心律失常;老年人对强心苷的清除率常较低,虽然分布容积也降低,使其半衰期延长 50% 以上。由于强心苷大部分经肾脏清除,在制定用药方案时,应该考虑患者的肾脏功能。没有证据表明老年人对强心苷治疗作用的敏感性增加。事实上,动物研究说明,老年人对强心苷的治疗敏感性可能降低。另外,强心苷的致心律失常的毒性作用可能增加。目前还没有证据表明老年人对强心苷的敏感性可能会减少。另一方面,上面也提到过,会增加强心苷的心律失常样毒性作用。低血钾、低血镁、(肺病引起的)低氧血症和冠状动脉粥样硬化症等,都可增加强心苷诱发老年人心律失常的发生率。其他较少见的洋地黄毒性作用,如,谵妄、视觉改变、内分泌失常(见第 13 章)等,老年人也较年轻人常见。

抗心律失常药

由于缺乏良好的血流动力学储备能力、电解质紊乱和严重冠心病的发生率增高,老年人心律失常的治疗特别棘手。随年龄增加,奎尼丁和普鲁卡因胺的清除率降低,半衰期延长。丙吡胺应避免用于老年人,由于其主要毒性作用——抗毒蕈碱样作用会导致尿潴留、负性肌力作用易致充血性心力衰竭——在老年人中特别不受欢迎。老年人对利多卡因的清除率变化很小,但半衰期延长,提示其分布容积有所增大,但由于老年人对利多卡因毒性作用的敏感性较高,因而应该减少利多卡因的负荷量。

最近的证据指出,许多患有心房纤颤—老年人中很常见的心律失常—的患者简单的控制心室率而转化成的正常窦性心律。对慢性心房纤颤患者应该采取措施(如:抗凝药物)以减少血栓栓塞性疾病的风险。

抗微生物药

几种年龄相关的变化,使老年人患感染性疾病的发病率提高。老年人的抵抗力下降,表现为癌症和感染性疾病增多。这也许说明老年人的 T 淋巴细胞功能发生改变。由于年龄依赖性和烟草依赖性黏液清除能力明显降低,使肺脏对感染的易感性增加。由于尿潴留、尿道插管,发生尿道严重感染的频率亦大大增加。

自 1940 年以来,抗微生物药延长人类的寿命比任何其他种类的药物都明显,因为在某种程度上它可代替人体本身的抵抗力。对老年人使用这类药物的基本原则与年轻人没有多大区别(如:第 51 章介绍的),主要与药代学变化和肾功能减退有关。由于大多数 β-内酰胺类、氨基糖苷类和喹诺酮类抗微生物药均主要通过肾脏排泄,它们的半衰期变化是可以预测的。对于氨基糖苷类抗生素,这点就尤为重要。因为它们可引起肾脏和其他器官的浓度依赖性毒性。对于庆大霉素、卡那霉素、奈替米星,老年人群的半衰期延长超过 2 倍以上。妥布霉素的半衰期延长程度则没有这么显著。

抗炎药

骨关节炎是老年人很常见的疾病。类风湿关节炎不是一种针对老年人的问题,其他年龄组相同的药物治疗方法通常也适用于老年人,第 36 章提到的抗炎药物的基本原理和性质在这里也完全适用。

由于在老年人中易引起毒性,使用非甾体类抗炎药(NSAIDS)时要特别小心,如阿司匹林最主要的毒性是胃肠道刺激和出血。新的非甾体类抗炎药的主要毒性是可逆性肾脏损害。由于主要经肾脏排泄,老年人容易对其产生快速蓄积,尤其当肾功能损害超过同龄人的平均范围时。在老年人中,非甾体类抗炎药很容易产生蓄积而导致肾功能损害、肾功能损害再加重蓄积的恶性循环。没有证据表明环氧酶(COX)-Ⅱ 选择性非甾体类抗炎药对肾功能更安全些。因此,老年人接受任何高剂量的非甾体类抗炎药治疗时应仔细监测其肾功能的变化。

当老年人不能耐受全量非甾体类抗炎药时,皮质类固醇极为有用。但是,皮质类固醇能增加与剂量或疗程相关的骨质疏松症的发生率。对于老年人,骨质疏松症一种非常危险的毒性反应。还不能确定这种副作用能否通过增加钙及维生素 D 的应用而减轻,但对已经发生骨质疏松的患者,应该谨慎考虑使用钙、维生素 D 和双磷酸盐类药物,并且鼓励任何服用皮质类固醇的患者勤锻炼,多运动。

眼科用药物

用于青光眼的药物

青光眼在老年人中很常见,但在治疗方法上却不同于早期发病的青光眼。青光眼的治疗方法见第 10 章。

黄斑退化

年龄相关的黄斑退化(AMD)是发展中国家中最常见的老年致盲的原因。已经认识到的晚期 AMD 有两种形式:新生血管的"湿"性黄斑退化和无新生血管的"干"性黄斑退化,前者与新血管侵入视网膜下空间有关,后者则没有异常新生血管形成,且最常见。虽然引起 AMD 的原因不清楚,吸烟是一个有文献记录的危险因子。氧化应激一直认为在 AMD 发病中有一定作用。在这个前提下,抗氧化剂也一直被用于阻止和延缓 AMD 的发生,维生素 C、E 和 β 胡萝卜素、氧化锌和氧化铜的专利口服制剂可供使用。在临床试验中的口服药物包括类胡萝卜素、叶黄素玉米黄质和 n-3 长链多不饱和脂肪酸。

对晚期 AMD 的治疗也比较成功,但只有对新生血管形成者有效。新生血管性 AMD 现在可以用激光治疗或血管内皮生长因子(VEGF)抗体治疗。可供使用的有三种抗体有:贝伐单抗(商品名阿瓦斯丁,无标签使用)、兰尼单抗(雷珠单抗)和哌加他尼(Macugen)。后两种被批准用于治疗新生血管性 AMD。这些药物被注入玻璃体内产生局部作用。兰尼单抗极其昂贵。融合蛋白和 VEGF 的 RNA 结合剂正在研究之中。

■ 老年人的药物不良反应

大量的文献记录证明,服用药物的数量和不良反应的发生率之间有非常明确的关系。在老年人占大多数的长期护理机构内,每个患者的平均处方数在 6 和 8 之间。研究表明,患者用药后的不良反应的百分数从单个药物使用后的 10% 增加到使用十个药物后的几乎 100%。因此,估计约一半的患者已有明显的不良反应或者还不明显的不良反应。老年人的药物不良反应发生率估计至少是年轻人的 2 倍。药物不良反应发生率这么高的原因,部分可能是由于医师开错处方,另外部分可能是由于患者用药错误。

医师犯错误的原因有时是没有正确认识药代学随年龄和年龄相关疾病会发生改变的重要性。有些错误的发生是由于医生未意识到其他医生为同一患者违规处方药物。例如:为老年人开出的 H_2 受体拮抗剂西米替丁(或推荐非处方用药)剂量远比年轻人高,而引起较高的副作用发生率(如:意识模糊、语言不清),也抑剂肝脏对许多药物的代谢,如:苯妥英、华法林、β-受体阻滞剂和其他一些药物。对于使用这些药物而未出现不良反应的患者,短期内再用西米替丁时,若对其剂量不进行适当的调整,它们的血浆水平及毒性反应会明显提高。其他抑剂肝脏微粒体氧化酶及诱发不良反应的药物在第 4、66 章中详细介绍。

患者犯错误的原因是不按规定服药。另外,也常由于不咨询医生私自使用非处方药物之故。如第 63、64 章所述,许多

OTC 药物和草药含有增强药效的"隐匿成分"。例如,许多抗组胺药有明显的镇静作用,这对有认识能力损伤的患者是很危险的。同样,抗组胺药的抗胆碱作用可引起老年人尿潴留,对前房角狭窄患者,还可能导致青光眼,如果合用肝药酶抑制剂如:西米替丁,其发生率还会更高。若患者服用含有银杏果的草药,同时服用阿司匹林更易于导致出血。

■ 老年药理学的实用性问题

合理地使用药物,可以大大提高老年人生活质量,也可延长其寿命。但是,开处方者应该认识到实际存在的严重地依从性障碍。

对领取微薄退休金、没有医疗保险或保险不足的患者,是抑制其药品消费的主要因素。开处方者需了解处方药及较便宜的替代药品的费用。例如:使用新型的非甾体类抗炎药治疗关节炎的费用每月超过了 100 美元,而使用普通阿司匹林仅需要 5 美元。而使用一种较老的非甾体类抗炎药布洛酚,大约只需 20 美元。

产生药物不顺从性的原因可能是由于患者忘记吃了什么药或对药物的效果不了解,特别是当患者有好几个处方药或给药间隔时间不同时更易发生此种情形。1986 年完成的一项调查表明,在美国,虽然 65 岁以上的人群那时只占总人口的 11%～12%,但却占使用处方药人群的 32%。因为常由好几个医生开写处方,对要治疗疾病使用相同给药间隔的药物,没有一个"综合性的"给药方案。假如给一个疗程的抗感染药物,患者忘记了需要完成一个固定疗程的医嘱,而往往将症状消失作为停药的最好指征,特别是使用昂贵的处方药时,最容易发生此种情况。

药物不顺从性错误的发生有时可能是故意的。有些人根据以前的经验而决定不服用药物。对于这种"聪明的"不顺从性可能有非常充分的理由,而医生应该尽量引导他们服用药物。替换药物有可能改善药物不顺从性,因为争取患者参与治疗决策,而增加治疗成功的积极性。

一些用药错误由于身体伤残所致。如:关节炎、震颤、视力障碍等都可以促成其发生。水剂药物应当按多少"匙"来计算,它特别不适合于有任何形式的震颤及运动伤残的患者。此时使用儿科给药注射器对这些患者可能很有帮助。由于唾液分泌减少,老年患者吞咽大药片时常困难。如果患者有关节炎,"防小孩式"的包装也常常变成了"防老式"的包装。在大多数超过 70 岁的人中,白内障和黄斑变性时常发生。因此,药瓶标签上的字体应该足够大,使视力弱的患者能够看清楚,或者当患者只能看而不能较长时间阅读时,可标记不同的颜色,加以区分。

药物治疗产生有益作用和有害作用时对老年人有相当大的倾向性,要平衡这种倾向于好的一面,应坚持下述原则:

1. 详细了解用药史。要治疗的疾病可能是药物诱发的,或者是正在使用的药物和将要使用的药物之间起反应引起的。

2. 只针对特定的、合理的适应证开写处方。不能将奥美拉唑用于消化不良。

3. 确定药物治疗的目的,然后从小量开始用药,调整至最适剂量,获得最佳效果。在增加用量之前,至少要等三个半衰期

（按年龄调整）。如果在正常成年人的剂量水平还未出现预期的疗效，要检查血中药物水平，如果在合适的剂量下不能出现预期的血液水平，则要更换药物。

4. 对有关药物反应及相互作用保持高度警惕，要知道患者正在服用的其他药物，包括非处方药和植物性（草药）药物。

5. 尽可能简化用药方案。当使用多种药物时，尽量使用那些可以在白天同一时间服用的药物。尽可能减少使用药物的数量。

案例思考答案

这位患者有几种病症需要认真治疗。高血压是完全可以治疗的；第11章所描述的步骤在老年患者和年轻患者中是适当的，而且是有效的。患者的教育对于他不愿服药的态度至关重要。阿尔茨海默氏症可能会暂时对抗胆碱酯酶制剂（多奈哌齐、卡巴拉汀和加兰他敏）有反应，或者，可尝试美金刚。

遗憾的是，与年龄相关的黄斑变性（最可能是引起他视觉障碍的原因）并不容易治疗，但是"湿"（新血管）的多样性可能对目前用的药物有很好的反应（贝伐单抗，拉比单抗，哌加他尼）。然而，这些疗法都很昂贵。

（李瑞祥 译　张殿增 校　邱培伦 审）

参考文献

扫描本书二维码获取完整参考文献。

皮肤药理学

Dirk B. Robertson，MD &
Howard I. Maibach，MD

第**61**章

案例思考

　　一名 22 岁的妇女主诉她的银屑病加重。她有家族病史，并且她的头皮和手肘上发病有好几年了。她最近指出，她的膝盖和脚底都出现了新的病变。她一直在外用非处方药氢化可的松软膏，但她承认这种药对她的病没有什么帮助。治疗这种慢性疾病有哪些治疗方法可供选择？

　　皮肤病为医生提供了特殊的机会。局部用药的途径特别适用于皮肤病，虽然有些皮肤病对全身给药反应相同或更好。

　　皮肤用药的药动学原理与其他给药途径相同（第 1 章和第 3 章）。皮肤常被描述成一种简单的三层结构，而事实上人类皮肤是一系列复杂的扩散屏障（图 61-1）。确定药物溶剂和药物赋形剂穿过这些屏障的量是药动学分析药物治疗皮肤病的基础，而且测量手段的数量和灵敏度都正在不断地增加。

　　决定药物在皮肤发挥药理作用的主要参数包括：

　　1. 药物透皮吸收的区域差异　如：阴囊、面部、腋窝、头皮等部位对药物的吸收比前臂更易，需要的等效药量较少。

　　2. 浓度梯度　提高药物的浓度梯度可提高单位时间药物透皮的量，正如药物跨过其他屏障弥散的现象（第 1 章）。因此，通过提高药物浓度的方法有时可克服皮肤局部用糖皮质激素类药物的阻力。

　　3. 给药方案　由于物理特性，对于许多药物皮肤常有储库的作用，结果造成半衰期短的药物的"局部半衰期"延长，而一天也只需用 1 次药。例如：在许多情况下，糖皮质激素类药物一天 1 次用药的效果与多次用药相同。

　　4. 溶媒和包含体　合适的赋形剂可增强药物穿透外层皮肤的能力。此外，溶媒本身的物理性质（湿润作用或干燥作用）也具备一定的治疗作用。包含体（用塑料包裹使药物及其溶媒与皮肤充分接触）可达到最大的治疗效果。

■ 对皮肤药的反应

　　全身给药对许多产生各种全身症状的皮肤病有作用。此外，一些皮肤药本身也会引起皮肤反应，主要的反应类型在表 61-1 中总结。

■ 皮肤用溶媒

　　外用药通常由活性成分和便于皮肤使用溶媒构成。选择溶媒时需要考虑的因素包括：药物在溶媒中的溶解性、药物从溶媒中的释放的速率、通过溶媒对角质层的水和作用而增加透皮吸收的能力、药物在溶媒中的稳定性以及活性成分与角质层、赋形剂之间是否有化学、物理方面的相互作用。

　　根据溶媒，皮肤外用药物剂型可分为酊剂、湿敷剂、洗剂、凝胶、气雾剂、粉剂、糊剂、乳膏剂、泡沫剂和软膏。这些溶媒延缓水分从皮肤表面蒸发的能力依次增加，其中酊剂和湿敷料最小，膏剂最大。一般来说，伴有渗出、起疱和结痂的急性炎症最好用干燥制剂的治疗，如：酊剂、湿敷料及乳液；而伴有干燥病、鳞片和苔藓样硬化的慢性炎症最好用有润滑作用的制剂治疗，如：乳膏和软膏。酊剂、洗液、凝胶、泡沫和气溶胶，适用于头皮和有毛发的部位。擦烂的部位用稀薄的乳化剂治疗，而不会造成浸渍。

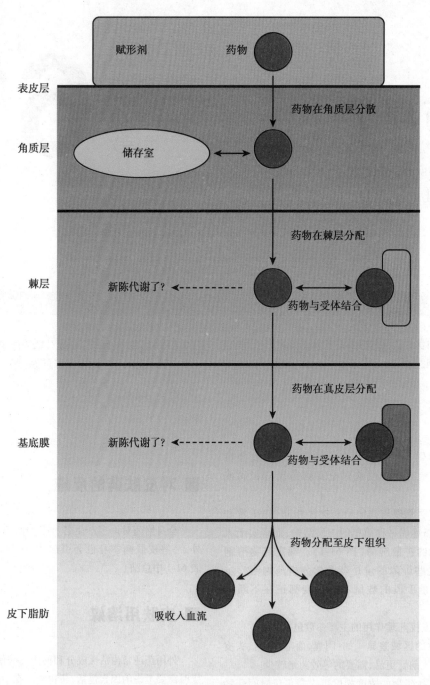

图 61-1 经皮吸收原理图

表 61-1 局部皮肤对外用药的反应

反应类型	机制	注释
刺激	非过敏性	最常见的局部反应
光刺激	非过敏性	光毒性,常需要 UVA 暴露
过敏性接触性皮炎	过敏反应	Ⅳ型迟发型超敏反应
光过敏性接触性皮炎	过敏反应	Ⅳ型迟发型超敏反应,常需要 UVA 暴露
免疫性接触性溃疡	过敏反应	IgE-介导的 Ⅰ型速发型超敏反应,可能导致过敏反应
非免疫性接触性溃疡	非过敏反应	最常见的接触性溃疡,发生无需之前的敏化

在配制不相溶的液体混合物（如：水包油型乳剂）时，乳化剂常用来制备均匀的、稳定的制剂。这种制剂对一些患者会有些刺激作用。用不含乳化剂的制剂或含乳剂浓度较低的品种代替可解决这个问题。

■ 抗菌药

外用抗菌药

在防止干净伤口感染、未感染性皮肤病和伤口的早期治疗、减少鼻孔葡萄球菌繁殖、腋臭和控制寻常痤疮时，外用抗菌药有一定效果。但是，外用抗生素的治疗效果不尽相同。抗微生物药的一般药理特点（第 43~51 章）。

一些外用抗感染药不仅仅含有抗生素，还含有糖皮质激素类药物。没有充分证据证实，当二者配置在一种制剂内时，外用糖皮质激素类药物会抑制抗生素的抑菌效果。常由链球菌或葡萄球菌、或者二者共同感染所致的继发感染性皮肤病，与抗生素联合治疗的效果往往优于单用糖皮质激素类药物治疗。抗生素-糖皮质激素类药物联用可有效治疗尿布皮炎、外耳炎和传染性湿疹。

特效抗生素的选择当然依据诊断，若条件许可，还可依据体外细菌培养和药敏试验。从大多数感染性皮肤病分离的致病菌是 A 类 β 溶血链球菌、金黄色葡萄球菌，或二者并存。从手术伤口分离的致病菌是存在于环境中的致病菌。因此，地方抗药性流行的方式对有效药物的选择很重要。含多种抗生素外用抗生素制剂包装，常以固定剂量使用，其剂量远高于治疗阈剂量。这些剂型的优点是对混合感染有效，对未知病原的广泛菌感染有效，延缓细菌对其中任一抗生素成分产生抗药性。

杆菌肽与短杆菌肽

杆菌肽 & 短杆菌肽都是肽类抗生素，对链球菌、肺炎球菌及葡萄球菌等革兰氏阳性菌敏感。此外，对大多数厌氧球菌、奈瑟菌、破伤风杆菌、白喉杆菌有活性。杆菌肽可单独与软膏基质混合，或与新霉素、多黏菌素 B 混合，或与两者同时混合。杆菌肽可暂时减少鼻前孔致病菌葡萄球菌的繁殖。继续使用可引起抗药性。杆菌肽诱导发生的接触性荨麻疹综合征，包括过敏反应的情况很少见，变应性接触性皮炎较常见，而免疫性过敏性接触性荨麻疹却很少见。杆菌肽经皮肤吸收的很少，因此全身毒性很少见。

短杆菌肽仅作外用，可与其他抗生素混合外用，如：新霉素、多黏菌素、杆菌肽和制霉菌素。短杆菌肽因全身毒性作用强，而仅限于外用。在治疗浓度，外用后过敏的发生率极低。

莫匹罗星

莫匹罗星（假单胞菌酸 A）在结构上与其他局部外用抗菌药不同。大多数革兰氏阳性需氧细菌，包括对耐甲氧西林金黄色葡萄球菌，都对莫匹罗星敏感（第 50 章）。治疗金黄色葡萄球菌和 A 类 β-溶血链球菌引发的小脓疱疹效果较好。

莫匹罗星鼻腔软膏用于消除鼻道金黄色葡萄球菌，常常伴有聚乙二醇基质引起的黏膜刺激。莫匹罗星局部外用于完整皮肤几乎不被吸收。

瑞他帕林

瑞他莫林是半合成的截短侧耳素类衍生物，可有效治疗包括金黄色葡萄球菌和溶血链球菌引起的浅表皮肤感染。1% 瑞他帕林软膏用于治疗脓疱病，适用于 9 个月及其以上患者。推荐一日外用两次，连续五日。瑞他帕林与其他抗生素无交叉耐药性，偶见对用药部位的刺激作用。至今只有四例过敏性接触性皮炎的报道。

多黏菌素 B 硫酸盐

多黏菌素 B 是肽类抗生素，对革兰氏阴性菌有效，包括绿脓杆菌、大肠杆菌、肠杆菌、克雷伯菌。变形杆菌、沙雷菌和革兰氏阳性菌对其具有抗药性。外用制剂为溶液或乳膏。也可使用大量预制的包含多黏菌素 B 多种抗生素联合制剂。外用时难以监测血清中的浓度，但为减少神经毒性和肾毒性，对开放性伤口或裸露皮肤的日用量不应高于 200mg。外用多黏菌素 B 硫酸盐的局部过敏性接触性皮炎不常见。

新霉素 & 庆大霉素

新霉素和庆大霉素是氨基糖苷类抗生素，对大肠杆菌、变形杆菌、克雷伯氏菌、肠杆菌等革兰氏阴性菌有效。庆大霉素对绿脓杆菌的作用强于新霉素。庆大霉素对葡萄球菌和 A 类 β-溶血链球菌的抑制作用也较强。应避免庆大霉素的广泛局部应用，特别是在医院内，以减少耐药性的出现。

外用新霉素在制剂很常见，常单用或与多粘菌素、杆菌肽及其他抗生素联合应用。新霉素外用无菌粉末也常见。外用的庆大霉素制剂通常是软膏或乳膏。

局部应用新霉素后很少在血清中检测到。但是，治疗烧伤患者，为裸露皮肤（烧伤患者）大面积使用水溶性制剂时，患者血清庆大霉素的浓度可达到 $1\sim18\mu g/ml$。新霉素和庆大霉素均溶于水，主要随尿液排泄。肾衰患者常引起药物在体内蓄积，而引起肾毒性、神经毒性及耳毒性。

新霉素常引起过敏性接触性皮炎，特别是用于治疗湿疹或与软膏基质混合时。当发生敏化反应时，也可能对链霉素、卡那霉素、巴龙霉素和庆大霉素发生交叉过敏反应。

痤疮的外用抗生素

通常全身应用的抗生素外用时可有效治疗痤疮。目前常用痤疮抗生素有四种：硫酸克林霉素、红霉素碱、甲硝唑和磺胺醋酰。外用的效果可能不及全身用药。因此，外用抗生素一般只用于轻到中度的炎症性痤疮。

克林霉素

克林霉素在体外对丙酸杆菌痤疮有活性。这可能是其用于治疗痤疮的基础。外用后大约 10% 被吸收。据报道,外用克林霉素可发生罕见的血性腹泻及假膜性结肠炎。水醇溶媒和泡沫剂(Evoclin)可引起皮肤干燥和皮肤刺激,患者的主诉为烧灼感和刺痛。亲水性凝胶和洗剂的耐受性较好,很少引起刺激。罕见过敏性接触性皮炎。克林霉素还常与过氧苯甲酰(Acaniya,BenzaClin,Duac)、维甲酸(Ziana)制成固定配方的外用凝胶。

红霉素

在外用制剂中,红霉素碱比其盐更容易穿透皮肤。虽然外用红霉素在炎症性寻常痤疮中的作用机制还不清楚,据推测是其对痤疮丙酸杆菌的抑制作用。外用治疗的一个可能并发症是出现耐抗生素细菌,包括耐药葡萄球菌。如果耐药菌引起临床感染,则应停止使用红霉素,而用合适的抗生素进行全身治疗。局部的不良反应包括外用时的灼热感、皮肤干燥和刺痛。外用亲水性凝胶不易引起干燥,耐受性较好。过敏性接触性皮炎不常见。常将红霉素与过氧苯甲酰制成复合制剂(必麦森),用于治疗痤疮。

甲硝唑

外用甲硝唑可有效治疗酒渣鼻。但其机制尚不清楚,可能与其抑制皮脂蠕螨有关。此外,甲硝唑也是抗炎药,对嗜中性粒细胞有直接作用。口服甲硝唑可能对敏感的啮齿类动物具有致癌作用,因此不推荐孕妇、哺乳期妇女和儿童应用甲硝唑。

水溶性凝胶制剂(甲硝唑凝胶)的局部不良反应包括皮肤干燥,灼烧感和刺痛。较少干燥的剂型的耐受性较好,如:甲硝唑乳膏、甲硝唑洗剂等。用于眼周时需特别注意,以免引起多泪。

磺胺醋酰钠

外用的磺胺醋酰钠只有 10% 洗液(Klaron)和 10% 的洗剂(Ovace)。也有几种与硫黄联合的复方制剂用于治疗酒渣鼻和痤疮。其作用机制可能是通过竞争性抑制对氨苯甲酸的利用而抑制痤疮的生成。外用的磺胺醋酰钠大约有 4% 经皮吸收,因此禁用于对磺胺类药物过敏的患者。

氨苯砜

外用氨苯砜是用于治疗寻常痤疮的一种 5% 的凝胶,作用机制尚不清楚。对葡萄糖-6-磷酸脱氢酶(G6PD)缺乏患者外用氨苯砜没有显示可以引起临床相关的溶血或贫血,但注意到G6PD 缺乏患者的血红蛋白稍有降低,提示有轻度溶血。到目前为止,有关外用氨苯砜引起的与第 47 章描述的口服应用有关的严重副作用还没有报道。局部副作用包括轻度干燥、发红、出油和皮肤剥脱。使用氨苯砜后在使用过氧化苯甲酰会引起皮肤和头发出现短暂性的黄变。

■ 抗真菌药

皮肤寄生性的真菌引起的浅表真菌感染的治疗方法为:①局部抗真菌药,如:克霉唑、咪康唑、益康唑、酮康唑、奥昔康唑、硫康唑、舍他康唑、环吡酮胺、萘替芬、特比萘芬、布替萘芬及托萘酯;②口服抗真菌药,如:灰黄霉素、特比萘芬、氟康唑及伊曲康唑;它们的作用机制在第 48 章介绍而由念珠菌引起的浅表感染可通过局部涂药治疗,包括克霉唑、咪康唑、益康唑、酮康唑、奥昔康唑、环吡酮胺、制霉菌素或两性霉素 B 治疗。

外用的抗真菌药

外用氮杂茂类衍生物

外用咪唑类药物目前包括克霉唑、益康唑、酮康唑、咪康唑、奥昔康唑、硫康唑及舍他康唑,对皮肤真菌(表皮癣菌、小孢子菌及发癣菌)及包括白色念珠菌、皮屑芽孢菌的酵母菌有广泛地抑制作用(第 48 章)。

咪康唑(Monistat,Micatin)以乳膏、洗涤剂、阴道霜剂、栓剂外用治疗外阴阴道念珠菌病。克霉唑(Lotrimin,Mycelex)以乳膏、洗涤剂、阴道霜剂、片剂外用治疗外阴阴道念珠菌病。益康唑(Spectazole,1%硝酸益康唑)以乳膏剂外用。奥昔康唑(硝酸奥昔康唑)一般以乳膏、洗涤剂外用。酮康唑(里素劳片)以乳膏、洗涤剂外用治疗脚癣、念珠菌感染,酮康唑洗发剂或泡沫可治疗脂溢性皮炎。硫康唑(Exelderm)以乳膏及溶液剂外用。舍他康唑(Ertaczo)以乳膏剂外用。外用含抗真菌药-皮质甾醇类的复方制剂比单用抗真菌药效果更加明显。克霉唑-倍他米松二丙酸盐乳膏(Lotrisone)即为这种复方制剂。

一日用药 1 次或 2 次,一般 2~3 周即可清除浅表的皮肤真菌感染,但一般要连续用药,直到确定真菌已经被彻底消灭,方可停药。一天用药 3~4 次,甲沟炎和擦烂性念珠菌病就可通过外用以上药物而得到有效的治疗。脂溢性皮炎则需一天 2 次外用酮康唑直到临床治愈。

咪唑类药物的局部不良反应包括刺痛、瘙痒、红斑及局部刺激。过敏性接触性皮炎罕见。

环吡酮胺

环吡酮胺是人工合成的广谱抗真菌药,有抑制皮肤真菌、念珠菌、秕糠球菌的活性。这类药还可抑制真菌对大分子合成前体的摄取,作用位点可能是真菌细胞的细胞膜。

药代学研究表明,将含有环吡酮胺液体的封闭敷料用于患者背部后,约有 1%~2%剂量的环吡酮胺被吸收。1%环吡酮胺乳膏、洗涤剂可治疗皮肤真菌感染、念珠菌感染及花斑癣感染。不良反应的发生率较低。有关于瘙痒和临床症状恶化的报道。发生过敏性接触性皮炎的可能较小。

外用的 8%环吡酮胺(Penlac)指甲涂剂被批准用于治疗轻中度甲癣(手指和脚趾)。尽管副作用很小,耐受性较好,但在临床试验中,该药的全部治愈率不到 12%。

丙烯胺类:萘替芬与特比萘芬

盐酸萘替芬和特比萘芬(兰美抒)均为烯丙胺类药物,对皮肤菌作用较强,而对酵母菌作用较弱。抗真菌活性源于其选择性抑制鲨烯环氧酶,一种麦角固醇合成的关键酶(图 48-1)。

盐酸萘替芬和特比萘芬以 1% 乳膏或其他形式外用治疗脚癣,一日 2 次。不良反应包括局部刺激、灼热感和红斑。因此,避免与黏膜接触。

布替萘芬

盐酸布替萘芬(Mentax)是一种苄胺,结构上与烯丙胺相似。与烯丙胺一样,布替萘芬可抑制鲨烯环氧化作用,阻碍真菌细胞膜合成麦角固醇,而麦角固醇是真菌细胞膜的基本成分。1% 布替萘芬软膏用于治疗浅表脚癣,一日 1 次。

托萘酯

托萘酯是合成的抗真菌类化合物,可有效局部对抗表皮癣菌、小孢子菌、发癣菌引起的皮癣真菌感染。也可用于对抗秕糠球菌,但对念珠菌无效。

托萘酯(Aftate,Tinactin)以乳膏、溶液、粉末、粉末气雾剂外用于感染部位,一天 2 次。治疗停止后常出现症状反复,手掌、脚趾、指甲的感染单用托萘酯无反应。癣易感患者在初步治疗后可长期应用托萘酯粉末、粉末气雾剂。托萘酯的耐受性很好,很少引起刺激和过敏性接触性皮炎。

制菌霉素与两性霉素 B

制霉菌素和两性霉素 B 外用可治疗白色乳头菌感染,但对皮肤丝状菌无效。制霉菌素仅限于外用治疗皮肤、黏膜念珠菌感染,因为其抗菌谱较窄,口服用药胃肠几乎不吸收。两性霉素 B 抗菌谱较广,主要用于静脉输注治疗全身性真菌感染(第 48章),较少用于治疗念珠菌感染。

制霉菌素外用治疗甲沟炎和擦烂的念珠菌病的推荐剂量是一天 2 到 3 次。治疗口腔念珠菌感染(鹅口疮)的方法是,服制霉菌素混悬剂 5 毫升(婴儿,2 毫升),每日 4 次,每次服药时,咽下前在口中含若干分钟。治疗鹅口疮的另一方法是,口含阴道用片剂,每日 4 次,每次含至溶解。治疗反复发作的肛周、阴道、外阴和尿布区的顽固性念珠菌感染,则需口服制霉菌素,成人 50 万到 100 万单位(儿童 10 单位),一日 4 次,同时配合局部治疗。治疗外阴、阴道念珠菌感染可使用阴道片,一天 2 次,持续 14 天,之后,在治疗后的第 14~21 天,采取夜间给药。

外用的两性霉素 B 制剂通常是乳膏和洗剂。治疗甲沟炎和对擦烂型真菌感染病的推荐剂量是,将药涂抹于患处,一日 2到 4 次。

口服制霉菌素的不良反应包括轻微的恶心、腹泻、偶然发生呕吐。局部用药则无明显不良反应,极少见的变态型接触性超敏反应。局部用两性霉素 B 耐受性较好,仅偶见局部刺激反应。局部用两性霉素 B 可能引起暂时性皮肤黄染,尤其是乳膏制剂。

口服抗真菌药

口服氮杂茂衍生物

口服氮杂茂衍生物只用于治疗全身性念珠菌属和真菌感

染,目前应用的氮杂茂衍生物有氟康唑(Diflucon)、伊曲康唑(Sporanox)等。第 48 章中讨论过咪唑衍生物可通过改变脂类物质的生物合成,而影响敏感细胞的细胞膜通透性,特别是干扰真菌细胞甾醇类物质的生物合成。

氟康唑和伊曲康唑可有效治疗表皮癣菌、小孢子菌、发癣菌以及念珠菌属引起的皮肤感染。

氟康唑口服易吸收,血浆半衰期达 30 小时。其半衰期很长,因此,服用 100mg 氟康唑即可治疗黏膜皮肤念珠菌感染。隔日再服用 1 次可治疗皮肤癣菌感染。

伊曲康唑与氟康唑的血浆半衰期与之类似,结束治疗,角质层的治疗浓度可维持达 28 日之久。每日服用伊曲康唑 200mg,与食物同服亦可达到最大吸收,连续使用 3 个月,可有效治疗甲癣。近期的报告指出,服用伊曲康唑可能引起心衰,因此,建议心室功能障碍的患者禁用伊曲康唑治疗。此外,用伊曲康唑治疗甲癣时还应定期评价患者的肝功能。

口服氮杂茂类药物时,若与咪达唑仑、三唑仑同服,可能增加其血浆浓度,并增强镇静催眠药的效应。与 HMG-CoA 还原酶抑制剂同服,可能显著增加发生横纹肌溶解的风险。因此,禁止氮杂茂类药物与咪达唑仑、三唑仑、HMG-CoA 还原酶抑制剂同服。

灰黄霉素

口服灰黄霉素可有效抑制表皮癣菌、小孢子菌、发癣菌引起的皮肤真菌感染。但对念珠菌、秕糠球菌无效。

灰黄霉素抗真菌的作用机制尚不明确,但其只对正在生长的细胞有作用。

口服 1g 灰黄霉素微粒 4~8 小时后,即可在角质层检测到。缩小药物颗粒的粒径,可有效增加药物的吸收。颗粒粒径最小的颗粒都有"超微粒化"的标志。半量超微粒化灰黄霉素达到的血浆生物等效浓度与全剂量微粒化灰黄霉素所达到的生物等效浓度相当。此外,用聚乙二醇增溶也可增加灰黄霉素的吸收。微粒化的灰黄霉素可制成 250mg、500mg 片剂,而超微粒化后可制成 125mg、165mg、250mg、330mg 的片剂及 250mg 胶囊剂。

一般微粒化药物制剂的成人剂量为一天 500mg,单次或多次给药,与饮食同服。治疗较顽固的感染的剂量则为 1g/d。儿科剂量按体重计为 10mg/kg,一天 1 次或多次,与饮食同服。儿童也可用口服混悬剂。

灰黄霉素治疗头皮、无毛皮肤癣最为有效。通常头皮癣治疗 4~6 周开始有反应,而真菌引起的无毛皮肤感染需治疗 3~4周才起作用。指甲皮肤癣菌感染只有长期应用灰黄霉素治疗才有效果。手指甲感染需要 6 个月的治疗,脚趾甲感染更顽固,通常需要 8~18 个月的治疗;并且常常会复发。

灰黄霉素的不良反应包括头痛、恶心、呕吐、腹泻、光敏感性、周围神经炎,有时候会发生精神错乱。

灰黄霉素来源于青霉菌,因此与青霉素可能发生交叉过敏反应。卟啉病患者、肝功能衰弱者、过去对该药发生超敏反应的患者禁用灰黄霉素。灰黄霉素对孕妇的安全性还未确定。偶有关于白细胞减少、蛋白尿发生的报道。因此,长期应用灰黄霉素的患者,建议定期检查肝功能、肾功能和造血系统功能。灰黄霉素可能改变香豆素类抗凝剂的效能,因此可能需要调整抗凝剂的剂量。

特比萘芬

口服特比萘芬可有效治疗甲癣。推荐的口服剂量为每天250mg。手指甲感染需连续治疗6周，而脚趾甲感染则需治疗12周。治疗甲癣的患者需要密切监测肝功能，由实验室定期评估是否出现肝功能衰弱。

■ 外用的抗病毒药

阿昔洛韦、伐昔洛韦、喷昔洛韦和泛昔洛韦

阿昔洛韦、伐昔洛韦、喷昔洛韦和泛昔洛韦是人工合成的鸟嘌呤类似物，可抑制包括一型和二型单纯疱疹在内的疱疹病毒的活性。治疗皮肤感染时的作用机制、适应证、使用方法详见第49章。

阿昔洛韦以5%软膏剂（Zovirax）、喷昔洛韦以1%乳膏剂（Denavir）外用治疗具有免疫能力的成人的复发性单纯疱疹病毒感染。阿昔洛韦和喷昔洛韦的局部不良反应包括瘙痒、伴有短暂刺痛或灼烧感的轻度痛感等。

■ 免疫调制剂

咪喹莫德

咪喹莫德（Aldara）是一种乳膏，批准用于治疗成人外生殖器和肛周疣、面部和头皮的光化学化性角化病，以及活检证明的躯干、颈、四肢基底细胞癌。3.75%乳膏（Zyclara）用于治疗面部和头皮光化学质病，其作用机制认为与咪喹莫特刺激外周单核细胞产生干扰素-α，刺激巨噬细胞产生IL-1、IL-6、IL-8和肿瘤坏死因子-α（TNF-α）有关。

将咪喹莫德涂抹于疣组织，一周3次，每次停留6~10小时后，用温和的肥皂和水清洗。完全根除疣感染才可停药，但不能超过16周。治疗光化性角化病时，将5%咪喹莫特乳膏涂于患处及周围邻近的组织，或晚间使用3.75%乳膏，每周2次。每次用药约8小时后，用温和的肥皂和水清洗，去除乳膏。治疗浅表基底细胞癌时，将药物用于肿瘤及周边1cm处的皮肤，一周5次，持续治疗6周。

咪喹莫德经皮吸收的量很小，单次用药后吸收不到0.9%。不良反应包括局部炎症反应，如：瘙痒、红斑及浅表的腐蚀。

他克莫司与吡美莫司

他克莫司（Protopic）和吡美莫司（Elidel）均为大环内酯类免疫抑制剂，明显有益于治疗过敏性皮炎。二者均可抑制T淋巴细胞激活，并阻止抗原-IgE复合物体外刺激下肥大细胞释放炎症因子及介质。他克莫司有0.03%、0.1%两种软膏剂，吡美莫司为1%乳膏。二者用来短期或间歇性长期治疗轻中度过敏性皮炎。批准0.03%他克莫司软膏和1%吡美莫司乳膏适用于2岁以上儿童，虽然批准的剂量适合于成人。推荐的剂量是用

于患处，每日2次，直到症状消除。二者均不应使用封闭型敷料。这两个药最常见的不良反应是用药部位灼热感，继续用药可改善。由于相关研究数据显示外用他克莫司和吡美莫司对动物有致癌作用，因此FDA给这两个药加上黑框，以警示长期用药的安全性问题。

■ 体外杀寄生虫药

扑灭司林

扑灭司林对体虱、阴虱和疥螨有毒。经皮吸收的量不及2%应用浓度。用药后残留药物的存留时间大约为10日。对氯聚酯的耐药性正变得越来越普遍。

将1%扑灭司林清洗乳（Nix）涂抹于生虱子的部位，待10分钟后，用热水洗净。治疗疥疮则用5%乳膏涂（Elimite），将它抹于颈部以下身体，待8~14小时后，冲洗。扑灭司林的不良反应包括短暂的灼烧感、刺痛及瘙痒。据报道，与除虫菊酯、菊花有交叉过敏反应，但没有充分的资料证实。

斯宾诺斯

斯宾诺斯（Spinosad，Natroba）（多杀菌素）悬浮液被批准用于治疗4岁及以上患者头虱的局部治疗。斯宾诺斯对人体虱（*P humanus*）有毒性，局部应用中没有明显的吸收。建议将0.9%的悬浮液涂抹在头发和头皮上10分钟，然后冲洗掉。如果有活的虱子出现，一星期后再进行一次重复治疗。

伊维菌素

伊维菌素（Sklice）0.5%的乳液被批准用于治疗6个月月龄以上患者的头虱。伊维菌素对人体虱（*P humanus*）有毒性，可导致寄生虫的瘫痪和死亡。应将乳液涂在头发和头皮上，10分钟后，冲洗掉。伊维菌素仅用于单一用途，不应在没有卫生保健提供者建议的情况下重复使用。

林丹

六氯环己烷（林丹）的γ异构体通常被误称为γ苯六氯化合物，因为该化合物结构中不含苯环。一项经皮吸收研究将林丹溶于丙酮中，涂抹于前臂，发现10%的用量被吸收，随后约5天随尿液排泄。吸收后，林丹浓集于脂肪组织中，包括大脑。

林丹可以1%香波或洗液的形式使用。治疗头虱病或耻骨虱时，将30ml林丹洗发乳用于头皮或生殖部位的干燥毛发，四分钟之后清洗干净。如果1周后寄生的虱子已不存在，则不需要再治疗。如果复发则需继续使用。

近期由于意识到林丹的毒性，因此临床上对治疗疥疮的方案做出了调整。调整后的治疗方案为，将林丹从颈部以下的身体涂抹60ml 1次，待8~12小时后洗净。如果仍有活螨存在，可再次处理，但不能在1周之内开始治疗。

林丹具有神经毒性和血液毒性，因此，婴儿、儿童和孕妇应用

时需格外小心。目前美国的药品说明书建议林丹勿用于早产儿及有癫痫症史的患者。加利福尼亚在评价毒性后,已经禁止林丹用于医疗用途。可能出现局部刺激,因此避免接触眼和黏膜。

克罗米通

克罗米通,N-乙基-邻巴豆酰甲基苯胺,是一种具有止痒特性杀疥螨药。其作用机制尚不清楚。经皮吸收研究发现,单次用于前臂,可在尿液中检测到克罗米通。

克罗米通(Eurax)有 10%乳膏剂或洗液剂。建议的治疗疥疮方案为,下颚以下全身涂抹 2 次,每次间隔 24 小时,末次涂抹后 48 小时冲洗干净。克罗米通可有效替代林丹。若出现过敏性接触性皮炎和原发性刺激,则必须停止治疗。应避免用于急性炎症皮肤、眼部及黏膜。

硫磺

硫磺在很久以前就用于杀除疥螨。尽管其不良反应较少,但因其具有令人不愉快的气味和皮肤染色,不太被患者接受。现在硫磺已经逐渐被其他药物取代,但它仍作为婴儿和妇女的一个选择。常用的制剂是沉淀于矿物油中 5%硫磺。

马拉硫磷

马拉硫磷是有机磷酸酯类胆碱酯酶抑制剂,在人血浆羧酸酯酶的作用下水解失活的速度比昆虫更迅速,因此用来治疗生虱症(第 7 章)。将 0.5%马拉硫磷洗剂(Ovide)用于干燥的头发,4~6 小时后可梳发去除虱子和幼虱。

苄基醇

苄基醇(Ulesfia)5%洗液可用于治疗 6 个月以上患者的头虱。这种洗剂可以用在干发上,10 分钟后,用水冲洗干净就可以了。因为这种药物不是杀卵的,所以必须在 7 天之后再进行治疗。据报道,有眼睛过敏和过敏性接触皮炎发生。

■ 影响色素沉着的药物

氢醌、莫诺苯宗及对甲氧酚

氢醌、莫诺苯宗(对苄氧酚,氢醌的单苯甲醚)和对甲氧酚用于减少皮肤色素过度沉着。外用氢醌和对甲氧酚使色素沉着暂时性的减轻,而莫诺苯宗则导致不可逆的脱色。

这三个药的作用机制似乎与抑制酪氨酸酶而干扰黑色素合成有关。此外,莫诺苯宗对黑色素细胞具有毒性作用,可导致这些细胞永久缺失。这三种药均可经皮吸收,因为莫诺苯宗可使远离用药部位的区域脱色。氢醌、莫诺苯宗可引起局部刺激,可能发生过敏性接触性皮炎。氢醌、氟轻松、维甲酸(Tri-Luma)合用以及对甲氧酚和维甲酸(Tri-Luma)合用的效果都比它们单用的效果要好。

三甲沙林与甲氧沙林

三甲沙林和甲氧沙林是补骨脂素类药物,可使白癜风脱色

部位重新着色。随着高强度长波紫外线荧光灯的发展,目前开始重点研究光化学疗法配合口服甲氧沙林治疗银屑病,配合口服三甲沙林治疗白癜风。

补骨脂素类必须在 320~400nm 长波紫外灯光(UVA)的照射下发生光敏反应,才能发挥有益的作用。补骨脂素嵌入DNA,随后在 UVA 的照射下,与嘧啶碱基形成环丁烯加成化合物。形成单功能和双功能的加成化合物,后者可使链间交叉连接。这些 DNA 光产物可抑制 DNA 合成。补骨脂素光化学疗法的主要长期风险是白内障和皮肤癌。

■ 防晒剂

防止日晒或含有吸收紫外光化合物的外用药物称防晒剂,或含有不透光物质(如能反射光的二氧化钛)的外用药物称遮光剂。最常用的防晒剂有三类化合物,分别是 p-氨基苯甲酸(PABA)及其酯类、二苯甲酮和二苯甲酰甲烷。

大多数防晒制剂主要吸收波长范围在 280~320nm 之间的 B段波紫外线(UVB),这个波长范围的紫外线可引起与日照和晒太阳有关的皮肤红斑和肤色变黑。长期暴露于该波段的紫外线下可引起皮肤老化和光致癌。醋氨酚-氨基苯甲酸和其酯类是吸收B 段紫外线最有效的物质。在波段较长的 UVA,320~400nm,还与皮肤来年和皮肤癌有关。二苯甲酮类包括羟苯甲酮、二羟苯宗和舒利苯酮。这些化合物能吸收 250nm 到 360nm 波长范围内的紫外线,吸收波谱更广,但对能引起红斑的 UVB 的作用不及PABA。二苯甲酰甲烷类包括遮阳伞(Parasol)和防晒剂(Eusolex)。这些化合物吸收所有 A 段波紫外线(UVA),最大吸收波长为 360nm。对 UVA 波长特别敏感的患者包括多态性光疹患者、侵犯皮肤的红斑狼疮患者及药物引起的光敏感者。含二苯甲酰甲烷的防晒剂可提高光损伤防护作用。依茨舒(Mexoryl)防护UVA 的作用比二苯甲酰甲烷更强,而且不易被光降解。

防晒系数(SPF)可以用于评价一种防晒剂吸收致红斑性紫外线光的能力,SPF 可通过测量一组正常人使用和没有使用防晒剂时产生的红斑量来计算。使用防晒剂的最小红斑量和没有使用防晒剂的最小红斑的比值就是 SPF。

最近更新的美国食品和药物管理局的规定将防晒标签上的最高 SPF 值限制在 50 以上,因为数据不足以显示防晒指数高于50 的产品为用户提供了更大的保护。这些规定要求标记为"宽谱"的防晒霜通过一项标准测试:比较 UVB 辐射防护的数量和UVA 辐射防护的数量。SPF 值为 15 或以上的宽光谱防晒霜不仅能保护皮肤不被晒伤,还能预防皮肤癌和早期皮肤老化。防晒系数在 2 到 14 之间的防晒霜只能说它们有助于防止晒伤。此外,声称具有防水功能的产品必须指出,在标准测试的基础上,在游泳或出汗时,这些产品是否能保持 40 分钟或 80 分钟的有效效果。

■ 治疗痤疮的药物

维甲酸及其衍生物

维甲酸也称维 A 酸,或全反式维甲酸,是维生素 A 的酸性

形式。外用维甲酸治疗寻常痤疮很有效。一些维生素 A 的类似物,如:13-*cis*-维甲酸(异维 A 酸)口服时对多种皮肤疾病有效。维生素 A 醇是维生素 A 的生理形式。外用治疗药物**维甲酸**是在醇基氧化形成的,其反式构型的侧链中含四个双键。

维甲酸

维甲酸不溶于水,却溶于许多有机溶剂。皮肤应用的维甲酸主要停留在上皮,吸收入循环的不到 10%。局部用用后被吸收的少量维甲酸在肝脏内代谢,经胆汁和尿液排泄。

维甲酸对上皮组织有好多种作用。它可稳定溶酶体,增加核糖核酸聚合酶活性,提高前列腺素 E2、cAMP 和 cGMP 水平,增加 DNA 编入胸腺嘧啶脱氧核苷的量。维甲酸对痤疮的作用是通过降低表皮细胞之间的黏附力,促进表皮细胞更新。认为这是导致这可能导致开放性黑头粉刺排出,并促进闭合性粉刺转化为开放性粉刺。

外用维甲酸应用浓度可引起轻微的红斑和脱皮。如多次出现刺激则需降低应用浓度和频率。维甲酸应用于干燥皮肤,避免接触鼻周、眼、嘴和黏膜。治疗开始的 4~6 周,黑头粉刺没有较之前明显改善可能带来粉刺在用药后更加恶化的印象。但是,继续治疗可清除损伤,8~12 周可症状可得到显著改善。维甲酸微球体定时释放药物成分给予治疗,对敏感患者的刺激也较少。

维甲酸的最初外用的浓度需足以引起轻微的红斑,伴有皮肤剥脱。如果刺激太大,可以酌减使用的频率和浓度。外用维甲酸只适用于干性皮肤,并且注意避免接触鼻周、眼、嘴和黏膜。在最初治疗的 4~6 周期间,以前不明显的粉刺变得明显,这给人的印象是维甲酸加重了痤疮。可是,若持续治疗,皮损会消退。在 8~2 周时临床效果最佳。含有微球(Retin-A Micro)维甲酸定时释放剂随着时间而释放药物,这样可以减少对敏感患者的刺激

维甲酸对皮肤角质化和皮肤脱落的影响对光致皮肤损伤的患者有好处。长期使用维甲酸促进皮肤胶原蛋白合成、新血管的形成和表皮增厚,这有助于减少表皮细皱纹和粗皱纹。特殊保湿制剂 0.05% 乳膏(Renova, Reffissa)正在市场上销售。

外用维甲酸最常见的不良反应包括皮肤红斑和皮肤干燥。这些不良反应一般在开始用药的几周里会出现,继续治疗即会消失。动物研究显示,维甲酸可增加紫外辐射下肿瘤的发生率。因此建议用药期间避免或尽可能减少在阳光下暴露的机会和时间,最好使用防晒剂。外用维甲酸引起的过敏性接触性皮炎罕见。

阿达帕林(Differin)是萘甲酸的衍生物,其结构和功能与维甲酸相似。用其 0.1% 凝胶、乳膏或洗液和 0.3% 凝胶。每日 1 次。与维甲酸不同,阿达帕林是光化学稳定,与过氧苯甲酰合用时效能并不降低。阿达帕林比维甲酸的刺激性小,对轻中度痤疮的患者最有效。阿达帕林还可以与过氧化苯甲酰制成固定剂量的组合凝胶(Epiduo)。

他扎罗汀(Tazorac, Fabior)是一种乙炔维甲酸,用其 0.1% 凝胶、乳膏和泡沫治疗轻度到重度面部痤疮。局部应用他扎罗汀仅可用于受过避孕咨询的育龄妇女,但不能用于孕妇。

异维 A 酸

异维 A 酸(是人工合成的类视黄醇药物,目前仅用于口服治疗顽固的囊肿性痤疮。异维 A 酸用于治疗囊肿性痤疮的详细机制尚不清楚,但它具有缩小和抑制皮脂腺大小和功能的作用。该药极易吸收,大量与血浆蛋白结合,清除半衰期为 10~20 小时。最近,一种脂溶性的配方,CIP-异维 A 酸(Absorica),已被批准,它能提供一致的吸收,可以在有或不需要食物的情况下服用。

治疗囊肿性痤疮时,大多数患者对每公斤体重 1~2mg 的剂量有反应,每日分 2 次服用,持续 4~5 个月。如果第一疗程后严重囊肿性痤疮得到改善,应该两个月后开始第二个疗程。一般的不良反应类似维生素 A 过多症,包括皮肤、黏膜的干燥和瘙痒。较少见的不良反应有头痛,角膜混浊,假脑瘤,炎性肠病,厌食症,脱发及肌肉、关节痛。这些不良反应是可逆的,治疗中断后症状消失。患者也可能出现骨肥厚和骨骺早熟性闭合,儿童治疗时需特别注意。常见脂代谢异常(甘油三酯,高密度脂蛋白),但其临床相关性目前尚不清楚。

致畸性是服用异维 A 酸患者的最大风险。因此,有怀孕倾向的育龄妇女必须在维甲酸治疗前至少一个月、全部维甲酸治疗期间和终止治疗一至多个月经周期时采取有效避孕措施。对这些患者开始疗程前两周,妊娠血清学检查需呈阴性,并在下一正常月经期的第二天或第三天开始治疗。在美国,对健康中心的专家、药剂师和患者必须运用强制性 iPLEDGE 注册和随访系统。

过氧苯甲酰

过氧苯甲酰是治疗寻常痤疮很有效的外用药。它能透过角质层和未改变的毛囊开口,然后在表皮和真皮内代谢转化为苯甲酸。用药 8 小时后,被吸收药物不到药量的 5%。过氧苯甲酰治疗痤疮的作用机制可能与其抗痤疮丙酸杆菌、脱屑作用、溶解粉刺的作用有关。

为减少出现刺激的可能性,应在治疗开始第 1 周内应使用较低的浓度(2.5%),一天 1 次,如果耐受性较好,再增加使用的频率和强度。固定的联合用药处方为 5% 过氧苯甲酰联合 3% 红霉素(BenzaClin, Duac)或 1% 克林霉素以及 2.5% 过氧化苯甲酰与 1.2% 克林霉素(Acanya)或 1% 阿达帕林(Epiduo),作用比单药更强。

实验研究发现,过氧苯甲酰是较强的接触性致敏物质,有 1% 的痤疮患者发生不良反应。护理时需避免接触眼和黏膜。过氧苯甲酰是氧化剂,头发或衣服漂白现象罕见。

壬二酸

壬二酸是直链饱和二羧酸,治疗寻常痤疮(以壬二酸霜的形式)和红斑痤疮(壬二酸外用凝胶)效果较好。其作用机制尚不完全明确,初步研究证实壬二酸对丙酸杆菌有抗菌活性,在体

外抑制睾酮转化为双氢睾酮的作用。最初治疗时,在患处用20%乳霜或15%凝胶,一天1次,持续1周后改为一天2次。大部分患者在治疗的第1周感觉到轻微的刺激,伴有皮肤发红、干燥。持续治疗6~8周后症状得到改善。

溴莫尼定

溴莫尼定(Mirvaso)是一种α2-肾上腺素能激动剂,用于治疗18岁或以上成人酒渣鼻红斑的局部治疗。每日局部应用0.33%溴莫尼定凝胶可以通过直接的血管收缩来减少红斑。面应用后部红斑加重和发红可能发生,持续约30分钟到几个小时不等。α2-肾上腺素能激动剂可以降低血压(第11章),因此,对于患有严重、不稳定或不受控制的心血管疾病的患者,应该谨慎使用溴莫尼定。

■ 治疗银屑病的药物

阿维 A

阿维A(Soriatane)是芳香维甲酸类阿维A酯的代谢产物,治疗银屑病非常有效,特别是对脓疱型银屑病。口服剂量为25~50mg/d。阿维A治疗的不良反应与异维A酸相似,表现为维生素A过多症。已经发现阿维A升高胆固醇和甘油三酯,有报道显示,阿维A还可引起肝毒性,并伴随肝酶水平升高。目前动物研究发现,阿维A比异维A酸更易产生畸形,还应特别注意长期用药后消除时间延长(3个月以上)。如果阿维A和乙醇同服会形成阿维A酯,若干年后还可在血浆和皮下脂肪检测到阿维A酯。

阿维A坚决不能用于孕妇,治疗阶段不能怀孕,中断治疗后至少3年不能怀孕。阿维A治疗阶段及治疗停止后2个月内应该严格限制饮酒。患者在治疗阶段及停药后3年不能献血。

他扎罗汀

他扎罗汀(Tazorac)外用药乙炔维甲酸的前体药物,在酯酶的作用下水解成活性形式。活性代谢物乙炔化类维生素A与维甲酸受体结合,引起被修饰的基因表达。其治疗银屑病的详细作用机制尚不清楚,但可能与其抗炎和抗增殖作用有关。他扎罗汀可经皮吸收,如果应用面积超过20%体表面积,全身浓度可达到产生致畸作用的浓度。因此,应该在治疗开始前应告诉孕龄妇女可能存在的风险,且治疗的同时必须采取适当的避孕措施。

治疗银屑病应该限制一天用0.05%或0.1%凝胶1次,使用面积不能超过20%体表面积。局部不良反应包括烧灼感和刺痛感(感觉刺激)、脱皮、红斑和局部皮肤水肿(刺激性皮肤炎症)。药物治疗期间可能会发生光敏作用增强,患者应该注意减少阳光暴露,使用防晒霜并穿防护服。

卡泊三醇和骨化三醇

卡泊三醇(Dovonex,Sorilux)是人工合成的维生素D_3衍生物(0.005%乳膏、头皮洗液和泡沫),用于治疗中等严重的斑块

型寻常银屑病。治疗2周后,一般可见银屑病症状改善,继续治疗8周可持续改善。卡泊三醇单药使用时,有不到10%的患者可完全清除。不良反应包括烧灼感、瘙痒及中度刺激,伴随治疗部位干燥和红斑。应该注意勿接触面部,可能会刺激眼部。近期出现含卡泊三醇和二丙酸倍他米松两种药物混合的软膏,一日在患处用1次。这种软膏效果更明显,耐受性较好,其安全性类似于二丙酸倍他米松。

骨化三醇(Vectical)含1,25-二氢胆钙化醇激素,维生素D3的活性形式。骨化三醇3mg/g软膏对治疗在身体银屑型银屑病的治疗效果与0.005%卡泊三醇乳膏相似,在皮肤间擦烂的部位和敏感部位有更好的耐受性。临床研究显示,外用骨化三醇与卡泊三醇烯软膏之间的皮肤不良反应和系统不良反应的安全数据可比较。

■ 生物制剂

生物制剂可有效治疗成人中重度慢性斑块型银屑病,包括T细胞调节剂阿来法塞、依法珠单抗和TNF-α抑制剂依那西普、英夫利昔单抗、阿达木单抗和细胞因子抑制剂优特克诺单抗。TNF-α抑制剂的内容见第36章和第55章。

阿来法塞

阿来法塞(Amevive)是具有免疫抑制作用的二聚物融合蛋白标记物,由人白细胞功能抗原3的细胞外CD2结合段与人IgG_1的Fc段连接而成。阿来法塞干扰淋巴细胞活化,影响银屑病病理生理过程,引起CD2 T淋巴细胞亚群和循环中CD4和CD8 T淋巴细胞的总数减少。推荐剂量为静脉推注7.5mg,1周1次,或肌内注射15mg,1周1次,共持续12周。服药期间,应每周监测患者的CD4淋巴细胞计数,如果CD4淋巴细胞数低于250个/μl,则需停药。阿来法塞是免疫抑制剂,有明显感染的患者禁止使用。由于其可能有增加恶性肿瘤发生的风险,因此禁用于有患全身恶性肿瘤病史的患者。

TNF 抑制剂:依那西普、英夫利昔单抗和阿达木单抗

依那西普(Enbrel)是由人TNF受体细胞外配体结合部分与人IgG_1蛋白Fc段连接而成的二聚物融合蛋白。依那西普可选择性结合TNF-α和TNF-β,阻断其与细胞表面TNF受体的相互作用,干扰斑块状银屑病的炎症过程。依那西普治疗银屑病的推荐剂量为,皮下注射50mg,每周2次,持续3个月,随后的维持剂量为,每周50mg。

英利昔单抗(Remicade)是人IgG恒定区和鼠IgG可变区嵌合的IgG_1单克隆抗体。英利昔单抗与可溶性及跨膜性TNF-α结合,抑制TNF-α与其受体结合。推荐剂量为首次静脉输注5mg/kg英利昔单抗,第2周和第6周给予同样剂量,之后每8周静脉输注一次英利昔单抗。

阿达木单抗(Humira)是重组的IgG_1单克隆抗体,可与TNFα 特异性结合,阻断其与细胞表面 TNF-α 受体的结合。推荐治疗银屑病的剂量为首次皮下给药 80mg,1 周后每隔 1 周给予 40mg。

据报道,应用 TNF-α 抑制剂出现严重的威胁生命的感染,包括败血症和肺炎。应该在开始治疗前评价患者肺结核风险因子,检查是否有潜伏性结核病。避免与其他免疫抑制剂同时使用。临床试验发现,TNF 阻断剂发生淋巴瘤的病例比对照组多。之前有长期光疗史的患者应监测是否会发生皮肤非黑色素皮肤瘤。

乌司奴单抗

乌司奴单抗(Stelara)是一种人类 $IgG_1\kappa$ 单克隆抗体,与白细胞介素 12(IL-12)和白细胞介素 23(IL-23)可以高度亲和力和特异性结合,抑制银屑病发病涉及的 TH1 和 TH17 细胞介导的反应。建议的治疗方案是,体重低于 100kg 的患者 45mg、体重大于 100kg 的患者用 90mg 作为初始剂量皮下注射。4 周后以同样的剂量给药 1 次。然后每 12 周 1 次。严重的过敏反应包括血管性水肿、过敏反应,告诉接受过敏免疫治疗的患者应该注意锻炼身体。严重的感染,特别是分枝杆菌感染可能发生。在开始治疗前。应该评价患者有无结核病史。肝疫苗包括卡介苗(BCG)不应该与优特克诺一起使用。有报道发现一例可逆性后脑白氏综合征患者。

延胡索酸酯

延胡索酸酯(Fumaderm)在德国批准口服治疗银屑病。在美国考虑用于顺势疗法而没有批准,或有 FDA 管制用于治疗银屑病。富马酸二甲酯(Tecfidera)被 FDA 批准用于治疗多发性牛皮癣。富马酸二甲酯对银屑病的作用机制可能是对淋巴细胞和角质细胞免疫调节作用,从而去除了银屑病发病相关的细胞因子。应当注意到,有四例进行富马酸二甲酯治疗的银屑病患者出现进行性多部位脑白质病。

■ 抗炎药

外用皮质类固醇类

在 1952 年氢化可的松开始应用后,外用皮质类固醇类药物治疗皮肤炎症的惊人效果很快引起了人们的注意。大量类似物的出现,在效能、浓度和剂型等方面为人们提供了更多的选择。外用皮质类固醇药物的治疗效果主要基于其抗炎活性。外用皮质类固醇药物对内源性炎症介质的明确作用仍需进一步实验证实。此外,皮质类固醇具有抗人表皮有丝分裂的作用,可用于治疗银屑病及其他与细胞更新增加有关的皮肤病。这些内分泌药物的一般药理学详见第 39 章。

化学与药代动力学

最早外用的皮质类固醇类药物是氢化可的松,是一种肾上腺皮质自身产生的糖皮质激素。氢化可的松的 9α-氟化衍生物外用具有活性,但其储钠特性即使外用也不受欢迎。泼尼松龙

和甲泼尼龙与氢化可的松一样具有外用活性(表 61-1)。9α-氟化的皮质类固醇类地塞米松和倍他米松比氢化可的松并没有什么优点。但氟化皮质类固醇类的丙酮衍生物曲安西龙和肤轻松,则有明显的外用效果。倍他米松外用效果不明显,但 17 位羟基加入 5-碳戊酸形成的化合物外用比氢化可的松效果强 300 倍。醋酸氟轻松是丙酮肤轻松的 21 位醋酸盐衍生物,21 位引入的醋酸盐后,使其外用活性增加了 5 倍。肾上腺皮质激素的氟化作用并不是其高效能所必需的。

皮质类固醇类应用于正常皮肤后只有极少一部分被吸收,如:用于前臂腹侧的氢化可的松溶液只有约 1% 被吸收。用塑料薄膜这样的无渗透性长期包裹是增加药物渗透力的有效方法,吸收增加可达 10 倍。皮质类固醇类的渗透性有明显的解剖区域差异。与前臂的吸收量相比较,氢化可的松在足掌处的吸收仅为前臂的 0.14 倍,手掌处为 0.83 倍,头皮处为 3.5 倍,前额处为 6 倍,外阴皮肤为 9 倍,阴囊皮肤为 42 倍。在过敏性皮炎的炎症皮肤,药物的渗透性增加几倍,而对严重的表皮鳞片样剥脱性疾病如:红皮症型银屑病,药物穿透几乎无障碍。

对氢化可的松透皮吸收的实验研究并没有证明重复使用会使药物吸收量显著增加,而且每日使用 1 次对大多数疾病治疗有效。皮质类固醇类药物软膏基质较乳膏或洗液的效果更好。增加皮质类固醇类药物浓度与其透皮吸收增加的量并不成比例。如:前臂对 0.25% 氢化可的松溶液的吸收程度为 1%。当药物浓度增加 10 倍,吸收量仅增加 4 倍。皮质类固醇类药物在基质中的溶解性直接决定其外用时的透皮吸收量。已经注意到,使用最优化溶媒时,药物的效应明显提高,如:较新的二丙酸倍他米松和双醋二氟松制剂证明的那样。

表 61-2 根据效能大小,将皮质类固醇类药物进行分类。表 61-3 根据对外用皮质类固醇类药物的敏感性列出主要的皮肤病。对第一组疾病,使用低、中效能的皮质类固醇类制剂常可减缓临床症状。对第二组疾病,常需用高效能制剂或使用包裹疗法,或二者合用。一旦症状缓解,尽力使用低效能皮质类固醇类药物维持治疗效果。

在有些临床环境下,有时在皮损区注射相对难溶的皮质类固醇类药物,如:曲安奈德、醋酸曲安西龙、己曲安奈德和醋酸倍他米松磷酸盐,克服其透皮吸收的局限性。这些药物注入皮肤损伤区后,局部保留的药物浓度相当大,并逐渐释放,持续 3~4 周。这种治疗方法对表 61-1 列出的、对外用皮质类固醇类药物不起作用的皮肤损伤有效。曲安西龙盐的剂量应该限制在每个治疗部位 1mg,如:使用 10mg/ml 悬液 0.1ml,以减少局部萎缩的发生率(见下文)。

不良反应

所有可吸收的外用皮质类固醇类药物均有抑制垂体-肾上腺轴的可能性(第 39 章)。尽管只有实验证实多数垂体-肾上腺轴被抑制患者有这种异常,但患者出现严重的损伤应激反应的情况时有发生。大量长期应用外用的皮质类固醇类药物可引起医源性柯兴综合征。全身大范围长期应用高效能的皮质类固醇类药物,不论封包与否,均可增加全身样效应。少数上述因素即可引起儿童生长全身不良效应,令人特别关注的是在儿科年龄组用药时容易引起的生长迟缓。

表 61-2　一些外用皮质甾醇类药物的相对效能

常用制剂浓度	药物	常用制剂浓度	药物
最低效能		0.025%	氟羟泼尼松龙[1]（Aristocort，Kenalog，Triacet）
0.25%~2.5%	氢化可的松	0.1%	氯可托龙[1]（Cloderm）
0.25%	醋酸甲基氢化泼尼松（Medrol）	0.03%	戊酸氟米松[1]（Locorten）
0.1%	地塞米松[1]（Decaderm）	**中等效能**	
1.0%	醋酸甲基氢化泼尼松（Medrol）	0.2%	戊酸氢化可的松（Westcort）
0.5%	泼尼松龙（MetiDerm）	0.1%	糠酸莫米松（Elocon）
0.2%	倍他米松[1]（Celestone）	0.1%	丁酸氢化可的松（Locoid）
低效能		0.1%	丁酸丙酸氢化可的松（Pandel）
0.01%	氟轻松[1]（Fluonid，Synalar）	0.025%	倍他米松苯甲酸脂[1]（Uticort）
0.01%	倍他米松[1]（Valisone）	0.025%	丙酮缩氟氢羟龙[1]（Cordran）
0.025%	氟米龙[1]（Oxylone）	0.1%	戊酸倍他米松[1]（Valisone）
0.05%	阿氯米松（Aclovate）		

[1] 氟化类固醇

表 61-3　皮肤疾患对外用皮质类固醇类的敏感性分级表

非常敏感
> 遗传过敏性皮炎
> 脂溢性皮炎
> 慢性单纯性苔藓
> 肛门瘙痒症
> 过敏性接触皮炎晚期
> 刺激性皮炎晚期
> 钱币形湿疹性皮炎
> 淤滞性皮炎
> 银屑病，特别是外生殖器和面部

较不敏感
> 盘状红斑狼疮
> 掌跖银屑病
> 糖尿病脂性渐进坏死
> 结节病
> 条纹状苔藓
> 天疱疮
> 家族性良性天疱疮
> 白癜风
> 环形肉芽肿

最不敏感：损伤区注射
> 疤痕疙瘩
> 肥大性疤痕
> 肥大性扁平苔藓
> 斑秃
> 粉刺囊肿
> 结节性痒疹
> 慢性结节性耳轮软骨皮炎

外用皮质类固醇类药物的局部不良反应包括：萎缩，病损区呈现皮肤变薄，有光泽，皮呈现皱缩的"卷烟纸"样外观，伴随明显的毛细管扩张，并有发展为紫癜和淤血的趋势；肾上腺皮质激素类脂醇酒渣鼻，面部中央分布有顽固性红斑、扩张的毛细管、脓疱和丘疹，口周皮炎，类固醇性痤疮，皮肤感染，色素减退，多毛症和眼内压增加，过敏性接触性皮炎。后者可用高浓度皮质类固醇类药物斑贴试验进行证实，如：用含 1% 药物的凡士林，因为单用外用型皮质固醇类药物没有刺激性。用巯氢可的松、布地奈德、戊酸氢化可的松，丁酸氢化可的松等药物筛选出现过敏性接触性皮炎的潜能。局部用皮质甾醇类仅用于已证实对其具有超敏感性的患者。证明对这些药物有高敏性的患者禁止使用外用皮质类固醇类药物。一些敏感患者服用促肾上腺皮质素或口服泼尼松出现全身性潮红。

焦油混合物

焦油制剂主要用于治疗银屑病、皮炎和慢性单纯性苔藓。其组分中含有的酚类使焦油具有止痒特性，在治疗慢性苔藓样皮炎有特殊的价值。对伴随有水泡形成和渗出的急性皮炎使用较弱的焦油制剂也有刺激性，应该避免使用。但是，焦油制剂治疗亚急性和慢性皮炎及银屑病非常有用，为外用皮质类固醇类药物之外提供了又一种选择。

煤焦油最常见的不良反应包括刺激性毛囊炎，迫使停止对患处治疗 3~5 天。煤焦油还会引起光刺激和过敏性接触性皮炎。焦油制剂避免用于之前对其敏感的患者。

■ 角质溶解药与具有伤害性的药物

水杨酸

水杨酸作为角质层分离剂而广泛用于皮肤病的治疗。其角质溶解作用及其他治疗作用的机制很少了解。水杨酸可溶解保护角质层完整的细胞表面蛋白,使角化碎屑剥脱。浓度为3%~6%时水杨酸可溶解角质,浓度大于6%时则会破坏组织。

水杨酸

局部用药后会发生水杨酸中毒和死亡现象。1g外用的6%水杨酸制剂会升高血清中水杨酸水平,但不超过 0.5mg/dl;而中毒的阈值为 30~50mg/dl。儿童的血清水平可能更高,因此儿童产生水杨酸中毒的风险更高。对于严重中毒病例,可以选择血液透析进行治疗(第58章)。建议限制水杨酸应用的总量,减少使用的频次。对水杨酸过敏的患者可出现荨麻疹、过敏反应、及多形性红斑反应。局部应用可能引起局部刺激、急性炎症。应用高浓度的水杨酸甚至诱发溃疡形成。当用于糖尿病或周围血管病患者的四肢时,应格外小心,并进行特殊的护理。

丙二醇

丙二醇在外用制剂中广泛使用,因为它是性能绝佳有机化合物溶剂。40%~70%的丙二醇单用或与6%水杨酸制成凝胶,结合薄膜封包,用于角质层分离。

外用时只有极微量的药物通过角质层吸收。经皮吸收的丙二醇可在肝脏氧化成乳酸和丙酮酸,之后参与全身的新陈代谢而被利用。吸收的丙二醇约有 12%~45%以原型随尿液排泄。

丙二醇作为有效的角质层分离剂,可除去角化性碎片。它也是有效的保湿剂,可增加角质层的水分。丙二醇的吸湿性可在角质层形成渗透梯度,从内层皮肤吸取水分而增加最外层皮肤的含水量。

丙二醇在聚乙烯封闭包下,或与6%水杨酸合用治疗鱼鳞癣、手掌和脚掌的皮肤角化病、银屑病、毛发红糠疹、毛发角化病和肥厚性扁平苔藓。

浓度大于10%时,丙二醇则可作为一部分患者的刺激剂,湿疹性皮炎患者可能更敏感,丙二醇会发生过敏性接触性皮炎,斑贴试验推荐使用 4%丙二醇水溶液。

尿素

与尿素相容的软膏或乳膏剂具有角质层有软化和保湿的作用。它可使乳膏或洗剂感觉起来不太油腻,因此可用于皮肤制剂——降低其让人觉得不舒服的油腻感。尿素是白色结晶性粉末,受潮时有轻微的氨的气味。

尿素可经皮吸收,但吸收量很小。主要分布在细胞外空间,随尿液排泄。尿素是天然的代谢产物,因此外用时不会发生全身毒性。

尿素可增加角质层的含水量,大概由于其天然分子的吸湿性。尿素也可用作角质软化剂,其机制可能与改变前角蛋白和角蛋白、溶解度增加作用有关。此外,尿素还可打开使角质层保持完整的氢键。

尿素用作保湿剂一般用 2%~20%的乳膏剂或洗剂。而20%的尿素用作角质层分离剂,治疗寻常鳞癣、掌跖角化过度、干燥病和毛发角化病等疾病。在甲床上使用 30%~50%的尿素,可在指甲撕脱前有效地软化指甲。

鬼臼树脂和鬼臼毒素

鬼臼根树脂是盾叶鬼臼根茎的乙醇提取物,盾叶鬼臼一般也称作毒参茄或鬼臼果,用于治疗尖锐湿疣和其他疣。鬼臼根树脂是鬼臼毒素、α 和 β 盾叶鬼臼素、去氧鬼臼毒素、去氢鬼臼毒素及其他化合物的混合物。它可溶于乙醇、乙醚、氯仿及复方安息香酊。

鬼臼根树脂可经皮吸收,特别是在擦烂部位或潮湿性尖锐湿疣。它可溶于脂类,因此在全身广泛分布,包括中枢神经系统。

鬼臼根树脂主要用于治疗尖锐湿疣。鬼臼毒素及其衍生物具有细胞毒性作用,对有丝分裂纺锤体的微管蛋白有明显的亲和力,阻止纺锤体正常装配,使表皮细胞的有丝分裂停止于分裂中期。推荐用 25%鬼臼根树脂-复方安息香酊治疗尖锐湿疣。应仅在疣组织处使用,以限制治疗用量,减少对邻近组织的腐蚀性。治疗较大的尖锐湿疣时,建议仅在感染部位使用,以减少全身吸收。由于存在多种刺激反应,首次治疗后 2~3 小时后患者需洗去药物。之后根据患者的反应,可将治疗时间延长至 6~8 小时。如果五分之三的治疗都没有引起症状消退,应考虑使用其他治疗方法。

极大量的应用引起的中毒症状包括恶心,呕吐,感觉改变,肌无力,神经病伴随腱反射迟钝,昏迷甚至死亡。局部刺激常见,意外接触到眼可能引起严重的结膜炎。对胎儿可能存在细胞毒性,因此孕妇禁用。

由纯鬼臼毒素(普达非洛)制成的 0.5%鬼臼毒素(慷定来)溶液或凝胶,用于治疗生殖器尖锐湿疣患者。低浓度的鬼臼毒素可显著减少全身毒性。对大多数男性阴茎疣的治疗,每次使用量应低于 70μL。此剂量下血清中不能检出鬼臼毒素。治疗方案为一天 2 次,连续 3 天后停药 4 天。局部不良反应包括炎症,腐蚀,烧灼感和瘙痒。

茶多酚

茶多酚(Sinecatechins)15%软膏(Veregen)是一种常用的草药产品,它的活性成分是从野茶树(*Camellia sinensis*)的绿茶叶中部分提纯的儿茶素混合物。茶多酚软膏适于外用治疗 18 岁以上免疫正常患者的外生殖器和肛周疣,其作用机制不明。肛周一天用药 3 次,直至完全清除,但不能超过 16 周。

氟尿嘧啶

氟尿嘧啶是氟化的嘧啶类抗代谢物,与尿嘧啶相似,由一个氟原子取代五位的甲基。

氟尿嘧啶的全身性药理作用详见第 54 章。外用的氟尿嘧啶用于治疗多发性日光性角化病。

外用氟尿嘧啶被吸收量约 6%——此剂量不足以引起全身不良反应。大多数吸收的药物被代谢,并以二氧化碳,尿素,α-氟化-β 丙氨酸的形式排泄。小部分以原型随尿液排泄。氟尿嘧啶抑制胸苷酸合成酶的活性,干扰 DNA 合成,并干扰 RNA 合成的程度较小。这些作用在非典型性、快速增殖的细胞非常明显。

氟尿嘧啶有多种制剂,浓度分别为 0.5%、1%、2% 和 5%。对治疗的反应开始是红斑,接着是起泡、糜烂、表面溃疡、坏死,最终是表皮细胞再生。氟尿嘧啶需持续使用,直到炎症反应达到溃疡和坏死形成,通常 3~4 周后停止用药。治疗停止后康复过程需持续 1~2 个月。局部不良反应包括疼痛,瘙痒,灼热感,压痛及残留的炎症后色素过度沉着。治疗期间过度阳光暴露可增加反应强度,应尽量避免。使用氟尿嘧啶发生的过敏性接触性皮炎已见报道,因此,有过敏症的患者应禁用。

巨大戟醇甲基丁烯酸酯

巨大戟醇甲基丁烯酸酯(Picato)是植物南欧大戟(*Euphorbia peplus*)树液汁衍生物,外用治疗日光性角化病,但它诱导角质细胞死亡的作用机制尚不清楚。为了治疗面部和头皮上的日光性角化病,用 0.015% 凝胶,一日 1 次,连续用 3 天。对于躯体和四肢,0.05% 凝胶涂抹患病部位,连续 2 天,一天 1 次。局部皮肤反应有硬皮节、水肿、起疱以及可能的溃疡。注意防止眼部接触。涂抹弯腰高后,患者完全洗净制剂的手,避免用药期间或用药后将药物转移到眼睛周围。

非甾体类抗炎药

局部应用 3% 的非甾体抗炎药双氯芬酸(Solaraze)可较有效的治疗日光性角化病。其作用机制尚不清楚。双氯芬酸与其他非甾体抗炎药一样可能出现过敏样反应。对阿司匹林过敏的患者使用双氯芬酸时需特别注意(第 36 章)。

氨基酮戊酸

氨基酮戊酸(ALA)是内源性的卟啉光敏化代谢产物的前体物质。当局部应用氨基酮戊酸时,原卟啉 IX(PpIX)可在细胞内累积。在一定波长和能量的光照下,原卟啉 IX 可发生光动力反应,产生具有细胞毒性的超氧化物和羟自由基。利用氨基酮戊酸对光化性角化病的光敏作用及蓝光动力照明器进行照射,是氨基酮戊酸光动力学治疗的基础。

治疗包括用 20% 氨基酮戊酸外用洗剂涂抹于光化性角化病患者,之后用蓝光动力照明器照射 14~18 小时。光照射时治疗部位可能出现短暂的刺激或烧灼感。患者使用氨基酮戊酸后至少 40 小时内应避免阳光照射或室内强光照射。光化性角化病可能出现发红、肿胀、结痂,3~4 周后症状逐渐消退。可能发生对甲酯的过敏性接触性皮炎。

■ 止痒药

多塞平

局部用 5% 盐酸多塞平乳膏(Zonalon)具有止痒功效,可用于治疗特应性皮炎或慢性单纯性苔藓伴随的瘙痒。其精确机制尚不明确,可能与苯二氧草类衍生的三环类化合物拮抗 H_1 和 H_2 受体功能有关。多塞平经皮吸收不稳定,有些患者表现有明显的嗜睡。多塞平具有抗胆碱能作用,因此未处理的狭角性青光眼患者、有尿潴留趋势的患者禁用该药。

多塞平局部用药与口服用药在血浆中达到的浓度基本相同,与三环类抗抑郁药之间可能出现药物相互作用。因此,在应用多赛平乳膏开始治疗前至少 2 周,停止使用单胺氧化酶抑制药。局部用多赛平乳膏需一天用药 4 次,持续 8 天。目前并未确定长期用药的安全性和效能。局部不良反应包括治疗部位明显的烧灼感和刺痛感,迫使有些患者不得不停止使用乳膏。常出现过敏接触性皮炎,应监测患者出现超敏反应的症状。

普莫卡因

普莫卡因是局部麻醉药,可暂时解除轻度湿疹性皮炎的瘙痒症状。目前的制剂有 1% 普拉卡因乳膏、洗剂、凝胶,或与醋酸氢化可的松联用。一天 2~4 次用于患处可暂时止痒。局部不良反应包括短暂的烧灼感和刺痛感。应尽量避免接触眼部。

■ 抗皮脂溢药

表 61-4 列举了治疗脂溢性皮炎的药物和制剂。有各种效能和必要的软膏,严重的病例用皮质激素局部治疗。

表 61-4 抗皮脂溢药物

有效成分	品牌的商品名
倍他米松戊酸酯泡沫剂	Luxiq
二氯羟喹洗发液	Capitrol
煤焦油洗发液	Ionil-T,Pentrax,Theraplex-T,T-Gel
氟轻松洗发液	FS Shampoo
酮康唑洗发液和凝胶	Nizoral,Xolegel
二硫化硒洗发液	Selsun,Exsel
吡硫锌洗发液	DHS-Zinc,Theraplex-Z

■ 脱毛剂和抗脱发药

米诺地尔

局部用米诺地尔(Rogaine)可有效逆转与雄激素性脱发有关的进行性毛发减少。对顶秃的治疗比额秃更为敏感。米诺地尔对毛囊的作用机制不明。长期给药研究证明,米诺地尔的作用并不是持久的,停药 4~6 个月后又可见头发减少。米诺地尔通过头皮吸收的很少,但其可能出现对血压的全身作用(第11章),应该监测患者的心脏疾病。

非那雄胺

非那雄胺(保法止)是5α还原酶抑制剂,可阻止睾酮转化为双氢睾酮(第40章)。而双氢睾酮可促使有遗传性的男性产生雄激素性脱发。每天口服非那雄胺1mg,可促进一大部分雄激素性脱发的男性头发生长,并进一步抑制脱发。治疗3~6个月就应该看到毛发生长增加,或阻止进一步的脱发。继续应用非那雄胺可维持这种状况。已经报道的不良反应包括性欲降低、射精障碍、勃起功能障碍,使得继续治疗的男性最终放弃使用非那雄胺。

关于对雄激素性脱发的女性使用非那雄胺的资料尚缺乏。非那雄胺有引起男性胎儿尿道下裂的风险,孕妇应避免接触非那雄胺,既不能使用也不能接触压碎的药片。

贝美前列素

贝美前列素(Latisse)是前列腺素类似物,外用0.03%滴眼液治疗眼睫毛稀少症。其作用机制尚不明了。治疗方法包括夜间用一次性涂药棒涂将本品涂于每侧睫毛根部上眼睑边缘的皮肤上。使用贝美前列素前应去掉接触性眼镜。贝美前列素的副作用包括瘙痒、结膜充血皮肤色素沉着和眼睑水肿。虽然应有于上眼睑狭窄的皮肤时没有虹膜变暗的报道,但在贝美前列素滴入眼睛时,却加深了虹膜的棕色色素,这是一种永久性变性。

依氟鸟氨酸

依氟鸟氨酸(Vaniqa)是不可逆性鸟氨酸脱羧酶抑制剂,而鸟氨酸脱羧酶是多胺类生物合成的限速酶。多胺类是细胞分裂和分化所必需的化合物,抑制鸟氨酸脱羧酶可影响毛发生长的速率。局部应用依氟鸟氨酸,一天2次,持续6个月治疗,被证实可有效减少女性面部30%的毛发生长。停药8周后发现毛发生长至治疗前水平。局部不良反应包括刺感,灼烧感和毛囊炎。

■ 治疗黑色素瘤的药物

BRAF 突变抑制剂:维莫非尼、达拉非尼和曲莫替尼

BRAF突变抑制剂治疗经FDA批准的BRAF试验确定的不可切除或转移性的黑色素瘤。这些药物没有批准治疗BRAF野生型黑色素瘤。维莫非尼(Zelboraf)和达拉非尼(Tafinalar)是BRAF V600E突变激酶抑制剂。达拉非尼(Mekinist)是BRAF V600E和V600K突变激酶抑制剂。维莫非尼和达拉非尼增加了新皮肤原发性恶性肿瘤的风险,包括鳞状细胞癌、角化棘皮瘤,新的原发性黑色素瘤。曲莫替尼使用有确定的心肌病风险。

所有BRAF抑制剂都有严重的过敏反应,包括严重的皮肤反应以及眼科并发症。

伊匹木单抗

伊匹木单抗(Yervoy)是一种细胞毒性T淋巴细胞抗原4(CTLA-4)阻滞剂抗体,最近批准治疗不可切除或转移性黑素瘤。伊匹木单抗可能通过增加T细胞介导的抗肿瘤免疫反应(第55章)。它的使用会导致严重的和致命的免疫介导的不良反应,这是由于T细胞的激活和增殖。最常见的不良反应是小肠结肠炎、肝炎、皮肤炎、神经病变、内分泌病。

聚乙二醇干扰素

聚乙二醇干扰素 α-2b(Sylatron)最近被FDA批准用于Ⅲ期节点阳性黑色素瘤患者的辅助治疗。每周一次聚乙二醇干扰素与标准有效的大剂量干扰素治疗方案疗效仍有待证实。FDA并没有特别批准聚乙二醇干扰素作为一种标准干扰素的替代治疗。确定最佳干扰素治疗参数的Ⅲ期黑色素瘤临床试验正在进行。

■ 其他抗肿瘤药

阿利维A酸(Panretin)是9-顺式维甲酸的外用制剂,可用于治疗艾滋病相关的卡波西肉瘤患者的皮肤损伤。局部反应包括强烈的红斑,水肿及水疱,迫使治疗停止。使用阿利维A酸治疗的患者不能同时使用一种驱虫剂的常见成分避蚊胺(DEED)。

贝沙罗汀(Targretin)是维生素A酸的一个亚类,可选择性结合并激活视黄醇类X亚型受体。有口服制剂和外用凝胶用于治疗皮肤T细胞淋巴瘤。贝沙罗汀全身应用或口服都具有很大的致畸风险,在治疗期间孕龄妇女应采取避孕措施,且至少停药一个月后再考虑怀孕。贝沙罗汀可增加甘油三酯和胆固醇的水平,因此治疗期间应监测血脂水平。

维莫德吉(Erivedge)是第一个刺猬通路抑制剂,用于治疗成年人不适合手术治疗或放疗的口腔转移性基底细胞癌或局部晚期基底细胞癌。维莫德吉的推荐剂量是每天150mg。最常见的副作用包括味觉障碍和味觉丧失、脱发、疲劳和肌肉痉挛。它是治疗基底细胞痣综合征患者的高效药。

伏林司他(Zolinza)和罗米地新(Istodax)是组蛋白脱乙酰基酶抑制剂,用于之前全身治疗后的进行性、持久性或复发性皮肤T细胞淋巴瘤患者的治疗。推荐剂量是每日口服400mg。不良反应包括血小板减少,贫血及胃肠道紊乱。伏林司他曾经发生肺栓塞,但罗米地新没有这样的报道。

■ 其他治疗药物

主要用于治疗其他疾病的大量药物也可口服治疗皮肤疾患。表61-5列出了一些这样的制剂。

表 61-5 药物类别和用药部位皮肤病

药物种类	皮肤状态	注释	药物种类	皮肤状态	注释
阿利维 A 酸	与 AIDS 相关的卡波西肉瘤		氨苯砜	疱疹样皮炎,持久性隆起性红斑,天疱疮,类天疱疮,大疱性红斑狼疮	
抗组胺药	瘙痒症(任何原因),荨麻疹		地尼白介素 2	皮肤 T 细胞淋巴瘤	
抗疟药	红斑狼疮,光敏作用		屈螺酮/炔雌醇	中度女性痤疮	
抗代谢药	银屑病,天疱疮		伊匹木单抗	黑色素瘤	
贝卡普勒明	糖尿病的神经性溃疡		氮芥凝胶	皮肤 T 淋巴细胞瘤	
贝利木单抗	全身性红斑狼疮		麦考酚酸莫酯	大疱	
贝沙罗汀	皮肤 T 细胞淋巴瘤		聚乙二醇 α2	黑色素瘤	
辣椒素	疱疹后神经痛		罗米地新	皮肤 T 淋巴细胞瘤	
皮质甾醇类	天疱疮,类天疱疮,红斑狼疮,变态型接触性皮肤病,其他皮肤病		沙立度胺	麻风结节性红斑	
			曲莫替尼	黑色素瘤	
环孢素	银屑病		维莫非尼	黑色素瘤	
达拉非尼	黑色素瘤		伏林司他	皮肤 T 细胞淋巴瘤	

案例思考答案

初始治疗包括每天应用中等强度的外用皮质类固醇,结合每日 1 次局部钙泊三醇或骨化三醇,这样应该足够控制这个患者的局部银屑病。开始用煤焦油洗发水治疗她的头皮银屑病,夜间应用皮质类固醇解决顽固的银屑病斑块。

(韩纯洁 罗璇 译 张殿增 校 邱培伦 审)

参考文献

扫描本书二维码获取完整参考文献。

第62章

用于治疗胃肠道
疾病的药物

Kenneth R. McQuaid, MD

案例思考

一位 21 岁的妇女和她的父母一同讨论她的克罗恩病的治疗方案。2 年前她被诊断为克罗恩病 (Crohn's disease),结肠镜和小肠放射线照相术检查确认在回肠终端邻近结肠部位有病变。最初,她用美沙拉秦和布地奈德治疗具有良好反应,但在过去的 2 个月中,她的症状一直在复发,感觉到疲劳、腹部绞痛,每日无血腹泻 10 次以上,体重减少了 15 磅。她没有

其他重要的用药史或手术史。目前的药物治疗是服用美沙拉秦 2.4g/d 和布地奈德 9mg/d。她看上去又瘦又累。腹部检查显示,腹部柔软,右下腹 1/4 处无压痛,无可触及的包块。肛周检查,无压痛、裂痕或瘘管。化验显示,无贫血和 C 反应蛋白显著增高。选择什么治疗方法能立即控制她的症状和疾病?如果是长期治疗,应该选择什么方法?

引言

在本书其他章节中讨论的许多药物对于治疗胃肠道以及其他器官的疾病有重要的用途。

有些类型的药物几乎只利用其对消化道的效应,这些药物将根据其治疗用途在下面的文字中讨论。

■ 治疗胃酸过多症的药物

胃酸过多引起的疾病包括胃食管反流、消化性溃疡(胃及十二指肠溃疡)和应激相关的黏膜损伤。在这些状况下,侵袭性因子(酸、胃蛋白酶、胆汁)的腐蚀性作用超过了胃肠道黏膜的防御性因子(黏液、碳酸氢盐分泌、前列腺素、血流量以及细胞损伤后的恢复和再生过程)的作用而发生的黏膜侵蚀或溃疡。90%以上的消化性溃疡由幽门螺杆菌感染或使用非甾体类抗炎药物(非甾体类抗炎药)引起。用于治疗消化性溃疡病的药物可以分为两类:减少胃内酸度的药物和提高黏膜防御功能的药物。

减少胃内酸度的药物

胃酸分泌的生理学

壁细胞包含有胃泌素(gastrin,CCK-B)、组胺(H_2)和乙酰胆碱(毒蕈碱型,M_3)受体(图 62-1)。当乙酰胆碱(来自迷走神经节后神经)或胃泌素(由胃窦 G 细胞释放到血液中)与其壁细胞上的受体结合后,会导致细胞内钙增加,升高的钙兴奋蛋白激酶,刺激分泌小管表面的 H^+-K^+ ATPase(质子泵)分泌酸。

在靠近壁细胞的是称为**肠嗜铬样(enterochromaffin-like, ECL)**细胞的肠内分泌细胞。ECL 细胞上也有刺激组胺释放的胃泌素和乙酰胆碱受体。组胺与壁细胞的 H_2 受体结合,激活腺苷酸环化酶,从而增加细胞内的环磷酸腺苷(cAMP)水平,并激活蛋白激酶,通过激活 H^+-K^+ ATP 酶而刺激胃酸分泌。对于人类来说,认为对胃泌素介导的胃酸分泌主要是通过 ECL 细胞释放的组胺的间接作用,而不是通过直接地刺激壁细胞。与此相反,乙酰胆碱对壁细胞则有直接刺激作用。

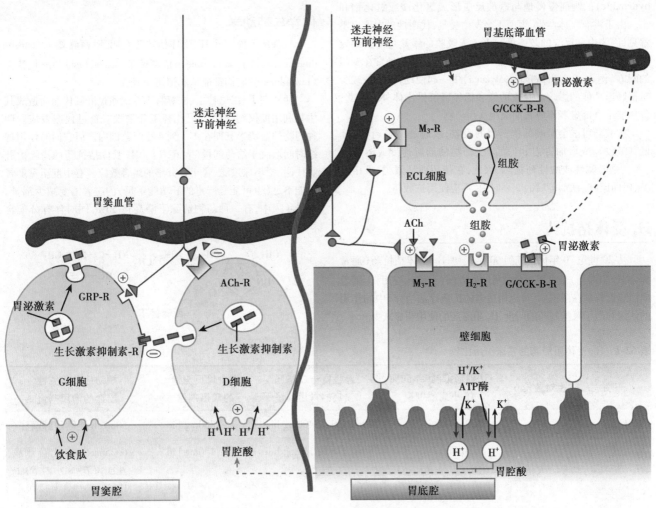

图 62-1　胃底腺壁细胞分泌氢离子(酸)的生理调节模型图。胃泌素(作用于胃泌素/CCK-B 受体)、乙酰胆碱(M_3 受体)、组胺(H_2 受体)刺激壁细胞分泌胃酸(H^+)。胃酸通过 H^+-K^+-ATP 酶质子泵跨过壁细胞微管膜分泌入胃腔内。在对胃肠道内膳食肽的反应中,胃窦的 G 细胞把胃泌素分泌到血管腔内。在胃体内,胃泌素从血管进入胃底腺的黏膜下组织,与壁细胞和肠嗜铬样(ECL)上的胃泌素-CCK-B 受体结合。迷走神经刺激肠道神经系统的节后神经元释放乙酰胆碱(ACh),与壁细胞的 ECL 细胞上的 M_3 受体结合。胃泌素(CCK-B 受体)或乙酰胆碱受体(M_3 受体)刺激 ECL 细胞释放组胺。在胃窦内,迷走神经刺激肠神经系统的节后神经元通过直接刺激胃窦 G 细胞(通过胃泌素释放肽,GRP)和间接通过抑制胃窦 D 细胞分泌生长抑素而提高胃泌素释放。胃酸分泌最终必须关掉。在对蛋白质和脂肪(未显示)的反应中,通过增加腔室内的 H^+ 浓度和十二指肠 I 细胞释放进血流内的 CCK 刺激胃窦 D 细胞释放生长激素抑制素。生长激素抑制素与临近胃窦 G 细胞上的受体结合抑制胃泌素的进一步释放。ATP 酶:H^+-K^+-ATP 酶质子泵;CCK:肠促胰酶肽;M_3:胆碱能受体

抗酸药物

　　几个世纪以来,抗酸药物一直用于治疗消化不良和酸有关的消化性溃疡疾病患者。在 H_2 受体拮抗药和质子泵抑制药的问世之前,抗酸药是治疗酸相关的消化性溃疡疾病的主要药物。它们常以非处方药物治疗间歇性胃灼热和消化不良。

　　抗酸药都是能与胃酸反应生成盐和水的弱碱。它们的主要作用机制是降低胃内酸度。饭后,分泌约 45mEq/h 的盐酸。饭后 1 小时一剂 156mEq 的抗酸药能有效地中和胃酸长达 2 小时。然而,不同剂型的制酸药的酸中和能力因其溶解速度(片剂与液体)、水溶解度、与酸反应的速率和胃排空速率不同而明显不同。

　　碳酸氢钠(**sodium bicarbonate**,小苏打,碱性苏打水)与盐酸(HCl)迅速反应而生成二氧化碳和氯化钠。形成的二氧化碳会导致腹胀、嗳气。高剂量和肾功能不全患者使用时,未反应的碱易被人体吸收,有可能导致代谢性碱中毒。氯化钠吸收可能加剧心脏衰竭、高血压,肾功能不全患者会产生水潴留。**碳酸钙**(如:Tums、Os-Cal)的可溶性差,与盐酸反应形成二氧化碳和氯化钙($CaCl_2$)的速度比碳酸氢钠慢。与碳酸氢钠一样,碳酸钙也可能引起打嗝或代谢性碱中毒。碳酸钙还用于抗酸药外的其他许多适应证(第 42 章)。剂量过大的碳酸氢钠或碳酸钙与含钙乳制品同时使用可导致高钙血症、肾功能不全和代谢性碱中毒(奶碱综合征)。

　　含有氢氧化镁(**magnesium hydroxide**)或氢氧化铝(**aluminum**

hydroxide)的制剂慢慢地与盐酸反应形成氯化镁或氯化铝和水。由于没有气体产生,因而不会发生嗳气,代谢性碱中毒也不常见,因为中和反应的效率低。由于未吸收的镁盐可能会导致渗透性腹泻,未吸收的铝盐可能导致便秘,这些药物通常在专门的配方(例如:Gelusil,Maalox,Mylanta)中一起使用,以尽量减少对胃肠道功能的影响。吸收的镁和铝经肾脏排出体外。因此,肾功能不全的患者不应长期服用这些药物。

抗酸药可能会影响其他药物的吸收,或通过结合药物(降低其吸收),或增加胃内 pH 值改变药物的崩解速度或溶解度(尤其是弱碱性或酸性药物)。因此,在使用四环素类、喹诺酮类、伊曲康唑、铁剂等后的 2 小时内,不应使用抗酸药。

H₂ 受体拮抗药

从 20 世纪 70 年代引进到 90 年代初,H₂ 受体拮抗药(通常称为 H₂ 阻滞药)是世界上最常见的处方药(见临床应用)。随着幽门螺旋杆菌在溃疡病(可以用适当的抗菌疗法治疗)中的作用的认识和质子泵抑制药的问世,H₂ 阻滞药的使用明显减少。

化学与药动学

在临床上使用的 H₂ 受体拮抗药有四种:西咪替丁(cimetidine)、雷尼替丁(ranitidine)、法莫替丁(famotidine)和尼扎替丁(nizatidine)。它们都能从肠道迅速吸收。

西咪替丁、雷尼替丁、法莫替丁首次通过肝脏代谢而造成其生物利用度仅约 50%。尼扎替丁几乎没有首过代谢效应。四种药物的血清半衰期在 1.1 到 4 小时范围内。但它们的作用持续时间取决于给药剂量(表 62-1)。H₂ 受体拮抗药的清除由肝脏代谢、肾小球过滤、肾小管分泌的组合效应。有中度至重度肾功能不足(也可能是严重的肝功能不足)的患者需要减少剂量。在老年人中,有一种药物清除下降高达 50%,同时伴有分配容积的显著减少。

西咪替丁

表 62-1　H₂-受体阻滞药的临床作用比较

药物	相对效价	达到酸抑制率>50% 10 小时的剂量	急性胃十二指肠溃疡的常用剂量	胃食管反流病的常用剂量	预防应激相关性出血的常用剂量
西咪替丁	1	400~800mg	800mg HS 或 400mg bid	800mg bid	50mg/h 连续静脉滴注
雷尼替丁	4~10	150mg	300mg HS 或 150mg bid	150mg bid	6.25mg/h 连续静脉滴注或每 6~8 小时 50mg IV
尼扎替丁	4~10	150mg	300mg HS 或 150mg bid	150mg bid	不可用
法莫替丁 e	20~50	20mg	40mg HS 或 20mg bid	20mg bid	每 12 小时 IV 20mg

HS,睡前;bid,一日 2 次;IV,静脉注射

药效学

H₂ 拮抗药对壁细胞 H₂ 受体显示竞争性抑制作用,呈线性、剂量依赖的方式抑制基础和食物刺激的酸分泌(图 62-2)。它们对 H₂ 受体有高度选择性,对 H₁ 或 H₃ 受体没有影响(第 16 章),也减少了胃液分泌的体积及胃蛋白酶浓度。

H₂ 拮抗药通过两种机制减少组胺、胃泌素和拟胆碱药因其的酸分泌。首先,与壁细胞的 H₂ 受体结合,阻滞胃泌素或迷走神经兴奋引起的 ECL 细胞释放组胺。第二,H₂-受体存在时,通过胃泌素或乙酰胆碱对壁细胞的直接刺激而减少酸分泌。

4 种 H₂-受体拮抗药之间的效价相差约 50 倍(表 62-1)。但是,当以给予普通处方剂量给药,它们都可以抑制 24 小时总酸分泌的 60%~70%。H₂ 拮抗药抑制夜间酸分泌(这在很大程度上取决于组胺)特别有效的,但它们对饮食引起的酸分泌(主要取决于胃泌素和乙酰胆碱以及组胺)有适度影响。因此,夜间和空腹时胃内的 pH 值被提高到 4~5,但对白日、饮食引起的pH 影响比较少。建议处方剂量保持在 10 小时酸抑制率在 50%以上;因此,这些药物通常每日给药 2 次。非处方配方剂量酸抑制时间可在 6 小时内。

临床应用

H₂-受体拮抗药还在继续被使用,但对于大部分的临床适应证,质子泵抑制药(见下文)正在不断地替代 H₂ 拮抗药。然而,非处方制剂正在被公众大量的使用。

1. 胃食管反流性疾病(gastroesophageal reflux disease,GERD)　罕见胃灼热或消化不良患者(每周少于 3 次,)可服用抗酸药或间歇性使用 H₂ 受体拮抗药。因为制酸药能提供快速的酸中和作用,它们缓解症状的速度比 H₂ 受体拮抗药更快。然而,制酸药的作用时间比 H₂ 受体拮抗药(6~10 小时)短暂(1~2 小时)。为了减少胃不舒服的可能性,H₂ 拮抗药可以于饭前预防性给药。经常性胃灼热最好一日 2 次服用 H₂拮抗药(表 62-1)或用质子泵抑制药治疗。对腐蚀性食管炎患者(大约 50%的患者患有 GERD),H₂ 拮抗药治愈的患者不到50%,因此,应首选质子泵抑制药,因为它们有卓越的酸抑制作用。

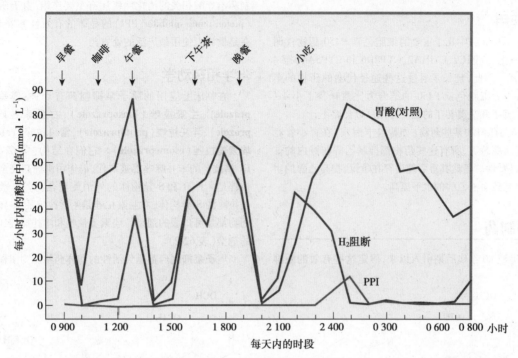

图 62-2　雷尼替丁 150mg 每日 2 次(蓝色,H₂ 受体阻断)或奥美拉唑 20mg 每日 1 次(绿色,PPI),预处理(红色)和处理一个月后 24 小时平均胃内酸度。注意:H₂-受体拮抗药对夜间酸分泌有显著的影响,但对饮食刺激的分泌只有轻度的影响。质子泵抑制药(PPI)奥美拉唑明显抑制了饮食刺激的和夜间酸分泌

　　2. 消化性溃疡(peptic ulcer disease)　对于急性消化性溃疡病的治疗,质子泵抑制药已经在很大程度上取代了 H₂ 拮抗药。然而,有时仍然使用 H₂ 拮抗药。H₂ 拮抗药的夜间酸抑制作用有效的治愈大多数单纯性胃及十二指肠溃疡。因此,所有的药物睡觉前每日给予 1 次,治疗 6~8 周后,溃疡愈合率超过 80%~90%。对于阿司匹林或其他非甾体类抗炎药引起的胃溃疡患者,应停用非甾体类抗炎药。如果因为临床治疗的需要,尽管活动性溃疡还存在,而必须继续使用非甾体类抗炎药时,应该用质子泵抑制药替代 H₂ 拮抗药,能更可靠地促进溃疡愈合。对于幽门螺杆菌造成的急性消化性溃疡患者,H₂ 拮抗药不再有重要的治疗作用。幽门螺杆菌应该用包括质子泵抑制药和两种抗生素(见下文)在内的 10~14 日治疗过程。此方案可以使 90% 以上的患者的溃疡愈合并根除感染。对少数幽门螺杆菌感染不能成功根除的患者,可以每日睡前服用治疗溃疡一半剂量的 H₂ 拮抗药,以防止溃疡复发(如:雷尼替丁 150mg;法莫替丁 20mg)。

　　3. 非溃疡性消化不良(nonulcer dyspepsia)　H₂ 受体拮抗药常以非处方和处方药品用于治疗不是由于胃溃疡引起的间歇性消化不良,但与安慰剂比较,其疗效从来没有令人信服的证据。

　　4. 预防应激相关的胃炎出血(prevention of bleeding from stress-related gastritis)　由于侵蚀或溃疡而使黏膜防御机制受损和血液灌注不良,而在临床上的一些重要的上消化道出血发生在 1%~5% 重症患者。虽然大多数重症患者的酸分泌正常或减少。诸多研究表明,用药物(H₂ 拮抗药或质子泵抑制药)提高胃内 pH 值可以明显减少并发症临床出血的发生率。然而,这个时候的最优药物还未不确定。没有鼻饲管或具有显著性肠梗阻患者,静脉注射 H₂ 拮抗药比静脉注射质子泵抑制药更好,因为他们的疗效明显,成本较低。连续输注 H₂ 拮抗药一般比单次大剂量更好,因为它们能更一致地、持续性地提高胃内 pH 值。

不良反应

　　H₂ 拮抗药是非常安全的药物。只有不到 3% 的患者发生有不良反应,包括腹泻、头痛、疲劳、肌痛、便秘。一些研究表明,静脉注射 H₂ 拮抗药(或质子泵抑制药)可能会增加危重患者的医院内感染肺炎的风险。

　　静脉注射 H₂ 拮抗药可能发生精神状态改变(意识模糊、幻觉与不安),特别是在加护病房的老年患者,或有肾脏或肝脏功能障碍的患者。用西咪替丁时,这些事件可能更常见。精神状态变化在急诊患者中很少出现。

　　西咪替丁抑制双氢睾酮与雄激素受体的结合,抑制雌二醇代谢,增加血清泌乳素水平。长期或高剂量使用,可能会导致男性阳痿、妇女乳漏。西咪替丁特别容易发生这些效应,其他 H₂ 的拮抗药则不发生。

　　尽管对胎儿还没有已知的有害影响,H₂ 受体拮抗药能穿过胎盘。因此,不应该给怀孕的妇女使用 H₂ 受体拮抗药,除非绝对必要。H₂ 拮抗药可以分泌到的乳汁中,因此可能对乳婴产生影响。

　　H₂ 拮抗药很少引起血恶病质。阻滞心脏的 H₂ 受体可能造成心动过缓,但很少有临床意义。快速静脉输液可能通过阻滞心脏 H₂ 受体而引起心动过缓和低血压,因此,静脉注射时间应该在 30 分钟以上。H₂ 受体拮抗药很少引起肝脏可逆性化学反应异常。

药物相互作用

西咪替丁干扰肝脏中几个重要的细胞色素 P450 药物代谢途径,包括那些由 CYP2C9、CYP1A2、CYP2D6 和 CYP3A4(第 4 章)催化的途径。因此,延长了通过这些途径代谢的药物的半衰期。雷尼替丁对细胞色素 P450 的结合力比西咪替丁小 4~10 倍。与尼扎替丁和法莫替丁的相互作用可以忽略不计。

H₂ 拮抗药与肌酐和某些药物(如普鲁卡因胺)在肾小管竞争分泌。除了法莫替丁,所有这些药物都抑制乙醇在胃内的首关代谢,尤其是女性。虽然其重要性尚存在争议,提高乙醇的生物利用度可以导致血液乙醇的水平提高。

质子泵抑制药

自从 20 世纪 80 年代后期引入以来,假定这些有效的酸抑制药治疗酸相关的消化性疾病有主要作用,由于质子泵抑制药(proton pump inhibitor. PPI)的显著的有效性和安全性,它们现在是世界上使用最广泛的处方药。

化学和药动学

在临床上应用的质子泵抑制药有 6 种:奥美拉唑(omeprazole)、兰索拉唑(lansoprazole)、右兰索拉唑(dexlansoprazole)、泮托拉唑(pantoprazole)、雷贝拉唑(rabeprazole)和埃索美拉唑(esomeprazole)。它们在结构(图 62-3)上类似于 H₂ 拮抗药的苯并咪唑都被取代,但作用机理却完全不同。奥美拉唑是一种 R-和 S-异构体的外消旋混合物。埃索美拉唑是奥美拉唑的 S-异构体;右兰索拉唑是兰索拉唑的 R-异构体。这些药物都是可口服的剂型。埃索美拉唑和泮托拉唑还有静脉注射的剂型(表 62-2)。

质子泵抑制药都是无活性的前体药物。为了保护者这些对

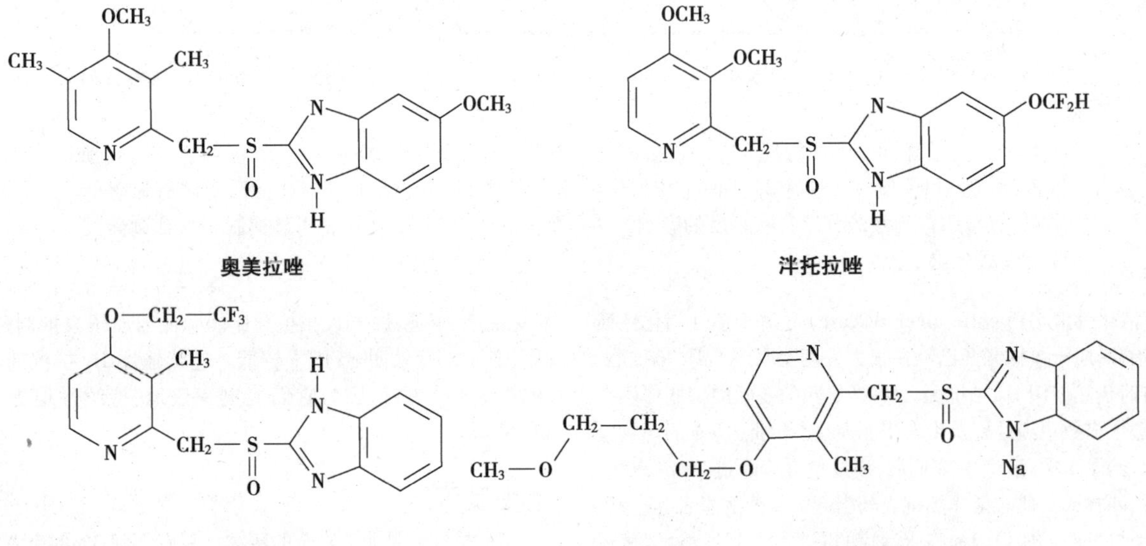

图 62-3 质子泵抑制药的分子结构:奥美拉唑、兰索拉唑和雷贝拉唑的钠盐。奥美拉唑和埃索美拉唑的化学结构相同(见正文)

表 62-2 质子泵的抑制药的药动学

药物	pKₐ	生物利用度(%)	$t_{1/2}$(h)	T_{max}(h)	胃溃疡或 GERD 的常用剂量
奥美拉唑	4	40~65	0.5~1.5	1~3.5	20~40mg qd
埃索美拉唑	4	>80	1.5	1.6	20~40mg qd
兰索拉唑	4	>80	1.5~2.0	1.7	30mg qd
右兰索拉唑	4	NA	1.5~2.0	5.0	30~60mg qd
泮托拉唑	3.9	77	1.0~1.9	2.5~4.0	40mg qd
雷贝拉唑	5	52	1.0~2.0	3.1	20mg qd

GERD:胃食管反流病;NA:无数据

酸不稳定的前体药物在胃腔内被迅速破坏,这些口服的质子泵抑制药都被制成抗酸的延迟释放剂、肠溶衣胶囊或片剂,经胃进入碱性的肠腔后,肠溶衣被溶解,前体药物被肠道吸收。对于儿童或者吞咽困难或肠喂养管的患者,可以打开胶囊,将其中的微小颗粒混合于苹果汁或橘子汁或软食品(如:苹果酱)。兰索拉唑还可以制作成在口中可以崩解的片剂,或与水混合,经口腔注射器或肠管给予。奥美拉唑还可作为含有碳酸氢钠(1 100~1 680mg 的碳酸氢钠,304~460mg 的钠)的散剂(胶囊或小包),以保护裸体(无肠溶衣)药物被酸降解。空腹经口或肠内管给药时,这种"速释性"混悬液会使奥美拉唑迅速吸收(T_{max} <30 分钟),并迅速产生酸抑制作用。

质子泵抑制药是亲脂性的弱碱性药物(pK_a 4~5),肠道吸收后很容易弥漫性跨过脂质膜而进入酸性房室内(如壁细胞小管)。在小管内,前体药物很快被质子化,经 Henderson-Hasselbalch 方程的变化而浓缩 1 000 多倍(第 1 章)。在那里,它迅速经历一种分子转换过程而转变成活性形式———一种亲硫的次磺酰胺阳离子,与 H^+-K^+ ATP 酶形成共价的二硫键,使之不可逆性失活。

质子泵抑制药的药代动力学显示于表62-2。雷贝拉唑或平释性奥美拉唑的酸抑制作用比其他口服剂型起效稍微快一些。虽然在开始治疗的头几日,药物代学差异可能影响酸抑制作用产生的速度和持续时间,在后续的日常治疗中,它们几乎没有临床意义。食品可以使这五种质子泵抑制药的生物利用度降低约50%;因此,应该空腹给药。在空腹状态下,只有10%的质子泵在积极地分泌酸,故而易受抑制。质子泵抑制药应该餐(通常是早餐)前约 1 小时给药,以便于其血清峰浓度时间与质子泵的最大分泌活动一致。这些药物的血清半衰期短,约 1.5 小时,但由于质子泵失活性的不可逆抑制,其酸抑制作用可以持续24 小时。合成新的 H^+-K^+ ATP 酶泵分子至少需要 18 个小时。因为第一次给药的剂量不能使所有的质子泵灭活,要达到全部酸抑制,需每日服药 3~4 日。同样,停药后,需要 3~4 日才能使全部酸分泌恢复。

质子泵抑制药经快速的首关效应和全身肝脏代谢,经肾清除的部分微不足道。肾功能不全或轻度至中度肝脏疾病患者不需要减量,但严重的肝脏损害患者应考虑减少药物剂量。尽管在体内还有其他质子泵存在,但似乎只有壁细胞上存在 H^+-K^+ ATP 酶,而且与其他 H^+-K^+ ATP 酶在结构上和功能上明显不同。

静脉用的泮托拉唑和埃索美拉唑与其口服剂型的特点相似。为禁食的患者给药时,他们正在积极地分泌酸的泵处于失活状态,而且它们对静止的、不分泌酸的泵没有影响。因为单次静脉注射的半衰期短暂,几个小时后,分泌酸的泵从光面管膜移动到微绒管表面,酸分泌得以恢复。因此,为了在治疗开始的24~48 小时获得最大的抑制作用,必须连续给予一种静脉注射剂型或重复大剂量注射。静脉注射质子泵抑制药以对禁食患者完成最大酸抑制的最佳给药剂量还没有建立起来。

从药动学角度来看,质子泵抑制药是一个理想的药物:它们的半衰期短,在作用部位附近集中并激活,作用持续时间长。

药效学

与 H_2 拮抗药相比,质子泵抑制药阻断了酸分泌的最后共同通路质子泵,而对空腹和饮食刺激的酸分泌产生抑制作用。在标准剂量下,质子泵抑制药可抑制 24 小时酸分泌的 90%~98%(图 62-2)。当以等效剂量给药时,不同药物的临床疗效差异很小。在对接受 5 种质子泵抑制药长期治疗患者的交叉研究显示,平均 24 小时胃内 pH 值变化从 3.3(40mg 泮托拉唑)到4.0(40mg 埃索美拉唑),pH 值变化的平均小时数高于 4,从10.1(40mg 泮托拉唑)到 14.0(40mg 埃索美拉唑)。

临床应用

1. 胃食管反流病(gastroesophageal reflux disease,GERD) 质子泵抑制药是治疗非腐蚀性和腐蚀性食管反流性疾病和食管反流并发症(消化性食道狭窄或巴雷特食管)以及反流性疾病食管外表现最有效的药物。每日给药 1 次可以有效地缓解症状,患者的组织愈合达 85%~90%,15%的患者要求每日给药2 次。

质子泵抑制药停药后 6 个月内,患者的 GERD 症状复发率超过 80%。腐蚀性食管炎或食管并发症患者,通常是需要每日给予全量或半量质子泵抑制药进行长期治疗。如果复发症状需要时("急需"),很多非腐蚀性 GERD 患者可间歇服用质子泵抑制药或 H_2 拮抗药而得到成功的治疗。

在目前的临床实践中,许多有 GERD 症状的患者未经事先内镜检查(即不了解患者是否患有腐蚀性或非腐蚀性反流性疾病)而凭经验用药物治疗。用质子泵抑制药经验性治疗使70%~80%患者的症状持续减轻,相比之下,H_2 的拮抗药为50%~60%。最近,因为能降低成本质子泵抑制药越来越多的作为 GERD 患者的一线对症治疗药物。

质子泵抑制药每日 2 次,连续给药至少 3 个月,产生的持续酸抑制作用,用来治疗反流性疾病食管外并发症(哮喘、慢性咳嗽、喉炎和非心血管胸痛)

2. 消化性溃疡病(peptic ulcer disease) 与 H_2 拮抗药相比,质子泵抑制药缓解十二指肠溃疡和(在较小的程度上)胃溃疡的症状更迅速,促进溃疡愈合更快。所有的泵抑制药对十二指肠溃疡的 4 周内治愈率超过 90%,对胃溃疡的 6~8 周治愈率有相似的比例。

a. 幽门螺旋杆菌相关溃疡病(H. pylori-associated ulcers):对于幽门螺旋杆菌相关的溃疡病有两个治疗目标:治愈溃疡和根除病原体。根除幽门螺旋杆菌的最有效的疗法是用两种抗生素和一个质子泵抑制药联合治疗。质子泵抑制药促进幽门螺旋杆菌根除的机制有几种:直接抗微生物作用(小)——通过提高胃内的 pH——降低抗生素对幽门螺旋杆菌的最低抑菌浓度。最好的治疗方案包括为期 14 日的"三重疗法":一种质子泵抑制药,每日 2 次,克拉霉素 500mg,每日 2次;或阿莫西林 1 克,每日 2 次,或甲硝唑 500mg,每日 2 次。三重疗法完成后,质子泵抑制药应继续每日 2 次,总数为 4~6周,以确保完整的溃疡愈合。最近的 10 日"序贯治疗"包括前1~5 日用质子泵抑制药,每日 2 次,加上阿莫西林 1 克,每日 2次,随后的 6~10 日内用质子泵抑制药,每日 2 次,再加上克拉霉素 500mg,每日 2 次,替硝唑 500mg,每日 2 次,已证明是一种十分有效的治疗方案。

b. NSAID 相关溃疡:阿司匹林或其他 NSAID 引起的溃疡患者,只要停用非甾体类抗炎药,无论是 H_2 受体拮抗药或质子泵抑制药都能使快速溃疡愈合。然而,继续使用非甾体类抗炎药会减慢溃疡的愈合。对 NSAID-引起的溃疡的、需要非甾体类抗炎药急需治疗的患者,能每日使用 1 次或 2 次质子泵抑制药能更可靠地促进溃疡愈合。

在经常服用非甾体抗炎药者中有 10%~20% 的人患有无症状消化性溃疡,每年有 1%~2% 的人患有溃疡有关的并发症(出血、穿孔)。每日服用 1 次质子泵抑制药,能有效地减少服用阿司匹林或者其他非甾体抗炎药患者的溃疡及十二指肠溃疡并发症的发生率。

c. 预防消化性溃疡的再次出血:由消化性溃疡引起的急性胃肠道出血,有可见的血管或附着血块增加的溃疡存在再次出血的风险。大剂量口服治疗(如:奥美拉唑 40mg,每日 2 次)或持续静脉注射质子泵抑制药 3~5 日,可以有效地减少这种有出血倾向的高危溃疡再次出血的发生率。人们相信,胃肠 pH 值高于 6 可以提高凝血和血小板聚集性。需要达到和维持接近完全酸抑制水平的静脉用质子泵抑制药的最佳剂量还是未知的,然而,常推荐初始给予大剂量(80mg),紧随其后的是恒定输液(8mg/h)。

3. 非溃疡性消化不良(nonulcer dyspepsia)　质子泵抑制药对非溃疡性消化不良治疗有适度的功效,治愈的患者比对照组高 10%~20%。尽管它们用于这个适应证,但与 H_2 拮抗药(甚至安慰剂)相比,其优势尚缺乏有说服力地证据。

4. 预防应激有关的黏膜出血(prevention of stress-related mucosal bleeding)　与前面讨论过的一样(见 H_2-受体拮抗药),使用质子泵抑制药(口服给予、由鼻胃管喂食,或经静脉输液)可以显著地减少临床上危重患者与应激相关的黏膜出血的风险。经美国食品及药物管理局(FDA)批准的用于这个适应证的唯一的质子泵抑制药是口服制剂奥美拉唑,经鼻胃饲管给予,在第一日每日 2 次,随后每日 1 次。对于使用鼻肠饲管患者,平释性奥美拉唑制剂可能比静脉注射 H_2 受体拮抗药或质子泵抑制药更好,因为其功效相当,且成本低,给药方便。

对于没有鼻肠饲管的患者或有显著性肠梗阻症状的患者,静脉注射 H_2 受体拮抗药比静脉注射质子泵抑制药要好一些,因为证明它们有效和较低的成本。虽然质子泵抑制药正在越来越多地使用,但还没有用对照试验证明它们的有效性或最佳剂量。

5. 胃泌素瘤和其他胃酸分泌亢进状态(gastrinoma and other hypersecretory conditions)　纯性胃泌素瘤患者的治疗最好用手术切除。对转移的或不能切除的患者,大量的酸分泌亢进会导致消化性溃疡、腐蚀性食管炎以及吸收不良等。以前,这些患者需要迷走神经切除和超常规剂量的 H_2 拮抗药治疗,仍然不能达到满意的低酸抑制。质子泵抑制药可以使所有的患者实现非常好的酸抑制。调整药物给药速度,使基础酸产量少于 5~10mEq/h。奥美拉唑的常用剂量为 60~120mg/d。

不良反应

1. 一般不良反应　质子泵抑制药非常安全,很少有不良反应发生。据报道,有 1%~5% 的患者有头痛、腹泻、腹痛,虽然这些不良反应发生的频率比安慰剂稍高。质子泵抑制药对动物模型没有致畸作用,但对妊娠期的安全性还没有确定。

2. 营养　酸对食物释放维生素 B_{12} 非常重要。使用质子泵抑制药期间对口服维生素 B_{12} 的吸收有小幅降低,延长治疗时间可潜在地导致维生素 B_{12} 水平低于正常水平。酸还促进吸收食物结合的矿物质(铁、钙、锌)的吸收,然而,还没有报道认为质子泵抑制药治疗会导致矿物质缺乏。最近的病例对照研究表明,与对照组相比,长期服用质子泵抑制药的患者适度增加髋骨骨折的风险。虽然因果关系未被证实,尚存疑窦,质子泵抑制药可能会降低钙吸收或抑制破骨细胞的功能。尚需进一步研究,对于需要长期使用质子泵抑制药的患者,特别是那些有患骨质疏松症危险的患者,是否需要监测因素骨密度,是否应提供钙质补充剂。

3. 呼吸道和肠道感染　胃酸是胃和小肠中摄入细菌生存和感染的一种重要屏障。服用质子泵抑制药患者胃内的细菌浓度有所增加,但其临床意义尚不清楚。一些研究已经报道,在使用质子泵抑制药的患者中,患社区获得性呼吸道感染以及医院内感染性肺炎的风险有所增加。

服用质子泵抑制药的患者中肠道感染风险有小幅增加,特别是在欠发达国家旅游时。住院患者患梭状芽孢杆菌感染的风险可能有所增加。

4. 血清胃泌素增加引起的潜在问题　胃肠酸度对血清胃泌素水平有调节作用。抑制酸分泌改变了正常的反馈性抑制,使服用质子泵抑制药的患者的血清胃泌素水平中位数升高 1.5~2 倍。虽然大多数患者的胃泌素水平停留在正常范围内,但 3% 的患者超过 500pg/ml(正常值<100pg/ml)。停止药物使用后,在 4 周内恢复到正常水平。血清胃泌素水平上升会刺激肠嗜铬细胞(Enterochromaffin-like cells,ECL)细胞和壁细胞增生,继而在停药后引起短暂的高泌酸反跳并,伴有消化不良和胃灼热,它们在 2~4 周内当胃泌素和胃酸分泌恢复正常时即可减弱。对雌鼠长期给予质子泵抑制药,在 ECL 细胞增生区域内产生类胃癌肿瘤而导致胃泌素血症。虽然人类长时间服用质子泵抑制药也可能呈现 ECL 细胞增生,但是否有类癌肿瘤形成还缺乏证明。目前,并不推荐对长时间接受质子泵抑制药治疗的患者进行常规监控血清胃泌素水平。

5. 因减少胃酸引起的其他潜在问题　在幽门螺杆菌感染的患者中,长期酸抑制会增加胃体慢性炎症和减轻胃窦的炎症。令人担心的问题是,增加胃部发炎可加速胃腺体萎缩(萎缩性胃炎)和肠道化生(intestinal metaplasia),这些都是发生胃腺癌的危险因素。食品药物管理局(FDA)的胃肠道专门咨询委员会得出的结论认为,没有证据表明,长期使用质子泵抑制药治疗会产生这种萎缩性胃炎(多灶性萎缩性胃炎)或与增加腺癌风险的有关的肠化生,不推荐对需要长期质子泵抑制药治疗患者例行检测幽门螺杆菌。对于少数患者,长期质子泵抑制药治疗与小的良性基底腺息肉发生有关,但停药后会随之消失,而且其临床意义还不确定。

药物相互作用

胃内的酸度减少可以改变药物的吸收,因为胃内的酸度影响药物的生物利用度,如酮康唑、伊曲康唑、地高辛和阿扎那韦。所有的质子泵抑制药通过肝脏细胞色素 P450 代谢,包括 CYP3A4、CYP2C19。因为质子泵抑制药的半衰期短暂,有临床意义的药物相互作用很罕见。奥美拉唑可能抑制华法林、地西泮和苯妥英的代谢。兰索拉唑还可能会可降低地西泮的代谢。兰索拉唑可以提高茶碱的清除率。雷贝拉唑和泮托拉唑没有明显的药物相互作用。

黏膜保护药

胃十二指肠黏膜已经逐步形成保护自己、对抗胃酸和胃蛋白酶有害效应伤害的防御机制。上皮细胞间的紧密连接和黏液限制胃酸和胃蛋白酶反向扩散。上皮分泌的碳酸氢盐在黏液层内建立了一种 pH 梯度,从黏膜表面到胃腔内的 pH 值范围很广,黏膜表面的 pH 值为 7,胃液的 pH 值为 1~2。血流将碳酸氢钠和重要的营养物质携带至表面细胞。受伤的上皮细胞区域通过补偿机制而快速修复,在此过程中,从腺颈细胞迁移来的细胞密封小的侵蚀部位,重新建立完整的上皮。黏膜的前列腺素在刺激黏液和碳酸氢盐分泌、增加黏膜血流量的过程中很重要。大量的有这些黏膜防御机制的药物都可以用于预防与治疗酸相关的消化性疾病。

硫糖铝

化学与药代动力学

硫糖铝(sucralfate)是硫酸化氢氧化铝与蔗糖复合成的一种盐。在水或酸性溶液中形成黏性、粘贴力很强的糊状物,选择性地与溃疡面或侵蚀面结合长达 6 小时。硫糖铝的溶解性有限,降解后分解成带强负电荷的蔗糖硫酸盐和一个铝盐。不到 3% 的完整药物和铝经肠道吸收,其余的经粪便排泄。

药效学

硫糖铝有多种有益的效应,但其详细的作用机制尚不清楚。据说,带负电荷的蔗糖硫酸盐与带正电荷的蛋白质结合,在此基础上在溃疡面或侵蚀面,形成了物理障碍,限制腐蚀剂的进一步伤害,并刺激黏膜分泌前列腺素和碳酸氢钠。

临床应用

硫糖铝的给药剂量为 1 克/次,每日 4 次,空腹(至少在饭前1 小时)服用。目前,其临床应用有限。硫糖铝(作为一种混悬液通过鼻胃管喂食)能显著降低加护病房住院患者重症上消化道出血的发生率,尽管比静脉注射 H_2 受体拮抗药的效果稍差。硫糖铝仍然是许多临床医生用于治疗预防应激性出血,因为担心酸抑制疗法(制酸药、H_2 受体拮抗药和质子泵抑制药)可能会增加医院内感染性肺炎的风险。

不良反应

因为硫糖铝不能吸收,实际上它缺乏系统性不良反应。由于铝盐,有 2% 的患者发生便秘。因为少量的铝被吸收,它不应该为患者肾功能不全的病患长期使用。

药物相互作用

硫糖铝可能与其他药物结合而减少它们的吸收。

前列腺素类药物

化学与药动学

人类胃肠道黏膜合成大量的前列腺素(第 18 章),主要的是前列腺素 E 和 F. 米索前醇——PGE1 的甲基类似物——已经批准用于胃肠道疾病。口服后,它被迅速吸收,并代谢成一个有代谢活性的游离酸。血清半衰期不到 30 分钟,因此,必须每日给药 3~4 次。它随尿液排泄,然而,对肾功能不全患者没有减量的必要。

米索前列醇有酸抑制和黏膜表面防护的性能,认为它能刺激黏液和碳酸氢钠分泌,增强黏膜血流量。长期接受非甾体类抗炎药治疗的患者中大约 10%~20% 患有消化性溃疡病(见上述质子泵抑制药)。米索前列醇对 NSAID-引起的溃疡发生率能减少不到 3%,对溃疡并发症发生率的减少约 50%。米索前列醇已经被批准用于预防 NSAID-引起的溃疡高风险患者;然而,由于不良反应较多,而且需求每日多次给药,米索前列醇从来没有被广泛使用过。如前面讨论的,质子泵抑制药对这个适应证可能是一类与米索前列醇的效果相当、耐受性更好的药物。环氧酶-2-选择性的非甾体类抗炎药的胃肠道毒性(第 36 章)可能更少,为 NSAID 引起的并发症的高风险患者提供了另一种选择。

不良反应和药物相互作用

10%~20% 的患者中发生有腹泻和痉挛性腹痛。因为米索前列醇能刺激子宫收缩(第 18 章中),怀孕期间或有可能怀孕的妇女不应使用,妊娠血清试验为阴性和采取有效的避孕措施者除外。没有明显的药物相互作用的报告。

铋化合物

化学与药动学

可供使用的铋化合物有两种:含有水杨酸盐和铋化合物的非处方药次水杨酸铋和次枸橼酸钾铋。在美国,枸橼酸铋仅用于一种组合的处方产品,其中还含有治疗幽门螺杆菌感染的甲硝唑和四环素。次水杨酸铋在胃内快速分解,产生的水杨酸酯被吸收。超过 99% 的铋出现在粪便里。虽然铋的吸收很少(<1%),它可以在许多组织储存,肾排泄缓慢。水杨酸(如:阿司匹林)容易被吸收,经尿液排泄。

药效学

铋的确切作用机制还是未知数。铋可以包裹溃疡面和侵蚀面,对酸和胃蛋白酶创建一层保护层。它也可以刺激前列腺素、碳酸氢钠和黏液分泌。次水杨酸铋能减少急性感染性腹泻的排便次数,降低粪便的流动性,由于水杨酸酯抑制肠前列腺素和氯的分泌。铋有直接的抗菌作用,并能与肠毒素结合,这是其用于预防与治疗旅行者腹泻的原因。铋的化合物对幽门螺杆菌有直接的抗菌活性。

临床应用

尽管缺乏比较试验，非处方铋化合物还是被患者广泛应用于治疗非特异性消化不良和急性腹泻。次水杨酸铋还用于预防旅行者腹泻（30ml 或 2 片，每日 4 次）。

铋化合物用于根除幽门螺杆菌感染的 4 种药物联合应用的治疗方案。一种方案是，质子泵抑制药，每日两次；次水杨酸铋（2 片，每片 262mg）；四环素（250～500mg）；甲硝唑（500mg），每日 4 次；连续用药 10～14 日。另一种方案是，质子泵抑制药，每日 2 次；三粒胶囊的复方处方制剂（每个胶囊含次枸橼酸铋 140mg、甲硝唑 125mg、四环素 125mg），每日 4 次，连用 10 日。虽然这些都是有效的、标准的"三重疗法"方案（即质子泵抑制药、克拉霉素、阿莫西林或甲硝唑，每日 2 次，连用 14 日）通常首选为一线治疗，因为一日只需给药 2 次，并有优越的顺从性。通常使用铋化合物为基础的四重疗法作为二线治疗。

不良反应

铋化合物有良好的安全性。铋科引起无害的黑粪，可能被误认为胃肠道出血。液体制剂可能导致无害的黑舌头。铋剂只应在较短的时间内使用，避免用于肾功能不全的患者。延长使用时间，一些铋化合物可能导致罕见的铋中毒性脑病（共济失调、头痛、意识模糊、痉挛）。然而，与次水杨酸铋或枸橼酸铋没有报告有这样的毒性。高剂量的次水杨酸铋可能导致水杨酸毒性。

■ 胃肠运动兴奋药

可以选择性地兴奋肠道运动功能的药物（**促运动药，prokinetic agents**）有明显的潜在临床应用价值。增加下端食道括约肌压力的药物可用于治疗胃食管反流病（GERD）。促进胃排空的药物能有助于胃轻瘫和术后胃排空延迟。刺激小肠的药物对术后肠阻塞或慢性假性肠梗阻有用。最后，提高结肠运输的药物可以有效地治疗便秘。遗憾的是，可供临床使用的此类药物非常有限，目前这样的药物只有少数。

肠神经系统的生理性

肠神经系统（第 6 章）是由位于黏膜下层（黏膜下神经丛）和环状肌与纵向肌肌层（肌神经丛）之间的神经节细胞和神经纤维的互联网络组成。这些网络发出连接黏膜和肌肉的神经纤维，虽然外在的交感、副交感神经投射到黏膜下层和肠肌层丛支配肠道的一些活动。但肠神经系统也可以自主地调节肠道蠕动和胃肠分泌。外在的初级传入神经元通过背根神经节或迷走神经投射到中枢神经系统（图 62-4）。从肠黏膜的肠嗜铬细胞（enterochromaffin，EC）释放的 5-羟色胺（5-HT），刺激外在传入神经细胞上的 5-HT$_3$ 受体，产生恶心、呕吐或腹部疼痛。5-HT 还刺激黏膜下内在的初级传入神经（intrinsic primary afferent nerves，IPAN）的 5-HT$_{1P}$ 受体，IPAN 中还含有降钙素基因相关肽（calcitonin gene-related peptide，CGRP）和乙酰胆碱受体，并投射到肠肌层神经丛的中间神经元。在 IPAN 突触前末端的 5-HT4 可以增加 CGRP 或乙酰胆碱的释放。肠肌层的中间神经元

对蠕动反射的调节、促进近端兴奋性介质和远端抑制性介质的释放非常重要。胃动素能直接刺激兴奋性神经元或肌肉细胞。多巴胺是胃肠道的抑制性神经递质，它能降低食管和胃的收缩强度。

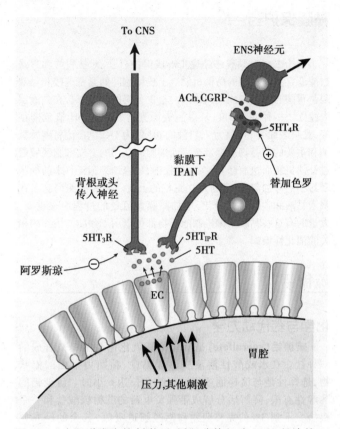

图 62-4 在肠道膨胀的刺激下，胃肠嗜铬细胞（EC）释放的 5-HT 通过 5-HT$_{1P}$ 受体兴奋肠道黏膜下内在的初级传入神经元（IPANs），通过 5-HT$_3$ 受体（5-HT$_{1P}$R，5-HT$_3$R）兴奋外在的初级传入神经元。肠道黏膜下的 IPANs 激活负责蠕动和分泌反射活动的肠神经元。兴奋 IPANs 突触前终端的 5-HT$_4$ 受体（5-HT$_4$R），使乙酰胆碱和降钙素基因相关肽（CGRP）的释放增加，反射活动增强。CNS：中枢神经系统；ENS：肠道神经系统

虽然有至少有 14 种 5-HT 受体亚型，到目前为止，胃肠道应用 5-HT 药物的开发集中在 **5-HT$_3$ 受体拮抗药和 5-HT$_4$-受体激动药**上。这些药物对胃肠蠕动和内脏的敏感性有一定的影响，它们将在用于治疗肠易激综合征的药物和止吐药一节中讨论。其他作用于 5-HT 受体的药物在第 16、29 和 30 章中讨论。

拟胆碱药物

拟胆碱药物激动药，如：兴奋肌细胞和在肠肌丛突触 M$_3$ 受体的氨甲酰甲胆碱（第 7 章）。在过去，氨甲酰甲胆碱用于治疗胃食管反流病和胃轻瘫。由于多重胆碱能效应和小毒性药物的出现，它现在很少使用。胆碱酯酶抑制药新斯的明能促进胃、小肠、结肠排空。静脉注射的新斯的明已经享有一个再次在临床上治疗住院患者的急性大肠扩张（被称为急性结肠假性梗阻或 Ogilvie 综合征）。给予 2mg 新斯的明能使大部分的患者结肠中

气体和粪便迅速排泄。胆碱能的效应包括唾液过度分泌、恶心、呕吐、腹泻和心动过缓。

甲氧氯普胺和多潘立酮

甲氧氯普胺(metoclopramide)和多潘立酮(domperidone)是多巴胺 D_2 受体拮抗药。激活胃肠道内的多巴胺受体可抑制胆碱能平滑肌兴奋这样,阻断这个效果被认为是这些药物的作用主要的促进胃肠蠕动的机制。这些药物增加食道蠕动的幅度,增加低食道括约肌压力,促进胃排空,但对小肠或结肠蠕动没有影响。甲氧氯普胺和多潘立酮还可阻断髓质的化学感受器的触发器区(极后区)的多巴胺 D_2 受体,产生强有力的抗恶心和止吐这样。

临床应用

1. 胃食管反流病 在美国,甲氧氯普胺可供临床应用,多潘立酮在许多其他国家也有应用。这些药物有时用于治疗胃食管反流病的症状,但对腐蚀性食管炎患者无效。由于抗分泌药治疗胃灼热优越的临床疗效和安全性,促胃肠蠕动药主要与抗分泌药联合应用治疗胃反流症或难治性胃灼热患者。

2. 胃排空不良 这些药物广泛应用于,由于术后障碍(迷走神经切断术、胃窦切除术)和糖尿病胃轻瘫引起的胃排空迟滞患者的治疗。甲氧氯普胺有时用于住院患者,以便鼻肠饲管易于从胃进入十二指肠。

3. 非溃疡性消化不良 这些药物可改善少数慢性消化不良患者的症状。

4. 预防呕吐 因为强有力的止吐作用,甲氧氯普胺和多潘立酮用于呕吐的预防和治疗。

5. 刺激产后乳汁分泌 多潘立酮有时被推荐用于促进产后乳汁分泌(见不良反应)。

不良反应

甲氧氯普胺最常见的不良反应涉及中枢神经系统。10%~20%的患者有不安、嗜睡、失眠、焦虑和激动等症状,尤其是老年痴呆症患者。在给予高剂量时,由于中枢多巴胺受体阻滞,25%的患者发生强烈的锥体外系效应(肌张力障碍、帕金森症),接受长期治疗的患者有 5% 发生强烈的锥体外系效应。长期甲氧氯普胺治疗的患者会产生迟发型运动障碍,有时是不可逆的。因为这个原因,应该避免长期使用甲氧氯普胺,除非绝对必要的,特别是在老年人。甲氧氯普胺和多潘立酮所造成的催乳素水平升高可引起乳漏、男性泌乳症、阳痿和月经不调。

多潘立酮的耐受性非常好。因为它在很大程度上不会透过血脑屏障,锥体外系和神经精神效应很罕见。

大环内酯类药物

大环内酯类抗生素,如**红霉素(erythromycin)**,能直接兴奋胃肠道平滑肌蠕动素受体,促进移动性运动复合波的启动。静脉注射红霉素(3mg/kg)对有些胃轻瘫患者是相当有益处的,但会迅速产生耐受性。它可用于急性上消化道出血患者内镜检查前,促进胃内血液排空。

■ 泻药

绝大多数的人不需要泻药,还有大部分人们却自己开写处方使用泻药。对于大多数人来说,断断续续的便秘最好用含高纤维的食物来预防,充足的液体摄入,有规律的身体锻炼,并听从大自然的呼唤。患者对饮食的改变或纤维补充剂无任何反应时,在开始长期轻泻剂治疗前,应该接受医学评估。泻药主要以其作用机制进行分类,但许多药物要通过一个以上的机制才能产生作用。

容积性泻药

容积性泻药是很难消化的、亲水性胶体,它们吸收水分后形成粗大而柔软的凝胶体,使大肠膨胀,促进结肠蠕动。常见的制剂包括天然植物产品(**亚麻籽**、**甲基纤维素**)和合成的纤维[**聚卡波非(polycarbophil)**]。细菌消化结肠内的植物纤维可能导致鼓胀增加,放屁排气。

粪便表面活性剂(软化剂)

这些药物能软化大便,允许水和脂类穿透并进入粪便,常口服或直肠给药。常用的制剂包括**多库酯(docusate,**口服或灌肠)和**甘油栓**。对住院患者,多库酯是一种常用的防止便秘和减少紧张的处方药。**矿物油**是一种透明、黏稠油,能润滑粪便、延迟粪便内的水分吸收。它用于预防和治疗年幼儿童和衰弱的成年人的粪便阻塞。它的味道不好,但可与果汁混合。吸入矿物油会导致严重的脂质性肺炎。长期使用能有效削弱脂溶性维生素(A、D、E、K)的吸收。

渗压性泻药

结肠既不能浓缩也不能稀释粪便液,整个结肠内的粪水是等张的。渗压性泻药是可以溶解的但不可吸收的化合物,由于增加粪便内的液体而导致粪便的流动性增加。

不可吸收的糖或盐

这些药物用来治疗急性便秘或预防慢性便秘。**氢氧化镁(magnesium hydroxide,镁乳)**是一种常用的渗透性轻泻剂。由于高镁血症的风险,肾功能不全患者不应该长期使用。山梨醇和乳果糖是不可吸收的糖类,可以用以预防或者治疗慢性便秘。这些糖由结肠内的细菌代谢,会产生严重胃肠胀气和肠绞痛。

高剂量的渗透性活性的药物在 1~3 小时内产生迅速的排泄(通便)作用。将水分快速的移动到小肠远端和结肠,产生大量的液体粪便,随之快速缓解便秘。有几种泻药可供选择用于急性便秘或一些需要清肠的医疗过程(如:直肠内镜)之前的处理。它们包括枸橼酸镁,硫酸盐溶液(magnesium citrate, sulfate solution)和一种专利名为 Prepopik 的制剂[含氧化镁,匹可硫酸钠(sodium picosulfate)和枸橼酸盐]。也可用**磷酸钠**(片剂处方药),但不常用,因为有高磷酸盐血症、高钙血症、高钠血症和高钾血症的风险。虽然这些电解质异常对大多数患者并无临床意义,但可导致心律失常或急性肾衰竭[由于磷酸钙的肾小管沉积(肾钙质沉着症,nephrocalcinosis)所致]。虚弱或者老年人、肾功能不全、有显著心脏疾病或肠道准备期间无法保持足够水分的人,不应该使用磷酸钠制剂。

平衡的聚乙二醇

含有聚乙二醇(polyethylene glycol,PEG)的灌洗液常用于消化道内视镜检查前的结肠净化。这些平衡的、等渗的溶液含有一种惰性的、不可吸收的渗压性活性糖(PEG)和硫酸钠、氯化钠、碳酸氢钠、氯化钾。这种溶液如此设计是为了使血管内液体或电解质不发生明显变化。因此,它们对所有的患者是安全的。检查前的傍晚迅速吞服1~2L溶液(1~2小时内),然后在检查前4~6小时再服1次可达到最佳排便效果。治疗或预防慢性便秘时,可使用小剂量的 PEG 粉,与水或果汁混合(17g/8 盎司),每日服用。与山梨醇或乳果糖相比,PEG 不产生明显的肠绞痛或胀气。

刺激性泻药

刺激性泻药(cathartics)通过一系列不甚了解的机制诱发排便。这些机制包括直接刺激肠道神经系统、改变结肠电解和液体分泌。曾有人关心,长期使用泻药会导致依赖性和破坏肌层神经丛,导致结肠蠕动弛缓无力和扩张。最近的研究表明,绝大多数患者长期服用这些药物可能是安全的。刺激性泻药可能长期需要,特别是神经受损的患者和在监护病房长期卧床的患者。

蒽醌衍生物

天然植物中的芦荟、番泻叶、鼠李等泻药服用后很难吸收,在结肠水解后,产生通便作用,口服 6~12 小时后产生作用,直肠给药后 2 小时以内产生作用。长期使用可导致被称为"结肠黑变病"("melanosis coli.")的特征性结肠棕色色素沉积。有人已经有一些担心,这些药物可能有致癌作用,但是流行病学研究不认为其与结肠直肠癌有关系。

二苯基甲烷衍生物(diphenylmethane derivatives)

比沙可啶(bisacodyl)可以片剂、栓剂治疗急性和慢性便秘,也可以与 PEG 配用于结肠内镜检查之前的结肠净化。口服后 6~10 个小时内引发大便,直肠给药在 30~60 分钟产生作用。很少有全身吸收,急性和长期使用是安全的。

氯通道活化剂

芦比前列酮(lubiprostone)是一种前列烷酸类衍生物,用于慢性便秘和以便秘为主的肠易激综合征(irritable bowel syndrome,IBS)。它通过刺激小肠内的 2 型氯通道(ClC-2)而产生作用,使分泌到肠道内富含氯的液体增加,刺激小肠蠕动,缩短肠道转运时间。服用 1 次后,50% 以上的患者在 24 小时内开始大便。治疗慢性便秘的推荐剂量为 24μg,一日 2 次,长期治疗其效应不降低。停药后,便秘可以回复到原来的严重度。芦比前列酮很少有系统吸收,但指定其 C 类别为妊娠期用药,因为增加了豚鼠流产的几率。芦比前列酮可能引起高达 30% 的患者因胃排空延迟而产生恶心呕吐。

利那洛肽(linaclotide)是一种吸收最少的 14-氨基酸肽,它通过不同的机制刺激肠道氯化物的分泌,但也被批准用于治疗慢性便秘和伴有明显便秘的 IBS。利那洛肽结合并激活腔肠上皮表面的鸟苷酸环化酶-C,导致细胞内和细胞外的 cGMP 增加,继而导致囊性纤维化跨膜电导调节器(cystic fibrosis transmembrane conductance regulator,CFTR)的激活,增加富氯分泌(chloride-rich secretion)并加速小肠转运。利那洛肽(每日口服 145μg 一次)可每周平均增加 1~2 次排便,通常在治疗后的第 1 周内发生。停药后,排便频率在一周内恢复正常。最常见的副作用是腹泻,发生率高达 20%,严重的腹泻为 2%。利那洛肽在标准剂量下的吸收可忽略不计,但属于孕妇 C 类药,因为在大剂量给药时,孕大鼠死亡增加(>推荐人剂量的 8 000 倍)。由于在幼年小鼠的死亡率增,所以也禁用于儿科患者[巴豆原花青素(crofelemer)是一种小分子化合物,具有相反的作用:它是 CFTR 通道的抑制药,最近被批准用于治疗艾滋病病毒药物引起的腹泻]。

阿片受体拮抗药

用阿片类药物急性和慢性治疗可能会导致便秘,由于减少肠道蠕动,延长肠道转运时间,增加粪便内水分的吸收(第 31 章)。手术后使用阿片类药物治疗疼痛和内源性阿片类物质也可能会延长术后肠梗阻。这些效应主要由小肠内的 μ-阿片受体介导。商用的 μ-阿片受体选择性拮抗药有两种:甲纳曲酮(methylnaltrexone)和阿维莫泮(alvimopan)。因为这些药物从不轻易透越血脑屏障,它们可以抑制外周的 μ-阿片受体而不影响中枢神经系统的镇痛作用。甲纳曲酮批准用于治疗阿片引起便秘的患者和接受缓解疾病进展的治疗,对其他药物没有反应的患者,甲纳曲酮每 2 日皮下注射(0.15mg/kg)1 次。阿维莫泮批准短期用于缩短小肠或大肠切除术住院患者术后肠阻塞的时间。阿维莫泮(12mg 胶囊)在手术前 5 小时内口服,手术后每日 2 次,直至肠功能恢复,但最长时间不超过 7 日。由于阿维莫泮可能有心血管毒性,目前仅限于住院患者短期使用。

5-羟色胺 5-HT4-受体激动药

兴奋黏膜下内在的初级传入神经突触前终端的 5-HT4 受体,增加其递质的释放,包括降钙素基因相关肽,它可以兴奋二级肠道神经元而提高蠕动反射(图 62-4)。这些肠道神经元刺激近端肠收缩(通过乙酰胆碱和 P 物质)和远端肠松弛(通过氧化亚氮和血管活性肠肽)。

替加色(tegaserod)是一种 5-羟色胺 5-HT4 受体部分激动药,对 5-HT4 受体有高度得亲和力,但对 5-HT3 受体或多巴胺受体没有可察觉的结合。替加色罗批准用于治疗慢性便秘和以便秘为主的 IBS 患者。它已撤市。普芦卡必利(prucalopride)是一个高亲和力的 5-HT$_4$ 激动药,在欧洲使用(但在美国买不到),用于治疗妇女慢性便秘。与西沙必利和替加色不同,普芦卡必利无论是对 hERG[人类快速延迟性整流相关基因(human Ether-à-go-go-Related Gene)]K$^+$ 通道,或是对 5-HT$_{1B}$,似乎都没有明显的亲和力。在 3 项对严重慢性便秘患者的为期 12 周的、与安慰剂为对照药的临床试验中,普芦卡必利的结果都是明显增加活动,不良反应是因抑制 5-HT1B 受体而引起的。另一个 5-HT4

受体部分激动药,也与心血管不良反应发生率增加有关,其原因是抑制心脏 hERG 基因 K⁺通道,导致某些患者的 QT_c 延长。

普卡比利是在临床上开发的一种高亲和性 5-HT4 受体激动药。与细沙比利和替加色罗相比,它对 hERG 通道或 5-HT₁B 没有明显的亲合性。在最近的对伴有严重的慢性便秘患者的 12 周临床试验中,与安慰剂组相比较,它可以显著增加通便。但其长期临床疗效和安全性还需要进一步研究。

■ 止泻药

止泻药可以安全地用于轻度至中度急性腹泻患者。然而,这些药物不应该用于出血性、高热或全身性中毒性腹泻患者,因为有潜在的恶化症状的风险。尽管经过治疗,但腹泻恶化的患者应停用。止泻药也可以用于控制肠易激综合征(IBS)或炎症性肠病(IBD)造成的慢性腹泻。

阿片受体激动药

如前所述,阿片类药物有显著的致便秘作用(第 31 章)。它们通过抑制黏膜下层和肠肌神经丛的突触前胆碱能神经,延长结肠的传输时间,增加排泄物中水的吸收,而增加了结肠阶段性分段活动。它们还减少了大规模结肠运动和胃结肠反射。虽然所有阿片类药物都有止泻作用,但其中枢神经系统作用和成瘾的可能性,限制了它们的使用。

洛哌丁胺(loperamide)是一种非处方类阿片受体激动药,它不能透过血脑屏障,没有镇痛性质或成瘾的可能性。已经报导,长期使用有很好的耐受性。常用方法为,每日 1~4 次,每次 2mg。

地芬诺酯(diphenoxylate)是一种凭处方使用的阿片受体激动药,标准剂量下没有镇痛作用;然而在高剂量有中枢神经系统作用,而且,长期使用会导致阿片类物质依赖。一般商用制剂含有少量的阿托品,(2.5mg 地芬诺酯、阿托品 0.025mg)以阻止过量使用。阿托品的抗胆碱活性可能会有利于其止泻作用。

胶体铋化合物

见本章前面的黏膜保护药。

胆盐结合树脂

结合的胆盐通常在回肠末端吸收。回肠末端疾病(如:克罗恩病)或回肠手术切除会导致胆盐吸收不良,从而导致结肠分泌性腹泻。胆汁盐结合树脂考来烯胺(cholestyramine)、考来替泊(colestipol)以及考来维仑(colesevelam)可减少粪胆汁酸过多引起的腹泻(第 35 章)。这些产品有多种不同的粉剂和片剂,每日饭前服用 1~3 次。不良反应包括腹胀、胃肠胀气、便秘、粪便阻塞。循环胆汁酸池减少的患者,进一步去除胆汁酸可能会导致吸收不良加重。

考来烯胺和考来替泊能与许多药物结合而降低它们的吸收。因此,服用其他药物 2 小时内不应该使用它们。考来维仑影响其他药物的吸收不明显。

奥曲肽

生长抑素是一种含有 14 种氨基酸的多肽,由旁分泌细胞、D 细胞、肠道神经以及下丘脑释放进胃肠道和胰腺(第 37 章)。生长抑素是一种关键的调节肽,有许多生理效应:

1. 抑制许多激素和递质的分泌,包括胃泌素、肠促胰酶肽、胰高糖素、生长激素、胰岛素、分泌素、胰多肽、血管活性肠肽以及 5-羟色胺。
2. 减少胰脏分泌和肠液分泌。
3. 减慢胃肠蠕动,抑制胆囊的收缩。
4. 直接诱导血管平滑肌收缩,减少门脉和内脏的血流量。
5. 抑制一些垂体前叶激素分泌。

由于静脉注射生长抑素后,生长抑素在循环中的半衰期很短,仅有 3 分钟,因而临床应用价值很有限。奥曲肽(octreotide)是一种人工合成的八肽化合物,作用类似于生长抑素。静脉注射后,它的血清半衰期为 1.5 小时。它还可经皮下注射,作用时间可持续 6~12 小时。它的长效制剂是储库型肌内注射剂,只需 1 个月使用 1 次。

临床应用

1. **抑制内分泌肿瘤的作用**　胃肠道神经内分泌肿瘤有两种:类癌瘤和舒血管肠肽(VIP)瘤,两者可引起分泌性腹泻及全身症状,如颜面发红及哮喘。对于不能完全手术移除的进行性症状性肿瘤患者,奥曲肽能通过抑制激素分泌而减少分泌性腹泻和全身症状,缓解肿瘤恶化。

2. **其他原因引起的腹泻**　奥曲肽抑制肠道分泌,并剂量相关性影响肠蠕动。在低剂量(50μg 皮下注射),它能刺激胃肠蠕动,然而在高剂量(如皮下注射 100~250μg),它则能抑制蠕动。在高剂量,能有效治疗由于迷走神经切断术、倾倒综合征以及短肠综合征或艾滋病引起的腹泻。低剂量(皮下注射 50μg)奥曲肽能刺激小肠细菌过度生长或继发于硬皮病的假性小肠梗阻患者的小肠蠕动。

3. **其他用途**　因为能抑制胰腺的分泌,奥曲肽可能对胰脏瘘管患者很有价值。奥曲肽治疗垂体瘤(如:肢端肥大症)的作用在第 37 章中讨论。奥曲肽有时还被用于治疗消化道出血(见下文)。

不良反应

胰脏分泌不良可能会引起脂肪泻,从而导致脂溶性维生素缺乏。改变胃肠蠕动可引起恶心、腹痛、腹胀腹泻。因为抑制胆囊收缩性,改变脂肪的吸收,在长期使用奥曲肽能导致超过 50%的患者发生泥沙样沉淀或胆结石形成,但很少发生急性胆囊炎。因为奥曲肽改变了胰岛素、胰高糖素、生长激素的平衡关系,会出现高脂血症或频率较低的(通常是轻度)低血糖症。长期接受奥曲肽治疗的患者可能会导致甲状腺功能减退。奥曲肽还会引起心动过缓。

■ 用于治疗肠易激综合征的药物

肠易激综合征(irritable bowel syndrome,IBS)是一种原因不

明的慢性、复发性疾病,其特点是腹部不适(疼痛、肿胀、腹胀或绞痛),与肠道排便习惯(腹泻、便秘,或两者同时出现)改变有关。随着腹痛或不适的发作,患者注意到自己肠蠕动的频率或一致性的发生改变。

对 IBS 的药物治疗方法主要是缓解腹部疼痛和不适,改善肠道功能。以腹泻为主的患者,可用止泻剂治疗,有助于减少排便次数和排便的紧迫感。以便秘为主的患者,纤维补充剂能软化大便,降低张力。然而,纤维会增加气体产生,加剧腹胀和腹部不适。因此,通常用渗透性泻药,特别是镁乳,软化大便和增加排便次数。

对慢性腹痛,使用低剂量的三环类抗抑郁药(如:阿米替林或去郁敏,10~15mg/d)似乎很有帮助(第 30 章)。在这种剂量下,这些药物对情绪没有影响,但可以改变中枢对内脏传入信息的处理。这些药物的抗胆碱活性还对胃肠蠕动和胃肠分泌有影响,减少排便次数和粪便的流动性。最后,三环类抗抑郁药可以改变肠道神经递质的受体,如 5-羟色胺,影响内脏传入的感觉。

还有其他几种药物可以专门用于治疗 IBS。

解痉药(抗胆碱能类)

一些药物通过解痉作用而缓解腹部疼痛或不适。然而,没有发现小的或大的肠痉挛是导致 IBS 患者症状的一个重要原因。解痉药主要是通过其抗胆碱能活性而产生作用。常用此类药物包括**双环维林(dicyclomine)**和**莨菪碱**(第 8 章)。这些药物抑制肠道神经丛和在平滑肌的毒蕈碱型胆碱能受体。为减轻腹部症状,解痉药的效应从来没有令人信服的论证过。在低剂量时,它们有极小的自主神经效应。然而,在高剂量,它们表现出明显的额外的抗胆碱能作用,包括口干、视觉障碍、尿潴留、便秘。由于这些原因,解痉药很少使用。

5-羟色胺 5-HT3 受体拮抗药

在胃肠道的 5-HT3 受体通过从肠管到脊髓和中枢神经系统的外在的感觉神经元激活内脏传入疼痛感觉。抑制胃肠道德传入 5-HT3 受体可能抑制不愉快的内脏感觉,包括恶心、腹胀和疼痛。阻断中枢的 5-HT3 受体也能降低中枢对内脏传入刺激的回应。此外,阻断肠道胆碱能神经元末端的 5-HT3-受体能抑制大肠蠕动,特别是在左侧结肠,延长结肠的总转运时间。

阿洛斯琼(alosetron)是一个 5-HT3 拮抗药,已经批准用于治疗伴有腹泻的严重 IBS 患者(图 62-5)。其他四种 5-HT3 拮抗药(昂丹司琼,多拉司琼,格拉司琼,帕洛诺司琼)已批准用于预防和治疗恶心和呕吐(见止吐药);不过,它们治疗 IBS 的疗效尚未确定。这些 5-HT3 拮抗药之间的药效差别还没有被很好地研究。

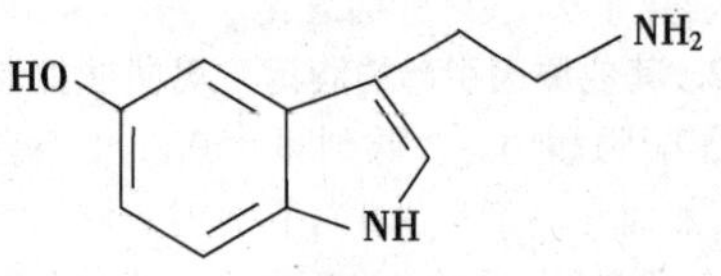

5-羟色胺

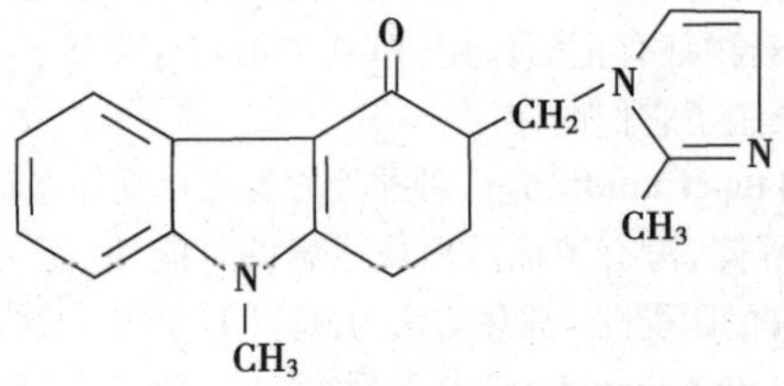

昂丹司琼

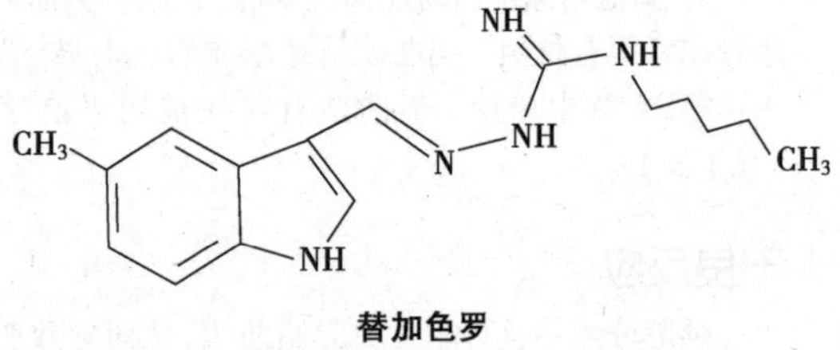

替加色罗

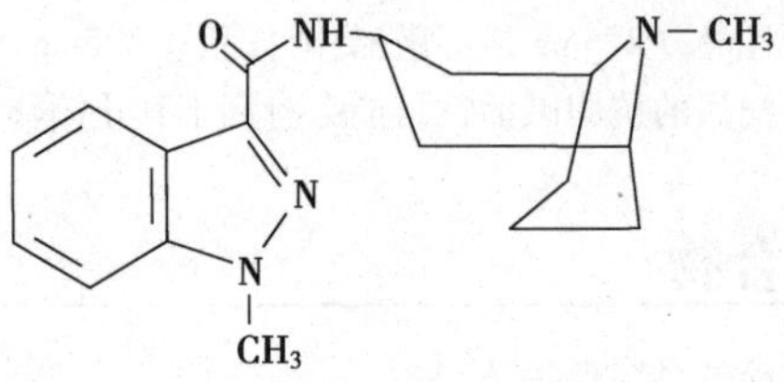

格拉司琼

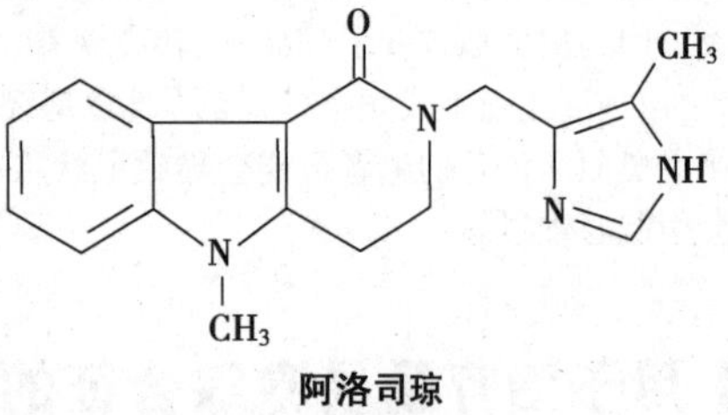

阿洛司琼

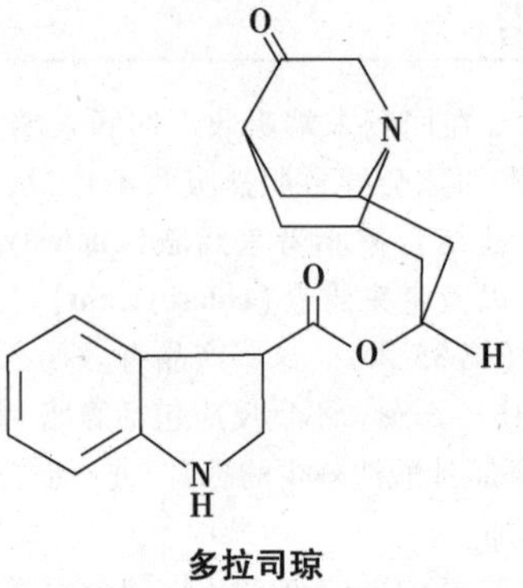

多拉司琼

图 62-5 5-羟色胺的化学结构。5-HT₃ 拮抗药昂丹司琼、格拉司琼、多拉司琼和阿洛司琼,5-HT₄ 部分激动药替加色罗

药动学和药效学

阿洛司琼是一种高度选择性和有效的5-HT3受体拮抗药。它能从胃肠道迅速吸收,生物利用度50%~60%,血浆半衰期为1.5小时,但作用时间更长。被肝细胞色素P450广泛代谢。大部分代谢产物经肾脏排泄。阿洛司琼结合5-HT3受体的亲和力比其他5-HT3拮抗药更高,解离得更缓慢,这可能是它作用时间长的原因。

临床应用

阿洛司琼已经批准用于治疗腹泻为主要症状("腹泻为主的IBS")的严重IBS女性患者。对男性的疗效尚未确定。用量1mg,每日1~2次,可以减少IBS-有关的下腹部痛、腹部绞痛、里急后重和腹泻。据报道,阿洛司琼使大约50%~60%的患者的疼痛和不适明显缓解,而安慰剂治疗只有30%~40%患者的症状得以缓解。它也会导致每日肠运动的平均次数减少和改善大便的稠度。阿洛司琼治疗其他原因引起的腹泻的疗效还没有评估。

不良反应

与其他5-HT3-受体拮抗药优秀的安全性相反,阿洛司琼伴随着罕见但严重的胃肠道毒性。腹泻为主要症状IBS患者的便秘发生率可高达30%,10%的患者要求停用药物。需要住院或外科手术治疗的严重便秘并发症的发生率为1/1 000。据报道,每1 000个患者中有3例出现缺血性结肠炎发作——其中有些是致命的。由于这些不良事件的严重性,阿洛司琼仅用于严重的、腹泻为主要症状的、对常规治疗无反应的女性IBS患者,以及受过治疗相关风险和益处教育的患者。

药物相互作用

尽管它被许多CYP代谢,阿洛司琼几乎没有明显临床意义的药物相互作用。

氯通道活化剂

与先前讨论过的一样,芦比前列酮是一种前列烷酸类衍生物,对小肠内的2型氯通道(ClC-2)有激活作用,用于治疗慢性便秘。最近批准芦比前列酮治疗与便秘为主要症状的女性IBS患者。对男性IBS的疗效未被证实。批准的芦比前列酮治疗IBS的剂量为8μg,每日2次(与治疗慢性便秘的24μg,每日2次相比)。在临床试验中,芦比前列酮的临床最佳受益率仅比安慰剂高8%。芦比前列酮被列为C类妊娠禁忌药,对育龄妇女应该避免使用。

■ 止吐药

各种各样的病状都表现有恶心、呕吐的症状,包括药物的不良反应、全身性疾病或感染性疾病、怀孕、前庭功能障碍、中枢神经系统感染或血压升高、腹膜炎、肝胆疾患、辐射或化疗、胃肠道梗阻、蠕动障碍或传染性疾病。

呕吐的病理生理学

脑干"呕吐中心"是一个组织松散的神经元区域,在外侧髓质内形成网状结构,通过与第Ⅷ、第Ⅹ对脑神经以及控制呼吸、泌涎和血管运动中枢的孤束核相互作用,协调复杂的呕吐动作。在呕吐中心已经发现高浓度的毒蕈碱M_1受体、组胺H_1受体、神经激肽1(NK1)受体和5-羟色胺5-HT3受体(图62-6)。

进入到呕吐中心的冲动的重要来源有四种:

1. 位于尾第四脑室尾端的"化学感受器触发区"或极后区。这个区域位于血-脑脊液屏障外,但易于接受血液或脑脊液中枢吐原的刺激。化学感受器触发区域有丰富的多巴胺D2受体和阿片受体,而且可能还有5-羟色胺5-HT3受体和NK1受体。

2. 前庭系统经对第Ⅷ颅神经发生的运动病很重要。前庭系统有着丰富的组胺H_1受体和M_1胆碱能受体。

3. 胃肠道额迷走神经和脊髓传入神经,含有丰富的5-HT3受体。刺激胃肠道黏膜的化疗药物、放疗、腹胀或急性感染性肠胃炎导致黏膜释放5-羟色胺,并激活它们的这些受体,刺激迷走神经将传入冲动传送至呕吐中心和化学感受触发区。

4. 中枢神经系统因精神障碍、应激和癌症化疗前预见性呕吐中发挥有重要的作用。

对呕吐有关的不同的神经递质的认识,允许人们开发出不同类别的、对各种各样的受体有亲和力的止吐药。不同作用的机制的止吐药常组合使用,特别是化疗药物引起的呕吐患者。

5-羟色胺5-HT3受体拮抗药

药动学和药效学

5-HT3-受体选择性拮抗药有强的止吐作用,其作用机制部分是通过阻断呕吐中枢和化学感受器触发区域的5-HT3-受体,但主要是通过阻断外的肠道迷走神经和脊髓传入神经上的外周5-HT3受体。这些药物的止吐作用仅限于迷走神经刺激(例如,手术后)和化疗引起的呕吐以及其他呕吐刺激,诸如控制不佳的运动病的呕吐。

在美国可用的有四种药物:**昂丹司琼(ondansetron)、格拉司琼(granisetron)、多拉司琼(dolasetron)、帕洛诺司琼(palonosetron)**[托烷司琼(tropisetron)是可在美国以外地区使用另一种药物]。前三种药物(昂丹司琼、格拉司琼、多拉司琼,图62-5)的血清半衰期4~9小时,可以口服或静脉注射,每日1次。以等效剂量给药,三种药物疗效和耐受性有可比性。帕洛诺司琼是一种较新的静脉注射药,对5-HT3受体有更大的亲和力及较长的血清半衰期,40个小时。四种药物在肝脏广泛代谢,经肾脏及肝脏排泄而消除。然而,老年患者或肾功能不全的患者减量用药并不是必需的。对肝功能不全患者,昂丹司琼可能需要减量。

5-HT3-受体拮抗药不能阻断多巴胺受体或胆碱能受体。它们不影响食管或胃蠕动,但可以延缓结肠运送速度。

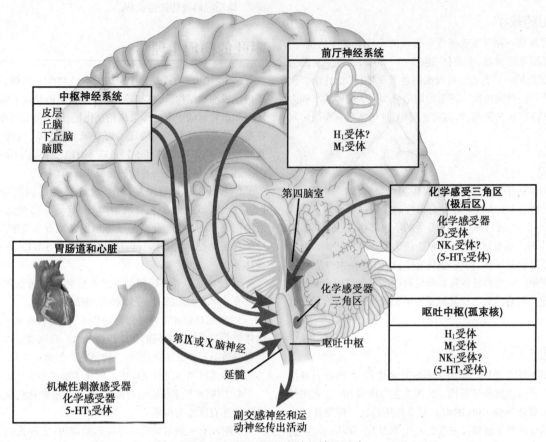

图 62-6 恶心、呕吐有关的神经通路

临床应用

1. 化疗引起的恶心和呕吐 5-HT3-受体拮抗药是预防化疗药物引起的急性恶心呕吐的主要药物。单独使用时,这些药物防止迟发型恶心、呕吐(例如,化疗后>24 小时发生的)很少有或没有疗效。这样给药时药物最有效:化疗前 30 分钟单剂量静脉注射,接下来的剂量分别为昂丹司琼 8mg、格拉司琼 1mg、多拉司琼 100mg,或帕洛诺司琼 0.25mg。化疗前 1 小时单剂量口服的效果可能相同:随后的给药方案是昂丹司琼 8mg,每日 2次,或 24mg 1 次;格拉司琼 2mg;多拉司琼 100mg。虽然 5-HT3-受体拮抗药单个使用能有效的预防化疗引起的恶心和呕吐,但与糖皮质激素(地塞米松)和 NK1-受体拮抗药(见下文)联合应用,会增加它们的疗效。

2. 术后和放疗后的恶心和呕吐 5-HT3-受体拮抗药用于预防或者治疗术后的恶心与呕吐。因为的不良反应和对其他止吐药使用的限制不断增加,5-HT3-受体拮抗药正越来越多地用于这种适应证。它们还可以非常有效的预防和治疗全身或腹部接受放射治疗患者的恶心和呕吐。

不良反应

5-HT3-受体拮抗药是耐受性良好、安全性极高的药物。最常报道的不良反应有头痛,头晕、便秘。四种药物都可导致了小的但是具有统计意义的 QT 间隔延长,而且多拉司琼的这种反应最为显著。虽然心律失常与多拉司琼无关,但它不应该用于QT 间期延长的患者,或与其他可能延长 QT 间隔的药物联合应

用(第 14 章)。

药物相互作用

没有报告 5-HT3-受体拮抗药有明显的药物相互作用。四种药物都是经过肝细胞色素 P450 系统代谢,但它们并没有影响其他的药物代谢。然而,其他药物能减少 5-HT3-受体拮抗药的肝脏清除率,改变它们的半衰期。

糖皮质激素

糖皮质激素(地塞米松、甲基泼尼松龙)有止吐的性能,但对于这些效应的机制尚不清楚。这类药物的药理学在第 39 章中讨论。这些药物能提高 5-HT3-受体拮抗药防治接受中等至高度呕吐原化疗方案患者的急性和迟发型恶心、呕吐的疗效。尽管不少糖皮质激素已经被使用,最常见的给药方法是,在化疗之前静脉注射地塞米松 8~20mg,随后口服 8mg/d,连续 2~4 日。

神经激肽受体拮抗药

神经激肽 1(neurokinin,NK1)受体拮抗药有止吐的特性,是通过中枢阻断极后区介导的。**阿瑞匹坦(aprepitant,**口服制剂)是一种高度选择性的 NK1-受体拮抗药,它能跨越血脑屏障,并占领大脑的 NK1 受体。它对 5-羟色胺、多巴胺、或糖皮质激素受体没有亲和力。**福沙匹坦(fosaprepitant)**是 FDA 新近批准的一种静脉用制剂,输注后 30 分钟之内转化为有活性阿瑞匹坦。

药动学

阿瑞匹坦口服后的生物利用度是 65%,血清半衰期为 12 小时。阿瑞匹坦由肝脏代谢,主要由 CYP3A 4 途径代谢。

临床应用

阿瑞匹坦常与 5-HT3-受体拮抗药和糖皮质激素联合应用,治疗和预防高度制吐原化疗法引起的急性和延迟性恶心、呕吐。在预防急性呕吐时,阿瑞匹坦与 5-HT3-受体拮抗药和地塞米松联合治疗对 80%~90% 的患者有效,而没有联合阿瑞匹坦的治疗方法的有效率则少于 70%。在预防迟发型呕吐时,接受联合阿瑞匹坦疗法的有效率超过 70%,而没有联合阿瑞匹坦的疗法在 30%~50% 之间。NK1-受体拮抗药按下述给药方法可能只需要给药3 日:化疗前 1 小时,口服给予阿瑞匹坦 125mg 或静脉注射福沙匹坦 115mg,随之在化疗后口服阿瑞匹坦 80mg/d,连服 2 日。

不良反应与药物相互作用

阿瑞匹坦可能伴有疲劳、头晕和腹泻。它由 CYP3A4 代谢,可能抑制其他经 CYP3A4 途径代谢药物的代谢。几个化疗药物通过 CYP3A4 代谢,包括多西他赛、紫杉醇、依托泊苷、伊立替康、伊马替尼、长春花碱、长春新碱。抑制 CYP3A4 代谢的药物可以大幅增加阿瑞匹坦的血浆水平(如,酮康唑、环丙沙星、克拉霉素、奈法唑酮、利托那韦、奈非那韦、维拉帕米和奎尼丁)而更易吸收。阿瑞匹坦可降低服用华法林患者的国际标准化比值(INR)。

吩噻嗪类和丁酰苯类

吩噻嗪类是抗精神病药物,它们有强的止吐和镇静的特性(第 29 章)。吩噻嗪类的止吐性质是通过抑制多巴胺能和胆碱能受体介导的。镇静特性是由于它们的抗组胺活性。此类药物中最常用于止吐的药物是丙氯拉嗪(prochlorperazine)、异丙嗪(promethazine)和硫乙拉嗪(thiethylperazine)。

抗精神病药物丁酰苯类也有止吐的性质,由于其中枢阻断多巴胺能神经(第 29 章)。常用的主要药物是能够肌内或静脉注射给药的氟哌利多。在止吐剂量下,氟哌利多可以产生极强的镇静作用。直到最近,它被广泛用于术后恶心、呕吐,联合阿片类和地西泮用于手术镇静和内窥镜检查过程、神经安定镇痛术、诱导和维持全身麻醉。可能发生锥体外系效应和低血压。氟哌利多可能延长 QT 间隔,很少导致致命的室性心动过速,包括尖端扭转型心律失常。因此,氟哌利多不应该用于 QT 延长患者,只用于对替代药物没有充分反应的患者。

取代的苯甲酰胺类

取代的苯甲酰胺类包括甲氧氯普胺(前面已经讨论过)和曲美苄胺。它们产生止吐作用的主要机制认为是阻断多巴胺受体,曲美苄胺还有弱的抗组胺活性。为预防和治疗恶心、呕吐,甲氧氯普胺可以相对高剂量的给药,每 6 小时口服或静脉应用10~20mg。曲美苄胺的常用剂量为,口服 300mg,肌内注射200mg。这些中枢多巴胺拮抗药主要不良反应是锥体外系反应:坐立不安,肌张力障碍,帕金森症状。

抗组胺 H$_1$ 受体药物和抗胆碱能药物

抗胆碱能药物的药理学在第 8 章中讨论,抗组胺药的药理学在第 16 章讨论。按单一药物给药,这些药物都有微弱止吐活性,虽然它们预防或治疗运动病特别有用。由于能产生头晕、镇静、意识模糊、口干、睫状肌麻痹、尿潴留等不良反应,它们的使用可能会受到限制。苯海拉明及其盐类茶苯海明都是第一代组织胺 H$_1$ 受体拮抗药,它们也有明显的抗胆碱活性。因为它的镇静性质,苯海拉明常与其他止吐药联合用于化疗引起的呕吐。美其敏是一种抗胆碱活性最少的 H$_1$ 抗组胺药,也会引起很弱的镇静作用,它被用于预防运动病和治疗迷宫功能障碍引起的眩晕。

东莨菪碱(scopolamine)是一种典型的胆碱能受体拮抗药,是最好的预防运动病药物之一。然而,口服或非肠道给药时,抗胆碱能效应的发生率特别高。以皮肤药贴给药有较好的耐受性。茶苯海明的优势一直没有被证明。

苯二氮䓬类

开始化疗前使用苯二氮䓬类,如:劳拉西泮或地西泮,可以减少由于焦虑引起的预见性恶心或呕吐。这些药物的药理学在第 22 章中讨论。

大麻类

屈大麻酚(dronabinol)是 Δ9-四氢大麻酚(Δ^9-tetrahydro-cannabinol, THC),大麻中对神经起显著作用的主要化学物质(第 32 章)。口服后,这个药物几乎完全被吸收,有明显的首关肝脏代谢效应。其代谢产物经过数日至数周通过粪便和尿缓慢排泄。与大麻一样,屈大麻酚是一种有精神作用的药物,医药上用作食欲兴奋剂和止吐药,但这些效应的机制目前并不明确。因为有更有效的药物,屈大麻酚现在已经不常用于预防化疗引起的恶心和呕吐。与吩噻嗪类联合治疗可以产生协同的止吐作用,而且可以减弱两者的不良反应。屈大麻酚通常在化疗之前立即给药,剂量为 5mg/m^2,需要时每 2~4 小时给药 1 次。它的不良反应包括欣快感、烦躁不安、镇静、幻觉、口干、食欲增加。它有一些自主神经效应,可能导致心动过速、结膜充血、直立性低血压。屈大麻酚(dronabinol)没有明显的药物-药物相互作用,但可增强其他精神兴奋药物的临床疗效。

大麻隆(nabilone)是与 THC 类紧密相关的另一个药物,已经可在其他国家使用,现在美国允许使用。

■ 用于治疗炎症性肠病的药物

炎症性肠病(IBD)由两种截然不同的疾病构成:溃疡性结肠炎和克罗恩病。这些疾病的病因和病机仍是不清楚。因为这个原因,药物治疗炎性肠病通常涉及属于不同治疗类别的药物,它们有不同的、非特异性的抗炎作用机制。用于炎症性肠病的药物常根据疾病的严重性、反应性和药物毒性而选择使用(图 62-7)。

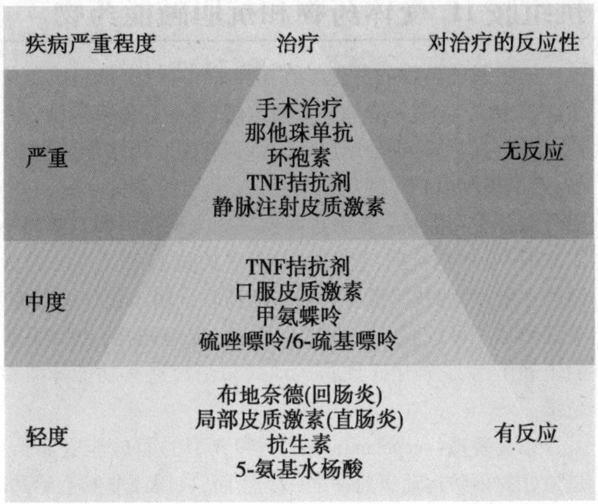

图 62-7 炎症性肠病的金字塔疗法。根据疾病严重程度和对治疗的反应性选择治疗方法。金字塔底部的药物有效性差,但产生严重不良反应的风险较低。药物可以单独或不同组合使用。对病情轻微的患者,用 5-氨基水杨酸盐类(溃疡性结肠炎和克罗恩肠炎)治疗、局部皮质激素(溃疡性结肠炎)、抗生素(克罗恩结肠炎或者克罗恩肛周病)或布地奈德(克罗恩回肠炎)治疗。对中度疾病或初始治疗轻微疾病时失败的患者,用糖皮质激素促进疾病缓解;用免疫调节剂(硫唑嘌呤、巯基嘌呤、甲氨蝶呤)促进或维持疾病缓解;或抗 TNF 抗体治疗。对其他疗法失败的中度疾病患者,或严重疾病患者,可能需要静脉注射皮质类固醇、抗 TNF 抗体或手术。那他珠单抗是为免疫调节剂和 TNF 拮抗药是治疗失败的严重克罗恩病患者保留的品种。环孢素主要用于静脉注射糖皮质激素治疗失败的严重溃疡性结肠炎患者。TNF:肿瘤坏死因子

氨基水杨酸盐类

化学及制剂

几十年来,含有 **5-氨基水杨酸(5-ASA)**的药物已经成功地用于治疗炎症性肠病(图 62-8)。与水杨酸不同的是,5-ASA 只是在 5(邻)位上加了一个氨基。据信,氨基水杨酸盐类作用于病变的胃肠道黏膜区域的局部,而不是全身作用。多达 80% 单纯的、水溶性 5-ASA 在小肠的吸收,而相当可观的数量不能到达小肠远端或结肠。要克服近端小肠对 5-ASA 的迅速吸收,已经设计了许多剂型,将 5-ASA 运送到小肠的远端段和结肠。这些剂型包括柳氮磺吡啶(**sulfasalazine**)、奥沙拉秦(**olsalazine**)、巴柳氮(**balsalazid**)和各种形式的马沙拉秦(**mesalamine**)。

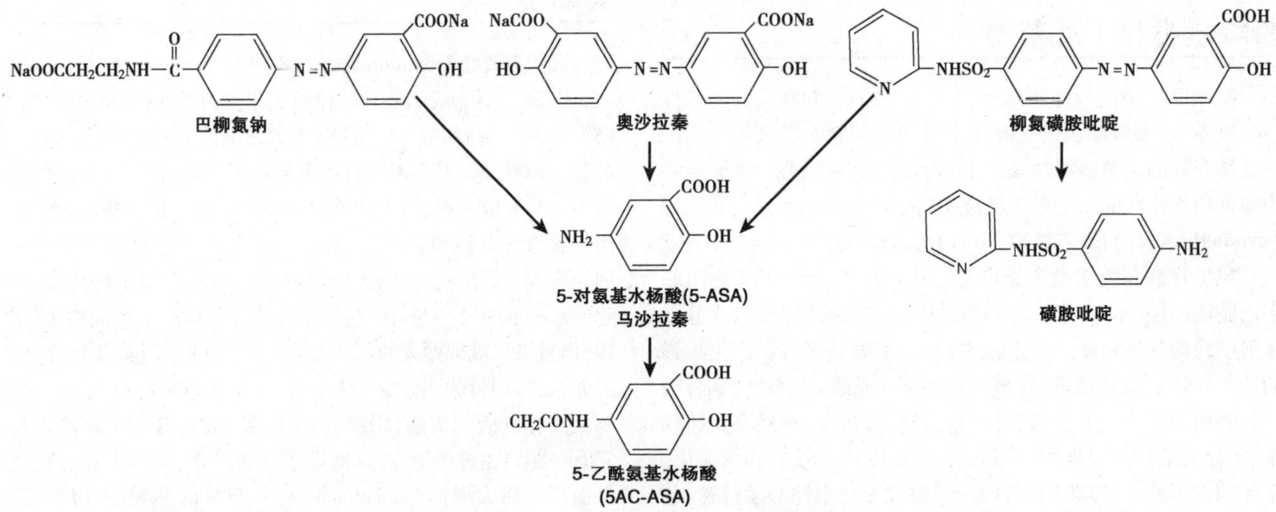

图 62-8 氨基水杨酸类的化学结构和代谢途径。偶氮化合物(巴柳氮、奥沙拉秦、柳氮磺吡啶)可被细菌的偶氮还原酶转化成有活性的 5-对氨基水杨酸(马沙拉秦)

1. 偶氮化合物 柳氮磺吡啶、奥沙拉秦、巴柳氮含有一个偶氮(N=N)与另一种惰性化合物或者另外一个 5-ASA 分子(图 62-8)结合的 5-ASA。柳氮磺吡啶中的-ASA 与磺胺吡啶结合;巴柳氮中的 5-ASA 与 4-氨基苯甲酰-β-4-丙氨酸结合;奥沙拉秦是两个 5-ASA 分子结合在一起。偶氮结构明显减少了原形药物从小肠吸收的量。在回肠终端和结肠中居留细菌通过偶氮还原酶将偶氮清除,释放出有活性的 5-SAS。因此,在终端回肠或结肠获得高浓度的活性药物。

2. 美沙拉秦类化合物 另外一些专利药物则设计成以各种方式包裹 5-ASA,以便把它送到小肠或大肠的不同节段。这些 5-ASA 制剂的通用名为**马沙拉秦**。**Pentasa** 是一种马沙拉秦制剂,其中含有定时释放的微小颗粒,将 5-ASA 释放到整个小肠(图 62-9)。**Asacol** 含有 5-ASA pH-敏感的树脂包衣,这种包衣在 pH 7(回肠远端和结肠近端的酸碱度)时溶解。**Lialda** 也采用了包有多基质核心的 pH-依赖性树脂。pH-敏感树脂在结肠溶解,水慢慢渗透进其亲水性及亲脂性的核心,导致马沙拉秦缓慢释放到整个结肠。5-ASA 也可以灌肠剂(**Rowasa**)或栓剂(**Canasa**)的方式被高浓度地释放到直肠、乙状结肠。

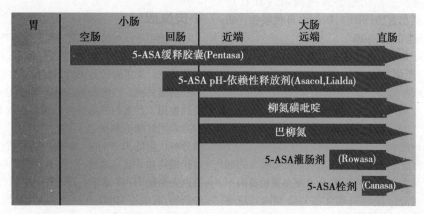

图 62-9　不同剂型在小肠和大肠释放 5-对氨基水杨酸（5-ASA）的部位

药代动力学和药效学

虽然单纯的 5-ASA 是容易被小肠吸收的，但从结肠吸收得极少。相比之下，目前的口服马沙拉秦剂型中的 5-ASA 大约有 20%～30% 在小肠内系统的吸收。已吸收的 5-ASA 被肠道上皮细胞 N-乙酰化及肝脏代谢成无显著的抗炎活性的代谢产物。乙酰化的代谢产物经肾脏排泄。

柳氮磺吡啶中 10%、巴柳氮中不到 1% 的偶氮化合物以天然化合物的形式被吸收。柳氮磺吡啶被偶氮还原酶分解后，超过 85% 的载体分子磺胺嘧啶在结肠吸收。磺胺嘧啶经过肝脏代谢（包括乙酰化），经肾脏排泄。相反，巴柳氮被偶氮还原酶分解后，超过 70% 的载体肽在粪便中被恢复完整，只有少量被全身吸收。

5-ASA 的作用机制还不清楚。水杨酸和其他非甾体抗炎药的主要作用是通过抑制环氧合酶阻断前列腺素的合成。然而，氨基水杨酸类对前列腺素合成的影响不同。人们认为，5-ASA 可调节由环氧合酶和脂氧合酶通路产生的炎性介质。5-ASA 药物类的其他重要的作用机制是它们能够干扰炎性细胞因子的产生。5-ASA 能抑制核因子-κB（NF-κB），后者是一类重要的炎性细胞因子的核转录因子。5-ASA 也可能抑制自然杀伤细胞、黏膜淋巴细胞和巨噬细胞的细胞功能，而且可能会清除活性氧代谢产物。

临床应用

5-ASA 类药物诱导和维持缓解溃疡性结肠炎，并且被认为是治疗轻度至中度活动性溃疡性结肠炎的一线药物。它们对克罗恩病的有效性还未经证实，尽管许多临床医生把 5-ASA 作为治疗轻度至中度累及结肠或回肠远端克罗恩病的一线药物。

5-ASA 治疗的有效性部分取决于疾病活动部位是否达到高的药物浓度。因此，5-ASA 栓剂或灌肠剂对限于直肠（直肠炎）或直肠远端（直肠乙状结肠炎 s）的溃疡性结肠炎或者克隆氏病患者是有用的。对一直延伸到结肠近端额溃疡性结肠炎或克罗恩病患者，偶氮类化合物及马沙拉秦制剂是有用的。为了治疗累及小肠的克罗恩病，将 5-ASA 释放于小肠内的马沙拉秦化合物在理论上优于偶氮类化合物。

不良反应

柳氮磺吡啶的不良反应发病率高，其中大多数都是由于磺胺吡啶分子的全身效应。磺胺吡啶在缓慢乙酰化者的不良反应比在快乙酰化者更频繁、更加严重。多达 40% 的患者无法耐受治疗剂量的柳氮磺吡啶。最常见的问题是与剂量相关的效应，包括恶心、胃肠道不适、头痛、关节痛与肌痛、骨髓抑制和心神不安不适等。在磺胺吡啶过敏症（或者 5-ASA，但很少）会导致发烧、剥脱性皮炎、胰腺炎、肺炎、溶血性贫血、心包炎或肝炎。柳氮磺吡啶与酱紫减少有联系，停用药物后可以逆转。柳氮磺吡啶减少叶酸的吸收和处理；因此，推荐膳食补充叶酸 1mg/d。

与柳氮磺吡啶相反，对其他氨基水杨酸制剂则可具有良好的耐受性。在大多数临床试验中，患者发生药物不良反应的频率与安慰剂治疗相类似。由于不清楚的原因，10% 的患者对奥沙拉秦可能有分泌性腹泻反应，这不应与活动动性炎症性肠病混淆。所有的氨基水杨酸类发生有罕见的过敏反应，但比柳氮磺吡啶常少得多。仔细的研究已经证明，接受高剂量美沙拉嗪的患者微妙的变化显示肾小管损伤。罕见的案例被报道有间质性肾炎，特别与高剂量马沙拉秦制剂有关。这可能是由于这些药物获得更高血清水平的 5-ASA。柳氮磺吡啶和其他氨水杨酸引起罕见的结肠炎恶化，常被误解为难治性肠炎。

糖皮质激素

药动学和药效学

在胃肠道疾病的治疗实践中，**泼尼松（prednisone）**和**泼尼松龙（prednisolone）**是最常用的口服糖皮质激素。这些药物都有一个中等的作用时间，每日只需给药 1 次。

氢化可的松灌肠剂、泡沫剂或栓剂通过局部治疗直肠、乙状结肠的活动性炎症性肠病，使结肠组织的效应最大化，系统吸收最小化。直肠给药减少氢化可的松的吸，虽然所给剂量有 15%～30% 被吸收。

布地奈德是一种强的合成类泼尼松龙，对糖皮质激素受体的亲和力高，但也容易经首关效应被肝脏迅速代谢（部分通过 CYP3A4 代谢），而造成口服生物利用度低。pH-调控的布地奈德缓释口服剂型有 2 种, 它们无论是在远端回肠和直肠 (pH>5.5, Entocort)、或是在直肠 (pH>7, Uceris) 可被吸收。布地奈德控释胶囊的生物利用度约 10%。

与其他组织一样, 糖皮质激素抑制炎性细胞因子 (TNF-α, IL-1) 和趋势因子 (IL-8) 产生, 减少炎性细胞黏附分子的表达, 抑制一氧化氮合酶、磷脂酶 A2、NF-κB、环氧酶-2 基因的转录。

临床应用

糖皮质激素常用于治疗中度到重度活动性炎症性肠病患者。治疗活动性疾病的一般方法是, 初始口服泼尼松或泼尼松龙的剂量为 40~60mg/d。没有证明高剂量更有效, 但有更多更明显的不良反应。一旦患者对初期治疗有反应 (通常在 1~2 周内), 应逐渐减少用量以减小不良反应。重症患者通常采取静脉注射用药。

治疗累及直肠和乙状结肠的炎症性肠病时, 首选直肠给予糖皮质激素, 由于其全身吸收较少。

口服布地奈德 (9mg/d) 缓释剂通常用于治疗轻度至中度涉及回肠和近端结肠的克罗恩病。在实现临床缓解方面, 好像比泼尼松龙的疗效低, 但全身性不良反应明显减少。

糖皮质激素不用于维持疾病缓解。为了维持疾病缓解, 应该使用其他药物, 如: 氨基水杨酸类或免疫抑制药。

不良反应

口服布地奈德控释剂在肝脏中由 CYP3A4 广泛代谢, CYP3A4 抑制剂可使布地奈德的血浆水平提高七倍, 有增加副作用的可能性。糖皮质激素的不良反应在第 39 章中评论。

嘌呤类似物: 硫唑嘌呤和 6-巯基嘌呤

药动学和药效学

硫唑嘌呤和 6-巯基嘌呤 (6-MP) 是有免疫抑制性能的嘌呤类抗代谢药 (第 54~55 章)。

硫唑嘌呤的生物利用度 (80%) 优于 6-MP (50%)。吸收后, 硫唑嘌呤经过非酶过程迅速被转化成 6-MP。随后 6-巯基嘌呤通过能产生无活性代谢产物的竞争性分解代谢酶 (黄嘌呤氧化酶和巯嘌呤甲基转移酶) 和能产生有活性的硫鸟嘌呤核苷酸的合成代谢酶进行复杂的生物转化。硫唑嘌呤和 6-MP 有血清半衰期少于 2 小时, 然而, 诱导性的硫鸟嘌呤核苷酸核苷酸在细胞内浓缩, 导致其半衰期延长数日。炎症性肠病患者中观察到, 口服硫唑嘌呤或 6-M 后, 6-硫鸟嘌呤核苷酸漫长的动力学导致其产生治疗效果前延迟的中位数为 17 周。

临床应用

硫唑嘌呤和 6-MP 是诱导和维持缓解溃疡性结肠炎与克罗恩病的重要药物。虽然最佳剂量还没有确定, 大多数正硫代嘌呤-S-甲基转移酶 (TPMT) 活性正常的患者 (见下文) 6-MP 的治疗剂量为每日 1~1.5mg/(kg·d), 硫唑嘌呤为每日 2~2.5mg/kg。治疗 3~6 个月后, 50%~60% 活动性疾病患者达到缓解。这些药物对近 80% 患者的维持缓解有效。长期依靠糖皮质激素治疗来控制疾病的患者中, 多数患者使用嘌呤类似物后允许减少类固醇的剂量或避免使用类固醇。

不良反应

硫唑嘌呤或 6-MP 的剂量相关性毒性包括恶心、呕吐、骨髓抑制 (导致白细胞减少, 据红血细胞症、贫血以及血小板减少) 和肝毒性。要求对所有患者进行常规实验室监测全血细胞计数和肝功能试验。白细胞减少或肝化学升高时, 通常的反应是减少药物用。严重白细胞减少症可以引起机会性感染, 白细胞减少症常用粒细胞刺激因子治疗。11% 人群的 6-MP 通过 TPMT 的分解代谢低, 0.3% 的人群缺少这种代谢, 导致产生更多的活性代谢物和 6-硫鸟嘌呤, 增加了骨髓抑制的风险。启动治疗前可以先测量 TPMT 水平。没有 TPMT 活性的患者不应该使用这些药物, 有中等 TPMT 活性的患者应从低剂量开始给药。5% 的患者对硫唑嘌呤或 6-MP 有过敏性反应, 包括发烧、皮疹、胰腺炎、腹泻和肝炎。

虽然移植受者长期使用 6-MP 或硫唑嘌呤治疗会增加患淋巴瘤的风险, 尚不清楚这种风险是否会在炎症性肠病患者中增高。这些药物能穿过胎盘, 然而, 有许多服用这些药物妇女成功怀孕的报道, 致畸性的风险似乎很小。

药物相互作用

别嘌呤醇明显降低嘌呤类似物的黄嘌呤氧化分解作, 潜在地提高了 6-鸟嘌呤核苷酸的活性, 可导致严重白细胞减少。服用别嘌呤醇的患者使用 6-MP 或硫唑嘌呤的剂量应至少减少一半。

甲氨蝶呤

药动学和药效学

甲氨蝶呤是另一个对许多慢性炎症性疾病有效的抗代谢药, 包括克罗恩病、类风湿性关节炎 (第 36 章) 和癌症 (第 54 章)。甲氨蝶呤可以口服或者皮下、肌内注射给药。据报道, 治疗慢性炎性疾病的剂量下, 口服甲氨蝶呤的生物利用度为 50%~90%。皮下或肌内注射甲氨蝶呤近乎完全被生物利用。

主要作用机制是抑制二氢还原酶, 它对胸腺嘧啶和嘌呤的生成很重要。高剂量的甲氨蝶呤抑制细胞增殖, 常用于化疗。然而, 低剂量用于治疗炎症性肠病 (每周 12~25mg), 抗增殖效果不会很明显。甲氨蝶呤可能干涉的白介素-1 的致炎作用。它也可以刺激增加腺苷释放, 腺苷是内源性有抗炎作用的自体活性物质。甲氨蝶呤也可以刺激活化地 T 淋巴细胞凋亡和死亡。

临床应用

甲氨蝶呤用于诱导和维持克罗恩病患者的缓解。对溃疡性结肠炎的疗效不确定。诱导缓解治疗时, 患者皮下注射 15~25mg 甲氨蝶呤, 每周 1 次。如果在 8~12 周内达到满意的反应是, 剂量可以降低到每周 15mg。

不良反应

在高剂量, 甲氨蝶呤可能引起骨髓抑郁、巨幼细胞贫血、脱发、黏膜炎。在治疗炎症性肠病剂量下, 这些不良反应不常见, 但如果这些不良反应发生了, 应保证减量。补充叶酸剂可降低这些事件发生的概率, 而不削弱其抗炎作用。

用甲氨蝶呤治疗银屑病患者时,常发生肝损伤。然而,对炎症性肠病和类风湿性关节炎患者,风险明显降低。肾功能不全可能会增加肝蓄积和毒性的风险。

抗肿瘤坏死因子治疗

药动学和药效学

炎症性肠病常出现 1 型辅助性 T 细胞(Th1)反应和调节性 T 细胞(Tregs)失调,特别是节段性回肠炎(克罗恩病)。炎症性肠病最重要的一个免疫炎性因子是肿瘤坏死因子(TNF)。TNF 是由先天免疫系统(如,树突细胞、巨噬细胞)、自适应免疫系统(尤其是 Th1 细胞)和非免疫细胞(成纤维细胞、平滑肌细胞)产生的。TNF 以两种生物活性形式存在:可溶性 TNF 和膜结合的 TNF。可溶性和膜结合的 TNF 的生物活性通过与一些细胞(特别是 Th1 细胞、先天免疫细胞和成纤维细胞)上的

TNF 受体(TNFR)结合介导。TNF 与 TNFR 结合后,最初先激活 NF-κB 刺激转录、生长和扩增的许多成分。TNFR 活化后的生物学作用包括促进巨噬细胞释放炎性细胞因子、成纤维细胞增生、T-细胞激活和增生、胶原蛋白的生成、上调负责白细胞迁移的内皮细胞黏附分子、刺激肝脏急性期反应物。激活 TNFR 后还可能导致激活细胞的凋亡(细胞程序性死亡)。

批准用于治疗炎症性肠病的人类 TNF 单克隆抗体有四种:英利昔单抗、舍组单抗、阿达木单抗和格利马单抗(表 62-3)。英利昔单抗、阿达木单抗和格利马单抗是 IgG1 类抗体。舍组单抗是一种重组抗体,其中含结合聚乙二醇(PEG)的 Fab 片段,但是缺乏 Fc 部分。英利昔单抗和舍组单抗的 Fab 部分嵌合有鼠抗人的抗体,而阿达木单抗、舍组单抗和格利马单抗则是完全人类化的抗体。英利昔单抗是一种静脉输液药,在治疗剂量 5～10mg/kg,英利昔单抗的半衰期约 8～10 日,8～12 周后,抗体从血浆中消失。阿达木单抗、格利马和舍组单抗经皮下注射给药。两者的半衰期约 2 周。

表 62-3 用于炎性肠病的 TNF 抗体

	英利昔单抗(inflix-imab)	阿达木单抗(adali-mumab)	舍组单抗(certoli-zumab)	格利马单抗(goli-mumab)
类别	单克隆抗体	单克隆抗体	单克隆抗体	单克隆抗体
人类%	75%	100%	95%	100%
结构	IgG₁	IgG₁	吸附于 PEG 的 Fab 片段(无 Fc 部分)	IgG₁
给药途径	静脉	皮下	皮下	皮下
半衰期	8～10 日	10～20 日	14 日	14 日
中和可溶性 TNF	是	是	是	是
中和膜结合的 TNF	是	是	是	是
诱导表达膜结合 TNF 细胞凋亡	是	是	否	是
补体介导的表达膜结合 TNF 细胞的毒性	是	是	否	是
诱导剂量	于 0、2、6 周分别给予 5mg/kg	于 0、2、4 周分别给予 160mg、80mg、40mg	于 0、2、4 周分别给予 400mg	于 0、2 周分别给予 200mg、100mg
维持量	每 8 周 5mg/kg	每 2 周 40mg	每 4 周 400mg	每 4 周 100mg

TNF:肿瘤坏死因子

TNF 有两种形式:可溶性 TNF 和膜结合的 TNF,四种单克隆抗体与它们都有很高的亲和性。与这些 TNF 结合后,阻止细胞因子与它的受体结合。三种抗体与膜结合的 TNF 结合后,还会引起逆向信号转导,抑制细胞因子释放。格利马单抗、英利昔单抗或阿达木单抗与膜结合的 TNF 结合后,使人类 IgG1 区域的 Fc 部分促进抗体介导的细胞凋亡、补体激活、活化 T 淋巴细胞和巨噬细胞的细胞毒性。没有 Fc 部分的舍组单抗则缺乏这些特性。

临床应用

英利昔、阿达木、舍组三种抗体都被批准用于对常规治疗有反应的中重度克罗恩病患者的急、慢性治疗。英利昔单抗、阿达

木单抗和格利马单抗还批准用于中重度的溃疡性结肠炎的急性和慢性治疗。通过诱导治疗,这些抗体可以使 60% 的中重度克罗恩病患者症状改善,30% 的患者疾病缓解,包括一直依赖于糖皮质激素或对 6-MP 或甲氨蝶呤治疗无反应的患者。临床反应的中位数时间为 2 周。诱导治疗一般按如下方法进行:英利昔单抗,分别在 0、2、6 周静脉输液 5mg/kg;阿达木单抗,初始剂量 160mg(分剂量),2 周后皮下注射 80mg;舍组单抗,分别在 0、2、4 周皮下注射 400mg。有反应的患者可以按如下方法进行长期维持治疗:英利昔单抗治疗,静脉输注 5mg/kg,每 8 周 1 次;阿达木单抗,皮下注射 40mg,每 2 周 1 次;舍组单抗,皮下注射 400mg,每 4 周 1 次。通过长期和定期治疗,有临床反应患者的保持率超过 60%,疾病缓解的为 40%。然而,最终三分之一的患者

没有反应，尽管高剂量或更频繁的注射。许多患者没有出现反应的原因很可能是由于产生了抗 TNF 抗体的抗体或其他机制。

英利昔单抗批准用于治疗对糖皮质激素或马沙拉秦反应不足的中重度溃疡性结肠炎患者。分别在 0、2 和 6 周注射 5~10mg 的诱导治疗后，70% 的患者有临床反应，三分之一的患者达到临床缓解。随着每 8 周 1 次而的连续维持性输液，大约 50% 的患者仍然有临床反应。阿达木单抗和格利马单抗最近批准用于治疗中重度溃疡性结肠炎，但不如静脉注射英利昔单抗有效。在诱导治疗后，不到 55% 的患者有临床反应，不到 20% 的患者缓解，皮下注射 TNF 抗体不如静脉注射英利昔的原因尚不清楚。

不良反应

抗-TNF 治疗的患者中，有 6% 以上的患者有严重的不良反应。这些药物最重要的不良反应是由于 Th1 炎症反应抑制而引起的感染。这可能会导致严重的感染，例如：细菌性脓毒症、肺结核、酵母样真菌生物、乙型肝炎复发、李氏杆菌病和其他机会性感染。已经发生了潜在结核病复发和传播。抗 TNF 治疗前，所有患者必须经过结核菌素皮肤试验或 γ 干扰素释放检验；对试验结果阳性的患者，保证对其肺结核进行预防性治疗。更常见但一般感染不严重的疾病包括上呼吸道感染（鼻窦炎、支气管炎、肺炎）和蜂窝组织炎。联合服用糖皮质激素的患者发生严重感染的风险会明显增加。

这四种 TNF 抗体都会产生 TNF 抗体的抗体（ATA）。这些 ATA 可能会削弱或消除其临床反应，同时增加急性或延迟性输液或注射反应。阶段性抗-TNF 治疗的患者比定期注射的患者更容易形成抗体。对长期维持治疗的患者，英利昔单抗 ATA 的发生率为 10%，舍组单抗为 8%，而阿达木单抗为 3%。接受免疫调节剂（例如：6-MP 或甲氨蝶呤）辅助性治疗的患者不太可能产生抗体。然而，人们越来越多担心的是，用抗 TNF 抗体和免疫调节剂辅助性治疗措施可能会增加患淋巴瘤的危险。

近 10% 的患者静脉输液英利昔单抗会发生急性输液性不良反应，但因严重的过敏反应而停止输注液体还不到 2%。第二次或随后的输液的输液反应比第一次输液更常见。早期的轻度反应包括发烧、头痛、头晕、荨麻疹以及包括胸痛、呼吸困难或者血流动力学不稳定等在内的轻微的心肺症状。预防性给予乙酰氨基酚、苯海拉明或糖皮质激素，可能会减少随后的输液反应。严重的急性反应包括显著的低血压、气短、肌肉痉挛和胸闷。这些反应可能需要用氧、肾上腺素和糖皮质激素处理。

在 1% 的患者中出现的迟发型血清病样反应可能发生在抗 TNF 治疗后 1~2 周。这些反应包括肌痛，关节痛，下颌紧张，发烧，皮疹，荨麻疹，水肿，通常要求停止用药。少数患者出现阳性抗核抗体和抗双链脱氧核糖核酸（DNA）。罕见产生红斑狼疮样综合征，停药后症状消失。

抗 TNF 药罕见的但严重的不良反应还包括导致急性肝衰竭的严重肝脏反应，中枢系统脱髓鞘疾病，血液反应，心脏病患者会出现新的或恶化的血性心力衰竭。有时也会引起牛皮癣样皮疹，但停药后症状消失。

未经处理的炎症性肠病患者增加患淋巴瘤的风险。抗 TNF 药物可能会进一步增加这个人群患淋巴瘤的危险，尽管相对风险还没有确定。已注意到，所有一直接受免疫调节剂、抗 TNF

药或糖皮质激素联合治疗的儿童和年轻成年人中，肝脾性 T 细胞淋巴瘤的病例数增加，这是一种极为罕见但通常致命的疾病。

抗整合素疗法

整合素是一个白细胞表面上的黏附分子家族，他与血管内皮表面上称为选择素的其他类黏附分子相互作用，允许循环中的白细胞黏附到血管内皮，随后通过血管壁迁移到组织内。整合素由含有两个亚单位的异聚体构成：α 和 β 亚单位。**那他组单抗（natalizumab）**是一种人类化的、针对 α4 亚单位的 IgG4 单克隆抗体，因此能阻断循环中炎性细胞上几种整合素，从而阻止它们与血管细胞黏附分子结合并移行到周围组织。

那他组单抗对一部分中度到重度克罗恩病患者已经显示出显著的疗效。不幸的是，在对克罗恩病和多发性硬化症患者的最初的临床试验中，用那他组单抗处理的 3 100 例患者中有 3 例由于人类多瘤病毒（JC 病毒）复发而出现了进行性多灶性脑白质病。多瘤病毒以潜在的形式存在于超过 80% 的成年人中。这三位患者都正在接受其他免疫调节剂的联合治疗。自愿撤出市场并在 2005 年制造商对这个药物做了一番评估后，在 2008 年，FDA 经过严格细致的程序，批准那他组单抗用于其他治疗失败的中重度克罗恩病患者。批准的剂量是，300mg，每 4 周静脉输注 1 次，用药期间，患者不应该使用其他免疫抑制药物。大约 50% 的患者对那他组单抗的初期治疗有反应。患者最初的反应和长期反应是，60%，维持缓解，40% 以上缓解。其他不良反应包括急性输液反应和小的机会性感染。

■ 胰酶补充药

胰腺外分泌不足最常见的原因是囊性纤维化、慢性胰腺炎以及胰腺切除术。胰酶分泌低于正常 10% 时，脂肪和蛋白质的消化受损，从而导致脂肪泻、氮溢、维生素吸收不良和体重减少。胰酶补充品药是一种含淀粉酶、脂肪酶和蛋白酶的混合物，是治疗胰酶不足的主要药物。使用中的制剂有两种类型：**胰液素（pancreatin）**和**胰脂肪酶（pancrelipase）**。胰液素是猪胰脏的乙醇提取物，其中的脂肪酶和蛋白水解酶浓度相对较低。胰脂肪酶是一种营养丰富的制剂。以重量为基础，胰脂肪酶分解脂肪的活性大约是胰液素的 12 倍，分解蛋白的活性是胰液素的 4 倍以上。因此，胰液素在临床上不再常用。在此只讨论胰脂肪酶。

胰脂肪酶在全球都有供应，分为有包衣和不包衣两种制剂。处方多样化，含不同量的脂肪酶、淀粉酶、蛋白酶。然而，制造商在表单列出的酶含量往往并不反映实际的酶活性。胃酸可以使胰脂肪酶迅速而永久的灭活。Viokace 不是肠溶衣片剂，应与酸抑制治疗（质子泵抑制药或 H₂ 拮抗药）一起使用，以减少在为内被胃酸破坏。肠溶衣制剂使用更广泛地，因为它们不需要联合酸抑制治疗。目前被批准应用有 5 种肠溶衣、缓释制（Creon，Pancreaze，Zenpep，Ultresa，and Pertyze）。

胰脂肪酶制剂可与每餐的食物和甜点一起服用。酶活性可以用国际单位（IU）或 USP 单位表示。一个国际单位等于 2~3USP 单位。应根据患者的年龄和体重、胰腺不足的程度以及膳食摄入脂肪的量进行个体化给药。治疗剂量从脂肪酶活性

20 000~30 000IU（60 000~90 000USP 单位）开始，在餐时和餐后服用——在大多数情况下，这就足以减少脂肪泻，达到临床上微不足道的水平。肠溶衣的反应欠佳的原因可能是由于配方颗粒与食物混合不够或崩解和酶释放慢。根据不同制剂渐渐的增加剂量，或增加酸抑制治疗可以提高反应。对管饲患者，用前将粉末制剂（Viokase）或微球与食物混合后给予。

胰酶补充药有良好的耐受性。这种胶囊应该吞服，不应嚼烂，因为胰酶可能引起口咽黏膜炎。剂量过大可能会导致腹泻、腹痛。胰腺提取物提取物的嘌呤含量高，可能会导致高尿酸血症和肾结石。据报道，几例接受高剂量（脂肪酶活性高的）胰脂肪酶的囊性纤维化病患者出现结肠狭窄。这些大剂量制剂因而被移出市场。

■ 用于短肠综合征的胰高血糖素样肽 2 类似物

广泛的外科切除或小肠疾病可导致伴有营养和液体吸收不良的短肠综合征。小肠短于 200cm 的患者（无论是否切除结肠）通常依靠部分肠外营养或完全肠外营养支持来维持水分和营养的需求。**替度鲁肽（teduglutide）**是一种胰高血糖素样肽 2 类似物，它可以与肠神经元和内分泌细胞结合而刺激释放多种营养激素（包括胰岛素样生长因子），从而刺激黏膜上皮生长和促进液体吸收。在临床试验中，有 54% 接受替度鲁肽治疗（每日皮下注射一次，每次 0.05mg/kg）的患者对肠外营养支持的需求至少减少了 1 天/周，而在接受安慰剂治疗的患者只有 23% 对肠外营养支持的需求至少减少了 1 天/周。替度鲁肽可能与肿瘤（包括结肠息肉）的风险增加有关。

■ 胆汁酸治疗胆结石

熊二醇（熊去氧胆酸）是一种自然存在的胆汁酸，人类循环胆汁盐池的胆汁酸不足 5%，而熊的比例更高。口服后吸收，在肝脏与甘氨酸或牛磺酸共轭结合，并排泄到胆汁里。共轭的熊二醇经过广泛的肝肠循环。血清半衰期约 100 小时。随着长期每日给药，熊二醇在循环胆汁酸池的比例达到 30%~50%。少量未吸收的共轭或解离的熊二醇它进入结肠，要么被排泄，要么被结肠的细菌脱羟基形成石胆酸——一种具有潜在肝毒性的物质。

药效学

胆固醇在胆汁中的溶解度取决于胆汁酸、卵磷脂和胆固醇的相对比例。尽管长时间熊二醇治疗扩大了胆汁池，这并不是它溶解胆结石的主要作用机制。熊二醇通过减少肝脏的胆固醇分泌，降低胆汁中胆固醇的含量。熊二醇还能稳定肝细胞微管膜，可能是通过降低其他内源性胆汁酸浓度或通过抑制免疫介导的肝细胞的破坏。

临床应用

熊二醇用于溶解有胆囊症状、拒绝的胆囊切除或手术条件差的患者的小胆固醇胆结石。以每公斤体重每日 10mg 的剂量，连用 12~24 个月，多达 50% 的患者的小（<5~10mm）而未钙化的胆结石发生溶解。它还能有效的预防接受快速减肥治疗肥胖患者的胆结石形成。数项实验表明，熊二醇每日 13~15mg/kg 体重有利于早期原发性胆汁性肝硬化患者，降低肝功能异常，改善肝组织学。

不良反应

熊二醇实际上没有严重的不良反应。胆汁酸盐引起的腹泻很少见。与它的前体化合物鹅脱氧胆酸甲酯不同，熊二醇与肝毒性无关。

■ 用于治疗静脉曲张性出血的药物

门脉高压症最常出现于慢性肝脏疾病。门静脉高压是由于门静脉系统内血流量增加，肝内门奕脉血流阻力提高。肝硬化的患者循环中的血管扩张物质增加，血管收缩物质的敏感性降低，而介导小动脉阻力降低，使其内脏血流量增加。由于狄氏腔和肝静脉内固定纤维化、肝血窦和小静脉可逆性血管收缩，肝硬化时肝内血管阻力增加。门脉高压的后果有腹水、肝性脑病、门体静脉络脉产生——特别是胃或食道静脉曲张。静脉曲张可以破裂，导致上消化道大量出血。

一些药物可用于降低门静脉压力。这些可能是用于短期治疗消化道活动性大出血或长期降低出血的危险。

生长抑素和奥曲肽

奥曲肽的药理学在前面的"止泻药"一节中讨论。对肝硬化和门脉高压症患者，静脉注射生长抑素（250μg/h）或奥曲肽 50μg/h）减少了门脉血流量和静脉的压力。然而，对它们这种作用的机制却知之甚少。它们并没有直接诱导血管平滑肌收缩。它们的活性可以通过抑制胰高糖素和其他肠肽释放，使肠系膜血流改变。虽然临床试验的数据存在争议，这些药物可有效促进食管静脉曲张出血的初始止血。通常需要给药 3~5 日。

垂体后叶加压素和特利加压素

垂体后叶加压素（抗利尿激素）是一种多肽类激素，在下丘脑后部分泌，在垂体储存。它的药理学在第 17、37 章中讨论。虽然它的主要生理作用是保持血清渗透压，它也是一种强有力的动脉血管收缩剂。当连续静脉输液时，垂体后叶加压素引起内脏动脉血管收缩，导致内脏血流灌注减少，而降低门静脉压力。在奥曲肽出现之前，垂体后叶加压素一般用于治疗急性大出血。然而，因其不良反应较多，而不再用于此目的。相反，对于大肠或小肠血管扩张或肠憩室病引起的急性胃肠道出血，通过血管造影放置导管，将垂体后叶加压素输入上一个分支或肠系膜下动脉，促进血管痉挛，达到止血的目的，不良反应与全身给予垂体后叶加压素相同。全身和周边血管收缩会导致高血压、心肌缺血或梗死，或肠系膜梗死。同时服用硝酸甘油可以降低这些效应，也可以进一步降低门静脉压力（通过减少门静脉血管阻力），也可能降低垂体后叶加压素引起的冠状动脉血和末梢血管痉挛。其他常见的不良反应为：恶心、腹泻、腹部绞痛，（由于肠道活动过度）。此外，垂体后叶加压素的抗利尿作用能促进游离水保留，从而导致低钠血症、液体潴留和肺水肿。

特利加压素是一种垂体后叶加压素类似物，效应相似，不良反应更少。虽然这个药物可在其他国家使用，但它还从来没有被批准在美国使用。

β 受体阻断药

β-受体阻断药的药理学在第 10 章中讨论。β-受体阻断药

通过减少门静脉流入量而降低门静脉压力。这种降低是由于降低了心输出量（β1 受体阻断）和内脏的血管收缩（β2 阻断），通过去除全身儿茶酚胺对 β-受体的影响而引起的。因此，非选择性 β 受体阻滞药，如普萘洛尔和纳多洛尔，能比选择性 β1 阻断药更有效降低门脉压力。在肝硬化和食道静脉曲张、此前没有大出血史的患者中，非选择性 β 受体阻滞药治疗的患者大出血的发生率为 15%，而对照组患者为 25%。有大出血史的患者中，2 年内出血可能出血的复发率为 80%。非选择性 β 受体阻滞药显著地降低出血的复发率，降低死亡率，虽然减少死亡率尚未得到证实。

摘要：主要用于胃肠道疾病的药物

亚类	作用机制	效应	临床应用	药动学、毒性、相互作用
治疗胃酸过多症的药物				
• 质子泵抑制药（PPIs），如：奥美拉唑、兰索拉唑	不可逆性抑制活化的胃壁细胞上的 H^+,K^+-ATP 酶泵	长期减少由刺激引起的或夜间的胃酸分泌	胃溃疡、胃食管反流病、侵蚀性胃炎	半衰期比作用时间短 • 毒性低 • 减少胃酸分泌会减少一些药物的吸收，而增加另外一些药物的吸收

• H_2-受体阻滞药，如，西咪替丁：有效地减少夜间胃酸分泌，但对刺激引起的胃酸分泌不太有效；非常安全，可作为非处方药（OTC）。西咪替丁是一种弱的抗雄激素药和强的 CYP 酶抑制药，但其他 H_2 阻滞药没有这种作用。

• 硫糖铝：能聚集在组织损伤部位（溃疡面）而保护组织免于其进一步损伤；难于溶解，无全身作用；每日必须给药四次。

• 制酸药：流行的环节胃灼热症状的 OTC 药物；不能像 PPI 和 H_2 阻滞药那样用于治疗胃病。

促进胃肠运动的药物				
• 甲氧氯普胺	D_2-受体阻滞药 • 取消肠神经系统乙酰胆碱的抑制作用	增加胃排空和肠运动	不全性胃麻痹（如，糖尿病）• 止吐（见下）	由于阻断中枢神经系统（CNS）的 D_2 受体而产生巴金森症状。

• 多潘立酮：与甲氧氯普胺相同，但很少有 CNS 效应；在美国没有使用。

• 拟胆碱药：新斯的明常用于住院患者的慢性假性肠梗阻。

• 大环内酯类：红霉素用于糖尿病性胃轻瘫，但易于产生耐受性。

泻药				
• 氢氧化镁、其他不可吸收的盐类和糖类	渗透性药物，增加粪便中的水分	常在 4~6 小时内能引起排便，加大剂量会更快。	单纯便秘；内窥镜检查前地肠道准备（特别是 PEG 溶液）	镁能被吸收，引起肾损伤的毒性。

• 容积性泻药：甲基纤维素、车前草等：增加肠道容积，刺激排便。

• 刺激剂：潘泻叶、药鼠李；刺激作用；会引起痉挛痛。

• 分辨表面活性剂：多库酯、矿物油；润滑粪便，易于排出。

• 氯化物通道激活剂：芦比前列酮、前列腺烷酸衍生物；刺激氯化物分泌到肠道，增加液体含量。

• 阿片受体拮抗药：阿维莫泮、溴溴甲纳曲酮；阻断肠道 μ-A 片受体，但不进入 CNS，因此，镇痛作用仍然存在。

续表

亚类	作用机制	效应	临床应用	药动学、毒性、相互作用
止泻药				
• 洛哌丁胺	激活肠神经系统的 μ-A 片受体	减慢肠管运动,CNS 作用很小而忽略不计	非特异性、非感染性腹泻	轻度绞痛,很少或没有 CNS 毒性

• 地芬诺酯:同洛哌丁胺,但大剂量能引起 CNS 阿片样作用和毒性。

• 胶体铋化合物:可用其碱式水杨酸盐流行的 OTC 制剂,对由于吸收毒素而引起的旅行性腹泻。

• 高岭土+果胶:OTC 使用的吸附剂混合物。

用于肠道易激综合征(IBS)的药物				
• 阿洛司琼	高强度、结合时间的长 5-HT$_3$ 受体拮抗药	减少肠管平滑肌活动	已经批准用于严重腹泻为特点的妇女 IBS	很罕见,但有严重的便秘 • 缺血性结肠炎 • 肠梗阻

• 抗胆碱能类药物:对肠管活动的非选择性作用,常与典型的抗毒蕈碱样毒性作用有关。

• 氯化物通道激活剂:芦比前列酮(见上述);用于妇女便秘为突出症状的 IBS。

止吐药				
• 昂丹司琼、其他 5-HT$_3$ 拮抗药	阻断肠管和 CNS 5-HT$_3$ 受体,但结合时间比阿洛司琼短	预防化疗引起的和术后的恶心、呕吐极为有效	肿瘤化疗的一线药物,也用于术后呕吐。	常静脉给药,口服预防也有效,作用时间 4~6 小时,• 毒性非常低,但会减慢结肠传送。
• 阿瑞匹坦	CNS NK$_1$-受体阻滞药	干扰呕吐反射,• 对 5-HT、多巴胺及类固醇受体没有影响。	减少肿瘤化疗早期和迟发型呕吐有效	口服 • 可用于 IV 止吐 • 疲劳、头晕、腹泻 • 与 CYP 相互作用

• 皮质类固醇:机制未明,可用于 IV 止吐混合给药。

• 抗毒蕈碱类药物(东莨菪碱):对运动病呕吐有效;对其他类型的呕吐无效。

• 抗组胺类药物:对运动病和化疗呕吐有中等作用。

• 吩噻嗪类药物:主要通过阻断 D2 受体和毒蕈碱受体作用。

• 大麻类药物:大麻酚可用于化疗引起的恶心呕吐,但与 CNS 的大麻效应有关。

用于炎症性肠病(IBD)的药物				
• 5-对氨水杨酸类,如在许多制剂内的氨水杨酸 • 柳氮磺吡啶	机制未明 • 可能抑制类二十烷酸炎性介质	局部治疗作用 • 全身吸收可能会引起毒性	轻中度克罗恩病和溃疡性结肠炎	柳氮磺胺吡啶会引起磺胺类药物的毒性、GI 功能不适、肌痛、关节痛、骨髓抑制 • 其他对氨基水杨酸类药物很少引起毒性

续表

亚类	作用机制	效应	临床应用	药动学、毒性、相互作用
• 嘌呤类和抗代谢药，如：6-巯基嘌呤、甲氨蝶呤	机制未明 • 会引起免疫细胞凋亡 甲氨蝶呤抑制叶酸还原酶	免疫过程普遍抑制	中重度克罗恩病和溃疡性结肠炎	GI 不适、黏膜炎 • 骨髓抑制 • 票另类药物会引起肝毒性，但低剂量的氨甲喋呤很少见
• 抗-TNF 抗体，如英利昔单抗等	与肿瘤坏死因子结合，阻止其与受体结合	抑制免疫功能的几个方面特别是 Th1 淋巴细胞	因福利美：中重度克罗恩病和溃疡性结肠炎 • 其他批准的克罗恩病	输注反应 • 复活潜在的结核病 • 增加全身性霉菌和细菌感染的风险

• 皮质类固醇类药物：广义的抗炎作用，见第 39 章。

胰腺补充药				
• 胰脂肪酶	动物胰腺提取物的替代酶	促进饮食脂肪、蛋白、和碳水化合物的消化	由于囊胞性纤维症胰腺切除引起的胰腺功能不足	与各种食品一起服用 • 有增加痛风的危险

• 胰液素：同胰腺提取物，但效价远低于提取物，很少使用。

治疗胆结石的胆汁酸				
• 熊去氧胆酸	减少胆固醇分泌进胆汁	溶解胆结石	拒绝或不适合于手术治疗的胆结石患者	会引起腹泻

用于治疗静脉曲张性出血的药物				
• 奥曲肽	生长激素抑制素类药物 • 机制未明	可能改变了门静脉流量和脉管压力	出血性静脉曲张或有反复出血风险的患者	减少胰腺的内分泌和外分泌活动 • 其他内分泌异常 • GI 不适

• β 受体阻滞药：减少心输出量和内脏血管阻力，见第 10 章。

制剂

通用名	制剂	通用名	制剂
抗酸药		**H₂ 组胺受体阻滞药**	
氢氧化铝凝胶*（Aluminum hydroxide gel）	Generic, AlternaGEL, others	西咪替丁（Cimetidine）	仿制药, Tagamet, Tagamet HB*
碳酸钙*（Calcium carbonate, Tums, 其他）	Generic, Tums, others	法莫替丁（Famotidine）	仿制药, Pepcid, Pepcid AC,* Pepcid Complete*
氢氧化铝和氢氧化镁组合剂*（Combination aluminum hydroxide and magnesium hydroxide preparations）	Generic, Maalox, Mylanta, Gaviscon, Gelusil, others	尼扎替丁（Nizatidine）	仿制药, Axid, Axid AR*
		雷尼替丁（Ranitidine）	仿制药, Zantac, Zantac 75*

续表

通用名	制剂	通用名	制剂
选择性抗胆碱能药物		异丙嗪(Promethazine)	仿制药,Phenergan,其他
阿托品(Atropine)	仿制药	东莨菪碱(Scopolamine)	Transderm Scop
硫酸阿托品(Belladonna alkaloids tincture)	仿制药	曲美苄胺(Trimethobenzamide)	仿制药,Tigan,其他
双环维林(Dicyclomine)	仿制药,Bentyl,其他	**用于胃肠疾病的选择性抗炎药(第55章)**	
格隆溴铵(Glycopyrrolate)	仿制药,Robinul	阿达木单抗(Adalimumab)	Humira
莨菪碱(Hyoscyamine)	Anaspaz,Levsin,其他	巴柳氮(Balsalazide)	Colazal
东莨菪碱(Scopolamine)	仿制药,Transderm Scop	布地奈德(Budesonide)	Entocort,Uceris
质子泵抑制药		赛妥珠单抗(Certolizumab)	Cimzia
埃索美拉唑镁(Esomeprazole magnesium)	Nexium	戈利木单抗(Golimumab)	Symponi
埃索美拉唑锶(Esomeprazole strontium)		氢化可的松(Hydrocortisone)	Cortenema, Cortifoam Proctofoam-HC
奥美拉唑(Omeprazole)	Prilosec,Prilosec OTC,*	英夫利昔(Infliximab)	Remicade
奥美拉唑-碳酸氢钠(Omeprazole-sodium bicarbonate)	Zegerid	美沙拉嗪(Mesalamine)	5-ASA
Dexlansoprazole	Dexilant	口服	Asacol
泮托拉唑(Pantoprazole)	仿制药,Protonix	直肠	Rowasa,Canasa
雷贝拉唑(Rabeprazole)	仿制药,Aciphex	甲基泼尼松龙(Methylprednisolone)	Medrol Enpack
黏膜保护药		奥沙拉秦(Olsalazine)	Dipentum
米索前列醇(Misoprostol,Cytotec)		柳氮磺吡啶(Sulfasalazine)	仿制药,Azulfidine
助消化酶类		阿达利单抗(Adalimumab)	Humira
胰脂肪酶(Pancrelipase)	Creon,Pancrease,Zenpep,Pertyze,Ultrase	赛妥珠单抗(Certolizumab)	Cimzia
运动病和止吐药		**选择性止泻药**	
5-HT₃-受体拮抗药		碱式水杨酸铋*(Bismuth subsalicylate)	Pepto-Bismol,其他
阿洛司琼(Alosetron)	Lotronex	地芬诺辛(Difenoxin)	Motofen
多拉司琼(Dolasetron)	Anzemet	地芬诺酯(Diphenoxylate)	仿制药,Lomotil,其他
格拉司琼(Granisetron)	仿制药,Kytril	洛哌丁胺*(Loperamide)	仿制药,Imodium
昂丹司琼(Ondansetron)	仿制药,Zofran	**容积性泻药***	
帕罗诺斯琼(Palonosetron)	Aloxi	甲基纤维素(Methylcellulose)	仿制药,Citrucel
其他运动病和止吐药		车前子(Psyllium)	仿制药,Serutan,Metamucil,其他
阿瑞匹坦(Aprepitant)	Emend	**其他选择性泻药**	
大麻酚(Dronabinol)	Marinol	阿维莫泮(Alvimopan)	Entereg
福沙吡坦(Fosaprepitant)	Emend,Emend IV	比沙可啶*(Bisacodyl)	仿制药,Dulcolax,其他
甲氧氯普胺(Metoclopramide)	仿制药,Reglan,其他	鼠李皮*(Cascara sagrada)	仿制药
那密浓(Nabilone)	Cesamet	多库酯*(Docusat)	仿制药,Colace,其他
丙氯拉嗪(Prochlorperazine)	Compazine		

续表

通用名	制剂	通用名	制剂
乳果糖(Lactulose)	仿制药,Chronulac,Cephulac,其他	聚乙二醇电解液(Polyethylene glycol electrolyte solution)	Co-Lyte，GoLYTELY，HalfLytely，Moviprep，其他
利那洛肽(Linaclotide)	Linzess	番泻叶*(Senn)	Senokot,Ex·Lax,其他
芦比前列酮(Lubiprostone)	Amitiza	磷酸钠(Sodium Phosphate)	Fleets Phospho-soda,OsmoPrep,Visicol
氢氧化镁([镁乳,泻盐]* Magnesium hydroxide)	仿制药	胆结石溶解药	
溴甲纳曲酮(Methylnaltrexone bromide)	Relistor	熊二醇(Ursodiol)	仿制药,Actigall,URSO
聚卡波非*(Polycarbophil)	Equalactin，Mitrolan，FiberCon,Fiber-Lax		

*非处方药

案例思考答案

治疗的直接目的是改善这个年轻女性的腹部疼痛、腹泻、体重减轻和疲劳等症状。同样重要的目标是减少肠道炎症,希望能防止肠道狭窄、造瘘术和手术的必要性。现在的选择之一是加强对她的治疗,为她缓慢而逐渐减少地系统性给予皮质类固醇(如,泼尼松)8~12周,以迅速控制她的症状和炎症,同时启动免疫调制剂(如,硫唑嘌呤或硫巯嘌呤)治疗,以实现疾病长期缓解的希望。如果在3~6个月内不能达到令人满意的疾病控制效果,建议使用抗TNF剂治疗。另一种选择是,患有中度至重度克劳恩症的患者用氨基水杨酸治疗失败时,他们可能会进一步接受抗肿瘤药物和免疫调节剂治疗,这种疗法对这一疾病的缓解率比任何一种药物都要高,而且可能会改善长期结果。

（张殿增　张阳 译　邱培伦 校　金有豫 审）

参考文献

扫描本书二维码获取完整参考文献。

非处方药的治疗作用和潜在毒性

第63章

Robin L. Corelli, PharmD

案例思考

一位 66 岁的老人告诉他的初级保健医师,在上一周他的气短、胸闷,严重的感冒症状(咳嗽、鼻涕、鼻塞、嗜睡)加重。他过去有严重的心力衰竭、高血压和高脂血症病史。他目前服用的药物包括琥珀酸美托洛尔每日 50mg、赖诺普利每日 20mg、阿托伐他汀每日 20mg、呋喃苯胺酸每日 40mg 和氯化钾每日 20mEq。患者报告说他完全按照处方的药物服药,但承认在过去 5 日服用了一些非处方药,是因为他最近的感冒症状,包括 Alka-Seltzer+感冒药(白天每隔 4 小时服 2 片)、速达菲(每 6 小时服 60mg)和 Advil PM(睡前服 2 片)。他喜欢饮酒(3~4 瓶啤酒/晚上)。他的主要体征如下:不发烧,血压 172/94mmHg,脉搏 84 次/min,呼吸 16 次/min。在体检时听到 S3 第三心音,他的下肢有 3+凹陷性水肿和胸部检查有双侧吸气啰音。非处方感冒药制剂通常含的什么?哪一种非处方药可能导致患者当前的高血压?这些制剂中有适合心力衰竭体征的药物吗?

在美国,药物被依法分为两类:一类是仅凭处方销售的药物,另一类是公众根据说明书可以安全使用的药物。后者主要为非处方药或可以直接在柜台销售(over-the-counter, OTC)的药物。这类药不包括监管要求不同(第 64 章)的补药(维生素、矿物质、草药和植物药)。2013 年,美国人在他们的 OTC 医药上的费用大约超过 331 亿美元,治疗的疾病范围从痤疮到疣体。在各种制剂或复方中包含大约 800 种活性成分。

很明显,许多非处方药只不过是以认为它们之间有明显差异的方式向公众广告的"我也是"("me too")产品。例如,大约有 100 种以上不同的全身性止痛药,其中几乎都包含阿司匹林、对乙酰氨基酚、非甾体类消炎药(NSAIDs),比如布洛芬,或者以这些药物为主要成分的复方制剂。这些复方药物因为以下几方面的原因而相互不同:加入有问题的成分诸如咖啡因或抗组胺药;选择显示强调其不同用途或作用的商品名("女用"、"偏头痛"、"关节炎"和"效果最大"等)或特别的剂量、剂型(肠溶衣片、维生素 D_2 制剂、液体、口服崩解剂和片剂、缓释产品、粉剂、汽水)。这些特点往往附加于药物价格之中,使药品价格节节攀升。而在大多数情况下,它们与一些更便宜的产品的疗效是一样的。公众对琳琅满目的产品不知所措,混淆不清,经常会使用一般广告做得最多的品种,可能这是一种安全的推测。

在过去的 40 年里,FDA 一直对 OTC 药物成分的安全性和有效性进行系统地检查。从这个检查中可以得到两种主要结果:①凡是对要求的治疗用途无效或不安全的成分从 OTC 产品目录中删除(例如:从 OTC 催眠药中删除了抗毒蕈碱药物,活性白土和聚卡波非等不再作为 OTC 止泻药销售;②以前只能凭处方使用的制剂可以作为 OTC 药物使用,因为经过审评部门分析判断认为,在没有医疗监护的情况下,对一般消费者使用是安全有效的(表 63-1)。大大增强对处方 OTC 药的管理过程,扩大美国消费者自我保健选项。事实上,超过 100 种不同成分和剂型的药物在 40 年前还需要开处方使用。一些制剂如:二十二(烷)醇(docosanol)和烟碱口香糖锭剂已经绕过处方途径,并且被直接投放到了 OTC 市场。其他一些以前只能以低剂量使用的 OTC 成分,现在可以较高强度或原来处方强度的剂型使用。其他一些有潜力成为 OTC 药物的处方药包括口服避孕药、用于戒烟的尼古丁替代品(口服吸入剂、鼻喷雾剂)、治疗胃病的质子泵抑制剂(泮托拉唑)以及减轻变态反应和感冒症状的第二代非镇静抗组胺药(地氯雷他定、非索非那定和左西替利嗪)。在 20 世纪 90 年代中期,处方药-OTC 药物的调整是经常发生的事情,在过去的十年,调整的次数在很大程度上已经下降。把处方药-OTC 药物再分类是一个昂贵而严格的过程,而且只有少数几种药物是调整的对象(如,用于消费者可以自我诊断和自我处理的病症)。例如:降胆固醇药物洛伐他汀和普伐他汀,由于不能以 OTC 方式安全有效地使用而被取消 OTC 资格。非处方药咨询委员会相信,保健专业人员的诊断和持续处理对高脂血症(一种慢性的、无症状的但有潜在生命威胁的疾病)的治疗是必要的。在一个类似的建议中,没有批准口服阿昔洛韦作为 OTC 药物治疗复发性生殖器疱疹,是因为误诊以及不恰当使用导致了病毒产生抗药性。

表 63-1   食品药品管理局从处方药中选择并调整为非处方药的药物

成分	适应证	首次调整的年代	单一成分制剂举例
全身用药			
西替利嗪	抗组胺药	2007	Zyrtec
西米替丁	抗酸药(H$_2$ 受体阻断剂)	1995	Tagamet HB
埃索美拉唑	抗酸药(质子泵抑制剂)	2014	Nexium 24h
法莫替丁	抗酸药(H$_2$ 受体阻断剂)	1995	Pepcid AC
非索非那丁	抗组胺药	2011	Allegra 12h Allegra 24h
布洛芬	解热镇痛药(非甾体抗炎药)	1984	Advil,Motrin IB
兰索拉唑	抗酸药(质子泵抑制剂)	2009	Prevacid 24h
左炔诺孕酮	紧急避孕药	2006	Plan B One-Step
氯雷他定	抗组胺药	2002	Claritin,Alavert
甲氧萘丙酸钠	解热镇痛药(非甾体抗炎药)	1994	Aleve
经皮尼古丁	戒烟药	1996	Nicoderm CQ
尼古丁口香糖	戒烟药	1996	Nicorette
奥美拉唑	抗酸药(质子泵抑制剂)	2003	Prilosec OTC,Zegerid OTC
奥利斯特	辅助减体重药	2007	Alli
聚乙二醇	缓泻药	2006	MiraLAX
雷尼替丁	抗酸药(H$_2$ 受体阻断剂)	1995	Zantac 75,Zantac 150
外用药			
布替萘芬	抗真菌药(外用)	2001	Lotrimin Ultra
色甘酸	鼻抗过敏药	1997	Nasalcrom
丙酸氟替卡松	过敏性鼻炎用鼻内甾体抗炎药	2014	Flonase Allergy Relief
酮康唑	头皮屑洗发乳	1997	NizoralA-D
富马酸酮替芬	眼用抗组胺药	2006	Alaway,Zaditor
咪康唑	抗真菌药(阴道用)	1991	Monistat-1,Monistat-3,Monistat-7
米诺地尔	头发生长刺激素	1996	Men's Rogaine,Men's Rogaine Extra strength For Men,Women's Rogaine
萘甲唑啉/苯吡氨	眼用减充血抗组胺药	1994	Naphcon A,Opcon A,Visine-A
奥昔布宁	膀胱过度活动症(经皮抗胆碱药)	2013	Oxytrol for Women
特比萘芬	抗真菌药(局部用)	1999	Lamisil AT
噻康唑	抗真菌药(阴道用)	1997	Vagistat-1
缩丙酮曲安奈德	过敏性鼻炎用鼻内甾体抗炎药	2013	Nasacort Allergy 24h

为什么临床医师必须熟悉 OTC 产品的分类？有三种原因。第一，许多 OTC 类药物在治疗一般常见病时是有效的，而且重要的是它可以帮助患者选择一种安全、有效的产品。由于托管保健方鼓励临床医生减少费用，许多医生会给他们的患者介绍比较有效的 OTC 药品，因为这些药物很少由健康保险计划支付（表 63-2）；第二，OTC 药物中所含的许多活性成分会恶化现有的健康状况或与处方药有相互作用（第 66 章，重要的药物相互作用及其机制）；最后，误用或滥用 OTC 药物实际上可能会产生明显的并发症。例如，苯丙醇胺是一种合成的拟交感神经药物，以前用于许多感冒、过敏和减肥产品中，现在被美国 FDA 决定

将其撤出市场，根据是因为报道它有可能增加出血性卒中的危险。右美沙芬是一种可以在许多咳嗽和感冒制剂中看到的镇咳药，发现又被青少年作为迷幻剂而高剂量（例如：>5~10 倍镇咳剂量）滥用的趋势。虽然当右美沙芬作为单一制剂应用时，其产生的严重并发症是罕见的。但是，当右美沙芬与其他成分（对乙酰氨基酚、抗组胺药和拟交感神经药）组成复方制剂使用时，可因过量而导致死亡。另外，在许多 OTC 感冒制剂中存在的抗充血药伪麻黄碱，已被用于非法制造甲基苯丙胺。对这些产品及其制剂的普遍认识，会使临床医生更加全面的鉴别患者使用 OTC 药时产生的相关问题。

表 63-2 已知功效的非处方类药物的成分

OTC 分类	成分及成人常用量	产品举例	说明
抗酸药（H₂ 受体拮抗剂）	西咪替丁，每次 200mg，每日 1~2 次 法莫替丁，每次 10~20mg，每日 1~2 次 雷尼替丁，每次 75~150mg，每日 1~2 次	Tagamet，HB 各种仿制药 Pepcid AC，Maximum Strength Pepcid AC，各种仿制药 Zantac 75，Zantac 150，各种仿制药	这些产品已被批准用于减轻"胃灼热、胃酸过多和胃反酸"；这些药物服用时间不应超过 2 周，不可用于 12 岁以下儿童
抗酸药（质子泵抑制剂）	埃索美拉唑镁，22.3mg，每日 1 次，连用 14 日 兰索拉唑，15mg，一日 1 次，连用 14 日 奥美拉唑镁，20.6mg，一日 1 次，连用 14 日 奥美拉唑（20mg）与碳酸氢钠（1 100mg），一日 1 次，连用 14 日	Nexium 24h Prevacid 24h Prilosec OTC，各种仿制药 Zegerid OTC	质子泵抑制剂被批准用于治疗每周有胃灼热症状 2 日以上频繁胃灼热的成人（≥18 岁）。这些产品并不是为了立即缓解胃灼热，因为它们可能需要 1~4 日的时间才能完全生效。除非医生指导，否则不应服用超过 14 日或不能每 4 个月 1 次。埃索美拉唑镁 22.3mg 相当于 20mg 艾美拉唑（处方强度）。奥美拉唑镁 20.6mg 相当于 20mg 的奥美拉唑（处方强度）
痤疮制剂	过氧化苯甲酰，5% 和 10%	Clearasil，Oxy-10，各种仿制药	一种最有效的痤疮制剂；通常少量使用 1~2 次/日；如果出现过度的皮肤刺激现象，可以减少药物使用的次数或浓度
过敏与感冒制剂	马来酸氯苯那敏，4mg/4~6h；8mg/8~12h（缓释制剂），12mg/12h 氯马斯汀，1.34mg/12h 西替利嗪，10mg/24h 苯海拉明，25~50mg/4~6h 非索非那丁 60mg/12h；180mg/24h 氯雷他定，10mg/24h 溴苯那敏（4mg）和苯肾上腺素（10mg）/4h 西替利嗪（5mg）和伪麻黄碱（120mg）/12h	Chlor-Trimeton Allergy，各种仿制药 Tavist Allergy，各种仿制药 Zyrtec，各种仿制药 Benadryl Allergy，各种仿制药 Allegra 12h，Allegra 24h，各种仿制药 Alavert，Claritin 各种仿制药 Dimetapp Cold & Allergy，各种仿制药 Zyrtec-D	单独使用抗组胺药可以减轻过敏性鼻炎和花粉热的许多症状；扑尔敏、溴苯那敏和氯马斯汀引起的嗜睡感要弱于苯海拉明；西替利嗪、非索非那丁和氯雷他定都是第二代的抗组胺药，在治疗上可以和第一代抗组胺药相同；这些药物具有非常小的抗胆碱作用，因此其产生的镇静效应也较低。偶尔，由于抗组胺药的拟交感神经作用可减轻充血，但并不能减轻过敏症状；含有伪麻黄碱的非处方药产品的销售受到限制（见系统性减充血药的注释）

OTC 分类	成分及成人常用量	产品举例	说明
过敏与感冒制剂	马来酸氯苯那敏(4mg)和苯肾上腺素(10mg)/4h	Allerest PE,Sudafed PE Sinus & Allergy,各种仿制药	
	非索非那丁 60mg/12h;180mg/24h	Allegra-D 12h,各种仿制药	
	非索非那丁(180mg)与伪麻黄碱(240mg)/24h	Allegra-D 24h	
	氯雷他定(5mg)与伪麻黄碱(120mg)/12h	Claritin-D 12h,各种仿制药	
	氯雷他定(10mg)与伪麻黄碱(240mg)/24h	Claritin-D 24h	
镇痛药和退热药	对乙酰氨基酚,325~650mg/4~6h;650~1 300mg(缓释制剂)/8h	Tylenol,Extra Strength Tylenol,Tylenol 8-Hou 各种仿制药	对乙酰氨基酚缺乏抗炎作用,但可作为一种液体使用;这种剂型主要用于不能咀嚼或吞咽药片的婴儿和儿童。使用含有对乙酰氨基酚的产品在 24 小时内摄入超过 4g、服用其他含有对乙酰氨基酚的药物或者每日喝三杯含酒精的饮料的人可能会增加严重肝脏损害的风险。有许多修饰后的产物,包括添加制酸剂和咖啡因;肠溶衣片剂和塞尔兹碳酸水;长效或超强度配方;各种镇痛药的混合物。没有一种拥有超过单一成分产品的实质性优势。对于某些人,阿司匹林应慎用(见正文)。当使用的非处方药包含阿司匹林,对于每日饮酒超过 3 次或更多次的患者,则可能会增加严重胃肠道出血的风险。使用含有非甾体抗炎药年龄在 60 岁以上有胃溃疡或出血问题、服用抗凝或类固醇药物、服用包含处方或非处方非甾体抗炎药的其他药物、每日吃 3 次或更多次酒精饮料或比直接更多或时间更长的人可能增加严重的胃肠道出血的风险。长期使用非甾体类抗炎药物可增加患心脏病或中风的风险
	阿司匹林,325~650mg/4~6h	Bayer Aspirin,Ecotrin,各种仿制药	
	布洛芬,200~400mg/4~6h(每日不超过 1 200mg)	Advil,Motrin IB,各种仿制药	
	甲氧萘丙酸钠,220mg/8~12h(24h 内不能超过 660mg)	Aleve,各种仿制药	
抗酸药	氢氧化镁与氢氧化铝联合使用或单独使用;不同剂量的碳酸钙;参考产品标签	Maalox, Milk of Magnesia, Mylanta,Tums,各种仿制药	氢氧化镁和氢氧化铝的联合使用在产生很强中和能力的同时很少引起便秘或腹泻。一些含有二甲基硅油的制剂,因具有抗胃肠胀气作用,从而可以减轻胃气胀和压力的症状
抗蠕虫药(蛲虫感染)	双羟萘酸噻酚嘧啶,11mg/kg(最大量:1g)	Pin-X,Reese's Pinworm	适用于所有家庭成员。年龄<2 岁或体重<25 英镑的儿童用药时,应遵医嘱。内衣、睡衣和床单应每日清洗,直到感染得到清除。如果症状持续 2 周以上,应联系医生征求是否重复用药的指示
止泻药	碱式水杨酸铋,524mg/30~60min,每日最多可用 8 次	Kaopectate, Pepto-Bismol, 各种仿制药	当发热超过 101 华氏度,或者粪便带有血液或黏液时,不应使用止泻药。铋盐会引起粪便和舌黑染。水杨酸盐如果与阿司匹林合用会导致耳鸣

OTC 分类	成分及成人常用量	产品举例	说明
止泻药	洛哌丁胺,开始时 4mg/次,当有稀便时改为 2mg/次,每日最大用量不得超过 8mg	ImodiumA-D,各种仿制药	盐酸洛哌丁胺,一种合成的阿片类药物,通过作用于肠道平滑肌而减少水和电解质的运动性吸收。低的中枢神经系统的渗透性使其 CNS 系统的副作用弱于地芬诺酯和阿片制剂。同时,该药不被认为是可以控制症状的药物
抗真菌外用制剂	1%布替萘芬乳膏,每日涂抹感染处 1 次 1%克霉唑乳膏、溶液剂,每日早、晚各涂感染处 1 次 2%咪康唑乳膏、粉末或溶液剂,每日早、晚涂感染处各 1 次 1%特比萘酚乳膏、溶液或喷雾剂,局部使用,每日 1 次(金钱癣)或每日两次(脚气或股癣) 1%托萘酯乳膏、粉末、喷雾或溶液剂,每日早、晚各涂感染处 1 次	Lotrimin Ultra Lotrimin AF(各种配方),各种仿制药 Cruex,Desenex,Lotrimin AF(散剂、喷雾),Zeasorb-AF Lamisil AT Lamisil AF Defense(散剂),Tinactin,Ting cream,各种仿制药	对脚癣(脚气)、股癣和体癣(金钱癣)都是有效的治疗药物。克霉唑和咪康唑也是治疗白色念珠菌的有效药物。临床医生应该明白具有相同品牌的产品不一定含有相同活性的有效成分
抗真菌阴道制剂	克霉唑(1%、2%阴道乳膏,100mg、200mg 片剂;详见剂量说明	Gyne-Lotrimin-7,Gyne-Lotrimin-3,各种仿制药	连续 7 日于睡前将 1%乳膏或 1 片 100mg 的药片放入阴道。二选一型用法:连续 3 日于睡前将少许 2%乳膏或 1 片 200mg 的药片放入阴道内
	咪康唑(2%、4%阴道乳膏,100mg、200mg 片剂;详见剂量说明	Gyne-Lotrimin-7,Gyne-Lotrimin-3,各种仿制药	以前被临床医生诊断的其他健康的、未怀孕的妇女局部阴道抗真菌只能用于治疗周期性的外阴阴道念珠菌病。在睡前插入一个阴道栓(1%)或一片(100mg),连续 7 日。另一种选择:在睡前插入 1 个阴道栓(2%)或 1 片(200mg),连续 3 日
	6.5%噻康唑阴道软膏,是一种睡前使用的阴道内用单剂量软膏	Monistat-1,Vagistat-1,各种仿制药	
消炎外用药物	氢化可的松,0.5%(乳膏、软膏和洗剂),1%(乳膏、凝胶、软膏、洗液和喷雾剂)	Cortaid,Cortizone-10,Preparation H,氢化可的松,各种仿制药	应用于减轻由于昆虫叮咬或痔疮引起的接触性或过敏性皮疹引发的炎症和瘙痒,每日涂抹感染处 2~4 次
止咳药	可待因,10~20mg/4~6h,24h 不超过 120mg(含愈创木酚甘油醚)	各种仿制药	活性主要是提高咳嗽阈值。对抑制咳嗽的剂量要求方面,可待因易成瘾的剂量较低。含可待因止咳制品被划为 V 类麻醉药,而且在作为非处方药销售时也有一定程度的限制
	右美沙芬,10~20mg/4h 或 30mg/6~8h;其缓释混悬制剂 60mg/12h	Delsym 12-h Cough,Robitussin Cough,Vicks 44 Cough,各种仿制药	右美沙芬是一种非阿片类的无成瘾性和镇痛性的非阿片受体的左左吗南类止咳药。它通常作为抗组胺药、抗充血剂和祛痰药的联合用药。右美沙芬在大剂量时(>2mg/kg)会引起苯环利定般的致幻作用

OTC 分类	成分及成人常用量	产品举例	说明
外用减充血药	羟甲唑啉，0.05%喷鼻液，每日 2 次，每孔 2～3 喷，10～12 小时以内不得重复用药 0.25%、0.5% 和 1% 去氧肾上腺素喷鼻液，每孔每次 2～3 喷，4 小时以内不得重复用药	Afrin，Neo-Synephrine，Vicks Sinex 各种仿制药 Neo-Synephrine，各种仿制药	局部的拟交感神经药治疗对于与普通感冒和过敏相关的流鼻涕暂时性急性治疗是有效的。长效作用剂(含氧元唑啉产品)通常更受青睐，尽管苯肾上腺素同样有效。局部减充血剂不应被使用超过 3 日，以防止出现反弹性鼻塞
系统性减充血药	去氧肾上腺素，10mg/4h 伪麻黄碱，60mg/4～6h、120mg/12h(缓释制剂)或 240mg/24h(缓释制剂)	Sudafed PE，各种仿制药的组合产品 苏达非，各种仿制药	口服减充血剂所具有的延迟效应可能会引起许多包括精神紧张、兴奋、烦躁和失眠等的全身性作用。伪麻黄碱也是抗组胺药、镇咳药、祛痰药和止痛药的合用药物。联邦法规建立打击非法制造去氧麻黄碱的规定，即所有含有伪麻黄碱的药品必须存放在上锁的箱柜或药柜后方，而且只能限量销售给能提供身份证并填写日志的消费者
紧急避孕药	左炔诺孕酮，在没有预防性性生活后应尽快，最迟不超过 72 小时内口服 1.5mg，12 小时后重复用药 1 次	Plan B One-Step	左炔诺酮在抑制排卵的同时，也可能会抑制受精或着床。该药如果在未采取预防措施的性交后 72 小时内按要求服用，则会使怀孕几率降低 89%
祛痰药	愈创木酚甘油醚，200～400mg/4h 或 600～1 200mg/12h(缓释制剂)	Mucinex，Robitussin 各种仿制药	唯一的由 FDA 确认为安全有效的祛痰药，经常与抗组胺药、减充血药和镇咳药合用
毛发生长刺激药	米诺地尔，5%溶液(女用)，5%泡沫溶液(男用)。取 1/2 瓶盖泡沫或 1ml 药液涂于脱发处，每日 2 次	Men's Rogaine，Women's Rogaine，Men's Rogaine Extra Strength	米诺地尔似乎通过直接刺激毛囊产生而增加头发减少脱发。坚持治疗 4 个月或更长时间会产生明显效果。如果观察到新生头发，则应继续治疗几个月使头发密度达到以前的水平后，再停药
缓泻药	容积性：聚卡波非、欧车前和甲基纤维素制剂，剂量变化参考产品标签	Citrucel，Fibercon，Konsyl，Metamucil，各种仿制药	长期使用的最安全的缓泻药包括容积性泻药和大便软化剂。盐类泻药和刺激性泻药可以作为短期而不是长期使用(见文中)。容积增大药因其吸水性扩大了大便体积，从而促使了肠蠕动
	高渗剂：甘油，每日直肠用 2～3g 栓 一枚；聚乙二醇 3 350(粉末)，每日取 17g 溶于 4～8 盎司饮料中服用	Fleet Glycerin Suppository，各种仿制药	由于渗透作用甘油会引起局部刺激的(泻下)作用。聚乙二醇因为分子量大不易吸收而产生渗透性膨胀和导泻作用
	大便软化剂：多库酯钠，每日 50～500mg。多库酯钙，每日 240mg	Colace，Dulcolax，Surfak，各种仿制药	大便软化物质是通过洗涤活动使水渗透大便
	刺激性泻药：比沙可啶，每日 5～15mg；番泻叶，剂量变化见产品标签	Dulcolax，(各种)，Ex-Lax，Senokot，各种仿制药	刺激性泻药的作用机制包括对肠道黏膜的直接刺激或者肠肌丛的刺激而引起肠蠕动。这些制剂也可能通过对液体和电解质的选择性吸收而产生腔道液体积聚性的肠排泄作用

OTC 分类	成分及成人常用量	产品举例	说明
治疗膀胱过度活动症药	奥昔布宁透皮系统,1 贴(贴在腹部、臀部或尾部),每 4 日 1 次	Oxytrol for Women	批准用于治疗女性膀胱过度活跃症状(尿频、尿急、尿失禁)。奥昔布宁是一种具有竞争性毒蕈碱拮抗剂,可以使膀胱平滑肌放松,增加膀胱的容量。在应用到完整的皮肤后,奥昔布宁经皮系统每 4 日使用 3.9mg/d。OTC 配方中含有与处方产品相同的量(Oxytrol)
灭虱药(头虱)	1%苄氯菊酯 0.3%除虫菊酯与 3% ~ 4%胡椒基丁醚合用	Nix RID	不同的使用说明见产品标签。避免接触眼睛。床单、睡衣、梳子和刷子在感染被彻底清除前应每日清洗。对于除虫菊酯,连续治疗 7~10 日可以杀死任何新孵出的虱卵。苄氯菊酯类产品的后遗效应大约有 10 日左右,所以,之后不用重复使用该药,除非是在初步治疗 7 日或更久时发现可见的虱卵
催眠药	苯海拉明,睡前服用 25~50mg 多西拉敏,睡前 30min 服用 25mg	Nytol,Simply Sleep,Sominex,各种仿制药 Unisom,各种仿制药	苯海拉明和多西拉敏都是具有中枢抑制副作用的抗组胺类药物。因为失眠可能是一种需要医治的严重疾病指征,所以当失眠持续超过 2 周时,患者应当去咨询内科医生
戒烟药	尼古丁口香糖,剂量变化参见产品标签 菱形尼古丁香糖糖锭,剂量变化参见产品标签 尼古丁(烟碱,经皮吸收系统),剂量变化参见产品标签	Nicorette,各种仿制药 Nicorette,各种仿制药 Nicoderm CQ,各种仿制药	在行为支持下,联合尼古丁的替代产品,与安慰剂组相比,将会产生大约一倍长时间的戒烟率。认真阅读用法说明,因为产品优势各不相同,自我积累和细心是必要的
减肥药	奥利斯他,含脂肪餐后给予 60mg(不能超过 180mg/d)	Alli	适用于年龄大于 18 岁的超重成年人减重治疗,同时注意辅以低热量、低脂肪饮食和锻炼计划。奥利斯特是一种阻滞饮食脂肪吸收的胃肠道脂肪酶非系统吸收抑制剂。非处方药是处方药一半浓度化的产品(Xenical)

　　表 63-2 列举了一些可能会有效地解决常见医学问题的 OTC 产品。对于有某些病症的患者或服用其他药物的患者中,如何选择一种以上的成分是相当重要的。这些问题在其他章节中讲述。表 63-2 中是根据有效成分的效能和下一段中提出的原则而推荐的产品。

　　1. 选择配方成分和剂型最简单的产品。一般首选单成分的产品。尽管一些复方产品含所有成分的有效剂量,但其他的复方产品则含一些成分的治疗剂量和其他成分的亚治疗剂量。此外,在这些成分中它们的作用持续时间可能会不同,总存在临床医生或患者不知道产品中存在某些活性成分的可能性。例如:在很多咳嗽和感冒制剂中含有对乙酰氨基酚,患者不知道这个药需要单独服用,还服用了含有止痛成分的感冒药,这样有可能导致肝毒性。

　　2. 选择含有有效治疗剂量的产品。

　　3. 消费者和销售者应该仔细阅读"产品实情"标签,根据患者潜在的健康状况的症状和确定选择哪些成分最恰当,并知道患者已经服用的药物;这是至关重要的,因为许多相同品牌的产品使用含有不同用途的不同成分的标签。例如:使用 Allegra 名称的多个产品(具有不同活性成分)包括 Allegra 抗过敏药(盐酸非索非那定)、Allegra-D(盐酸非索非那定和伪麻黄碱)和一种防刺激感药 Allegra 奶油(尿囊素和苯海拉明)。这种跨产品线的"品牌延伸"的营销策略虽然合法,但容易引起混乱,并可能导致用药错误。

　　4. 如果只能服用一种药物,建议推荐通用产品。

　　5. 小心同类产品要"花招"或者言过其实的广告宣传。

　　6. 对于小孩,药物的剂量、剂型和口味是应该考虑的主要问题。

　　OTC 产品中的某些成分应避免或谨慎使用于特定的患

者,因为它们可能会加剧现有的病情或干扰患者正在使用的其他药物的作用。在 OTC 药物成分中常常有许多预料不到的成分。在 OTC 产品中隐藏者许多作用很强的成分,它们的存在一般很难预料到(表 63-3)。虽然 OTC 药物治疗有标准化的标签格式和内容要求,对于特定的适应证在用法、用量、注意事项以及产品中所包含的活性和非活性成分都有说明,但许多患者并不仔细阅读或理解这些信息。由于对 OTC 药成分认识不足,许多提供者认为 OTC 药物是无效甚至是有害的,可能混淆诊断甚至会干扰治疗。例如:无数的 OTC 产品中包含

镇痛药、抗过敏药、咳嗽和感冒药。这些制剂必须避免使用或谨慎使用于伴有 1 型糖尿患者、高血压、心绞痛或甲状腺功能亢进的患者。阿司匹林不应用于病毒感染(伴随或没有发烧)的儿童或青少年,因为它会增加这两类患者患雷氏综合征的风险。阿司匹林和其他非甾体抗炎药应当禁用于活动性溃疡病、某些血小板功能紊乱症以及口服抗凝血药物的患者。西米替丁是一种 H_2 受体阻断剂,也是肝脏药物代谢的抑制剂,能够增加某些血药浓度和毒性,如:苯妥英、茶碱和华法林等。

表 63-3 OTC 产品中隐含的成分

隐含的药物或药物分类	含药的 OTC 类别	产品实例
酒精(乙醇%)	止咳糖浆,感冒药	Theraflu Nighttime(10%);Vicks NyQuil Cold & Flu Liquid(10%);Vicks NyQuil Cough(10%)
	漱口水	Listerine(27%);Scope(15%);Cepacol(14%)
抗组胺药	镇痛药	Advil PM;Alka-Seltzer PM;Excedrin PM;Bayer PM;Goody's PM Pain Relief Powder;Tylenol PM
	经期用药	Midol Complete;Pamprin
	催眠药	Nytol;Simply Sleep;Sominex;Unisom
阿司匹林和其他水杨酸盐	抗酸药	Alka-Seltzer Original;Alka-Seltzer Extra Strength
	止泻药	Pepto-Bismol(碱式水杨酸铋);Kaopectate(碱式水杨酸铋)
	经期用药	Exedrin Menstrual Complete;Pamprin
	感冒/抗过敏制剂	Alka-Seltzer Formulation;Cold & Cough;Night Cold;Sinus
咖啡因(mg/片或按标示)	镇痛药	Anacin(32);Anacin Maximum Strength(32);Arthritis Strength BC(65/预定量小包);BC Powder(65/预定量小包);Excedrin Extra Strength(65);Excedrin Migraine(65);Excedrin Tension Headache(65);Goody's Extra Strength Headache Powder(33 预定量小包);Goody's Cool Orange(65/预定量小包)
	经期用药	Excedrin Menstrual Complete(65);Midol Complete(60);Pamprin Max(65)
	兴奋剂	NoDoz(200);Vivarin(200)
局麻药(常用苯佐卡因)	镇咳药/糖锭	Cepacol Sore Throat Lozenge;Chloraseptic Sore Throat;Sucrets
	皮肤用制剂	Bactine;Dermoplast;Lanacane;Solarcaine
	痔疮用药	Americaine Ointment;Tronolane;Tucks Ointment
	牙痛、唇疱疹和智齿用药	Anbesol;Kank-A;Orajel;Zilactin-B
钠(mg/片或按标示)	镇痛药	Alka-Seltzer Original Effervescent Tablet(567);Alka-Seltzer Extra Strength Effervescent Tablet(588)
	抗酸药	Alka-Seltzer Original Effervescent Tablet(567);Alka-Seltzer Extra Strength Effervescent Tablet(588);Alka-Seltzer Gold(309);Alka-Seltzer Heartburn Relief(575);Brioschi(500/6g dose)

续表

隐含的药物或药物分类	含药的 OTC 类别	产品实例
钠（mg/片或按标示）	感冒/咳嗽制剂	Alka-Seltzer Plus Formulations：Day Cold（416）；Cold & Cough（415）；Cold & Flu（416）；Night Cold（474）；Original Cold（474）；Sinus（474）
	泻药	Fleets 灌肠剂（4,439mg，of which 275~400mg/enema is absorbed）
拟交感神经药物	镇痛药	Excedrin Sinus Headache；Sine-Off；Tylenol Sinus
	平喘药	Bronkaid；Primatene Tablets
	感冒/咳嗽/过敏制剂	Advil Cold & Sinus；Alka-Seltzer Plus（很多）；Cold & Sinus；Congestac；Contac Cold+Flu；Dimetapp（很多）；Dristan Cold；PediaCare（很多）；Robitussin（很多）；Sudafed（很多）；Theraflu（很多）；Triaminic（很多）；Tylenol Cold（很多）；Tylenol Sinus（很多）；Tylenol Allergy（很多）；Vicks（很多）
	痔疮用药	Preparation H（乳膏、软膏、栓剂）

过度使用或滥用 OTC 产品可能会造成重大的医疗问题。一个典型的例子就是在常规使用抗充血鼻喷雾剂 3 日以上时，就会出现充血反弹。对于老年人，一些制酸药（如氢氧化铝）使用不当或长期使用会引起便秘甚至肠梗阻以及低血磷症。滥用泻药可能会导致腹部绞痛、液体和电解质紊乱。失眠、紧张和坐立不安可能是应用了 OTC 制剂中潜在的拟交感神经药物或咖啡因（表 63-3）所致。长期使用一些含有咖啡因的止痛药会产生反弹性头痛，也可能引起间质性肾炎。使用含阿司匹林、其他水杨酸盐、对乙酰氨基酚、布洛芬或者甲氧萘丙酸等成分的 OTC 产品，对于那些每日三次或更多次饮用酒精饮料的患者，会增加其肝毒性和胃肠出血的风险。最近的证据表明，长期使用非甾体抗炎药物会增加心脏病发作和中风的风险。此外，成年人或儿童紧急摄入大量的对乙酰氨基酚，会引起严重的、甚至是致命的肝毒性。抗组胺药可能会引起镇静或嗜睡现象，尤其是同时服用镇静催眠药、镇静药、乙醇或其他中枢神经系统抑制药。含在外用或阴道用的 OTC 药物中的抗组胺药和其他物质可能会发生过敏反应。

最后，根据对 12 岁以下儿童缺乏有效性数据及对儿童严重毒性的报道，儿童用 OTC 咳嗽和感冒药已受到 FDA 的严密监视。经过彻底的审查，FDA 发布了一份建议在 2 岁以下的婴儿和儿童中不要使用非处方咳嗽药和感冒药（如：含有止咳药、祛痰剂、减充血药和抗组胺药的产品），因为有可能出现严重且可能危及生命的、与意外服药过量有关的不良事件，包括心律失常、幻觉和脑病，在 4 岁以下的儿童中"不使用"。FDA 对 2~11 岁儿童使用这些药物的安全性进行了进一步的安全审查。

OTC 产品主要的药物信息来源有三种。《非处方药手册》是对非处方药最全面的资源；它评估了主要的非处方药物类的成分，并列出了许多非处方药的成分。《非处方药物治疗》是每月更新的在线参考，它提供详细的 OTC 产品信息和患者咨询指导。《医生非处方药品案头参考》，是制造商关于非处方药产品的信息的概要，每年出版一次，但对于包含的产品数量多少有些不完整。任何寻求有关 OTC 产品的更具体信息的卫生保健提供者可能会发现下面列出的参考文献很有用。

案例思考答案

非处方药通常含有抗组胺药（如，溴苯丙胺、氯酚胺、苯海拉明）、止吐药（如，美沙芬）、祛痰药（如，古艾芬辛）、鼻解充血药（如，苯福林、伪麻黄碱）。

全身鼻减充血剂（含发泡剂 Alka-Seltzer 和苏达非）会兴奋 α_1-肾上腺素能受体，并可能通过直接的血管收缩效应引起血压升高。此外，非甾体类抗炎药治疗（如：含在雅洛芬 PM 中的布洛芬）会增加血压，并可能降低抗高血压药的效力。NSAIDs 也可能会通过增加液体潴留和升高血压而加重心脏衰竭。心力衰竭患者应避免使用含发泡剂 Alka-Seltzer 的感冒药，由于钠含量高，会导致液体潴留。一剂发泡剂加上感冒药（948mg/剂）中的钠含量超过了心力衰竭患者每日钠摄入量的一半以上。

（龙丽辉　罗璇　译　张殿增　校　邱培伦　审）

参考文献

扫描本书二维码获取完整参考文献。

第64章 膳食补充剂和草药*

Cathi E. Dennehy，PharmD，&
Candy Tsourounis，PharmD

案例思考

一位有冠状动脉疾病、高胆固醇、2 型糖尿病和高血压病史的 65 岁男性患者，出现了有关膳食补充剂的问题。他身体健康，经常锻炼，食用低脂、低盐饮食。他最近的化验结果显示他的低密度脂蛋白（LDL）胆固醇仍略高于正常值为 120mg/100ml（正常值<100mg/100ml），他的糖化血红蛋白控制得很好，在 6%。他的血压也控制得不错。他服用的药物包括辛伐他汀、二甲双胍、贝那普利和阿司匹林。他还经常服用复合维生素 B 补充剂和辅酶 Q10。他现在问如果服用大蒜补充剂是否可以帮助把他的低密度脂蛋白胆固醇降低到低于 100mg/100ml。他使用辅酶 Q10 补充剂的两个基本原理是什么？如果用阿司匹林，什么补充剂可能会增加出血的风险？

天然和未经加工形式的药用植物无疑始于第一位聪明的动物，它注意到某些食用植物改变了特定的生理功能。虽然有大量关于使用植物性补充剂的历史信息，但由于临床研究设计不佳，不考虑随机化错误、混杂因素，仍然存在许多不可靠的信息，最重要的是没有考虑安慰剂效应，因为它对观察到的反应的贡献达 30%~50%。关于膳食补充剂的文献在不断发展，有价值的以证据为基础的资源应该用来评估疗效，指导治疗决策。《药剂师通讯/处方医师通讯天然药物综合数据库》（*Pharmacist's Letter/Prescriber's Letter Natural Medicines Comprehensive Database*）（参考文献）是一个公正的、定期更新的关于植物药基础与临床研究报告的摘要。另一个以证据为基础的资源是《天然产物标准》（*Natural Standard*），其中包括一个国际性的、多学科协作网站，即 http://www.naturalstandard.com。这个数据库中的建议只限于每一种膳食补充剂成分现有研究质量的范围（这两种来源在不久的将来可能会结合在一起）。因此，所有关于阳性结果的论述应只看做是初步的结果，关于安全性的结论现在应该认为只是当时的一种假设。

从法律角度来说，"膳食补充剂"与源自植物（吗啡、洋地黄、阿托品等）的"处方药"是有区别的，它无需开具处方就可以使用；与"非处方药物"也不同，在法律上它是膳食补充剂而不是药物。由于这种区别，在上市销售之前无需证明它们的有效性和安全性，同时按照 FDA 的举证责任，证明膳食补充剂在使用前是有害的，从而限制它的使用或撤出市场。此外，已经上市销售的膳食补充剂没有检测剂量反应关系或毒性，对致突变性、致癌性和致畸性缺乏足够的测试。尽管禁止制造商销售不安全的或无效的产品，FDA 已经遇到了保健品行业的重大挑战，很大程度上是由于膳食补充剂制造商强大的游说努力和膳食补充剂健康与教育法（DSHEA）在解释上的多变性。DSHEA 将膳食补充剂定义为用于补充饮食中的维生素、矿物质、草药或其他植物药、氨基酸、增加膳食摄入量的补充剂或者浓缩物、代谢物、成分、提取物或这些成分的任何组合。本章的目的是首选植物为基础的物质和某些合成纯化的化合物作为膳食补充剂。在这些纯化的化合物中，葡萄糖胺、辅酶 Q10 和褪黑激素都具有显著的药用价值。

本章提供了一些历史观点，并描述了由随机、双盲、安慰剂对照、荟萃分析和系统评价所提供的有关此类中最常用的几种药物的证据。麻黄碱，麻黄中的主要活性成分，在第 9 章讨论。

历史和管理因素

根据 DSHEA 的解释，膳食补充剂在美国不属于非处方药，而是用于保健的食品增补剂。从法律角度讲，膳食补充剂是为了补充食品中的营养成分，但是消费者可能会把它们当药物来

---

*为了避免法律责任和行政管理的干预，销售这些物质的企业常用术语"膳食补充剂"代替"草药"和"植物药"。出于这个原因，本章也采用与它们相同的术语。

使用,甚至用它们代替药品或者与药品一起使用。

　　1994 年,受日益增长的"消费者主义"的影响以及制造商强大的游说努力的影响,美国国会通过了 DSHEA。DSHEA 要求为保健品行业建立药品制造规范(GMP)标准。然而,直到 2007年,美国 FDA 才对提议的 GMP 标准做出最后裁定。这 13 年的延迟使得保健品制造商自我规定生产方法,所以造成了许多诸如掺假、冒牌和污染事件的发生。例如,最近的一项研究使用DNA 条形码确认植物药含量的技术评估了含 30 种植物的 44种植物药,发现 32%的样品有产品代替的情况(见 Newmaster参考)。即使按照 GMP 标准,则仍然是有问题的。在新的GMP 标准被满足时,膳食补充剂制造商应该遵守这个法规。然而,FDA 调查和监督制造标准方面的资源有限,特别是许多成分的原料供应商在国外。因此,膳食补充剂成分原料的供应链很复杂,联邦监管部门不能及时有效地监督所有的制造单位。

　　由于膳食补充剂制造商自我管理带来的问题,在 2006 年颁布了另一个法律,即"膳食补充剂和非处方药品消费者保护法"。这个法律要求制造商、包装商以及膳食补充剂经销商向FDA 提交严重不良反应事件的报告。严重不良反应事件被定义为死亡、威胁生命的事件、住院治疗、持续或严重残疾或失能、先天性畸形或出生缺陷以及根据合理的医学判断需要医药或手术干预防止这种结局发生的不良事件。如果强制执行这个要求,并和消费者合作,这些报告可以识别不良影响的发展趋势,有助于提醒公众注意安全问题。

使用植物药的临床方面

　　许多美国消费者已经接受了将膳食补充剂作为他们自己的"自然"保健方法。不幸的是,对这些补充剂的安全性和有效性的误解很常见,一种可以被称为"自然"的物质当然不能保证它的安全性。事实上,如果制造商不遵循 GMP,也可以造成有意或无意的植物物种替换(如:误认)、药品掺假或者污染。

　　各种膳食补充剂的不良反应已经记录在案。然而,也有不良反应事件漏报的现象,这可能是由于消费者没有定期报告和不知道如何报告副作用,如果他们怀疑是由于膳食补充剂消费引起的。此外,很少对所涉及产品进行化学分析,包括在文献中描述有不良反应事件的产品。这将造成混乱,不知道不良反应是由掺杂物引起的还是主要成分引起。在某些情况下,草药的化学成分可能导致明显的毒性。一些应该谨慎使用的或禁用的草药在表 64-1 中列出。

表 64-1　各类补品及其一些相关的风险

商品名、学名或植物部位	预期用途	有毒成分及作用	注释
乌头毒草 乌头属	止痛药	生物碱,心脏和中枢神经系统作用	避免使用
马兜铃酸 马兜铃属	传统中药;各种用途	致癌物质,肾毒性	避免使用
黑升麻 总状升麻	更年期症状	肝毒性	避免使用[1]
玻璃苣 玻璃苣属 顶芽,叶子	抗炎、利尿药	咯烷类生物碱,肝毒性	避免使用
小榭树 矮橡林 细枝,叶子	抗感染、抗氧化、抗癌	肝毒性	避免使用
款冬 款冬属 叶子,花	上呼吸道感染	咯烷类生物碱,肝毒性	避免摄入植物的任何部分;叶子用于局部抗炎时不超过 4~6 周
紫草 聚合草属 叶子和根	内服助消化;局部使用促进伤口愈合	咯烷类生物碱,肝毒性	避免摄入;局部使用不超过 4~6 周
麻黄 麻黄属	节食辅助药;兴奋药;支气管扩张药	中枢神经系统毒性,心脏毒性	避免应用于存在以下风险的患者:心肌梗死,非控制型血压,癫痫发作以及普通的焦虑症状

续表

商品名、学名或植物部位	预期用途	有毒成分及作用	注释
石蚕 金叶香科属 叶子,顶芽	节食辅助药	肝毒性	避免使用
腺提取物(胸腺、肾上腺和甲状腺)	替代激素药	细菌、病毒及朊病毒传染风险	避免使用
人胎盘衍生物	抗风湿药;抗感染药	细菌、病毒及朊病毒传染风险	避免使用
金不换	止痛药;镇静药	肝毒性	避免使用
醉椒根	抗焦虑	肝毒性	避免使用
薄荷油 唇萼薄荷或 Hedeoma pulegioides 提取物	助消化药;月经诱导药;堕胎药	胡薄荷酮和胡薄荷酮代谢物,肝功能衰竭和肾衰竭	避免使用
商陆根 垂序商陆	治抗风湿药	出血性胃炎	避免使用
蜂王浆 意蜂(蜂蜜)	补药	支气管痉挛,过敏	避免用于患有以下疾病的患者:慢性过敏或呼吸病,慢性梗阻性肺病,肺气肿和特异反应性
黄樟 白檫 根,皮	血液稀释药	黄樟醚油,动物的致肝癌物	避免使用

[1] 已经出现肝毒性病例;这些病例偶见于广泛使用黑升麻者

　　膳食补充剂使用中的一个重要的危险因素就是对药物相互作用缺乏充分的测试。由于植物药可能包含上百种活性及非活性成分,所以,要研究其他药物联合应用时的潜在的药物相互作用非常困难,且费用昂贵。这可能给患者带来严重的风险。

■ 植物药

紫锥菊(紫锥花属)

化学

　　使用最广泛的三种紫锥菊分别是紫斑紫锥菊、苍白紫锥菊和狭叶紫锥菊。该属植物化学成分主要包括黄酮类、脂溶性成分(如:氨基醇、聚乙烯等)、水溶性多糖及水溶性咖啡酰结合物(如:松果菊苷、菊苣酸和咖啡酸)。市场上销售的任何紫锥菊花属制剂中,这些成分的相对含量都取决于使用的品种、加工方法和植物的部位。紫斑紫锥菊的临床试验研究最广泛。虽然紫锥菊的有效成分还不完全清楚,紫斑紫锥菊中的菊苣酸和苍白紫锥菊和狭叶紫锥菊中的松果菊苷以及氨基醇、多糖,常常被注明有免疫调节活性。然而,大多数商业制剂都没有对特定成分标准化。

药理作用

　　1. 免疫调节 紫锥菊对免疫系统的影响是有争议的。对商业销售的紫斑紫锥菊制剂进行的人体内研究表明,它可以增加吞噬细胞的吞噬能力,提高循环中的总白细胞、单核细胞、中性粒细胞和自然杀伤细胞数,提示有免疫调节作用。在体外,紫斑紫锥菊的地上部分的标准化乙醇提取物(称作 Echinaforce)可以抑制炎性细胞因子白介素 6 和 8 水平的提高,在人三维模型还可抑制 I A 型鼻病毒引起的黏蛋白分泌,这种模型是模拟在体内可以看到的情形。这种提取物对细胞因子的作用没有影响。

　　2. 炎症效应 紫锥菊的某些成分在体外已被证实具有抗炎活性,抑制可能涉及的环氧酶、5-脂氧酶和透明质酸酶。在动物,紫斑紫锥菊用于之前使用局部刺激剂的足爪和耳部,可以使足爪和耳朵的水肿减轻。尽管实验研究、随机临床对照试验结果都验证了紫锥菊的伤口愈合作用,但至今在人体还没有应用。

　　3. 抗菌、抗真菌、抗病毒和抗氧化作用 一些体外研究报道,紫锥菊组分有微弱的抗菌、抗真菌、抗病毒和抗氧化活性。例如:证明 Echinaforce 对流感病毒和单纯疱疹病毒有抗病毒作用($MIC_{100} < 1\mu g/ml$),并对人类支气管细胞内尿脓链球菌、流感嗜血杆菌和嗜血军团菌有杀菌作用。在试管中,Echinaforce 能

使禽流感病毒(H5N1、H7N7)和猪流感病毒(H1N1)灭活,并与推荐的口服剂量的效果一致。这个提取物阻断了早期病毒复制和进入细胞的关键步骤(例如:病毒的血球凝聚作用和神经氨酸酶活性)。它对细胞内病毒的作用较弱。在人类皮肤纤维细胞中进行的体外研究也表明,Echinaforce对痤疮丙酸杆菌显示有杀菌活性,并抑制其引起的炎症细胞因子分泌。

临床试验

紫锥菊最常见的用途是增强感冒或其他呼吸道感染的人的机体免疫功能。

两个综述评估了紫锥菊对这种基本适应证的有效性。一个综述是由Cochrane协作组织完成,涉及24个随机试验和33个紫锥菊单体制剂和安慰剂的双盲比较试验,试验收录的患者包括涉及紫锥菊治疗或预防的感冒患者。预防试验的主要效能结局是感冒的发生率,而治疗试验是感冒症状持续的时间。总之,这篇综述没有发现紫锥菊(所有种属)治疗感冒的有益证据,紫斑紫锥菊植物地上部分用乙醇提取物制备的制剂或压榨获取的汁液作为治疗成人感冒的首选药,但总的治疗效果较弱。在预防试验中,汇总的结果认为,相对风险降低的很少,只有10%~20%,但是在个体试验中却没有显著的收益一个有关紫锥菊治疗或预防感冒的涉及14个随机、安慰剂对照试验的独立Meta分析结果发表在柳叶刀杂志上。在这个综述里,紫锥菊使有明显感冒体征和症状发生的风险降低了58%,使症状持续时间缩短了1.25天。然而,这个综述被使用紫锥菊多组分制剂的四个临床试验和对自然感冒使用了鼻病毒疫苗的三项研究混淆了。

紫锥菊已经被用作化疗后造血功能恢复的研究,它还被用作治疗尿路和阴道感染的辅助药物。这些适应证在接受临床实践之前还需要进一步研究。紫斑紫锥菊治疗生殖器疱疹无效。

不良反应

口服商用制剂的不良反应最小,最常见的不良反应包括味觉差、胃肠不适或皮疹等。在一项大规模的临床试验中,使用口服紫锥菊产品的儿科患者比服用安慰剂的患者明显更有可能产生皮疹。

药物相互作用和注意事项

在对紫锥菊免疫调节方面的作用明确之前,这个药物最好避免应用于免疫缺陷患者(如:AIDS病患者、癌症患者)、自身免疫系统疾病患者(如:多发性硬化症、类风湿性关节炎)。尽管没有与紫锥菊有关的药物相互作用的报道,理论上,紫锥菊也应该避免用于正在服用免疫抑制剂的患者(如:器官移植者)。

剂量

建议使用包装标签上的剂量,因为剂量会根据产品制造方法的不同而有所改变。由紫斑紫锥菊地上部分制备的标准制剂(Echinaforce,Echinaguard),乙醇提取物或新鲜压榨的汁液,可作为治疗普通感冒的首选,如果在感冒症状发生24小时内服用。使用时间不能超过10~14天。

大蒜(百合科葱属植物)

化学成分

大蒜的药理活性涉及许多有机硫化合物。干燥粉末制剂中包含许多来源于大蒜原料的许多化合物,常常以大蒜素或蒜氨酸标准化含量。蒜氨酸为大蒜的特殊气味,而且大蒜素是它的化学前体。干燥粉末状制剂通常被包上肠溶衣以保护蒜氨酸酶(将蒜氨酸转变为大蒜素的酶)的活性,免得被胃酸降解。陈年大蒜提取物已在临床试验中研究,只是研究的程度不及干燥的大蒜粉末。陈年大蒜提取物因不包含大蒜素或蒜氨酸,所以无异味,它的基本成分是水溶性有机硫化合物,该制剂包装以S-烯基半胱氨酸为质量控制标准物质。

药理作用

1. 心血管作用 在体外,大蒜素和相关化合物能够抑制与胆固醇生物合成有关的HMG-CoA还原酶(第35章),表现有抗氧化活性。一些临床试验已经研究了大蒜的降血脂潜力。Reinhart和他的同事进行了一项荟萃分析,涉及29项随机、双盲、安慰剂对照试验,发现总胆固醇(0.19mg/dl)和甘油三酯(0.011mg/dl,1.1mg/dl)均有微小但显著地降低,但对低密度脂蛋白(LDL)或高密度脂蛋白(HDL)没有影响。最近的一项对26个随机、双盲、安慰剂对照试验的荟萃分析发现,与安慰剂相比,大蒜组的总胆固醇(0.28mg/dl,9.3mg/dl)显著降低。没有观察到对低密度脂蛋白或高密度脂蛋白的影响。长期(12周)的试验表明,与短时间(0~4周)的试验相比,总胆固醇和甘油三酯的降低幅度更大,大蒜粉和陈大蒜萃取物的效果最大。这些数据表明,大蒜在降低总胆固醇和甘油三酯方面有一个小而显著的好处。高密度脂蛋白和低密度脂蛋白的变化表明,大蒜不太可能在临床上与高脂血症患者相关联。

临床试验报告,摄入大蒜后有抗血小板效应(可能通过抑制血栓烷胺的合成或刺激一氧化氮的合成)。大多数人的研究也表明了纤维蛋白溶解活性的增强。这些效果与抗氧化效果(例如:对低密度脂蛋白的抗氧化作用增强)和总胆固醇的减少可能对动脉粥样硬化患者有益。一项在患有晚期冠状动脉疾病的患者中进行的随机、对照试验发现,他们食用了大蒜干粉4年,与安慰剂相比,在二级标记(颈动脉和股动脉的斑块积聚)显著减少,但未评估主要的终点(死亡、中风、心肌梗死)。

大蒜成分可能会影响血管的弹性和血压。已经提出了各种各样的机制。有一个针对人的这个适应证进行的限量的30个随机对照试验。10项试验的系统性回顾和荟萃分析发现,在收缩压没有升高的患者中,对收缩压或舒张压没有影响,但在3项涉及收缩压升高的试验中,收缩压和舒张压明显降低。在一项少量随机对照试验的Cochrane评论中发现,大蒜单疗法有预防高血压患者心血管疾病和死亡率作用。虽然这些试验没有结果,但表明观察到的减少是不常见的,而且不太可能在临床上评估对心血管事件有意义的影响,该综述确实发现,与安慰剂相比,收缩压和舒张压显著降低。另一项关于大蒜对周围闭塞性疾病影响的综述发现,对这一症状的支持力度不够。

2. 内分泌作用 大蒜对糖尿患者葡萄糖代谢的影响并没

有显著性意义。但是,大蒜中特定的有机硫成分,在非糖尿病模型动物上显示出了降血糖的作用。

3. 抗微生物作用 据报道,大蒜素在体外具有抗革兰氏阳性菌、革兰氏阴性菌、真菌(白色念珠菌)、原虫(痢疾阿米巴)以及某些病毒的活性,主要作用机制涉及对这些微生物所需的巯基酶的抑制作用。既然已有安全有效的抗生素处方,那么大蒜在该领域的用途很有限。

4. 抗肿瘤作用 在啮齿类动物的研究表明,大蒜可以抑制结肠、食管、肺、乳腺及胃等部位癌症的前致癌物,可能是通过对致癌物的解毒作用而降低致癌物质的活性。一些流行病学的病例对照研究表明,高膳食大蒜可以减少胃癌、食管癌和结肠直肠癌的发生率。现在的研究集中在特异性机硫大蒜化合物对动物在体肿瘤模型和人类肿瘤细胞系的效应。

不良反应

口服后,大蒜产品的的副作用可能包括恶心(6%)、低血压(1.3%)、过敏(1.1%)以及出血(罕见)。服用推荐剂量的大蒜粉末肠溶衣制剂,通常有 20% ~ 40%的人可出现呼吸或体味变化。接触大蒜原料可能会引起接触性皮炎。

药物相互作用和注意事项

因为据报道大蒜有抗血小板作用,所以患者在服用抗血栓类药物(如:华法林、阿司匹林和布洛芬)时应慎用大蒜;谨防出现血压变化以及出血的症状和体征;大蒜可能会降低一种抗病毒蛋白抑制剂沙奎那韦的生物利用度,但是它似乎并不影响力托那韦的生物利用度。

剂量

干燥粉末状大蒜标的准化产品要求含有 1.3%的蒜氨酸(大蒜素的前体物质)或有产生 0.6%大蒜素的潜力。推荐使用肠溶衣制剂以使活性物质的降解达最低水平。最常见的用法为每天食用 600 ~ 900mg 大蒜粉末,相当于每天食用 2 ~ 4g 的生蒜。蒜泡能含到 1.8%蒜氨酸。

银杏(白果)

化学

银杏叶提取物是用银杏树叶制备的。最常见的制剂是将 50 份银杏原叶浓缩成一份提取物的方法制备。银杏的活性成分是黄酮糖苷和萜类化合物(如:银杏内酯甲、乙、丙、丁和白果内酯)。

药理作用

1. 心血管作用 在动物模型和一些人体研究中,银杏显示增加血流量、减少血液黏度以及促进血管扩张作用,因而增加了组织灌注量。在动物模型已经观察到强的内源性 NO 效应(第 19 章)和对血小板活化因子的拮抗作用。

人们已研究了白果对轻中度周围动脉闭塞性疾病的作用。11 项涉及 477 名参与者的随机、安慰剂对照试验研究表明,每天服用 120 ~ 160mg 标准化银杏叶提取物(EGb761)6 个月,并与对照组比较,观察到对无痛步行距离改善没有明显的趋势(延长 64.5 米,$p = 0.06$)。作者的结论是,标准提取物对该适应证没有影响。

银杏的记忆评价(GEM)研究和最近发表的 GuidAge 研究评估了约 3 000 名认知正常或轻度认知障碍的老年(70 岁以上)成人使用银杏 5 ~ 6 年的心血管结局以及阿尔茨海默氏痴呆发病率。在患高血压或在高血压前期的人,每日使用 240mg EGb761 并不影响高血压的发病率或降低血压。观察到对心血管疾病死亡率,缺血性中风或事件或出血性中风没有显著影响。

2. 对代谢的影响 已经观察到银杏的黄酮成分和一些萜类成分具有抗氧化和清除自由基的小性质。在体外研究报道,银杏具有超氧歧化酶活性及清除超氧负离子和羟基的性质。还观察到黄酮提取物有抗凋亡的作用。在一些研究中还证明它限制缺血损伤动物模型的自由基形成并显示了保护作用,在冠状动脉旁路手术(搭桥)中有减少患者氧化应激标志物的作用。

3. 中枢神经系统作用 对老年动物模型长期给予银杏制剂 3 ~ 4 周后,会引起中枢神经系统受体和神经递质的改变,毒蕈碱受体、α_2 受体和 5-HT$_{1a}$ 受体的密度增加,β 肾上腺素受体密度减少。还报道银杏增加血清乙酰胆碱和去甲肾上腺素水平,增加突触末梢对 5-HT 的再摄取。其他作用包括降低皮质酮的合成以及抑制 β-淀粉样纤维的形成。银杏已被用来治疗脑供血不足和阿尔茨海默症。然而,脑机能不全包括许多表现,范围从注意力不集中、思绪混乱到焦虑、抑郁和身体方面的毛病如听力丧失和头痛。出于这个原因,评价脑机能不全的研究倾向于包括许多类型,比评价痴呆症的试验更难。的困难。由 Cochrane 协作组织开展的一项有关银杏对认知功能障碍和痴呆的影响的荟萃分析。他们回顾了 35 项随机、双盲及有对照试验研究,用药时间跨度为 3 ~ 52 周。在用药 12 ~ 24 周时,观察到银杏显著地提高了认知能力和日常生活质量,然而,临床整体素质的显著提高出现于 24 周而不是 12 周,因此时作者的结论是,银杏在治疗认知障碍和痴呆症时,其作用难以预测,不太可能有临床相关性。

另一个使用 EGb761 12 ~ 52 周的九项随机、双盲试验的独立荟萃分析(八个安慰剂对照试验和一个多奈哌齐的对比试验),患者的录入标准限于有老年痴呆、血管性痴呆或混合痴呆型。对接受银杏与安慰剂的患者进行比较,结果观察到,所有痴呆患者的认知能力显著改善,老年痴呆型痴呆患者的认知和日常生活活动显著改善。这表明,诊断为痴呆的症患者比轻度认知障碍的患者可能受益更多。

在 GEM 和 GuidAge 研究中评价了银杏作为预防剂防止痴呆进展的影响。没有观察到从 5 ~ 6 年的银杏治疗的益处。

4. 其他方面的作用 人们已经研究了银杏对过敏、支气管哮喘、健康人瞬时记忆力、非痴呆成人、勃起功能障碍、耳鸣、听力丧失和黄斑变性等的影响。但是这些研究都不足以为任何这些情况的临床用药提供充分的证据。

不良反应

已经报道的银杏的一些不良反应与安慰剂相同主要包括恶心、头痛、胃部不适、腹泻、过敏、焦虑和失眠等。少数病例报告还指出,应用银杏的患者会有出血并发症。在这些出血病例中,这些患者往往同时使用了阿司匹林或华法林。

药物相互作用和注意事项

其他单个案例报告指出,银杏与依法韦伦组合引起抗病毒治疗失败;银杏与曲唑酮组合产生镇静作用;银杏与利培酮组合引起阴茎持续勃起症;与丙戊酸和苯妥英组合时出现癫痫,在肯定的结论得出前,所有的保证是进行进一步的药代动力学研究。已报告癫痫是银杏的毒性作用,最有可能是叶子配方遭受到种子污染的缘故。生银杏种子可以引起癫痫是由于银杏毒的存在。银杏制剂应避免用于癫痫病患者。

剂量

质量标准规定,银杏叶的干燥提取物应含有 24% 黄酮糖苷和 6% 萜类内酯,干燥提取物的日剂量为 120~240mg,分 2~3 次服用。

人参

化学

人参可能来源于人参属的几个品种。其中人参的中国和朝鲜变种高丽参和美国变种西洋参的粗制品或提取物是美国消费者最常用的产品。人参中的活性成分是称作人参皂苷或人参英糖苷的三萜皂苷糖苷,其中大约有 30 多种。建议商用高丽参标准制剂要求人参皂苷的含量为 4%~10%。

其他一些植物药通常也以人参的名义销售,但是它们并不是人参属,这些植物包括西伯利亚人参(刺五加)和巴西人参(白檀树),其中西伯利亚人参在美国应用的更广泛。西伯利亚人参含有的有效成分是刺五加皂苷而非人参皂苷。至今,对于西伯利亚人参产品,还没有推荐刺五加皂苷的标准含量。

药理学研究

有关人参皂苷潜在的药理作用的文献十分广泛。遗憾的是,这些研究在许多方面有所不同,包括所用的人参品种、研究的人参皂苷、提取物纯化程度、研究动物品种、涉及的剂量和浓度和评估反应的手段等。报道的人参有益药理作用包括:调节免疫功能(诱导白介素-2 和 1α、γ 干扰素、粒细胞-巨噬细胞集落刺激因子 mRNA 的表达、激活 B 细胞、T 细胞、自然杀伤细胞和巨噬细胞);中枢神经系统效应包括提高神经祖细胞增殖的能力和提高中枢大脑皮层乙酰胆碱、血清素、去甲肾上腺素和多巴胺的水平;其他效应包括抗氧化活性、抗炎作用(抑制肿瘤坏死因子 α、白介素-1β 和血管和细胞内细胞黏附分子)、抗应激活性(如:兴奋垂体-肾上腺皮质系统、激动糖皮质激素受体)、镇痛(抑制 P 物质);血管调节作用(提高内皮素水平、抑制前列腺素产生)、心脏保护作用(减少心肌缺血动物模型的心室重构和心肌肥厚)、抗血小板活性;改善糖代谢(减少胰岛 beta 细胞死亡)、增加胰岛素的释放、胰岛素受体数目以及胰岛素的敏感性)、抗癌性质(减少肿瘤血管生成、增加肿瘤细胞凋亡)。这些广泛的作用需要认真复习。

临床试验

人参最常被提到的作用是帮助人类提高身心功能或者是被称作"适应原"的功能,是一种机体遇到应激或有害的刺激时能帮助机体恢复正常的药物。然而,所有评价人参这些适应证的临床试验却很少显示出这些方面的益处。一些评价人参对"生活质量"影响的随机对照试验声称高丽参对一些行为、认知功能以及生活质量的分量值有明显的改善分量值,但对对生活质量的整体总分很少有影响。有关西洋参和高丽参降低患有或不患有糖尿病受试者餐后血糖指数方面观察到了更好的结果。在一次系统性主题回顾中,评价了 15 项研究(13 项随机性的和两项非随机的),其中有 9 项研究报道可以显著降低血糖。一些随机对照试验报道,西洋参和高丽参在抑制上呼吸道感染中的免疫调节作用。健康老年人服用人参 2~4 个月,可以减少感冒发生的风险,缩短感冒症状的持续时间。但是,由于这些结果来源于不同的实验,因此不建议用人参治疗这个适应证。初步研究还断言,长期服用人参具有非器官特异性的防癌作用,并且与安慰剂比较,服用西洋参 2 个月可以缓解癌症患者的疲劳症状。总之,目前最强力支持的是使用人参或西洋参与它的预防感冒、降低餐后葡萄糖、非特异性癌症预防效应和可能缓解癌症疲劳的益处。

不良反应

阴道出血和乳腺痛在病例报道中已有描述。服用大剂量(大于 3g/d)高丽参的患者,已报道发生有中枢神经系统兴奋作用(如:失眠和神经过敏)和高血压,这可能跟人参中含有的甲基黄嘌呤有关。人参对血管调节作用的临床意义不大。

药物相互作用和注意事项

如果精神病患者在使用人参的同时使用其他药物(如:苯乙肼、锂盐和神经镇静药)会出现易怒、失眠和躁狂行为的情况已见报道。服用任何精神病药、雌激素药物和降血糖药物的患者应慎用人参。人参有抗血小板的性质,应避免与华法林联合使用。体外和动物模型中研究报道称高丽参和西洋参有细胞因子刺激作用。在一项随机、双盲和安慰剂对照试验研究中,使用高丽参药物 8~12 周显著地增加了自然杀伤细胞的活性。免疫功能不全的个体、服用免疫兴奋药物以及天生有免疫缺陷疾病者应谨慎使用人参类产品。

剂量

1~2g 天然人参根或等价物被认为是人参的标准剂量。200mg 的人参标准提取物相当于 1g 天然人参根。商标制剂金生能(Ginsana)在一些临床试验用作人参的标准化提取物,而且在美国也有销售。

奶蓟草(水飞蓟)

化学

奶蓟草的果实和种子含有一种黄酮木脂素类亲脂性混合物,称:水飞蓟素。水飞蓟素占干药草的 2%~3%,由三种主要的异构体组成,它们分别是水飞蓟宾(也被称作 silybinin 或 silibinin)、水飞蓟亭(silichristin)和水飞蓟宁(silidianin)。水飞蓟宾是最常用,也是三种异构体中最有潜力的药物,水飞蓟的混合物中有 50% 以上是水飞蓟宾。产品质量标准要求含 70%~80% 水飞蓟宾。

药理作用

1. 肝病　在动物模型中,据称奶蓟草可以限制肝损伤相关的各种毒素,包括我膏菌菇、半乳糖胺、四氯化碳、扑热息痛、辐射、寒冷缺血和乙醇等。一些体内体外研究表明,水飞蓟素可以降低脂质过氧化、清除自由基以及提高谷胱甘肽和超氧化物岐化酶的水平。这可能归功于增强了细胞膜的稳定性,减少毒素进入。

奶蓟草表现有抗炎活性。在体外,水飞蓟宾有强的、非竞争性地抑制脂氧酶的活性,从而减少白三烯的形成。在体内,在急性炎症期,可以观察到水飞蓟能抑制白细胞迁徙,这可能也是其抗炎作用的一个因素。水飞蓟素也能抑制细胞核因子(NF-κB)炎性反应调质。奶蓟草最不寻常的药理作用机制之一包括它可以提高非恶性肝细胞 RNA 聚合酶 I 的活性,但这种作用在肝癌或其他恶性细胞系中没有发现。通过增加这种酶的活性,奶蓟草可以提高健康细胞的蛋白合成和细胞再生,但是不包括恶性细胞。在一个肝硬化动物模型中,它能减少胶原蛋白的积累,在体外模型中,它减少了能产生纤维的细胞因子转化生长因子 β 的表达。如果得到证实,奶蓟草有治疗肝纤维化的作用。

在动物模型,水飞蓟素可以剂量依赖性地促进胆汁流动,这将有益于胆汁郁积患者的治疗。但是,直到今天,还没有充足的证据保证乳液大蓟应用于以上适应证。

2. 化疗作用　初步在体外和动物研究了水飞蓟素和水飞蓟宁对几种癌细胞株的作用。在小鼠皮肤癌模型的研究中,水飞蓟宁和水飞蓟素据说具有抑制肿瘤发生和进展的作用。据报道,水飞蓟素对多种人类恶性肿瘤细胞系(如:黑色素细胞、前列腺细胞、白血病细胞、膀胱移行细胞乳头瘤细胞以及肝癌细胞)有诱导肿瘤细胞编程性死亡的作用。在体外培养的人乳腺癌和前列腺癌细胞系报道,水飞蓟素可能通过诱导 G1 细胞周期停滞而抑制细胞的生长和增殖。奶蓟草治疗癌症的临床究还不充分,但是对化疗患者的初步试验显示,它可以改善肝脏功能(例如:降低血液中的肝转氨酶浓度)。没有足够的数据支持用于癌症患者。在使用抗氧化剂化合物的化学治疗剂之前,应先考虑奶蓟草的抗氧化潜力。

3. 催乳作用　奶蓟草在历史上是助产士为孕妇或产后妇女催乳的草药。奶蓟草可以增加雌鼠产生泌乳素的量。因此,它有可能对人类母乳的生产产生影响。然而,临床试验数据缺乏这方面的证据,与护理母亲和婴儿的安全数据一样。除非有更多的可用数据,牛奶蓟不应用于这一适应证。

临床试验

奶蓟草已经被用来治疗人类急慢性中毒性肝炎、酒精性肝病以及毒素引起的肝损伤。一个包括 13 项随机试验的系统性回顾显示,915 名酒精肝、乙肝或丙肝患者使用水飞蓟素 6 个月没有显著的减少各种原因所致的死亡率、肝脏组织病理和肝病并发症。来自所有调查试验的数据断言它可以显著地降低肝相关性的死亡率,但当数据限于设计和对照较好的试验时这没有这方面的作用。结论是,奶蓟草提高肝肝功能或降低肝病死亡率的作用目前还没有充足的证明。最近对干扰素治疗无反应的

丙型肝炎患者进行的多中心、双盲、安慰剂对照临床试验中,未能显示出服用 420mg 和 700mg 牛奶蓟 24 周降低血清 ALT 水平的益处。在第 24 周牛奶蓟也没有对平均血清丙肝病毒(HCV)RNA 水平和治疗耐受丙型肝炎感染患者的丙氨酸转氨酶水平产生影响。相比之下,在治疗耐药的丙型肝炎感染患者中,静脉注射的静脉注射剂对降低 HCV RNA 水平和丙氨酸转氨酶水平有一定的好处。这表明制剂和口服生物利用度可能会影响治疗结果。

虽然还没有被证实奶蓟草是人类急性肝中毒的解毒剂,但是静脉用水飞蓟宾已经在欧洲上市并用作毒我膏菌中毒的解毒药。这种用法是根据病例对照研究报道的有利结果。

不良反应

据报道,使用推荐量的奶蓟草很少产生不良反应。在临床试验中,奶蓟草不良反应(如:胃肠不适、皮疹和头痛)的发生率与安慰剂相同。

药物相互作用、注意事项和剂量

牛奶蓟并不会显著改变由 p-糖蛋白转运蛋白或细胞色素酶代谢的其他药物的药物动力学。在最近的一篇综述中,该草本植物的影响被列为"对人类的药物相互作用没有风险"的药物。推荐剂量为 280~420mg/d(按水飞蓟宾计算),分 3 次服用。

圣约翰草(贯叶金丝桃)

化学

圣约翰草,也称金丝桃,含有很多种化学成分,这些成分可能与它物治疗抑郁症的药理活性有关。金丝桃素,是一种目前市场上圣约翰草销售品的标准化指标,也认为是最基本的抗抑郁活性成分。最近人们的注意点集中在了贯叶金丝桃上,但是也可能其中有几种化合物同时发挥了抗抑郁作用。约翰草的商业生产通常是先将剁碎的干燥花浸泡在甲醇中以得到含水酒精提取物,干燥即得。

药理作用

1. 抗抑郁作用　金丝桃素起初报道有抑制单胺氧化酶 A 和 B 的性质,后来的研究发现,发挥这种抑制作用所需浓度要高于已获得的推荐剂量。应用商业化含水酒精提取物进行的体外研究结果表明,它具有抑制神经末梢 5-羟色胺、去甲肾上腺素和多巴胺再摄取的作用。虽然金丝桃素组分并没有表现出对这些体系中任何一个再摄取有抑制作用,但是贯叶金丝桃却有这样的作用。据报道,对啮齿类动物长期给予金丝桃的商用提取物,可以显著性地下调皮层 β 肾上腺素受体表达和上调 5-羟色胺受体(5-HT₂)的表达。

在体外试验观察到的其他作用包括金丝桃素部分可以和 σ 受体结合、商用金丝桃提取物可以和 GABA 受体结合。提取物还可以减少白介素-6 生成。

a. 抗抑郁作用的临床试验:最近的系统性回顾和荟萃分析涉及 29 项随机、双盲和对照试验(其中 18 项将圣约翰草与安慰

剂对照比较、7 项与三环类抗抑郁药比较以及 7 项与选择性 5-羟色胺再摄取抑制剂［SSRIs］比较）。据报道，圣约翰草比对照药更有效，并且对轻度至中度抑郁症的治疗效果与处方对照药（包括 SSRIs）的作用相当。对于轻、中度抑郁症，许多试验使用圣约翰草的剂量为 900mg/d，连续应用 4~12 周。

　　19 项试验中的抑郁症的严重度为轻到中度，9 项试验中的为中度到重度，一项试验没有说明。据报道，在一项长期但没有对照的试验中，使用圣约翰草 52 周，减少了轻到中度抑郁症患者的抑郁分数。以上报道的这些数据和作用机制表明圣约翰草可能有缓解轻到中度抑郁症症状的作用。由于这些临床研究的研究时间短，12 周以上的效果还需要进一步研究。

　　b. 其他情绪相关疾病的作用：圣约翰草对几个情绪相关的其他适应证的影响已经研究，包括经前紧张症、更年期病症、躯体病样精神障碍和焦虑症。然而，参与这些研究的人数太少，没取得有关疗效的明确的结论。

　　2. 抗病毒和抗癌作用　圣约翰草中的金丝桃素成分对光不稳定，暴露在一定波长的可见光或紫外光 A 下时可被激活。金丝桃素（给药前经光激活的）的制剂已经用于实验性治疗 HIV 感染（静脉内给药）和基底及鳞状上皮细胞癌（病变部位给药）。在体外，光激活的金丝桃素可以抑制许多有被膜和无被膜的病毒，也可以抑制一些肿瘤细胞的生长。对蛋白激酶 C 和单线态氧自由基生成的抑制假设是其可能的机制，后者可能还会抑制细胞生长或引起细胞编程性死亡。在这些研究中，使用的是从圣约翰草中分离的金丝桃素，而常用的圣约翰草含水醇提取物对这些适应证的作用还没有研究，所以，提取物不应推荐用于病毒性或癌症患者。

不良反应

　　与圣约翰草中金丝桃素和伪金丝桃素有关的光敏作用已有报道，所以服用本产品的患者**在暴露阳光时**应穿戴防晒服和眼罩。也有报道说，服用圣约翰草的患者出现轻度躁狂、躁狂和自动觉醒的副作用。

药物相互作用和注意事项

　　对各种胺类递质再摄取的抑制被强调是圣·约翰草的潜在作用机制。有类似作用机制的药物（如抗抑郁药和中枢兴奋药），因为考虑到有发生 5-羟色胺综合征以及 MAO 的风险（第 16 章和第 30 章），而在与圣约翰草合用时应慎用或者避免使用，这个草药可能会诱导肝细胞色素酶（3A4、2C9 和 1A2）活化及 P-糖蛋白对药物的转运，因此有导致许多药物产生亚治疗水平的报道，这些药物包括地高辛、节育药（以及随后的避孕药物）、环孢素、HIV 蛋白酶、非核苷类反转录酶抑制剂、华法林、依立替康、茶碱和抗惊厥药物。

剂量

　　最常见的圣约翰草的商用制剂是干燥的含水乙醇提取物。虽然大多数产品仍延续着老的质量标准即含 0.3% 的金丝桃素，但现在该产品的质量标准要求含有 2%~5% 的贯叶金丝桃素。对于轻度至中度抗抑郁症的建议剂量为 900mg/d，分 3 次服用。药效的出现可能需要 2~4 周，12 周以上的远期作用还没有充分研究。

锯叶棕（爬行根锯叶棕或小锯齿锯叶棕）

化学

　　锯叶棕浆果中的活性成分还没有完全确定，但是植物甾醇（如：β-谷甾醇）、脂肪醇、多萜醇类化合物和黄酮类化合物都存在。市售的制剂为干燥的亲脂性提取物，一般质量标准要求其中含 85%~95% 脂肪酸和甾醇。

药理作用

　　锯叶棕是最常用的良性前列腺增生（benign prostatic hyperplasia，BPH）治疗药物。在体外，锯叶棕会抑制 5α-还原酶转化睾酮为双氢睾酮（DHT），尤其是锯叶棕可以非竞争性的抑制该酶的两个亚型（Ⅰ 和 Ⅱ）的活性，从而减少了 DHT 的产生。在体外，锯叶棕也抑制 DHT 与雄激素受体的结合。在体外已观察到的其他作用包括抑制前列腺生长因子、阻断 α₁ 肾上腺素受体以及抑制经 5-脂氧合酶途径产生的炎症介质。

　　有关锯叶棕在人类临床药理学作用还没有很好的解释。对健康志愿者经过一周的治疗并没有影响 5α-还原酶活性、DHT 浓度或者睾酮的浓度。对良性前列腺增生患者治疗 6 个月，也没有影响前列腺特异性抗原水平（PSA），PSA 是一种典型的标记物性酶，它可以被 5α 还原酶抑制。相比之下，其他一些研究者报道，对伴有 BPH 的患者服用锯叶棕治疗 3 个月后，使表皮生长因子、DHT 水平降低，病对前列腺中的核雌激素受体有拮抗活性。

临床试验

　　最近的回顾包括对 5 666 例有 BPH 症状的男性患者进行的 32 项随机对照试验。其中 17 项试验比较了锯叶棕与安慰剂的治疗效果，发现对大多数泌尿系症状（如：国际前列腺症状分数、峰尿流量、前列腺的大小）没有明显的改善。

不良反应

　　据报道锯叶棕的不良反应发生率为 1%~3%。最常见的不良反应包括腹痛、恶心、腹泻、疲劳、头痛、性欲减退和鼻炎。与坦索洛辛和非那雄胺相比，锯叶棕的性欲减退作用最弱（如：射精）。

药物相互作用、注意事项和剂量

　　锯叶棕的药物相互作用未见报道。由于锯叶棕对前列腺特异性抗原标记物没有任何作用，所以用这个试验不会干扰前列腺癌筛查。标准干燥提取物（含 85%~95% 脂肪酸和甾醇）的推荐剂量为每次 160mg，口服，每日 2 次。在上述引用的随机对照研究回顾中提到的缺乏阳性结果表明，不建议对前列腺疾病使用锯叶棕。

■ 纯化的营养保健品

辅酶 Q10

　　辅酶 Q10，也被称作辅酶 Q（CoQ）、CoQ10 或泛醌，发现于许多器官的线粒体中,这些器官包括心脏、肾脏、肝脏和骨骼肌。服用后,还原型辅酶 Q10、泛醇主要存在于循环系统中。虽然这种作用的临床意义尚不明确,但辅酶 Q10 的确是一个有潜力的抗氧化剂,可能在维持健康肌肉功能方面有重要作用,帕金森病患者的辅酶 Q10 血清浓度降低已经有报道。

临床应用

1. 高血压 据报道,在临床试验中重复使用辅酶 Q10 8～10 周后,舒张压和收缩压均有小的但显著性的降低,具体作用机制尚不明确,但可能与辅酶 Q10 的抗氧化作用和血管扩张性质有关。三项随机、对照试验报道,辅酶 Q10 分别显著性地降低了收缩压和舒张压 17mmHg 和 8mmHg,但此时的对照组却无任何变化。然而,在这些研究中,由于适当的随机化、双盲和隐蔽的分配,怀疑可能夸大了治疗效果。至于辅酶 Q10 是否能用于降低血压,目前还不清楚。

2. 心衰 低内源性辅酶 Q10 水平与更严重的心力衰竭结果有关,但这种关联很可能是因为低水平 Q10 是晚期心力衰竭的标志,而不是疾病的预测因子。尽管有这些发现,常主张用辅酶 Q10 改善心力衰竭患者的心肌功能。根据最新的荟萃分析,短期(2～28 周)使用辅酶 Q10 时,可以改善射血分数,提高3.7%。目前尚不清楚射血分数的提高是否适用于所有心力衰竭患者,包括那些接受心脏衰竭治疗的现行标准的患者。需要更多的研究来评估辅酶 Q10 在心力衰竭中的作用及其对疾病严重程度的影响,特别是伴随处方药治疗。

3. 缺血性心脏病 辅酶 Q10 对冠状动脉疾病和慢性稳定型心绞痛的作用轻微,但有希望,这种作用的理论基础可能是对缺血心肌代谢的保护。双盲、对照试验建议,补充辅酶 Q10 可以改善急性心肌梗死(AMI)患者的许多临床指标。观察到辅酶 Q10 对脂蛋白(a)、高密度脂蛋白胆固醇、运动耐力和应激测试时缺血性心肌心电图改变的时间都有改善。此外,有报道认为它可以非常小的降低心源性死亡率和原有 AMI 患者的再梗死率(绝对风险降低 1.5%)。

4. 预防他汀类药物引起的心肌病 他汀类药物通过抑制 HMG-CoA 还原酶(第 35 章)降低胆固醇。合成辅酶 Q10 时也需要这种酶。已证明他汀类药物开始治疗时能减少内源性辅酶 Q10 水平,这可能会阻碍肌细胞的能量生成,可能导致与他汀类药物相关的肌病。尚不清楚肌肉内辅酶 Q10 水平的降低是否会导致他汀类药物肌病,或者肌病是否会导致与肌内辅酶 Q10 水平降低有关的肌细胞损伤。在一项大规模的研究中,对心衰患者服用罗素伐他汀,发现他汀类药物引起的辅酶 Q10 水平与较差的心衰结局之间没有关联。因此,研究发现他汀类药物引起的肌病没有明显的差异,不管内源性辅酶 Q10 的水平如何变化。需要更多的信息来确定哪些他汀类相关的肌病患者可能受益于辅酶 Q10,特别是当它涉及特定的他汀类药物、剂量和治疗持续的时间。

不良反应

辅酶 Q10 耐受性良好,即使剂量高达 3 000mg/d,也很少有任何副作用发生。临床试验发现有不到 1% 的人出现胃肠道不适现象,主要包括腹泻、恶心、胃灼热和食欲减退等副作用。很少观察到斑状丘疹和血小板减少的病例。其他的副作用包括易怒、头晕和头痛。

药物相互作用

辅酶 Q10 在结构上与维生素 K 类似,而且已经观察到它和华法林之间的相互作用,辅酶 Q10 补充剂会降低华法林的治疗作用,因此最好避免联合用药或者认真做好用药监护。

用量

作为营养保健品,30mg 的辅酶 Q10 足以取代较低的内源性辅酶 Q10 水平。对心脏的作用,经典剂量为 100～600mg/d,分2～3 次服用。这些剂量将内源性辅酶 Q10 水平提高到 2～3 μg/ml(健康成年人正常水平是 0.7～1 μg/ml)。

葡萄糖胺

在人体组织中发现有葡萄糖胺,它是生成关节软骨的一种物质,作用是软骨的营养素。商用葡萄糖胺来源于蟹和其他甲壳类动物。作为一种膳食补充剂品,葡萄糖胺主要用于膝关节引起的疼痛。市场上供应的有其硫酸盐和盐酸盐两种形式,但是,最近的研究表明其盐酸盐无效。

药理作用和临床应用

内源性葡萄糖胺用于生产关节软骨中的氨基葡聚糖和蛋白聚糖。在骨关节炎发生时,新软骨的生成速度超过了原有软骨的降解速度。补充给予葡萄糖胺认为是提供必要的氨基葡聚糖这个"建筑材料",从而更好地维护和加强现有的软骨。

许多关于口服和关节内给予葡萄糖胺的临床试验已经开展。早期的研究报道认为它能显著提高骨关节炎患者的整体运动性、关节的活动范围以及力量。最近报道了更多形形色色的研究结果,既有肯定方面,又有否定方面。在一项最大的、精心设计的临床试验中,比较了葡萄糖胺、硫酸软骨素、葡萄糖胺和硫酸软骨素组合、塞来昔布和安慰剂对轻中度疾病的作用,却没有发现葡萄糖胺的治疗作用,遗憾的是研究者研究的是葡萄糖胺的盐酸盐形式,这种形式的葡萄糖胺制剂的疗效比硫酸盐制剂葡萄糖胺差。葡萄糖胺的制剂可能对它的效能有重要的作用,这也可能是所有发表的研究结果出现不同结果的因素。葡萄糖胺为了更好地确定葡萄糖胺制剂和受益于葡萄糖胺硫酸盐的患者群体,还需要有更多的研究。

不良反应

葡萄糖胺硫酸盐的耐受性非常好。在临床试验中,偶尔报道有轻度腹泻和恶心。对甲壳类动物过敏的人要注意潜在的类交叉过敏反应性;但是,如果对其制剂的加工适当和纯化彻底,将不会发生过敏反应。

药物相互作用和注意事项

对于服华法林的患者,葡萄糖胺硫酸盐可能会增加所国际标准化比值(INR),增加擦伤出血的风险,但对机制还不是很清楚,可能有剂量依赖性,当增加葡萄糖胺剂量时,INR 也会增加。除非知道更多,否则尽量避免这两种药的联合应用或者在非常仔细认真的监护下使用。

用量

临床试验中最常用的剂量是每次 500mg,每日 3 次,或者每次 1 500mg,每日 1 次。葡萄糖胺没有直接的止痛作用,只是改善了功能;如果有止痛功能,可能不需要观察 1~2 个月。

褪黑激素

褪黑激素是一种由松果体和其他组织(第 16 章)产生的血清素衍生物,认为由它负责睡眠-觉醒周期的调节。褪黑激素的释放在黑暗时进行,它通常从下午 9 点开始释放,一直持续到大约凌晨 4 点,白昼会抑制它的释放。人们还研究了褪黑激素的许多其他功能,包括避孕、内源性氧化保护作用、预防衰老、治疗抑郁、抗人类免疫缺陷病毒感染和抗多种肿瘤。目前,褪黑激素经常主要应用于防止时差反应和诱导睡眠。

药理作用和临床应用

1. 时差反应　时差是外部时间(即白天或黑夜的时间)和旅行者内源性生物钟(内源性时间)出现差错时干扰正常的睡眠-觉醒周期的一种现象。内部时间调节的不仅是每日的睡眠节律,还调节体温和许多代谢系统。生物钟依靠光这个最强有力的"授时因子"(时间人同步)。

时差反应在常旅客和飞机乘务员中尤为普遍。时差反应的典型症状可能包括白天嗜睡、失眠、频繁觉醒、肠胃不适。褪黑素的临床研究报道认为它可主观上减少日间疲劳、改善心情和更快的恢复时间(恢复正常睡眠模式、能量和警觉性)。虽然服用褪黑激素没有调整生理性褪黑激素的释放模式,但在人们到达他们的新目的地时它有帮助人们入睡的作用。当穿越五个或多个时区时,在新的目的地睡觉前(下午 10 点到午夜)服用褪黑素后可以减少时差反应的症状。认为跨越的时区越多,服用褪黑激素的好处越多。此外,褪黑激素对往东旅行的效果比往西旅行更好。最后,在到达新目的地后最大限度地接触日光还可以帮助调整生物钟。

2. 失眠　褪黑激素已被研究用于治疗各种睡眠障碍,包括失眠和延迟睡眠相综合征。据报道,在对健康的志愿者进行治疗时,它会促进入睡、延长睡眠的持续时间病提高睡眠质量,显示了它的催眠作用。褪黑也被证明能延长快速眼动(REM)睡眠相。这些观察结果被应用于拉尔特隆的开发,这是一种处方催眠药,是褪黑激素受体的一种激动剂(第 22 章)。

临床研究表明,对原发性失眠患者口服褪黑激素补充剂可以改变睡眠结构。褪黑激素对一些 β-受体阻滞剂引起的失眠有效。已有报道认为褪黑激素提高了主观和客观睡眠质量,缩短了入睡时间,延长了睡眠时间。特别是与安慰剂比较,在准备睡觉的时候服用褪黑激素,并关闭卧室的灯,显示改善了早晨的警觉性和睡眠的质量。在年轻人和老年人(18~80 岁)中已经观察到这些效应。有趣的是,基线内源性褪黑激素的水平并不能预测外源性褪黑激素的效果。

3. 女性生殖功能　卵巢粒细胞膜表面已证实存在褪黑激素受体,而且从卵巢的卵泡液中检出大量的褪黑激素。褪黑激素还与月经中期抑制促黄体激素波动和分泌有关,这可能会部分地导致排卵的部分抑制。月经周期的 1~21 天内,每晚给予褪黑激素 75~300mg 和黄体酮,会导致促黄体激素处在低水平。因此,对已经怀孕或准备受孕的妇女不应该使用褪黑激素。而且,褪黑激素补充剂还可能会降低泌乳素分泌,所以哺乳期妇女应慎用或禁用褪黑激素。

4. 男性生殖功能　对于健康男性,长期服用褪黑激素(>6 个月)会降低精子质量,可能是因为抑制了睾丸中芳香化酶的活性。除非知道更多,否则褪黑激素不应该应用于积极准备怀孕的夫妇。然而,当测量健康男性体内的内源性褪黑水平时,高浓度的内源性褪黑与精子质量的提高有关,而在体外接触褪黑则会提高精子的活性。应该让更多的人知道,积极尝试怀孕的夫妇不应该使用褪黑激素。

不良反应

褪黑激素似乎有很好的耐受性,所以经常更倾向于被用作非处方"助眠"药。虽然褪黑激素只要极少的副作用,但还是有第二天的嗜睡以及疲劳、头晕、头痛和烦躁不安等副作用的报道。褪黑激素可能会影响血压,已观察到它有升高和降低血压的现象。建议仔细监测褪黑激素浓度,尤其是开始使用褪黑素治疗时,同时服用抗高血压药物的患者。

药物相互作用

褪黑激素药物的相互作用尚未正式研究。然而,各种研究已提示许多药物可以改变褪黑激素的浓度,包括非类固醇类消炎药、抗抑郁药、β-肾上腺素受体激动剂和拮抗剂、东莨菪碱和丙戊酸钠。这些作用的相关性尚不清楚。褪黑激素经 CYP450 1A2 代谢,可能与其他抑制或诱导 1A2 同工酶的药物合用时,发生了相互干扰,包括氟甲沙明。褪黑激素可降低凝血酶原时间,理论上可降低华法林的治疗作用。一项体外分析认为,褪黑激素的血浆浓度和凝血活性之间存在量效关系。若需要联合治疗,建议在认真监视下使用,特别是短期使用褪黑激素时。褪黑激素可能会与硝苯地平发生相互作用,并导致血压升高和心跳加快,但其确切机制还不明确。

用量

1. 时差反应　每日 0.5~5mg 的剂量对时差反应同样有效。然而,5mg 的剂量会导致比低剂量更快的睡眠和更好的睡眠质量。首选速释剂型,应该在到达新目的地的时候睡觉前(10 点到午夜)到达后 1~3 个晚上服用。服用褪黑素时,暗环境很重要,可能的时候应该关掉房间的灯。延长释放制剂的价值仍然未知,因为有证据表明,速释剂的短效、高峰值效应会更有效。在新时区接触日光对调节睡眠-苏醒周期也很重要。

2. 失眠　每晚口服速释制剂 0.3~10mg 的用法曾经被尝试过。应首先使用最低有效剂量,然后在 30 分钟内重复使用,最大量不超过 10~20mg。缓释制剂是有效的,也可以使用,但上面提到,可能比速释剂差,而且缓释制剂也更为昂贵。

案例思考答案

大蒜并没有显著降低低密度脂蛋白胆固醇水平的作用,对总胆固醇有小但显著的降低,但只有在饮食控制不到位的情况下。有限的证据表明,大蒜可以降低冠状动脉疾病(CAD)患者的斑块负荷。建议在服用处方药物治疗高血压时,开始服用大蒜补充剂后两周内监测患者的血压。他可能会使用辅酶 Q10 治疗 CAD 或高血压,或者因为他服用辛伐他汀。目前的文献并不支持它能降低与他汀类药物相关的肌病的风险。支持辅酶 Q10 对冠心病患者治疗作用的相关数据是初步的,且仅限对于陈旧性心肌梗死患者的研究。在本章中评论的几种膳食补充剂(大蒜、银杏和人参)都有抗血小板的作用,可以与阿司匹林的作用相加。如果这个患者也服用华法林,可能与辅酶 Q10(维生素 K 样结构)、圣约翰草(细胞色素 P450 1A2、2C9、3A4 的诱导物)和褪黑激素(体外凝血酶原时间下降)发生额外的相互作用,导致华法林的作用降低,或与氨基葡萄糖(国际标准化比率增加),从而增加了华法林的效应。

(龙丽辉　罗璇 译　张殿增 校　邱培伦 审)

参考文献

扫描本书二维码获取完整参考文献。

合理处方及处方书写

第65章

Paul W. Lofholm, PharmD, &

Bertram G. Katzung, MD, PhD

一旦对有临床问题的患者得到评估并作出诊断,医生通常可能要从各种不同的治疗方法中做出选择。药物治疗、外科手术、精神治疗、放射治疗、物理治疗、健康教育、咨询,或进一步会诊(补充性意见)和不做任何治疗都是可供选择的方法。在这些选择中,药物治疗是迄今为止最常见的选择。在大多数情况下,这就需要开具处方。一张书面的处方是开处方者的命令,即为特定的患者准备或分发一种特殊的治疗方法——通常是药物治疗。当一个患者去诊所看医生时,医生或其他授权的卫生专业人员要花67%的时间写处方开药,并且平均每次诊疗时需写一份处方,因为在一次看病时可能会写一份以上的处方。

在这一章中,首先讲述开处方的计划,然后讨论处方的格式、常见处方错误和规范处方过程中各种特征的法律要求。最后,讨论与处方和药物使用有关的一些社会和经济因素。

合理地写处方

与医疗实践中其他任何环节一样,书写一张处方应依据一系列合理的步骤。

1. 明确的诊断 处方的目的仅仅是为了满足患者对某种治疗的心理需求,这通常不是令人满意的,可能会导致不良反应。一个特定的诊断,即使是暂时性的,也需要进入下一个步骤。例如:在一个有可能诊断为类风湿性关节炎的患者,其诊断和推理应该是明确的,应该与患者共享。

2. 考虑诊断的病理生理学意义 如果对这一病症非常了解,那么处方者在提供有效的治疗方面处于有利的地位。例如,随着对炎症介质的了解不断深入,就有可能更有效地使用非甾体类抗炎药物(NSAIDs)和其他用于类风湿性关节炎的药物。为患者应提供适当水平和数量的有关病理生理学的信息。许多药店、网站和面向疾病的公共和私人机构(如:关节炎基金会、美国心脏病协会、美国癌症协会、关节炎基金会等)提供了适合患者的信息表。

3. 选择具体治疗目的 为前一步中所定义的每个病理生理学过程选择一个治疗目标。在患有类风湿性关节炎的患者中,通过减少炎症过程减轻疼痛是主要治疗目标之一,应该考虑确定药物的类型。在风湿性关节炎中,阻止疾病的进程是另一个明确的治疗目标,这样可能会考虑其他药物类型和处方。

4. 选择药物 在前一步中指定的治疗目标中,将会推荐一种或多种药物,考虑到患者的具体特征和临床表现,从其中选择一种药物。对于某些药物来说,诸如年龄、其他疾病和其他药物(由于重复治疗或药物-药物相互作用的风险)的特性在决定最适合治疗当前主诉的药物方面是极其重要的。在可能有类风湿性关节炎患者的例子中,了解患者有无阿司匹林不耐受或溃疡病史、是否药物治疗的成本是一个特别重要的因素、患者的保险的覆盖范围以及是否需要每天换一次剂量,这些都很重要。根据这些信息,从NSAID类药物中挑选出一种药物。如果患者不能忍受阿司匹林,并且没有溃疡性疾病,但确实需要低成本治疗,布洛芬或萘普生将是一个理性的选择。

5. 确定合理的剂量范围 对患者来说,用药剂量主要由药物的药代动力学决定。如果已知患者患有影响所选择药物排泄的主要器官的疾病,则需要调整"一般的"用药剂量。如布洛芬这种药物主要由肾脏排泄,因而给药前应检查肾功能。如果肾功能正常,则按布洛芬半衰期(大约为2小时)的要求而每日给药3~4次。在本书中,药物手册及制造商所给资料建议的剂量为400~800mg,每日4次。

6. 设计监测药物作用的方案,确定治疗终结点 处方医生应该对患者讲明所要监测的药物效应及方法,包括实验室检查(如有必要)、患者应反馈的症状和体征。对需要限制疗程的疾病(如大多数感染性疾病),应让患者清楚治疗的时间,以便患者不要过早停服药物。同时要让患者了解为什么不需要更改处方。对类风湿性关节炎患者,应说明需要长期(可能是不定期的)治疗的理由,包括如何获得继续服用药物的信息。处方医生也应详细说明要求患者注意需要改变治疗措施的任何病情变化。例如,类风湿性关节炎患者出现胃肠道出血时,则需要立即改变药物治疗方案,并针对出血进行检查。此外,应给患者清楚地解释需要随时注意药物的主要毒性反应。

7. 制定患者教育计划 处方医生及其他卫生保健人员应准备反复、广泛地加强对患者提供尽可能必要的信息资料,所开的药物毒性越多,这种教育计划越重要。必须认识到宣传教育和以上每一步所涉及患者对药物反应和用药经验的重要性,如致畸药物的经验所显示的那样(第59章)。许多药房为每一张所开处方定期提供这种信息资料,但处方医生不能假定会发生这种情况。

处方

虽然能在任何一张纸上书写处方(只要所有法定元素都存在),但通常应使用一种特定的格式。专门为门诊患者印制的典型处方格式见图65-1。

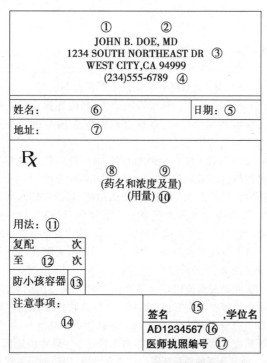

图65-1 门诊处方的一般形式。带圈的数字在正文中解释

对于住院患者,药物是开在患者住院记录中一张叫做**医嘱单(POS)**的专用表内,这种处方的内容由医院的药事和医疗委员会制定的医务人员规则中有专门的规定。患者的姓名打印或写在表格内,所以医嘱由药物的名称、浓度、给药的剂量、途径和次数、日期、其他有关资料及处方医生签名组成。如果不特别指明疗程或给药次数,药物治疗将继续,直到处方医生中止医嘱或根据政策程序终止治疗,如停止医嘱政策。

典型的病历医嘱如下:

3/12/14

10:30 a.m.

(1)氨苄青霉素 500mg iv q6h×23次;5天

(2)阿司匹林 0.6g/次经直肠 q6h prn 温度:101℉以上

[签名]Janet B. Doe,MD
住院病历医嘱的主要内容与门诊处方基本相同。

处方的要素

门诊处方的前四个要素(图65-1所圈数字)是为了确认处方医生,包括姓名、执业证分类(即职称/学位)、地址及办公室电话。在调剂处方前,药剂师必须确认处方医生的信用,并如有任何问题应能通过电话与处方医生联系。要素⑤是开处方的日期,其应靠近处方表格的顶部或在住院医嘱的开始部分(即靠左边缘)。由于医嘱具有法律效力,并且通常与医患会面的日期有某种暂时性的联系,因而开处方后时间过长而又未经电话核实,药剂师应拒绝执行该处方。

要素⑥、⑦通过姓名和地址确认患者,应清楚填写出患者的全名和详细住址。

处方的正文为要素⑧到⑪,指明药物名称、所用浓度和量、剂量及完整的用药方法。在写药物名称时(要素⑧),可用药物商品名(专利名)或通用名(非专利名)。用那一种药名的理由将在以后讨论。药物的浓度(要素⑨)应用公制单位书写。然而,处方医生应熟悉目前所用的两种表示方法:药衡盎司或公制单位。为使用方便,将其近似换算方法介绍如下。

1喱(gr)=0.065克(g)通常经进四舍五入取近似值60毫克(mg)

15喱=1克

1盎司(oz,用体积表示)=30毫升(ml)

1茶匙(tsp)=5毫升

1汤匙(tbsp)=15毫升

1夸脱(qt)=1000毫升

1量滴=1滴(gtt)

20滴(gtt)=1毫升

2.2磅(lb)=1千克(kg)

一种溶液的浓度通常用100ml溶剂中溶质的量来表达。例如:20%的氯化钾溶液是指每分升(dl)溶液中有20克氯化钾(g/dl,g/100ml)。浓度和体积都应写清楚。

所开出的药量应反映疗程的长短、价格、继续与诊所或医生联系的必要性、滥用的可能性及潜在的毒副作用或过量与否。也应考虑所用产品的标准尺寸、是初次处方还是重配或补充处方。例如,为了有效地治愈一种链球菌感染而需要10天的治疗,则应一次开出大约全疗程的药量。避孕药通常开一年的量或到下一次复诊时所需的量。然而,有些患者可能不能一次支付一年的药费,因而可开3个月的药量,以后再开3次或1次(要素⑫)。有时第三方(如保险公司)会限制配发药物的量,常常仅为一个月。最后,当第一次开写用于治疗慢性疾病的药物处方时,最初的药量应该少些,然后再补充大一些的量。开始用少量药物治疗的目的是为了减低费用,如果患者不耐受。一旦确定患者不存在不耐受问题,则开药次数少而较大量购药有时还会减少费用。

用法(要素⑪)必须具备药物特异性和患者特异性两个特点,并且越简单越好,每天的给药次数越少越好。患者不服从(即不依从,不遵守药物治疗方案)是治疗失败的主要原因。为帮助患者记住服药,处方医生通常提醒患者在吃饭时或饭后及睡前服药。然而，重要的是要询问患者的饮食习惯和其他生活方式，因为许多患者不能有规律地保证一日三餐，尤其是在疾病状态或限制饮食时。

医生和药剂师必须对每一患者解释清楚怎样服药和什么时候服药、治疗的时间以及给药的目的。另外，药物的名称、给药目的及治疗时间应在每一个标签上写明，这样可以容易辨认药物，以防过量。有些医生喜欢在处方上用"按说明服药"的字

样，虽然可以节省写处方的时间，但常给患者带来不便，使患者不依从、容易混淆用药方法及错误用药。用药说明必须清楚、简单，以避免毒副作用并获得最佳治疗效果。

尽管用法说明不再用拉丁语书写，但许多拉丁语用药方法缩写词（及以下所包括的一些其他词）仍在应用。有关这些缩写词的知识对调剂师是必备的，且对处方医生也常常有用。目前仍在应用的一些拉丁语缩写词列于表 65-1。

表 65-1 处方及医嘱中所用的缩写

缩写	意义	缩写	意义
ā	在…前	PO	口服
ac	饭前	PR	经直肠
agit	震动,搅拌	prn	需要时
Aq	水	q	每
Aq dest	蒸馏水	qam,om	每天早上
bid	一日 2 次	qd(勿用)	每日(写全称"每日")
c̄	一起	qh,q1h	每小时
cap	胶囊	q2h,q3h,etc	每 2 小时,每 3 小时等
D5W,D₅W	水中 5%葡萄糖	qhs	每晚就寝时
dil	溶解,稀释	qid	每天 4 次
disp,dis	调剂配药	qod	隔日
elix	酏剂	qs	定量
ext	浸膏	rept,repet	可重复
g	克	Rx	取
gr	喱	s̄	无
gtt	滴	SC,SQ	皮下
h	小时	sid(兽医)	一日 1 次
hs	在就寝时	Sig,s	标签
IA	动脉内	sos	如果必要
IM	肌肉内	s̄s̄,ss	半
IV	静脉内	stat	立即
IVPB	IV Piggyback	sup,supp	栓剂
kg	千克	susp	悬液
mEq,meq	毫克当量	tab	片剂
mg	毫克	tbsp,T(勿用)	餐匙(写"15ml")
mcg,μg(勿用)	微克(常写全称"微克")	tid	每日 3 次
no	数	Tr,tinct	酊剂
non rep	不要重复	tsp(勿用)	茶匙(写"5ml")
OD	右眼	U(不要用此缩写)	单位(通常写全称"单位")
OS,OL	左眼	vag	阴道
OTC	柜台购药	i,ii,iii,iv,etc	1,2,3,4,等
OU	双眼	ʒ(勿用)	打兰,(英)钱(药用衡量单位 3.7ml)
p	在…以后	℥(勿用)	盎司(液体衡量单位 29.6ml)
Pc	饭后		

注意:在没有缩写词的情况下写出用法常常比较安全。

处方的要素⑫~⑭包括补充信息、放弃对儿童安全容器的要求及另外的标签说明(诸如"可引起倦睡"、"不要饮酒"类似的警告)。除非处方医生有特别的提示,一般多数药剂师现将药名写在标签上。某些药物或在片上或在胶囊上刻有或标有药名。药剂师也必须将药物失效期写在标签上。如果患者或处方医生不要求使用儿童专用容器,则药剂师或调剂师也必须将药物放于这种容器内。没有得到处方医生的许可,药剂师不能重配一种处方药。处方医生有权利在书写处方时或通过电话或电子信息改写处方。要素⑮~⑰是处方医生的签名和其他识别资料,如:"全国供应商标识(NPI)"号码、"药品强制管理局(DEA)"号码或州牌照号码。

处方错误

遗憾的是,处方错误很常见。几个小组在线提供关于旨在减少或记录这样的错误的实践信息,例如:安全药物治疗实践研究所(ISMP;http://www.ismp.org/)和用药错误报告和预防计划国家协调委员会(MERP;http://www.nccmerp.org/aboutNCC-MERP.html)。

所有医嘱应当字迹清楚、明确、注明日期(及在住院病历医嘱情况下的定时),并应清楚地写出处方医生、药剂师及护士之间的最佳联系方式。况且,一份好的处方或医嘱应该含有足够的信息资料,以允许药剂师或护士在调配或分发药物之前能够发现可能的错误。

有几种处方错误特别常见,其中包括所需信息遗漏、字迹不清而引起药物剂量和用药时间错误及对特殊情况不适用的药物处方。

资料信息遗漏

遗漏错误在住院医嘱中很常见,并可能包括医嘱"恢复术前用药",这就假定了"术前用药"的完整和准确的记录;"继续目前的静脉输液"不能准确地表达所要给的是什么液体、多少量及持续多长时间;"继续滴眼"则忽略了给哪只眼治疗以及用哪种药物治疗、药物浓度及给药次数。病历医嘱中亦可能在开始使用一种新药物时而未能停止以前的用药。可能未注明所用的是临时医嘱还是长期医嘱,可能未详细说明长期医嘱中的浓度或说明,或认可"必要时(prn)"而未说明什么情况下需要。

处方书写潦草

潦草的处方书写传统上是难以辨认的笔迹。然而其他类型的书写潦草亦常见且通常更危险。最重要之一就是小数点错位或模棱两可。如果小数点明显不清楚的话,".1"就容易被错读为"1",即超过10倍量。在小数点前加0很容易避免这一错误。另一方面,在小数点后附加一个不必要的0,则增加导致10倍过量的危险,因为"1.0mg"容易被错误地读为"10mg",而写为"1mg"则不会出现这种问题。"/"常用来代替小数点,现在也禁止使用,因为其很容易被错误地认为是数字"1"。同样,也禁止使用单位的缩写"U",因为"10U"容易被错认为"100",因

而常常应写出单词"Units"。以微克为剂量应写出单位,因为其缩写形式"μg"易被认作"mg",则导致1 000倍药物过量的错误。如果某种药物有一种以上剂量单位时,则医嘱不能只写出说明剂量的数,例如:不能将医嘱写为"1安瓿速尿",因为速尿的安瓿有20mg、40mg或100mg三种。缩写"OD"仅用作"右眼"的意思,但其常被认作"QD(每日)"而应用,从而引起眼睛不适当的用药。同样,也勿用"Q. D."或"QD",因为其常被读作"QID",导致每日4次而不是1次。一般也不要用首字母缩略词和缩写词,如:"ASA(阿司匹林)"、"5-ASA(5-氨基水杨酸)"、"6MP(6-巯基嘌呤)"等,应当写出药物全名。当应用具有相似的药名而作用完全不同的药物时,如:乙酰唑胺(acetazolamide)和醋磺环己脲(acetohexamide)、甲氨蝶呤(methotrexate)和甲苯喹唑磺胺(metolazone),潦草而不清楚的手写则可能是致命的。在这种情况下应注意处方中各种药物的适应证,如:"acetozolamide,治疗青光眼",以避免错误。

不恰当的药物处方

对一特定患者开出一种不恰当的药物,其原因为未能准确认识患者所患其他疾病而暗示的禁忌证、未能获得患者正在服用其他药物史(包括非处方药物)、或者未能认识可能具有相互作用的药物间的理化性质不相容性。在有其他疾病或药物动力学特性而对药物的禁忌证列于在本书所讲的各种药物的讨论中。制造商在包装插页中通常也有类似的资料。一些重要的药物互相作用列于本书第66章以及包装说明书中。

当准备胃肠外给药时,药物理化性质的不相容性具有特别的意义。例如:一些胰岛素制剂不应混合应用。同样,抗酸剂或金属含量高的药物同时服用时,可影响肠道内许多药物的吸收,如:四环素。药物包装内的说明书及注射用药物手册(参考文献)是获取这些资料的最简单而快捷方式。

电子处方

在美国,医药处方的电子处方正在逐渐增加。国会已经通过立法来支持这项医疗保健计划。电子处方提供了处方、中间商、药房和卫生计划之间的信息流。医疗计划可以提供患者资格、处方、福利、费用,有时还可以提供药物治疗史。处方者选择药物、效能、剂量形式、数量和使用说明,并将处方传送到填写适当数据字段的药店。药剂师会检查这一顺序,如果合适的话,就会分发处方。电子系统必须服从健康保险携带和责任法(HIPAA),并且需要在药品和保险计划之间有一个商业联系协议。作为健康计划信息的一部分,开处方者在开处方前可以获取疾病-药物和药物-药物相互作用信息或成本信息等决策支持信息。他们在处方写作过程中,处方可以很清楚,但是下拉式药物清单可能会产生新的错误。处方更新可以通过电子方式进行处理,可识别药物滥用或滥用。从理论上讲,应该减少对处方药的处理时间,当患者到达药店时,他们的药物会已经准备好,立等可取。

美国药品执行管理局已经开始对控制药物的电子处方提出初步的规定。目前,只有注册的开处方者可以开电子处方,而且还要求有几个唯一性身份验证来源:一个唯一的密码,或者视网

膜扫描,或者一个指纹。目的是为了防止毒品的转移。目前,药店一旦获得认证(受控物质订购系统),就可以通过计算机以特殊的形式订购控制药物。

顺从性

顺从性(有时叫做遵循性)是患者对医生指导遵循的程度。有四种类型的不顺从性导致用药错误,并提高了医药消费。

1. 患者不能获得某种药物治疗。一些研究提示,大约有 1/3 的患者购买药物时不需要处方调配。一些患者在未获得出院带药即离开医院,而另一些患者则没有收到其重复使用住院前药物的医嘱即离开医院。一些患者则是由于不能支付药费的原因。

2. 患者不按处方服药。这种问题的例子包括剂量错误、给药次数错误、不适当的给药时间或给药顺序、错误的给药途径或方法、或因错误目的而服药。这一问题通常是由于患者与处方医生和药剂师沟通不够所致。

3. 患者过早停药。例如:如果患者由于药服用完了或症状得到改善而认为不再需要服此药物时,会发生这种情况。

4. 患者(或其他人)服药不恰当。例如:患者可能以任何理由与他人分享一种药物。

此外,还有几种因素可造成患者的不顺从。某些疾病不引起症状(如:高血压),因此患有这些疾病的患者没有症状来提示其服药。患有非常疼痛疾病的患者,如:关节炎,为希望发现更好的药物可能不断地更换药物。治疗方法本身的特点也可能限制顺从性程度。每日服药 1 次的患者可能较每日服 4 次药的患者更易顺从。各种患者的因素在顺从性中也起作用。如:独身生活的男性与同龄已婚男性相比可能顺从性较差。包装也是顺从性的一个障碍,如:老年关节炎患者常常难以打开药物包装。运输缺乏及对药物的各种社会或个人信任度也可能是用药顺从性的障碍。

改善顺从性的对策包括增强患者与卫生保健人员的联系、个人的正确估计、社会及经济状况(常常反映患者的生活方式)、培养服药习惯(例如:患者饮食规律时则在进餐时服药)、帮助服药的系统措施(如:按周分配每天用药物剂量的包装或提醒患者服药的药物闹钟)及药剂师填写的提醒单定期邮寄给长期服药的患者。对那些由于所理解的药物相关问题而不能继续药物治疗的患者,应接受有关监测和理解药物作用的指导和教育。用药顺从性常可通过鼓励患者积极参与治疗而改善。

法律因素(美国)

美国政府认定的药物有两类:①柜台销售药物(即非处方药物,OTC)及②需要执业医生处方的药物(仅为 Rx)。OTC 药物是有自限能力的一般人可安全地自行服用的药物及为一般人所能理解而写上适当的标签的药物(第 63 章)。美国公众所服用的药物中有一半为 OTC 药物。

内科医生、牙医、足医、兽医及在某些州专业化的药剂师、

护士、医生助理及验光师均在经过诊断和治疗方面接受训练的基础上被授权有开危险药物的权利(承担联邦法律责任的药物,"联邦法律规定禁止无处方使用"的药物)(详见文本框:谁能开处方?)。药剂师被授权按照处方医生提供的对患者适当而合理的药物医嘱调剂处方,而护士则被授权按处方医嘱分发药物。

由于多种多样的第三方付款人(医疗保险公司)和医疗保障与医疗补助救济者的发展,电子处方(e-处方)的概念已经越来越紧迫(有关 e-处方进一步的信息可在 http://www.cms.hhs.gov/Medicare/E-Health/Eprescribing/查询)。为了进一步使电子处方的开写和传递标准化,医疗保障与医疗补助服务中心(CMS)颁发了于 2008 年生效的条例要求全美医疗保健机构获取国家执业认证(NPI)号码。这 10 个数字认证码由 NPPES 在 http://NPPES.cms.hhs.gov 上发布。NPI 的目的是所有医疗服务的处理(及相关费用)出现在每一特定执业者的单个认证码上。

除了医疗保健执业者特定的认证码外,一些州要求受管制药品的处方写在防篡改的安全处方格式上。这一法规的目的是防止伪造并加强处方医嘱格式的管制。

2008 年,联邦政府针对医疗补助患者的所有处方扩大了"安全"处方的概念。医疗补助患者的任何处方都必须以安全表格的形式书写,如果药剂师要得到处方服务的补偿。随后,取消"一式三份"处方的使用,取而代之的是一个在线的电子传输系统,该系统的"Ⅱ类"和"Ⅲ类"处方医嘱被传送给一个公司作为这些协议的仓库。在加州,称这种服务模式为 CURES(控制药品审查与评价系统)计划。关于 CURES 的附加信息请查询 http://oag.ca.gov/cures-pdmp。

如第 1 章所述,美国的处方药由美国食品和药物管理局(FDA)管制。联邦政府许可声明及包装插页是对所有处方药物包装要求的一部分。包装插页是颁布药物适应证、禁忌证、警告及剂量的官方手册。

开处方者通过书写和签署处方,控制可能获得处方药的人。药剂师可能会购买这些药物,但这些药物只能按照合格合法处方者的命令分发。

因此,一个处方实际上是三样东西:**病历中医生的医嘱、药剂师调配药物时参考的书面医嘱及给患者贴有标签的药物容器**。

联邦政府控制药品及其标签和销售,州立法机构控制谁可以通过他们的许可委员会(例如:医学审查委员会)的批准而获得药物处方权。对一些州和一些专业人士,他们必须通过考试、支付费用,并满足其他要求,如:继续教育。如果满足这些要求,处方医生方有权开医嘱、调剂药物。

联邦政府和各州进一步根据其所发现的药物滥用情况,对一些药物作出特殊的限制(表 65-2)。这些药物包括类阿片、致幻觉剂、兴奋剂、抑制剂及同化类固醇(第 32 章)。当医生要处方这些药物时,则要满足其特殊的要求。控制药品法要求处方医生及调剂师在药品管理局(DEA)注册登记、付费、接受个人登记号,并保存所有开出或调剂的控制药物的记录。每次处方控制药物时,必须在处方空白处填上有效的 DEA 号。

表 65-2 控制药物的分类(见封面内的范例)

分类	滥用的可能性	其他评论
Ⅰ类	高度	不能接受作为医用,作为药物缺乏安全性
Ⅱ类	高度	目前可作为医用,滥用可能导致精神或躯体依赖性
Ⅲ类	小于Ⅰ或Ⅱ类	目前可作为医用,中度或轻度身体依赖性及重度精神依赖性
Ⅳ类	小于Ⅲ类	目前可作为医用,依赖可能性有限
Ⅴ类	小于Ⅳ类	目前可作为医用,依赖可能性有限

谁能开处方?

传统上,开药方的权利一直是医生、牙医、足病医生或兽医的责任。目前在许多州不同程度上包括了药剂师、护士、行医者、医生助理及验光师(见下文)。在将来,理疗师可能也会被授权开一些与他们的治疗相关的药物。大型保健组织的发展极大地加强了这一权利的扩大,因为它为这些极其强大的经济体提供了一个减少他们的费用的途径。

在美国,控制处方权的主要组织机构是各州的委员会,由各州的立法机构授予他们这些权利。许多州的委员会试图保留医生开处方主要责任的一些措施,根据一种特定的协议,要求附属职业者与医生一起或在医生指导下开展工作。在加利福尼亚州,这个协议必须包括一份关于安排的培训、监督和文件要求的陈述,并且必须指定转诊要求、对处方药物(如一种制剂)范围的限制以及监督与评估医师的方法。这种协议必须是书面的形式,并且必须定期修订。

以下是各州管理非医师开药写处方时的规定:

在几乎所有的州,护理从业人员(NPs)和医师助理(PAs)都可以根据各州的情况,可以在有或没有医生监督的情况下开具处方。同样,眼科专家也可以开一些规定的药物来治疗眼科的症状。

三个州的药剂师可以开处方:蒙大拿州、新墨西哥州和北卡罗来纳州。他们可以在 47 个州的合作药物治疗管理(CDTM)项目中与医生进行合作,除了纽约市、缅因州、俄克拉荷马州和阿拉巴马州。在加利福尼亚州、马萨诸塞州、蒙大拿州、新墨西哥州、北卡罗来纳州、北达科他州和华盛顿州,药剂师可在医生监督下开具受控制的药物。

新墨西哥州还为经高级培训的医学心理学家授予处方权。

一般对具高度可能滥用的、没有新处方的药物(Ⅱ类)不能重复开处方。然而,在一定时限内、最迟 90 天前未调配的一些药物,可按用法说明对同一药物开多个处方。对Ⅲ、Ⅳ、Ⅴ类药物如果有医嘱,则可重复开处方,但最多只能开 5 张,并在书写处方之日起 6 个月后才可再开。Ⅱ类药物的医嘱不能通过电话传递,并且一些州要求使用防篡改安全空白处方,以减少药物转销的机会。这些限制处方的法律实际上是要求限制公众滥用药物的用量。

不幸的是,由这些法律所引起的不便及医学专业人员对患者耐药和成瘾的恐惧,仍然妨碍对患者的适当的治疗。这一问题在患有癌症的儿童和老年癌症患者中尤为突出。对于晚期患者的疼痛,没有理由不予以充分的治疗。对于这样的患者,成瘾并不重要。在接受疼痛治疗的患者中,药物成瘾这种现象并不见常(第 31 章)。

一些州已经认识到,在治疗与慢性疾病和终末期疾病有关的疼痛中,止痛药物应用不足。例如加利福尼亚州已经颁布了一项“顽固性疼痛治疗条例”,这项条例减少了更新类阿片处方的困难。在这项条例中规定,药剂师可在处方医生的医嘱副本收条上(如:通过 Fax),为一个在临终安养院或强化护理室接受临终关怀的患者或期望患者能活 6 个月以下的患者开写Ⅱ类药物的处方*,并将带有规定编码号的“豁免”字样写在典型的处方上,这样为终末期疾病提供较方便的途径。

被批准(标明)或未被批准(未标明)药物的用途

在美国,FDA 还批准一些由制造者在其新药申请书(NDA)中建议和证实的仅用于特殊用途的药物(第 1 章)。这些被批准(标明)的用途或适应证载于随药物的包装说明书中。由于各种理由,这些所标明的适应证可能不包括这种药物可以应用的所有疾病。所以,临床医生可能希望开处方用于某些其他方面而未被批准(未标明的)的临床症状的药物,通常以充足的、强有力的科学证据为基础。管理 FDA 章程及药物应用的联邦法律在这种未批准的用途上未加限制*。

即使患者遭受药物损害,一种未标有用途药物的应用本身不构成“医疗差错”。然而,法庭可能将包装插页标签认作为考虑药物安全性的全部适应证,除非临床医生能证明(来源于文献等)其对此药的应用被其同事认为是合理的。

药物安全警戒

政府药品管理局有责任监督药品安全。在美国,FDA 主办的药品监视程序通过药物生产商的强制报告及医疗机构执业医生自愿报告来收集药物安全及副作用的资料。执业医生可以以 http://www.fda.gov/medwatch/index.html 获得的简单表格提交有关任何可疑药物(或医疗器械)副作用的报告。FDA 希望利用这些资料确定副作用的发生率。现在还不清楚 FDA 目前有足够的资源来进行这项授权,但是如果认为必要则他们有权采取进一步的管理行动。相似的疫苗报告程序也准备就绪以监测疫苗安全。FDA 主页可以在 http://www.fda.gov/default.htm 找到。

FDA 也增加了对具有特别危险性的药物进行标明的要求。要求药物调剂师在调剂这些药品是对患者提供"用药指南（Med Guides）"。这些指南一般由药品生产商提供。此外，药剂师通常提供所处方药品的患者教育资料、其用途、副作用、储存要求、服用方法、忘服一次时应该做什么以及可能对继续治疗的需要。

社会经济因素

仿制药物处方

用通用名开处方为药剂师在填写医嘱选择特别药物产品提供了灵活性，而且如果有价格竞争时，有为患者减少费用的可能。例如，由 Hoffmann-LaRoche 生产的一种常用镇静剂的商品名为 *Valium*。而具有同样化学成分的这种药物，美国采用的名称 [USA Adopted Names（USAN）]、FDA 所批准的通用药名为 "Diazepam"（地西泮）。在美国，所有地西泮药物产品均符合美国药典（USP）颁布的美国制药标准。然而，这种药物有许多制造商，并且价格有很大差异。对一些常用药物来说，在商品名和仿制药间的价格差异变化范围很大，从小于 2 倍到大于 100 倍不等。

在多数州和多数医院，即使在医嘱中已特别注明专利药名称，药剂师有权选择提供一般等效的药物产品。如果医生想要调剂特别商标的药物，则需要写出特别提示"按所写调配"（dispense as written）或同样意思的词。某些附属于政府的卫生保健计划和许多第三方保险金付费者要求药剂师调配库存中最便宜的通用等效产品（仿制的替代药品）。然而私营药剂师对药物产品选择的原则是不允许将一种治疗药替换为另一种。例如：不允许在未经处方医生的许可时将氯噻嗪换为氢氯噻嗪，即使认识这两种药物在药效学上等效也如此。在所管理的保健组织内药剂师可以遵循不同的政策（见下文）。

虽然大多数不注册药品令人信得过，但不能想当然认为每一个不注册药物产品都像商标产品那样令人满意。药物的生物利用度，即药物有效吸收，各生产厂家变化较大，有时同一厂家生产的一种药品不同批号间也有变异。尽管如此，许多执业医生仍避免非注册药处方，从而提高药物的费用。以极少数药物为例，通常其疗效差、溶解度差或无活性成分与活性药物含量比率太高，而生产商可能给予更多一致的效果。对患有致命性疾病的病例，临床急诊可能过高估计不注册替换药物的优越性，以致处方按生产商所写而开写。

为努力编撰药物生物等效性的资料，FDA 发行了"已批准具有等效疗效的药物产品"，每月一期，通常称为"橙黄皮书"（The orange book）。此书包括分为两类的多源产品：以字母"A"开始编码的产品被认为与相同药物参考标准格式及具有相同"A"编码产品的其他种类具有生物等效性。将被认为生物学不等效的产品列为"B"。在目前所列的大约 8 000 种产品中，90% 编为"A"。在最初的"A"和"B"附加了另外的编码字母和数字，并且指出了批准的给药途径和其他参数。

在美国，由于第三方付者（保险公司、卫生保健组织等）强行实施节省经费条例，因而在价格基础上强制性药物产品选择是常见的做法。如果处方医生不在被管理的保健组织内，则其有时可通过在处方上写上"按所写调配"而不顾这些限制，这样可要求一种注册商标产品。然而在这种情况下，患者可能必须支付所调配产品与较便宜产品间的差额。

在多数医疗管理组织内，实行处方用药剂型的控制，要求无论什么时候所用的药物必须选择不昂贵的。在这种管理条件下，处方医生通常只选择一类药物而不是一个特定的药物。药剂师则从这一类药物中调配处方药。例如：在这样的组织内的一位处方医生认为一位患者需要用噻嗪类利尿药，则药剂师自行按该组织的规定要求调配一种噻嗪类利尿药。如下所述，组织规定的药物选择可能不时在变化，其取决于价格协商和不同药品生产商之间的折扣。

其他成本因素

私营药店（房）以药物的价格加上其提供专业服务的小费为基础收费。每调配一张处方都有小费。处方医生通过授权再调配及指定所要调配的量来控制调配处方的次数。然而，对于慢性疾病用药，保险所规定的量可能被限定在一个月或 30 天的用量。所以，当涉及长期治疗时处方医生通过处方标准量药物及与安全性、价钱和第三方规定一致的最大量医嘱来为患者节省费用（这样药物不必再包装）。因此，节省费用的最佳处方常常需要处方医生与药剂师之间的协商。在美国，由于药物的批发价格持续上涨，因而在过去三十年来处方花费大幅度升高，而且从 1999~2009 年，经处方购买的数量已经增加了 39%，而人口增长了 9%（见文本框：处方的费用）。

处方的费用

在过去的几十年里，处方的费用急剧上升。2004 年美国单一处方的平均价格是 55 美元。到 2006 年，这个平均费用上升到了 75 美元。在加利福尼亚医疗补助行业，平均收费超过 80 美元，采用仿制药每处方低于 40 美元，采用原研药（商品名称）则超过 140 美元。这种上涨是由于新技术、营销成本和股东期望所引起。制药工业每年的利润通常为 10%~15%，而零售药业则有 3% 的利润。患者对许多新药物，如他汀类药物，每年的费用超过 1 000 美元。一些治疗性抗体产品（例如单克隆抗体类）的费用每年超过 10 000 美元。药品往往是与健康相关的最高自付费用，因为其他保健服务由健康保险支付，而通常不覆盖处方，尽管这种情况正在发生变化。

由于这一问题带来的公众和政治压力，美国国会于 2003 年颁布了《医疗保险现代化法案》，确立了医疗保险 D 部分计划。这项自愿处方计划规定私人医疗保险公司为符合医疗保险资格的患者提供部分处方费用。不幸的是，由于立法的复杂性和由此产生的保险计划，在覆盖面、配方和数量限制方面的差距，以及制药行业获得的优惠经济待遇，使这项计划无法解决高昂的药品费用问题。

高昂的药费使得支付者和消费者都一样不使用去或寻求替代来源。因为大多数其他国家的政府,例如:加拿大,在控制药品价格方面做得较好,所以同一种药品在其他国家的价格通常比美国低。这一事实导致许多美国公民在不同的国家"离岸"购买药品,供"个人使用",数量最多可供 3 个月使用,很节省,通常高达 50%。然而,这并不能保证这些药物是他们所要的,或不能保证及时交付,或不存在传统的医生-药剂师-患者关系以及这种关系提供的安全保障。

如果没有一个真正的全民医保计划,美国的药品成本将继续受制于采购集团-保险公司、医院联盟、保健机构(health maintenance organization,HMO)、小型零售药店等的谈判能力,主要由大型制造商的经济政策驱动。在大多数公司,这些政策偏向于高管薪酬和股东分红,而不是消费者或员工的利益。迄今为止,只有美国退伍军人管理局系统、较大的 HMO 和几个超级市场商店证明足够强大,能够通过大量购买药品和与制造商进行认真的价格谈判来控制成本。在新的立法给予其他组织同样的谈判权,或者定价政策变得更加公平之前,药物成本问题不可能得到真正的解决。

(邢俊平 译 张殿增 校 邱培伦 审)

参考文献

扫描本书二维码获取完整参考文献。

第66章

重要的药物相互作用及其机制

John R. Horn，PharmD，FCCP

同时合用其他药物是改变药物反应的因素之一。虽然药物之间的相互作用存在着多种机制，但大部分可归类于药动学（吸收、分布、代谢、排泄）、药效学（相加作用、协同作用以及拮抗效应）及其组合的相互作用。药动学的一般原理已经在第3章和第4章中讨论，药效学的一般原理在第2章中讨论。

植物药物（"草药"）或传统药物相互之间会发生相互作用。但是，对植物药物的研究比其他药物少得多，关于它们之间相互作用的信息量更是缺乏。在第64章中介绍了植物药的药效学相互作用。有记录的药动学相互作用（比如圣约翰草的麦芽汁）列于表66-1。

了解某一特定药物相互作用的机制，寻求减少药物相互作用的方法。药物相互作用的机制通常是在临床应用中发现的，因为该机制可能影响药物作用的时间过程和效应强度。一些重要的药物相互作用是通过两种或两种以上机制发生的结果。

表 66-1 重要的药物相互作用

药物和药物类别	促进药物相互作用的性质	有临床记录的相互作用
酒精	慢性酒精中毒导致酶感应。急性酒精中毒往往抑制药物代谢（无论是否酗酒者）。酒精诱发的严重肝机能不良可抑制肝代谢药物的能力。某些药物存在时引发类双硫仑反应。与其他中枢神经系统抑制药协同抑制中枢。	对乙酰氨基酚：[NE]增加对乙酰氨基酚肝毒性代谢产物的形成（长期酗酒者）。 阿维A：[P]促进阿维A酸转化为依曲替酯，后者有致畸作用。 口服抗凝血药：[NE]急性酒精中毒增加对血液中凝血酶原的抑制作用。 中枢神经系统抑制药：[HP]累加或协同中枢神经系统抑制作用。 胰岛素：[NE]急性酒精摄入可加重胰岛素的降糖作用（特别是饥饿者）。 可产生类双硫仑反应的药物： 头孢菌素类：[NP]头孢孟多、头孢哌酮、头孢替坦及羟羧氧酰胺菌素等记载有双硫仑反应。 水合氯醛：[NP]机制未确立。 双硫仑：[HP]抑制醛脱氢酶。 甲硝唑：[NP]机制未确立。 磺酰脲类：[NE]氯磺丙脲极可能引起类双硫仑反应；急剧摄入酒精可增加降糖作用（尤其是快反应者）。
别嘌醇	抑制肝对药物的代谢。fexostat（另一种用于痛风的药物）也会抑制阿唑硫嘌呤和巯基嘌呤的代谢。	口服抗凝血药：[NP]增加对血液中凝血酶原的抑制作用。 硫唑嘌呤：[P]降低硫唑嘌呤的减毒作用，从而使硫唑嘌呤的毒性增加。 巯基嘌呤：[P]降低巯基嘌呤代谢，从而导致巯基嘌呤毒性增加。

药物和药物类别	促进药物相互作用的性质	有临床记录的相互作用
抗酸药	抗酸药物可能吸附胃肠道的药物,减少药物的吸收。抗酸药有加速胃肠道排空的倾向,因而能将药物很快的输送到吸附部位。一些抗酸药(如氢氧化镁与氢氧化铝)碱化尿液,因而减少了对尿液 pH 敏感药物的排泄。	阿扎纳韦:[P]降低阿扎那韦的吸收(阿扎那韦吸收需要酸性环境)。 达沙替尼:[P]降低达沙替尼的吸收。 地高辛:[NP]减少胃肠道对地高辛的吸收。 因地纳韦:[NP]降低因地纳韦的吸收(阿扎那韦吸收需要酸性环境)。 铁剂:[P]某些抗酸药抑制胃肠道对铁剂的吸收。 伊曲康唑:[P]因 pH 增加使胃肠道对伊曲康唑的吸收减少(伊曲康唑的吸收需要酸性环境)。 康酮唑:[P]因 pH 增加使胃肠道对康酮唑的吸收减少(康酮唑的吸收需要酸性环境)。 喹诺酮类:[HP]减少胃肠道对环丙沙星、诺氟沙星、依诺沙星(或许还有其他喹诺酮类)的吸收。 水杨酸类:[P]因尿液 pH 增加使水杨酸类的肾清除率增大;仅在大剂量使用水杨酸类时发生。 瑞舒伐他丁:[P]减少瑞舒伐他丁的吸收。 聚苯乙烯磺酸钠:[NE]在胃肠道结合抗酸药物阳离子导致代谢性碱中毒。 四环素类:[HP]减少胃肠道对四环素类的吸收。 甲状腺素:[NP]减少胃肠道对甲状腺素的吸收。
口服抗凝血药	华法林、阿哌沙班、达比加群、利伐沙班可诱导消除。易于抑制 CYP2C9(华法林)、CYP3A4(阿哌沙班、利伐沙班)和 P-糖蛋白(阿哌沙班、达比加群、利伐沙班)的代谢作用。华法林与血浆蛋白高度结合。影响凝血因子合成和分解代谢的药物可以改变其抗凝作用。	增加抗凝血药作用的药物: 对乙酰氨基酚:[NE]破坏凝血因子的合成。 胺碘酮:[P]抑制抗凝药物的代谢。 人工合成甾体激素:[P]改变机体对凝血因子的处理? 氯霉素:[NE]减少双香豆素代谢(可能还有华法林)。 西米替丁:[HP]减少抗凝血药代谢。 氯贝丁酯:[P]机制未确立。 氯吡格雷:[NP]减少华法林的代谢,抑制血小板。 达那唑:[NE]破坏凝血因子的合成? 右旋甲状腺素:[P]增强凝血因子代谢? 双硫仑:[P]减少抗凝血药代谢。 依法韦仑:[NP]降低华法林代谢。 红霉素:[NE]可能抑制抗凝血药代谢。 氟康唑:[P]减少华法林代谢。 氟苯氧丙胺:[P]减少华法林代谢。 二甲苯氧庚酸:[NE]机制未明。 酮康唑:[P]减少阿哌沙班、达比加群、利伐沙班代谢。 洛伐他汀:[NP]减少华法林代谢。 酮康唑:[P]减少阿皮沙巴、达格特兰、里瓦沙阿巴消除。 甲硝达唑:[P]减少华法林代谢。 奎尼丁:[NP]增加低凝血酶原血症。

药物和药物类别	促进药物相互作用的性质	有临床记录的相互作用
口服抗凝血药		咪康唑：[NE]减少华法林代谢。
		非甾体类抗炎药：[HP]抑制血小板功能，胃糜；一些药物会增加低血凝素反应（双氯芬酸、布洛芬、或萘普萘不太可能有）。
		丙胺苯丙酮：[NE]可能降低抗凝药代谢。
		利托那韦：[P]减少阿皮沙班、达格特兰、里瓦沙阿巴消除。
		水杨酸类：[HP]用阿司匹林抑制血小板，但与其他水杨酸酯不同；[P]大剂量有低血凝血素效应。
		辛伐他汀：[NP]减少华法林代谢。
		苯磺唑酮：[NE]抑制华法林代谢。
		磺胺类药：[NE]抑制华法林代谢。
		甲状腺激素：[P]提高凝血因子代谢。
		复方新诺明：[P]减少华法林代谢。
		维拉帕米：[P]减少阿皮沙班、达格特兰、里瓦沙阿巴消除。
		伏立康唑：[NP]抑制华法林代谢。
		又见乙醇、别嘌呤醇。
		降低抗凝剂药物作用的药物：
		安鲁米特：[P]酶诱导。
		巴比妥类药物：[P]酶诱导。
		波生坦：[P]降低抗凝药代谢。
		卡马西平：[P]酶诱导。
		考来烯胺：[P]降低抗凝药物的吸收。
		格鲁米特：[P]降低抗凝药物的代谢。
		苯乙哌啶酮：[P]酶诱导。
		萘呋西林：[NE]酶诱导。
		苯妥因：[NE]酶诱导。由于蛋白取代，苯妥因治疗早期会发生短暂的抗凝作用。
		普里米酮：[P]酶诱导。
		利福布丁：[P]酶诱导。
		利福平：[P]酶诱导。
		圣约翰麦芽汁：[NE]酶诱导。
		抗凝药对其他药物的影响：
		口服降糖药：[P]双香豆素抑制甲磺苯丁脲和氯磺丙脲的肝代谢。
		苯妥英：[P]双香豆素抑制苯妥英的肝代谢。
		普里米酮：[P]降低抗凝药物的代谢。
三环类和杂环类抗抑郁药	抑制节后肾上腺素能神经的胺摄取。抗毒蕈碱作用可与其他抗毒蕈碱药产生相加作用。诱导代谢。易于通过抑制 CYP2D6、CYP3A4 和其他 CYP450 酶而抑制代谢。	胺碘酮：[P]减少抗抑郁药代谢。
		巴比妥类：[P]增加抗抑郁症药代谢。
		安非他酮：[NE]降低抗抑郁症药代谢。
		卡马西平：[NP]增强抗抑郁症药代谢。
		西米替丁：[P]减少抗抑郁症药代谢。

药物和药物类别	促进药物相互作用的性质	有临床记录的相互作用
三环类和杂环类抗抑郁药		可乐定：[P]减少可乐定降压作用。 胍那决尔：[P]减少胍那决尔吸收至作用位点。 胍乙啶：[P]减少胍乙啶摄入作用位点。 氟哌啶醇：[P]减少抗抑郁症药代谢。 单胺氧化酶抑制剂：[NP]某些情况下有兴奋、高热、躁狂和惊厥，尤其是与氯米帕明和米帕明等 5-HT 抗抑郁药合用，但许多患者接受了联合治疗并未见不良反应。 奎尼丁：[P]抑制抗抑郁症药代谢。 利福平：[P]增强抗抑郁症药代谢。 选择性 5-羟色胺重摄取抑制剂（SSRIs）：[P]氟西汀及帕罗西汀抑制 CYP2D6,并减少通过这种酶代谢的抗抑郁药代谢（如地昔帕明）。舍曲林及氟扶沙明对 CYP2D6 仅具弱抑制作用，但氟扶沙明抑制 CYP1A2 和 YP2D6,因此能抑制通过这些酶代谢的抗抑郁症药代谢。 拟交感神经药：[P]增加对去甲肾上腺素、肾上腺素和去氧肾上腺素的加压作用。 巴比妥类：[P]增加伊曲康唑、酮康唑和伏立康唑的代谢。
氮杂茂环类抗真菌药	抑制 CYP3A4 的作用（伊曲康唑>酮康唑>白沙康唑>伏立康唑>氟康唑）；抑制 CYP2C9 的作用（氟康唑，伏立康唑）。抑制 P-糖蛋白（伊曲康唑、酮康唑和白沙康唑）。易于产生酶诱导作用（伊曲康唑，酮康唑，伏立康唑）。pH 依赖性胃肠道吸收（伊曲康唑,酮康唑）。P-糖蛋白抑制（伊曲康唑,酮康唑,白沙康唑）。胃肠 pH 依赖性吸收（伊曲康唑、酮康唑和白沙康唑）。	抗病毒药：[P]降低安普那韦、阿扎纳位、地瑞那韦、洛匹那韦、奈非那韦、利托那韦和沙奎那韦的代谢。 巴比妥类：[P]降低伊曲康唑和咪康唑的代谢。 苯二氮䓬类：[P]降低阿普唑仑和三唑仑的代谢。 钙通道阻断剂：[P]减少钙通道阻断剂的代谢。 卡马西平：[P]减少卡马西平的代谢。 西沙必利：[NP]减少西沙比利的代谢；有会导致心律失常的可能。 秋水仙碱：[P]减少秋水仙碱的代谢和运输。 环孢素：[P]减少环孢素的代谢。 地高辛：[NE]伊曲康唑、白沙康唑和酮康唑可以增加地高辛的血浆浓度。 麦角碱：[P]降低麦角碱的代谢。 H₂-受体拮抗剂：[NE]减少伊曲康唑和酮康唑的吸收。 HMG CoA 还原酶抑制剂：[HP]减少洛伐他汀、辛伐他汀的代谢,减少阿托伐他汀代谢的程度较小。 阿片拮抗：[P]减少阿芬太尼、芬太尼、美沙酮、氧可酮和舒芬太尼的代谢。 奎尼丁：[P]降低奎尼丁代谢。 苯妥英：[P]氟康唑降低苯妥英的代谢,伏立康唑可能也有同样的作用。 磷酸二酯酶抑制剂：[P]降低磷酸二酯酶抑制剂的代谢。 哌咪清：[NE]减少哌咪清代谢。 质子泵抑制剂：[P]减少伊曲康唑和酮康唑的吸收。 利福布丁：[P]降低利福布丁代谢,增加伊曲康唑代谢。 利福平：[P]增加伊曲康唑、酮康唑和伏立康唑的代谢。 雷帕霉素：[P]降低雷帕霉素代谢。

药物和药物类别	促进药物相互作用的性质	有临床记录的相互作用
氮杂茂环类抗真菌药		他克莫司：[P]降低他克莫司代谢。 参见抗酸药、口服抗凝药。
巴比妥类	诱导肝脏微粒体药物代谢酶和 P-糖蛋白,与其他中枢神经系统抑制药合用会产生相加作用。	**Beta-肾上腺素能神经受体拮抗药剂**：[P]增加 β-阻断剂代谢。 **钙通道阻断剂**：[P]增加钙通道阻断剂代谢。 **中枢神经系统抑制药**：[HP]加强中枢神经系统抑制药的作用。 **皮质类固醇**：[P]增加皮质类固醇药物代谢。 **环孢素**：[NE]增加环孢素的代谢。 **地拉韦定**：[P]增加地拉韦定的代谢。 **强力霉素**：[P]增加强力霉素的代谢。 **雌激素类**：[P]增加雌激素的代谢。 **美沙酮**：[NE]增加美沙酮的代谢。 **吩噻嗪类**：[P]增加吩噻嗪类药物代谢。 **蛋白酶抑制剂**：[NE]增加蛋白酶抑制剂的代谢。 **奎尼丁**：[P]增加奎尼丁的代谢。 **西罗莫斯**：[NE]增加西罗莫斯的代谢。 **他克莫司**：[NE]增加他克莫司的代谢。 **茶碱**：[NE]增加茶碱代谢,减弱茶碱的作用。 **丙戊酸**：[P]减少苯巴比妥类药物的代谢。 参见口服抗凝药、三环类抗抑郁药。
β 受体阻断剂	β 阻断剂(特别是非选择性阻断剂,如：普萘洛尔)改变了 β 激动剂活性(如肾上腺素)的拟交感反应。阻断经历第一关卡代谢的 β 阻断剂可能受改变这个过程的药物的影响。β 阻断剂减少肝脏血流量。	增加 β 阻断剂作用的药物： **胺碘酮**：[P]降低 CYP2D6 对 β 阻滞剂(噻吗洛尔、普萘洛尔、美托洛尔、卡维迪洛)的代谢。增强对心肌传导的影响。 **西咪替丁**：[P]减少主要通过肝脏代谢的 β 阻断剂(如：普萘洛尔)。对经肾脏清除的药物影响较小,如：阿替洛尔、纳多洛尔。 **苯海拉明**：[P]降低 CYP2D6 对 β 阻滞剂(噻吗洛尔、普萘洛尔、美托洛尔、卡维迪洛)的代谢。 **选择性 5-羟色胺重吸收抑制剂(SSRIs)**：[P]氟西汀和帕罗西汀抑制 CYP2D6,而增加了噻吗洛尔、普萘洛尔、美多洛尔、卡维洛尔和拉贝洛尔的浓度。 **特比萘芬**：[P]降低 CYP2D6 对 β 阻滞剂(噻吗洛尔、普萘洛尔、美托洛尔、卡维迪洛)的代谢。 **非甾体类抗炎药**：[P]吲哚美辛减少抗高血压作用,其他前列腺素抑制剂也会产生相互作用。 减少 β-阻断剂作用的药物： **酶诱导剂**：[P]巴比妥类、苯妥英和利福平增加 β-阻断剂的代谢,其他酶诱导剂也会产生相同的作用。 β 阻断剂对其他药物的影响。 **可乐定**：[NE]服用普萘洛尔的患者停用可乐定时会产生高血压反应。

续表

药物和药物类别	促进药物相互作用的性质	有临床记录的相互作用
β受体阻断剂		胰岛素:[P]抑制低血糖恢复,抑制低血糖症状(出汗除外),提高低血糖时的血压。 哌唑嗪:[P]增强首次服用哌唑嗪的低血压反应。 拟交感作用:[P]增加肾上腺素的加压反应(和其他拟交感药物);其他非选择性β阻断剂也同样会发生这种情况。 参见巴比妥类、茶碱。
胆汁酸结合树脂	树脂可与胃肠道内的口服药物结合,并与进入肝肠循环的胃肠道内药物结合,即使后者未经胃肠道给药。	对乙酰氨基酚:[NE]减少对乙酰氨基酚的吸收。 洋地黄糖苷:[NE]减少洋地黄糖苷(可能还有地高辛)的胃肠道吸收。 呋塞米:[P]减少呋塞米的胃肠道吸收。 甲氨蝶呤:[NE]减少甲氨蝶呤的胃肠道吸收。 麦考酚酸酯:[P]减少麦考酚酸酯的胃肠道吸收。 噻嗪类利尿药:[P]减少噻嗪类利尿药的胃肠道吸收。 甲状腺激素:[P]减少甲状腺激素的吸收。 参见口服抗凝药。
钙通道阻断剂	维拉帕米和地尔硫䓬以及尼卡地平(但不是硝苯地平)抑制肝药酶和维拉帕米、地尔硫䓬、尼卡地平、非洛地平和硝苯地平的P-糖蛋白代谢(通过CYP3A4),可能还有其他钙通道阻滞剂的代谢也易于受到诱导或者抑制。	阿扎纳韦:[P]降低钙拮抗剂的代谢。 卡马西平:[P]地尔硫䓬和维拉帕米降低卡马西平代谢;可能增加钙通道阻滞剂代谢。 西咪替丁:[NP]减少钙通道阻滞剂代谢。 克拉霉素:[P]减少钙通道阻滞剂代谢。 秋水仙碱:[P]减少秋水仙碱代谢和地尔硫䓬和维拉帕米的转运。 考尼伐坦:[P]减少钙通道阻滞剂代谢。 环孢素:[P]地尔硫䓬、尼卡地平及维拉帕米可减少环孢霉素代谢。 红霉素:[P]减少钙通道阻滞剂代谢。 苯妥英:[NE]增加钙通道阻滞剂代谢。 利福平:[P]增加钙通道阻滞剂代谢。 西罗莫斯:[P]地尔硫䓬、尼卡地平和维拉帕米可降低西罗莫斯的代谢。 他克莫司:[P]地尔硫䓬、尼卡地平和维拉帕米可降低他克莫司的代谢。 参见氮杂茂环类抗真菌药、巴比妥类、茶碱和洋地黄糖苷类药物。
卡马西平	诱导肝脏微粒体药物代谢酶和P-糖蛋白,易于抑制主要是CYP3A4参与的代谢。	阿扎纳韦:[NE]降低卡马西平的代谢。 西咪替丁:[P]减少卡马西平的代谢。 克拉霉素:[P]减少卡马西平的代谢。 皮质激素:[P]减少糖皮质激素的代谢。

药物和药物类别	促进药物相互作用的性质	有临床记录的相互作用
卡马西平		环孢素:[P]减少环孢素的代谢。
		达那唑:[P]减少卡马西平代谢。
		强力霉素:[P]减少强力霉素的代谢。
		红霉素:[NE]减少卡马西平的代谢。
		氟伏沙明:[NE]减少卡马西平的代谢。
		雌激素:[P]减少雌激素的代谢。
		氟哌丁醇:[P]增加氟哌丁醇的代谢。
		异烟肼:[P]减少卡马西平的代谢。
		奈法唑酮:[NE]减少卡马西平的代谢。
		普罗帕吩:[HP]减少卡马西平的代谢。
		利福平:[P]减少卡马西平的代谢。
		选择性 5-羟色胺重吸收抑制剂(SSRIs):[NE]氟西汀和氟伏沙明减少卡马西平的代谢。
		西罗莫斯:[P]增加西罗莫斯的代谢。
		St. John 麦芽汁:[P]增加卡马西平的代谢。
		他克莫司:[P]增加他克莫司的代谢。
		茶碱:[NE]增加茶碱的代谢。
		又见口服抗凝药、三环类抗抑郁药、氮杂茂环抗真菌药、钙通道阻滞剂。
氯霉素	抑制肝药酶代谢。	苯妥英:[P]减少苯妥英代谢。
		磺酰脲类降糖药:[P]减少磺酰脲代谢。
		参见口服抗凝药,三环内抗抑郁药、氮杂茂环类抗真菌药、钙拮抗剂。
西咪替丁	抑制干微粒体药物代谢酶(雷尼替丁、法莫替丁和尼沙替丁则不抑制)。可能抑制肾小管对弱碱的分泌。	阿扎那韦:[NP]减少阿扎那韦的吸收(阿扎那韦吸收需要酸,其他 H2 阻断药和质子泵抑制剂预期有同样的作用)。
		苯二氮䓬类药:[P]减少阿普唑仑、甲氨二氮草、地西泮、哈拉西泮、普拉西泮和氯拉西泮的代谢,但对奥沙西泮、劳拉西泮及替马西泮没有影响。
		卡莫西汀:[NE]增加骨髓抑制。
		多菲利特:降低多菲利特的肾排泄。
		茚地那韦:[NP]减少茚地那韦的吸收(茚地那韦的吸收需要酸,其他 H2 阻断药和质子泵抑制剂预期有同样的作用)。
		利多卡因:[P]减少利多卡因的代谢,提高利多卡因血清浓度。
		苯妥英:[NE]减少苯妥英的代谢,提高苯妥英的血清浓度。
		普鲁卡因胺:[P]减少普鲁卡因胺的代谢,提高普鲁卡因胺血清浓度。雷尼替丁有相同作用,但较小。
		奎尼丁:[P]减少奎尼丁的代谢,提高奎尼丁血清浓度。
		茶碱:[P]减少茶碱的代谢,提高茶碱血清浓度。
		又见口服抗凝药、三环类抗抑郁药、β 肾上腺素能受体阻断剂,钙通道阻滞剂和卡马西平。

续表

药物和药物类别	促进药物相互作用的性质	有临床记录的相互作用
西沙比利	易于抑制通过 CYP3A4 抑制剂的代谢,高西沙比利血清浓度会导致心律失常。	阿扎那韦:[NE]减少西沙比利代谢,可能致心律失常。 克拉霉素:[NP]减少西沙比利代谢,可能致心律失常。 红霉素:[NP]减少西沙比利代谢,可能致心律失常。 利托那韦:[NE]减少西沙比利代谢,可能致心律失常。 选择性 5-羟色胺重吸收抑制剂(SSRIs):[NP]氟伏沙明抑制 CYP3A 的活性,可能减少西沙比利的代谢,可能致心律失常。 参见氮杂茂环类抗真菌药。
秋水仙碱	易于抑制通过 CYP3A4 抑制剂的代谢和 P-糖蛋白转运。	胺碘酮:[NP]减少秋水仙碱的代谢和转运。 安普那韦:[P]减少秋水仙碱的代谢。 博普瑞维:[P]减少秋水仙碱的代谢。 卡马西平:[P]增加秋水仙碱的代谢。 克拉霉素:[NP]减少秋水仙碱的代谢和转运。 考尼伐坦:[P][NP]减少秋水仙碱的代谢和。 环孢素:[NP]减少秋水仙碱的代谢和转运。 地尔硫䓬:[P]减少秋水仙碱的消除。 决奈达隆:[NE]减少秋水仙碱的转运。 红霉素:[P]减少秋水仙碱的代谢和转运。 氟康唑:[P]减少秋水仙碱的消除。 伊马替尼:[P]减少秋水仙碱的消除。 奈法唑酮:[NE]减少秋水仙碱的代谢。 泊沙康唑:[P]减少秋水仙碱的消除。 利福平:[P]减少秋水仙碱的代谢。 利托那韦:[P]减少秋水仙碱的代谢。 维拉帕米:[P]减少秋水仙碱的消除。 又见氮杂茂环类抗真菌药、钙通道阻滞剂。
环孢素	诱导代谢。易于抑制通过 CYP3A4 和 P-糖蛋白的消除(他克莫司和西罗莫斯也有类似的相互作用)。	氨基糖苷类抗生素:[NE]可能增加肾毒性。 两性霉素 B:[NE]可能增加肾毒性。 可能增加环孢素效应的药物: 胺碘酮:[P]减少环孢素消除。 安普那韦:[P]减少环孢素消除。 雄激素:[NE]增加环孢菌的代谢。 巴比妥类:[P]增加环孢素的代谢。 阿扎纳韦:[NE]降低环孢素的代谢。 克拉霉素:[P]减少环孢素的代谢。 红霉素:[NE]减少环孢素的代谢。 茚地那韦:[P]减少环孢素消除。 洛伐他汀:[NE]降低洛伐他丁的代谢。服用洛伐西汀和环孢素的患者发现有肌肉病和横纹肌溶解症状。

药物和药物类别	促进药物相互作用的性质	有临床记录的相互作用
环孢素		奈法唑酮:[P]减少环孢素的代谢。 奎奴普丁:[P]减少环孢素的代谢。 利托那韦:[P]减少环孢素的代谢。 辛代他汀:[NE]服用洛伐西汀和环孢素发现有肌肉病和横纹肌溶解症。 可能降低环孢素效应的药物: 依法韦仑:[P]增加环孢素消除。 波生坦:[P]增加环孢素消除。 卡马西平:[P]增加环孢素消除。 苯妥英:[NE]增加环孢素的代谢。 利福布丁:[NE]增加哌咪清的代谢。 奎奴普汀:[P]增加环孢素的代谢。 利福平:[P]增加环孢素的代谢。 圣约翰麦芽汁:[NE]增加环孢素的代谢。 又见氮杂茂环类抗真菌药、巴比妥类、钙通道阻滞剂。
洋地黄糖苷	地高辛易于改变胃肠道吸收,易于抑制地高辛的肾和非肾脏排泄。药物引起的电解质失调(如:低血钾)会增加洋地黄的毒性。	增加洋地黄毒苷作用的药物: 胺碘酮:[P]提高地高辛的血浆浓度。 阿奇霉素:[NP]提高地高辛的血浆浓度。 克拉霉素:[NP]提高地高辛的血浆浓度。 环孢素:[P]提高地高辛的血浆浓度。 地尔硫䓬:[P]提高地高辛的血浆浓度,提高 AV 传导速度。 红霉素:[NE]提高地高辛的血浆浓度。 耗竭钾的药物:[P]有提高地高辛毒性的可能。 普罗帕酮:[P]提高地高辛的血浆浓度。 奎尼丁:[HP]提高地高辛的血浆浓度,从组织结合部位取代地高辛。 利托那韦:[P]提高地高辛的血浆浓度。 螺内酯:[NE]减少地高辛的肾脏排泄,干扰地高辛的血清检验。 维拉帕米:[P]提高地高辛的血浆浓度,提高 AV 传导速度。 又见氮杂茂环类抗真菌药。 降低洋地黄效应的药物: 高岭土-果胶:[P]减少地高辛的胃肠道吸收。 利福平:[NE]增加洋地黄的代谢和地高辛的排泄。 柳氮磺胺吡啶:[NE]减少地高辛的胃肠道吸收。 参见抗酸药、胆汁酸结合树脂。
双硫仑	抑制 CYP2C9,抑制醛脱氢酶。	苯二氮䓬类:[P]减少甲氨二氮草和地西泮的代谢,但对劳拉西泮和奥沙西泮没有影响。 甲硝达唑:[NE]据报道,联合服用双硫仑和甲硝达唑的患者会产生意识不清和精神病,其机制未明。

续表

药物和药物类别	促进药物相互作用的性质	有临床记录的相互作用
双硫仑		苯妥英:[P]减少苯妥英代谢。 又见酒精和口服抗凝药。
雌激素	代谢诱导。由于肠道菌群的改变(如:由抗生素),雌激素的肝内循环可能会被打断。	氨苄西林:[NP]中断雌激素的肝肠循环;可能降低口服避孕药的效能。其他口服抗生素可能具有同样作用。 波生坦:[P]酶诱导作用导致雌激素效应降低。 糖皮质激素:[P]减少糖皮质激素代谢,导致皮质类固醇作用增强。 灰黄霉素:[NE]能抑制口服避孕药的功效,机制不明。 苯妥英:[NP]增加雌激素的代谢,可能降低口服避孕药的效能。 普里米酮:[NP]增加雌激素的代谢,可能降低口服避孕药的效能。 利福布丁:[NP]增加雌激素的代谢,可能降低口服避孕药的效能。 利福平:[NP]增加雌激素的代谢,可能降低口服避孕药的效能。 圣约翰麦芽汁:[NE]增加雌激素的代谢,可能降低口服避孕药的效能。 又见巴比妥类药和卡马西平。
HMG-CoA 还原酶抑制剂	洛伐他汀和辛伐他汀,在较小程度上阿伐他汀易于受 CYP3A4 抑制剂的影响。洛伐他汀和辛伐他汀,在较小程度上阿伐他汀易于受 CYP3A4 诱导剂的影响,与其他能一起肌病的药物联合使用可增加肌病的风险。	胺碘酮:[NP]减少他汀类药物的代谢。 阿扎那韦:[NP]减少他汀类药物的代谢。 波普瑞韦:[P]减少他汀类药物的代谢。 波生坦:[P]减少他汀类药物的代谢。 卡马西平:[P]减少他汀类药物的代谢。 克拉霉素:[P]减少他汀类药物的代谢。 氯贝丁酯:[NP]增加肌病的风险。 环孢素:[P]减少他汀类药物的代谢。 地拉夫定:[P]减少他汀类药物的代谢。 地尔硫䓬:[NE]减少他汀类药物的代谢。 红霉素:[P]减少他汀类药物的代谢。 吉非罗奇:[NP]增加血浆洛伐他汀和辛伐他汀浓度。 伊马替尼:[P]减少他汀类药物的代谢。 茚地那韦:[NE]减少他汀类药物的代谢。 奈法唑酮:[NE]减少他汀类药物的代谢。 苯妥英:[P]减少他汀类药物的代谢。 利福平:[P]增加他汀类药物的代谢。 利托那韦:[NE]减少他汀类药物的代谢。 圣约翰麦芽汁:[NP]增加他汀类药物的代谢。 维拉帕米:[NE]减少他汀类药物的代谢。 又见氮杂茂环类抗真菌药、环孢素。

药物和药物类别	促进药物相互作用的性质	有临床记录的相互作用
HMG-CoA 还原酶抑制剂		**克拉霉素：**[P]减少他汀类药物的代谢。 **安妥明：**[NP]增加肌病的风险。 **环孢素：**[P]减少他汀类药物的代谢。 **地拉夫定：**[P]减少他汀类药物的代谢。 **地尔硫䓬：**[NE]减少他汀类药物的代谢。 **红霉素：**[P]减少他汀类药物的代谢。 **吉非罗齐：**[NP]提高洛伐他汀和辛伐他汀的血浆浓度,增加肌病的风险。 **伊马替尼：**[P]减少他汀类药物的代谢。 **茚地那韦：**[NE]减少他汀类药物的代谢。 **奈法唑酮：**[NE]减少他汀类药物的代谢。 **苯妥英：**[P]增加他汀类药物的代谢。 **利福平：**[P]增加他汀类药物的代谢。 **利托那韦：**[NE]减少他汀类药物的代谢。 **圣约翰麦芽汁：**[NP]减少他汀类药物的代谢。 **维拉帕米：**[NE]减少他汀类药物的代谢。 又见氮杂茂类抗真菌药、环孢素。
铁	在胃肠道与药物结合,减少吸收。	**甲基多巴：**[NE]减少甲基多巴的代谢。 **喹诺酮类抗生素：**[P]减少环丙沙星的吸收。 **四环素：**[P]减少四环素的吸收,减少铁剂的效能。 **甲状腺激素：**[P]减少甲状腺激素的吸收。 又见抗酸药。
左旋多巴	左旋多巴胺在肠内的降解先于到达吸收位置。改变胃肠动力的试剂可改变左旋多巴在管腔内的降解程度。左旋多巴的抗帕金森神经机能障碍作用易被其他药物抑制。	**可乐定：**[NE]抑制抗帕金森病。 **单胺氧化酶抑制剂：**[P]高血压反应(卡比多巴可防止相互作用的发生)。 **罂粟碱：**[NE]抑制抗帕金森神经机能障碍作用。 **吩噻嗪类：**[P]抑制抗帕金森神经用。 **苯妥英：**[NE]抑制抗帕金森神经机能障碍作用。 **吡哆醇：**[P]抑制抗帕金森神经机能障碍作用(卡比多巴可防止相互作用的发生)。 又见抗毒蕈碱药。
锂剂	离剂的肾脏排泄对钠平衡变化敏感(钠耗竭往往会导致锂储留)。易受增加中枢神经系统毒性药物的影响。	**血管紧张素转化酶抑制剂(ACEIs)：**[NE]可能降低锂剂的肾清除率,增加锂剂的作用。 **血管紧张素 II 受体阻断剂：**[NE]降低锂剂的肾清除率,增加锂剂的作用。 **利尿药(特别是噻嗪类)：**[P]减少锂剂的排泄,与噻嗪类利尿药比较,呋塞米很少产生同样的作用。 **氟哌丁醇：**[NP]躁狂病患者偶有神经毒性,特别是大剂量用单用或两个同用。

药物和药物类别	促进药物相互作用的性质	有临床记录的相互作用
锂剂		**甲基多巴**：[NE]增加锂剂中枢神经系统毒性的可能性。 **非甾体类抗炎药（SSRIs）**：[NE]降低锂剂的肾排泄（舒林酸和水杨酸除外）。 **茶碱**：[P]增加锂剂的肾清除率，减少锂剂的作用。
大环内酯类	众所周知，大环内酯类药克拉霉素和红霉素可以抑制 CYP3A4 和 p-糖蛋白。 阿奇霉素似乎并没有抑制 CYP3A4，但它是一种温和的 p-糖蛋白抑制剂。	**苯二氮䓬类**：[P]降低阿普唑仑、咪达唑仑和三唑仑的代谢。 **麦角生物碱**：[P]减少麦角生物碱的消除。 **磷酸二酯酶抑制剂**：[P]降低磷酸二酯酶抑制剂的代谢。 **哌迷清**：[P]提高哌迷清的血清浓度。 **奎尼丁**：[P]提高奎尼丁的血清浓度。 **茶碱**：[P]降低茶碱的代谢。 又见口服抗凝药，钙通道拮抗剂、卡马西平、西沙比利、秋水仙碱、环孢素、毛地黄糖苷、HMG-CoA 还原酶抑制剂。
单胺氧化酶抑制剂（MAOIs）	增加肾上腺素能神经元中去甲肾上腺素贮存。其他药物对去甲肾上腺素贮存的置换可引起急性高血压反应。**MAOIs 具有内在降血糖活性。**	**食欲减退药**：[P]由于释放储存的去甲肾上腺素，导致高血压发作（苄非他明、安非拉同、氯苯咪吲哚、苯甲曲嗪、苯丁胺）。 **抗糖尿病药**：[P]增加降血糖作用。 **丁螺环酮**：[NE]可能发生 5-羟色胺综合征，避免合用。 **右美沙芬**：[NE]报道有严重反应（高烧、昏迷、死亡）。 **肌乙啶**：[P]翻转胍乙啶的降压作用。 **米氮平**：[NE]可能发生 5-羟色胺综合征，避免合用。 **麻醉性止痛药**：[NP]一些患者产生高血压，僵硬、兴奋。哌替啶比吗啡更易于产生相互作用。 **奈法唑酮**：[NE]可能发生 5-羟色胺综合征，避免合用。 **苯肾上腺素**：[P]高血压发作，因为苯肾上腺素由单胺氧化酶代谢。 **选择性 5-羟色胺重吸收抑制剂（SSRIs）**：[P]5-羟色胺综合征而导致死亡。服用 MAOIs 的患者禁用。 **西布曲明**：[NE]可能发生 5-羟色胺综合征，避免合用。 **拟交感神经药（间接作用）**：[HP]因贮存的去甲肾上腺素释放，故可引起高血压发作（安非他明、麻黄碱、异美汀、去甲麻黄碱及伪麻黄碱）。 **曲马多 Tramadol**：[NE]可能发生 5-羟色胺综合征，避免合用。 **文拉法辛**：[NE]可能发生 5-羟色胺综合征，避免合用。 参见三环类和杂环类抗抑郁药、左旋多巴。
非甾体抗炎药（NSAIDs）	抑制前列腺素可能会导致肾脏钠排泄减少和抗高血压刺激能力受损。大多数 NSAIDs 抑制血小板功能；因其他药物削弱止血作用而可增加出血的可能性。多数 NSAIDs 与血浆蛋白结合率高。	**ACEIs**：[P]抗高血压作用降低。 **血管紧张素 II 受体阻断剂**：[P]抗高血压作用降低。 **呋塞米**：[P]减低呋塞米的利尿剂作用、利钠作用、抗高血压作用。 **肼苯达嗪**：[NE]降低肼苯达嗪的抗高血压作用。

药物和药物类别	促进药物相互作用的性质	有临床记录的相互作用
非甾体抗炎药 （NSAIDs）		甲氨蝶呤：[NP]可能增加甲氨蝶呤的毒性（特别是在甲氨蝶呤抗癌剂量时）。 选择性5-羟色胺重吸收抑制剂（SSRIs）：由于血小板抑制，增加出血的风险。 三氨蝶呤：[NE]对于健康人和患者氨苯喋呤与吲哚美辛合用可降低肾功能。 又见口服抗凝药、β-肾上腺素能神经阻断剂、锂剂。
苯妥英	诱导肝微粒体药物代谢。易于抑制通过CYP2C9的代谢。	代谢受苯妥英刺激的药物： 糖皮质激素：[P]降低糖皮质激素血清浓度。 强力霉素：[P]降低强力霉素血清浓度。 美沙酮：[P]降低美沙酮血清浓度，有戒断症状。 美西律：[NE]降低美西律血清浓度。 奎尼丁：[P]降低奎尼丁血清浓度。 茶碱：[NE]降低茶碱血清浓度。 参见钙通道阻滞剂、环孢素、雌激素。 抑制苯妥英代谢的药物： 胺碘酮：[P]提高苯妥英血清水平，可能降低血清胺碘酮水平。 卡培他滨：[NE]提高苯妥英血清水平。 氯霉素：[P]提高苯妥英血清水平。 非尔安酯：[P]提高苯妥英血清水平。 氟尿嘧啶：[NE]提高苯妥英血清水平。 氟伏沙明：[NE]提高苯妥英血清水平。 异烟肼：[NP]提高苯妥英血清水平，主要是由于减慢异烟肼的乙酰化过程。 甲硝达唑：[NP]提高苯妥英血清水平。 磺胺异噁唑：[P]提高苯妥英血清水平。 噻氯吡啶：[NP]提高苯妥英血清水平。 又见氮杂茂环类抗真菌药、西咪替丁、双硫仑。 增加苯妥英代谢的药物： 波生坦：[P]降低苯妥英血浆浓度。 卡马西平：[P]降低苯妥英血清水平。 利福平：[P]降低苯妥英血清水平。 圣约翰麦芽汁：[P]降低苯妥英血浆浓度。
哌咪清	易于受CYP3A4抑制剂的影响。与其他延长QT。的药物合用有相加作用。	奈法唑酮：[NE]减少哌咪清的代谢。 又见氮杂茂环类抗真菌药、环孢素、大环内酯类。
保钾利尿药（阿米洛利、螺内酯、氨苯蝶呤）。	与其他增加血清钾浓度的药物有相加作用，可改变除钾以外的其他物质（如：地高辛和H离子）的排泄。	ACEIs：[NP]增加高钾血症作用。 血管紧张素II受体阻断剂：[NP]加重高钾血症。 保钾利尿药：[P]增加高钾血症作用。 补钾药：[P]增加高钾血症作用，特别是肾功能受损时。 又见洋地黄糖苷、非甾体抗炎药。

药物和药物类别	促进药物相互作用的性质	有临床记录的相互作用
丙磺舒	干扰在肾小管主动分泌药物的肾排泄,特别是弱酸性药物。抑制其他药物的葡萄糖苷酸接合反应。	氯贝丁酯 Clofibrate:[P]减少葡萄糖苷酸与氯贝酸的结合。 甲氨蝶呤:[P]降低甲氨蝶呤肾排泄,可能产生甲氨蝶呤毒性。 普拉曲沙:[P]减少普拉曲沙的肾脏排泄,可能是因为普拉曲沙的毒性。 青霉素:[P]减少青霉素的肾排泄。 水杨酸盐类:[P]降低丙磺舒的排尿酸作用(水杨酸盐的日剂量少于 1.5g 时不会发生这个相互作用)。
奎尼丁	可诱导代谢,抑制 CYP2D6,肾排泄易于受尿液 pH 的影响,与其他延长 QT 间期的药物有相加作用。	乙酰唑胺:[P]由于提高尿液的 pH,减少奎尼丁的肾排泄,提高奎尼丁的血清水平。 胺碘酮:[NE]提高奎尼丁的血清水平。 高岭土-果胶:[NE]减少奎尼丁的胃肠道吸收。 利福平:[P]增加肝脏对奎尼丁的代谢。 甲硫哒嗪:[NE]减少甲硫哒嗪的代谢,增加 QTc 间期延长放入作用。 又见口服抗凝药、三环类抗抑郁药、巴比妥类、西咪替丁、洋地黄糖苷、苯妥英。
喹诺酮类抗生素	胃肠吸收易受抑制。某些喹诺酮类抑制 CYP1A2。	咖啡因:[P]环丙沙星、依诺沙星、吡哌酸抑制咖啡因代谢,诺氟沙星抑制程度较小。 硫糖铝:[HP]减少环丙沙星、诺氟沙星的胃肠吸收,对其他喹诺酮类可能也有类似作用。 茶碱:[P]环丙沙星及依诺沙星抑制茶碱代谢,氟沙星抑制程度较小,洛美沙星和氧氟沙星似乎不抑制。 参见抗酸药及口服抗凝血药。
利福平	诱导肝微粒体经物代谢酶和 P-糖蛋白强。	糖皮质激素:[P]加糖皮质激素的肝代谢;降低糖皮质激素作用。 美西律:[NE]增加美西律的代谢,降低美西律的作用。 磺酰脲类降糖药:[P]增加甲苯磺丁脲的肝脏代谢,可能还对其他经肝脏代谢的磺酰脲类药(包括氯磺丙脲)的肝代谢。 茶碱:[P]增加茶碱的代谢,降低茶碱的作用。 参见口服抗凝药、氮杂茂环类抗真菌药 β 肾上腺素能受体阻断剂、钙通道阻断剂、洋地黄糖苷、性激素。
水杨酸盐类	干扰肾小管主动分泌药物的肾排泄。大剂量使用水杨酸时,其肾排泄与尿液 pH 有关。阿司匹林(但无其他水杨酸类)干扰血小板功能。大剂量水杨酸盐类具有内在降血糖活性。	碳酸酐酶抑制剂:[NE]提高乙酰唑胺的血清浓度,由于降低血液 pH 而增加水杨酸盐类的毒性。 糖皮质激素:[P]增水杨酸盐的消除,可能会增加胃黏膜的毒性。 肝素:[NE]与阿司匹林合用有出血倾向,但与其他水杨酸盐类药物则没有此作用。 甲氨蝶呤:[P]降低甲氨蝶呤的肾清除率,增加甲氨蝶呤的毒性(主要发生在抗癌剂量时)。 磺吡酮:[HP]降低磺吡酮的排尿酸作用(水杨酸盐类药物的剂量小于 1.5g 时不会发生这种相互作用)。 参见抗酸药、口服抗凝药和丙磺舒。

药物和药物类别	促进药物相互作用的性质	有临床记录的相互作用
选择性 5-HT 吸收抑制剂（SSRI）	当使用其他血 5-HT 类药物（如 MAOIs）时，SSRIs 可能会导致 5-HT 过度反应。 一些 SSRI 类药物抑制各种细胞色素 P450，包括 CYP2D6、CYP1A2、CYP3A4 和 CYP2C19。	茶碱：[P]提高氟伏沙明诱导的 CYP1A2 抑制而降低了茶碱的代谢。又见口服抗凝药、三环和杂环类抗抑郁药、β 受体阻断剂、卡马西平、西沙比利、秋水仙碱、环孢素、HMG-CoA 还原酶抑制剂、单胺氧化酶抑制剂、非甾体抗炎药、苯妥英、哌迷清、达那唑[NE]：破坏了凝血因子的合成。
茶碱	易于通过 CYP1A2 诱导的代谢而抑制肝代谢。	β-是肾上腺素能受体阻断剂：[NP]降低茶碱的支气管扩张作用。 地尔硫䓬：[P]减少茶碱的代谢。 吸烟：[HP]增加茶碱的代谢。 他克林：[P]减少茶碱的代谢。 噻氯吡啶：[NE]减少茶碱的代谢。 维拉帕米：[P]减少茶碱的代谢。 齐留通：[P]减少茶碱的代谢。 又见巴比妥类、卡马西平、西咪替丁、锂剂、大环内脂类、苯妥英、喹诺酮类、利福平、选择性 5-HT 重吸收抑制剂。

P：预期的。HP：高度可预见。几乎所有接受联合用药的患者都会发生的相互作用。P：可预见。大多数接受联合用药的患者发生的相互作用。NP：不可预见。一些接受联合用药的患者发生的相互作用。NE：未确定。没有足够的数据支持时的可预见的基本估计

■ 药物相互作用的可预见性

表 66-1 中所列的名称是在这里用来估计药物相互作用的预测性的。这些预测的目的是为了简单的表明是否会发生相互作用，而且他们并不经常意味着相互作用会产生不利的影响。药物是否发生相互作用（参与的药物对目标药物产生可测量的变化），并产生不良反应依赖于患者和药物特异性因素。患者的因素包括内在的药物清除率、遗传、性别、当前的疾病和饮食；药物的特异性因素包括剂量、给药途径、药物剂型和给药后果。能够减轻患者伤害风险的最重要因素是由处方者对潜在的相互作用的认识，然后采取适当的行动。

药代动力学机制

同时使用其他药物会影响药物的胃肠道**吸收**，影响吸收的药物一般①有较大的吸附药物的表面；②结合或螯合作用；③改变 pH 值；④改变胃肠蠕动以及⑤影响转运蛋白质，如：P-糖蛋白和有机阴离子转运蛋白。我们必须严格区分对药物吸收速率和吸收程度的影响。仅减少药物的吸收速率在临床上几乎没有重要意义，而减少吸收程度在临床上则很重要。如果吸收程度减少发生，会导致血药浓度降低，产生亚治疗血清浓度。

药物相互作用改变药物**分布**的机制包括①竞争性血浆蛋白结合；②取代组织结合位点以及③改变局部组织屏障功能，如：抑制血-脑脊液屏障中的 P-糖蛋白。尽管竞争性血浆蛋白结合可以提高被取代药物的血浆游离浓度。由于补偿性增加机体对

药物的处置的能力，这种血浆游离浓度提高也会是暂时性的。蛋白结合取代的临床意义已经过分强调；目前的证据表明，这种药物相互作用不可能导致不良反应。从组织结合位点取代，会倾向于短暂提高被取代药物的血液浓度。

药物的代谢可以通过现行治疗来刺激或抑制，使重要的作用从忽略不计而变得明显。药物代谢主要发生在肝脏和小肠壁上，但其他部位包括血浆、肺和肾。巴比妥酸盐、卡马西平、依法韦伦、波生坦、奈韦拉平、苯妥英、扑米酮、利福平、圣约翰草对肝脏和小肠的细胞色素 P450 同工酶有诱导（兴奋）作用。酶诱导作用也可以增加药物的 II 相代谢，如：葡萄糖苷酸化。酶诱导作用发生速度不是很快，最大效应通常发生在给药后 7~10 天。停用酶诱导剂后，需要与酶诱导相等或更长时间，肝药酶的活性才会消散。然而，利福平用药几次就可能会产生酶诱导作用。抑制代谢通常比酶诱导发生快得多，足够的抑制剂组织浓度通常会马上完成代谢抑制。然而，如果受累药物的半衰期较长，可能需要一个星期或更长的时间（三到四个半衰期）而达到新的血清稳态浓度。抑制细胞色素 P450 而影响其他药物代谢的药物包括胺碘酮、雄激素类、阿扎那韦、氯霉素、西咪替丁、环丙沙星、克拉霉素、环孢霉素、地拉韦定、地尔硫䓬、苯海拉明、双硫仑、依诺沙星、红霉素、氟康唑、氟西汀、氟伏沙明、呋喃香豆素类物质（葡萄柚汁含的物质）、因地纳韦、伊曲康唑、酮康唑、甲硝唑、美西律、咪康唑、奥美拉唑、帕罗西汀、奎尼丁、利托纳韦、磺胺甲二唑、磺胺甲噁唑、维拉帕米、伏立康唑，扎鲁司特和齐留通。

现行治疗可以影响活性药物的**肾排泄**。

某些弱酸性或弱碱性药物的**肾脏排泄**可受到尿液 pH 和其他药物的影响，这是由于如第 1 章所述的在弱酸和弱碱电离作

用下,药物的离子化发生变化,用 Henderson-Hasselbalch 方程式表示。对某些药物来说,主动分泌到肾小管是一个重要的消除途径。P-糖蛋白、有机阴离子转运蛋白和有机阳离子转运蛋白都与某些药物的主动分泌至肾小管有关,而抑制这些转运蛋白可以抑制药物的肾脏消除,从而使血清药物浓度增加。通过 P-糖蛋白部分消除的药物包括地高辛、环孢霉素、达格特兰、秋水仙、红霉素和塔克罗莫司。这些药物的血浆浓度可以通过 P-糖蛋白的抑制剂来增加,包括胺碘酮、克拉霉素、红霉素、酮康唑、利托那韦和奎尼丁。

药效学机制

药理效应相同的药物合用时,通常可见到效应是各自单独使用时效应的叠加或增加。两种药物合用既可能作用于相同的受体而产生叠加或增加效应,也可能通过其他机制而产生叠加或增加。反之,具有相反药理效应的药物合用时,其效应可能会降为两药中的一种的效应或使效应均消失。药效上出现的药物相互作用在临床实践中较为普遍,如能提前预见这些相互作用并采取适宜的对策,通常会使不良反应降低到最小限度。

联合用药毒性

两种或多种对同一器官具有毒性的药物合用,可极大地增加器官损害的可能性。例如:两种具有肾毒性的药物,分别单独用药时的剂量可能产生毒性,而同时合用时的剂量则并不足以引起肾损伤。此外,某些药物与另一种药合用时,即使该药对器官并无内在毒性,但这些药物仍可增加这种药的器官毒性。

（张殿增　张阳　译　邱培伦　校　金有豫　审）

参考文献
扫描本书二维码获取完整参考文献。

附录:疫苗、免疫球蛋白和其他复杂的生物制品

Harry W. Lampiris,MD,& Daniel S. Maddix,PharmD

疫苗及其有关的生物产品构成了一组重要的药物,它是衔接微生物学、传染病学、免疫学和免疫药理学等学科间的桥梁。这里仅列举了一些最重要的制品。欲了解详细资料的读者可参考本附录末的参考文献。

主动免疫

主动免疫是指通过给宿主接种抗原,诱发抗体形成和细胞免疫。免疫实际上是诱发对多种感染因素的保护性反应,可能利用了灭活(杀灭)的材料或者减毒的活免疫原(表 A-1)。理想的免疫原包括以下希望的特性:能够完全预防疾病的发生;防止携带状态;以小剂量抗原免疫产生长期的免疫性;无毒;适合于群体免疫(如廉价、使用方便)。多数情况下,主动免疫优于被动免疫,这是因为在大多数情况下,主动免疫不需要进行多次反复免疫即可长期维持高水平的抗体。在少数情况下,主动免疫还可同时激发机体的细胞免疫。但是,主动免疫需要一定时间才能建立,而且一般在特定的暴露时间会灭活[例如:为预防非肠道感染的乙型肝炎,需要同时建立乙型肝炎 IgG(被动抗体)被动免疫和主动免疫才能起到预防作用]。

表 A-1 美国常用的主动免疫资料[1]

疫苗	制剂类型	接种途径	初次免疫	加强免疫[2]	适应证
白喉破伤风无细胞性百日咳(DTaP)	类毒素和灭活的细菌成分	肌肉	见表 A-2	无	所有儿童
B 型流感嗜血杆菌结合物(Hib)[3]	与蛋白结合的细菌多糖	肌肉	1 次(儿童接种计划见表 A-2)	不推荐	1. 所有儿童 2. 无脾脏和其他危重病症
甲型肝炎	灭活的病毒	肌肉	1 次(儿童接种计划见表 A-2)(在前往甲型肝炎流行地区旅行前至少 2~4 周接种)	长期免疫需在 6~12 个月时加强	1. 到甲型肝炎流行地区的旅行者 2. 与男性有性行为的男性(MSM) 3. 注射和非注射非法药物使用者 4. 慢性肝病或凝血因子异常 5. 有职业感染机会的人 6. 居住在或移居至流行地区的人 7. 与急性甲肝患者(在选择的患者中有其他 γ 球蛋白者)有家庭和性接触的人 8. 所有儿童 9. 与从高或中等流行国家到达美国后 60 天的人有密切接触的未接种疫苗的人

续表

疫苗	制剂类型	接种途径	初次免疫	加强免疫[2]	适应证
乙型肝炎	灭活的病毒抗原，基因重组产品	肌肉（出血障碍者可以皮下接种）	1次（儿童免疫计划见表 A-2）（到流行地区旅游至少2周前接种）	非常规接种	1. 所有婴儿 2. 青春期前、青春期和年轻成人 3. 处于职业、生活方式或危险环境中的人 4. 年龄在60岁以下的糖尿病患者血友病患者 5. 肾病末期、HIV 以及慢性肝病患者 6. 接触后预防 7. 急性和慢性乙型肝炎患者家庭和性接触
人乳头瘤病毒（HPV）[4]	主要衣壳蛋白的病毒样颗粒	肌肉	在第0、2和6个月（HPV4）或第0、1和6个月（HPV2）3次[4]	无	1. HPV2 或 HPV4 用于9~26岁的女性；HPV4 用于9~26岁男性 2. 26岁的 MSM 3. 26岁的免疫缺陷患者
灭活的流感疫苗	灭活的病毒或病毒组分	肌肉	1次（9岁以下儿童首次接种流感疫苗后，再接种2次，每次至少隔1周）	每年1次	1. 所有>18岁的成年人 2. 6个月至18岁的儿童
减毒的活流感疫苗	活病毒	鼻内	每个鼻孔分别接种。5~8岁的儿童首次接种疫苗再接种两次，间隔6~10周	每年1次	9~49岁欲防护流感的所有健康人，2~18岁的健康儿童可以以此替代灭活疫苗，除①哮喘和②索取年有哮喘症状的2~4岁的儿童外。
麻疹-流行性腮腺炎-风疹（MMR）	活病毒	皮下	见表 A-2	无	1. 所有儿童 2. 1956年以后出生的成年人
脑膜炎球菌结合疫苗	与白喉类毒素结合的细菌多聚糖	肌肉	1次	对有持续高危暴露者，每5年1次	1. 所有青少年 2. 11~55岁的人群中首选多糖疫苗（参见脑膜炎球菌多糖疫苗下的其他适应证） 3. 住在同一宿舍的、年龄<22岁的大学新生 4. 新兵
脑膜炎球菌多聚糖疫苗	血清型细菌多聚糖 A/C/Y/W-135	皮下	1次	对有高威接触者，每5年1次	1. 前往有超级流行或流行性脑膜炎球菌病地区的旅行者 2. 无脾或补体缺乏的人（两剂系列） 3. 经常暴露于奈瑟菌丝分离的微生物学家
肺炎双球菌结合疫苗	与蛋白结合的细菌多聚糖	肌肉或皮下	见表 A-2	无	1. 为所有的孩子 2. 具有免疫损害的成年人，如无脾、脑脊液泄漏或耳蜗植入物

疫苗	制剂类型	接种途径	初次免疫	加强免疫[2]	适应证
肺炎双球菌多聚糖疫苗	23 血清型细菌多聚糖	肌肉或皮下	1 次	高危患者 5 年以后重复接种	1. ≥65 岁的成年人 2. 对肺炎双球菌病及其并发症高风险的人
脊髓灰质炎病毒疫苗（IPV）	三种血清型灭活病毒	皮下	儿童接种计划见表 A-2。成年人：2 次，相隔 4～8 周。第 2 次接种后 6～12 月进行第 3 次接种	高位接触的成年人加强免疫一次	1. 所有儿童 2. 以前没有接种的高危职业和赴流行地区旅行的成年人
狂犬病	灭活病毒	肌肉（IM）	**接触前**：在第 0、7 和 21 或 28 天各接种 1 次 **接触后**：在第 0、3、7、14 和 28 天各接种 1 次	高危人群每 6 个月到 2 年进行血清试验	1. 对狂犬病毒接触者**接触前**预防 2. **接触后**预防（以前没有接种疫苗的人注射狂犬病免疫球蛋白）
轮状病毒	活病毒	口服	见表 A-2	无	所有婴儿。
破伤风-白喉疫苗（Td 或 DT）[5]	类毒素	肌肉	2 次，相隔 4～8 周，第 2 次免疫后 6～12 月进行第 3 次免疫	每 10 年	1. 所有成年人 2. 最后一次接种后 5 年以上者的接触后预防
破伤风、白喉、百日咳（Tdap）	类毒素和灭活的细菌组分	肌肉	使用 Td 的所有成年人用 Tdap 替换 1 次	无	成年人；孕妇每次怀孕后一次（最好在 27～36 孕周）
伤寒，Ty21a 口服疫苗	活细菌	口服	每天 4 次	每 5 年 4 次	有接触伤寒热风险的人
伤寒，Vi 囊状多聚糖	细菌多聚糖	肌肉	1 次	每 2 年	有接触伤寒热风险的人
水痘	活病毒	皮下	13 岁后接种 2 次，相隔 4～8 周（儿童接种方法见 A-2）	未知	1. 所有儿童 2. 第 13 个生日、没有水痘病史或接种水痘疫苗者 3. 易感人员的接触后预防
黄热病	活病毒	皮下	每 10 年 1 次，旅行前 10 天 1 次	每 10 年	1. 与黄热病病毒接触的实验室人员 2. 黄热病流行地区旅行者
带状疱疹	活病毒	皮下	1 次	无	≥60 岁的成年人

　[1] 具体产品的剂量，包括随年龄变化的剂量，最好参照商品包装盒内说明

　[2] 除非特别说明，均为一次剂量

　[3] 三种 Hib 结合疫苗为：①寡糖结合 Hibernate 疫苗（HibOC）；②多聚糖磷酸盐-破伤风结合（PRP-T）疫苗；③流感嗜血杆菌 B 型疫苗（脑膜炎球菌蛋白结合）（PRP-OMP）

　[4] 两种 HPV 疫苗是：①预防阴道、宫颈和外阴癌症（妇女）和生殖器疣（男性和女性）的四价疫苗（HPV4）和②预防妇女宫颈癌的二价疫苗（HPV2）。

　[5] Td 是 ≥7 岁儿童使用的破伤风和白喉类毒素（白喉类毒素含量低于 DPT 和 DT）；DT 是 ≤7 岁儿童使用的破伤风和白喉毒素（白喉灰毒素含量与 DPT 相同。）

表 A-2 列举了目前推荐给儿童的常规主动免疫制剂。

表 A-2　儿童免疫计划接种途径

年龄	免疫接种	注释
出生至 2 月	乙肝疫苗(HBV)	**母亲血清阴性的婴儿:**出院前开始第 1 次接种,第 2 次接种在第 1 次接种后至少 4 周 **母亲血清阳性的婴儿:**出生后 12 小时内接种第一次(用乙肝免疫球蛋白),第二次,第三次分别于 1~2 月龄和 6 月龄进行
2 月	白喉、破伤风类毒素和无细胞百日咳疫苗(DTaP),灭活脊髓灰质炎病毒疫苗(IPV),b 型流感嗜血杆菌结合疫苗(Hib)[1],肺炎球菌结合疫苗(PCV),轮状病毒疫苗(RV)[2]	
1~2 月	HBV	第 2 次接种应该至少在第 1 次接种后 4 周
4 月	DTaP,Hib,[1] IPV,PCV,Rota	
6 月	DTaP,Hib,[1] PCV,Rota	如果在前两次中使用了 RV-5 1 次或 2 次,那么第三次的 RV 是必要的
6~18 月	HBV,IPV,流感疫苗	第 3 次接种应该至少在第 1 次接种后 16 周,第二次接种后 18 周但不能在 6 月龄前接种。对 6 月龄~18 岁的儿童每年都应该接种流感疫苗。2 岁前不能接种活的减毒疫苗
12~15 月	麻疹-流行性腮腺炎-风疹疫苗(MMR)、Hib[1]、PCV 和风疹疫苗	MMR 的首次接种可以在离开美国前往国际旅行前 6~11 个月进行。这些婴儿应在正常间隔内接受两次额外的剂量。12 个月大的儿童在离开美国前往国际旅行前,至少要在第 1 次接种后的 4 周内接受第 2 次接种
12~18 月	15~18 月龄接种 DtaP	如果接种后至少有 6 个月时,DtaP 可以在 12 月龄接种
12~23 月	甲型肝炎疫苗	2 次,间隔≥6 个月
4~6 岁	DTaP IPV、MMR、水痘疫苗	常在 4~6 岁第二次接种 MMR,也可以在第一次接种 4 周后的任何时间。第 2 次接种不能晚于 11~12 岁
11~12 岁	破伤风、白喉、百日咳 T(Tdap)疫苗、人乳头瘤病毒疫苗(HPV)[3]、脑膜炎球菌结合疫苗(MCV)	在 0、1~2 和 6 个月龄给女童注射 3 次 HPV(可在 9 岁时开始)。HPV4 可用于 9~18 岁男童以降低生殖器疣发生的可能性。对怀孕的青少年在妊娠 27~36 周实施一剂 Tdap。MCV 疫苗的强化应在 16 岁时接种

[1] 三种 Hib 结合疫苗可以选用:①寡糖结合物 Hib 疫苗(HbOC);②多聚核糖磷酸盐磷酸-破伤风类毒素结合物(PRP-T);③B 型流感嗜血杆菌结合物疫苗(脑膜炎球菌蛋结合物)(PRP-OMP)。在 2 月龄和 4 月龄时接种了 PRP-OMP 的儿童不要求在 6 月龄时接种。PRP-T 只用于 12~15 月龄儿童的强化接种

[2] 两种 RV 疫苗是:①RV-1(罗特律)单价、活的、口服的人减毒轮状病毒疫苗批准用于两次系列。②RV-5(伦达停)五价、活的、口服人-牛重配株轮状病毒疫苗批准用于三次系列

[3] 两种 HPV 疫苗是:①用于预防阴道、宫颈、外阴癌(妇女)和生殖器疣(男性)的四价疫苗(HPV4);②预防女性宫颈癌的二价疫苗(HPV2)

被动免疫

被动免疫包括用预制的免疫产品使宿主获得免疫力的过程。从实用观点出发，只有免疫球蛋白一直用于被动免疫，由于接种免疫系统的细胞成分尚还存在技术困难，并且与移植物抗宿主反应（GVHR）有关。因此，仅有免疫球蛋白用于被动免疫。细胞免疫系统制剂（如干扰素类）已经广泛地用于多种血液病和传染病的治疗（第55章）。

用不同纯度的动物或人免疫球蛋白可完成以抗体为主的被动免疫，包括直接针对特异性抗原的高滴度抗体，或者与混合免疫球蛋白一样，可能只含有在大多数人群中发现的抗体。被动免疫对以下四种情况有用：①不能产生抗体的个体（如先天性γ球蛋白缺乏症）；②时间不允许主动免疫预防的疾病时（如：接触病源后）；③通过免疫预防治疗某些疾病（如破伤风）；④主动免疫无效或不可行情况下治疗的疾病（如蛇咬伤）。

人免疫球蛋白很少引起并发症。注射时可能会引起中度疼痛，注射部位也可能发生罕见的无菌性脓肿。静脉注射免疫球蛋白（IVIG）制品，偶尔发生一过性低血压和瘙痒，但一般都很轻微。伴有某种免疫球蛋白缺乏症（如IgA缺乏等）的个体偶尔可能出现的对免疫球蛋白的过敏反应，这可能会限制治疗。传统的免疫球蛋白制剂含IgG的混合体，如静脉输注会引起严重反应。但是，如果被动免疫用的抗体是动物血清，发生超敏反应的范围可能包括过敏反应和血清病。高纯度免疫球蛋白，尤其是啮齿动物或兔类动物血清，则很少出现类似反应。为避免过敏反应，必须对动物血清进行过敏试验。如果没有合适的替代品，而又必须使用这种特异性抗体时，则应进行脱敏处理。

人血清抗体不仅避免了超敏反应的风险，而且在人体内的半衰期动物源性抗体有更长（人IgG抗体大约为23天，而动物血清抗体仅5～7天或更短）。因而，给予很小剂量的人源抗体就能达到治疗浓度并维持数周。这些优点说明，在任何可能的情况下，被动免疫应选择人源性抗体。可用于被动免疫的制品见表A-3。

表A-3 被动免疫资料[1]

适应证	产品	剂量	注释
黑寡妇蜘蛛咬伤	马抗蛇毒素（黑寡妇蜘蛛）	1支（6 000单位），IV或IM，有些患者需要重复使用	有高血压心血管病患者，或年龄<16岁，>60岁者
骨髓移植	免疫球蛋白［静脉给药（IV）］[2]	移植前第7天和第2天，500mg/kg IV。移植后90天内，每周1次。	对接受骨髓移植的成年人，给予免疫球蛋白，可以预防性降低感染、间质性肺炎和急性移植物-宿主反应
肉毒中毒	7价肉毒抗毒马血清肉毒免疫球蛋白（IV）	咨询CDC[3] 100mg/kg，IV	治疗肉毒中毒症状。从CDC[3]购买，血清反应发生率<1%。治疗年龄<1岁婴儿的A型或B型肉毒中毒
慢性淋巴细胞性白血病（CLL）	免疫球蛋白（IV）[2]	4 000mg/kg，每3～4周1次，静脉内给药，如有细菌感染，加大剂量。	伴有低丙种球蛋白血症和至少有1次细菌感染史的CLL患者
巨细胞病毒（CMV）	巨细胞病毒免疫球蛋白（IV）	参考制造商的推荐剂量	预防骨髓、肝脏、肺脏、胰脏和心脏移植患者的CMV感染
白喉	白喉抗毒素（马）	依病情和病程1V或1M 20 000～120,100 000U。	呼吸道白喉的早期治疗。参照CDC[3]。≥7%成人有过敏反应，≥5%～10%成人发生血清反应
甲型肝炎	免疫球蛋白（肌肉注射，IM）	**接触前预防**：预期接触≤3个月，0.02ml/kg，>3个月者，0.06ml/kg，如继续接触，则每4～6个月重复1次。 **接触后治疗**：接触后两周内尽早使用0.02ml/kg，IM	用于接触前后甲肝预防，甲肝疫苗可大大降低接触前预防的必要。除了接触后预防的免疫球蛋白，>40岁的患者还应该接受甲肝疫苗
乙型肝炎	乙肝免疫球蛋白（HBIG）	经皮接触者在11周内，性接触者在2周内尽早使用0.061ml/kg，IM。父母接触者的婴儿出生后12小时内用0.5ml。	皮肤黏膜接触，或父母接触的未免疫者的接触后预防还应接种乙肝疫苗。

适应证	产品	剂量	注释
HIV 感染的儿童	免疫球蛋白(IV)[2]	每 28 天 400mg/kg IV	患有反复细菌感染或丙种球蛋白减少症的 HIV-感染的儿童
自发性血小板减少性紫癜(ITP)	免疫球蛋白(IV)[2]	参考制造商说明书上的剂量	ITP 儿童的反应比成年人强烈,成年人常选用糖皮质激素治疗,特别是与怀孕有关的重症 ITP
原发性免疫缺乏症	免疫球蛋白(IV)[2]	参考制造商说明书上的剂量	原发性免疫缺乏症包括特异性抗体缺乏(如 X-连接的低丙种球蛋白血症)和合并缺乏(如:严重的并发免疫缺陷)
川崎病	免疫球蛋白(IV)[2]	发病后 4 天内,连续每天 400mg/kg,1V。 2g/kg 静脉内给药 10 小时也有效。	有效预防冠状动脉瘤,用于符合川畸病严格标准的患者
麻疹	免疫球蛋白(IM)	正常宿主:0.25ml/kg IM 免疫功能不全宿主:0.5ml/kg IM (所有患者最大剂量 15ml)	非免疫性接触急性患者后预防(接触后 6 天内)
呼吸道合包体病毒(RSV)	呼吸道合包体病毒单抗(Palivizumah)	RSV 季节开始之前,15mg/kg IM 1 次。然后每月 1 次,直至季节结束。	用于患有慢性肺病的婴儿和小于 24 月龄的儿童或早产儿(≤35 孕周)
风疹	免疫球蛋白(IM)	0.55ml/kg IM	不考虑治疗性流产的接触风疹的未免疫妇女、但不能预防胎儿患风疹
蝎叮咬(刺尾蝎属)	蝎子免疫 F(AB)2	10 分钟 IV 3 支	叮咬后尽快使用
蛇咬伤(珊瑚蛇)	抗毒马血清(珊瑚毒蛇属)	咬伤 4 小时内,至少 3~5 支(30~50ml),IV 可能需加大剂量	中和东部瑚蛇毒和得克萨斯珊瑚蛇毒,用量>7 支时,几乎所有患者都发生血清病
蛇咬伤(响尾蛇)	多价抗蛇毒素马血清(响尾蛇科)	咬伤后 4 小时给全剂量 1V 或 1M(1 支 10ml):轻中度 5~9 支,重度过 0~15 支,也可能需额外剂量。	中和响尾蛇、铜头蛇、棉口蛇、水噬鱼蝮蛇和热及亚洲响尾蛇毒。用量>7 支时,几乎所有患者都发生血清病
	多价抗蛇毒素绵羊免疫 Fab(响尾蛇科)	初始剂量 4~6 支,静脉滴注 1 小时,如果症状控制不明显,需要重复给药,症状控制后,每 6 小时给 2 支,共 3 次。	用于轻到中度北美响尾蛇毒汁浸入
破伤风	破伤风免疫球蛋白	**接触后预防:**250IU IM;伤口严重,且有延误者,建议用 500IU **治疗:**3 000~6 000IU IM.	适于免疫不足患者有干净较大创伤的治疗和接触后预防(不超过 2 次剂量的破伤风类毒素,如伤口超过 24 小时,则不超过 3 次剂量)
牛痘	牛痘免疫球蛋白	参考 CDC[3]	治疗牛痘接种时发生的严重反应,包括湿疹性牛痘,牛痘性坏死和眼性牛痘参照 CDC[3]

续表

适应证	产品	剂量		注释
水痘	水痘-带状疱疹免疫球蛋白	体重（kg）	剂量（U）	**接触后预防** 对于免疫功能低下的易感患者、孕妇、围产期接触的新生儿（最好在接触后48小时内开始用药，不能晚于96小时）
		≤2	62.5IM	
		2.1~10	125IM	
		10.1~20	250IM	
		20.1~30	375IM	
		30.1~40	500IM	
		≥40	625IM	

[1] 被动免疫治疗或免疫预防应在接触或暴露后尽早给药。在接种动物血清前，应询问患者并检查过敏反应

[2] 分析额外 IV 免疫球蛋白时

[3] CDC，即疾病预防控制中心。疑似肉毒碱中毒诊断医生应该拨打州卫生部门的24小时急诊电话

不良反应的法律责任

医生的职责是告知患者免疫接种、采取合适的方式应用疫苗和抗血清的危险。这需要通过皮试估计不良反应的风险。虽然以上风险目前还难以避免，但总体而言，患者和社会接受常规免疫原接种后的风险（如：脊髓灰质炎和破伤风疫苗）境况会大为改善。

制造商如不依据现存的生物制品生产标准生产疫苗，将负有法律责任。可是，在当今美国热衷于打官司的环境下，由于大量受害者提出的具法律责任要求的案件，已使制造商放弃努力去开发和生产那些低利润，但在医学上有治疗价值的制品，如疫苗。既然这些产品的销售和使用均受到政府机构如 Surgeon General's 免疫接种顾问委员会和食品药品管理局的严格审查和批准，对按政府指南生产和使用的生物制品出现罕见的反应时，"严格的产品责任"（无过错责任）条文可能是不适用的法律标准。

成人旅行的免疫接种

对于成年人，无论旅行与否，都必须接种破伤风类毒素，并对脊髓灰质炎、麻疹（1956年以后出生者）和白喉进行完全免疫。另外，旅行者必须履行欲旅游国家卫生当局的免疫要求。具体内容见"国际旅行健康信息"，并可向以下地址索取：Superintendent of Documents，US Government Printing office，Washington DC 20402。也可访问网址 http://wwwnc.cdc.gov/travel/。《药物和治疗医学信息》（The Medical Letter on Drugs and Therapeutics）也定期向国际旅行者提供最近的建议（见 Treatment Guidelines from The Medical Letter，2012；10：45）。旅行前的免疫接种应记录在"国际免疫接种证明"上。请注意，任何国家都不推荐和要求接种天花疫苗。

（张殿增　张磊　译　邱培伦　校　金有豫　审）

参考文献

扫描本书二维码获取完整参考文献。